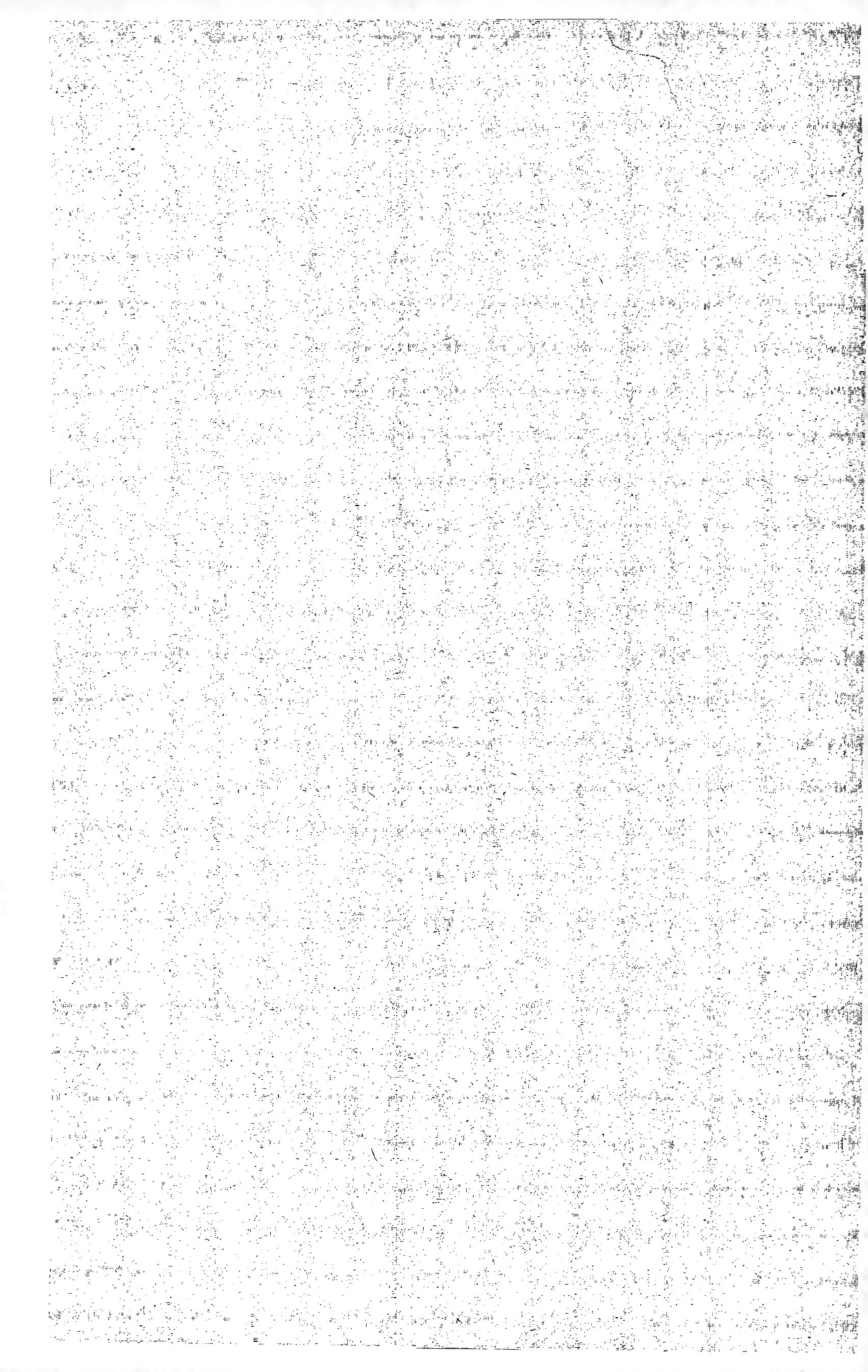

L'EMBRYOLOGIE COMPARÉE

Imprimerie Paul SCHMIDT, 5, Avenue Verdier, Grand-Montrouge (Seine).

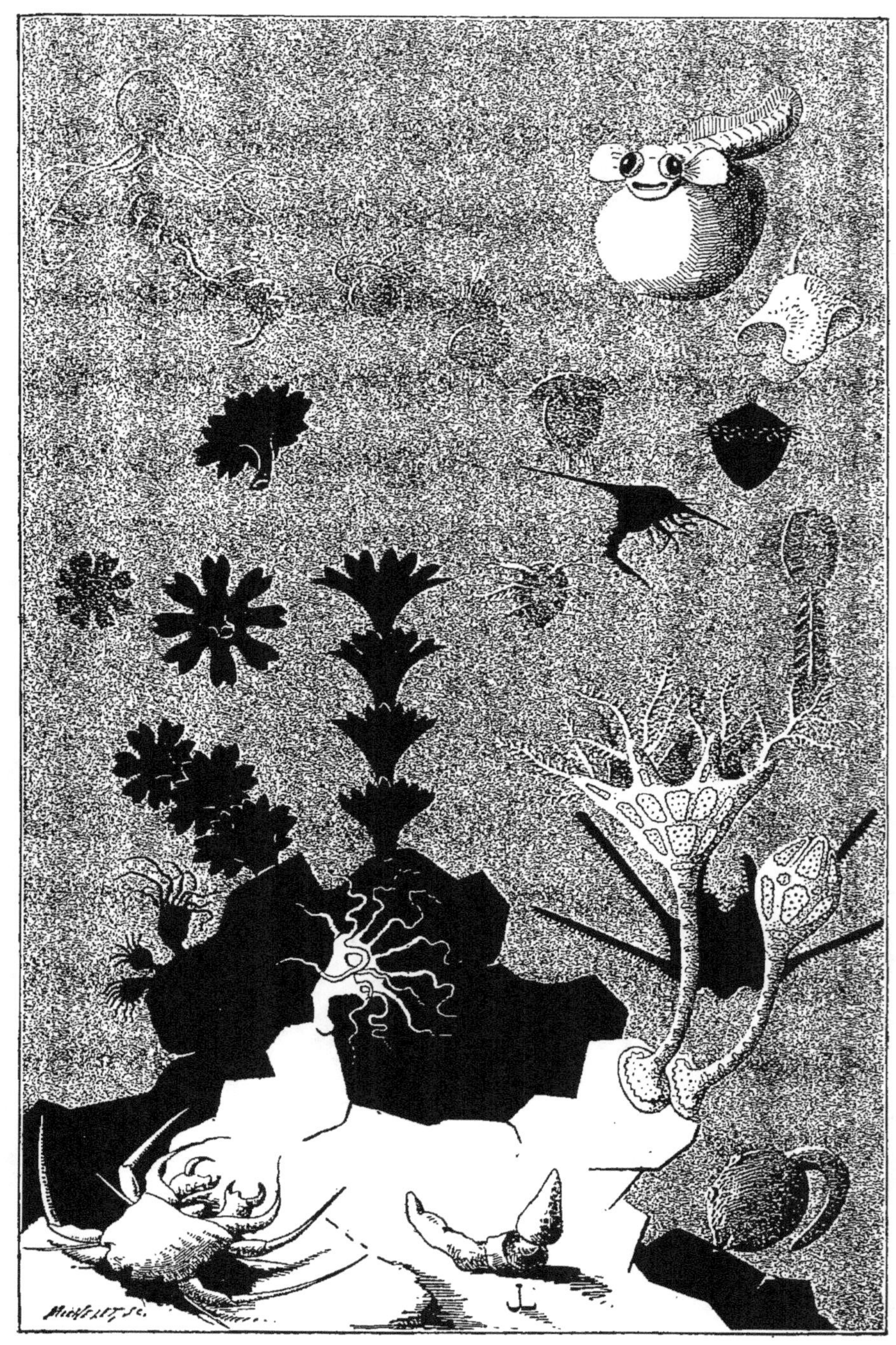

LARVES MARINES

LES FORMES DES ANIMAUX

LEUR DÉBUT, LEUR SUITE, LEUR LIAISON.

La nature va du simple au complexe, procède au moyen d'une différenciation méthodique, continue et progressive, liée à la du travail physiologique.

(*Principe fondamental,*
d'après H. Milne-Edwards.)

L'EMBRYOLOGIE COMPARÉE

PAR

Le Dr Louis ROULE

LAURÉAT DE L'INSTITUT (GRAND PRIX DES SCIENCES PHYSIQUES),
PROFESSEUR A LA FACULTÉ DES SCIENCES DE TOULOUSE

OUVRAGE ORNÉ DE 1014 FIGURES DANS LE TEXTE
et d'un frontispice en couleur.

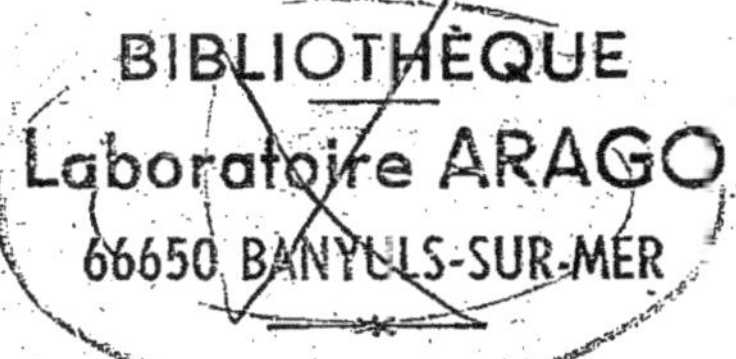

PARIS

C. REINWALD & Cᴵᴱ, LIBRAIRES-ÉDITEURS
15, RUE DES SAINTS-PÈRES, 15
1894
Tous droits réservés.

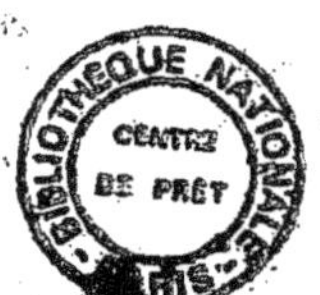

PRÉFACE

Ce volume est la suite naturelle du petit livre, consacré à l'*Embryologie générale*, que j'ai publié voici un an. Ce dernier est une introduction au présent ouvrage, comme il en est la conclusion. Dans un sens, il indique les phénomènes généraux du développement ; dans l'autre, il montre de quelle manière ces données découlent des faits particuliers, et comment elles permettent de s'élever à des vues d'ensemble sur la façon dont les animaux arrivent à édifier leur organisme.

Aussi était-il inutile d'écrire à nouveau des notions préliminaires, déjà exposées d'après la méthode employée dans cette *Embryologie comparée*. Le chapitre, consacré à la classification, qui termine l'*Embryologie générale*, est la base du volume actuel : les embranchements sont examinés, les uns après les autres, dans les diverses manifestations de leur développement. Les modes variés, suivis dans leur reproduction par les êtres qu'ils renferment ; le façonnement de leurs feuillets, qui seuls constituent l'économie à son début ; les formes successives présentées par leurs embryons, sont signalés d'après leur ordre d'habitude.

L'organogénie a été mise de côté. Il suffisait d'indiquer, afin de se conformer à l'esprit de cet ouvrage, les procédés usités dans l'évolution pour engendrer les appareils et les régions du corps, sans insister sur les moyens qui convertissent une ébauche organique en un système définitif. Cette dernière étude est étroitement

liée à celle de l'anatomie, et ne peut en être retranchée. Les ressemblances sont grandes, souvent, entre plusieurs des dispositions
offertes par l'embryon d'un être supérieur, et celles de l'adulte d'un
être moins élevé, appartenant au même embranchement. Il est
nécessaire, pour saisir nettement les liaisons des formes, de ne
point séparer l'un de l'autre ces deux côtés d'un fait unique. De
telles notions complémentaires appartiennent à la morphologie
stricte, et aussi à cette morphogénie comparée, qui a été fondée
par E. Geoffroy Saint-Hilaire lorsqu'il assimila, pour la première
fois, le crâne d'un embryon de Vertébré supérieur à celui d'un
Vertébré inférieur adulte : elles seront exposées dans un prochain
volume.

Cependant il a été parfois nécessaire de dépasser quelque peu
ces limites : soit dans le cas où la science actuelle ne peut se
prononcer sur l'origine réelle des organes, à cause des contradictions des auteurs; soit dans celui où les appareils de l'économie,
étant d'une structure très simple, ont fort peu à effectuer pour se
dégager des premiers linéaments de l'embryon. Ce dernier fait s'est
présenté pour la plupart des Cœlentérés, qui sont les moins élevés
des animaux pluricellulaires; le premier pour les Arthropodes et
les Tuniciers. Partout ailleurs, afin de conserver son unité à l'ouvrage, les bornes précédemment indiquées n'ont pas été franchies.

Mon but, en préparant et écrivant ce livre, n'était pas de publier
une sorte d'encyclopédie embryologique, où toutes les observations
de tous les auteurs seraient résumées. J'ai voulu exposer l'état
présent des choses acquises, touchant le développement des animaux, et mettre en lumière les données saillantes. J'ai cherché,
avant tout, non pas seulement à signaler les notions prédominantes,
mais à poser chacune d'elles en sa place, et à indiquer, par cela
surtout, comment elle se raccorde à celle qui la précède et à celle
qui la suit. Sans faire la philosophie de la science, déjà traitée dans
l'*Embryologie générale*, j'ai tâché de montrer comment cette
philosophie s'établit d'elle-même, par la simple comparaison des
corps, de leurs qualités dans le temps et dans l'espace. Les formes

des animaux sont étroitement liées entre elles ; la nature progresse en allant du simple au complexe, par une différenciation croissante, connexe à la division du travail physiologique : ce double principe de liaison et de progrès continus, base de toute l'histoire naturelle, dû à M. H. Milne-Edwards, s'affirme ainsi d'une manière irréfutable, et s'impose à l'esprit comme l'expression la plus élevée et la plus complète de la philosophie des sciences biologiques. Les faits seuls, tels que nous les connaissons de nos jours, suffisent à l'établir, et sont exposés en leur lieu, sans aucune aide de théories particulières.

Il était indispensable, afin d'arriver à ce résultat, non seulement d'indiquer les formes successives des embryons des animaux, mais encore de figurer les plus importantes d'entre elles, pour fixer les idées. Il fallait même, à cause de la complexité fréquente de ces formes, les simplifier d'abord, en les ramenant, d'une manière diagrammatique, aux solides fondamentaux, et les représenter ensuite dans leur réalité, telles qu'elles existent avec leurs contours extérieurs et leur structure intime. Sûrement cette illustration, telle que je la concevais, serait restée à l'état d'indications, si je n'avais trouvé une aide précieuse en la personne de mon préparateur, M. Léon Jammes. Ce collaborateur dévoué a bien voulu mettre à ma disposition sa science de naturaliste et sa grande expérience du dessin ; il n'a épargné ni son temps, ni sa peine. Tous les procédés employés aujourd'hui, grâce aux perfectionnements de l'outillage contemporain, ont été utilisés, en cherchant parmi les plus simples d'entre eux, afin de ne point surcharger les figures, de les rendre compréhensibles au premier coup d'œil, et de leur conserver leur relief. M. Jammes s'est acquitté de sa tâche en véritable artiste ; et ceux qui feuilleteront ce livre, même sans aucune préoccupation de ce qu'il contient d'autre part, seulement en vue du dessin lui-même, seront de mon avis.

Les figures, se rapportant à un même ordre de faits, sont groupées en planches. Chacune des premières est entourée par sa légende spéciale, écrite sans abréviations ; et chacune des secondes s'accompagne d'une légende générale, destinée à signaler les principales des notions montrées par les dessins. Cette illustration, considérée en elle-même, est une sorte de second livre, qui explique, sous une forme concrète et très accessible, les données exposées dans le texte. De plus, un court résumé termine chaque chapitre. Tout mon souci a été de ne laisser aucune obscurité dans l'esprit du lecteur, et de lui faciliter sa tâche, autant qu'il est possible. — Un tel volume, ainsi muni d'annexes aussi importants pour le résultat à fournir, était d'une grande délicatesse de composition. La librairie C. Reinwald et Cie, déjà estimée à juste titre pour les soins qu'elle met à la préparation de ses livres, n'a point failli à ses traditions, malgré des difficultés de toutes sortes; je prie mes excellents éditeurs d'en accepter mes vifs remerciements.

Tel qu'il est, cet ouvrage me parait répondre, et à l'esprit philosophique de la biologie moderne, et à la préoccupation de ceux qui veulent savoir le comment des choses : étudiants et curieux de la nature. Du moins, je l'ai écrit dans cet esprit, et j'ai consacré à atteindre ce but tous les efforts dont je suis capable.

Dr Louis ROULE.

Février 1894.

TABLE MÉTHODIQUE DES MATIÈRES

CHAPITRE SIXIÈME
Embryologie des Scyphozoaires.

CHAPITRE SEIZIÈME

Les feuillets blastodermiques des Vertébrés.

CHAPITRE DIX-SEPTIÈME

Les formes et les annexes des embryons des Vertébrés.

TABLE DES FIGURES

COMPRISES DANS LE TEXTE

CHAPITRE CINQUIÈME

Hydrozoaires.

CHAPITRE SIXIÈME

Scyphozoaires.

CHAPITRE SEPTIÈME

Plathelminthes.

CHAPITRE HUITIÈME

Némathelminthes.

CHAPITRE NEUVIÈME

Trochozoaires.

CHAPITRE DIXIÈME

Arthropodes.

CHAPITRE ONZIÈME

Chœtognathes.

CHAPITRE DOUZIÈME

Néphrophores ou Onychophores.

CHAPITRE TREIZIÈME

Echinodermes.

CHAPITRE QUATORZIÈME

Entéropneustes.

CHAPITRE QUINZIÈME

Tuniciers.

CHAPITRE SEIZIÈME

Feuillets blastodermiques des Vertébrés.

CHAPITRE DIX-SEPTIÈME

Les formes et les annexes des embryons des Vertébrés.

EMBRANCHEMENT

DES

PROTOZOAIRES SARCODAIRES

CHAPITRE PREMIER

EMBRYOLOGIE DES SARCODAIRES

§ 1. — Considérations générales.

I. — Caractères et classification. — Les *Protozoaires sarcodaires* sont des animaux unicellulaires, munis de pseudopodes, ou de fouets, et dépourvus de cils vibratiles.

L'embranchement se divise en deux sous-embranchements : les **Pseudopodaires**, et les **Flagellaires;** ces derniers sont encore nommés des *Flagellates*, ou des *Mastigophores*. — Les Pseudopodaires sont caractérisés par le fait de posséder des pseudopodes, appendices capables de changer constamment de forme. Par contre, les Flagellaires sont munis de fouets, appendices fins et allongés, d'aspect immuable, et sont privés de pseudopodes.

A. — Le sous-embranchement des Pseudopodaires contient cinq classes :

1° Les *Monériens*, privés de noyaux; ces êtres correspondent aux Protistes des auteurs.

2° Les *Amœbiens*, pourvus de noyaux, munis de pseudopodes durant leur vie entière, et privés de carapaces calcaires comme de squelettes siliceux. Le nom de la classe est dû à l'un des représentants, le genre *Amœba*.

3° Les *Sporozoaires*, pourvus de noyaux, ne possédant, pour la plupart, des pseudopodes que durant leur jeune âge, privés de carapaces calcaires comme de squelettes siliceux, et se reproduisant d'habitude au moyen de deux générations de spores. Tous les Sporozoaires sont des parasites d'animaux plus complexes qu'eux en organisation. Certains d'entre eux n'offrent qu'une seule génération de spores; il est permis de les nommer *Monogéniques*, pour les opposer aux autres, que le terme d'*Amphigéniques* servira à distinguer. Les Monogéniques comprennent les *Microsporidies* et les *Myxosporidies;* les Amphigéniques renferment tous les autres Sporozoaires, c'est-à-dire les *Sarcosporidies*, les *Coccidies* et les *Grégarines*. Ces cinq ordres ont été établis par Balbiani.

4° Les *Foraminifères*, pourvus de noyaux, munis de pseudopodes durant leur vie entière, enveloppés par une carapace, de nature calcaire, ou faite de débris agglutinés.

5° Les *Vésiculaires*, pourvus de noyaux, munis de pseudopodes durant leur vie entière, possédant de nombreuses vésicules dans leur ectosarque, parfois dans leur endosarque, et enveloppés assez souvent par une carapace siliceuse, de forme régulière.

B. — Le sous-embranchement des Flagellaires renferme quatre classes :

6° Les *Nudoflagellés*, dont les appendices s'insèrent librement sur le corps, et sont nus, c'est-à-dire ne présentent aucune enveloppe particulière. Ce caractère de nudité s'applique seulement aux fouets, aux appendices locomoteurs, et nullement à l'organisme entier, qui est entouré, chez certains types, nommés *Thécoflagellés* par cela même, d'une carapace chitineuse.

7° Les *Choanoflagellés*, dont les appendices sont entourés, à leur base, par une expansion en forme de collerette.

8° Les *Dinoflagellés*, dont le corps, muni de deux fouets, est enveloppé par une carapace siliceuse, munie d'un sillon équatorial, dans lequel se meut en ondulant le plus mince des fouets. Les mouvements de cet appendice sont tellement rapides, qu'on s'était autrefois trompé à son égard; on admettait que le sillon équatorial portait une rangée de cils vibratiles, d'où le terme de *Cilioflagellés* souvent employé pour désigner ces êtres.

9° Les *Cystoflagellés*, dont le corps globuleux, rempli de nombreuses vésicules, et limité par une membrane résistante, offre l'aspect d'un kyste. Les *Noctiluques* appartiennent à cette classe, qu'elles représentent presque à elles seules.

II. Généralités sur le développement. — Les phénomènes de la reproduction sont très simples chez des êtres aussi peu complexes, dont tout l'organisme est constitué par une seule cellule; les procédés y sont même moins élevés que leurs correspondants des Protozoaires ciliaires. Ces derniers animaux présentent, pour la plupart, du moins dans l'état des faits acquis à la science, une conjugaison accompagnée de rajeunissement; cette conjugaison, bien que temporaire d'habitude, est une circonstance normale de l'évolution vitale; elle paraît intervenir forcément, dans tous les cas où le protoplasme est épuisé par une série répétée de divisions fissipares, et elle détermine un rajeunissement de ce protoplasme. Par contre, chez les Sarcodaires, la conjugaison n'existe souvent pas; ou bien, lorsqu'on la constate, elle semble être accidentelle et ne point constituer un phénomène habituel. Les Sarcodaires montrent même, sous ce rapport, une série ascendante, qu'il est important de signaler. Les Sarcodaires les plus simples, tels que les Amœbiens, se reproduisent sans se conjuguer; parfois divers individus, que le hasard place côte à côte, se fusionnent les uns avec les autres, mais le nombre de ces individus n'est point déterminé, et cette union accidentelle n'entraîne point forcément, à sa suite, des phases de segmentation. La conjugaison semble devenir plus fréquente chez les Sarcodaires supérieurs, les Grégarines et les Flagellaires par exemple; elle est souvent de règle lorsque la reproduction a pour but de produire un grand nombre de descendants (sporulation). Dans ce dernier cas, la masse protoplasmique, destinée à se diviser, est plus volumineuse, puisqu'elle résulte de l'union de deux individus; et cette union paraît en outre donner au protoplasme une grande activité génératrice. Mais la conjugaison n'est pourtant pas encore un fait normal et habituel; elle est sous la dépendance des milieux extérieurs, en ce sens que la présence de circonstances défavorables (froid, dessication) la facilite; et le nombre des individus qui parviennent à se conjuguer n'est nullement limité.

Les Sarcodaires présentent trois modes de reproduction : la fissiparité, la gemmiparité, et la sporulation.

A. — Dans la *fissiparité*, l'individu-mère commence par diviser son noyau, lorsqu'il en possède un, puis partage son protoplasme, de manière à produire deux descendants, semblables sous tous les rapports à l'organisme maternel. La fissiparité est complète ou incomplète; elle est complète, lorsque les descendants se séparent entièrement l'un de l'autre, et vivent isolément; elle est incomplète, lorsque les deux individus-filles restent unis par une portion de leur corps. Dans ce dernier cas, la divison est parfois inégale; l'un des individus-filles, plus grand que l'autre, paraît être la persistance directe du générateur. La fissiparité incomplète aboutit à la formation d'une colonie, dont les zooïdes sont des êtres monocellulaires; la colonie présente souvent une forme fixe et précise, toujours la même pour les représentants d'une espèce déterminée.

B. — Dans la *gemmiparité*, on voit d'abord le noyau de l'individu-mère émettre des expansions, qui se dirigent vers la périphérie du corps; ces segments nucléaires entraînent avec eux une partie du protoplasme de l'organisme, et forment, par ce moyen, des excroissances, qui sont des bourgeons. L'organisme maternel supporte ainsi plusieurs petits mamelons, dont chacun est constitué par une masse de protoplasme contenant un noyau; les bourgeons se détachent ensuite, et deviennent autant de petits êtres semblables à leur générateur.

C. — La *sporulation* est un phénomène assez complexe. Les agents extérieurs paraissent avoir sur sa présence une grande influence; le froid et la dessication déterminent fréquemment son apparition. Les Sporozoaires seuls font exception, car la genèse des spores est pour

eux un fait normal; corollaire probable de leur adaptation à l'endoparasitisme, qui nécessite une grande quantité de germes pour assurer la
conservation de l'espèce. La sporulation est simple ou composée. Elle
est simple, lorsqu'un individu déterminé se résout en spores, sans rien
emprunter à l'organisme d'autres individus; c'est là un cas assez fréquent chez les Sarcodaires. La sporulation est composée, lorsqu'elle est
précédée d'une conjugaison; le nombre des individus fusionnés est variable, mais le plus souvent égal à deux ou à trois; et cette fusion,
même lorsqu'elle existe, ne paraît pas être d'une absolue nécessité
pour amener la sporulation, puisque la même espèce renferme des individus, dont les uns se résolvent en spores après conjugaison, et dont
les autres subissent isolément une évolution identique (chez les Sporozoaires par exemple).

Quels que soient les actes qui précèdent la sporulation, le corps destiné à se segmenter perd sa forme habituelle, rétracte tous ses appendices locomoteurs, et prend l'aspect d'une sphère; puis il s'entoure d'une
cuticule épaisse, parfois encroûtée de silice ou de calcaire, et se divise à
l'abri de cette coque protectrice. La coque reçoit le nom de *kyste*, et l'on
nomme *enkystement* cette opération préalable. La sporulation est donc
précédée d'un enkystement; cette épaisse enveloppe protectrice, dite
paroi cystique, est importante pour préserver le protoplasme de l'action
nuisible des agents extérieurs, notamment pour le protéger contre le
froid et contre la dessication.

Les phénomènes de la division en spores sont peu connus; d'après
les observations acquises, il paraît certain qu'ils ressemblent en tout
à ceux de la division cellulaire ordinaire. Le noyau se divise d'abord en
deux parties, et le protoplasme agit de même; puis chacune des parcelles se partage à son tour en deux autres masses, et ainsi de suite,
jusqu'au moment où le nombre des segments est devenu considérable.
Chacun de ceux-ci est donc constitué par du protoplasme et par un
noyau. La sporulation est alors achevée. Les produits de cette division
s'arrondissent, s'entourent d'une paroi propre plus ou moins épaisse, la
paroi sporulaire, et revêtent ainsi leur aspect particulier de *spores;* ils
attendent l'instant où des circonstances favorables leur permettent
d'être mis en liberté, par la rupture de la paroi cystique. Les spores
se débarrassent alors de leur membrane propre, et se développent. Souvent, lors des premières phases de leur évolution, chacune d'elles produit un ou deux fouets, qui leur servent d'appendices locomoteurs, et
disparaissent par la suite; en cet état, elles sont dites des *zoospores*, par
comparaison avec leurs similaires des végétaux inférieurs.

§ 2. — Reproduction par Fissiparité.

I. **Monériens.** — La reproduction fissipare existe chez tous les
Monériens; elle s'effectue sans que le générateur rétracte ses pseudo-

podes, ni cesse de se mouvoir, et s'exerce en même temps que les autres fonctions de l'organisme. L'individu, en voie de division, se partage en deux masses par un étranglement, qui va s'approfondissant de plus en plus, jusqu'à ce que la bipartition soit opérée. Un seul être donne ainsi naissance à deux descendants, plus petits que l'organisme primordial; ceux-ci augmentent ensuite de taille, et se divisent plus tard d'après le même procédé; les individus de troisième génération agissent de même; et l'évolution continue ainsi. Ce mode de développement est le seul trouvé jusqu'à présent chez les Gymnomonériens; les Lépomonériens se reproduisent, en outre, par sporulation.

Les observations manquent encore pour savoir comment le protoplasme arrive à se diviser, sans qu'il existe, par suite de l'absence du noyau, des filaments nucléaires chargés de déterminer, et de diriger, cette division.

Les deux cas secondaires de la reproduction fissipare se présentent chez les Monériens. — Ou bien, et c'est là le mode le plus fréquent, la fissiparité est *complète;* les deux descendants se séparent entièrement l'un de l'autre. — Ou bien la fissiparité est *incomplète*, et les descendants sont unis les uns aux autres par quelques pseudopodes. Comme, dans ce dernier cas, le fait se renouvelle pour toutes les générations successives, il se forme une colonie, composée d'un nombre souvent considérable d'individus soudés entre eux par leurs appendices, et présentant l'aspect d'un réseau protoplasmique : tels sont, par exemple, le *Myxodyctium sociale* Hæckel, et le *Monobia confluens* Schneider.

II. **Amœbiens.** — La fissiparité s'effectue, chez les Amœbiens, de la même façon que chez les Monériens; avec cette différence pourtant,

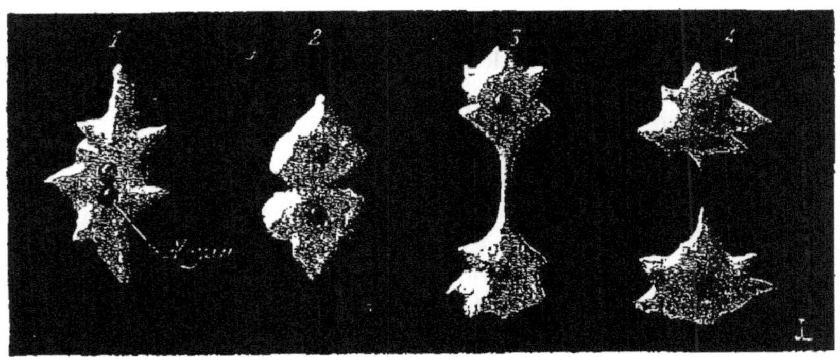

Fig. 1 à 4. — FISSIPARITÉ DES AMŒBIENS (*figures réelles*). — En 1, générateur commençant à diviser son noyau. — En 2, le protoplasme se scinde à son tour. — En 3, les deux parties s'écartent l'une de l'autre. — En 4, les deux descendants sont séparés.

que l'individu en voie de division rétracte souvent ses pseudopodes avant de procéder à cette opération. Mais la différence principale consiste dans le rôle joué par le noyau; ce dernier, qui ne manque jamais, se scinde avec le protoplasme.

III. Sporozoaires. — Le seul mode de reproduction, signalé jusqu'ici chez les Sporozoaires, est la sporulation. Peut-être existe-t-il, et notamment chez les formes inférieures, des phénomènes de fissiparité semblables à ceux trouvés chez les Amœbiens; mais ces faits n'ont pas encore été décrits avec certitude. Peut-être aussi certains aspects, signalés par les auteurs comme répondant à la conjugaison de deux individus d'abord séparés, s'accorderaient-ils plutôt avec une reproduction fissipare. Les observations effectuées jusqu'ici ne permettent pas d'élucider cette question.

IV. Foraminifères. — En revanche, les seuls phénomènes de reproduction, signalés avec certitude chez les Foraminifères, se rapportent à la fissiparité. Ce dernier mode se présente avec ses deux procédés secondaires : tantôt la fissiparité est *complète*, et alors les individus, se séparant les uns des autres, restent toujours simples, ou *Monothalames* ; tantôt la fissiparité est *incomplète*, et les individus, demeurant accolés, forment une colonie. Dans ce dernier cas, les Foraminifères sont dits *Polythalames*. Ces deux modes sont reliés l'un à l'autre par toute une série d'intermédiaires.

Fissiparité complète, ou des **Monothalames**. — Chez diverses *Gromia*, et notamment la *Gromia oviformis (paludosa)*, l'organisme de l'individu-mère se divise en deux segments, qui se séparent complètement l'un de l'autre. Pour cela, le test du générateur se perce d'une ouverture dans la région opposée à la bouche, et le nouvel orifice laisse sortir au dehors une partie du corps; celle-ci émet des pseudopodes, puis se sépare peu à peu du protoplasme encore enfermé dans la coquille. Lorsque la séparation est achevée, cette nouvelle masse plasmique, ainsi parvenue à l'extérieur, s'entoure d'une carapace, et devient un individu parfait.

Des phénomènes semblables ont été observés chez la *Gromia socialis*; ils présentent cependant une certaine complexité, qui permet de concevoir le mode de formation des colonies de Polythalames. — Le protoplasme du générateur se divise en deux parties égales, rarement en trois (deux petites et une grande); un seul de ces segments reste dans la cavité de la carapace; l'autre, ou les deux autres, sont rejetés au dehors par la bouche ; il ne se creuse donc point d'orifice secondaire, contrairement à ce qu'il en est chez les *Gromia oviformis*. D'habitude, le segment, qui se déplace pour parvenir à l'extérieur, n'est pas celui placé en regard de l'ouverture buccale, mais bien le profond, qui est ainsi obligé de contourner son similaire pour aller au dehors. Au moment où il arrive au niveau de la bouche, il émet des pseudopodes; puis, en s'étirant et se contractant alternativement, il finit par sortir tout à fait, et devient libre.

Deux cas se présentent ensuite. Dans le premier, le segment libre se détache complètement de l'autre, s'arrondit, et produit deux petits appendices, semblables à des fouets de Flagellates ; il prend ainsi l'aspect d'une zoospore, nage au moyen de ses fouets, et s'éloigne du test où il a pris naissance ; on ignore son évolution ultérieure. Dans le second cas, le segment libre reste toujours uni à l'autre par quelques tractus protoplasmiques, et s'enveloppe hâtivement d'une carapace, pendant que son congénère continue à vivre dans le test du générateur. Par suite, la première *Gromia* a produit deux descendants semblables l'un à l'autre, et réunis par des tractus protoplasmiques. Ces descendants continuent

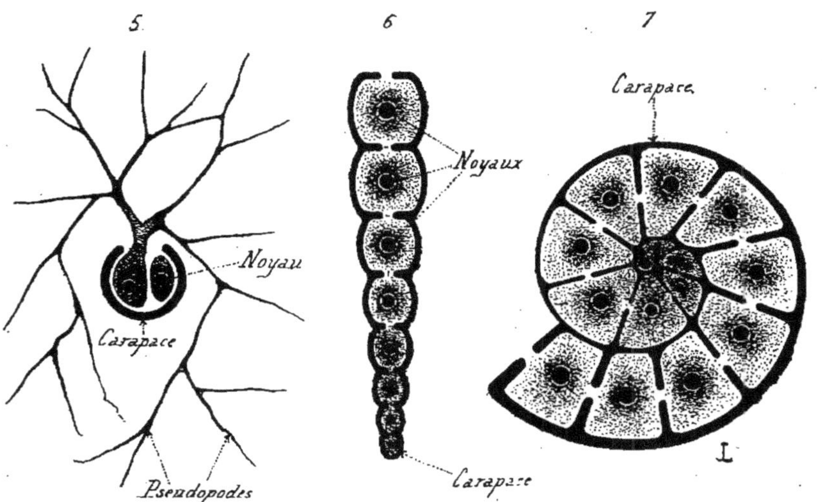

Fig. 5 à 7. — FISSIPARITÉ DES FORAMINIFÈRES (*coupes demi-diagrammatiques*). — En 5, division fissipare d'un Monothalame, la *Gromia socialis*. — En 6, colonie, produite par fissiparité, d'un Polythalame à carapace droite, le *Rheophax nodulosa*. — En 7, colonie, produite par fissiparité, d'un Polythalame à carapace spiralée, du type des *Rotalines* et des *Nummulites*. — En 6 et en 7, les loges communiquent entre elles, dans la réalité, par plusieurs pores, dont un seul est représenté.

à se diviser par le même procédé ; et il se crée peu à peu une colonie, à nombreux individus reliés par des expansions pseudopodiques.

Ce procédé est important à connaître, car il permet de comprendre la genèse des colonies de Polythalames. Il suffit, en effet, de se représenter les tractus unissants comme devenus fort courts, et d'admettre, en outre, que la division, au lieu de suivre une marche irrégulière, s'effectue toujours, et dans toutes les générations, suivant un sens fixe et précis. Dans la colonie ainsi produite, les zooïdes seront placés les uns à côté des autres, au lieu d'être séparés par des espaces appréciables ; et, de plus, cette colonie aura un aspect déterminé.

Fissiparité incomplète, ou des **Polythalames**. — La reproduction fissipare des Foraminifères polythalames a pour effet d'amener la formation, aux dépens d'un individu monoloculaire primitif, d'une colonie composée par un nombre variable de zooïdes situés les uns à côté des autres. Le procédé génétique n'a pas encore été observé directement ; mais il est permis de le pressentir, en se basant sur le développement des *Gromia socialis*, et comparant les colonies engendrées par ces dernières aux colonies les plus simples des Polythalames, puis celles-ci aux colonies les plus complexes.

A. — Que l'on s'adresse aux *Imperforés agglutinants*, aux *Imperforés calcaires*, ou aux *Perforés*, les colonies les plus simples des genres polythalames rappellent des assemblages d'individus monothalames placés bout à bout : tels sont, par exemple, les *Rheophax* parmi les Imperforés, les *Nodosaria* parmi les Perforés. La production de ces colonies est semblable, sans aucun doute, à celle déjà signalée chez les *Gromia socialis* ; les rapports, entre ces Polythalames peu complexes et les Monothalames, sont du même ordre que ceux existant entre les *Gromia socialis* et les *Gromia oviformis*. L'individu primitif se divise en deux segments, qui ne se séparent pas complètement l'un de l'autre ; l'un d'eux devient libre, et demeure relié, par un court tractus protoplasmique, à celui qui demeure dans le test ; puis, le premier s'entoure à son tour d'une carapace. Il s'est produit ainsi un assemblage de deux individus. Le même phénomène continue à s'effectuer, et la colonie s'accroît à mesure.

Ces groupes à disposition fort simple, étroitement rattachés aux colonies de *Gromia socialis*, se relient de même aux assemblages plus complexes, tels que les *Globigerina*, les *Nummulites*, etc. Les différences sont fort peu importantes ; elles se bornent à rendre plus étroite l'union des individus, en élargissant les régions d'adhérence, et en régularisant l'aspect général.

Il est donc possible d'établir une série ascendante, qui part de la *Gromia socialis*, et va jusqu'aux Polythalames les plus complexes. Il est également permis de construire une série correspondante, destinée à montrer comment les colonies parviennent à acquérir une forme régulière. Les types inférieurs ne suivent nullement, dans leur division, une marche bien déterminée ; les zooïdes sont placés bout à bout, suivant une ligne droite, ou bien une ligne brisée ; et, si parfois ils se disposent en une spirale, cette spirale, fort irrégulière, ne montre jamais l'ordre précis des Foraminifères plus élevés.

B. — Ainsi, parmi les *Imperforés agglutinants*, les colonies de *Saccamina*, de *Rhéophax*, sont constituées par une série d'individus placés les uns derrière les autres, suivant une ligne tortueuse, rarement linéaire. Les *Trochammina* commencent à offrir un début de disposition spiralée, qui ne dure pas chez certaines espèces (*T. lituiformis*), alors que d'autres la présentent d'une façon constante (*T. coronata*). — Cette organisation devient un peu plus précise chez les autres Agglutinants; les cloisons forment un même angle avec l'axe des loges, les loges augmentent régulièrement de taille depuis la première jusqu'aux dernières, et le test revêt alors un aspect régulier.

Une série analogue se retrouve chez les *Imperforés calcaires*. Les *Squammulina* monoloculaires conduisent à des colonies simples, comme celles des *Articulina* au test droit, et des *Vertebralina* au test enroulé d'abord, et droit ensuite. On arrive ainsi à des assemblages plus complexes, dont le test est régulièrement spiralé ; telles sont les *Orbitolites* et les *Miliolites* (*Biloculina*, *Triloculina*, etc.).

Les *Foraminifères perforés* montrent, mieux encore que les ordres précédents, cette série ascendante. Le point de départ est toujours représenté par des types Monothalames; mais les diverses transitions vers les Polythalames supérieurs sont plus nombreuses, et de plus, ces derniers parviennent à une complexité d'aspect, que les plus élevés des Imperforés ne montrent jamais. Les formes monoculaires sont ici les *Lagena* ; des *Lagena*, on passe à des carapaces droites (*Nodosaria*), ou faiblement arquées (*Dentalina*), comparables à des séries d'individus semblables à des *Lagena*, et placés bout à bout. La faible courbure des *Dentalina* devient plus prononcée chez d'autres types, dont le test s'enroule sur lui-même en une spirale, d'abord confuse (*Polymorphina*), précise ensuite. On arrive ainsi aux *Globigérinides*, aux *Rotalides*, et aux *Nummulitides*, dont les carapaces comprennent de nombreux tours disposés en spirale, et croissant régulièrement depuis le centre jusqu'à la périphérie.

On a souvent discuté, pour savoir si l'organisme des Foraminifères polythalames correspond à un individu unique, ou à une colonie d'individus. Les séries ascendantes, établies dans l'exposé qui précède, montrent de quelle façon lente et ménagée on passe des Monothalames aux Polythalames. Chacun de ces derniers peut être assimilé à une colonie de *Gromia*, dont les individus seraient très voisins les uns des autres, et soudés par une partie de leur test ; partant, leur organisme est une colonie dont chaque segment, ou *loge*, correspond à un seul individu. — Il ne faut pas l'oublier cependant, ces colonies sont constituées par l'assemblage d'êtres monocellulaires, partant très plastiques, et susceptibles de se confondre les uns avec les autres, pour produire, par leur union, un corps simple en apparence. Une telle union résulte du peu de complexité de leur structure ; chacun des zooïdes se compose d'une masse protoplasmique nullement différenciée, et l'on n'éprouve aucune difficulté à comprendre la cohésion de masses pareilles en un ensemble, qui paraît constituer à lui seul un être simple. Des phénomènes semblables se retrouvent chez des animaux plus élevés en organisation que les Protozoaires ; les colonies des Spongiaires, par exemple, semblent souvent correspondre à des organismes simples, alors qu'en réalité elles sont constituées par un certain nombre de zooïdes fusionnés.

V. **Vésiculaires**. — La fissiparité, chez les Vésiculaires, est *complète* ou *incomplète*. Dans le premier cas, elle atteint l'individu-mère entier, et elle a pour effet de le partager en deux descendants distincts. Dans le second cas, la division fissipare se borne à intéresser l'endosarque, avec sa capsule ; aussi l'organisme maternel paraît-il être in-

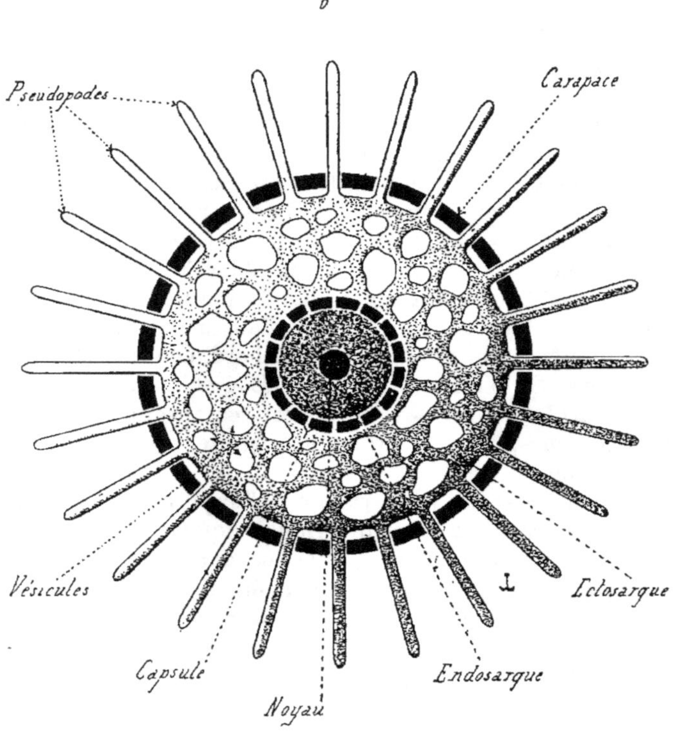

Fig. 8. — ORGANISATION D'UN RADIOLAIRE MONOCYTTARIEN
(*coupe demi-diagrammatique*).

divis extérieurement, alors qu'il contient deux ou plusieurs masses endosarcales, entourées de leurs capsules respectives. Ce dernier mode existe chez les seuls Radiolaires qui appartiennent à l'ordre des Polycyttariens, et elle sert à caractériser cet ordre.

FISSIPARITÉ COMPLÈTE. — Ce procédé a été trouvé chez un certain nombre d'Héliozoaires (surtout les *Héliozoaires nus*), et chez quelques Radiolaires monocyttariens, les *Aulosphœrides* par exemple. Lorsqu'un

Héliozoaire va se diviser en deux parties, il commence par perdre les
vésicules de son ectosarque; toutes ces enclaves liquides disparaissent,
et la couche externe se réduit à une mince bande protoplasmique, semblable en tout à son homologue des Amœbiens. Puis, les pseudopodes
se rétractent, tantôt entièrement, tantôt à demi; dans ce dernier cas,
ils deviennent courts et massifs, variqueux, de sorte que l'Héliozoaire,
en ce moment, ne diffère pas trop d'un Amœbien. Les appendices étant
rétractés, le corps se divise en deux segments, égaux d'ordinaire, qui

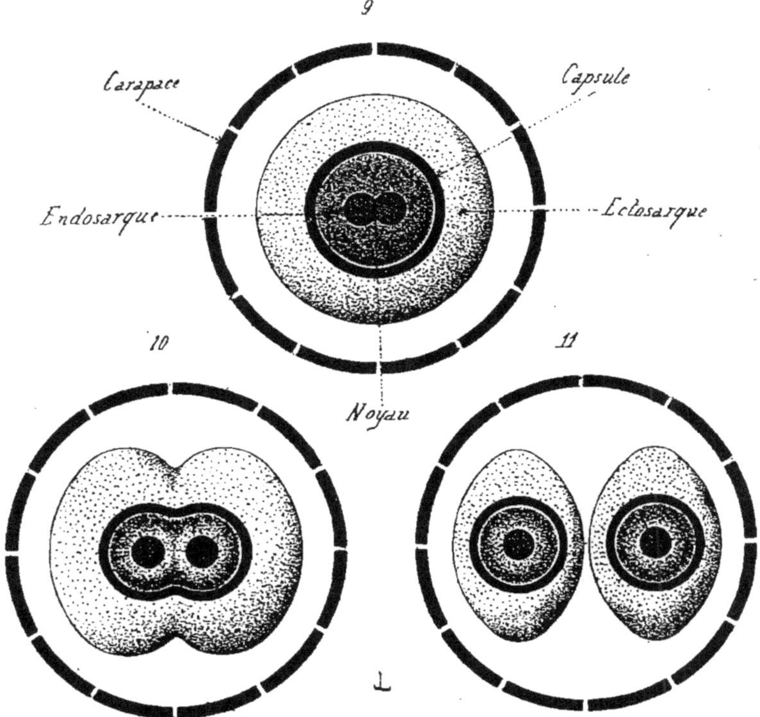

Fig. 9 à 11. — Fissiparité d'un Radiolaire monocyttarien (*coupes demi-diagrammatiques*). —
En 9, générateur contracté, dont les pseudopodes sont rétractés. — En 10, début de la
division fissipare. — En 11, fin de la fissiparité : le générateur est divisé en deux descendants.

se séparent l'un de l'autre. Chacun de ces segments revêt ensuite l'aspect
présenté par l'individu-mère primordial, avant les modifications qui ont
précédé la fissiparité. Le rôle du noyau, dans cette division, n'est pas
encore bien élucidé; on l'a vu pourtant, chez les *Hedriocystis* notamment,
se partager avant le protoplasme du corps; mais on ignore encore comment les choses se passent, lorsque le noyau primitif s'est fractionné

en une multitude de parcelles, et c'est là le cas le plus fréquent chez les Héliozoaires.

Les faits sont un peu plus nets pour ce qui a trait aux quelques Radiolaires monocyttariens, chez lesquels on a observé la reproduction fissipare. Le noyau se divise d'abord en deux parties; puis l'endosarque et sa capsule s'allongent, s'étirent en biscuit, et finissent par se segmenter en deux masses, dont chacune contient l'une des parties du noyau primitif. L'ectosarque se partage ensuite, suivant le même plan que l'endosarque et le noyau. L'individu-mère est ainsi scindé en deux descendants, qui se séparent l'un de l'autre, revêtent l'aspect primitif de l'organisme maternel, et mènent une vie indépendante.

FISSIPARITÉ INCOMPLÈTE. — Les phénomènes de la division fissipare n'ont point été constatés directement chez les Radiolaires polycyttariens, sauf un petit nombre d'observations éparses, qu'il est impossible de raccorder. Cependant, par analogie avec les faits qui viennent d'être signalés, il est permis, sans doute, de considérer l'organisme si remarquable des Polycyttariens comme dû à une fissiparité incomplète; la division, répétée un certain nombre de fois, atteint seulement l'endosarque avec sa capsule, et laisse indemne l'ectosarque. Aussi ce dernier, parfaitement indivis, entoure-t-il une certaine quantité, souvent considérable, de masses endosarcales, dont chacune possède sa capsule. Ces dernières se groupent d'habitude avec une certaine régularité, se disposent en couches concentriques, et se placent à des distances égales les unes des autres. Cette fissiparité incomplète produit une colonie d'un type particulier, en ce sens que les zooïdes sont distincts par leurs régions profondes seulement, et sont confondus dans leurs zones périphériques.

VI. **Flagellates.** — La fissiparité semble être le mode de reproduction le plus répandu chez les Flagellates; elle se manifeste souvent avec des caractères particuliers, qu'il est nécessaire de suivre dans chacune des quatre classes.

NUDOFLAGELLÉS. — La reproduction fissipare est tantôt *complète*, tantôt *incomplète*. Dans le premier cas, les descendants sont distincts; elle aboutit, dans le second, à la genèse d'une colonie.

A. — La plupart des Nudoflagellés, à *fissiparité complète*, se divisent presque suivant le même procédé. Le noyau se partage d'abord en deux portions; le protoplasme du corps se segmente ensuite, le plan de cette division étant souvent *parallèle à l'axe longitudinal* du corps. Ce plan est, en outre, médian; les deux individus-filles sont donc sensiblement égaux de taille. Lorsque le générateur appartient à un type dont les représentants sont munis d'un seul fouet, comme les *Cercomonas* par exemple, la division du corps commence à la base de ce fouet, et s'étend peu à peu vers l'extrémité opposée; le fouet ne se partageant pas lui-même, appartient tout entier à l'un des descendants. Pendant que la scission s'effectue, un second fouet prend naissance sur le corps de l'autre individu, dans une zone homologue de la région flagellifère du premier. Lorsque, par contre, l'individu-mère possède plusieurs fouets, ces derniers sont d'habitude en nombre pair, et le plan de segmentation se dispose de telle manière, que chacun des descendants porte autant de fouets que son congénère. Les rejetons devenus libres, le nombre de fouets se complète, pour chacun d'eux, de manière à égaler celui de l'organisme primordial. Tel est le cas pour les *Hexamita*, les *Chilomonas*, etc.

Le plus souvent, les Nudoflagellés, en voie de fissiparisation, ne perdent aucun de leurs caractères extérieurs, et conservent leur aspect habituel. Cependant, il n'en est pas ainsi pour plusieurs d'entre eux, et notamment pour les *Euglènes*. La reproduction fissipare des *Euglena viridis*, toujours complète, s'effectue suivant deux procédés. Le premier mode ne diffère en rien de celui qui vient d'être décrit pour les autres Nudoflagellés. Dans le second cas, par contre, l'individu rétracte son fouet, perd sa forme de fuseau pour devenir ovalaire, et même globuleux, puis s'entoure d'une coque épaisse, constituée par une substance chitineuse; en somme, il s'enkyste. L'enkystement des Protozoaires précède ordinairement la sporulation, et comme on le verra plus loin, les Euglènes présentent aussi ce dernier mode de reproduction; mais, dans le cas particulier, examiné ici, la division ne s'opère qu'une seule fois, et s'arrête dès que le noyau et le protoplasme sont scindés en deux parties. Il s'agit donc d'un véritable phénomène de fissiparité. Les deux descendants brisent la paroi du kyste, se séparent l'un de l'autre, s'allongent, donnent naissance à leur fouet, et deviennent en tout semblables à leur générateur.

La *fissiparité incomplète* et *longitudinale* existe chez divers Nudoflagellés coloniaux, les *Anthophysa* par exemple. Le corps d'un individu isolé d'*Anthophysa* est porté par un pédoncule cylindrique, qu'entoure une fine membrane chitineuse; lorsque cet individu se divise en deux par fissiparité, la segmentation s'exerce seulement sur le corps, sans atteindre le pédoncule; il en résulte donc deux individus, portés sur un pied unique. Ces derniers se partagent à leur tour suivant le même procédé, et ainsi de suite; une colonie prend naissance, composée par un nombre souvent considérable de zooïdes, quarante ou cinquante, et même davantage.

Les colonies d'*Anthophysa* ne se ressemblent pas, car la marche de la segmentation n'est point toujours la même. Dans un premier cas, la division s'arrête exactement au point de jonction du corps et du pédoncule; un fait analogue se reproduisant pour toutes les générations, il en résulte que la colonie est formée par un certain nombre de zooïdes serrés les uns contre les autres, et montés sur un seul pied, ce dernier grossissant à mesure que s'accroît le chiffre des individus; la colonie entière présente assez bien l'aspect d'un bouquet. Dans un deuxième cas, la division atteint quelque peu le sommet du pédoncule primitif; chacun des descendants de seconde génération est donc supporté par ce pédicule grêle, qui semble être une branche du premier. Le même phénomène se reproduisant pour toutes les générations successives, la colonie entière présente l'aspect d'une grappe, constituée par un axe primaire répondant au pédoncule primitif, et par plusieurs axes secondaires et tertiaires ramifiés eux-mêmes, les branches de dernier ordre portant toutes un individu à leur sommet. Ces deux modes différents se combinent, et se mélangent souvent dans une même colonie : d'où résultent les aspects variés offerts par les assemblages d'*Anthophysa*.

Les zooïdes ne restent pas toujours adhérents les uns aux autres. Parfois l'un deux se sépare de la masse de ses congénères, et devient, libre; il émet alors un certain nombre d'expansions pseudopodiques, courtes et trapues, et nage au moyen de son fouet. Lorsqu'il vient à rencontrer un corps étranger, il se fixe sur lui par l'expansion opposée au fouet; celle-ci s'allonge quelque peu, se recouvre d'une membrane cuticulaire, et devient le pédoncule d'attache. Les autres appendices se rétractent, et l'individu revêt son aspect définitif. Il se multiplie ensuite par fissiparité, d'après le procédé précédemment décrit, et devient le point de départ d'une nouvelle colonie.

B. — La fissiparité n'est pas toujours longitudinale chez les Nudoflagellés; elle est parfois *transversale*, car le plan de division est perpendiculaire à l'axe longitudinal du corps. Dans ce dernier mode, comme dans le premier, la fissiparité est *complète* ou *incomplète*.

La fissiparité transversale est *complète*, lorsque les deux descendants se séparent entièrement l'un de l'autre; il ne se produit donc point de colonie. Telles sont, par exemple, les *Bicosœca*. L'animal adulte est renfermé dans une loge, auquel il s'attache par un pédoncule; l'individu ne remplit pas normalement toute la cavité de sa loge. Lorsque le moment de la reproduction approche, cet individu grossit de manière à occuper la cavité entière, puis il se divise transversalement; un des segments continue à habiter la loge primitive, le second devient libre. Ce dernier possède le fouet du générateur, et se déplace grâce à lui; il en produit même un second, qui lui sert pour s'accrocher à un corps étranger. La fixation étant faite, ce descendant libre acquiert rapidement l'aspect de l'organisme primitif. Le segment adhérent continue à vivre dans la loge du générateur; et toute son évolution se borne à la genèse du fouet qui lui manquait, puisque l'unique appendice de la mère est devenu la propriété du segment libre.

La fissiparité transversale est *incomplète*, lorsque les descendants continuent à adhérer les uns aux autres par une portion de leur corps; ce procédé a été observé chez un certain nombre de *Nudoflagellés coloniaux*, et notamment chez les *Dinobryon*. L'individu primitif habite une loge très allongée, cylindro-conique, et fixée par une extrémité effilée; lorsque la segmentation s'est effectuée, cet individu est partagé en deux segments, dont l'un correspond au segment libre des *Bicosœca* (fissiparité transversale complète), et l'autre au segment adhérent. Ce dernier se développe comme son correspondant des *Bicosœca*, et garde la loge du générateur. Le premier, muni des fouets de l'organisme primordial, ne se sépare pas complètement de son homologue, et lui reste uni par une région étroite; cette dernière s'étire et s'allonge en un long pédicule, qui s'insère sur les côtés du segment adhérent, ou sur la paroi interne de la loge entourant celui-ci. Cette évolution aboutit à la genèse d'une colonie, composée de zooïdes allongés et éti-

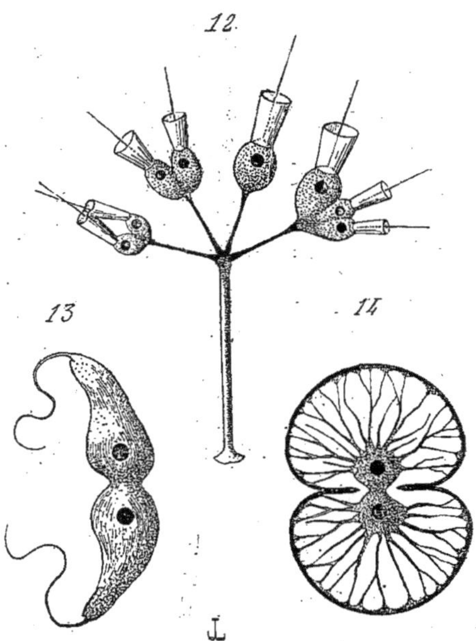

Fig. 12 à 14. — Fissiparité des Flagellates (*figures demi-diagrammatiques*). — En 12, colonie de *Codosiga botrytis*, d'après Stein, montrant un type de fissiparité longitudinale et incomplète. — En 13, début de la fissiparité transversale d'un Nudoflagellé. — En 14, début de la fissiparité d'une *Noctiluca*, d'après Ch. Robin.

rés comme l'était l'organisme maternel, et perchés l'un sur l'autre; l'individu inférieur s'attache par la pointe de son pédoncule à un corps étranger, et l'individu supérieur adhère à l'inférieur par la région correspondante. Les mêmes faits se renouvelant un certain nombre de fois, le chiffre des zooïdes coloniaux s'accroît, tous ces êtres étant fixés les uns sur les autres par leur pointe. La colonie n'est pourtant pas linéaire, car certains individus se fissiparisent deux ou trois fois de suite, et supportent un nombre correspondant de congénères; dès lors, la colonie présente un aspect quelque peu ramifié, et non la forme d'éventail ou de bouquet, caractéristique des fissiparités longitudinales et incomplètes.

Choanoflagellés. — Certains représentants de cet ordre vivent en colonies montées sur des pédoncules; tels sont les *Codosiga*. Aussi, le mode de formation de ces colonies est-il souvent semblable à celui décrit chez les *Anthophysa*, et présente-t-il les mêmes particularités; parfois, comme chez ces dernières, un zooïde se détache du groupe, et mène pendant quelque temps une vie libre, pour se fixer ensuite, et devenir la souche d'une nouvelle colonie.

Cependant, tous les Choanoflagellés ne se reproduisent point par une fissiparité semblable à celle des *Anthophysa*, c'est-à-dire par une fissiparité dans laquelle le plan de division est parallèle à l'axe longitudinal du corps. Un assez grand nombre d'entre eux se partagent transversalement; et il faut encore distinguer deux cas, suivant que la fissiparité est suivie de la séparation complète des individus, ou bien de leur accolement en un assemblage colonial. La fissiparité est complète chez les *Salpingeca*, et, en général, chez tous les Choanoflagellés solitaires. Au moment où la division va s'effectuer, le corps de l'individu-mère grossit souvent, au point de remplir la cavité entière de la loge; puis, le noyau se divise, et ensuite le protoplasme, d'après un plan perpendiculaire à l'axe longitudinal du corps; cette division est donc transversale. Des deux descendants ainsi produits, le plus voisin de l'ouverture de la loge se sépare de son similaire, devient libre, et nage au moyen de fouets qu'il possède seul, puisqu'il est constitué par le segment muni des fouets du générateur; il ne tarde pas à se fixer, et à se compléter. Le second descendant (segment adhérent) continue à habiter la loge du générateur; il engendre les fouets qui lui manquent, et parvient, de son côté, à l'état parfait.

Dans le cas d'assemblage colonial des individus produits, la fissiparité est également complète; l'organisme maternel se divise entièrement en deux descendants, qui se partagent de même, et ainsi de suite. Seulement, ces derniers, au lieu de s'écarter les uns des autres pour mener une vie indépendante, s'unissent à nouveau, et s'accolent en un syncytium. Cet assemblage, qui diffère par son mode génétique des autres colonies de Flagellates, possède parfois une forme indéterminée, et ailleurs un aspect précis suivant les espèces. Les *Protospongia* appartiennent au premier cas; les *Phalansterium* au second. Les agrégats, dans ce dernier genre, ont un aspect globuleux, les fouets étant tous extérieurs.

Dinoflagellés. — Le développement de ces êtres est encore peu connu. Les observations, effectuées sur un pareil sujet, sont dues à Claparède et Lachman, à Stein, à Pouchet, et n'ont pas élucidé la question.

Les Dinoflagellés se reproduisent certainement par fissiparité; le fait a été constaté sur les représentants de divers genres, les *Peridinium* entre autres. Le corps de l'adulte est couvert par une carapace résistante, constituée par de la cellulose incrustée de silice; le protoplasme, semblable à celui des Cystoflagellés, renferme des vacuoles, qui lui donnent un aspect aréolaire. Ces enclaves liquides disparaissent au moment où la fissiparité va s'accomplir, et le protoplasme se rassemble en une masse ovalaire ou sphérique; la carapace, étant donnée sa nature, ne subit pas une contraction correspondante; un espace assez vaste reste ménagé entre sa paroi interne et le corps protoplasmique. — D'après Stein et Bergh, cet espace se remplit d'une substance muqueuse; un tel procédé ne se produit point, si l'on en juge d'après les observations récentes de Pouchet.

Quoi qu'il en soit, cette condensation du protoplasme dénote l'existence d'une période d'enkystement, car les appendices sont rétractés, et le corps se trouve réduit à son plus petit volume; la carapace joue ici le rôle de l'enveloppe du kyste. Dans certains cas, l'enkystement n'est point suivi par la division fissipare; le corps, ainsi réduit, devient libre par la rupture du test (*Peridinium*), et s'enveloppe ensuite d'une nouvelle carapace; à moins que cette dernière ne prenne naissance lorsque le test primitif n'est pas encore brisé (*Glenodinium*). Mais, à ce qu'il semble, l'enkystement précède d'ordinaire la segmentation; les faits ne s'écartent donc pas de ceux offerts par certains Nudoflagellés, les Euglènes entre autres. — Le plan de segmentation serait transversal d'après Stein, contrairement aux observations de Pouchet. Le phénomène n'a point ici une bien grande importance, car les appendices sont rétractés, et le corps se trouve réduit à une simple masse protoplasmique. Chacun des deux descendants produits est d'abord mis en liberté, par la brisure du test qui enveloppait l'organisme primordial, puis il s'entoure d'une nouvelle carapace semblable au test primitif. Parfois, la fissiparité s'effectue après la rupture du test maternel, et non avant; le corps de l'individu-mère est donc mis à nu pendant un certain temps, et c'est durant cette période que la division s'opère (*Glenodinium cinctum*).

Certains *Amphidinium*, et notamment l'*Amphidinium operculatum*, présentent, d'après Pouchet, un mode de fissiparité analogue à celui des Diatomées. Ce fait, joint à la présence de la cellulose dans la carapace des Péridiniens, et à la grande ressemblance de plusieurs de ces êtres avec quelques Desmidiées, contribue à faire admettre l'existence de liens étroits, entre les Algues unicellulaires appartenant à la classe des Diatomées, et les Protozoaires du groupe des Dinoflagellés.

Divers Dinoflagellés, et notamment les *Ceratium*, les *Dinophysis*, les *Amphidinium*, etc., vivent réunis en chaînes; d'habitude, les individus d'une même chaîne sont attachés les uns aux autres par les appendices crochus de leurs carapaces, l'appendice du premier individu se maintenant au rebord du sillon équatorial du second, celui-ci agissant de même pour le troisième, et ainsi de suite. On ignore si le procédé formatif de ces chaînes est une fissiparité incomplète, ou bien s'il répond à un accolement secondaire d'individus isolés dès l'abord.

CYSTOFLAGELLÉS. — Les Cystoflagellés, étant représentés dans la nature actuelle par les deux genres *Noctiluca* et *Leptodiscus*, les phénomènes de la reproduction n'ont été observés que chez le premier d'entre eux; ils ont été bien étudiés par Ch. Robin.

Les Noctiluques se reproduisent souvent par fissiparité, et, dans ce cas, la division est toujours précédée par un enkystement semblable à celui des Dinoflagellés. Les seuls phénomènes de cet enkystement sont : la disparition des appendices, et la persistance de l'enveloppe du corps comme paroi cystique. Il ne se produit donc point d'enveloppe particulière, contrairement à ce qu'il en est dans la plupart des enkystements avant-coureurs de sporulation. Une Noctiluque adulte possède deux fouets, tout comme les Dinoflagellés : un grand fouet, dit le *tentacule*, et un autre plus petit, nommé le *flagellum;* ces deux appendices disparaissent peu avant la fissiparité, et l'individu se convertit en une masse ovalaire, portant encore la bouche et le sillon dorsal. Les vacuoles du protoplasme, si nombreuses et si grandes dans les Noctiluques, persistent durant toute la segmentation.

La plus grande partie du protoplasme est située non loin de la bouche, où elle forme une masse aux contours irréguliers, et contenant le noyau; la division commence en cette région, débute par le noyau, et intéresse ensuite le protoplasme. Le plan de segmentation passe par la bouche, qui est divisée en deux parties, et s'étend rapidement dans le reste du corps; la séparation complète des deux descendants s'effectue pourtant, en dernier lieu, dans le voisinage de la bouche. Chacun de ces derniers possède ainsi la moitié de l'enveloppe, du protoplasme de la bouche, et du noyau de l'organisme maternel; comme la séparation se produit peu à peu, par un étranglement circulaire devenant de plus en plus profond, l'enveloppe de chaque individu-fille ne présente aucune solution de continuité, si ce n'est au niveau de l'ouverture buccale, qui n'est jamais fermée. Les descendants se trouvent pourvus de toutes les parties qui leur sont nécessaires, sauf des deux fouets. Le grand fouet, le tentacule, prend naissance sur le bord de la bouche; il offre d'abord l'aspect d'un épaississement protoplasmique, qui soulève le tégument au-dessus de lui. Cette région épaissie se perce en son milieu d'une ouverture, et prend la forme d'une anse; l'une des extrémités de l'anse reste adhérente au corps ; l'autre s'en sépare, devient libre, se redresse, et donne le tentacule en s'allongeant. Dès que cet appendice possède une certaine longueur, il se meut en ondulant, et présente les stries caractéristiques du tentacule adulte. Le mode de production du petit fouet n'est pas encore connu; selon toutes les probabilités, et par analogie, il doit se former comme le tentacule, par l'étirement d'une saillie locale du protoplasme.

§ 3. — Gemmiparité.

La reproduction gemmipare est rare chez les Sarcodaires; divers Amœbiens et Cystoflagellés sont les seuls à l'offrir. Encore ce procédé de développement doit-il être considéré, non comme une gemmiparité véritable, et semblable à celle que présentent plusieurs Protozoaires ciliaires, mais plutôt comme une modification de la fissiparité (Amœbiens), ou de la sporulation (Cystoflagellés).

I. **Amœbiens**. — La reproduction par bourgeonnement n'a été observée, parmi tous les représentants de cette classe, que chez les *Arcella*. Le corps de l'individu-mère se partage, à en juger d'après les phénomènes ultimes, en deux portions inégales; la plus grande reste enfermée dans la carapace, et doit être considérée comme la persistance directe du générateur; la plus petite se divise en un certain nombre de segments égaux, ou presque égaux, dont chacun est destiné à devenir un nouvel organisme. Comme le second de ces phénomènes suit immédiatement le premier, sans que la petite portion ait eu le temps de se séparer de la grande, il s'ensuit que tous les segments sont confondus par leur base avec cette dernière, et ressemblent à autant de bourgeons produits par elle. La carapace des *Arcella* ayant la forme d'une ombrelle, dont la face inférieure, aplanie, porte l'orifice destiné à laisser sortir les pseudopodes, tous les bourgeons font saillie sur cette face inférieure; ils se séparent bientôt de la grande portion, qui continue à vivre dans le test maternel, s'isolent les uns des autres, deviennent libres, s'entourent d'une enveloppe, et constituent ainsi de nouveaux êtres.

Ce procédé est souvent désigné sous le nom de gemmiparité, ou de bourgeonnement des *Arcella;* le terme est exact, car il s'agit vraiment d'une production de bourgeons. Mais cette gemmiparité doit être considérée comme une segmentation fissipare rapide, et non comme un procédé entièrement nouveau.

II. **Cystoflagellés**. — Si le bourgeonnement des Amœbiens se rapproche de la fissiparité, celui des Noctiluques correspond presque à une sporulation. En effet, le générateur perd ses appendices, ferme sa bouche, s'enkyste en somme, et produit des zoospores; les seules différences, existant entre cette série de phénomènes et une véritable sporulation, portent sur l'absence d'une paroi cystique, et sur ce fait que le protoplasme de l'individu-mère n'est pas complètement employé à produire des spores. Ces dissemblances mises à part, et encore la dernière seule possède-t-elle une certaine importance, le procédé de reproduction, désigné sous le nom de gemmiparité des Noctiluques, doit être pris comme une modification du développement sporulaire.

A. — Les divers phénomènes du bourgeonnement des Noctiluques ont été décrits par Cienkowsky d'abord, par Robin ensuite. L'individu, qui va se reproduire, perd son tentacule avec son flagellum, ferme sa bouche par la soudure des lèvres, et efface son pli dorsal; il prend donc l'aspect d'une vésicule sphérique, presque semblable à un kyste, mais dépourvue de paroi cystique propre, et simplement enveloppée par la membrane cuticulaire de l'animal. Les vacuoles du protoplasme ne disparaissent point; le corps garde son aspect aréolaire caractéristique. Chez l'individu normal, une grande partie du protoplasme est rassemblée, près de la bouche, en une masse renfermant le noyau ; cette masse seule donne naissance aux zoospores ; les bandes qui limitent les aréoles ne prennent aucune part à cette formation. Le noyau se divise en deux segments ; l'un d'eux se porte au-dessous de la cuticule, et, avec le protoplasme qui l'entoure, soulève cette membrane, en donnant une saillie assez volumineuse ; l'autre reste dans le corps. Ce dernier ne se divise plus ensuite ; il conserve la même place, et deviendra le noyau définitif

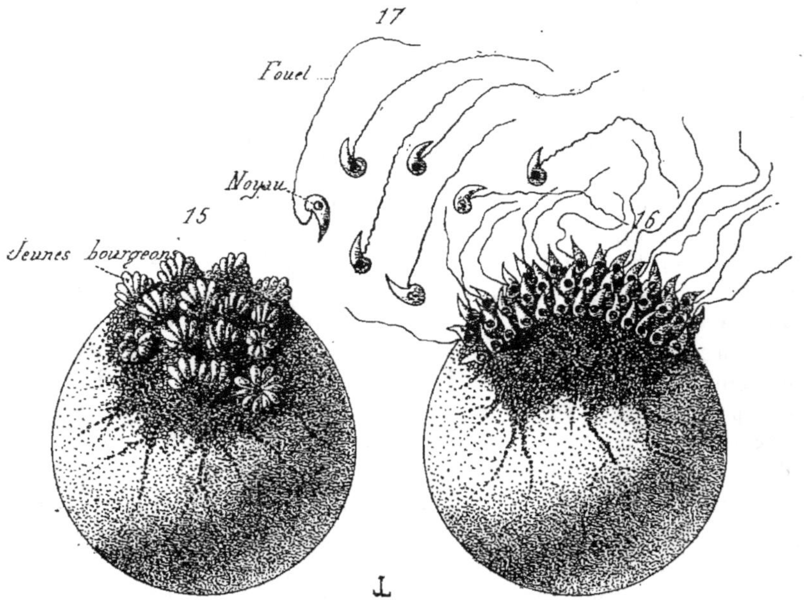

Fig. 15 à 17. — Gemmiparité des Cystoflagellées (*figures réelles*). — En 15, Noctiluque commençant à produire ses bourgeons. — En 16, Noctiluque portant des bourgeons déjà mûrs. — En 17, bourgeons mûrs, détachés du générateur, et devenus libres. — D'après les recherches faites par Ch. Robin.

du générateur, lorsque les zoospores auront été engendrées, et détachées de l'organisme de ce dernier.

Il n'en est pas de même pour le premier segment nucléaire. Celui-ci, avec le protoplasme qui l'enveloppe, se scinde d'abord en deux segments, puis en quatre, puis en huit, et ainsi de suite, jusqu'au chiffre 256, et parfois au chiffre 512 ; un grand nombre de petits nodules protoplasmiques, munis de noyaux, prennent ainsi naissance sur la Noctiluque, dans une région relativement restreinte, et voisine de l'ancienne bouche. Ces nodules vont se transformer en zoospores. A mesure qu'ils prennent naissance, ils s'écartent quelque peu les uns des autres ; et, au moment où la segmentation est achevée, la région buccale de l'organisme maternel les porte tous, groupés sur une zone, qui occupe à peu près le tiers ou le quart de la surface de cet organisme. Ils ont l'aspect de petites saillies implantées sur le générateur, et méritent donc bien le nom de *bourgeons* qui leur a été donné.

Ces bourgeons se modifient ensuite, et se changent en zoospores. Pour arriver à ce but, chacun d'eux étire d'abord sa base d'implantation, et la transforme en un court et mince pédoncule. Puis, l'extrémité opposée à la région d'adhérence s'allonge en une pointe acérée, et se convertit en un fouet qui, par ses mouvements, permet au petit être d'osciller sur sa base. Ces oscillations ont pour effet de rompre le pédoncule d'attache; les bourgeons se séparent alors de l'individu qui leur a donné naissance, et se présentent comme des corps ovoïdes, nucléés, munis de fouets. Ces bourgeons libres sont des zoospores.

La Noctiluque primitive a donc produit deux sortes d'êtres. D'un côté, un nombre considérable de zoospores, qui sont loin d'avoir les contours extérieurs et la structure de l'adulte; de l'autre, un organisme arrondi et vésiculeux, gardant du générateur la moitié de son noyau, la moitié de sa masse protoplasmique buccale, et tout le protoplasme aréolaire. Ce corps ressemble donc à une Noctiluque privée de fouet, de tentacule, et de bouche; comme ces trois organes ne tardent point à apparaître, la structure normale se complète, et il est permis, en somme, de considérer cet individu comme la persistance directe du générateur. Ce dernier a rétracté ses appendices pour produire les bourgeons, puis, les bourgeons formés, il engendre de nouveaux appendices pour retrouver son organisation première.

B. — Les zoospores, après avoir mené une vie libre pendant un certain temps, se transforment en Noctiluques. Les phases de cette évolution ne sont pas toutes connues; la description suivante découle des observations effectuées par Ch. Robin. — Tout en nageant, la zoospore grossit, par l'apparition dans son intérieur de plusieurs vacuoles. Ces vacuoles grandissent; par suite, le protoplasme du petit être devient vésiculeux et aréolaire, sauf en une région, où le protoplasme reste assemblé en une masse assez volumineuse, qui contient le noyau.

- Pendant que cette transformation se produit, le fouet se rétracte, le corps perd sa forme conique, et devient arrondi; une membrane prend naissance sur sa périphérie. La zoospore s'est modifiée en un corps sphérique, dépourvu de tout appendice, et dont le protoplasme offre l'aspect aréolaire caractéristique de l'adulte; cette zoospore est déjà une Noctiluque, mais une Noctiluque privée de bouche, de flagellum, de tentacule, et cinq ou six fois plus petite environ que l'individu parfait. Pour parvenir à ce dernier état, il lui suffit de grandir, en exagérant encore son aspect vésiculeux, et de donner naissance aux organes absents. La bouche apparaît la première: trois ou quatre petites saillies juxtaposées se forment sur la région qui surmonte le protoplasme nucléé;

une dépression se creuse entre elles, s'allonge, et pénètre jusque dans la masse protoplasmique; cette dépression devient la bouche. Pendant que cette invagination s'étend, le pli dorsal prend naissance par un étranglement local de la paroi du corps, et le tentacule naît suivant un mode identique à celui déjà décrit dans la segmentation fissipare. Le flagellum se montre en dernier lieu; son procédé génétique n'a pas été suivi, mais en procédant par analogie, il est probable qu'il en est pour lui comme pour le tentacule.

C. — Etant donnée cette série de phénomènes, la gemmiparité des Noctiluques est un mélange de reproduction fissipare et de développement sporulaire.

La reproduction fissipare se retrouve dans la division incomplète de l'individu primitif en deux parties, dont l'une se transforme en un nouvel être adulte sans subir d'autres modifications, et dont l'autre se partage en un nombre considérable de segments secondaires. Les ressemblances avec la sporulation consistent dans la perte des appendices, la fermeture de la bouche, et dans l'aspect zoosporé des segments devenus libres; mais ces analogies n'atténuent en rien les véritables différences, qui portent sur l'absence d'une paroi cystique propre, et sur la division sporulaire d'une seule partie du protoplasme maternel. Dans toute véritable sporulation de Sarcodaire, et sauf quelques rares exceptions, le protoplasme entier du générateur se fragmente en spores; or, tel n'est pas le cas des Noctiluques, car ces êtres commencent par se fissipariser incomplètement, et l'un des deux segments donne seul naissance aux zoospores.

Plusieurs auteurs ont signalé l'existence de Noctiluques conjuguées, c'est-à-dire unies deux par deux. Deux individus s'accoleraient l'un à l'autre par leur bouche, rétracteraient leurs appendices, puis se fusionneraient peu à peu en un seul organisme. Comme la série complète des phénomènes n'a pas été suivie, il est permis de se demander si ces quelques observations ne répondent pas à une fissiparité en voie de s'effectuer. Il est possible que la conjugaison existe chez les Noctiluques, puisqu'on l'a décrite chez d'autres Sarcodaires; mais on n'a jamais signalé aucune liaison entre ce fait et la reproduction gemmipare.

§ 4. — Sporulation.

Le développement par sporulation a été observé dans toutes les classes de l'embranchement

I. Monériens. — La sporulation des Monériens consiste en cette série de phénomènes : enkystement du générateur, division de son protoplasme en spores, et rupture de la paroi du kyste, pour amener la mise en liberté de ces dernières. On ne l'a trouvée jusqu'ici que chez les Lépomonériens; et sa présence sert à caractériser cet ordre.

Lorsque la fragmentation va s'effectuer, le générateur rétracte ses pseudopodes, et cesse toutes ses fonctions de nutrition. Puis son protoplasme laisse exsuder une substance chitineuse fort résistante, dont il s'entoure, et qui devient souvent très épaisse ; cette enveloppe est la paroi cystique. Lorsque la paroi est complète, ou un peu avant ce moment, le protoplasme se divise, par un procédé encore inconnu, en spores, dont le nombre est toujours supérieur à deux. Les *Vampyrella* en produisent quatre seulement ; les autres Lépomonériens en montrent une plus grande quantité. Les *Vampyrella* effectueraient donc, sous le rapport

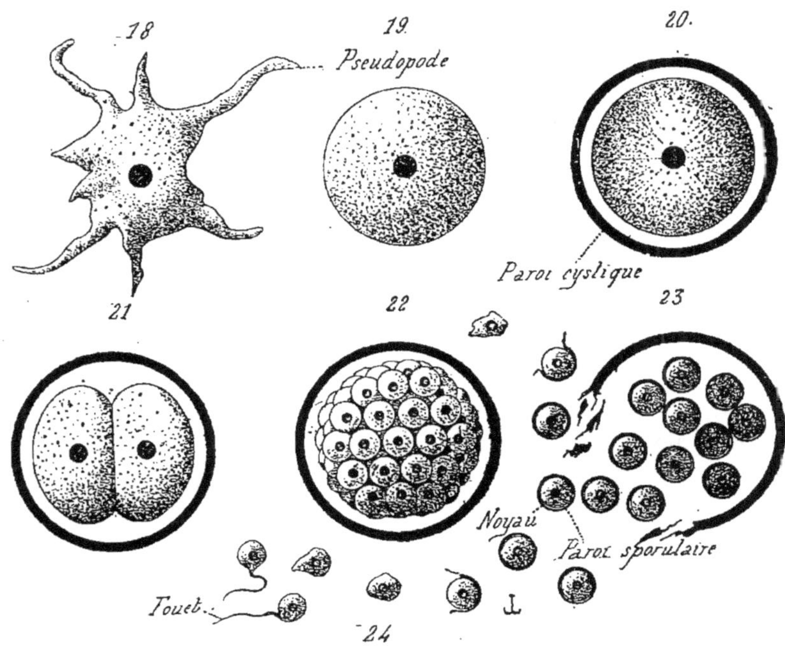

Fig. 18 à 24. — PHASES ESSENTIELLES DE LA SPORULATION DES PROTOZOAIRES SARCODAIRES (*figures demi-diagrammatiques*). — En 18, générateur normal, muni de ses pseudopodes. — En 19, générateur contracté. — En 20, enkystement. — En 21, début de la division sporulaire. — En 22, fin de la division sporulaire : le protoplasme du générateur est converti en spores. — En 23, germination du kyste : rupture de la paroi cystique, et mise en liberté des spores. — En 24, germination des spores : rupture de la paroi sporulaire, et mise à nu du protoplasme de chacune d'elles, qui se convertit en une zoospore munie d'un fouet.

numérique, une transition entre la fissiparité, qui partage le générateur en deux individus de seconde génération, et la sporulation de la plupart des Lépomonériens, qui aboutit à la production d'un chiffre souvent considérable de descendants.

Lorsque la division est achevée, les spores s'isolent les unes des autres, tout en restant enfermées dans la paroi du kyste ; elles s'arrondissent d'ordinaire, et s'entourent à leur tour d'une membrane sporulaire. Elles sont capables d'attendre ainsi, pendant fort longtemps, des circonstances extérieures assez favorables pour permettre leur développement ultérieur. Lorsque ces conditions sont réalisées, et la première d'entre elles consiste en l'existence d'une humidité capable de ramollir la paroi du kyste, cette dernière se brise; les spores sont alors mises en liberté. Leur protoplasme se débarrasse de la membrane qui l'enveloppait, et le petit être commence par pousser un pseudopode de forme allongée, comparable à un fouet; en cet état, chacun des descendants est une zoospore. Puis, de nouveaux pseudopodes prennent naissance, et l'individu finit par ressembler à son générateur.

II. **Amœbiens.** — Les seules observations précises, relatives à la reproduction sporulaire, portent, comme celles ayant trait à la gemmiparité, sur les représentants du genre *Arcella*. De même que chez les Lépomonériens, l'individu rétracte ses pseudopodes; il contracte ensuite son protoplasme, de façon à l'arrondir en une masse sphérique, qui se sépare de la carapace ; puis, il entoure ce protoplasme condensé d'une seconde cuticule épaisse, et de forme également sphérique. Les recherches effectuées se bornent à constater cette série de phénomènes ; il est cependant probable qu'il s'agit ici d'un enkystement semblable à celui des Lépomonériens, et ayant sans doute la même signification. En ce cas, le protoplasme enkysté se diviserait en un certain nombre de spores.

Parfois deux ou trois de ces êtres se rapprochent les uns des autres, s'accolent par la face inférieure de leur test, face munie de l'orifice buccal, et unissent ensuite leurs corps. Selon toute évidence, ce phénomène est une conjugaison accidentelle ; on ignore si cette fusion précède une reproduction, ou si elle ne possède aucune signification.

III. **Sporozoaires.** — La reproduction sporulaire est le seul mode génétique, signalé avec certitude chez les Sporozoaires. Cette présence constante de la sporulation, procédé de beaucoup supérieur à la fissiparité quant au nombre des descendants, est en rapport sans doute avec le parasitisme de ces êtres. Les chances de conservation de l'espèce sont en effet plus grandes, si le chiffre des descendants est plus considérable.

Les phases de la sporulation offrent une série de caractères communs à tous les Sporozoaires. L'individu s'entoure au préalable d'une paroi chitineuse épaisse, et s'enkyste. L'enkystement n'est pas très net chez les Monogéniques; l'individu se borne à rétracter ses pseudopodes, et sa paroi cystique ne paraît pas fort épaisse. Il n'en est plus tout à fait ainsi chez les Amphigéniques, notamment chez les Sarcosporidies et les Grégarines, dont la paroi cystique est bien développée, et très résistante ; cette paroi subit même, chez les Grégarines des modifications qui ont pour objet de lui faire produire des tubes, les *sporoductes*, chargés de conduire les spores au dehors.

D'habitude, l'enkystement est solitaire. Les Grégarines seules font exception, du moins dans l'état actuel de nos connaissances; elles présentent bien parfois l'enkystement solitaire, mais d'habitude ce phénomène est précédé d'une conjugaison.

L'évolution des spores engendrées n'est pas la même chez tous les Sporozoaires. Les germes des Monogéniques se bornent à produire directement des descendants; ceux des Amphigéniques subissent, à leur tour, une deuxième segmentation, qui aboutit à une genèse de nouvelles spores. Ces spores de seconde génération sont seules chargées de devenir des organismes définitifs. Les Monogéniques présentent donc une seule génération de spores. Les Amphigéniques en offrent deux, qui se succèdent régulièrement : un individu-mère donne des spores de première génération, les *protospores;* chacune de ces dernières produit à son tour des spores de seconde génération, les *deutospores;* et enfin chaque deutospore se transforme en un individu, qui grandit, passe à l'état adulte, et recommence le cycle.

Les spores des Monogéniques correspondent probablement aux protospores des Amphigéniques, et diffèrent de celles-ci en ce qu'elles restent simples. Le nom de *psorospermies* leur a été accordé autrefois, et on l'a étendu également aux protospores des Amphigéniques; ces dernières sont cependant désignées, dans certain cas, comme des *pseudo-navicelles*, car elles ressemblent fort à certaines Diatomées (*Navicelles*), et les deutospores comme des *corps falciformes*, à cause de leur aspect en croissant, en faux. Il serait plus simple de supprimer ces termes, qui ont seulement un intérêt historique, et de conserver le mot *spore*, tantôt employé seul, tantôt, suivant le cas, précédé des suffixes *proto* et *deuto*, chargés de désigner l'ordre des générations.

Les Sporozoaires monogéniques subissent donc une reproduction directe, tandis que les Amphigéniques présentent une alternance de générations.

Sporulation des Sporozoaires monogéniques. — Ce phénomène est peu connu ; en somme, les observations, faites jusqu'ici, se bornent à montrer l'apparition des spores dans le protoplasme de l'individu-mère. D'après un certain nombre de recherches, dûes principalement à Bütschli et à Balbiani, il est permis de se représenter ainsi la série des phases :

A. — L'individu, à l'instant où il naît de sa spore, est constitué par un protoplasme pauvre en granulations; il envoie, dans tous les sens, des expansions amœboïdes, qui lui permettent de se déplacer. Puis, lorsqu'il a trouvé une région favorable à son développement, il grandit, se remplit de granules, et commence presque de suite à produire des spores; en petit nombre d'abord, en plus grande quantité par la suite, et ce nombre augmente jusqu'au moment où l'organisme de l'individu est presque entièrement rempli par elles. La majeure partie du générateur est alors convertie en spores, et seules les granulations restent en dehors d'elle. La fine membrane, qui entourait l'organisme initial, disparaît peu à peu, les granulations se dissocient, et les spores sont mises en liberté au sein des tissus de l'hôte. Ces spores germent alors; chacune d'elles produit un nouvel être, qui recommence la même évolution.

Le deux faits à remarquer sont : 1° l'absence presque complète d'une période d'enkystement, car la membrane périphérique reste toujours assez mince; 2° la grande durée de la période de reproduction. Celle-ci se manifeste durant toute la vie de l'animal, à tel point que les spores naissent au fur et à mesure de la croissance, jusqu'à une période ultime où, cette croissance étant achevée, la sporulation l'est aussi. Il y a donc,

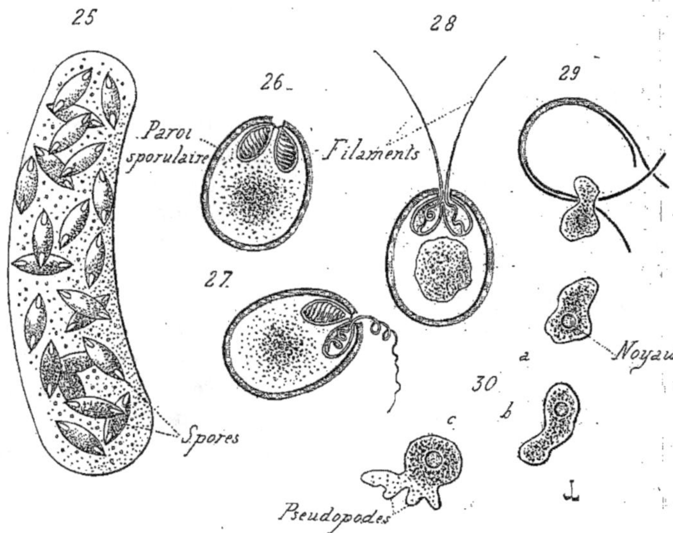

Fig. 25 à 30. — Sporulation des Sporozoaires monogéniques (*figures demi-diagrammatiques*). — En 25, Myxosporidie de la vessie du Brochet; générateur contenant des spores fusiformes, munies d'une vacuole dans chacune de leurs extrémités. — En 26, spore isolée, produite par les Myxosporidies de la Tanche, pourvue de deux vacuoles contiguës. — En 27, la même spore, avec le filament déroulé de l'une de ses vacuoles. — En 28, début de la germination de la même spore. — En 29, fin de la germination de la même spore : rupture de la paroi sporulaire, et mise à nu du protoplasme. — En 30, début du développement du protoplasme sporulaire, consécutif à la germination; en a et b, premières phases; en c, phase amœboïde. — D'après les recherches faites par Balbiani.

dans l'évolution vitale des Sporozoaires monogéniques, mélange de la période de croissance individuelle et de la période de reproduction, contrairement à ce qu'il en est pour les Sporozoaires amphigéniques, où ces deux moments sont distincts l'un de l'autre; toute l'évolution vitale paraît consacrée, chez les Monogéniques, à la production des spores, et la vie nutritive de l'individu en est d'autant abrégée. Aussi, ces êtres apparaissent-ils comme des masses de protoplasme granuleux, plongées dans les tissus de l'hôte qu'ils habitent, et renfermant un nombre considérable de spores, de psorospermies.

Les fonctions du noyau dans ces phénomènes sont à peine connues. Bütschli a vu parfois des parcelles nucléaires se segmenter, mais n'a pas suivi leur évolution. Il avance que, dans certains cas, chez les Myxosporidies notamment, chaque spore jeune contient trois noyaux, dont deux se détruisent, et dont un seul persiste; il serait nécessaire d'effectuer sur ces faits de nouvelles observations, afin de juger en connaissance de cause.

B. — Les spores, ou psorospermies, des Sporozoaires monogéniques, diffèrent d'aspect suivant que l'on s'adresse aux Microsporidies ou aux Myxosporidies. — Celles des Microsporidies sont très petites, de forme ovalaire, et possèdent à peine trois à quatre µ de longueur, en moyenne; leur protoplasme hyalin s'échappe par un petit pore, qui se perce à l'une de leurs extrémités, et, devenu libre, il se transforme en un nouvel individu.

Les spores des Myxosporidies, tantôt arrondies, tantôt ovalaires, ou même fusiformes, sont plus grandes, et mesurent en moyenne 10 à 20 µ de longueur. Leur paroi, au lieu d'être lisse comme celle des spores des Microsporidies, présente, suivant sa longueur, un sillon étroit, qui la fait diviser en deux valves, lorsqu'elle s'ouvre pour livrer passage au protoplasme. Ce dernier renferme deux vacuoles, dont chacune contient un filament enroulé sur lui-même, à l'état de repos, et susceptible de se détendre brusquement pour s'étaler au dehors; ces petits organes, qui paraissent être des appareils de défense, ressemblent, par leur forme et leur disposition, aux trichocystes des Infusoires ciliés. Ces vacuoles sont d'habitude placées côte à côte dans les spores largement ovalaires, comme le sont celles de la plupart des Myxosporidies, et localisées vers l'extrémité la plus étroite. Par contre, dans les spores allongées en fuseau, chacune d'elles est reléguée en une des extrémités de ces dernières; les deux vacuoles sont alors diamétralement opposées.

La paroi des spores de Myxosporidies, fort épaisse, joue par suite un rôle protecteur efficace. La cavité, limitée par elle, est parfois trop grande pour le protoplasme, qui se condense en une masse sphérique, et laisse entre lui et la paroi un espace libre plus ou moins considérable. De même que pour les spores de tous les Protozoaires, cette paroi, bien que produite à l'origine par le protoplasme, sert simplement à le protéger; et ce dernier s'en débarrasse lorsqu'il se développe.

Sporulation des Sporozoaires amphigéniques. — Cette sporulation ne se manifeste point durant la vie entière, mais ne s'effectue qu'à un moment déterminé, lorsque l'individu, ayant achevé sa croissance, est parvenu à l'état adulte; il y a donc séparation entre la période de nutrition individuelle, ou d'accroissement, et la période de reproduction, la première précédant toujours la seconde. La série des phases, qui se manifestent durant le cours de cette dernière, contient trois parties : 1° l'enkystement du générateur, et la genèse des spores de première génération (*protospores*) ; 2° l'évolution des protospores, et la genèse des spores de seconde génération (*deutospores*) ; 3° l'évolution des deutospores, qui se transforment en individus définitifs.

1° ENKYSTEMENT, ET GENÈSE DES PROTOSPORES. — *A*. Les phénomènes les plus simples sont offerts par les Coccidies ; l'enkystement se réduit à la production, autour du protoplasme, d'une paroi cystique assez épaisse, et à la condensation assez fréquente du corps en une masse globuleuse, plus petite que la cavité limitée par la paroi du kyste. L'enkystement, toujours solitaire, n'est point précédé par une conjugaison préalable ; l'individu, au moment où il va se reproduire, s'entoure d'abord de la membrane cystique, puis subit la contraction précédemment indiquée : le protospores prennent ensuite naissance. — Les Sarcosporidies rappellent les Coccidies en ce que l'enkystement est solitaire ; la seule différence porte sur la paroi protectrice, souvent très épaisse chez les Sarcosporidies, et percée d'un grand nombre de petits canalicules radiaux ; la présence de ces canalicules rend la paroi très friable, et la fait se désagréger avec facilité.

Les Grégarines offrent une complexité plus grande. L'enkystement es parfois solitaire, mais il est le plus souvent précédé par la conjugaison de deux individus, rarement de trois ou de quatre (*Aggregata portunidarum*, parasite dans l'intestin des Crustacés décapodes). Lorsque deux Monocystidées vont se conjuguer, elles s'accolent par une région quelconque de leur corps ; l'épicyte disparaît au point de contact, et les deux individus se fusionnent peu à peu en une seule masse. Quand l'union est accomplie, cette masse unique sécrète à sa périphérie une enveloppe résistante, et l'enkystement se trouve achevé. S'il s'agit des Polycystidées, les épimérites des individus en voie de conjugaison tombent, s'il en existe ; ces individus passent ainsi, de l'état de *céphalins*, à celui de *sporadins*. Puis ces organismes s'unissent, de façon que l'extrémité postérieure du deutomérite de l'un s'accole à l'extrémité antérieure du protomérite de l'autre ; la fusion s'effectue ensuite comme dans le cas des Monocystidées. Lorsque les individus commencent à se souder l'un à l'autre, ils paraissent former une colonie, constituée par un petit nombre de zooïdes. Stein avait considéré à tort ce phénomène accidentel comme un fait permanent, et avait créé la famille des Didymorphidés pour les quelques organismes conjugués qu'il avait rencontrés. Cette colonie n'en est pas une en réalité, puisqu'elle répond à une agrégation fortuite d'organismes séparés d'abord, et qui vont se fusionner pour se reproduire. Les modifications subies par les noyaux, dans ces phénomènes, ne sont pas connues.

Les formes des kystes rappellent celles des individus dont ils proviennent; aussi, globuleux ou ovoïdes chez les Grégarines et les Coccidies, présentent-ils d'habitude un aspect de fuseau chez les Sarcosporidies. Leur épaisse paroi, lisse le plus souvent, ne porte aucune ornementation.

B. — Les Coccidies présentent les dispositions les plus élémentaires sous le rapport de la genèse des protospores, et montrent une série progressive de complexité croissante. Chez les *Eimeria* et les *Orthospora* (Coccidies monosporées), le protoplasme de l'individu produit une seule protospore; lorsque l'enkystement est achevé, le protoplasme se borne à se contracter quelque peu, et devient en entier une protospore, capable d'engendrer des deutospores par la suite. Les *Cyclospora* et les *Isospora* vont un peu plus loin dans cette voie; leur protoplasme se divise en deux masses, dont chacune se transforme en une protospore; chaque générateur produit donc deux protospores (Coccidies disporées). Le nombre de ces dernières s'élève à quatre chez les *Coccidium* (Coccidies tétrasporées); enfin, les *Klossia* et les *Benedenia* donnent naissance à un nombre considérable de protospores, renfermées dans la cavité que limite la paroi du kyste (Coccidies polysporées). Les caractères, tirés du nombre des protospores, ont été employés, par A. Schneider, pour diviser en trois tribus l'ordre des Coccidies : la tribu des *Monosporées;* celle des *Oligosporées,* contenant les Disporées et les Tétrasporées; enfin celle des *Polysporées.*

Le cas des Coccidies polysporées est également celui des Sarcosporidies et des Grégarines. La genèse des protospores n'a pas encore été bien suivie chez les représentants du premier ordre; les observations faites jusqu'ici se bornent à montrer de très nombreuses spores dans la cavité du kyste. Il n'en est pas de même pour les Grégarines.

Lorsque les individus conjugués se sont entièrement confondus, le corps résultant de la conjugaison s'entoure d'une épaisse membrane, qui est la paroi du kyste; un fait semblable se manifeste aussi dans les enkystements solitaires. Puis la division du protoplasme en ectosarque et endosarque (ou sarcocyte et endocyte) s'efface; les granulations de l'endosarque se rassemblent en une masse centrale, et son protoplasme se joint à celui de l'ectosarque. Le corps enkysté se différencie, par ce moyen, en deux zones : l'une centrale, de couleur sombre; l'autre périphérique, hyaline et transparente. La zone centrale reste inerte; tout au plus se divise-t-elle parfois en deux ou quatre masses. Elle se dissocie en définitive; ses granulations deviennent libres dans la cavité du kyste, où elles se mélangent aux protospores.

La genèse de celles-ci est effectuée par la zone périphérique seule. À mesure que cette dernière se sépare de la masse granuleuse centrale, elle se divise, par un procédé encore inconnu, en un grand nombre de petits segments sphériques, placés les uns à côté des autres, et disposés sur une ou plusieurs couches, qui entourent la zone centrale. Chacun de ces petits segments est une protospore; son protoplasme s'entoure d'une paroi épaisse, qui l'isole de ses voisines, et lui constitue une enveloppe sporulaire. Ensuite les protospores se séparent, et se trouvent libres dans la cavité du kyste.

A. Schneider mentionne l'existence, chez certaines Grégarines, de deux sortes de kystes, les uns gros, les autres plus petits; les premiers dériveraient d'un enkystement conjugué, les seconds d'un enkystement solitaire. Les spores des grands kystes seraient de même plus volumineuses que les autres; A. Schneider leur donne le nom de *macrospores*, par opposition à celui de *microspores*, qu'il accorde à celles placées dans les petits kystes.

C. — La première série des phénomènes de reproduction est alors achevée. Les individus sont transformés en kystes contenant un nombre variable de spores. Grâce à leur épaisse paroi, ils sont capables de résister à la dessication; le protoplasme des spores peut attendre, de son côté, pendant un temps fort long, le moment de poursuivre son évolution. Ces kystes représentent donc des agents précieux de dissémination, surtout pour les Grégarines, car ils sont fréquemment rejetés au dehors avec les excreta de l'hôte qu'habitait le générateur; il faut alors, pour continuer le développement, que les spores ou le kyste parviennent dans l'intérieur du corps d'un nouvel hôte. Quant aux Sarcosporidies et aux Coccidies, les spores évoluent fréquemment sur place, sans parvenir au dehors.

Toutes les circonstances favorables étant rassemblées, la paroi du kyste disparaît, et les protospores sont mises en liberté. Cette opération s'effectue, chez les Sarcosporidies et les Coccidies, de la façon la plus simple. Une des conditions favorables la plus nécessaire est la présence d'une certaine dose d'humidité; grâce à cette dernière, la paroi cystique se gonfle et se ramollit; il en est de même pour la masse granuleuse, et pour chacune des protospores. Cette augmentation de volume devient telle que la cavité du kyste se trouve insuffisante; les corps renfermés dans son intérieur pressent sur la paroi, et finalement la font éclater. L'émission s'effectue alors par la rupture du kyste; et les protospores sont mises en liberté.

Les mêmes faits se retrouvent chez la plupart des Grégarines, sauf les genres *Clepsidrina* et *Gamocystis*; les kystes, dans ce dernier cas, sont munis de conduits tubulaires, dits *sporoductes*, qui servent à conduire les spores au dehors. Lorsque la sporulation commence à s'effectuer, des bandes cylindriques de protoplasme se différencient du reste de la masse, et se disposent radialement, en pénétrant depuis la face interne de la paroi cystique jusque dans le centre de l'amas des jeunes spores. Ces bandes cylindriques se creusent d'un canal axial, qui s'étend ainsi depuis la paroi du kyste jusque dans la région mentionnée ci-dessus; à mesure que cette perforation s'établit, le protoplasme produit de la substance cuticulaire tout autour du canal, de sorte que ce dernier est limité par une double paroi, cuticulaire en dedans, et protoplasmique au dehors. Chacune de ces bandes est l'ébauche d'un sporo-

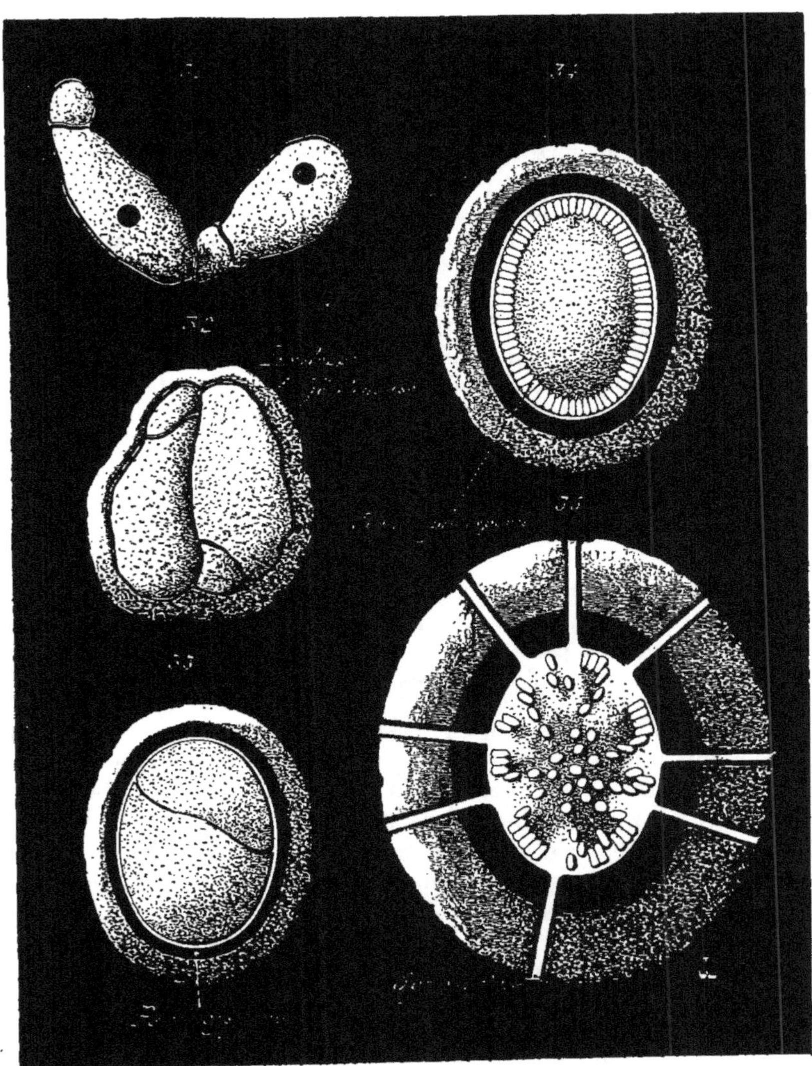

Fig. 31 à 35. — Conjugaison, enkystement, et genèse des protospores chez les Sporozoaires amphigéniques (*figures demi-diagrammatiques*). — En 31, conjugaison. — En 32, début de l'enkystement, la conjugaison continuant à s'opérer, et exsudation d'une enveloppe gélatineuse. — En 33, suite de l'enkystement, et apparition de la paroi cystique sous l'enveloppe gélatineuse. — En 34, fin de l'enkystement, et genèse des protospores; dans la réalité, ces dernières, tout en étant disposées de la même façon, sont plus petites et plus nombreuses. — En 35, émission des protospores, au moyen de sporoductes, qui traversent la paroi cystique et l'enveloppe gélatineuse. — D'après les recherches faites par Bütschli sur la *Clepsidrina blattarum*.

ducte; son canal axial est ouvert aux deux bouts, d'un côté dans la
cavité du kyste que remplissent les spores, de l'autre au dehors, par le
ramollissement et la destruction de la paroi cystique en ce point. — Lorsque l'émission va s'effectuer, la paroi du kyste se gonfle, et presse sur les
spores, qui réagissent à leur tour sur les sporoductes. La pression des
spores se dirigeant surtout du centre vers la périphérie, l'extrémité
interne du sporoducte est soulevée et reportée vers l'extérieur; ce
soulèvement s'effectue de telle façon, que cette extrémité pénètre dans
le canal même du sporoducte, et chemine dans ce canal en allant toujours
vers le dehors ; ce phénomène se réduit en somme à une évagination de
l'appareil, comparable à celle d'un doigt de gant, dont on soulèverait
peu à peu le fond pour rendre externe la face interne, et réciproquement. Lorsque ce mouvement est achevé, le sporoducte est complètement évaginé ; son extrémité située sur la paroi du kyste est restée en
place, mais celle plongée dans la cavité du kyste est devenue externe.
Le sporoducte lui-même, au lieu d'être renfermé dans le kyste, est
entièrement extérieur; il forme comme une baguette creuse, élevée en
saillie sur la paroi du kyste. Les spores s'engagent alors dans son canal,
et parviennent au dehors. Le nombre des sporoductes varie, suivant les
espèces, de trois à douze par kyste.

Les protospores des Sporozoaires amphigéniques, ainsi mises en
liberté, ne produisent point directement de nouveaux individus; mais
leur développement a pour objet de déterminer la genèse des spores de
seconde génération, des deutospores.

2° ÉVOLUTION DES PROTOSPORES, ET GENÈSE DES DEUTOSPORES. — Cette évolution se réduit à une segmentation du protoplasme des protospores. Dans
cette fragmentation, pas plus que dans le développement des protospores, on n'a vu les modifications subies par le noyau.

Les protospores, parvenues à maturité, sont constituées par une
masse protoplasmique mononucléée, souvent hyaline, contenant parfois
un petit nombre de fines granulations; leur paroi sporulaire est assez
épaisse, et fort résistante. Leur forme est le plus souvent sphérique, ou
ovalaire; parfois, les deux extrémités de l'ovale sont quelque peu
déprimées. — Lorsque la protospore commence à se développer, son
protoplasme se divise d'abord en deux parties; puis chacune d'elles se
segmente à son tour en deux autres parties, le plan de segmentation
étant toujours parallèle à l'axe longitudinal de la spore; enfin, chacune
de ces dernières se partage à son tour en deux autres masses, suivant
la même direction. Ces phénomènes achevés, le protoplasme est divisé
en huit segments allongés, et placés les uns à côté des autres comme
les côtes d'un melon. Chacun de ces derniers s'entoure d'une membrane qui le sépare de ses voisins, s'isole d'eux, et devient libre dans
la cavité limitée par la paroi de la protospore ; en cet état, il constitue
une spore de seconde génération, une deutospore.

Le nombre des deutospores est le plus souvent de huit par protospore. Chez certains genres pourtant, appartenant pour la plupart à l'ordre des Coccidies, la segmentation s'arrête au chiffre 4 (*Orthospora*, par exemple); chaque protospore contient quatre deutospores. Les *Coccidium* montreraient même une évolution beaucoup plus simple, puisque le protoplasme de la protospore se transforme en une seule deutospore. C'est là, évidemment, un type primitif, rappelant de près les Sporozoaires monogéniques, puisqu'une protospore ne donne naissance qu'à un individu définitif. Les *Coccidium* et les *Orthospora* constituent donc une série rattachant, à ce point de vue, les Monogéniques aux Amphigéniques, et permettant d'arriver à l'évolution habituelle de ces derniers, dont chaque spore de première génération produit en moyenne huit deutospores.

La segmentation va même plus loin chez d'autres genres; plusieurs des huit segments, et même tous dans certains cas, se partagent à leur tour, et le nombre de deutospores se trouve considérablement augmenté : tels sont les *Eimeria* et les *Isospora* parmi les Coccidies. Ce fait est une exagération de l'évolution normale.

Le protoplasme de la protospore n'est pas entièrement employé à la formation des deutospores ; il reste souvent un petit amas de granulations, comparable, toutes proportions gardées, à la masse granuleuse centrale des kystes. Cet amas a été désigné, par A. Schneider, sous le nom de *noyau de reliquat;* il ne faut pas se méprendre sur le sens d'une telle expression, car il n'existe rien de nucléaire en lui.

Les deutospores sont des corps allongés en fuseau, et libres dans la cavité de la protospore, qu'elles remplissent presque en entier. D'ordinaire, elles sont recourbées en croissant, ou en faucille, ce qui leur a valu, de la part des auteurs, les noms de *corpuscules falciformes*, ou de *corps falciformes*. Chacune d'elles présente une paroi mince, entourant un protoplasme hyalin, qui contient un noyau. Ces deutospores, ainsi constituées, doivent se transformer en individus, semblables à ceux qui se sont enkystés pour produire les protospores dont elles dérivent. Pour arriver à ce but, il faut que la paroi de la protospore disparaisse; ce phénomène se produit par simple rupture de cette paroi.

3° Évolution des deutospores. — *A.* Les deutospores, étant parvenues dans un milieu favorable à leur développement, vont à leur tour évoluer pour se transformer en individus parfaits ; les diverses phases de cette évolution ont été suivies avec netteté chez les Coccidies. Chaque deutospore est constituée par une petite masse de protoplasme, contenant un noyau; cette masse commence par produire des pseudopodes lobés, qui servent au jeune organisme pour se déplacer. Les pseudopodes sont d'abord en nombre restreint; puis leur quantité augmente, et finalement toute la surface de la spore en possède; l'aspect falciforme disparaît, car la deutospore vient de se modifier en un petit Amœbe. Cet état mérite donc le nom de *phase amœboïde.*

Les Coccidies vivent, en parasites, dans le protoplasme de cellules qui appartiennent au feuillet épithélial de certaines muqueuses de leur hôte. Lorsqu'un de ces êtres va se reproduire, il s'enkyste dans la cellule qu'il habite, y donne naissance à des protospores, et ces dernières engendrent souvent leurs deutospores sans quitter l'intérieur du kyste. En définitive, les deutospores sont rejetées à la surface de la muqueuse, par la triple rupture de la paroi des protospores, de la paroi du kyste, et de la membrane propre de la cellule habitée. Il en résulte que les jeunes Coccidies issues de deutospores, et parvenues à la phase amœboïde, rampent sur cette surface, et s'y déplacent à l'aide de leurs

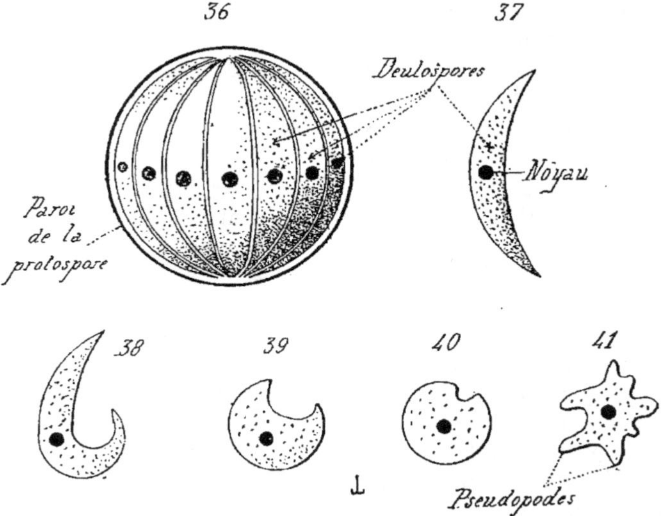

Fig. 36 à 41. — Évolution des protospores et des deutospores des Sporozoaires amphigéniques (*figures demi-diagrammatiques*). — En 36, une protospore, contenant ses deutospores. — En 37, une deutospore devenue libre, et isolée. — En 38, début du développement de la deutospore. — En 39, 40 et 41, suite de ce développement, qui convertit la deutospore en un organisme amœboïde. — D'après les recherches faites par Eimer sur une Coccidie, l'*Eimeria falciformis*.

pseudopodes. Lorsqu'elles ont trouvé une cellule qui leur convient, sans doute en ce que sa paroi est aisément attaquable, les pseudopodes perforent cette paroi, s'insinuent dans le protoplasme de cet élément, et le corps les suit peu à peu. Lorsque la Coccidie entière a pénétré, elle rétracte ses pseudopodes, prend un aspect globuleux ou ovalaire, passe à l'état adulte, et présente ainsi tous les caractères que possédait son générateur.

L'évolution des deutospores des Sarcosporidies n'est pas encore bien connue. Il est cependant probable, à en juger par analogie, que les jeunes passent de même par une phase amœboïde; ils sont alors capa-

bles, grâce à leurs pseudopodes, de se déplacer, pour aller à la recherche
d'un endroit favorable, où ils revêtent l'aspect de l'adulte.

Le développement des Grégarines rappelle celui des Coccidies, mais
des observations complètes font encore défaut. A en juger pourtant
d'après les faits recueillis, il est permis de considérer, comme certains,
la transformation de la deutospore en un organisme amœboïde, et le
changement de ce dernier en Grégarine adulte, par la rétraction des
pseudopodes et par la production d'un épicyte. L'évolution serait donc
semblable à celle des Coccidies; et même, les jeunes Grégarines amœbi-
formes seraient susceptibles de pénétrer dans le protoplasme des cellules
de leur hôte, comme les jeunes Coccidies, mais pour le quitter plus tard.
Il y aurait cependant quelques différences de détail. — Les Grégarines
vivent, non pas dans les cellules qui limitent les cavités naturelles de
leur hôte, mais dans ces cavités elles-mêmes, et surtout dans la cavité
intestinale ; il en résulte que les individus enkystés sont fréquemment
rejetés au dehors avec les excréments. Or, pour que les deutospores,
qui proviennent des protospores renfermées dans ces kystes, puissent
germer, il faut qu'elles retournent dans la cavité intestinale d'un hôte
appartenant au même type que l'hôte primitif. Il y aurait donc ici de
véritables migrations, et non point un développement sur place comme
celui des Coccidies, ou celui des Sarcosporidies.

Les différences ne sont pourtant pas très considérables. Au moment
où l'être habité par des Coccidies et des Sarcosporidies vient à périr,
les spores de ces dernières doivent attendre de nouvelles circonstances
favorables pour se développer ; il leur faut, par conséquent, pénétrer
dans un organisme presque semblable à celui de l'hôte primitif. Il y a
donc, dans ce cas, migration comme pour les Grégarines. Mais le fait
est ici accidentel, tandis qu'il tend à être habituel chez les Grégarines ;
on a cependant constaté parfois, en ce qui regarde les deutospores de
ces dernières, des développements sur place.

B. — D'après des observations faites par Ed. Van Beneden sur les
spores de la *Porospora gigantea*, qui vit en parasite dans la cavité intestinale du Homard, il semble que les jeunes Grégarines, parvenues à la
phase amœboïde, seraient susceptibles de se reproduire par fissiparité :
d'où genèse d'une troisième génération de descendants. Ed. Van Beneden
a donné aux faits qu'il a constatés une importance particulière, dont
on trouve la trace dans les termes qu'il emploie. Le corps même du jeune
amœbe porte le nom de *cytode générateur ;* ce corps émet un pseudopode
cylindrique, qui grandit et se détache ; à cause de son aspect, semblable
à celui d'un ver nématode du genre *Filaria*, l'auteur le désigne par le nom
de *pseudo-filaire*. Ce pseudopode, ainsi séparé de l'amœbe qui l'a produit, devient, en s'accroissant, une Grégarine adulte. A mesure que la
pseudo-filaire s'isole du cytode générateur, ce dernier donne naissance à un second pseudopode ; celui-ci s'amplifie comme le premier,

mais ne se détache pas du cytode, et reste toujours en contact avec lui. Il fait passer peu à peu dans sa masse le protoplasme même du cytode, et augmente à ses dépens; puis, lorsque tous deux ne forment plus qu'un seul corps d'égale épaisseur, leur ensemble se convertit également en une Grégarine adulte.

Il est bien évident qu'il s'agit ici de phénomènes comparables à ceux signalés chez les Amœbiens. La jeune Grégarine, parvenue à sa phase amœboïde, émet des pseudopodes ; parfois un de ces pseudopodes se sépare de l'être qui l'a produit, pour se transformer en un individu semblable à celui dont il provient, et capable de poursuivre la même évolution. Ces faits sont identiques à ceux montrés par les Amœbiens; et, dans les deux cas, on doit leur donner la même signification : celle d'une reproduction fissipare. Quant au développement de la seconde pseudo-filaire, elle se ramène à la genèse d'un pseudopode, qui grandit aux dépens de son générateur, et finit par constituer à lui seul l'organisme entier.

Il suffit, en terminant, de mentionner l'existence d'observations éparses, nullement liées entre elles, et tendant à faire croire que les protospores de certaines Grégarines sont susceptibles de produire des individus parfaits, sans engendrer des deutospores au préalable. Ces faits demandent confirmation.

IV. **Foraminifères.** — La fissiparité est presque l'unique mode reproducteur connu chez ces animaux. Les seuls faits constatés, au sujet de la sporulation, portent sur le nombre considérable de noyaux trouvés parfois dans le protoplasme d'une même loge, et sur la présence de jeunes Foraminifères composés d'un, de deux, ou de trois segments, dans l'intérieur de colonies plus complexes. Telles sont les jeunes *Triloculines*, issues de Polythalames appartenant aux genres *Miliola* et *Rotalina;* et les individus monoloculaires provenant des colonies de *Spirillina vivipara.*

V. **Vésiculaires.** — La sporulation existe chez les Vésiculaires, et ne diffère pas de celle observée chez les autres Sarcodaires. Il est nécessaire cependant, pour la bien comprendre, de connaître l'évolution particulière suivie par le noyau de ces êtres.

A. — L'existence d'un noyau n'a pas été constatée chez tous les Vésiculaires; mais, comme la plupart des Héliozoaires et un bon nombre de Radiolaires en possédent un, il est permis de considérer sa présence comme générale, car il faut tenir compte des difficultés d'observation.

L'évolution complète du noyau n'est pas encore élucidée; les faits suivants paraissent seuls être hors de doute. — Les individus jeunes portent un noyau dans leur endosarque ; cet élément est constitué par un réseau de substance nucléaire, que limite une membrane semblable au réseau par sa nature. Pendant que l'individu augmente en âge, le

noyau primitif subit des déformations, et des fragmentations, qui ne se
rapportent en rien, selon toutes probabilités, à des phénomènes de reproduction. Tout d'abord le noyau grandit, et un nucléole apparaît dans
son intérieur; l'augmentation de taille n'est pas régulière, car le corps
nucléaire prend une forme allongée, mamelonnée parfois, au lieu de
rester simple et sphérique. La membrane se plisse souvent, et ces plis,
vus de face, donnent au noyau un faux aspect fibrillaire; le nucléole
offre aussi, dans certains cas, des modifications semblables. Enfin,
certains des plis de la membrane nucléaire, devenant plus profonds,
vont rejoindre d'autres sillons diamétralement opposés, et, en se soudant, partagent l'unique noyau primitif en plusieurs fragments. Ces
fragments sont susceptibles de se diviser de nouveau, toujours par
le même procédé, qui ne rappelle nullement les phénomènes de la
kariokynèse, et auqu.l, par suite, on ne doit pas donner la même signification ; cette scission est une fragmentation de la substance nucléaire,
et non pas une segmentation vraie, destinée à entraîner et à diriger celle
du protoplasme. Ce phénomène est comparable à la division nucléaire
qui se manifeste dans certaines cellules en voie de dégénérescence; il
correspond probablement à une altération pathologique du noyau.

Les individus adultes contiennent ainsi, dans leur endosarque, une
grande quantité de parcelles nucléaires; ce chiffre est parfois supérieur
à cent. On ne connaît pas l'avenir de ces fragments ; d'après quelques
observations dues à R. Hertwig, il semble qu'ils sont capables de se
fusionner à nouveau, et de reconstituer un noyau simple, ou un petit
nombre de noyaux. Peut-être aussi la plupart d'entre eux ne possèdent-
ils aucun rôle, et correspondent-il à ceux qui, produits par le noyau des
Infusoires ciliés, sont rejetés au dehors, lors de la conjugaison.

B. — Les phases de la sporulation n'ont encore été observées que
chez certains Héliozaires, quelques Radiolaires monocyttariens, et
plusieurs Polycyttariens. En somme, la sporulation n'a guère été trouvée
que chez les Vésiculaires dépourvus de squelette, ou bien dont le squelette
est seulement composé de piquants ; il est permis de penser que les
autres Vésiculaires sont capables de se reproduire par le même procédé,
mais il faut tenir compte des difficultés d'étude. C'est là un obstacle
sérieux, car l'on ne peut suivre en détail, au travers du test, les changements qui s'effectuent dans l'endosarque.

L'individu, chez les Radiolaires, s'enkyste avant de se diviser en
spores. L'enkystement est souvent solitaire; il est pourtant des cas où
deux, et même plusieurs individus, se conjuguent avant de s'enkyster
(*Actinosphœrium* par exemple). La conjugaison, lorsqu'elle s'effectue,
n'entraîne pas, cependant, la sporulation par sa seule présence. On voit
assez souvent, et surtout chez les Héliozaires, deux individus de même
espèce se rapprocher l'un de l'autre, et se fusionner plus ou moins, pour
se séparer ensuite, ou rester confondus, sans que l'une ou l'autre de ces

deux issues soit forcément le prélude d'un enkystement suivi de sporulation. La conjugaison, chez les Vésiculaires comme chez la plupart des
autres Sarcodaires, n'est pas la condition préalable et nécessaire de la
sporulation.

L'organisme en voie d'enkystement perd ses vésicules liquides, et
rétracte ses pseudopodes, tout comme dans le cas de fissiparité;
seulement il s'enveloppe en outre, s'il est dépourvu de squelette, d'une
membrane chitineuse épaisse. Cette membrane ne se produit pas, ou se
montre à peine, lorsque l'individu possède un squelette; dans ce cas, le
corps diminue le plus possible, son volume se rétracte presque en
entier dans la membrane capsulaire, et tombe au fond de l'eau. L'individu est alors enkysté.

Lorsque l'enkystement s'est effectué, le protoplasme se divise en un
nombre variable de parcelles, dont chacune devient une spore; les phénomènes intimes de cette scission ne sont pas élucidés. — On voit, chez
la plupart des Radiolaires étudiés jusqu'ici, le noyau se partager en
segments, et le protoplasme contenu dans la capsule se scinder de la
même façon; puis, chacune des deux parties produites se divise à son
tour; et ainsi de suite, jusqu'à ce que le protoplasme, renfermé dans la
capsule, se soit morcelé en un grand nombre de petites masses, dont
chacune possède un fragment de noyau primitif. Ces petites masses sont
des spores. Lorsque toutes ont pris naissance, la membrane capsulaire
se brise, et elles sont mises en liberté. Au moment de leur émission,
elles sont ovalaires, ou globuleuses; elles perdent cet aspect pour revêtir
celui de zoospores munies d'un ou de deux fouets. Après un certain
temps de vie errante, les fouets se rétractent, et les zoospores deviennent
semblables à leur générateur.

La série des phénomènes paraît être la même chez les Héliozaires;
elle présente cependant moins de fixité. Ainsi, les *Chlathrulina elegans*,
qui appartiennent au groupe des Héliozoaires squelettifères, tantôt
s'enkystent pour se diviser en un nombre considérable de petites spores,
tantôt se bornent à se scinder en trois parties, dont deux seulement
revêtent l'aspect de spores, la troisième restant dans la carapace
maternelle pour y devenir un organisme adulte. D'autres Héliozoaires
appartenant à la tribu des Héliozoaires nus, les *Ciliophrys* par exemple,
offrent encore plus de variété : parfois un individu se segmente en un
certain nombre de spores, qui revêtent ensuite l'aspect de zoospores
munies de leurs fouets; dans d'autres cas, l'individu, au lieu de se
segmenter, se transforme tout entier en une seule zoospore. La sporulation n'est donc pas, chez les Vésiculaires les plus simples, un phénomène déterminé et précis, contrairement à ce qu'il en est pour les
Radiolaires.

Les spores de plusieurs Héliozoaires, et notamment celles des
Actinosphærium, offrent parfois un phénomène remarquable. Elles se
fusionnent deux par deux, dans la cavité du kyste, par une véritable

conjugaison ; le corps résultant de cette conjugaison est la spore définitive, capable de se transformer en une zoospore, et de parvenir à l'état adulte. Ce phénomène rappelle la conjugaison zygosporée de certaines Algues, et celle des Volvocinées.

VI. Flagellates. — La sporulation des Flagellates est à peine connue ; peut-être même ce procédé de reproduction n'existe-t-il pas chez la plupart de ces êtres. Cependant, comme certains d'entre eux présentent une fragmentation sporulaire, il est permis d'admettre que ce phénomène se retrouve chez les autres représentants du groupe, mais à de longs intervalles, et d'une façon accidentelle sans doute ; l'influence des milieux extérieurs doit jouer un grand rôle.

Pour ce qui est des Nudoflagellés et des Choanoflagellés, les *Euglena viridis* sont les seules à montrer une sporulation ; et encore ce phénomène paraît-il être une exagération, quant au nombre des segments produits, de la fissiparité précédée d'enkystement, que présentent ces animaux. La genèse du kyste ne semble pas devoir être nécessairement précédée par une conjugaison, bien que l'union de deux individus ait été décrite à diverses reprises ; l'enkystement est le plus souvent solitaire. L'individu se contracte, perd son fouet, prend une forme ovoïde, et s'entoure de la paroi cystique. Son noyau grossit, s'allonge, et se divise en deux, quatre, huit petits segments, ou davantage ; le protoplasme se partage comme le noyau ; et lorsque cette série de fragmentations est achevée, le générateur s'est converti en un grand nombre de petites spores. La paroi cystique se brise ensuite ; les spores sont mises en liberté, et se transforment en zoospores munies d'un seul fouet ; ces dernières deviennent plus tard des Euglènes adultes. — On désigne souvent le noyau des individus enkystés par le nom de *corps embryonnaire* ; ce terme est impropre, car il tendrait à faire croire qu'il produit seul les jeunes spores, ce qui n'est pas.

Comme les Euglènes, et divers autres Flagellates, se fissiparisent parfois après s'être enkystés, c'est-à-dire s'entourent d'une paroi cystique, et se divisent ensuite en deux descendants, il est probable que leur sporulation dérive de leur fissiparité. Il suffit en effet, les phénomènes primordiaux étant les mêmes, que les deux segments se partagent à leur tour, pour obtenir la sporulation telle qu'elle est décrite ci-dessus.

Ces considérations sont applicables aux Dinoflagellés, dont la fissiparité est souvent précédée par un enkystement. Parfois, on a trouvé des kystes de Dinoflagellés, renfermant quatre ou huit corps protoplasmiques nucléés ; ces corps sont évidemment des spores, et la genèse de ces spores doit être prise comme une exagération de la fissiparité habituelle. La forme des kystes diffère parfois de celle offerte par l'individu normal ; tels sont les *Peridinium*, dont l'adulte est ovalaire, et le kyste recourbé sur lui-même en un croissant.

La sporulation des Cystoflagellés présente, on l'a vu plus haut, les caractères d'une gemmiparité. Il se pourrait cependant que ces êtres se reproduisissent aussi par une vraie sporulation, car J. Müller dit avoir vu des kystes de Noctiluques; ces kystes, munis d'une épaisse paroi transparente, n'ont pas été suivis dans leur évolution.

RÉSUMÉ

§ 1. — Les Protozoaires sarcodaires offrent trois modes de reproduction : la fissiparité, la gemmiparité, et la sporulation.

§ 2. — **Fissiparité**. La fissiparité est le procédé par lequel un individu déterminé se partage en deux autres individus; elle est complète, lorsque la séparation des deux individus-filles est entière; elle est incomplète, lorsque les deux individus-filles restent unis par une partie de leur corps. Il se produit une colonie dans ce dernier cas, car le même phénomène est répété dans toutes les générations successives des descendants.

Les *Monériens* se fissiparisent par étranglement du protoplasme; cette division n'est point précédée par celle du noyau, puisque ce dernier manque à ces êtres.

La fissiparité des *Amœbiens* ressemble à celle des Monériens; la seule différence porte sur la segmentation du corps nucléaire, car les Amœbiens possèdent un noyau.

La fissiparité n'est pas connue chez les *Sporozoaires;* en revanche, elle possède une grande importance chez les *Foraminifères.* La division est complète chez les Monothalames; dans certains cas cependant, chez les *Gromia socialis* entre autres, les individus restent unis par leurs pseudopodes; ce procédé effectue une transition vers la fissiparité incomplète des Polythalames. Ces derniers forment des colonies, d'aspect irrégulier chez les types les plus simples, à disposition géométrique chez les types supérieurs.

Les *Vésiculaires* offrent de même la fissiparité complète et la fissiparité incomplète. Dans le premier cas, elle aboutit à la séparation totale des individus. Dans le second, elle s'exerce seulement sur l'endosarque; la colonie est alors constituée par un ectosarque simple, entourant plusieurs masses endosarcales munies de leur capsule. Les Radiolaires polycyttariens sont les seuls à présenter ce dernier procédé.

La reproduction fissipare est très répandue chez les *Flagellates.* — Celle des *Nudoflagellés* est tantôt complète, tantôt incomplète; dans un cas comme dans l'autre, elle est tantôt longitudinale, lorsque le plan de division est parallèle à l'axe longitudinal du corps, tantôt transversale, lorsque le plan est perpendiculaire à ce même axe. Les Nudoflagellés présentent donc quatre principaux modes de segmentation fissipare. Parfois, chez les *Euglènes* par exemple, la fissiparité est précédée d'un enkystement. — Certains *Choanoflagellés* offrent une fissiparité longitudinale incomplète; tels sont les *Codosiga*. Mais la plupart d'entre eux se fissiparisent transversalement, la division étant toujours complète. Seulement, tantôt les individus-filles se séparent définitivement les uns des autres, et tantôt ils se rassemblent en un consortium pour former une colonie par agrégation. — Les *Dinoflagellés* se reproduisent par fissiparité complète, soit dans la cavité de leur carapace, soit hors de cette cavité; ils s'enkystent fréquemment pour procéder à cette opération. — Il en est de même pour les *Cystoflagellés*, qui commencent par perdre leurs appendices avant de se diviser; puis la séparation des deux descendants étant effectuée, chacun d'eux produit à nouveau des appendices, pour revêtir l'aspect normal.

§ 3. — **Gemmiparité**. La gemmiparité est, chez les Sarcodaires, une modification de la fissiparité, ou de la sporulation. On l'a observée seulement chez les Amœbiens et les Cystoflagellés.

Parmi les *Amœbiens*, les *Arcella* sont les seuls à bourgeonner, sur la face inférieure de leur carapace; le protoplasme du générateur émet, par la bouche de cette carapace, un bourgeon, qui se fissiparise rapidement un certain nombre de fois; les segments se séparent ensuite les uns des autres, et deviennent autant de descendants.

La gemmiparité des *Cystoflagellés* est une altération du développement sporulaire. L'individu perd ses appendices, ferme sa bouche, et s'enkyste à demi, car il ne possède point de paroi cystique vraie; puis son protoplasme produit, dans la région buccale, un nombre considérable de petits bourgeons, qui se séparent de lui, prennent l'aspect de zoospores, et se transforment en jeunes Noctiluques.

§ 4. — **Sporulation**. La sporulation des Sarcodaires est le procédé par lequel un individu divise son corps en un grand nombre de petites masses nucléées, les *spores*, dont chacune est capable de produire un nouvel organisme semblable au générateur. La sporulation, précédée ou non d'une conjugaison, débute normalement par le phénomène désigné sous le nom d'*enkystement*; l'individu-mère rétracte ses appendices, contracte son protoplasme, abandonne son test, s'il en possède un, et s'entoure d'une paroi propre, qui est la *paroi cystique*. Le noyau et le protoplasme se divisent ensuite en spores; chaque spore possède également une paroi propre, la *paroi sporulaire*. Les spores sont mises en liberté par la rupture de la paroi cystique; puis la spore se débarrasse en sus de sa paroi particulière. Le protoplasme nucléé de la spore, devenu entièrement libre, prend d'abord l'aspect d'un *Zoospore*, puis revêt la forme normale de l'organisme maternel. — Toutes les classes des Sarcodaires présentent ce procédé reproducteur.

Parmi les *Monériens*, les Lépomonériens seuls se reproduisent par sporulation, suivant un mode qui ne s'écarte en rien de la marche générale décrite ci-dessus. Il en est de même pour les *Amœbiens;* mais dans l'état actuel de la science, on n'a trouvé avec certitude la sporulation que chez les représentants du genre *Arcella*.

La sporulation prend une grande importance chez les *Sporozoaires ;* ce fait est le corollaire de la vie parasitaire de ces êtres. — La sporulation des Monogéniques n'est précédée ni de conjugaison, ni d'enkystement véritable avec paroi cystique ; il n'existe qu'une seule génération de spores, nommées souvent *psorospermies*. Les spores des Microsporidies sont très petites, et munies d'un protoplasme compact ; celles des Myxosporidies sont plus grandes, et leur protoplasme, entouré par une paroi bivalve, renferme deux vacuoles, qui contiennent un filament replié sur lui-même. — La sporulation des Amphigéniques est souvent précédée d'une conjugaison, parfois accidentelle, normale chez les Grégarines ; elle est toujours accompagnée d'un enkystement complet. Les Amphigéniques présentent deux générations de spores : les *protospores*, ou pseudo-navicelles, et les *deutospores*, ou corps falciformes ; l'individu enkysté produit les protospores, qui engendrent à leur tour les deutospores ; ces dernières évoluent pour se transformer en individus parfaits. Les protospores sont chassées de la cavité du kyste, soit par rupture de la paroi cystique, soit au moyen de sporoductes ; les deutospores, en se développant, quittent leur paroi propre, et passent par une phase amœboïde, durant laquelle elles se fissiparisent parfois.

La sporulation n'est pas très connue chez les *Foraminifères*. Il n'en est pas ainsi pour les *Vésiculaires*, dont le développement sporulaire ne diffère pas de la marche générale déjà indiquée ; le rôle du noyau n'est cependant pas très bien élucidé, car ce corps nucléaire subit souvent une dégénérescence particulière, caractérisée par son hypertrophie, et par sa division en un grand nombre de petits fragments.

Parmi les *Flagellates*, les Euglènes seules, et quelques Dinoflagellés, montrent des phénomènes certains de sporulation. Ce procédé reproducteur débute comme une fissiparité ordinaire ; mais les deux segments continuent à se diviser encore un certain nombre de fois, et produisent ainsi des spores. L'évolution ultérieure de ces spores n'est pas encore connue.

EMBRANCHEMENT

DES

PROTOZOAIRES CILIAIRES

CHAPITRE II

EMBRYOLOGIE DES CILIAIRES

§ 1. — Considérations générales.

I. Caractères. — Les Protozoaires ciliaires sont des animaux unicellulaires, constamment privés de pseudopodes et de fouets, et munis,
au moins durant une partie de leur vie, de cils vibratiles.

Les cils vibratiles sont des appendices locomoteurs, de nature chitineuse, implantés par leur base dans les régions superficielles de l'organisme auquel ils appartiennent, et semblables à des petits bâtonnets
d'une extrême ténuité.

Le corps des Ciliaires est, dans sa structure, d'une plus grande
complexité que celui des Sarcodaires. Sous ce rapport, l'un des caractères les plus importants consiste en la présence de deux masses de
substance nucléaire, dont l'une est d'habitude plus volumineuse que
l'autre ; la première est le *noyau*, et la seconde le *micronoyau*. Dans les
descriptions des auteurs, le noyau est fréquemment désigné par les
termes de *nucléus*, ou *d'endoplaste*, et le micronoyau par ceux de *micro-
nucléus*, *d'endoplastule*, ou de *paranucléus*.

II. Développement en général. — Les Ciliaires se reproduisent
suivant les trois modes déjà signalés pour les Sarcodaires : la fissiparité,
la gemmiparité, et la sporulation. Mais, contrairement aux Sarcodaires,
dont la sporulation possède souvent une extrême importance, comme
procédé de reproduction et de conservation de l'espèce, la fissiparité
joue ici le plus grand rôle.

La fissiparité étant l'acte par lequel un individu déterminé se partage
en deux autres individus, tantôt le noyau et le micronoyau se fusionnent
en un seul amas, qui se divise en entraînant la segmentation du proto-

plasme, et dont chaque moitié régénère à nouveau un noyau et un micronoyau ; et tantôt ces deux corps nucléaires se scindent séparément. Le résultat ultime est le même dans les deux cas ; le générateur a engendré deux descendants semblables à lui, qui se reproduisent de nouveau par le même moyen. Jusqu'ici, les faits ne diffèrent point de ceux observés chez les Sarcodaires ; mais les Ciliaires présentent, en surplus, une seconde série de phénomènes, absente ou accidentelle, du moins dans l'état actuel de nos connaissances, chez les représentants du premier de ces embranchements, nécessaire et normale chez ceux du deuxième. Cette seconde série de phénomènes est une conjugaison, accompagnée de rajeunissement.

Les générations issues de la fissiparité se succèdent en nombre assez considérable ; chez les Sarcodaires, cette succession croissante est arrêtée par la sporulation, du moins dans le plus grand nombre des cas ; elle l'est par la conjugaison chez les Ciliaires. Deux individus s'accolent, perdent leur noyau par atrophie, puis divisent leur micronoyau en plusieurs parcelles ; ces dernières se détruisent, sauf deux par organisme, et chacun de ces êtres échange une de ces parcelles avec son congénère ; ensuite, tous deux se séparent. La conjugaison n'aboutit donc pas à l'union complète et définitive des êtres mis en cause, mais simplement à l'échange de fragments nucléaires provenant du micronoyau de son associé temporaire ; ces deux corpuscules se fusionnent, et la masse résultant de cet assemblage se segmente en deux parties ; l'une d'elles se transforme en un micronoyau, et l'autre en un noyau. L'organisation première s'est donc retrouvée.

Cette conjugaison est un véritable acte de sexualité, comparable, en tant que signification, à la reproduction sexuelle des Métazoaires. L'ovule de ces derniers ne se développe qu'après l'union de son prénoyau femelle avec un prénoyau mâle ; ce fait répond donc, en définitive, à la jonction de deux parcelles nucléaires d'origine différente. Or, l'exposé précédent montre qu'il en est de même dans la conjugaison des Ciliaires.

Cette dernière ne cause pas la sporulation, mais détermine seulement l'échange de particules nucléaires ; après quoi, les individus conjugués se séparent. Cet échange est ici nécessaire. La fissiparité, répétée un trop grand nombre de fois, amène la dégénérescence des individus, et leur rabougrissement ; lorsque cet échange a eu lieu, les phases de cette dégénérescence sont arrêtées, et les organismes mis en cause se trouvent capables de fournir un chiffre considérable de générations successives. Il s'est donc manifesté, par l'échange, un véritable rajeunissement de la substance des noyaux, semblable à celui signalé chez les Algues.

La gemmiparité a été observée chez divers Ciliaires, mais en petit nombre. Le corps de l'individu-mère produit des bourgeons, qui se séparent de lui, et deviennent ensuite des organismes complets.

La sporulation est rare chez les Ciliaires ; on l'a trouvée jusqu'ici chez diverses espèces parasites, et un petit nombre d'espèces libres. Elle est souvent précédée d'enkystement ; les spores brisent la paroi du kyste, et se transforment ensuite en nouveaux organismes, sans passer par l'état de zoospores. Aussi la sporulation, à en juger d'après nos connaissances, ne semble-t-elle pas jouer un grand rôle parmi les procédés de reproduction ; la plus haute importance, sous ce rapport, est acquise à la fissiparité accompagnée de conjugaison.

§ 2. — Reproduction par Fissiparité.

I. Euciliés. — On a suivi plus haut, dans les considérations générales, exposées sur le développement des Ciliaires, la série des phénomènes qui se succèdent dans la reproduction des Euciliés. Ces phénomènes sont rassemblés en deux groupes : la fissiparité d'abord, qui entraîne l'augmentation du nombre des individus ; la conjugaison ensuite, qui, en rajeunissant la substance nucléaire, permet de fournir sans fatigue à de nouvelles bipartitions.

Fissiparité. — *A*. La segmentation fissipare des Euciliés présente toutes les modifications secondaires, déjà signalées chez les Sarcodaires flagellaires ; tantôt elle s'exerce suivant un plan parallèle à l'axe longitudinal du corps (*fissiparité longitudinale*), et tantôt suivant un plan perpendiculaire à ce même axe (*fissiparité transversale*) ; tantôt elle est *complète* ; tantôt, par contre, elle est *incomplète*, et détermine la formation de colonies. Elle offre même, parfois, une particularité que les Sarcodaires ne montrent pas : le *dimorphisme* des descendants. Le plus souvent, les deux individus-filles sont semblables l'un à l'autre, comme ils le sont à l'organisme maternel ; la fissiparité, dans ce cas, est égale. Mais, parfois, un seul des descendants ressemble au générateur, le second ayant un aspect propre et un rôle particulier ; la fissiparité est alors inégale.

D'ordinaire, la fissiparité transversale est complète et égale ; la fissiparité longitudinale est souvent incomplète, parfois inégale. Dans certains cas, fort rares, le plan de segmentation est oblique sur l'axe longitudinal du corps, mais il est permis de rapporter ces faits à la fissiparité tranversale.

Quel que soit le mode employé, les phénomènes intimes de la fissiparité ne changent pas ; ils sont répartis en deux types principaux. — Dans le premier type, de beaucoup le plus fréquent, le noyau et le micronoyau se segmentent séparément, et leur division détermine celle du protoplasme. Le noyau s'allonge, en se portant vers le milieu du corps, et se partage en deux masses égales, ou presque égales ; le protoplasme se scinde ensuite d'après le même plan que le noyau, et le micronoyau se divise en même temps ; chacune des deux parties, formées ainsi aux dépens du générateur, contient donc une moitié du noyau, et une moitié du micronoyau, de cet individu. — Dans le second type, le noyau et le micronoyau de l'organisme maternel se confondent ; la masse résultant de cette union se partage en deux segments, et le corps de l'Infusoire se divise suivant le même plan. Chaque descendant contient donc, fusionnées en un seul corps, de la substance nucléaire et de la substance micronucléaire ; ces deux substances s'isolent, lorsque la segmentation est achevée, et reproduisent, dans le corps de chacun des rejetons, un noyau et un micronoyau.

B. — La fissiparité est complète chez la plupart des Holotriches, des Hétérotriches, et des Hypotriches ; dans ce cas, elle est au surplus transversale et égale. La bipartition n'offre rien de particulier chez les Holotriches ; les cils vibratiles étant partout d'égale longueur, le corps se borne à s'étrangler, vers son milieu, suivant une ligne circulaire. L'étranglement devient de plus en plus profond ; et, finalement, il partage l'individu en deux moitiés semblables, qui sont autant de descendants. L'un de ces derniers conserve, de l'organisme maternel, la bouche, et la région buccale avec sa forme particulière, variable suivant les genres ; l'autre est obligé de produire à nouveau ces organes, pour revêtir l'aspect habituel de l'espèce à laquelle il appartient.

Les faits sont plus complexes chez les Hypotriches, et surtout chez les Hétérotriches ; les cils qui entourent la bouche diffèrent des autres par leur taille, et délimitent, autour de cette ouverture, une région nommée le *péristome*. Au moment où l'un de ces êtres va se diviser, et pendant que les éléments nucléaires se segmentent, une couronne de cils vibratiles, semblables à ceux du péristome, et disposés de la même façon, apparaît vers la région médiane du corps ; la scission du protoplasme s'effectue en avant de cette seconde couronne. Par là, si l'un des individus-filles conserve la bouche et le péristome de l'organisme maternel, le second possède un péristome bien développé, au moment même où il se sépare du premier, et il lui suffit de creuser une ouverture buccale pour présenter l'aspect normal. Lorsque le péristome est assez court, comme celui des *Balantidium* par exemple, le deuxième péristome prend naissance séparément ; par contre, lorsque le péristome, très allongé, s'étend sur la majeure partie du corps, chez les *Bursaria*, les *Spirostomum*, etc., il se borne à s'étendre davantage, puis à se diviser en deux parties, au niveau du plan suivant lequel s'effectuera la segmentation.

C. — La fissiparité des Péritriches est tantôt complète, tantôt incomplète, et presque toujours longitudinale. Elle est égale dans le cas de fissiparité incomplète ; par contre, dans celui de fissiparité complète, elle est parfois égale, et parfois inégale.

Le corps des Péritriches est porté par un pédoncule plus ou moins long ; la division longitudinale s'exerce sur le corps entier, atteint même, dans certains cas, la partie du pédoncule qui touche directement au corps, mais ne s'étend pas jusqu'à sa base. Les phénomènes sont semblables, quel que soit le résultat ultime de la segmentation. La couronne spiralée de cils vibratiles, placée autour de la bouche, et qui encadre le péristome, se contracte quelque peu; les noyaux se divisent les premiers, puis le protoplasme se partage à son tour en deux masses. La scission

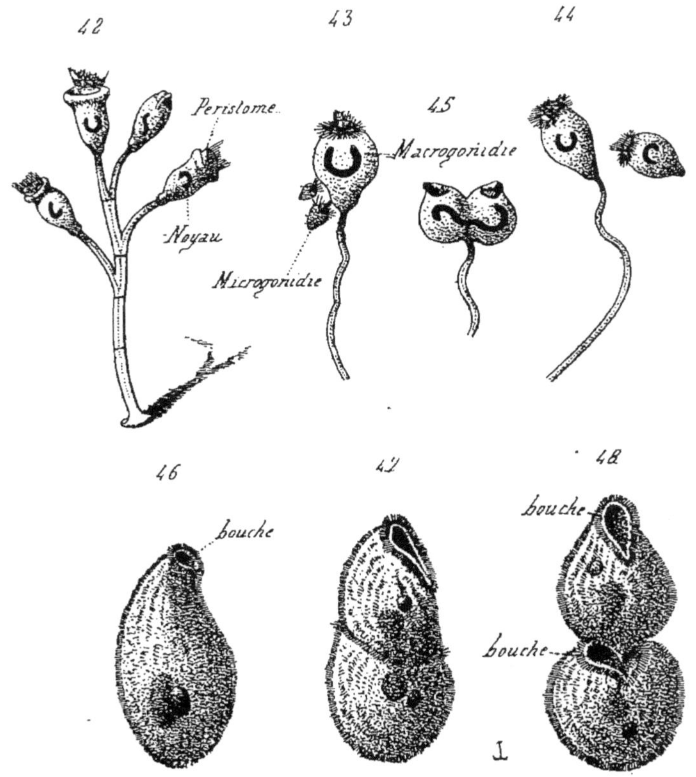

Fig. 42 à 48. — FISSIPARITÉ DES EUCILIÉS (*figures réelles*). — En 42, fissiparité longitudinale incomplète d'un Péritriche du genre *Carchesium*, donnant une colonie. — En 43, 44 et 45, fissiparité longitudinale complète d'un Péritriche du genre *Vorticella* (d'après Stein); en 43, fissiparité inégale, donnant des microgonidies et des macrogonidies; en 44, fissiparité égale, donnant des descendants semblables; en 45, début d'une fissiparité égale. — En 46, 47 et 48, phases successives de la fissiparité, transversale et complète, d'un Hétérotriche du genre *Balantidium*.

débute par la région péristomiale, coupe en deux la bouche et la couronne de cils, puis s'étend au corps entier en s'approchant peu à peu de la base, et finalement atteint le pédoncule. Le corps de l'organisme maternel s'est ainsi divisé en deux individus-filles, munis d'une partie de péristome, et n'ayant qu'à compléter cette région pour acquérir la structure normale de l'adulte.

Lorsque la fissiparité est *incomplète*, elle est au surplus égale, car les deux descendants se ressemblent entre eux. La segmentation s'exerce seulement sur une petite partie du pédoncule, voisine du corps, mais ne s'étend pas aux autres régions de cet appendice ; il résulte de ce fait un assemblage de deux nouveaux êtres, munis d'un petit pédicule, et montés sur un même pied, qui correspond à la région basilaire du pédoncule maternel. Ces deux Infusoires de seconde génération allongent quelque peu leur pédicule particulier, se divisent encore d'après le même procédé, et ainsi de suite. Il se produit ainsi une colonie, constituée par plusieurs zooïdes, dont les pédicules sont portés par un gros pied initial, attaché à un corps étranger. Tels sont les *Carchesium*, les *Epistylis*, et plusieurs autres genres.

Dans le cas de segmentation *complète*, la fissiparité est tantôt égale, tantôt inégale. — Elle est *égale* lorsque les deux individus-filles sont semblables l'un et l'autre par la taille, bien que le péristome ne soit pas disposé de la même façon. La division s'arrête au niveau du point d'union du corps avec le pédoncule ; les deux descendants sont alors portés par le même pied. Puis l'un de ces êtres se sépare du pied, tandis que l'autre continue à lui rester adhérent ; ce dernier conserve, de cette façon, le pédoncule maternel, et n'a qu'à compléter son péristome pour devenir adulte. Il n'en est pas de même pour le premier. Celui-ci est dépourvu de pédicule ; sa couronne de cils vibratiles lui sert pour nager, et se déplacer librement dans l'eau. Il se fixe ensuite par une région opposée à la couronne, allonge cette zone en un pédoncule, et devient semblable à son congénère.

La fissiparité *complète* est *inégale*, lorsque les deux descendants diffèrent par leur taille. L'organisme libre est beaucoup plus petit que celui resté sur le pédoncule ; il a reçu les noms de *microzoïde* et de *microgonidie*, contrairement à ceux de *macrozoïde* et de *macrogonidie* donnés au second. En outre, la division s'effectue de telle sorte que le péristome entier reste la propriété du macrozoïde ; le petit individu libre produit alors une couronne vibratile dans la région postérieure de son corps, et s'en sert pour nager. Les microgonidies paraissent incapables de se fixer pour se compléter à elles seules. Leur rôle est en rapport avec la conjugaison ; ils sont en effet chargés, semble-t-il d'après les rares observations faites, de se fusionner avec les macrogonidies, pour déterminer l'enkystement et la sporulation de ces dernières. — Parfois, les deux types de fissiparité longitudinale complète, la segmentation égale et la segmentation inégale, se mélangent l'un avec l'autre ; en effet, l'individu libre formé par division égale, suivant la description donnée ci-dessus, se divise à diverses reprises, et donne naissance à un nombre variable de descendants, qui, dans ce cas, sont tous des microgonidies.

Ces faits, observés chez les *Vorticelles*, sont très remarquables. D'ordinaire, la fissiparité des Euciliés aboutit à la genèse d'individus semblables, capables de se scinder à nouveau, et de se conjuguer pour rajeunir leur noyau; après quoi, les deux organismes conjugués se séparent l'un de l'autre, et recommencent leur évolution fissipare. Les phénomènes offerts par les Vorticelles sont plus complexes, et tiennent à un véritable dimorphisme sexuel; puisque certains individus, les microgonidies, sont incapables de division fissipare, leur unique rôle se bornant à se conjuguer avec d'autres individus normaux. De plus, cette conjugaison n'est pas temporaire, mais bien permanente; la microgonidie et la macrogonidie se fusionnent complètement, et restent confondues en un seul corps.

La conjugaison ordinaire des Euciliés peut être considérée comme un acte de sexualité bien faible, ayant pour but le simple rajeunissement de la substance nucléaire. La sexualité des Vorticelles est plus complète; semblable, en cela, à celle de certains Sarcodaires, des Grégarines entre autres, elle rappelle presque la sexualité des Métazoaires, puisqu'il existe chez elles des organismes sexués différents, et s'unissant tout entiers sans se séparer par la suite. Seulement l'organisme d'une Vorticelle, étant constitué par une seule cellule, comme celui de tous les autres Protozoaires, n'est point divisé en une partie somatique et une partie génératrice, par contraire à ce qu'il en est chez les Métazoaires; l'être tout entier est fonction dans la sexualité, les deux parties n'étant nullement distinctes l'une de l'autre.

D. — La fissiparité, répétée un grand nombre de fois sans être accompagnée de conjugaison, entraîne, à sa suite, des phénomènes de dégénérescence; les observations, effectuées par Maupas, sont concluantes à cet égard. Les générations fissipares se succèdent l'une l'autre pendant un laps de temps souvent fort long, et avec une rapidité variable, suivant que les conditions de milieu sont plus ou moins favorables. Le nombre de ces générations successives, qui se suivent sans être interrompues par la conjugaison, est considérable; 316 environ pour les *Stylonichia pustulata*, 660 et davantage chez les *Leucophrys patula*, etc. Les individus, produits par les premières divisions fissipares, sont tous grands, bien constitués, et possèdent leurs deux noyaux complets; il n'en est pas ainsi pour ceux des dernières. Leur taille est de beaucoup au-dessous de la moyenne; cette diminution va jusqu'à leur donner des dimensions moindres du tiers, ou du quart, des organismes normaux. Leur noyau se rapetisse, et se brise en fragments, qui disparaissent par résorption ou par expulsion; leur micronoyau subit des modifications analogues, et s'atrophie presque complètement. En somme, les individus des dernières générations subissent des phénomènes certains de dégénérescence sénile; et, si la fissiparité continuait à s'exercer sans aucune intervention de conjugaison, elle aboutirait sous peu à la mort des derniers êtres engendrés.

La conjugaison est destinée à empêcher cette fin. Par son intermédiaire, les noyaux prennent une nouvelle vigueur, et sont susceptibles
de fournir encore à un grand nombre de divisions; l'organisme entier
acquiert par elle la vitalité qui lui faisait défaut. La conjugaison détermine donc un véritable rajeunissement du corps des Infusoires.

Conjugaison. — Les phénomènes de la conjugaison, observés autrefois
par Balbiani, ont été étudiés depuis par plusieurs auteurs, notamment
par Bütschli et par Maupas. L'essence même de ces phénomènes consiste
en l'accolement de deux individus, suivi de modifications dans le plasma
nucléaire. Le noyau se désagrège souvent, et disparaît; le micronoyau
se divise en plusieurs parcelles, qui s'atrophient également, sauf deux;
ces dernières jouent seules un rôle actif dans la conjugaison. Puis,
lorsque les segments du micronoyau ont accompli leurs fonctions, les
deux individus se séparent. Le micronoyau possède donc, seul, une valeur
génétique dans l'organisme des Infusoires; le noyau n'en a point, et
n'exerce sans doute d'action que sur la vie nutritive de l'être.

Cette conjugaison est temporaire, car les individus conjugués ne se
fusionnent pas l'un avec l'autre, et s'isolent à nouveau lorsque l'acte est
accompli. Les phénomènes principaux, offerts par elle, sont au nombre
de trois, qui se succèdent dans l'ordre suivant : accolement des individus, modifications nucléaires, et séparation définitive des individus
préalablement accolés.

1° *Accolement.* — Les individus s'accolent par des régions correspondantes de leur corps, variables suivant les espèces, ou plutôt suivant
la forme extérieure présentée par ces espèces. Le plus souvent, les deux
petits êtres mettent leurs faces ventrales en contact, et s'unissent ainsi :
tels sont les *Paramœcium*, les *Stentor;* d'autres, comme les *Coleps*, se
joignent par leurs extrémités antérieures; il en est enfin dont la conjugaison s'effectue par les côtés du corps (*Stylonycha*). Quel que soit le
mode adopté, cet assemblage offre les mêmes particularités; la cuticule
disparaît au point de contact, et les deux protoplasmes se joignent. Il
s'établit ainsi une union intime entre les masses protoplasmiques des
individus, mais qui ne va pas jusqu'à la coalescence complète; les organismes en présence restent distincts par le reste de leur corps, et conservent tous leurs appendices particuliers. La conjugaison se réduit ici
à la simple juxtaposition des protoplasmes, de façon à permettre aisément l'échange prochain des particules nucléaires.

2° *Modifications nucléaires.* — Ces modifications portent à la fois
sur le noyau et sur le micronoyau. Celles de ce dernier sont les plus
importantes, car cet amas de substance nucléaire joue le principal
rôle.

A. — Le noyau se fragmente souvent en petites parcelles, qui tantôt
sont expulsées, et tantôt disparaissent sur place par atrophie. Parfois,
il est conservé, chez les *Paramœcium bursaria* par exemple; mais dans

ce cas, il s'unit plus tard au futur noyau de nouvelle formation. Dans les deux modes, ce corps nucléaire ne possède aucune fonction.

Il n'en est pas de même pour le micronoyau. Celui-ci grandit,

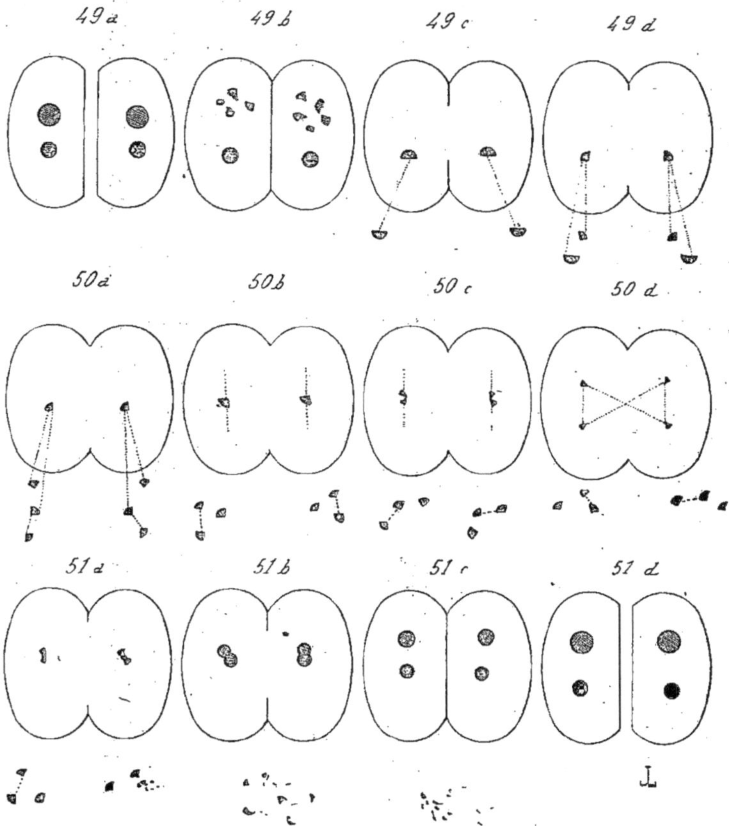

Fig. 49 à 51. — CONJUGAISON TEMPORAIRE DES EUCILIÉS (*diagrammes; le contour des individus est représenté par un trait, le noyau par un cercle gris, le micronoyau par un cercle noir*). — En 49, début des phases; *a*, rapprochement des individus; *b*, accolement des individus et morcellement de leurs noyaux; *c*, première division du micronoyau, la partie non utilisée est supposée rejetée; *d*, nouvelle division du micronoyau. — En 50, suite des phases; jusqu'à l'échange nucléaire; *a* et *b*, morcellement des parties non utilisées du micronoyau; *c*, division de la partie sexuelle du micronoyau en prénoyau mâle et prénoyau femelle; *d*, échange des prénoyaux. — En 51, achèvement des phases, jusqu'à la séparation des individus; *a*, union des prénoyaux échangés; *b*, scission des deux masses, issues de cette union, en un noyau et un micronoyau; *c*, achèvement du noyau et du micronoyau de chaque individu; *d*, séparation des individus rajeunis.

s'allonge, et se convertit en un filament, qui ne reste point droit, s'incurve plus ou moins, et parfois même se dispose en un peloton. Sa substance paraît se différencier en fibrilles parallèles, quelque peu épaissies vers le milieu de leur longueur, de manière à simuler une plaque équatoriale; le micronoyau se divise ensuite en deux parties égales, le plan de division passant par la plaque. Cet élément s'est donc scindé en deux moitiés, par un procédé qui ne rappelle en rien la karyokinèse, et qui correspond à une véritable segmentation directe; en effet, on n'y trouve point de centrosome, ni de bipartition des bâtonnets primaires (ou anses primaires) en bâtonnets secondaires (ou anses jumelles).

Les deux masses émanées du micronoyau se scindent à leur tour, par les mêmes moyens; quatre parcelles de substance nucléaire ont ainsi pris naissance. Trois d'entre elles sont expulsées, ou bien disparaissent sur place par résorption, comme celles produites par le noyau; une seule persiste. Celle-ci se divise à son tour en deux parts; ces dernières sont seules chargées de produire le rajeunissement, et de subvenir à la genèse d'un nouveau noyau et d'un autre micronoyau.

Ces deux éléments définitifs possèdent donc en eux la fonction sexuelle. Étant donné leur but, il est permis de les comparer, du moins quant à leur rôle, aux deux noyaux de l'ovule fécondé des Métazoaires : l'un d'eux est un *prénoyau mâle*, et l'autre un *prénoyau femelle*. Les modifications, subies par le micronoyau, se ramènent donc à l'expulsion d'une partie de sa substance, suivi, par la division de celle qui reste, en une portion de polarité mâle, et une portion de polarité femelle.

B. — Plusieurs auteurs veulent voir dans cette série de phénomènes, segmentation répétée du micronoyau, et expulsion de tous les segments produits sauf un, l'homologue du rejet des cellules polaires des Métazoaires. Au moment de sa maturation, l'ovule de ces derniers animaux divise en effet son noyau, deux fois de suite, et repousse au dehors les fragments ainsi engendrés, sauf un d'eux, qui est conservé pour devenir le prénoyau femelle. Il suffit de comparer entre elles les particularités principales de ces deux sortes de faits, pour se rendre compte de leur opposition, et de leur profonde divergence. — La genèse des cellules polaires est due à une véritable division cellulaire karyokinétique, dirigée par un centrosome; les éléments expulsés sont eux-mêmes des cellules complètes, car une partie du vitellus accompagne les parcelles nucléaires dans leur migration au dehors; enfin, le segment conservé reste simple, et persiste tout entier pour constituer un prénoyau unique. Par contre, dans la conjugaison des Ciliaires, la production des parcelles, émanées du micronoyau, correspond à une fragmentation de ce dernier, n'intéressant que lui, et nullement guidée par un centrosome; les corps expulsés sont seulement des fragments du micronoyau, qui souvent même se détruisent sur place avant de parvenir au dehors; en dernier lieu, le segment conservé se divise en deux parties, qui ont toutes deux un rôle sexuel. Les phénomènes sont donc loin d'être comparables.

En tenant compte de toutes les conditions, et dans la mesure où il
est possible de juger d'après les connaissances acquises, le rejet des
cellules polaires, dans les ovules de Métazoaires, est assimilable à une
segmentation inégale, et l'expulsion, observée chez les Ciliaires, à une
fragmentation d'un noyau, accompagnée de la destruction de la plupart
des parcelles produites. Les deux faits ne sont donc nullement homologues. Mais une comparaison doit être établie d'après les indications
physiologiques, qu'il est permis de tirer des phénomènes. L'émission des cellules polaires a pour effet de diminuer la masse de substance

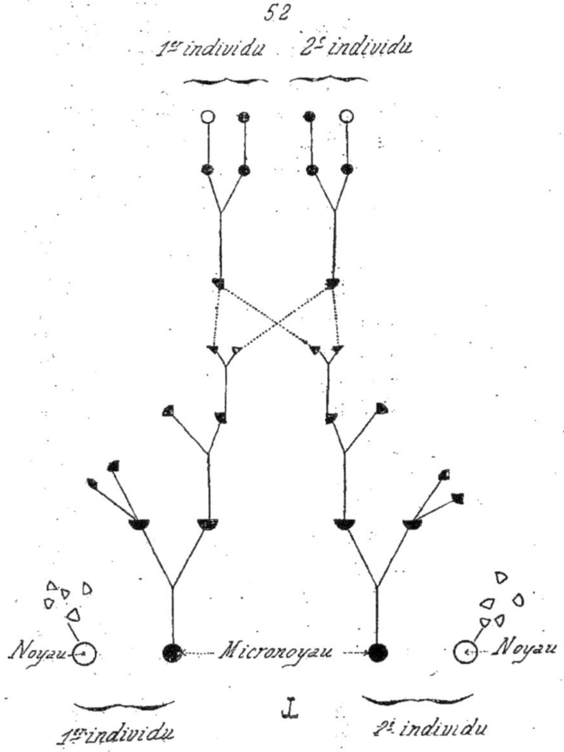

Fig. 52. — Tableau diagrammatique exprimant les divisions nucléaires de la conjugaison et
du rajeunissement des Euciliés.

nucléaire possédée par l'ovule; de même l'expulsion constatée chez les
Ciliaires conjugués. Cette diminution a sans doute pour but, d'empêcher
l'augmentation de la quantité de substance nucléaire dans la série des
générations. Seulement, dans les deux cas, chaque organisme satisfait,
avec les moyens qu'il possède, à cette nécessité commune de diminution;
si le but est le même, les procédés diffèrent, et ne doivent point être
considérés comme homologues. L'homologie résulte de la ressemblance

complète des formes des objets, et non de la ressemblance de leurs fonctions.

C. — Chacun des organismes conjugués renferme, au moment où apparaissent les deux segments définitifs, un prénoyau mâle et un prénoyau femelle. Ce dernier ne se déplace point, et reste dans le corps où il a pris naissance. Il n'en est pas de même pour le premier; le prénoyau mâle de chaque individu traverse la zone de soudure, pour se rapprocher du prénoyau femelle de son congénère; il arrive à son contact, s'y accole, et finalement se confond avec lui. Lorsque la jonction est accomplie, chaque organisme conjugué ne contient plus qu'un seul noyau, formé par l'union de son prénoyau femelle avec le prénoyau mâle de l'autre individu. L'acte principal de la conjugaison est alors achevé, et cet acte se ramène en définitive à un échange de substance nucléaire. L'échange étant terminé, le rajeunissement est opéré; il ne reste plus aux deux Infusoires qu'à se séparer, pour redevenir libres, et pour recommencer un nouveau cycle de générations fissipares.

D. — Les phénomènes sont ici exposés sous un aspect quelque peu schématique; ils sont loin d'être aussi réguliers, surtout quant au nombre des segments engendrés par le micronoyau. Ces variations donnent à l'acte entier son véritable caractère, qui consiste simplement en l'échange de parcelles nucléaires, si minimes soient-elles, et en la disparition de toute la substance inutile pour cet échange. Les faits décrits ci-dessus, peuvent être résumés dans le tableau graphique prédent, établi d'après le procédé indiqué par Maupas. (*Voir fig.* 52.)

3° *Séparation des individus*. — Par l'effet de cet échange, chacun des individus conjugués contient un seul corps nucléaire; ce dernier va donner naissance à un nouveau micronoyau, et à un autre noyau. En même temps, les deux êtres tendent à se séparer l'un de l'autre; leur zone de jonction se rétrécit de plus en plus, la cuticule se reconstitue à nouveau, et, les deux Infusoires se dissocient, en retrouvant leur structure et leur disposition premières. Parfois, l'élément nucléaire, issu de la conjugaison, se divise en plusieurs parcelles, dont l'une devient un micronoyau, alors que les autres se convertissent en noyaux, destinés à être répartis dans les individus des premières générations fissipares, au nombre d'un par individu. Quoi qu'il en soit, que l'élément nucléaire conjugué se partage seulement en un noyau et un micronoyau, ou se scinde en un micronoyau et plusieurs noyaux, l'organisme de chaque Infusoire mis en présence se trouve de nouveau complété; les phénomènes de dégénérescence cessent, et chacun d'eux est apte à constituer le premier terme d'une longue série de générations fissipares.

II. **Tentaculifères**. — La fissiparité est rare parmi les Tentaculifères; on l'a constatée chez les représentants de diverses espèces, appartenant pour la plupart aux genres *Acineta* et *Sphærophrya*. Les principaux procédés de reproduction des Tentaculifères sont la gemmiparité, et la sporulation. Il existe, sous ce rapport, une opposition frappante entre les deux classes des Protozoaires ciliaires ; les Euciliés se développent d'ordinaire par fissiparité, et peu par sporulation ou par bourgeonnement ; tandis que ces deux derniers modes sont presque la règle dans le second groupe de ces animaux. De plus, les phénomènes de conjugaison temporaire, observés chez un grand nombre d'Euciliés, manquent peut-être aux Tentaculifères ; Maupas a constaté cependant, chez ceux-ci, l'union de deux individus, accompagnée de phénomènes nucléaires semblables à ceux des Euciliés ; mais de nouvelles recherches sont encore nécessaires sur ce sujet.

Les *Acineta mystacina* sont les mieux connus sous le rapport de la fissiparité. Leur corps, monté sur un pédoncule, et entouré par une logette, se divise de telle sorte que l'un des segments reste dans la cavité de la logette, le second devenant libre. Ce dernier est entièrement couvert de cils vibratiles ; il nage par leur moyen ; puis, ayant trouvé un corps étranger, apte à sa fixation, il lui adhère par une région de son corps, qu'il allonge en un pédoncule. Il perd ensuite ses cils vibratiles, acquiert des tentacules, et devient ainsi semblable à son générateur. Le premier segment continue à habiter la loge primitive, et conserve le pédicule maternel ; il ne porte jamais de cils vibratiles, et reste toujours fixé.

Il est intéressant de remarquer la présence de cils vibratiles sur le corps des jeunes Tentaculifères libres ; des faits semblables se produisent également dans les cas de gemmiparité et de sporulation. Leur signification est précise : ils correspondent à un véritable état larvaire, et dénotent les affinités étroites qui unissent les deux classes des Protozoaires ciliaires.

Les larves ciliées des Tentaculifères sont parfois munies d'une bouche temporaire, et offrent, à peu de chose près, les caractères des Euciliés holotriches et hypotriches.

§ 3. — Gemmiparité.

Ce procédé reproducteur est de beaucoup plus commun chez les Tentaculifères que chez les Euciliés ; en outre, et contrairement à ce qu'il en est pour les Sarcodaires, la gemmiparité présente tous les caractères d'un véritable bourgeonnement, et non ceux d'une sporulation altérée, ou d'une fissiparité rapidement répétée un certain nombre de fois. Des saillies protoplasmiques se manifestent en une région du corps ; des expansions nucléaires pénètrent dans leur intérieur, et complètent leur structure ; ces bourgeons augmentent de dimensions, se séparent ensuite de l'organisme maternel, deviennent libres, et se convertissent en nouveaux individus, capables de recommencer le même cycle évolutif.

I. **Euciliés**. — La gemmiparité n'a été observée, jusqu'ici, que chez une seule espèce, appartenant à l'ordre des Péritriches, et à la famille des Vorticellines : la *Spirochona gemmipara;* les observations faites sur ce sujet sont dues à R. Hertwig. Le corps de l'adulte est nu, c'est-à-dire dépourvu de loge protectrice, et fixé par sa base, modifiée en une petite ventouse; l'extrémité opposée à la région de fixation, plus large que cette dernière, porte le péristome, enroulé en une spirale aux tours nettement disjoints. Le bourgeon, car la gemmiparité est simple (un seul bourgeon naissant à la fois), apparaît au-dessus de ce péristome. Il se produit, dans la région gemmipare, une saillie protoplasmique, donnant au corps un aspect bosselé; le noyau se partage en deux parties, dont la plus petite pénètre dans cette saillie; il en est de même pour le micronoyau, qui se divise en deux, puis en quatre segments, parmi lesquels les deux plus proches du jeune bourgeon entrent dans l'intérieur de ce dernier. Le bourgeon est ainsi constitué par une masse de protoplasme, contenant un noyau et deux micronoyaux, ces éléments étant directement produits par leurs homologues de l'organisme maternel. Dès ce moment, le bourgeon s'étire de manière à rétrécir le plus possible sa base d'adhérence; cette dernière s'effile peu à peu, puis se rompt; et le petit être se sépare de l'individu qui lui a donné naissance.

Le bourgeon, devenu libre, ne présente pas l'aspect normal des représentants de l'espèce; son corps est ovalaire, ou même presque sphérique; le péristome est allongé en une fente garnie de cils vibratiles, et non enroulé en une spirale. Il tourbillonne dans l'eau, grâce à ces cils, et vit ainsi durant quelque temps. Il est probable qu'il ne tarde pas à se fixer, en revêtant tous les caractères de l'espèce, c'est-à-dire en modifiant l'aspect de son péristome, et en allongeant sa région basilaire pour la transformer en une ventouse servant à la fixation; mais le fait n'a pas été vu d'une manière précise.

II. **Tentaculifères**. — La reproduction par gemmiparité a été souvent observée chez les principaux genres des Tentaculifères; on est donc en droit de la considérer comme normale et habituelle, contrairement à ce qu'il en est pour les Euciliés. Elle est tantôt *simple,* et tantôt *multiple;* dans le premier cas, un seul bourgeon prend naissance sur le corps maternel; dans le second, l'individu-mère produit, en même temps, plusieurs bourgeons placés côte à côte.

1° *Gemmiparité simple.* — A. La plupart des Tentaculifères adhèrent, à des corps étrangers, par une base allongée en un pédoncule plus ou moins long; le bourgeon apparaît d'ordinaire sur la partie opposée au pédoncule. Il en est ainsi, du moins, chez les *Ophryodendron*, les *Acineta*, et plusieurs autres genres; mais non, d'après Claparède et Lachmann, chez les *Solenophrya notonectæ*, dont le jeune bourgeon prend naissance vers le milieu du corps.

Quelle que soit la région gemmipare, les phénomènes sont constamment semblables. L'organisme des Tentaculifères paraît ne contenir, du moins dans l'état présent de nos connaissances, qu'un seul noyau; ce dernier s'allonge, s'étire en biscuit, et envoie l'une de ses extrémités, la plus petite d'ordinaire, dans la partie du corps où le bourgeon commence à se former. Celui-ci est constitué par une saillie protoplasmique, qui grandit peu à peu, en rétrécissant à mesure sa base d'adhérence; l'expansion nucléaire pénètre dans son intérieur, et, dès cet instant, l'organisation du bourgeon est complète. Il ne lui reste plus qu'à se séparer du corps de l'individu-mère; cette séparation ne tarde pas à s'effectuer, et le descendant se trouve ainsi transformé en un nouvel être, libre et parfait.

Les *Acineta divisa* offrent, d'après Fraipont, une modification particulière de ce phénomène. Avant que la base adhérente du bourgeon ne vienne à se briser, et cette base est ici allongée en un étroit pédoncule, le protoplasme de ce bourgeon se divise en deux parties: une première couche périphérique fort mince, et une volumineuse masse centrale contenant le noyau. La première enveloppe la seconde à la façon d'une capsule, et constitue effectivement une véritable loge, car la masse centrale se sépare seule de l'organisme maternel. Un orifice se perce au sommet de la couche périphérique; la masse interne nucléée sort par cette ouverture, parvient à l'extérieur, et se convertit en un nouvel être; la paroi capsulaire, munie de son pédoncule, reste attachée au corps de l'individu-mère, et se détruit peu à peu. Fraipont nomme *diverticule générateur* le bourgeon pédiculé qui prend naissance en premier lieu; il vaut mieux considérer cette expansion de l'organisme comme un bourgeon, dont le protoplasme externe se modifie en une coque protectrice, et non comme un diverticule, chargé de produire l'être définitif par génération endogène.

B. — Les jeunes bourgeons sont couverts de cils vibratiles, au moment où ils se séparent de l'individu-mère, et ne portent point de tentacules; on doit donc les prendre pour de véritables larves des Tentaculifères. Tantôt les cils vibratiles recouvrent la surface entière de l'embryon, comme leurs similaires des Euciliés holotriches, et tantôt ils sont portés par la face ventrale seule; dans ce dernier cas, l'embryon rappelle les Euciliés hypotriches. Le jeune individu nage pendant quelques heures au moyen de ses cils; puis, ces organes locomoteurs se détruisent, et des tentacules prennent leur place. La structure, propre à l'adulte vient de faire son apparition; l'organisme se déplace encore quelque peu à l'aide de ses nouveaux appendices, persiste ainsi lorsqu'il appartient à une forme libre, et produit une base adhésive, lorsqu'il fait partie d'une espèce dont les représentants sont fixés.

En résumé, les jeunes bourgeons libres des Tentaculifères passent par une phase larvaire, que caractérise la présence de cils vibratiles; il existe cependant des exceptions à cette règle. Les cils manquent, d'après

Fraipont, aux embryons des *Ophryodendron belgicum*, lorsque ces embryons sont produits par gemmiparité. Les représentants adultes de cette espèce sont munis d'une longue trompe, opposée à la région de fixation du corps, et pourvue de suçoirs placés sur son extrémité libre; ce sont là les seuls tentacules de l'organisme. Ces individus ainsi conformés sont nommés *proboscidiens*. Ils donnent naissance, par gemmiparité simple, et sur la partie de leur corps qui avoisine la base de leur trompe, à des bourgeons, privés à la fois de cils vibratiles et de tentacules. Ces bourgeons, devenus libres, rampent en se contractant, et ont reçu d'Hincks le nom d'*individus lagéniformes*. Ces êtres se fixent par l'une des extrémités de leur corps ovalaire, et produisent ensuite une trompe, dans la région diamétralement opposée à cette base adhérente; la trompe engendre elle-même des tentacules, et l'être lagéniforme se transforme en un individu adulte, ou proboscidien. Il est à remarquer que les seuls embryons produits par gemmiparité subissent de telles modifications; les *Ophryodendron* se multiplient aussi par sporulation, et, dans ce cas, les jeunes spores sont munies de cils vibratiles.

2° *Gemmiparité multiple.* — Ce procédé n'a guère été observé, dans tous ses détails, que chez les *Podophrya*, et notamment chez la *Podophrya gemmipara;* les études les plus complètes, sur ces phénomènes, sont dues à Ch. Robin et à R. Hertwig.

L'individu adulte est divisé en deux parties : un corps ayant l'aspect d'un tronc de cône, et un pédoncule très long, qui sert à attacher l'animal à son support. La plus petite des bases est soudée au pédoncule; la plus grande, de beaucoup plus ample que la première, porte seule des tentacules fort nombreux. Ces derniers appartiennent à deux types : les uns, larges et minces, sont désignés par le nom de *filaments préhenseurs;* les autres, gros et courts, rassemblés vers le centre de la grande base, sont les vrais *suçoirs*. La gemmiparité se manifeste sur la grande base, c'est-à-dire sur la région opposée au pédoncule. Les suçoirs se rétractent souvent, et se confondent avec le reste de l'organisme, de manière à rendre cette face nue, au moment où les bourgeons apparaissent.

L'unique noyau du corps perd sa forme primitive; il s'allonge en un bâtonnet noueux, recourbé sur lui-même en anse, puis envoie dans tous les sens des expansions filiformes; ces dernières ont un aspect de massue, la plus mince de leurs extrémités étant unie au corps nucléaire central, et la plus grande se trouvant portée vers la périphérie de l'organisme. Les expansions les plus nombreuses sont émises par la face convexe du noyau, et se dirigent vers la région supérieure du corps; leur quantité varie suivant les espèces, quatre à cinq chez la *Podophrya Benedeni*, dix à douze, et même davantage, chez la *Podophrya gemmipara*.

Pendant que ces phénomènes se passent, la région supérieure du corps, correspondant à la plus grande des bases du tronc de cône, se découpe en petites saillies juxtaposées, dont le nombre égale celui des expansions nucléaires dirigées vers elle. Chacune de celles-ci pénètre dans le mamelon situé au-dessus d'elle, et, de plus, cesse en même temps d'adhérer au corps nucléaire central. Les saillies grandissent peu à peu, et occupent toute la face supérieure du corps ; les expansions nucléaires entrent dans leur intérieur, tout en conservant leur forme allongée et quelque peu contournée. Chaque mamelon, ainsi constitué par une masse protoplasmique contenant un noyau, est un bourgeon. Ces bourgeons sont juxtaposés, et s'élèvent au-dessus de l'organisme maternel, car les sillons, qui les séparent les uns des autres, deviennent de plus en plus profonds ; ces fentes finissent bientôt par péné-

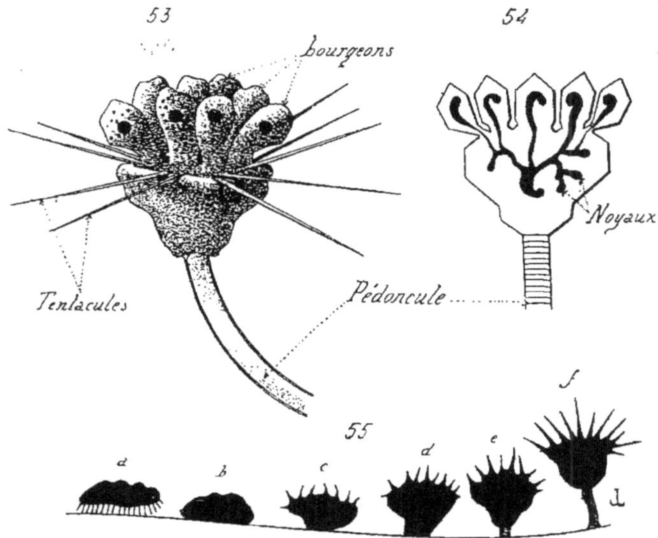

Fig. 53 à 55. — GEMMIPARITÉ MULTIPLE DES TENTACULIFÈRES. — En 53, individu de *Podophrya*, portant des bourgeons sur la face supérieure de son corps (*figure réelle*, d'après Ch. Robin). — En 54, le même, montrant les modifications subies par son noyau (*diagramme*, d'après les recherches faites par R. Hertwig). — En 55, phases du développement des bourgeons du même, après leur mise en liberté (*silhouettes*); *a*, phase ciliée; *b*, début de la fixation; *c*, première apparition des tentacules; *d, e, f,* phases de l'apparition du pédoncule et de l'achèvement de l'organisme (d'après les recherches faites par Ch. Robin).

trer assez, pour séparer les bourgeons de l'économie maternelle ; ils s'isolent de leur générateur, et deviennent libres.

Le corps des bourgeons libres est ovalaire ; il consiste en une masse assez considérable de protoplasme, contenant un noyau allongé, contourné et variqueux, car l'expansion nucléaire n'a pas encore perdu son aspect primitif. Ce petit organisme se recourbe quelque peu, de manière à présenter une face concave et une face convexe ; des cils vibratiles apparaissent sur la première, et servent à la locomotion.

L'embryon se déplace par leur moyen, se meut durant quelques heures, puis s'accole à un corps étranger ; les cils vibratiles tombent, et sont remplacés par des tentacules, du type des filaments préhenseurs. Ces tentacules naissent sur la face convexe ; l'animal rampe avec leur aide, jusqu'à ce qu'il ait trouvé un endroit convenable pour son développement ultérieur. Il se fixe alors par sa face concave, qui s'étire en un pédoncule. La face convexe devient la région supérieure du corps ; elle complète son organisation en produisant les petits suçoirs dans sa partie centrale. Entre temps, le noyau a contracté ses nodosités, et s'est ramassé en un corps ovalaire et sphérique. La structure de l'adulte est alors entière.

D'après R. Hertwig, les embryons ciliés de la *Podophraya gemmipara* possèdent temporairement une petite bouche ; cette bouche disparaît au moment où les tentacules prennent naissance. La présence d'une ouverture buccale est une homologie de plus entre les larves des Tentaculifères et les Euciliés.

§ 4. — Sporulation.

La sporulation est plus rare chez les Ciliaires que chez les Sarcodaires ; elle intervient avec moins de fréquence dans l'évolution vitale des individus. Les Tentaculifères la présenteraient pourtant plus communément que les Euciliés. — Quoi qu'il en soit, la sporulation des Ciliaires offre toujours cette particularité, de ne point montrer de phase zoosporée ; les spores, en se développant, se couvrent de cils vibratiles, et n'allongent jamais une des extrémités de leur corps en un fouet, contrairement à ce qu'il en est pour les Sarcodaires.

Les phénomènes, qui se succèdent dans la production des spores, sont semblables, quant au fond, chez les Euciliés et les Tentaculifères ; ils rappellent ceux déjà décrits, avec détail, dans l'exposé consacré aux Sarcodaires. Plusieurs particularités établissent, cependant, des différences assez grandes entre les deux classes. Les Euciliés s'enkystent avant la sporulation, et les spores sont mises en liberté par la rupture de la paroi cystique. Il n'en est point ainsi chez les Tentaculifères ; l'organisme maternel ne s'enkyste pas, conserve souvent ses appendices, et une partie seulement de son protoplasme et de son noyau se trouve employée à produire les spores ; cette partie génératrice est de beaucoup plus considérable que l'autre, mais cependant elle n'est pas constituée par le protoplasme entier de l'animal. La sporulation des Tentaculifères prend ainsi l'aspect d'une *gemmulation* interne, les embryons étant mis en liberté par la rupture de la paroi du corps, en une région déterminée ; les auteurs ont donné à ces jeunes individus le nom d'*embryons endogènes*, à cause de leur mode de formation. Ces derniers subissent, tout comme ceux engendrés par gemmiparité et par fissiparité, une première phase évolutive ciliée.

I. **Euciliés.** — *A*. La sporulation n'a guère été observée, parmi les représentants de cette classe, que chez un petit nombre d'espèces ; elle présente des degrés divers de complexité, allant d'un procédé primordial fort simple, et comparable à une fissiparité rapide, jusqu'à un mode très élevé, caractérisé par la conjugaison permanente de deux individus dissemblables, et par la présence d'un véritable état larvaire. Ce dernier moyen existe chez les Vorticellines seules ; les individus conjugués sont des macrogonidies et des microgonidies, dont l'origine est déjà connue ; et les spores, en germant, produisent des embryons libres, susceptibles de se multiplier pendant leur vie de liberté. En comparant ces faits à ceux, déjà observés chez divers Métazoaires, il est permis d'admettre que les Vorticellines présentent une véritable alternance de générations, accompagnée d'un dimorphisme sexuel.

L'enkystement ne précède pas toujours la division de l'organisme en spores ; la genèse d'un kyste n'est point ici, contrairement aux Sarcodaires, un phénomène normal, et possédant par suite une certaine importance ; sa présence est secondaire. Le caractère accessoire de l'enkystement est, du reste, indiqué par certains faits habituels de l'évolution, du moins chez plusieurs Euciliés, adaptés à des conditions particulières de milieu ; tels sont la plupart des Euciliés parasites, et notamment le *Balantidium coli*, qui habite l'intestin du Cochon, et a été trouvé plusieurs fois dans l'intestin de l'homme. Cet Infusoire se multiplie d'ordinaire par fissiparité transversale. Lorsque certains individus sont entraînés au dehors avec les excréments de leur hôte, leurs mouvements s'arrêtent, leurs cils cessent de battre, et l'animal sécrète une substance chitineuse destinée à l'envelopper ; cette coque sert à le protéger contre la dessication. L'individu s'est enkysté. Si une circonstance heureuse permet au kyste de parvenir dans l'eau, la paroi cystique se brise, l'Infusoire est mis en liberté, et recommence à se mouvoir, puis à se multiplier de nouveau ; il en est de même si le kyste, ou bien si l'animal, redevenu libre, arrive dans l'intestin d'un être où il lui soit possible de vivre. L'enkystement n'est donc point suivi de sporulation ; cet acte correspond à une adaptation particulière, nécessitée par les conditions de milieu ; son existence, ou son absence, sont des faits secondaires dans l'évolution vitale des Euciliés.

B. — Le mode le plus simple de la sporulation a été observé par Maupas chez les *Leucophrys patula* ; ce mode est aisément ramené à une division fissipare, répétée rapidement un certain nombre de fois. Un représentant quelconque de cette espèce arrête ses mouvements, entre en repos, et, sans produire de kyste, se divise par fissiparité transversale en deux segments. Si c'était là une fissiparité ordinaire, chacun des segments mènerait une vie libre, durant laquelle il se partagerait de nouveau ; mais il n'en est point ainsi dans ce cas particulier. Les deux individus engendrés par l'organisme maternel se scindent, de suite après la première bipartition, en deux autres segments ; ces derniers agissent de même, et le phénomène continue jusqu'à ce que l'individu-mère soit partagé en 32, ou en 64 petites masses. L'ensemble de ces divisions s'effectue en quelques heures. Les nouveaux Infusoires ainsi produits, sont naturellement de taille plus exiguë que leur générateur ; ils sont dépourvus de bouche et de cils vibratiles ; ces organes ne tardent pas à faire leur apparition. Les jeunes embryons perdent leur aspect inerte, commencent à se mouvoir et à se nourrir ; ils grandissent avec rapidité, et revêtent bientôt les caractères habituels de l'espèce dont ils font partie.

Les procédés sont un peu plus complexes chez diverses autres espèces d'Euciliés, les *Colpoda cucullus*, les *Amphileptus meleagris*, et surtout les *Ichthyophthirius multifiliis* ; ces derniers vivent en parasites sur la peau des Truites et des Saumons. Un individu adulte cesse de se mouvoir, et s'entoure d'une paroi cystique épaisse ; l'ectosarque et l'endosarque se confondent en une masse granuleuse, dans laquelle on ne distingue plus aucune trace des différenciations organiques. Cette masse se divise en deux parties, puis en quatre, puis en huit ; la segmentation continue ainsi, jusqu'à ce que le nombre des fragments protoplasmiques soit considérable, et dépasse plusieurs centaines. Ces fragments sont des spores, renfermées dans la cavité du kyste. Pendant que s'effectuait son évolution, l'Infusoire primordial avait quitté son habitat ordinaire, et s'était laissé tomber au fond de l'eau. La paroi cystique ne tarde pas à se briser, et les jeunes spores sont mises en liberté. Ces dernières ne paraissent pas avoir de membrane propre, contrairement à ce qu'il en est pour celles des Sarcodaires ; elles ont l'aspect de petits corps ovales, couverts de cils vibratiles, et se déplaçant avec rapidité. Leur organisme n'est pas encore très complexe, mais il ne tarde pas à achever sa structure ; des vacuoles contractiles naissent dans le protoplasme, une aire buccale fait son apparition ; la taille augmente, et l'ovale du corps s'atténue peu à peu, pour se modifier en une sphère. Les petits embryons sont alors parvenus à l'état adulte ; si, tout en se déplaçant au moyen de leurs cils, ils viennent à rencontrer une Truite ou un Saumon, ils adhèrent à la peau de cet animal, et recommencent un nouveau cycle vital.

Jusqu'ici la sporulation consiste en un acte reproducteur, dont la durée est relativement fort courte dans la vie des individus ; il n'en est pas de même pour les *Trichorhyncus tuamotensis*, qui, d'après Balbiani, présentent, d'une façon presque permanente, l'enkystement suivi de sporulation. La division en spores s'effectue suivant un procédé fort simple, et rappelle de très près la fissiparité ; mais, cependant, la présence d'un kyste donne, à ce phénomène, un caractère très net de reproduction sporulaire. — Un individu déterminé cesse de se mouvoir, et s'enveloppe d'un kyste à paroi mince ; il se divise en deux ou quatre segments, capables de devenir autant d'individus. Dans le cas de scission en deux parties, cette sporulation est une fissiparité accompagnée d'enkystement ; la division ultérieure de ces deux masses en deux autres modifie à peine la simplicité du phénomène. Pourtant, l'existence d'une paroi cystique, qui fait constamment défaut dans les fissiparités ordinaires des Euciliés, permet de considérer l'ensemble de ces faits

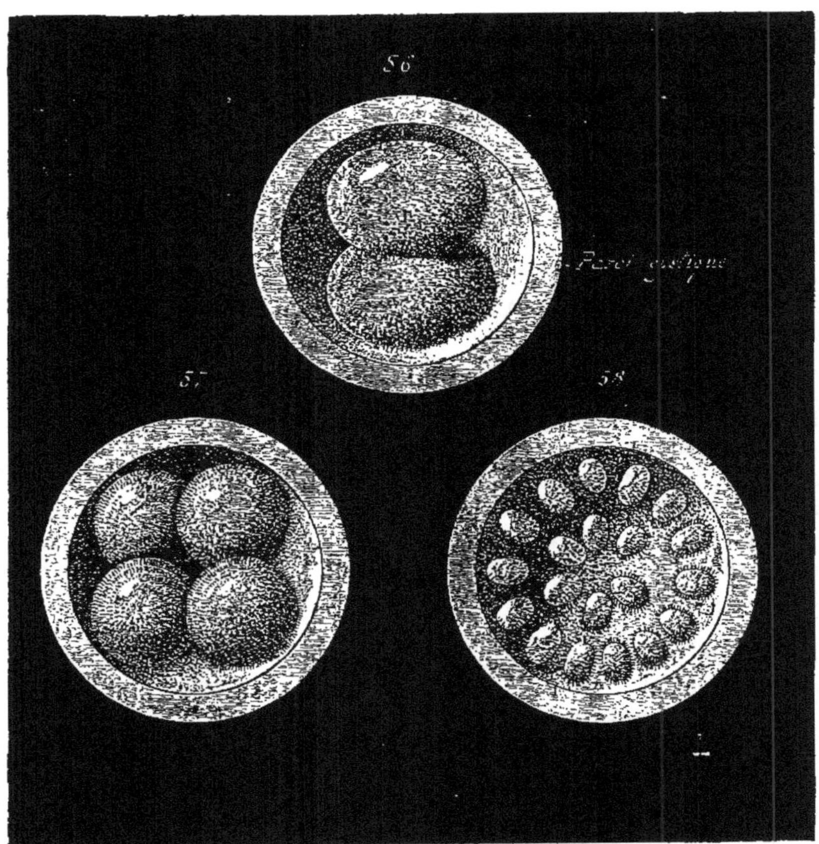

Fig. 56 à 58. — Sporulation des Euciliés (*coupes et perspective*). — En 56, début de la division sporulaire chez un individu enkysté d'*Ichthyophthirius multifiliis*. — En 57, suite de la division sporulaire du même. — En 58, achèvement de cette division ; les spores, couvertes de cils vibratiles, sont prêtes à éclore. (D'après les recherches faites par Fouquet).

comme répondant à une genèse de spores. Les individus-filles sont mis en liberté par la rupture de la paroi du kyste ; ils mènent, pendant un laps de temps relativement court, quelques jours à peine, une vie libre et indépendante ; après quoi, chacun d'eux s'enkyste pour recommencer le même cycle.

L'exemple des *Trichorynchus*, et celui des *Leucophrys patula*, donnent à la sporulation simple, c'est-à-dire à la sporulation nullement précédée de conjugaison, sa véritable signification. La présence, ou l'absence, de la phase d'enkystement, ne possèdent ici aucune importance, puisque les représentants de diverses espèces sont capables de s'enkyster sans se diviser ensuite. La sporulation simple des Euciliés est une exagération de la fissiparité; elle doit être considérée comme une reproduction fissipare, se manifestant un grand nombre de fois dans un laps de temps fort court.

C. — Les phénomènes sont plus variés dans le cas de sporulation précédée de conjugaison; et ce mode, observé jusqu'ici chez les seules *Vorticellines*, présente une complexité, que même les Sarcodaires à sporulation conjuguée n'offrent pas. Les individus destinés à se fusionner sont au nombre de deux, et diffèrent de forme extérieure, d'aspect général; il existe donc une sorte de dimorphisme sexuel, et c'est ici le seul exemple, parmi les Protozoaires, d'un fait semblable. De plus, les embryons issus de spores mènent pendant un certain temps une vie libre et errante, et se distinguent par là des individus adultes, toujours fixés sur un corps étranger. Ils sont susceptibles de se reproduire en cet état. Non seulement, les Vorticellines subissent des phases larvaires assez longues, mais elles se reproduisent durant le cours de ces phases larvaires, tout comme les Trématodes parmi les Métazoaires; elles présentent donc une véritable alternance de générations, en prenant cette expression dans son sens le plus complet. — L'existence de phases larvaires ne constitue point la différence entre les Vorticelles et les autres Ciliaires; les embryons produits par ces derniers n'offrent pas toujours, dès leur naissance, la forme de leurs parents, et ces dissemblances sont bien nettes chez les Tentaculifères. Le caractère particulier de l'évolution des Vorticellines porte sur leur multiplication à l'état d'embryons libres.

Les individus mis en présence sont: les uns des *macrogonidies* fixées au moyen de leur pédoncule, les autres des *microgonidies* se mouvant en liberté, grâce à leurs cils vibratiles. Les premières, comme les secondes, sont produites par fissiparité, suivant le procédé exposé dans les pages qui précèdent (p. 48). Lorsqu'une microgonidie vient à rencontrer une macrogonidie, elle se fusionne avec elle; les diverses phases de ce phénomène rappellent, sous le rapport de l'évolution nucléaire, celles de la conjugaison temporaire et du rajeunissement des autres Euciliés; seulement la conjugaison est ici définitive. La fusion s'opère sans que la macrogonidie fixée perde son aspect normal; mais, ensuite, elle se détache de son pédoncule, s'entoure d'une paroi cystique transparente, et tombe. Son péristome, sa couronne de cils, les vacuoles de son protoplasme, disparaissent; l'individu est constitué par une masse protoplasmique uniformément granuleuse, qui va se diviser en spores suivant les procédés habituels. — La masse se partage d'abord en deux, puis en quatre, et ainsi de suite; le nombre des segments engendrés est considérable. Le kyste est, en ce moment, constitué par une paroi, qui entoure une cavité contenant tous les segments devenus des spores. La paroi cystique se brise; les spores, mises en liberté, sont dépourvues de membrane d'enveloppe; leur corps, ovalaire ou piriforme, porte, vers l'une de ses extrémités, une couronne vibratile servant à la natation; une petite bouche se creuse au centre de cette couronne. Ces jeunes larves, presque semblables à des microgonidies, se déplacent en tourbillonnant; elles se reproduisent par fissiparité transversale, et donnent naissance à d'autres êtres, qui leur sont identiques par l'aspect et par la structure. Étant donnée cette multiplication larvaire, un individu enkysté donne naissance à un chiffre définitif de rejetons, beaucoup plus grand que le nombre des spores engendrées par lui, puisque chaque spore primitive se transforme en une larve, susceptible de se segmenter un certain nombre de fois.

Les larves offrent toujours la même organisation, quelle que soit la génération dont elles font partie. Après avoir nagé pendant un certain temps, et mené une vie libre, elles se fixent par leur région buccale. La bouche se ferme, disparaît, et c'est par ce point que s'effectue l'adhérence au support; la couronne vibratile s'atrophie également, et toute cette partie de l'organisme s'allonge pour produire le pédoncule. L'extrémité du corps, opposée au pédoncule naissant, s'aplatit, et se garnit de cils vibratiles; ces derniers se disposent en une spirale, qui entoure un orifice buccal nouvellement formé. Le petit être grossit, des vacuoles contractiles apparaissent dans son protoplasme; toute son organisation se complète, et ne tarde pas à offrir l'aspect présenté normalement par les Vorticelles fixées.

Les phases, ainsi exposées, n'ont pas été observées à la suite les unes des autres; les connaissances, sur le développement conjugué des Vorticelles, se bornent à quelques constatations éparses, et effectuées par divers auteurs. Mais il est permis, d'après les faits observés et jusqu'à plus ample informé, de se représenter l'évolution de ces êtres comme il est dit plus haut. Dans tous les cas, étant donnée sa complexité remarquable, le développement des Vorticellines en particulier, et celui des Euciliés péritriches en général, appellent de nouvelles recherches plus précises et plus complètes, portant de préférence sur les modifications subies par le noyau.

II. **Tentaculifères.** — La sporulation a été observée chez les représentants de divers genres, les *Ophryodendron* par exemple, les *Urnula*, les *Acineta*, et quelques autres. Ce procédé reproducteur rappelle celui de la plupart des Euciliés, en ce sens qu'il n'est point précédé de conjugaison, et qu'il n'est pas accompagné d'enkystement; mais il s'en écarte beaucoup, par l'absence de participation d'une zone du protoplasme à la genèse des spores. Un Eucilié en voie de sporulation divise son corps tout entier, et ne laisse rien en dehors de ce phénomène; il n'en est pas ainsi pour les Tentaculifères. Le protoplasme se divise en deux parties, une couche externe assez épaisse, qui porte les appendices et continue à vivre, et une masse interne, seule chargée de subvenir à la production des spores. Les transformations subies par le noyau, dans ce phénomène, sont encore inconnues. La première assise reste indivise, et entoure l'autre à la façon d'une membrane d'enveloppe; la seconde se partage en un certain nombre de segments, les *spores*, qui sont mises en liberté, et deviennent autant d'individus adultes. La mise en liberté ne s'effectue point par la rupture irrégulière de l'enveloppe externe, mais par l'apparition d'un orifice plus ou moins nettement limité; les jeunes embryons sortent par cette ouverture, et parviennent au dehors.

Ces embryons sont ciliés, tout comme ceux issus de la fissiparité et de la gemmiparité; leur corps, recourbé sur lui-même, porte les cils sur sa face concave. La suite de l'évolution ne diffère en rien de celle déjà décrite pour les autres larves des Tentaculifères; les cils vibratiles ne tardent pas à tomber, les suçoirs à prendre naissance; et la structure particulière à l'adulte fait peu à peu son apparition.

Ce procédé de sporulation est fort remarquable, en ce sens que le protoplasme de l'individu-mère n'est pas complètement employé à la genèse des individus-filles; sous ce rapport, il existe une ressemblance remarquable entre ce procédé et la reproduction gemmipare multiple des *Podophrya*; la seule différence porte sur la situation des embryons. Dans ce dernier cas, ils se séparent hâtivement de l'organisme maternel, apparaissent à sa surface comme autant de bourgeons, et se détachent ensuite; contrairement à ce qu'il en est pour le premier mode, où ils accomplissent tout leur développement, jusqu'à la parfaite constitution de leur structure larvaire, en restant enfermés dans le corps de leur mère. La différence est relativement secondaire, et il serait permis, sans doute, de considérer la sporulation des Tentaculifères comme répondant à une gemmiparité interne, en l'assimilant à la gemmulation observée chez un certain nombre de Métazoaires.

Les auteurs ont décrit cette sporulation sous le nom de *génération endogène*, et ont désigné les larves elles-mêmes comme des *embryons endogènes*.

RÉSUMÉ

I. Les Protozoaires ciliaires, semblables en cela aux Protozoaires sarcodaires, se reproduisent par les trois procédés suivants : fissiparité, gemmiparité, sporulation.

II. Fissiparité. — Deux groupes de phénomènes sont à considérer dans la fissiparité des Euciliés : la division fissipare, et la conjugaison temporaire qui détermine le rajeunissement de l'organisme.

La fissiparité est tantôt transversale, tantôt longitudinale ; dans le premier cas, elle est complète ; dans le second cas, elle est parfois complète, parfois incomplète, et parfois inégale. Les phénomènes essentiels de la segmentation ne varient point ; le noyau et le micronoyau se divisent, soit séparément, soit après s'être réunis, et leur scission en deux parties entraîne celle du protoplasme. La fissiparité transversale existe chez les Holotriches, les Hétérotriches, et les Hypotriches. La fissiparité longitudinale est le propre de la plupart des Péritriches ; lorsqu'elle est incomplète, elle est en même temps égale, et aboutit à la genèse de colonies ; lorsqu'elle est complète, elle est parfois égale, en ce sens que les deux individus-filles sont de même taille et présentent le même aspect, et elle est parfois inégale, en ce sens que les descendants sont de taille et d'aspect différents. Ce dernier procédé a été signalé chez les Vorticelles ; les petits zooïdes sont nommés des *microgonidies*, les gros sont désignés par le terme de *macrogonidies*.

La fissiparité, répétée durant un grand nombre de fois sans être interrompue par la conjugaison temporaire, entraîne la dégénérescence des noyaux et la mort de l'organisme. La conjugaison empêche cette fin, car elle a pour objet de donner aux noyaux une nouvelle vigueur, et de rajeunir ainsi le corps entier.

Le micronoyau seul joue un rôle dans la conjugaison ; il est donc permis de le considérer comme l'agent de la sexualité dans le corps des Euciliés. Les individus, toujours au nombre de deux, s'accolent par des régions similaires. Leur noyau se partage en fragments, qui disparaissent par atrophie ; le micronoyau se divise d'ordinaire en quatre segments, dont trois s'atrophient ; celui qui persiste se scinde en deux parties, dont l'une est le prénoyau mâle, et l'autre le prénoyau femelle. Le prénoyau mâle du premier individu conjugué va se réunir au prénoyau femelle du second, et inversement, le prénoyau mâle du second va se joindre au prénoyau femelle du premier ; il s'est produit ainsi un échange de substance nucléaire. Ensuite, les individus se séparent l'un de l'autre ; leur unique élément, formé par la fusion de deux prénoyaux, se partage en deux ou plusieurs masses, dont l'une devient un nouveau micronoyau, et dont les autres se convertissent en noyaux.

La fissiparité est rare chez les Tentaculifères, contrairement aux Euciliés.

III. GEMMIPARITÉ. — En opposition avec la fissiparité, la reproduction par bourgeonnement est rare chez les Euciliés, et commune chez les Tentaculifères.

Elle n'a été observée encore, parmi les Euciliés, que chez une espèce de *Spirochona*. La gemmiparité est simple, un seul embryon prenant naissance à la fois ; sa région d'origine est située au-dessous du péristome. Ce bourgeon, après s'être détaché, subit un premier état larvaire libre, puis se fixe, et devient semblable à l'organisme maternel.

La gemmiparité est tantôt simple, et tantôt multiple, chez les Tentaculifères; elle est simple, lorsqu'un bourgeon est formé dans chaque génération; elle est multiple, lorsque plusieurs bourgeons sont engendrés en même temps. La gemmiparité simple est la plus répandue; le bourgeon apparaît sur la partie du corps, qui est opposée au pédoncule servant à la fixation; il contient un segment du noyau maternel, et, après s'être détaché, il passe par une phase larvaire que caractérise la présence de cils vibratiles; les cils tombent ensuite, et sont, remplacés par des tentacules. Les bourgeons des *Acineta divisa* se partagent en deux couches, dont l'externe sert d'enveloppe, et dont l'autre, centrale, devient seule l'embryon définitif; c'est là une transition vers la sporulation des Tentaculifères, qui offre tous les caractères d'une gemmiparité interne. Les embryons libres des *Ophryodendron belgicum* sont par exception, privés de cils vibratiles, et munis de tentacules dès leur naissance. La présence de cils vibratiles, sur le corps des larves, permet de concevoir nettement les relations étroites qui unissent les Tentaculifères aux Euciliés.

La gemmiparité multiple a été bien étudiée chez les *Podophrya*; elle se manifeste, comme le bourgeonnement simple, sur la partie du corps opposée au pédoncule. Le noyau de l'organisme maternel émet un certain nombre d'expansions, qui se dirigent vers la future région bourgeonnante; celle-ci se découpe en bosselures, et il se produit ainsi des petits bourgeons nucléés, qui se détachent peu à peu de l'organisme maternel. Les bourgeons, devenus libres, portent des cils vibratiles, et même une petite bouche; ces organes disparaissent bientôt, et sont remplacés par des tentacules. La phase larvaire ciliée, propre aux Tentaculifères, ne fait donc point défaut dans ce cas particulier.

IV. Sporulation. — La sporulation se présente moins fréquemment chez les Ciliaires que chez les Sarcodaires; sauf l'exception offerte par les Vorticelles, elle n'est point précédée de conjugaison, et elle est rarement accompagnée d'enkystement.

La sporulation des Euciliés doit être considérée comme une fissiparité exagérée, c'est-à-dire se manifestant un grand nombre de fois dans un laps de temps fort court; elle est toujours simple, c'est-à-dire non précédée de conjugaison, sauf chez les Vorticelles, et présente des degrés variables de complexité. L'enkystement joue ici un rôle secondaire, et existe parfois sans qu'une genèse de spores le suive forcément. Les *Leucophrys patula* offrent le mode le plus simple; un individu entre en repos, se divise en deux segments comme dans une fissiparité ordinaire, puis ces segments se partagent à leur tour, et ainsi de suite jusqu'aux chiffres 32 ou 64. Divers autres Euciliés présentent une complexité plus grande, en ce sens que l'organisme maternel s'enkyste, et se divise en un nombre considérable de spores; ces dernières sont mises en liberté par la rupture de la paroi cystique, et portent des cils vibratiles.

Enfin certains *Trichorhynchus* paraissent se reproduire seulement par une sporulation, que précède la genèse d'un kyste.

La conjugaison est complexe chez les Vorticelles; elle s'accompagne de dimorphisme sexuel, l'un des individus conjugués étant une macrogonidie, et l'autre une microgonidie. Les spores, mises en liberté par la rupture de la paroi du kyste, se reproduisent par fissiparité durant le cours de cette phase larvaire libre; les individus adultes, étant fixés, et se multipliant aussi sous cette forme, les Vorticelles offrent une véritable alternance de générations.

La sporulation des Tentaculifères est caractérisée par ce fait, qu'une partie seulement du protoplasme de l'organisme maternel est employée à produire les spores; cette partie est toujours placée dans la région centrale du corps. Cette sporulation est donc assimilable à une gemmiparité interne et multiple, et comparable à la gemmulation de certains Métazoaires. Les embryons ainsi formés passent, tout comme ceux issus de générations fissipares ou gemmipares, par une phase larvaire ciliée.

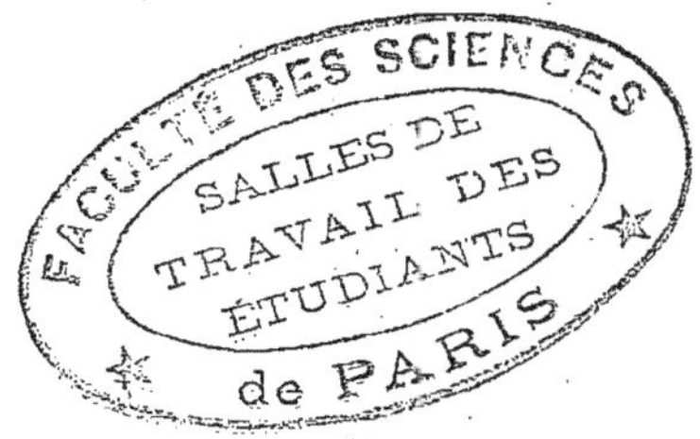

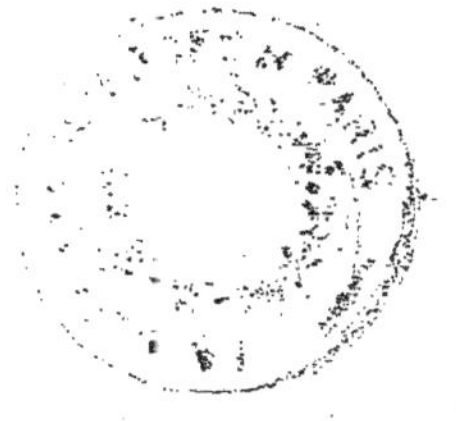

EMBRANCHEMENT DES MÉSOZOAIRES

CHAPITRE III

DÉVELOPPEMENT DES MÉSOZOAIRES

§ 1. — Considérations générales.

I. Caractères et Classification. — Les Mésozoaires sont les plus simples de tous les Métazoaires. Leur organisme se compose d'une masse cellulaire compacte, dans laquelle ne se différencie aucun appareil particulier, et qui ne contient aucune cavité.

Cet embranchement contient deux classes :

1° Les *Dicyémides;* dont l'endoderme est représenté par un syncytium contenant plusieurs noyaux.

2° Les *Orthonectides;* dont l'endoderme est constitué par un amas de cellules distinctes.

II. Généralités sur le développement. — Les Dicyémides et les Orthonectides offrent cette particularité commune, que leurs éléments sexuels proviennent de l'endoderme; mais là se bornent les ressemblances. Les Orthonectides sont vraiment pourvus d'éléments sexuels, et unisexués; les uns sont mâles, et les autres femelles; leur développement est donc le résultat d'une fécondation. Par contre, la présence des mâles chez les Dicyémides n'est pas encore établie d'une façon certaine. Plusieurs auteurs considèrent comme tels les embryons dits « infusoriformes », mais le fait n'est pas encore prouvé complètement; aussi, les jeunes Dicyémides proviennent-ils, sans qu'il paraisse exister une fécondation préalable, de l'endoderme de leurs générateurs.

§ 2. — Développement des Dicyémides.

Les individus adultes d'une même espèce de Dicyémides n'ont pas la même forme; les uns, nommés *Nématogènes*, sont minces et allongés;

les autres, dits *Rhombogènes*, sont plus courts et un peu plus gros. Chacun d'eux produit un type spécial d'embryon, qui leur a valu leur nom. Les embryons issus des Nématogènes, ou *embryons vermiformes*, se développent avec rapidité, sont incapables de vivre dans l'eau de mer, et ressemblent de bonne heure à leur générateur, dont ils ne diffèrent que par la taille; ils le quittent pour vivre à côté de lui, sans aller plus loin. Il n'en est pas ainsi pour les jeunes issus des Rhombogènes; ceux-là acquièrent un aspect particulier, possèdent même des petits organes spéciaux (les corps réfringents et l'urne), dont on ignore le rôle exact, peuvent vivre dans l'eau de mer, et semblent destinés à s'éloigner de l'organisme maternel pour aller faire souche dans un nouvel hôte. Ces embryons sont dits *infusoriformes*, à cause de l'abondant tapis de cils vibratiles qui les recouvre, et les fait ressembler à des Protozoaires ciliaires.

Ces faits, établis autrefois par les recherches de Kölliker, et surtout par celles d'Ed. Van Beneden, seraient d'une plus grande complexité, d'après les études récentes faites par Whitman. Il existe bien deux types d'individus; mais les différences entre ces types ne portent pas seulement sur la nature des embryons engendrés. Les uns sont *monogéniques* et offrent toujours la forme caractéristique des Nématogènes; ils ne produisent que des embryons vermiformes. Les autres sont *amphigéniques;* ils commencent par être des rhombogènes, et donnent, en cet état, des embryons infusoriformes; puis ils changent d'aspect, deviennent à leur tour des nématogènes, et n'engendrent plus que des embryons vermiformes. L'état de nématogène est donc le but final constamment atteint par tous les individus; seulement, il est atteint d'emblée chez les Dicyémides monogéniques, et ne l'est qu'après une phase temporaire de rhombogène chez les Amphigéniques. On donne aux individus du second type, qui commencent par être des rhombogènes, le nom de *nématogènes secondaires*, pour les distinguer de ceux de la première section, qui sont des *nématogènes primaires*.

Quelle que soit la forme des embryons, leur origine est toujours la même : chacun des noyaux endodermiques du générateur s'entoure d'une auréole protoplasmique, qui se limite sur son pourtour; il se produit ainsi une cellule, qui se segmente, et engendre l'organisme du jeune Dicyémide.

I. **Embryons vermiformes**. — La cellule primitive, qui se développe sans fécondation préalable, et qui est comparable à un ovule parthénogénétique, se divise d'abord en deux segments égaux, puis en quatre. Trois des quatre segments se disposent de manière à former, par leur assemblage, une petite cupule qui contient le quatrième; puis ils se partagent eux-mêmes en nouvelles cellules, augmentent ainsi en nombre, et finalement enveloppent complètement l'élément central. L'embryon est alors constitué par une masse cellulaire, composée d'une cellule centrale, et de plusieurs cellules périphériques rassemblées en une seule couche; la première représente l'ébauche de l'endoderme, et la totalité des autres celle de l'ectoderme. Le jeune Dicyémide n'a plus désormais qu'à augmenter sa taille, et le nombre de ses éléments constitutifs; l'endoderme s'épaissit, et des noyaux supplémentaires apparaissent dans son intérieur; l'ectoderme accroît le chiffre de ses cellules; et l'embryon revêt peu à peu la forme de l'adulte. Il quitte ensuite le corps de son générateur, par la rupture de l'extrémité antérieure de ce dernier, et reste, à côté de lui, dans l'intérieur du rein de l'hôte qu'il habite.

II. **Embryons infusoriformes**. — Ces embryons ne sont engendrés que par des générateurs du type rhombogène, et ce type est temporaire; il correspond à une phase de la vie des individus amphigéniques. Les phénomènes sont plus complexes que dans la genèse des embryons vermiformes; ils se passent en deux temps. D'abord, le générateur produit, dans son endoderme et aux dépens de ses noyaux, des corps dits *infusorigènes;* ensuite, chacun de ces derniers engendre, à son tour, un certain nombre d'embryons infusoriformes.

Après que chacune des cellules, formées sur place dans l'endoderme du générateur, par la délimitation d'une auréole protoplasmique autour d'un noyau, s'est divisée deux ou trois fois, les trois ou les quatre éléments ainsi produits abandonnent une part de leur substance; le protoplasme rejeté constitue une masse, semblable au noyau principal de l'endoderme, et que Whitman a nommée, pour cette raison, le *para-nucléus*, ou le *paranoyau*. On a comparé cette expulsion à une genèse de cellules polaires; il est encore difficile de se prononcer à cet égard, mais cependant l'identité entre les deux phénomènes est manifeste. Ensuite, les éléments continuent à se multiplier; ils se disposent comme ceux des embryons vermiformes, c'est-à-dire s'arrangent de manière à donner une grosse cellule centrale, entourée par une assise périphérique ayant l'aspect d'une cupule. Le corps infusorigène est alors constitué, et sa ressemblance avec un jeune embryon vermiforme est des plus frappantes. La différence consiste dans la suite de l'évolution.

Dans les deux cas la cellule centrale représente l'endoderme, et la cupule périphérique correspond à l'ectoderme. Chez les embryons vermiformes, cette cupule se ferme, enveloppe complètement la cellule centrale; l'ectoderme ne présente aucune solution de continuité, et l'élément central se borne à s'accroître, en augmentant le nombre de ses noyaux. Il n'en est pas ainsi pour les corps infusorigènes. Leur cupule ectodermique ne se ferme pas, et leur cellule centrale, ou endodermique, donne naissance à une grande quantité de nouvelles cellules, disposées sur plusieurs couches concentriques. Chacun de ces derniers éléments est appelé à devenir un embryon infusiforme complet, et se segmente à cet effet; puis tous les embryons, produits par un même corps infusorigène, se séparent les uns des autres, deviennent libres dans l'endoderme du générateur primordial, s'y déplacent, et traversent l'ectoderme de ce même générateur pour arriver dans les milieux extérieurs. Ceux-ci sont

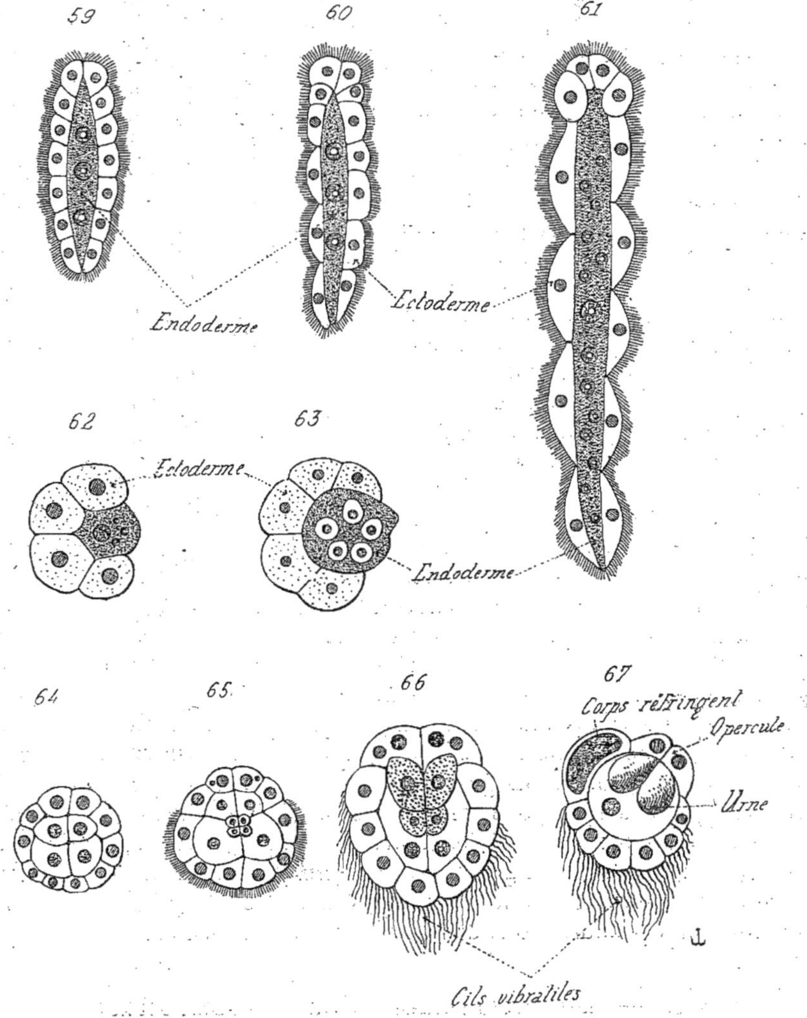

Fig. 59 à 67. — Développement des Dicyémides (*demi-diagrammes; d'après Ed. Van Beneden, sur les *Dicyema*). — En 59, 60, 61, phases successives de l'évolution des embryons vermiformes. — En 62, 63, jeunes corps infusorigènes, destinés à produire les embryons infusoriformes. — En 64, 65, 66, phases successives de l'évolution des embryons infusoriformes. — En 67, embryon infusoriforme complet, vu de côté.

représentés, dans le cas des Dicyémides, par les cavités rénales du Céphalopode porteur de ces parasites.

En somme, tandis que chacun des noyaux endodermiques des individus nématogènes donne directement un embryon vermiforme, ceux des rhombogènes engendrent d'abord les corps infusorigènes, ces derniers étant chargés de produire à leur tour les embryons infusoriformes. Il en résulte que la quantité de ces derniers est relativement fort grande, puisque chaque corps infusorigène est capable de donner naissance à un nombre considérable d'entre eux. Ce phénomène de multiplication, dans lequel des embryons de première génération, arrêtés dans leur développement par l'apparition hâtive de la faculté reproductrice, fournissent des embryons de seconde génération, n'est point particulier aux Dicyémides; il existe chez d'autres animaux parasites, encore plus complexes qu'eux, par exemple chez certains Trématodes.

Comme l'indique leur nom, les embryons infusoriformes sont couverts de cils vibratiles. Leur organisme se compose d'un ectoderme, qui entoure une masse endodermique. Quelques-uns des éléments de cette dernière se groupent en une cupule, et limitent un espace, l'*urne*, rempli par les autres cellules de l'endoderme; celles-ci sont au nombre de quatre, et renferment des granulations. Les deux cellules ectodermiques, placées au-dessus de l'urne, contiennent de volumineux granules réfringents; elles constituent l'organe nommé *couvercle* par les auteurs.

On est aujourd'hui porté à penser que les embryons infusoriformes sont les mâles des Dicyémides; les granulations des quatre cellules de l'urne représenteraient les têtes, et les fouets souvent placés sur la face profonde du couvercle seraient les queues, des spermatozoïdes de ces mâles. Si cette opinion est exacte, la série des générations de ces animaux se trouve assez complexe. — Les individus parfaits sont des femelles; parmi ces dernières, les unes, monogéniques, ne produisent que des femelles; les autres, amphigéniques, donnent naissance à des mâles durant leur jeunesse, et à des femelles dans leur vie avancée. En effet, les individus monogéniques sont des nématogènes, dont ne dérivent que des embryons vermiformes, qui évoluent directement en nouveaux nématogènes; et les individus amphigéniques sont d'abord des rhombogènes, qui engendrent des embryons infusoriformes, c'est-à-dire des mâles, et passent ensuite à l'état de nématogènes secondaires, dont les seuls produits sont des embryons vermiformes.

§ 3. — Développement des Orthonectides.

Ces animaux sont unisexués. La différence des sexes entraîne avec elle une dissemblance de formes. Les mâles sont plus petits que les

---

Fig. 68 à 77. — Développement des Orthonectides (*demi-diagrammes*; d'après Ch. Julin, sur la *Rhopalura Giardi*). — En 68, 69, 70, 71, 72, 73; phases successives de l'évolution des mâles; les feuillets primordiaux se composent d'un petit nombre de cellules, et le pro-

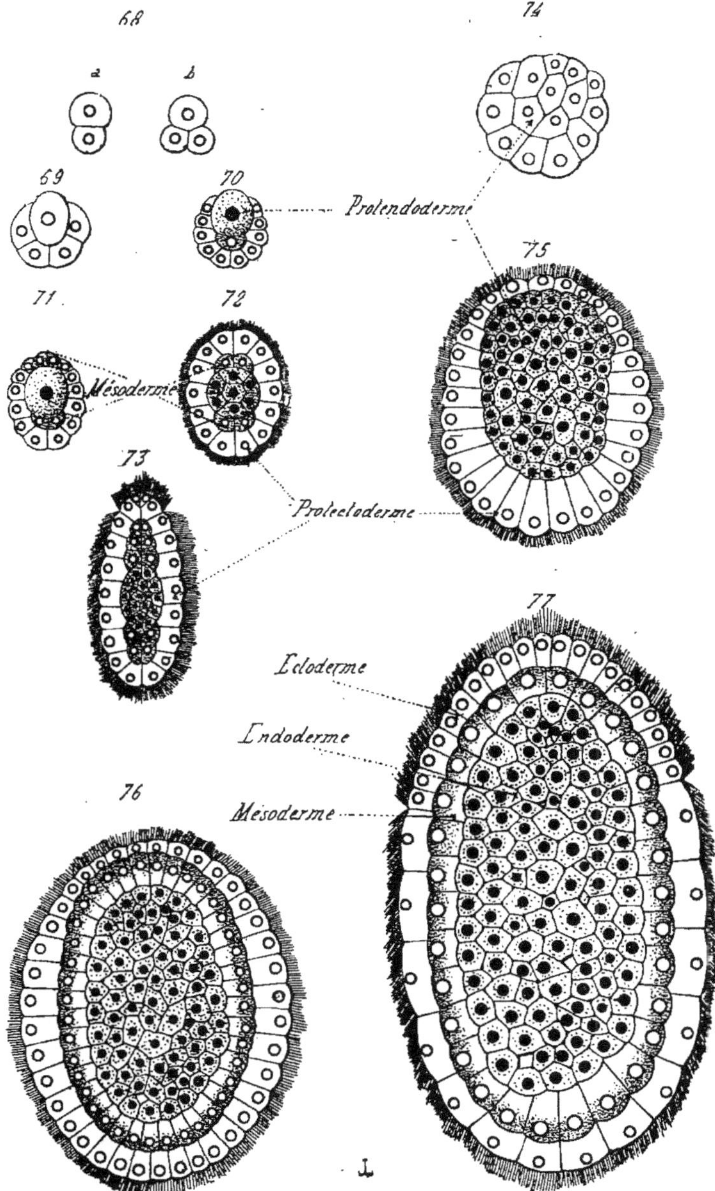

tendoderme se divise précocement en mésoderme et endoderme. — En 74, 75, 76, 77, phases successives de l'évolution des femelles cylindriques; les feuillets primordiaux deviennent rapidement formés par un grand nombre d'éléments, et le protendoderme se divise, d'une manière tardive, en mésoderme et endoderme.

femelles; leur ectoderme est constitué par des cellules énormes dans la région postérieure du corps, et leur endoderme se trouve fort réduit. Les femelles sont plus grandes; les cellules de leur ectoderme montrent toutes des dimensions presque semblables, et leur endoderme est relativement volumineux. Dans les deux cas, l'endoderme est représenté par une agrégation de cellules, qui se transforment en spermatozoïdes chez le mâle, et en ovules chez les femelles. Ces dernières se présentent sous deux aspects différents; les unes, dites *femelles cylindriques*, sont arrondies, et étroites en diamètre; les autres, nommées *femelles aplaties*, sont plates comme l'indique leur nom, et plus larges que les premières. A ce qu'il semble, celles-ci (aplaties) ne produisent que des femelles, et celles-là que des mâles.

La fécondation n'a pas encore été bien observée. Les femelles cylindriques se bornent à expulser leurs ovules, par la rupture de leur paroi du corps. Les faits sont plus complexes pour les femelles aplaties; celles-ci se divisent en fragments, qui deviennent des petites masses sphériques et ciliées, formées de débris d'ectoderme et d'endoderme; ces masses perdent ensuite leurs cils, s'accolent à la paroi du corps de leur hôte, et leurs cellules endodermiques, qui sont des ovules, se développent en embryons.

Les phases du développement diffèrent, suivant qu'il s'agit des mâles ou des femelles; elles ont été surtout suivies par Ch. Julin, et par Giard. Autant qu'il est permis d'en juger, d'après les recherches faites par ces auteurs, il est possible de rapporter les procédés, suivis par l'ovule dans sa segmentation, et par les feuillets dans leur délimitation, à une planulation directe.

L'ovule, qui va produire un individu mâle, se divise de telle façon que les premiers blastomères se groupent en une cupule, contenant dans sa cavité une grosse cellule; celle-ci représente le protendoderme, alors que les éléments périphériques composent un protectoderme. Ce dernier achève, tout en s'accroissant, et augmentant le nombre de ses cellules, d'entourer le volumineux blastomère central; il se borne à donner l'ectoderme définitif. Pendant que s'effectue cette évolution, l'unique élément du protendoderme se scinde à son tour en trois cellules; la plus grosse d'entre elles, en se multipliant, produit l'endoderme de l'adulte; les deux autres engendrent cette assise, intermédiaire à l'ectoderme et à l'endoderme, qui mérite, en raison de sa situation, le nom de mésoderme.

L'évolution des ovules, qui donnent des individus femelles, rappelle la précédente d'assez près. La différence principale porte sur le protectoderme; celui-ci s'accroît plus rapidement que chez les embryons mâles, et se trouve hâtivement constitué par une plus grande quantité de cellules. Le protendoderme se différencie, d'une manière plus tardive, en mésoderme et endoderme. Le premier feuillet est constitué par une assise simple placée en dedans de l'ectoderme; le second est représenté par un amas cellulaire volumineux, dont tous les éléments, semblables les uns aux autres, ou peu s'en faut, sont capables de devenir des ovules.

RÉSUMÉ

§ 1. Considérations générales. — Les éléments sexuels des Métazoaires proviennent de l'endoderme. Ceux des Dicyémides sont formés par les noyaux disséminés dans l'endoderme du générateur; ceux des Orthonectides sont constitués par les cellules qui composent ce même endoderme.

§. 2 Développement des Dicyémides. — Les embryons des Dicyémides appartiennent à deux types; les uns sont dits *vermiformes* à cause de leur aspect, et les autres *infusoriformes*. Ces derniers sont peut-être des mâles, et correspondent à des individus pourvus de facultés reproductrices, mais dont l'organisme reste imparfait, comme il en est pour divers autres animaux, tels que les Géphyriens du genre *Bonellia*. La structure des générateurs diffère suivant la nature des embryons produits; il est, parmi eux, des individus *nématogènes*, qui donnent des embryons vermiformes, et des individus *rhombogènes*, qui engendrent des embryons infusoriformes. La disposition propre aux nématogènes est constante, contrairement à celle des rhombogènes, qui est temporaire. Cette particularité conduit à reconnaître deux sortes de générateurs : les *monogéniques*, qui parviennent d'emblée à l'état de nématogènes, et en demeurent là; et les *amphigéniques*, qui offrent d'abord la forme rhombogène, et passent ensuite à celle de nématogène.

Pour produire les embryons, chacun des noyaux endodermiques du générateur s'entoure d'une auréole protoplasmique, et se convertit ainsi en une cellule, qui mérite le nom d'ovule. — Dans le cas de la genèse d'embryons vermiformes, l'ovule se segmente un certain nombre de fois, et engendre un groupe cellulaire, composé d'un élément central, et d'une assise périphérique, ayant l'aspect d'une cupule. Celle-ci se complète par la suite, se ferme, et devient l'ectoderme; la cellule centrale augmente le nombre de ses noyaux, et constitue l'endoderme. — Les phénomènes sont plus complexes lorsqu'il s'agit des embryons infusoriformes; ils se répartissent en deux temps. Les ovules du générateur commencent par donner, en se segmentant, des *corps infusorigènes*, qui offrent, par leur ectoderme en cupule, l'aspect des jeunes embryons vermiformes. Puis, cet ectoderme restant incomplet, chaque corps infusorigène engendre, aux dépens de sa cellule centrale endodermique, un grand nombre d'ovules secondaires, qui deviennent autant d'embryons infusoriformes.

§. 3. Développement des Orthonectides. — Parmi les individus, les uns sont vraiment des mâles, et les autres des femelles. Celles-ci appartiennent à deux types : les *cylindriques*, qui produisent les mâles, et les *aplaties*, qui engendrent les femelles. Dans les deux cas, chacune des cellules endodermiques est un ovule, destiné à se segmenter pour donner un nouvel individu. Le développement diffère quelque peu, suivant que l'individu formé est un mâle ou une femelle. La segmentation rappelle celle qui se manifeste dans les planulations directes, et fournit un protendoderme massif, qu'entoure l'ectoderme; le protendoderme se subdivise, par la suite, en un mince mésoderme et un endoderme. — Lorsqu'il s'agit des mâles, cette dernière scission est hâtive et s'effectue en un moment où le protendoderme se compose d'un petit nombre de cellules; l'inverse a lieu pour les femelles.

EMBRANCHEMENT DES SPONGIAIRES

CHAPITRE IV

EMBRYOLOGIE DES SPONGIAIRES

§ 1. — Considérations générales.

I. Caractères et classification. — Les Spongiaires sont des Cœlentérés, dont l'ectoderme est composé de cellules épithéliales plates et à peine différenciées, et dont la paroi du corps se trouve percée de nombreux canaux, mettant en communication avec l'extérieur les cavités internes dont l'organisme est creusé. Les éléments, qui limitent les portions élargies de ces cavités, sont munis de longs cils, ou plutôt de longs fouets vibratiles, entourés à leur base par une gaine en forme de collerette. Autant qu'il est permis d'en juger d'après les connaissances acquises, le protendoderme est engendré d'après le procédé cytulaire, du moins dans les développements abrégés, et non suivant le mode gastrulaire.

L'embranchement de Spongiaires contient deux classes :

1° Les *Calcisponges*, dont le mésoderme renferme des spicules calcaires ;

2° Les *Fibrosponges*, dont le mésoderme possède, comme squelette destiné à soutenir les tissus mous, des fibres cornées plus ou moins distinctes du reste de la substance conjonctive de ce feuillet, ou bien des spicules siliceux, ou les deux à la fois. La présence des spicules siliceux vaut, souvent, le nom de *Silicisponges* aux représentants de cette classe.

II. Développement en général. — Nos connaissances sur le développement des Spongiaires ne sont pas encore très complètes, et prêtent à des opinions diverses. Un fait certain porte sur la présence constante d'une phase blastulaire, au début des développements dilatés ; il ne peut donc être question de comparer le corps des Éponges aux colonies des

Choanoflagellés formées par agrégation, puisque ces colonies sont toujours compactes, et ne renferment point de cavité centrale assimilable à une cavité blastocœlienne. En se basant sur la seule évolution larvaire des Éponges, la nécessité d'admettre une parenté étroite entre ces êtres et les autres Métazoaires s'impose, puisque les premières phases de cette évolution sont les mêmes dans les deux cas, et caractérisées par la présence d'un état blastulaire dans les embryogénies dilatées.

Les contradictions entre les divers faits acquis commencent ensuite. La jeune larve d'Éponge répond à une blastule, dont le blastoderme entoure une grande cavité blastocœlienne. Les feuillets dérivent de ce blastoderme suivant deux modes principaux. — Le premier procédé est comparable, en tout, à celui qui caractérise les mêmes phénomènes chez les Hydrozoaires ; des endocytes nombreux se détachent du blastoderme, tombent dans le blastocœle, et remplissent sa cavité ; la blastule se transforme, de cette façon, en une blastoplanule compacte. Une cavité de nouvelle formation ne tarde pas à se creuser au centre de la masse endocytaire ; elle grandit à mesure que la larve s'accroît, et débouche ensuite au dehors par une ouverture ; elle devient ainsi la cavité interne, son orifice étant l'oscule. Les endocytes qui la limitent forment l'endoderme ; le reste de la couche blastodermique, laissée à la surface du jeune animal, constitue l'ectoderme ; les endocytes placés entre ces deux surfaces épithéliales donnent le mésoderme.

Ce premier procédé ne comporte point de phase gastrulaire ; il n'en est pas de même pour le second, de beaucoup le plus rare. — Le blastoderme de la blastule produit également des endocytes, relativement moins nombreux que dans le premier cas ; puis la blastule s'aplatit en une sorte de disque irrégulier, d'abord plan, qui s'incurve ensuite pour présenter une face concave et une face convexe. Sous cette forme, la larve rappelle presque une gastrule, mais elle diffère des gastrules vraies en ce que, chez ces dernières, le feuillet interne prend naissance en premier lieu, tandis qu'il est précédé, ici, par une genèse d'endocytes. La face concave devient de plus en plus profonde, et simule une cavité entérique, communiquant avec l'extérieur par un large entéropore ; la larve se fixe sur un corps étranger par les bords de ce dernier orifice, et se convertit en adulte. Son enteron devient la cavité interne, qui communique bientôt avec le dehors par un oscule, percé dans la région opposée à la partie fixée ; la portion, du blastoderme, qui limitait la face concave, et par suite l'entéron, se transforme en endoderme ; la seconde portion du blastoderme, laissée sur la face convexe, produit l'ectoderme ; quant au mésoderme, il est engendré par les endocytes situés entre le feuillet externe et le feuillet interne.

Ce procédé rappelle de très près une évolution gastrulaire, sauf les réserves formulées plus haut. La différence avec le premier mode porte sur l'origine de l'endoderme ; ce dernier est ici une persistance directe d'une partie du blastoderme, alors qu'il est produit, dans le premier cas, par les endocytes. De telles dissemblances sont fort remarquables, car il est curieux de trouver, rassemblés en un même embranchement, les deux types cytulaire et gastrulaire ; alors qu'ils sont distincts chez tous les autres Métazoaires.

Ce rapide exposé du développement des Spongiaires porte sur les embryogénies dilatées seules ; les embryogénies abrégées se rattachent toutes au développement cytulaire, et montrent simplement une production plus hâtive des endocytes, ceux-ci devenant moins nombreux, plus gros, et se formant parfois dès la phase morulaire.

Les trois feuillets blastodermiques ébauchés, la structure du jeune organisme est presque complète. Il ne lui reste plus qu'à produire ses canaux, et qu'à perfectionner sa structure histologique. Les spicules et les filaments sont d'origine mésodermique.

La reproduction sexuée n'existe pas seule chez les Spongiaires ; ces animaux se développent aussi par *gemmiparité*, et par *gemmulation*. Dans ce dernier cas, plusieurs cellules de l'organisme se groupent en un corps compact, de forme déterminée, la *gemmule* ; celle-ci, après s'être façonnée, est rejetée au dehors ; elle se fixe ensuite sur un support, et se convertit en une nouvelle Éponge. — La gemmiparité offre tous les caractères d'un véritable bourgeonnement ; la paroi du corps se soulève en une saillie, où pénètre un diverticule des cavités internes ; cette saillie grandit, s'allonge, et devient un nouveau zooïde. Le diverticule s'est accru dans les mêmes proportions, et, tout en conservant ses relations avec la cavité maternelle, il s'ouvre au dehors par un orifice. Très rarement, les zooïdes se séparent les uns des autres ; le plus souvent, ils restent unis, et forment des colonies, dont l'aspect extérieur se présente suivant deux types principaux. Le type le plus simple est de beaucoup le moins fréquent ; les régions d'adhérence sont étroites, de manière à rendre les zooïdes distincts, et à donner à l'ensemble une allure assez voisine de celle des colonies d'Hydrozoaires. Le type le plus complexe est aussi le plus commun ; les zooïdes sont confondus par leur corps entier, et constituent, par leur union, une masse compacte, creusée de corbeilles vibratiles, de canaux, et percée de pores et d'oscules.

§ 2. — Segmentation et feuillets blastodermiques.

I. **Éléments reproducteurs.** — Les éléments reproducteurs, l'ovule et le spermatozoïde, sont semblables chez tous les Spongiaires. Ils naissent dans le mésoderme, aux dépens de cellules qui se transforment en ovoblastes, ou en spermatoblastes ; leur lieu d'origine est placé d'habitude dans le voisinage de l'endoderme, c'est-à-dire en une région ou les éléments nutritifs, absorbés par les cellules endodermiques, sont abondants. Étant donnée cette situation, la fécondation est le plus souvent interne.

Les Éponges sont hermaphrodites, d'ordinaire; seulement, les spermatozoïdes arrivent à maturité complète avant les ovules. Aussi, les chances sont-elles nombreuses pour entraîner la fécondation d'ovules, encore renfermés dans les tissus maternels, par des spermatozoïdes venus d'ailleurs. Les éléments mâles sont donc obligés de se mouvoir dans l'eau, pour arriver à leur destination. Il n'en est point ainsi pour les éléments femelles, qui restent en place, ou se bornent à progresser dans l'organisme maternel, en y subissant même les premières phases de leur développement. Les larves deviennent libres lorsqu'elles possèdent des cils vibratiles: elles déterminent, par leurs mouvements, des déchirures locales dans l'endoderme de leur générateur, tombent dans les canaux et les corbeilles vibratiles, puis sont rejetées au dehors par les oscules.

Les spermoblastes dérivent de cellules conjonctives ordinaires. Celles-ci possèdent des prolongements, semblables à des pseudopodes de

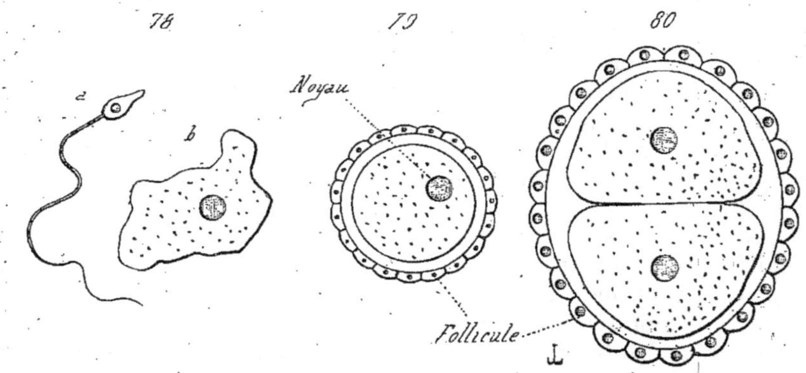

Fig. 78 à 80. — ÉLÉMENTS SEXUELS DES SPONGIAIRES (*demi-diagrammes*; d'après C. Keller, sur la *Chalinula fertilis*). — En 78 *a*, spermatozoïde; en 78 *b*, jeune ovule. — En 79, ovule entouré de son follicule. — En 80, ovule fécondé et divisé en deux blastomères, dans la cavité folliculaire.

Protozoaires sarcodaires, et servant, de même, à déplacer l'élément dans la substance fondamentale du mésoderme. Au moment où doit arriver la maturité sexuelle, certaines de ces cellules rétractent leurs expansions, et s'arrondissent; elles sont ainsi transformées en spermoblastes, et là se bornent tous les phénomènes de cette transformation. Puis chaque spermoblaste se modifie en un spermatogemme à nombreux éléments; souvent, les spermatogemmes sont entourés par quelques cellules mésodermiques, assemblées en une mince enveloppe, comparable à un follicule ovulaire. Les cellules du spermatogemme se convertissent ensuite en spermatozoïdes. Ces derniers sont, chez les Spongiaires, constitués par une tête ovoïde, que suit une longue queue très fine.

L'évolution des ovoblastes rappelle de très près celle des spermoblastes, du moins dans le début, car ces éléments sont produits de la même façon par les cellules mésodermiques. Celles qui, parmi ces dernières, vont devenir des ovules, rétractent leurs prolongements pseudopodiques, puis augmentent de dimensions. Les pseudopodes n'ont pas entièrement disparu durant la première période de l'accroissement; ils persistent pendant un certain temps, et déplacent les jeunes éléments femelles dans les tissus de l'Éponge. Ensuite, ces éléments s'arrondissent en grandissant toujours, et se transforment en ovocytes.

Les ovules mûrs ont un diamètre cinq à six fois plus grand, en moyenne, que les cellules mésodermiques ordinaires; ils sont plongés dans la substance fondamentale du feuillet moyen, et entourés par un follicule, que divers auteurs désignent à tort sous le nom de *chorion*. Ce follicule est constitué par une couche unique d'éléments aplatis, et comparables à des cellules endothéliales; il paraît être engendré par les éléments mésodermiques voisins, qui s'appliquent contre la membrane vitelline de l'ovule. Pourtant, dans certains cas, l'ovoblaste se divise, suivant les procédés habituels, en deux éléments, dont le plus gros devient l'ovule définitif, et dont le plus petit produit les cellules folliculaires. Ainsi constitué, l'ovocyte attend sur place les spermatozoïdes qui doivent le féconder; mais, auparavant, il émet deux cellules polaires, situées, après leur séparation complète du vitellus, entre le vitellus et son follicule. La présence des cellules polaires, dans les œufs des Éponges, avait été longtemps contestée; ces éléments ont été trouvés récemment par Magdeburg, chez les *Plakina*, et tout porte à croire qu'il en est de même pour les autres Spongiaires.

L'élément femelle est donc parvenu à maturité, et l'ovocyte se trouve transformé en ovule. Le follicule se sépare de lui par places, et laisse, entre ses propres cellules et la membrane vitelline, une cavité souvent assez vaste. — La fécondation se produit alors, et les premières phases du développement s'effectuent dans cet espace, que limite le follicule.

II. **Segmentation et feuillets blastodermiques en général.** — Les phénomènes de la segmentation, et de la genèse des feuillets blastodermiques, ne se ressemblent pas chez les Éponges; ils varient suivant la quantité du vitellus nutritif contenu dans le plasma ovulaire, et se modifient en conséquence. Sous ce rapport, les Calcisponges et les Fibrosponges présentent deux séries parallèles, allant des développements les plus simples jusqu'à des types embryonnaires fort condensés. Le caractère principal de l'abréviation porte ici sur la genèse, de plus en plus hâtive, des endocytes. — Les développements dilatés montrent, à leur début, une blastule normale, munie d'une ample cavité blastocœlienne; le blastoderme produit, sur sa périphérie entière, ou seulement en une région donnée, des endocytes qui, en se multipliant eux-mêmes, remplissent le blastocœle, et produisent ensuite le protendoderme. C'est là le procédé le plus simple. Les modes plus condensés présentent encore une phase blastulaire ; mais le blastocœle est étroit, et, dès la formation de la blastule, les cellules, qui doivent donner naissance aux endocytes, diffèrent des autres par leur aspect. Enfin, dans le type le plus complexe du développement abrégé, il n'existe point d'état blastulaire, et les endocytes se distinguent des autres blastomères, dès la phase morulaire.

L'évolution de l'*Halisarca lobularis* (Myxosponges), et celle de diverses Éponges calcaires, n'appartiennent en rien à ces deux séries. Elles montrent parfois un état blastulaire, semblable à celui des développements abrégés ; mais les endocytes sont peu nombreux, et produisent le mésoderme seul, tandis que l'endoderme dérive, comme l'ectoderme, d'une partie de la couche blastodermique. Ce développement est considéré par les auteurs comme répondant à une gastrulation.

III. **Calcisponges.** — *A*. — Plusieurs espèces du genre *Ascetta* (*A.* *primordialis*, *A.* *blanca*) possèdent, d'après les recherches effectuées par O. Schmidt et par E. Metschnikoff, un développement dilaté. La segmentation, peu connue, paraît ressembler à celle des autres Calcisponges, et détermine la production d'une blastule, avec ample cavité blastocœlienne. Les éléments blastodermiques ne sont point semblables ; la blastule ayant une forme ovalaire, l'un des pôles du blastoderme est formé de cellules cylindriques assez longues, l'autre de cellules plus petites, et contenant des granulations en assez grand nombre ; ces éléments, quel que soit leur aspect, sont munis de cils vibratiles. Puis, les petites cellules accentuent leur aspect granuleux, perdent leurs cils, et engendrent des endocytes, qui tombent dans la cavité blastocœlienne, où ils se multiplient. Les éléments issus de cette multiplication appartiennent à deux types : les uns sont gros, et renferment de nombreuses granulations ; les autres sont plus petits, munis d'expansions pseudopodiques, et de teinte plus claire. Les premiers se groupent de préférence dans la partie centrale du blastocœle, les seconds s'interposent à ceux-ci et au blastoderme périphérique.

La blastule s'est ainsi transformée en une blastoplanule, constituée par une couche blastodermique externe, et un amas endocytaire central. La première devient l'ectoderme ; la seconde représente le protendoderme, qui doit se scinder en mésoderme et endoderme.—Au moment où ces phénomènes viennent de s'achever, la jeune larve se dégage des tissus maternels, et se met en liberté ; elle nage d'abord, au moyen des cils vibratiles portés par les longues cellules de son blastoderme ; puis ces appendices tombent, et la blastoplanule se fixe à un support. Une cavité se creuse au milieu du protendoderme ; elle est entourée par les grosses cellules granuleuses et centrales, qui constituent ainsi l'endoderme. Les éléments blastodermiques perdent leur forme cylindrique, pour devenir cubiques d'abord, aplatis ensuite, et donnent l'ectoderme de la larve. Enfin, les endocytes à protoplasme clair, qui sont situés entre l'endoderme et l'ectoderme, conservent leurs expansions pseudopodiques, sécrètent de la substance conjonctive fondamentale, et se transforment par là en cellules mésodermiques.

Les *Ascetta* se développent donc, sans aucune contestation possible, suivant le mode endocytaire, et ne présentent jamais de véritable état gastrulaire; leur blastule se modifie en une blastoplanule, par le remplissage du blastocœle au moyen d'endocytes, et le mésoderme avec l'endoderme dérivent de ces éléments. Ce procédé est souvent désigné, par les auteurs allemands, sous le nom de *type parenchymulaire*, à cause du terme *Parenchymula*, créé par Metschnikoff, et employé par lui pour désigner les blastoplanules.

Il n'en est pas ainsi chez divers autres Calcisponges, notamment chez les *Ascandra*, et surtout les *Sycandra*. L'embryogénie de ces dernières est telle, que la larve paraît subir une vraie phase gastrulaire. Ce deuxième mode est le type *Amphiblastulaire* des auteurs, la blastule des *Sycandra* ayant reçu le nom d'*Amphiblastula*.

B. — Parmi, les Calcisponges, dont le développement appartient à ce second mode, les *Sycandra raphanus* ont été le mieux étudiées jusqu'ici ; les observations sur ce sujet sont dues à F. E. Schulze. — L'ovule fécondé se partage en deux, puis en quatre, et enfin en huit blastomères égaux; ces derniers, au lieu d'être groupés en une masse arrondie, sont placés les uns à côté des autres sur un même plan, leur forme étant à peu près celle d'un cône ; ils convergent tous vers un même point central, mais n'y parviennent point, car leur extrémité tournée de ce côté est arrondie. L'œuf, ainsi divisé en segments, offre dans son ensemble l'aspect d'un disque, constitué par huit cellules placées côte à côte. La division des blastomères s'effectue ensuite, de manière que chacun d'eux soit partagé en deux masses, l'une supérieure, et l'autre inférieure ; les seize nouveaux segments sont donc groupés en deux couches, chacune d'elles étant représentée par huit cellules. Une cavité prend naissance au milieu de l'amas des blastomères, et, en grandissant, fait perdre à l'ovule son aspect de disque, pour lui donner celui d'une sphère; cette cavité est le blastocœle. De nouvelles divisions s'effectuent, la cavité blastocœlienne restant relativement étroite ; le nombre des blastomères augmente de plus en plus. Mais, durant ces phénomènes, des différences d'aspect se manifestent entre les divers éléments ; certains d'entre eux, rassemblés à l'une des extrémités du jeune embryon, sont arrondis, et contiennent des granulations nombreuses; les autres, en quantité plus grande, deviennent cylindriques, et renferment un protoplasme presque hyalin.

Le début de la phase blastulaire est atteint; dès ce moment, les cellules du blastoderme sont divisées en deux groupes différents, l'un formé d'éléments granuleux, et l'autre d'éléments à plasma presque homogène. La larve, toujours renfermée dans les tissus mésodermiques maternels, s'aplatit surtout dans la région à cellules granuleuses ; l'ensemble de ces dernières paraît même s'invaginer quelque peu dans la cavité blastocœlienne. — Ces phénomènes sont dépourvus de toute signification ; ils proviennent sans doute de la pression exercée, par le mésoderme environnant, sur la larve entière, car cette dernière est devenue trop grande pour la cavité habitée par l'ovule dont elle dérive ; cette pression produit surtout son effet sur les éléments granuleux, dont la cohérence est moindre à cause de leur forme arrondie. C'est là l'état désigné, par F. E. Schulze, sous le nom de *pseudogastrula*; l'invagination du blastoderme granuleux n'ayant ici aucune importance (**1**^{re} **forme blastulaire**).

La larve tend alors à devenir libre ; trop grande pour l'espace qui la contient, elle refoule les tissus voisins jusqu'à la paroi d'un canal, qu'elle brise pour tomber dans sa cavité. Saisie par les courants d'eau qui traversent le conduit, elle est emportée dans le système des canalicules de l'Eponge maternelle, et finalement rejetée au dehors par un oscule.

Dès la mise en liberté, les éléments blastodermiques, à protoplasme hyalin et contours cylindriques, se munissent de cils vibratiles, qui permettent à la larve de se déplacer ; d'autre part, l'ensemble des cellules granuleuses, cessant d'être comprimé par les tissus maternels, se refoule à l'extérieur en une forte saillie. L'embryon libre présente alors un aspect ovalaire, et semble divisé en deux parties, en deux hémiovales superposés : l'un, constitué par les cellules cylindriques munies de cils vibratiles, et l'autre par les cellules granuleuses dépourvues de cils. Ces deux moitiés composent le blastoderme, et forment une couche continue, autour d'une cavité centrale, qui est le blastocœle. Cette phase blastulaire définitive (**2**^e **forme blastulaire**) a reçu le nom d'*Amphiblastula*.

La blastule, ainsi faite, nage pendant quelque temps, grâce à ses cils vibratiles, et garde le même aspect. Puis elle se raccourcit suivant son grand axe ; alors que le petit axe s'accroît, de façon à acquérir des dimensions supérieures à celles du premier ; la larve s'aplatit donc, et surtout dans la partie constituée par les longues cellules ciliées. L'autre moitié du blastoderme, formée par les éléments granuleux, reste bombée et convexe ; mais la première se déprime, devient plane, puis pénètre dans la cavité blastocœlienne. Cette invagination continue à s'effectuer, jusqu'à ce que la couche des cellules ciliées soit devenue interne, et logée dans le blastocœle. La cavité, limitée par cette couche, communique avec le dehors par un large orifice, qui est l'ouverture de l'invagi-

---

Fig. 81 à 84. — Développement des feuillets blastodermiques d'un calcisponge, la *Sycandra raphanus* (*coupes diagrammatiques*). — En 81, première forme blastulaire (*pseudo-gastrula* des auteurs), encore contenue dans les tissus maternels ; l'un des pôles du blastoderme est composé de cellules claires, l'autre de cellules granuleuses et foncées. —

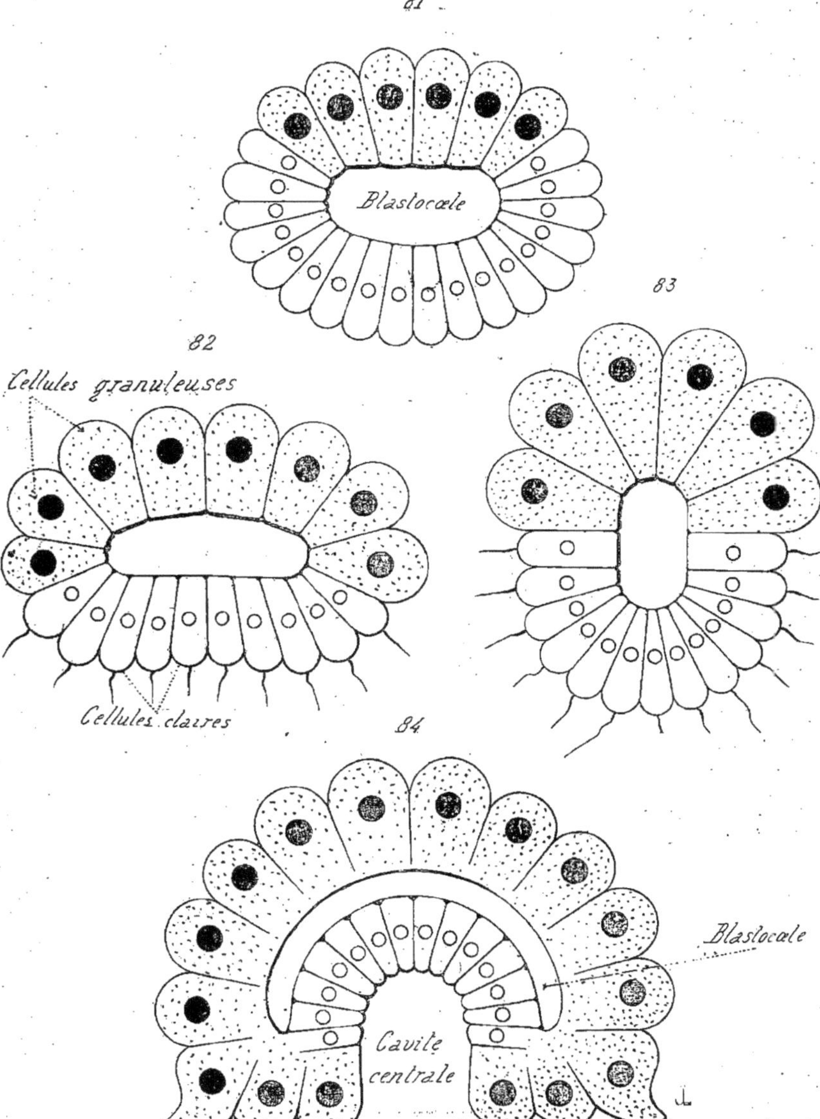

En 83, seconde forme blastulaire (*amphiblastula* des auteurs), correspondant à une vie libre. — En 82 (il y a eu interversion dans le numérotage sérié des figures), début de l'aplatissement et de l'incurvation de la larve. — En 84, achèvement de l'incurvation et fixation de la larve par ses bords. (D'après les recherches faites par F. E. Schulze).

La suite de ce développement est donné d'après une Myxosponge, l'*Oscarella lobularis* dans les figures 90 et 92.

nation. La larve se fixe par les bords de cet orifice. Entre temps, les cellules granuleuses produisent des endocytes, qui parviennent dans le blastocœle, et donnent naissance au mésoderme.

La larve présente alors l'aspect d'une demi-sphère creuse. Sa paroi est constituée par trois couches, ainsi disposées, en allant de dehors en dedans : l'assise des cellules granuleuses, l'amas endocytaire, et l'assise des cellules ciliées ; cette dernière limite immédiatement la cavité centrale. Les éléments, placés sur le bord même de l'ouverture, appartiennent à l'assise granuleuse, et ce sont eux qui déterminent la fixation de la larve, en émettant des expansions pseudopodiques ; quant aux cellules de l'assise interne, elles conservent leur forme cylindrique, mais perdent leurs cils vibratiles. De plus, l'orifice de la larve, encore présent au moment où se produit la fixation, se ferme peu à peu, car les éléments granuleux à pseudopodes le resserrent de plus en plus ; il finit par disparaître complètement.

L'embryon est ainsi converti, de suite après sa fixation, en une vésicule creuse, puisque sa cavité interne ne communique plus avec le dehors. Autant qu'il est permis d'en juger, d'après les recherches effectuées par F. E. Schulze et par E. Metschnikoff, la triple paroi de cette vésicule produit, de la façon suivante, les trois feuillets définitifs : l'assise externe des cellules granuleuses devient l'ectoderme ; l'assise interne des longues cellules constitue l'endoderme ; et enfin les endocytes intermédiaires donnent le mésoderme.

C. — Ce procédé est en opposition flagrante avec le mode observé chez les *Ascetta*. Dans ce dernier cas, l'amas endocytaire engendre le mésoderme avec l'endoderme, et la cavité interne se creuse au sein de cet amas. Par contre, chez les *Sycandra*, les endocytes donnent naissance au mésoderme seul ; l'endoderme dérive d'une portion du blastoderme, qui s'est invaginée dans le blastocœle, et l'enteron provient directement de la cavité d'invagination. Celle-ci communique donc avec l'extérieur, au moment de son apparition, tandis que sa correspondante des *Ascetta* commence par être close. Des dissemblances pareilles existent aussi parmi les Fibrosponges ; la plupart de ces dernières présentent un développement blasto-planulaire bien net, les endocytes produisant à la fois le mésoderme et l'endoderme ; par contre, l'*Halisarca lobularis* subit une évolution embryonnaire, comparable à celle des *Sycandra*.

La plupart des auteurs considèrent la larve à blastoderme invaginé, des *Sycandra* et des *Halisarca*, comme une gastrule ; et il est bien certain que le mode de formation de l'endoderme, et de la cavité limitée par ce feuillet, ressemble beaucoup à celui offert par les gastrules véritables. Dans les deux cas, une partie du blastoderme se déprime, s'enveloppe de l'autre partie, devient interne par rapport à cette dernière, et donne ainsi l'endoderme. Seulement le procédé mis en œuvre n'est plus le même. — Dans les gastrules des Spongiaires, l'invagination ne débute pas par une petite dépression, qui augmente de dimensions dans tous les sens; mais par une sorte d'aplatissement de la larve, qui rend progressivement une moitié du blastoderme interne, par rapport à l'autre; en outre, cette invagination ne se manifeste pas de suite après la phase blastulaire, mais bien après une série de modifications particulières, portant sur l'aspect offert par les éléments blastodermiques, et sur la durée assez longue du deuxième état blastulaire. La forme gastrulaire est tardive chez les jeunes Éponges; et, lorsqu'elle existe, elle se produit par un procédé comparable à celui des gastrules engendrées par incurvation.

En admettant qu'il s'agisse ici de larves gastrulaires, ces larves diffèrent beaucoup de leurs similaires des autres animaux. Les dissemblances ne portent pas seulement sur les procédés génétiques, mais aussi sur la structure générale.

Les animaux, pourvus de véritables gastrules dans leur développement, sont les Scyphozoaires et les Cœlomates; chez ces derniers, le feuillet interne de la gastrule est de valeur double, car il donne naissance à l'endoderme définitif, et au mésoderme; chez les premiers, le même feuillet est simple, car les tissus mésodermiques proviennent de l'ectoderme, ce dernier ayant alors un double développement. Ces deux modes ne se retrouvent point dans les larves gastrulaires des Éponges; l'endoderme et l'ectoderme sont simples tous les deux, et le mésoderme tout entier provient des endocytes engendrés, par le blastoderme, avant que la phase gastrulaire ne fasse son apparition.

Si donc les embryons des *Sycandra* et des *Halisarca* doivent être considérés comme des gastrules, à un moment donné de leur existence, il faut reconnaître que ces embryons diffèrent de leurs correspondants des autres animaux, par leur procédé de formation, et par l'origine des feuillets. Mais rien ne prouve encore qu'il s'agisse ici d'un état gastrulaire, étant donnée l'opposition établie entre cet état, et celui offert par la grande majorité des Spongiaires. D'ordinaire, chez la plupart de ces derniers, l'endoderme et le mésoderme sont produits en même temps par la masse des endocytes; cette dernière est engendrée par le blastoderme, et remplit la cavité blastocœlienne; l'évolution de ces Éponges est une cytulation, ou, pour employer le langage de Metschnikoff et de divers auteurs, un développement avec larve *parenchymula*. Il est donc étonnant de rencontrer, chez quelques autres Spongiaires, un procédé bien différent, une gastrulation; car d'habitude, les autres embranchements des Métazoaires présentent, dans leurs embryogénies dilatées, ou bien une évolution gastrulaire, ou bien une évolution cytulaire, et non les deux à la fois.

Cette contradiction mérite d'être examinée de plus près, car l'organisme adulte des Spongiaires présente une telle uniformité de structure, qu'il serait remarquable de trouver des différences aussi grandes dans l'origine première des feuillets.

IV. **Fibrosponges.** — *A*. Le mode le plus simple du développement est celui de la plupart des Myxosponges ; l'évolution comporte successivement les trois phases : morulaire, blastulaire, et blastoplanulaire, toutes trois offrant leurs particularités caractéristiques. — L'ovule fécondé se divise en segments, et se transforme en une morule compacte. Puis une cavité se creuse au sein de l'amas des blastomères ; c'est le blastocœle, qui apparaît, grandit, et change l'embryon en une blastule. La jeune Éponge est alors mise en liberté ; ayant la structure blastulaire typique, elle est constituée par un blastoderme, qui entoure une cavité blastocœlienne assez ample ; les éléments blastodermiques sont cylindriques, et tous semblables, en ce qn'ils sont tous munis de cils vibratiles. A peine est-il permis de signaler quelques différences entre plusieurs d'entre eux ; les uns, rassemblés vers l'une des extrémités de l'embryon, étant un peu plus longs et moins granuleux que les autres. La larve est ovalaire ; elle nage pendant quelque temps à l'aide de ses cils. Durant cette vie libre, les cellules du blastoderme produisent des endocytes, qui parviennent dans la cavité blastocœlienne, et s'y accumulent en se multipliant. Les endocytes émettent de courtes expansions pseudopodiques, qui s'anastomosent les unes avec les autres ; ils méritent ainsi le nom de *cellules en rosette*, donné par Metschnikoff.

Ce développement offre, sous une forme très simple et comme schématique, la série des phases qui caractérisent une évolution cytulaire typique. Il n'en est pas de même pour les *Halisarca (Oscarella) lobularis*, d'après les observations effectuées par Sollas et par Heider. Le blastoderme de la blastule, chez les représentants de cette espèce, produit un nombre restreint d'endocytes ; la larve blastulaire s'aplatit, et passe à l'état de disque, qui s'incurve en rendant l'une de ses faces convexe, et l'autre concave. Les bords de la première se replient, et constituent un bourrelet circulaire, entourant l'ouverture de la dépression limitée par la face concave ; la larve se fixe par ce bourrelet. Puis ces bords se rapprochent l'un de l'autre, la dépression ne cessant pas d'exister, et devenant même plus profonde ; finalement ils se soudent, et la dépression se trouve ainsi transformée en une cavité close. Celle-ci est la cavité interne primitive ; les éléments blastodermiques, qui limitaient la face concave, produisent l'endoderme ; ceux de la face convexe engendrent l'ectoderme ; et les endocytes, intercalés à ces deux feuillets, donnent naissance au mésoderme.

Cette évolution larvaire est semblable, de tous points, à celle des Calcisponges du genre *Sycandra* ; dans les deux cas, l'endoderme ne dérive point de l'amas endocytaire, mais bien d'une partie invaginée du blastoderme ; la cavité interne ne se creuse pas dans l'amas blastocytaire, mais doit être considérée, si les observations faites par Sollas et Heider sont exactes, comme la persistance directe de la cavité de l'invagination. Les *Oscarella lobularis* montreraient donc, contrairement aux autres Fibrosponges, une phase gastrulaire, présentant des particularités

identiques à celles offertes par l'état correspondant des Sycandra. Les
considérations, exposées plus haut, lui sont également applicables.

B. — La plupart des Fibrosponges lithidées subissent un développement un peu plus abrégé que celui des Myxosponges; l'abréviation porte
sur l'origine des endocytes. Ces derniers sont, chez les Myxosponges,
engendrés durant la phase blastulaire, et produits par le blastoderme
presque entier; il est impossible de reconnaître, parmi les éléments qui
constituent la jeune blastule, ceux qui donnent naissance à des endocytes de ceux qui n'en forment point. Les faits sont plus avancés chez
les Fibrosponges lithidées; dès le début de la phase blastulaire, et par
suite dès la fin de l'état morulaire, certains blastomères, seuls chargés
de fournir à la genèse des endocytes, diffèrent des autres par leur aspec,
granuleux. Ils se rassemblent ensuite, à mesure que la blastule grandit,
en un groupe situé vers l'une des extrémités de la larve; et les éléments,
engendrés par eux, tombent dans la cavité blastocœlienne. L'abréviation du développement a donc amené deux choses : d'abord, la localisation de la genèse endocytaire dans quelques cellules du blastoderme; et
ensuite, la différenciation hâtive de ces dernières, dès la fin de l'état
morulaire, ou le commencement de la phase blastulaire.

L'évolution des feuillets n'a pas été suivie chez toutes les Fibrosponges, appartenant à ce deuxième type embryonnaire; les nombreuses
recherches effectuées ont porté, de préférence, sur la forme extérieure
des larves. L'origine des feuillets a été pourtant étudiée par C. Keller, sur
les embryons de la *Chalinula fertilis;* et, étant donnée la ressemblance
des larves de cette espèce avec celles des autres Fibrosponges, il est permis d'admettre qu'il en est de même pour la majorité de ces dernières.

L'ovule fécondé se divise en deux blastomères presque égaux; l'un
d'eux est cependant quelque peu plus petit que son congénère. Malgré
cette différence primordiale, la segmentation reste égale, et détermine
la formation d'une morule compacte, constituée par deux sortes de blastomères. Les éléments de l'ovule segmenté, semblables les uns aux autres
par leur taille, sont groupés en une couche périphérique, placée autour
d'assises centrales. Les cellules internes renferment de nombreuses granulations, et offrent, pour cette cause, une teinte assez foncée; certains
des éléments périphériques, placés les uns à côté des autres, et groupés vers l'une des extrémités de la morule, ressemblent en cela aux
cellules internes; par contre, les autres blastomères périphériques, contiennent un protoplasme clair, et pauvre en granules. Donc, si les segments morulaires sont presque identiques par leur aspect et par leur
taille, ils diffèrent par la structure de leur vitellus; certains d'entre eux,
occupant un des pôles de l'embryon, et formant toute la masse centrale,
sont granuleux; les autres restent clairs et hyalins, ou peu s'en faut. Il
s'est donc produit ici, dès la fin de la phase morulaire, une différenciation des éléments de l'œuf, semblable à celle des jeunes embryons de

Sycandra; et il faut distinguer également entre des cellules granuleuses et des cellules claires.

L'état blastulaire commence ensuite à se manifester. Les cellules granuleuses, et centrales, s'écartent par place des blastomères clairs de la périphérie; elles laissent entre elles et ces derniers une cavité, qui est le

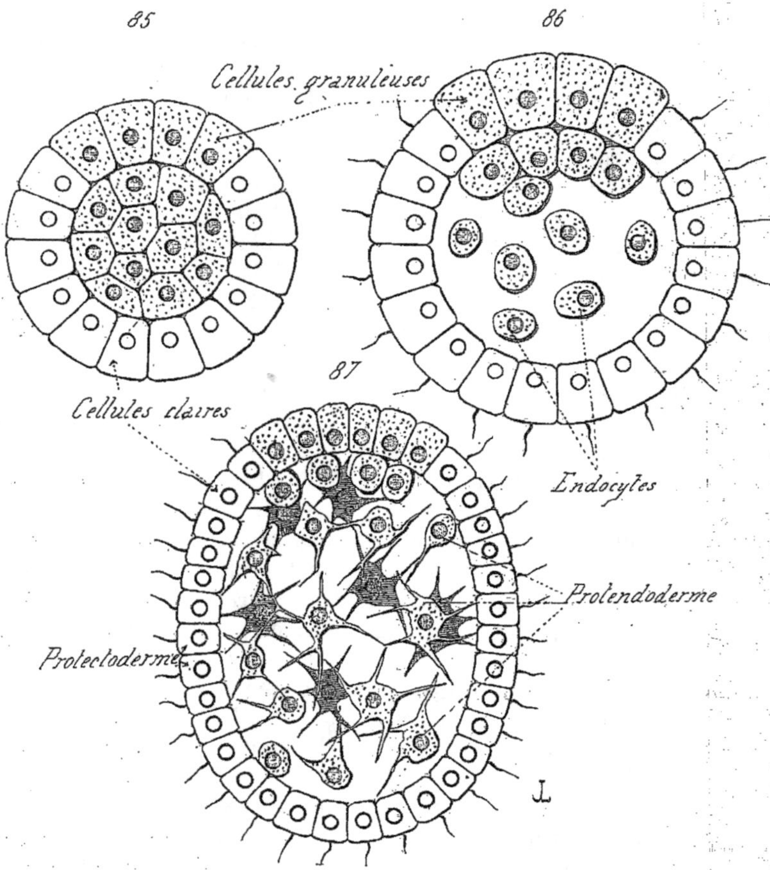

Fig. 85 à 87. — Développement cytulaire des feuillets embryonnaires des Éponges (*coupes demi-diagrammatiques*). — En 85, phase morulaire. — En 86, début de la blastoplanule; genèse des endocytes par les cellules granuleuses. — En 87, blastoplanule parvenue à sa période d'état; la cavité blastocœlienne est comblée par des endocytes. (D'après les recherches faites par C. Keller sur la *Chalinula fertilis*).

blastocœle naissant. Cette cavité grandit, augmente dans de fortes proportions, tout en restant placée entre la couche périphérique claire, et l'amas des éléments granuleux. La blastule à demi-ébauchée, d'aspect ovalaire, est donc constituée par une couche blastodermique, formée d'éléments appartenant à deux types. La plus grande partie du blastoderme consiste en une assise simple de cellules, dérivant des blastomères à protoplasme clair; l'autre portion, placée à l'un des pôles de l'embryon, est représentée par un amas de cellules granuleuses, disposées sur plusieurs couches superposées, et dont l'ensemble s'avance dans la cavité blastocœlienne. Ces éléments produisent des endocytes, qui tombent dans le blastocœle, et s'y multiplient.

La larve devient libre vers cette époque. Les éléments blastodermiques de couleur claire se couvrent de fouets vibratiles, courts d'abord, plus longs ensuite; grâce à leurs mouvements, le jeune embryon se fraie un passage à travers les tissus maternels, gagne les canaux qui parcourent l'Éponge, et, entraîné par les courants d'eau, parvient à l'extérieur. Il nage pendant un certain temps, avant de se fixer, et grandit durant cette période. Son allure finale est acquise, lorsqu'il parvient à la phase blastoplanulaire, à l'état de *parenchymula;* d'aspect ovalaire, il offre une paroi limitant une cavité centrale. Cette dernière est occupée par les endocytes, dont plusieurs commencent à produire des spicules.

La plupart des Fibrosponges, du moins de celles dont l'embryogénie a été étudiée, présentent une phase larvaire libre, semblable à celle des *Chalinula;* celle-ci correspond à un état blastoplanulaire, avec blastoderme divisé en deux zones, et blastocœle rempli d'endocytes; l'une des régions blastodermiques, de beaucoup plus grande que l'autre, est constituée par des cellules vibratiles et claires, la seconde étant représentée par un groupe d'éléments granuleux. Les différences, entre les diverses formes larvaires, portent sur l'étendue variable de la région granuleuse, et sur le nombre et la disposition des endocytes. Les éléments de la portion granuleuse sont souvent colorés en rouge, ou en bleu, par des corpuscules pigmentaires.

C. — Le développement des feuillets de *Chalinula* présente, par rapport à celui des Myxosponges, une abréviation très accusée; les éléments générateurs des endocytes font leur apparition dès l'état morulaire, et n'attendent point la phase blastulaire pour prendre naissance. Il existe cependant un état blastulaire très net, effectuant un passage de la morule à la blastoplanule. L'abréviation est plus grande encore chez les *Spongilla* (*Ephydatia*) *fluviatilis;* il n'existe point de blastule, et la phase blastoplanulaire succède immédiatement à la phase morulaire.

L'œuf, en se segmentant, produit une seule morule, composée d'un plus grand nombre de blastomères que celle des autres Fibrosponges. Puis, lorsque la quantité des blastomères est assez grande, la morule se convertit de suite en blastoplanule.

Quelques éléments externes, rassemblés en une calotte hémisphérique, perdent la plupart des granulations qu'ils contenaient, et se disposent en une assise recouvrant la totalité des autres blastomères. Cette assise est l'homologue de la portion claire, et vibratile, du blastoderme des larves appartenant au second type de développement. L'ensemble des autres blastomères compose un amas compact, qui correspond à la région granuleuse des larves du second type, augmentée des endocytes. Ces dernières, chez les *Chalinula* et la plupart des Fibrosponges, sont engendrées peu à peu par la zone granuleuse. Il n'én est point ainsi chez les *Spongilla*; les endocytes et la zone granuleuse prennent, en même temps, naissance aux dépens des blastomères de l'ovule segmenté, et les premiers ne dérivent point de la seconde. — Tandis que, dans le deuxième mode, la morule produit la blastoplanule par une série de transformations successives, cette genèse est directe dans le troisième procédé.

Une cavité se creuse dans le corps de la larve, et occupe une situation excentrique; il est permis de l'homologuer à un blastocœle de venue tardive, et de dimensions restreintes. D'après les observations faites par Delage, et contrairement à celles de Ganin et de Maas, cette cavité disparaît dès la fixation de la larve, et n'engendre aucune portion des canaux internes.

Les feuillets ont ainsi effectué leur apparition, et possèdent la même origine que leurs correspondants des autres Fibrosponges; seulement, ils se sont formés sur place, et proviennent directement des blastomères morulaires, sans que leur évolution présente la série des phases blastulaires caractéristiques du premier et du second procédé.

<h3 style="text-align:center">§ 3. — Fixation des larves; développement des cavités internes.</h3>

I. **Généralités.** — *A*. La larve venant de se fixer, et les feuillets blastodermiques s'étant délimités, les canaux destinés à permettre la circulation de l'eau prennent naissance. Les observations, effectuées sur ce sujet, permettent de connaître, dans leurs grands traits, les procédés mis en œuvre.

Les Eponges sont, pour la plupart, des organismes coloniaux, appartenant à deux types. Le plus simple, et le moins fréquent, est caractérisé par ce fait, que les zooïdes de la colonie sont distincts les uns des autres par une assez grande partie de leur corps; ce type existe seulement chez quelques Calcisponges. Le second, de beaucoup le plus commun, est remarquable en ce que les zooïdes sont entièrement fusionnés; leur ensemble constitue une masse, qui parait être simple, et représente en réalité une colonie. — L'évolution des embryons diffère, suivant qu'ils appartiennent à l'un ou à l'autre de ces types. Dans le premier cas, la jeune larve grandit, produit dans son intérieur une seule cavité, creuse son système de canaux, et revêt les particularités propres à l'adulte; ensuite, elle émet, sur ses parois latérales, des petits bourgeons, qui s'accroissent, se développent, et se convertissent en nouveaux individus;

une colonie prend ainsi naissance. Des faits semblables se retrouvent
lorsque les jeunes Éponges ne bourgeonnent pas, et restent toujours
simples, ainsi qu'il en est chez un petit nombre de Calcisponges.

Les choses sont bien différentes dans le second type ; la larve grandit,
et une cavité se perce en sa masse ; des canaux, communiquant avec
l'extérieur, se forment ensuite. Mais, contrairement au premier cas, l'embryon s'accroît sans produire des bourgeons latéraux distincts ; il
augmente de dimensions en conservant son aspect entier ; et tous les
phénomènes ultérieurs se bornent à l'apparition de nouvelles cavités, sur
le trajet des divers canaux, cavités qui vont s'ouvrir au dehors par de
larges oscules. Il est permis, sans doute, de considérer ce procédé comme
un bourgeonnement ; seulement, les jeunes bourgeons restent confondus
avec l'organisme qui les engendre.

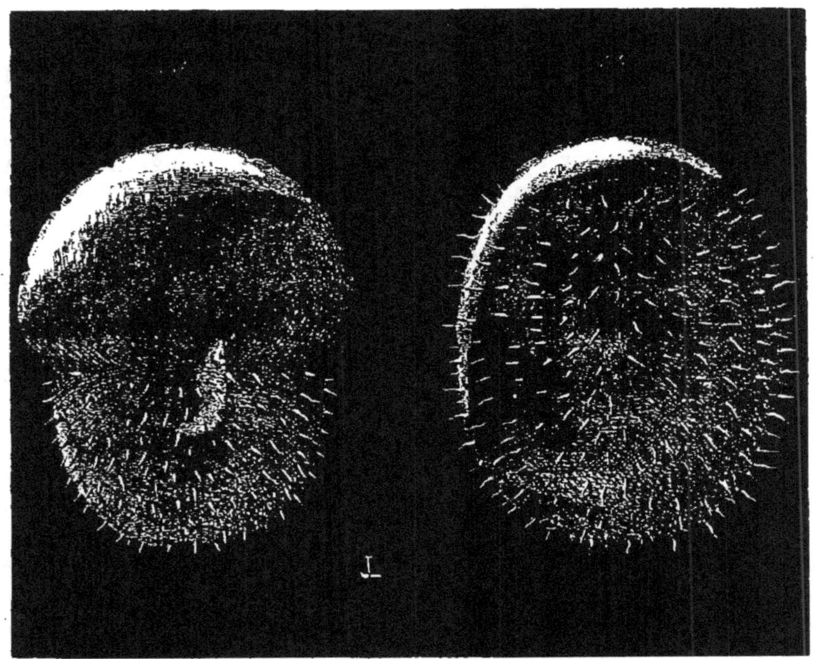

Fig. 88 et 89. — Larves libres des Éponges (*figures réelles, exprimant les contours extérieurs ;*
les cils vibratiles ont été dessinés un peu plus longs que nature, afin de les rendre mieux
appréciables). — En 88, larve dont un hémisphère seulement est vibratile ; comme le
sont celles des *Sycandra*, dans leur seconde forme blastulaire. — En 89, larve couverte
presque en entier de fouets vibratiles ; comme le sont celles de la plupart des Spongiaires.

B. — Les larves des Spongiaires, étant mises en liberté, nagent
pendant quelque temps dans l'eau qui les entoure ; c'est là une période,

dont la durée varie, à la fois, suivant les espèces, et suivant la nature
des conditions extérieures. Puis, elles se fixent à un corps étranger,
s'accolent à lui, et subissent des modifications importantes, qui les font
se convertir en adultes. Elles perdent leur forme régulière, presque
toujours ovale, et se changent en une masse mince, aux contours irréguliers, qui prend peu à peu l'aspect de l'organisme maternel; d'autre
part les cavités internes se creusent, et se délimitent dans l'intérieur de
leur corps, en acquérant d'une manière hâtive leur disposition complexe.

La fixation de la larve s'effectue de deux façons. La première n'a été
observée, jusqu'ici, que chez les *Sycandra* et les *Halisarca*, mentionnées
dans le précédent paragraphe; l'embryon s'incurve sur lui-même, et se
convertit en une vésicule, qui se fixe par les bords de la zone reployée.
Dans la seconde, de beaucoup la plus commune, aucune incurvation ne
se produit; la larve, ovalaire, s'attache à un support, s'aplatit, et se
transforme directement en une Eponge adulte. La première manière concorde, comme les notions exposées dans le § 2 permettent de le pressentir, avec l'évolution la plus dilatée; elle sera dite *développement
incurvé*, ou *à reploiement*. La seconde sera nommée, par opposition,
développement massif.

C. — Un fait intéressant est offert par divers Spongiaires. Si, peu
après la fixation des larves, plusieurs de ces dernières sont placées côte
à côte, et juxtaposées, elles se soudent les unes aux autres en une masse
unique, qui poursuit son évolution, comme si elle dérivait d'un seul et
même embryon. Une telle union, accompagnée de semblables conséquences, résulte évidemment de la grande simplicité organique de ces
êtres. Ces phénomènes ont été observés sur de jeunes *Sycandra* et
Clione; ils sont accidentels, et ne répondent point à une particularité
normale du développement.

II. Développement incurvé, ou à reploiement. — CALCI-
SPONGES. — Les *Sycandra* appartiennent à la famille des Syconides, dont
la plupart des représentants sont monozoïques, ou forment des colonies
constituées par un petit nombre d'individus distincts. Au moment où la
larve, dont les premières phases évolutives ont été précédemment exposées, vient de se fixer, elle a la forme d'une demi-sphère attachée à son
support par sa face plane; cette dernière correspond à la région munie
de l'orifice d'invagination. Cet orifice se rétrécit peu à peu, et se ferme
ensuite, car les cellules, qui le circonscrivaient, s'avancent progressivement pour le clore. L'intérieur de l'embryon est occupé par la cavité
de l'invagination, qui ne communique plus avec le dehors.

La larve, convertie en une vésicule close, s'allonge perpendiculairement à son support, et perd sa forme hémisphérique; elle prend l'aspect
d'un cylindre, d'abord surbaissé, ensuite long et étroit. La région fixée
conserve les mêmes dimensions, et reste toujours plane; la face opposée
cesse d'être bombée, et s'aplanit également; l'oscule, c'est-à-dire l'orifice

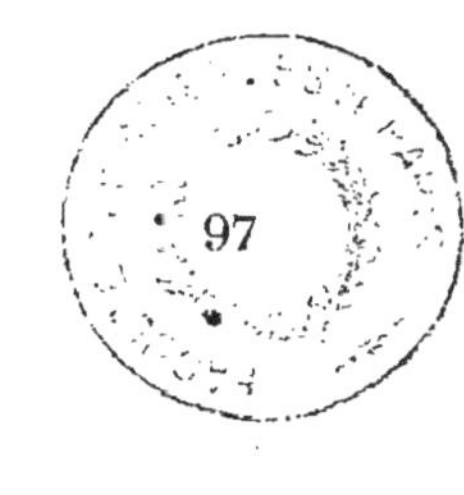

Fig. 90 à 92. — Phases du développement incurvé des Myxosponges (*coupe et perspective*). — En 90, fixation par ses bords de la larve incurvée; le support est représenté par une plaque noire. — En 91, phase de vésicule close, les bords s'étant unis et soudés. — En 92, genèse de l'oscule, et des premières corbeilles vibratiles. (D'après les recherches faites par Heider sur l'*Oscarella lobularis*.)

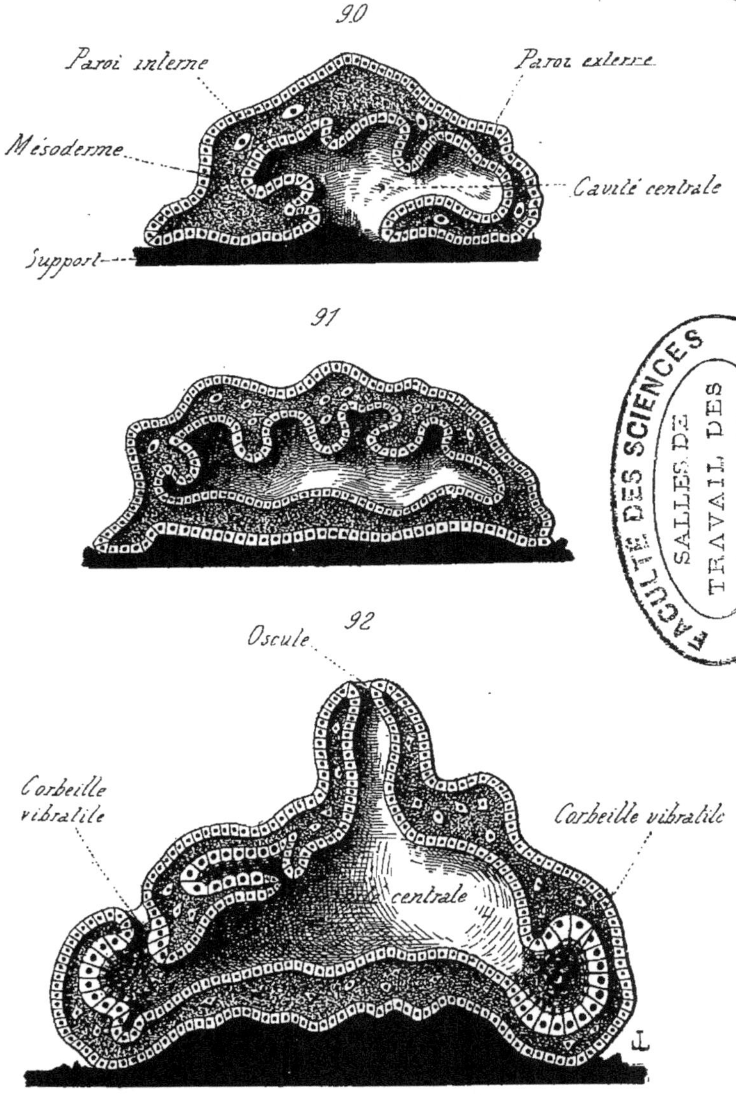

Ces phases suivent celles des figures 81 à 84. Elle servent de base à la notion exprimée, sous une forme diagrammatique, par les figures 93 à 97.

chargé de faire communiquer la cavité avec le dehors, se perce sur cette dernière. L'ouverture première de l'invagination ne persiste pas pour devenir l'oscule; celui-ci est une formation nouvelle, n'ayant aucun rapport avec la précédente, et prenant même naissance dans une région diamétralement opposée. Le procédé génétique de l'oscule n'est pas bien connu. Cet orifice apparaît, en premier lieu, au centre même de la face qui le porte, et conserve toujours sa situation centrale; il est entouré de bonne heure par des spicules calcaires, qui se disposent en un erclee, présentant rapidement l'aspect de la couronne spiculaire adulte.

Le jeune individu, parvenu à cette phase de son évolution embryonnaire, possède une paroi du corps, disposée autour d'une cavité centrale; celle-ci communique avec l'extérieur par un oscule, diamétralement opposé à la région de fixation. L'eau du dehors pénètre par cet orifice, et rentre librement dans la cavité. Les cellules, qui limitent cette dernière, sont privées de fouets vibratiles, puisque ces appendices se sont rétractés; mais, peu après la genèse de l'oscule, de nouveaux cils ne tardent pas à se montrer sur elles, avec leur collerette spéciale. Leurs mouvements déterminent des courants d'eau dans la chambre interne, et permettent ainsi au petit être, par le renouvellement incessant de cette eau, de respirer et de se nourrir.

L'organisation définitive est presque complète, car il ne reste plus qu'à produire les canaux, chargés de faire communiquer avec le dehors la cavité centrale. Les premiers de ces conduits se percent vers le milieu du corps, presque à égale distance de la face supérieure et de la face inférieure; ils dessinent en cette région une couronne transversale; plus tard, d'autres canaux se creusent sur le reste de l'individu. Leur mode exact de formation n'est pas encore élucidé, et prête à contestation.

Myxosponges. — *A*. La larve étant fixée, et les feuillets blastodermiques ébauchés, les premiers phénomènes ressemblent aux précédents. La cavité interne s'ouvre au dehors par un oscule, percé en une région diamétralement opposée à la partie fixée. Ensuite, des canaux, produits par des involutions ectodermiques, établissent de nouvelles communications entre la chambre centrale et l'extérieur. Les invaginations de l'ectoderme ne donnent pourtant pas naissance aux canaux entiers; la cavité émet des diverticules, qui vont à la rencontre de ces invaginations, et s'unissent à elles; l'extrémité distale de ces diverticules se renfle en une vésicule, qui se transforme bientôt en une corbeille vibratile. Il faut donc distinguer deux parties, dans chaque conduit : une première allant de l'extérieur à une corbeille vibratile; puis une seconde portion, représentée par la cavité vibratile, et par le canal allant de celle-ci à la cavité interne. A mesure que s'effectuent ces modifications, les tissus revêtent leur structure définitive.

La jeune Eponge est constituée par une paroi épaisse, percée de canaux et de corbeilles vibratiles, qui limite une cavité centrale; celle-ci communique avec le dehors par un oscule. Plusieurs des diverticules émis par cette dernière, tout en se transformant en corbeilles vibratiles, deviennent plus volumineux que les autres, et vont déboucher à l'extérieur par de larges ouvertures semblables à l'oscule. Ceux-ci sont comparables à des bourgeons, qui se développent pour devenir des zooïdes; mais ils ne se dégagent pas de l'épaisse paroi du corps de l'organisme maternel, et restent confondus avec elle. Les cavités de ces grands diverticules ont la même valeur que la première chambre interne; dans leur intérieur viennent déboucher de petits canaux, munis de corbeilles vibratiles sur leur trajet, et formés par le même procédé que les précédents.

B. — Cette évolution permet de comprendre le développement du lacis des conduits, chez la plupart des Fibrosponges; plusieurs cavités naissent en même temps, et produisent séparément leurs canaux et leur oscule. L'abréviation consiste en la disparition de la phase du bourgeonnement; les chambres de seconde formation ne proviennent point de l'espace primitif, à la manière de diverticules engendrés par lui, mais naissent à la fois au sein des tissus.

D'après les faits exposés, les corbeilles vibratiles des Spongiaires coloniaux n'auraient pas toutes la même importance; les unes sont mises en relation directe avec le dehors par des oscules; les autres peuvent être considérées comme arrêtées dans leur développement, et ne communiquent avec l'extérieur que par l'entremise des canaux inhalants. Il est permis cependant de les considérer comme des cavités de zooïdes, n'arrivant pas au même degré d'individualité que leurs homologues munies d'oscules. Cette différence d'évolution n'est pas très étonnante dans le cas particulier des Eponges; les zooïdes de la colonie, étant fusionnés les uns avec les autres, ont perdu leur indépendance, leur autonomie, et ne possèdent plus que le caractère de cavités distinctes, creusées dans la masse résultant de l'union de leurs parois. Ces cavités parviennent à des degrés variables de différenciation, suivant leur situation au sein de la masse générale. Celle-ci se comporte avec les milieux extérieurs comme un seul être, bien qu'elle soit multiple en réalité, et produite par l'assemblage de plusieurs individus.

Conclusion. — Comme le montre l'exposé qui précède, les données, relatives au développement incurvé des Eponges, ne sont pas encore bien nombreuses. On se base cependant sur elles, pour considérer la cavité interne des larves d'Eponges comme homologue de l'enteron des autres Métazoaires, et pour lui donner la valeur d'une cavité gastrique. On étend cette notion à tous les Spongiaires; dans l'ensemble, les corbeilles vibratiles sont prises pour des espaces gastriques, et la couche épithéliale, qui les limite, se trouve rapportée à un endoderme réel.

Un certain nombre de considérations, basées sur les observations

déjà signalées, et sur celles plus récentes dues à Delage, autorisent à
penser que cette opinion ne doit pas être acceptée toute entière. Les
embryons des *Sycandra* et des *Halisarca* ne subissent point une gastrulation véritable, c'est-à-dire semblable à celle présentée par les autres
animaux. Le mésoderme est déjà ébauché au moment où commence
l'involution gastrulaire, et cette dernière se produit par incurvation.
L'incurvation elle-même n'offre point les particularités que l'on trouve
ailleurs, car elle a plutôt les caractères d'un plissement irrégulier; surtout chez les *Halisarca*, dont l'embryon s'aplatit en un disque gaufré,
qui recourbe lentement ses bords au-dessous de lui, au lieu d'arriver
de suite et avec rapidité au but final. D'autre part, dans l'embryogénie
condensée des Fibrosponges, l'ectoderme paraît participer à la genèse
des parois qui circonscrivent les cavités internes. — Si l'on rapproche
ces faits les uns des autres, on en vient à penser que les feuillets blastodermiques sont peut-être délimités déjà, et ont acquis leurs caractères
propres, au moment où l'involution se manifeste; les cellules de l'embryon sont déjà groupées, de manière à constituer les deux feuillets primordiaux, le protectoderme et le protendoderme. Par suite, c'est le
protectoderme, placé à la surface du corps de l'embryon, qui entoure la
cavité invaginée, et c'est lui qui tapisse également les dérivés de cette
dernière, c'est-à-dire toutes les cavités internes de l'Eponge, et ses
canaux.

Si ces relations sont exactes, le développement et la signification de
l'organisme des Spongiaires devront être compris d'une toute autre façon
qu'on ne l'admet aujourd'hui. L'embryon produit ses deux feuillets
blastodermiques primordiaux, par le procédé cytulaire; lorsque cette
genèse est achevée, son corps est une blastoplanule compacte, constituée
par un protectoderme extérieur et un protendoderme intérieur. Contrairement à ce qu'il en est chez tous les autres Métazoaires, ces deux
feuillets restent simples, et ne se dédoublent jamais. La blastoplanule
s'aplatit, et se change en un disque, qui s'attache au sol; les bords du
disque se replient en dessous, de façon à laisser un espace libre entre
lui et le support; ces bords se rapprochent l'un de l'autre, et finalement
se soudent. L'espace vide est ainsi converti en une cavité close, qu'entourent de toutes parts les tissus embryonnaires; en outre, l'embryon
est transformé en une vésicule. — Étant donné ce développement, la
cavité centrale est limitée par le protectoderme, tout comme la surface
du corps, puisque l'embryon vésiculaire dérive d'un disque qui s'est
incurvé; le protectoderme est de ce fait divisé en deux parts, l'une extérieure et superficielle, l'autre intérieure. La première produit l'assise
nommée l'ectoderme par tous les auteurs; la seconde fournit l'épithélium
des canaux, et celui, si remarquable par ses cils à collerettes, qui tapisse
les corbeilles vibratiles. Ce dernier provient donc du protectoderme, et
n'est en rien l'homologue de l'endoderme des autres animaux. De son
côté, la cavité interne n'est pas un entéron réel, mais un appareil par-

ticulier, propre aux Spongiaires, dont on ne retrouve point ailleurs
l'équivalent; avec ses dérivés, elle constitue un réseau d'espaces et de

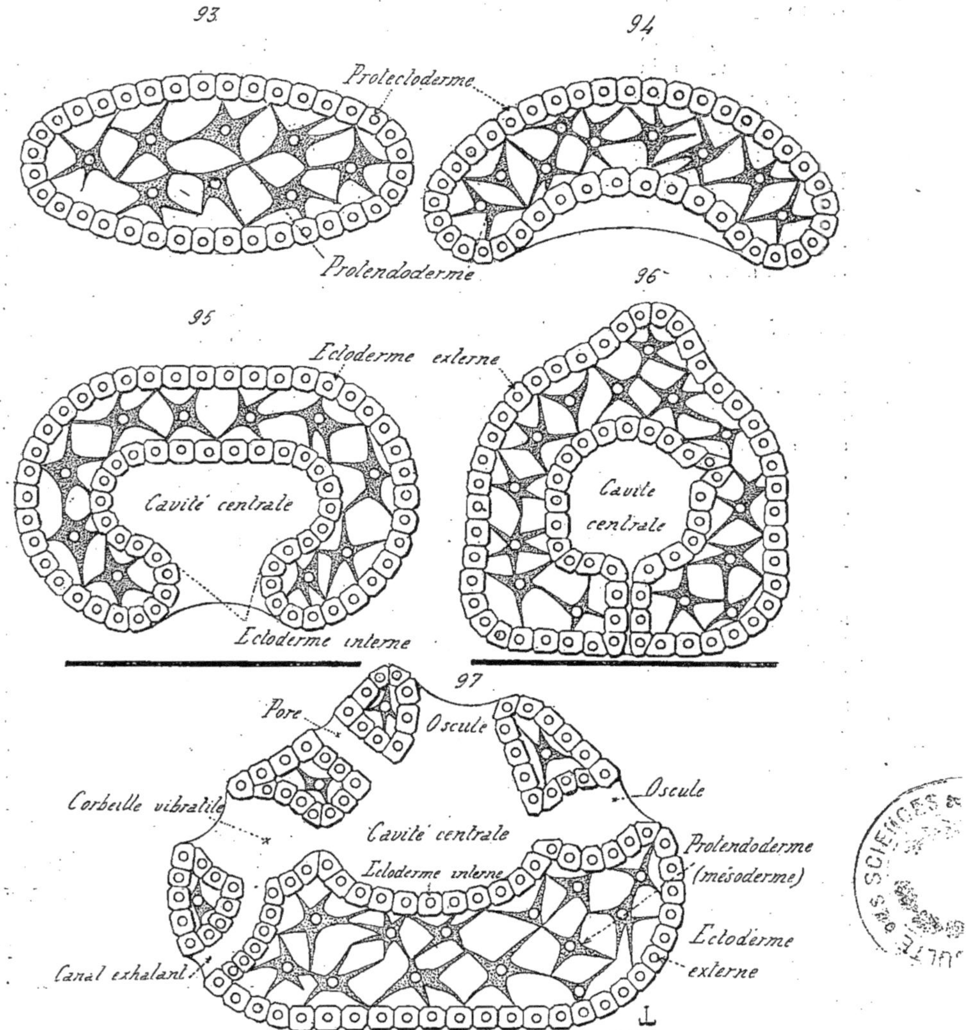

Fig. 93 à 97. — Organisatoin blastoplanulaire de l'économie des Éponges (*coupes diagrammatiques,* destinées à montrer les phases qui se succèdent, dans le cas des développements
dilatés). — En 93, blastoplanule ovalaire. — En 94, début de son incurvation. — En 95,
suite de l'incurvation. — En 96, fin de l'incurvation; le corps de l'embryon, tout en devenant une vésicule close, se fixe à un support, représenté par un trait noir. — En 97, état
d'un jeune individu, ayant dépassé la phase de vésicule close, et produisant son lacis de
cavités, avec ses premiers orifices. Cet état est nommé *Rhagon* par Sollas.

cavités, assimilables à des dépressions superficielles, qui s'enfoncent dans l'intérieur du corps, en se compliquant. Quant au protendoderme, il demeure simple, et produit l'assise nommée le mésoderme des Eponges ; il ne donne point l'endoderme comme son correspondant des autres Cœlentérés, ni le mésoderme et l'endoderme comme son similaire des Cœlomates, mais fournit seulement une assise intermédiaire, placée entre le protectoderme externe et le protectoderme interne, et qui mérite, par suite, le terme servant à la désigner.

En résumé, l'organisme des Spongiaires peut être ramené à une blastoplanule, qui s'aplatit, s'incurve en se fixant sur un support, et se change en vésicule close ; la cavité de cette vésicule s'ouvre ensuite au dehors ; elle émet, par un véritable bourgeonnement, des expansions qui débouchent également à l'extérieur, et prend un aspect complexe, variable suivant les types. Les deux feuillets primordiaux, qui constituent à eux seuls la blastoplanule, restent simples. Le protendoderme ne se creuse point d'une cavité comparable à l'entéron des autres animaux, et se convertit tout entier en mésoderme. Le protectoderme ne forme jamais qu'une seule assise cellulaire, l'ectoderme ; celui-ci, à la suite des changements subis par le corps dans son aspect, se trouve divisé en deux parts : l'*ectoderme externe*, qui occupe la surface de l'organisme ; et l'*ectoderme interne*, qui limite les cavités intérieures, avec les canaux allant vers l'extérieur. Cet ectoderme interne correspond à l'endoderme des auteurs.

Tout en se convertissant en une vésicule, l'embryon des Spongiaires se fixe à un support par les bords mêmes de la face incurvée ; c'est le rapprochement de ces bords qui effectue le changement du disque bombé, en une vésicule. La cavité interne ne tarde point, cependant, à s'ouvrir à l'extérieur, par un orifice percé dans la région opposée à la zone de fixation ; cette ouverture est le premier oscule. L'embryon, en cet état, est parvenu à la phase nommée *Rhagon* par Sollas ; ses parois se creusent de canaux, destinés à faire communiquer, en supplément de l'oscule, la cavité centrale avec le dehors. Le petit être est alors devenu un individu complet ; les choses en restent là pour les quelques Spongiaires monozoïques. Chez les autres, cet individu initial bourgeonne ; cette genèse de zooïdes étant parfois confuse, et parfois distincte, comme l'indiquent les considérations préliminaires de ce paragraphe.

L'ancienne opinion, exprimée par Hæckel, qui tend à faire considérer la cavité interne des Eponges comme un entéron, son oscule comme un entéropore, et son épithélium comme un endoderme, était déjà battue en brèche par les observations récentes. Cependant, la plupart des auteurs l'admettaient encore, en prenant les corbeilles vibratiles pour des chambres gastriques, et leurs cellules ciliées à collerette pour des éléments endodermiques. Il est probable que cette opinion entière ne doit plus être acceptée, et qu'il convient de se représenter l'organisme des Spongiaires suivant les données précédentes. Mais, et il est

nécessaire d'insister à cet égard, celles-ci s'appuient encore sur des faits
quelque peu incomplets. Pour les rendre définitives, il faut étudier la
structure, et le développement des Eponges calcaires en forme de lames,
pour voir si elles ne correspondent pas à des types très simples, à des
blastoplanules, qui se bornent à s'accroître dans tous les sens, sans
subir d'incurvation.

III. **Développement massif.** — *A*. Les notions précédentes sont
établies d'après les faits acquis sur les développements les plus dilatés :
sur ceux qui débutent par une phase blastulaire normale, à blastoderme
simple et composé d'une seule couche de cellules. Les remarquables
recherches, récemment faites par Delage, leur donnent un nouvel
appui.

Les études de cet auteur ont porté sur quatre espèces de Fibrosponges : la *Spongilla fluviatilis*, l'*Esperella sordida*, la *Reniera densa*,
et l'*Aplysilla sulfurea*. — Après une certaine période de liberté, les
larves de ces êtres, semblables, sous ce rapport, à celles de la plupart
des Spongiaires, se fixent à un corps étranger, s'appliquent sur lui, et
se développent ; elles produisent leurs cavités internes, et leurs canaux,
sans subir aucune invagination comparable à celle des *Sycandra*, ni à
celle des *Halisarca*. Cette particularité était déjà connue avant les observations effectuées par Delage ; seulement l'opposition entre ce fait, et
les phénomènes offerts par ces deux derniers genres, était si grande,
qu'il devenait difficile de conclure à son égard, et que la nécessité
s'imposait d'attendre des investigations plus précises, et mieux suivies.
Ces dernières ont été données par l'auteur précité ; elles autorisent à
rapporter, au moyen d'une condensation de l'évolution embryonnaire,
le développement massif, à celui plus dilaté des *Sycandra* et des *Halisarca*.

Les larves des quatre Spongiaires précédentes possèdent, au moment
de leur existence libre, une organisation complexe. Cette structure
existe aussi, sans nul doute et dans l'ensemble, à en juger d'après les
concordances générales de forme et d'évolution, chez toutes les larves
qui ne subissent point, dans leur embryologie, ce reploiement spécial,
rapporté à une gastrulation. — Le protectoderme se compose de
deux assises cellulaires : l'une, extérieure, consiste en éléments munis
de fouets vibratiles ; l'autre, intérieure, parfois intercalée à la précédente par places, est formée d'éléments non ciliés. La première est dite,
par Delage, l'*assise des cellules flagellifères* ou *ciliées*, et la seconde l'*assise épidermique*. L'espace, limité par le protectoderme, est occupé, soit
en totalité, soit en partie (lorsqu'il existe une cavité semblable à celle
des *Spongilla* ; voir plus haut, page 94), par un amas cellulaire que
constituent deux sortes d'éléments : les uns petits, et presque comparables aux cellules non flagellifères du protectoderme, sont les *cellules
intermédiaires* de Delage ; les autres, plus grands, nommés *cellules*

amœboïdes, émettent des expansions pseudopodiques. — Dans le cas où
les larves sont couvertes, en totalité, d'appendices vibratiles, comme
il en est, par exemple, pour celles des Spongilles, l'assise flagellifère est
continue ; elle enveloppe le corps entier de chaque embryon. Si le revêtement vibratile n'existe pas, ainsi que le fait se présente d'une manière
plus commune, sur l'un des pôles de l'organisme, l'assise flagellifère ne
parvient pas jusqu'à ce pôle, qui est formé par la couche épidermique,
ou par des cellules intermédiaires.

La larve se fixe ensuite, à un support, par l'une de ses extrémités ;
elle s'aplatit et prend un aspect irrégulier. Des modifications importantes se passent en elle, qui se résument dans le phénomène suivant :
*les éléments flagellifères quittent la surface du corps, et pénètrent dans
la masse de ce dernier*, où ils se mélangent aux cellules amœboïdes et
aux cellules intermédiaires. Ils rétractent leur fouet au préalable,
abandonnent leur situation superficielle, et entrent dans l'intérieur de
l'organisme. Ils s'unissent ensuite aux éléments amœboïdes et intermédiaires, et constituent avec eux un syncytium. Les phases de cette
union varient d'une espèce à l'autre ; elles consistent parfois en une
sorte d'absorption des cellules flagellifères par les éléments amœboïdes,
alors qu'ailleurs la soudure s'établit par les seules expansions pseudopodiques des cellules mises en cause, et en reste là ; mais le résultat
est toujours le même. — Ce but atteint, la larve fixée se compose d'un
réseau syncytial compact, entouré par l'assise épidermique, la seule des
couches du protectoderme qui n'ait pas abandonné sa place première,
et soit demeurée extérieure. Cette assise persiste en sa situation, et
devient l'ectoderme externe, qui revêt la surface du corps entier.

Des cavités se creusent au sein du réseau syncytial, qu'enveloppe
cet ectoderme externe. Ces espaces grandissent, deviennent larges, et
donnent les cavités exhalantes de l'organisme définitif ; d'abord creusés
à nu dans le réseau, ils ne tardent pas à être nettement limités par des
éléments, qui leur composent une paroi propre, et ne sont autres que
les cellules intermédiaires de la larve libre. De leur côté, les éléments
flagellifères se dégagent du réseau syncytial, et se rassemblent en petits
groupes ; chacun de ces derniers se creuse d'une cavité, qui se met en
rapport direct avec l'espace exhalant le plus voisin, et se convertit en
une corbeille vibratile. Pour cela, les éléments flagellifères, au milieu
desquels elle s'est percée, et qui l'entourent, produisent à nouveau leur
fouet vibratile, l'enveloppent à sa base d'une collerette, et revêtent par
ce moyen leur structure finale. — Les cellules amœboïdes et, semble-t-il
également, les cellules intermédiaires non employées à limiter les cavités exhalantes, restent en leur place comme éléments figurés du tissu
conjonctif de l'adulte.

En résumé, le réseau syncytial comprend trois sortes d'éléments :
les cellules flagellifères, les cellules intermédiaires, et les cellules amœboïdes. Le lacis des cavités internes se creuse en lui, et ses éléments

fournissent des parois à ces cavités, en les limitant à la manière de
travées. Les cellules flagellifères entourent directement les corbeilles
vibratiles; de même, les cellules intermédiaires pour les cavités exhalantes; les cellules amœboïdes et les éléments intermédiaires, non
employés comme leurs congénères, demeurent dans la substance des
travées. — Les cavités internes se mettent en relations directes, avec
les milieux extérieurs, au moyen de pores et d'oscules, qui naissent
hâtivement. Elles se rassemblent avec rapidité, de manière à acquérir
une disposition complexe. Leur lacis se différencie, dès le début, en un
système exhalant, composé d'une cavité centrale, ou cloacale, et de
cavités latérales; et un système inhalant, relié aux corbeilles vibratiles,
formé de cavités superficielles (ou subdermales) et de canaux inhalants.
Les orifices extérieurs de ce lacis sont produits sur place, par l'écartement ou la destruction de cellules; l'oscule se perce de façon à déboucher dans la cavité centrale, et les pores agissent de même vis-à-vis
des canaux inhalants, ou de la cavité superficielle.

L'aspect de la jeune Eponge subit des changements considérables,
pendant que ces phénomènes se produisent. Le petit être a pris la
forme d'un corps aplati, accolé à son support par une large base, et que
soulèvent, par places, les premiers spicules, engendrés dans ses tissus
par plusieurs des cellules amœboïdes. Sa région adhérente s'étend en une
plaque mince, la *membrane marginale*, limitée sur ses deux faces par
l'assise épidermique, et renfermant, dans sa masse, quelques éléments
conjonctifs. C'est surtout par cette membrane marginale, qui grandit
dans tous les sens, que s'effectue la croissance de l'Eponge.

_ *B.* — Les observations, effectuées par Delage, commencent à l'époque de la vie libre des larves, et ne portent pas sur l'origine de leurs
feuillets. Il est impossible, en conséquence, de se prononcer avec certitude à l'égard de ces derniers, car les recherches antérieures, faites
avant celles de cet auteur, sont insuffisantes pour décider. Cependant,
s'il n'est pas permis de conclure sur les procédés employés par
l'embryon dans la genèse de ses éléments, on est autorisé à concevoir
la valeur et la signification de ceux-ci, en se basant sur la nature des
organes qu'ils produisent, et en les comparant à leurs similaires des
évolutions dilatées.

Les développements massifs sont condensés, par rapport à ceux
accompagnés du reploiement des embryons. Le fait est indiscutable;
l'absence ou la courte durée de la phase blastulaire, le nombre et la
structure diverse des éléments, la formation sur place des cavités
internes, contribuent également à le démontrer. La comparaison des
premières, parmi ces embryogénies, aux secondes, permet de rapporter
les particularités, offertes par celles-là, à des déplacements, ou à des
omissions, des phénomènes présentés par celles-ci.

Cela étant donné, le trait saillant de ces développements massifs est, à en juger d'après les études de Delage, l'origine des cellules qui limitent les cavités internes. Ces dernières ne sont pas en place dès leur début; elles sont extérieures tout d'abord, et font partie des couches superficielles de l'embryon; elles abandonnent ensuite leur situation première, et deviennent intérieures. Ce fait est patent pour les éléments flagellifères; il l'est moins en ce qui touche les cellules intermédiaires, puisque celles-ci sont placées en dedans des précédentes, et mélangées aux éléments amœboïdes. Il importe cependant de remarquer leur ressemblance avec les cellules superficielles non flagellifères, et, dans certains cas, leur situation extérieure, lorsqu'elles contribuent à occuper les régions larvaires dépourvues d'appendices vibratiles. Ces éléments, à cause de leur disposition première et de leur évolution, ne peuvent être considérés comme composant un endoderme.

Ces deux prémisses étant acquises, la comparaison des développements massifs, à ceux accompagnés de reploiement, permet de concevoir la valeur exacte de ces diverses assises. — Dans les évolutions dilatées, qui comportent un reploiement, la larve s'aplatit et s'incurve. Son protectoderme se divise en deux régions : l'une, extérieure, se compose des cellules granuleuses, et donne l'ectoderme externe; l'autre, intérieure, constituée par des cellules ciliées, devient l'ectoderme interne. Celui-ci limite la cavité interne, formée par l'involution, qui est la première ébauche du système des cavités de l'Eponge; il tapisse les corbeilles vibratiles et les espaces exhalants. Dans les évolutions massives, aucune incurvation ne se manifeste; partant, si nulle migration cellulaire ne se produisait, les espaces internes seraient entourés par des éléments profonds, qui ne correspondraient pas à ceux issus de l'ectoderme interne du cas précédent. Or, les éléments flagellifères superficiels, et les cellules intermédiaires, abandonnent leur situation primitive, pour venir circonscrire ces espaces. Aussi, à cause de leurs rapports primordiaux, surtout évidents en ce qui touche les cellules flagellifères, et de leur rôle définitif, l'ensemble de ces dernières et des cellules intermédiaires est-il l'homologue de l'ectoderme interne des embryogénies dilatées. Et, si la valeur ectodermique pouvait encore, en ce qui touche ces évolutions, prêter à discussion, sous le prétexte que le reploiement, malgré son retard et son allure, est comparable à une invagination gastrulaire; cette valeur apparaît nettement dans les développements condensés, où ce phénomène est omis, car les parois des cavités internes dérivent des assises superficielles de la larve.

Le seul fait encore douteux porte sur les cellules intermédiaires. Parmi elles, la plupart sont destinées à donner la paroi des cavités exhalantes; mais certaines, non employées à cette genèse, persistent comme éléments conjonctifs. Il y a, entre ces deux destinées, une opposition, sur laquelle il est encore bien difficile de se prononcer; à moins de penser que les cellules non utilisées perdent leur valeur d'éléments protectodermiques, et, dans des organismes aussi simples que ceux des Spongiaires, sont capables de rester en place, sans plus, et de demeurer confondues avec les cellules amœboïdes. Quant à ces dernières, elles correspondent aux éléments du protendoderme des embryogénies dilatées.

Dans leur essence, les phénomènes du développement des Spongiaires se ramènent aux données déjà exposées. L'organisme de ces animaux est assimilable à une blastoplanule, composée d'un protectoderme et d'un protendoderme. Cette blastoplanule s'incurve, et se fixe par ses bords repliés ; la cavité de l'incurvation est le départ du lacis des cavités internes ; la zone protectodermique, qui la limite, devient un ectoderme interne, destiné à tapisser les précédentes cavités ; la région protectodermique, laissée superficielle, donne l'ectoderme externe, chargé de recouvrir le corps entier ; enfin, le protendoderme reste compact, et constitue la couche nommée le mésoderme de ces êtres. — Dans les embryogénies dilatées, les phases se succèdent telles qu'elles sont indiquées, et comportent une incurvation des embryons. Cette dernière n'existe pas, et fait défaut par omission, dans les embryogénies condensées. L'ectoderme externe et l'ectoderme interne sont alors placés ensemble dans les régions superficielles de l'embryon, et y constituent un protectoderme à deux assises ; quelques éléments de ce dernier sont encore épars, sous la forme de cellules intermédiaires, au milieu des éléments (cellules amœboïdes) du protendoderme. La larve est encore une blastoplanule, mais dont le protecdoderme est différencié sur place, sans incurvation préalable, en ses deux assises définitives. Puis, l'ectoderme externe demeure seul en sa situation ; les cellules de l'ectoderme interne s'enfoncent dans le protendoderme, s'unissent aux éléments de ce dernier, en donnant un réseau syncytial, et se dégagent d'eux au moment où les cavités internes se creusent, également sur place ; elles se portent alors autour de ces dernières, et les limitent.

Une des particularités les plus remarquables de cette abréviation porte sur la persistance, comme organes locomoteurs larvaires, des cellules flagellifères. Dans les développements dilatés, la zone protectodermique, destinée à devenir l'ectoderme interne, est composée de cellules munies d'appendices vibratiles, et chargées de produire, après le reploiement, les parois des cavités internes ; ces éléments servent d'appareils locomoteurs à la larve libre, et non incurvée encore. Cette disposition persiste dans les développements condensés ; les cellules protectodermiques, qui fourniront les parois des corbeilles vibratiles, entourent tout ou une partie du corps de la larve libre ; et, à l'aide de leurs appendices, la déplacent dans l'eau qui l'environne. C'est seulement après la fixation de l'embryon, qu'elles perdent leurs fouets, et qu'elles quittent la surface de l'organisme pour devenir internes, pour se disposer autour des cavités en voie d'apparition. — Une telle persistance des mêmes éléments pour une même fin, quel que soit le procédé embryogénique, est fort intéressante.

§ 4. — Développement du Squelette.

Les Myxosponges sont dépourvues de tout squelette. Les autres Spongiaires renferment, dans leur mésoderme, des corps d'aspect variable, destinés à soutenir les tissus, et qui sont tantôt des spicules, tantôt, comme il en est pour les Cératosponges, des filaments cornés, rassemblés en un feutrage serré.

A ce qu'il semble d'après les observations éparses, publiées sur ce sujet, les jeunes spicules naissent dans l'intérieur même des cellules mésodermiques ; les premiers d'entre eux apparaissent de bonne heure, alors que la larve est encore assez jeune, et que les éléments du mésoderme sont à l'état d'endocytes. Le spicule est produit par un dépôt de substance calcaire, ou siliceuse, qui se forme dans le protoplasme même de la cellule. Comme ce dépôt continue toujours à se faire, l'accroissement du spicule en dimensions tend à augmenter la surface de la cellule qui l'engendre, et par suite à diminuer son épaisseur ; celle-ci est bientôt représentée par une mince pellicule protoplasmique, disposée, autour du spicule, à la façon d'une enveloppe. A mesure que la cellule grandit, avec le spicule, son noyau se divise, mais non le protoplasme ; ce procédé aboutit à un état caractérisé par ce fait, que l'enveloppe cellulaire du spicule correspond à un syncytium. L'accroissement s'effectuant toujours, le syncytium ne cesse pas de se maintenir, soit que le protoplasme reste compact, soit qu'il se divise en bandes anastomosées, et semblables à des pseudopodes d'Amœbiens. La structure définitive du spicule est ainsi atteinte : un corps minéral de forme déterminée, car l'amplification a suivi une marche précise et régulière, recouvert par un nombre variable de cellules fusionnées les unes avec les autres, ou soudées par des expansions amœboïdes.

Le développement des filaments cornés ne se manifeste pas de la même façon. Ces filaments doivent être considérés comme des portions de la substance mésodermique fondamentale, qui auraient acquis une certaine individualité, en se différenciant du reste de cette substance, et posséderaient une cohérence plus grande ; partant, ils ne prennent pas naissance dans l'intérieur même des cellules, mais en dehors d'elles, tout comme la substance mésodermique elle-même. Un groupe d'éléments figurés déverse, en son milieu, une substance intercellulaire, qui prend de suite les caractères de la matière cornée dont les filaments sont formés ; cette première partie, ainsi produite, constitue un nodule central, autour duquel s'accumulent plusieurs couches successives ; l'appoint, apporté par ces dernières, accroît les dimensions de la masse, tout en lui donnant l'aspect d'un filament cylindrique. Les cellules sécrétantes se multiplient, augmentent en nombre, et enveloppent le filament durant toute son existence, en exsudant toujours de la substance cornée par leur face accolée à ce dernier ; elles envoient latéralement des expansions qui agissent de même, et engendrent de nouvelles bandes. La croissance du nodule primitif ne s'effectue donc pas suivant une seule direction; celui-ci émet de nombreuses ramifications latérales, qui se divisent elles-mêmes, s'anastomosent entre elles, et produisent un réseau complexe et irrégulier.

Étant donné ce mode de développement, les filaments cornés des Cératosponges sont constitués, lorsque leur développement est assez avancé, par une série de couches concentriques, emboîtées les unes dans les autres, l'assise externe étant la plus récente.

§ 5. — Reproduction asexuée.

Certaines Calcisponges, appartenant pour la plupart aux familles des Asconides et des Syconides, se reproduisent par la seule voie sexuée; toutes les autres Éponges présentent, concurremment avec le développement sexuel, des phénomènes de reproduction opérés sans le concours d'ovules, ni de spermatozoïdes.

La reproduction asexuée des Éponges s'effectue de deux manières. Le premier cas revient à la gemmiparité, le second à la gemmulation.

I. Gemmiparité. — Le bourgeonnement des Éponges se manifeste suivant deux modes. Tantôt, et ce premier mode n'existe que chez certaines Calcisponges, les bourgeons sont, dès leur jeunesse, distincts les uns des autres; cet isolement partiel ne cessant jamais d'exister, et se retrouvant aussi chez les zooïdes. Tantôt, les jeunes bourgeons restent confondus avec le corps de l'individu qui les produit, n'apparaissent jamais au dehors comme des organismes distincts, et cette union persiste aussi pour les zooïdes formés. Les colonies ainsi faites, diffèrent beaucoup des premières par leur aspect. Celles-ci sont constituées par des individus dont les bases seules sont jointes, les autres portions du corps étant séparées; celles-là sont représentées par des masses, compactes en apparence, percées de canaux et de cavités, et dans lesquelles il est impossible de discerner les zooïdes les uns des autres, car ils sont soudés par la paroi entière de leur corps.

Quel que soit le cas, le procédé mis en œuvre est toujours le même; les différences portent simplement sur le degré de cohérence des parois du corps des générateurs, avec celles de leurs descendants. La genèse d'un bourgeon consiste, à son début, en la production d'un diverticule, par une cavité interne d'un individu préexistant; ce diverticule soulève la paroi du corps de ce dernier, et grandit de plus en plus; il se transforme finalement en une vésicule. Le bourgeon est ainsi produit; il possède une paroi avec une cavité centrale; il se creuse ensuite d'un oscule et de canaux inhalants; son organisme est dès lors complet.

Cette série de phénomènes est très nette dans les colonies à individus distincts; elle l'est moins dans les autres. Les diverticules, émis par les

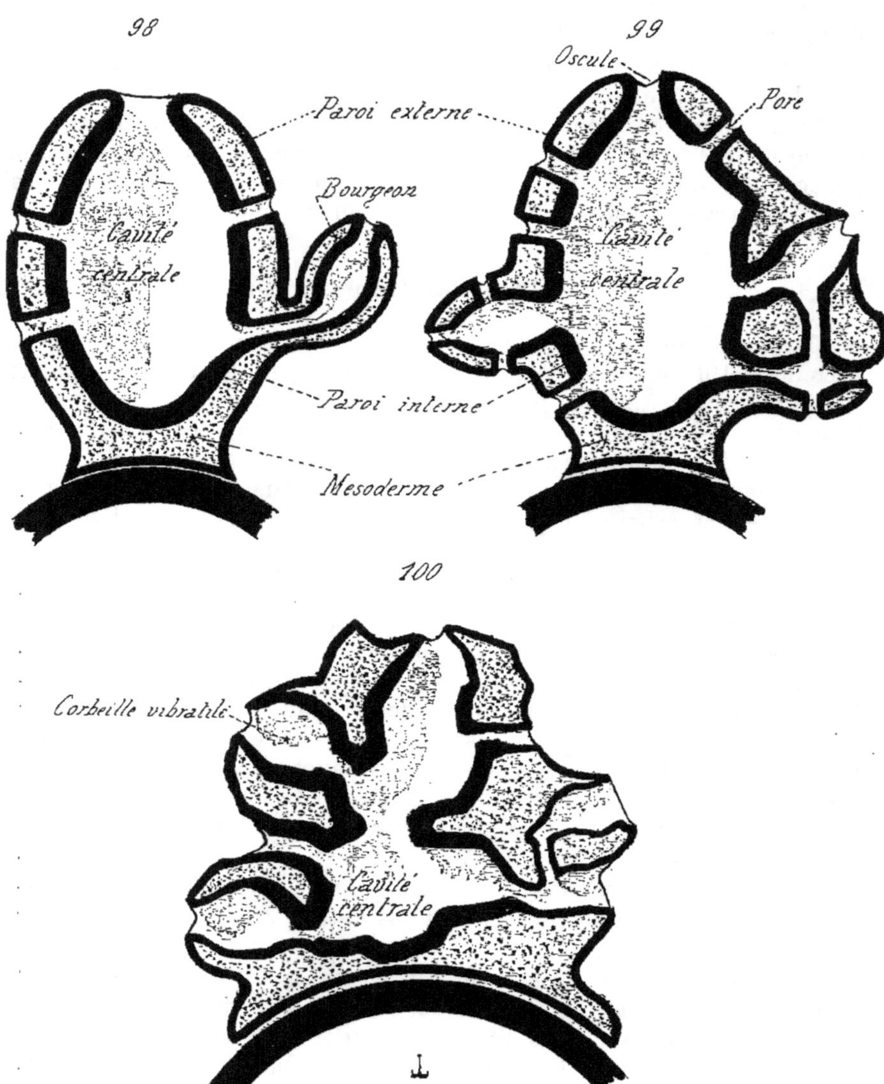

Fig. 98 à 100. — Gemmiparité des Spongiaires (*coupes diagrammatiques, et perspective par ombre portée en grisaille*). — En 98, gemmiparité dans une colonie à zooïdes distincts. — En 99, gemmiparité dans une jeune colonie à zooïdes unis. — En 100, état de la gemmiparité dans la colonie précédente, lors d'une phase un peu plus avancée.

La figure 99 montre de quelle façon la gemmiparité fusionnante de la figure 100 se relie au bourgeonnement isolant de la figure 98. Les plaques noires, placées sous les trois dessins, expriment les supports.

cavités existantes, ressemblent, dès l'abord, à des conduits qui traversent le mésoderme pour aller à la rencontre des canaux inhalants; ces conduits se renflent ensuite en vésicules, qui conservent parfois cette forme sans plus se modifier, et vont ailleurs s'ouvrir au dehors par des oscules, pour acquérir la valeur complète de cavités internes. Tous ces phénomènes sont intérieurs, et ne se manifestent au dehors que par le percement des oscules; la masse coloniale entière s'accroît en dimensions, sans que rien, à la surface, manifeste le travail de prolifération individuelle effectué dans l'organisme.

Les colonies à zooïdes fusionnés possèdent des tissus mésodermiques très épais, relativement à ceux des colonies dont les zooïdes sont distincts; l'adhérence des individus s'effectue, du reste, par ces tissus. L'ectoderme forme, à la surface de la colonie entière, une assise simple, constituée par la coalescence des couches ectodermiques appartenant en propre à chaque être.

II. Gemmulation. — Ce procédé de reproduction est relativement rare; on ne l'a observé que chez diverses espèces de Silicisponges. Les gemmules, engendrées par la colonie maternelle, appartiennent à deux types : ou bien elles sont externes, et semblables à des petits bourgeons extérieurs; ou bien elles sont internes, et plongées dans les tissus mêmes de l'Éponge. La façon dont elles prennent naissance n'est pas encore bien connue; il semble que les seuls feuillets intéressés soient l'ectoderme et le mésoderme. — Il existerait donc, en ce cas, une contradiction avec ce qui se passe chez les autres animaux. D'ordinaire, dans les reproductions asexuelles, les descendants dérivent des trois feuillets, ou des dépendances des trois feuillets, de leur générateur. Il n'en serait point ainsi chez les Eponges, du moins dans la genèse des gemmules, puisque la substance de ces dernières contient seulement des cellules ectodermiques et mésodermiques. Cette contradiction n'est pourtant qu'apparente, si l'on tient compte des considérations exposées à la fin du paragraphe précédent; les éléments, qui tapissent les corbeilles vibratiles, proviennent du protectoderme initial, tout comme ceux de l'ectoderme; et ces derniers sont, sans doute, capables d'engendrer les premiers dans le développement des gemmules.

Les jeunes gemmules sont des corps compacts, constitués par des cellules tassées les uns contre les autres, et possédant une forme définie, variable suivant les espèces. Elles se détachent, après être parvenues à une certaine taille, de la colonie-mère, et vont donner naissance à de nouveaux organismes; des cavités, des canaux, se creusent dans leur masse, par le procédé déjà signalé chez les larves. Dans toute leur évolution, les gemmules rappellent de très près les larves qui viennent de se fixer, et qui complètent leur structure.

Les gemmules externes, désignées par les auteurs sous le nom de *bourgeons*, acquièrent rapidement l'allure caractéristique des colonies adultes; elles prennent souvent cet aspect, avant de se détacher, surtout sous le rapport de la forme et de la disposition des spicules. Ces gemmules existent chez un certain nombre d'espèces, appartenant aux genres. *Tethya*, *Tetilla*, *Reniera*, *Lophocalyx*, et à plusieurs genres voisins. Les gemmules internes sont moins répandues; elles sont parfois dépour-

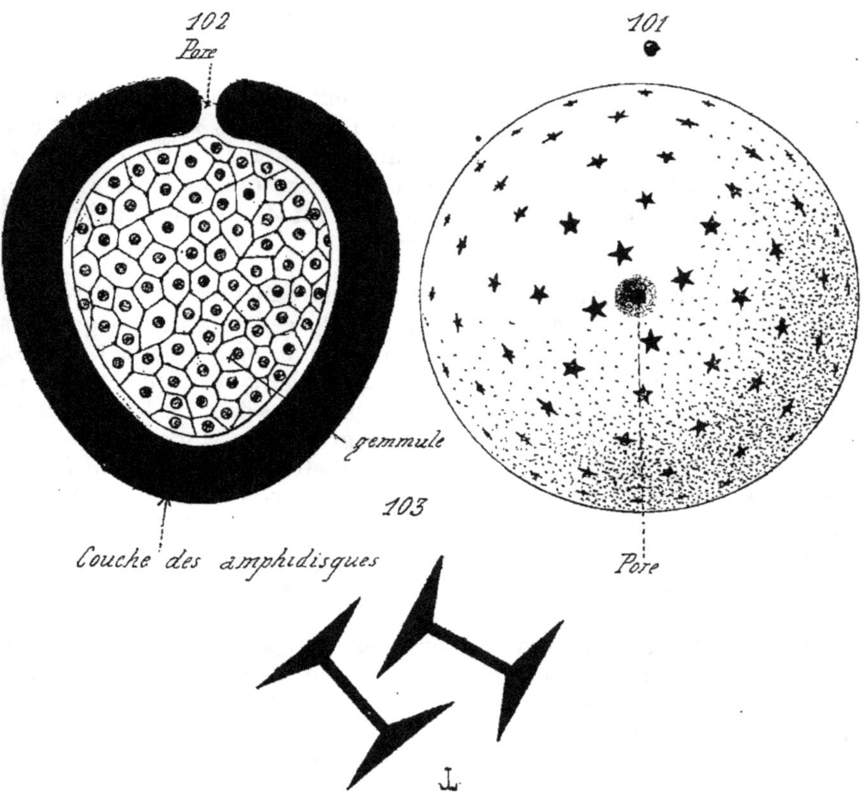

Fig. 101 à 103. — Gemmules des Spongillides (*figures diagrammatiques*). — En 101, *contours* d'une gemmule d'*Ephydatia*, montrant son pore; les plaques étoilées représentent les amphidisques. Dans la réalité, les amphidisques sont de situation moins précise, car tous les spicules n'affectent pas cette forme étoilée; plusieurs sont lisses, ou simplement épineux. — En 102, *coupe* d'une gemmule de Spongillide. La plaque noire, annulaire, représente la couche externe, privée de spicules chez certains des genres de la famille, et munie d'amphidisques chez les *Ephydatia*. — En 103, *silhouette* des amphidisques des *Ephydatia*.

vues de spicules, et consistent en un amas cellulaire enveloppé par une membrane protectrice; parfois, dans les gemmules des *Spongillides* notamment, les cellules périphériques contiennent des spicules, appartenant à un type particulier, qui n'existe pas chez l'adulte. La situation des gemmules dans la masse de l'Eponge varie suivant les espèces; les *Clione vastifera* et les *Spongilla* les portent dans la paroi de leurs canaux; les *Suberites* en renferment dans la région qui adhère au support soutenant la colonie; enfin, les *Chalina oculata* les contiennent dans la base de leur pédoncule.

La structure des gemmules internes n'est guère bien connue que pour celles des *Spongillides*. La gemmule entière, à peu près sphérique, possède, en un point de sa surface, une ouverture assez large, le *pore;* cet orifice donne accès dans un canal, qui traverse toute la couche cellulaire externe, et communique ensuite avec un espace étroit, séparant celle-ci des assises internes. Les éléments de ces dernières sont serrés les uns contre les autres, et ce tassement leur donne un contour polyédrique; ils contiennent un protoplasme granuleux. Les cellules de la couche externe offrent une structure différente; leur ensemble, qui enveloppe l'amas interne, est limité en dehors et en dedans par une épaisse bande cuticulaire; les cellules elles-mêmes contiennent parfois des spicules, alors que celles des assises centrales n'en renferment point. La présence des spicules, et celle des bandes cuticulaires extérieure et intérieure, donnent à cette couche un rôle de protection indiscutable. La forme de plusieurs des spicules est remarquable; chacun d'eux consiste en un bâtonnet, portant sur ses deux extrémités une plaque circulaire dentée, perpendiculaire à l'axe longitudinal du bâtonnet. Chaque élément contient un de ces spicules, nommés *amphidisques* à cause de leur aspect; par suite, la couche elle-même est désignée comme l'*assise des amphidisques*.

Les gemmules internes des Spongilles prennent naissance vers la fin de la belle saison. Elles restent, durant tout l'hiver, enfermées dans les tissus maternels, ou bien plongées dans l'eau lorsqu'elles ont été rejetées, et ne modifient en rien leur structure. Au printemps, lorsque les eaux deviennent tièdes, la couche externe se ramollit quelque peu; le pore, qui la traverse, s'élargit; l'amas des cellules centrales s'engage dans son canal pour parvenir au dehors, et, lorsqu'il est libre, se développe en une nouvelle colonie de Spongille.

RÉSUMÉ

I. — Les Spongiaires se reproduisent par la voie sexuée et par la voie asexuée; il existe deux modes dans ce dernier cas, la gemmiparité et la gemmulation.

II. Éléments sexuels et feuillets blastodermiques. — Les éléments reproducteurs naissent dans le mésoderme. Les spermoblastes dérivent de cellules, qui rétractent leurs prolongements, et se divisent en spermatocytes; ceux-ci évoluent en spermatozoïdes, qui se fraient un passage à travers les tissus pour féconder les ovules voisins, ou parviennent au dehors afin d'aller se réunir aux ovules d'autres colonies. Les ovules proviennent également de cellules, qui rétractent leurs prolongements et s'entourent d'une couche folliculaire; les premières phases du développement se passent dans la cavité limitée par cette dernière, et la larve ne devient libre qu'après avoir atteint une assez grande complexité de structure.

La genèse des feuillets blastodermiques semble s'effectuer, d'une façon générale, par le procédé cytulaire; diverses Calcisponges (*Sycandra*) et Myxosponges (*Oscarella*) paraissent cependant présenter le mode gastrulaire. — Dans ce dernier cas, la gastrule est produite par incurvation; le blastoderme de la blastule donne l'ectoderme et l'endoderme, le mésoderme étant engendré par des endocytes; la larve, devenue libre, se fixe par l'orifice de l'involution.

Dans le procédé cytulaire, le mésoderme et l'endoderme sont formés par des endocytes. Ce procédé présente plusieurs modes secondaires, suivant que l'abréviation du développement est plus ou moins grande. Le mode le plus dilaté est offert par diverses Calcisponges du genre *Ascetta* : l'ovule fécondé, en se segmentant, se convertit en une morule, puis en une blastule; le blastoderme de cette dernière produit des endocytes, qui remplissent la cavité blastocœlienne. La blastule s'est ainsi modifiée en une blastoplanule, avec protectoderme et protendoderme. — Un mode plus abrégé est possédé par les *Chalinula* (Cératosponges), et la plupart des Fibrosponges. La morule montre quelques blastomères plus granuleux que les autres, et qui, seuls, produisent des endocytes; ces derniers apparaissent donc dès la phase morulaire, et n'attendent pas la phase blastulaire, contrairement à ce qu'il en est dans le premier cas. Puis la morule se transforme en blastule, celle-ci en blastoplanule, et l'évolution continue comme dans le premier mode. — Le procédé le plus abrégé est présenté par les *Spongilla* (Fibrosponges), car la morule se change directement en blastoplanule, sans passer par une phase blastulaire bien nette.

III. Fixation des larves; développement des cavités internes. — Cette évolution s'effectue suivant deux modes. — Dans le premier procédé, nommé *développement incurvé*, rapporté par les auteurs à une gastrulation, et qui a été observé chez les *Sycandra* et les *Oscarella lobularis*, la larve est une blastoplanule, composée d'un protectoderme et d'un protendoderme. Le protectoderme est représenté par une assise cellulaire simple; le protendoderme est d'apparition tardive; le développement est, en somme, dilaté. La larve s'incurve en une coupe, et se fixe à un support par ses bords; ces derniers se rapprochent, se soudent, et l'embryon se convertit en une vésicule close. Sa cavité interne donne naissance aux corbeilles vibratiles et aux chambres exhalantes; la zone protectodermique, qui la limite, constitue un ectoderme interne, chargé de tapisser ces espaces; la zone protectodermique, laissée extérieure, recouvre la surface du corps, et donne l'ectoderme externe. Le protendoderme persiste tout entier comme mésoderme. — Dans le second mode, plus condensé, et nommé *développement massif*, la larve ne s'incurve pas. Le protectoderme se compose de deux assises cellulaires, dont l'une correspond à l'ectoderme externe du cas précédent, et l'autre à l'ectoderme interne; quelques autres éléments de ce dernier sont mélangés aux cellules du protendoderme, qui sont nombreuses et d'apparition hâtive. La larve se fixe; les cellules de l'ectoderme interne perdent leur situation superficielle, et s'unissent aux éléments du protendoderme, pour fournir un réseau cellulaire complexe. Les premières ébauches des cavités internes se creusent dans ce réseau, et les cellules de l'ectoderme interne se portent autour de ces cavités pour former leur paroi. Le résultat est, ainsi, semblable à celui donné par l'incurvation du premier procédé.

IV. Développement du squelette. — Le squelette des Spongiaires prend naissance dans le mésoderme. Chaque spicule consiste en un dépôt de substance minérale, qui apparaît dans le protoplasme d'une cellule mésodermique; ce spicule grandit avec la cellule qui le produit, et cette dernière se multiplie, en même temps qu'elle augmente le nombre de ses noyaux. Elle se transforme ainsi en un syncytium protoplasmique, qui enveloppe le spicule, et produit constamment de la matière minérale par sa face adhérente au spicule. — Le même procédé génétique se manifeste pour les filaments cornés, avec cette différence que leur substance est, dès son début, extérieure aux cellules génératrices.

V. Reproduction asexuelle. — La gemmiparité des Spongiaires s'effectue d'après deux procédés. Dans l'un, l'individu primitif, qui provient d'une larve, produit des bourgeons distincts à l'extérieur, les zooïdes dérivant de ces bourgeons restant également distincts; dans ce cas, la colonie d'Éponge présente l'aspect d'une masse arborescente. Dans l'autre, l'individu primitif possède une épaisse paroi du corps, avec laquelle restent confondus ses bourgeons; dans ce dernier cas, la colonie paraît simple, alors qu'elle est constituée, en réalité, par un certain nombre de zooïdes fusionnés les uns avec les autres. Le premier mode existe chez quelques Calcisponges, le second chez tous les autres Spongiaires; sauf diverses Calcisponges, appartenant aux familles des Asconides et des Syconides, qui ne bourgeonnent jamais. Les bourgeons sont toujours des diverticules émis par les cavités internes, et limités par la paroi du corps.

La gemmulation consiste en l'assemblage de plusieurs cellules, qui se groupent en un corps nommé *gemmule*, capable de se détacher du générateur, et de reproduire une nouvelle colonie. Les gemmules sont parfois externes, et parfois internes; ces dernières, chez les *Spongillides* notamment, possèdent parfois des spicules (amphidisques), différents, par leur forme, de ceux des adultes.

EMBRANCHEMENT DES HYDROZOAIRES

CHAPITRE V

EMBRYOLOGIE DES HYDROZOAIRES

§ 1. — Considérations générales.

I. Caractères et classification. — *A*. Les Hydrozoaires sont des Cœlentérés, dont l'ectoderme est constitué par des cellules appartenant à plusieurs types distincts, et dont la paroi du corps n'est point traversée de canaux mettant la cavité gastrique en relations directes avec le dehors. Les éléments endodermiques ne portent pas de collerette autour de la base des cils vibratiles ; la cavité gastrique est simple, car elle n'est point subdivisée en loges par des cloisons ; la région péribuccale est dressée, et ne se déprime pas pour former un tube œsophagien. Les feuillets blastodermiques primordiaux naissent, dans les embryogénies dilatées, suivant le mode cytulaire. Le bourgeonnement, lorsqu'il existe, et c'est là le cas le plus fréquent, s'effectue de telle sorte que les individus sont distincts les uns des autres, et ne se raccordent que par une région restreinte de leur corps.

Les représentants de l'embranchement des Hydrozoaires présentent deux aspects : celui de *Polype*, et celui de *Méduse*. — Les polypes sont des individus fixés à un support, de forme tubuleuse, dont le mésoderme est constitué par une mince lamelle de substance fondamentale, placée entre l'ectoderme et l'endoderme ; cette lamelle est dite *membrana propria*, ou *membrane propre*. — Les méduses sont des individus libres, dont l'aspect rappelle celui d'une ombrelle, ou d'une cloche, et dont le mésoderme est, relativement à celui des polypes, fort épais. Le corps de toute méduse est divisé en deux parties. L'une correspond au manche de l'ombrelle, ou au battant de la cloche ; on lui donne le nom de *manubrium*, ou de *manche*. L'autre est étalée en un dôme hémisphérique, portant le manche sur le centre de sa face inférieure et concave ;

on la désigne par l'expression d'*ombrelle*. L'ombrelle offre deux faces :
l'une supérieure, la *sus-ombrelle*, qui est en même temps externe et
convexe ; l'autre inférieure, la *sous-ombrelle*, qui est en même temps
interne et concave ; celle-ci limite la cavité du dôme, qui a reçu les noms
de *cavité de la cloche*, ou de *cavité de l'ombrelle*, ou de *cavité ombrellaire*,
ou de *cavité sous-ombrellaire*. Ces diverses expressions sont synonymes.

Les méduses des Hydrozoaires sont pourvues d'un *voile*, mince expansion, semblable à une collerette qui suivrait le bord de l'ombrelle. Cette
particularité leur vaut souvent le nom de *Craspédotes*.

B. — L'embranchement contient deux classes :

1° Celle des *Hydraires;* caractérisée par le fait que ses colonies de
polypes sont fixées à un support, et ne sont point libres. La classe renferme à son tour deux sous-classes : les *Authydraires* et les *Hydroméduses*. Les Authydraires comprennent les représentants les plus simples
du groupe entier ; les uns sont isolés, et les autres forment des colonies ; tous les individus sont des polypes, et aucun d'eux ne se convertit
jamais en une méduse. Par contre, les Hydroméduses offrent les deux
aspects, celui de polype et celui de méduse ; les polypes sont rassemblés
en colonies polymorphes ; les méduses, dans leur reproduction, donnent
des larves qui, tantôt engendrent une colonie de polypes, et tantôt évoluent directement en nouvelles méduses. — La sous-classe des Authydraires se ramène aux deux seuls ordres des *Hydridés* et des *Hydrocorallines*. Celle des Hydroméduses contient également deux ordres : celui
des *Hydroméduses diplomorphes*, dont chaque espèce offre les deux
sortes d'individus, possède des polypes et des méduses (Tubulariens-
Anthoméduses, et Campanulariens-Leptoméduses); et celui des *Hydroméduses holomorphes*, dont tous les représentants sont des méduses
(*Narcoméduses* et *Trachyméduses*).

2° Celle des *Siphonophores*, dans laquelle les colonies de polypes ne
sont point fixées, et nagent librement dans la mer. Cette classe renferme
deux ordres, établis par Hæckel : les *Siphonanthés* ou *Siphonulides*, et
les *Disconanthés* ou *Disconulides*. Les colonies des premiers sont étalées
en longueur, les polypes étant insérés sur un axe allongé nommé le
rachis ; par contre, celles des seconds sont élargies en surface, le rachis
offrant l'aspect d'un disque, à l'une des faces duquel les polypes sont
attachés. L'ordre des Disconulides est composé de la famille des Vélel-
lides, qui, parmi tous les Siphonophores, est la seule à posséder le
dimorphisme des individus ; certains des zooïdes de chaque colonie,
chargés d'éléments sexuels, se convertissent en méduses du genre
Chrysomitra.

II. Généralités sur le développement. — *A.* Il importe, afin
de bien comprendre les phénomènes du développement, de se représenter, sous la forme d'un tableau synoptique, la série des Hydrozoaires,
groupés en allant des types les plus simples aux plus élevés, et disposés

en tenant compte, à la fois, de la structure et de l'aspect des individus. Ce tableau est établi de la façon suivante :

1° Polypes ne bourgeonnant pas. Il paraît en être ainsi chez les Hydridés les moins élevés, qui constituent le genre *Protohydra*.

2° Polypes bourgeonnant, mais de façon que les jeunes bourgeons se séparent de l'organisme maternel. Il ne se produit donc aucune colonie dans ce cas (divers Hydridés).

3° Polypes bourgeonnant de manière que les zooïdes restent unis, et semblables les uns aux autres. Il existe donc un assemblage colonial, mais sans aucun polymorphisme (les *Hydra* par exemple).

4° Polypes bourgeonnant, et restant unis, mais affectant des formes différentes; les zooïdes d'une même colonie ne présentent pas le même aspect, et ne possèdent pas le même rôle. Les uns sont adaptés à des fonctions nutritives; les autres, les *gonozoïdes*, sont seuls chargés de produire les éléments sexuels, mais ils demeurent toujours fixés à leurs voisins, et ne se détachent pas. (Diverses Hydroméduses diplomorphes.)

5° Polypes bourgeonnant, et donnant naissance à des colonies polymorphes, munies de gonozoïdes. Seulement, ces derniers modifient leur disposition, se transforment en méduses, et se détachent de la colonie pour devenir libres. Sous leur état le plus complexe, les méduses, des Hydrozoaires appartenant à ce cinquième type, se séparent de leurs congénères, avant d'avoir engendré leurs éléments reproducteurs. Leur isolement s'effectue de bonne heure; elles restent libres durant leur vie presque entière, par l'effet de la tendance à la diminution de la phase polype, et à l'augmentation de la phase méduse en durée et en importance. (La plupart des Hydroméduses diplomorphes.)

6° Polypes absents. Cette tendance, à la diminution de la phase polype, détermine la suppression complète de cette phase; l'œuf fécondé, produit par la méduse, ne donne point naissance à un polype, et engendre directement une méduse, contrairement à ce qu'il en est dans le cas précédent. (Hydroméduses holomorphes.)

Ce tableau synoptique montre deux choses : d'abord l'existence, chez les Hydrozoaires, de deux modes reproducteurs, le procédé sexuel et le procédé gemmipare; ensuite, la diversité des évolutions embryonnaires, entraînée par la présence des deux sortes d'individus. Les éléments sexuels sont portés par des polypes, chez les Hydrozoaires appartenant aux quatre premiers types, et par des méduses chez ceux compris dans les deux derniers. Les larves, qui dérivent des ovules fécondés, se transforment en polypes dans les cinq premiers cas, et en méduses dans le sixième. Enfin, la gemmiparité offre divers ordres de particularités : suivant qu'elle détermine, ou non, la genèse de colonies; suivant que les polypes d'une colonie bourgeonnent de nouveaux polypes, ou donnent naissance à des méduses (5° type); enfin, suivant que les méduses elles-mêmes, appartenant aux Hydrozoaires compris dans le

5e et le 6e type, engendrent par gemmiparité des individus nouveaux (qui, en ce cas, sont toujours des méduses), ou bien restent simples.

B. — Sous le rapport de la genèse des cellules sexuelles, les phénomènes sont semblables, dans l'essence des choses, entre les polypes et les méduses. Les différences principales portent sur la forme des individus sexués, et non sur l'origine, ni sur l'évolution, des éléments reproducteurs. Il n'en est pas de même pour le développement des larves. Ces dernières subissent deux modes évolutifs bien distincts, suivant qu'elles donnent naissance à des polypes (les cinq premiers types) ou à des méduses (6e type). C'est dans le premier mode, seulement que l'on trouve des embryogénies dilatées; le second est toujours abrégé.

Les développements dilatés s'effectuent suivant le procédé cytulaire.

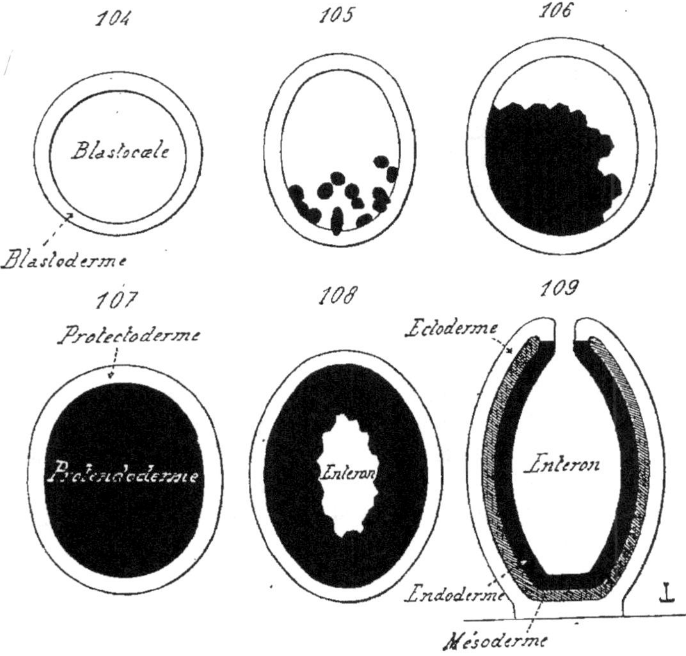

Fig. 104 à 109. — Développement général des feuillets embryonnaires des Hydrozoaires (*coupes diagrammatiques;* le blanc exprime le blastoderme, et ce qui reste de lui, à l'extérieur du corps, comme protectoderme; le noir exprime le protendoderme; les hachures indiquent le mésoderme). — En 104, phase blastulaire. — En 105, début de la blastoplanule, et genèse des premiers endocytes. — En 106, suite de la phase blastoplanulaire; les endocytes deviennent plus nombreux. — En 107, période d'état de la blastoplanule; le blastocœle est comblé par les endocytes, qui composent un volumineux protendoderme. — En 108, début de l'entéron, qui se creuse dans le protendoderme. — En 109, achèvement de l'entéron, qui se perce d'une bouche; l'individu se fixe à un support, produit son mince mésoderme, et se convertit en une Hydrule.

L'ovule fécondé se segmente, passe par là phase morulaire, et parvient à l'état blastulaire. Le blastoderme de la blastule produit des endocytes, qui parviennent dans le blastocœle, et l'emplissent; la blastule se convertit ainsi en une blastoplanule. En ce moment, l'embryon possède ses deux feuillets blastodermiques primordiaux; le protendoderme est constitué par l'ensemble des endocytes; le protectoderme est représenté par le blastoderme périphérique. Le protendoderme demeure simple désormais, et donne l'endoderme de l'adulte. Le protectoderme a une valeur double; il se convertit bien en ectoderme, mais fournit en surplus un mésoderme plus ou moins épais, tantôt réduit à la membrane propre, tantôt plus volumineux (ombrelle des méduses), qui se place entre le feuillet externe et l'endoderme.

L'ectoderme larvaire se couvre rapidement de cils vibratiles, qui servent à la natation. Cet état de l'embryon a été désigné, autrefois, par le nom de *planula*, expression étendue depuis à une autre série de phénomènes, et ayant perdu son sens primitif. La larve s'accroît durant sa vie libre; l'entéron se creuse dans l'endoderme, et devient la cavité gastrique de l'adulte; les éléments endodermiques se disposent autour d'elle en une assise simple, qui la limite. L'embryon offre alors l'aspect d'une vésicule creuse, dont la paroi est constituée par une double couche cellulaire; l'assise externe répond à l'ectoderme, et l'assise interne à l'endoderme. Il se fixe vers cette époque de son évolution. Une bouche se perce dans la région opposée à la partie fixée; des tentacules apparaissent autour d'elle, au moyen d'évaginations de la paroi du corps, qui renferment des diverticules de l'entéron. Parfois, la bouche et les tentacules prennent naissance durant la vie libre de la larve, peu avant le moment de la fixation.

Le petit être, ainsi construit, offre tout l'aspect d'un jeune polype. Sa bouche ne s'affaisse point dans la cavité entérique, et reste externe; cette cavité elle-même conserve des parois lisses, et ne produit aucune cloison. Cette période est la dernière du développement; et la phase, qui lui correspond, peut porter le nom d'*Hydrula*. L'Hydrule n'a plus qu'à engendrer une membrane propre, et à revêtir l'aspect définitif de l'adulte, pour être un polype complet.

La phase Hydrule existe dans tous les développements d'Hydrozoaires qui aboutissent à la production de polypes; elle est parfois altérée dans son allure, mais conserve toujours ses caractères essentiels.

Dans les développements abrégés, et lorsque l'embryon doit se convertir en polype, la phase blastulaire est omise; la morule se transforme directement en une blastoplanule. Les blastomères périphériques de la morule se rassemblent en une couche simple, qui est le protectoderme; les blastomères internes se groupent en un amas compact, le protendoderme. Les deux feuillets primordiaux se délimitent, de suite après la période morulaire, sans qu'apparaisse une phase blastulaire. Une telle abréviation du développement existe chez un certain nombre d'Hydridés;

elle atteint sa plus grande intensité chez la plupart des Siphonophores, car certains des blastomères internes composent une véritable réserve vitelline, qui permet à la larve, en la nourrissant, de bourgeonner avant de revêtir les caractères de l'adulte.

Le développement est toujours abrégé, lorsque la larve doit donner naissance à une méduse (6e type du tableau synoptique); mais cette abréviation ne présente pas le caractère de celle mise en œuvre dans l'évolution des polypes. La morule se modifie en une blastule spéciale, dont les éléments blastodermiques sont fort gros, s'avancent dans le blastocœle, et l'occupent presque entièrement, ou même l'obstruent d'une façon complète. Ensuite, la blastule se transforme directement en méduse. La couche blastodermique se divise en deux assises emboîtées, dont l'externe est le protectoderme, et l'interne le protendoderme; la cavité entérique prend naissance par écartement des éléments de ce dernier, et la jeune larve se trouve ainsi constituée. Elle devient rapidement une méduse, et n'offre, durant cette évolution, aucune ressemblance avec un polype.

C. — Les phénomènes de la gemmiparité ne varient guère dans leur essence. La cavité entérique du générateur émet un diverticule, qui soulève la paroi du corps pour s'en faire une enveloppe particulière; l'ensemble du diverticule et de sa paroi propre grandit, passe à l'état de bourgeon, puis à celui d'individu, par l'apparition des divers organes. Etant donné ce procédé génétique, les cavités entériques des descendants communiquent avec l'entéron maternel; ces relations persistent toujours, durant toute la période d'adhérence des individus les uns avec les autres. Les seules différences, dans la reproduction gemmipare, portent sur la nature des producteurs, et sur celle des êtres produits. Les trois principaux modes déjà connus, et qu'il sera nécesssaire d'étudier en détail, sont : la gemmiparité des polypes qui produisent des polypes; la gemmiparité des polypes qui produisent des méduses; enfin, la gemmiparité des méduses qui produisent des méduses.

§ 2. — Éléments sexuels.

L'unisexualité est la règle chez les Hydrozoaires ; un individu déterminé, quelle que soit sa forme, porte des éléments mâles, ou bien des ovules, sans présenter les deux réunis. Cette séparation des sexes s'étend souvent aux colonies de polypes, dont les gonozoïdes sont tous mâles, ou tous femelles, suivant le cas ; il n'existe guère d'exception, à cet égard, que parmi les Siphonophores, dont les colonies, sauf celles de diverses *Apolemia* et *Diphyes*, sont hermaphrodites, et parmi les représentants de la famille des Tubularidées. Une *colonie hermaphrodite* possède des gonozoïdes, dont les uns sont mâles et les autres femelles, mélangés sans aucune régularité, du moins le plus souvent ; par contre, une *colonie unisexuée* porte seulement des gonozoïdes d'un seul type, soit mâle, soit femelle.

I. Développement des éléments sexuels. — Ces éléments sont situés dans le mésoderme, lorsqu'ils ont achevé leur évolution, et forment dans ce feuillet une masse compacte, mais ils n'en proviennent pas; ils dérivent toujours de l'ectoderme, ou bien de l'endoderme. Leur origine, sous ce rapport, offre une fixité remarquable, car elle est constante chez les représentants d'un même groupe, et ne varie point. Les connaissances acquises, sur ce sujet, sont dues pour la plupart à Weissmann, qui a trouvé trois types de développement.

Dans le premier type, les deux sortes de produits sexuels, les spermatozoïdes et les ovules, sont fournis par l'ectoderme; tels sont les Hydrozaires inférieurs, les Authydraires, et un certain nombre de Tubulariens. Les éléments reproducteurs proviennent tous de l'endoderme, dans le second; il en est ainsi pour le plus grand nombre des Sertulariens. Enfin, le troisième type est caractérisé par la genèse des spermatozoïdes aux dépens de l'ectoderme, et par celle des ovules aux dépens de l'endoderme; cette double origine, déjà signalée depuis longtemps par Ed. Van Beneden chez les *Hydractinia*, a été observée par Weissmann chez un certain nombre de Campanulariens. Il existerait bien un quatrième type, dans lequel les spermatozoïdes proviendraient de l'endoderme, et les ovules de l'ectoderme; mais ce mode supplémentaire, trouvé chez les *Eudendrium* par Ciamician, n'est point accepté par Weissmann, du moins pour les Eudendrium, car les observations du premier auteur seraient fausses à cet égard, et les représentants de ce genre doivent être placés, selon Weissmann, dans le second type.

Quelle que soit la diversité de l'origine première, l'évolution suivie est toujours la même. Les éléments cellulaires, qui doivent fournir les produits génitaux, quittent le feuillet auquel ils appartiennent, et pénètrent dans le mésoderme; leur accumulation, en une région donnée de l'individu, produit un épaississement volumineux, et très appréciable. Les éléments mâles se transforment en spermoblastes; les femelles deviennent directement des ovules; les uns et les autres présentent une certaine contractilité, qui les fait se mouvoir dans la substance mésodermique; ces déplacements, déterminés par le jeu de courtes expansions pseudopodiques, ne sont jamais bien considérables.

Les éléments sexuels des Authydraires, et ceux d'un certain nombre de Tubulariens, font leur apparition dans le mésoderme du polype ordinaire, ou dans celui du gonozoïde, après que ces individus ont acquis, ou peu s'en faut, leur structure complète; l'ensemble des tissus, de la paroi du corps des Hydrozoaires, ayant été décrit, par les auteurs, sous le nom de *cœnosarque*, Weissmann désigne ce procédé par l'expression *d'origine cœnosarcale*. — La plupart des Hydroméduses diplomorphes, du moins celles pourvues de gonozoïdes fixes, ou bien de gonozoïdes médusaires dont les glandes génitales apparaissent avant la vie libre, présentent un tout autre mode de développement. Les éléments reproducteurs se façonnent d'abord dans le mésoderme d'un individu quelconque, ou même dans celui des stolons qui relient les zooïdes les uns aux autres ; ensuite, la paroi du corps de ces individus, ou celle de ces stolons, évolue autour des masses sexuelles, et forme des gonozoïdes, destinés à contenir ces dernières, en un moment où ces masses sont complètement ébauchées. Par une extrême abréviation du développement, les individus sexués prennent naissance après les glandes génitales qu'ils renferment, et non avant elles, contrairement à ce qu'il en est dans le premier type. — Ce deuxième procédé est désigné, par Weissmann, sous le nom d'origine *blastoïdale*.

Puis la tendance des gonozoïdes libres, des méduses, à conserver le plus longtemps possible leur forme définitive, et à posséder leur autonomie individuelle, exerçant son effet, l'origine cœnosarcale reparaît chez les Hydroméduses supérieurs, dont les méduses quittent la colonie dès leur extrême jeunesse, et dépourvues encore d'ébauches sexuelles. Ces dernières sont engendrées dans le corps de l'individu, bien après le moment où ce dernier a quitté la colonie maternelle ; par suite, la genèse du zooïde précède celle des éléments reproducteurs : l'origine est cœnosarcale. — Il existe donc deux origines cœnosarcales : une *origine cœnosarcale primaire*, celle des Authydraires, qui est le procédé primitif, puisque le développement de la partie somatique de l'individu précède celui de la portion sexuelle ; et une origine *cœnosarcale secondaire*. La première cède la place, par abréviation du développement, au procédé blastoïdal ; l'organisme colonial prend en effet une grande prépondérance sur la vie individuelle, et les produits génitaux peuvent naître dans cet organisme, sans que le zooïde destiné à les contenir soit nécessairement préformé. Et, en suivant la série ascendante des Hydrozoaires, le mode blastoïdal disparaît, pour permettre le retour d'une origine cœnosarcale secondaire, car les individus sexués se séparent hâtivement de l'organisme colonial, tendent à acquérir une autonomie plus grande que celle des polypes ordinaires, et, en conséquence, produisent leurs organes sexuels durant leur période de liberté.

II. Structure et situation des éléments sexuels. — *A.* Les spermatozoïdes sont formés par les spermatoblastes ; ces derniers se segmentent, et donnent naissance à des spermatogemmes, dont les spermatocytes évoluent en spermatozoïdes. Le corps des éléments mâles est divisé en deux parties : une tête renfermant le noyau, et une queue filiforme, servant d'organe locomoteur. — Les ovoblastes ne se divisent point d'ordinaire, et chacun d'eux produit un ovule, tassé contre ses congénères, dépourvu de follicule et de coque chorionnaire. Souvent, les jeunes ovules progressent, dans la substance fondamentale du mésoderme, au moyen de courts appendices pseudopodiques; ces expansions se raccourcissent durant la croissance de l'élément femelle, et l'ovule parvenu à maturité n'en montre plus, car son contour est devenu sphérique, ou ovalaire.

Les produits sexuels sont rejetés par la rupture de la paroi du corps. Si la paroi se brise dans sa partie externe, ou ectodermique, les spermatozoïdes et les ovules sont déversés directement dans les milieux extérieurs; si la rupture se manifeste sur la face interne, ou endodermique, ces éléments parviennent en premier lieu dans la cavité gastrique, et se rendent au dehors en passant par l'ouverture buccale.

B. — Les individus munis d'organes sexuels sont semblables aux autres, chez les Authydraires; en outre, pour ce qui est de ces derniers, tous les zooïdes d'une même colonie sont capables de devenir sexués, et il n'existe entre eux aucune différence à cet égard. Les conditions sont changées chez les Hydroméduses et les Siphonophores.

Il faut adopter dans ce cas, en la modifiant quelque peu, la classification proposée par Weissmann, et distinguer plusieurs formes d'individus sexués, de gonozoïdes. Une condition, commune à tous ces êtres, est relative au nombre même de ces gonozoïdes, car certains polypes seuls, et non pas tous ceux d'une colonie, deviennent des individus sexués. Les différences portent sur l'aspect, et sur la complexité de structure, offerts par ces individus.

Le type le plus simple est celui des gonozoïdes, semblables en tout à des polypes ordinaires, et se distinguant d'eux par la seule présence de cellules reproductrices dans leur mésoderme; ces gonozoïdes méritent donc le nom de *Sporophores* ou de *Sporosacs;* tels sont ceux des *Cordylophores*, par exemple. — Pour le second type, les individus sexués renferment, dans leur paroi du corps, une cavité, comparable à la cavité sous-ombrellaire des vraies méduses, mais ne communiquant pas avec le dehors; les canaux gastriques sont absents. Ces individus montrent déjà un commencement d'évolution vers la disposition médusaire, et sont assez fréquents parmi les Hydrozoaires; ils méritent d'être désignés plus particulièrement comme de vrais *Gonophores*. On les trouve notamment chez les *Clava*, les *Hydractinia*, et les genres voisins. — Un type plus élevé est celui des *Gonophores médusiformes;* la cavité close du second type s'est ouverte au dehors, et se présente comme une véritable cavité sous-ombrellaire; l'aspect se rapproche davantage de celui des méduses normales; mais les tentacules, les organes sensitifs, le voile, font défaut, et les canaux gastriques sont à peine développés. Tels sont les gonozoïdes des *Tubularia* et de plusieurs Siphonophores.

Les individus sexués, appartenant à ces trois premiers types, ne se détachent jamais de leur colonie, sauf quelques rares exceptions. Le contraire se manifeste dans les formes suivantes, car les gonozoïdes se séparent toujours de leurs voisins, et mènent une vie libre plus ou moins longue. Jusqu'ici, les éléments reproducteurs seuls se séparent des colonies où ils ont pris naissance ; le phénomène s'étend désormais aux individus sexués eux-mêmes, puisque les gonozoïdes deviennent libres, en emportant avec eux les glandes génitales dont ils se sont chargés.

Les individus sexués, appartenant au quatrième type, sont des *Médusoïdes*. Ils offrent, en tout, la structure des méduses vraies, et possèdent des canaux gastriques; mais ils manquent de tentacules, de vésicules marginales, de voile, et leur manubrium est souvent privé de bouche. Cette dernière particularité montre déjà l'absence de toute nutrition. La vie libre dure par suite fort peu de temps, et les produits sexuels sont déjà formés, lorsque le médusoïde se détache. Un assez grand nombre de Siphonophores appartiennent à ce quatrième groupe.

Enfin, le type le plus élevé est celui des *Méduses* vraies, munies de canaux gastriques, de tentacules, de voile, de vésicules marginales, et dont le manche porte une bouche. Ce type renferme lui-même plusieurs séries secondaires, échelonnées suivant la durée de la vie libre, et le degré de complexité de la structure. Les méduses les plus simples, celles d'un certain nombre de Campanulariens par exemple, possèdent déjà leurs cellules sexuelles au moment où elles quittent leur colonie ; leurs canaux gastriques sont en petit nombre, quatre le plus souvent; la vie libre est de courte durée. Les méduses les plus complexes se séparent fort jeunes de leur colonie, et acquièrent des produits reproducteurs durant leur existence pélagique; les canaux gastriques et les tentacules sont souvent fort nombreux; et, par l'ensemble de leur organisation, ces individus se rapprochent beaucoup des Hydroméduses holomorphes. Entre ces deux formes extrêmes s'étale toute une série d'intermédiaires.

Il faudrait, ensuite, placer au plus haut les Hydroméduses holomorphes, qui possèdent un organisme de structure fort complexe, et se reproduisent en cet état, sans jamais retourner à la phase polype.

C. — Les éléments sexuels des méduses sont : tantôt situés dans la paroi du manche (*Anthoméduses* ou *Ocellates*), et proviennent alors de l'ectoderme; tantôt placés dans la paroi des canaux gastriques (*Leptoméduses* ou *Vésiculates; Hydroméduses holomorphes*), et, dans ce cas, dérivent sans doute du feuillet endodermique. L'aspect, présenté par les masses sexuelles, diffère suivant l'origine première ; les amas de cellules reproductrices épaississent la base du manubrium chez les Anthoméduses; ils forment, dans le second mode, des saillies, les *gonades*, placées sur la sous-ombrelle.

Les divers types de méduses ne peuvent servir à caractériser avec netteté les groupes. Ainsi les *Monocaulus*, par exemple, sont pourvus de gonophores ordinaires, alors que les représentants du genre voisin *Corymorpha* présentent de vraies méduses, appartenant à la série des *Steenstrupia*. De même, certaines méduses d'Hydroméduses diplomorphes rappellent de très près plusieurs Hydroméduses holomorphes, au point de les faire placer toutes dans le même groupe. Le phénomène se complique encore, par le fait de la diversité des méduses provenant d'une même espèce de polypes, comme il en est pour les *Phialidium variabile* et les *Clytia volubilis*; cette diversité porte non seulement sur l'aspect général, mais encore sur le nombre des tentacules et des canaux gastriques. Mais cependant, à ne voir que la somme des transformations, il est permis de considérer la série de complexité, allant des Authydraires aux Hydroméduses holomorphes, comme répondant à la réalité des choses.

§ 3. — Segmentation et développement des feuillets blastodermiques.

I. Considérations générales. — Le développement des feuillets blastodermiques s'effectue, chez les Hydrozoaires, suivant le procédé cytulaire; ces êtres ne montrent, dans leur embryogénie, aucun phénomène comparable à une gastrulation. Le mode dilaté existe chez la plupart des Authydraires et des Hydroméduses diplomorphes; le mode abrégé, qui dérive du premier par l'omission de plusieurs phases, est caractéristique des Hydroméduses holomorphes et des Siphonophores.

Ce dernier consiste en la genèse d'une blastule, dont le blastoderme produit des endocytes; ceux-ci remplissent le blastocœle, et changent ainsi la blastule en blastoplanule. Une cavité se creuse bientôt dans sa masse, et devient l'entéron; les endocytes se groupent autour d'elle pour constituer l'endoderme, et le blastoderme restant se convertit directement en ectoderme. — Le feuillet moyen est engendré secondairement par le feuillet extérieur. Les trois couches cellulaires de l'organisme ont ainsi pris naissance, leur développement s'étant effectué d'après le procédé cytulaire typique.

L'abréviation, qui empêche la venue de l'état blastulaire, et détermine l'apparition immédiate d'une planule, n'offre pas toujours les mêmes particularités; elle varie des Siphonophores aux Hydroméduses holomorphes. Les larves de ces dernières évoluent en méduses, et ne produisent point de polypes; aussi l'épais mésoderme de l'ombrelle naît-il de bonne heure, de suite après l'arrivée de l'état planulaire; de plus, la morule, constituée par un petit nombre de gros blastomères, se transforme directement, en planule, par la division de ces blastomères en deux parties, l'une externe, correspondant à l'ectoderme, et l'autre interne, qui donne l'endoderme. — Les blastomères des morules de Siphonophores sont plus nombreux; certains d'entre eux, remplis de granulations deutolécithiques, servent à la larve de réserve nutritive. A cause de cette quantité considérable d'éléments ovulaires, la morule se modifie directement en planule, car les blastomères internes sont les équivalents des endocytes, et les blastomères externes ceux des cellules ectodermiques des blastoplanules. Enfin, le feuillet moyen apparaît tardivement, tout comme il en est pour les Hydraires inférieurs.

Il est donc nécessaire d'étudier, en premier lieu, le type embryonnaire dilaté, et d'examiner ensuite, chez les Hydroméduses holomorphes et chez les Siphonophores, les altérations subies par lui.

II. **Authydraires et Hydroméduses diplomorphes.** — 1° La plupart des méduses, appartenant au groupe des Diplomorphes, produisent des ovules qui, après la fécondation, se segmentent, et évoluent suivant le mode le plus simple. La segmentation ovulaire est égale; elle détermine la genèse d'une blastule, dont l'aspect varie suivant son âge. A son début, la blastule est constituée par une petite quantité de volumineux blastomères, placés autour d'un blastocœle étroit; les blastomères se multiplient, augmentent en nombre, diminuent en taille, et le blastocœle s'accroît de son côté; au moment où cette évolution est achevée, la blastule présente un blastoderme mince, et une cavité blastocœlienne assez ample. — Parvenue à cette phase, la jeune larve est arrondie; elle va s'allonger désormais, prendre un aspect ovalaire, et passer à l'état de blastoplanule. Plusieurs cellules du blastoderme, non pas toutes, situées d'ordinaire à l'une des extrémités de l'embryon, se multiplient, et engendrent des endocytes. Ceux-ci tombent dans la cavité blastocœlienne, s'y déplacent au moyen d'expansions pseudopodiques, et se scindent, de manière à produire de nouveaux éléments; cette genèse s'arrête, lorsque la cavité blastocœlienne est entièrement remplie par eux.

La blastule est devenue une blastoplanule, composée de son protectoderme extérieur, et du protendoderme que constituent les endocytes. Entre temps, le protectoderme se couvre souvent de cils vibratiles, qui servent à la larve pour se déplacer, et tournoyer dans l'eau. Le protendoderme compact ne renferme aucun espace vide; c'est aux embryons ainsi constitués que les auteurs ont donné le nom de planules, expression détournée aujourd'hui de son premier sens restreint, pour désigner l'une des phases des développements abrégés. — La larve s'accroît durant cette période de liberté; une cavité apparaît au centre du protendoderme, augmente rapidement de taille, et les endocytes, disposés d'abord autour d'elle en couches serrées, finissent par ne plus pouvoir former qu'une seule assise pour la limiter. La blastoplanule, ainsi modifiée, ressemble à une vésicule creuse, d'aspect ovalaire, nageant dans l'eau par le moyen des cils vibratiles du protectoderme; sa paroi est constituée par le protectoderme lui-même, et par l'unique rangée interne d'endocytes protendodermiques; la cavité centrale est celle qui vient de faire son apparition. Cette dernière est l'entéron; le protendoderme se convertit en endoderme, et le protectoderme en feuillet ectodermique. — Les deux couches somatiques principales, et la cavité entérique, ont donc pris naissance; la seule modification qui doit intervenir, par la suite, est relative au

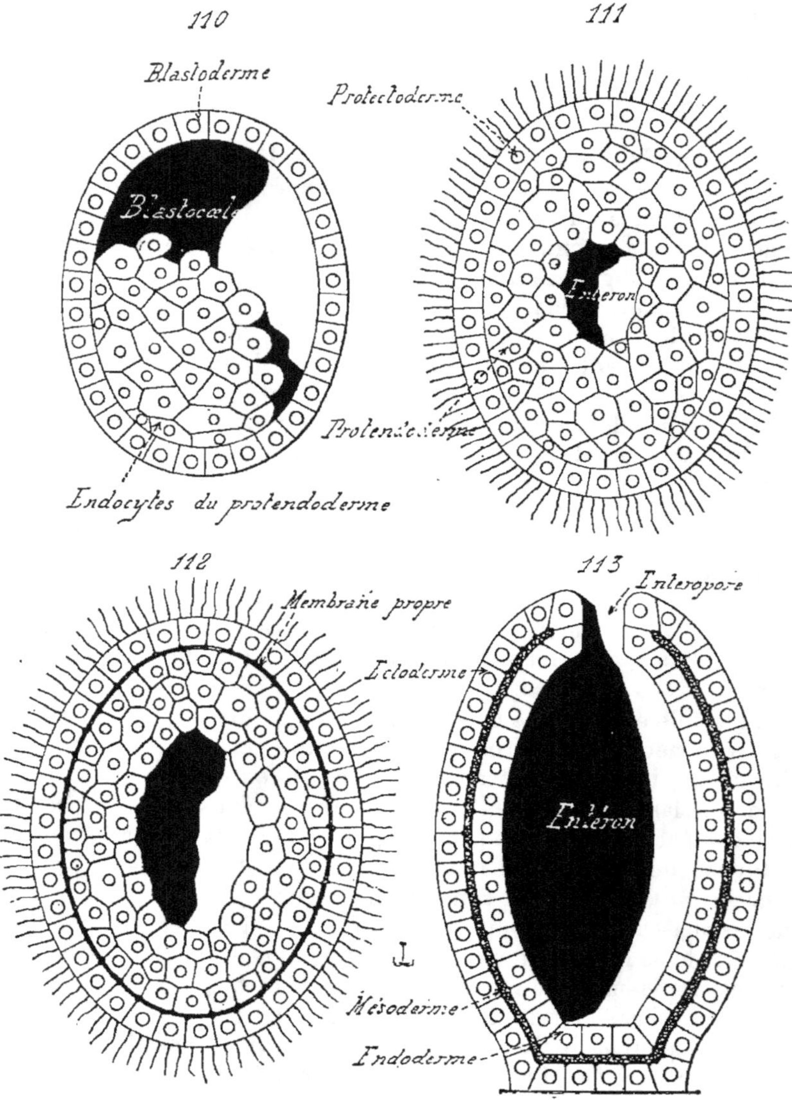

Fig. 110 à 113. — DÉVELOPPEMENT DES FEUILLETS EMBRYONNAIRES DES AUTHYDRAIRES ET DES HYDRO-
MÉDUSES DIPLOMORPHES (*coupes demi-diagrammatiques, et perspective par ombres portées*).
— En 110, milieu de la phase blastoplanulaire; le blastocœle est à demi comblé par les
endocytes. — En 111, la période d'état de la phase blastoplanulaire est dépassée; l'entéron commence à se creuser dans le protendoderme, compact un peu auparavant; parfois, les endocytes du protendoderme s'anastomosent par des prolongements pseudopodiques. — En 112, suite de l'amplification de l'entéron. — En 113, achèvement de
l'entéron; la larve se fixe, et devient une Hydrule.

développement du mésoderme, par l'exsudation d'une substance fondamentale placée entre l'ectoderme et l'endoderme, et par l'émigration,
dans cette substance, d'éléments issus des deux feuillets primordiaux,
notamment du feuillet extérieur. L'entéron devient la cavité gastrique.

Les premières phases embryonnaires se sont effectuées. La larve se
fixe ensuite par l'une de ses extrémités, perce une bouche dans la
région opposée à la base d'adhérence, et produit, autour de cet orifice,
une couronne de tentacules : elle se change ainsi en un polype.

2° Les phénomènes sont quelque peu abrégés, chez divers Tubulariens et quelques Authydraires, de manière à effectuer une transition
vers ceux observés chez les Siphonophores et les Hydroméduses holomorphes ; cette abréviation porte sur la phase blastulaire, qui est
omise. La segmentation, quelque peu inégale, aboutit à la genèse d'une
morule, constituée par une quantité considérable de blastomères, plus
grande que dans le premier cas déjà décrit ; ces éléments sont disposés
sur plusieurs couches, les plus gros étant placés au centre, les plus
petits et les plus nombreux à la périphérie. Cette morule devient directement une blastoplanule ; l'ensemble des blastomères périphériques se
groupe en une assise simple et régulière, qui est le protectoderme ;
l'amas des cellules centrales correspond à un protendoderme. La phase
blastulaire fait donc complètement défaut.

L'évolution continue ensuite, d'après des procédés semblables à
ceux signalés dans le premier type. Les volumineux éléments internes
se divisent en cellules plus petites ; la larve s'accroît, augmente de
dimensions, et donne naissance, dans son intérieur, à une cavité entérique ; puis le protectoderme et le protendoderme se convertissent,
chacun pour sa part, en ectoderme et endoderme. Une particularité
intéressante consiste dans l'apparition hâtive des tentacules ; ces
organes naissent au moment où la bouche n'est pas percée, et où la
larve nage encore dans l'eau qui l'entoure ; cette production hâtive est
une conséquence probable de l'abréviation du développement. Les
larves libres des *Tubularia*, munies de tentacules, sont connues sous le
nom d'*Actinula*.

III. **Hydroméduses holomorphes.** — 1° Le procédé le plus
simple a été observé chez la *Liriope mucronata* ; il se rapproche
beaucoup de celui présenté par les Hydroméduses diplomorphes, car il
comporte une phase blastulaire. Cette phase est à peine indiquée ; mais
elle n'en fait pas moins son apparition, et le développement des
Hydraires supérieurs se relie, par là, à celui des Hydraires inférieurs.

L'ovule se segmente, et produit une morule, constituée par un petit
nombre de gros blastomères, assez volumineux pour s'étendre depuis le
centre jusqu'à la périphérie de l'embryon. Ces blastomères s'écartent
les uns des autres vers leur extrémité interne, et laissent, en cette place,
une petite cavité, comparable à un blastocœle fort étroit ; la morule est

ainsi devenue une blastule, au blastoderme très épais, et au blastocœle réduit, semblable à de jeunes larves blastulaires d'Hydroméduses diplomorphes. Ces dernières continuent leur évolution, en amplifiant leur cavité blastocœlienne, augmentant le nombre et diminuant la taille de leurs éléments blastodermiques, et ne produisent les endocytes qu'après avoir effectué ces premières modifications ; par contre, les blastules de *Liriope* engendrent hâtivement leurs éléments endocytaires. Plusieurs de leurs volumineux blastomères, et non pas tous, se divisent en deux parties : une portion externe, qui continue à appartenir au blastoderme ; et une interne, qui pénètre dans la cavité blastocœlienne. Celle-ci est tellement étroite, que deux ou trois de ces portions internes suffisent pour la remplir. Ces segments intérieurs sont des endocytes, et la blastule est devenue une blastoplanule.

La blastoplanule de *Liriope* rappelle donc les états correspondants des Hydraires inférieurs, et n'en diffère que par la taille exagérée, et par le petit nombre, des éléments cellulaires ; cet embryon va ensuite produire les feuillets. Quelques éléments du blastoderme continuent à donner de volumineux endocytes, qui s'ajoutent aux précédents, et forment avec eux le protendoderme ; puis, ces cellules centrales s'écartent les unes des autres, de façon à laisser, au milieu même de l'embryon, un espace libre, qui grandit de plus en plus. Cet espace est la cavité entérique ; les endocytes se disposent autour d'elle pour constituer l'endoderme. Le blastoderme périphérique, après avoir fourni de cette manière à la genèse des endocytes, acquiert le caractère d'un protectoderme, qui reste extérieur, et devient l'ectoderme de l'adulte.

Une particularité des Holomorphes fait ensuite son apparition. Aussitôt après le moment où l'endoderme et l'ectoderme sont nettement limités, et alors que la cavité entérique se trouve encore fort étroite, une substance fondamentale abondante s'intercale entre ces deux feuillets cellulaires, et les sépare l'un de l'autre. Elle est d'abord répandue partout en égale quantité, mais elle ne tarde pas à devenir plus épaisse dans la région qui correspond à la future ombrelle ; des éléments, dont la plupart sont engendrés par l'ectoderme, pénètrent dans cette substance, et constituent avec elle un tissu compact, qui compose le mésoderme.

Les trois feuillets blastodermiques ont donc pris naissance, par un procédé cytulaire fort net, semblable à celui des Authydraires et des

---

Fig. 114 à 119.— Développement des feuillets embryonnaires des Hydroméduses holomorphes (*coupes demi-diagrammatiques*).

Les figures 114 à 116 s'appliquent à la *Liriope mucronata* (d'après Metschnikoff). — En 114, genèse des endocytes. — En 115, apparition de l'entéron et du mésoderme. — En 116, accroissement rapide du mésoderme, constitué par une substance intercellulaire. Les figures 117 à 119 s'appliquent à la plupart des autres Holomorphes (d'après Fol). — En 117, phase morulaire. — En 118, délamination des blastomères, chargés de délimiter les deux feuillets primordiaux. — En 119, développement de l'entéron et du mésoderme. (Par erreur, dans la figure 115, *Mésendoderme* est mis pour *Protendoderme*.)

114
Endocytes
du protendoderme
Blastocœle
Blastoderme
115
116
Protectoderme
Ectoderme
Mesoderme
Enteron
Endoderme
Enteron
Mésendoderme
117
Blastoderme
118
119
Ectoderme
Protectoderme
Mésoderme
Enteron
Enteron
Protendoderme
Endoderme

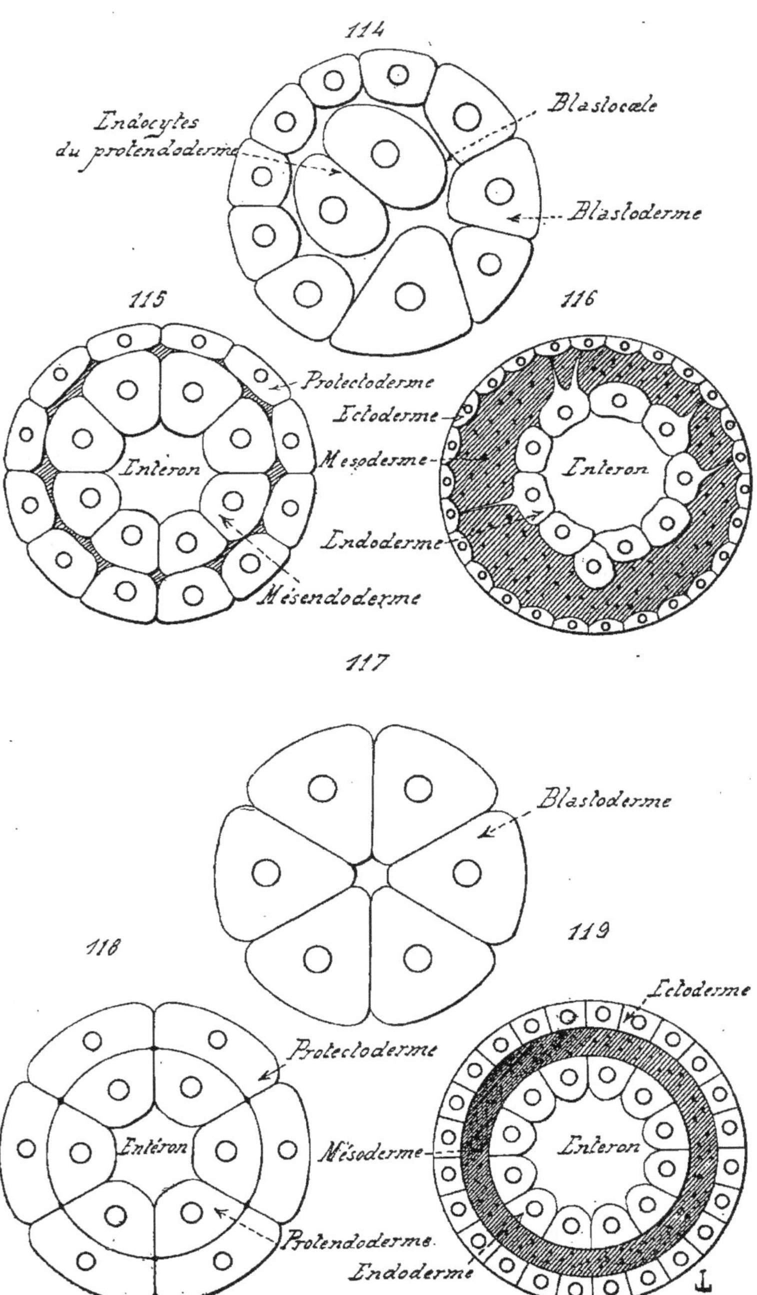

Fig. 114 à 119.

Hydroméduses diplomorphes, mais présentant, comme particularité principale, une différenciation hâtive de l'endoderme et du mésoderme. Ces particularités sont plus accentuées encore dans les deux modes suivants, car l'abréviation du développement y est plus considérable.

2° Les ovules fécondés de la plupart des Holomorphes produisent une morule, semblable à celle des *Liriope*, mais qui ne dissocie jamais les régions internes de ses blastomères pour donner un blastocœle, et demeure compacte ; les éléments morulaires sont assez volumineux, pour s'étendre tous depuis le centre jusqu'à la périphérie de l'embryon. La morule se transforme de suite, à cause de l'absence de toute cavité blastocœlienne, en une blastoplanule compacte. Mais, comme les blastomères sont groupés en une seule assise, ils se divisent sur place, parallèlement à leur face externe, en deux parties, l'une interne, l'autre externe ; ce procédé a reçu le nom de *délamination*. La morule s'est convertie directement en une blastoplanule, composée d'une assise périphérique, et d'un amas cellulaire central, constitué par les parties internes des blastomères. Ces dernières sont les homologues des endocytes des cas précédents ; leur ensemble constitue l'endoderme ; de son côté, l'assise externe n'est autre que l'ectoderme.

Les autres phases de l'évolution se manifestent comme dans le premier type. Les volumineux et peu nombreux endocytes se divisent de manière à augmenter en quantité ; il en est de même pour les éléments ectodermiques. La blastoplanule s'accroît pendant un certain temps, tout en restant compacte ; parfois, les endocytes se disposent les uns sur les autres, comme des disques empilés, chez l'*Aglaura hemistoma* par exemple. Puis, une cavité entérique se creuse au sein de l'endoderme, pour se développer d'après le procédé habituel ; et l'épaisse substance fondamentale du mésoderme fait son apparition.

3° La segmentation des ovules d'*Æginopsis mediterranea* diffère, de celle décrite dans le second cas, par l'existence, dans la morule, d'un nombre considérable de blastomères disposés sur plusieurs couches. Aussi la morule se transforme-t-elle directement en blastoplanule, sans avoir besoin de produire, au préalable, ses feuillets par une délamination. Cette dernière phase, qui est la caractéristique du deuxième type, fait ici défaut ; les blastomères périphériques se rassemblent en un ectoderme, et les segments internes, homologues des endocytes précédents, représentent l'endoderme. — L'embryon est sphérique vers le début de son état planulaire ; il s'allonge ensuite, devient ovalaire, et donne naissance à deux longs tentacules. Son ectoderme se couvre de cils vibratiles ; et ses endocytes augmentent en nombre, tout en étant serrés les uns contre les autres. Cette évolution continue ainsi durant un certain temps ; puis la cavité entérique se creuse dans l'endoderme ; les éléments de ce dernier se groupent autour d'elle en une assise simple, et tous les phénomènes ultérieurs sont semblables à ceux signalés dans les deux premiers cas.

Le développement est ici très abrégé; la phase blastulaire du premier type est omise, et la production des endocytes par délamination, telle qu'elle existe dans le second procédé, manque également. Dès la fin de la segmentation, les blastomères se rassemblent, chez les *Æginopsis*, de façon à présenter une disposition, que les embryons des autres Hydroméduses holomorphes atteignent seulement après une série de modifications préliminaires.

IV. **Siphonophores.** — Les premières phases embryonnaires de ces êtres sont remarquables, en ce qu'elles s'accompagnent de phénomènes gemmipares. Le bourgeonnement n'attend point, pour apparaître, que la période larvaire ait cessé d'exister; les zooïdes de la colonie naissent sur le polype primaire, alors que celui-ci est encore à l'état d'ébauche, et même vient à peine de produire ses feuillets blastodermiques. Ces faits, cependant, ne modifient en rien la genèse de ces feuillets, et se rapportent seulement à une gemmiparité précoce, due à la grande prépondérance prise par la vie coloniale sur la vie individuelle, et aussi à une abréviation considérable de l'embryogénie. — Une seconde particularité, propre aux larves des Siphonophores, tient à la présence, sur l'une de leurs extrémités, d'une dépression ectodermique, qui deviendra la cavité du futur *pneumatophore* de la colonie. Cette dépression existe toujours; bien qu'elle disparaisse, par la suite, chez les êtres dont l'organisme colonial est dépourvu de flotteur, chez les Disconulides par exemple. Dans ce dernier cas, l'apparition du pneumatophore, apparition qui n'aboutit pas, doit être prise pour un phénomène atavique.

1° L'évolution la plus simple, et la moins abrégée, a été observée chez les *Stephanomia picta*, les *Physophora*, et plusieurs autres Siphonophores; elle rappelle, dans ses traits essentiels, le deuxième procédé des Authydraires, et le troisième des Hydroméduses holomorphes. La segmentation, égale et régulière, produit une morule, composée par plusieurs couches de blastomères; cette dernière devient, sans subir aucune modification, une blastoplanule, par la seule différenciation de ses couches cellulaires en un ectoderme périphérique, et un endoderme central. Les éléments endodermiques sont assez volumineux, et remplis de granulations deutoplasmiques, qui forment une réserve vitelline. La phase blastulaire est donc omise, puisque la division ovulaire donne directement naissance aux premières ébauches des feuillets primordiaux.

Les cellules ectodermiques acquièrent des cils vibratiles, dont la larve se sert pour se déplacer. La forme de cette dernière est celle d'un ovale allongé, présentant, sur l'une de ses extrémités, une petite dépression, qui communique avec le dehors. Cette dépression est l'ébauche du pneumatophore, qui va désormais s'agrandir, et épaissir ses parois, pour prendre son aspect définitif. L'embryon s'accroît; la cavité entérique se creuse dans l'endoderme, dont les éléments se disposent en une assise simple. La larve est alors comparable à une vésicule ovalaire,

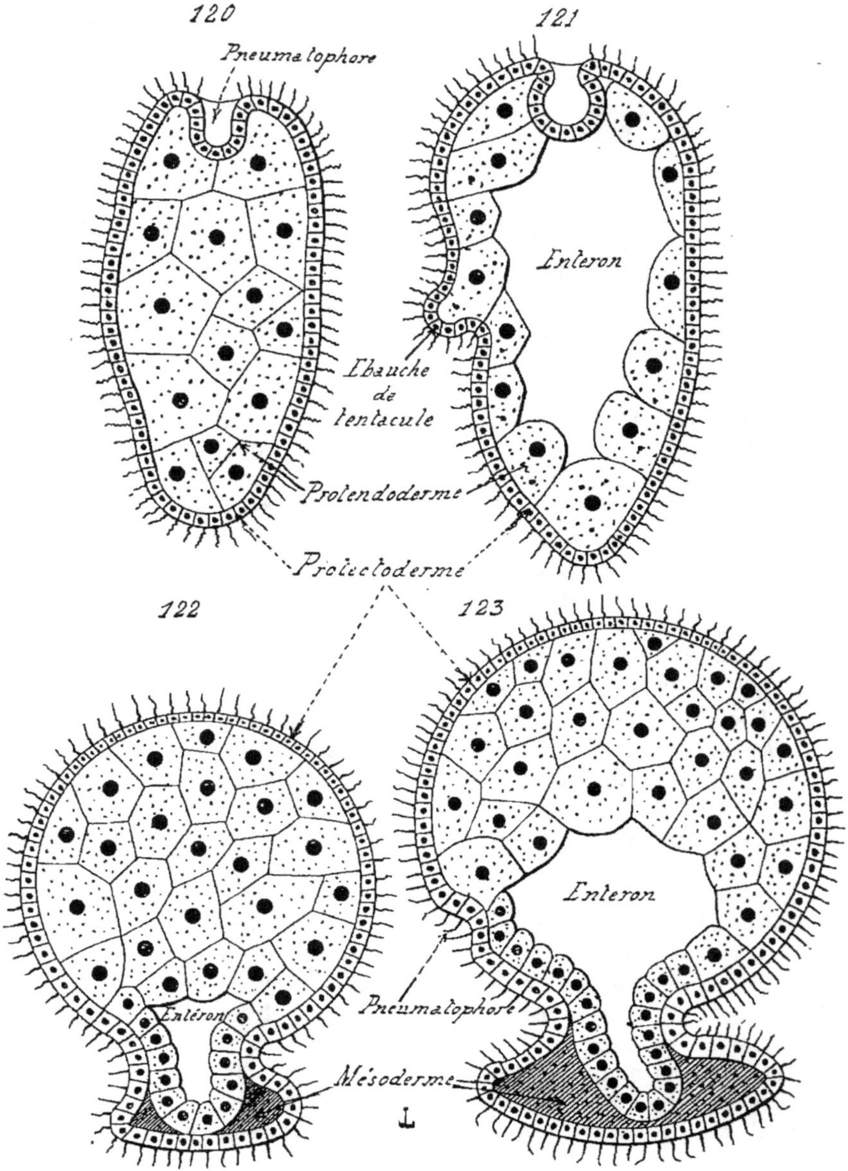

Fig. 120 à 123. — Développement des feuillets embryonnaires chez les Siphonophores (*coupes médianes, longitudinales, et demi-diagrammatiques*). — En 120, jeune larve de *Stephanomia pictum*, encore privée d'entéron. — En 121, larve de la même espèce, plus avancée, et pourvue d'un entéron. — En 122, jeune larve d'*Agalmopsis Sarsii*. — En 123, larve de la même espèce, plus avancée. (D'après les recherches faites par Metschnikoff.)

close, privée de bouche, et portant à l'un de ses bouts une cavité
pneumatophorique communiquant avec le dehors, mais non avec l'entéron. Le bourgeonnement commence à se manifester dès ce moment;
l'ébauche d'un dactylozoïde apparaît sur les côtés du corps, quelque
peu au-dessous de l'organe servant de flotteur. Ce jeune bourgeon est
constitué par une saillie de la paroi larvaire, possédant ainsi les deux
feuillets primordiaux, et renfermant un diverticule de la cavité entérique.

Le mésoderme des *Stéphanomia*, comme celui des autres Siphonophores, est peu développé, du moins par rapport à celui des méduses.
Il prend naissance suivant un procédé identique à celui des Hydraires,
sous la forme d'une mince bande de substance fondamentale, qui s'inter-
pose à l'ectoderme et à l'endoderme.

2° Un mode plus abrégé est offert par un grand nombre de Siphonophores; il a été bien étudié par Metschnikoff sur les *Epibulia aurantiaca*. Le développement est, dans son essence, semblable à celui des
Stephanomia, car la segmentation de l'ovule aboutit à la genèse d'une
morule, constituée par plusieurs couches de blastomères, qui se modifie
directement en une blastoplanule; seulement, les segments internes,
dont l'ensemble correspond à l'endoderme, sont plus volumineux, et
représentent une réserve nutritive plus abondante. En outre, le bourgeonnement commence un peu plus tôt, sans attendre que la cavité entérique
ait pris une certaine extension.

L'ectoderme est composé de petites cellules cylindriques, munies de
cils vibratiles. L'endoderme consiste en gros blastomères de tailles inégales, remplis de nombreux granules deutoplasmiques. Cette larve, ainsi
constituée, et munie d'une cavité entérique naissante, doit être prise
comme le polype primitif de la colonie, comme le zoïte. Le bourgeonnement fait son apparition dès cette époque; le zoïte borne son évolution
à supporter les jeunes bourgeons auxquels il donne naissance, et à leur
fournir les matériaux nutritifs qui leur sont nécessaires. Le premier
zooïde produit est un futur nectocalyce; l'ectoderme de la région où il
est engendré se soulève quelque peu, en une saillie extérieure; les
éléments endodermiques, voisins de la saillie, se divisent en une masse
de petites cellules; une cavité se creuse dans cette dernière, et donne
l'entéron du jeune bourgeon. Souvent, à l'époque où les premiers bourgeons possèdent déjà leurs cavités entériques, le zoïte n'est pas encore
pourvu de la sienne. Elle apparaît cependant par la suite, et se perce
dans l'amas des gros blastomères internes, sans communiquer dès l'abord
avec les espaces entériques des bourgeons engendrés; les relations directes ne s'établissent que plus tard. C'est là un intéressant exemple du
déplacement dans le temps.

Les réserves nutritives de l'endoderme du zoïte servent à alimenter
la jeune colonie; les bourgeons achèvent leur évolution, et se transforment, suivant leur situation, en nectocalyces, en dactylozoïdes, ou

en gonozoïdes. Le zoïte primordial, conservant toujours sa fonction particulière, s'allonge quelque peu, se munit d'une bouche pour mettre son entéron en rapport avec l'extérieur, et devient un gastrozoïde.

Ce développement, en allant au fond des choses, doit être assimilé à un bourgeonnement de zooïdes sur un zoïte qui dérive d'une larve; mais, à cause de l'abréviation du développement, et de la présence d'abondants matériaux alimentaires, le bourgeonnement commence alors que le zoïte n'a pas encore achevé son évolution, et n'a même pas produit son entéron. Aussi, les cavités entériques des zooïdes se creusent-elles sur place, en même temps que celle du zoïte, et indépendamment les unes des autres, pour ne communiquer entre elles que par la suite; leur valeur morphologique est cependant toujours semblable, puisque ces espaces se percent dans l'endoderme, ou dans des masses cellulaires qui en proviennent.

3° La condensation des phénomènes embryonnaires est plus grande encore chez les *Agalma*, et surtout chez les *Crystalloïdes*. Le nombre des blastomères, destinés à faire partie de l'endoderme, est plus considérable que dans le second cas; d'où il résulte que les réserves nutritives sont plus abondantes. Les effets produits sont très curieux; le bourgeonnement commence de bonne heure, et prend de suite un développement excessif, alors que le zoïte ébauche à peine ses feuillets. Aussi ce polype primitif offre-t-il l'aspect d'une grosse vésicule compacte, limitée en dehors par l'ectoderme, contenant dans son intérieur un endoderme à gros granules deutoplasmiques, et portant, sur l'une de ses faces, plusieurs jeunes zooïdes déjà assez avancés. Le zoïte est un véritable sac vitellin, dont le rôle, dans ces phénomènes primaires du développement, et avant qu'il ne se transforme en gastrozoïde, est de fournir aux bourgeons les matériaux alimentaires dont il est chargé.

Une telle disposition se présente bien chez les *Epibulia*, mais elle est moins prononcée, car le zoïte est petit par rapport aux bourgeons, et il évolue plus rapidement en gastrozoïde. Ces différences de taille et de temps mises à part, les procédés génétiques des feuillets et de l'entéron sont les mêmes dans les deux cas.

Les Siphonophores, appartenant au troisième type, présentent donc le mode évolutif le plus condensé qu'il soit possible de rencontrer parmi les Hydrozoaires. Les réserves deutoplasmiques de leurs embryons sont tellement abondantes, qu'elles augmentent dans des proportions considérables la taille de la larve, dont elles retardent le développement propre pour activer celui des bourgeons produits par elle, et qu'elles font passer le corps de cette larve à l'état d'une vésicule vitelline, servant à soutenir et à nourrir les jeunes zooïdes bourgeonnés.

V. **Valeur morphologique de l'Entéron.** — Plusieurs auteurs se sont demandé si la cavité entérique des Hydrozoaires, formée dans cet amas d'endocytes qui devient finalement l'endoderme, est l'homo-

logue d'un blastocœle. Plusieurs d'entre eux ont décidé la question en
faveur de l'homologie blastocœlienne, et admettent que l'entéron des
larves planulaires d'Hydrozoaires, entéron chargé de devenir l'intestin
de l'adulte, n'est autre qu'un blastocœle. Ce dernier persisterait donc,
et se transformerait en cavité gastrique.

Il suffit de comparer les évolutions abrégées aux développements
dilatés, et de se souvenir que tous deux se rapportent à une cytulation,
pour remettre les choses en leur véritable place. Les embryogénies dilatées
montrent d'abord une phase blastulaire, avec cavité blastocœlienne évidente ; cette cavité est ensuite remplie par les endocytes ; le blastocœle a
donc disparu complètement, ou presque en entier. Puis, un nouvel espace
vide se perce dans la masse des endocytes, écarte ces derniers les uns
des autres, et les repousse vers la périphérie. Cette cavité n'est donc pas
une persistance directe du blastocœle, puisque ce dernier n'existe plus ;
elle diffère également du blastocœle par ses rapports avec les endocytes,
car ceux-ci, au lieu d'être séparés les uns des autres, et suspendus dans
le blastocœle, sont groupés en une assise continue, placée autour de l'entéron. Ce dernier diffère donc du blastocœle par ses relations avec les
endocytes, et ne provient pas directement de lui.

En somme, l'entéron prend la place du blastocœle, mais n'en dérive
pas. La cavité, creusée dans l'amas endocytaire des larves à embryogénie
condensée, est l'homologue de cet entéron cytulaire, et non celui d'un
blastocœle, car l'apparition de ce dernier est omise dans la série des
phases évolutives, à la suite de l'abréviation du développement. Les trois
modes génétiques des feuillets, chez les Hydroméduses holomorphes,
sont du reste très suggestifs sous ce rapport, car ils montrent l'atténuation croissante subie par la phase blastulaire.

§ 4. — Formes des Larves.

I. **Considérations générales.** — L'aspect extérieur présenté par
les larves, et les divers changements que subissent ces dernières pour
parvenir à l'état adulte, forment, ou peu s'en faut, les seules notions
actuellement acquises sur le développement final des Hydrozoaires. Il
est cependant possible de se représenter les procédés génétiques de plusieurs appareils, du système nerveux et des organes sensitifs par exemple,
en se basant sur leur structure définitive. Les centres nerveux sont constitués, chez les méduses, par une double couronne placée sur les bords
de l'ombrelle, immédiatement au-dessous de l'ectoderme, et par un plexus
également sous-ectodermique, situé sur la face inférieure du corps ombrellaire. Il est bien certain, la situation de ces éléments, et les faits
observés sur l'évolution du système nerveux chez d'autres animaux,
permettent de le croire, que les anneaux et le plexus dérivent de
l'ectoderme. Ce dernier feuillet contient, dans les régions neurales, des
cellules épithélio-nerveuses, dont les parties profondes et fibrillaires se

rassemblent, pour produire les centres par leurs anastomoses; plusieurs de ces cellules quittent même l'assise ectodermique, et pénètrent dans ce feutrage de fibrilles, en revêtant l'aspect d'éléments bi-polaires. Le mode de formation du système nerveux est ainsi prévu dans son ensemble, mais ses détails n'ont pas encore été examinés par des observations directes. Des considérations semblables s'appliquent aux vésicules marginales, dont les relations et la structure suffisent pour montrer qu'elles proviennent d'involutions ectodermiques, mais dont les procédés génétiques ne sont pas complètement connus.

Il faut donc se borner, si l'on veut rester dans le domaine des faits, à suivre les modifications extérieures, subies par les larves pour arriver à l'état adulte, sans pénétrer dans les détails des changements; les notions, ainsi acquises, fournissent cependant des renseignements circonstanciés sur les évolutions de la cavité gastrique et des tentacules.

La larve des Hydrozoaires appartient à un type spécial, le type *Hydrula*. L'Hydrule est un embryon libre, provenant d'une blastoplanule, possédant sur son ectoderme des cils vibratiles, qui lui permettent de nager, portant, sur l'une de ses extrémités, une bouche dont les lèvres ne s'invaginent pas dans la cavité entérique, et ne donnant jamais naissance, sur les parois de cette dernière, à des bourrelets longitudinaux ayant la forme de cloisons. L'Hydrule n'existe, avec ses caractères précis et nets, que chez les Hydrozoaires les plus simples, les Authydraires et les Hydroméduses diplomorphes. Après avoir vécu en liberté durant un certain temps, elle se fixe par l'extrémité opposée à celle qui porte l'orifice buccal, celui-ci étant déjà produit, ou commençant à apparaître; une couronne de tentacules entoure la bouche; l'ectoderme perd ses cils vibratiles; les tissus complètent leur structure; et l'Hydrule se transforme en un polype qui, tantôt restera toujours simple, tantôt bourgeonnera pour engendrer une colonie.

Les Siphonophores et les Hydroméduses holomorphes montrent des faits différents. Dans le premier cas, l'Hydrule est modifiée par la présence, dans son endoderme, d'un deutolécithe abondant, et par la venue hâtive des phénomènes gemmipares; en outre, la larve ne se fixe point et demeure toujours libre, car la colonie, qui provient d'elle, n'adhère jamais à des corps étrangers. Dans le second groupe, l'Hydrule revêt de suite un aspect particulier, tenant à ce qu'elle se transforme en une méduse libre, et non en un polype; son mésoderme acquiert rapidement une épaisseur considérable; une partie de son corps se modifie en ombrelle, une autre en manubrium. Mais, malgré ces grandes dissemblances,

---

Fig. 124 à 129. — Formes larvaires des Hydraires (*silhouettes*). — En 124, larve ciliée, vésiculeuse. — En 125, phase pyriforme à son début. — En 126, phase pyriforme vers sa fin. — En 128, 127, 129, phases successives de la fixation, et du développement, de la *Prothydrule*, jusqu'à l'état de polype. (D'après les recherches, faites par Allmann, sur les *Eudendrium*.)

124
125
126
129
Tentacules
127
128
Cone buccal
Cavité entérique

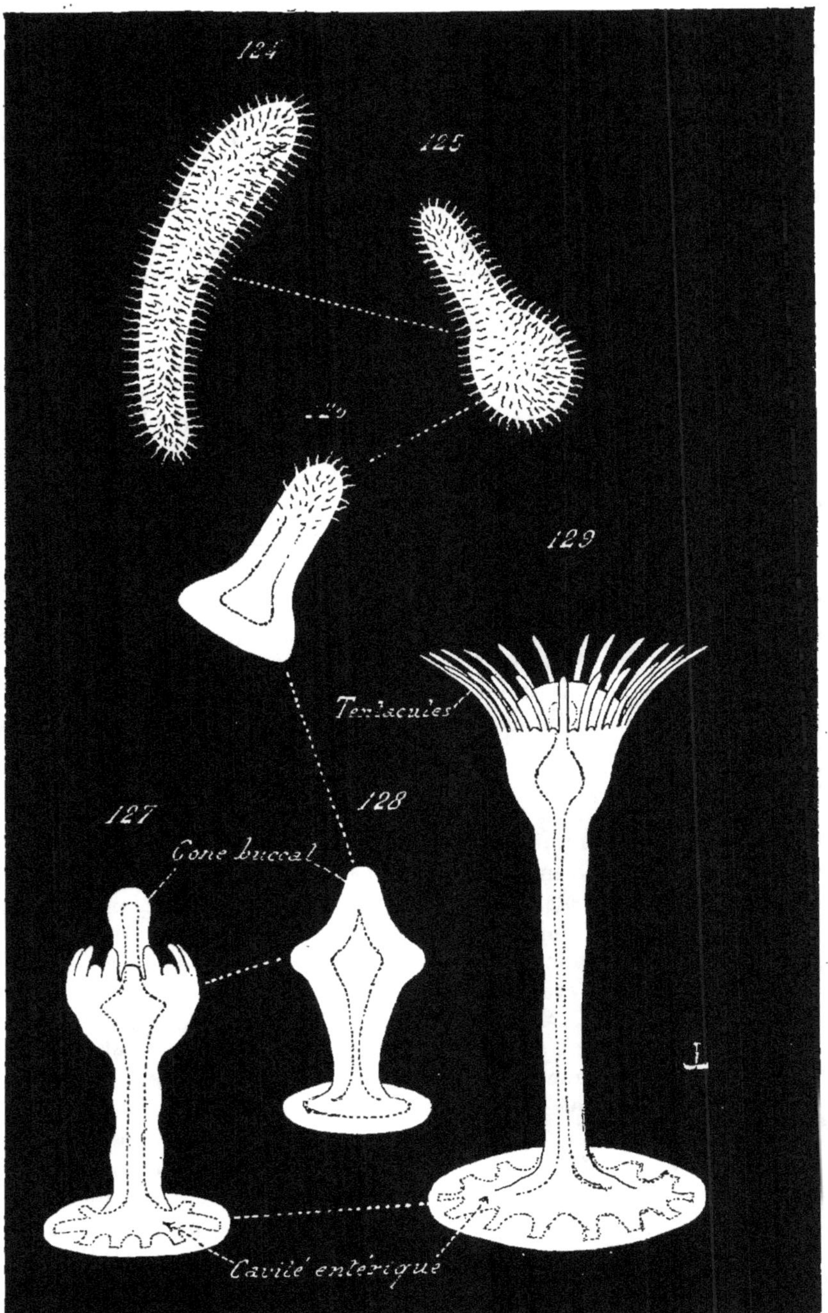

Fig. 124 à 129.

les caractères essentiels de l'Hydrule ne sont pas altérés, sauf celui d'entre eux qui tient à la présence de cils vibratiles sur l'ectoderme.

Il est donc nécessaire d'étudier séparément, dans les trois groupes, l'évolution subie par la larve, en commençant par le mode le plus simple, celui des Authydraires et des Hydroméduses diplomorphes, passant ensuite aux Siphonophores, et terminant par les Hydroméduses holomorphes.

II. Authydraires et Hydroméduses diplomorphes. — L'évolution larvaire est ici précisée en peu de mots : l'embryon libre se transforme en un polype fixé, d'abord simple, qui bourgeonne seulement après avoir acquis sa structure définitive.

Il faut établir deux types principaux de ces larves. Les unes produisent les tentacules péribuccaux, et souvent leur bouche, après s'être fixées : ce sont les Hydrules véritables, qu'il est permis de nommer des *Prothydrules*. Les autres donnent naissance à ces organes, par une abréviation du développement, durant leur existence libre : ce sont les larves dites *Actinula*. Ces dernières sont de beaucoup les plus rares, et divers Tubulariens sont les seuls à les présenter ; la plupart des Authydraires et des Hydroméduses diplomorphes possèdent la forme *Prothydrula*.

Larve Prothydrula. — Après le moment où les feuillets blastodermiques se sont séparés les uns des autres, et délimités, l'embryon nage au moyen des cils vibratiles dont son ectoderme est couvert ; sa forme est ovalaire, ou parfois même cylindrique, tellement est grande la disproportion entre les dimensions de son axe longitudinal et celles de son axe transversal. Les deux extrémités sont semblables, arrondies, et la bouche n'a pas fait son apparition ; la cavité entérique existe cependant, mais petite encore, et s'accroît peu à peu. Cette période dure un certain temps ; puis le mouvement des cils se ralentit, et l'une des moitiés du corps s'élargit, de manière à donner au petit être un aspect ventru : c'est là *phase pyriforme*. Le jeu des cils vibratiles cesse bientôt, et, par l'action de la pesanteur, la larve se laisse choir au fond de l'eau. La région élargie appuie forcément sur le sol par une base assez ample, et c'est par là que l'adhérence se produit ; cette zone se déprime, s'aplatit, et constitue une sorte de piédestal, fixé d'un côté au corps étranger sur lequel elle est venue s'appuyer en tombant, portant de l'autre la partie amincie de l'organisme.

La larve a terminé sa période de vie libre, et va se transformer en un polype. Sa base s'élargit de plus en plus, et rend la fixation plus parfaite ; la région supérieure s'allonge, et s'épaissit en même temps. Elle prend souvent un aspect losangique, puis s'arrondit, et se divise à son tour en deux parties placées l'une sous l'autre. La partie terminale devient le cône buccal, et donne naissance aux tentacules ; la bouche se perce sur son extrémité. La partie inférieure unit le cône buccal à la base de l'individu, et constitue le corps du polype. Les diverses régions de l'organisme définitif ont fait leur apparition ; il ne leur reste plus qu'à croître, pour acquérir leur taille finale, et qu'à compléter leur structure intime.

Les tentacules sont formés par des évaginations de la paroi du corps, placées sur le cône buccal, autour de la bouche. La paroi du cône se soulève en quelques petits mamelons, disposés sur une rangée circulaire; ces appendices sont creux, et chacun d'eux contient un diverticule de la cavité entérique. Ils s'allongent ensuite, par la double amplification de leur paroi propre et de leur cavité interne, et arrivent de cette façon à

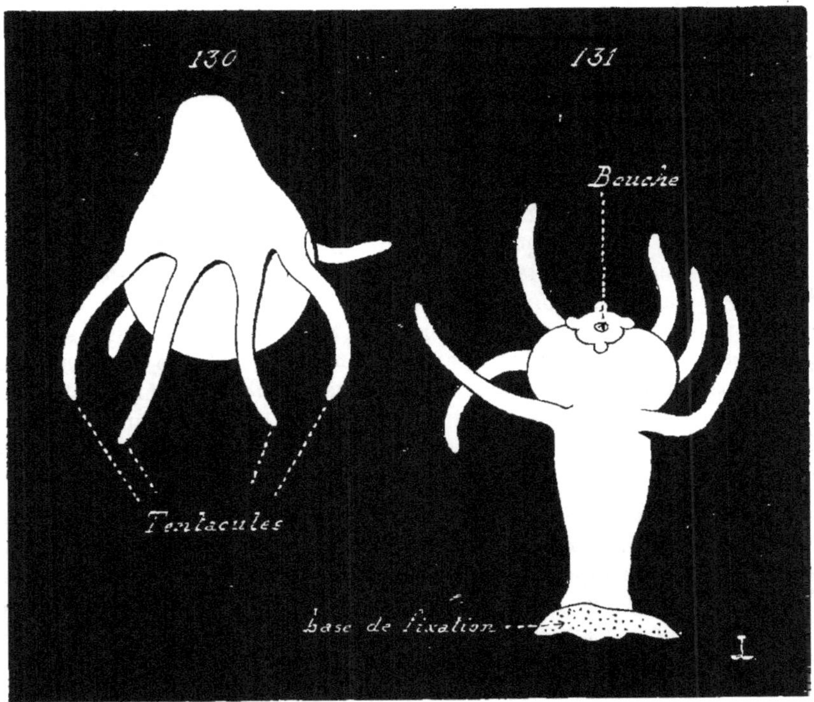

Fig. 130 et 131. — FORMES LARVAIRES DES HYDRAIRES (*silhouettes*). — En 130, larve libre, du type *Actinula*, d'une *Tubularia coronata*. — En 131, la même, plus avancée, au début de sa fixation. (D'après les recherches faites par Hamann.)

l'état parfait. Etant donnée une telle origine, leur paroi, dépendance de la paroi du corps, offre la structure fondamentale de cette dernière, et leur cavité communique toujours avec l'entéron dont elle provient.

Un grand nombre d'Authydraires, et de polypes d'Hydroméduses, sont entourés par une enveloppe chitineuse, le *périthèque*, encroûtée de sels calcaires dans certains cas (Authydraires appartenant à l'ordre des *Hydrocorallines*). La matière amorphe de ce périthèque est exsudée par l'ectoderme, et correspond ainsi à une substance cuticulaire; elle naît souvent dès les premières phases de la fixation de la larve.

LARVE ACTINULA. — Cette forme embryonnaire n'a été trouvée que chez divers Tubulariens. La série des phénomènes évolutifs, subie par elle, est identique à celle présentée par les *Prothydrula;* seulement, plusieurs tentacules, situés chez l'adulte à une assez grande distance de la bouche, font leur apparition durant l'existence libre, et au moment où l'aspect pyriforme commence à se montrer. La larve *Actinula* ressemble donc à un petit polype, muni de tentacules, et commençant à percer sa bouche, mais libre, et non fixé. Cette présence hâtive de quelques appendices tentaculaires est due à la présence, dans l'ovule, d'un deutoplasme assez abondant, qui accélère les phases évolutives, et détermine une formation plus rapide des organes. Les autres tentacules péribuccaux, placés sur les bords même de la bouche, s'ébauchent vers la fin de la vie libre, et lors du début de la fixation.

III. **Siphonophores**. — Les larves des Siphonophores sont caractérisées par la présence hâtive de jeunes bourgeons sur leur corps, qui leur donne un aspect de petites colonies libres. Ces larves appartiennent à deux formes principales, dont l'une a été nommée *Siphonula* par Hæckel, et l'autre *Disconula*. Ces deux types larvaires offrent, de même, un zoïte qui provient directement de l'embryon, et plusieurs zooïdes insérés sur lui; leurs différences portent sur l'aspect de ce dernier. Les zoïtes des larves, appartenant à la forme *Siphonula*, sont allongés, et produisent l'axe (ou rachis) de la colonie définitive; par contre, ceux des *Disconula* sont aplatis, et ils constituent, par l'épaississement de leur mésoderme, le rachis discoïde de l'organisme adulte.

LARVE SIPHONULA. — Cette forme larvaire sert à caractériser l'ordre des Siphonulides. Son aspect n'est pas toujours le même chez les représentants de ce groupe, car elle comprend deux types secondaires, dont l'un offre toutes les particularités de la *Siphonula* véritable, et dont l'autre possède, en sus, des caractères propres, tenant à l'existence, autour de l'ensemble des zooïdes, d'une cloche protectrice volumineuse, le *nectocalyce*. Le premier type mérite d'être désigné par l'expression *Eusiphonula;* on le rencontre dans le développement des êtres faisant partie des familles suivantes : *Physophorides, Aurophorides, Rhizophyzides,* et *Physalides*. Le second, nommé *Calyconula* par Hæckel, n'existe que dans la famille des *Calycophorides*.

Une *Eusiphonula*, encore jeune, présente un corps allongé, portant le flotteur, le pneumatophore, sur son extrémité supérieure, et la bouche sur son extrémité opposée; ce corps n'est autre que celui du zoïte, dépourvu de tentacules, et muni, sur ses côtés, de bourgeons devenus déjà des individus presque complets; le premier bourgeon produit se développe, d'ordinaire, en un dactylozoïde très allongé, dit *filament pêcheur*. L'évolution continue par l'allongement du zoïte et par la genèse

de nouveaux bourgeons; parmi ces derniers, les uns sont latéraux, et
se transforment d'ordinaire en nectocalyces; les autres sont terminaux,

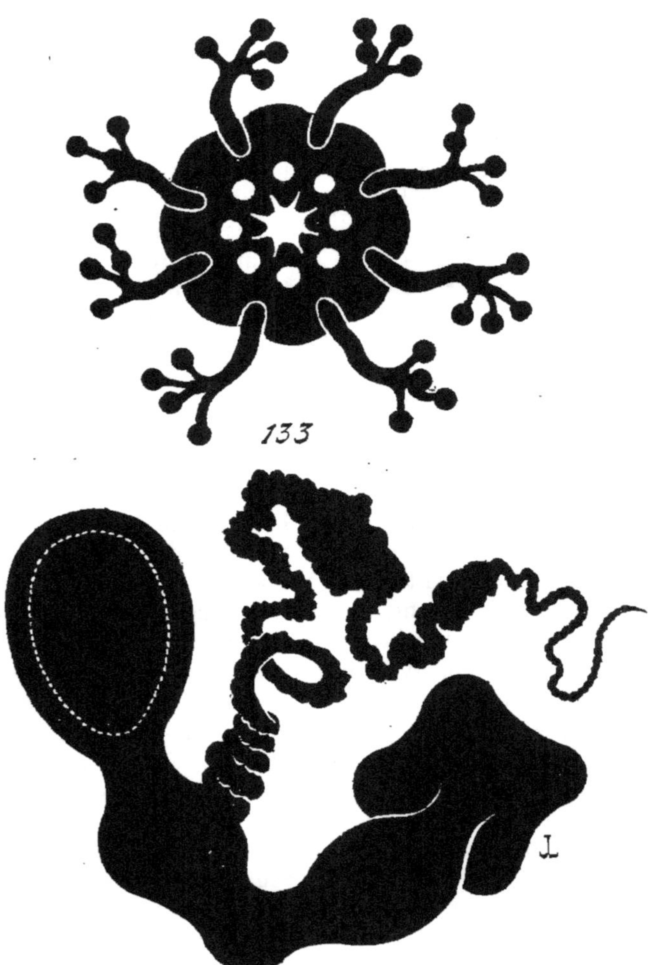

Fig. 132 et 133. — Formes larvaires des Siphonophores (*silhouettes*). — En 132, larve *Disconula* de la *Disconalia gastroblasta*. — En 133, larve *Siphonula* de l'*Alophota giltschiana*.
(D'après les recherches faites par Hæckel.)
La *Disconula* de la figure 132 est vue par sa face inférieure; la bouche est au centre; les
ébauches des huit gonozoïdes sont plus en dehors; les huit dactylozoïdes rameux sont
placés sur les bords. — La *Siphonula* de la figure 133 est vue de profil; en haut se trouve
son pneumatophore, dont la cavité est cernée par un pointillé blanc; le volumineux
cône buccal, aux lèvres étalées, est en bas; le dactylozoïde, enroulé sur lui-même, s'attache au milieu du corps.

c'est-à-dire placés autour de la bouche du zoïde, et se rassemblent en un groupe touffu de gastrozoïdes, de dactylozoïdes, et de gonozoïdes.

Très souvent, et surtout chez les *Physophora*, les *Agalmopsis*, et les genres voisins, les bourgeons supérieurs, c'est-à-dire les plus proches du pneumatophore, s'aplatissent en s'élargissant, et en épaississant leur mésoderme. Ils revêtent ainsi l'aspect de feuilles cornées, incurvées en bas, destinées à recouvrir, et à protéger, les bourgeons inférieurs en voie de développement; ces zooïdes sont des hydrophyllies, semblables à ceux possédés souvent par la colonie adulte, ils diffèrent de ces derniers par leur situation et par leur fin. Ils sont placés dans la partie supérieure de la colonie, et non à la base, contrairement à ce qu'il en est pour l'organisme bien développé; de plus, leur existence est temporaire, car ils sont destinés à se détacher, et à tomber, lorsque leur rôle protecteur est achevé, c'est-à-dire au moment où le rachis, en s'allongeant, place les jeunes zooïdes hors de leur zone d'action. Ces hydrophyllies sont provisoires, et on doit les considérer comme des zooïdes, modifiés de bonne heure pour servir à la protection de leurs congénères, par suite de la prépondérance exercée par la vie coloniale sur toutes les autres manifestations organiques.

Le premier zooïde, formé par le zoïte très jeune d'une *Calyconula*, devient un nectocalyce, c'est-à-dire une cloche natatoire très ample, dont la cavité paraît due à une involution ectodermique; cette cloche pourrait être considérée, peut-être, comme un homologue du pneumatophore de l'*Eusiphonula*, mais latéral, et nullement terminal. La cloche s'accroît rapidement, et devient bientôt plus ample que le zoïte. Celui-ci se divise en deux parties, dont la ligne de séparation correspond à l'insertion de la cloche sur lui. La région inférieure se perce d'une bouche, et se convertit en un gastrozoïde, qui bourgeonne sur sa base un dactylozoïde allongé, un gonozoïde, et une petite hydrophyllie. La région supérieure reste pendant quelque temps sans se modifier. — Durant cette période, l'aspect de la jeune colonie est bien différent de celui d'une *Eusiphonula*; l'assemblage se borne, en effet, à grouper, les uns à côté des autres, quatre individus déjà ébauchés, et une volumineuse cloche natatoire, dont la présence vaut à la larve son nom de *Calyconula*. Puis, la partie supérieure du zoïte s'allonge quelque peu vers le bas, et donne naissance à un nouveau groupe de quatre zooïdes accompagnés d'une cloche, tout en réservant une région indemne, qui fournira plus tard à la genèse d'un troisième groupe; et ainsi de suite, le développement de la colonie continuant à s'effectuer de cette façon.

Larve Disconula. — Les premières phases de l'évolution, subie par ces larves, ne sont pas connues. Le plus jeune embryon, qui ait été observé, offrait déjà une disposition coloniale. Le zoïte, volumineux et aplati en forme de disque, porte un petit pneumatophore sur sa face dorsale, et une ouverture buccale sur sa face inférieure. Cette dernière

donne accès dans une cavité entérique assez vaste, entourée par une
épaisse paroi du corps; la cavité émet huit diverticules, semblables à
des canaux gastriques de méduses, qui vont déboucher dans un conduit
circulaire, placé sur le bord même de l'individu. Cette même région
marginale possède huit appendices creux, tubulaires, dont la lumière
communique avec celle des conduits gastriques; ils produisent, à mesure
que la larve augmente en âge, des ramifications sur leurs extrémités
libres. Hæckel, suivant toujours son assimilation des Siphonophores à
des colonies de méduses, compare ces appendices à des tentacules; il
faut, ce semble, voir en eux des dactylozoïdes, tout en prenant, à leur
égard, la restriction déjà connue sur la grande ressemblance établie,
chez les Hydrozoaires, entre les simples tentacules et les zooïdes entiers.
L'espace, laissé entre l'insertion des huit dactylozoïdes et la bouche, est
ample; il porte, en son milieu, une couronne de huit petits bourgeons,
qui sont les ébauches des futurs gonozoïdes.

Telle est la structure de la larve *Disconula*, caractéristique du
groupe des Disconulides. Sauf par la présence de canaux gastriques et
d'un conduit annulaire, il est bien difficile de trouver en elle une
ressemblance avec une méduse, car elle manque de voile, de manche,
et la comparaison du corps du zoïte avec une ombrelle n'est point tout
à fait exacte. L'organisme entier du zoïte est aplati, tandis que l'ombrelle
d'une méduse répond seulement à l'une des parties, très développée,
de l'individu. L'existence de diverticules gastriques paraît être une
conséquence, par analogie fonctionnelle avec les dispositions correspondantes des méduses, de l'épaississement du mésoderme, et des nécessités
de la nutrition.

Il est plus logique, semble-t-il, d'assimiler la larve *Disconula* à une
Hydrule libre, aplatie, discoïdale, et bourgeonnant des zooïdes sur sa
face ventrale. Ces derniers paraissent, dès l'abord, consister en de
simples appendices du zoïte primitif, par suite de la prépondérance
considérable prise par la vie coloniale sur l'autonomie individuelle;
mais ils ont en réalité la valeur d'individus, et doivent être considérés
comme tels.

IV. **Hydroméduses holomorphes.** — *A.* Les différences principales entre les larves de ces dernières et celles des autres Hydraires
tiennent à leur évolution; les larves des Holomorphes se transforment
directement en méduses, alors que celles des Authydraires et des
Diplomorphes deviennent d'abord des polypes, qui bourgeonnent
ensuite, plusieurs des bourgeons se modifiant seuls en méduses. La
différence est donc considérable; l'état médusaire se produit directement
dans un cas, alors qu'il se manifeste, dans le second, après une série de
changements, et de générations successives. Cette dissemblance est cependant bien diminuée par une transition, qu'effectuent les larves des Narcoméduses appartenant au genre *Cunina*.

La larve des *Cunina* offre en tout l'aspect d'une Hydrule, munie d'une bouche et de deux tentacules; seulement, la disposition propre à la méduse commençant déjà à se montrer, ces appendices sont insérés

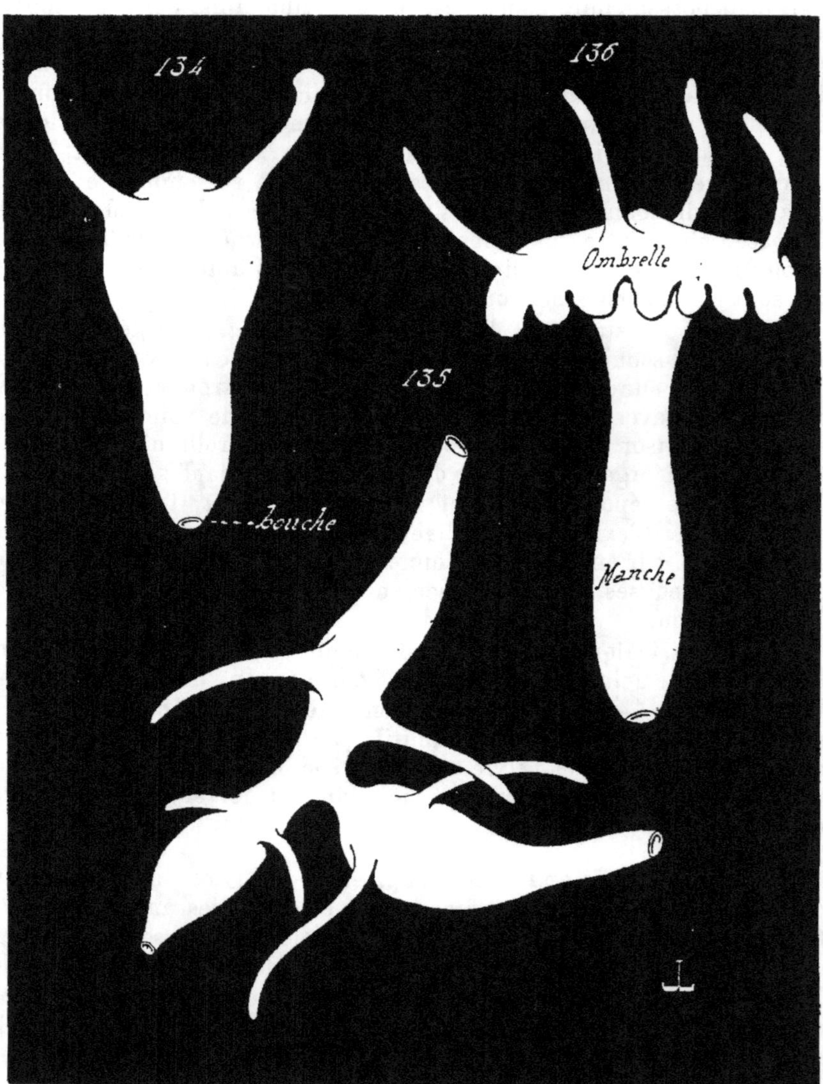

Fig. 134 à 136. — FORMES LARVAIRES DES NARCOMÉDUSES (*silhouettes*). — En 134, jeune larve d'une *Cunina*. — En 135, colonie de ces larves. — En 136, larve commençant à se convertir en une méduse. (D'après les recherches faites par Brooks.)

sur la région inférieure de l'individu, et non autour de l'orifice buccal.
Le corps de l'embryon est divisé en deux parties : l'une supérieure et
amincie, portant la bouche; l'autre, inférieure et élargie, pourvue des
tentacules; la larve possède ainsi la disposition propre à la phase pyriforme des Hydrules. La région inférieure sera l'ombrelle, la portion supérieure donnera le manubrium.

Cette larve bourgeonne en cet état. Son extrémité inférieure émet
un diverticule, qui s'allonge, et se convertit en un nouvel individu; le
corps de ce dernier se divise de même en une partie ombrellaire, munie
de tentacules et accolée à la région correspondante du zoïte primitif, et
une partie manubriale. La gemmiparité continue ensuite à s'exercer de
la même façon, en présentant cette particularité, que les zooïdes ne
naissent pas les uns des autres suivant une direction déterminée, mais
en divers sens; parfois, le jeune bourgeon croît dans une orientation
parallèle à l'axe longitudinal de l'individu dont il provient, et parfois
dans un sens oblique ou même perpendiculaire à cet axe. Il se produit
ainsi des colonies de jeunes polypes, rampant sur leur support, et ne se
fixant pas. Puis, ces polypes se séparent les uns des autres; après quoi
ils se transforment en méduses. Leur région buccale s'allonge, et constitue le manubrium; leur région élargie s'étale davantage, et se modifie
en ombrelle; de nouveaux tentacules s'ajoutent aux deux premiers; et
l'aspect médusaire fait son apparition.

Pour bien comprendre la transition opérée par les *Cunina*, il est bon
de résumer les particularités des deux termes extrêmes. Dans le premier
cas, celui des Hydroméduses diplomorphes, l'ovule fécondé produit une
larve *Hydrula*, qui devient un polype fixé; celui-ci bourgeonne d'autres
polypes, dont certains seulement revêtent la disposition médusaire. Dans
le second cas, offert par toutes les Hydroméduses holomorphes, sauf les
Cunina, l'ovule fécondé engendre directement une méduse. Les *Cunina*
établissent un passage du premier mode au second, puisque leur ovule
fécondé donne naissance à une larve *Hydrula*, qui se transforme en un
polype libre; celui-ci bourgeonne de nouveaux polypes, qui deviennent
tous des méduses.

Les *Eutima* subissent, d'après Brooks, un développement comparable à celui des *Cunina;* mais il n'en est pas de même pour les autres
Narcoméduses, dont la larve se change directement en une méduse, et
ne présente aucun phénomène gemmipare. Le jeune embryon libre, de
forme ovalaire, est constitué par un ectoderme cilié, enveloppant une
masse épaisse d'endocytes, qui représente l'endoderme; le mésoderme
est peu développé encore, et l'entéron se creuse dans l'amas endocytaire. La bouche se perce ensuite; deux tentacules prennent naissance sur la paroi du corps; ces tentacules sont pleins, et constitués
par une rangée d'éléments endodermiques, qu'une assise ectodermique
enveloppe. La cavité entérique grandit peu à peu; le mésoderme fait
son apparition, et s'épaissit beaucoup dans la partie du corps qui,

opposée à la bouche, correspond à la région ombrellaire des larves de *Cunina*. Cette partie devient effectivement l'ombrelle, l'autre région persiste comme manubrium ; deux nouveaux tentacules se façonnent entre les deux premiers, sur les bords de l'ombrelle en voie d'accroissement ; et la larve se convertit en une jeune méduse.

B. — Les phénomènes du développement sont plus abrégés chez les Trachyméduses ; car la larve, encore fort jeune, et délimitant à peine ses feuillets blastodermiques, porte déjà une vaste région ombrellaire, dont le mésoderme naît hâtivement, et augmente très vite. L'embryon a l'aspect d'une vésicule sphérique et creuse, aux parois épaisses ; sa cavité interne est l'entéron ; sa paroi est constituée par les trois feuillets, régulièrement emboîtés, et concentriques. L'ectoderme est représenté par une mince assise de cellules aplaties, sauf dans la future région manubriale, où elles sont plus larges ; l'endoderme consiste en une rangée simple de cellules pavimenteuses, disposées autour de la petite cavité entérique ; et le mésoderme en une masse considérable de substance fondamentale, plus grosse dans la future ombrelle que dans toute autre partie du corps. La substance mésodermique fait même défaut dans la région manubriale, où l'ectoderme est appliqué contre l'endoderme.

La larve s'accroît, tout en conservant sa forme sphérique. Le mésoderme continue à s'épaissir dans la portion supérieure, ou ombrellaire, du corps. Par contre, dans la région inférieure, l'ectoderme prolifère, et se divise en deux assises cellulaires superposées, du moins d'après les observations publiées par Ray Lankester, et par plusieurs autres auteurs. Ces deux lames s'écartent bientôt l'une de l'autre, en laissant entre elles une cavité ; il existe donc, en cette partie du corps, deux cavités superposées, l'une venant de se creuser dans l'ectoderme, et l'autre correspondant à l'entéron. La couche ectodermique voisine de cette dernière, et l'endoderme qui lui est accolé, se percent d'une ouverture centrale, destinée à mettre ces deux espaces en communication ; cet orifice deviendra la bouche, et ses bords s'allongeront pour produire le manche. Cette modification s'effectue lorsque l'assise ectodermique, qui limite vers l'extérieur l'espace creux de nouvelle formation, s'est brisée pour livrer passage à cette région manubriale. Le manubrium est donc engendré par une saillie considérable de la paroi buccale ; les autres par-

---

Fig. 137 à 142. — Formes larvaires des Trachyméduses (*coupes médianes et demi-diagrammatiques*). — En 137, jeune larve, dont l'entéron est encore central. — En 138, larve plus avancée, dont l'entéron est devenu inférieur. — En 139, genèse de la plaque ectodermique (ou plaque sous-ombrellaire), au-dessous de l'entéron. — En 140, creusement de la cavité sous-ombrellaire dans la plaque ectodermique. — En 141, établissement des communications directes entre l'entéron et la cavité sous-ombrellaire. — En 142, rupture de la paroi inférieure de la cavité sous-ombrellaire, permettant à celle-ci de s'ouvrir au dehors, et au manche de proéminer librement. (D'après les recherches, faites par Metschnikoff, et par Ray Lankester, sur les *Gorgonia* et les *Liriope*).

Ces figures font suite aux fig. 114 à 119.

137
138
Ectoderme
Mesoderme
Enteron
Endoderme
Enteron
Plaque sous ombrellaire
139
140
Enteron
Enteron
Tentacule
Cavité
sous-ombrellaire
141
142
Ombrelle
Enteron
Enteron
Cavité sous ombrellaire
Voile
Manche
Tentacule
Bouche

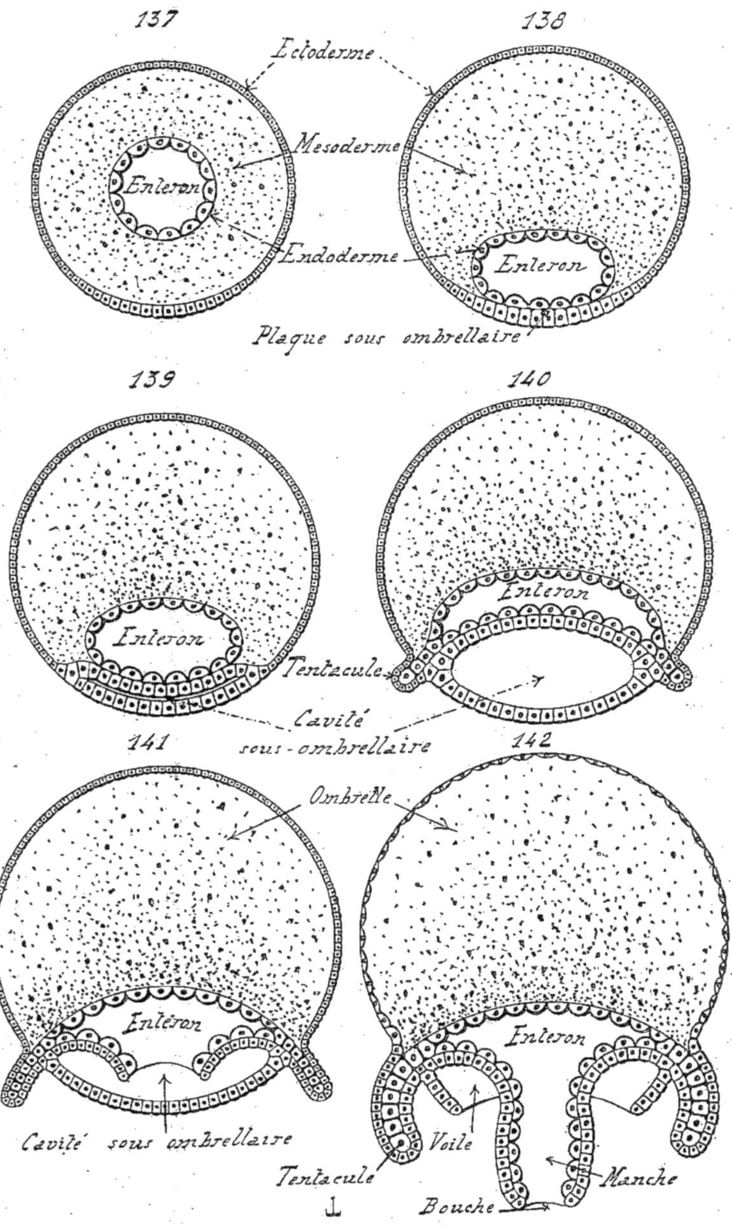

Fig. 137 à 142.

ties du corps de la larve conservent en elles-mêmes le mésoderme, et constituent l'ombrelle.

La cavité qui a pris naissance dans cette portion d'ectoderme épaissi, nommée la *plaque ectodermique*, de la région inférieure du corps, est l'homologue, comme on le verra plus loin (paragraphe 5), de celle placée, au même endroit, chez les gonozoïdes des Hydroméduses diplomorphes. Elle est limitée, en haut et en bas, par une couche épithéliale d'origine ectodermique; seulement, sa paroi inférieure, et externe en même temps, se brise pour disparaître, et la paroi supérieure persiste seule. La région marginale de cette dernière produit le voile, et devient ainsi le bord de l'ombrelle; sa partie centrale est munie du manubrium; toute la zone comprise entre ces deux portions donne la face inférieure de l'ombrelle, la sous-ombrelle. Aussi cette cavité est-elle souvent désignée, dès son apparition, sous le nom de *cavité de la cloche*, ou de *cavité sous-ombrellaire*, puisqu'elle doit former, en définitive, l'espace limité par la face inférieure de l'ombrelle, et puisque cet espace porte les deux noms précités.

Ce procédé génétif de l'ombrelle n'est pas tout à fait comparable à celui signalé chez les Narcoméduses, et rappelle, par contre, le mode, décrit plus loin, propre aux polypes gonozoïdes qui se convertissent en méduses libres. Il ne faut pas oublier, cependant, que le développement de l'ombrelle des Narcoméduses n'est pas encore bien connu, et qu'il existe peut-être, chez elles, une petite cavité sous-ombrellaire, comparable à celle des Trachyméduses.

Pendant cette évolution, deux tentacules pleins font leur apparition un peu au-dessus de l'ébauche du voile, et deux autres de ces appendices prennent ensuite naissance. Tous les quatre sont placés dans les futurs perrayons de la méduse. Puis, lorsque la disposition médusaire est presque réalisée, quatre nouvelles expansions tentaculaires sont façonnées entre les premières, par conséquent dans les interrayons. La jeune méduse est ainsi munie de huit tentacules, dont quatre perradiaux et quatre interradiaux; les premiers s'atrophient peu à peu et disparaissent, les autres persistent. Mais, en sus, on voit s'ébaucher, dans les perrayons, et au-dessous de ceux qui existaient déjà, quatre bourgeons, qui deviendront les tentacules perradiaux définitifs.

Les appendices, hâtifs et temporaires, des larves des Trachyméduses, sont peut-être les homologues des tentacules persistants des Narcoméduses. La question ne peut encore être résolue, car il faudrait connaître, mieux qu'elle ne l'est aujourd'hui, l'évolution complète suivie par les Hydroméduses holomorphes, et savoir, au préalable, si le développement des Trachyméduses est une abréviation de celui des Narcoméduses, ou bien si ces deux groupes offrent des embryogénies distinctes et différentes.

§ 5. — Reproduction asexuée.

La reproduction asexuée joue un très grand rôle dans l'organisation des Hydrozoaires; grâce à elle, des colonies prennent naissance, et affectent des formes diverses; elle est la cause d'une diversité extrême dans l'aspect et dans le rôle des individus. Cette reproduction s'effectue suivant deux modes : la *gemmiparité* et la *fissiparité*. Celle-ci est beaucoup plus rare que la première; on l'a signalée seulement chez quelques méduses, et elle n'existe pas normalement chez les polypes, à moins de traumatismes accidentels, ou de divisions fortuites du corps en parties, dont chacune devient un nouvel individu; les cas de fissiparité normale, décrits chez les polypes, appartiennent à une gemmiparité accompagnée de la séparation des bourgeons produits.

I. Gemmiparité. — La reproduction par bourgeonnement est fort répandue chez les Hydrozoaires; on l'observe tout aussi bien sur les polypes que sur les méduses, mais elle est de beaucoup plus commune chez les premiers. Cependant, les phénomènes essentiels de la gemmiparité ne varient guère, quelle que soit la forme de l'organisme maternel; la série des modes évolutifs débute toujours par la genèse d'un diverticule de la cavité gastrique, ou de ses dépendances (canaux gastro-vasculaires des méduses). Ce diverticule soulève à son niveau la paroi somatique de son générateur, et détermine ainsi la production d'une saillie, qui est le jeune bourgeon. Ce dernier continue à croître, et, tout en augmentant de dimensions, revêt son allure définitive; il devient un nouvel individu, muni d'une paroi somatique propre, soudée par sa base à celle de l'organisme maternel, et d'une cavité gastrique également reliée à celle du même organisme. Ces relations étroites, établies entre l'être producteur et l'être produit, persistent souvent durant la vie entière de ces animaux; elles sont interrompues dans le cas de déhiscence du descendant, c'est-à-dire dans le cas où ce dernier devient une méduse libre.

Gemmiparité des polypes. — Cette gemmiparité doit être examinée à un double point de vue; il faut étudier d'une part la forme des polypes engendrés par le bourgeonnement, et d'autre part la marche du bourgeonnement lui-même. Les colonies d'Hydrozoaires ne sont pas d'aspect semblable; elles diffèrent beaucoup les unes des autres suivant les genres et les familles; certaines sont tout à fait irrégulières, alors que d'autres présentent une disposition constante chez tous les représentants de la même espèce. La marche suivie par le bourgeonnement est donc importante à connaître, car elle règle l'arrangement mutuel des polypes groupés en colonie.

Forme des Polypes. — Les colonies holomorphes, c'est-à-dire les assemblages d'individus semblables, sont rares chez les Hydrozoaires actuels; les Authydraires sont les seuls à en présenter. Dans ce cas, tous les zooïdes possèdent une bouche et des tentacules. Étant donné le zoïte primitif, qui dérive de la larve, et constitue le premier polype de la colonie, le second polype est produit par un bourgeon placé sur la paroi du corps de ce zoïte. Le bourgeon, formé comme toujours par un diverticule de la cavité gastrique, qu'entoure une partie de la paroi du corps,

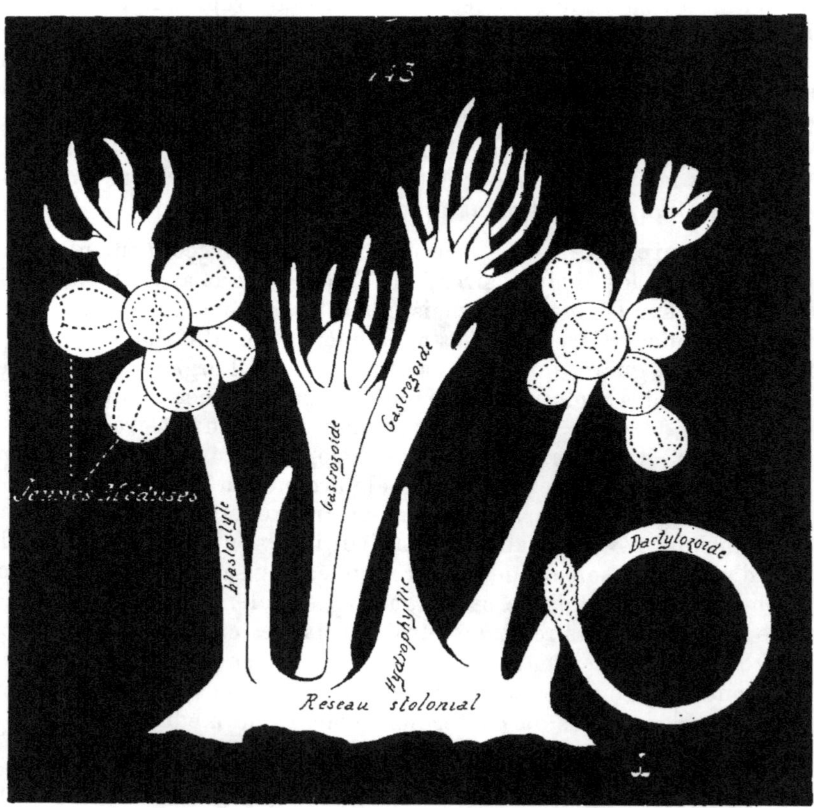

Fig. 143. — Gemmiparité des Hydroméduses diplomorphes (*silhouette*). — Portion d'une colonie de *Podocoryne carnea*; d'après les recherches de Grobben.

est d'abord arrondi; il devient ovalaire, sa région d'adhérence à l'organisme maternel étant assez étroite. La bouche se perce ensuite sur le sommet de l'extrémité opposée à la base adhérente; des tentacules, produits, comme le bourgeon lui-même, par des diverticules gastriques soulevant la paroi du corps, naissent autour de l'orifice buccal; et le second polype revêt ainsi son aspect définitif. Parvenu à cette phase de son développement, il est capable d'engendrer de nouveaux zooïdes, en suivant le même procédé; et la colonie s'accroît de cette façon.

Il est permis de ranger en deux groupes les individus des colonies hétéromorphes ; dans le premier groupe sont placés tous ceux doués de fonctions relatives à la nutrition générale, et dans le second les polypes sexués, dits gonozoïdes. Le développement gemmipare de ceux-là ne s'écarte guère de celui déjà signalé pour les colonies holomorphes ; les différences portent sur des détails secondaires, tenant à la forme des individus ; il en est de même pour les gonozoïdes adhérents, c'est-à-dire pour les sporosacs et les gonophores. Mais les phénomènes du développement sont plus complexes dans le cas des gonozoïdes médusaires.

Les jeunes bourgeons de méduses ressemblent entièrement, par leur aspect, à ceux qui doivent se transformer en polypes ordinaires ; chacun d'eux est constitué par une saillie hémisphérique contenant une cavité. Cette dernière est un diverticule de la chambre gastrique du polype générateur ; sa paroi, assez épaisse, correspond également à une dépendance de la paroi somatique du même organisme, et présente donc, en allant de dehors en dedans, une couche ectodermique, une mince membrane propre, et une assise endodermique. Le bourgeon s'accroît, et devient presque sphérique, car sa base d'adhérence se rétrécit de façon à n'être plus qu'un pédoncule étroit ; en même temps, l'ectoderme prolifère dans la région opposée à la base, et produit un amas cellulaire volumineux, qui soulève l'endoderme, et s'avance en coin dans la cavité gastrique. Cet amas grandit de plus en plus, et rétrécit de beaucoup cette dernière cavité ; celle-ci, au lieu d'être sphérique et large, ne constitue bientôt, dans la plus grande partie de son étendue, qu'un espace étroit, entourant la masse ectodermique à la façon d'un sac annulaire.

Cet espace est toujours limité par l'endoderme. Il offre deux parois : l'une externe, correspondant à la paroi primitive du bourgeon ; l'autre interne, formée par la saillie ectodermique, recouverte par l'endoderme soulevé devant elle. Il va en se rétrécissant sans cesse, car les deux parois se rapprochent l'une de l'autre, et finissent par se mettre en contact. L'union n'a pas lieu partout ; quatre points sont réservés, placés à égale distance les uns des autres ; la cavité annulaire ne disparaît pas dans ces régions, qui forment ainsi quatre canaux, étendus de la base d'adhérence à l'extrémité libre du bourgeon. Ces quatre conduits sont les ébauches des quatre premiers *canaux gastriques* et *radiaires*. Ailleurs, les cellules endodermiques, mises en contact, se détruisent, ou se perdent dans la membrane propre, qui s'accroît à ce moment pour devenir l'épaisse substance fondamentale de l'ombrelle.

Entre temps, une cavité se creuse dans la masse ectodermique ; cet espace, qui est l'ébauche de la cavité sous-ombrellaire, grandit rapidement, et devient vite assez volumineux. Le bourgeon médusaire, à cette phase de son évolution, renferme deux cavités : l'une, distale et entourée par l'ectoderme ; l'autre proximale et annulaire, limitée par l'endoderme, qui se rétrécit de plus en plus, et se convertit en quatre canaux destinés

blastostyle coupé
Canal gastrique
K
Entéron
Ombrellaire
149
Manche
Voile
Cavité sous-ombrellaire
L
I
Voile
Calotte
148
Manche
J
Cavité sous-ombrellaire
G
147
Calotte
Cellules sexuelles
H
E
Entéron
146
F
Cavité sous-ombrellaire
C
145
A
Cellules sexuelles
D
Cavité entérique
Ectoderme
144
Mésoderme
Plaque sous-ombrellaire
Endoderme
B
blastostyle coupé

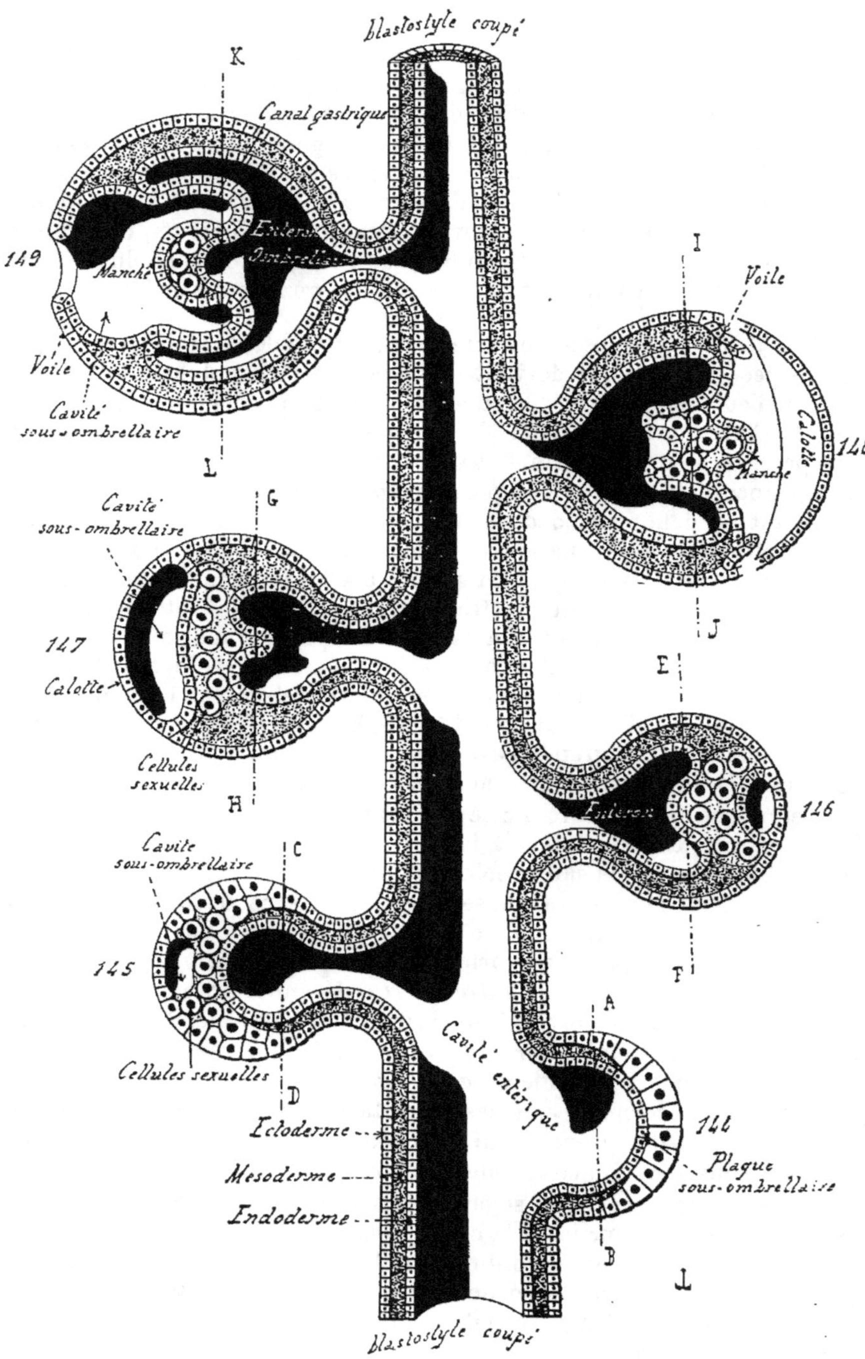

Fig. 144 à 149.

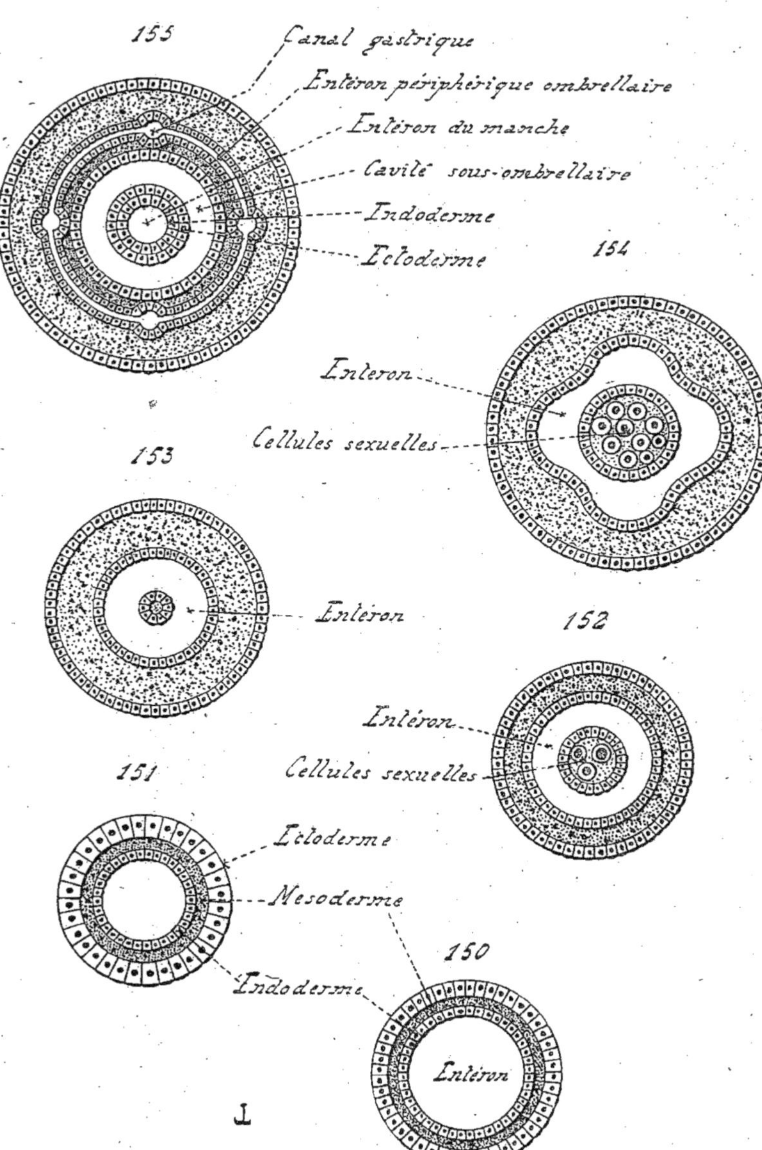

Fig. 144 à 149. — GEMMIPARITÉ DES HYDROMÉDUSES DIPLOMORPHES (*coupe longitudinale, et demi-diagrammatique, d'un blastostyle muni de ses méduses à divers états de développement; perspective par ombre portée*). Le développement est d'autant plus avancé que le bourgeon médusaire est placé plus haut dans dans le dessin. Les lignes AB, CD, ..., indiquent les plans des figures 150 à 155.

Fig. 150 à 155. — GEMMIPARITÉ DES HYDROMÉDUSES DIPLOMORPHES (*coupes transversales, et demi-diagrammatiques, des bourgeons médusaires représentés dans le dessin précédent*).

Légende des figures 144 a 155.

Fig. 144-150, jeune bourgeon ; les cellules de son ectoderme commencent à grandir et à se multiplier, pour donner la plaque sous-ombrellaire et les cellules sexuelles. — En 145-151, bourgeon plus âgé ; la cavité sous-ombrellaire se creuse dans la saillie ectodermique dérivée de la plaque sous-ombrellaire du bourgeon précédent. — En 146-152, bourgeon encore plus âgé ; la saillie ectodermique s'avance en coin dans l'entéron, ou la cavité gastrique, du bourgeon. — En 147-153, la saillie ectodermique, et la cavité sous-ombrellaire qu'elle contient, sont devenues plus amples. — En 148-154, la saillie ectodermique a rétréci de beaucoup l'espace occupé par la cavité gastrique ; de plus, la paroi externe de la cavité sous-ombrellaire, paroi en forme de calotte, se détruit, de sorte que cette cavité s'ouvre au dehors ; le manche et le voile naissent, sous la forme de mamelons, sur la face interne, et demeurée en place, de cette même cavité. — En 149-155, bourgeon très âgé, prêt à se détacher, ayant acquis toute la structure médusaire ; la face, demeurée en place, de la cavité sous-ombrellaire, s'est accrue, et incurvée en dôme ; le manche et le voile sont plus volumineux. À la suite de l'agrandissement pris par la saillie ectodermique, la cavité gastrique, ou entéron, du bourgeon s'est divisée en deux parts : l'entéron ombrellaire proximal, qui reste ample, et devient l'estomac de la méduse ; et l'entéron périphérique ombrellaire, qui se rétrécit sans cesse, sauf en quatre régions destinées à être les canaux gastriques.

à parcourir la paroi de la cavité précédente. Ces derniers sont les canaux radiaires.

La jeune méduse commence déjà à présenter une partie de sa structure définitive. Au moment où cette évolution vient à s'achever, elle offre l'aspect d'une sphère creuse, rattachée par un pédoncule à l'organisme maternel. La cavité distale ne communique pas avec le dehors ; sa paroi contient les quatre canaux radiaires, que limite l'endoderme, étendus depuis le sommet libre du bourgeon médusaire jusqu'à son pédoncule ; en cette région, ils s'ouvrent dans une cavité assez vaste, qui communique, par ce pédoncule, avec la chambre gastrique de l'organisme maternel. Cette cavité basilaire est le seul reste de la cavité proximale primitive du bourgeon ; partout ailleurs, comme on l'a vu plus haut, cette dernière a disparu devant l'accroissement pris par la saillie ectodermique, et ne persiste que sous la forme des quatre canaux déjà décrits.

Les modifications, qui surviennent ensuite, portent sur la cavité distale, sur l'ébauche de la cavité sous-ombrellaire. Celle-ci continue à s'accroître ; en même temps, une des régions de sa paroi, opposée au pédoncule de la jeune méduse, s'amincit sans cesse, et cède finalement. La cavité s'ouvre ainsi au dehors. L'orifice s'agrandit de plus en plus, et, comme résultat, le bourgeon perd son aspect de sphère creuse ; à la suite de ce phénomène, il prend la forme d'une cloche, ou d'une ombrelle, qu'il conservera désormais. L'espace limité par la face interne de la cloche, c'est-à-dire la cavité sous-ombrellaire, provient donc d'un vide qui se creuse dans un amas cellulaire d'origine ectodermique ; en conséquence, l'épithélium qui limite cette face est ectodermique lui-même, et ne dérive pas de l'endoderme, contrairement à l'assertion de plusieurs auteurs.

Durant ces changements, la substance mésodermique de l'ombrelle fait son apparition. A la suite de la disparition des couches endodermiques mises en contact dans la majeure partie du bourgeon, et de leur persistance autour des quatre canaux seuls, la paroi ombrellaire est principalement constituée par deux assises ectodermiques, l'une externe et l'autre interne, que les quatre conduits séparent par places l'une de l'autre. Entre ces deux assises se trouve placée la membrane propre primitive; cette membrane s'épaissit dans des proportions considérables, tout en demeurant entre les deux couches d'ectoderme; elle forme bientôt un amas compact de substance conjonctive fondamentale, dans lequel les canaux gastriques sont plongés.

La jeune méduse offre déjà son aspect définitif, et il lui reste seulement à compléter son organisation. Le manche, ou manubrium, prend naissance au sommet, et sur la face interne, de l'ombrelle; la partie de cavité gastrique, située en cette région, émet vers l'extérieur un diverticule, qui soulève la paroi interne de l'ombrelle, et s'allonge en un cylindre creux. Celui-ci n'est autre que le *manche*, dont l'extrémité libre se perce bientôt d'une ouverture buccale; le diverticule lui-même constitue la région manubriale du tube digestif; et son sommet, qui communique avec les quatre canaux, devient l'*estomac* de la méduse. Ce dernier s'abouche en outre, par le pédoncule d'adhérence, avec les espaces gastriques de l'organisme maternel.

D'autre part, les extrémités distales des quatre canaux radiaires, voisines du bord de l'ombrelle, émettent des expansions parallèles à ce bord; ces diverticules, étant données leur direction et leur place, arrivent forcément à se toucher, s'anastomosent les uns avec les autres, se soudent en un seul tube, qui parcourt la région ombrellaire marginale, et représente dès lors le *canal annulaire* ou *marginal*. De nouveaux canaux, lorsque la méduse doit en posséder plus de quatre, prennent encore naissance aux dépens de diverticules gastriques; les tentacules naissent également sur le bord de l'ombrelle, au moyen de bourgeons émis par les canaux radiaires et par le conduit marginal. — La méduse est alors parvenue à son organisation complète; les éléments sexuels, qui souvent constituent la majeure partie de la saillie ectodermique, au milieu de laquelle s'est creusée la cavité sous-ombrellaire, prennent leur aspect définitif; et il ne reste plus au jeune être qu'à se séparer de l'organisme dont il provient. Cette déhiscence se produit par le rétrécissement du pédoncule, suivi de sa rupture; la méduse, ainsi devenue libre, va transporter au loin les cellules sexuelles, et disséminer les germes dont elle est chargée.

Les diverses espèces d'Hydroïdes diplomorphes ne se ressemblent pas, en ce qui tient à la répartition des bourgeons médusaires dans la colonie. Parfois, ces bourgeons sont répandus irrégulièrement, sans aucun arrangement précis; assez souvent, ils sont placés en grand nombre sur le corps d'individus nourriciers, chargés de les produire, de les nourrir, et de les soutenir jusqu'à leur déhiscence. Ces individus ont l'aspect de

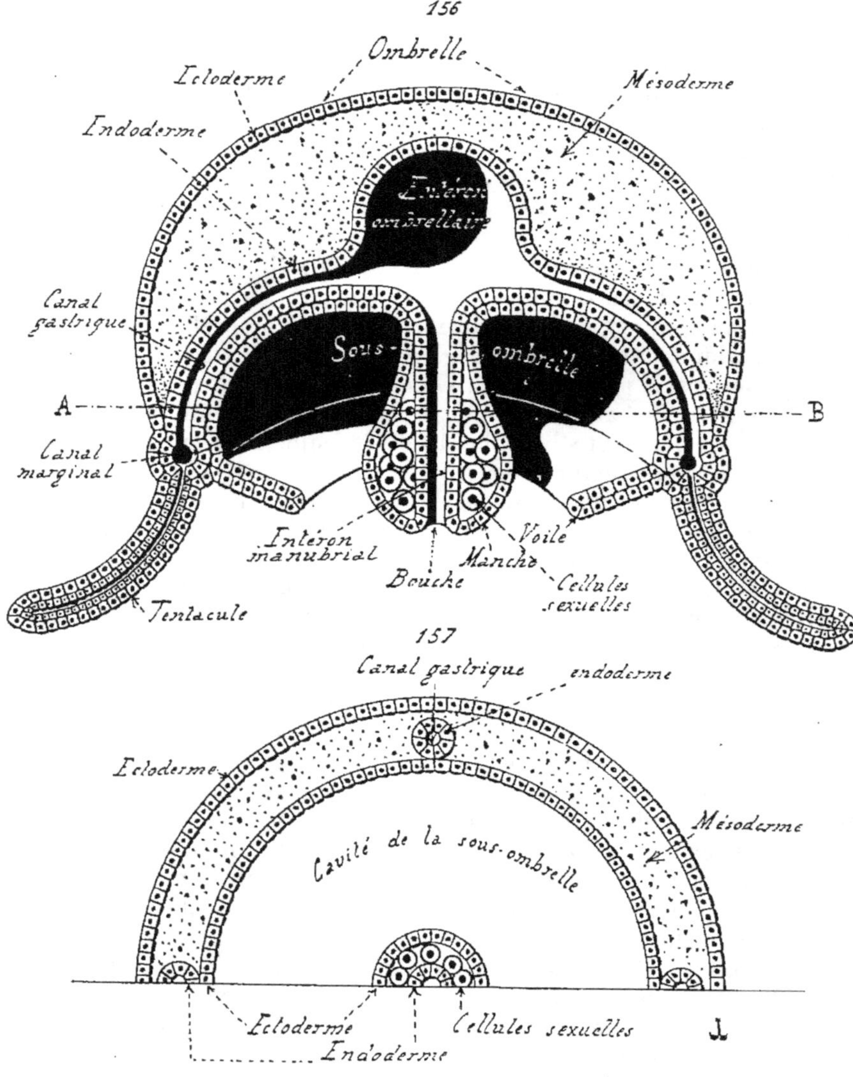

Fig. 156 et 157. — GEMMIPARITÉ DES HYDROMÉDUSES DIPLOMORPHES. Ces figures font suite aux précédentes ; elles indiquent la structure d'une méduse complète, et détachée de son générateur.

En 156, *coupe longitudinale demi-diagrammatique, perspective par ombre portée;* en 157, *moitié d'une coupe transversale de la précédente,* menée suivant la ligne AB. Le manche s'est allongé, et ouvert au dehors par la bouche ; le voile s'est agrandi, et des tentacules ont pris naissance. L'entéron ombrellaire proximal s'est étendu dans le manche; l'entéron ombrellaire périphérique a disparu pour la majeure part, et ne demeure que sous la forme des quatre canaux gastriques, qui ont produit un canal marginal.

petites colonnes, portant des grappes de méduses plus ou moins développées; on leur a donné le nom particulier de *blastostyles*.

Marche du bourgeonnement. — Les Hydraires et les Siphonophores diffèrent sous ce rapport; la cause de cette diversité est toute mécanique. Les colonies d'Hydraires sont fixées sur un support; partant, il leur est possible de s'étendre suivant les besoins de leur nutrition générale, sans être obligées d'égaliser leurs parties. Il n'en est pas de même pour les Siphonophores, dont les colonies, à cause de leur état de liberté, ont besoin d'avoir une forme symétrique, afin que l'action de la pesanteur s'exerce également sur l'ensemble. Aussi la marche du bourgeonnement, chez les Siphonophores, offre-t-elle une régularité, que sont loin de présenter les colonies d'Hydraires.

On doit reconnaître cependant, parmi ces dernières, deux types principaux : les colonies étendues en hauteur, et celles étalées en surface. Dans les premières, le zoïte primitif, dérivant de la larve, bourgeonne des zooïdes sur la paroi de son corps, entre sa bouche et sa base de fixation; ces derniers agissent de même pour ceux qu'ils engendrent à leur tour, et ainsi de suite. Il en résulte un assemblage branchu, croissant constamment en hauteur, dont les Sertulariens offrent de bons exemples. — Il n'en est pas de même pour les colonies du second type; le zoïte primitif commence par émettre, dans sa région basilaire, des expansions creuses, en forme de tubes, qui rampent sur le support, et auxquelles on donne, tantôt le nom de *stolons*, tantôt celui d'*hydrorhizes*. Les zooïdes sont produits par ces expansions, et dérivent de diverticules engendrés par elles; les nouveaux polypes sont également capables de donner naissance à d'autres stolons; le bourgeonnement continue à s'effectuer ainsi, de telle sorte que la colonie s'étale en surface, tous les zooïdes étant placés les uns à côté des autres, et non montés les uns sur les autres. Un certain nombre de Tubularides, et de Campanularides, appartiennent à ce type.

La marche du développement gemmipare varie suivant les ordres, chez les Siphonophores. Un jeune zoïte d'Eusiphonulide est divisé en trois parties, deux terminales et l'autre intermédiaire. L'extrémité supérieure, renflée, porte l'ébauche du pneumatophore; l'extrémité inférieure, allongée, munie de l'orifice buccal, correspond à la région nutritive de l'individu, et devient finalement un gastrozoïde; la partie intermédiaire, courte encore, va s'allonger, et donne la tige, le rachis, de la colonie. Cette tige grandit beaucoup, alors que le pneumatophore s'accroît relativement assez peu; et, sur son étendue, prennent naissance, au moyen de bourgeons, des dactylozoïdes, et surtout des individus nageurs, des nectocalyces.

Il existe cependant, sous ce rapport, une certaine différence entre les familles. Le rachis des Physophorides produit seulement des zooïdes nageurs; sa région, voisine du gastrozoïde inférieur, s'élargit en un plateau qui bourgeonne de nouveaux gastrozoïdes, des dactylozoïdes ou filaments pêcheurs, et aussi des gonozoïdes; tous ces individus sont groupés les uns à côté des autres sur un espace restreint. — Le rachis des Agalmides, plus long que celui des Physophorides, produit aussi des nectocalyces dans la majeure partie de son étendue; seulement, sa partie inférieure,

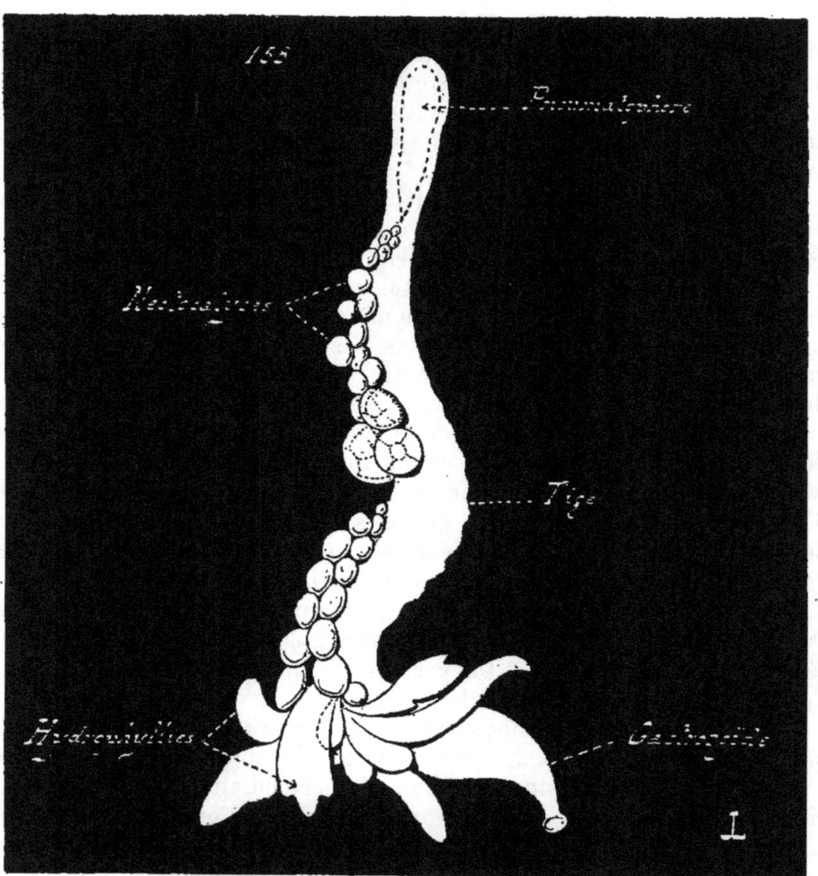

Fig. 158. — GÉMMIPARITÉ DES SIPHONOPHORES (*silhouette*). — Jeune colonie d'*Agalmopsis*, d'après Gegenbaur.

homologue du plateau de la précédente famille, s'allonge beaucoup, et devient une mince tige, sur laquelle sont étagés les nouveaux gastrozoïdes, les dactylozoïdes, les individus protecteurs ou hydrophyllies (encore nommés boucliers), et les gonozoïdes. La genèse de ces polypes présente une certaine régularité. Les premiers zooïdes, produits par cette longue tige, sont, pour la plupart, des gastrozoïdes pourvus d'une bouche, et accompagnés d'un dactylozoïde placé à leur base ; les régions occupées par eux portent le nom de *nœuds*, et les zones intermédiaires celui d'*entre-nœuds de premier ordre*. Dans ces dernières naissent de nouveaux polypes, gonozoïdes, boucliers, et gastrozoïdes de seconde génération, moins développés et plus petits que les précédents ; les espaces laissés entre ces deuxièmes gastrozoïdes sont des *entre-nœuds de second ordre*. Ceux-ci sont eux-mêmes capables de bourgeonner d'autres polypes ; mais, en général, la marche du développement ne dépasse pas les *entre-nœuds de troisième ordre*. Le nombre des individus, placés dans un entre-nœud quelconque, est d'autant plus grand, que cet entre-nœud est plus proche de l'extrémité inférieure de la colonie.

La gemmiparité des Calyconulides rappelle dans ses traits essentiels celle des Eusiphonulides. Les différences principales portent : sur la partie intermédiaire du zoïte, qui reste courte dans les premières phases du développement, et s'allonge lentement ; sur la croissance rapide du premier zooïde, qui se modifie en un nectocalyce volumineux ; et sur le groupement particulier des polypes, rassemblés en petites masses étagées sur la tige.

La marche du bourgeonnement des Disconulides n'est pas encore connue. A en juger d'après les plus jeunes états observés, la partie médiane du zoïte se renfle beaucoup, en s'aplatissant, et devient la plaque circulaire, le disque, de la *Disconula* ; elle porte l'ébauche du pneumatophore au centre de sa face supérieure, et la partie inférieure du zoïte au centre de sa face inférieure. Cette dernière partie devient le gros gastrozoïde central des Disconulides. Les bords de la plaque bourgeonnent huit dactylozoïdes, non pas ensemble, mais séparément : un d'abord, puis trois autres, ensuite les quatre derniers entre les précédents. Enfin, de nouveaux gastrozoïdes, plus petits que les premiers, et des gonozoïdes, naissent, suivant une symétrie radiaire, sur la face inférieure du disque : la jeune colonie revêt ainsi son aspect définitif.

Il est à remarquer que, chez tous les Siphonophores, la partie intermédiaire du zoïte devient le support de la colonie, la tige ou rachis dans un cas, le disque dans l'autre.

GEMMIPARITÉ DES MÉDUSES. — La faculté gemmipare des Hydrozoaires n'existe pas chez les polypes seuls, mais aussi chez les méduses ; elle y est cependant moins fréquente.

Le bourgeonnement a été observé sur des méduses, appartenant tout aussi bien à la série des Hydroméduses diplomorphes qu'à celle des Holomorphes ; il paraît pourtant être plus répandu chez les premières. Les bourgeons produits se changent toujours en méduses, semblables par leur aspect, et par leur structure, à l'organisme maternel ; les cas d'hétéromorphie, signalés à diverses reprises, ne semblent pas être vrais.

Une transition entre les polypes et les méduses est effectuée, sous le rapport de la gemmiparité, par certains des représentants de la famille des Cuninides. Comme on l'a vu plus haut, les larves de ces animaux ne se transforment point hâtivement en méduses, mais conservent, pendant assez longtemps, un aspect analogue à celui d'un polype; ils bourgeonnent en cet état, et tous les individus ainsi produits se convertissent en méduses, après s'être disjoints les uns des autres. Les ovules fécondés des Cuninides tombent, à ce qu'il semble, dans la cavité gastrique de l'organisme maternel, et y subissent une véritable incubation, c'est-à-dire évoluent en larves munies de leurs bourgeons. Il en résulte que cette cavité contient des êtres n'offrant aucune ressemblance avec le générateur, car ils ne revêtent l'aspect de méduses qu'après avoir quitté la chambre stomacale où ils sont renfermés. L'ensemble de ces phénomènes, autrefois rapporté à une alternance de générations compliquée de parasitisme, paraît se réduire, on le voit, à une incubation des larves dans la cavité de l'estomac maternel, et à la manifestation précoce de la gemmiparité chez ces mêmes larves.

Les jeunes bourgeons, produits par les méduses, dérivent toujours, comme ceux des polypes, de diverticules gastriques soulevant la paroi du corps. La cavité du diverticule évolue en espace stomacal, muni de ses annexes (canaux radiaires et région manubriale de l'appareil digestif); et la paroi, qui la limite, engendre à son tour les divers tissus de l'organisme. La situation de ces bourgeons sur le corps de la méduse maternelle varie suivant les espèces; il existe, sous ce rapport, trois types principaux :

1° Le type des *Sarsia siphonophora*, dont les bourgeons naissent sur le manubrium ; les plus jeunes et les moins développés sont les plus proches de la base de cet organe.

2° Le type des *Sarsia prolifera*, dont les bourgeons apparaissent sur le bord de l'ombrelle, à la base des tentacules. Les *Codonium codonophorum* constituent un deuxième exemple de ce fait.

3° Le type des *Epenthesis*, dont les bourgeons se forment, sur la paroi inférieure de l'ombrelle, aux dépens de diverticules émis par les canaux gastriques. Ce type est le plus rare de tous ; les *Epenthesis* et les *Gastroblasta* sont, dans l'état actuel de nos connaissances, les seules méduses à le présenter.

II. Fissiparité. — La reproduction fissipare normale, très rare chez les Hydrozoaires, ne joue pas un bien grand rôle dans leur évolution biologique. Des expériences, déjà bien anciennes, ont montré que des polypes, coupés en morceaux, ne perdaient pas leur vitalité, bien au contraire; chaque fragment étant capable de s'accroître, et de produire à lui seul un nouvel individu. Des observations plus récentes, effectuées

Fig. 159. — GEMMIPARITÉ DES MÉDUSES (*silhouette*). — Colonie de *Sarsia siphonophora*, d'après Hæckel. Les jeunes méduses prennent naissance sur le long manche de leur générateur.

Ombrelle
de la
méduse generatrice
Manche
Tentacules de la
méduse generatrice
Manche
Manche
Bouche de la méduse generatrice

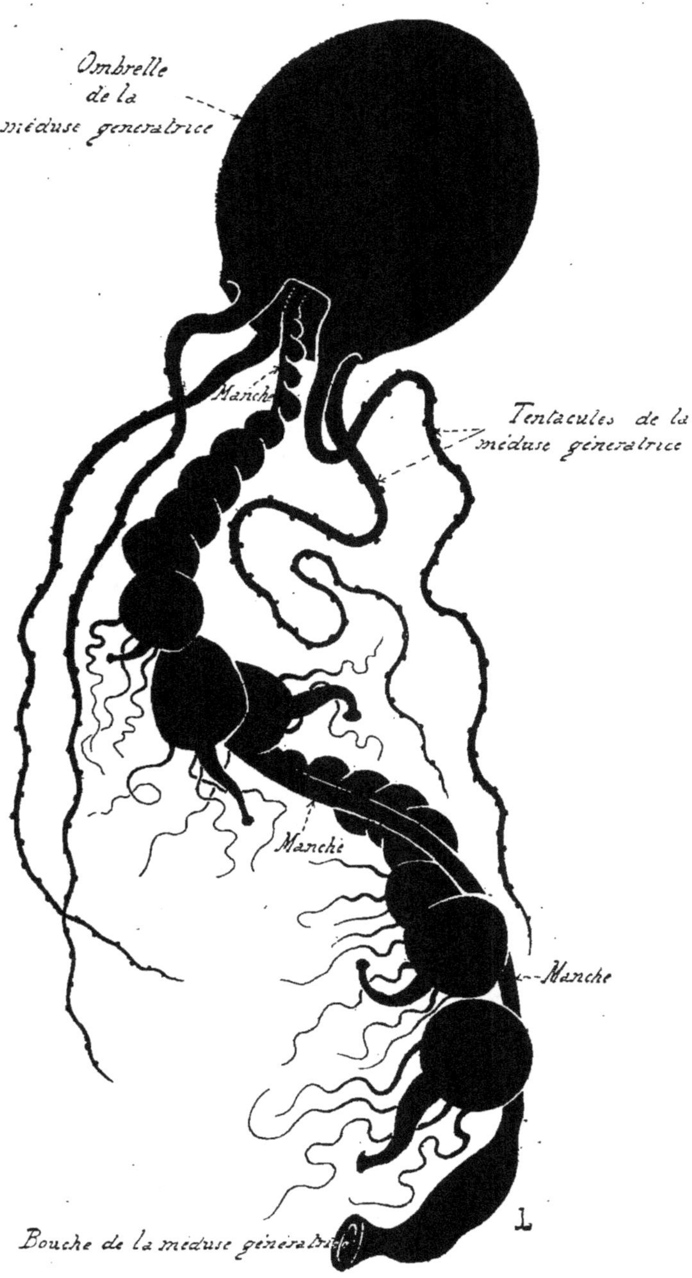

Fig. 159.

par Hæckel sur des méduses appartenant au genre *Thaumantias*, dénotent qu'un lambeau d'ombrelle, détaché accidentellement du reste du corps, continue à vivre, et se transforme, au bout de peu de jours, en une méduse complète. Mais ces faits se rapportent à des reproductions fissipares fortuites, et ne constituent point une évolution d'habitude; ils permettent cependant de concevoir qu'un tel phénomène soit capable de se manifester, à la suite d'adaptation spéciale, chez certaines espèces, puisque les fragments du corps d'un Hydrozoaire quelconque sont capables de se convertir en individus complets.

La fissiparité normale existe dans la réalité, mais elle est fort rare; on ne l'a signalée, et encore avec réserve, que chez diverses espèces de polypes appartenant à la section des Authydraires, et chez plusieurs méduses placées dans la série des Diplomorphes. Il importe de ne point ranger dans le cas de fissiparité les déhiscences des méduses, qui se séparent de leurs générateurs; ces derniers faits se rapportent à une gemmiparité schizogone, c'est-à-dire à un bourgeonnement suivi de la chute des bourgeons.

FISSIPARITÉ DES POLYPES. — Ce procédé a été observé seulement sur les représentants des genres *Protohydra* et *Microhydra*, voisins des Hydres ordinaires; il serait permis, d'après les descriptions des auteurs, de le considérer, plutôt comme une gemmiparité accompagnée de déhiscence des êtres produits, que comme une fissiparité véritable. Le polype maternel émet, sur les côtés de son corps, un ou plusieurs bourgeons, qui grandissent, et se transforment en nouveaux individus; ces derniers se séparent de leur mère, soit pendant leur évolution, soit après leur achèvement complet, et vont se fixer non loin d'elle, pour recommencer à parcourir un semblable cycle vital. Si les observations des auteurs sont exactes, ce procédé reproducteur est évidemment une gemmiparité schizogone.

FISSIPARITÉ DES MÉDUSES. — On ne l'a rencontrée encore que chez les trois espèces suivantes : *Stomobrachium mirabile* (d'après Kölliker), *Phialidium variabile* (d'après Davidoff), et *Gastroblasta*, ou *Epenthesis*, *Raffaeli* (d'après Lang). — De même que pour les polypes, et d'après les descriptions des auteurs, la fissiparité est précédée de phénomènes gemmipares. Une *Gastroblasta*, par exemple, parvenue à son complet développement, possède un manubrium et quatre canaux gastriques radiaires. Au moment où l'individu, ainsi constitué, va se reproduire asexuellement, son ombrelle s'allonge et devient ovalaire; un nouveau manche prend ensuite naissance, non loin du premier, aux dépens de sa cavité stomacale, ou d'un de ses canaux radiaires. Parfois même, plusieurs manches apparaissent sur la sous-ombrelle, et, corrélativement à leur venue, le nombre des canaux radiaires augmente, de telle sorte que chaque manche aboutisse à une cavité stomacale possédant en moyenne trois à quatre canaux. En somme, l'individu primitif, à la suite de ces faits, s'est transformé en une sorte de colonie, dont tous les zooïdes sont fusionnés les uns avec les autres. Mais, dans d'autres cas, les choses ne semblent pas se passer ainsi; au moment où le second manche vient d'être formé, l'ombrelle se divise entre lui et le premier manubrium; l'individu s'est ainsi partagé en deux êtres, dont chacun possède un manche et deux canaux radiaires. Ces deux méduses sont également capables de se diviser par un procédé semblable, la fissiparité étant toujours précédée par la genèse d'un manche, de manière que chaque être soit pourvu de son manubrium.

L'ensemble de ces phénomènes n'est pas encore élucidé. A en juger cependant d'après les observations de Lang, il est permis d'admettre, du moins pour les *Gastroblasta*, que le tout se ramène à un bourgeonnement sur la sous-ombrelle; seulement, les bourgeons ne paraissent pas évoluer d'une façon complète, et se bornent à produire leur manche avec leurs canaux radiaires. Parfois, ils sont capables de se séparer les uns des autres; mais dans ce cas, afin de leur donner une ombrelle, il faut que celle de la mère se divise en autant de parties qu'il existe de manches bourgeonnés, chaque fragment constituant l'ombrelle qui doit porter le manche en rapport avec lui.

RÉSUMÉ

I. — Les Hydrozoaires se reproduisent par voie sexuée, et par voie asexuée; ce dernier mode est représenté à la fois par la gemmiparité et la fissiparité.

II. ELÉMENTS SEXUELS. — L'unisexualité est presque toujours la règle; souvent même, elle s'étend aux colonies.

Les éléments sexuels mûrs sont ordinairement placés dans le mésoderme, mais n'en proviennent pas; ils sont formés par l'ectoderme ou par l'endoderme. Il faut reconnaître sous ce rapport, trois modes principaux : 1° Les spermatozoïdes et les ovules dérivent de l'ectoderme (ex: beaucoup de Tubulariens); 2° les spermatozoïdes et les ovules sont produits par l'endoderme (ex : la plupart des Sertulariens); 3° les spermatozoïdes sont engendrés par l'ectoderme et les ovules par l'endoderme (ex : un grand nombre de Campanulariens). — Les Hydrozoaires inférieurs ne donnent naissance à leurs produits sexuels qu'après avoir achevé leur évolution somatique : c'est l'*origine cœnosarcale primitive*. Diverses Hydroméduses diplomorphes montrent, au contraire, des éléments sexuels bien constitués, avant que la partie somatique de leur corps ait apparu : c'est l'*origine blastoïdale*. Enfin, les Hydroméduses diplomorphes les plus élevées donnent naissance à leurs cellules reproductrices, comme dans le premier cas, c'est-à-dire après avoir parachevé leur organisme : c'est l'*origine cœnosarcale secondaire*.

Tous les zooïdes d'une colonie sont capables, chez les Authydraires, de donner naissance à des produits sexuels. Il n'en est pas ainsi pour les autres Hydrozoaires, dont les colonies renferment des individus, les *gonozoïdes*, seuls chargés d'engendrer les éléments de la reproduction. Les gonozoïdes affectent diverses formes, variables avec les groupes; l'aspect le plus simple est celui des *sporosacs;* viennent ensuite, suivant une progression croissante sous le rapport de la complexité; les *gonophores*, les *gonophores médusiformes*, les *médusoïdes*, et enfin les *méduses*. Les cellules sexuelles de ces dernières sont situées dont la paroi du manche chez les Anthoméduses, autour des canaux gastriques chez les Leptoméduses et les Hydroméduses holomorphes.

III. FEUILLETS BLASTODERMIQUES. — Le développement des feuillets blastodermiques s'effectue suivant le procédé cytulaire.

1° *Authydraires et Hydroméduses diplomorphes.* — Le mode le plus dilaté est montré par un grand nombre d'Hydroméduses diplomorphes. L'ovule fécondé se modifie en une morule, puis en une blastule; les éléments du blastoderme engendrent des endocytes, qui remplissent le blastocœle, et la blastule se convertit en une blastoplanule par ce procédé. Le protectoderme devient l'ectoderme, l'entéron se creuse dans l'amas des endocytes, et ces derniers, placés autour de la cavité entérique, produisent l'endoderme.

Plusieurs Tubulariens et quelques Authydraires présentent un développement plus abrégé; la phase blastulaire est omise, et la morule se transforme directement en blastoplanule.

2° *Hydroméduses holomorphes.* — Parmi les Hydroméduses holomorphes, la *Liriope mucronata* offre le procédé le plus simple. La segmentation aboutit à une blastule, dont le blastocœle est fort réduit, et le blastoderme très épais; la blastule se transforme en blastoplanule par la division de quelques éléments blastodermiques en deux parties, l'une qui reste externe, et l'autre qui parvient dans la cavité blastocœlienne pour y revêtir le caractère d'endocyte. — Le développement de la plupart des Holomorphes est plus condensé; la phase blastulaire est omise, et la morule se modifie directement en blastoplanule. Cette morule diffère de celle des Authydraires et des Hydroméduses diplomorphes par la taille des éléments de son blastoderme, qui s'étendent tous depuis le centre de l'œuf jusqu'à la périphérie, et ressemblent à des cônes juxtaposés. Ces éléments se divisent en deux parties, l'une externe, l'autre interne, suivant un plan parallèle à la surface de l'embryon; la morule est ainsi devenue une blastoplanule; l'ensemble des parties externes constitue l'ectoderme, et celui des parties internes représente l'endoderme. Ce mode est désigné par l'expression de *délamination*.

Les *Æginopsis méditerranea* possèdent aussi une embryogénie abrégée; seulement, les blastomères sont plus petits et plus nombreux que dans le second cas. Aussi la morule devient-elle directement une blastoplanule, en suivant des phases semblables à celles présentées par les Authydraires, dans le second cas du premier type.

3° *Siphonophores.* — Les premières phases du développement des Siphonophores sont remarquables, en ce qu'elles sont accompagnées de phénomènes gemmipares, et de la production, sur l'une des extrémités de la larve, d'une dépression ectodermique qui deviendra la cavité du pneumatophore de la colonie. — Le mode le moins abrégé existe chez les *Stephanomia*, les *Physophora*, etc; il rappelle en tout le second cas du premier type et le troisième cas du second. L'ovule fécondé devient une morule, à plusieurs couches concentriques de blastomères, qui se transforme directement en blastoplanule; la phase blastulaire est donc omise. — Un procédé plus condensé a été observé chez la plupart des Siphonophores, les *Epibulia* notamment. La phase blastulaire est également omise; mais, en plus, les endocytes de la blastoplanule, plus nombreux et plus volumineux que dans le premier cas, constituent une réserve nutritive abondante. Aussi la jeune larve bourgeonne-t-elle des zooïdes sur son propre corps, avant même que son entéron se soit creusé dans l'endoderme. — Enfin, l'abréviation embryonnaire atteint son maximum chez les *Agalma* et les *Crystalloïdes*, dont l'endoderme, très volumineux, donne à la larve qui le contient la forme d'une vésicule vitelline, chargée de matériaux nutritifs, et portant, sur sa région inférieure, plusieurs individus produits par elle au moyen de procédés gemmipares.

Dans tous ces développements, le protectoderme de la blastoplanule devient l'ectoderme de l'individu parfait. L'amas des endocytes, d'abord compact, se creuse ensuite d'une cavité, qui prend la place du blastocœle sans provenir directement de lui : cette cavité est l'entéron. Elle est limitée par les endocytes, qui constituent ainsi l'endoderme. Le mésoderme, plus ou moins épais, apparaît entre ces deux feuillets, et dérive surtout de l'ectoderme.

IV. Formes des larves. — La larve typique des Hydrozoaires, l'*Hydrula*, est un embryon libre, provenant d'une blastoplanule, souvent pourvu de cils vibratiles ectodermiques, muni d'une bouche dont les parois ne s'invaginent pas dans la cavité entérique, et privé de cloisons gastriques. Cette forme embryonnaire se présente sous plusieurs aspects :

Authydraires et Hydroméduses diplomorphes. — La larve de ces êtres devient un zoïte, qui se fixe, et bourgeonne des zooïdes, mais seulement après avoir acquis sa structure définitive, et revêtu l'aspect normal d'un polype. Cette larve se présente tantôt comme une *Prothydrula*, dont les tentacules péribuccaux naissent au moment de la fixation, ou peu après cet instant; et tantôt comme une *Actinula* (divers Tubulariens), dont les tentacules apparaissent avant la fixation.

Siphonophores. — Les larves des Siphonophores deviennent des zoïtes qui ne se fixent jamais, et bourgeonnent des zooïdes avant d'avoir acquis leur structure complète; elles affectent deux formes principales : celle de *Siphonula*, et celle de *Disconula*. La *Siphonula* est la larve des Siphonulides, caractérisée par sa forme allongée ; la *Disconula*, larve des Disconulides, est par contre, déprimée comme un disque. Les larves *Siphonula* comprennent elles-mêmes deux types : les vraies *Siphonula*, ou *Eusiphonula*, dont le premier zooïde, produit par le zoïte, devient un long filament pêcheur ; et les *Calyconula*, dont le premier zooïde se modifie en une cloche natatoire (nectocalyce) volumineuse, servant à soutenir l'embryon.

Hydroméduses holomorphes. — Les larves de ces animaux se convertissent directement en méduses, et ne bourgeonnent pas avant d'avoir atteint leur aspect définitif, sauf chez les *Cunina*. Les embryons de ces dernières prennent d'abord une forme polypoïde, et bourgeonnent en cet état, tous les zooïdes produits devenant des méduses ; les *Cunina* effectuent ainsi une transition des Hydroméduses diplomorphes aux Hydroméduses holomorphes. Etant donnée, dans la plupart des cas, la transformation directe des embryons en méduses, le mésoderme apparaît hâtivement entre l'ectoderme et l'endoderme, et acquiert de suite une importance qui n'a point son analogue chez les larves des autres Hydrozoaires. La cavité sous-ombrellaire des Trachyméduses se creuse dans une masse cellulaire d'origine ectodermique, et s'ouvre plus tard au dehors ; par contre, celle des Narcoméduses communique toujours avec l'extérieur, car l'ombrelle est produite par un simple élargissement de la région supérieure du corps.

V. Reproduction asexuée. — Cette reproduction s'effectue suivant deux modes : la gemmiparité et la fissiparité. Celle-ci, fort rare, doit être considérée sans doute comme une gemmiparité ordinaire, suivie de la déhiscence des bourgeons produits.

Gemmiparité. — Ce procédé, très commun, existe chez les polypes et chez les méduses. Dans les deux cas, il aboutit à la genèse de colonies ; ses principales phases consistent essentiellement en la production de diverticules gastriques, qui soulèvent la paroi somatique maternelle, et évoluent en nouveaux individus.

Le bourgeonnement des polypes entraîne l'apparition de nouveaux polypes, qui tantôt conservent leur aspect primitif durant leur vie entière, et tantôt se transforment en méduses. Pour ce qui est des Authydraires, tous les zooïdes d'une même colonie se ressemblent d'assez près. Il n'en est pas de même pour les individus des colonies d'Hydroméduses diplomorphes ; les uns restent des polypes adaptés à des fonctions de nutrition générale (gastrozoïdes, dactylozoïdes, etc.), les autres deviennent des gonozoïdes, qui revêtent souvent l'aspect de méduses. Dans ce dernier cas, l'ectoderme du jeune bourgeon engendre une masse cellulaire, d'abord pleine, et creusée ensuite d'une cavité ; celle-ci s'accroît, communique avec le dehors par la rupture de sa paroi extérieure, et devient la cavité sous-ombrellaire. Un tel développement a pour effet de donner au bourgeon la forme d'une cloche ; la paroi de la cloche constitue l'ombrelle, qui renferme une cavité gastrique, divisée en estomac, accompagnée de canaux radiaires et d'un canal circulaire. Le manche, ou manubrium, prend naissance au fond de la cloche. — La marche du bourgeonnement est assez peu précise chez les Hydraires; elle est par contre fort régulière chez les Siphonophores. En général, le zoïte, qui dérive directement de la larve, se divise en trois parties : une supérieure qui ne bourgeonne pas, et devient le pneumatophore; une inférieure, qui donne naissance à la plupart des zooïdes; enfin une intermédiaire, qui se convertit en rachis, et supporte ainsi le reste de la colonie.

La gemmiparité des méduses, observée tout aussi bien chez les Hydroméduses holomorphes que chez les diplomorphes, aboutit constamment à la genèse immédiate de nouvelles méduses; sauf cependant pour les *Cunina*, dont les jeunes bourgeons passent au préalable par une phase polypoïde. Le bourgeonnement se manifeste, tantôt sur le manubrium, tantôt sur le bord de l'ombrelle, et tantôt sur la sous-ombrelle.

FISSIPARITÉ. — Ce procédé, fort rare, a été observé chez divers polypes et chez quelques méduses.

La fissiparité des polypes existe chez plusieurs Authydraires, appartenant aux genres *Protohydra* et *Microhydra*. Elle se ramène à la genèse, par gemmiparité, de petits polypes, qui se séparent ensuite de l'organisme maternel.

La fissiparité des méduses doit être également considérée comme une gemmiparité ombrellaire, suivie de la chute des bourgeons, chute qui paraît ne pas toujours se manifester. On l'a signalée seulement chez trois espèces. Il est à remarquer que la gemmiparité normale des méduses est accompagnée de la déhiscence des jeunes méduses provenant des bourgeons; sans doute, les cas de fissiparité, pour les méduses comme pour les polypes, doivent rentrer dans la série des cas de bourgeonnement schizogone.

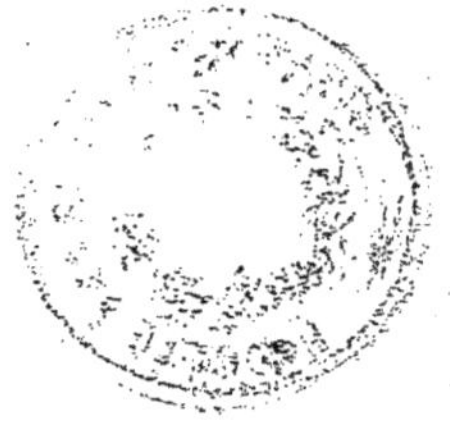

EMBRANCHEMENT DES SCYPHOZOAIRES

CHAPITRE VI

EMBRYOLOGIE DES SCYPHOZOAIRES

§ 1. — Considérations générales.

I. Caractères. — Les Scyphozoaires sont des Cœlentérés, dont l'ectoderme est constitué par des cellules appartenant à plusieurs types distincts, et dont la paroi du corps n'est pas traversée de canaux nombreux, destinés à mettre la cavité gastrique en relations directes avec le dehors. Les éléments endodermiques sont privés de collerettes. La cavité gastrique est divisée en loges par des cloisons; les loges sont, dans certains cas, très réduites, semblables à des canaux. La région péribuccale s'infléchit dans la cavité gastrique en un tube, nommé le *tube œsophagien*. Enfin, dans les développements dilatés, les feuillets primordiaux naissent suivant le mode gastrulaire. — De même que les Hydrozoaires, les Scyphozoaires présentent deux sortes d'individus : des *polypes* fixés, et des êtres libres, dont certains affectent la forme de *méduses*.

Comme la classification, et les principales particularités du développement des Scyphozoaires, se rattachent étroitement à un certain nombre de faits acquis depuis peu, quelques considérations préalables sur les caractères essentiels, et sur les données importantes de la structure, seront ici de quelque utilité.

Les larves subissent une évolution particulière, pour ce qui touche à l'entéron. Lorsque la bouche s'est percée, de manière à faire communiquer la cavité entérique avec le dehors, les bords de cet orifice s'infléchissent dans l'intérieur de l'entéron, et s'y disposent en un tube pendant. Cet appareil, nommé le *tube œsophagien*, persiste chez l'adulte, et présente deux ouvertures, placées à ses deux extrémités : l'une correspond à la bouche primitive, et donne accès dans la cavité entérique; l'autre est l'orifice externe de la dépression, et communique avec le dehors. Celle-ci est la bouche définitive; la première, persistance de l'ouverture buccale primitive, est l'orifice œsophagien, ou la bouche œsophagienne. Etant donnée cette origine, la face interne du tube œsophagien est limitée par un épithélium d'origine ectodermique. — En outre, les parois de la cavité entérique ne restent pas lisses; leur face interne, constituée par l'endoderme, se soulève en un nombre variable de saillies longitudinales, qui s'étendent sur la paroi, depuis son extrémité supérieure jusqu'à son extrémité inférieure. Ces saillies, dites *cloisons*, découpent la cavité de l'entéron en un nombre égal de chambres, les *loges*, dont la disposition et l'étendue varient suivant les classes; mais l'aspect spécial, résultant de leur présence, ne manque jamais.

Les caractères offerts par l'adulte découlent directement de ceux présentés par les larves; ils se rapportent, en effet, à l'existence, dans la cavité entérique (nommée encore, suivant les classes, cavité mésentérique, cavité gastrique, cavité stomacale), d'un tube œsophagien et de cloisons. Il est donc inutile d'insister davantage à leur égard.

Les plus proches parents des Scyphozoaires paraissent être les Hydrozoaires. Les relations entre ces deux groupes sont encore accentuées par la présence, dans chacun, d'individus libres offrant la forme de méduses. Les méduses des Scyphozoaires n'ont cependant, ni l'origine, ni la structure de celles des Hydrozoaires; les ressemblances d'aspect, résultant d'une convergence déterminée par une même adaptation pélagique, masquent souvent les différences fondamentales. Tantôt les méduses des Scyphozoaires proviennent directement de l'œuf fécondé, et tantôt elles sont produites par la division transversale d'un polype primitif; en aucun cas, elles ne dérivent d'un bourgeon engendré par gemmiparité. De plus, ces méduses présentent des particularités de structure, que n'ont point celles des Hydrozoaires; leur cavité gastrique renferme quatre épaisses cloisons; un voile et un manche leur font complètement défaut.

La seule concordance entre les deux formes tient à l'aspect général du corps, disposé en une ombrelle transparente, portant la bouche sur sa face inférieure; mais, cette corrélation mise à part, tous les autres détails de l'organisme diffèrent complètement.

Les Scyphozoaires doivent être séparés des Hydrozoaires pour deux motifs principaux, dont l'un tient au développement, et l'autre à la structure définitive. Le premier est relatif à l'origine des feuillets blastodermiques, qui apparaissent suivant le procédé gastrulaire dans les développements dilatés des premiers, et suivant le mode cytulaire dans ceux des seconds. L'autre raison porte sur la disposition de la cavité entérique, ou gastrique, et sur la présence d'un tube œsophagien. Ce dernier manque constamment aux Hydrozoaires, alors que les Scyphozoaires le présentent toujours. En outre, la paroi gastrique des premiers est lisse dans tous les cas, tandis que celle des seconds est munie de cloisons, plus ou moins larges et longues.

II. **Structure générale**. — Les êtres, qui appartiennent à l'embranchement des Scyphozoaires, se présentent sous deux formes principales, concordant avec deux adaptations distinctes : la vie libre et la vie fixée. — Les individus fixés méritent le nom de polypes, tout comme leurs correspondants des Hydrozoaires ; ils présentent de même, abstraction faite des différences d'organisation, un corps allongé, adhérant à un support par une extrémité, et portant, sur l'autre, la bouche entourée par une couronne de tentacules. Les individus libres, par contre, offrent plusieurs aspects différents. Les uns rappellent les méduses des Hydrozoaires par la disposition en ombrelle de leur région supérieure ; les autres, tout en étant transparents comme de vraies méduses, sont arrondis, ou ovalaires, ou allongés, et ne possèdent jamais d'ombrelle ; les derniers enfin doivent être considérés comme des polypes devenus libres, dont la région basilaire du corps serait convertie en un flotteur.

Parmi les trois classes de l'embranchement des Scyphozoaires, celle des Cténophores ne renferme que des individus libres, appartenant tous à l'avant-dernier des types précédemment décrits, les deux autres contiennent à la fois des êtres libres et des êtres fixés. Les premiers ont tous l'aspect médusaire dans la classe des Scyphoméduses ; les seconds sont des polypes coniques, munis de quatre larges cloisons gastriques, auxquels on a donné les noms de *Scyphopolypes* ou de *Scyphistomes*. — Les individus fixés sont très nombreux parmi les représentants de la classe des Anthozoaires ; désignés d'une façon générale par l'expression d'*Anthopolypes*, ou par celle d'*Actinopolypes*, ils montrent tous un corps cylindrique, portant, dans sa cavité gastrique, un nombre considérable de cloisons minces et larges ; ce chiffre est toujours égal, ou supérieur, à huit, du moins pour les espèces actuelles. Quant aux animaux libres appartenant à cette classe, leur allure est celle d'un polype, détaché de son support, de manière que la région d'adhérence soit disposée en une cloche servant de flotteur.

Les aspects offerts par les Scyphozoaires étant ainsi très divers, il est nécessaire de les examiner avec détail, en les étudiant dans chacune des trois classes de l'embranchement.

Scyphoméduses. — Les Scyphoméduses contiennent deux sortes d'individus, dont les uns sont libres et les autres fixés. Ces derniers, dits Scyphopolypes, appartiennent à deux types principaux : les *Scyphistomes*, et les *Lucernaires* ou *Calycozoaires*.

A. — Les Scyphistomes n'existent pas, dans la nature actuelle, à l'état d'individus se reproduisant par voie sexuée ; ils ne se multiplient, avec leurs caractères propres, que par gemmiparité, et doivent se transformer en méduses pour acquérir des cellules reproductrices. Ils correspondent, sous ce rapport, aux polypes des Hydroméduses diplomorphes. Leur corps conique est fixé à son support par une base étroite ; l'extrémité élargie porte la bouche en son centre, et une couronne de tentacules sur ses bords. Le nombre des tentacules est variable, mais il est toujours égal à un multiple de quatre. Les organes des sens font complètement défaut. La paroi du corps, assez épaisse, est constituée, en allant de dehors en dedans, par un épithélium ectodermique, une mince lamelle mésodermique produite par l'ectoderme, et un épithélium endodermique; elle limite une vaste poche *gastrique*, que parcourent quatre cloisons assez larges, s'avançant de la périphérie vers le centre de la cavité, mais ne s'y soudant pas les unes avec les autres.

Etant donnée une telle structure, qui dérive pourtant d'une disposition bilatérale primitive, l'animal entier présente une symétrie radiaire. Les plans principaux de symétrie, au nombre de quatre, passent par l'axe longitudinal de l'individu et par le milieu des loges gastriques : ce sont les *perrayons* (1er ordre). Quatre autres plans, les *interrayons* (2e ordre), sont les bissecteurs des angles formés par les premiers; ils passent à leur tour par les cloisons qui séparent les loges les unes des autres, et méritent ainsi le nom de *septorayons*, qui leur est accordé parfois. Huit autres plans de symétrie, les *adrayons* (3e ordre), sont placés entre les perrayons et les interrayons. A chacun de ces plans correspond un tentacule péribuccal; l'individu possède donc quatre tentacules perradiaux, quatre interradiaux, et huit adradiaux. Lorsque le chiffre de ces appendices devient supérieur à seize, les nouveaux venus sont placés entre ceux qui existaient déjà, et dans de nouveaux plans d'orientation, les *subrayons* (4e ordre).

La structure des Lucernaires n'est pas très différente de celle montrée par les Scyphistomes. Les principales modifications portent sur l'appareil tentaculaire; les quatre tentacules perradiaux et les quatre interradiaux font défaut, du moins chez l'animal adulte; les huit appendices adradiaux existent seuls, mais modifiés en courtes et larges grappes de petits mamelons. Le développement larvaire de ces êtres n'est pas connu; il est cependant probable qu'il en est pour eux comme pour les Scyphistomes : la couronne de tentacules est complète durant les premières phases de l'évolution, puis certains de ces derniers s'atrophient, alors que les autres sont conservés en se modifiant. Quoiqu'il en soit, il est permis de considérer les Lucernaires comme des êtres semblables, ou peu s'en faut, aux Scyphistomes, et se reproduisant par voie sexuée avec leurs caractères particuliers; ils correspondent donc, parmi les Scyphoméduses, aux Authydraires des Hydraires.

B. — De même que les individus fixés, les types libres des Scyphoméduses appartiennent à deux formes principales, mais beaucoup plus éloignées l'une de l'autre que les Lucernaires ne le sont des Scyphistomes. La première est représentée par les *Tesseridées*, la seconde par les *Acalèphes*.

L'aspect général est toujours celui d'une méduse; c'est-à-dire d'un animal pélagique au corps transparent, dont la région supérieure du corps, modifiée en une cloche ou une ombrelle, porte des tentacules sur ses bords; seulement, l'organisation des Acalèphes est plus complexe que celle des Tesseridées. Ces dernières doivent être considérées comme des Scyphistomes libres, et se reproduisant par voie sexuée. Elles sont privées d'organes sensitifs du type de ceux possédés par les Acalèphes, et portent huit ou seize longs tentacules; dans le premier cas, les appendices perradiaux et interradiaux sont seuls développés; les adradiaux se sont ajoutés aux précédents dans le second.

Toutes les Scyphoméduses, appartenant à l'ordre des Acalèphes, présentent l'aspect médusaire. Les bords de leur ombrelle sont découpés en plusieurs, généralement quatre ou huit, lobes égaux, dits *lobes marginaux*, et portent assez souvent des tentacules; la bouche est percée au centre de la sous-ombrelle. Les bords de l'orifice buccal sont tantôt simples, tantôt étirés en quatre ou huit larges expansions, nommés *bras buccaux*, parfois distinctes, ailleurs soudées. La cavité gastrique est divisée en quatre larges poches chez les formes les plus simples; mais dans d'autres cas, le mésoderme de l'ombrelle prenant un accroissement considérable, ces poches s'étirent, et se convertissent en canaux, qui se ramifient et se disposent en un réseau plus ou moins complexe. Des organes des sens, propres aux représentants de cet ordre, sont placés entre les lobes marginaux; ces appareils complexes, comparables sans doute à des tentacules modifiés, et nommés des *rhopalies*, sont au nombre de quatre, ou de huit, rarement de douze. Dans le premier cas, ils sont situés sur le trajet des perrayons (Cuboméduses), ou sur celui des interrayons (Péroméduses); sur celui des perrayons et des interrayons dans le second type; et enfin, dans le dernier, sur les perrayons, les interrayons, et quatre des adrayons.

On trouve généralement huit ou seize lobes marginaux. Comme les rhopalies sont placées entre ces lobes, et sur le plan des perrayons et des interrayons, c'est-à-dire dans les échancrures marginales, il en résulte que, dans le cas où il existe huit lobes, ces derniers sont tous adradiaux. Par contre, lorsque le bord de l'ombrelle est découpé en seize parties, les adrayons eux-mêmes deviennent des échancrures marginales, et les lobes sont alors situés sur le trajet de seize nouveaux plans de symétrie intermédiaires à ceux déjà décrits, qui sont les subrayons (4e ordre). Ces Acalèphes montrent donc une disposition radiaire poussée à l'extrême.

La symétrie radiale des Acalèphes est cependant toute secondaire, comme le montre l'étude du développement. Les jeunes embryons présentent, dès l'abord, une orientation bilatérale fort nette, car ils possèdent seulement deux poches gastriques, et parfois deux tentacules; leur corps est ainsi divisé en deux parties égales et semblables. La symétrie radiaire naît de l'apparition de systèmes homologues dans chacune de ces moitiés; par la genèse de deux nouvelles poches gastriques et de deux tentacules supplémentaires, l'organisme bilatéral est modifié en un être tétraradiaire. Cette disposition en quadrant est conservée par tous les

Acalèphes, les régions nouvelles étant toujours au nombre de quatre, ou d'un multiple de quatre.

Des phénomènes identiques sont présentés par les représentants des deux autres classes ; l'embryon de ces derniers offre d'abord une symétrie bilatérale, puis une structure tétraradiaire. Celle-ci persiste chez les Cténophores comme chez les Acalèphes. Il en est de même pour divers Anthozoaires (Octactiniaires, Edwardsiées, Monaulées), mais non pour les autres ; par l'adjonction de pièces supplémentaires aux quatre primitives, la disposition tétraradiée est transformée en orientation dodécaradiaire. Mais celle-ci dérive de la première, qui doit être considérée comme primitive ; elle persiste, du reste, chez un certain nombre de formes actuelles, après avoir été exclusivement le caractère des formes anciennes (Tétracoralliaires).

Il résulte de ce rapide exposé que le corps des Scyphoméduses est plus ou moins disposé suivant une symétrie tétraradiaire. Celle-ci se présente toujours avec une grande netteté chez les embryons, même dans le cas où elle est altérée par la suite, et succède à une orientation bilatérale. Des dispositions semblables manquent aux autres Cœlentérés, sauf pourtant aux méduses des Hydrozoaires. Seulement, l'organisation en quadrant est tardive chez ces dernières, puisque les polypes ne la montrent point, tandis qu'elle est primitive pour ce qui touche aux Scyphozoaires, car les polypes la possèdent toujours. Et celle des Scyphozoaires prend un caractère spécial, de ce qu'elle est due à la la genèse de cloisons gastriques, organes qui manquent aux Hydrozoaires.

Anthozoaires. — La plupart des représentants de cette classe sont des formes fixées. Les types libres, très rares, présentent une structure identique à celle offerte par les premiers ; ils ne diffèrent d'eux que par la modification d'une partie du corps en une cloche remplie de gaz, et servant ainsi de flotteur (Myniadées).

A. — Le corps, nommé colonne, est cylindrique ; il adhère à un support par une des bases, et porte, sur l'autre, une couronne de tentacules, au centre de laquelle est percée la bouche. Cet orifice donne accès dans le tube œsophagien, qui conduit lui-même dans une vaste cavité gastrique, découpée sur son pourtour par des cloisons minces et larges. Cette chambre stomacale est souvent désignée par l'expression de cavité mésentérique, et l'on emploie aussi le même qualificatif pour indiquer les cloisons ; ce terme devrait cependant être abandonné, car cette cavité provient de l'entéron embryonnaire.

La paroi du corps est constituée, en allant de dehors en dedans, par un épithélium ectodermique, une assise de mésoderme, et un épithélium endodermique. Les cloisons gastriques doivent être prises pour des saillies dépendant de la face interne de cette paroi, et n'intéressant en rien l'ectoderme ; elles présentent un axe mésodermique, recouvert par une couche d'endoderme. La paroi somatique est parfois molle; elle est souvent renforcée par un véritable squelette. Suivant leur origine, les appendices squelettiques appartiennent à deux types : dans un cas (Octactiniaires), ils naissent dans le mésoderme, et consistent en de petits spicules; dans un second (diverses Octactiniaires, Madréporides), ils répondent à un produit de sécrétion ectodermique, et par suite à une cuticule calcarisée, nommée le *polypier*. — Ce deuxième cas offre lui-même deux modes secondaires : le polypier de certains Anthozoaires, et il en est ainsi pour les Tubipores, se réduit à une loge entourant l'animal; par contre, celui de la plupart des Madréporides porte un certain nombre de pièces annexes, dont les principales sont des cloisons calcaires, placées entre les cloisons gastriques véritables, et s'avançant de même dans la cavité stomacale. Les Madréporides possèdent donc deux sortes de cloisons : les unes dures, dites *lames calcaires* ou *calcoseptes*; les autres, nommées *cloisons molles* ou *sarcoseptes*, sont constituées par des tissus normaux, et recouvertes par un épithélium endodermique.

La disposition des cloisons est fort importante à connaître, car, suivant leur nombre et leur disposition, ces pièces modifient la structure de l'organisme. Elles possèdent toujours l'aspect de membranes minces, s'avançant dans l'intérieur de la cavité gastrique, et portant un faisceau musculaire sur l'une ou sur l'autre de leurs faces, jamais sur les deux à la fois; ce faisceau est étendu suivant la longueur de l'individu. Lorsque les cloisons sont en minime quantité, leur partie supérieure se soude par son bord interne au tube œsophagien; leur partie inférieure reste libre, car le tube ne descend pas jusque dans la région basilaire de l'animal. Si leur nombre est considérable, les plus grandes d'entre elles se réunissent seules à l'œsophage.

Les espaces laissés entre les cloisons, les loges, correspondent à des diverticules périphériques de la cavité gastrique; ils sont homologues des poches gastriques simples, ou modifiées en un lacis canaliculaire, des Acalèphes. Un tentacule péribuccal est d'ordinaire placé au-dessus de chacune d'elles. — Ces loges appartiennent à trois formes, suivant la situation des faisceaux musculaires placés sur les cloisons; cette position n'est pas irrégulière, ni indéterminée, mais précise et constante chez tous les représentants d'un même groupe naturel. Les deux premières sortes de loges sont désignées, respectivement, par les expressions *exocœle* et *endocœle*; par suite, la troisième, intermédiaire à celles-ci, pourrait porter le nom de *mésocœle*.

Toutes les loges étant limitées sur les côtés par deux cloisons, et chaque cloison possédant un faisceau musculaire sur une seule de ses faces, les *endocœles* sont des loges dont les faces cloisonnaires limitantes portent toutes deux un faisceau musculaire. Au contraire, les *exocœles* correspondent à des loges, dont les faces cloisonnaires limitantes sont privées de faisceaux semblables. Enfin, les *mésocœles* sont des loges, dont une seule des faces cloisonnaires limitantes est pourvue d'une bande musculaire longitudinale. Ces trois types sont répartis chez les Scyphozoaires de façon fort régulière, et il suffit de parcourir la série des ordres, en allant des plus simples aux plus complexes, pour s'en apercevoir.

B. — Les plus simples des Anthozoaires appartiennent au groupe des *Alcyonaires* (encore nommés *Octactiniaires*) et des *Edwardsiées*; dans les deux cas en effet, les adultes possèdent seulement huit cloisons, et ce nombre est le plus petit qu'il soit possible de trouver chez les représentants actuels de la classe. Les cloisons étant séparées les unes des autres par des distances semblables, les loges sont forcément égales entre elles ; la disposition tétraradiaire, puisque huit est un multiple de quatre, est donc ici fort évidente; mais l'organisme offre cependant un vestige de symétrie bilatérale. Deux des huit loges, diamétralement opposées l'une à l'autre, appartiennent à un même type, tout en différant de leurs voisines, et divisent ainsi le corps en deux parties identiques; de plus, en regard de chacune de ces deux loges, le tube œsophagien présente une dépression longitudinale, nommée la *gouttière œsophagienne*. En somme, tout en étant rayonné comme apparence, le corps est bilatéral, la disposition radiaire étant venue s'ajouter à l'orientation bilatérale primitive. Et la persistance de cette dernière conduit à grouper ainsi les huit loges de l'adulte : une loge impaire antérieure, trois paires de loges latérales, et une loge impaire postérieure. Les deux loges impaires sont semblables entre elles.

Malgré ces ressemblances étroites touchant à la distribution des parties homologues, les Alcyonaires et les Edwardsiées diffèrent sous le rapport du type des loges. Chez les premiers (Alcyonaires), la loge impaire antérieure est un endocœle, la loge impaire postérieure un exocœle, et les trois paires de loges latérales des mésocœles. Il n'en est point ainsi chez les Edwardsiées, dont les deux loges impaires sont des exocœles, les loges latérales de la première, et de la seconde paire, des mésocœles; celles de la troisième paire correspondent à des endocœles.

Le type des Alcyonaires est unique dans la nature actuelle, et ne subit aucune modification. Il n'en est point ainsi pour celui des Edwardsiées, qui peut être considéré comme le point de départ des dispositions offertes par les autres Anthozoaires. Les principaux groupes de ces derniers sont : les *Gonactiniées*, les *Monaulées*, les *Cérianthidées* et les *Zoanthaires*. Les recherches, effectuées récemment sur ce sujet, permettent de rattacher aisément leur structure à celle, plus simple, des Edwardsiées.

Les Monaulées possèdent quatorze cloisons et, par suite, quatorze loges; six nouvelles chambres gastriques, groupées en trois paires latérales et symétriques, sont donc venues s'ajouter aux précédentes. Pour cela, les trois paires latérales primitives se sont subdivisées, de manière à former six paires. Ces animaux offrent donc : une loge (exocœle) antérieure et impaire, six paires de loges latérales, et une loge (exocœle) postérieure et impaire. Les loges latérales sont alternativement des endocœles et des exocœles, la première étant un endocœle ; sauf la sixième, qui correspond à un mésocœle.

Les Gonactiniées présentent seize loges : un exocœle antérieur et impair, un exocœle postérieur et impair, et sept paires de loges latérales ; d'où quatre paires de loges supplémentaires ajoutées aux trois paires primitives. Pour arriver à ce but, chacune des loges primitives de la première paire contient deux nouvelles cloisons, et chacune des loges, appartenant à la seconde et à la troisième paire, renferme une cloison supplémentaire. Parmi les sept loges latérales, la première et la septième sont des mésocœles, les autres étant alternativement des endocœles et des exocœles.

Les phénomènes sont relativement plus simples chez les Cérianthidées, bien que le nombre des cloisons soit considérable. Toutes les cloisons de nouvelle formation sont, en effet, placées dans l'exocœle antérieur et impair ; les sept autres loges primitives ne subissent aucune modification. Les loges, ainsi délimitées par ces cloisons supplémentaires, sont toutes des mésocœles, sauf l'antérieure médiane, qui correspond à un exocœle, tout comme la cavité primitive dont elle n'est qu'une minime partie.

Les Zoanthaires sont caractérisés par le fait de la substitution d'une symétrie dodécaradiaire au groupement par quadrant et par octant. Quatre loges s'ajoutent en effet aux huit premières, pour parfaire le chiffre douze, qui est alors le point de départ d'une nouvelle disposition organique. Les quatre nouvelles cloisons, nécessaires à la production de ces loges supplémentaires, naissent symétriquement, et par paires, dans deux des paires de loges primitives. L'individu, muni de douze cloisons, présente : un exocœle antérieur et médian, un exocœle postérieur et médian, et cinq paires de loges latérales symétriques. La première et la cinquième de ces dernières sont des mésocœles, la seconde et la quatrième des endocœles, les deux loges de la troisième paire correspondent à des exocœles.

Une telle disposition n'existe guère dans la nature actuelle, car le nombre des cloisons de l'adulte dépasse douze le plus souvent ; mais on la retrouve toujours dans les phases du développement, où elle succède

---

Fig. 160 à 165. — DISPOSITION DES CLOISONS GASTRIQUES CHEZ LES PRINCIPAUX GROUPES DES ANTHOZOAIRES POLYACTINIAIRES (*diagrammes en perspective cavalière*, montrant la colonne coupée transversalement, à une certaine hauteur, afin de présenter les cloisons). — En 160, type des *Edwardsiées*. — En 161, type des *Monaulées*. — En 162, type des *Gonactiniées*. — En 163, type des *Cérianthidées*. — En 164, type des *Zoanthines*. — En 165, type des *Actinides*, pris à une phase où le premier cycle des métaseptes secondaires est seul développé.

Les protoseptes, les deutoseptes, et les métaseptes primaires, sont désignées par leurs numéros d'ordre respectifs.

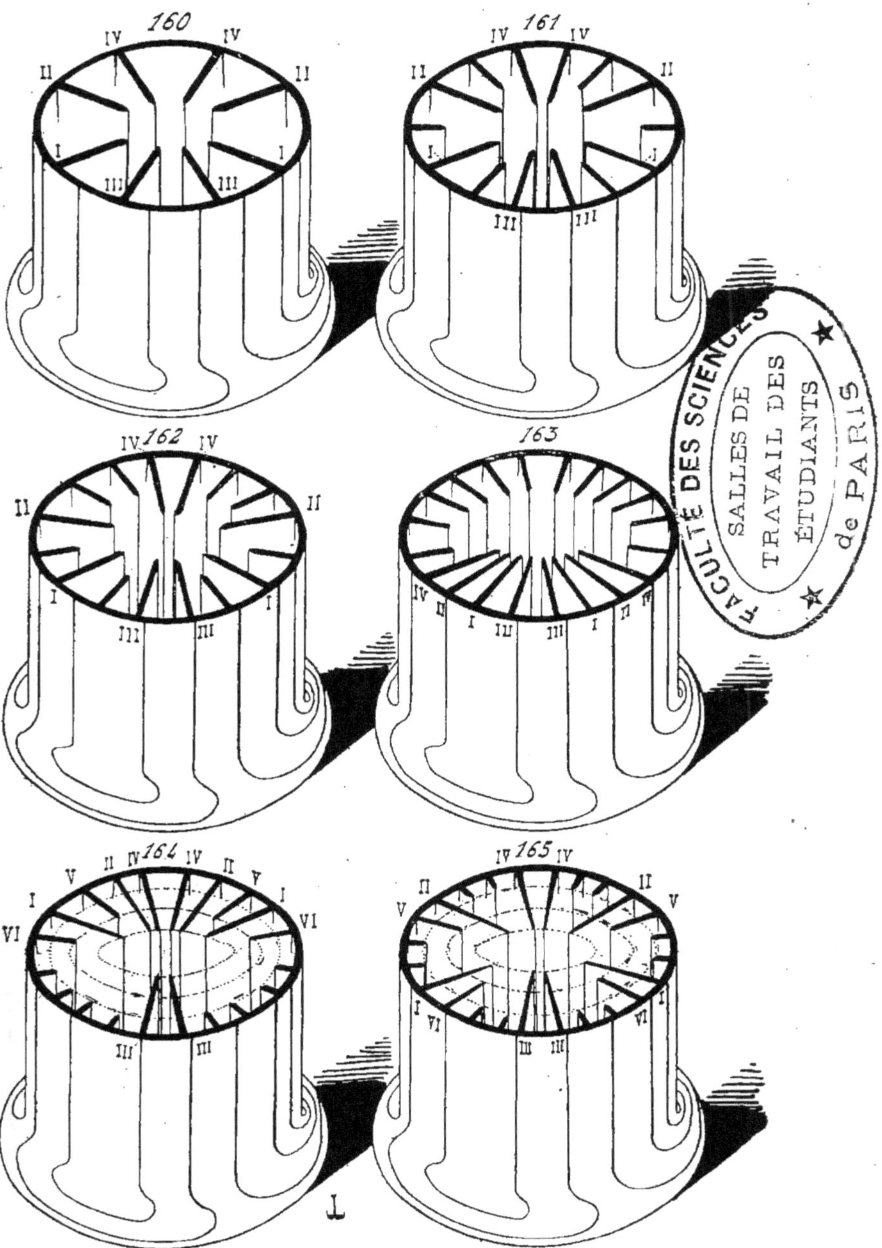

Fig. 160 à 165.

à celle caractérisée par la présence de huit cloisons, semblables à leurs homologues des Edwardsiées. Les cloisons supplémentaires sont situées de façon différente, suivant que l'on examine les Zoanthines, ou les autres représentants du groupe.

Les nouvelles cloisons des Zoanthines sont toutes placées dans les deux loges mésocœliques de la cinquième paire ; leurs faisceaux musculaires sont arrangés de façon que les loges, délimitées par elles, soient alternativement des exocœles et des endocœles. Il n'en est point ainsi pour les autres Zoanthaires (Actinides et Madréporides) ; leurs cloisons supplémentaires naissent régulièrement, deux par deux, sur toute la face interne de la cavité gastrique, suivant un mode précis qui sera étudié plus loin ; elles sont ainsi groupées en cycles déterminés. De plus, elles se trouvent disposées de telle façon, que la loge, comprise entre deux d'entre elles appartenant à un même cycle, soit constamment un endocœle.

C. — Si l'on résume tous ces détails d'organisation, en remontant du simple au complexe, on s'aperçoit que les Anthozoaires, semblables en cela aux Acalèphes, offrent la trace évidente d'une symétrie bilatérale primitive, accusée par l'aspect des deux loges impaires et médianes. Une disposition tétraradiaire et octaradiaire se présente ensuite ; elle existe seule chez un certain nombre de groupes, parmi lesquels les Alcyonaires et les Edwardsiées sont les plus importants. Enfin, par l'adjonction de quatre nouvelles loges aux huit primitives, l'organisme devient dodécaradiaire, et reste ainsi chez tous les Zoanthaires. La structure radiée de ces derniers est donc parvenue à un plus haut degré de complexité que celle des autres Anthozoaires.

L'augmentation du nombre des cloisons, suivant des règles aussi précises, à mesure que l'on remonte la série des Anthozoaires actuels, est des plus remarquables ; elle concorde, en sa marche, et comme on le verra plus loin, avec celle observée dans l'embryogénie des Anthozoaires les plus élevés. Un court résumé des notions précédentes sera utile pour bien mettre en lumière cette concordance, à la condition de se servir des termes employés dans l'étude du développement.

Les Acalèphes et les Cténophores possèdent seulement quatre cloisons dans leur organisme ; ce chiffre se montre également chez les embryons des Anthozoaires, au cours de phases encore peu avancées, et devient plus grand par la suite. Ces cloisons sont les premières produites, et méritent le nom de *protoseptes*. — Les Octactiniaires et les Edwardsiées présentent huit cloisons ; quatre nouvelles pièces existent en sus des précédentes : ce sont les *deutoseptes*. Ces êtres sont ainsi munis de huit cloisons, dont quatre protoseptes, et quatre deutoseptes. — Le nombre de ces organes est plus considérable encore chez les Polyactiniaires autres que les Edwardsiées ; ces appendices supplémentaires seront dits des *métaseptes*. La disposition de ces derniers ne prête à aucune observa-

tion particulière pour les Monaulées, les Gonactiniées, les Cérianthidées,
et les Zoanthines; mais non pour les Actinides et les Madréporides. Les
métaseptes de ceux-ci appartiennent à deux types. Les quatre premières
d'entre elles, c'est-à-dire les quatre naissant en premier lieu, se comportent en tout, dans leurs procédés génétiques et dans leur disposition,
comme les protoseptes et les deutoseptes; elles sont des *métaseptes primaires*. Les autres, beaucoup plus nombreuses que les précédentes, de
chiffre variable suivant les genres, et dites *métaseptes secondaires*, affectent
un arrangement, et offrent une origine, que les métaseptes primaires
n'ont pas. Les protoseptes, les deutoseptes, et les métaseptes primaires
naissent par *paires* chez l'embryon; deux d'entre elles, placées de part et
d'autre de la ligne médiane, apparaissent en même temps pour donner
une paire. Les métaseptes secondaires se produisent par *couples;* les
deux formées en même temps sont juxtaposées, et ne restent séparées
que par un étroit espace. — L'ensemble des protoseptes, des deutoseptes
et des métaseptes primaires, c'est-à-dire des premières cloisons façonnées
chez l'embryon des Actinides et des Madréporides, se dispose en un cercle
autour de la cavité gastrique; ce cercle est nommé la *couronne*. Cet
ensemble comprend douze cloisons, ainsi disposées : quatre protoseptes,
quatre deutoseptes et quatre métaseptes primaires. Les métaseptes
secondaires apparaissent en plusieurs fois; tous les couples, engendrés
en même temps, dessinent également un cercle autour de la cavité gastrique; la totalité des couples d'un même âge est dite un *cycle*. Comme
ces cloisons se montrent à divers intervalles, plusieurs cycles se délimitent ainsi, se mélangent entre eux, et se combinent avec la couronne,
pour donner un amas cloisonnaire multiple et confus, bien qu'établi
suivant des lois précises et régulières.

Afin de se reconnaître parmi les loges et les cloisons, on les numérote
souvent. Les cloisons sont désignées par des chiffres romains; on les
énumère d'après leur ordre d'apparition chez l'embryon, et on ne désigne
ainsi que les paires, les deux éléments de chaque paire étant identiques
sous tous les rapports. On ne compte séparément que les cloisons de la
couronne, car il est inutile d'agir de même pour celles des cycles, à
cause de leur genèse simultanée en grand nombre, et par couples; il
suffit, dans ce dernier cas, de connaître le rang du cycle par rapport à
ceux qui le précèdent, et à ceux qui le suivent. — Ainsi, parmi les douze
cloisons de la couronne, les quatre protoseptes sont engendrées les
premières : leurs deux paires portent les numéros I et II. Pour la même
raison, les paires des deutoseptes possèdent les chiffres III et IV, et
celles des métaseptes primaires les chiffres V et VI. — Le besoin de numé-
roter les loges est moins grand que celui relatif aux cloisons, car ces
dernières donnent des renseignements suffisant sur la position des loges
qu'elles encadrent. Cependant, on les énumère parfois, en les désignant
par des chiffres arabes, d'après leur position en partant de la ligne médiane antérieure, et allant vers la ligne médiane postérieure. La loge

impaire antérieure, et la loge impaire postérieure, étant suffisamment
caractérisées par leur emplacement, sont mises à part dans cette sériation, et n'y comptent point.

CTÉNOPHORES. — Tous les Cténophores sont des animaux libres, au
corps transparent, et au mésoderme épaissi. Leur forme n'est cependant
pas celle d'une méduse; leur aspect, variable suivant les familles, est
plutôt celui d'un globe, ou d'une lame; les tentacules manquent parfois,
ou sont en petit nombre (deux) lorsqu'ils existent; enfin, des appareils
locomoteurs, représentés par huit rangées de petites palettes, et dont
les méduses sont privées, ne leur font jamais défaut.

La disposition organique semble différer de celle des autres Scyphozoaires, surtout en ce qui touche l'appareil digestif, mais s'y laisse cependant rattacher avec assez de facilité. Le tube œsophagien, long et
large, ne flotte pas dans la cavité gastrique, car ses parois épaissies sont
soudées à celles du corps; cette dernière particularité est offerte par
divers Anthozoaires, mais y est cependant moins accentuée. Comme le
montre l'étude du développement, ce tube est produit par une dépression
de la paroi du corps, à l'exemple de son homologue des Anthozoaires et
des Scyphoméduses; il doit donc porter le même nom, puisqu'il possède
la même origine et les mêmes rapports, et il ne faut pas le désigner,
contrairement à ce que l'on fait souvent, par l'expression de « *tube
gastrique.* » — La cavité gastrique véritable, qui dérive de l'entéron
embryonnaire, présente deux diverticules diamétralement opposés, semblables à des canaux courts et larges, et ramifiés en deux branches divergentes; celles-ci se partagent elles-mêmes, après un court trajet, en deux
nouvelles parties. Les diverticules gastriques rappellent donc, par leur
disposition, les conduits émis par l'estomac de divers Acalèphes, et se
fraient de même un passage à travers le mésoderme compact de la
paroi du corps. Seulement, le nombre des rameaux est plus petit chez
les Cténophores que chez les Scyphoméduses, puisqu'il est égal à huit;
il ne dépasse jamais ce chiffre. En outre, chacun d'eux s'ouvre dans un
canal, qui fait défaut aux Acalèphes, placé au-dessous de chacune des
huit rangées de palettes. La cavité gastrique communique avec l'extérieur, non seulement par l'entremise du tube œsophagien, mais par
celle de deux petits conduits, qui vont se rendre au dehors, dans une
région diamétralement opposée à la bouche; cette région est fréquemment nommée *anale*, ou *apicale*, à cause de cette particularité.

Malgré ces différences, l'homologie du tube digestif des Cténophores,
et de celui des autres Scyphozoaires, est indiscutable. Tous deux sont
en effet formés de deux parties, un tube œsophagien et une cavité gastrique; tous deux portent, dans cette dernière cavité, une certaine
quantité de cloisons; seulement, les cloisons des Cténophores sont larges,
épaisses, et convertissent, en canaux ramifiés, les loges interposées. Ce
caractère n'établit pas, entre ces animaux, et leurs voisins des autres

classes, une trop grande différence, puisque plusieurs Acalèphes le possèdent aussi. — En allant au fond des choses, les seuls détails organiques, propres aux Cténophores, touchent aux palettes natatoires, et à la présence des ouvertures anales; elles ne suffisent pas, cependant, pour masquer les homologies principales. Et, en vertu de ces ressemblances, il convient de désigner le tube gastrique, et l'entonnoir des Cténophores, par les noms déjà employés pour les autres Scyphozoaires, c'est-à-dire par ceux de tube œsophagien, et de cavité gastrique ou stomacale.

Les Cténophores ont leurs organes orientés, à la fois, suivant une symétrie bilatérale et une symétrie radiaire; ils ne diffèrent point, sous ce nouveau rapport, des deux classes précédentes. L'axe, qui passe entre les deux ouvertures anales et par le centre de la bouche, est l'*axe longitudinal*. Le corps présente en outre deux autres axes d'orientation, transverses et perpendiculaires au premier; l'un, l'*axe sagittal*, est parallèle au plan de la cavité gastrique et du tube œsophagien, aplatis tous les deux dans la majorité des cas; l'autre, l'*axe transversal*, est perpendiculaire à ce même plan. Il résulte de cette disposition que l'axe sagittal est aussi perpendiculaire à l'axe transversal. En faisant passer un plan par l'axe longitudinal du corps, et par chacune de ces dernières lignes de symétrie, on obtient deux plans perpendiculaires l'un à l'autre, le *plan sagittal* et le *plan transversal*, qui se coupent vers le milieu du corps suivant l'axe longitudinal. Ces deux plans déterminent l'orientation des organes chez les Cténophores.

Chacun de ces plans partage le corps en deux moitiés symétriques, et produit ainsi une disposition bilatérale. De plus, étant perpendiculaires l'un à l'autre, ils divisent l'individu en quatre quadrants symétriques : d'où une disposition radiaire. Chaque segment contient deux canaux longitudinaux, et porte deux rangées de palettes; comme ces appareils sont allongés parallèlement à l'axe longitudinal du corps, on les désigne par les expressions de *canaux méridiens*, et de *rangées méridiennes*. Dans un quadrant déterminé, le canal méridien le plus proche du plan sagittal est dit *sub-sagittal*, et *sub-transversal* le plus proche du plan transversal. Des noms semblables sont employés pour les bandes des palettes méridiennes : chacun des quadrants est muni d'une rangée *sub-sagittale*, et d'une rangée *sub-transversale*.

Les considérations, déjà exposées sur la symétrie de l'organisme chez les Scyphoméduses et les Anthozoaires, sont donc entièrement applicables aux Cténophores.

III. Développement en général. — Le développement des Scyphozoaires est important à connaître, car il permet de bien préciser les différences qui existent entre ces êtres et les Hydrozoaires, et d'apprécier à leur valeur les relations établies entre les Cténophores et les deux autres classes de l'embranchement.

Développements sexués. — Les embryogénies dilatées, pourvues d'une phase blastulaire, sont rares ; la plupart des Scyphozoaires, notamment les Anthozoaires et les Cténophores, évoluent suivant un mode condensé. Elles existent cependant chez plusieurs représentants des deux premiers groupes ; dans ce cas, une gastrule succède à la blastule. Cette gastrule est produite par invagination. Sa paroi se compose des deux feuillets blastodermiques primordiaux, le protectoderme et le protendoderme.

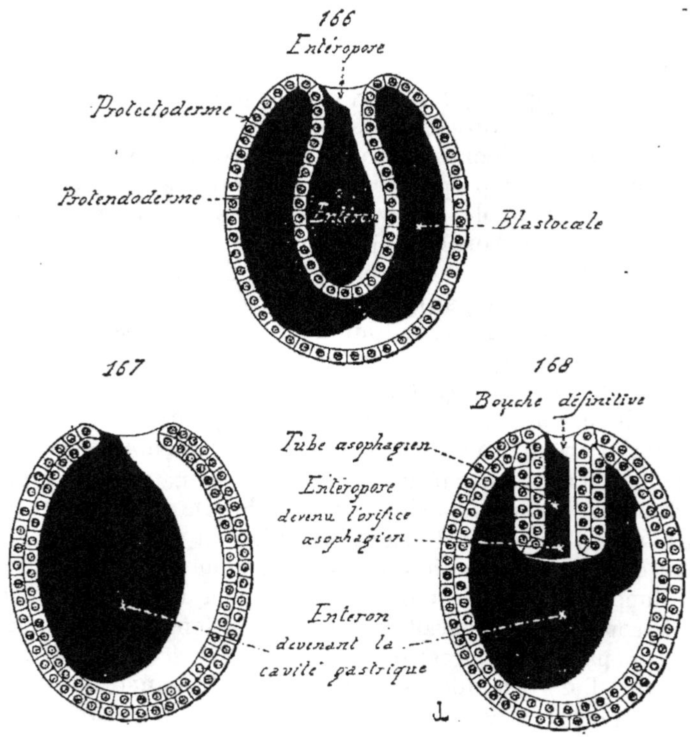

Fig. 166 à 168. — Développement général des Scyphozoaires, dans le cas d'une évolution dilatée (*coupes médianes longitudinales, demi-diagrammatiques, avec perspective par ombre portée*). — En 166, jeune gastrule. — En 167, gastrule plus âgée, dont le protectoderme est venu s'accoler au protendoderme. — En 168, embryon plus avancé, ayant produit son tube œsophagien par l'infléchissement des bords de son entéropore.

Ce dernier limite l'entéron, et borne son rôle à persister comme endoderme définitif ; aussi, pour plus de simplicité, est-il permis de lui donner, dès le début, ce dernier nom. Le protectoderme est plus important ; il engendre le mésoderme par sa face profonde, le place ainsi entre lui et l'endoderme, puis se conserve à son tour comme ectoderme définitif. Par les mêmes raisons que précédemment, et à cause de l'importance

relativement restreinte du feuillet moyen, on peut accorder au protectoderme, dès son apparition, le nom d'ectoderme, en le prenant pour
ce qu'il doit devenir.

Lorsque la gastrule est complète, c'est-à-dire lorsque son entéron
est déjà assez ample, l'organisme de l'embryon se réduit à cette cavité,
qui communique avec le dehors par l'*entéropore*, et à sa paroi formée
par l'ectoderme et l'endoderme. Ces deux feuillets sont d'abord appliqués
l'un contre l'autre; puis le mésoderme naît, sous la forme d'une mince
lamelle, et les sépare en se plaçant entre eux. Les cellules ectodermiques
se revêtent de cils vibratiles, l'entéropore se retrécit peu à peu, et se
ferme, du moins dans la plupart des cas; la larve, ainsi convertie en une
sphère creuse, nage au moyen de ses cils.

Lorsque l'embryogénie est condensée, la morule se transforme en
une planule compacte. Les blastomères périphériques de cette planule
se disposent en une couche ectodermique; puis la cavité entérique se
creuse dans la masse des blastomères internes. Comme l'entéron s'amplifie d'une façon croissante, ces derniers sont peu à peu repoussés vers
la périphérie, s'étalent au-dessous de l'ectoderme, et s'y rassemblent en
une assise continue, qui est l'endoderme. Les éléments ectodermiques
se couvrent de cils vibratiles, et, de même que précédemment, l'embryon
offre l'aspect d'une sphère creuse, d'une *vésicule*, dont la paroi est
constituée par deux rangées de cellules : l'ectoderme en dehors, l'endoderme en dedans. L'entéron devient la cavité gastrique.

Quel que soit le procédé suivi, lorsque les larves libres des Scyphozoaires sont parvenues à cette phase vésiculaire, une dépression de la
paroi du corps se manifeste sur l'une des extrémités de l'embryon;
cette dépression, cylindrique, s'enfonce dans la chambre entérique,
et y débouche par un orifice, percé dans sa région profonde; elle produit
l'ébauche du tube œsophagien. Ensuite, des saillies longitudinales, au
nombre de deux d'abord, de quatre ensuite, apparaissent sur la face
interne de la paroi du corps; elles s'avancent dans la cavité gastrique,
et représentent les rudiments des premières cloisons. Chacune de ces
saillies est constituée par un repli de l'endoderme, dans l'axe duquel
s'étend une mince lamelle de mésoderme.

Cette forme embryonnaire, ainsi faite, existe au début du développement de tous les Scyphozoaires. Il est permis de lui donner le nom
de *Scyphula;* par opposition au terme *Hydrula*, employé pour désigner
la larve typique des Hydrozoaires.

La Scyphule subit des modifications diverses, variables suivant les
classes, et même suivant les ordres d'une même classe; mais elle n'en
existe pas moins au début de toutes les évolutions embryonnaires, où
elle succède à la phase vésiculaire. Il est utile de suivre ses transformations dans chacune des classes de l'embranchement.

Ces changements ont pour effet de donner à la Scyphule l'aspect

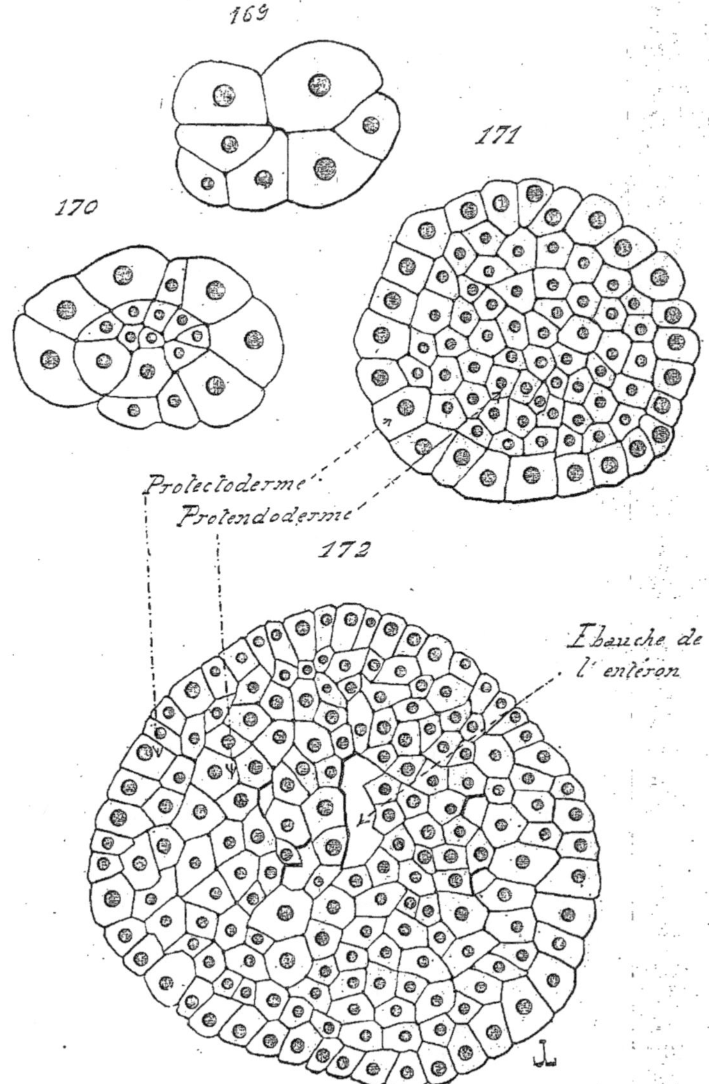

Fig. 169 à 172. — Développement général des Scyphozoaires, dans le cas d'une évolution condensée (*coupes médianes*). — En 169, début de la segmentation ovulaire. — En 170, jeune morule. — En 171, jeune planule, formée directement, aux dépens de la morule, par l'augmentation du nombre des blastomères, et la régularisation de la couche cellulaire périphérique. — En 172, planule plus âgée, commençant à creuser, parmi les blastomères internes, les ébauches de son entéron.

D'après les recherches faites par Kowalevsky et Marion sur un Anthozoaire octactiniaire, le *Sympodium coralloïdes*. La suite de ce développement est donnée, à une échelle moindre, par les figures 173 et 174.

particulier de l'adulte. Aussi, suivant la classe, cette larve se transforme-t-elle, soit en *Scyphopolype* ou *Scyphistome*, soit en *Actinopolype*,
soit en *Ctenula*; le premier de ces termes étant accordé aux jeunes
Scyphoméduses, le second aux jeunes Anthozoaires, et le dernier aux
jeunes Cténophores.

Scyphoméduses. — Les phases du développement des Scyphoméduses
ne sont guère connues que chez les représentants de la sous-classe des
Acalèphes.

Pour se transformer en Scyphistomes, les Scyphules cessent de se
déplacer, et vont adhérer, à un corps étranger, par leur extrémité

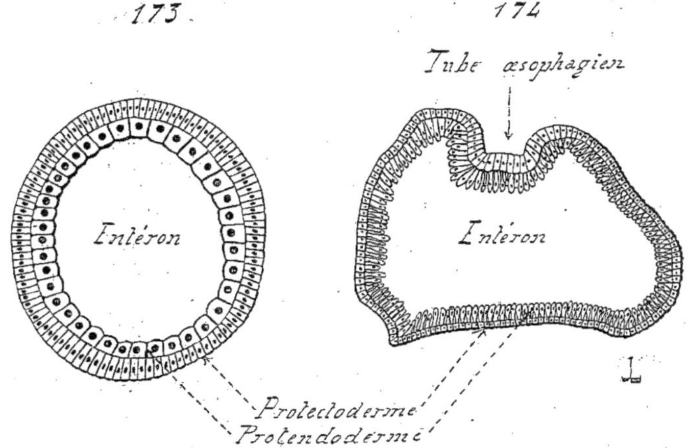

Fig. 173 et 174. — Développement général des Scyphozoaires, dans le cas d'une évolution
condensée (*coupes médianes*). — En 173, larve à la phase vésiculaire, issue d'une planule
directe par l'amplification de l'entéron, la disposition en un protendoderme de tous les
blastomères internes, et la délimitation en un protectoderme de tous les blastomères
périphériques. — En 174, embryon très avancé, produisant son tube œsophagien, et
atteignant ainsi une phase semblable à celle représentée, pour les évolutions dilatées,
dans la figure 168; afin d'y arriver, le fond du tube n'a qu'à se percer de l'orifice
œsophagien.
D'après les recherches faites par Kowalevsky et Marion sur un Anthozoaire octactiniaire,
le *Sympodium coralloïdes*. Le début de ce développement est donné, à une échelle
supérieure, par les figures 169 à 172.

opposée à l'ébauche du tube œsophagien. Deux poches gastriques
prennent d'abord naissance, puis deux autres, et ce chiffre quatre n'est
jamais dépassé; des tentacules apparaissent autour de la bouche. Le
Scyphistome a revêtu son aspect normal; il persiste ainsi pendant un
certain temps, soit en demeurant simple, soit en bourgeonnant d'autres
individus semblables à lui. Il lui faut ensuite se transformer en méduse.

En résumé, les jeunes Scyphoméduses subissent d'abord, dans leur
développement embryonnaire, une phase de Scyphule, puis une phase

de Scyphistome. — Les Lucernaires et les Tesseridées en restent sans
doute à ce point. Les Acalèphes vont plus loin, car le Scyphistome
se convertit en une jeune méduse peu complexe, dite *Ephyra;* les
Ephyropsis ne poussent pas davantage leur évolution, contrairement
aux autres Acalèphes, qui compliquent encore leur structure. La modification du Scyphistome en Ephyre s'effectue suivant deux procédés : ou
bien le corps du Scyphistome, toujours fixé dans ce cas (du moins
d'après les observations acquises), se divise en un certain nombre de
segments, qui deviennent autant de petites méduses; ou bien le corps
ne se partage point, et se change tout entier en une Ephyre. Dans ce
dernier cas, tantôt la larve est fixée parfois (*Aurelia aurita*), et tantôt
elle est libre (*Pelagia.*)

Anthozoaires. — Les larves de ces animaux, après avoir produit
leurs deux feuillets principaux, s'attachent à un corps étranger. Elles
prennent la forme cylindrique propre à l'adulte, et engendrent leurs
cloisons avec leurs tentacules ; deux cloisons naissent d'abord, et deux
un peu plus tard. Le chiffre quatre étant atteint, les jeunes embryons
sont parvenus à la phase Scyphule. En cet état, ils offrent l'aspect de
petits êtres, fixés par une de leurs extrémités, munis d'une cavité
gastrique renfermant un tube œsophagien avec quatre cloisons, et possédant parfois quelques tentacules péribuccaux, bien que ces appendices
soient d'ordinaire façonnés plus tardivement. La Scyphule se modifie
en Anthopolype, par l'augmentation des cloisons en quantité, suivant
les règles et dans les limites précédemment exposées, et aussi par l'apparition de tentacules, dont le nombre est égal à celui des loges.

Les différences avec les Scyphoméduses sont, sous ce rapport, faciles
à préciser. Le Scyphistome possède seulement quatre cloisons avec
quatre loges gastriques, et porte un chiffre de tentacules péribuccaux de
beaucoup supérieur à celui de ces dernières; par contre, l'Anthopolype
renferme toujours huit cloisons au moins, avec huit loges gastriques,
et présente un nombre de tentacules égal à celui des loges. L'organisme
d'une Scyphoméduse est donc basé sur la présence constante des quatre
cloisons primitives, alors que celui d'un Anthozoaire est caractérisé par
le chiffre plus élevé de ces appendices internes. En outre, le Scyphistome
se convertit souvent en une méduse, alors que de semblables changements ne se manifestent jamais chez les Anthozoaires.

Cténophores. — Ces animaux sont toujours libres, et, bien que
n'ayant point de véritable forme médusaire, l'épaisseur de leur mésoderme, et la transparence de leur corps, leur donnent une certaine ressemblance avec les Acalèphes. Leur développement est abrégé, et leurs
larves ne se fixent jamais. La phase Scyphulaire est atteinte de bonne
heure, car le tube œsophagien prend hâtivement naissance, tout comme
les quatre cloisons gastriques ; ces dernières sont larges, s'avancent
presque jusqu'au centre de la cavité entérique, et la découpent en

quatre poches. — Dans certains cas même, les phénomènes embryonnaires étant condensés au possible, l'endoderme entier est représenté par une masse cellulaire compacte, qui se divise en quatre parties répondant aux loges; après quoi s'organisent, aux dépens des cellules même de l'endoderme, les parois latérales de ces loges, c'est-à-dire les quatre cloisons.

La phase Scyphule se manifeste, d'ordinaire, dans l'intérieur des membranes ovulaires; un état larvaire libre, propre aux Cténophores, et pouvant être désigné sous le nom de *Ctenula*, lui succède. Les cloisons gastriques deviennent très épaisses, à la suite de l'accroissement exagéré pris par la substance de leur mésoderme; la cavité entérique, d'abord vaste et munie de quatre poches latérales, se modifie en un espace étroit, pourvu de quatre petits diverticules cylindriques; elle commence à présenter l'aspect de l'appareil digestif de l'adulte. Les parois du tube œsophagien se soudent à la paroi du corps, cette cohésion étant amenée par l'épaississement du mésoderme. Les huit canaux longitudinaux, ou canaux méridiens, font leur apparition; un petit nombre de palettes natatoires naissent au-dessus d'eux, dans la région anale de l'individu. Cette dernière présente déjà un organe sensitif assez développé, et porte souvent deux tentacules. Cette larve *Ctenula*, ainsi constituée, nage au moyen de ses palettes, et se transforme peu à peu, durant cette vie libre, en adulte.

La phase embryonnaire, antérieure à la Ctenula, correspond à l'état Scyphulaire des autres classes, puisqu'elle est caractérisée, de même, par la présence d'un tube œsophagien, et par la possession de quatre poches gastriques, séparées par des cloisons. Par contre, la *Ctenula* est spéciale aux Cténophores; elle diffère beaucoup de l'Anthopolype et du Scyphistome. Ses particularités tiennent à la disposition de sa cavité gastrique, qui commence à revêtir la structure de celle de l'adulte, à l'existence fréquente de deux tentacules, à celle d'un organe sensitif impair dans la région anale, enfin à la présence de huit courtes rangées de palettes natatoires. Cette larve évolue directement en adulte, sans offrir aucun phénomène de fissiparité.

En somme, tous les Scyphozoaires présentent, au début de leur évolution larvaire, un état Scyphulaire plus ou moins bien marqué, mais toujours caractérisé par la genèse d'un tube œsophagien et de quatre cloisons gastriques. Ensuite, interviennent les différences, car les représentants de chacune des trois classes subissent des phases particulières pour compléter leur organisme : les Scyphoméduses passent par la forme de Scyphistome, les Anthozoaires par celle d'*Anthopolype*, et les Cténophores par celle de *Ctenula*.

Développements asexués. — Les Scyphoméduses et les Anthozoaires, ces derniers surtout, sont les seuls à présenter des phénomènes de reproduction asexuée. Ces phénomènes tiennent à la fissiparité ou à la gemmiparité, ces modes existant tous deux dans chacune des classes précitées.

Le développement asexué n'est offert, chez les Scyphoméduses, que par les Scyphistomes fixés, du moins dans l'état actuel de nos connaissances ; l'une des formes embryonnaires des Acalèphes est donc capable de se reproduire ainsi, alors que l'individu définitif, à l'aspect médusaire, est privé de cette faculté. La gemmiparité semble être le cas le plus fréquent : un Scyphistome déterminé, provenant d'une larve, engendre par bourgeonnement de nouveaux êtres semblables à lui. Ces derniers demeurent adhérents à leur générateur pendant un certain laps de temps, puis se séparent de lui. Il se produit donc, au moins d'une façon momentanée, une colonie aux zooïdes peu nombreux, ceux-ci étant semblables entre eux, et au zoïte primitif. Comme les procédés générateurs du zoïte et des zooïdes sont différents, le premier provenant d'un œuf, et les autres de bourgeons, il existe donc, chez les Scyphopolypes, une alternance de génération, une métagenèse gemmipare et holomorphe.

La fissiparité paraît être plus rare ; du reste, son absence ou sa présence sont sujettes à des variations accidentelles, dont la cause remonte peut-être à des différences de nutrition. Dans certains cas, le Scyphopolype, au lieu de se transformer tout entier en une jeune méduse du type *Ephyre*, se divise transversalement en tronçons, qui se séparent les uns des autres, et deviennent autant de méduses. Chaque segment présente, au début, la structure du Scyphistome primitif, ou peu s'en faut ; la métagenèse est donc également holomorphe. Mais, avant que la séparation ne se soit effectuée, chacun d'eux commence déjà à se convertir en Ephyre ; et, au moment de la disjonction, les nouveaux zooïdes sont différents du polype qui les a engendrés. — L'alternance paraît donc être hétéromorphe, et c'est ainsi que la considèrent les auteurs, bien qu'elle corresponde à une segmentation, dans laquelle les descendants modifient hâtivement leur organisme, en lui donnant l'aspect auquel le générateur serait parvenu, s'il ne s'était pas divisé. Les auteurs accordent le nom de *Strobile* au Scyphistome ainsi fissiparisé.

La gemmiparité et la fissiparité sont très répandues chez les Anthozoaires ; surtout le premier de ces procédés, que présentent normalement le plus grand nombre des Octactiniaires, et la plupart des Madréporides. Les zooïdes engendrés sont, dans la règle, semblables entre eux et au zoïte primitif ; les différences signalées parfois sont peu importantes, et tiennent presque toujours au rabougrissement de quelques individus, qui ne parviennent pas à atteindre l'état parfait. La métagenèse des Anthozoaires est donc holomorphe, comme celle des Scyphopolypes gemmipares. Les êtres ainsi produits ne se séparent point, et restent adhérents les uns aux autres ; leur ensemble constitue une colonie, toujours composée de nombreux zooïdes, et dont la forme demeure souvent constante parmi les représentants d'un même groupe.

La fissiparité, plus rare, n'a guère été signalée que chez divers Zoanthaires; elle ne ressemble en rien à celle des Scyphopolypes, car elle est longitudinale au lieu d'être transversale, et se manifeste toujours chez tous les individus appartenant à une espèce déterminée, au lieu d'être accidentelle, ou de faire parfois défaut. De plus, les zooïdes sont semblables entre eux, et souvent ne se séparent point; ils restent unis en une colonie, dont l'aspect général diffère peu, parfois, de celui qu'offrent les colonies issues des développements gemmipares.

IV. Classification des Scyphozoaires. — L'embranchement des Scyphozoaires comprend trois classes : les *Scyphoméduses*, les *Anthozoaires*, et les *Cténophores*.

Ces derniers animaux sont souvent, et par le plus grand nombre des naturalistes contemporains, rapprochés des Hydrozoaires, ou bien placés à part dans la série des Cœlentérés. Leurs affinités avec les Anthozoaires, et surtout avec les Scyphoméduses, ne paraissent point cependant prêter à trop de conteste. Elles découlent surtout des phases larvaires. Tout comme les représentants des deux groupes précités, et à l'exclusion des autres Cœlentérés, les embryons des Cténophores possèdent un tube œsophagien, et quatre cloisons gastriques. La plupart des auteurs modernes reconnaissent les liens étroits, qui unissent les Scyphoméduses aux Anthozoaires; une conclusion semblable s'impose pour les Cténophores.

La présence des palettes natatoires, si caractéristiques, n'est pas un obstacle à ce rapprochement. E. Hæckel a décrit une Scyphoméduse, la *Tesserantha connectens*, dont l'ombrelle porte des séries de plaques vibratiles, comparables à celles des Cténophores. Il a découvert également une seconde méduse, la *Ctenaria Ctenophora* (qui appartient à l'embranchement des Hydrozoaires, et à la section des Hydroméduses diplomorphes), dont l'aspect général rappelle de près celui des Cténophores. Cette méduse porte, sur son ombrelle, huit bandes saillantes, couvertes de cils vibratiles; les bords de cette ombrelle sont repliés en une sorte d'entonnoir; elle possède, enfin, deux tentacules capables de s'invaginer dans des dépressions creusées à cet effet. Hæckel se base sur cette similitude remarquable pour relier les Cténophores aux Hydroméduses. — Des questions pareilles ne peuvent être résolues au moyen des seules concordances établies dans la disposition générale de l'adulte, alors que les données essentielles du développement leur sont contraires. Ces faits établissent que certaines méduses sont pourvues d'appareils locomoteurs comparables à ceux des Cténophores; ils démontrent ainsi, et c'est là le point le plus important des recherches faites par Hæckel, que ces derniers animaux n'ont point, sous ce rapport, une organisation aussi particulière qu'on l'avait cru tout d'abord; et c'est tout. L'embryologie intervient alors, pour indiquer la profonde ressemblance des premières phases embryonnaires des Cténophores et de leurs correspondantes des Scyphoméduses, ou des Anthozoaires ; elle permet de conclure à l'existence d'affinités naturelles entre ces trois groupes, affinités assez étroites pour autoriser la réunion de ces êtres en un seul et même embranchement.

Les trois classes diffèrent l'une de l'autre par la forme générale des individus, et par la disposition des cloisons gastriques. Les Scyphoméduses ont parfois (Lucernaires) l'aspect de polypes, mais elles sont le plus souvent des méduses, au corps discoïde et déprimé en ombrelle ; dans tous les cas, les cloisons et les poches gastriques sont au nombre de quatre, et ne dépassent jamais ce chiffre. — Il n'en est point ainsi pour les Anthozoaires, dont les cloisons sont souvent en quantité considérable, toujours supérieure à quatre ; de plus, ces animaux sont des polypes fixés, et n'offrent jamais l'aspect médusaire. — Enfin, les Cténophores possèdent bien quatre cloisons, et rappellent en cela les Scyphoméduses ; mais ces cloisons, déjà larges et épaisses chez l'embryon, se soudent les unes aux autres par la suite, s'unissent en une masse volumineuse, où les loges sont réduites à des canaux tubulaires, et à laquelle se joint le tube œsophagien. En surplus, les Cténophores présentent des appareils de propulsion, les palettes locomotrices, disposés régulièrement sur le corps, et dont les autres Scyphozoaires sont privés. Chacune des rangées de palettes est placée au niveau d'un diverticule des loges primitives, le canal méridien. Quant à la forme du corps, elle rappelle bien celle des Scyphoméduses par l'épaisseur et la transparence du mésoderme ; mais elle en diffère par l'absence complète d'aspect médusaire, car l'organisme n'est jamais aplati en une ombrelle.

Scyphoméduses. — La classe des Scyphoméduses contient deux sous-classes : celle des *Autoscyphaires* et celle des *Acalèphes*. Ces deux sous-classes jouent, dans le groupe des Scyphoméduses, le rôle des Authydraires et des Hydroméduses dans celui des Hydraires. — Les quatre cloisons des Autoscyphaires sont fort évidentes, car l'épaisseur du mésoderme n'est pas trop grande ; les organes des sens, du type des rhopalies, font complètement défaut ; aussi, cette sous-classe est-elle encore désignée par l'expression « Arhopaliens », opposée à celle de « Rhopalifères », accordée à la seconde. Celle-ci est caractérisée par la constance de l'aspect médusaire ; par la grande importance du mésoderme, qui entraîne la réduction, et parfois l'atrophie, des quatre cloisons primitives ; enfin, par la présence des organes sensitifs marginaux.

La sous-classe des Autoscyphaires renferme deux ordres : celui des *Lucernaires* ou *Calycozoaires*, et celui des *Tesseridées*. Les caractères du premier peuvent être résumés ainsi : corps fixé, polypoïde, portant, au lieu de tentacules allongés, huit groupes de petits appendices cylindriques juxtaposés. Ceux des Tesseridées se ramènent à la diagnose suivante : corps libre, médusiforme, portant sur ses bords huit ou seize

longs tentacules. — La sous-classe des Acalèphes contient également
deux ordres : les *Tétramères* et les *Octomères*. Les premiers possèdent
seulement quatre rhopalies marginales; leurs cloisons sont larges,
minces, et bien évidentes. Ils sont représentés, dans la nature actuelle,
par les Cuboméduses, pourvus seulement de quatre tentacules
(Charybdéides), et les Péroméduses (Périphyllides et Péricolpides),
munis, tantôt de quatre, et tantôt de douze appendices tentaculaires.
Par contre, les Acalèphes octomères portent huit rhopalies marginales,
et parfois même douze; les bords de l'ombrelle sont découpés, ordinairement, en huit lobes marginaux; enfin, les cloisons, après s'être
montrées durant les phases embryonnaires, se réduisent dans certains
cas, et s'atrophient. L'ordre des Acalèphes octomères, ou des Discoméduses, contient un grand nombre de familles, qu'il est permis de
ranger en deux tribus, les Catamnates, et les Acatamnates. Les représentants de la première tribu ont encore des cloisons fort nettes; ils
constituent la famille des Ephyropsidées, et correspondent à la persistance, dans la nature actuelle, de la phase larvaire *Ephyra*, propre aux
Acatamnates. Quant à ces dernières, elles réalisent l'état organique le
plus complexe des Scyphoméduses; les cloisons manquent à l'adulte.

CTÉNOPHORES. La classification des Cténophores, adoptée actuellement
par presque tous les auteurs, semble être la plus naturelle; elle consiste à diviser le groupe entier en deux ordres : les *Tentaculifères* et les
Nus, suivant que les individus portent des tentacules, ou sont privés de
ces appendices. Le second ordre renferme le seul type des Beroïdiens,
alors que le premier contient toutes les autres familles. Il est nécessaire
de signaler, parmi ces dernières, celle des Cydippides, dont les représentants sont caractérisés par une forme générale, régulièrement ovalaire ou
sphérique, et par une simplicité assez grande d'organisation. La plupart des
Cténophores, dont le développement est connu, présentent, dans leur
jeune âge, une structure qui rappelle de près celle des Cydippes.

ANTHOZOAIRES. — Mettant à part les Tétracoralliaires fossiles, dont
la place exacte dans une classification naturelle prête à la discussion,
la classe des Anthozoaires peut être partagée en deux sous-classes,
caractérisées par la nature des deux loges gastriques impaires et
médianes. — Les formes les plus simples, parmi les Anthozoaires actuels,
sont les Alcyonaires et les Edwardsiées, qui possèdent seulement huit
cloisons; il n'est cependant pas permis de les placer côte à côte, car,
bien que semblables sous beaucoup de rapports, elles diffèrent l'une de
l'autre par la situation des plaques musculaires cloisonnaires. Le type
des Alcyonaires est unique; celui des Edwardsiées est le point de départ
de toutes les dispositions offertes par les Anthozoaires munis de plus de
huit cloisons. Des deux loges impaires et médianes des Alcyonaires,
l'une est un endocœle, et l'autre un exocœle; par contre, ces deux loges
sont toujours des exocœles chez les Edwardsiées. On est donc en droit

de conserver l'ancienne division des Anthozoaires en *Octactiniaires* et *Polyactiniaires*, avec cette réserve, que le nombre des cloisons n'est pas un caractère distinctif, puisque certains Polyactiniaires, les Edwardsiées notamment, ne portent que huit de ces organes, et ressemblent en cela aux Octactiniaires. Quant aux expressions choisies pour désigner ces deux groupes, elles sont justes, si l'on fait abstraction du chiffre des cloisons, ou des loges, pour s'adresser seulement à celui des tentacules, comme du reste l'étymologie y engage; les Octactiniaires ne portent en effet que huit tentacules, alors que les Edwardsiées, les plus simples des Polyactiniaires, et les seules à avoir huit cloisons, possèdent cependant seize de ces appendices.

La sous-classe des *Octactiniaires*, ainsi caractérisée par le chiffre huit des tentacules, et par la présence d'un seul exocœle parmi ses deux loges impaires et médianes, renferme trois familles principales, autour desquelles gravitent un certain nombre de familles secondaires. Ces trois groupes sont les Alcyonidées, les Gorgonidées, et les Pennatulidées.

Les *Polyactiniaires*, improprement nommés Hexactiniaires, car leur symétrie fondamentale, octoradiaire ou dodécaradiaire, n'est nullement hexaradiée, constituent un type des plus intéressants, par la quantité de ses espèces et la diversité de leur structure. Leurs caractères particuliers portent sur le nombre des tentacules, toujours supérieur à huit, et sur la nature des deux loges impaires, qui sont constamment des exocœles.

Il est permis de diviser cette sous-classe en deux ordres: les *Octoradiées*, et les *Polyradiées*. Les premiers possèdent seulement huit cloisons, alors que les seconds en renferment un chiffre plus considérable. L'ordre des Polyactiniaires octoradiées est représenté, dans la nature actuelle, par la seule famille des Edwardsiées.

L'ordre des Polyactiniaires polyradiées se compose de quatre sous-ordres : les Monaulées, les Gonactiniées, les Cérianthidées, et les Zoanthaires. Les différences, établies entre ces groupes, tiennent à la disposition des métaseptes. Les individus passent, en effet, dans leur développement embryonnaire, par une phase d'Edwardsiée, et sont alors munis de huit cloisons : les quatre protoseptes, et les quatre deutoseptes, qui divisent la cavité gastrique en huit loges primaires. Puis, ils poussent plus loin leur évolution, et de nouvelles cloisons, les métaseptes, prennent naissance. Les métaseptes des Monaulées, au nombre de six (trois de chaque côté), sont placées dans les six loges primaires latérales, à l'exclusion des deux loges primaires impaires; celles des Gonactiniées, au nombre de huit, sont situées comme celles des Monaulées, dans les six loges primaires latérales, l'une de ces dernières en renfermant deux au lieu d'une seule; enfin, celles des Cérianthidées, fort nombreuses, sont toutes rassemblées dans la loge primaire impaire et antérieure. Les métaseptes des Zoanthaires sont également très nombreuses, mais, contrairement aux Cérianthidées, elles se groupent souvent en cycles réguliers. Ce sous-ordre renferme cinq tribus principales : les Antipathides, encore peu connus, et qui possèdent seulement six tentacules bien développés ; les Zoanthines ; les Actinides ou Malacodermés ; les Paractinides ; enfin les Madréporides, encore nommés Sclérodermés, caractérisés par la présence, autour de leur corps, d'un squelette calcaire, le polypier.

TABLEAU DE CLASSIFICATION :

SCYPHOZOAIRES				
SCYPHOMÉDUSES	AUTOSCYPHAIRES	*Lucernaires.* *Tesseridées.*		
	ACALÈPHES	*Tétramères*	Cuboméduses. Péroméduses.	
		Octomères ou *Discoméduses*	Catamnates. Acatamnates.	
CTÉNOPHORES		*Tentaculifères.* *Nus.*		
ANTHOZOAIRES	OCTACTINIAIRES	*Alcyonaires.*		
	POLYACTINIAIRES	*Octoradiés*	Edwardsiées.	
		Polyradiés	Monaulées. Gonactiniées. Cérianthidées.	
			Zoanthaires, ou Hexactiniaires.	Zoanthines. Antipathides. Actinides. Paractinides. Madréporides.

§ 2. — Éléments sexuels.

Les recherches, effectuées sur l'origine exacte des éléments sexuels chez les Scyphozoaires, prêtent encore à la discussion. Ces éléments sont ordinairement situés, lorsqu'ils sont déjà parvenus à une phase avancée de leur évolution, dans le mésoderme ; et, du moins dans la plupart des cas, immédiatement au-dessous de l'endoderme. On pourrait donc croire qu'ils proviennent de ce dernier feuillet ; mais la somme des connaissances acquises leur accorde, par contre, une genèse mésodermique. Plusieurs cellules du feuillet moyen perdent leur aspect étoilé, grandissent, et se transforment, sans autres modifications, soit en ovules, soit en spermoblastes. Lorsque ces éléments sont parvenus à acquérir leur maturité, la paroi endodermique se rompt à leur niveau, et ils tombent ainsi dans la cavité gastrique, ou dans ses annexes ; de là, ils sortent au dehors par l'ouverture buccale.

Les spermatozoïdes sont, dans la règle, constitués par une tête volumineuse, contenant le noyau, et par une queue très mince. Les ovules sont arrondis, ou parfois polyédriques, à cause de leur compression mutuelle, lorsqu'ils sont rassemblés en grande quantité dans un espace restreint. — Les Scyphoméduses, sauf les *Chrysaora*, sont unisexuées. L'unisexualité est aussi le cas habituel pour ce qui tient aux Anthozoaires; certains de ces derniers sont cependant hermaphrodites, les Cérianthidées par exemple. Lorsque les Anthozoaires forment des colonies, la séparation des sexes s'étend parfois à ces dernières; ce fait existe chez un grand nombre d'Octactiniaires dont certaines colonies sont mâles, et certaines autres femelles. Enfin, tous les Cténophores sont hermaphrodites.

Les glandes sexuelles des Scyphoméduses sont d'ordinaire au nombre de quatre, sauf chez les Lucernaires; ces derniers possèdent en effet huit groupes d'éléments reproducteurs. Quel que soit leur chiffre, ces amas, souvent colorés de teintes vives, et bien appréciables par suite à travers l'ombrelle transparente, font saillie dans la cavité gastrique, et sont placés à égale distance les uns des autres; ceux des Acalèphes sont situés dans les interrayons, ceux des Lucernaires dans les huit adrayons. — Les glandes génitales des Anthozoaires se développent dans diverses parties des cloisons gastriques, et donnent, à la région qu'elles occupent, un aspect plissé, aisément reconnaissable. — Celles des Cténophores sont disposées sur le trajet des huit canaux méridiens, tantôt sur toute la longueur de ces conduits, tantôt (Cestidés) en quelques points seulement de leur étendue; généralement, et surtout chez les Cténophores nus, les ovules sont placés d'un côté du canal, et les spermatozoïdes de l'autre. La présence des éléments reproducteurs donne, à la paroi des canaux méridiens, une forme variqueuse.

Au moment où les spermatozoïdes sont arrivés à maturité, ils traversent la couche endodermique par la rupture de celle-ci, tombent dans la cavité gastrique, ou dans les canaux dépendant de cette dernière, et sont rejetés au dehors par l'orifice buccal. Il n'en est pas tout à fait ainsi pour les ovules; ces derniers parviennent bien dans la cavité gastrique, mais ils y restent d'ordinaire, et y sont fécondés. Ils subissent, toujours renfermés dans cette chambre stomacale, les premières phases de leur développement, et ne s'échappent d'ordinaire qu'au moment où ils sont devenus des larves, dont l'ectoderme est couvert de cils vibratiles. Le petit être tournoie dans l'estomac maternel, s'y déplace; et, arrivé au niveau de l'orifice buccal, le traverse pour aller à l'extérieur, et se trouver entièrement libre. Il s'effectue donc une incubation dans la cavité gastrique du générateur femelle.

§ 3. — Segmentation et feuillets blastodermiques.

Le développement du plus grand nombre des Scyphozoaires est condensé; la segmentation aboutit à la genèse, non d'une blastule, mais d'une planule compacte. Cette dernière se creuse ensuite d'un vide central, qui devient la cavité gastrique; les blastomères se disposent, autour de cet espace, sur deux couches, dont l'externe correspond au

protectoderme, et l'interne au protendoderme. Puis, le tube œsophagien prend naissance, sous l'aspect d'une dépression de cette double
paroi; et le mésoderme, dont les éléments proviennent du feuillet protectodermique, apparaît entre les deux assises cellulaires primordiales.
Le protectoderme restant donne l'ectoderme, le protendoderme se convertit en endoderme; et les trois couches somatiques sont complètes.

Telles sont, résumées à grands traits, les premières phases embryonnaires de la plupart des Scyphozoaires. Cependant il existe des espèces
dont le développement est dilaté; dans ce cas, une blastule se forme,
et se modifie, non en une blastoplanule semblable à celle des Hydrozoaires, mais en une gastrule produite par invagination. La présence
constante d'une phase gastrulaire, au début de l'évolution de plusieurs
Scyphozoaires appartenant à des groupes divers, permet de connaître
la valeur exacte des feuillets blastodermiques, et de préciser la nature
des procédés mis en œuvre.

I. **Scyphoméduses.** — Le développement des Tesseridées n'est pas
encore connu; les seules observations acquises se rapportent à l'évolution des Lucernaires parmi les Autoscyphaires, et à celle des Discoméduses parmi les Acalèphes.

Développements dilatés. — Les embryogénies, pourvues d'une phase
blastulaire, sont encore assez nombreuses, et se rencontrent toutes chez
des espèces appartenant aux formes inférieures des Discoméduses; elles
ont été signalées notamment chez les *Ephyropsis*, les *Pelagia*, les
Chrysaora, et la *Cyanea capillata*. Les procédés suivis sont toujours les
mêmes.

L'ovule fécondé se divise également, et produit une morule; celle-
ci se transforme, par l'écartement des blastomères et l'apparition d'une
cavité centrale, en une blastule, munie d'un blastocœle assez ample. Les
blastomères se disposent en une seule assise, qui représente le blastoderme. Une partie de ce dernier se déprime et s'enfonce dans la cavité
blastocœlienne; la gastrule est ainsi engendrée par invagination. La
région blastodermique invaginée devient le protendoderme; celle qui
reste externe fournit le protectoderme. Pour plus de simplicité et à cause
de leur nature peu complexe, ces deux assises seront nommées, désormais, l'ectoderme et l'endoderme.

Les deux feuillets blastodermiques primitifs sont donc représentés;
ils constituent, par leur juxtaposition rapide, une paroi double, qui
limite la cavité d'invagination, l'entéron gastrulaire. Celle-ci communique d'abord, avec le dehors, par un large entéropore; mais les bords
de ce dernier se rapprochent de plus en plus, de manière à le rétrécir,
et souvent, paraît-il, à le fermer complètement. Dans ce cas, la gastrule se convertit en une vésicule close, dont la cavité est l'entéron
embryonnaire, et dont la paroi est composée par l'ectoderme et l'endoderme juxtaposés. Des cils vibratiles prennent naissance sur les élé-

ments ectodermiques, et permettent à la jeune larve de se déplacer ; une fine membrane propre s'intercale aux deux feuillets, et donne la première ébauche du mésoderme. Cette ébauche, en ce moment, est comparable à une basale épithéliale, ou plutôt à la réunion des basales de l'ectoderme et de l'endoderme ; elle s'accroît par la suite, les éléments surajoutés étant d'origine ectodermique. Les phénomènes évolutifs, qui surviennent plus tard, ont pour effet de transformer cette larve en un Scyphopolype ; ils seront étudiés dans le prochain paragraphe.

Développements condensés. — Ce type évolutif est particulier aux Lucernaires, et à la plupart des Discoméduses les plus élevées en organisation ; il est caractérisé par la marche de la segmentation, qui aboutit directement à une phase planulaire, sans jamais montrer de blastule ni de gastrule.

1° S'il faut en croire les observations de Götte, les *Aurelia aurita* seraient, sous ce rapport, intermédiaires aux deux modes principaux du développement. — Lorsque la segmentation est achevée, la morule devient une blastule, comme dans le premier cas ; seulement le blastocœle de cette dernière est petit, et les éléments du blastoderme diffèrent de taille. Plusieurs d'entre eux, groupés en un des pôles de l'embryon, sont plus longs que les autres, et font saillie dans la cavité blastocœlienne ; la suite de l'évolution consiste à augmenter encore la longueur de ces cellules, de manière à leur faire emplir le blastocœle entier. La blastule, d'abord creuse, est devenue compacte, et s'est transformée en planule. — Les recherches effectuées par Claus, et par Götte, sont ensuite contradictoires pour ce qui tient aux phénomènes ultérieurs. D'après le premier de ces naturalistes, une petite dépression se manifeste dans la région blastodermique à grandes cellules ; cette dépression est l'entéron ; dans ce cas, il existerait encore une phase gastrulaire, bien que très atténuée. Il n'en serait pas ainsi suivant Götte, car l'entéron se creuserait, sans provenir d'une invagination gastrulaire, dans la masse des longues cellules, par un procédé tout à fait semblable à celui que présentent les vraies planules décrites plus loin.

Quoiqu'il en soit, cette divergence d'observations est ici bien secondaire. Il est évident que les planules dérivent des gastrules par l'accumulation de substances deutoplasmiques dans certains blastomères ; ceux-ci tendent à se grouper dans la partie centrale de l'embryon, et l'entéron se perce au milieu d'eux, sans provenir d'une invagination blastodermique préalable. Les *Aurelia* effectuent une transition entre les gastrules et les planules des Scyphoméduses. Le deutolécithe n'est pas encore assez abondant, pour accroître tellement la taille des blastomères que le blastocœle soit rempli par eux ; un petit blastocœle, et partant une phase blastulaire, font encore leur apparition. Seulement, l'invagination réelle d'une partie du blastoderme est, ici, remplacée par l'allongement des blastomères chargés de substances nutritives ; et ces blastomères sont les homologues de ceux qui sont placés dans la région invaginée des véritables gastrules. Comme eux, ils donnent l'endoderme, et, comme eux, ils limitent la cavité entérique. Quant au procédé génétique de cette dernière, il est, en l'espèce, d'une minime importance; du reste, peut-être les observations de Claus et de Götte sont-elles exactes toutes deux, en ce sens que les *Aurelia* effectuant une transition, certains individus présentent le mode signalé par le premier de ces auteurs, et certains autres celui décrit par le second. Ces deux modes ne sont pas en effet bien différents l'un de l'autre : dans un cas, une légère dépression se manifeste, mais elle n'est pas suffisante pour constituer la cavité entérique entière, et elle s'accroît en prenant la place des éléments endodermiques, qu'elle repousse devant elle; dans le second cas, l'entéron se creuse d'abord dans la masse endodermique, non loin de la périphérie de l'embryon, et grandit ensuite d'après un procédé identique, c'est-à-dire par le refoulement des cellules qui l'entourent.

2° Dans les développements complètement abrégés, la morule, issue de la segmentation ovulaire, se change en une planule directe, sans

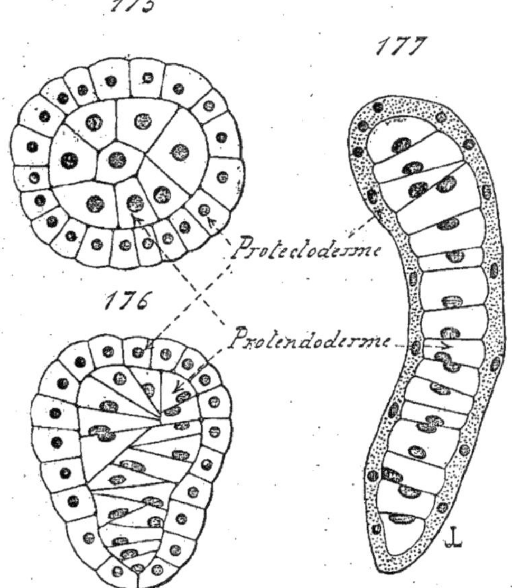

Fig. 175 à 177. — Développement condensé des Scyphoméduses (*coupes médianes longitudinales;* d'après R. S. Bergh sur les *Lucernaires*). — En 175, jeune planule, formée directement. — En 176, planule plus avancée. — En 177, planule encore plus âgée, aux éléments protendodermiques empilés à la manière de disques.

aucune phase intermédiaire. Pour cela, les blastomères périphériques se juxtaposent plus étroitement, et se rassemblent en une assise simple, qui entoure l'amas des blastomères centraux; celui-ci compose l'endo-

derme, alors que l'assise périphérique représente l'ectoderme. La larve,
parvenue à ce moment de son évolution, s'accroît souvent sans perdre
sa compacité ; tantôt (Lucernaires) elle s'allonge, les blastomères internes
s'empilant les uns sur les autres à la manière de disques ; tantôt (la plupart des Discoméduses), elle conserve une forme sphérique ou ovalaire,
la masse centrale ayant aussi le même aspect. Souvent, des cils vibratiles
commencent à se montrer sur les cellules ectodermiques.

Les phénomènes ultérieurs n'ont guère été suivis que chez un petit
nombre de Discoméduses ; il est probable, cependant, qu'ils sont les
mêmes dans tous les cas. Une cavité prend naissance au sein de l'amas
interne ; elle grandit rapidement, et refoule devant elle les blastomères
de cet amas ; ceux-ci, lorsque cet accroissement atteint une certaine
limite, sont groupés en une couche simple, appliquée contre la face
interne de l'ectoderme. La planule compacte s'est donc transformée en
une vésicule close, dont la paroi est constituée par la juxtaposition de
deux assises cellulaires, l'une ectodermique, et l'autre endodermique.
Elle en est arrivée à la même phase que les gastrules déjà étudiées, au
moment où ces dernières ont rétréci, ou ont fermé, leur entéropore ; la
structure est semblable dans les deux cas, et l'évolution, ultérieurement
suivie, est également identique.

Lorsque l'entéropore des gastrules ne se ferme pas, il devient la
bouche primitive des Scyphopolypes ; lorsqu'il se ferme, la bouche primitive prend naissance, à nouveau, sur l'emplacement autrefois occupé
par lui.

II. Cténophores. — La segmentation de l'ovule des Cténophores
présente des caractères spéciaux et fort remarquables ; il est possible
de les déduire de ceux qu'offrent les Scyphoméduses au développement
abrégé. — L'ensemble de ces particularités consiste en une condensation
évolutive plus grande encore, déterminée par la présence, dans l'œuf,
d'une quantité plus considérable de deutolécithe. La division de l'œuf
est encore égale chez les Scyphoméduses appartenant au deuxième type
du mode condensé ; elle aboutit à la genèse d'une morule, dont les blastomères sont semblables, et qui se transforme directement en planule,
par une sorte de séparation des éléments périphériques d'avec les éléments internes. Il n'en est point ainsi pour les Cténophores ; la segmentation est égale jusqu'à la phase de quatre blastomères, et devient fort
inégale par la suite. Le blastolécithe s'isole du deutolécithe, se porte
en dehors des éléments constitués par ce dernier ; et, en augmentant le
nombre des cellules qu'il engendre, finit par envelopper complètement
les blastomères deutolécithiques. Une planule compacte prend ainsi naissance par le procédé indirect ; et, au moment où cette planule est constituée, ses éléments sont déjà dissemblables, les externes étant beaucoup
plus petits que les internes ; ceux-ci fournissent l'endoderme, et les premiers l'ectoderme. — Une telle abréviation du développement, qui omet

la phase représentée par la morule à blastomères identiques, amène une seconde particularité importante. Les éléments figurés du mésoderme naissent encore assez tard chez les Scyphoméduses; ils sont produits par l'ectoderme, bien après l'apparition de ce feuillet. Les Cténophores sont plus hâtifs sous ce rapport : vers l'instant où l'ectoderme va être achevé, certains de ses éléments, groupés en un des pôles de l'embryon, s'accroissent plus vite que les autres, et se multiplient. Ils constituent rapidement une masse cellulaire compacte, qui répond à l'ébauche du mésoderme. Bien plus, comme les principaux organes du corps sont disposés suivant une symétrie tétraradiaire, cette ébauche se divise très vite en quatre parties, une par quadrant.

En résumé, il faut, ce semble, considérer le mode particulier aux Cténophores comme une modification, par une abréviation plus grande, des procédés présentés par les Scyphoméduses. Chun a bien décrit une gastrulation chez l'*Eucharis multicornis*; mais, comme cet auteur n'a pas suivi toutes les phases préliminaires qui aboutissent à la gastrule, il convient, jusqu'à plus ample informé, de se tenir sur la réserve à cet égard.

A. — L'ovule des Cténophores, enveloppé par une membrane vitelline, qu'un large espace sépare du vitellus, et dans l'intérieur duquel ont lieu les premières phases de l'évolution, est constitué par une volumineuse masse deutolécithique, qu'entoure une mince couche de blastolécithe; celle-ci renferme le noyau de l'œuf. Le premier plan de division a pour effet de diviser l'ovule fécondé en deux parties égales; le second plan agit de même, et l'ovule est ainsi partagé en quatre segments égaux. A mesure que ces phénomènes s'accomplissent, le blastolécithe cesse d'environner le vitellus nutritif, et se ramasse sur l'un des sommets des quatre blastomères primitifs. Chacun de ceux-ci est donc composé de deux parties, qui tendent à s'isoler le plus possible : l'une volumineuse, et presque entièrement formée de substances nutritives; l'autre petite, blastolécithique, et portée par la première. Avant que la séparation de ces éléments ne se soit effectuée, chaque quadrant se divise à son tour en deux portions; cela de telle manière, que le plan de scission passe à la fois par le vitellus évolutif et par le vitellus nutritif. Les huit blastomères, ou octants, ainsi produits, sont donc semblables aux quadrants primitifs, et sont de même constitués par l'union de deux parties dissemblables. Mais, à cette phase, la région blastolécithique se sépare de l'autre, et apparaît comme une cellule distincte. Ce phénomène s'effectuant à la fois sur tous les octants, l'ovule est partagé en seize blastomères disposés sur deux rangées : une assise supérieure mince, composée par les huit éléments de vitellus évolutif; et une couche inférieure très épaisse, formée par les huit éléments deutolécithiques.

La segmentation continue ensuite, plus rapidement dans la rangée supérieure que dans l'autre, toutes deux étant désormais distinctes. La première tend à envelopper la seconde. Pour cela, de nouvelles masses de blastolécithe, dont chacune est munie d'un noyau, se séparent des blastomères deutolécithiques, et s'ajoutent aux premières ; cette séparation s'effectue avec régularité, non pas en même temps sur toute la périphérie de l'embryon, mais en allant, des bords de l'assise supérieure, sur les côtés, et au dessous, de l'assise inférieure. Les noyaux, de ces éléments ainsi engendrés, proviennent des corps nucléaires appartenant aux gros blastomères chargés de substances nutritives.

On assiste donc, en suivant cette série de phénomènes, à l'enveloppe-

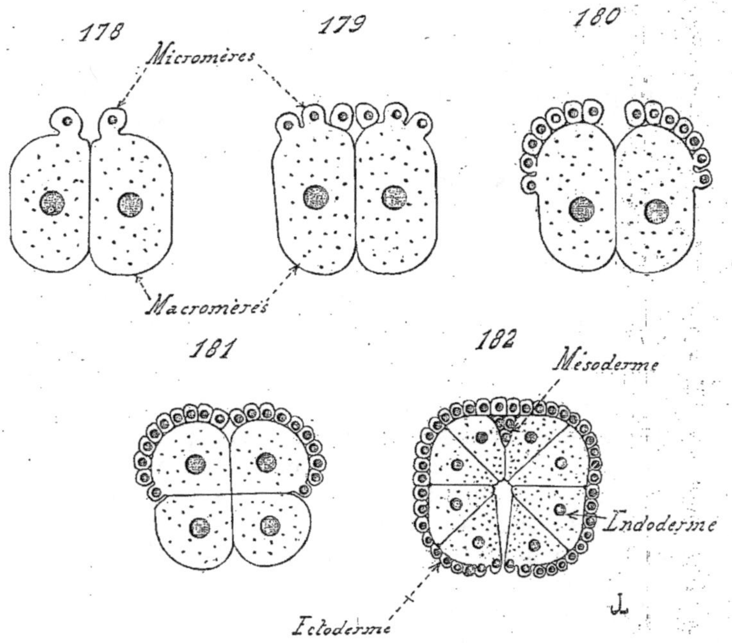

Fig. 178 à 182. — Développement des feuillets blastodermiques chez les Cténophores, par le procédé de la planulation indirecte (*coupes médianes, diagrammatiques*). — En 178, début de la segmentation, et de la séparation des petits micromères de blastolécithe d'avec les gros macromères deutolécithiques. — En 179, suite de cette séparation. — En 180, la séparation continue, et les micromères, augmentant en nombre, entourent une surface toujours plus grande des macromères. — En 181, le même phénomène s'exerce encore ; les micromères se divisent, avec lenteur, en une petite quantité de gros éléments. — En 182, l'enveloppement des macromères par les micromères est complet ; ceux-ci composent l'ectoderme, et produisent hâtivement le mésoderme ; ceux-là, devenus un peu plus nombreux, constituent l'endoderme, et se disposent autour d'une cavité entérique, qui fait alors son apparition.

ment des cellules à vitellus nutritif par les petites cellules de blastolécithe. Celles-ci sont engendrées par celles-là ; les premières produites occupent une région relativement restreinte de la surface embryonnaire ;

mais, comme de nouvelles viennent sans cesse se juxtaposer aux précédentes, la région occupée par elles s'accroît constamment; et, lorsque
cette évolution touche à son terme, l'ensemble des gros blastomères est
entouré par une couche simple de petits éléments. Une phase planulaire
s'est ainsi établie par le procédé indirect. Les petites cellules périphériques représentent le protectoderme; elles donnent l'ectoderme et le
mésoderme. Les centrales constituent l'endoderme seul.

Au moment où les premiers éléments blastolécithiques se détachent
des blastomères primitifs, et se disposent en une assise peu étendue
encore, une minime cavité s'intercale à leur ensemble et à celui des
grosses cellules nutritives; cette cavité communique même avec le
dehors, par un orifice assez large, percé au milieu de la couche formée
par les premiers. On ne doit pas, semble-t-il, accorder à ces faits une
trop grande importance, car on les retrouve assez souvent dans la
genèse des planules indirectes, lorsque les dissemblances de taille sont
très grandes entre les blastomères; ils paraissent dus à des causes
mécaniques. Les blastomères sont arrondis, et, partant, ne se touchent
que par une région restreinte de leur surface; les plus petits d'entre eux
tendent à se grouper en une assise continue, et à ne point pénétrer
dans les anfractuosités laissées entre les plus gros. Il résulte de ces
faits qu'un espace libre assez ample peut, par la force même des
choses, s'interposer aux divers éléments ovulaires. — Quant à l'orifice
mentionné ci-dessus, sa présence semble être également un effet du
mode de division. Les huit premiers des petits blastomères sont nécessairement assez distants les uns des autres, puisqu'ils se séparent des
sommets des gros segments ovulaires, et puisque ces sommets ne se
touchent pas. Or, l'orifice correspond précisément à cet espace laissé
entre eux, et qu'il leur est nécessaire de combler, à mesure qu'ils
augmentent en nombre.

B. — La planule indirecte des Cténophores n'est comparable en rien
à une gastrule; il n'existe ici aucun état blastulaire véritable, et l'endoderme n'est nullement donné par une invagination. La marche de la
segmentation est telle, qu'au moment où elle se termine, les deux feuillets primitifs sont complètement formés, chacun d'eux étant constitué
par des cellules bien différentes, comme aspect, de celles de son congénère. Le jeune embryon est une planule, produite indirectement, et
non par le procédé direct observé chez les Scyphoméduses.

L'abréviation du développement est considérable; le mésoderme est
ébauché de bonne heure, au moment même où la segmentation se termine, et où les deux feuillets sont représentés. Les cellules mésodermiques des Scyphozoaires proviennent du protectoderme; mais, dans
la règle, sont engendrées par lui un certain temps après sa constitution définitive. Les phénomènes sont plus rapides chez les Cténophores;
car ces cellules font leur apparition avant que cette assise ait revêtu

l'aspect d'un feuillet périphérique continu. — Dans cette série de phases, qui consiste à laisser envelopper les gros segments endodermiques par les petits éléments de l'ectoderme, il vient un instant où les sommets inférieurs de ces gros segments sont encore à découvert; de ces sommets se détachent ensuite, par le procédé déjà connu, des petites cellules de blastolécithe, qui se juxtaposent à leurs voisines, et achèvent ainsi la couche ectodermique. Alors, dans la zone où la segmentation ovulaire a commencé, plusieurs des éléments de ce feuillet vont proliférer, et se multiplier rapidement. Ils constituent, dans cette région embryonnaire, une petite masse, qui se divise en deux parties : une rangée extérieure, et un amas interne, placé entre celle-ci et les segments endodermiques. L'assise externe fait partie de l'ectoderme, auquel elle se rattache par la situation qu'elle occupe; et l'amas interne donne l'ébauche du mésoderme. — Ce dernier n'est donc pas produit d'une manière tardive, et n'est point représenté, au début de son apparition, par des cellules qui se séparent isolément d'un ectoderme déjà bien formé ; il consiste, dès l'abord, en un groupe cellulaire compact, engendré par le feuillet externe au moment où celui-ci vient à peine de s'ébaucher.

Pendant ce temps, les cellules endodermiques, devenues entièrement internes, s'allongent quelque peu, et leur ensemble se divise en deux parties. Une fente vient, en effet, d'apparaître au milieu même de l'embryon; elle s'élargit, et se transforme en une cavité bien appréciable : c'est l'entéron qui prend naissance, et se creuse au sein de l'amas endodermique, comme il en est pour toutes les planules. — La cavité entérique, ainsi limitée par les grandes cellules de l'endoderme, s'ouvre au dehors, dans les premiers instants de son apparition, par l'orifice placé, entre les premiers blastomères, sur la partie supérieure de l'embryon; mais cette ouverture accidentelle, n'ayant aucune importance morphogénique, ne tarde point à se fermer. Le tube œsophagien ectodermique est situé dans le pôle embryonnaire directement opposé à cet orifice, c'est-à-dire directement opposé à la région où la segmentation a commencé.

Les feuillets blastodermiques des jeunes Cténophores ont alors achevé leur évolution complète, et vont engendrer les organes et les tissus de l'économie. Leur mode d'apparition n'est pas très différent de celui observé chez les Scyphoméduses, et en découle, du reste, par une condensation plus grande des procédés embryonnaires. La série, sous ce rapport, est aisée à suivre. — Certaines Scyphoméduses produisent leurs feuillets par le procédé gastrulaire; plusieurs autres, l'*Aurelia aurita* par exemple, montrent une gastrulation bien atténuée; enfin, la plupart des Discoméduses sont privées de phase gastrulaire, et possèdent une vraie planule. Seulement la quantité du deutoplasme ovulaire étant minime encore, la planule est directe; la segmentation aboutit à une morule, dont tous les blastomères sont presque identiques, puis à une planule, dont les éléments sont groupés en deux feuillets, dissemblables par l'aspect. La marche des phénomènes est plus rapide chez les Cténo-phores; le deutolécithe étant fort abondant, la segmentation en est gênée, et la division devient rapidement inégale; des petits blastomères, constitués uniquement par du blastolécithe, prennent naissance les uns après les autres, de manière à envelopper peu à peu, d'une façon régu-lière et continue, les gros segments chargés de granulations vitellines. Aussi, lorsque la segmentation est achevée, c'est-à-dire lorsque cesse la genèse des petits blastomères, l'embryon n'offre point la structure d'une morule aux éléments presque comparables, mais bien celle d'une planule aux éléments fort dissemblables, et déjà groupés en deux feuillets distincts. La division ovulaire aboutit donc à une planule indirecte.

III. **Anthozoaires.** — Ces animaux présentent, sous le rapport de la segmentation, les mêmes particularités que les Scyphoméduses. Le développement est abrégé d'ordinaire; la division de l'ovule entraîne la formation d'une morule, puis celle d'une planule directe. Cependant, plusieurs espèces font exception à cette règle, car elles montrent une phase blastulaire suivie d'un état gastrulaire : telles sont les *Actinia equina*, les *Cerianthus membranaceus*, et, sans doute, les *Bunodes verrucosus*. Ces espèces ressemblent, en cela, aux *Ephyropsis* et aux *Pelagia*, parmi les Scyphoméduses.

Développements dilatés. — Les premiers phénomènes de la segmenta-tion ne sont pas très connus encore; il semble cependant que les blas-tomères initiaux diffèrent quelque peu les uns des autres, pour ce qui a trait à leur taille. La division ovulaire serait donc inégale; cette alté-ration correspond sans doute à la présence, dans le vitellus, de granules deutolécithiques assez abondants. Un état morulaire fait ensuite son apparition, et se convertit en état blastulaire. La gastrule est enfin produite par le procédé habituel, c'est-à-dire par l'invagination, dans la cavité blastocœlienne, d'une partie du blastoderme.

Durant la phase blastulaire, et au début de la gastrulaire, les cel-lules de l'embryon sont semblables les unes aux autres, et toutes cubi-ques. Lorsque l'invagination est achevée, les éléments de l'endoderme sont appliqués contre la face interne de l'ectoderme, et une mince membrane propre se place entre les deux couches. Dès cet instant, plusieurs différences d'aspect vont se manifester entre les deux feuillets; les cellules ectodermiques se multiplient activement, et deviennent cylindriques. Par contre, celles de l'endoderme s'allongent aussi, mais dans des proportions moindres, et renferment de grosses granulations; elles seront cylindriques par la suite, mais restent plus larges que leurs voisines de l'ectoderme, et subissent des différenciations moins accentuées.

L'entéropore semble ne point se fermer, contrairement à ce qu'il en est pour la plupart des Scyphoméduses au développement dilaté. Au moment où les éléments des feuillets commencent à revêtir leur aspect définitif, les bords de cet orifice s'infléchissent dans la cavité entérique, et engendrent le tube œsophagien. L'entéropore, ainsi reporté à l'extrémité interne de ce tube, devient l'ouverture œsophagienne, tandis que l'orifice extérieur de cette inflexion persiste comme bouche définitive de l'individu.

Développements condensés. — Ces développements sont de beaucoup les plus fréquents. On les rencontre chez tous les Octactiniaires ; sauf cependant l'*Haimea* (*Monoxenia*) *Darwini*, décrite par Hæckel, et qui, d'après cet auteur, présente une embryogénie dilatée. On les a observés également chez la plupart des Polyactiniaires. Ils rappellent en tout leurs correspondants des Scyphoméduses ; dans les deux cas, la segmentation produit une morule, puis une planule directe, enfin une larve vésiculaire, dont la paroi est formée par deux couches cellulaires juxtaposées.

Les premières phases de la division ovulaire sont souvent inégales ; mais les dissemblances de taille s'atténuent peu à peu, à mesure que la segmentation avance ; en définitive, les blastomères de la morule sont à peu près tous semblables. — La morule se change directement en planule. Les éléments embryonnaires périphériques prennent un aspect différent de celui présenté par leurs congénères internes ; les grosses granulations disparaissent dans leur substance, et sont remplacées par des granules plus nombreux et plus petits ; leur forme elle-même change, car ils s'allongent quelque peu. Leur ensemble est devenu distinct de l'amas des blastomères centraux ; disposés en une assise unique, ils composent le protectoderme, alors que ces derniers doivent tous contribuer à la genèse du protendoderme. (*Fig.* 169 *à* 174.)

La planule à deux feuillets, directement produite par la morule au moyen de quelques modifications survenues dans les cellules périphériques, se convertit en larve vésiculaire. Une cavité se creuse au sein de l'amas des éléments centraux, tantôt d'une manière unique, tantôt sous l'aspect de plusieurs petits espaces juxtaposés, qui se fusionnent rapidement. Cette cavité est l'entéron ; elle s'accroît, et refoule vers sa périphérie, au-dessous de l'ectoderme, les cellules internes. La plupart de ces dernières s'appliquent contre la face profonde de la couche ectodermique, et constituent l'endoderme ; les autres se désorganisent, restent libres dans la cavité entérique, et s'y résolvent en granules, dont l'embryon se nourrit.

Lorsque cette évolution est achevée, la planule compacte s'est convertie en une larve vésiculaire, de forme ovalaire d'abord, d'aspect allongé et cylindrique, par la suite. La spacieuse cavité interne, l'entéron, ne communique pas encore avec le dehors ; la paroi est représentée par les deux feuillets primitifs, séparés l'un de l'autre au moyen d'une mince membrane propre. L'ectoderme se couvre de cils vibratiles ; la

jeune larve tournoie, se meut avec rapidité, et quitte la chambre gastrique maternelle, où elle séjournait jusque là, pour vivre librement.
Cette période de liberté n'est pas fort longue, car l'embryon ne tarde
point à se fixer sur un corps étranger, et à s'y convertir en Anthopolype.

Au moment où la fixation s'effectue, le tube œsophagien prend naissance, du moins dans la plupart des cas. La larve s'aplatit, une large
dépression se manifeste dans sa région supérieure, c'est-à-dire dans la
partie du corps diamétralement opposée à la base fixée; cette dépression
s'accentue de plus en plus, et se transforme en un tube, qui s'avance
dans la cavité entérique. Le fond du tube se détruit, de telle sorte que
sa cavité communique avec celle de l'entéron; cet orifice interne, qui
correspond à la portion détruite, est l'homologue de l'entéropore des
développements dilatés. L'ouverture externe du tube devient aussi,
comme chez ces derniers, la bouche de l'animal adulte.

Les feuillets sont alors entièrement ébauchés, et les organes de l'individu adulte vont faire leur apparition. Les cloisons naissent en premier
lieu, suivant une marche déterminée, dont l'étude est exposée, avec
détails, dans un prochain paragraphe (§ 5).

§ 4. — Formes embryonnaires.

I. **Généralités**. — Sauf pour ce qui a trait aux Cténophores, dont le
développement est très condensé, la plupart des larves des Anthozoaires
et des Scyphoméduses commencent par revêtir l'aspect de vésicules
ciliées, à la forme ovalaire, ou allongée, qui nagent librement; la cavité de
la vésicule correspond à l'entéron, et la paroi à l'ensemble de l'ectoderme
et de l'endoderme juxtaposés. Cette phase embryonnaire est altérée
sous deux rapports chez les Cténophores; d'abord en ce qu'elle n'est pas
libre, le jeune individu restant enfermé, jusqu'à l'état de *Ctenula*, dans
les enveloppes ovulaires; puis en ce que l'entéron se creuse, presque au
moment où divers organes, notamment le tube œsophagien, et les quatre
cloisons primaires, prennent naissance. — Cette première forme larvaire
sera désignée par le nom de *phase vésiculaire*. A celle-ci succède, par
l'apparition du tube œsophagien et des quatre cloisons gastriques primaires, l'état de *Scyphule*. Ces deux types embryonnaires, phase vésiculaire et Scyphule, sont distincts l'un de l'autre pour ce qui touche aux
Scyphoméduses et aux Anthozoaires. On a vu plus haut qu'il n'en est
point ainsi pour les Cténophores, dont l'entéron, à cause de l'abréviation du développement, apparaît en même temps que l'œsophage et
les premières cloisons, ou peu avant eux.

Dans le cas d'une phase vésiculaire bien nette, le tube œsophagien est
produit : soit par le retournement en dedans des bords de l'entéropore,
lorsque cet orifice ne se ferme pas; soit par l'invagination de cette portion de la paroi, placée au point où l'entéropore s'est clos. Dans le pre-

mier procédé, le retournement a pour effet de donner naissance à un tube, dont l'extrémité interne correspond aux lèvres de l'entéropore, et dont l'ouverture interne n'est autre que l'entéropore lui-même ; celui-ci devient donc l'orifice œsophagien, alors que l'ouverture externe du tube, qui sera la bouche définitive, est limitée par la partie marginale de la région retournée. — Le fond de l'invagination se creuse, dans le second procédé, d'un large trou, qui persiste comme orifice œsophagien, tandis que la bouche définitive dérive de l'ouverture externe de l'invagi-

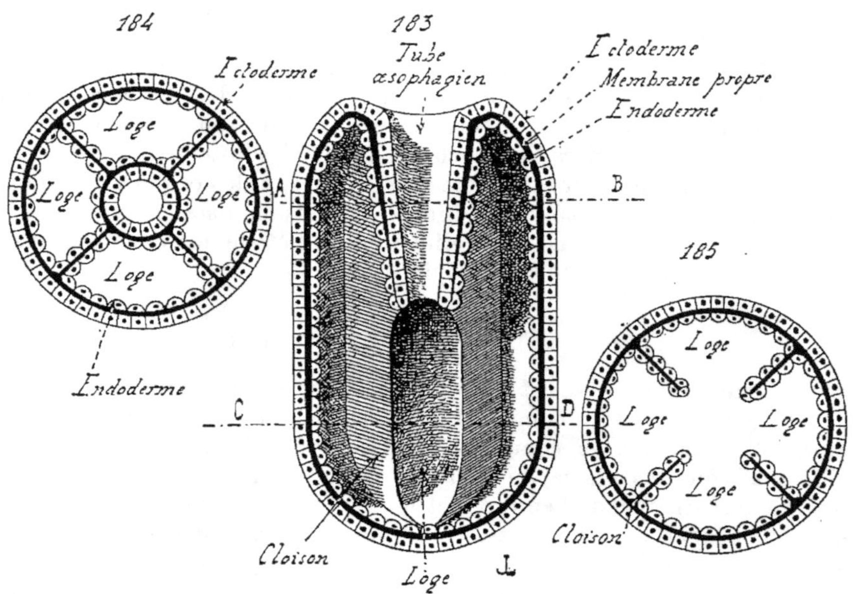

Fig. 183 à 185. — Organisation générale d'une larve du type Scyphule (*coupes diagrammatiques*). — En 183, coupe longitudinale, médiane, avec perspective, montrant la structure complète d'une Scyphule, avec son tube œsophagien, ses cloisons, ses loges, et la composition de ses parois ; une moitié seulement de l'être est représentée. — En 184, coupe transversale d'une Scyphule, passant par le tube œsophagien, suivant la ligne AB de la figure 183, montrant les rapports des loges et des cloisons avec ce tube. — En 185, coupe tranversale menée au-dessous du tube œsophagien, suivant la ligne CD de la figure 183.
Ces figures font suite, par l'adjonction des cloisons, à la figure 168.

nation. Par conséquent, dans les deux cas, la bouche de l'adulte est une formation secondaire ; l'orifice œsophagien est seul l'homologue de l'entéropore, sur les bords duquel l'ectoderme et l'endoderme s'unissent l'un à l'autre. De plus, étant donné le procédé génétique, la face interne de l'œsophage est constituée par une assise ectodermique, et l'externe par une couche endodermique, contrairement à ce qu'il en est pour la paroi du corps.

Le tube œsophagien des Cténophores est produit par une dépression ectodermique, placée dans le pôle inférieur de l'embryon, c'est-à-dire dans la région opposée à celle où les premiers éléments de l'ectoderme se sont séparés des gros blastomères. Une ouverture fort étroite, homologue d'un entéropore, se perce au fond de cette dépression, au moment où elle pénètre dans l'entéron; la suite de l'évolution correspond à la description donnée ci-dessus pour le deuxième cas. Les conséquences sont aussi les mêmes : la paroi interne du tube œsophagien est composée par l'ectoderme.

L'entéron embryonnaire devient la cavité gastrique; les quatre cloisons primaires prennent naissance dans son intérieur. Ces cloisons sont toujours données par des replis endodermiques, parallèles à l'axe longitudinal de la larve; la membrane propre mésodermique pénètre dans ces replis, et forme leur axe; l'ectoderme ne contribue en rien à cette genèse. Lorsque les développements sont abrégés (Cténophores), les quatre cloisons apparaissent en même temps; par contre elles naissent en deux fois chez les larves des Scyphoméduses et des Anthozoaires, une première paire se montrant avant la seconde.

La phase Scyphule est atteinte, au moment où sont ébauchés le tube œsophagien et les quatre cloisons primitives. Cette phase n'est pas toujours distincte des autres, et on la voit assez souvent confondue avec la suivante, car les formes des larves diffèrent déjà, suivant les classes, lorsque se montrent ces organes ; mais il n'en est pas moins vrai que l'existence de ces appareils, les seuls présents dans l'économie en cet instant de l'évolution, établis sur un même modèle et façonnés d'après un même procédé, donne à toutes ces larves une ressemblance indiscutable, et une homologie parfaite.

La Scyphule des Scyphoméduses revêt rapidement les caractères du Scyphistome, en produisant de nombreux tentacules péribuccaux sans accroître le chiffre de ses cloisons. Celle des Anthozoaires devient un Anthopolype, en augmentant, suivant des règles précises, le nombre de ses cloisons, et engendrant des tentacules selon un rapport constant avec les loges nouvellement formées. Enfin, celle des Cténophores se modifie en Cténule par l'élargissement considérable, suivi de la soudure presque complète, des quatre cloisons primaires, et aussi par l'apparition des rangées de palettes natatoires.

II. **Scyphoméduses.** — Le développement de ces êtres n'est guère connu, jusqu'ici, que chez les Discoméduses; aussi les considérations suivantes s'appliquent-elles seulement à ces dernières. Leur larve vésiculaire se transforme en une Scyphule, qui devient rapidement un Scyphistome; ensuite, celui-ci se modifie en une *Ephyra*, soit directement, soit après s'être divisé en segments, qui se convertissent en autant de petites Ephyres. Enfin, chaque jeune méduse perfectionne son organisme, pour acquérir les caractères de l'adulte. — Cependant, à cause des ressemblances manifestes, qui existent entre la structure du Scyphistome des Discoméduses et celle des Autoscyphaires adultes, il est permis d'admettre, à titre de présomption, que ces derniers ne dépassent point la phase de Scyphistome, et qu'ils se bornent, après l'avoir atteinte, à produire leurs glandes sexuelles, sans subir d'autres modifications plus importantes. Des présomptions semblables s'appliquent également aux Acalèphes tétramères ; leur organisation rappelle de près celle des Scyphistomes, tout en montrant une complexité un peu plus grande ; il est donc probable que les larves de ces animaux subissent d'abord une phase de Scyphule, puis une autre de Scyphopolype, et se changent en méduses, sans jamais arriver à l'état d'Ephyre. Il serait bon que des recherches fussent effectuées sur ce sujet, autant pour indiquer les divers phénomènes de cette transformation, que pour montrer si le Scyphistome de ces êtres est susceptible de se fissipariser comme celui de diverses Discoméduses ; des renseignements certains à cet égard permettraient de préciser, avec netteté, la valeur exacte de la fissiparité du Scyphopolype.

Trois phases succèdent à la Scyphule, dans l'évolution embryonnaire des Discoméduses : la première porte sur l'apparition de l'état de Scyphistome, la seconde sur la modification du Scyphistome en Ephyre, et la troisième sur le passage de l'Ephyre à l'état définitif.

Scyphistome. — La larve vésiculaire, après avoir nagé librement pendant un certain temps, se fixe par l'extrémité diamétralement opposée à celle qui portera le tube œsophagien, avec la bouche définitive ; la région d'adhérence s'élargit quelque peu, son ectoderme s'épaissit, et l'ensemble constitue un disque de fixation. — Au-dessus de lui, le corps s'évase en perdant sa forme ovalaire, aplatissant son extrémité orale, et prenant l'aspect d'une coupe. Le tube œsophagien s'ébauche durant ces modifications, et les quatre cloisons primaires apparaissent presque en même temps. Le tube élargit quelque peu sa paroi, de telle manière que son orifice extérieur, la bouche définitive, se trouve souvent reporté au sommet d'un petit mamelon conique.

Les quatre cloisons sont produites par des replis de l'endoderme. Elles ne naissent pas à égale distance les unes des autres, mais sont disposées de telle façon, à leur début, qu'elles semblent groupées en deux paires, assez éloignées l'une de l'autre, qui resserrent à leur niveau la cavité gastrique. Par suite, celle-ci paraît divisée, sur son pourtour,

---

Fig. 186 à 188. — Aspect général du Scyphistome (*silhouettes*). — En 186, Scyphistome parvenu à sa période d'état, avec son corps en forme de coupe, son étroite base de fixation, et son cône buccal au milieu de la couronne des tentacules. — En 187, Scyphistome strobilisé, divisé par fissiparité en un certain nombre de segments, qui commencent à se convertir en Ephyres (d'après les recherches faites par Hæckel). — En 188, Scyphistome non strobilisé, se changeant tout entier en une seule Ephyre, dont les lobes de l'ombrelle sont placés en dedans de la couronne des tentacules (d'après les recherches faites par J. van Beneden sur la *Cyanea capillata*).

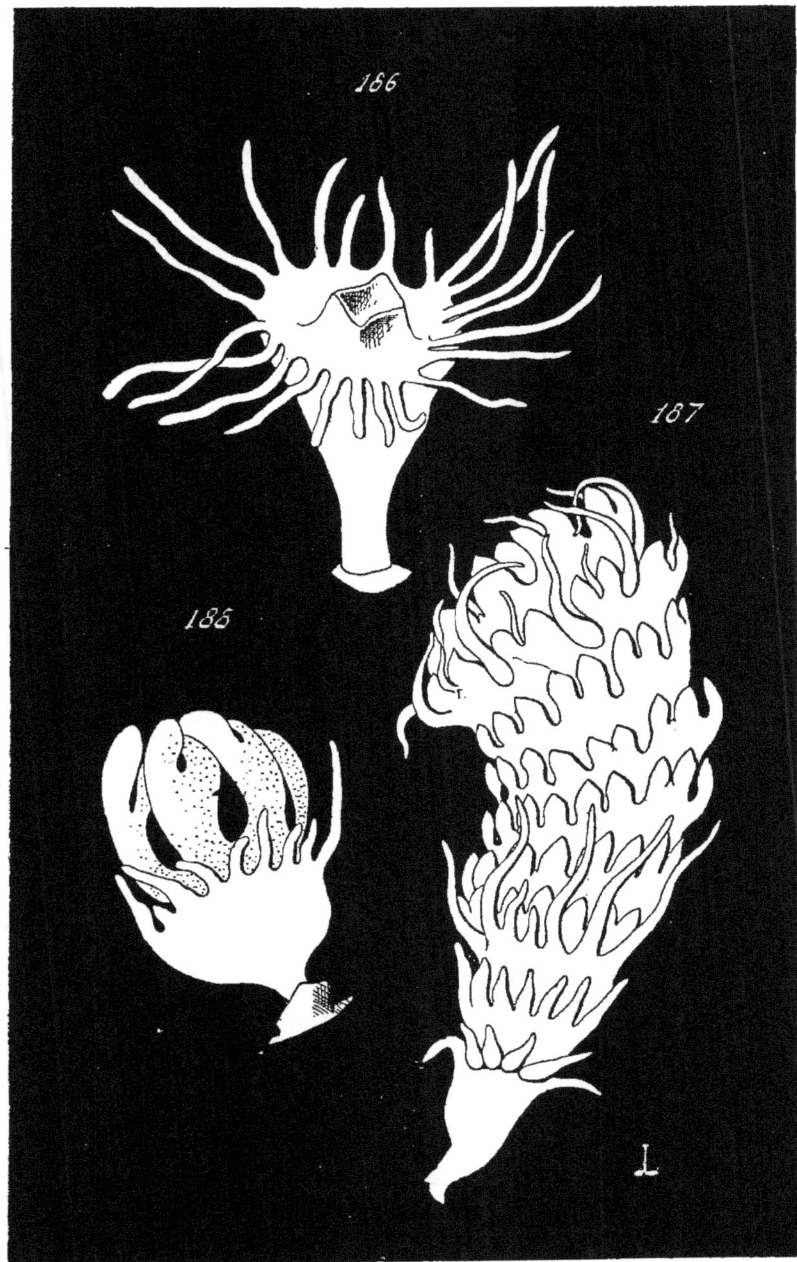

Fig. 186 à 188.

en deux parties, qui communiquent largement ensemble. Puis les cloi-

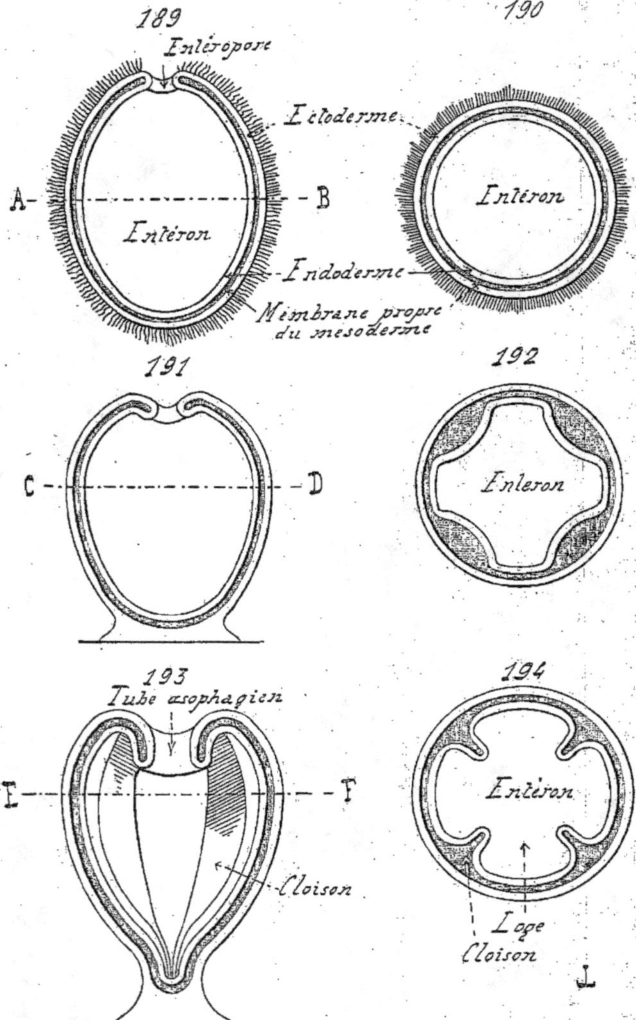

Fig. 189 à 194. — Début du développement du Scyphistome (*coupes demi-diagrammatiques*; les figures de gauche représentent des coupes médianes et longitudinales, les figures de droite des coupes transversales menées suivant les lignes AB, CD, EF, tracées sur les coupes longitudinales correspondantes). — En 189-190, larve à la phase vésiculaire, encore libre, nageant au moyen de son ectoderme cilié. — En 191-192, début de la fixation; les bords de l'entéropore commencent à s'infléchir, et le mésoderme s'épaissit en quatre zones. — En 193-194, début de l'état de Scyphistome; l'inflexion des bords de l'entéropore donne le tube œsophagien, et l'épaississement du mésoderme les quatre cloisons.

L'ectoderme et l'endoderme sont en blanc; le mésoderme est en noir.

sons continuent à s'avancer dans l'intérieur de la cavité gastrique, et
égalisent les distances qui les séparent; la symétrie radiale fait alors
franchement son apparition, et l'entéron primitif se trouve divisé, par
l'état de cette évolution, en cinq chambres, l'une centrale, et les quatre
autres périphériques. Ces dernières sont les *loges*; la première correspond
à la *cavité gastrique* proprement dite. Les loges et la cavité communiquent
entre elles dans toute l'étendue du corps, sauf dans la région œsophagienne, où les cloisons vont se souder à la paroi de l'œsophage; l'extrémité supérieure des loges se termine donc en cul-de-sac.

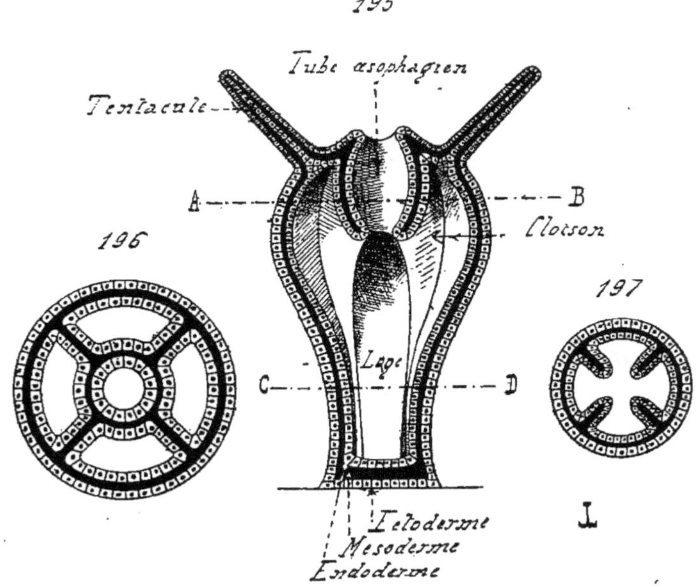

Fig. 195 à 197. — ACHÈVEMENT DU SCYPHISTOME (*coupes demi-diagrammatiques*). — En 195,
coupe médiane et longitudinale, avec perspective, d'un Scyphistome; la moitié de l'être
est seule représentée; par rapport à la figure 193, le tube œsophagien et les cloisons
ont pris plus d'importance, et les tentacules ont fait leur apparition. — En 196, coupe
transversale passant par le tube œsophagien, suivant la ligne AB de la figure 195. —
En 197, coupe transversale passant au-dessous du tube œsophagien, suivant la ligne CD
de la même figure.
Ces figures font suite aux précédentes (189-194).

Tous ces organes sont disposés d'après une symétrie radiale, suivant
des perrayons et des interrayons. Les quatre perrayons passent par le
milieu des loges, et les quatre interrayons par les cloisons.

Quatre tentacules primaires naissent autour de la bouche; ils sont
placés dans les perrayons, et situés par suite au-dessus des loges gastriques. Ils n'apparaissent pas en même temps; un premier se forme
d'abord, et s'accroît assez vite, puis un second; ces deux tentacules sont

disposés au-dessus des deux premières chambres gastriques, limitées par les paires de cloisons encore fort petites. Leur présence, en cet instant, donne à la larve une symétrie bilatérale évidente; l'un d'eux est antérieur, l'autre postérieur. Les deux autres tentacules primaires prennent naissance entre les premiers. — Lorsque ces quatre tentacules ont égalisé la distance qui les sépare, tout comme les loges qu'ils surmontent, quatre nouveaux appendices semblables s'élèvent au-dessus des cloisons, dans les interrayons. Le Scyphistome possède donc huit tentacules, dont quatre perradiaux et quatre interradiaux; huit autres s'ébauchent plus tard entre ceux-ci, et par conséquent dans les adrayons. Le chiffre 16 étant atteint, les choses en restent fréquemment là; il n'est pourtant pas rare d'observer une genèse ultérieure de tentacules, qui se manifeste de 8 en 8, suivant la progression 16.... 24.... 32....

D'après Götte, l'apparition des quatre tentacules primaires est suivie, non par celle des quatre interradiaux, mais des huit adradiaux; après quoi l'évolution continuerait de 8 en 8, comme dans le premier mode, suivant la progression 4.... 12.... 20.... 28.... Etant donnée l'importance des axes symétriques interradiaux, et la présence constante de tentacules au-dessus des cloisons, lorsque le Scyphistome a terminé son évolution particulière, il semble plutôt que la première série soit la vraie, et non celle admise par Götte.

Quoiqu'il en soit, les tentacules péribuccaux offrent tous la même structure. Ils sont constitués par un axe central de cellules endodermiques, qu'entoure un revêtement d'éléments ectodermiques; ils ne contiennent donc, en leur intérieur, aucune cavité.

La structure définitive du Scyphistome est dès lors acquise. Cet être offre l'aspect d'une coupe, fixée par son étroite extrémité inférieure, et portant une couronne de tentacules sur sa large extrémité supérieure. Celle-ci possède la bouche en son centre; cet orifice conduit dans le tube œsophagien, qui aboutit lui-même à la cavité gastrique, divisée sur son pourtour en quatre loges par quatre cloisons. — Quelques modifications secondaires sont apportées à l'ensemble. Une invagination ectodermique très allongée, la *cavité cloisonnaire*, s'enfonce dans le milieu de chacune des quatre cloisons; d'autre part, le sommet de chaque cloison est traversé par un canal, le *canal cloisonnaire*, dérivé de la cavité gastrique, et qui grandit plus tard dans des proportions considérables; enfin, les cloisons se munissent, en leur axe, d'une bande de fibres musculaires, le *muscle des cloisons*. Ces diverses particularités contribuent à donner au Scyphistome des Discoméduses un aspect spécial, très voisin de celui présenté par les Autoscyphaires de la famille des Tesseridées. — La phase de Scyphistome est alors arrivée vers sa fin, et cède la place à l'état d'Ephyre.

Ephyre. — A en juger d'après les ressemblances de structure établies entre les Discoméduses inférieures, appartenant à la famille des Ephyropsides, et les Ephyres larvaires, il est permis d'admettre que ce dernier état embryonnaire manque aux Acalèphes tétramères et aux Autoscyphaires; ceux-ci présentent, en effet, une organisation plus simple que celle des Ephyropsides. On peut donc croire, bien que les observations fassent défaut à cet égard, que la phase Ephyre est propre aux Discoméduses, les autres représentants de la classe des Scyphoméduses passant directement du Scyphistome à l'état adulte.

La transformation du Scyphistome en Ephyre s'effectue suivant deux procédés : ou bien elle est *simple*, un Scyphopolype déterminé se modifiant tout entier en une seule Ephyre; ou bien elle est *multiple*, le Scyphistome se divisant, par fissiparité transversale, en un certain nombre de segments, qui deviennent autant de petites Ephyres. — Il arrive assez souvent que cette transformation soit précédée de phénomènes gemmipares : un Scyphopolype donne ainsi naissance à plusieurs autres individus semblables à lui. Ce bourgeonnement ne doit pas être confondu avec la fissiparité dont il est ici question. Celle-ci est une segmentation transversale, qui aboutit à la production de petites méduses; celui-là est une multiplication par gemmiparité réelle, entraînant la genèse de Scyphopolypes réunis en une petite colonie.

A. Transformation simple. — Les observations, effectuées sur le développement des Discoméduses, étant peu nombreuses encore, il est impossible de dire si la transformation simple répond à la règle, ou à l'exception; il semble bien qu'elle doive être prise pour le fait normal, mais de nouvelles études sont nécessaires pour préciser les idées sur ce sujet. Quoiqu'il en soit, dans ce premier cas, le Scyphistome se modifie tout entier en Ephyre, sans subir aucune segmentation préalable. Ce cas présente deux modes; dans l'un, l'embryon primitif, fixé à un support, offre tous les caractères d'un polype Scyphulaire; dans l'autre, cet embryon, quelque peu aberrant dans son ensemble, vit en liberté.

Le premier mode a été observé chez les *Cyanea capillata* et les *Aurelia aurita;* ces dernières montrant aussi la transformation multiple. Les principaux changements portent : sur la chute des tentacules du Scyphistome, l'apparition de huit lobes marginaux munis d'organes des sens (rhopalies), l'agrandissement de la cavité gastrique, la réduction des cloisons à la suite de l'excessif développement pris par le canal cloisonnaire, enfin sur la cessation de la vie fixée, et l'aplatissement du corps en une petite méduse discoïde.

Une Ephyre, parvenue à son développement complet, représente une méduse au corps déprimé, dont les bords de l'ombrelle portent huit lobes marginaux, développés dans les quatre perrayons et les quatre interrayons; chacun de ces lobes possède, en son milieu, une dépression profonde, qui contient une rhopalie. Les lobes marginaux, assez volumineux pour donner au bord de l'ombrelle un aspect crénelé bien accentué, sont creux, et renferment des diverticules de la cavité gastrique; ces diverticules sont les *loges lobaires*. — Chacune des huit profondes échancrures adradiales, laissées entre les lobes, présente, en dedans d'elle, une paire de petites saillies, qui s'avancent dans l'intérieur de la cavité gastrique; chaque paire limite ainsi une loge située dans l'adrayon correspondant; celle-ci est une *loge marginale*. La cavité gastrique porte donc seize loges périphériques : huit placées dans les lobes marginaux, les *loges lobaires*; huit dans les échancrures situées entre ces lobes, les *loges marginales*. Les deux replis, qui circonscrivent chacune des loges marginales, sont nommés des *cathammes*.

La cavité stomacale, ample et spacieuse, contient, en quatre points de sa paroi qui correspondent aux interrayons, les restes des cloisons du Scyphopolype. Ces cloisons se sont réduites peu à peu, à la suite du grand développement pris par le canal cloisonnaire qui les traversait; elles consistent en de petits épaississements, munis de trois ou quatre filaments allongés, dits *filaments gastriques*. Ces derniers commencent à se former chez le Scyphistome; ils naissent sur le bord de chacune des quatre cloisons, semblables à des saillies qui s'avancent peu à peu; et, lorsque la cloison a été détruite par le canal cloisonnaire agrandi, ils persistent comme vestiges de son ancienne existence. Il est probable que les cathammes répondent également à des restes des cloisons primitives.

La bouche s'ouvre sur le milieu de la sous-ombrelle; elle est portée au sommet d'un cône buccal chez les Ephyres jeunes, et devient ensuite percée à fleur de peau, chez les méduses plus âgées, à cause de l'atrophie de ce cône. Son orifice, en forme de croix, présente quatre échancrures profondes, situées dans les perrayons, et précisant la place de ces axes de symétrie.

Il est aisé de suivre les changements qui transforment le Scyphopolype en Ephyre. Le corps s'aplatit, se déprime, cesse d'adhérer à un support par son pédoncule : celui-ci existe bien encore quelque peu au début de la vie libre, mais se confond, par la suite, avec le reste de l'ombrelle. Les tentacules s'atrophient, et se détachent. Les huit lobes marginaux apparaissent dans les régions qui vont les porter, semblables à des saillies de la paroi du corps, qui s'élèvent peu à peu, en entraînant parfois les tentacules avec elles; ils prennent rapidement leur aspect bifide définitif, et produisent leurs rhopalies. La région péristomienne du Scyphistome, encadrée par les tentacules d'abord, puis entourée par les lobes marginaux, et portant la bouche en son centre, devient donc la sous-ombrelle de l'Ephyre; les autres parties de l'individu, étalées depuis la zone tentaculaire jusqu'à la base fixée, produisent la sus-ombrelle, la face supérieure de la méduse. La cavité gastrique s'élargit, par l'effet de l'aplatissement du corps; les cloisons se détruisent en partie; et l'Ephyre, entièrement constituée, dérive ainsi du Scyphopolype primordial.

La série des phénomènes est beaucoup moins complexe dans le

second mode, lorsqu'il s'agit de larves libres; la phase Scyphistome n'existe pas, est omise dans le cours du développement, et le jeune embryon se transforme en Ephyre sans quitter sa vie errante. Ce mode abrégé n'est connu, jusqu'ici, que chez les *Pelagia noctiluca*. — Le jeune être, après avoir subi les phases gastrulaire et vésiculaire, produit, dans la région supérieure de son corps, un mésoderme abondant, qui donne ainsi une ébauche d'ombrelle; les cellules de l'ectoderme, couvertes de cils vibratiles, soutiennent l'individu dans l'eau, et lui permettent de se déplacer. La bouche se perce au centre de la région inférieure, quelque peu déprimée et aplatie; les tentacules du Scyphistome ne font point leur apparition sur le bord de cette région buccale, mais bien les huit lobes marginaux de l'Ephyre, qui naissent à leur place, au lieu de leur succéder. La larve vésiculaire se convertit directement en une Ephyre libre, presque semblable à celles qui proviennent des Scyphistomes, mais ayant en plus un tissu mésodermique abondant, situé dans la partie supérieure du corps, et semblable, par son volume, à celui de l'ombrelle des adultes. — Ces diverses particularités permettent de rapporter l'évolution embryonnaire des *Pelagia* à un développement abrégé, l'abréviation étant caractérisée par l'omission de la phase Scyphistome, et par la genèse hâtive du mésoderme ombrellaire. Peut-être la cause d'une telle condensation doit-elle être recherchée dans la tendance à garder une vie libre et pélagique. L'embryon de ces animaux serait une larve adaptative à stase, et à métamorphose brusque.

B. Transformation multiple. — Ce procédé a été observé principalement sur les *Aurelia aurita*, qui présentent aussi la transformation simple. Le Scyphopolype s'allonge beaucoup, s'étire en un tronc de cône à base étroite, et se divise ensuite, par fissiparité transversale, en plusieurs, dix à douze en moyenne, segments superposés. La fissiparité débute par l'apparition d'étranglements circulaires autour de la paroi du polype; ces sillons deviennent de plus en plus profonds, resserrent à leur niveau le corps, avec la cavité gastrique qu'il contient, et finalement arrivent au centre de l'embryon. Lorsque l'évolution en est parvenue à ce point, le Scyphopolype se trouve partagé en plusieurs segments discoïdes, empilés les uns sur les autres. Chacun de ses segments possède la valeur d'un individu. Cette division, nommée *strobilisation* par les auteurs, répond à la production de zooïdes par un zoïte primitif, les zooïdes devant suivre un développement semblable de tous points à celui qu'aurait accompli le zoïte, s'il ne s'était pas fissiparisé.

Chaque zooïde commence par offrir la structure du Scyphistome dont il est une partie, et plusieurs d'entre eux donnent même naissance, sur leurs bords, à une couronne de tentacules. Mais cette évolution ne va pas très loin dans ce sens, et, par contre, règne une tendance à transformer le plus tôt possible les segments en Ephyres. Leur région marginale produit huit lobes bifides, avec leurs rhopalies les cathammes, avec les filaments gastriques, font leur apparition; la structure particulière à l'Ephyre naît ainsi peu à peu. Lorsque ces faits commencent à

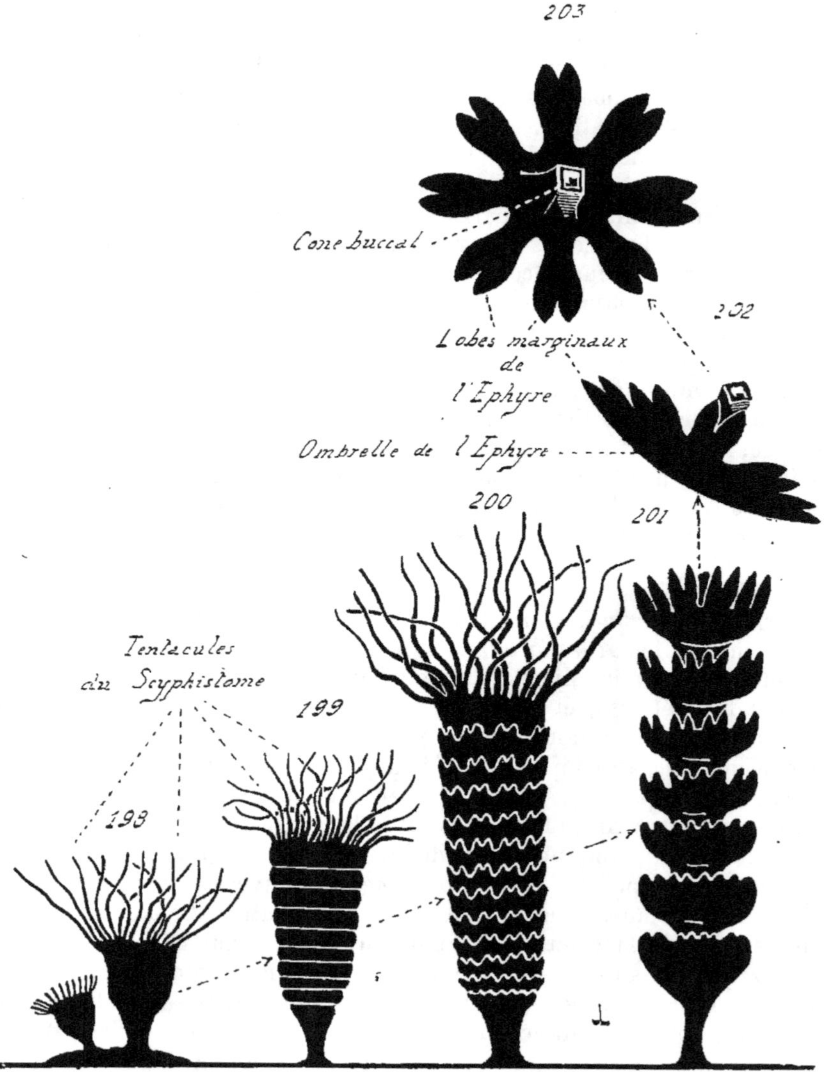

Fig. 198 à 203. — Transformation multiple d'un Scyphistome en Ephyre (*silhouettes*). — En 198, colonie composée de deux Scyphistomes, dont le plus petit a été bourgeonné par le plus grand. — En 199, début de la division fissipare. — En 200, suite de cette division; les bords des segments commencent à se franger, par l'apparition des lobes marginaux. — En 201, achèvement de la division; les segments, convertis en Ephyres, se séparent les uns des autres. — En 202, jeune Ephyre vue de profil. — En 203, jeune Ephyre vue par sa face inférieure, ou sous-ombrellaire.

être bien marqués, le Scyphopolype primordial se trouve constitué par dix ou douze Éphyres superposées, encore accolées, et possédant leur organisation presque complète. En cet état, le Scyphistome est désigné par l'expression de *Strobile*.

Puis, les tentacules portés par plusieurs de ces méduses s'atrophient, et tombent; les méduses elles-mêmes se séparent les unes des autres, et nagent librement. Elles ont acquis la structure d'Ephyre, comme si le Scyphistome, dont elles dérivent, avait subi la transformation simple, et vont ensuite passer à l'état adulte définitif.

Hæckel nomme *Strobilisation polydiscale* cette transformation multiple, par opposition au terme de *Strobilisation monodiscale* qu'il donne à la transformation simple. Cette dernière expression n'est pas très juste, car, les phénomènes de fissiparité faisant défaut, il n'existe aucune strobilisation. Sans doute, le premier de ces modes n'est pas primitif, et dérive du second. La question sera examinée plus loin avec détails; mais il est bon de faire remarquer ici que l'essence de la strobilisation paraît consister en la genèse de tentacules, et de lobes marginaux, sur le corps entier du Scyphistome, et non autour de la bouche seule. Chacune des couronnes supplémentaires de tentacules et de lobes est ensuite capable de devenir un individu complet, en empruntant au reste de l'organisme une portion de sa cavité gastrique et de sa paroi.

MÉDUSE DÉFINITIVE. — Les modifications dernières, qui doivent changer l'Ephyre en une méduse définitive, sont nulles, ou peu s'en faut, chez les Ephyropsides. L'organisation de ces dernières est, en effet, semblable à celle des petites Éphyres; et le seul fait qui intervienne, tient à l'apparition de huit tentacules dans les échancrures adradiales.

Il n'en est pas de même pour les Discoméduses acathamnates; leur structure se complique, autant sous le rapport de l'aspect extérieur, que sous celui de la forme présentée par la cavité gastrique et par ses dépendances. Ce dernier ordre de particularités sera examiné dans un prochain paragraphe (§ 5); quant aux caractères externes, les principales modifications portent sur le bord de l'ombrelle, et sur la région buccale. — La jeune méduse grandit; l'accroissement marginal n'est pas égal dans tous les points du bord ombrellaire, mais touche de préférence aux huit échancrures adradiales. Celles-ci commencent à s'effacer, et par disparaître en tant qu'échancrures; puis, les régions qui les renfermaient grossissent davantage, de manière à faire saillie en dehors des lobes de l'Ephyre. Lorsque ce développement s'est effectué depuis quelque temps, les zones adradiales portent à leur périphérie, au lieu de sillons profonds, huit larges bourrelets, qui deviennent les huit lobes marginaux de l'adulte. La substance de ces derniers se soude avec celle des lobes primitifs appartenant à l'Ephyre, de façon à se confondre intimement avec eux; et le seul vestige de l'ancienne existence des appendices Ephyriens est fourni par les rhophalies, qui restent à leur place primitive.

Seulement, à la suite des changements ainsi apportés dans la structure générale, ces organes sont situés dans des échancrures profondes, laissées

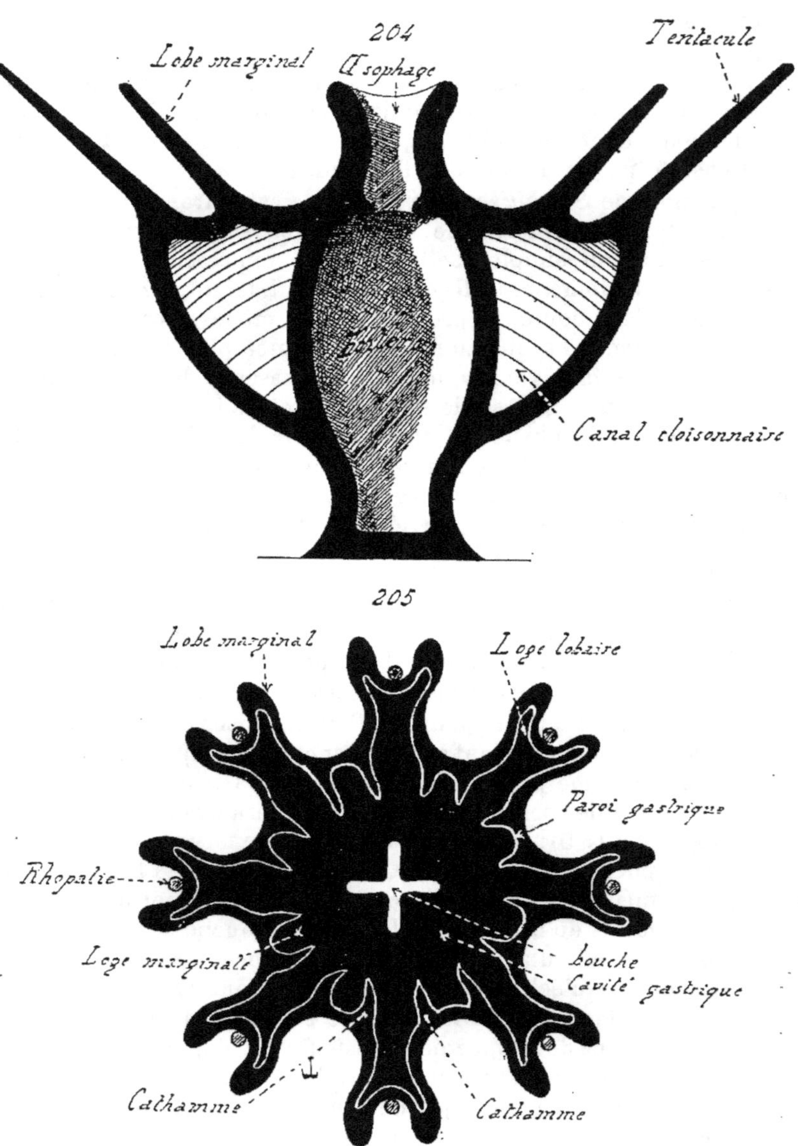

Fig. 204 et 205. — ORGANISATION DE L'EPHYRE. — En 204, *coupe médiane, et longitudinale, avec perspective*, d'un Scyphistome en voie de devenir tout entier une seule Éphyre; les lobes marginaux de l'Ephyre se façonnent en dedans des tentacules, et les canaux cloi-

entre les huit lobes adradiaux qui viennent de prendre naissance. Comme
la position des rhopalies n'a pas varié, les régions qu'elles occupent
correspondent aux perrayons et aux interrayons. En surplus, des tentacules creux, variables d'un genre à l'autre par le nombre et par l'aspect,
se développent sur le bord de l'ombrelle.

L'ouverture buccale, toujours percée au centre même de la sous-ombrelle, ne conserve pas des lèvres minces, et rassemblées en un cône
surbaissé. Ces lèvres grandissent dans des proportions considérables,
et s'épaississent beaucoup; elles constituent ainsi quatre expansions
volumineuses, encadrant la bouche par leur base, et faisant saillie
au-dessous de l'ombrelle : ce sont les *bras buccaux*. — Ces appendices
subissent, chez les Rhizostomides, une évolution spéciale. Ils sont d'abord,
sur la méduse encore jeune, simples, et séparés les uns des autres. Puis,
durant leur accroissement, l'extrémité libre de chacun d'eux se bifurque;
et comme cette bifurcation se produit de bonne heure, comme l'agrandissement ultérieur est considérable, il en résulte que l'individu porte huit
bras, au lieu de quatre. Mais les choses n'en restent point là; chacune
de ces expansions buccales émet, à son tour, des bandes longues et
frangées, dont les unes sont placées non loin de la bouche, et dont les
autres sont situées sur l'extrémité libre du bras. Les premières, toujours
externes, sont les *replis scapulaires;* parmi les secondes, les unes, les
replis dorsaux, sont externes, et les autres, les *replis ventraux*, sont
internes. Ceux-ci, plus longs que leurs congénères, s'étendent depuis
l'extrémité libre de l'organe jusqu'à l'ouverture buccale, et vont ainsi
jusqu'au niveau des replis scapulaires. En outre, les bords minces et
frangés des replis, appartenant à des bras voisins, s'affrontent, et se
soudent les uns aux autres; l'ensemble des bras, et de leurs replis soudés,
limite donc un canal volumineux, qui continue l'orifice buccal au-dessous
de l'ombrelle, et représente une sorte de grosse trompe. Les lignes de
cohérence s'interrompent par places, pour laisser des petites ouvertures,
dites *suçoirs*, qui font communiquer le canal avec le dehors; l'eau environnante, entraînant avec elle des animalcules servant à l'alimentation
de l'individu, pénètre dans le conduit par ces orifices, arrive jusqu'à la
bouche, et parvient ainsi dans la cavité stomacale. — Certains de ces
orifices portent, chez les Rhizostomides, des petites expansions tubulaires, semblables à des tentacules très réduits. Les faits sont plus complexes encore chez les Cassiopéides, car les bras se ramifient un grand
nombre de fois, se munissent de pelotes urticantes sur leurs extrémités,
et présentent des expansions tubuleuses, beaucoup plus longues que
celles des Rhizostomes.

---

sonnaires grandissent pour détruire les cloisons qu'ils traversent. Les tissus de l'organisme sont représentés par des bandes noires. (D'après les recherches faites par Götte.)
— En 204, *diagramme* de la structure d'une Ephyre complète; le trait blanc, parallèle
au contour extérieur, indique la face interne de la paroi du corps et la limite de la cavité
gastrique.

III. — Cténophores. — Pendant que s'ébauchent, dans l'intérieur du corps, le tube œsophagien avec les quatre cloisons gastriques, l'embryon des Cténophores tend à quitter les enveloppes ovulaires, et à vivre en liberté. L'apparition de l'œsophage, et celle des cloisons qui l'accompagnent, permettent de considérer cette forme comme une Scyphule issue d'un développement abrégé, et renfermée dans les coques ovulaires; ces deux particularités secondaires mises de côté, les caractères de la Scyphule des Cténophores ne diffèrent en rien de ceux présentés par l'état larvaire correspondant des Scyphoméduses. Seulement la phase de Scyphule dure très peu de temps, car les organes locomoteurs propres aux Cténophores prennent naissance de bonne heure; la présence de ces palettes natatoires donne à l'embryon de ces animaux un aspect spécial, bien différent de celui offert par les jeunes Anthozoaires, et par les jeunes Scyphoméduses. La larve, qui succède ainsi à l'état Scyphulaire, et n'existe que chez les Cténophores, mérite le nom de *Ctenula;* caractérisée par la possession de palettes natatoires, elle nage en liberté, et subit, durant cette période de son évolution, les changements qui doivent lui donner sa structure définitive.

Ces modifications ne sont pas toujours semblables, et varient suivant que l'on s'adresse à l'ordre des Tentaculifères, ou à celui des Nus. Les représentants de ce dernier groupe passent directement de la phase Cténulaire à l'état adulte. Il n'en est pas ainsi pour les autres. Les Cydippides seuls, parmi ceux-ci, dérivent immédiatement de la Cténule, sans offrir d'autres formes larvaires. Les autres familles de l'ordre, les Lobés et les Rubanés, présentent d'abord la phase de Cténule; puis une seconde phase semblable, par l'aspect et par l'organisation, à l'état définitif des Cydippides, et notamment à celui du genre *Mertensia*. Cette dernière, propre aux Lobés et aux Rubanés, mérite donc le nom de *phase Mertensia,* qui lui a été donné par Chun; son importance est fort grande, car elle permet d'admettre que la famille des Cydippides représente un type inférieur des Cténophores Tentaculifères. Ensuite, l'organisme embryonnaire se convertit en individu parfait.

La série des phénomènes est bien nette. Tous les Cténophores, sans aucune exception, se présentent, au début de leur vie embryonnaire libre, sous une forme *Ctenula,* qui succède à une indication d'état Scyphulaire. Puis les Nus et les Cydippides parviennent directement de la Cténule à l'état adulte, tandis que les Lobés et les Rubanés passent par une seconde phase larvaire, qui est celle de Cydippide ou de *Mertensia.* L'exposé suivant sera donc divisé en deux parties; la première traitera de la Cténule; la seconde, des changements subis par la Cténule pour arriver à l'organisme définitif.

Phase Ctenula. — Les seuls organes internes de la Cténule sont représentés par le tube œsophagien et par les quatre cloisons gastriques; cette larve ne diffère donc pas, sous ce rapport, des embryons de Scyphoméduses et d'Anthozoaires. Tout au plus, serait-il permis de trouver des dissemblances dans la grande longueur de l'œsophage, chez la plupart des Cténules, et dans l'importance assez considérable prise par le mésoderme. Mais, si l'organisation fondamentale rappelle ainsi, de très près, celle des larves des deux autres classes, il n'en est pas de même pour la forme extérieure.

La Cténule est un embryon libre, d'aspect ovalaire le plus souvent. Son extrémité supérieure, qui correspond à la région où les premiers éléments de l'ectoderme se sont séparés des blastomères, porte l'ébauche de l'unique organe sensitif de l'adulte. L'extrémité inférieure, diamétralement opposée à la précédente, possède la bouche définitive, c'est-à-dire l'orifice externe du tube œsophagien ; cet orifice est étroit, allongé en une petite fente. L'ébauche sensitive est constituée par une zone d'ectoderme épaissi, dont quelques cellules renferment des concrétions. Parfois, chez les Tentaculifères seuls, les ébauches des tentacules commencent à se manifester. — Jusqu'ici, les particularités offertes par la Cténule ne sont pas très importantes ; il n'en est pas de même pour celles tirées des organes locomoteurs. Les cils vibratiles, si abondants sur l'ectoderme des larves des Scyphoméduses et des Anthozoaires, font complètement défaut, et, en leur lieu et place, se trouvent huit rangées de palettes natatoires. Ces dernières sont produites par les cellules ectodermiques qui les portent ; leur procédé de formation, peu connu encore, paraît consister en la genèse de petits bâtonnets cuticulaires, d'abord séparés, qui se juxtaposent et se soudent ensuite.

Les canaux gastriques n'ayant pas encore pris naissance aux dépens de l'entéron, les palettes reposent simplement sur l'ectoderme, et on ne trouve, au-dessous d'elles, aucune trace des canaux méridiens ; l'apparition de ces appendices locomoteurs précède donc celle des conduits qui leur sont annexés chez l'adulte. Leurs huit rangées sont bien situées dans les régions qu'elles doivent occuper sur l'individu définitif, mais elles ne sont pas très étendues ; chacune d'elles comprend trois ou quatre palettes au plus, et se localise dans la région supérieure de la larve, non loin de l'organe sensitif. La moitié inférieure de l'animal est privée de ces appendices ; plus tard seulement, par une progression lente, les rangées envahissent toute la longueur des huit méridiens, en se continuant vers la bouche, sur le prolongement de la direction qu'elles ont déjà.

Cet ordre d'apparition est fort intéressant à examiner, car il est le même chez tous les Cténophores dont le développement soit connu : les palettes natatoires naissent en premier lieu, dans le voisinage immédiat de l'organe sensitif, avant que la cavité gastrique ne se dispose en un système de canaux. Il est curieux de remarquer que les huit rangées se façonnent en même temps. Cependant, à en juger d'après les observations effectuées par Chun sur l'*Eucharis multicornis*, il semble que leurs premiers indices, situés autour de l'ébauche sensitive, soient seulement au nombre de quatre, et placés au-dessus des loges gastriques, dans des espaces comparables aux perrayons des Scyphoméduses. Puis, chacune des quatre rangées primitives se bifurque. Il serait utile d'effectuer sur ce sujet des recherches nouvelles; des études complètes à cet égard permettraient, peut-être, de rattacher les appendices locomoteurs des Cténophores à des bandes vibratiles d'aspect spécial, développées dans les perrayons seuls, et de mieux préciser les homologies établies entre la structure des jeunes Cténophores et celle des jeunes Scyphoméduses.

La larve *Ctenula*, ayant ainsi revêtu son aspect propre, se modifie pour acquérir les caractères de l'adulte; sa forme extérieure change, les rangées de palettes s'allongent par le procédé déjà indiqué; les organes internes acquièrent leur structure définitive. L'évolution de ces derniers sera exposée dans le prochain paragraphe, le présent étant consacré aux seules modifications externes.

ÉTAT DÉFINITIF. — Les changements subis par les Cténophores nus (Beroïdiens) sont minimes. La Cténule, dont l'aspect rappelle d'assez près celui de l'adulte, se borne à s'allonger, et à augmenter de dimensions dans tous les sens; les rangées locomotrices, d'abord localisées au pôle supérieur de l'individu, s'étendent sur le corps entier, et parviennent jusqu'auprès de l'orifice buccal; celui-ci, assez étroit au commencement de son apparition, s'élargit pour devenir l'ample ouverture caractéristique de ces êtres. L'organe sensitif revêt peu à peu sa structure définitive. L'embryon arrive ainsi à l'état parfait, sans subir aucune modification importante. Les Cténophores nus n'offrent point de métamorphoses larvaires bien accentuées.

Il en est de même, parmi les Cténophores tentaculés, pour les Cydippides; seulement les phénomènes sont un peu plus complexes, grâce à la production de deux tentacules, qui deviennent de plus en plus volumineux durant la série des phases évolutives. Ces appendices naissent en deux points diamétralement opposés, sur la région supérieure, ou sensitive, de l'animal; on les voit s'ébaucher dès l'état Cténulaire. Ils sont constitués, en ce moment, par un axe d'éléments mésodermiques, qu'entoure une assise de cellules ectodermiques; le plan, qui passe par leurs bases, correspond au plan transversal de symétrie. Les tentacules sont d'abord insérés directement sur la paroi du corps; puis, à mesure que l'évolution embryonnaire se poursuit, la région qui les porte, ne subissant pas un développement égal à celui de ses voisines, se convertit en une dépression de plus en plus grande, au fond de laquelle l'appendice va s'attacher. Finalement, cette dépression offre l'aspect

---

Fig. 206 à 208. — LARVES DES CTÉNOPHORES, d'après Chun (*contours et transparence*). — En 206, larve, parvenue à la phase Cydippide, de l'*Eucharis multicornis* (Lobé). — En 207, larve d'un Rubané, le *Cestus Veneris*. — En 208, larve d'un Nu, le *Beroe ovata*.

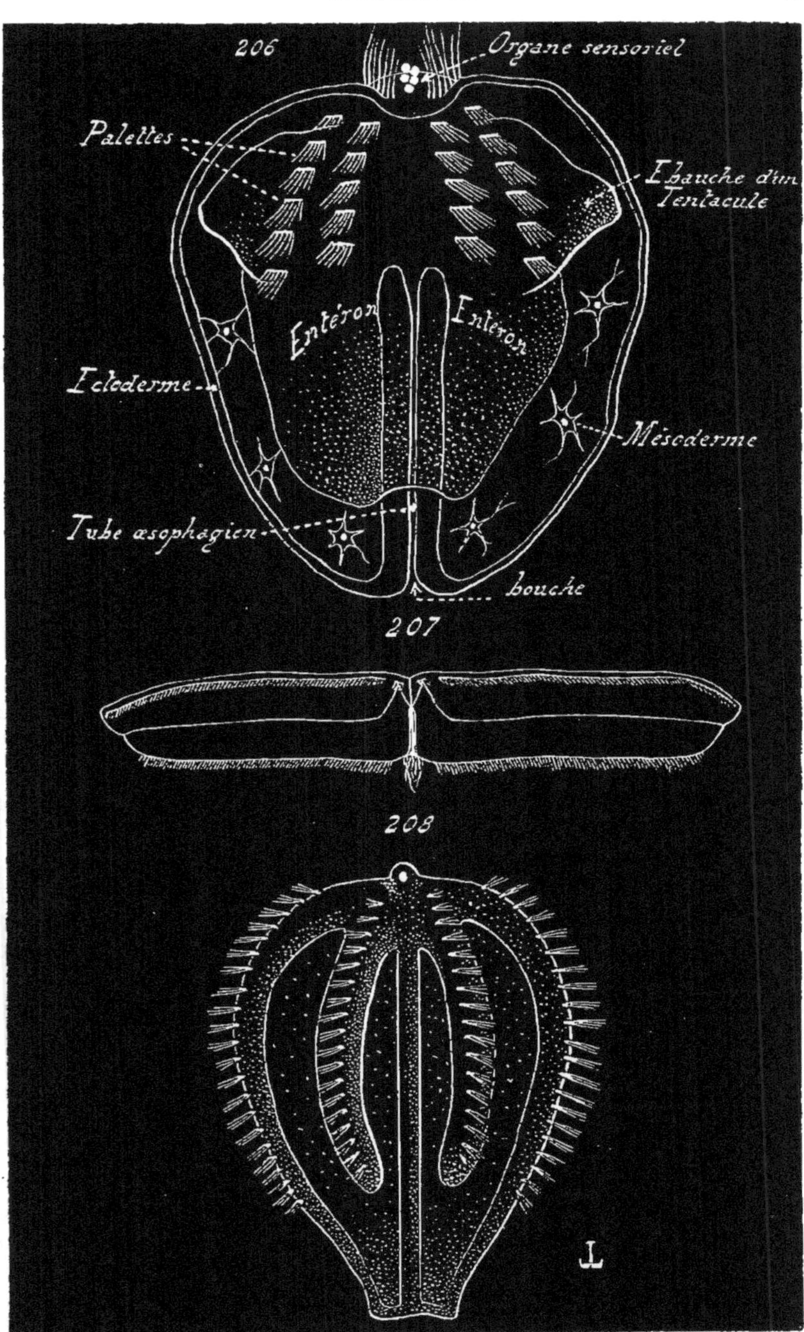
206
Organe sensoriel
Palettes
Ebauche d'un Tentacule
Enteron
Enteron
Ectoderme
Mésoderme
Tube œsophagien
bouche
207
208

d'une poche tubulaire qui, limitée par l'ectoderme à cause de son mode
d'origine, traverse une épaisse partie de la paroi somatique, et s'ouvre
à l'extérieur par un orifice livrant passage au tentacule. En outre, toujours à la suite des inégalités d'accroissement, les deux poches ne restent pas sur le pôle sensitif de l'animal, mais se trouvent reportées
plus bas, et sont même situées, dans certains cas, à égale distance des
deux extrémités. Le tentacule grandit, et grossit, pendant que s'effectuent ces phénomènes; il porte souvent un certain nombre de branches
secondaires, semblables à des petits bourgeons formés sur lui, et qui
s'allongent peu à peu.

Les métamorphoses larvaires sont ainsi plus accentuées chez les
Cydippides que chez les Beroïdiens; en effet, elles portent, non seulement
sur l'amplification du corps entier, mais encore sur la genèse et le
développement de plusieurs organes extérieurs. — Les changements
d'aspect sont plus prononcés encore chez les Lobés et les Rubanés; ces
derniers passent d'abord par une phase *Ctenula*, subissent ensuite un
second état, semblable par la forme et par la structure à celui des
Cydippides adultes (*phase Cydippide*, ou *état de Mertensia*), et revêtent
enfin les caractères définitifs.

Les modifications offertes par les Lobés sont moins profondes que
celles des Rubanés. — Lorsque la jeune larve atteint, pour les premiers,
la phase Cydippide, son corps est globuleux, ses tentacules sont déjà
bien ébauchés, et enfoncés dans une petite poche; les rangées de palettes
recouvrent presque la moitié supérieure du corps. L'embryon s'aplatit
ensuite, se déprime, et s'allonge suivant son axe transversal. Cette
phase est nommée, par Chun, l'*état médusoïde*; l'expression est mal
choisie, car aucune particularité organique n'autorise à établir une
concordance avec les méduses, et les canaux gastriques présentent déjà
l'aspect propre aux Cténophores; la seule ressemblance touche à l'excessif développement pris par le mésoderme conjonctif. Les deux larges
expansions, portées par le corps, prennent ensuite naissance non loin
de l'ouverture buccale; plusieurs des canaux gastriques méridiens émettent des branches, qui pénétrent dans leur substance; les rangées de
palettes s'allongent encore pour atteindre leur base; et la larve, après
avoir ressemblé à une Cydippide dans le cours de son évolution, arrive
à l'état parfait.

Les métamorphoses, subies par les Rubanés, sont les plus complètes
de toutes celles présentées par les Cténophores. L'embryon, après la
phase Cténulaire, passe par un état de Cydippe. Son corps, ovalaire, porte
deux longs tentacules ramifiés, et possède huit courtes rangées d'organes locomoteurs, chaque rangée étant réduite d'ordinaire à une seule
palette; ces appendices sont placés, comme toujours, dans la région
supérieure de l'individu, à une certaine distance de l'ébauche sensitive.
Puis, le corps s'aplatit suivant l'axe sagittal; et cet aplatissement
devient d'autant plus accentué, que la croissance ultérieure du petit être

s'effectue, pour la plus grande part, suivant l'axe transversal; le corps perd ainsi sa forme globuleuse, et revêt peu à peu l'aspect rubané. Là ne se bornent point les modifications. Les altérations les plus remar-

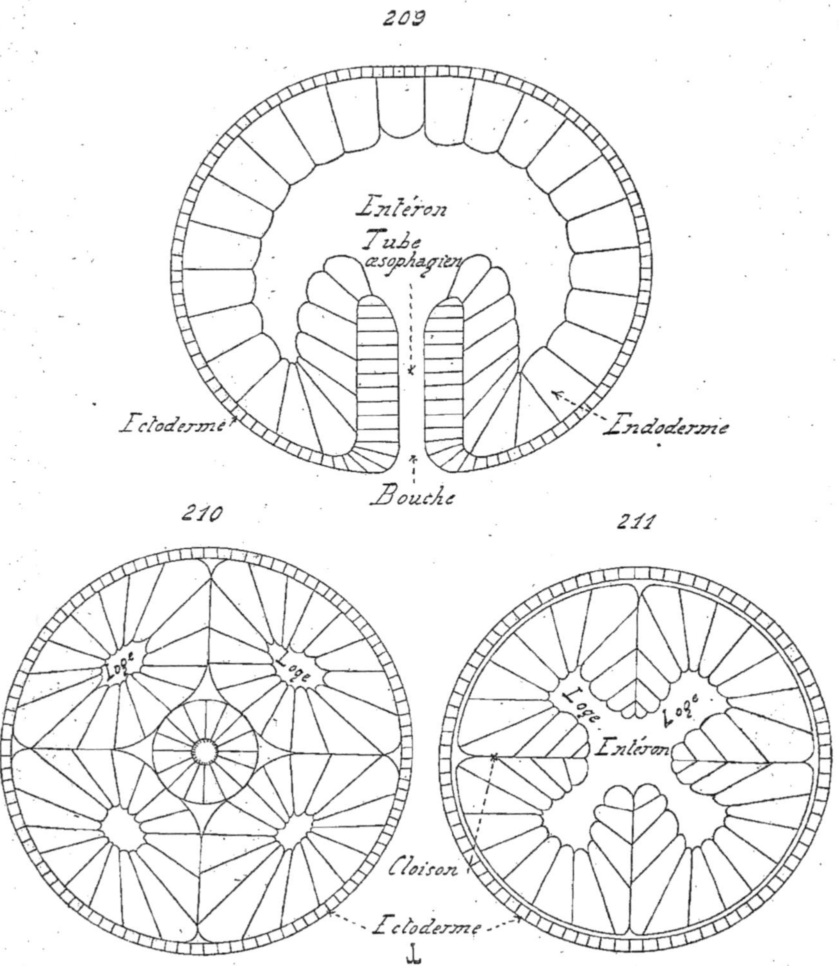

Fig. 209 à 211. — ORGANISATION DES LARVES DE CTÉNOPHORES (*coupes semi-diagrammatiques*). — En 209, coupe médiane et longitudinale, montrant le tube œsophagien qui s'avance dans l'entéron. — En 210, coupe transversale pratiquée au niveau du tube œsophagien. — En 211, coupe transversale pratiquée au niveau de l'entéron, et montrant sa division en quatre loges au moyen de quatre épaisses cloisons.

Ces figures, dressées d'après les recherches faites par Chun, sont destinées à préciser les relations étroites qui unissent l'organisme des jeunes Cténophores à celui des autres Scyphozoaires. Les coupes, qu'elles expriment, ont été effectuées sur des larves de *Beroe Forskalii*.

quables portent sur les rangées locomotrices; quatre d'entre elles continuent à croître, et à s'étendre sur le corps entier; les quatre autres ne changent en rien, et sont seulement représentées, chez l'animal parfait, par quatre palettes, qui encadrent l'appareil sensitif. Les quatre premières s'allongent, mais leur extension ne dépasse pas le bord sensitif, ou aboral, du corps.

L'embryon, en s'aplatissant suivant l'axe sagittal pour s'allonger transversalement, prend l'aspect d'une lame mince; cette lame est divisée en deux moitiés par le tube digestif, ou par l'axe qui parcourt le tube digestif, en passant par la bouche et l'organe sensitif. L'un des bords de la lame montre cet organe en son milieu, et l'autre porte la bouche; le premier est le *bord sensitif*, ou *aboral*, et le second le *bord oral*. Les quatre longues rangées de palettes sont seulement placées sur le bord sensitif; elles ne le dépassent pas, aux deux extrémités du corps, pour revenir sur le bord oral, et arriver jusqu'à la bouche; en somme, et par rapport aux autres Cténophores, ces rangées ne s'étendent pas sur le corps entier, depuis le pôle sensitif jusqu'à la bouche, mais seulement sur une moitié du corps. Le bord oral entier est occupé par des longs filaments serrés, semblables à des cils vibratiles volumineux, sans doute homologues aux palettes par leur origine, mais ne provenant point d'elles. — Parmi les quatre longues rangées, ainsi limitées au bord aboral, deux sont placées à droite, et les deux autres à gauche de l'organe sensitif; les deux premières, *séries de la première paire*, s'étalent de l'appareil sensitif à l'extrémité droite du corps; les deux secondes, dites *séries de la seconde paire*, s'étendent du même appareil à l'extrémité gauche. Comme le bord aboral est fort étroit, les deux rangées d'une même paire sont placées côte à côte, et parallèles; la distance qui les sépare est relativement fort minime.

Ainsi, les Cténophores rubanés, après avoir offert une phase de Cydippe durant leur vie embryonnaire, subissent des métamorphoses complexes, qui consistent à donner au corps un aspect rubané, à empêcher le développement de quatre des rangées locomotrices, et à ne permettre celui des quatre autres que sur le bord présentant en son milieu l'organe sensitif.

IV. **Anthozoaires.** — D'habitude, les larves des Anthozoaires sont libres, lorsqu'elles se trouvent encore sous la forme vésiculaire; elles se fixent ensuite par leur extrémité aborale, et produisent leurs cloisons gastriques. Celles-ci naissent par paires, et, lorsque la seconde de ces paires vient de faire son apparition, l'embryon atteint la phase *Scyphula;* puis le nombre des cloisons continue à augmenter, et la Scyphule se change en un Anthopolype. L'état Scyphulaire n'est donc pas très distinct des phases qui le suivent, et il se confond avec elles, car la genèse des nouvelles cloisons gastriques s'effectue sans discontinuité; sa présence est cependant marquée par un temps d'arrêt, dans la série des phénomènes évolutifs, qui contribue à l'isoler quelque peu des suivants, et à préciser son importance.

Les tentacules péribuccaux prennent naissance de fort bonne heure. Ils sont toujours placés au-dessus des loges gastriques; et, comme ces dernières apparaissent suivant un mode déterminé, qui sera étudié avec détail dans le prochain paragraphe, le nombre des tentacules s'accroît d'après le même procédé. — Les loges ne sont point formées toutes en même temps; deux sont d'abord produites aux dépens de la cavité gastrique, par l'apparition des premières cloisons; deux autres sont ensuite délimitées par les cloisons de la seconde paire; et l'évolution continue ainsi, le chiffre des cloisons et celui des loges augmentant suivant une règle précise. Il en est de même pour les tentacules; au moment où les deux premières loges viennent d'être façonnées, un tentacule pousse au-dessus de chacune d'elles; plus tard, deux autres loges apparaissent, et deux tentacules extérieurs s'ajoutent aux précédents; plus tard encore, le nombre des loges étant porté à huit, quatre nouveaux appendices naissent autour de la bouche. En somme, dans la plupart des cas, la genèse des tentacules est étroitement liée à celle des cloisons; les cloisons de nouvelle formation ont pour rôle de délimiter de nouvelles loges, et un tentacule se développe au-dessus de chaque loge récemment produite. — Ces appendices péribuccaux sont toujours creux, contrairement à ce qu'il en est pour les Scyphistomes; leur canal interne est un diverticule de la loge gastrique qu'ils surmontent, et leur paroi une dépendance de la paroi du corps.

L'examen des formes extérieures, présentées par les larves des Zoanthaires, se réduit donc à l'étude de la phase vésiculaire, à celle des changements d'aspect subis par le corps, et enfin à celle de la naissance des tentacules, celle-ci étant placée sous la dépendance du mode génétique des cloisons et des loges gastriques.

A. — Les larves vésiculaires des Anthozoaires sont globuleuses, ou ovalaires, dans leur extrême jeunesse; elles s'allongent ensuite, et deviennent vermiformes. Les cils vibratiles, qui recouvrent leur ectoderme, leur permettent de se déplacer avec facilité; ce qu'elles font d'habitude, en tournoyant en spirale dans l'eau. — Leur entéron s'élargit beaucoup durant cette période de liberté; mais à cela se bornent les modifications internes, car, d'ordinaire, le tube œsophagien et les cloisons gastriques apparaissent plus tard.

Dans certains groupes d'Anthozoaires, tels que les *Cérianthidées* et les *Zoanthines*, les larves paraissent garder longtemps cette vie libre, et subir ainsi tous les changements qui les transforment en adultes. — Tel n'est pas le cas des Octactiniaires, ni de la plupart des Polyactiniaires; l'embryon se fixe par une de ses extrémités, et les cils vibratiles de son ectoderme se détruisent. Ainsi attaché à un support, son corps se raccourcit, le tube œsophagien s'ébauche dans la région dia-

métralement opposée à la base fixée, les premières cloisons s'avancent
dans la cavité gastrique en délimitant les premières loges, et, d'une façon
corrélative, les premiers tentacules naissent autour de la bouche. Les procédés employés dans la genèse des cloisons et des loges sont examinés
plus loin d'une façon détaillée (§ 5); les renseignements donnés à cet
égard s'appliquent d'une manière complète aux tentacules, et, en conséquence, quelques indications brèves sur ces derniers seront ici suffisantes.

Les huit cloisons des Octactiniaires apparaissent presque en même

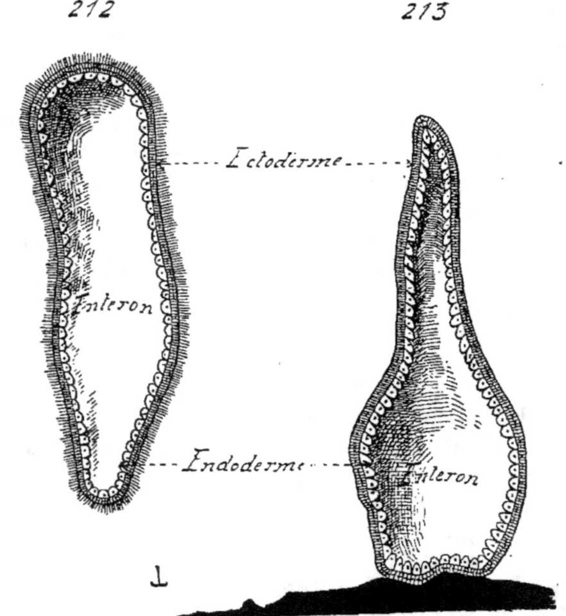

Fig. 212 et 213. — Larves des Anthozoaires (*coupes longitudinales et médianes, avec perspective*). — En 212, larve libre, nageant au moyen des cils vibratiles de son ectoderme.
— En 213, larve un peu plus âgée, et venant de se fixer à un support. — D'après les
recherches faites par Kowalevsky et Marion sur un Octactiniaire, le *Sympodium coralloïdes*.

temps, sans doute par une abréviation du développement, et il en est de
même pour les tentacules. — Les phases évolutives des Polyactiniaires
sont, sous ce rapport, plus longues et plus nettes. Deux tentacules,
presque diamétralement opposés, se façonnent dès l'abord, dans la région
péribuccale de l'individu, par deux saillies, qui grandissent et s'allongent
peu à peu; chaque saillie, placée au-dessus d'une des loges de la première paire, ces loges venant d'être engendrées à l'instant et existant
seules, consiste en un diverticule, émis par la cavité de la loge, qui sou-

lève la paroi du corps. Ces deux appendices primitifs sont souvent inégaux sous le rapport de la longueur; cette dissemblance est, de tous points, comparable à celle qui se manifeste entre les deux premiers tentacules du Scyphistome. Puis, la plus grande des loges de la première paire, étant divisée en trois par la genèse de deux nouvelles cloisons, deux autres tentacules vont s'ajouter aux deux premiers, en surmontant les deux loges qui viennent d'être formées. Le chiffre des loges augmentant toujours avec régularité, celui des tentacules agit de même, car ces appendices naissent avec constance au-dessus de la plupart des loges récemment produites.

Les procédés génétiques des premiers tentacules sont assez bien connus; il n'en est plus ainsi pour ceux des derniers, ni pour la façon dont ils se groupent afin d'acquérir leur arrangement définitif; les seules observations concluantes à cet égard ont été effectuées, par de Lacaze-Duthiers, sur des Zoanthaires appartenant à la tribu des Actinidées. — Lorsque le nombre des tentacules, subordonné à celui des cloisons et des loges, est arrivé à douze, ces organes se disposent en deux cycles concentriques : l'un, externe, composé des six plus grands d'entre eux; l'autre, interne, formé des six plus petits. Les appendices de ces deux cycles ne sont point placés les uns devant les autres, mais en alternance. Puis, douze nouveaux tentacules sont engendrés, et constituent un troisième cycle; ils naissent au-dessus des loges supplémentaires, qui viennent de faire leur apparition. Ils sont rassemblés en six couples, dont chacun est situé dans l'un des espaces, qui séparent un grand tentacule du premier cycle d'un petit tentacule du second; ces espaces étant au nombre de douze, et six d'entre eux étant ainsi occupés par les couples des appendices du troisième cycle, ces six espaces alternent avec ceux qui restent nus. Tous ces organes sont d'abord groupés d'une façon bien irrégulière; ils s'arrangent ensuite sur trois cercles concentriques, dont le premier se compose des six grands tentacules primitifs, le second de six, et le troisième de douze appendices. Ceux-ci ne correspondent pas exactement au second ni au troisième cycle, car les tentacules qui constituaient ces derniers se sont confondus, et ne reprennent pas exactement leur place lorsqu'ils se disposent de nouveau en couronnes péribuccales; certains appendices du second cercle appartiennent en réalité au troisième cycle, et, inversement, plusieurs des six tentacules du second cycle sont reportés dans la troisième couronne.

Le développement continue d'après les mêmes procédés; les nouveaux tentacules naissent par couples, tout comme les loges qu'ils surmontent; chaque couple étant situé dans un des espaces qui séparent les uns des autres les tentacules des cycles précédents, et ces espaces alternant avec ceux qui ne sont l'objet d'aucune évolution. — Les jeunes tentacules, en faisant leur apparition, se mélangent à leurs homologues qui les ont précédés, et les couronnes péribuccales perdent leur disposition régulière; puis, tous ces organes se groupent derechef en cercles définis, les éléments de chaque cercle appartenant parfois à des cycles différents, car ils se rassemblent d'après leurs rapports de juxtaposition, non d'après leur âge.

Le terme *cycle* désigne ici l'ensemble des tentacules produits en même temps. Le nombre des éléments constitutifs d'un cycle déterminé est, constamment, le double du chiffre offert par le cycle précédent, sauf pourtant en ce qui touche les douze premiers tentacules. Ceux-ci se disposent en deux cycles, dont chacun se compose de six éléments. Les appendices du troisième cycle sont au nombre de douze; ceux du quatrième au nombre de vingt-quatre; ceux du cinquième au nombre de quarante-huit; et ainsi de suite. Par conséquent, le jeune individu possède 24 tentacules au moment où le troisième cycle vient de naître; il en présente 48 lors de la genèse du quatrième cycle, 96 après la formation du cinquième; la quantité de ces organes augmente, suivant cette progression fixe et déterminée. La régularité de ce développement est une conséquence de celle offerte par les cloisons, et par les loges naissantes.

B. — Les larves des Octactiniaires, et un certain nombre de celles des Polyactiniaires, produisent leurs premières cloisons, et leurs premiers tentacules, lorsqu'elles sont déjà fixées, après cessation de leur vie libre. Les embryons de divers Polyactiniaires les engendrent durant leur période de liberté; couverts de cils, et possédant souvent une touffe vibratile sur l'extrémité aborale du corps, ils nagent pendant que leurs appareils s'ébauchent, et se fixent d'habitude après que les douze cloisons, et les douze tentacules primordiaux, ont pris naissance. — Cette persistance de la vie pélagique est plus accentuée encore chez les Cérianthidées, s'il faut en croire des observations récentes. Ces animaux habitent les eaux de surface durant leur jeunesse entière, et ne se laissent aller au fond qu'au moment où les éléments reproducteurs font leur apparition; la maturité sexuelle, qui est le dernier degré de l'évolution de l'individu, marque seulement l'instant où cesse la vie libre. Ainsi, les larves des genres *Cérianthus* et *Arachnactis*, ceux-ci considérés autrefois, à tort, comme des larves de *Cérianthus*, se trouvent-elles libres à des états fort avancés de leur évolution, et munies de presque toutes leurs cloisons, et de tous leurs tentacules.

Un semblable mode de vie des embryons paraît exister aussi chez les Zoanthines. Semper, et surtout Ed. Van Beneden, ont décrit des formes embryonnaires libres, munies déjà de six ou de douze cloisons, et rattachées, autant qu'il est permis d'en juger d'après leur disposition, à l'évolution des Zoanthines. Ces larves sont curieuses, en ce qu'elles portent, sur l'une des faces de leur corps, une bande longitudinale, faite de grands cils vibratiles, commençant non loin de l'extrémité buccale, pour finir assez près de l'extrémité aborale; les autres portions de l'ectoderme étant dépourvues de cils, cette bande représente sans doute l'organe locomoteur du petit être. — Cette disposition, remarquable par elle-même, devient très importante, si on la compare à la structure des rangées de palettes des Cténophores. Ces dernières peuvent être assimilées à des assemblages de longs cils juxtaposés; et, sauf par la réunion en palettes, la bande vibratile des larves, observées par Ed. Van Beneden et par Semper, rappelle les rangées des Cténophores, d'après leur origine ectodermique, leur orientation longitudinale, et leur structure essentielle. Seulement, cet organe est unique chez les premières, et demeure propre aux phases embryonnaires; tandis que les seconds en possèdent huit durant toute leur vie. Il est intéressant de signaler cette ressemblance, car elle contribue à rattacher plus étroitement les Cténophores aux autres Scyphozoaires.

V. — Un petit animal pélagique, découvert par Busch, étudié récemment avec détails par Claus et Viguier, le *Tetrapteron* (*Tetraplatia*) *volitans*, semble devoir être considéré comme une forme larvaire de Scyphozoaire. Le corps de cet être, assez polymorphe, se ramène, en somme, à un ovale allongé, portant la bouche au centre de son extrémité inférieure, et muni, vers le milieu de sa longueur, de quatre minces expansions, nommées les *ailes*. Ces dernières, formées par des saillies membraneuses de la paroi du corps, sont placées à égale distance les unes des autres, et possédent deux petits organes des sens pour chacune d'elles. Ces annexes sensoriels peuvent être assimilés à des rhopalies de structure fort simple; quant aux ailes, elles concourent, pour la plus grande part, à produire les mouvements locomoteurs, car les cils, dont l'ectoderme est recouvert, sont fort courts. L'ouverture buccale donne accès dans un tube œsophagien, soudé à la paroi du corps, qui conduit dans une spacieuse cavité gastrique, divisée par quatre épaisses cloisons en quatre loges profondes. Ces loges se bifurquent dans la région aborale du corps; quatre des branches se continuent avec les loges gastriques; les quatre autres alternent avec les premières. Celles-ci, comparables presque aux canaux cloisonnaires du Scyphistome, se retournent vers l'extrémité buccale et se convertissent en quatre conduits longitudinaux, placés à égale distance les uns des autres, entre la cavité stomacale et l'ectoderme, dans la substance même des cloisons. Non loin de la bouche, les canaux longitudinaux s'écartent de l'ectoderme, et vont s'ouvrir dans la cavité gastrique.

La petite taille de ces animaux (3 à 5 millimètres), leur privation d'organes sexuels, portent à admettre que ces êtres sont des larves, et n'ont pas encore atteint leur état définitif; mais la complexité assez grande de leur structure permet aussi de croire que cet état n'est pas fort éloigné, et qu'il ne diffère pas trop, dans son ensemble, de celui qu'ils offrent eux-mêmes. L'existence des quatre cloisons, dans la cavité stomacale, éloigne les Tétraptères des Hydrozoaires, pour les placer avec certitude parmi les Scyphozoaires; mais il est encore bien difficile de se prononcer sur leur situation exacte. La forme générale du corps, l'épaisseur des cloisons gastriques, la présence des quatre canaux longitudinaux fournis par la cavité stomacale, tendraient à rapprocher ces êtres des Cténophores; ils seraient un groupe de Cténophores tétraradiés, et non octoradiés à la façon des représentants normaux de cette classe. D'un autre côté, l'absence de palettes natatoires, et la disposition des ailes, donnent à ces animaux une originalité incontestable; en outre, la nature des organes sensoriels placés sur ces ailes, comme la possession de quatre seules cloisons, contribuent à rapprocher les Tétraptères des Scyphoméduses.

La vérité, autant qu'il est possible de conclure d'après les connaissances actuelles, paraît être dans cette pensée que les Tétraptères représentent les larves, très avancées, d'êtres voisins des Cténophores, ou celles de Scyphoméduses inférieures. L'ensemble de leur économie peut être rattaché, sans trop de difficultés, à celui qui serait offert par un Cténophore, ayant conservé la disposition tétraradiaire primitive, et dont le corps ne serait pas divisé en octants. La minime complexité de leur structure, le mince développement de leur mésoderme, l'absence de cils groupés en palettes, dénotent, d'autre part, la simplicité de ces êtres par rapport aux autres Scyphozoaires. L'existence d'organes sensoriels, presque semblables à des ébauches de rhopalies, attestent de leurs relations avec les Scyphoméduses.

En somme, si l'on tient compte de toutes ces dispositions, si l'on remarque la complexité déjà assez grande de l'organisme des Tétraptères, on en vient à une double supposition : ou bien ces animaux sont les formes larvaires de certains Cténophores à la structure fort simple, à l'organisme quadriradié plutôt qu'octoradié, et encore inconnus; ou bien ils sont les embryons libres d'une Scyphoméduse inférieure, d'un Autoscyphaire, ou d'un Tétramère, peut-être d'une Charybdée. La science actuelle ne permet pas de se prononcer en cette occurence; mais les données acquises autorisent à placer, avec une certitude presque complète, les adultes des Tétraptères à la base des Scyphoméduses, ou à celle des Cténophores, et à resserrer davantage les liens qui unissent entre elles ces deux classes.

§ 5. — Origine des organes internes.

La larve fort jeune, ne possède, durant sa phase vésiculaire, et pour constituer la paroi de son corps, que deux assises cellulaires accolées : le protectoderme, qui devient l'ectoderme et produit le mésoderme, et le protendoderme; ce dernier limite la cavité entérique centrale, simple encore, et nullement différenciée. De cette cavité naîtra l'estomac de l'adulte, avec ses divers annexes, loges ou canaux gastrovasculaires; et des deux couches cellulaires primordiales dérivent tous les tissus définitifs. L'endoderme joue en cela, le plus petit rôle; il ne se modifie pas d'habitude; ses principaux changements consistent à transformer parfois plusieurs de ses cellules en. éléments épithélio-musculaires. Les fonctions de l'ectoderme sont plus importantes. — Autant qu'il est permis d'en juger d'après les observations acquises, ce feuillet commence par exsuder vers sa base, et par intercaler, entre lui-même et l'endoderme, une substance fondamentale homogène; plusieurs de ses propres cellules se divisent, pour envoyer les produits de leur segmentation dans cette substance, et former ainsi un tissu muni d'éléments figurés. Ce tissu est le mésoderme, qui s'accroît ensuite pour son propre compte, et subit des modifications diverses. Ensuite, lorsque l'ectoderme a donné naissance au mésoderme, il continue à proliférer pour engendrer les organes des sens, avec le réseau nerveux de l'individu, et revêt enfin sa disposition définitive.

Le plan des descriptions suivantes est donc facile à établir. Une première partie sera consacrée à l'ectoderme et à ses dérivés : le mésoderme d'abord, les appareils de relation ensuite. La seconde partie traitera de l'endoderme, et des diverses modifications qu'il est capable de présenter; puis de l'entéron, et des changements qu'il subit.

I. **Ectoderme**. — Ce feuillet est constitué, au début de la phase vésiculaire, par une assise cellulaire simple, immédiatement juxtaposée à l'endoderme; bientôt, une mince lamelle de substance fondamentale, la *membrane propre* (*membrana propria*), apparaît entre ces deux couches, et les sépare l'une de l'autre. Puis, l'endoderme est désormais inactif. L'ectoderme continue à produire de la substance fondamentale, et envoie plusieurs de ses éléments dans l'intérieur de cette dernière; il engendre ainsi un tissu conjonctif, placé en dedans de lui, entre lui-même et le feuillet endodermique; ce tissu, susceptible dès lors de se développer par ses propres forces, représente le mésoderme. L'ectoderme fournit ensuite le réseau nerveux avec les portions sensorielles des organes des sens, et, finalement, différencie ses cellules pour leur donner leur structure définitive.

Mésoderme. — *A*. Le développement du mésoderme des *Scyphoméduses* n'est pas encore très bien connu. Les observations, effectuées sur ce sujet, ne sont pas aussi nettes que celles pratiquées sur les Cténophores et les Anthozoaires. Le feuillet moyen paraît bien provenir tout entier de l'ectoderme, mais il semble aussi que l'endoderme prend une part, bien minime cependant, à sa genèse; de nouvelles études sont nécessaires à cet égard. En somme, l'ectoderme exsude, par sa région profonde, une substance fondamentale, abondante, homogène, qui commence à apparaître dès la phase Scyphistome, et devient surtout épaisse lors des derniers états de l'évolution des Acalèphes; peut-être, une portion de cette substance dérive-t-elle de l'endoderme. Les éléments ectodermiques se divisent, et envoient, dans cette gangue fondamentale, les cellules-filles résultant de leur divison; celle-ci prend alors l'aspect d'un tissu complet, susceptible de s'accroître par lui-même. Les éléments jouissent, en effet, de la propriété de produire de la matière intercellulaire, pour en augmenter la masse, et de se segmenter eux-mêmes, afin d'accroître leur nombre; en proliférant de cette façon, ils en arrivent à constituer ce mésoderme abondant, qui forme à lui seul la majeure partie du corps.

L'embryogénie des *Cténophores* étant abrégée, les phénomènes évolutifs sont assez courts, et il est parfois difficile de saisir leur véritable caractère; mais cependant l'origine de leur feuillet moyen est aisée à reconnaître. Ce feuillet provient tout entier de l'ectoderme, contrairement à l'opinion souvent admise; il apparaît lors des dernières phases de la segmentation, en même temps, ou presque en même temps, que l'ébauche entérique. Il dérive, en partie, d'éléments ectodermiques déjà en place, et, pour une autre partie, des petits blastomères qui s'isolent, de la région inférieure des éléments deutolécithiques, dans le but d'achever la couche ectodermique. Puis, soit directement, soit à la suite d'un déplacement sur les côtés de l'ébauche entérique, les cellules du mésoderme viennent se grouper, et se tasser les unes contre les autres, dans la région supérieure de la larve, c'est-à-dire dans cette zone où prennent naissance l'organe sensitif avec les palettes natatoires.

Les éléments du feuillet moyen sont alors juxtaposés, et n'ont encore produit aucune substance intercellulaire; ils séparent, à leur niveau, l'ectoderme de l'endoderme, alors que, partout ailleurs, ces deux feuillets sont directement accolés. — En ce moment, l'entéron s'élargit, les quatre cloisons commencent à se manifester, et la phase *Ctenula* fait son apparition. Les cellules du mésoderme augmentent en nombre par leur propre segmentation, et s'insinuent, dans les ébauches cloisonnaires, entre l'ectoderme et l'endoderme; ces ébauches étant au nombre de quatre, placées à égale distance les unes des autres, l'ensemble du mésoderme grandit suivant ces quatre directions, et prend la forme d'une croix, tout en restant localisé encore dans la région supérieure de la larve. Les deux tentacules se façonnent alors; ils sont constitués par une saillie de la paroi du corps, limitée en dehors par l'ectoderme, et renfermant un amas axial de cellules mésodermiques. Puis, les cloisons s'épaississent; le feuillet moyen s'étend vers l'extrémité inférieure de l'embryon, et ses éléments produisent de la substance fondamentale. — Les phénomènes ultérieurs n'ont pas été complètement suivis; il semble cependant que l'ectoderme soit capable de donner encore, par le même procédé que chez les Scyphoméduses, et sur sa face interne, des cellules, qui s'ajoutent à celles déjà comprises dans le feuillet moyen. L'ensemble des procédés mis en œuvre se ramènerait donc à une genèse hâtive et localisée, aux dépens de l'ectoderme, d'un amas cellulaire, qui constituerait la majeure partie du mésoderme, et à une genèse secon-

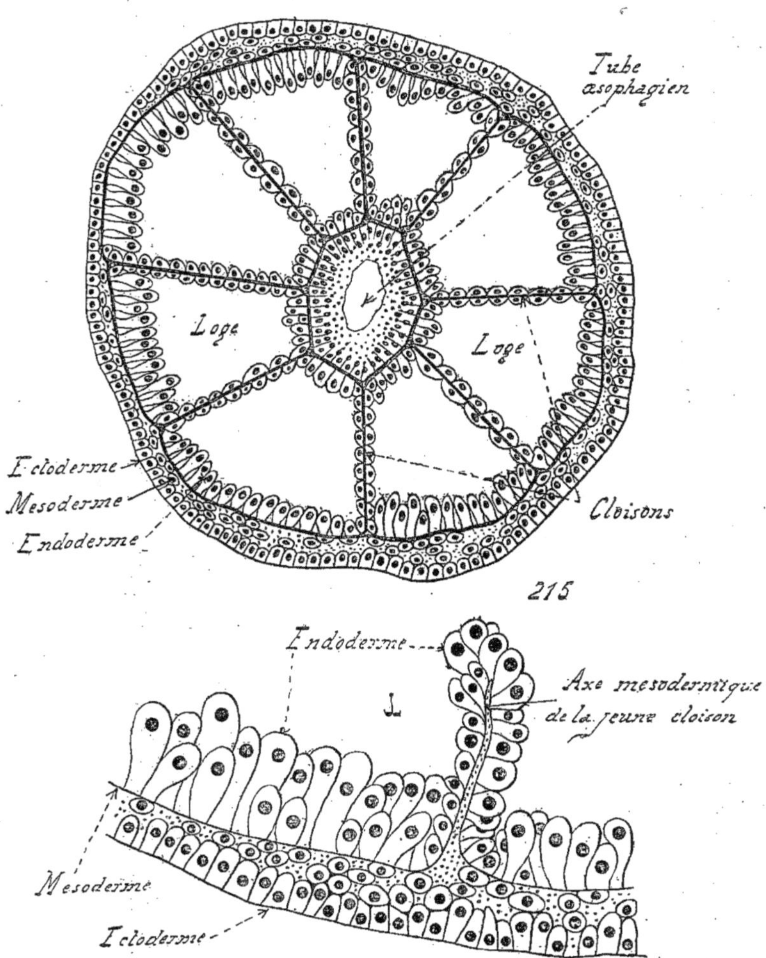

Fig. 214 et 215. — Formation du mésoderme, et des cloisons, chez les Anthozoaires (*coupes transversales*); d'après Kowalevsky et Marion, sur le *Sympodium coralloïdes*. — En 214, coupe transversale, d'une larve venant de produire ses cloisons, pratiquée au niveau du tube œsophagien. L'ectoderme, séparé de l'endoderme par la membrane propre, représentée par un trait noir, s'épaissit par places, afin d'engendrer le mésoderme. — En 215, détails, à une plus grande amplification, de la formation du mésoderme et d'une jeune cloison. Au-dessous de la rangée des cellules endodermiques, se trouvent plusieurs éléments, plongés dans une substance fondamentale représentée par un pointillé; ces éléments proviennent de l'ectoderme, et composent le mésoderme; leur ensemble est séparé de l'endoderme par une ligne nette, qui indique la membrane propre, et sur laquelle tombe la flèche, un peu trop prolongée, du mot *mésoderme*.

daire, éparse, toujours faite par l'ectoderme, d'éléments isolés, qui complèteraient le feuillet moyen en s'adjoignant à lui.

Les *Anthozoaires* sont les mieux connus, en ce qui touche l'origine du mésoderme. Les recherches les plus concluantes furent effectuées, par Kowalevsky et Marion, sur les Octactiniaires ; elles ont été confirmées par des observations faites ensuite sur d'autres représentants de la même classe. Au moment où l'embryon se présente sous la forme vésiculaire, la mince membrane propre existe seule ; puis, lorsque les premières cloisons commencent à apparaître, l'ectoderme exsude vers sa face interne, et insinue, entre lui-même et l'endoderme, une substance fondamentale, homogène, dont la masse augmente peu à peu. En même temps, la plupart des cellules ectodermiques se divisent ; les éléments, qui résultent de la scission, pénètrent dans cette substance, et constituent avec elle un tissu mésenchymateux compact. Ces éléments ne demeurent pas inactifs ; ils se multiplient par eux-mêmes, continuent à produire de la matière intercellulaire, et engendrent ainsi un feuillet épais, placé entre l'ectoderme et l'endoderme, qui n'est autre que le mésoderme.

B. — La plupart des données acquises permettent d'admettre que le mésoderme des Scyphozoaires provient de l'ectoderme. Ce dernier commence par produire de la substance fondamentale, puis fournit à cette dernière des éléments cellulaires ; et ce tissu intermédiaire, ainsi complété, s'accroît dès lors par ses propres moyens. Les différenciations, qu'il subit ensuite, sont les mêmes pour tous les groupes de l'embranchement ; la substance intercellulaire reste abondante, homogène, et ne prend que fort rarement un aspect fibrillaire ; les éléments figurés émettent des expansions qui s'anastomosent entre elles, et présentent, pour la plupart, la forme des cellules conjonctives normales. — En somme, le mésoderme de ces êtres doit être considéré comme un mésenchyme d'origine ectodermique. Ce feuillet demeure compact, et ne se creuse jamais de cavités indépendantes de l'intestin ; les canaux, qui le parcourent parfois, dérivent de l'entéron, communiquent toujours avec lui, et sont directement limités par une assise de cellules endodermiques. Il est un pléomésoderme, qui diffère beaucoup, et par son origine, et par son évolution ultérieure, du mésenchyme des Cœlomates.

Plusieurs des éléments de ce feuillet se modifient en fibres musculaires ; ces dernières proviennent donc de cellules mésenchymateuses, et ne diffèrent en rien, par leur aspect ni par leur organisation, des fibres de semblable origine possédées par les autres animaux. Elles ne représentent pas toujours, à elles seules, les parties contractiles de l'organisme. Il en est ainsi pour les Cténophores, et sans doute pour les Acalèphes, du moins dans la plupart des cas ; mais le contraire existe chez les Anthozoaires. Ceux-ci présentent bien, parfois, dans la paroi de

leur corps, plusieurs fibres d'origine mésodermique; mais la plupart
de leurs éléments contractiles sont des groupes épithélio-musculaires,
dépendant de l'ectoderme ou de l'endoderme. Les Anthozoaires montrent donc, à la fois, des fibres musculaires d'origine mésenchymateuse, et des fibres d'origine épithéliale.

SYSTÈME NERVEUX. — Les notions connues, sur l'origine du système
nerveux des Scyphozoaires, se bornent à quelques observations éparses,
suffisantes cependant pour permettre d'affirmer que ce système dérive
de l'ectoderme, et conserve, durant la vie entière de l'individu, une
grande simplicité de structure. Plusieurs cellules ectodermiques allongent leur région profonde, et se transforment en éléments épithélio-
nerveux. Leurs portions nerveuses, souvent nucléées, s'anastomosent
entre elles; elles constituent, par cette union, un réseau serré, placé
immédiatement au-dessous de la couche épithéliale de l'ectoderme. Ce
réseau a été fréquemment décrit, par les auteurs, sous le nom de
couche granuleuse. Cette disposition ne cesse jamais d'exister; de telle
sorte que le système nerveux de ces animaux montre une structure
toute primitive : l'aspect d'un feutrage de fibres nerveuses, directement
reliées à l'ectoderme dont elles proviennent.

L'ectoderme des Anthozoaires possède, à côté de ses éléments épithéliaux simples, des cellules épithélio-nerveuses et épithélio-musculaires. Le réseau nerveux, constitué par les bases anastomosées des
premières, est placé entre la couche épithéliale non modifiée et la zone
des fibres musculaires; celle-ci est formée par les portions musculaires
des secondes. L'ectoderme de ces êtres est donc un assemblage complexe,
disposé sur trois couches : l'une, externe, composée par les éléments
épithéliaux simples, et par les portions épithéliales des éléments épithéliaux composés; l'autre, moyenne, la couche granuleuse, représentée
par le réseau nerveux qu'émettent les cellules épithélio-nerveuses; la
dernière, interne, appuyée contre le mésoderme, et donnée par les
fibres contractiles qui dépendent des cellules épithélio-musculaires. Cette
disposition se retrouve dans le corps presque entier, dans la colonne
comme dans les tentacules; elle découle, au moyen de modifications portant sur la structure histologique, de l'organisation offerte à son début
par l'ectoderme.

Les faits sont moins complexes chez les Cténophores et les Scyphoméduses. La plupart de leurs éléments contractiles naissent dans le
mésoderme; le feuillet externe de l'embryon se borne à transformer ses
parties constitutives en cellules épithéliales simples, et en cellules
épithélio-nerveuses. Encore ces dernières ne sont-elles pas réparties
dans l'ectoderme entier, et se trouvent-elles localisées en plusieurs
régions déterminées. Ces zones paraissent bornées au pôle aboral, pour
ce qui tient aux Cténophores, et, chez les Scyphoméduses, à diverses
parties de la sous-ombrelle, ou à la base des organes sensitifs.

Organes sensitifs. — Le mode de développement des organes des sens est encore moins bien élucidé que celui du système nerveux; il est cependant possible, à cause de la simplicité de ces appareils, d'établir quelques présomptions, basées sur la structure définitive. — Les rhopalies des Scyphozoaires, grâce à leur canal central, qui communique avec le réseau des conduits gastriques, sont assimilables à des petits tentacules creux; leur paroi est constituée par un épithélium ectodermique, et une seconde couche épithéliale endodermique, que sépare une mince lamelle de mésoderme. Celle-ci disparaît vers l'extrémité libre de l'organe, où l'ectoderme et l'endoderme se mettent en contact direct; de plus, l'endoderme de cette région, au lieu de constituer une assise destinée à limiter le canal central, augmente le nombre de ses cellules, et produit un corps compact, volumineux, l'otocyste. L'ectoderme s'aplatit autour de l'otocyste, et ne présente, en ce point, aucune différenciation particulière; mais il s'épaissit autour de la base des rhopalies, notamment en deux régions déterminées. L'une de ces dernières se garnit de cellules vibratiles, dont il est bien difficile de concevoir la fonction réelle; les éléments de l'autre se remplissent de granulations pigmentaires, fournissent même une petite couche cuticulaire servant de cornée, et composent ainsi un ocelle.

L'organe sensitif, si remarquable et si complexe, placé dans la région aborale du corps des Cténophores, n'est guère connu, pour ce qui tient à son développement, que dans les premières phases de son évolution. Il est alors constitué par un groupe de cellules ectodermiques épaissies, dont les bases s'allongent pour donner le réseau nerveux situé dans cette partie de l'économie, et dont le protoplasme se remplit de granulations calcaires arrondies; en outre, plusieurs de ces éléments se recouvrent de cils rigides, presque semblables à ceux des jeunes palettes natatoires. — Les granulations calcaires tendent, ensuite, à sortir du protoplasme, et à parvenir au dehors; elles se joignent les unes aux autres pour produire, par leur union, les volumineux otolithes de ces animaux, portés par des pédicules qui naissent aussi de l'ectoderme. Les autres modifications histogénétiques sont ignorées. Chun, dont les observations sont les plus complètes à cet égard, s'est presque borné à suivre les changements extérieurs; ses recherches permettent cependant d'affirmer que l'organe entier, avec ses plaques polaires et ses huit bandes ciliées, dérive de l'ectoderme seul. Alors que l'endoderme est capable, dans les rhopalies des Scyphozoaires, de subvenir à la genèse de plusieurs des cellules sensorielles, toutes ces cellules proviennent de l'ectoderme seul, dans l'organe sensitif des Cténophores.

Les appareils chargés, chez les Anthozoaires, de percevoir les sensations fournies par les milieux extérieurs, sont peu nombreux; ils se réduisent aux cellules tactiles éparses dans l'ectoderme. — Il existe parfois diverses régions, placées au sommet de la colonne, que leur pigmentation autorise à considérer comme des ocelles; si cette opinion est exacte, ces organes dérivent du feuillet externe, et, du reste, ne se séparent jamais de lui.

II. **Endoderme et entéron**. — L'endoderme ne subit qu'un petit nombre de changements. Constitué, dès son début, par une seule couche épithéliale aux éléments simples, il reste ainsi chez les Cténophores, et se borne à produire parfois, chez les Anthozoaires et les Scyphistomes des Acalèphes, plusieurs cellules épithélio-musculaires; l'ensemble des fibres contractiles, appartenant à ces dernières, donne les plaques musculaires des cloisons. Les autres éléments de l'endoderme subissent des différenciations diverses, se transforment en cellules à cnidocils, ou se remplissent de granulations hépatiques, mais conservent cependant leur simplicité primitive.

Si l'endoderme ne se modifie que fort peu, il n'en est pas de même pour la cavité qu'il limite. Celle-ci, d'abord vésiculeuse durant les premières phases larvaires, se modifie par l'apparition du tube œsophagien et des quatre cloisons de la Scyphule. Puis, suivant le cas, le nombre des cloisons augmente, pour diviser la périphérie de l'entéron en loges placées côte à côte; ou bien, les quatre cloisons premières s'épaississent, et se soudent par places, pour convertir la même région périphérique de l'entéron en canaux anastomosés; ou bien encore, ces organes se détruisent. Le premier mode est celui des Anthozoaires, le second et le troisième appartiennent aux Scyphoméduses et aux Cténophores. Mais, quel que soit le procédé, la portion centrale de l'entéron primordial reste indivise, s'ouvre au dehors par l'entremise du tube œsophagien, et constitue la *cavité gastrique* de l'adulte; cette cavité communique largement avec les loges, ou avec les canaux, dont on vient de voir l'origine.

Le tube œsophagien, étant toujours produit par une invagination de la paroi du corps, possède, dans sa paroi, une couche ectodermique interne, une assise endodermique externe, et une lamelle intermédiaire de mésoderme. De même, chez tous les Scyphozoaires, les cloisons sont des saillies lamelleuses, constituées par le mésoderme et par l'endoderme, le premier feuillet étant placé au centre de l'organe, et le second à sa périphérie; ces saillies s'attachent à la face interne de la paroi du corps, et s'avancent, de là, dans l'intérieur de la cavité entérique. Leur endoderme est toujours représenté par une assise épithéliale, qui entoure le mésoderme; celui-ci est formé, à son début, par la membrane propre seule, puis par un tissu conjonctif, plus ou moins épais suivant les classes auxquelles on s'adresse. — L'histogenèse est donc la même chez tous les Scyphozoaires, pour ce qui touche aux annexes de l'entéron. Les différences, entre les divers groupes de l'embranchement, portent seulement sur le nombre et sur la disposition de ces annexes.

SCYPHOMÉDUSES. — Les transformations subies par l'entéron ne sont connues, et il en est de même pour celles des autres organes, que chez les. Discoméduses. La part qui revient au Scyphistome et à l'Ephyre, dans ces changements, a déjà été signalée plus haut; il reste seulement à examiner, sous ce rapport, l'évolution subie par l'Ephyre qui passe à l'état adulte. Cette évolution présente des phénomènes communs à tous les représentants du groupe, et des faits propres à chaque famille.

Les phénomènes communs tiennent au tube œsophagien, et au mésoderme des cloisons. Le premier de ces appareils, bien marqué chez le Scyphistome, s'atténue déjà chez l'Ephyre, et disparaît dans l'état défi-nitif. Le terme disparition ne signifie pas atrophie, mais plutôt soudure de ce tube avec la paroi somatique voisine; la cohérence est ici due au mésoderme, qui s'épaissit autour de la bouche, et unit à mesure l'œso-phage avec les parties environnantes. — Les cloisons présentent un fait du même ordre. Leur région interne, traversée par le canal cloisonnaire, disparaît en majeure partie; mais leur région externe, soudée à la paroi du corps, grossit beaucoup, par le fait du mésoderme qui augmente de volume, et se confond en définitive avec cette paroi. Le feuillet moyen de cette dernière s'amplifie, en outre, dans des proportions considérables, et se convertit en une couche conjonctive volumineuse, placée entre l'ectoderme et l'endoderme. Cette assise, plus épaisse dans la partie supérieure de l'animal que dans sa zone orale, constitue à elle seule, en mettant à part la couche externe d'épithélium ectodermique, dont l'importance est minime, toute la masse de l'ombrelle.

Il est possible de grouper en trois séries les faits particuliers. — La première s'applique à la seule famille des *Ephyropsides;* le mésoderme de ces êtres demeure relativement mince, et la cavité entérique conserve, sans la modifier en rien, la disposition qu'elle possède chez l'Ephyre. — Les *Pélagides* et les *Cyanéides* appartiennent à la seconde série; leur mésoderme devient plus épais; les régions internes des cloisons ayant disparu, les zones externes sont confondues avec la paroi du corps; mais la cavité reste vaste, et porte à sa périphérie seize logettes, sem-blables à celles des Ephyropsides. Ces dernières se réunissent quatre par quatre, pour se rassembler en quatre loges fort larges, les *poches gastriques*, qui communiquent directement avec le dehors par la bouche. Les logettes périphériques émettent quelques diverticules en forme de canaux, qui pénètrent dans le mésoderme du bord de l'ombrelle, et vont dans les lobes marginaux. — Le feuillet moyen des *Aurélides*, et surtout celui des *Rhizostomides*, qui composent la troisième série, prend une importance excessive, et acquiert un volume considérable. Grâce à ce développement exagéré, il resserre l'espace attribué aux logettes péri-phériques, rétrécit ces dernières, et les transforme en canaux étroits; il respecte seulement les quatre poches gastriques, tout en diminuant leur volume. Ces poches communiquent donc avec un système de canaux gastriques, disséminés dans le mésoderme. Ces derniers ne demeurent pas indivis; ils se ramifient, anastomosent leurs branches entre elles, et constituent, de cette façon, un réseau serré, qui parcourt la substance mésodermique pour lui distribuer les matériaux nutritifs. Ainsi, les diverses modifications, subies par la cavité entérique des Discoméduses, découlent du volume acquis par le feuillet moyen, celui-ci rapetissant à mesure les espaces périphériques de l'entéron, pour les convertir en canaux.

CTÉNOPHORES. — Les changements éprouvés par les Cténophores tiennent à la même cause que ceux des Rhizostomides, car ils sont déterminés par le développement considérable du mésoderme; mais ils sont plus complexes, et s'effectuent suivant une autre direction. — Le tube œsophagien se soude de même à la paroi du corps. Les quatre cloisons primitives persistent, sans qu'aucune de leurs régions disparaisse; seulement elles s'épaississent beaucoup, se réunissent les unes aux autres suivant la plus grande part de leur étendue, et ne sont plus discernables les unes des autres, ni séparables, chez l'animal adulte. Leur accroissement en volume est tel, que les loges périphériques de l'entéron primordial sont transformées en canaux, la partie centrale de cet entéron persistant seule pour devenir la cavité gastrique définitive. Celle-ci est indivise, et se borne à communiquer avec les canaux radiaires. — De plus, la disposition de ces derniers n'est pas semblable à celle offerte par les Discoméduses. Les conduits gastriques de celles-ci sont tous placés dans un plan horizontal, c'est-à-dire perpendiculaire à l'axe vertical qui passe par la bouche. Quelques-uns seulement des tubes gastriques des Cténophores sont ainsi orientés; les autres canaux, méridiens, situés sous les rangées de palettes natatoires, s'arrangent parallèlement à l'axe vertical, et sont par suite longitudinaux. Cette différence est secondaire. L'évolution, en elle-même, est comparable à celle des Discoméduses; elle tient au rétrécissement des loges, qui se convertissent en canaux, par un effet de la grande extension prise par le mésoderme.

Afin de parvenir à ce but, les quatre loges primitives de la Cténule se rétrécissent, d'abord par l'allongement, plus accentué en certains points, des cellules de l'endoderme, ensuite par l'épaississement du mésoderme; ces loges se changent ainsi en fentes allongées. Elles se bifurquent, en même temps, dans leur région distale, ou périphérique; le fond de chacune des huit bifurcations va se placer au-dessous de l'ébauche de la rangée correspondante de palettes. Cette extrémité terminale n'est point resserrée par la suite; elle continue à s'accroître suivant l'axe longitudinal du corps, en accompagnant la rangée locomotrice dans son amplification progressive.

Le même fait n'existe pas dans la région proximale des bifurcations; celle-ci diminue peu à peu de volume, perd son aspect de fente allongée, et se convertit en un canal situé, perpendiculairement à l'axe longitudinal, vers le milieu du corps. La même restriction se produit aussi dans les portions, restées indivises, des quatre loges primitives, d'où la bifurcation périphérique est partie; ces zones prennent aussi la forme de canaux. Chacune d'elles ressemble à un tube, qui divise son extrémité distale en deux autres conduits, dont chacun va se jeter dans un des canaux placés sous les palettes. Enfin, ces quatre tubes se soudent deux à deux, et donnent par ce moyen deux canaux principaux, qui s'ouvrent dans la portion centrale de l'entéron; cette dernière étant restée simple, et devenant la cavité gastrique définitive. — Ainsi se trouve constituée la disposition remarquable de l'appareil digestif des Cténophores. En simplifiant les faits, l'ensemble de ces phénomènes peut être ramené à une division périphérique de l'entéron en quatre loges, dont le fond se subdivise lui-même en deux parties : d'où huit logettes périphériques. La portion centrale de l'entéron persiste comme cavité gastrique; les huit logettes se modifient pour produire les huit canaux méridiens, et les huit canaux transverses, ou de 3e ordre, qui vont à ces conduits méridiens; les quatre loges constituent le reste du système des canaux gastriques, c'est-à-dire les deux canaux de 1er ordre qui partent de l'entéron, et les quatre canaux de 2e ordre allant de ces derniers aux conduits de 3e ordre.

De nouveaux changements surviennent, pendant que ces modifications s'effectuent. L'extrémité aborale de la cavité gastrique émet deux diverticules; ceux-ci se rapprochent de l'ébauche sensorielle, se renflent lorsqu'ils sont parvenus dans cette région, et communiquent ensuite avec le dehors, par une petite ouverture pour chacun d'eux. De plus, cette région de la cavité gastrique envoie également deux expansions dans les ébauches tentaculaires, pour donner la cavité placée au milieu de chacun de ces organes appendiculaires. — Les Lobés et les Rubanés présentent des transformations plus grandes encore. Certains canaux méridiens des premiers émettent des branches tubulaires, repliées sur elles-mêmes, qui pénètrent dans les lobes membraneux appendus à l'organisme. Quant aux seconds, les quatre canaux méridiens, qui devraient accompagner les quatre rangées locomotrices atrophiées, se développent cependant. Mais ils n'accompagnent pas les appendices locomoteurs, puisque ceux-ci sont absents; ils vont se placer vers le milieu du corps, à égale distance de la bouche et de l'organe sensoriel, et suivent l'organisme dans son allongement rubané.

Anthozoaires. — *A.* L'évolution, subie par l'entéron de ces animaux, diffère beaucoup de celle présentée par les Scyphoméduses et par les Cténophores. Ces derniers sont caractérisés, surtout, par la persistance des quatre cloisons primitives, sans qu'aucun autre organe de même nature vienne augmenter leur nombre. Par contre, chez les Anthozoaires, de nouvelles cloisons, en quantité variable suivant les groupes, s'ajoutent aux anciennes, et divisent ainsi la périphérie de l'entéron en une quantité correspondante de loges; la portion centrale de cet entéron, où les cloisons ne parviennent pas, constitue la cavité gastrique définitive. De plus, ces appareils sont minces le plus souvent; leur mésoderme s'épaissit peu, et leurs principales différenciations portent sur l'épithélium endodermique, dont plusieurs éléments se changent en cellules à nématocystes, ou en cellules épithélio-musculaires. A la suite de cette extension modérée du mésoderme des cloisons, et aussi de celui du corps, le tube œsophagien reste libre, et comme suspendu dans la cavité gastrique; plusieurs des cloisons, les *macroseptes*, vont se souder à lui dans leur région supérieure, tandis que les autres, moins étendues, n'arrivent pas jusqu'à sa paroi, et demeurent libres : ce sont les *microseptes*. Généralement, et dans chaque groupe déterminé d'Anthozaires, les macroseptes et les microseptes sont disposées suivant un ordre fixé.

Les cloisons, prises en elles-mêmes, se ressemblent beaucoup chez tous les représentants de la classe. Leur structure fondamentale est constante : un axe mésodermique conjonctif, entouré par un épithélium endodermique complexe. Les principales modifications, communes à la plupart des Anthozoaires, tiennent à la genèse des organes sexuels, et à celle des filaments urticants. Les uns et les autres sont formés par des proliférations locales du feuillet moyen, qui soulèvent l'endoderme, et demeurent toujours recouvertes par lui. — En revanche, si la nature des cloisons ne diffère guère d'un Anthozoaire à l'autre, les particularités, touchant le nombre de ces organes, sont très diverses, et méritent un examen approfondi. Les observations les plus précises, à cet égard, ont été faites par de Lacaze-Duthiers; elles ont été confirmées et étendues, tout récemment, par un certain nombre d'auteurs, surtout par les frères Hertwig, par Haddon et par Wilson; l'exacte concordance des résultats obtenus autorise à admettre la fixité, et la constance, des lois qu'ils ont formulées. Il est nécessaire de grouper ces résultats en quelques ensembles bien déterminés, qui serviront de base précise pour apprécier, sous ce rapport, les caractères des diverses familles.

B. — Sauf chez les Octactiniaires, les cloisons ne prennent jamais naissance en même temps; quel que soit leur nombre, elles apparaissent paires par paires, jusqu'à ce que le chiffre définitif soit complété. Ce chiffre varie suivant les tribus; certaines d'entre elles possèdent une petite quantité de ces appareils, alors que les autres en montrent bien davantage; partant, comme ces annexes gastriques se façonnent paires par paires, ces derniers animaux, dans leur évolution, subissent une phase temporaire, où ils offrent un chiffre de cloisons égal à celui présenté, d'une façon définitive, par les groupes d'Anthozoaires qui ont le plus petit nombre de ces organes. — Les premières cloisons produites sont toujours placées de même façon. Qu'elles persistent seules, ou qu'elles soient accompagnées, par la suite, d'autres appendices semblables à elles, elles évoluent de la même manière chez tous les Anthozoaires : d'abord, les premières d'entre elles, dont sont pourvus tous les représentants de la classe; ensuite, les cloisons qui naissent après celles-ci, qui manquent à plusieurs groupes ayant seulement une petite quantité

de ces appendices, et dont le nombre varie d'une tribu à l'autre. On peut
nommer les premières des *cloisons primaires*, et les secondes des *cloisons secondaires*; celles-ci seront dites des *métaseptes*, celles-là des *protoseptes* et des *deutoseptes*.

Les cloisons primaires des Anthozoaires actuels sont au nombre de
huit, et se subdivisent en quatre protoseptes et quatre deutoseptes; c'est
en effet à ce chiffre que se rapporte l'organisation la plus simple, qu'il
soit possible de trouver parmi les individus adultes. Ces cloisons ne
manquent jamais; elles existent seules chez les Octactiniaires et les Edwardsiées; elles font leur apparition durant les phases larvaires des
autres Anthozoaires, donnent à ces phases temporaires la plus grande ressemblance avec l'état définitif des Edwardsiées; puis, les métaseptes prennent naissance, et se mélangent avec elles. La quantité, et la disposition
relative, des cloisons secondaires diffèrent d'une tribu à l'autre, et seront
étudiées de près. — Quelques mots suffisent au préalable pour les huit
cloisons primaires. Elles sont toujours groupées par paires, et rangées
de part et d'autre du plan médian de l'individu, ce plan étant celui qui
passe par les deux gouttières opposées du tube œsophagien. Les deux
cloisons d'une même paire ne sont pas juxtaposées : la première est
placée d'un côté du plan médian, et la seconde de l'autre. Toutes deux
font avec cet axe des angles égaux, ou presque égaux.

C. — Les Octactiniaires sont seulement munis de huit cloisons. Ces
appendices vont se réunir à l'œsophage, et doivent être considérés
comme des macroseptes. Leur ordre d'apparition n'est pas bien connu,
à cause du peu de temps qui lui est consacré; elles naissent presque
ensemble, et ne se forment point paires par paires, du moins d'après les
résultats acquis par les observateurs qui se sont occupés de cette question. Ce phénomène est dû, sans doute, à l'abréviation embryonnaire,
déjà accusée par la segmentation, et par la genèse des feuillets blastodermiques. Elles sont produites par huit saillies de la face interne de la
paroi somatique, qui s'étendent, en s'avançant dans la cavité entérique,
et dont la partie supérieure se soude au tube œsophagien. Les plaques
musculaires se délimitent ensuite sur elles, toujours sur une seule de
leurs deux faces latérales, et se disposent de manière à répartir ainsi les
loges encadrées par ces cloisons : un endocœle médian et antérieur, un
exocœle médian et postérieur, et trois mésocœles latéraux (voir les considérations générales du § 1).

Les Edwardsiées sont, de toutes les Polyactiniaires, celles dont l'organisme est le plus simple; elles ne possèdent, en effet, que les huit
cloisons gastriques primaires, et sont dépourvues de métaseptes. Ces
huit cloisons sont les homologues de celles qui se façonnent, les premières, dans la cavité gastrique des autres Polyactiniaires. Aussi, la
même description s'appliquera-t-elle au développement des cloisons pri-

maires de toutes les Polyactiniaires; les Polyradiées étant, de beaucoup, les mieux connues sous ce rapport.

Un certain nombre de données générales s'appliquent aux huit cloisons primaires : elles naissent en quatre paires; les deux cloisons d'une même paire sont placées de part et d'autre, et à une égale distance, de la ligne médiane marquée par les gouttières œsophagiennes. Sauf ces particularités communes, chaque paire offre, dans son évolution, quelques détails spéciaux; toutes les quatre n'apparaissent pas en même temps, contrairement à ce qu'il en est pour les Octactiniaires, mais bien les unes après les autres. — Les deux cloisons de la première paire ne sont pas diamétralement opposées, et se trouvent assez voisines l'une de l'autre, tout en étant situées de part et d'autre de la ligne médiane, et à une égale distance de cette ligne; leur présence, et leur position mutuelle, ont pour effet de diviser la cavité gastrique en deux loges inégales, dont l'une, antérieure, est plus grande que l'autre. Pendant que s'allongent les cloisons de la première paire, celles de la seconde commencent à se montrer; elles font toutes deux leur apparition dans la grande loge antérieure. — Un temps d'arrêt se manifeste alors dans l'évolution de la larve, qui vient d'arriver à la phase *Scyphula*, et qui ressemble entièrement, par le nombre et par la disposition de ses cloisons gastriques, à la *Ctenula* des Cténophores, ou au *Scyphistome* des Scyphoméduses. La cavité gastrique est divisée en quatre loges par quatre protoseptes; celles-ci s'étendent, et proéminent fortement dans l'intérieur de la cavité stomacale, puis égalisent les distances qui les séparent, de manière à donner à l'ensemble une symétrie presque parfaite. Au moment où s'achève ce phénomène, la cavité gastrique est partagée en quatre loges égales, disposées de la façon suivante par rapport à la ligne médiane : l'une médiane et antérieure, l'autre médiane et postérieure, et deux latérales symétriques.

Les deux paires des deutoseptes naissent ensuite. Les deux cloisons de la troisième paire apparaissent dans la loge postérieure; et, peu après, les cloisons de la quatrième paire commencent à se montrer dans la loge antérieure. Les deux loges latérales restent donc entières, et non subdivisées; en outre, à cause de leur place, les deutoseptes sont plus proches de la ligne médiane que les protoseptes. — Si l'on suit les cloisons primaires sur chaque moitié de la paroi du corps, en partant de la région antérieure pour aller vers la région postérieure, et donnant à chacune un numéro correspondant à son ordre d'apparition, on obtient, quelle que soit la moitié du corps considérée, la série : IV, II, I, III. Les deutoseptes de la quatrième paire sont antérieures, et encadrent en ce point la ligne médiane; il en est de même, dans la partie postérieure de l'organisme, pour celles de la troisième paire; les protoseptes sont latérales.

D. — Les Edwardsiées persistent sous cette forme, et ne poussent pas plus loin leur évolution. Les huit cloisons s'amplifient pour se souder au tube œsophagien, et deviennent ainsi des macroseptes; en même temps, elles égalisent les espaces qui les séparent, de manière à rendre identiques les loges qu'elles limitent. Les plaques musculaires prennent naissance sur l'une de leurs faces, mais celles-ci ne sont pas les mêmes pour toutes; les bandes musculaires des cloisons IV, II, I, sont engendrées sur la face tournée vers la région postérieure du corps, et celles des cloisons III sur le côté tourné vers la région antérieure.

D'autre part, les huit loges se subdivisent en : deux impaires et médianes, l'une antérieure, l'autre postérieure; et six latérales, groupées en trois paires, les deux éléments de chaque paire étant placés de part et d'autre de la ligne médiane.

Toutes les Polyradiées, sans aucune exception, passent par une phase à huit cloisons, semblable à celle que les Edwardsiées présentent d'une manière permanente. Leur développement subit un temps d'arrêt durant cette phase; ce temps est nécessaire pour que les cloisons s'étendent, et égalisent les loges qu'elles circonscrivent. Les plaques musculaires commencent à se montrer, et se développent durant la suite de l'évolution; mais, quel que soit le moment de leur formation, elles sont toujours disposées comme celles des Edwardsiées. Les huit premières cloisons des Polyradiées sont, en définitive et sous tous les rapports, les homologues de celles des Octoradiées. Les différences entre ces deux groupes portent seulement sur ce fait que des cloisons nouvelles, des métaseptes, naissent ensuite chez les représentants du premier groupe, alors qu'elles manquent chez ceux du second.

Les diverses tribus des Polyradiées diffèrent les unes des autres par le nombre, et par la disposition, de leurs métaseptes. Les premiers états de leur développement concordent, de tous points, jusqu'au moment où les huit cloisons premières sont bien formées, et leur huit loges égalisées. Cet instant, pendant lequel l'évolution s'arrête quelque peu, correspond à une phase octoradiée, dont les Edwardsiées constituent le représentant permanent dans la nature actuelle. Les dissemblances commencent ensuite à se manifester.

La tribu des Monaulées, qui contient seulement le genre *Scytophorus*, est caractérisée par la présence de quatorze cloisons gastriques, comprenant les huit protoseptes et deutoseptes normales, plus six métaseptes. Ces dernières sont groupées en trois paires, qui apparaissent respectivement dans les trois paires latérales de loges; la loge médiane antérieure, et la loge médiane postérieure, ne se subdivisant pas. Ces cloisons secondaires deviennent des macroseptes, et leurs plaques musculaires naissent sur la face tournée vers la région antérieure du corps. — Les Gonactiniées s'écartent peu des Monaulées. Leurs deux loges médianes ne se scindent point; seulement, le nombre des cloisons secondaires est de huit; de plus, ces dernières restent toujours des microseptes. Les deux loges latérales de la paire antérieure contiennent deux métaseptes chacune, alors que celles des deux autres paires ne renferment qu'une seule cloison nouvelle. Parmi les huit métaseptes, celles des trois paires postérieures forment leurs plaques musculaires sur la face tournée vers la région antérieure du corps ; par contre, celles de la paire antérieure, placées de part et d'autre des deux cloisons primaires qui encadrent la loge médiane et antérieure, ont leurs plaques sur la face orientée vers la région postérieure de l'individu.

La plupart des autres Polyradiées produisent une quantité de métaseptes supérieure à celle offerte par les Monaulées, et par les Gonactiniées. — Les représentants de la tribu des Cérianthidées passent d'abord par la phase octoradiée, puis engendrent leurs nombreuses cloisons secondaires ; toutes ces dernières naissent dans la loge médiane antérieure, qui grandit beaucoup, et reporte, à cause de son extension, les huit protoseptes et deutoseptes dans la région postérieure du corps. Les métaseptes se montrent presque en même temps ; il est cependant possible de reconnaître que les paires les plus jeunes apparaissent toujours en dedans des anciennes ; de cette manière, les premières métaseptes engendrées sont voisines des protoseptes, et postérieures par rapport aux dernières formées. Celles-ci sont placées dans la région antérieure du corps ; les deux plus récentes encadrent la loge antérieure et médiane. Cette loge ne correspond donc pas à celle des Octoradiées, ni à celle des deux premières tribus des Polyradiées ; elle n'est point limitée par les cloisons de la quatrième paire, mais par les dernières des métaseptes produites. En outre, celles-ci sont des microseptes, alors que les autres cloisons secondaires deviennent des macroseptes. Les plaques musculaires de ces cloisons secondaires naissent sur la face qui regarde la région postérieure du corps. — Ces détails, relatifs aux Cérianthidées, découlent des observations faites par Boveri sur les *Arachnactis*. Les procédés génétiques des protoseptes ne sont cependant pas bien connus ; mais, d'après la structure offerte par les larves de ces êtres, lorsqu'elles sont parvenues à la phase octoradiée, la concordance avec les phénomènes présentés par les autres Polyactiniaires semble indiscutable.

E. — Les Zoanthaires ressemblent aux Cérianthidées, en ce que le nombre de leurs métaseptes est considérable ; elles en diffèrent, pourtant, par des particularités importantes, tenant à deux ordres de faits. En premier lieu, les métaseptes ne sont pas localisées dans la loge antérieure, et naissent sur toute la périphérie de la cavité gastrique ; ensuite, elles apparaissent en deux temps, quatre d'entre elles se formant d'abord, les autres se montrant plus tard, d'après une symétrie qui leur est propre. — La production des quatre premières métaseptes, ajoutées aux huit protoseptes et deutoseptes, et se mêlant à elles, a pour effet de porter à douze le chiffre des cloisons et des loges. Les autres cloisons secondaires sont engendrées d'après un mode particulier, et suivant une marche déterminée par ce chiffre douze ; le résultat est de transformer la symétrie octoradiée de l'organisme en une disposition dodécaradiée, ou, pour simplifier, en une orientation hexaradiée. Il existe donc deux types de cloisons secondaires chez les Zoanthaires : le premier type renferme les quatre premières d'entres elles, et le second contient toutes les autres. Afin de faciliter la description, les quatre premières seront nommées des *métaseptes primaires*, et les dernières des *métaseptes secondaires*. — Les Zoanthidées, les Actinidées, et les Madré-

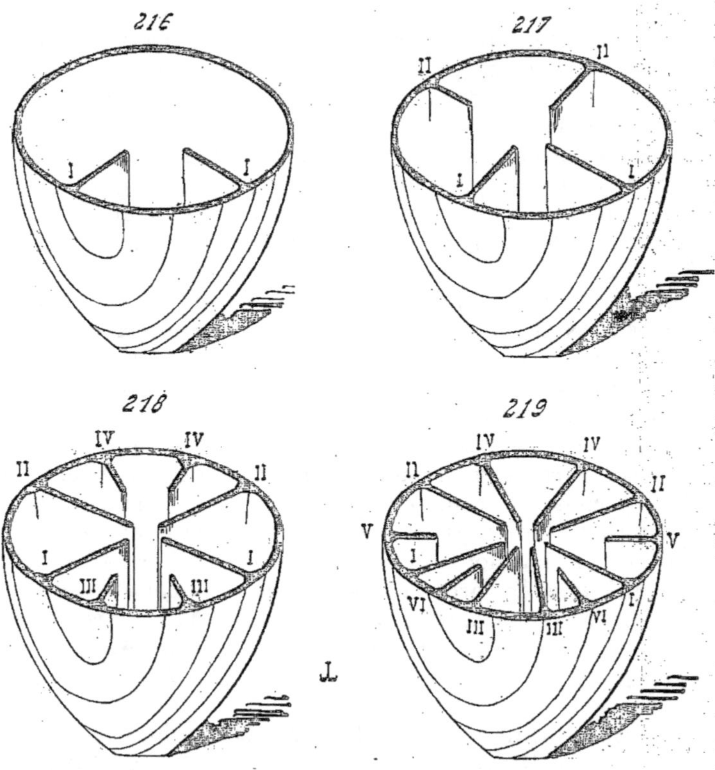

Fig. 216 à 219. — Développement des douze cloisons de la couronne des Zoanthaires (*perspective cavalière;* la colonne est coupée à une certaine hauteur pour montrer les cloisons). — En 216, les deux protoseptes de la première paire existent seuls. — En 217, les deux protoseptes de la seconde paire ont fait leur apparition; l'embryon est parvenu à l'état de Scyphule. — En 218, les deux paires des deutoseptes ont pris naissance; l'embryon est arrivé à un état, qui demeure permanent chez les *Edwardsiées*. — En 219, les deux paires des métaseptes primaires ont été engendrées, et la couronne se trouve complète.

Comparer ces figures aux suivantes, qui donnent les phases ultérieures du développement, en ce qui concerne les Actinides. Les cloisons de la couronne sont désignées, en chiffres romains, par leur numéro d'ordre en tant que date d'apparition.

porides sont les seules bien connues, sous le rapport de la genèse des cloisons; les faits acquis montrent que les quatre métaseptes primaires sont produites de la même façon chez les représentants de ces trois groupes, alors que des dissemblances nombreuses se présentent pour les métaseptes secondaires.

Le procédé mis en œuvre, dans le développement des métaseptes primaires, rappelle entièrement celui déjà signalé pour les protoseptes et les deutoseptes; leurs deux paires se montrent, en effet, l'une après l'autre, et d'une façon telle que les deux cloisons d'une même paire soient disposées de part et d'autre de la ligne médiane, à une égale distance de cette ligne. — L'une de ces paires apparaît dans les deux loges latérales, placées entre la première et la troisième paire des cloisons déjà formées; la seconde dans les deux loges latérales, situées entre la première et la seconde paire de ces mêmes cloisons. — Ces quatre métaseptes primaires naissent à peu de distance; le court intervalle de temps, qui sépare les moments de leur apparition, n'est pas apprécié de la même manière par les auteurs. — La paire intercalée aux cloisons I et III serait la dernière venue, suivant les recherches de Lacaze-Duthiers; alors que l'inverse aurait lieu, d'après les frères Hertwig et Wilson. Ces naturalistes se sont adressés, pour faire leurs études, à des espèces différentes; il faut penser, peut-être, que l'ordre d'apparition des métaseptes primaires est sujet à varier suivant les types.

Comme les quatre métaseptes primaires des Zoanthaires sont engendrées de la même manière que les huit cloisons primitives, sont orientées de la même façon par rapport à la ligne médiane, et se confondent avec elles, il en résulte que ces douze appendices gastriques se ressemblent extrêmement, et font partie d'un même système, qui sera nommé la *couronne*. Grâce à leur présence, la région périphérique de la cavité gastrique est divisée en douze loges, les *loges coronales*, dont deux sont impaires et médianes, et dix latérales. Les quatre métaseptes ont leurs faces à bandes musculaires tournées vers la région antérieure du corps; aussi, en se combinant avec les cloisons primaires, ont-elles pour effet de donner à deux des paires de loges latérales le caractère de mésocœles, à deux autres celui d'endocœles, et à la dernière celui d'exocœle; les deux loges impaires sont toujours des exocœles. En désignant la loge impaire antérieure par la lettre A, la loge impaire postérieure par la lettre B, et les loges latérales par des numéros correspondant à leur situation respective, on obtient, sur chaque moitié du corps, la série suivante : A, 1, 2, 3, 4, 5, B. — Les loges 1 et 5 sont des mésocœles; les loges 2 et 4 des endocœles; la loge 3 est un exocœle.

D'un autre côté, si l'on met dans une même série, comme leur disposition définitive y engage, les douze *cloisons coronales*, et si on leur donne des numéros correspondant à leur ordre d'apparition, on en arrive encore, sur chaque moitié du corps, à la série suivante, relative aux cloisons de la couronne : IV, II, V, I, VI, III; ou IV, II, VI, I, V, III. — Cette série, exprimée en chiffres romains pour la distinguer de celle des loges, et dans laquelle, contrairement à cette dernière, les éléments sont disposés d'après le moment de leur naissance, non d'après leur situation respective, est commune, semble-t-il, à tous les Zoanthaires étudiés jusqu'ici.

F. — Les dissemblances entre les divers groupes s'établissent ensuite, et sont données par les métaseptes secondaires. Il est permis de reconnaître, sous ce rapport, deux groupes parmi les Zoanthaires : celui des Zoanthidées d'une part, celui des Actinidées et des Madréporides de l'autre.

Les métaseptes secondaires des Zoanthidées apparaissent toutes dans la 5e paire des loges coronales, c'est-à dire dans les deux loges comprises entre les cloisons VI et III. Ces appendices supplémentaires augmentent en nombre, à mesure que l'individu avance en âge, et se développent en microseptes ou en macroseptes ; ces deux types de cloisons sont disposés de manière à alterner avec régularité, de telle sorte qu'une macrosepte soit encadrée par deux microseptes. Les faces musculaires sont orientées alternativement en avant et en arrière ; par suite, les loges de nouvelle formation sont des exocœles, ou des endocœles, les premières alternant régulièrement avec les secondes. Chacune de ces loges est limitée, à cause de l'alternance des grandes et des petites cloisons, d'un côté par une microsepte, et de l'autre par une macrosepte ; la microsepte et la macrosepte, qui entourent ainsi le même endocœle, constituent un *couple*.

Cet arrangement des métaseptes secondaires s'étend même aux cloisons coronales. Les cloisons IV et V ne parviennent pas à atteindre le tube œsophagien, et restent petites, semblables à des microseptes ; elles alternent avec les cloisons II et I, qui s'étendent en macroseptes. Les deux éléments de la paire VI varient, sous ce rapport, suivant les genres ; elles sont des microseptes chez les *Zoanthus*, les *Corticifera ;* elles deviennent des macroseptes chez les *Palythoa*, les *Epizoanthus*. Erdmann, qui a étudié avec détails la structure des Zoanthidées, donne le nom de *microtype* à la disposition offerte par les premiers genres, et celui de *macrotype* à la forme présentée par les seconds.

Les lois du développement des métaseptes secondaires, chez les Actinides et les Madréporides, ont été formulées par de Lacaze-Duthiers. — Ces cloisons naissent, contrairement aux douze premières, par *couples* situés dans une même loge, et non par paires dont les deux éléments se trouvent de part et d'autre de la ligne médiane ; les deux métaseptes d'un même couple sont juxtaposées, et non disjointes. Sous ce rapport, les Actinides rappellent les Zoanthides ; elles leur ressemblent aussi par l'orientation des faces musculaires, qui divisent les loges en exocœles

---

Fig. 220 à 225. — Développement total des cloisons des Zoanthaires, des groupes des Actinides et des Madréporides (*projection horizontale*). — En 220, 221, 222, 223, développement des douze cloisons de la couronne, réparties en six paires. Comparer aux figures précédentes, qui montrent les mêmes faits en perspective. — En 224, développe-

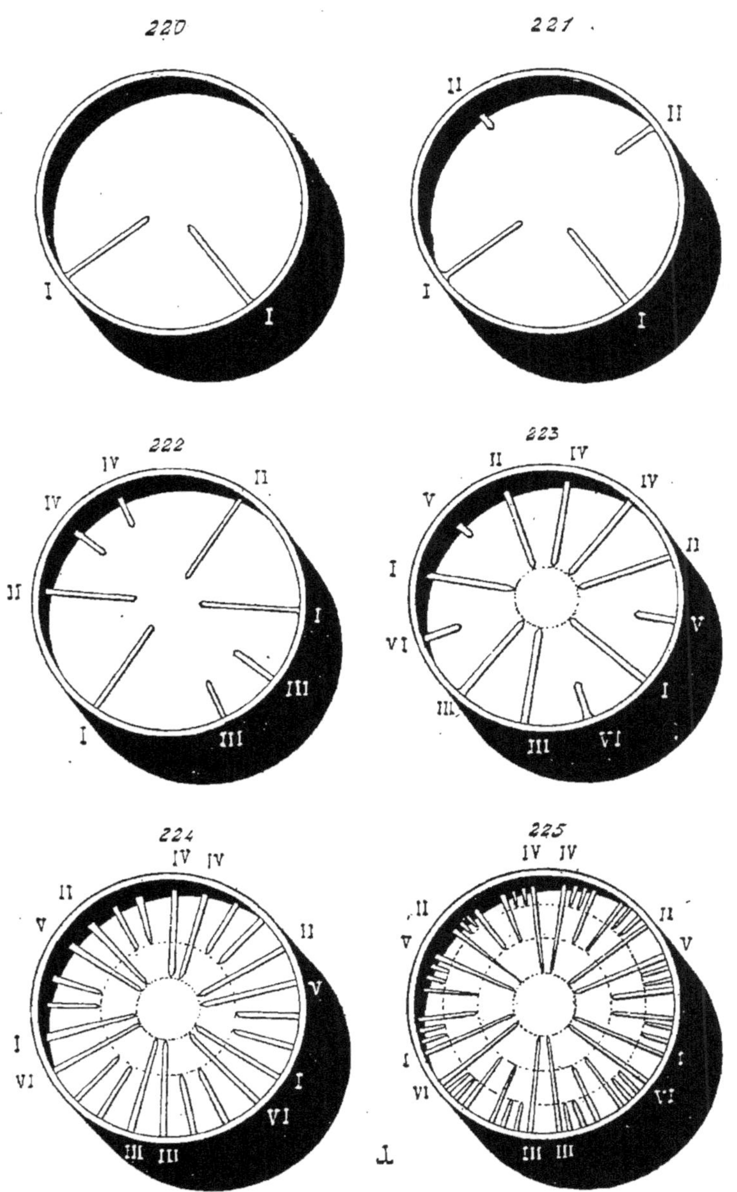

ment des douze métaseptes secondaires du premier cycle, groupés en six couples, dont trois sont placés à droite, et trois à gauche. — En 225, développement des vingt-quatre métaseptes secondaires du deuxième cycle.

Les cercles au pointillé indiquent les limites internes des cloisons; la circonférence interne désigne la couronne, la moyenne le premier cycle, l'externe le deuxième cycle.

et endocœles alternant avec régularité; mais elles en diffèrent par le lieu d'origine des métaseptes, et par leur mode d'extension. — Les métaseptes secondaires ne sont pas localisées dans une seule paire des loges latérales, et ne se développent pas de manières différentes. Les deux cloisons d'un même couple grandissent de la même façon, pour devenir ensemble, suivant le cas, des macroseptes ou des microseptes. Les couples sont produits dans plusieurs des loges coronales. Celles de ces dernières, qui renferment des métaseptes, sont placées à égale distance les unes des autres; aussi l'ensemble de ces nouvelles cloisons se dispose-t-il avec une certaine régularité, sur le pourtour de la cavité gastrique.

Toutes les métaseptes secondaires de l'adulte ne sont pas engendrées en même temps. Un certain nombre d'entre elles apparaît, en premier lieu, sur la périphérie de la cavité gastrique, et se développe; une nouvelle quantité est ensuite façonnée, les régions formatrices occupant aussi le pourtour entier de la même cavité; et le phénomène continue à s'effectuer jusqu'à ce que le chiffre définitif soit atteint. Il faut réserver le nom de *cycle* à l'ensemble des métaseptes du même âge, c'est-à-dire des cloisons nées en même temps, et dont l'agrandissement s'effectue de façon égale pour toutes; on numérote ces cycles suivant leur ordre d'apparition, le premier étant celui produit tout d'abord, le second celui qui est engendré peu après, et ainsi de suite. Le nombre des métaseptes secondaires est fixe dans chaque cycle, ce chiffre étant toujours le double de celui offert par le cycle précédent; ainsi, le premier cycle est constitué par 12 cloisons, le second par 24, le troisième par 48, etc. La progression sous ce rapport, reste constante.

Les métaseptes secondaires du premier cycle sont au nombre de douze, réparties en six couples; trois de ces derniers sont placés à droite de la ligne médiane, et les trois autres à gauche de cette même ligne. Les trois couples du même côté apparaissent dans les loges coronales 1, 3, 5; ces loges, ainsi disposées en alternance avec celles qui ne montrent pas une semblable genèse de cloisons nouvelles, sont des mésocœles, ou des exocœles; les loges dépourvues de métaseptes sont les deux paires d'endocœles latéraux, et les deux loges impaires. — Le second cycle se compose de 24 cloisons, rassemblées en douze couples, six à droite et six à gauche; les six couples du même côté naissent de part et d'autre des trois couples du premier cycle. Les 48 cloisons du troisième cycle sont groupées en vingt-quatre couples, dont douze sont situés à droite, et douze à gauche; les douze couples du même côté apparaissent de part et d'autre des six couples du second cycle. Une évolution semblable se manifeste pour les autres cycles, lorsqu'il en existe; un cycle déterminé formant toujours ses couples de part et d'autre de ceux du cycle précédent, de manière à présenter un nombre double de cloisons.

Quel que soit le cycle, les deux cloisons d'un même couple grandissent de façon égale; les bandes musculaires naissent sur l'une de leurs faces, au moment où leur bord interne atteint presque le quart de la cavité gastrique. Ces bandes sont disposées de telle sorte, que la loge circonscrite par les métaseptes d'un seul et même couple soit un endocœle. — Ce fait existe pour tous ces groupes binaires; et, comme ces derniers se placent côte à côte, en naissant de part et d'autre de ceux qui les ont précédés, les loges laissées entre les couples sont limitées par des faces lisses, nullement pourvues de bandes musculaires, et correspondent par suite à des exocœles. Cette juxtaposition des couples entraîne donc, en tant que conséquence, l'alternance des exocœles et des endocœles, pour ce qui tient aux loges encadrées par les métaseptes secondaires.

Puisque les couples apparaissent, avec constance, d'un côté et de l'autre de ceux qui appartiennent aux cycles précédents, et puisque les couples du premier cycle naissent dans les loges coronales 1, 3, 5 ; il en résulte que ces loges seules, parmi les douze de la couronne, contiennent toutes les métaseptes secondaires. Les deux loges impaires, et les loges latérales 2 et 4, sont toujours à part dans cette évolution; leur cavité demeure unique, ne se subdivise pas, et conserve, durant toute la vie de l'animal, son caractère de simplicité.

On a vu plus haut les relations établies entre la genèse des tentacules, et celle des nouvelles loges. Les tentacules s'élèvent au-dessus de toutes les loges en voie de formation, et se groupent, par suite, en cycles comparables à ceux des métaseptes secondaires.

G. — Les notions précédentes sont résumées dans le tableau suivant :

1º Larve Scyphulaire : 4 protoseptes.

2º Octactiniaires et Edwardsiées : 4 protoseptes + 4 deutoseptes. = 8 cloisons définitives.

3º Polyactinaires polyradiées : 4 protoseptes + 4 deutoseptes + un nombre de métaseptes variable suivant les groupes :

> *A. Monaulées :* 4 protoseptes + 4 deutoseptes + 6 métaseptes = 14 cloisons définitives.
>
> *B. Gonactiniées :* 4 protoseptes + 4 deutoseptes + 8 métaseptes = 16 cloisons définitives.
>
> *C. Cérianthidées :* 4 protoseptes + 4 deutoseptes + un nombre indéterminé de métaseptes dans la loge impaire antérieure.
>
> *D. Zoanthaires :* 4 protoseptes + 4 deutoseptes + 4 métaseptes primaires, formant les douze cloisons de la *couronne* (*cloisons coronales* et *loges coronales*). En surplus un nombre indéterminé de métaseptes secondaires.

    a. Zoanthidées : métaseptes secondaires naissant dans la 5ᵉ paire des loges coronales.

    b. Actinides et *Madréporides* : métaseptes secondaires naissant dans la 1ʳᵉ, la 3ᵉ, et la 5ᵉ paire des loges coronales, et groupées en *cycles* d'âges différents. — Un cycle donné comprend toujours deux fois plus d'éléments que celui qui le précède dans le temps.

Quel que soit le groupe, les protoseptes, les deutoseptes, et les métaseptes primaires, naissent par *paires* : une paire est caractérisée en ce sens, que ses deux éléments constitutifs sont placés de part et d'autre de la ligne médiane, et à une égale distance de cette dernière. Les métaseptes secondaires naissent par *couples* : un couple est caractérisé par ce fait, que ses deux éléments constitutifs sont juxtaposés, et séparés par un espace très petit. — La *loi du redoublement* : « l'ensemble des cloisons d'un même âge atteint toujours un chiffre double de celui des cloisons qui l'ont immédiatement précédé dans le temps », s'applique seulement aux cycles, c'est-à-dire aux ensembles des métaseptes secondaires, qui naissent par couples, appartiennent à divers âges, sont situées dans plusieurs paires des loges coronales, et se trouvent chez les Actinides et les Madréporides, à l'exclusion des autres Anthozoaires. Malgré leurs dissemblances premières, et la régularité de leur ordre d'apparition, ces cloisons se mélangent les unes avec les autres, et entourent de même la cavité gastrique de l'adulte, sans qu'on puisse les distinguer, sauf parfois par leur taille : les plus petites étant les dernières venues.

§ 6. — Organes annexes de soutien.

Ces organes annexes servent à soutenir les tissus mous des individus; ils doivent être considérés comme représentant un squelette, dont les diverses parties sont tantôt externes, et tantôt internes. Les pièces squelettiques sont toujours composées par une substance organique, encroûtée de calcaire; leur ensemble constitue souvent ce que l'on nomme le *polypier*.

Ces formations existent chez les Anthozoaires seuls, et font constamment défaut aux Scyphoméduses et aux Cténophores; cette absence est sans doute corrélative de la vie libre menée par ces derniers.

Les naturalistes sont loin d'être d'accord à leur sujet; certains admettent que les pièces du squelette sont produites par le mésoderme, et d'autres disent que l'ectoderme seul est mis en cause. Il est encore difficile de décider entre des assertions aussi différentes. Il faut bien le reconnaître cependant, parmi les observations effectuées à cet égard, les principales et les mieux conduites tendent à montrer que les polypiers des Anthozoaires sont toujours engendrés par l'ectoderme, et doivent être considérés comme des cuticules calcarisées. Une exception serait faite pour les petits spicules, disséminés dans les tissus mous de la plupart des Octactiniaires : ceux-ci dérivent du mésoderme. Cette genèse n'est pourtant pas une exception réelle, puisque le feuillet moyen est lui-même d'origine ectodermique, et d'apparition tardive.

I. **Octactiniaires**. — *A*. Les pièces squelettiques de ces animaux appartiennent à deux types bien distincts : d'un côté, les petits spicules disséminés dans le mésoderme, et que l'on trouve chez tous les représentants du groupe ; d'autre part, les productions, tantôt cornées, tantôt calcaires, qui entourent les zooïdes, ou qui soutiennent les tissus mous des colonies.

Si les détails du développement des spicules sont encore ignorés, il n'en est pas de même pour leur origine première, qui est bien connue. Les naturalistes, dont les études ont porté, en ces dernières années, sur l'évolution embryonnaire des Octactiniaires, et notamment Kowalevsky et Marion, ont montré que ces éléments naissent dans le mésoderme. Au moment où s'ébauche ce feuillet, plusieurs de ses cellules produisent, dans leur protoplasme, une petite concrétion minérale, qui grandit et devient un spicule. La suite des phénomènes n'est pas encore élucidée ; il semble cependant résulter, des figures fournies par les auteurs précités, que le protoplasme de la cellule génératrice reste placé, sous la forme d'une mince lamelle, autour du sclérite, et augmente les dimensions de ce dernier en lui ajoutant de nouvelle substance. — Le développement des spicules des Octactiniaires rappellerait donc, de fort près, celui de leurs similaires des Eponges.

B. — Sauf un seul genre (*Haimea* ou *Monoxenia*), tous les Octactiniaires actuellement connus sont rassemblés en colonies. Dans certains cas, les zooïdes, et les colonies constituées par leur union, sont nus, et n'offrent aucun vestige de squelette, sauf les spicules mésodermiques. Mais, d'ordinaire, tantôt chaque zooïde est situé dans une loge à la paroi plus ou moins épaisse, et tantôt chaque colonie porte, en son centre, une baguette rigide servant de support. Les opinions diffèrent au sujet de l'origine de ces éléments squelettiques ; plusieurs auteurs les font provenir de l'ectoderme, et d'autres du mésoderme. Il est donc utile d'exposer en premier lieu les faits connus sur le développement de ces pièces, et de ne discuter qu'ensuite, en s'appuyant sur ces données, la question de provenance.

Lorsque les éléments squelettiques entourent les zooïdes, ils offrent l'aspect de loges contenant ces derniers ; l'ensemble de ces loges est un *polypier*. — Le polypier des Clavularides, et celui des Hélioporides, se dépose autour de chaque individu, et grandit avec lui. Celui des Clavularides est mince, corné ; les loges des zooïdes d'une même colonie ne se soudent pas les unes aux autres, et se relient seulement par l'entremise d'une couche cornée, qui revêt les stolons unissant ces zooïdes entre eux. Par contre, celui des Hélioporides s'épaissit beaucoup, et s'incruste de calcaire; les parois des loges se fusionnent, et leur masse constitue un polypier composé.

L'évolution des Tubiporides est différente. D'après les études faites par Sidney J. Hickson, le zoïte primitif s'attache à un support, et produit, par sa base, un lacis de stolons qui s'étalent sur ce dernier; puis les stolons bourgeonnent des individus sur leur face supérieure, et non adhérente. Les zooïdes s'entourent alors d'un tube qui les enveloppe complètement; mais, contrairement à ce qu'il en est pour les Clavularides et les Hélioporides, les choses n'en restent pas là. Chaque zooïde tend constamment à monter dans l'intérieur de son tube, et à produire de nouvelle substance squelettique sur le bord supérieur de celui-ci; le résultat est que cette loge s'allonge sans cesse par son sommet, tout en restant fixée au support par sa base : l'animal se plaçant toujours dans la région supérieure de la cavité tubulaire. A mesure que s'effectue cette ascension, et à des intervalles presque égaux, la base du zooïde engendre une plaque horizontale, qui obture complètement l'intérieur du tube, et sert de point d'appui. Chaque individu fournit ainsi plusieurs de ces plaques, nommées *planchers*, semblables à des diaphragmes qui traversent la cavité, et dont le nombre peut aller jusqu'à treize et quatorze.

Le développement des axes rigides, qui soutiennent les colonies des Gorgonidées, et des Pennatulidées, rappelle, par ses débuts, celui des jeunes Tubipores. Le zoïte primitif se fixe sur un support, et bourgeonne latéralement plusieurs zooïdes placés les uns à côté des autres. L'ensemble de ces individus est une petite colonie, qui repose, par une large surface, sur le support; cette base produit une couche uniforme de substance squelettique, dite la *membrane basilaire*. La colonie continue à augmenter, par bourgeonnement, le nombre de ses zooïdes, et ajouter de nouvelles assises à cette membrane; ces assises récentes ne sont pas de dimensions égales sur toute leur étendue, mais se trouvent plus épaisses en leur centre que sur leur pourtour; la membrane basilaire ne reste donc point plane, à mesure qu'elle s'accroît, mais, à cause de cet épaississement central, se bombe en un dôme. — Les nouveaux dépôts présentant toujours la même disposition, le dôme se hausse de plus en plus, et soulève la jeune colonie; celle-ci prend elle-même une forme convexe, et entoure l'amas de substance squelettique. Le phénomène continuant sans cesse à s'effectuer, d'après le même procédé, le dôme revêt peu à peu l'aspect d'une baguette cylindrique, environnée par les tissus mous et par les zooïdes de la colonie. Les éléments squelettiques sont alors groupés en un axe rigide, qui parcourt la colonie entière dans le sens de sa longueur, et la soutient. Tantôt cet axe est constitué simplement par une matière cornée, comme celui des Gorgones

et des Pennatules; tantôt il s'encroûte de calcaire : celui du Corail est
un exemple de ce dernier cas.

Les opinions des auteurs diffèrent, au sujet de l'origine de ces
productions; certains les font dériver de l'ectoderme, et d'autres du
mésoderme. Il faut se souvenir, dans cette discussion, que les seuls éléments, dont la nature mésodermique soit vraiment démontrée, sont des
spicules minéraux; ces éléments ne sont jamais cornés. — Les polypiers

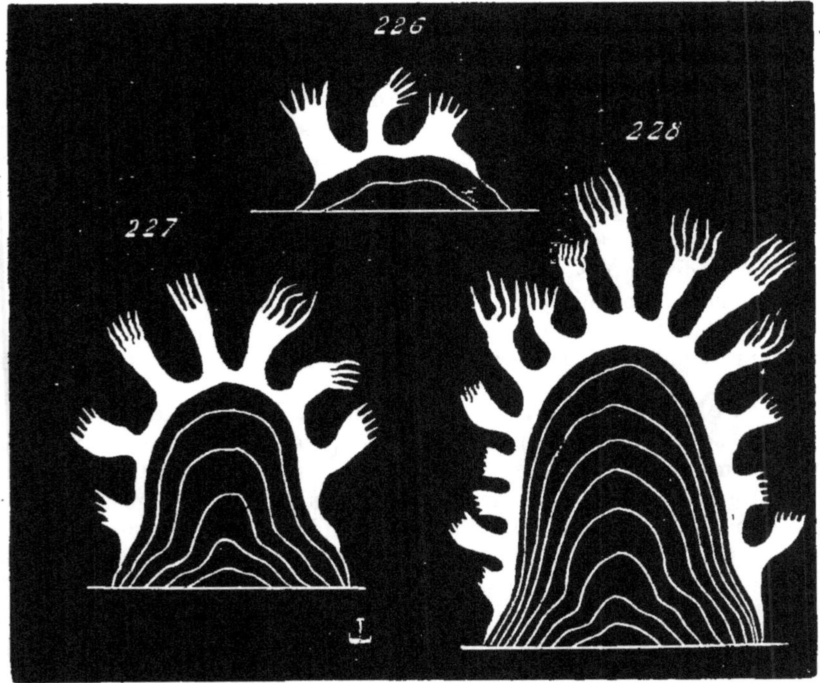

Fig. 226 à 228. — Formation de l'axe squelettique, et d'une colonie, des Gorgonidées (*diagrammes*). — En 226, jeune colonie, composée de trois zooïdes, et montée sur un axe
encore réduit à l'état de membrane basilaire. — En 227, colonie plus âgée, dont l'axe
s'est exhaussé en dôme. — En 228, colonie plus avancée, dont l'axe commence à devenir
une baguette cylindrique. — D'après les recherches faites par J. von Koch.
Les tissus mous de la colonie, zooïdes et sarcosome, sont représentés en blancs; l'axe est
en noir, avec des lignes d'accroissement blanches.

des Clavularides et des Hélioporides sont fournis par l'ectoderme; les
cellules de ce feuillet exsudent, par leur face externe, une substance,
qui est celle du polypier; ce dernier doit donc être considéré comme
répondant à une cuticule. Il est difficile, par conséquent, étant donnée
la grande ressemblance générale établie entre ces polypiers et ceux des
Tubipores, d'accepter l'opinion de Sidney J. Hickson; cet auteur admet,

en effet, que les tubes des Tubipores sont formés par un feutrage de spicules mésodermiques. Il semble bien, à cause de cette analogie, que l'on ait encore affaire, ici, à une production ectodermique. — Une appréciation semblable doit être tenue pour l'axe des Gorgonidées; G. von Koch, dont les recherches ont contribué pour beaucoup à élucider les phénomènes du développement des polypiers chez les Anthozoaires, admet que cet axe est engendré par l'ectoderme, contrairement à Studer qui le fait provenir du mésoderme. La nature cornée de la plupart de ces axes, leur disposition en couches successives emboîtées, leur aspect primitif comme membrane basilaire, tous ces faits, réunis, contribuent à faire accepter l'assertion de G. von Koch.

Si les opinions émises par les auteurs sont ainsi dissemblables, bien qu'elles soient basées sur des observations directes, cet antagonisme tient à la difficulté même de ces dernières. L'ectoderme est représenté par une mince assise épithéliale, alors que le mésoderme est fort épais; aussi, l'ectoderme, placé entre le squelette et le feuillet moyen, peut-il échapper parfois. Et il suffit, en dernier lieu, de rappeler que le polypier des Madréporides, plus complexe encore que celui des Octactiniaires, est cependant produit par le feuillet externe, pour tourner la plupart des probabilités en faveur de l'origine ectodermique de presque tous les éléments squelettiques, cornés ou cornéo-calcaires, des Octactiniaires.

II. **Polyactiniaires.** — *A*. Les Madréporides et les Antipathides sont les seuls Polyactiniaires qui soient pourvus d'un squelette. Celui des premiers est un polypier d'organisation complexe, qui entoure chaque individu, et envoie des expansions dans sa cavité gastrique pour soutenir les parties molles; celui des seconds est simplement représenté par un axe corné, qui supporte les colonies à la manière des axes des Gorgones, le corps des zooïdes restant libre en entier. Le mode de développement de ce dernier appareil squelettique n'est pas encore bien connu; son origine ectodermique semble certaine. Quant au polypier des Madréporides, la plupart des auteurs récents le font également provenir de l'ectoderme, par opposition aux auteurs plus anciens, qui disaient l'avoir vu naître dans le mésoderme.

La complexité de ce polypier est souvent fort grande. Chaque individu en possède un, plus ou moins distinct de celui de ses voisins dans le cas des Madréporides coloniaux, et composé essentiellement par deux parties : une épaisse paroi, la *muraille*, encore nommée *calyce* dans certains cas; et des *cloisons dures*, dites parfois des *lames* ou des *calcoseptes*, partant de la face interne de la muraille pour pénétrer dans la cavité gastrique. Ces lames alternent avec les sarcoseptes, ou cloisons molles, et sont placées dans les endocœles que limitent ces dernières. La substance de la muraille, des cloisons calcaires, et de leurs annexes secondaires, tels que la columelle, les palis, les côtes, etc., est toujours constituée par du calcaire.

Les rapports du polypier, avec les tissus mous, sont importants à connaître. La colonne, la paroi molle du corps du zooïde, est plus longue que la muraille, et la dépasse, lorsque l'animal est étalé. La muraille entoure donc la zone inférieure seule de l'individu; l'extrémité supérieure, qui porte la bouche et les tentacules, reste libre, mais peut se rétracter dans la région pourvue de la muraille calcaire. En outre, cette dernière n'est pas extérieure à la colonne molle, mais se trouve interne par rapport à elle, et en est même séparée par un espace assez ample. Comme toutes deux sont concentriques, la cavité gastrique est divisée par la muraille en deux parties : l'une, périphérique, entoure la muraille, et se trouve comprise entre cette dernière et la colonne(*cavité extra-murale*); l'autre, centrale, est située en dedans de la muraille (*cavité intra-murale*). — A cause de cette disposition, une coupe transversale d'un Madréporide, muni de son polypier, montre, en allant de dehors en dedans : la colonne avec ses tissus mous, puis la cavité gastrique extra-murale, la muraille calcaire ensuite, et en dernier lieu, la cavité gastrique intra-murale. Les lames partent de la face interne de la muraille; aussi parcourent-elles la cavité intra-murale seule. Par contre, les cloisons molles sont attachées à la face interne de la colonne; aussi leur région basilaire, située dans la partie du corps portant le polypier, est-elle coupée en deux zones par la muraille, l'une qui traverse la cavité extra-murale, et l'autre qui parcourt la cavité gastrique interne. La région supérieure de chacune de ces cloisons, placée dans le sommet du corps, où d'ordinaire le polypier ne parvient pas, reste seule indivise, et semblable à l'une des sarcoseptes des Polyactiniaires privés de squelette.

B. — La première ébauche du polypier des Madréporides apparaît, d'habitude, au moment où la larve fixée possède ses douze premières cloisons molles. Une petite plaque calcaire, arrondie, se montre alors vers le centre de la base de l'individu : c'est la *plaque basilaire*, qui sert à joindre fortement cette base au corps étranger servant de support. Puis, des nodules calcaires, supplémentaires, naissent dans cette même région basilaire, entre les cloisons molles; ces nodules se réunissent en petits groupes situés sous chacune des douze loges de l'animal, et représentent les douze premières lames (cloisons dures). Chacune de celles-ci, étant formée par la soudure de trois nodules en moyenne, offre l'aspect d'un Y dont les deux branches divergentes sont tournées en dehors. Le jeune Madréporide possède donc, à cette phase de son évolution, une plaque basilaire et douze lames, alternant avec ses douze sarcoseptes primitives. Les espaces laissés entre les branches des Y vont alors se remplir de calcaire; puis, passés ainsi à l'état de masses solides et compactes, ils croissent par côté, de manière à s'unir latéralement les uns aux autres; cette union se manifeste en dedans de la colonne, et a pour effet de produire un anneau calcaire, situé sous la base de l'individu. Cet anneau, qui porte les cloisons dures sur sa face interne, et se trouve

entouré par la colonne, est l'ébauche de la muraille, il continuera à
s'accroître par la suite, tout en conservant les mêmes relations.

La columelle est indépendante, par son origine, de la muraille et des
premières lames; elle est engendrée par un épaississement central de la
plaque basilaire, qui s'allonge, en s'élevant suivant l'axe longitudinal de
la cavité gastrique de l'individu. Par contre, les autres annexes squelet-

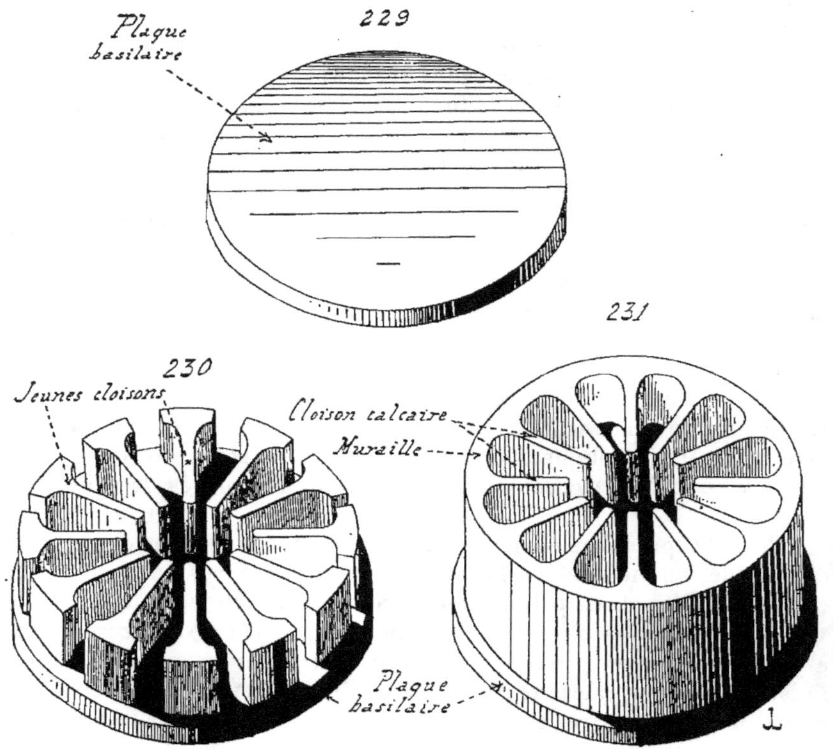

Fig. 229 à 231. — FORMATION DU POLYPIER DES MADRÉPORIDES, considéré en lui-même, et
abstraction faite de l'individu qui l'engendre (*perspectives*). — En 229, le polypier en
est à l'état de plaque basilaire. — En 230, les cloisons ont pris naissance sur la plaque.
— En 231, les bords extérieurs des cloisons, en grandissant et se rejoignant, ont produit la muraille. — (Diagrammes.)

tiques dépendent de la muraille ou des cloisons; les plus fréquents
d'entre eux, les palis, sont des prolongements verticaux, et parallèles à
la columelle, émis par le bord interne des cloisons dures. Les côtes sont
des expansions externes de la muraille; les dissépiments, les planchers,
et les synapticules, correspondent à des saillies internes du calyce, ou à
des excroissances latérales fournies par les cloisons. — Quant à celles-ci,

le mode de développement des douze premières d'entre elles est bien
connu, mais il n'en est pas de même pour les autres; les observations
acquises permettent cependant de croire qu'elles naissent dans les endocœles, limitées par les métaseptes secondaires, et qu'elles apparaissent
par cycles, tout comme ces dernières. Par suite, les lois du développement des métaseptes sont applicables, sans nul doute, aux cloisons calcaires. Quant aux douze premières lames, elles se groupent en deux couronnes, dont l'une est composée par six d'entre elles devenues grandes,
la seconde par les six autres restées petites, celles-ci alternant avec
celles-là.

C. — On avait admis, pendant longtemps, que le polypier des Madréporides était produit par le mésoderme; les recherches récentes tendent
par contre, à le faire considérer comme une cuticule d'origine ectodermique, encroûtée de calcaire, et pénétrant dans l'intérieur des individus,
grâce à des involutions de la paroi du corps. Les cellules ectodermiques
chargées de produire cette cuticule sont nommées des *calycoblastes*. —
La plaque basilaire est engendrée, tout d'abord, par l'ectoderme qui
revêt la région fixée, la base aplatie, de l'individu; puis, cette même
base se creuse de plis, rayonnants du centre vers la périphérie, qui se
forment au-dessous des loges placées entre les douze sarcoseptes primitives, s'approfondissent en pénétrant dans le corps, et font avancer, à
leur niveau, la paroi somatique dans la cavité des loges; la substance
des douze premières cloisons dures se dépose dans ces plis. Ceux-ci
deviennent toujours de plus en plus profonds, et, par suite, remontent de
plus en plus dans les loges gastriques; comme le calcaire continue à se
déposer sans cesse, les cloisons dures augmentent ainsi de hauteur. La
muraille est produite au moyen d'expansions latérales émises par ces
plis, expansions qui se rencontrent, et s'unissent. Les autres régions du
polypier sont également exsudées dans l'intérieur de replis secondaires,
qui dérivent des précédents. L'épithèque, et les cloisons dures plus récentes, font seules exception; la première est sécrétée, lorsqu'elle existe,
par l'ectoderme de la colonne, et se trouve ainsi placée en dehors de l'individu entier. Les secondes répondent à des bandes calcaires, déposées
dans les cavités de nouveaux sillons creusés, dans la région basilaire de
l'animal, entre les zones d'insertion des métaseptes secondaires sur la
paroi du corps.

En somme, il faut se représenter cette portion, de la paroi somatique,
servant à fixer l'animal, comme une membrane creusée de sillons nombreux sur sa face extérieure; ces sillons s'enfoncent de dehors en dedans,
s'approfondissent toujours davantage, et soulèvent la paroi du corps en
bourrelets, qui pénètrent dans l'intérieur de la cavité gastrique. A cause
de ce mode de formation, la cavité de ces replis est limitée par l'ectoderme; les éléments de ce feuillet jouissent de la propriété de sécréter
du calcaire, qui s'accumule dans l'intérieur des sillons; il se constitue

ainsi des pièces squelettiques, recouvertes par la paroi des replis, et servant à soutenir les tissus mous. Ces pièces, avec les sillons qui leur donnent naissance, s'agencent entre elles d'une façon régulière, et suivant la symétrie radiale de l'organisme; elles se disposent en cloisons, qui se soudent les unes aux autres par leurs bords externes pour produire la muraille.

Étant donnée cette évolution, les diverses parties du polypier ne doi-

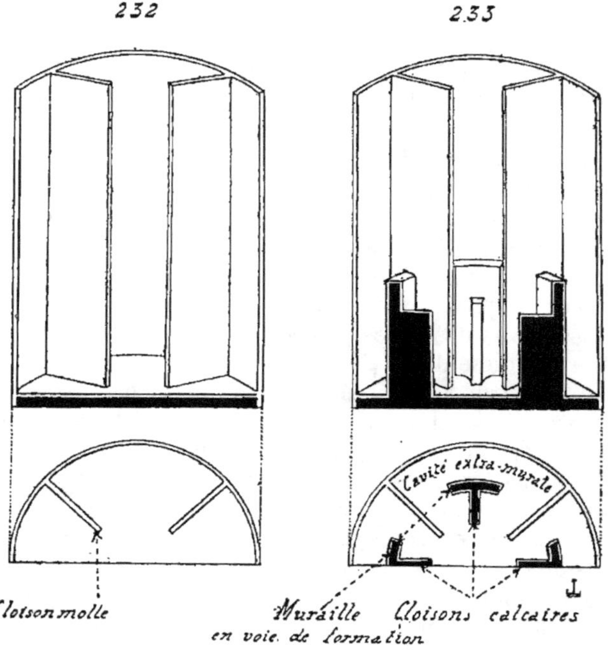

Fig. 232 et 233. — FORMATION DU POLYPIER DES MADRÉPORIDES (*perspectives cavalières en élévation et coupe*). — En 232, le polypier en est à l'état d'une plaque basilaire, située sous la colonne. — En 233, le polypier a produit les cloisons calcaires et la muraille, qui se sont accrues en soulevant devant elles les tissus mous, colonne et cloisons molles.
Le polypier est représenté en noir. Ces deux figures indiquent, d'une manière théorique, et en tenant compte des relations avec le corps de l'individu, les même faits que les deux précédentes figures 229 et 231. En outre, la figure 234 précise les dispositions dénotées par la présente figure 233.

vent jamais être à nu dans le corps; elles sont recouvertes par la paroi des replis où elles se déposent, et celle-ci n'est qu'une portion de la paroi somatique générale, dont elle possède toute la structure. Il est probable, cependant, que le mésoderme et l'endoderme des replis s'amincissent beaucoup, laissant à l'ectoderme, et à ses calycoblastes, la plus grande importance. Cet amincissement permettrait de comprendre certaines

figures données par les auteurs, où la muraille est représentée comme
si elle traversait directement, à l'emporte-pièce, les tissus des cloisons

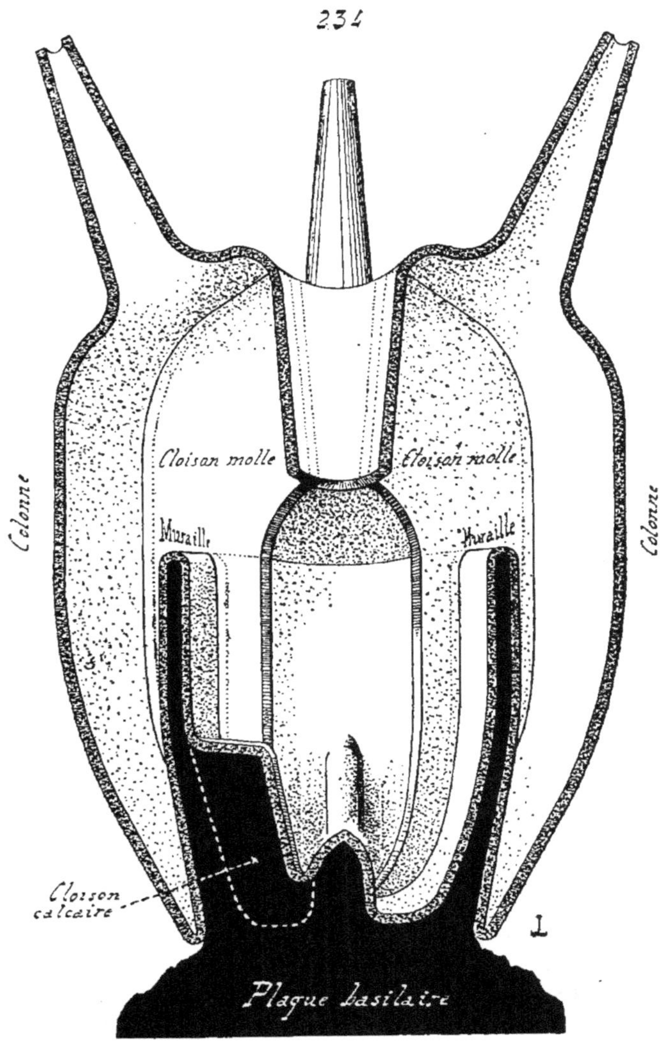

Fig. 234. — Organisation d'un jeune Madréporide, muni de son polypier (*coupe médiane et
longitudinale, avec perspective*). — La substance calcaire est représentée en noir. Le
polypier constitue une sorte de piédestal, au sommet hérissé de cloisons dures, qui
soulèvent à leur niveau les tissus mous, les gaufrent en s'y dessinant en creux, et s'en
enveloppent. Le diamètre de la muraille étant plus petit que celui de la colonne, celle-ci
déborde celle-là, et descend autour de cette dernière à la façon d'une poche annulaire,
dont l'espace vide est la cavité extra-murale.

molles. Il est plus acceptable que cette muraille, engainée par la paroi amincie du repli qui lui donne naissance, soulève à son niveau les bases des cloisons molles; le mésoderme de sa paroi recouvrante se soudant avec celui de la cloison, et les deux couches endodermiques agissant de même. De nouvelles recherches sont encore à désirer sur ce point, afin de montrer la nature précise des relations établies entre les tissus mous des replis à cloisons calcaires, et ceux du reste du corps.

§ 7. — Reproduction asexuée.

I. **Généralités.** — Les Cténophores ne se reproduisent jamais asexuellement; tel n'est pas le cas pour les Scyphoméduses, surtout pour les Anthozoaires. La multiplication par fissiparité, ou par bourgeonnement, joue, chez ces derniers, un grand rôle; son importance est moindre chez les Scyphoméduses, car le Scyphistome de diverses Discoméduses la présente seul.

Quels que soient les divers procédés mis en œuvre, les phénomènes fondamentaux de la reproduction asexuée ne varient pas, et se ramènent tous aux deux modes habituels : la division fissipare et le bourgeonnement. Dans le premier cas, le zoïte se divise en deux ou en plusieurs parties, qui, tantôt restent unies en une colonie, et tantôt se séparent; chacune de ces parties étant capable de devenir un nouvel être. Dans le second cas, le zoïte émet, en une région quelconque de son corps, une expansion renfermant un diverticule de sa cavité gastrique; ce bourgeon grandit, et se convertit en un individu, possédant aussi la faculté de se reproduire par le même moyen. Généralement, les zooïdes, engendrés par ce procédé, ne se séparent pas les uns des autres, et demeurent groupés en une colonie.

Lorsqu'il existe des colonies chez les Scyphozoaires, les zooïdes, appartenant à un même assemblage, sont d'ordinaire identiques sous tous les rapports, et ne diffèrent guère entre eux; tous sont pourvus d'organes reproducteurs, et portent des spermatozoïdes ou des ovules. Le polymorphisme n'existe pas le plus souvent, ou s'accentue beaucoup moins, lorsqu'il se manifeste, que celui des colonies d'Hydrozoaires.

La reproduction asexuée n'a été constatée, parmi les Scyphoméduses, que chez les embryons de certaines Discoméduses, au moment où ces jeunes individus sont parvenus à la phase de Scyphistomes. Elle se présente avec ses deux modes; la gemmiparité, ayant pour but de déterminer la création d'une petite colonie de Scyphopolypes semblables; et la fissiparité, ayant comme objet de diviser, en disques superposés, chacun de ces derniers. — Ce procédé reproducteur est plus commun chez les Anthozoaires; il contribue pour beaucoup à donner, à la plupart des représentants de cette classe, une physionomie propre, car il aboutit, dans la règle, à la genèse de colonies. Le bourgeonnement existe seul chez les Octactiniaires; sauf un seul genre (*Haimea* ou *Monoxenia*), tous les êtres compris dans ce groupe sont assemblés en colonies; les formes de ces dernières sont très diverses, mais, quelles que soient leurs variétés d'aspect, l'origine reste la même, et se réduit à un développement de bourgeons. La plupart des Polyactiniaires dépourvus de polypier restent simples, et ne se reproduisent jamais que sexuellement; par contre, les Madréporides sont presque tous unis en colonies, dont les unes sont engendrées par bourgeonnement, et les autres par fissiparité. — Ainsi, en résumé, les seuls types de Scyphozoaires, qu'il soit nécessaire de signaler sous le rapport de la multiplication asexuée, sont les Scyphopolypes de plusieurs Discoméduses, les Octactiniaires, et les Polyactiniaires.

II. **Scyphopolypes**. — On n'a constaté, jusqu'ici, aucun phénomène certain de reproduction asexuée normale chez les Scyphoméduses parvenues à l'état adulte, tout aussi bien pour les Autoscyphaires que pour les Acalèphes. — Le fait est d'autant plus remarquable, que les Scyphopolypes des Discoméduses représentent, d'une façon passagère, l'organisation permanente des Autoscyphaires, et que ces Scyphopolypes se multiplient asexuellement.

La gemmiparité des Scyphoméduses se manifeste de deux manières : tantôt elle est *directe*, tantôt *stoloniale;* ce dernier cas semble être le plus fréquent. — Dans le premier mode, la larve, qui dérive de l'ovule après avoir passé par la phase vésiculaire, se fixe, et émet un petit bourgeon en une région quelconque de sa paroi somatique; ce bourgeon renferme un diverticule de l'entéron, et sa propre paroi n'est autre qu'une portion de celle de son générateur. Ainsi constitué, il grandit, et devient un nouveau Scyphopolype adhérent au premier. Le phénomène peut s'effectuer encore un certain nombre de fois, toujours restreint cependant, de façon à engendrer une colonie, composée d'un petit nombre de zooïdes. Ces derniers restent unis parfois; souvent ils se séparent les uns des autres. — Le bourgeonnement stolonial aboutit aux mêmes effets; l'aspect de la colonie diffère seul, car le bourgeon, fourni par l'individu primitif, s'allonge en un stolon, sur lequel les nouveaux zooïdes prennent naissance. Ceux-ci sont donc placés côte à côte, au lieu d'être superposés comme dans le premier cas.

La fissiparité des Scyphopolypes a déjà été étudiée, car elle constitue le procédé suivant lequel certains d'entre eux gagnent l'état adulte. Ce phénomène n'est pas normal; tantôt il se produit, et tantôt il n'existe pas, suivant la quantité de deutolécithe emmagasinée par la larve; aussi doit-on plutôt le considérer comme accidentel. La division est toujours transversale, c'est-à-dire perpendiculaire à l'axe longitudinal du corps; elle a pour effet de découper l'individu en segments superposés, qui ne demeurent pas assemblés en une colonie, mais s'isolent les uns des autres pour évoluer séparément, et se convertir en jeunes méduses. Dans le cas où cette fissiparité, encore nommée *strobilisation*, ne se manifeste pas, le Scyphopolype entier se modifie en une méduse, semblable de tous points à celle qui provient de chacun des segments d'un Scyphopolype divisé.

III. **Anthozoaires Octactiniaires.** — Ces êtres ne présentent point de reproduction fissipare. La gemmiparité est le seul mode observé chez eux; seulement, elle acquiert une importance considérable, car elle aboutit à la genèse de colonies, formées par l'union de nombreux zooïdes. Ces colonies sont holomorphes pour la plupart; tous les individus portent des organes de nutrition, et de reproduction sexuelle; parfois cependant, plusieurs d'entre eux sont rabougris, comme atrophiés, et semblent privés d'ovules ou de spermatozoïdes. Les divers zooïdes d'une même colonie, provenant les uns des autres par bourgeonnement, restent unis par leurs cavités gastriques; tous communiquent ensemble, de manière à répandre les liquides nutritifs dans l'assemblage entier. Les phénomènes du bourgeonnement ne varient point dans leur essence; ils consistent toujours en la production, sur le corps d'un individu primitif, d'une saillie creuse, qui s'allonge, et devient un nouvel être semblable au premier, ou un stolon qui va bourgeonner à son tour; la cavité de la saillie est un diverticule de la cavité gastrique du générateur.

En allant au fond des choses, les colonies des Octactiniaires se ressemblent quant à leur origine, et aux relations mutuelles des êtres qui les constituent. Les différences portent seulement sur l'aspect de la colonie, dirigé par la marche du bourgeonnement.

La gemmiparité des Octactiniaires est *directe*, ou *stoloniale*. Les dissemblances entre ces deux modes n'ont aucune importance fondamentale, car les procédés restent les mêmes; la forme générale de la colonie est seule mise en cause, branchue et ascendante dans le premier cas, étalée en surface, et horizontale, dans le second. Un certain nombre de genres, appartenant à la famille des Alcyonidés, effectuent une transition du bourgeonnement stolonial à la gemmiparité directe; ce passage s'établit par un raccourcissement des stolons, de plus en plus prononcé à mesure que l'on suit la série de ces genres, et qui va jusqu'à la disparition complète de ces annexes.

Bourgeonnement stolonial. — Le véritable bourgeonnement stolonial n'est guère offert que par les Clavularides et les Tubiporides, groupes de la famille des Alcyonidés; les colonies s'étalent en surface. Les Clavularides ne possèdent qu'un plan de stolons; le zoïte primordial, issu de la larve, émet, par la base de son corps, un ou plusieurs stolons cylindriques, qui s'allongent sur le support, et donnent naissance à des zooïdes. Ceux-ci agissent de même, engendrent de nouveaux stolons qui produisent d'autres individus, et la colonie s'étend de proche en proche. — Par contre, les Tubiporides présentent plusieurs plans de stolons.

Comme on l'a vu plus haut, les individus sont enfermés dans un tube, dont ils occupent l'extrémité supérieure; par suite, les expansions, qu'ils émettent, n'adhèrent pas au support de la colonie, mais sont placées au niveau de la partie du tube qui contient l'animal. Les mêmes faits se renouvelant pour les zooïdes des diverses générations successives, les stolons, fournis par les plus jeunes individus, sont situés au-dessus de ceux formés par les individus plus âgés, et la colonie s'accroît en hauteur à mesure qu'elle s'étale en surface : circonstance qui n'existe pas chez les Clavularides.

Bourgeonnement direct. — Dans ce second mode, de beaucoup le plus fréquent, les zooïdes sont insérés les uns sur les autres; la colonie gagne surtout en hauteur. Pour arriver à ce but, les jeunes bourgeons, émis par le zooïte, sont placés sur lui, un peu au-dessus de sa base, et se développent, non en stolons, mais en nouveaux individus complets; ces derniers engendrent eux-mêmes d'autres zooïdes par un procédé identique, et la colonie s'amplifie, en prenant un aspect branchu. Il intervient, ensuite, un phénomène, fort rare dans la gemmiparité stoloniale, et qui ne manque jamais dans le cas présent. Le mésoderme des régions de soudure, de tous les individus d'une colonie, s'accroît dans des proportions considérables; comme ces zones correspondent toujours à la base du corps, il en résulte que les bases de tous les zooïdes s'épaississent d'abord, et s'unissent par la suite en une masse, de laquelle se dégagent seules les extrémités supérieures munies de leurs tentacules. Cette gangue commune constitue la partie principale de la colonie; on lui donne tantôt le nom de *cœnenchyme*, et tantôt celui de *sarcosome*; ce dernier terme est préférable, car le premier est employé également pour désigner le tissu calcaire d'union de certains Madréporides. Le sarcosome contient les régions inférieures des cavités gastriques des zooïdes. Ces dernières s'allongent beaucoup, et ressemblent à des canaux cylindriques, qui parcourent la gangue; elles émettent des diverticules, anastomosés en un plexus plus ou moins serré, les reliant les unes aux autres, et d'où partent les expansions dirigées vers la surface du sarcosome pour s'y développer en nouveaux individus parfaits.

La description précédente suffit pour montrer le mode d'accroissement de la colonie. Les cavités gastriques des zooïdes récemment formés produisent des rameaux, dont les uns vont s'unir à leurs semblables des zooïdes voisins pour faire partie du réseau général, et dont les autres, soulevant le sarcosome qui les entourent, lui empruntent les tissus nécessaires pour donner naissance à d'autres individus. Tous les Octactiniaires à bourgeonnement direct présentent des phénomènes semblables; mais la marche de ce bourgeonnement varie, suivant que l'on s'adresse à des colonies privées de squelette axial, ou à des colonies pourvues d'un axe rigide.

Dans le premier cas, le sarcosome devient fort épais : tels sont les

Alcyonidés. Cependant, si les individus possèdent une épaisse cuticule calcaire (Hélioporidées), le sarcosome reste mince, car le squelette suffit pour supporter la colonie entière. — Le sarcosome s'amincit également dans le second cas, et s'étale, autour de l'axe, en une couche relativement peu épaisse, que parcourent les régions basilaires, allongées en canaux cylindriques, des cavités gastriques; telles sont les Gorgonidées et les Pennatulidées.

Ainsi soutenues par leur baguette centrale, les colonies, dans ces deux dernières familles, sont susceptibles de croître en hauteur, mieux que ne le font les Alcyonidés, privées de tout squelette. Comme la colonie s'amplifie par le fait même du bourgeonnement, son ensemble se rami-

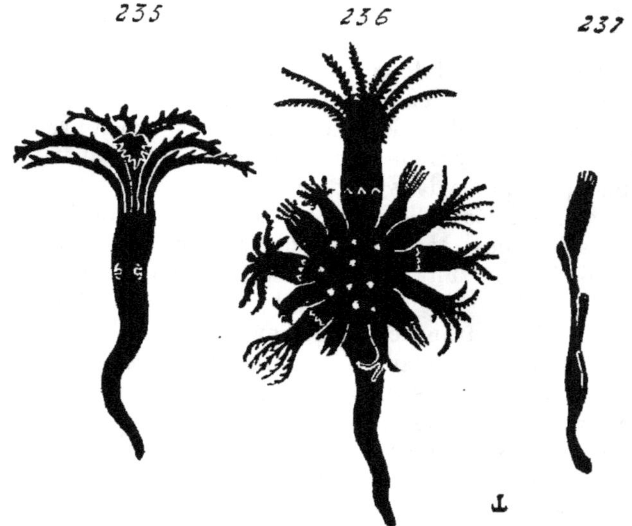

Fig. 235 à 237. — Jeunes colonies des Octactiniaires, produites par gemmiparité (*silhouettes*). — En 235, jeune colonie d'une *Renilla*, d'après Wilson. — En 236, colonie plus âgée. — En 237, jeune colonie d'une *Pennatula*, d'après Jungersen.

fie, et prend un aspect branchu. La disposition des rameaux est irrégulière chez les Gorgonidées, et varie d'une colonie à une autre, parmi les représentants d'une même espèce; il n'en est pas ainsi pour les Pennatulides, dont les colonies ont une forme précise pour une espèce déterminée. Le fait est ici semblable à celui présenté par les Siphonophores, parmi les Hydrozoaires; aussi voit-on, de même, l'allure propre à l'ensemble s'ébaucher, dès l'apparition des premiers bourgeons produits par le zoïte.

A cet égard, le corps du zoïte s'allonge beaucoup, et se divise en trois parties : une extrémité inférieure, qui demeure simple, et produit, en épaississant son mésoderme, la base d'implantation de la colonie; une extrémité supérieure, portant la bouche et les tentacules, nommée le *polype terminal*, et qui ne se différencie pas davantage ; enfin, une région moyenne, qui seule s'amplifie dans des proportions énormes, bourgeonne, et engendre la colonie entière. Le polype terminal est d'abord plus gros que les zooïdes fournis par la région moyenne ; comme ceux-ci grandissent sans cesse, il finit par devenir semblable à eux, et on ne peut plus le distinguer des autres sur des colonies âgées. — La gemmiparité s'effectue suivant une marche régulière. Parmi les jeunes bourgeons, les uns se développent fort peu ; leurs tentacules n'apparaissent pas, ou restent petits ; leur cavité gastrique n'émet aucun diverticule gemmipare, et empêche ainsi la zone qu'elle occupe d'être le point de départ d'une série de nouveaux individus ; leur organisme apparaît comme un canal, ouvert au dehors pour permettre à l'eau extérieure de pénétrer dans le réseau du sarcosome. Les autres zooïdes, placés, sur la région moyenne, de manière à offrir déjà la disposition propre à l'adulte, parviennent à l'état parfait. Le sarcosome s'épaissit à leur niveau, émet des bourgeons en nombre considérable, et ainsi se façonnent des expansions latérales portant des individus complets sur leurs bords. La situation de ces zooïdes prolifères varie suivant les divers genres des Pennatulidées ; il suffit de recourir à la forme définitive de la colonie, pour comprendre d'après quelle marche le bourgeonnement s'est effectué.

IV. **Anthozoaires polyactiniaires.** — La reproduction asexuelle est très fréquente chez les Madréporides, où elle aboutit toujours à la genèse de colonies ; elle est beaucoup plus rare chez les Polyactiniaires aux tissus mous. — Parmi ces derniers, les Antipathides et les Zoanthinés présentent, d'une manière constante, des phénomènes gemmipares, et vivent en colonies. Le bourgeonnement des premiers est direct ; un axe rigide prend naissance pour soutenir le sarcosome et les zooïdes, de sorte que l'aspect général rappelle d'une manière frappante celui des Gorgonidées. Le bourgeonnement des secondes s'accomplit, d'ordinaire, suivant le mode stolonial. — A ces faits, se réduisent les phénomènes normaux de reproduction asexuée montrés par les Polyactiniaires, autres que les Madréporides ; il n'est pas rare, cependant, de rencontrer chez ces êtres, mais d'une manière tout accidentelle, quelques procédés de multiplication fissipare. Ainsi, diverses Actinides se divisent en plusieurs fragments, qui deviennent autant d'individus complets ; telle est, entre autres, l'*Aiptasia lacerata*, signalée par Andres ; mais ces cas sont rares, et ne doivent pas être considérés comme formant un mode reproducteur habituel. Parfois, le plan de division est transversal, au lieu d'être longitudinal ; l'individu primitif se trouve alors partagé en deux zooïdes placés l'un sur l'autre, dans la même situation mutuelle que les segments d'un Scyphopolype. Ce procédé remarquable, et fort important à cause de cette concordance, a été observé chez les *Gonactinia prolifera* Sars.

Mais, en somme, la reproduction asexuée est loin d'acquérir ici la valeur qu'elle possède chez les Madréporides; ceux-ci la présentent fort souvent, et, grâce à elle, se groupent en colonies soutenues par leur squelette calcaire; ces dernières atteignent parfois une taille importante, et jouent un grand rôle dans la biologie marine (attols, récifs littoraux). Tous les Madréporides ne l'offrent pourtant pas; il n'est pas rare de rencontrer dans la même famille, parfois dans le même genre, des espèces se reproduisant par la seule voie sexuelle, et d'autres espèces pourvues en outre de procédés multiplicateurs gemmipares, ou fissipares. Les premiers de ces types conservent, durant leur vie entière, un *polypier simple*, alors que les seconds présentent un polypier complexe, constitué par l'assemblage de toutes les pièces squelettiques appartenant aux zooïdes de la colonie; dans ce cas, les polypiers sont dits *composés*. Ces derniers sont tantôt produits par fissiparité, et tantôt par bourgeonnement.

Fissiparité des Madréporides. — Ce procédé n'a guère été observé, jusqu'ici, que chez divers représentants de la famille des Astréidées. La division est toujours longitudinale, c'est-à-dire parallèle à l'axe longitudinal du corps, étendu de la bouche à la base adhérente; l'aspect offert par la colonie dépend de la profondeur à laquelle elle pénètre, en partant de la bouche, où elle se manifeste en premier lieu.

Pour bien saisir les diverses particularités de la fissiparité des Madréporides, et pour concevoir les formes coloniales qui en dépendent, il faut se représenter d'abord la disposition du zoïte primitif, c'est-à-dire de l'individu issu de la larve. Celui-ci ressemble, en tout, à un polype pourvu d'un polypier simple. La base de sa colonne est soutenue par les pièces calcaires de celui-ci, alors que le sommet, pourvu de la bouche et des tentacules, reste libre; en réalité, le polypier constitue un support à la région tentaculaire nullement encroûtée. La fissiparité débute toujours par le haut de cette dernière; elle commence par diviser la bouche, et la couronne de tentacules, en deux orifices buccaux, dont chacun est entouré par un cercle d'appendices; puis, elle s'étend au reste de la région tentaculaire, qu'elle partage en deux colonnes placées côte à côte. Elle continue ensuite à pénétrer plus près de la base; mais tantôt elle s'arrête avant de parvenir au polypier, et tantôt elle l'atteint. Suivant le cas, s'établit une forme particulière de colonie.

Dans le *premier cas*, la fissiparité s'exerce, seulement, sur le sommet de la colonne du zoïte, et ne s'avance pas jusqu'au polypier basilaire. Ce dernier demeure donc unique, et ne se partage point; il porte la région tentaculaire, scindée en deux colonnes juxtaposées, comme deux zooïdes montés sur un seul pédicule. Ces dernières grandissent; elles sont reliées l'une à l'autre par leurs bases, et cette zone commune s'amplifie et s'épaissit. Elle était primitivement arrondie; elle devient ovalaire, en s'accroissant, de préférence, suivant le plan où sont placés les deux individus. Elle produit à mesure de nouvelles pièces calcaires, qui s'adjoignent à celles du polypier; comme sa forme est ovalaire, ces portions calcaires, récemment ajoutées au bord supérieur du polypier,

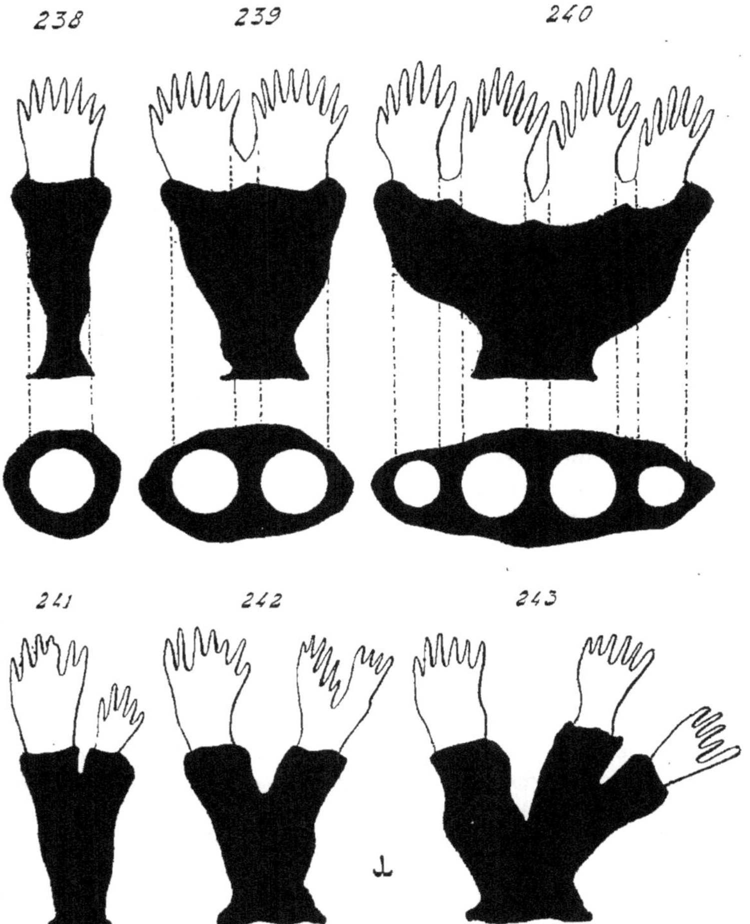

Fig. 238 à 243. — Fissiparité des Madréporides (*diagrammes*). — La série des figures 238 à 240 s'applique à ce procédé fissipare, dans lequel la division n'atteint que la colonne, et point le polypier; les dessins supérieurs montrent une vue de profil, et les autres, raccordés aux précédents par des lignes ponctuées, une vue d'en haut. — La série des figures 241 à 243 explique ce procédé fissipare, dans lequel la division atteint, à la fois, la colonne et le sommet du polypier. — La colonne est représentée en blanc, et le polypier en noir.

se disposent elles-mêmes en ovale. — L'aspect primordial a déjà bien changé. Le zoïte primitif offrait une région tentaculaire simple, placée sur un polypier simple, dont le bord supérieur était arrondi. Au moment où s'achève l'évolution précédente, la région tentaculaire du zoïte est divisée en deux zooïdes juxtaposés, soudés l'un à l'autre par une zone commune, sorte de base ovalaire montée sur un polypier simple, au bord supérieur également ovalaire. Le zoïte a donc produit une colonie de deux individus, munis d'un polypier commun, simple en apparence, puisqu'il est indivis, mais composé en réalité, puisqu'il supporte plusieurs zooïdes. — Le développement de la colonie continue à s'effectuer suivant les mêmes procédés. Chacun des deux individus se scinde de nouveau, la fissiparité commençant par le sommet de la région tentaculaire, et n'atteignant pas la base, qui reste toujours simple. Pendant que la scission se manifeste, les quatre zooïdes grandissent, s'élargissent, et amplifient de même leur région basilaire commune, suivant le plan où ils sont situés ; cette région devient alors longuement ovalaire, et comme aplatie, puisqu'elle soutient quatre individus juxtaposés en éventail. Elle-même est insérée sur le polypier, et engendre sans cesse, sur sa périphérie entière, de nouvelles pièces calcaires, qui se placent sur le bord supérieur du polypier pour l'agrandir. Le squelette calcaire, tout en restant indivis, s'aplatit donc au fur et à mesure de sa croissance ; il prend également la forme d'un éventail, et porte sur son bord supérieur les zooïdes disposés sur une seule file.

Deux cas secondaires s'offrent ensuite. — Dans le premier, la fissiparité s'exerce dans le même plan pour les zooïdes de toutes les générations ; les individus sont placés sur un seul rang, et insérés sur le sommet d'un polypier aplati, plus ou moins ondulé. — Dans le second cas, la fissiparité s'effectue suivant une certaine direction pour plusieurs générations successives, puis se manifeste d'après un sens perpendiculaire, ou oblique, au premier, pour d'autres générations ; ce phénomène d'inversion pouvant se renouveler à diverses reprises. La colonie prend alors une allure bien différente de celle du premier mode ; à chaque changement, correspond l'apparition d'une série de zooïdes placée dans un autre sens que celle qui l'avait précédée, et dont elle provient. Si ces modifications se produisent un certain nombre de fois, plusieurs séries divergentes naissent ainsi, chaque série étant montée sur une partie de polypier aplatie en éventail ; comme les séries restent reliées les unes aux autres, le polypier est constitué par l'union d'un certain nombre de pièces dirigées de plusieurs manières, chaque pièce portant une rangée d'individus. Toutes ces parties, plus ou moins flexueuses, s'intriguent les unes avec les autres, se soudent, et se confondent plus ou moins ; l'ensemble du polypier paraît alors formé par la coalescence de nombreux plis tortueux, et groupés. Cette disposition existe chez les Méandrines.

Quel que soit le fait, que le polypier devienne droit et simplement flexueux, ou qu'il prenne l'aspect tortueux propre aux Méandrines, il est indivis, car la fissiparité ne descend pas jusqu'à lui. — Il n'en est plus ainsi pour d'autres types d'Astréides, dont la division atteint la base de la région tentaculaire (2ᵉ *cas*). Cette dernière est elle-même scindée; aussi les nouvelles pièces calcaires se disposent-elles en groupes distincts, qui s'insèrent sur le bord supérieur du polypier primitif. Celui-ci, tout en s'accroissant, prend donc un aspect branchu. L'allure définitive de la colonie varie beaucoup suivant les espèces; tantôt les rameaux sont allongés, et séparés; tantôt ils sont courts et massifs; parfois même, comme chez les *Isophyllia*, les zooïdes sont tellement rapprochés les uns des autres, qu'ils se soudent par leur muraille; ces modifications sont d'ordre secondaire. — Le fait principal porte sur l'extension du plan de division à toute la région tentaculaire, et au sommet du polypier, contrairement à ce qu'il en est dans le premier mode, où ce plan reste localisé au seul sommet de la colonne.

GEMMIPARITÉ DES MADRÉPORIDES. — Le bourgeonnement est tantôt direct, tantôt stolonial. Dans ce dernier cas, les stolons se munissent eux-mêmes d'un squelette calcaire, s'amplifient beaucoup, se joignent, et constituent ainsi une masse scléreuse, reliant les zooïdes les uns aux autres; cette gangue commune est nommée le *cœnenchyme*. Les relations des zooïdes avec leur cœnenchyme sont constantes pour les représentants d'une même espèce; mais elles varient d'une espèce à l'autre, et offrent presque toutes les combinaisons possibles; aussi jouent-elles un rôle considérable dans les diagnoses. Tantôt le cœnenchyme offre l'aspect d'une masse compacte, au sein de laquelle les individus sont placés, et tantôt d'une bande sur laquelle les zooïdes s'élèvent; tantôt il est aplati en lame mince, et tantôt il constitue un feutrage épais; tantôt les zooïdes insérés sur lui sont distincts les uns des autres, et tantôt ils sont rapprochés au point de se souder par une portion plus ou moins grande de leur muraille; les dissemblances à cet égard sont des plus nombreuses. — Dans le cas de bourgeonnement direct, l'ensemble du polypier composé prend une forme branchue; les zooïdes situés dans les régions inférieures de la colonie, et qui supportent leurs congénères, épaississent dans des proportions considérables leurs pièces squelettiques, et meurent ensuite.

Il convient de ne point confondre le cœnenchyme vrai des stolons avec un tissu calcaire unissant, qui existe chez divers Madréporides, et provient directement de la muraille. Parfois cette gangue est donnée par le feutrage serré des côtes placées sur le calyce, chez les *Heliastrœa* par exemple; ailleurs, elle est produite par l'entrecroisement des traverses exothécales (*Galaxea*); mais elle ne dérive en rien des stolons, n'a par suite aucun rapport avec les phénomènes du bourgeonnement, et dépend du sclérenchyme, c'est-à-dire du squelette propre du polypier.

§ 8. — Générations alternantes.

Les Cténophores, étant privés de toute reproduction asexuée ne montrent point de générations alternantes. Il n'en est pas de même pour les Anthozoaires et les Scyphoméduses, qui présentent des phénomènes de fissiparité, ou de bourgeonnement.

I. **Scyphoméduses**. — L'alternance de générations manque aux Autoscyphaires, du moins dans l'état actuel de nos connaissances ; on la trouve seulement chez celles des Discoméduses dont les larves, parvenues à la phase de Scyphistome, se multiplient en se divisant, ou en bourgeonnant. Comme ces Discoméduses sont relativement peu nombreuses, comme, en outre, les représentants d'une même espèce offrent parfois ces phénomènes asexués, et parfois ne les montrent pas, on doit considérer la métagenèse des Scyphoméduses comme un fait d'ordre secondaire, et non pas comme une circonstance normale, habituelle, de l'évolution. — Il semble, autant qu'il est permis de conclure d'après les observations faites par les auteurs, que les phénomènes de la multiplication asexuée des larves sont placés sous l'influence de leurs réserves nutritives. Suivant que le deutolicithe est abondant dans l'ovule, ou relativement rare, et ces variations sont fréquentes parmi les individus appartenant à une seule et même espèce, le Scyphistome possède, dans ses cellules endodermiques, des matériaux nutritifs, ou n'en porte point ; et alors, tantôt il se multiplie pour produire plusieurs autres larves semblables à lui, et tantôt il évolue directement en méduse.

L'absence de bourgeonnement, et de fissiparité, chez les Autoscyphaires actuels, alors que ces procédés se montrent par accident dans le développement des Scyphistomes qui leur correspondent, entraîne donc à admettre que ces phénomènes surviennent secondairement dans l'évolution embryonnaire, et ne représentent point des dispositions essentielles. Il est cependant remarquable de voir ce bourgeonnement secondaire des Scyphistomes aboutir à la genèse d'une petite colonie de Scyphopolypes, dont les relations, avec les méduses qui dérivent d'eux, ressemblent de près à celles établies entre les Authydraires et les méduses des Hydrozoaires. La concordance est frappante ; la différence porte seulement sur le moment où la blastogenèse apparaît. Cette dernière est primitive chez les Hydrozoaires, et n'est pas forcément suivie de la transformation du polype en méduse ; elle est tardive chez les Scyphoméduses, et se trouve toujours accompagnée par la modification médusaire.

Quoiqu'il en soit de ces considérations, la métagenèse des Scyphoméduses doit être considérée comme accidentelle, puisqu'elle n'existe pas toujours, et comme embryonnaire, puisque la reproduction asexuelle ne s'exerce que sur des larves.

II. **Anthozoaires**. — Contrairement à la précédente, la métagenèse

des Anthozoaires se manifeste chez les adultes, et se présente normalement chez tous les représentants des espèces qui la possédent. Elle est
holomorphe dans son essence, le zoïte primitif ayant pour seul objet, en
bourgeonnant ou en se divisant, de produire des zooïdes semblables à
lui, et groupés en colonies. Pourtant, dans certains cas, la vie coloniale
entraîne à sa suite le polymorphisme des individus, mais d'une façon
moins prononcée que sur les Hydrozoaires ; ainsi, chez les Pennatulides
notamment, certains zooïdes, petits, et privés de tentacules comme
d'organes sexuels, servent sans doute à l'introduction de l'eau dans
les canaux du sarcosome, ou à la sortie de cette eau, et diffèrent beaucoup de leurs congénères mieux développés. Le polymorphisme paraît
atteindre sa plus haute importance chez les Milléporides, où l'on trouve
presque les mêmes modifications en dactylozoïdes et gastrozoïdes que
celles des Hydrozoaires, combinées avec les groupements réguliers de
ces individus. Il est curieux de le remarquer, ces dissemblances existent
chez les Octactiniaires seuls, et manquent souvent aux Madréporides,
dont le groupement en colonies est cependant d'une importance au
moins égale.

RÉSUMÉ

I. Considérations générales. — L'embranchement des Scyphozoaires
contient trois classes : les Scyphoméduses, les Anthozoaires, et les Cténophores. Ces derniers ne se reproduisent que par la voie sexuelle ; plusieurs des représentants des deux premières classes offrent, en surplus,
la gemmiparité ou la fissiparité.

II. Éléments sexuels. — Les produits sexuels sont placés dans le mésoderme, et paraissent tirer leur origine de ce feuillet ; ils sont disposés
en groupes, qui soulèvent l'endoderme pour faire saillie dans la cavité
gastrique de l'individu qui les porte, et tombent dans cette cavité au
moment de leur maturité. C'est là que s'effectue le plus souvent la fécondation, et que les jeunes sont parfois incubés durant leurs premières
phases embryonnaires.

III. Segmentation et feuillets blastodermiques. — Les développements
dilatés, assez rares, présentent constamment un état gastrulaire, et ne
montrent jamais de cytulation. Dans les développements abrégés, de
beaucoup les plus fréquents, la blastule, et la gastrule qui la suit, sont
supprimées ; la segmentation aboutit à la genèse d'une planule compacte.

Scyphoméduses. — Diverses formes inférieures des Discoméduses
possèdent une embryogénie dilatée ; leur ovule, après la segmentation,
se transforme en une morule, puis en une blastule, qui devient elle-
même une gastrule par invagination ; l'ectoderme et l'endoderme se rapprochent l'un de l'autre, et s'accolent de manière à amener la disparition

complète du blastocœle; l'entéropore se ferme souvent. Les *Aurelia aurita* montrent une transition vers les développements condensés; le blastocœle de la blastule est fort petit, les éléments blastodermiques, qui doivent constituer l'endoderme, sont très longs, de sorte que l'invagination gastrulaire est peu prononcée. — Le blastocœle fait complètement défaut dans les embryogénies condensées, et la morule, issue de la segmentation, se transforme directement en une planule compacte; l'entéron se creuse ensuite dans le centre de la planule, qui devient ainsi une vésicule creuse, dont la paroi se compose de deux couches de cellules. La couche externe est l'ectoderme, et l'interne l'endoderme.

Cténophores. — Le développement de ces animaux est fort condensé; leur ovule contient beaucoup de deutolécithe, et les premières phases embryonnaires aboutissent à une planule indirecte. La segmentation a pour effet de séparer, du deutolécithe, de nombreuses petites cellules, qui se disposent tout autour de lui en une couche simple; cette assise devient l'ectoderme, et produit le mésoderme. Le deutolécithe central se partage en éléments cylindriques, dont l'ensemble représente l'endoderme. L'entéron se creuse entre ces derniers, et communique ensuite avec le dehors par un entéropore, percé dans la région où les dernières cellules ectodermiques ont pris naissance.

Anthozoaires. — La genèse des feuillets blastodermiques rappelle de très près celle déjà signalée pour les Scyphoméduses. Les développements dilatés, avec phase gastrulaire, sont peu fréquents; d'ordinaire la segmentation aboutit à une planule directe, qui se transforme en larve vésiculaire, par l'apparition de la cavité entérique dans le centre de la planule. La paroi de cette larve est constituée par l'ectoderme et l'endoderme juxtaposés.

IV. Formes embryonnaires. — Les jeunes larves des Scyphoméduses, et celles des Anthozoaires, commencent par offrir une première phase vésiculaire déjà indiquée ci-dessus; ensuite, les bords de leur entéropore s'infléchissent dans la cavité entérique pour produire le tube œsophagien, et l'endoderme se soulève en quatre cloisons, qui s'avancent dans l'intérieur de l'entéron. Cet état, plus ou moins net suivant les types, est celui de *Scyphule.* La Scyphule des Scyphoméduses se transforme en *Scyphistome,* ou *Scyphopolype,* par la genèse de nombreux tentacules péribuccaux; celle des Anthozoaires en *Anthopolype,* par l'apparition de nouvelles cloisons qui s'ajoutent aux précédentes. La planule indirecte des Cténophores produit de même un tube œsophagien, et quatre volumineuses cloisons entériques; elle devient ainsi une Scyphule, qui se transforme en *Cténule* par la production de palettes natatoires sur le corps.

Scyphoméduses. — La larve des Scyphoméduses, du moins celle des quelques Discoméduses connues sous le rapport de l'embryogénie, passe par trois phases successives survenant après l'état de Scyphule. — La première est celle de Scyphistome ou de Scyphopolype; l'embryon, fixé par sa base aborale, renferme, dans sa cavité entérique, devenue la cavité gastrique ou stomacale, quatre cloisons limitant quatre loges; de nombreux tentacules sont disposés en une couronne tout autour de l'orifice buccal. — La seconde est celle d'Ephyre, ou de jeune méduse, dont le bord de l'ombrelle porte huit expansions munies d'organes sensoriels; tantôt le Scyphistome se modifie directement en Ephyre, et la transformation est dite *simple;* tantôt il se divise transversalement en disques superposés, qui deviennent autant de petites méduses, et cette transformation *multiple* porte le nom de *strobilisation.* Le premier cas existe chez les *Pelagia noctiluca,* dont les larves, adaptées à une vie pélagique, omettent la phase Scyphistome, et chez diverses autres Discoméduses, l'*Aurelia aurita* par exemple, qui présentent aussi la strobilisation. — La troisième phase est celle de méduse définitive, caractérisée par l'épaississement considérable de l'ombrelle, par l'apparition de produits sexuels, souvent par celle de canaux gastriques, et par l'atrophie plus ou moins complète des quatre cloisons primitives du Scyphopolype. Cette dernière phase existe seulement chez les Acalèphes supérieurs, en organisation, aux Ephyropsides, car celles-ci présentent, d'une façon permanente, la structure des Ephyres, et ne poussent pas plus loin leur évolution.

Cténophores. — La planule indirecte des Cténophores se transforme très rapidement en Scyphule et en Cténule. Cette deuxième forme larvaire est libre, pélagique; elle porte, sur son ectoderme, les premières ébauches des palettes natatoires; son tube œsophagien conduit dans un entéron, la cavité gastrique, qui contient quatre épaisses cloisons. La Cténule des Beroïdiens passe à l'état adulte sans subir de grandes modifications; celle des Cydippides produit préalablement deux longs tentacules; enfin, celle des Lobés et des Rubanés commence par subir une première phase, dite de *Cydippide* ou de *Mertensia,* car elle rappelle entièrement les animaux de ce nom, et parvient ensuite à l'état parfait, en émettant des expansions ou en s'aplatissant.

Anthozoaires. — La larve vésiculaire de ces animaux produit son tube œsophagien, puis les quatre premières cloisons, et devient une Scyphule. Elle engendre, dans sa cavité entérique, de nouvelles cloisons qui s'ajoutent aux précédentes, et divisent en loges la périphérie de l'entéron; des tentacules naissent autour de la bouche, et au-dessus de chacune de ces loges. Aussi, comme ces dernières, avec les cloisons qui les limitent, apparaissent suivant une loi régulière signalée plus bas, les tentacules eux-mêmes sont engendrés d'après le même procédé. — Tantôt les larves se fixent dès l'état Scyphulaire, et tantôt à une période plus avancée de leur évolution; certaines même, celles des Cérianthides et des Zoanthines notamment, montrent une tendance à conserver le plus longtemps possible une vie libre.

V. Développement des organes internes. — Les organes, et les tissus qui les composent, dérivent seulement de deux feuillets blastodermiques : l'ectoderme et l'endoderme. L'ectoderme produit le mésoderme, le système nerveux, et la majeure partie des appareils sensitifs. L'endoderme persiste chez l'adulte sans subir de trop grandes modifications; il limite l'entéron, qui devient la cavité gastrique de l'adulte, et qui subit souvent des changements considérables.

Ectoderme. — L'ectoderme engendre le mésoderme chez tous les Scyphozoaires. Ce dernier est d'abord représenté par une mince lamelle anhyste, la *membrane propre*, placée entre l'ectoderme et l'endoderme; puis cette membrane s'épaissit, acquiert des cellules qui lui viennent de la couche ectodermique, et passe ainsi à l'état de tissu complet, capable de s'accroître, pour son propre compte, par la segmentation de ses éléments et par la production de nouvelle substance fondamentale. Le mésoderme, constitué par des cellules séparées dès leur origine, plongées dans une substance fondamentale, et nullement réunies en une assise épithéliale, doit donc être considéré comme mésenchymateux; plusieurs de ses éléments se modifient parfois en fibres musculaires, les autres conservant l'aspect de cellules conjonctives. A la suite de la condensation du développement, la majeure partie du mésoderme des Cténophores constitue un amas épais, situé dans la région aborale de la larve.

L'ectoderme subit ensuite des transformations destinées à permettre la vie de relation. Plusieurs de ses cellules deviennent des éléments épithélio-musculaires; plusieurs autres se changent en éléments épithélio-nerveux, dont les extrémités basales, ou nerveuses, se rassemblent en un réseau serré, la *couche granuleuse*, placé au-dessous de l'assise épithéliale; quelques-uns, enfin, se modifient en éléments à nématocystes. Les organes sensoriels sont généralement produits par l'ectoderme, suivant des procédés histogénétiques encore peu connus. Pourtant les rhopalies, les corps marginaux des Scyphoméduses, renferment une région d'origine endodermique; cette région est l'otocyste.

Endoderme et entéron. — L'endoderme se différencie moins que l'ectoderme. Ses principaux changements portent sur la genèse d'éléments épithélio-musculaires, et parfois d'éléments à nématocystes; ces phénomènes ne sont pas généraux, mais plutôt localisés en certaines régions du corps, chez les Scyphoméduses, et surtout chez les Anthozoaires (muscles des cloisons, filaments mésentériques).

L'entéron devient la cavité gastrique, et subit des modifications importantes. — Parmi les Scyphoméduses, l'entéron des Autoscyphaires, avec celui des Acalèphes inférieurs, conservent les quatre cloisons du

Scyphopolype, et restent fort amples. Par contre, l'entéron de la plupart des Discoméduses perd les cloisons, et, à cause de l'épaississement exagéré du mésoderme de l'ombrelle, se résout, sur sa périphérie, en nombreux canaux anastomosés qui parcourent ce mésoderme. L'entéron est ainsi divisé en deux régions : l'une centrale, représentée par la cavité gastrique proprement dite; l'autre périphérique, constituée par l'ensemble des canaux. Ceux-ci communiquent librement entre eux et avec la cavité gastrique; aussi les désigne-t-on par le nom de *canaux gastriques*, ou par celui de *canaux gastro-vasculaires*. Ces modifications sont d'autant plus considérables que l'on passe des Pélagides aux Aurélides, et de celles-ci aux Rhizostomides.

Les changements, subis par l'entéron des Cténophores, rappellent, dans leur essence, ceux offerts par les Scyphoméduses. Les quatre cloisons de la larve continuent à s'épaissir, et divisent l'entéron en deux régions : l'une centrale, la cavité gastrique définitive; l'autre périphérique, divisée en quatre loges étroites par les quatre cloisons. Celles-ci continuent à s'amplifier, par le fait de l'extension du mésoderme qu'elles contiennent; en même temps, chaque loge se divise, et produit deux canaux longitudinaux, les canaux *méridiens*, qui vont se placer sous les rangées de palettes natatoires, deux canaux transverses de 3ᵉ ordre, et un canal transverse de 2ᵉ ordre. Puis, les quatre canaux transverses de 2ᵉ ordre se réunissent deux à deux, pour donner deux canaux transverses de 1ᵉʳ ordre, qui débouchent dans la cavité gastrique. En outre, cette dernière s'ouvre au dehors par des orifices aboraux.

Les modifications, offertes par l'entéron des Anthozoaires, ne consistent pas en une genèse de canaux périphériques, mais portent sur l'augmentation du nombre des cloisons gastriques; cette augmentation se produit suivant des lois fixes. La présence de ces cloisons, qui s'avancent dans l'intérieur de la cavité gastrique, a pour effet de diviser en *loges* la périphérie de cette dernière; dans la règle, chaque loge gastrique est surmontée d'un tentacule péribuccal, et se continue avec la cavité de celui-ci. Parmi les cloisons, les unes, dites *macroseptes*, sont grandes, et vont se souder au tube œsophagien, en traversant toute la cavité gastrique; les autres, nommées *microseptes*, restent petites. — Il faut diviser les cloisons, suivant leur date de naissance, en *cloisons primaires*, qui comprennent quatre *protoseptes* et quatre *deutoseptes*, et en *cloisons secondaires*, ou *métaseptes*. Les premières naissent tout d'abord, et sont au nombre de huit chez les Anthozoaires actuels; elles comprennent les quatre cloisons primitives de la Scyphule (*protoseptes*), plus quatre autres cloisons formées par la suite (*deutoseptes*). — Les huit protoseptes et deutoseptes existent seules chez les Octactiniaires et les Edwardsiées. Elles apparaissent presque en même temps chez les Octactiniaires. — Elles sont formées deux par deux chez les Edwardsiées. Les deux cloisons d'une même paire ne sont pas juxtaposées, mais placées de part et d'autre, et à égale distance, de la ligne médiane.

En leur donnant un numéro correspondant à la date de leur apparition,
on voit qu'elles ne sont pas situées dans le corps conformément à cette
date ; en partant de la région antérieure de l'individu, pour aller dans la
région postérieure, la série est la suivante : IV, II, I, III. — Tous les
Polyactiniaires, autres que les Edwardsiées, possèdent des métaseptes,
qui naissent après les cloisons primaires, et s'intercalent à elles. Les
Monaulées présentent six métaseptes ; les Gonactiniées huit ; les Cérianthidées un nombre plus considérable, avec cette particularité que toutes
les métaseptes sont placées dans la loge antérieure, limitée par les
deutoseptes de la IV⁰ paire. Les métaseptes des Zoanthaires sont généralement fort nombreuses, mais diffèrent par leur disposition de celles
des Cérianthidées ; elles doivent être divisées en quatre *métaseptes primaires*, qui naissent de suite après les deutoseptes, et en un chiffre
variable de *métaseptes secondaires*, qui apparaissent ensuite. Les quatre
métaseptes primaires sont groupées en deux *paires ;* les deux cloisons
de la même paire sont placées de part et d'autre de la ligne médiane,
comme les protoseptes et les deutoseptes ; aussi les quatre métaseptes
primaires doivent-elles être considérées comme faisant suite aux deutoseptes, et peut-on donner à leurs deux paires les numéros V et VI ;
les éléments de la V⁰ paire sont situés entre ceux de la II⁰ et de la I⁰ paires
primitives, et ceux de la VI⁰ paire entre les I⁰ et III⁰ paires. En arran-
geant ces douze cloisons, et leur donnant des numéros correspondant
à leur date d'apparition, on obtient la série suivante : IV, II, V, I, VI, III,
dans laquelle V et VI représentent les métaseptes primaires. L'ensemble
de ces douze cloisons entoure la cavité gastrique, et constitue la *couronne*, dans les loges de laquelle prennent naissance les cycles suivants.

Les métaseptes secondaires des Zoanthaires sont groupées de façons
différentes, suivant les types. — Toutes celles des Zoanthidées sont
placées dans les deux loges comprises entre les cloisons VI et III. — Par
contre, celles des Actinides et des Madréporides apparaissent dans plusieurs des loges périphériques ; contrairement aux douze cloisons de la
couronne, elles naissent par *couples* de deux cloisons juxtaposées, et
non par paires dont les deux éléments seraient placés de part et d'autre
de la ligne médiane. En outre, plusieurs couples se montrent à la fois
sur toute la périphérie de l'entéron ; l'ensemble des couples d'un même
âge constitue un *cycle ;* on numérote les cycles suivant leur date d'apparition. Le premier cycle se compose de six couples, trois d'un côté de
la ligne médiane, et trois de l'autre, formés dans les loges placées
entre les cloisons IV et II, V et I, VI et III. Le second cycle comprend douze couples, développés de part et d'autre des couples précédents, et par suite toujours situés dans les trois paires de loges précitées. Le troisième cycle renferme vingt-quatre couples, également
produits de part et d'autre des douze couples du second cycle ; et ainsi
de suite pour tous les cycles futurs. Chaque cycle comprend donc un
nombre de couples double de celui offert par le cycle qui l'a précédé,

et ses couples sont constamment situés d'un côté et de l'autre de ceux
du cycle antérieur. De plus, à cause de cette situation, toutes les
métaseptes secondaires sont placées dans les trois paires de loges primitives indiquées ci-dessus.

VI. Organes annexes de soutien. — Ces organes n'existent que chez
les Anthozoaires; ils constituent un squelette destiné à soutenir les
tissus.

Octactiniaires. — Le squelette des Octactiniaires se compose de
deux sortes de formations : des spicules mésodermiques, et une cuticule ectodermique, souvent encroûtée de calcaire. Les spicules sont
des petits bâtonnets, produits dans les cellules mésodermiques. Les
cuticules ectodermiques ne sont pas toutes disposées de la même
manière; tantôt elles constituent un polypier, destiné à entourer l'individu; tantôt elles se disposent en une baguette cylindrique, l'*axe*,
autour de laquelle se groupent les zooïdes de la colonie.

Polyactiniaires. — Les Madréporides et les Antipathides sont les
seuls Polyactiniaires pourvus d'un squelette; celui des Madréporides est
un polypier, celui des Antipathides un axe, formé sans doute de la
même façon que son correspondant des Octactiniaires. — Le polypier
des Madréporides est produit par l'ectoderme, et correspond à une
épaisse cuticule calcarisée; les cellules ectodermiques chargées de l'engendrer sont dites *calycoblastes*. La base fixée de la colonne, chez les
jeunes individus, commence par produire une plaque calcaire, la *plaque
basilaire*; ensuite cette base se plisse et se creuse, sur sa face externe,
de sillons radiaires, où se dépose du calcaire; les dépôts calcaires, ainsi
fournis, ressemblent à des bandes dirigées du centre vers la périphérie,
et sont désignés sous le nom de *lames*, de *cloisons dures*, ou de *cloisons calcaires*. Puis, ces premiers sillons émettent des diverticules
parallèles au bord de la base de la colonne, diverticules qui sécrètent du
calcaire, et se rejoignent pour se souder; la base est alors entourée
d'une rainure, produite par l'union de ces diverticules, contenant une
bande calcaire en forme d'anneau, et soudée aux cloisons dures; cette
bande est la *muraille*. Les sillons, avec leurs diverticules, continuent à
devenir de plus en plus profonds, et s'élèvent dans l'intérieur du corps;
ils donnent à mesure de nouvelle substance calcaire; c'est ainsi que
les lames et la muraille s'étendent toujours davantage. D'autres cloisons dures prennent aussi naissance plus tard, d'après la même méthode,
c'est-à-dire dans l'intérieur de plis qui se creusent sur la face externe
de la base de la colonne; les lames sont toujours situées entre les cloisons molles.

VII. Reproduction asexuée. — La reproduction asexuée manque aux
Cténophores; elle n'existe que chez diverses Scyphoméduses, et un certain nombre d'Anthozoaires. Elle se manifeste par ses deux modes prin-

cipaux ; la fissiparité, et la gemmiparité. Elle aboutit le plus souvent à la genèse de colonies, dont les zooïdes communiquent entre eux par leurs cavités gastriques, ou par des canaux émanés de ces cavités.

Scyphoméduses. — La multiplication asexuée ne s'exerce que sur les larves de certaines Discoméduses, parvenues à la phase de Scyphistome ; elle s'effectue par gemmiparité ou par fissiparité, et doit être considérée comme accidentelle (surtout la reproduction fissipare), car tantôt elle existe, et tantôt elle n'existe pas, chez les représentants d'une même espèce. La gemmiparité est stoloniale ou directe ; la fissiparité, toujours transversale, correspond à la division en disques superposés nommée *strobilisation.*

Anthozoaires Octactiniaires. — Sauf le genre *Haimea*, tous ces êtres présentent la reproduction par bourgeonnement, qui se montre chez les adultes, et non chez les larves ; la fissiparité fait toujours défaut. La gemmiparité est tantôt stoloniale, tantôt directe, celle-ci étant de beaucoup la plus fréquente ; elle détermine la genèse de colonies, construites souvent de telle manière, que les bases des zooïdes s'épaississent, et se fusionnent en une masse commune nommée le *sarcosome;* les régions aborales des cavités gastriques s'enfoncent dans le sarcosome, et le parcourent à la manière de canaux souvent ramifiés et anastomosés. La gemmiparité suit parfois une marche quelconque, et a seulement pour effet de procurer à l'ensemble colonial sa forme arborescente ; tel n'est pas le cas pour les Pennatulides, dont le bourgeonnement s'effectue suivant une direction fixe, destinée à donner l'aspect propre à chaque espèce.

Anthozoaires Polyactiniaires. — La reproduction asexuée est surtout le cas des Madréporides ; cependant, les Antipathides et les Zoanthines engendrent des colonies par bourgeonnement. — Les colonies de la plupart des Madréporides sont remarquables en ce que les pièces calcaires de leurs zooïdes sont unies en un ensemble cohérent, nommé *polypier composé*, par opposition au *polypier simple*, offert par ceux des Madréporides qui restent indivis durant leur vie entière ; la même famille, parfois le même genre, contiennent des espèces, dont les unes restent simples, et dont les autres deviennent composées. La reproduction asexuée s'effectue par gemmiparité ou par fissiparité. Dans le premier cas, elle est souvent stoloniale ; les stolons acquièrent eux-mêmes un épais squelette calcaire, et, en se fusionnant, constituent un *cœnenchyme,* qui joint les zooïdes de la colonie. Dans le second cas, la division est toujours longitudinale ; elle s'effectue suivant deux modes. Le premier mode est caractérisé par ce fait, que la division reste localisée dans le haut de la région orale (ou tentaculaire) de la colonne ; le polypier demeure indivis, et s'étale en une lame plus ou moins flexueuse et contournée. — Le plan de division, dans le second mode, atteint toute

la région tentaculaire de la colonne, et descend jusqu'au polypier; celui-
ci prend alors, en s'accroissant, un aspect branchu.

VIII. Alternance des générations. — Cette alternance manque aux
Cténophores, qui sont privés de toute reproduction sexuée. Elle existe
chez les Discoméduses, dont les Scyphistomes bourgeonnent, ou se
divisent; dans ce cas, la métagenèse est accidentelle et embryonnaire.
Celle des Anthozoaires est adulte, et originellement holomorphe; pourtant, certaines colonies sont polymorphes.

EMBRANCHEMENT DES PLATHELMINTHES

CHAPITRE VII

DÉVELOPPEMENT DES PLATHELMINTHES

§ 1. — Considérations générales.

I. **Caractères et Classification.** — Les Plathelminthes, encore nommés Platodes, sont des Schizocœlomiens. Leur corps est aplati, contrairement à celui des Némathelminthes, et à celui des Trochozoaires, et beaucoup moins épais que long ou large. Très fréquemment, les espaces cœlomiques sont comblés, soit en presque totalité, soit en partie, au moyen d'un tissu particulier, nommé le *parenchyme*.

Cet embranchement renferme 4 classes :

1° Les *Turbellariés;* dont le corps est couvert de cils vibratiles, privé de ventouses, et de système sanguin.

2° Les *Némertines;* qui possèdent également un revêtement vibratile, mais qui offrent en surplus un appareil sanguin, et un organe complexe nommé la *trompe.*

3° Les *Trématodes;* animaux parasites dont l'ectoderme est nu d'habitude, et qui manquent d'appareil sanguin; mais qui possèdent un tube digestif complexe, et des appareils fixateurs, dits *ventouses.*

4° Les *Cestodes;* animaux parasites à l'ectoderme nu, également dépourvus d'appareil sanguin et souvent munis de ventouses, mais privés, en sus, de tube digestif, ou n'ayant qu'une cavité digestive fort simple, et presque rudimentaire.

Il convient sans doute, dans l'état présent de la science, de placer, parmi les Plathelminthes, la classe des *Myzostomides* et celle des *Acanthocéphales.* Cependant, de nouvelles études sont encore nécessaires pour se prononcer, d'une façon définitive, sur les relations naturelles de ces animaux. Aussi ces deux classes ne seront-elles pas étudiées avec celles des Plathelminthes vrais, et feront-elles l'objet de paragraphes spéciaux.

II. **Généralités sur le développement**. — Les Plathelminthes présentent les deux procédés reproducteurs. Cependant, le mode asexuel ne possède pas chez eux une bien grande importance, sauf dans le cas des Trématodes endoparasites. Quelques espèces, appartenant à trois des classes de l'embranchement, sont les seules à montrer des générations formées sans le concours de la sexualité; l'une des classes, celle des Némertines, est complètement privée d'une telle faculté.

Les œufs des Plathelminthes sont d'ordinaire fort riches en deutolécithe; aussi, la plupart des développements sont-ils condensés. Le deutolécithe ne préexiste pas dans l'ovule, du moins dans la majorité des cas; il lui est donné, au moment de la fécondation, par des cellules annexes, les *cellules vitellines*, produites dans des régions spéciales de l'ovaire. Les Plathelminthes s'écartent, en cela, de tous les autres animaux. — Certaines Némertines sont les seules à posséder des œufs pauvres en substances nutritives, et à offrir par suite des évolutions dilatées. Dans ce cas, la morule se convertit en une blastule; celle-ci devient à son tour une gastrule véritable, munie de deux feuillets, le protendoderme et le protectoderme. Ces feuillets restent séparés l'un de l'autre par un espace libre, assez vaste, qui correspond à une persistance de la cavité blastocœlienne. Le premier d'entre eux engendre des initiales nombreuses, qui pénètrent dans cette cavité, et s'y multiplient; elles donnent ainsi naissance au mésoderme; les éléments de ce dernier ne comblent pas l'espace libre, mais laissent entre eux des vides, qui deviennent des lacunes par la suite, et représentent le cœlome. Le mésoderme évolue suivant le procédé mésenchymateux; le cœlome est un véritable schizocœle.

Dans les cas de développement condensé, les cellules vitellines s'unissent entre elles, et à l'oospore, pour former, par leur soudure, un corps compact, qui se convertit en morule, puis en planule, tantôt directe et tantôt indirecte. Certains éléments, placés au centre de la planule, et souvent plus gros que les autres, fournissent le mésoderme et l'endoderme; ils constituent donc un protendoderme. Les autres éléments, situés à la périphérie de l'embryon, donnent naissance au protectoderme. — Ce dernier feuillet ne reste pas simple d'habitude; il se compose de deux ou trois couches cellulaires, dont les externes finissent par se détacher, et doivent être considérées comme des enveloppes provisoires, des *membranes amniotiques*. Parfois, l'abréviation du développement est telle, que les ébauches de ces membranes apparaissent dès le début de la segmentation ovulaire, et semblent être des formations autonomes, bien qu'en réalité elles dépendent de l'ectoderme. Cette origine des feuillets amniotiques, aux dépens du feuillet externe, est surtout évidente chez plusieurs Némertines, qui possèdent une évolution dilatée, et montrent que le protectoderme seul est mis en jeu sous ce rapport.

Nos connaissances ne touchent guère, en ce qui concerne l'embryogénie des Platodes, que la genèse des feuillets blastodermiques, et l'aspect général offert par les embryons; l'origine et le développement des organes ne sont pas encore bien élucidés. — Cependant la science actuelle est documentée d'une façon suffisante sur les migrations fort curieuses des embryons des Plathelminthes parasites, c'est-à-dire sur leur transport d'un hôte dans un autre, jusqu'à ce qu'ils parviennent à leur habitat définitif. La plupart des Trématodes et surtout des Cestodes sont parasites, en effet, dès leur extrême jeune âge; et l'être dans lequel ils vivent, alors qu'ils sont à l'état d'ébauches, n'est souvent pas celui capable de leur fournir les circonstances nécessaires pour leur permettre d'atteindre l'état adulte. L'incapacité du premier hôte à cet égard oblige les jeunes parasites à se transporter, soit par eux-mêmes, soit passivement — et ce dernier cas est le plus répandu — dans un organisme mieux approprié sous ce rapport. Les *hôtes transitoires* et les *hôtes définitifs* appartiennent à des groupes d'êtres fort différents comme structure, comme mode de vie, et n'ayant d'autres relations entre eux que celles de mangeur à mangé; aussi les embryons de ces Plathelminthes sont-ils forcés d'accomplir des migrations, parfois fort complexes, avant de parvenir à la phase adulte. — D'ordinaire, pour une espèce donnée de ces parasites, les hôtes transitoires et les hôtes définitifs appartiennent également à des groupes donnés; parfois ces derniers sont très précis, alors qu'ailleurs l'organisme du parasite est assez plastique pour lui permettre de vivre dans des habitats divers. Mais, souvent, l'amplitude du groupe d'hôtes, pour une espèce déterminée de parasite, reste circonscrite à l'espèce ou au genre, et ne dépasse pas les limites de l'ordre ou de la classe.

§ 2. — Éléments sexuels.

I. **Sexualité en général.** — Les Plathelminthes inférieurs, c'est-à-dire les représentants de la classe des Turbellariés, montrent une assez grande variété pour ce qui tient à la répartition des sexes. La plupart d'entre eux sont hermaphrodites; mais certains, les *Microstomides* par exemple, sont unisexués. Les faits sont plus constants chez les autres classes de l'embranchement: les Némertines, sauf certaines *Borlasia*, sont unisexuées; par contre les Trématodes et les Cestodes, sauf la *Bilharzia hœmatobia* et peut-être quelques autres Trématodes, sont hermaphrodites.

L'hermaphroditisme est complet, pour ces deux dernières classes. Chaque individu est capable de se féconder lui-même; et des dispositions spéciales sont destinées à permettre l'autofécondation, à assurer le transport des spermatozoïdes dans les conduits femelles. Lorsque le même individu possède plusieurs groupes de glandes sexuelles, comme il en est chez la plupart des Cestodes, chaque groupe est constitué par l'union d'une partie mâle et d'une partie femelle, la première fécondant la seconde sans rien emprunter parfois, ni rien donner, aux amas sexuels voisins.

Les phénomènes ne présentent pas la même régularité chez les Turbellariés. Tantôt l'hermaphroditisme de ces derniers est complet, et tantôt il est incomplet; en outre, il peut arriver que le même individu possède, dans le cours de sa vie, ces deux modes de sexualité. Certains Turbellariés Rhabdocœles, appartenant pour la plupart au genre *Mesostomum*, produisent deux sortes d'œufs, désignés, suivant le moment de leur genèse, par les expressions *d'œufs d'été* et *d'œufs d'hiver;* l'existence des premiers concorde avec un hermaphroditisme complet, et celle des seconds avec un hermaphroditisme incomplet. — Chez plusieurs genres de ce même ordre, la nature incomplète du mélange des sexes est telle, qu'elle aboutit presque à l'unisexualité, car l'un des deux organes génétiques se développe si peu, qu'il est permis de le considérer comme atrophié, et ne fonctionnant pas. Il en est ainsi pour les *Prostomum* par exemple; cet état établit une transition vers l'unisexualité parfaite des Microstomides, qui se rattachent aux Némertines.

II. **Organes mâles.** — La genèse des spermatozoïdes n'offre pas des particularités bien saillantes; elle a été examinée chez les Némertines par A. Sabatier, et chez les Turbellariés par Jensen et Lang. La forme des corpuscules fécondateurs est d'ordinaire celle d'un fuseau, muni d'une longue queue; parfois ce fuseau porte sur le côté des expansions mobiles, comparables à des petits fouets, et servant sans doute d'appendices locomoteurs.

Les organes mâles possèdent toujours des conduits particuliers, distincts des oviductes, qui ont pour rôle de conduire les spermatozoïdes à l'extérieur; aussi est-il nécessaire que des dispositions spéciales interviennent, dans le cas d'hermaphroditisme complet, pour permettre l'autofécondation. En somme, ces dispositions se ramènent aux suivantes : l'orifice sexuel mâle est placé sur le corps, non loin du pore femelle; les téguments se dépriment, dans la zone que ces ouvertures occupent, en un sillon plus ou moins profond, nommé *sinus génital;* au moment où les spermatozoïdes commencent à arriver non loin de l'orifice extérieur du conduit mâle, ce sillon se ferme. Les éléments fécondateurs emplissent alors la cavité de ce dernier, mais ne peuvent aller au dehors, car l'occlusion est complète; ils s'insinuent dans l'oviducte par le pore femelle, et vont féconder les ovules.

III. — **Organes femelles.** — Ces organes sont remarquables, à cause de leur division fréquente en deux parties, dont chacune est munie de canaux vecteurs spéciaux. La première de ces parties, le *germigène,* est chargée de produire les ovules, réduits à leur noyau et à une petite quantité de blastolécithe; la seconde, le *deutoplasmigène,* ou encore le *vitellogène,* a pour rôle de donner naissance à des éléments cellulaires nucléés, les *cellules vitellines,* qui seront absorbés par les ovules fécondés, ou par les embryons issus de ces ovules, et serviront à leur nutrition. — Une telle division de l'ovaire, en deux masses aux fonctions distinctes, n'existe guère, de tous les animaux, que parmi les Plathelminthes. D'ordinaire, l'ovaire est un tout simple, où cellules germinatives véritables et cellules nutritives sont placées les unes à côté des autres ; les premières d'entre elles, qui deviennent les ovules, absorbent les secondes, et se chargent de deutolécithe : cela dans l'intérieur de l'ovaire, et avant toute fécondation. Il n'en est pas ainsi chez les Plathelminthes ; les éléments nutritifs sont formés indépendamment

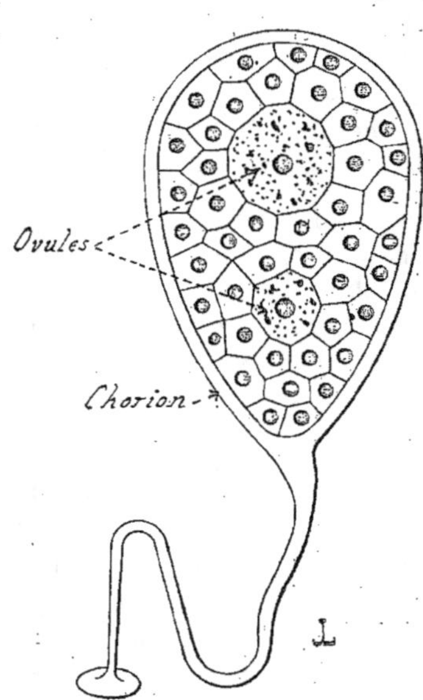

Fig. 244. — Œuf composé des Plathelminthes (*coupe longitudinale et demi-diagrammatique*). — L'œuf, entouré de son chorion qui s'allonge en un pédoncule d'attache, contient un petit nombre d'ovules, et une quantité considérable de cellules vitellines ; ces dernières sont représentées en blanc, les ovules en pointillé. — D'après Hallez, sur un Turbellarié rhabdocœle, le *Prostomum Steenstrupi*.

des vrais ovules. Ceux-ci sont fécondés par les spermatozoïdes alors qu'ils sont encore réduits à leur blastolécithe, et ils n'absorbent les cellules deutolécithiques qu'après la fécondation, soit au moment de la segmentation, soit au cours des phases embryonnaires ultérieures.

Les procédés, mis en jeu pour assurer la succession de ces phénomènes, sont aisés à comprendre. Germigènes et Deutoplasmigènes possèdent des conduits spéciaux, qui ne s'ouvrent pas isolément au dehors, mais s'abouchent ensemble ; les ovules et les cellules nutritives arrivent également dans cette région de soudure. Celle-ci est dilatée en une ampoule, nommée le *réceptacle séminal*, qui se rend à l'ouverture sexuelle extérieure par un seul canal, l'*oviducte*. — Lors de la fécondation, les spermatozoïdes s'insinuent dans l'oviducte, et parviennent jusque dans le réceptacle séminal. Celui-ci renferme donc un mélange, en quantité considérable, de spermatozoïdes, d'ovules et de cellules deutolécithiques; les premiers fécondent les seconds, et les transforment en oospores. Après quoi, des glandes annexées au réceptacle, les glandes *cémentaires*, ou *de la coque*, sécrètent un mucus abondant, qui s'insinue entre tous ces éléments, et se durcit à mesure. Par l'effet de sa présence, l'ensemble des oospores et des cellules nutritives se divise en petites masses qu'entoure le mucus; celui-ci se racornit, et sépare peu à peu ces masses les unes des autres, en leur donnant une enveloppe particulière; chacun de ces amas porte le nom de *cocon*. — Le réceptacle séminal contient, après que tous ces phénomènes se sont effectués, un grand nombre de ces corps. Comme les cellules nutritives sont de beaucoup plus abondantes que les ovules, chaque cocon renferme une petite quantité d'oospores, souvent une seule, et un chiffre assez élevé d'éléments vitellins. Dans le cas où plusieurs oospores sont placées côte à côte, une seule d'entre elles se développe d'ordinaire. Les cocons s'engagent ensuite dans l'oviducte, sont expulsés par l'orifice femelle, et accomplissent leur évolution.

Tous les Plathelminthes présentent ainsi un ovaire divisé en parties distinctes, germigènes et deutoplasmigènes. Les Némertines, et les Turbellariés dendrocœles appartenant à la tribu des Polyclades ou des Digonopores, font seuls exception, car leur ovaire est simple, et la quantité de deutolécithe contenue dans leurs ovules peu considérable.

Un certain nombre de Turbellariés Rhabdocœles, appartenant pour la plupart aux genres *Schizostomum* et *Mesostomum*, pondent, suivant les saisons, deux sortes d'œufs : les *œufs d'été* et les *œufs d'hiver*. Les premiers résultent d'une autofécondation, sont entourés par une coque mince et transparente, et accomplissent leur développement presque entier dans l'utérus maternel. Les seconds proviennent d'une fécondation croisée, sont recouverts par une coque dure, épaisse, de couleur brune, et pondus vers la fin de la belle saison, sans qu'ils aient commencé leur évolution. Ils restent en cet état, durant l'hiver entier, et ne montrent des phénomènes génétiques qu'au retour du printemps. Œufs d'été et œufs d'hiver se succèdent donc, avec une certaine régularité, dans la vie des individus.

§ 3. — Développement des feuillets blastodermiques.

Les procédés les plus simples, dans la genèse des feuillets blastodermiques, sont offerts par les Némertines, et par les Turbellariés dendrocœles compris dans la tribu des Digonopores. Les ovules de ces animaux

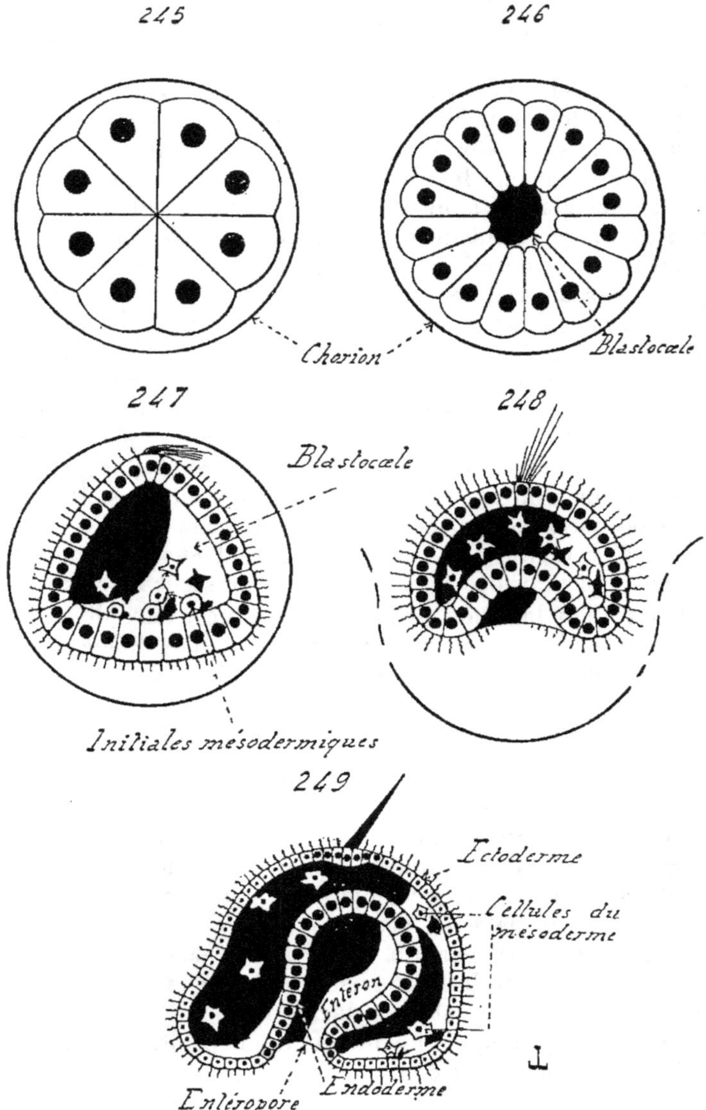

Fig. 245 à 249. — Développement général des feuillets blastodermiques des Plathelminthes, dans le cas d'évolutions dilatées (*coupes médianes et demi-diagrammatiques, avec perspective par ombre portée*). — En 245, morule. — En 246, blastule jeune. — En 247, blastule plus âgée, dont les premiers éléments du mésoderme se façonnent aux dépens de ce qui va devenir le protendoderme. — En 248, jeune gastrule; l'embryon devient libre. — En 249, gastrule complète, munie de ses trois feuillets, le protendoderme s'étant converti en endoderme définitif, après avoir donné naissance au mésoderme. — D'après les études faites par Metschnikoff sur une Némertine, le *Lineus lacteus*.

contiennent une moins grande quantité de deutolécithe que ceux des autres Plathelminthes; ce fait concorde avec l'absence de deutoplasmigènes, chez les individus générateurs. Ces ovules peuvent être nommés des *œufs simples*; par opposition avec les *œufs composés*, ou cocons, de la plupart des Turbellariés, des Trématodes et des Cestodes, formés par l'association d'ovules vrais et de cellules vitellines. — Le mode d'absorption de ces dernières, par le blastolécithe des premiers, varie suivant les classes. Ces cellules sont fort nombreuses chez les Turbellariés qui en possèdent, et absorbées par l'embryon au fur et à mesure de son développement. Celles des œufs de Trématodes sont en quantité moindre; elles s'unissent au blastolécithe, dès le début de la segmentation. Enfin, celles des Cestodes paraissent occuper un plus petit espace que leurs correspondantes des Trématodes, et se fusionnent, avec le protoplasme de l'ovule, avant que la segmentation ne commence.

Dans ce dernier cas, l'œuf complet rappelle d'assez près celui des Dendrocœles digonopores. Pourtant, la possession de deutoplasmigènes par le générateur, et la présence connexe d'un deutolécithe abondant dans l'œuf, font que le développement des Cestodes ressemble, pour ce qui tient à la genèse des feuillets, à celui des Trématodes. — Ces considérations conduisent à diviser le présent paragraphe en deux parties, dont la première renferme la description des feuillets blastodermiques produits par les œufs simples, et la seconde celle des phénomènes offerts par les œufs composés.

I. **Œufs simples.** — Ces œufs naissent dans un ovaire simple; chacun d'eux est constitué par une cellule unique, et non par une agrégation de cellules. Les Némertines et les Dendrocœles digonopores sont les seuls à posséder de tels œufs. — Le développement des Digonopores est condensé, contrairement à celui de la plupart des Némertines.

Némertines. — L'évolution embryonnaire des Némertines présente beaucoup de diversité. Un fait la domine, tenant aux modifications subies par le protectoderme. Dans un cas, ce feuillet reste toujours simple. Dans un autre cas, il se divise, par des procédés variables, en trois assises concentriques, dont l'interne seule persiste pour devenir l'ectoderme définitif. Les deux autres enveloppent, pendant un certain temps, l'embryon entier, à la manière de membranes amniotiques; puis elles sont rejetées, et ne prennent aucune part à la genèse des organes. Il existe donc, chez les Némertines, deux types principaux de développements : l'un avec amnios et l'autre sans amnios; chacun d'eux renferme des embryogénies dilatées et des embryogénies condensées. Ils paraissent donc être bien distincts; cette séparation est d'autant plus accentuée que, dans l'état actuel de nos connaissances, les Némertines, appartenant à la tribu des Schizonémertines, sont presque les seules à offrir des développements avec amnios. Les autres représentants de la classe ne produisent aucune enveloppe amniotique autour de leurs embryons. — On ne

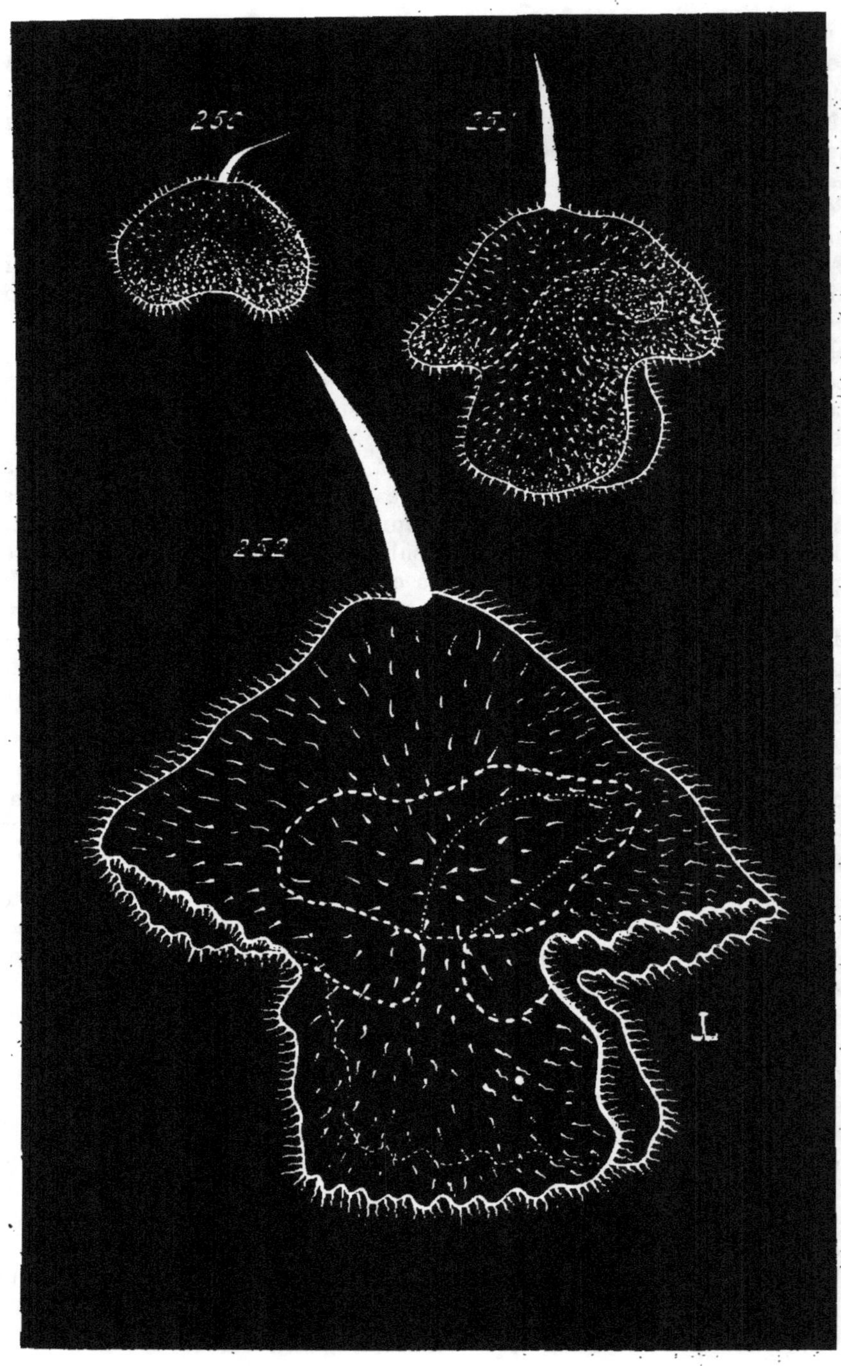

250
251
252
L

peut encore préciser, avec certitude, les relations qui unissent le premier
mode au second. La présence d'embryogénies très dilatées, dans le type des
développements sans amnios, empêche de le considérer comme répondant à une abréviation de son contraire. D'un autre côté, certaines
formes de Némertines, les *Céphalothrix* par exemple, semblent établir,
par la chute de leur ectoderme durant leur vie larvaire, une transition
du premier procédé au second. Il est nécessaire d'avoir sur cette question, pour se prononcer en connaissance de cause, plus de notions que
la science actuelle n'en comporte.

1° Les *développements sans amnios* sont surtout le propre des *Hoplonémertines;* parmi eux, les uns sont dilatés, et les autres condensés. Les
premiers s'effectuent suivant le mode gastrulaire, et les seconds suivant
le procédé planulaire. — Dans le premier cas, l'oospore fécondée se
segmente, se transforme en une morule constituée par un petit nombre
de blastomères, puis en une blastule avec blastocœle étroit et blastoderme
épais. Une partie de ce blastoderme s'invagine, et l'embryon se convertit
en gastrule. La partie invaginée donne naissance, avant même que son
refoulement ne s'effectue, à plusieurs cellules qui pénètrent dans la
cavité blastocœlienne; ces cellules sont les initiales mésodermiques. La
cavité de l'invagination est l'entéron; le feuillet qui la limite, et fournit
les initiales du mésoderme, correspond donc à un protendoderme. Celui-ci,
par le fait du refoulement qu'il subit, s'avance dans la cavité blastocœlienne, mais ne la remplit pas complètement; il laisse, entre lui et la
face interne du blastoderme resté extérieur, un vide assez grand, où se
développe le mésoderme, et qui devient le cœlome. Les trois feuillets
blastodermiques ont alors pris naissance; le blastoderme périphérique
est l'ectoderme, le blastoderme invaginé correspond à l'endoderme, et le
mésoderme se trouve placé entre les deux. Souvent, les éléments endodermiques, et parfois ceux du mésoderme, s'unissent en un syncytium.

Les développements condensés, décrits par les auteurs comme des
embryogénies comportant des gastrules délaminées, s'effectuent suivant
le mode planulaire direct, et non d'après un véritable procédé gastrulaire. — L'oospore se segmente, et se change directement en une planule compacte, omettant ainsi la phase blastulaire. Parmi les cellules
agglomérées qui constituent la planule, les externes représentent l'ectoderme, celles placées plus en dedans donnent naissance au mésoderme,
et les internes se modifient, les unes en éléments de l'endoderme, les

---

Fig. 250 à 252. — Développement pilidien des Némertines (*contours, et aspect d'ensemble*). —
En 250, jeune gastrule, parvenue à l'état dont la structure est donnée par la figure 248.
— En 251, gastrule plus avancée, déjà convertie en un *Pilidium*. — En 252, *Pilidium*
complet, renfermant la jeune Némerte dans son intérieur; les contours de la Némerte
sont représentés par une ligne de traits, et ceux de l'entéron (intestin) par une ligne de
points.
Ces larves nagent au moyen des cils vibratiles dont leur ectoderme est couvert. Les détails
de leur évolution sont donnés par les figures 253 à 264.

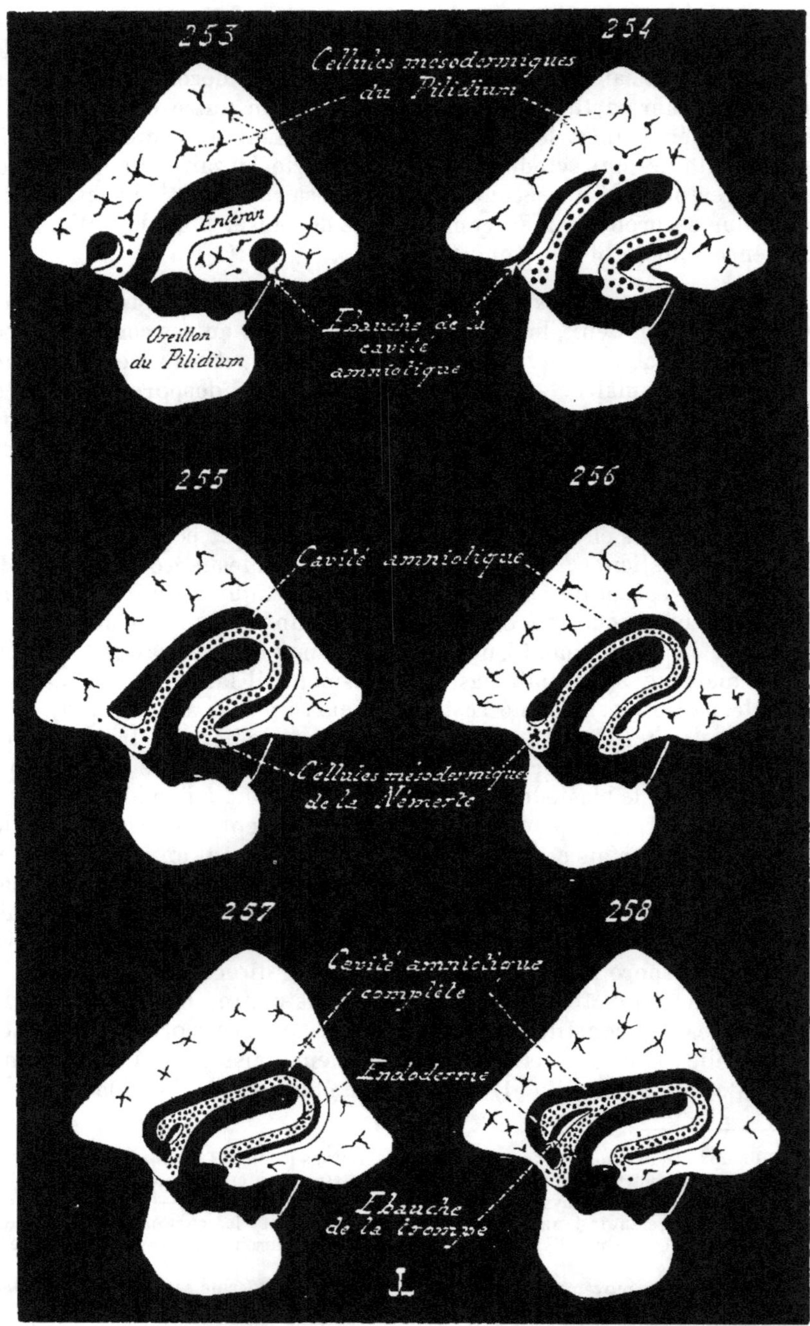
253
254
Cellules mésodermiques
du Pilidium
Entéron
Oreillon
du Pilidium
Ébauche de la
cavité
amniotique
255
256
Cavité amniotique
Cellules mésodermiques
de la Némerte
257
258
Cavité amniotique
complète
Endoderme
Ébauche
de la trompe

autres en petites masses plasmiques absorbées par ceux-ci comme aliments. Souvent aussi, les cellules endodermiques se rassemblent en un

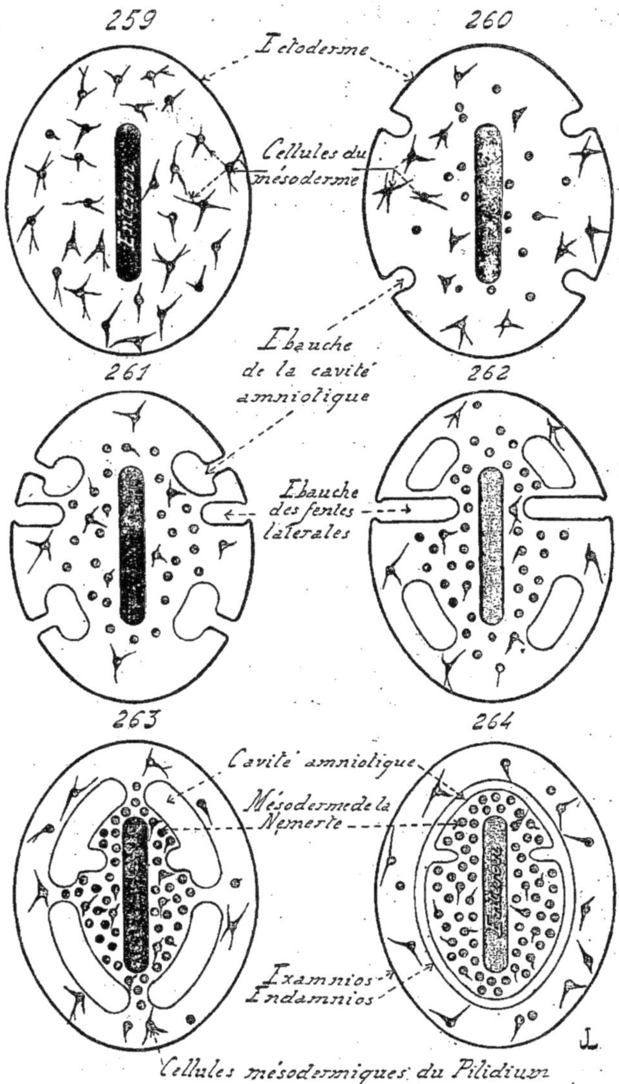

Fig. 253 à 258. — Développement pilidien des Némertines (*coupes médianes et longitudinales, avec perspective par ombre portée; diagrammes*). — En 253, jeune *Pilidium*, parvenu à l'état, dont les contours sont donnés par la figure 251; les ébauches des vésicules amniotiques prennent naissance. — En 254 et 255, ces vésicules grandissent. — En 256, elles se joignent, et s'unissent, pour ne former qu'une cavité; les tissus, que cette cavité isole

syncytium. Les trois feuillets blastodermiques sont alors délimités. Une cavité se creuse dans l'endoderme, pour devenir l'entéron, qui ne tarde pas à s'ouvrir au dehors; et des vides, destinés à produire les lacunes du cœlome, apparaissent dans le mésoderme.

2° Les *développements avec amnios*, particuliers aux *Schizonémertines*, se manifestent sous deux formes : l'une dilatée, et l'autre quelque peu condensée. Celle-ci est connue sous le nom de *développement avec larve de Desor*; la première sous celui de *développement pilidien*, de l'expression *Pilidium*, employée pour désigner la larve propre à ce procédé. Ces évolutions sont caractérisées par la division du protectoderme en trois assises concentriques, dont l'interne, en rapport direct avec le protendoderme, devient l'ectoderme définitif, et doit porter ce nom. Les deux autres se séparent de la précédente par un espace plus ou moins vaste, et constituent une enveloppe amniotique. destinée à se détacher et à se détruire. Cet amnios étant ainsi composé par deux couches cellulaires superposées, la couche externe peut être appelée l'*examnios* afin d'éviter une périphrase, et l'autre l'*endamnios*.

Dans les *développements pilidiens*, l'ovule fécondé se segmente, puis se transforme en morule, en blastule, et enfin en gastrule par invagination. Le protectoderme de cette dernière se couvre de cils vibratiles, qui lui permettent de nager; une touffe de cils plus longs, semblable à un plumet, apparaît sur sa face supérieure; latéralement se montrent deux lobes, semblables aux oreillons d'un casque; d'où le nom de *Pilidium* donné à cette larve. Le protectoderme ne reste pas simple, et produit l'amnios par le procédé suivant. — Deux paires de petites dépressions, dont l'une est placée dans la région antérieure de la larve, et l'autre dans la région postérieure, se dirigent de dehors en dedans; elles refoulent les zones protectodermiques où elles se façonnent, et les enfoncent, dans la cavité blastocœlienne, à la manière de tubes cylindriques. Les orifices

---

du reste de l'économie larvaire, sont seuls chargés de produire le métasome, c'est-à-dire l'organisme définitif. — En 257, cet organisme, qui conserve comme intestin l'entéron du Pilidium, précise ses contours, et commence à façonner sa trompe. — En 258, l'évolution de cette jeune Némerte approche de sa fin; lorsqu'elle sera terminée, il suffira à l'individu de briser, autour de sa bouche, sa zone d'attache au Pilidium, pour se trouver libre.

Fig. 259 à 264. — Développement pilidien des Némertines (*diagrammes en projection horizontale*). Ces figures complètent les précédentes, en précisant les modifications subies par les feuillets; l'ectoderme et ses dérivés sont représentés par des lignes; le mésoderme est indiqué par ses cellules, dessinées en noir, et l'endoderme, avec l'entéron qu'il entoure, par une plaque noire. — En 259, état des feuillets au début du développement pilidien. — En 260, état plus avancé, qui correspond à celui de la figure 253, et montre en totalité ce que cette dernière indique par moitié. — En 261, les vésicules amniotiques grandissent, et les ébauches des fentes latérales, organes sensitifs de la Némerte, font leur apparition. — En 262, les vésicules deviennent closes. — En 263, elles se sont accrues au point de se rencontrer. — En 264, elles sont confondues en une seule cavité amniotique; cet état correspond à celui de la figure 256.

Ces figures indiquent, dans leur totalité et en projection, les faits donnés en relief, par les figures 253-258, sur une moitié d'embryon vue par sa tranche.

des dépressions ne tardent point à se fermer; les quatre tubes sont ainsi convertis en quatre petites vésicules closes, placées, dans la cavité blastocœlienne, entre le protendoderme et le protectoderme. Ces vésicules grandissent d'une manière égale, et comblent peu à peu, en amplifiant leur paroi et leur cavité, le blastocœle entier; elles appliquent, ce faisant, la face interne de leurs parois contre le protendoderme, et la face externe contre le protectoderme. Puis comme, en emplissant le blastocœle, elles sont venues au contact des unes les autres par leurs extrémités, elles se fusionnent, et ne constituent qu'une seule et immense vésicule, entourant le protendoderme, et par suite l'entéron que ce dernier limite. La paroi interne de cette vésicule unique est accolée au protendoderme; elle correspond à l'ectoderme définitif. La cavité vésiculaire, vaste et ample, sépare cette paroi de l'externe; celle-ci s'attache au protectoderme, et constitue avec lui l'enveloppe amniotique; elle représente donc l'en-damnios, alors que le protectoderme acquiert la valeur d'un examnios. — Grâce à tous ces phénomènes, le Pilidium s'est complètement modifié. Son tégument est converti en une membrane amniotique, destinée à disparaître, et il contient dans son intérieur le jeune embryon. L'organisme de ce dernier est encore attaché à l'amnios par les bords de l'entéropore, que les vésicules ont entourés sans les disjoindre; mais cette région de soudure se brise elle-même, lorsque l'évolution embryonnaire s'achève. Le protendoderme n'est pas inactif; il émet des cellules, qui s'insinuent entre lui-même et l'ectoderme définitif, et deviennent les initiales méso-dermiques. Ces initiales se multiplient, et des vides se creusent entre elles, qui donnent les lacunes du cœlome. (*Figures* 250 *à* 264.)

Le *développement par la larve de Desor* concorde, de tous points, avec celui de la larve pilidienne; il débute de même par des phases blastu-laires et gastrulaires. Il diffère seulement de lui par le procédé génétique de l'amnios; les quatre zones du protectoderme, intéressées dans ce phé-nomène, ne prennent pas l'aspect de vésicules closes, mais acquièrent celui de disques épais et compacts. Ces disques se séparent des régions qui leur donnent naissance, grandissent tout comme les vésicules du Pilidium, et s'unissent de même en une couche cellulaire continue, qui entoure le protendoderme. L'assise interne de cette couche, directement accolée par suite à ce dernier, se convertit en ectoderme définitif; l'exté-rieure s'unit au protectoderme restant, pour constituer avec lui l'enve-loppe amniotique. — Toutes ces phases évolutives ne sont point libres, car l'embryon les subit dans l'intérieur même des membranes ovulaires; c'est à cette cause qu'il convient sans doute d'attribuer la légère abréviation du développement, transformant les vésicules creuses en disques massifs, et supprimant les organes locomoteurs de la larve *Pilidium*. — Parmi toutes les Némertines actuelles, le développement avec larve de Desor n'a guère été signalé que chez les représentants du genre *Lineus*.

Dendrocœles digonopores. — Le deutolécithe est assez abondant dans

l'ovule pour que le développement soit condensé ; celui-ci s'effectue par
le procédé planulaire, en omettant l'état de blastule, et celui de gastrule.
La planule, dans tous les cas connus, est indirecte. La segmentation
commence par être égale le plus souvent ; puis le blastolécithe se sépare
peu à peu du deutolécithe, se divise plus vite que lui, et l'enveloppe complètement. L'embryon s'est ainsi converti, par le mode indirect, en une
planule compacte. L'ensemble des cellules externes, et enveloppantes,
représente l'ectoderme ; celui des éléments internes, riches en deutolé-

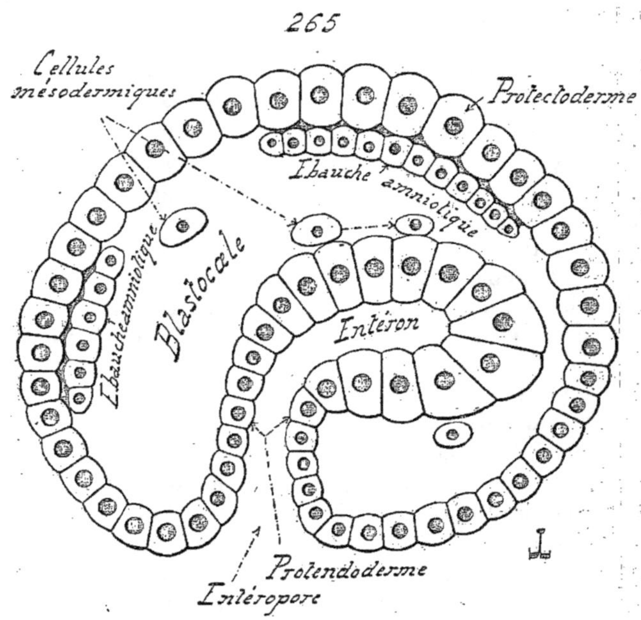

Fig. 265. — Développement des Némertines par la larve de Desor (*coupe médiane et longitudinale, demi-diagrammatique*). — D'après Hubrecht, sur une larve de *Lineus obscurus*.
Les ébauches amniotiques sont constituées par des plaques cellulaires, au lieu de consister en vésicules.

Fig. 266 à 272. — Développement des feuillets blastodermiques chez les Dendrocœles triclades (*coupes médianes ;* l'ovule, et ses blastomères chargés d'engendrer les feuillets,
sont en blanc ; les cellules vitellines, et la masse nutritive qu'elles forment par leur
union, sont en pointillé ; les noyaux sont en noir). — En 266, ovule non encore divisé. —
En 267, ovule segmenté en quatre blastomères qu'entourent les cellules vitellines encore
distinctes. — En 268 et 269, les blastomères augmentent en nombre, et se déplacent dans
la masse nutritive constituée par la soudure, de plus en plus accentuée, des cellules
vitellines. — En 270, les feuillets commencent à se délimiter ; les blastodermes devenus
extérieurs composent l'ectoderme, et les autres, demeurés internes, produisent l'endoderme et le mésoderme. — En 271, cette évolution continue. — En 272, elle s'achève ;
l'entéron se creuse au centre de l'embryon, et une bouche, avec un pharynx, prennent
naissance pour lui permettre de s'ouvrir au dehors.
D'après les recherches faites par Hallez sur le *Dendrocœlum lacteum*. Les noyaux des cellules vitellines se détruisent.

266
267
Cellule
vitelline
Ovule
268
269
270
Ectoderme
Endoderme
271
Mésoderme
272
Intéron
Pharynx
Bouche
L

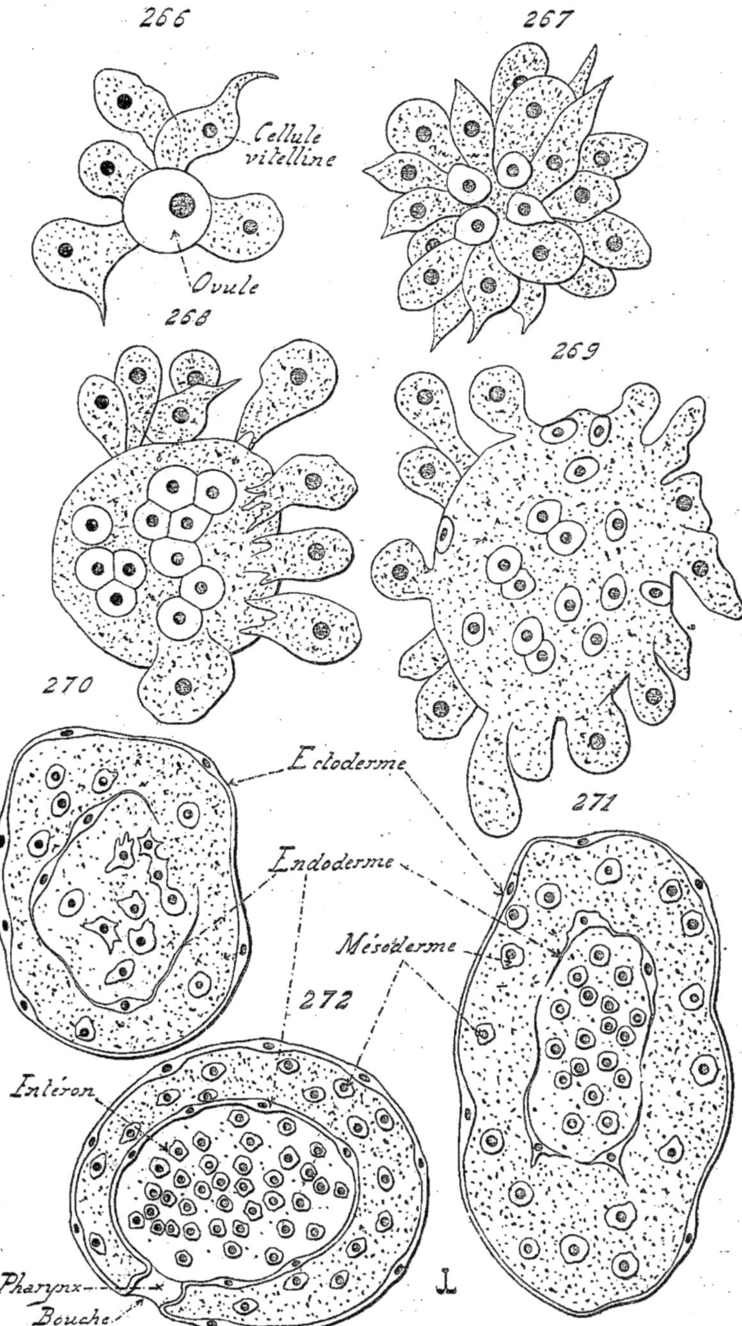

Fig. 266 à 272.

cithe et volumineux, correspond au protendoderme. — La question de
l'origine du mésoderme n'est pas encore élucidée d'une manière satisfaisante. Les dessins, donnés par Lang sur ce sujet, permettent d'admettre
qu'il est engendré par le protendoderme, comme le raisonnement par
comparaison autorise à le concevoir. — Le mésoderme, l'endoderme, et
l'entéron qui se creuse au sein de ce dernier, évoluent ensuite sur place,
en prenant leur aspect définitif.

II. **Œufs composés, ou cocons.** — Ces œufs sont produits par
des générateurs aux ovaires doubles, c'est-à-dire constitués par des vitél-
logènes et des deutoplasmigènes distincts. Ils sont formés eux-mêmes
par l'association d'une, ou de plusieurs oospores, avec un nombre considérable de cellules vitellines; cet amas est entouré par une coque
épaisse, le chorion. Généralement, dans le cas où plusieurs oospores
sont placées dans le même œuf, une seule d'entre elles se développe,
la substance des autres étant absorbée par celle-ci comme aliment.

Les œufs composés appartiennent aux Turbellariés (Rhabdocœles, et
Dendrocœles monogonopores ou Triclades), aux Trématodes, et aux
Cestodes; leur évolution doit être suivie séparément dans chacune des
classes. Malheureusement, des documents précis sur l'origine exacte
des feuillets blastodermiques font encore défaut, et l'on est réduit à se
contenter de quelques observations isolées. Cependant les recherches
acquises, et les comparaisons avec les œufs simples, permettent d'établir
plusieurs notions communes : les cellules vitellines sont absorbées, tôt
ou tard, par l'oospore qui se développe, ou par l'embryon qui en dérive;
le développement, très condensé, s'effectue par le procédé planulaire;
l'ectoderme, pourvu ou non de membranes amniotiques, se sépare rapidement des deux autres feuillets, qui restent unis pendant un certain
temps en un protendoderme.

TURBELLARIÉS. — L'évolution des Rhabdocœles n'est pas très bien
connue, en ce qui concerne les feuillets blastodermiques; il n'en est pas
de même pour celle des Dendrocœles triclades, grâce aux études effectuées par Hallez. — A ce qu'il semble, les cellules vitellines sont relativement peu nombreuses dans les œufs des Rhabdocœles, et, par suite,
la genèse des feuillets rappelle d'assez près celle qui a été décrite comme
existant chez les Polyclades ou Digonopores.

Les éléments deutolécithiques sont fort abondants dans le cocon des
Triclades, où ils atteignent, parfois, le chiffre de plusieurs milliers; leur
présence amène une altération fort curieuse. L'oospore se segmente;
tout en agissant ainsi, elle s'entoure des cellules vitellines, qui s'unissent
pour la plupart en une masse compacte, au milieu de laquelle sont placés
les blastomères provenant de l'oospore par ses divisions répétées. Ces
blastomères, en multipliant eux-mêmes leur nombre au moyen de scissions fréquentes, absorbent le vitellus qui les enveloppe, et s'en nourrissent; ils ne restent pas accolés les uns aux autres, et se séparent. Les

uns traversent la masse vitelline environnante; ils vont s'étaler à sa surface en une couche continue, qui limite de cette façon tout l'ensemble,
et compose l'ectoderme. D'autres demeurent en place, à peu de choses
près; situés en dedans de l'ectoderme, ils se bornent à se multiplier, et
produisent le mésoderme. Les derniers de ces blastomères conservent
leur position centrale, et constituent l'endoderme, au milieu duquel se
creuse l'entéron, dans une période assez tardive du développement.

Les traits essentiels de ces phénomènes si remarquables sont seuls
indiqués. Il est probable que leurs caractères particuliers découlent de
la nécessité, pour l'embryon, de se nourrir aux dépens des cellules vitellines. C'est à cette cause qu'il faut attribuer la désagrégation des
blastomères, dont les plus externes, chargés de donner naissance à
l'ectoderme et au mésoderme, parcourent l'amas des cellules vitellines
en s'assimilant leur substance. (*Figures* 266 *à* 272.)

TRÉMATODES. — L'origine des feuillets blastodermiques a été étudiée,
avec soin, chez les Trématodes endoparasites appartenant à la famille
des Distomides. Elle est surtout intéressante en ce qu'elle s'accompagne
d'une genèse d'enveloppes amniotiques, semblables à celles des Némertines, car elles sont produites par une série de cellules embryonnaires,
dont l'ensemble est l'homologue du protectoderme de ces derniers
animaux. L'origine est la même dans les deux cas; les procédés seuls
diffèrent, mais ne permettent pas de conclure à l'absence d'homologies,
car le développement des Trématodes est très abrégé, et par suite
fort altéré.

L'œuf se compose d'une oospore, et d'un nombre assez restreint,
plusieurs dizaines en moyenne, de cellules vitellines. Ces dernières sont
absorbées par l'oospore, dès le commencement de la segmentation;
contrairement à ce qu'il en est chez les Dendrocœles triclades, où cette
absorption se manifeste plus tard. L'oospore se divise en segments; en
même temps, les cellules vitellines, se fusionnant entre elles et perdant
leurs noyaux, s'unissent peu à peu à ces blastomères. Lorsque tous les
éléments vitellins ont disparu par ce moyen, la segmentation est achevée,
et l'oospore se trouve convertie en une planule formée par le procédé
direct.

Cette planule ne devient pas libre, mais reste enfermée dans le chorion de l'œuf. Parmi les cellules qui la constituent, les plus externes
représentent le protectoderme. Un petit nombre d'entre elles, situées en
un pôle de la planule, et y dessinant une petite calotte, d'où leur nom
de *cellules de la calotte*, se séparent des autres; elles se multiplient rapidement, de manière à entourer la planule entière. Cette enveloppe,
composée d'éléments aplatis, est l'homologue de l'amnios du Pilidium
des Némertines. Elle se brise peu après, ainsi que le chorion, pour livrer
passage à l'embryon qui devient libre.

L'ectoderme se couvre de cils vibratiles, qui permettent à la larve de

 CHAPITRE SEPTIÈME

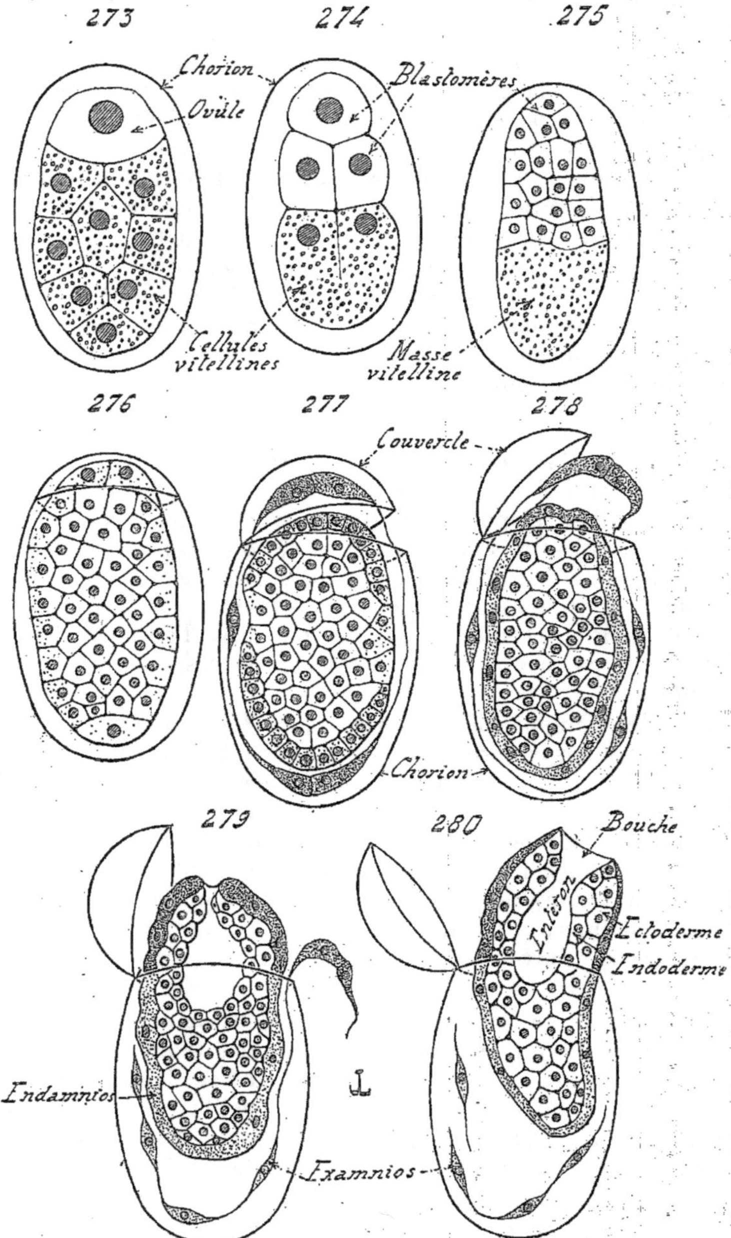

Fig. 273 à 280. — Développement des feuillets blastodermiques chez les Trématodes (*coupes longitudinales demi-diagrammatiques*). — En 273, œuf non encore segmenté; l'ovule est

nager. Les autres éléments embryonnaires composent, selon toute évidence, le mésoderme uni à l'endoderme; mais ces deux feuillets ne se séparent point l'un de l'autre, n'acquièrent point leur structure propre, car les cellules qui les constituent doivent se grouper en petits amas, chargés de devenir autant de nouveaux embryons. Du moins, ce phénomène existe habituellement chez les Trématodes Endoparasites; il manque aux Ectoparasites, dont les feuillets doivent, par suite, se délimiter suivant les procédés habituels; mais des connaissances précises font défaut sur ce sujet.

Cestodes. — Le développement des Cestodes rappelle de près celui des Trématodes, surtout en ce qui touche l'existence d'enveloppes amniotiques, produites également par un petit nombre de cellules appartenant au protectoderme. La différence principale porte sur ce fait, que les éléments vitellins, peu nombreux, sont absorbés par l'oospore, et assimilés à elle, de suite après la fécondation, au début de la segmentation. Dans ses grands traits, l'évolution embryonnaire des Cestodes est plus abrégée encore que celle des Trématodes; aussi les cellules initiales de l'amnios se délimitent-elles, souvent, dès les premières phases de la scission de l'ovule.

L'œuf est entouré par un chorion résistant, et fort épais d'ordinaire. La segmentation amène la genèse d'une planule directe. Dès le début de la division ovulaire, quelques blastomères se multiplient plus rapidement que les autres; les éléments auxquels ils donnent naissance, et qui entourent le reste de l'embryon, constituent une assise périphérique sous-jacente au chorion, et dont le nom véritable serait l'examnios, car elle est l'homologue de la couche correspondante des Némertines. — Puis, en dedans d'elle, se délimite une nouvelle assise cellulaire, formée aux dépens des blastomères placés immédiatement sous l'examnios. Celle-ci correspond à l'endamnios des Némertines; les auteurs lui ont donné différents noms, celui de *manteau* pour les Bothriocéphales, et de *couche chitinogène* pour les Ténias.

L'embryon se débarrasse ensuite de son chorion, et de son examnios. Lorsqu'il doit vivre pendant quelque temps à l'état de larve libre, l'endamnios, devenu externe par la chute de l'examnios, se couvre de

---

représenté en blanc, les cellules vitellines contiennent des granulations. — En 274 et 275, division de l'ovule en blastomères, et diminution corrélative des cellules vitellines, qui sont absorbées par ces blastomères, et s'unissent entre elles au préalable. — En 276, les blastomères existent seuls, et composent une planule directe; le chorion commence à se fendre. — En 277, une partie du chorion se soulève en un couvercle; quelques-uns des éléments externes de la planule se disposent en une membrane, qui se sépare du reste du corps, et correspond à l'examnios des Némertines. — En 278, l'embryon se prépare à sortir de sa coque chorionnaire; une seconde membrane périphérique, homologue à l'endamnios des Némertines, se délimite aux dépens des éléments externes. — En 279 et 280, l'embryon abandonne son chorion, et, revêtu de son endamnios, qui ne tardera pas à tomber également, devient libre. Un petit entéron se creuse au sein de son organisme. D'après les recherches faites par Schauinsland sur le *Distomum tereticolle*.

cils vibratiles, qui servent au petit être pour nager ; par contre, si l'embryon est parasite dès le début, l'endamnios ne porte aucun cil. Le premier cas existe chez la plupart des Bothriocéphalidés ; le second chez les Téniadés. Quoiqu'il en soit, le jeune Cestode quitte son endamnios comme il a abandonné ses autres enveloppes, et l'ectoderme définitif se trouve occuper sa place à l'extérieur du corps.

Quant aux blastomères internes, ils semblent constituer un protendoderme compact, qui se scinde plus tard en mésoderme et endoderme ; mais des observations complètes sont encore nécessaires à cet égard.

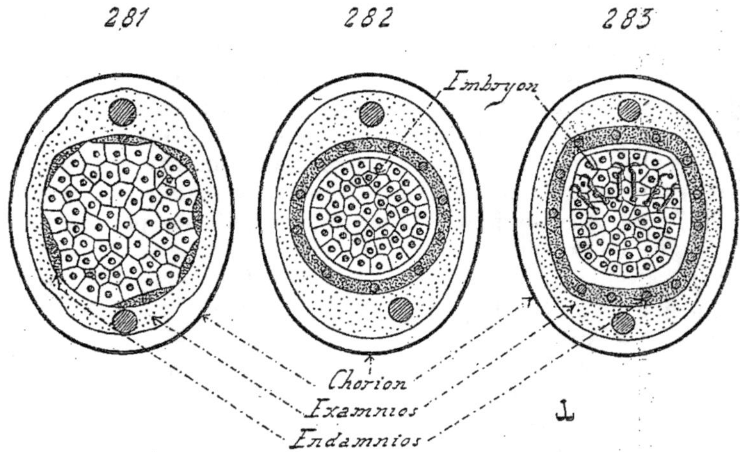

Fig. 281 à 283. — DÉVELOPPEMENT DES FEUILLETS BLASTODERMIQUES CHEZ LES CESTODES (*coupes médianes demi-diagrammatiques*). — Les phases préliminaires se rapportent à une planulation directe, semblable à celle des Trématodes, avec cette réserve que les cellules vitellines occupent une moins grande place. — En 281, délimitation d'un examnios et d'un endamnios aux dépens des blastomères externes. — En 282, ces deux membranes régularisent leurs contours, et se séparent du reste de l'embryon. — En 283, l'embryon produit ses six crochets, représentés par des bandes noires, et attend ainsi les circonstances favorables qui lui permettront de poursuivre son évolution, en se débarrassant de ses enveloppes amniotiques et de son chorion.
D'après les recherches faites par Schauinsland sur le *Bothriocephalus rugosus*.

§ 4. — Formes embryonnaires.

I. Généralités. — Le développement des Plathelminthes comporte, presque toujours, la présence de larves, car l'embryon se débarrasse de ses enveloppes chorionnaires, et devient libre, avant d'atteindre l'état parfait. Tantôt, ces larves vivent en liberté, jusqu'à ce qu'elles parviennent à l'état adulte ; tantôt, après une période d'indépendance plus ou moins longue, et parfois même presque absente, elles s'adaptent au parasitisme. Le premier cas est naturellement celui des Platodes qui restent libres durant leur existence entière, c'est-à-dire, sauf quelques rares exceptions, des Turbellariés et des Némertines; le second est le propre des animaux parasites, soit des Trématodes et des Cestodes.

Une autre particularité doit être signalée dans l'évolution des Plathelminthes, en tant que formes de leurs embryons. Les larves des Turbellariés sont privées d'enveloppes amniotiques, mais non celles des autres représentants de l'embranchement. Ces membranes sont constamment produites par des cellules appartenant au protectoderme; quelles que soient la condensation et la précocité de leur développement, elles sont situées de la même façon par rapport au corps du petit être: il est donc permis de les considérer comme homologues. — L'importance de cette assimilation est fort grande, car elle permet de concevoir les affinités naturelles des Plathelminthes parasites, des Trématodes et des Cestodes. Ces animaux se rattachent, sans aucun doute, aux Némertines dont les embryons possèdent un amnios, comme le sont ceux des Schizonémertines. Ces dernières se rapprochent, à leur tour, des Turbellariés. Cette seconde induction se base sur l'existence de types intermédiaires, tels que les *Pelagonemertes*, Némertines dont l'intestin est ramifié comme celui des Turbellariés dendrocœles, et les *Microstomum*, Turbellariés pourvus d'une trompe semblable, bien que réduite, à celle d'une Némertine. *La vie parasitaire* des Trématodes et des Cestodes ne s'oppose pas à cette relation, puisque certaines Némertines, les *Malacobdella*, la présentent aussi.

II. Turbellariés et Némertines. — Les larves des Rhabdocœles, celles des Dendrocœles Triclades, et celles des Dendrocœles Polyclades appartenant à la famille des Leptoplanides, quittent leurs membranes chorionnaires à une époque assez avancée de leur évolution, souvent assez voisine de l'état parfait; elles n'offrent, dans leur aspect extérieur, aucune particularité remarquable. — Il n'en est pas tout à fait de même pour la plupart des Dendrocœles Polyclades. Les larves de ces derniers abandonnent hâtivement leur chorion; elles couvrent leur corps d'expansions ciliées, souvent fort longues, qui donnent à ces êtres une allure propre, leur servent d'organes locomoteurs, et s'atrophient à mesure que l'embryon approche de l'âge adulte. Certaines de ces larves ont reçu des noms spéciaux : telle est la *larve de Müller*, qui appartient au genre *Yungia*. Plusieurs autres, celles de divers *Stylochus* notamment, rappellent de près le *Pilidium* des Schizonémertines. Une semblable disposition permet, selon toute apparence, de concevoir l'origine de l'amnios du *Pilidium*; probablement, cet amnios correspond à l'extension, autour du corps entier, des appendices portés par les embryons libres des Dendrocœles. Il est certainement difficile de comprendre comment un procédé, qui aboutit à la genèse d'expansions externes, s'est transformé en un second mode, qui consiste à produire des vésicules creuses; mais, si les faits manquent encore sur ce sujet, on peut cependant penser, sans craindre de trop se tromper, que le premier est le point de départ du second.

Les embryons des Némertines, appartenant à la série de ceux qui sont dépourvus d'amnios, subissent, à l'abri de leurs membranes ovulaires, la plupart des phases de leur évolution. Ceux, qui possèdent un amnios, abandonnent assez tard leur chorion dans le cas des larves de Desor, et précocement dans celui des larves Pilidiennes. Celles-ci nagent en liberté dans l'eau, grâce aux cils vibratiles dont l'examnios est couvert ; pendant

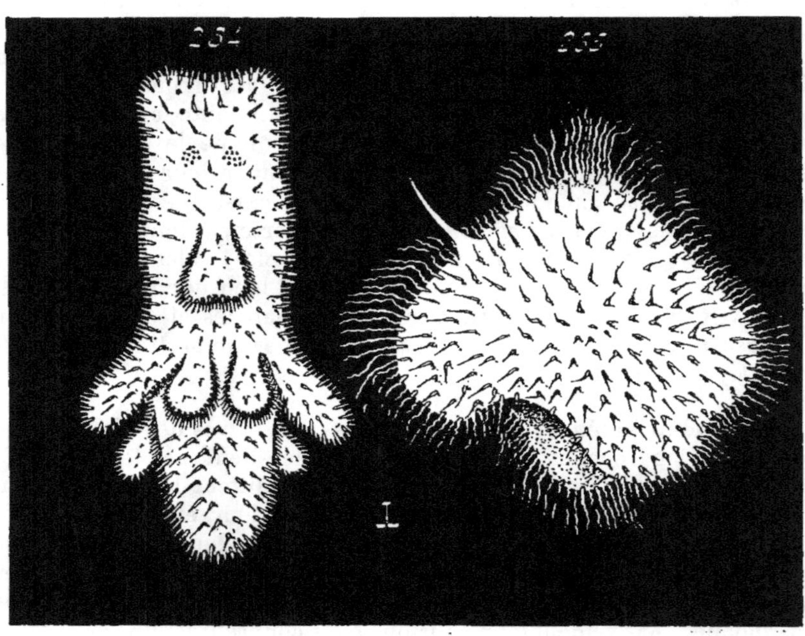

Fig. 284 et 285. — LARVES DES TURBELLARIÉS DENDROCŒLES (*contours*). — En 284, larve d'*Yungia aurantiaca* (appartenant au type dit *larve de Müller*) ; d'après Lang. — En 285, larve de *Stylochus pilidium*, d'après Götte.

ce temps, le corps de l'embryon se convertit en Némerte parfaite. Lorsque cette évolution est achevée, le jeune individu est suspendu dans l'intérieur de sa membrane amniotique, à laquelle il ne tient que par les bords de sa bouche ; des tiraillements incessants rompent ensuite cette région de soudure. L'amnios se flétrit ; le petit animal le quitte, et s'accroît pendant que son enveloppe se détruit. — Il est évident qu'une aussi longue persistance de l'amnios n'est pas un phénomène primitif. La larve *Pilidium* est une larve secondaire, à stase, qui bénéficie de son amnios pour achever son développement, en se servant de lui comme d'un appareil de protection et de locomotion. (*Figures 250 à 252.*)

III. **Trématodes.** — Les Trématodes Ectoparasites passent directement à l'état adulte, sans offrir des changements trop considérables dans leur forme extérieure. Le contraire a lieu chez les Trématodes Endoparasites; leurs métamorphoses sont accompagnées de migrations, c'est-à-dire de passages dans des milieux différents. En outre, ces modifications des Endoparasites se compliquent de phénomènes reproducteurs asexués, tels que la fissiparité et la gemmulation, qui augmentent de beaucoup le nombre des embryons issus d'un seul œuf fécondé.

A. — Le développement libre des Trématodes Ectoparasites est souvent rapide; et les phases larvaires sont courtes. Les larves, au moment où elles sortent de l'œuf, possèdent les ébauches de la plupart de leurs organes, et n'ont guère à acquérir que des ventouses, et des appareils sexuels, pour devenir complètes. Certaines d'entre elles sont pourvues de cils vibratiles, souvent disposés en couronnes transversales cerclant le corps, qui servent au petit être pour nager.

Parfois, ces types larvaires font complètement défaut; le jeune Trématode sort de l'œuf à l'état parfait. Dans certains cas même, cette éclosion s'effectue, alors que l'œuf n'a pas encore été pondu par son générateur; ce dernier contient alors, dans ses voies sexuelles, le descendant auquel il vient de donner naissance. — Tels sont les *Gyrodactyles*, qui offrent jusqu'à trois et même quatre générations emboîtées les unes dans les autres. Le générateur primordial produit un seul œuf, qu'il féconde avec ses spermatozoïdes; cet œuf évolue de suite pour former un descendant interne. Celui-ci engendre un second descendant, capable à son tour d'en fournir un troisième; cela sans que le premier soit expulsé de l'organisme du générateur. Cependant, les rejetons de la seconde et de la troisième génération ne proviennent pas d'œufs fécondés, car les êtres qui leur donnent naissance sont privés d'organes sexuels. Des faits précis manquent à cet égard; les observations acquises autorisent à admettre, pourtant, que les blastomères issus de l'œuf fécondé ne sont pas tous employés à constituer le corps du premier descendant; il en resterait quelques-uns, chargés de subvenir à la genèse du second, et à celle du troisième. Ce phénomène serait donc en tout semblable à celui que présentent les larves des Trématodes Endoparasites.

B. — Il a été indiqué, dans le chapitre précédent, que les embryons des Endoparasites quittent, à l'état de planule, leurs membranes protectrices; cette éclosion ne peut naturellement s'effectuer que dans l'eau. Les membranes enveloppantes se composent du chorion ovulaire et de l'amnios; celui-ci correspond à l'examnios du *Pilidium* des Némertes et des embryons des Cestodes. La larve, devenue libre, consiste en un ectoderme, recouvert de cils vibratiles, qui entoure l'amas des cellules du protendoderme. — L'ectoderme ne demeure pas simple; au moment de l'éclosion, et après cet instant, il engendre des éléments, qui se disposent en une couche placée au-dessous de lui, et dont quelques-uns vont même se confondre avec les cellules du protendoderme. Ce feuillet s'est ainsi divisé en deux couches, dont l'externe ne va pas tarder à disparaître, l'interne persistant seule comme ectoderme définitif. L'assise externe est, en conséquence, l'homologue de l'endamnios des embryons des Cestodes, et du *Pilidium*; elle ne se sépare de la larve, dans la plupart des cas, qu'après l'éclosion de celle-ci.

La larve, débarrassée des membranes amniotiques, se compose essentiellement d'un ectoderme et d'un protendoderme. Souvent, elle porte, sur son extrémité antérieure, un aiguillon, nommé *rostre*, qui l'aide à pénétrer dans les tissus d'un animal aquatique, destiné à lui servir d'hôte. La plupart des éléments du protendoderme sont arrondis, ou ovalaires, semblables les uns aux autres, et désagrégés; leur ensemble constitue un mésenchyme. Cependant quelques-uns d'entre eux se convertissent en fibres musculaires, et se placent sous l'ectoderme. Cette musculature sous-épidermique se dispose sur deux assises : l'une extérieure, formée de fibres dirigées transversalement; l'autre interne, constituée par des fibres longitudinales. Souvent ces larves possèdent, en surplus, des ébauches d'appareil excréteur, et des petits ocelles. Les premières sont représentées par deux tubes courts, symétriques, creusés dans le protoplasme des cellules qui les contiennent. Les seconds, au nombre de deux, et juxtaposés, consistent en cellules ectodermiques, dont une part du protoplasme renferme des granulations pigmentaires, et dont l'autre se convertit en une substance transparente.

Sauf les fibres musculaires, et les éléments de l'appareil excréteur, les cellules du protendoderme se ressemblent; il s'ajoute à ces dernières quelques autres cellules originaires de l'ectoderme. — La totalité des blastomères, entourés par ce dernier, comprend ainsi des éléments empruntés aux trois feuillets blastodermiques. Elle ne va pas évoluer pour donner naissance aux organes, mais doit se diviser en plusieurs parties, véritables *gemmules*, qui deviendront autant de nouveaux embryons. Ceux-ci percent ensuite l'ectoderme de leur générateur, et sont capables, soit de se transformer en adultes, soit de présenter encore les mêmes phénomènes de gemmulation.

Ces faits s'accompagnent de changements d'aspect et de structure. Ceux des embryons, qui deviennent des adultes, ne se multiplient point asexuellement; comme ils dérivent des premières larves, ils seront désignés par le terme de *larves secondaires*. L'expression de *larves primaires* sera réservée aux embryons qui, se reproduisant par la gemmulation, ne se convertissent point eux-mêmes en adultes. — Les premières larves primaires proviennent directement des œufs fécondés, émis par les générateurs adultes; le plus souvent, elles donnent naissance, par gemmulation, à des larves secondaires; mais, parfois, elles engendrent des nouvelles larves primaires de seconde génération. Ce dernier fait peut se renouveler encore; mais finalement, la gemmulation aboutit toujours

à la genèse de larves secondaires, qui se transforment en adultes. Dans
certains cas même, les premières larves primaires produisent d'autres
larves primaires par simple fissiparité, et non par gemmulation. — Quel
que soit le mode suivi, la larve issue de l'œuf fécondé ne se convertit
point en adulte, contrairement à ce qu'il en est chez les Trématodes Ectoparasites; elle se multiplie asexuellement et donne ainsi lieu à une

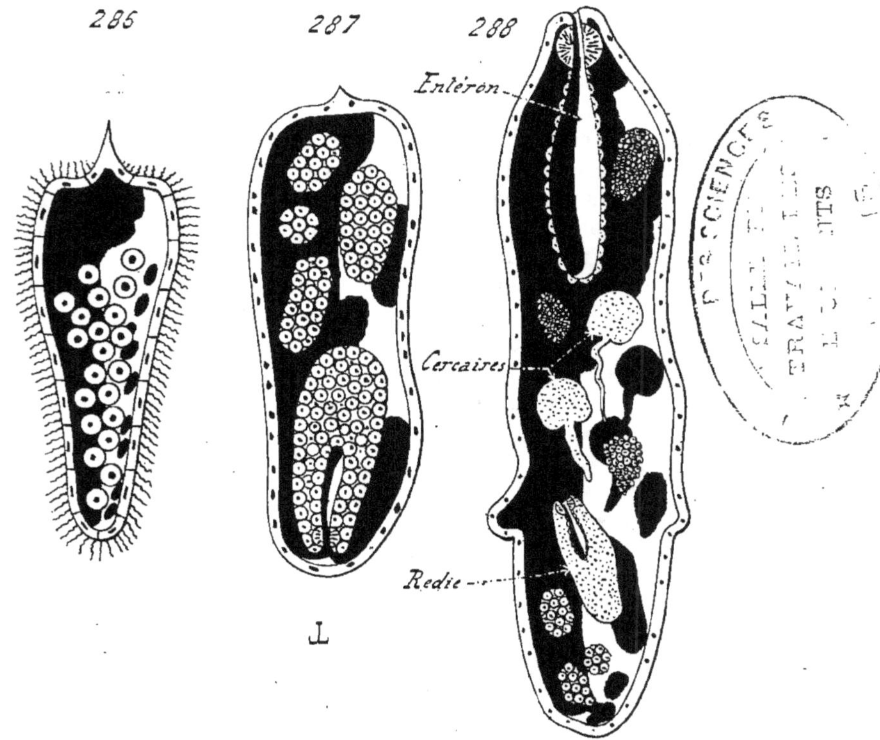

Fig. 286 à 288. — LARVES PRIMAIRES DES TRÉMATODES ENDOPARASITES (*coupes médianes et longitudinales, demi-diagrammatiques, vues par la tranche, avec perspective par ombres
portées*). — En 286, jeune larve primaire de première génération, encore libre, nageant
au moyen des cils vibratiles dont son ectoderme est couvert, et contenant, dans la cavité
que cet ectoderme limite, de nombreuses cellules embryonnaires non différenciées; sauf
en ce qui concerne le petit entéron, absent ici, cette larve n'est autre que celle de la
figure 280, accrue et privée de son endamnios. — En 287, la même larve, plus âgée,
devenue plus grande, est parasite, et convertie en un *Sporocyste;* ses cellules embryonnaires et internes, plus nombreuses, se rassemblent en gemmules; celles-ci se transforment en larves primaires de seconde génération, qui, dans ce cas particulier, sont
des *Rédies*. — En 288, une de ces Rédies, devenue indépendante et plus volumineuse;
elle possède un petit entéron dans son extrémité antérieure, et produit, par la gemmulation, tout comme le Sporocyste dont elle dérive, de nouveaux embryons, dont les uns
sont encore des larves primaires et correspondent à des Rédies, et dont les autres sont
des larves secondaires, c'est-à-dire des Cercaires.

Cette évolution est celle du *Distomum hepaticum.*

alternance de générations, à une hétérogonie hétéromorphe, dont le résultat est d'accroître le nombre des embryons émis par un seul générateur. Cette augmentation concorde avec l'adaptation des générateurs à l'endoparasitisme; elle a pour but de pallier aux pertes inévitables, qui se manifestent parmi les descendants.

C. — La structure des larves primaires se ramène à la disposition suivante : un ectoderme, représenté par une assise épithéliale simple, entourant un protendoderme, auquel se joignent en surplus quelques éléments ectodermiques. — Ces larves, ainsi constituées, augmentent de volume, lorsqu'elles trouvent des circonstances favorables à leur développement; mais elles ne modifient point leur aspect extérieur, qui est à peu près celui d'un cylindre. L'ectoderme accroît sa surface pour suivre cet agrandissement, et composer toujours une membrane externe continue; mais non le protendoderme. — Celui-ci, tout en multipliant le chiffre de ses éléments, ne suit pas l'augmentation, et des vides de plus en plus grands se creusent entre lui et l'ectoderme; il se divise lui-même en plusieurs parties, que de nouveaux espaces libres séparent les unes des autres. Finalement, lorsque cette évolution est bien dessinée, la larve primaire se trouve changée en un sac, dont la paroi est formée par l'ectoderme, et dont la cavité contient les fragments du protendoderme désagrégé. — Chacun de ces fragments devient un nouvel embryon, et se compose simplement d'un amas cellulaire. Parmi les éléments de ce dernier, les uns dérivent de l'ectoderme, les autres du protendoderme, de sorte que les deux feuillets blastodermiques primordiaux sont représentés.

La genèse de ces embryons de seconde génération est une véritable gemmulation. Certains auteurs la font cependant rentrer dans les cas de gemmiparité, en admettant qu'il se produit, dans l'intérieur de la larve, des bourgeons capables de se convertir en embryons. La description précédente montre qu'il n'en est pas ainsi.

Les larves primaires des Trématodes Endoparasites appartiennent à deux formes, dont l'une est nommée *Sporocyste*, et la seconde *Rédie*. Cette dernière est caractérisée par une utilisation spéciale de plusieurs des cellules du protendoderme, qui ébauchent un rudiment d'intestin, destiné à disparaître. Par contre, tous les éléments du protendoderme des Sporocystes sont employés à produire des embryons; et aucun d'eux ne sert à façonner un petit intestin. Pourtant, certains Sporocystes possèdent, dans la région antérieure de leur corps, une masse granuleuse, que l'on assimile à une ébauche intestinale.

Ces larves sont parfois capables de se reproduire au moyen de la fissiparité; elles donnent alors naissance à de nouveaux êtres semblables à elles, à des larves primaires. Parfois aussi, leurs gemmules se convertissent en larves primaires, et non en larves secondaires. Pourtant, dans tous les cas, et après un chiffre restreint de générations, les embryons

fournis en dernier lieu se convertissent tous en larves secondaires;
l'apparition de ces dernières est, en effet, le but de cette reproduction
asexuelle.

Cette série de phénomènes n'est pas uniforme chez tous les Trématodes Endoparasites. Elle comporte un certain nombre de cas distincts,

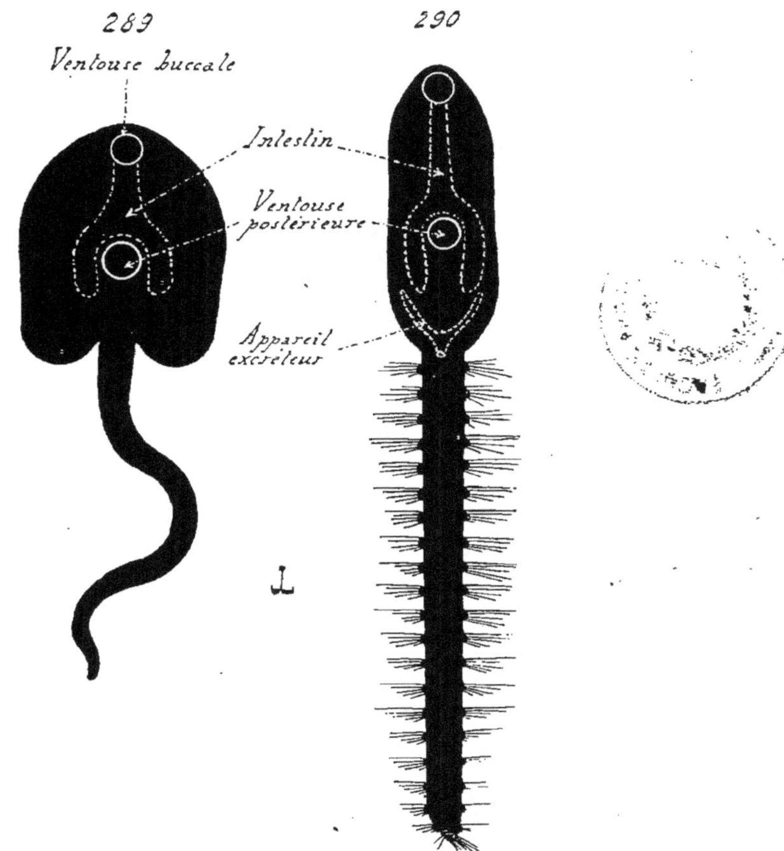

Fig. 289 et 290. — Larves secondaires des Trématodes endoparasites (*silhouettes*). — En 289,
Cercaire du type de ceux qui ont la queue inerme, c'est-à-dire lisse : cercaire du *Distomum
hepaticum*. — En 290, Cercaire du type de ceux qui ont la queue armée, c'est-à-dire
hérissée de soies : *Cercaria setifera*, d'après les recherches de Villot.

dont les différences tiennent au nombre des générations successives de
larves primaires, et au chiffre des embryons produits par chaque générateur. — Souvent, il n'existe qu'une seule génération de ces larves,
dont les gemmules deviennent directement des embryons secondaires.

Plus rarement, deux ou trois de ces générations se succèdent. Ce cas prête même à diverses variétés secondaires, suivant que les premiers Sporocystes engendrent de nouveaux Sporocystes, ou bien que les premières Rédies donnent naissance à de nouvelles Rédies, ou encore que les premiers Sporocystes produisent des Rédies. Ce dernier phénomène est offert par le *Distomum hepaticum*. — Sans doute, le nombre des générations n'est point fixe, ni déterminé, chez les embryons d'une même espèce; il est placé sous la dépendance des circonstances extérieures, et surtout des facilités d'alimentation, en ce sens que les larves primaires, ayant trouvé des circonstances favorables à leur développement, engendrent des embryons secondaires, alors qu'elles se désorganisent et meurent, après avoir produit de nouvelles larves primaires plus vivaces, dans le cas où ces circonstances favorables n'ont pas été rencontrées. D'ordinaire, chaque générateur contient un assez grand nombre de gemmules, à divers états de développement, qui deviendront de nouveaux embryons; ce nombre n'est jamais fixe. Pourtant, chez certaines espèces du genre *Monostomum*, le générateur ne produit qu'un seul descendant; celui-ci se borne à se débarrasser de l'ectoderme du premier, pour devenir libre et indépendant. Ce cas, le plus simple de ceux offerts par les Trématodes Endoparasites, est sans doute primitif; les autres en dérivent par la division du descendant unique en fragments, qui représentent autant de nouvelles gemmules.

L'émission des embryons par leur générateur se produit de deux manières : ou bien l'ectoderme de ce générateur se brise, ou bien il se perce, au préalable, d'un orifice par lequel sortent les embryons. Le premier cas est celui des Sporocystes, le second celui de la plupart des Rédies.

D. — Les larves secondaires sont nommées des *Cercaires*. Leur structure est plus complexe que celle des larves primaires. Toutes les cellules de leur corps sont employées à créer des organes, et non à engendrer des embryons. Un tube digestif, des centres nerveux et des organes

---

Fig. 291 à 296. — ÉVOLUTION DU CYSTICERQUE (*silhouettes avec perspectives par ombres portées; la figure 291 exprime un contour extérieur; les figures 292-296 représentent des coupes médianes demi-diagrammatiques, vues par la tranche*). — En 291, jeune embryon hexacanthe, dépouillé de ses enveloppes, et faisant suite à celui de la figure 283, avec cette réserve que ce dernier s'applique à un Bothriocéphale. — En 292, le même coupé, et montrant sa structure compacte. — En 293, début de la dépression (*cavité cystique*), qui, en s'amplifiant, donne à l'embryon l'aspect d'une sphère creuse; une autre cavité, la *cavité vésiculaire*, indépendante du dehors, se perce également dans l'organisme. — En 294, ces deux espaces augmentent leurs dimensions; la tête se façonne au fond de l'invagination cystique. — En 295, amplification des parties; la cavité vésiculaire divise en deux lames la paroi de la cavité cystique; celle-ci contient le métasome replié sur lui-même, c'est-à-dire la zone embryonnaire qui seule deviendra le corps de l'adulte; cette phase est celle de jeune Scolex. — En 296, des circonstances favorables permettant la suite de l'évolution, le métasome se dévagine, grâce à la présence de la cavité vésiculaire, qui permet à la lame interne de la paroi cystique de se soulever en dehors de la lame externe. Cette phase est celle de Scolex dévaginé; la vésicule, qui abritait le métasome, va se détruire, et le métasome seul donne l'individu parfait.

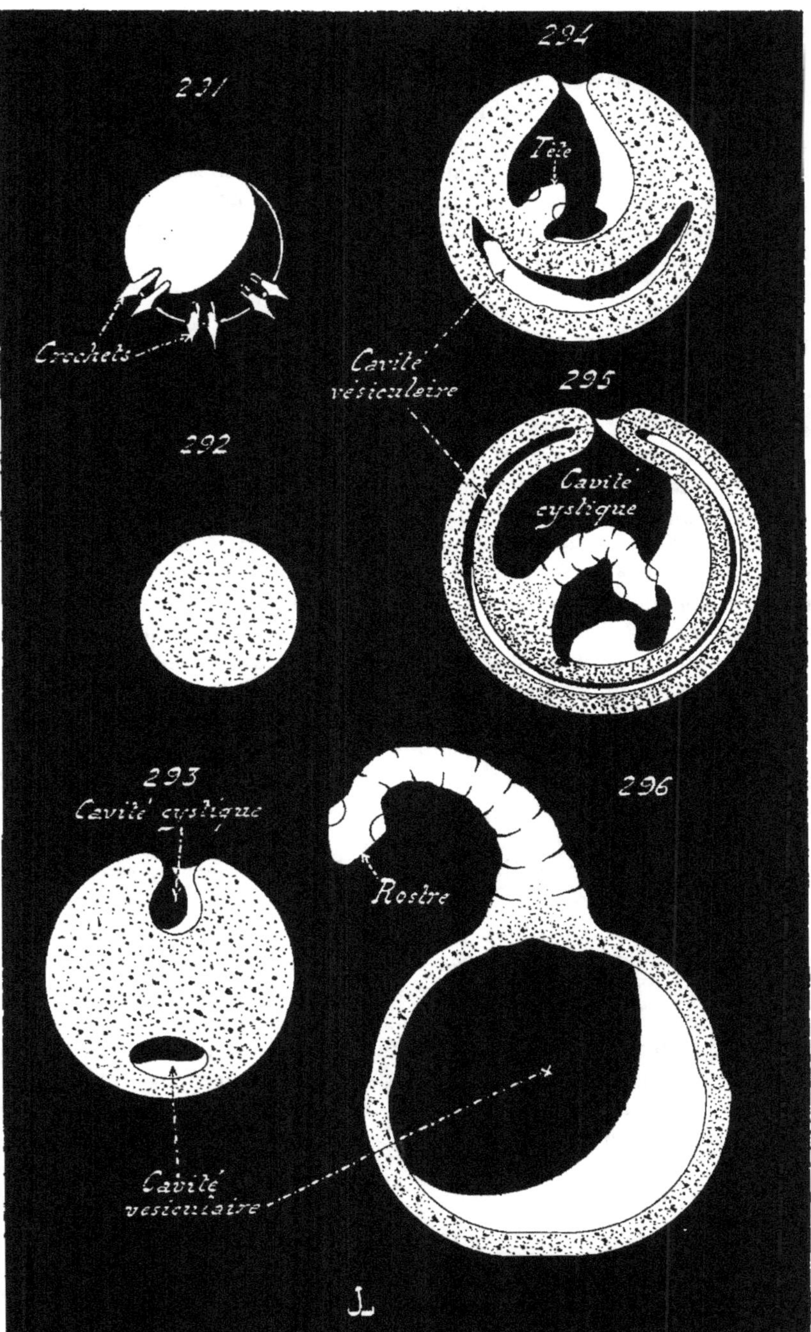
291
294
Tête
Crochets
Cavité
vésiculaire
295
Cavité
cystique
292
293
Cavité cystique
296
Rostre
Cavité
vésiculaire

des sens, des canaux excréteurs, s'ébauchent et se complètent; puis, le jeune embryon perce l'ectoderme de son générateur, et se trouve libre. Il se déplace à l'aide d'une longue expansion, placée dans la région postérieure de son corps, et semblable à une queue : d'où son nom. Il conserve cet appendice jusqu'au moment où il achève ses migrations, c'est-à-dire où il parvient dans le corps d'un animal capable de lui servir d'hôte définitif. Il perd alors sa queue, acquiert des organes sexuels, et arrive à l'état adulte.

IV. **Cestodes.** — Le développement des embryons des Cestodes rappelle son correspondant des Trématodes, en ce sens qu'il s'accompagne de migrations, de transports d'un hôte dans un autre; mais il ne se complique point, sauf dans le cas offert par les larves de divers Téniadés (*Tenia echinococcus* par exemple), de phénomènes de multiplication asexuelle. — Les observations acquises à cet égard portent presque toutes sur les Cestodes supérieurs, c'est-à-dire sur les représentants des familles des *Bothriocéphalidés* et des *Téniadés*, principalement sur ces derniers. Aussi les auteurs, se basant sur elles, accordent-ils aux Cestodes une évolution très compliquée, en tant que changements subis par les embryons dans leur forme. Il est possible, en rapprochant les faits connus sur le développement des Bothriocéphalidés, et des formes voisines, de ceux donnés par l'étude des Cestodes inférieurs, de concevoir, avec plus de précision, l'embryogénie de ces êtres.

Les embryons des Cestodes commencent, dans l'intérieur du chorion, à façonner leurs premières ébauches, et à produire leurs enveloppes amniotiques; ils sont eux-mêmes constitués par un amas de cellules protendodermiques, que limite un ectoderme. Les Bothriocéphalidés, et sans doute aussi les Cestodes inférieurs, subissent alors une phase larvaire libre, qui s'effectue dans l'eau. L'embryon perce son chorion, et l'examnios; recouvert par l'endamnios, qui est muni de cils vibratiles et sert d'organe protecteur et locomoteur, il se déplace, jusqu'à ce qu'il rencontre des circonstances favorables pour continuer son développement. Les Téniadés ne présentent pas de telles phases libres; ils n'abandonnent leur amnios, avec leur chorion, que dans le cas où les milieux extérieurs permettent la suite de l'évolution. Pour les Téniadés comme pour les Bothriocéphalidés, ces circonstances favorables consistent en la rencontre d'un hôte, que l'embryon puisse habiter en parasite.

Au moment où l'embryon se débarrasse de ses enveloppes amniotiques, il se compose toujours d'un protendoderme compact qu'entoure l'ectoderme, mais cet ectoderme porte en plus des crochets, qui servent à l'animal pour perforer les tissus de son hôte. Cet embryon mérite ainsi le nom de *larve acanthophore*; suivant les types, il possède quatre ou six crochets, d'où les expressions plus spéciales *d'embryon tétracanthe* et *d'embryon hexacanthe*; cette dernière forme est plus répandue que la première. Les crochets sont disposés en une couronne, qui entoure l'extrémité postérieure du corps, et non l'antérieure, contrairement à l'assertion de la plupart des auteurs.

Les Cestodes les plus simples, appartenant au genre *Archigetes*, ne poussent pas plus loin leur développement, et en restent à la phase acanthophore. L'extrémité, opposée à celle qui porte les crochets, s'allonge, se convertit en une petite tête suivie d'un cou, et représente ainsi la région antérieure du corps. Comme les autres Cestodes parviennent à une complexité organique plus grande, caractérisée surtout par l'allongement de l'individu, et par l'augmentation en nombre des glandes sexuelles, il est permis de prendre les *Archigetes* comme des Cestodes primitifs, équivalant aux phases embryonnaires des Cestodes supérieurs.

Mettant les *Archigetes* à part, et sans doute aussi les *Amphilinidés* qui les touchent de près, les autres Cestodes, sauf les Téniadés, offrent, après l'état de la larve acanthophore, une autre disposition, désignée par le nom de phase de l'embryon *plérocerque*. Les crochets tombent et disparaissent, pendant que la région antérieure s'effile en un cou surmonté d'une petite tête; puis l'extrémité postérieure, autrefois munie de crochets, s'allonge chez les Bothriocéphales en restant compacte, ou bien se convertit, chez les Tétrarhynques, en une masse ovalaire volumineuse. Sous cette forme, les embryons sont situés dans les tissus de leur hôte. Leur tête est susceptible de se déplacer dans tous les sens, de se contracter, ou même de s'invaginer dans une dépression qui se creuse en arrière et autour d'elle. Cette invagination, passagère ici et peu étendue, devient volumineuse et persistante chez les Téniadés.

Les embryons des Téniadés passent d'abord par la phase hexacanthe; les crochets tombent ensuite, mais la région antérieure ne se convertit point en un cou surmonté d'une tête. Cette zone se déprime, et s'invagine peu à peu dans l'extrémité postérieure du corps; la larve, ovalaire en premier lieu, se transforme ainsi en une vésicule, car la cavité de l'invagination devient fort grande, et cesse même souvent, par le rapprochement des lèvres de son orifice, de communiquer avec le dehors. Cette larve des Ténias, qui habite en parasite les tissus d'un hôte, et offre l'aspect d'une vésicule creuse, est nommée, par cela même, *Cysticerque;* son organisme se réduit à une paroi, qui entoure une cavité. — La face interne de la paroi donne ensuite naissance, par la prolifération d'une de ses parties, au cou et à la tête; ces derniers grandissent beaucoup dans la plupart des cas, et occupent la cavité entière. L'embryon vésiculaire, ainsi pourvu d'une tête et d'un cou internes, est désigné par l'expression de *Scolex.* — Puis, si les migrations s'accomplissent à souhait, si les circonstances favorables ne font point défaut au petit être, la paroi de la vésicule se flétrit, la tête et le cou passent au travers d'elle pour se rendre libres, le deviennent effectivement, et donnent en se développant l'organisme définitif. La vésicule ne joue plus aucun rôle, et s'atrophie.

Il est bien évident que la forme larvaire, dite *cysticerque*, dérive du *plérocerque* par l'accroissement, et par l'importance plus grande, de l'invagination où la tête s'abrite. Seulement, la tête prend naissance après l'invagination, contrairement à ce qui devrait se passer si la chronologie évolutive était conservée. Il ne faut pas cependant attribuer une valeur exagérée à ce déplacement des dates d'apparition, qui résulte de la

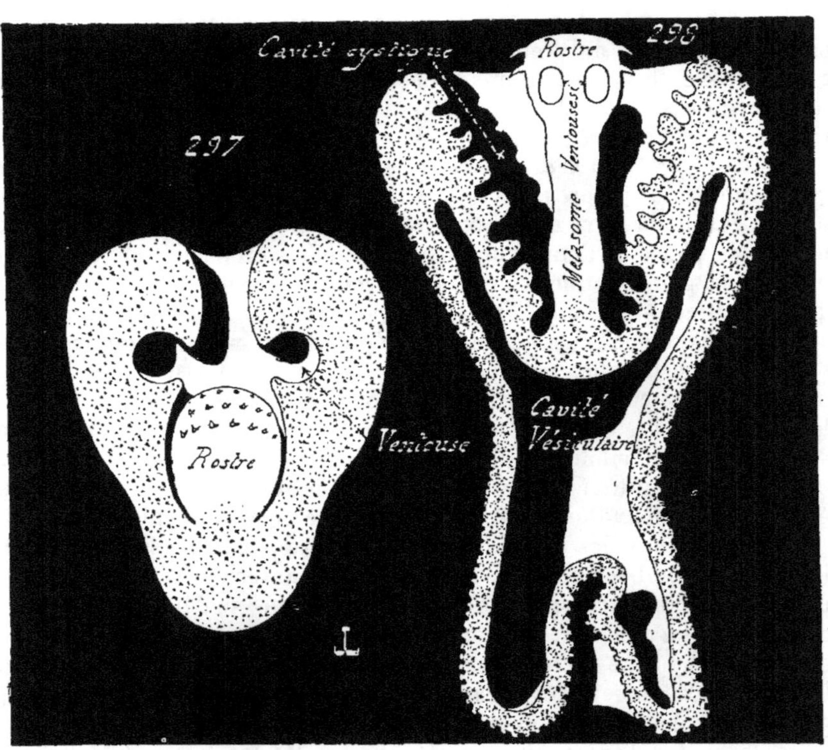

Fig. 297 et 298. — TYPES DE CYSTICERQUES (*coupes médianes et longitudinales, vues par la tranche, avec perspective par ombre portée*). — En 297, cysticerque du type des *cysticercoïdes*, dont la tête est invaginée sur elle-même, en ne laissant saillir que le rostre, et dont les cavités sont absentes : cysticerque du *Tenia cucumerina*, d'après les recherches faites par Leuckart. — En 298, cysticerque vrai, avec tête en place, long métasome et cavités : cysticerque du *Tenia serrata*, d'après les recherches faites par Moniez. La moitié inférieure de ce Cysticerque, nommé souvent *Cysticercus pisiformis*, s'atrophie dans le cours de l'évolution.

condensation du développement; souvent, dans ce cas, un fait tardif, acquérant une certaine prépondérance, devient plus précoce; les exemples de cette accélération sont très fréquents, et tel est ici le cas. — Partant, la genèse de la tête dans la cavité du Cysticerque est strictement homologue à celle du même organe chez les larves plérocerques.

Elle correspond à l'allongement de la région antérieure du corps, qui s'effectue au fond d'une dépression au lieu d'être extérieure ; et on ne peut, en conséquence, la considérer comme représentant un bourgeonnement.

§ 5. — Reproduction asexuée et alternance des générations.

I. Étude générale. — Parmi tous les Plathelminthes, les Trématodes Endoparasites présentent le plus souvent des phénomènes de reproduction asexuée. Pourtant, divers Turbellariés Rhabdocœles et certains Cestodes se multiplient par des moyens analogues. Les procédés, observés chez ces animaux, se rapportent à la fissiparité, à la gemmiparité, et à la gemmulation.

Fɪssɪᴘᴀʀɪᴛé. — La reproduction par fissiparité a été observée chez plusieurs Rhabdocœles, et chez un petit nombre de Trématodes. Dans ce dernier cas, elle est fort rare, et se manifeste seulement sur les larves primaires, notamment sur les Sporocystes. Ces embryons se partagent parfois en deux segments, qui se séparent l'un de l'autre, se complètent, et sont également capables d'engendrer, par gemmulation, de nouvelles larves primaires ou des larves secondaires. — La fissiparité des Rhabdocœles s'exerce sur les adultes, et non sur les jeunes ; les *Catenula* et les *Microstomum* sont les seuls à la présenter. Les générateurs et les descendants restent unis les uns aux autres par leurs extrémités, et s'assemblent en une colonie linéaire. Comme la fissiparité alterne, chez ces animaux, avec la reproduction sexuelle, comme, en outre, générateurs et descendants ont même forme et même structure, l'alternance est ici une métagenèse holomorphe. (*Figures* 299 *à* 304.)

Gᴇᴍᴍɪᴘᴀʀɪᴛé. — La gemmiparité véritable n'a guère été signalée, parmi les Plathelminthes, que chez les embryons des *Tœnia échinococcus* et *cœnurus* ; elle se manifeste, alors que ces embryons sont parvenus à la phase de Cysticerque, et vivent dans les tissus d'un hôte leur offrant une nutrition surabondante. Ces Cysticerques gemmipares sont désignés par les expressions d'*Echinocoques* et d'*Hydatides*, en ce qui concerne les embryons du *Tœnia echinococcus*, et par celles de *Cénures* pour les jeunes du *Tœnia cœnurus*.

Le *Tœnia echinococcus* adulte vit dans l'intestin du Chien ; son cysticerque particulier habite les tissus des Mammifères herbivores ou omnivores, et parfois même ceux des Oiseaux. L'Echinocoque ne se borne pas à produire une seule tête, comme il en est chez les autres Téniadés ; il en engendre un nombre souvent fort grand. Sa paroi se compose de deux couches : l'une externe, épaisse, de nature cuticulaire, dite *membrane hydatique ;* l'autre interne, plus mince, de structure peu connue encore, et nommée par les auteurs la *membrane germinale*. Celle-ci est la partie vivante de l'être; elle émet plusieurs bourgeons; chaque bourgeon correspond à une prolifération locale de la membrane, et se convertit, par son accroissement, en une vésicule creuse. Ces vésicules, dites *vésicules proligères*, se composent d'une paroi, qui limite une cavité

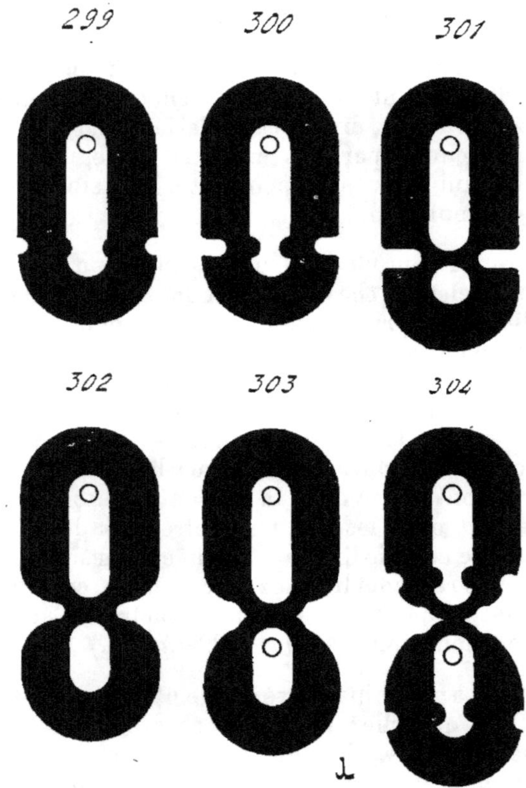

Fig. 299 à 304. — Fissiparité des Turbellariés Rhabdocœles, d'après les *Microstomum* (*diagrammes en silhouettes; le noir indique les tissus, le blanc l'intestin, et le petit cercle la bouche*). — En 299, débuts de l'étranglement extérieur, et du bourrelet intestinal correspondant. — En 300 et 301, ces phénomènes s'accentuent, et aboutissent à la genèse d'un petit segment postérieur, muni d'un intestin indépendant. — En 302, ce segment régularise son aspect, et se convertit en un individu, qui demeure adhérent à son générateur. — En 303, le descendant complète son organisme. — En 304, le descendant étant devenu identique à son générateur, tous deux subissent de nouvelles divisions.

centrale; elles produisent, sur la face interne de cette paroi, et suivant un procédé analogue à celui offert par la membrane germinale, des bourgeons destinés à se transformer en têtes. Chacune de ces vésicules est capable d'engendrer ainsi, en moyenne, dix à quinze têtes qui, placées dans des conditions favorables, peuvent se développer en autant d'individus parfaits. Parfois, de nouvelles vésicules, les *vésicules secondaires*, naissent, non pas sur la face interne de la paroi de l'Echinocoque, mais dans son épaisseur; elles évoluent comme dans le cas précédent, et parviennent, en s'accroissant et traversant à mesure la substance de cette paroi, soit dans la cavité même de l'Echinocoque, soit en dehors de ce dernier, et dans les tissus de l'hôte (*Figure* 305).

Ce phénomène de reproduction asexuelle rentre, selon toute évidence, dans les cas de gemmiparité; on doit le considérer comme une exagération du fait habituel, qui se borne à la production d'une seule tête. Cette gemmiparité est interne; ce fait résulte de la disposition propre aux Cysticerques. Pour la bien comprendre, il faudrait supposer l'embryon dévaginé, de manière à rappeler les larves plérocerques, et portant les vésicules proligères appendues à son corps comme autant de petits bourgeons extérieurs. — L'alternance des générations des *Tœnia échinococcus* est une métagenèse hétéromorphe.

Le *Tœnia cœnurus* adulte habite, comme le précédent, l'intestin du Chien. Son cysticerque va se loger dans les centres nerveux des Mammifères herbivores, du Mouton de préférence, et cause la maladie nommée le *tournis*. La gemmiparité de cet embryon est moins connue encore que celle de l'Echinocoque, dont on ne sait que les phénomènes extérieurs; elle paraît consister seulement en la production, sur la paroi interne du Cénure, de nombreuses têtes, dont le chiffre peut atteindre 400 et 500.

GEMMULATION. — Ce procédé reproducteur est propre aux Trématodes; il n'existe que chez les embryons. Sa manifestation la plus simple semble être offerte par les *Gyrodactylides*, en ce sens que les blastomères, fournis par l'œuf fécondé, ne sont pas tous chargés de former le descendant; certains d'entre eux sont réservés pour engendrer un ou plusieurs autres individus. Les Trématodes Endoparasites le présentent d'une manière constante; leurs larves primaires, Sporocystes et Rédies, partagent en fragments l'amas des cellules placées en dedans de leur ectoderme, et chacune de ces parcelles se développe en un nouvel être. Ces phénomènes, examinés plus longuement dans le précédent paragraphe, doivent être placés parmi les cas de gemmulation. — L'alternance des générations est ici une métagenèse hétéromorphe.

II. **Segmentation du corps des Cestodes.** — La plupart des anciens auteurs admettaient, et plusieurs naturalistes modernes sont encore de cette opinion, que l'organisme adulte des Cestodes supérieurs ne correspond pas à un seul individu, mais représente une colonie. Le corps de ces animaux est, en effet, divisé en anneaux, nommés *proglottis*, souvent fort nombreux, dont les derniers, les plus éloignés de la tête et les plus âgés, sont capables de se détacher de ceux qui les précèdent, et de devenir libres. Dans l'esprit de cette théorie, chaque anneau est un individu complet; l'organisme entier se trouve ainsi constitué par

une série d'individus placés les uns derrière les autres ; cette forme de
colonie linéaire a reçu le nom de *Strobile*.

La comparaison des Cestodes inférieurs aux supérieurs, comme
l'étude approfondie de l'évolution embryonnaire subie par ces animaux,
empêche d'accepter cette manière de juger les choses. — Le corps des
Cestodes inférieurs, des *Archigetes*, des *Amphilina*, reste simple, et
ne se divise nullement en anneaux. Les Ligules sont simples également ;
mais leurs glandes génitales sont nombreuses, et composent plusieurs
groupes sexuels, placés à la file les uns derrière les autres. Chaque groupe,
à cause de ses dimensions, soulève à son niveau la paroi du corps, et
produit une bosselure. Les Ligules adultes offrent donc une série de
nodosités, commençant en arrière de la tête, et s'étendant jusqu'à
l'extrémité postérieure de l'organisme ; cette disposition est la première
ébauche de la division en anneaux. — Il suffit de supposer plus profonds
les étranglements, placés entre les bosselures des groupes sexuels, pour
obtenir la scission en proglottis. Cette dernière est déjà assez prononcée
chez les Bothriocéphales, bien que peu nette encore ; elle atteint sa plus
grande extension dans le corps des Téniadés. — Les anneaux sont unis
les uns aux autres, contiennent dans leur intérieur les groupes sexuels,
et grandissent à mesure que ces derniers s'accroissent et évoluent. Ceux
qui, parmi eux, sont situés dans la région postérieure de l'animal, renferment des glandes sexuelles atrophiées, dont les fonctions sont accomplies ; ils se bornent à être seulement des sacs pleins d'œufs fécondés.
Aussi se détachent-ils de l'individu auquel ils appartiennent, afin de
remplir leur dernier rôle, qui est d'entraîner, hors du corps de l'hôte,
ces œufs fécondés.

Il ne s'agit donc ici, ni d'une fissiparité incomplète aboutissant à la
genèse d'une colonie linéaire, ni d'une alternance de générations. L'organisme d'un Cestode supérieur est simple, comme celui d'un Cestode
inférieur ; il représente un seul individu. Tous ces phénomènes se réduisent à une multiplication des glandes sexuelles, destinée à augmenter,
d'une façon corrélative, le chiffre des œufs pondus par le même être.

Fig. 305. — GEMMIPARITÉ DES CESTODES, d'après l'Echinocoque (*coupe diagrammatique* d'un
Echinocoque, montrant ses bourgeons à divers états de développement). L'Echinocoque
se compose d'une paroi, limitant une vaste cavité où évoluent les bourgeons ; la paroi
est formée par une cuticule, dite *membrane hydatique*, et par une assise organisée, la
membrane germinale, désignée par erreur sous le nom de membrane proligère. — La
moitié supérieure de la figure est consacrée à l'évolution des bourgeons qui naissent sur
la face interne de la membrane germinale ; ces bourgeons sont désignés par la lettre A.
En A1, apparition du bourgeon ; en A2, il grandit ; en A3, il est devenu une vésicule
proligère, qui bourgeonne des têtes sur sa paroi interne, ou bien engendre de nouvelles
vésicules proligères ; en A4, les têtes grandissent, et finissent par devenir libres dans la
cavité de l'Echinocoque, soit que la vésicule proligère se détache (A4n) pour détruire sa
paroi par la suite, soit qu'elle demeure en place (A5), sa paroi se détruisant, et les têtes
se trouvant mises en liberté (A5a). — La moitié inférieure de la figure est consacrée à
l'évolution des bourgeons, qui naissent dans l'épaisseur de la paroi de l'Echinocoque ;
ces bourgeons, désignés par la lettre B, évoluent comme les précédents, et deviennent
des vésicules proligères, nommées, dans ce cas particulier, des *vésicules secondaires*.

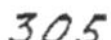

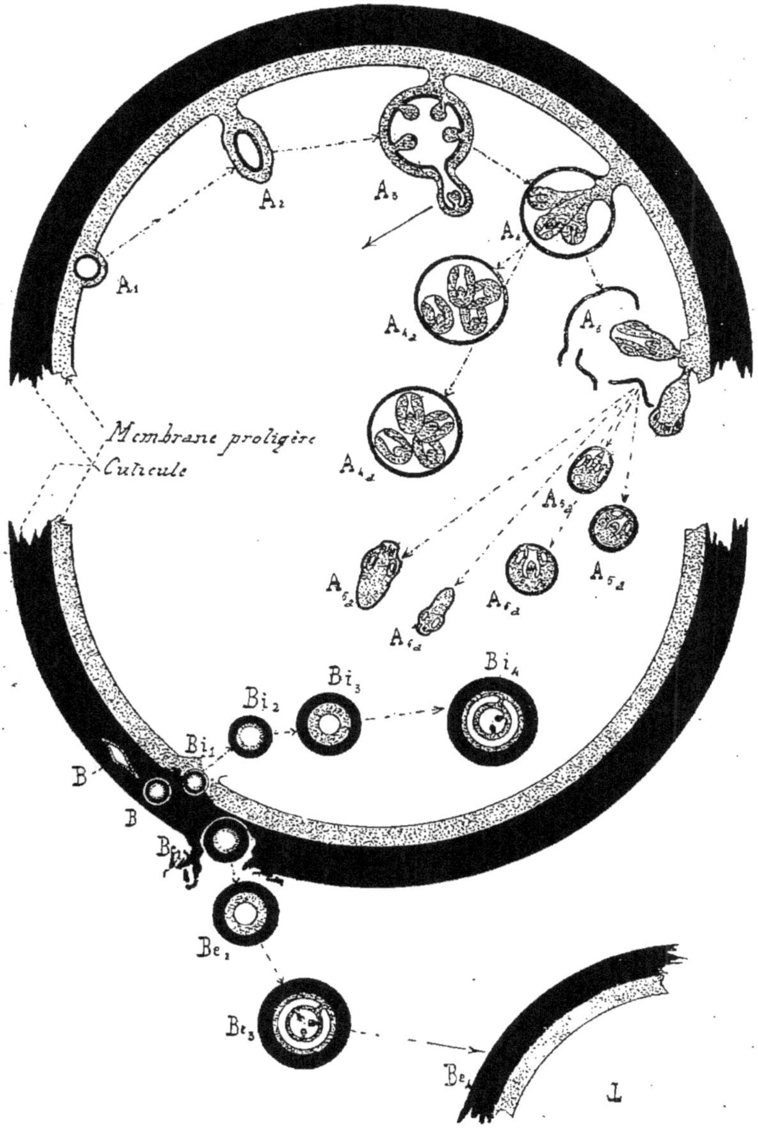

Parmi elles, les unes, Bi^1, Bi^2, Bi^3, Bi^4, tombent dans la cavité de l'Echinocoque, et sont dites *vésicules internes*, ou *endogènes;* les autres, Be^1, Be^2, Be^3, Be^4, vont en dehors de l'Echinocoque (*vésicules externes*, ou *exogènes*), et, s'amplifiant beaucoup, deviennent semblables à leur générateur.

— Il ne faut pas oublier que les Cestodes sont des animaux endoparasites; que leurs embryons effectuent des migrations complexes, au cours
desquelles ils s'égarent souvent; que, par suite, la nécessité s'impose
d'avoir des embryons nombreux. Les Cestodes parviennent à ce but en
accroissant leurs groupes de glandes génitales; les Trématodes Endoparasites y arrivent par la gemmulation de leurs larves, qui augmente
le chiffre des embryons issus d'un seul œuf. Le résultat est le même;
les moyens seuls diffèrent, et l'opposition entre ces moyens suivis, pour
arriver à une même fin, est fort intéressante à constater.

§ 6. — Migrations embryonnaires.

I. Considérations générales. — Il faut entendre, par l'expression
« migration d'un être », son transport d'un milieu dans un autre. Lorsque
la larve et l'adulte d'un être habitent les mêmes localités, il n'existe
aucune migration, et c'est le cas de beaucoup d'animaux; mais si les
larves vivent dans des endroits différents de ceux occupés par les adultes,
il est nécessaire que les premières accomplissent des migrations. Cette
obligation est surtout le fait des Endoparasites. Les œufs pondus par ces
derniers ne trouvent point sur place, d'ordinaire, les circonstances favorables à leur développement. Il faut que les embryons aillent les chercher
ailleurs, et qu'ils retournent, ensuite, dans un milieu semblable à celui
qu'habite leur générateur. Les migrations présentent alors une certaine
complexité, atténuée le plus souvent par une tolérance assez grande,
permettant aux larves de vivre, et d'évoluer, même dans le cas où les
conditions extérieures ne sont pas tout à fait celles qu'il leur faudrait.

Les migrations sont d'ordinaire passives, et indépendantes des
embryons; aussi, beaucoup de ces derniers n'arrivent-ils jamais à les
accomplir toutes. Elles sont réalisées le plus souvent par les hôtes eux-
mêmes; ceux-ci puisent leur nourriture dans les milieux environnants,
et, si ces milieux contiennent des larves capables de vivre en parasites
dans leur organisme, ces larves ne sont pas digérées, et continuent à
exister. Les relations de mangeurs à mangés constituent donc, chez les
hôtes, le facteur principal des migrations de leurs parasites.

Ces transports sont déterminés dans un certain sens, et s'accomplissent suivant une marche précise, hors de laquelle le parasite dévoyé
ne peut plus se développer, et meurt. D'ordinaire, une espèce donnée
de Plathelminthe parasite vit à l'état adulte dans le corps d'un hôte
donné, et sous forme de larve dans un milieu également donné et inva-
riable. — Il ne faudrait pas, cependant, concevoir cette succession de
phénomènes comme inflexible, comme répondant à une condition rigoureusement nécessaire; la plasticité du parasite est assez grande pour
lui permettre d'habiter, au moins à l'état d'embryon, l'organisme d'hôtes
appartenant à des espèces voisines de celle qui serait pour lui la
meilleure. La tolérance à cet égard s'étend souvent à l'ordre, et même

parfois aux ordres voisins. Ainsi le *Tœnia médiocanellata* qui, adulte, habite l'intestin de l'Homme, est capable de vivre, à l'état larvaire, dans les tissus de la plupart des Ruminants; de même encore, le *Tœnia echinococcus*, adulte dans l'intestin du Chien, vit et se développe, sous sa forme embryonnaire d'hydatide, tout aussi bien dans les viscères de l'Homme que dans ceux du Mouton. — Mais si la tolérance des larves est assez grande pour leur permettre de conserver leur vitalité, bien que placées dans des milieux assez différents les uns des autres, il n'en est pas moins vrai que la migration dernière, celle qui amène le parasite dans son hôte définitif, est rigoureusement déterminée, en ce sens qu'elle est subordonnée au mode d'alimentation de ce dernier. Ainsi, ceux des embryons du *Tœnia echinococcus*, qui parviennent dans un hôte humain, se perfectionnent tout aussi bien, et même mieux, que ceux établis, par le hasard des migrations, dans le corps d'un Mouton; et cependant ces derniers seuls ont des chances d'arriver à l'état adulte, en pénétrant dans l'intestin d'un Chien, car il est assez fréquent que des chiens mangent de la chair de mouton infestée, alors qu'il faudrait un concours de circonstances extraordinaires, pour que des chiens viennent à se nourrir de la chair d'un homme porteur d'hydatides.

Dans les descriptions suivantes, l'être habité par l'adulte sera nommé *l'hôte définitif*. Il appartient d'ordinaire à une espèce déterminée pour chaque parasite. Cependant la tolérance, assez large, s'applique non seulement aux espèces les plus proches, mais encore aux genres et aux ordres voisins : tel est, par exemple, le *Distomum hepaticum* des Ruminants, qui est capable de vivre, en surcroît, à l'état adulte, chez l'Homme. — Les divers habitats des embryons seront désignés par l'expression d'*habitats intermédiaires;* ces habitats sont des *milieux* ou des *hôtes organisés*. Le milieu intermédiaire le plus fréquent est l'eau. Les hôtes intermédiaires appartiennent, dans la règle, à une espèce donnée pour chaque parasite, espèce dont les individus servent de nourriture habituelle aux hôtes définitifs. Une tolérance assez vaste s'établit cependant pour les hôtes intermédiaires comme pour les autres; tel est le *Tœnia echinococcus* déjà cité, dont les embryons se trouvent tout aussi bien des tissus de l'Homme que de ceux du Mouton. — Mais il ne faut pas oublier que cette tolérance sert seulement à ménager la vitalité du parasite; l'évolution complète nécessite des circonstances plus serrées et plus précises, destinées à permettre sûrement le passage, du parasite, de son milieu intermédiaire dans son véritable hôte définitif.

II. **Etude spéciale.** — Mettant à part diverses espèces de parasites, appartenant aux classes des Némertines et des Turbellariés, et dont l'évolution n'est pas encore bien connue, les seuls Plathelminthes, auxquels s'impose la nécessité des migrations embryonnaires, sont les Trématodes et les Cestodes.

Trématodes. — Les migrations n'existent pas, ou sont à peine indiquées, chez la plupart des Ectoparasites ; elles acquièrent pourtant, chez ceux d'entre eux qui vivent dans les cavités organiques de leurs hôtes, une certaine complexité. Ces derniers établissent, sous ce rapport, un passage vers les Endoparasites, où ces phénomènes de migration possèdent une grande importance.

Presque tous les Ectoparasites vivent sur les téguments de leurs hôtes. Ceux-ci sont des animaux aquatiques ; aussi, les parasites se bornent-ils à rejeter leurs œufs fécondés dans l'eau environnante, et les larves se développent dans cette eau. Après une certaine période de liberté, les larves se fixent aux corps étrangers qu'elles rencontrent ; si le hasard les amène sur un être capable de constituer un hôte définitif, elles achèvent leur évolution, et passent à l'état adulte. La migration, dans ce cas, n'existe pas à vrai dire ; elle consiste en un transport possible de la larve, grâce à sa période de vie libre, sur un hôte différent de celui qu'habite son générateur.

Les faits sont plus compliqués pour ceux des Ectoparasites qui habitent, non les téguments de leur hôte, mais des cavités ouvertes au dehors, et ne s'enfonçant pas trop dans l'intérieur du corps : tel est le *Polystomum integerrimum*, qui se trouve dans la vessie urinaire des Grenouilles. Le parasite pond des œufs ; ceux-ci, en passant par l'orifice cloacal de l'hôte, tombent dans l'eau. Les embryons éclosent ; ceux qui, parmi eux, arrivent à se fixer sur des branchies de Têtards, se développent seuls ; ils se transforment en adultes de petite taille. Pour acquérir leurs dimensions normales, ils sont obligés de passer de la cavité branchiale dans celle de la vessie urinaire, en parcourant l'intestin entier de l'hôte ; après quoi, le cycle recommence. — Les représentants de cette espèce, durant leur période de fixation sur les branchies des Têtards, ressemblent beaucoup à des Gyrodactyles, et sont même capables de se reproduire par des procédés analogues. Une telle concordance autorise presque à supposer que les Gyrodactyles, avec leur remarquable emboîtement de descendants, correspondent peut-être à des Polystomes dont l'évolution n'est pas terminée.

Les migrations des Trématodes Endoparasites sont plus complexes encore. Ces êtres, lorsqu'ils sont adultes, habitent d'ordinaire les tissus d'animaux terrestres ; et, comme il est nécessaire à leurs larves de se développer dans l'eau, le transport au travers de milieux et d'hôtes intermédiaires acquiert une grande importance. — Le cas le plus simple est offert par les espèces, dont les larves se bornent à vivre dans l'eau, et sont absorbées par l'hôte définitif avec sa boisson. Le mode le plus fréquent, et le plus complexe, est celui dans lequel les larves commencent par se déplacer librement dans l'eau, puis vont s'établir dans les tissus d'un ou de deux hôtes intermédiaires, qui sont toujours des êtres aquatiques. Tel est le *Distomum hepaticum*. Ce Trématode habite, à l'état adulte, les canaux hépatiques des Ruminants, et parfois ceux de l'Homme ; ses œufs sont rejetés au dehors avec les excréments de l'hôte, et ceux d'entre eux, qui tombent dans l'eau, éclosent seuls. Les larves nagent dans le milieu qui les entoure ; s'il en est, parmi elles, qui trouvent à se fixer sur le corps de divers Mollusques, tels que les Lymnées, leur évolution continue. Elles s'enfoncent dans les tissus de leurs hôtes, s'y convertissent en Sporocystes, et produisent des Rédies, qui engendrent des Cercaires à leur tour. Ces derniers, en traversant de nouveau l'organisme de l'hôte, deviennent libres, et, tantôt se meuvent dans l'eau durant un certain temps, tantôt vont se fixer sur des téguments de Mollusques, ou sur des feuilles de plantes aquatiques. En cet état, ils deviennent immobiles, et s'entourent d'un kyste, composé d'un mucus épais, chargé de granulations, que produisent des éléments spéciaux, dites *cellules cystogènes.* Si les Mollusques, ou les végétaux, porteurs du parasite, ou encore l'eau qui les contient, sont absorbés par des Ruminants, ou par l'Homme, les Cercaires sont avalés en même temps, ne sont point digérés, arrivent dans le foie, et s'y transforment en adultes.

Les auteurs décrivent ces migrations comme si les hôtes intermédiaires devaient rigoureusement appartenir à une espèce donnée. Il est probable qu'il n'en est pas ainsi, et que la tolérance est large. Sans doute, l'habitat intermédiaire normal des larves de Trématodes Endoparasites est l'eau. La fixation sur des animaux aquatiques est un phénomène plutôt accidentel, capable d'être omis sans entraver le développement, et qui a surtout pour effet, en donnant aux embryons une nutrition surabondante, de permettre leur multiplication par gemmules.

Cestodes. — Les migrations des Cestodes comportent deux habitats intermédiaires successifs, du moins dans la plupart des cas : un milieu d'abord, et un hôte ensuite. — Le milieu est l'eau pour les embryons de presque tous les représentants de la classe, sauf pour ceux des Téniadés. Les générateurs, vivant d'habitude dans la cavité intestinale des êtres qui les portent, rejettent leurs œufs, ou leurs proglottis pleins d'œufs, dans cette cavité, d'où ceux-ci sont entraînés au dehors avec les excréments de l'hôte. Ceux qui, parmi ces œufs, sont conduits dans l'eau, avant que les circonstances extérieures défavorables ne les aient tués, se développent seuls ; chacun d'eux produit une larve ciliée, composée de l'embryon acanthophore, qu'entoure l'endamnios ; ce dernier porte des cils vibratiles. — Le milieu intermédiaire est le sol pour les Téniadés. Les proglottis sont rejetés au dehors, avec les excréments de l'hôte qui contient le parasite adulte, et tombent sur la terre. La paroi des proglottis se décompose ; mais il n'en est pas ainsi pour les œufs, que protègent d'épaisses coques protectrices. Ceux-ci sont capables de résister, pendant plusieurs mois, à la dessiccation, et même de commencer leur évolution, pour la continuer jusqu'à ce qu'ils soient convertis en embryons acanthophores.

Quel que soit le mode employé, le petit Cestode doit encore passer par l'organisme d'un hôte intermédiaire, avant de parvenir dans celui de l'hôte définitif. Sous la réserve d'une tolérance déjà indiquée, ces hôtes intermédiaires appartiennent à un groupe déterminé pour chaque parasite. Ceux des Téniadés sont des animaux terrestres; ceux des autres Cestodes sont des animaux aquatiques, des Poissons le plus souvent. — Il est nécessaire que cet hôte avale la larve libre, ou, suivant le cas, l'œuf déposé sur le sol; dans l'un comme dans l'autre procédé, les petits êtres ne sont pas digérés, et arrivent dans la cavité intestinale de l'hôte. Chaque embryon acanthophore s'y débarrasse de ses enveloppes ramollies par les sucs digestifs. Il perce ensuite, grâce à ses crochets, la paroi de l'intestin, et passe, soit directement, soit en se faisant transporter par le torrent circulatoire, dans la profondeur des tissus; il se convertit alors en Plérocerque, ou en Cysticerque. Les tissus, choisis de préférence, sont les bandes connectives interposées aux faisceaux musculaires, ou aux éléments constitutifs des viscères. La présence de la larve, dans ces régions, a pour effet d'y déterminer une petite inflammation locale, qui se résout par la formation de membranes fibrineuses; l'embryon est ainsi entouré d'enveloppes lui composant un *kyste*, et l'on dit qu'il s'est *enkysté*. — Il demeure dans cette situation, et vit à l'état latent, sans compliquer davantage son organisme. Il est capable de rester longtemps sans périr, pendant plusieurs mois, et même pendant quelques années; mais une durée trop longue, sous cette forme, finit par lui être funeste. La mort est amenée par le dépôt, et par l'accumulation lente de sels calcaires dans ses cellules.

Si, avant que cette fin n'advienne, les tissus qui contiennent la larve sont mangés par un animal susceptible d'être un hôte définitif, les enveloppes du kyste sont digérées; le petit parasite se trouve ainsi dépouillé, et libre dans la cavité intestinale de cet animal. Il dévagine sa tête, se fixe à la paroi de l'intestin, et se convertit en adulte.

Un exemple du premier procédé, de celui qui se caractérise par l'existence de phases larvaires aquatiques, est offert par un parasite de l'Homme : le *Bothriocephalus latus*. Les œufs rejetés éclosent dans l'eau; les larves nagent d'abord, et celles d'entre elles qui sont avalées par divers Poissons d'eau douce, tels que le Brochet et la Lotte, se changent en Plérocerques dans les muscles de ces hôtes. Si la chair de ces derniers, cuite d'une manière insuffisante, est absorbée par l'Homme, les embryons se transforment en adultes. — Un exemple du second mode, dans lequel le sol est le milieu intermédiaire, est présenté par un autre parasite de l'Homme, le *Tænia solium*. Ceux qui, parmi les œufs expulsés, sont avalés par des Porcs, se convertissent en Cysticerques, et s'enkystent dans les muscles de ces derniers; la maladie, occasionnée par la présence des parasites en trop grand nombre, est connue sous le nom de *ladrerie*. Si, par la suite, la chair mal cuite, ou crue, d'un cochon ladre est mangée par l'Homme, les Cysticerques passent à l'état adulte dans l'intestin de celui-ci.

§ 7. — Développement des Myzostomes.

I. Considérations générales. — La situation exacte de ces ani-maux, dans la série zoologique, prête encore à beaucoup de controverses, bien que leur organisation définitive soit presque complètement connue. Parmi les auteurs, les uns les placent à côté des Annélides, les autres dans la série des Arthropodes, les derniers enfin les considèrent comme établissant un passage des premières aux seconds. Ces diverses opinions

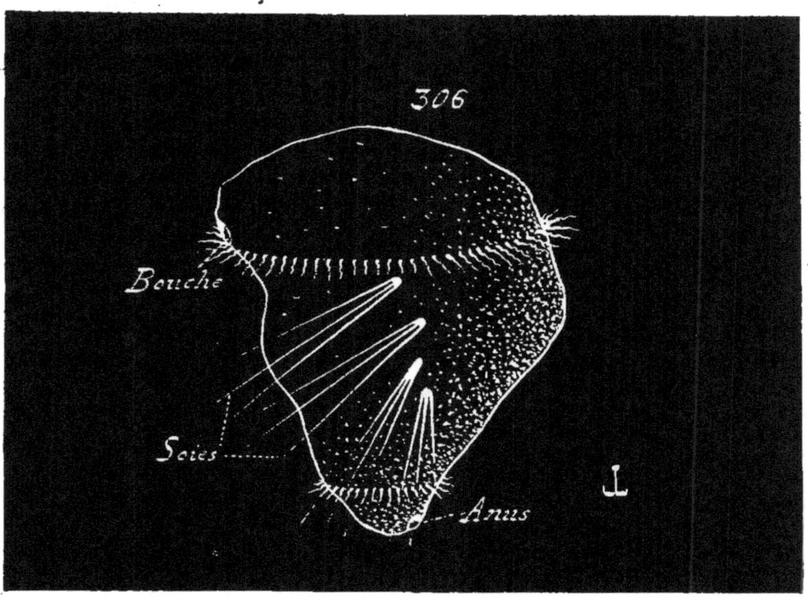

Fig. 306. — LARVE DE MYZOSTOME (*contour*). — D'après les recherches faites par Bourne.

ne peuvent guère être acceptées, si l'on tient compte de tous les faits acquis, et si l'on ne se borne pas à en accueillir quelques-uns pour laisser les autres. Les Myzostomes sont privés de ces appareils excréteurs, les néphridies, propres aux Annélides, et servant pour beaucoup à caractériser celles-ci; de plus aucune circonstance ne dénote chez eux l'existence, dans le mésoderme, d'une segmentation semblable à celle que présentent les Annélides. Les Myzostomes ne sont pas davantage des Arthropodes; les embryons de ces derniers offrent un aspect particulier, dû à l'absence de cils vibratiles et à la présence de pattes; leurs feuillets blastodermiques se développent suivant un procédé spécial, que l'on ne trouve pas ailleurs; aucun de ces faits n'est montré par les Myzostomes.

Ces êtres constituent, en réalité, un type autonome, dont la place paraît être auprès des Plathelminthes. Leur aspect général, leurs appendices en forme de crochets, leur pharynx protractile, leur intestin ramifié, leur hermaphroditisme, et la disposition de leurs glandes sexuelles, sont autant de caractères qui les rapprochent des Vers plats. Malheureusement, les inductions doivent se borner là; il serait nécessaire, pour aller plus loin, de bien connaître les premières phases du développement de ces animaux; et c'est sur ce sujet que les renseignements font défaut.

II. **Développement.** — Les Myzostomes sont hermaphrodites, avec progenèse mâle. Les uns achèvent complètement leur évolution, possèdent d'abord des glandes mâles, et des femelles ensuite. Les autres se bornent à engendrer leurs testicules, et en restent là; ils demeurent petits, et constituent des mâles complémentaires, qui s'attachent aux hermaphrodites, et vivent sur eux.

Les observations embryogéniques les plus complètes sont dues à Bourne. L'œuf subit une segmentation totale et inégale, qui entraîne la genèse d'une planule indirecte. Les feuillets se délimitent ensuite par le procédé habituel à ce genre de planulation. Le protectoderme se couvre de cils vibratiles; de longues soies provisoires apparaissent en sus, et se rassemblent par petits groupes. L'entéron se creuse dans le protendoderme, et communique avec le dehors par deux orifices : la bouche et l'anus. — La larve prend une forme ovalaire; une couronne ciliée, placée au niveau de la bouche, devient assez touffue; les deux ouvertures intestinales, diamétralement opposées, sont situées un peu en dedans des deux extrémités du corps. Dans son ensemble, cette larve rappelle assez bien la Trochophore des Vers annelés; mais il ne semble point qu'elle possède des néphridies, et la suite de son développement n'est pas connue.

§ 8. — Développement des Acanthocéphales.

I. **Considérations générales.** — On a l'habitude de placer les Acanthocéphales dans l'embranchement des Némathelminthes. Le seul fait, qui autorise ce rapprochement, est la forme ronde, cylindrique, du corps, de ces deux sortes d'animaux; en réalité, les affinités des premiers, bien que peu sûres encore, paraissent tournées du côté des Plathelminthes. Un genre de la classe, le *Paradoxites*, offrirait même une segmentation semblable à celle présentée par les Cestodes; de nouvelles ressemblances avec ces derniers tiennent à l'absence du tube digestif, et à la possession de crochets fixateurs par la région antérieure de l'organisme. — Les différences sont cependant fort grandes, et éloignent les Acanthocéphales des Platodes, tout aussi bien que des Némathelminthes du reste. Elles portent : sur l'existence d'une trompe protractile dans l'extrémité antérieure du corps; sur la complexité de l'appareil excréteur; sur la présence d'organes encore énigmatiques, nommés *lemnisques*; enfin sur une

disposition des appareils sexuels, faisant que les produits reproducteurs
doivent tomber dans la cavité générale avant de parvenir au dehors.

Les Acanthocéphales sont des parasites internes, tout comme les Cestodes, et habitent de même la cavité intestinale de leurs hôtes. Ils subissent également des migrations embryonnaires, et séjournent chez des
hôtes intermédiaires. — Par une particularité intéressante à noter chez
des animaux endoparasites, et que les Nématodes sont, avec eux, presque
les seuls à montrer, les adultes sont unisexués, et non hermaphrodites.

II. **Développement.** — Les principaux renseignements, acquis sur
les Acanthocéphales, sont dus à Leuckart; ils sont bien incomplets,

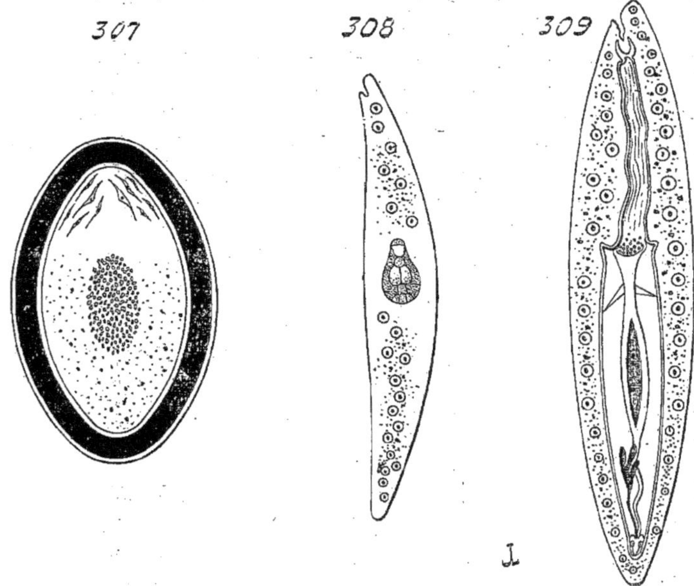

Fig. 307 à 309. — DÉVELOPPEMENT DES ACANTHOCÉPHALES (*coupes longitudinales, et demi-diagrammatiques;* d'après R. Leuckart). — En 307, jeune larve acanthophore de l'*Echinorhynchus gigas,* entourée de ses membranes amniotiques. — En 308, larve plus âgée,
et dépouillée de ses membranes, d'un *Echinorynchus proteus;* le trait périphérique
indique la cuticule, au centre se trouve le noyau embryonnaire; entre les deux sont des
cellules éparses, qui représentent peut-être l'ectoderme désagrégé. — En 309, jeune
femelle d'*Echinorynchus proteus;* l'ectoderme régularise ses contours, et le noyau
embryonnaire grandit, en produisant l'appareil de la trompe avec les organes sexuels.

surtout en ce qui touche l'origine des feuillets. L'évolution est très
condensée; il semble que l'embryon s'entoure de membranes amniotiques,
comme celui des Cestodes, mais la valeur réelle, et la structure exacte,
de ces dernières, ne sont pas élucidées.

La segmentation totale, et quelque peu inégale, aboutit à la genèse d'une planule directe, de forme allongée, qui s'entoure de membranes épaisses, au nombre de trois. L'extérieure, parmi celles-ci, est de nature chitineuse; les deux internes renferment des éléments cellulaires, qui proviennent de l'embryon. Celui-ci se délimite au sein de ses enveloppes, et porte des crochets sur l'une de ses extrémités; il ressemble ainsi, d'assez près, à la larve acanthophore des Cestodes; il est permis de lui donner le même nom. — Si des circonstances favorables permettent à l'évolution de continuer, la larve acantophore se débarrasse de ses enveloppes, perd ses crochets, et se convertit en un petit Acanthocéphale. Les cellules externes de l'embryon se désagrégent, et deviennent libres; mais elles ne peuvent s'éloigner, car elles sont retenues par une membrane chitineuse qui recouvre le corps entier. La plupart d'entre elles vont se placer au-dessous de cette membrane, et s'y déposent en une couche continue, qui est l'ectoderme. Les éléments internes, qui représentent un protendoderme, ne participent pas à cette désagrégation; ils restent groupés en une petite masse compacte, désignée par le nom de *noyau embryonnaire*. Cette masse grandit; elle donne naissance au ligament de la trompe, aux muscles du même appareil, et aux organes sexuels. A ces notions, se bornent les faits connus sur le développements des Acanthocéphales.

Pendant que s'effectuent les premiers phénomènes de cette évolution, le petit être est situé dans les tissus d'un hôte intermédiaire, de la même façon que les Plérocerques et les Cysticerques des Cestodes. Il s'y entoure d'un kyste, et il attend, pour parvenir à l'âge adulte, d'être transporté dans l'intestin de l'hôte définitif. Il est donc possible de donner, à cette période qui suit celle de la larve Acanthophore, le nom de *phase latente*.

Les migrations des Acanthocéphales ressemblent extrêmement à celles des Cestodes; les mêmes considérations leur sont applicables. Elles comportent deux habitats intermédiaires successifs, un milieu d'abord, et un hôte ensuite. — Le milieu est, suivant les espèces, tantôt l'eau, tantôt le sol; l'hôte est, à son tour, tantôt un Invertébré d'eau douce, tantôt un Invertébré terrestre. Les hôtes définitifs des adultes sont des Vertébrés d'ordinaire, soit des Poissons, soit des êtres vivant sur terre. — Les œufs du parasite sont rejetés avec les excréments des hôtes; ces œufs ont déjà formé, au moment où ils sont pondus, la larve acanthophore avec ses enveloppes. S'il en est, parmi eux, qui soient avalés, après un séjour plus ou moins long dans le milieu intermédiaire, par un animal capable d'être un hôte pour l'embryon, ceux-là se développent seuls. La larve acanthophore se dépouille de ses membranes dans la cavité intestinale de cet hôte, traverse la paroi de l'intestin par le moyen de ses crochets, et va s'établir dans les muscles ou dans la cavité générale. Elle s'enkyste alors, et subit sa *phase latente*. Puis, si cet hôte intermédiaire est mangé par un second animal, susceptible de devenir un hôte définitif, le jeune Acanthocéphale n'est pas digéré par ce dernier, s'arrête dans son intestin, et s'y convertit en adulte.

Ainsi, l'*Echinorhynchus polymorphus* adulte vit dans l'intestin des oiseaux aquatiques, des Palmipèdes notamment. Ses embryons, du moins ceux qui parviennent dans l'eau, continuent à vivre, et attendent d'être avalés par l'hôte intermédiaire; ils subissent leur phase latente dans le corps des petits Crustacés des eaux douces, notamment dans celui des *Gammarus*. Ceux-ci sont également capables d'être des hôtes intermédiaires pour les embryons d'autres Acanthocéphales, tels que l'*Echinorhynchus proteus* des Poissons d'eau douce, et l'*Echinorhynchus heruca* des Amphibiens.

RÉSUMÉ

§ 1. Considérations générales. — La sexualité est le mode reproducteur le plus fréquent; pourtant la reproduction asexuelle existe chez les Plathelminthes, mais, sauf dans le cas des Trématodes Endoparasites, elle ne possède pas une bien grande importance. Les œufs de la plupart de ces animaux sont riches en deutolécithe; aussi l'évolution embryonnaire est-elle condensée d'habitude, et s'effectue suivant le procédé planulaire. Quelques Némertines font exception, et offrent des phases gastrulaires. La genèse des feuillets s'accompagne souvent de la production, par le protectoderme, de membranes amniotiques; la formation de ces dernières est parfois avancée, par déplacement dans le temps, de manière à s'effectuer aux dépens de certains des premiers blastomères. Le développement des Plathelminthes parasites s'accompagne, dans beaucoup de cas, de migrations.

§ 2. Eléments sexuels. — La répartition des sexes est sujette à de grandes diversités suivant les groupes; elle s'accompagne parfois, par exemple chez les Rhabdocœles du genre *Mesostomum*, de la genèse d'œufs d'été et d'œufs d'hiver. — Le développement des spermatozoïdes ne présente pas de particularités importantes. Le fait le plus saillant est celui qui consiste à permettre l'autofécondation, dans le cas d'hermaphroditisme complet, par la fermeture de l'orifice génital commun (sinus génital). — Les glandes femelles de tous les Plathelminthes, sauf les Némertines et les Dendrocœles Polyclades, sont divisées en deux groupes: celui des *germigènes*, et celui des *vitellogènes*. Le premier donne les ovules, et le second des cellules nutritives (cellules vitellines), destinées à être absorbées par les précédents, durant leur évolution. Les œufs sont alors constitués par l'union d'un ou de plusieurs ovules, et de cellules nutritives en nombre souvent considérable; ils méritent le nom *d'œufs composés*, par opposition à celui *d'œufs simples* accordé aux ovules ordinaires.

§ 3. Feuillets blastodermiques. — Dans le cas des *œufs simples*, le développement des Némertines comporte deux modes principaux, suivant que le protectoderme reste simple, ou suivant qu'il produit un amnios. Le premier est particulier aux Hoplonémertines; d'après la quantité du deutolécithe contenu dans l'œuf, l'embryon se développe par le procédé gastrulaire, ou par la planulation directe; le protectoderme se borne à se convertir en ectoderme; le protendoderme se divise en mésoderme et endoderme. Les développements avec amnios sont propres aux Schizonémertines; dans le cas des larves du type *Pilidium*, les ébauches de l'amnios sont formées par quatre dépressions du protectoderme, qui se convertissent en vésicules closes, et s'unissent entre elles; dans celui des larves de *Desor*, ces mêmes ébauches sont données par la genèse, aux dépens du protectoderme, de quatre plaques cellulaires, qui grandissent, et s'unissent de même les unes aux autres. La membrane amniotique se compose de deux assises, l'*examnios* extérieur, et l'*endamnios* interne. — L'évolution des Polyclades (Digonopores) s'effectue suivant le type de la planulation indirecte.

Les *œufs composés* des Triclades (Dendrocœles mogonopores) contiennent un grand nombre de cellules vitellines; ces cellules s'unissent en un syncytium, que parcourent, en l'englobant et se nourrissant à ses dépens, les blastomères issus de l'ovule vrai. — Les cellules vitellines sont moins abondantes chez les Trématodes, et sont absorbées de même par l'ovule. L'ovule fécondé se convertit en une planule directe; par l'effet d'un déplacement dans le temps, quelques blastomères, qui appartiennent virtuellement au protectoderme, les *cellules de la calotte*, produisent une membrane amniotique, homologue de l'examnios des Némertines. — Les œufs des Cestodes contiennent moins encore de cellules vitellines que ceux des Trématodes; les feuillets s'ébauchent par le procédé de la planulation directe; un blastomère donne hâtivement un examnios, nommé l'*assise granuleuse*. L'embryon se débarrasse de cette enveloppe par la suite; mais il possède encore un endamnios placé sous la précédente, et le quitte également un peu plus tard.

§ 4. FORMES EMBRYONNAIRES. — Le développement des Plathelminthes comporte souvent la présence de larves. Ces dernières sont tantôt libres, et tantôt parasites. Sauf celles des Turbellariés et des Hoplonémertines, elles s'enveloppent provisoirement de membranes amniotiques.

Les larves de la plupart des Turbellariés n'offrent, dans leur disposition extérieure, aucune particularité remarquable. Celles des Schizonémertines sont entourées par un amnios, dont elles se débarrassent vers la fin de leur évolution embryonnaire.

Les larves des Trématodes Ectoparasites ne subissent point de grandes métamorphoses, et passent directement à l'état adulte; parfois cependant, le petit être sort de l'œuf à l'état parfait. Chez les Gyrodactyles, cette éclosion a lieu avant que l'œuf n'ait été pondu par le générateur; aussi deux, et même plusieurs générations d'individus, sont-elles

emboîtées les unes dans les autres. — Le développement des Trématodes Endoparasites est plus complexe, car il s'accompagne de phénomènes de reproduction asexuelle par gemmulation. De l'œuf sort une
larve primaire; celle-ci, dont la structure est fort simple, se compose
d'une double assise cellulaire extérieure, de minces couches musculaires
placées en dedans des précédentes, et d'un amas de cellules centrales.
L'assise la plus externe, couverte de cils vibratiles, représente l'endamnios, que l'embryon ne tarde pas à quitter. Les larves primaires appartiennent à deux types; les unes possèdent un petit tube intestinal, et
on les nomme des *Rédies;* les autres sont privées de cet appareil, ou n'en
ont qu'une ébauche, réduite à une masse granuleuse, et on les nomme
Sporocystes. Les larves primaires ne deviennent pas des adultes; elles
sont seulement chargées de produire de nouvelles larves, qu'elles
engendrent par deux moyens, par fissiparité, ou par gemmulation. Dans
ce dernier cas, les descendants sont formés par l'amas des cellules centrales, qui se divise en plusieurs gemmules. La fissiparité donne toujours d'autres larves primaires comme descendants; il en est parfois ainsi
pour la gemmulation; mais, après un petit nombre de générations, ce
procédé aboutit toujours à la production d'embryons différents, qui sont
des *larves secondaires.* Ces dernières, encore nommées des *Cercaires,*
ont une organisation plus complexe que celle des larves primaires; elles
se convertissent, lorsqu'elles rencontrent des circonstances favorables,
en individus adultes, et ne subissent aucune reproduction asexuelle.

Le développement des Cestodes varie suivant les types; il offre pourtant ce caractère commun, que les larves sont parasites, au moins vers
la fin de leur évolution; sauf dans le cas de divers Ténias, il ne s'accompagne jamais de reproduction asexuelle. Le jeune embryon, au moment
où il est mis en liberté, mérite le nom de larve *acanthophore,* car il est
muni de crochets qui lui permettent de s'introduire dans les tissus d'un
hôte; tantôt il est tétracanthe, lorsqu'il possède quatre crochets, et
tantôt hexacanthe, lorsqu'il en a six. Les Cestodes les plus simples,
comme les *Archigetes,* en restent à la phase acanthophore; l'extrémité
du corps, opposée à celle qui porte les crochets, s'allonge en une petite
tête. Chez des Cestodes plus élevés, tels que les Bothriocéphalidés, à la
phase acanthophore en succède une seconde, celle de *Plérocerque;* les
crochets tombent, et une tête se forme dans la même région que celle des
Archigetes; cette tête est susceptible de s'invaginer dans le corps. Enfin,
chez les Téniadés, une phase de *Cysticerque* suit l'état acanthophore;
l'invagination du Plérocerque devient volumineuse et persistante, de manière à convertir le corps entier en une vésicule, dans laquelle se trouve
placée la tête.

§ 5. Reproduction asexuée et alternance des générations. — La reproduction asexuelle s'effectue, chez les Plathelminthes, suivant trois procédés:
la fissiparité, la gemmiparité, et la gemmulation. — La fissiparité existe

chez certains Rhabdocœles adultes, et chez les larves primaires de plusieurs Trématodes Endoparasites; dans le premier cas, l'alternance est adulte et holomorphe; dans le second, elle est embryonnaire et également holomorphe. — La gemmiparité est plus rare, on ne l'a trouvée que chez les embryons, parvenus à la phase Cysticerque, de divers Ténias, notamment des *T. echinococcus* et *cœnurus*. L'embryon, au lieu de produire une seule tête, en engendre plusieurs, ou même fournit des vésicules, semblables à lui, qui donnent secondairement naissance à un certain nombre de ces dernières; chacune de ces têtes est capable de devenir un individu parfait. Ces Cysticerques bourgeonnants sont nommés des *Echinocoques* ou des *Hydatides*. L'alternance est embryonnaire et hétéromorphe. — La gemmulation n'existe que chez les larves primaires, les Sporocystes et les Rédies, des Trématodes Endoparasites. L'alternance est embryonnaire et hétéromorphe. Dans le cas où une fissiparité précède cette gemmulation, l'alternance hétéromorphe succède à une première alternance holomorphe.

Beaucoup de naturalistes considèrent l'organisme des Cestodes supérieurs comme répondant à une colonie linéaire d'individus, à un *strobile* de *proglottis*. Il est probable, à en juger d'après la structure des Cestodes inférieurs, qu'il n'en est pas ainsi; l'aspect annelé du corps est dû à la division des glandes génitales en nombreux groupes sexuels distincts, et à la présence, entre ces groupes, d'étranglements tégumentaires.

§ 6. Migrations embryonnaires. — Le développement des embryons des Trématodes, et de ceux des Cestodes, s'accompagne souvent de migrations d'un habitat dans un autre. Ces transports sont d'ordinaire passifs en ce qui regarde le parasite, et comportent une certaine tolérance, hors de laquelle l'embryon est dévoyé. Les habitats sont des milieux ou des hôtes; les milieux sont le sol ou l'eau.

Chez les Trématodes, les migrations sont le fait des Ectoparasites qui habitent des cavités superficielles de leurs hôtes, et surtout des Endoparasites. Les larves primaires de ces derniers se déplacent d'abord dans l'eau; elles pénètrent ensuite dans les tissus d'un premier hôte intermédiaire, et produisent les larves secondaires; celles-ci sont de nouveau mises en liberté dans l'eau, vont s'enkyster sur un support, et attendent ainsi d'être absorbées par l'hôte définitif. Dans certains cas, ces larves secondaires habitent le même parasite que les larves primaires dont elles proviennent, et attendent que cet hôte intermédiaire soit mangé par l'hôte définitif.

Les migrations des Cestodes comportent, dans la plupart des cas, deux habitats : un milieu d'abord, un hôte intermédiaire ensuite. Le milieu est l'eau pour presque tous les Cestodes, et le sol pour les Téniadés. L'embryon ne se convertit en Plérocerque, ou en Cysticerque, que dans les tissus de l'hôte intermédiaire; il passe dans l'hôte définitif, lorsque l'hôte intermédiaire est mangé par ce dernier.

§ 7. Développement des Myzostomes. — Les affinités naturelles de ces animaux ne sont pas encore élucidées ; il semble pourtant que leur place soit à côté des Plathelminthes.

Les feuillets sont produits d'après le procédé de la planulation indirecte. La larve porte une couronne vibratile orale, et des soies provisoires. Elle ressemble ainsi à une Trochophore d'Annélide ; mais l'absence de néphridies empêche de tenir cette assimilation pour exacte, du moins jusqu'à plus ample informé.

§ 8. Développement des Acanthocéphales. — Les Acanthocéphales sont placés, d'habitude, parmi les Némathelminthes ; leurs affinités paraissent, cependant, tournées plutôt du côté des Plathelminthes, notamment des Cestodes.

La segmentation totale est suivie d'une planulation directe. L'embryon se convertit, par la suite, en une larve acanthophore, qui se transforme en adulte, lorsqu'elle rencontre des circonstances favorables. Ces animaux subissent des migrations embryonnaires, semblables à celles des Cestodes, et comportant, de même, un milieu d'abord, puis un hôte intermédiaire. Le milieu est tantôt l'eau, tantôt le sol ; l'hôte tantôt un invertébré aquatique, tantôt un invertébré terrestre.

EMBRANCHEMENT DES NÉMATHELMINTHES

CHAPITRE VIII

DÉVELOPPEMENT DES NÉMATHELMINTHES

§ 1. — Considérations générales.

I. Caractères et classification. — Les Némathelminthes, encore
nommés *Vers ronds*, sont caractérisés par leur corps allongé et cylindrique. Leur cavité générale est libre, car aucun parenchyme ne l'obstrue;
leurs glandes sexuelles constituent des organes tubuleux aux contours
précis.

A. — Les Némathelminthes sont, selon toute évidence, des Schizocœlomiens. La question pourrait cependant prêter à des controverses,
car le développement de ces animaux, étant condensé, ne montre point
les phénomènes primitifs de la genèse du cœlome. Cependant, par comparaison avec des embryogénies, également abrégées, des Plathelminthes
ou des Trochozoaires, il est possible d'affirmer que le cœlome des Némathelminthes correspond à un schizocœle, et non à un entérocœle modifié par déplacement. En effet, les premières ébauches de cette cavité
offrent l'aspect de longues fentes étroites, qui se creusent, à travers les
blastomères du jeune embryon, sur toute la longueur de ce dernier; ces
vestiges ne sont pas localisés dans une région déterminée de l'organisme, et relativement restreinte, par opposition à ce qui existe chez les
Entérocœlomiens dont l'embryogénie est condensée. — Aussi la place
des Némathelminthes, autant qu'il est permis de l'admettre d'après les
faits acquis, se trouve-t-elle parmi les Schizocœlomiens, et non ailleurs.

D'autre part, une ressemblance générale avec les Plathelminthes, en
ce qui touche la disposition et les rapports mutuels des principaux organes, concourt, de son côté, à motiver un tel rapprochement.

Le cœlome n'est jamais comblé par des tissus de remplissage, contrairement à ce que montrent les Plathelminthes et divers Trochozoaires;
il reste libre, et constitue une ample cavité, au milieu de laquelle se

trouvent plongés le tube digestif avec les glandes sexuelles. Le mésoderme est réduit à une somatopleure, composée d'une seule assise d'éléments épithélio-musculaires; la splanchnopleure fait toujours défaut, et
l'endoderme, qui forme à lui seul la paroi intestinale, est à nu dans le
cœlome. Ces particularités sont suffisantes pour caractériser les Némathelminthes, et les distinguer des autres animaux. Elles s'atténuent, cependant, chez les plus simples représentants du groupe, et permettent de
concevoir les affinités naturelles de ces derniers. — Ces Némathelminthes
inférieurs, qui représentent la classe des Prénémathelminthes, sont des
êtres de fort petite taille, et microscopiques; partant, leurs tissus et leurs
organes se composent d'un chiffre restreint de cellules. Les éléments du
mésoderme, peu nombreux, ne sont point rassemblés en une couche
épithélio-musculaire; ils s'étendent d'une façon irrégulière à travers le
cœlome, et émettent des prolongements, qui les unissent les uns aux
autres, ou qui vont les rattacher à l'ectoderme ou à l'endoderme. Ces
éléments constituent ainsi un mésenchyme, qui est strictement l'homologue du mésenchyme primaire des Trochozoaires, et de l'ensemble des
tissus mésodermiques des Plathelminthes. Seulement, ce mésenchyme
est ici fort réduit, comme quantité de cellules.

Bien que des documents précis fassent encore défaut à cet égard, il
est permis de croire, en comparant les Prénémathelminthes aux représentants les plus élevés du groupe, que la somatopleure épithélio-musculaire de ces derniers dérive du mésenchyme des premiers. Comme le
dénote l'embryogénie, les cellules de la somatopleure sont rassemblées,
dans les phases initiales de l'évolution, en un groupe placé entre l'ectoderme et l'endoderme, tout comme le mésenchyme dont il est ici question;
elles se séparent de l'endoderme, lors des phases ultérieures, par l'apparition de la cavité cœlomique entre ce feuillet et leur propre amas, et
demeurent accolées à l'ectoderme. Elles régularisent ensuite leur disposition, s'arrangent en une seule couche, se convertissent en éléments
épithélio-musculaires, et constituent ainsi la somatopleure. Ces données
embryogéniques, jointes aux faits tirés de la comparaison des organismes
adultes, autorisent à admettre que l'assise épithéliale, dont se compose
le mésoderme des Némathelminthes supérieurs, est l'homologue du petit
réseau mésenchymateux des Prénémathelminthes.

Les Trochozoaires montrent, du reste, des phénomènes semblables.
Ceux d'entre eux, qui sont pourvus d'un mésoderme épithélial, ne possèdent chez leurs larves qu'un mésenchyme primaire. Plusieurs des éléments de ce dernier se rassemblent en amas aux contours précis, et, en
se multipliant d'une manière active, produisent des couches épithéliales
régulières, qui composent le mésoderme. Ce feuillet provient donc d'un
mésenchyme initial.

B. — L'embranchement des Némathelminthes contient deux classes :
1° Les *Prénémathelminthes*, ou Némathelminthes inférieurs; dont le

corps porte souvent des cils vibratiles sur sa surface, et dont le méso-derme est réduit à quelques éléments mésenchymateux.

2° Les *Némalodes*, ou Némathelminthes supérieurs; dont le corps, couvert par une épaisse cuticule, n'est jamais muni de cils vibratiles, et dont le mésoderme est constitué par une épaisse assise sous-ectoder-mique d'éléments épithélio-musculaires.

II. **Généralités sur le développement.** — On ne connaît, chez les Némathelminthes, que la reproduction sexuée.

Le développement des Prénémathelminthes est complètement ignoré. Les faits acquis sur l'embryogénie des Nématodes sont plus nombreux, mais ont prêté à beaucoup de contestations; des recherches récentes, dues à L. Jammes, permettent d'élucider plusieurs données obscures, et de concevoir les particularités essentielles de l'évolution embryonnaire de ces êtres. — Presque tous les Nématodes sont parasites, sauf quelques types qui vivent dans la mer, ou dans la terre humide; aussi leur déve-loppement s'accompagne-t-il de migrations fort curieuses, souvent aussi complexes que celles des Trématodes ou des Cestodes.

§ 2. — Sexualité et feuillets blastodermiques.

I. **Sexualité.** — Les Némathelminthes sont, pour la plupart, uni-sexués, même les espèces parasites. — Une controverse existe au sujet de la sexualité des Prénémathelminthes, des Gastérotriches surtout; les individus adultes sont tous des femelles, et ne produisent que des œufs. Certains auteurs concluent de là, soit à la parthénogenèse constante de ces êtres, ce qui est peu admissible, soit à leur unisexualité, les mâles n'étant pas encore connus. Plusieurs observations permettent cependant de croire que ces animaux sont hermaphrodites, avec progenèse mâle; les organes mâles naissent les premiers, et produisent des spermatozoïdes; puis ils s'atrophient, et laissent la place aux ovaires, qui se développent. Ces faits ont été constatés sur de jeunes *Icthydium* et *Chœtonotus*, qui portaient à la fois des spermatozoïdes et des ovules, ces derniers étant encore forts petits. — Quoi qu'il en soit, à cause de l'exiguïté du corps du générateur, et de la grosseur des ovules, ceux-ci sont souvent peu nombreux. Les *Chœtonotus* en ont de deux sortes. Les uns, dits *œufs d'été*, de taille restreinte, accomplissent leur développement embryon-naire, alors qu'ils sont encore renfermés dans l'organisme maternel; les autres, nommés *œufs d'hiver*, plus gros et protégés par un chorion épais, sont pondus, et vivent à l'état latent, durant toute la mauvaise saison.

Les deux particularités principales de la sexualité des Prénémathel-minthes, la progenèse mâle et la possibilité de la viviparité, se retrouvent chez les Némalodes. — Tous ces animaux sont unisexués d'habitude; mais certains d'entre eux donnent naissance à des descendants hermaphrodites, qui engendrent eux-mêmes de nouveaux êtres unisexués; une telle succession de phénomènes rentre donc dans les cas de généraration alternante. La métagenèse se complique parfois d'hétéromorphisme, car, bien qu'appartenant à la même espèce, les individus hermaphrodites ne ressemblent, ni par leur forme, ni même par leur mode de vie, aux individus unisexués. Tels sont les représentants du genre *Rhabdonema*, qui, unisexués, vivent dans la terre humide, et étaient placés autrefois dans le genre *Rhabditis*, alors que les individus hermaphrodites sont des endoparasites, et offrent tous les caractères des vrais *Rhabdonema*.

La plupart des Nématodes parasites subissent des migrations; ces dernières sont parfois si complexes qu'il serait fort difficile aux adultes, sinon impossible, de se rencontrer pour assurer la fécondation. Dans ce cas, la progenèse se manifeste dans les deux sexes; alors que les individus se trouvent encore petits, leurs glandes sexuelles sont développées, et les mâles fécondent les femelles. Puis, les premiers meurent; les femelles achèvent seules leur évolution, grandissent beaucoup, et vont s'établir dans leur habitat définitif. Les espèces du genre *Filaria* montrent de bons exemples de ces phénomènes.

Généralement, les Nématodes sont ovipares. Les œufs sont entourés par un chorion épais, souvent orné, sur sa face externe, de stries ou de bourrelets. Les premières phases du développement se passent à l'abri de ce chorion, et, souvent même avant que les œufs n'aient été expulsés du corps de la mère; cela, surtout chez les Nématodes parasites. Le jeune embryon, déjà bien ébauché, reste enfermé dans sa coque; il attend que des circonstances favorables agissent sur lui, pour lui permettre de s'en débarrasser, et d'achever son évolution. — Parfois, chez les *Trichina* et les *Filaria* par exemple, le chorion est relativement mince, et les œufs sont gardés plus longtemps par le générateur; aussi, les embryons éclosent-ils dans les canaux sexuels de ce dernier, qui, par suite, est vivipare. Cette viviparité de certains Nématodes est due à une simple altération des phénomènes normaux de l'oviparité, offerts par les autres représentants de la classe. Parfois, les embryons ne se bornent pas à traverser leur coque; ils déchirent encore les tissus de leur mère, dont ils se nourrissent.

II. **Feuillets blastodermiques.** — La maturation de l'ovocyte, c'est-à-dire sa transformation en ovule par l'expulsion des deux cellules polaires, sa fécondation, et les premières phases de la segmentation, ont donné lieu à un grand nombre d'importantes recherches. Ce sont, en effet, les phénomènes présentés à cet égard par les Nématodes, et examinés dans tous leurs détails à cause des facilités d'étude offertes par ces animaux, qui ont servi de base aux notions possédées aujourd'hui. Les premiers, et en même temps les principaux, des travaux publiés sur ce sujet, sont dus à Éd. van Beneden,

A. — Les opinions diffèrent pour ce qui touche à la genèse des feuillets blastodermiques; ces divergences n'ont rien d'étonnant, si l'on tient compte des difficultés d'observation. Autant la maturation de l'ovule, et sa fécondation, sont faciles à suivre, autant la production des feuillets est malaisée à étudier, à cause de la présence, autour de l'œuf, d'un chorion épais, qui se dépose de suite après l'action du spermatozoïde. D'autre part, les œufs sont trop petits pour qu'il soit possible d'enlever ce chorion, et de les examiner à nu. Il faut, de toute nécessité, observer par transparence, à travers la coque; et les recherches en deviennent des plus délicates et des plus longues. Aussi les contradictions entre les auteurs sont-elles fort compréhensibles.

Les premiers naturalistes, qui se soient occupés de ce sujet, sont Bütschli et Hallez; tous deux concluent à une gastrulation, effectuée d'une manière particulière, voisine du procédé incurvant. Au contraire, Götte, et aussi, sous certains rapports, O. Galeb, permettent d'attribuer la genèse des feuillets à une planulation indirecte. Enfin, tout récemment, les travaux, effectués par L. Jammes, autorisent à considérer les premiers phénomènes de l'évolution embryonnaire des Nématodes comme se rapportant à une planulation directe. Ces recherches sont encore inédites; leur résumé, non accompagné de figures explicatives, a seul été publié dans les Comptes Rendus de l'Académie des sciences; l'auteur a bien voulu, cependant, m'autoriser à donner les considérations suivantes, avec les dessins qui les accompagnent, et qui viennent de lui.

Sans doute, il est permis d'étendre, pour le moins à tous les Nématodes parasites, les résultats trouvés par L. Jammes; bien que les études de ce dernier aient porté seulement sur les *Oxyurus* et les *Ascaris*. La ressemblance est telle, entre les œufs de tous ces animaux, autant sous le rapport de la taille que sous celui de la teneur en deutolécithe, qu'il en est de même, sans doute, pour les procédés génétiques des feuillets.

Les observations de Bütschli ont été faites sur le *Cucullanus elegans;* celles de Hallez sur l'*Anguillula aceti*. Dans les deux cas, la segmentation aurait pour effet de produire une morule, aplatie en un disque. Cette dernière se déprime en son centre, s'incurve, et prend l'aspect d'une coupe, qui devient de plus en plus profonde; la morule s'est ainsi convertie, par le procédé incurvant, en une gastrule, dont la cavité de dépression représente l'entéron. — Au début, la paroi de la morule se compose de deux plans cellulaires; lorsque la gastrule est complète, le plan interne, qui limite directement l'entéron, correspondrait à l'endoderme, et le plan externe à l'ectoderme. L'embryon gastrulaire s'allonge ensuite; des initiales mésodermiques se séparent de l'endoderme, s'insinuent entre lui et l'ectoderme, et se multiplient. — D'après Hallez, ces initiales sont au nombre de deux; chacune d'elles ne tarde pas à se diviser en deux éléments; des quatre cellules ainsi produites, les deux antérieures fournissent le mésoderme vrai, et les deux postérieures don-

nent les glandes sexuelles. Les deux antérieures se segmentent rapidement, et engendrent deux files de cellules, les *bandelettes mésodermiques;*
celles-ci s'étendent le long du corps de l'embryon, se partagent longitudinalement en deux parties, et façonnent par ce moyen quatre cordons,
qui deviendront les quatre bandes musculaires. L'endoderme persiste
comme paroi de l'intestin; la bouche dérive de l'entéropore d'une manière directe. — Les recherches de Chatin sur la *Trichina spiralis* tendent à confirmer celles de Bütschli, et celles de Hallez; avec cette différence que, chez cette espèce, l'entéropore se ferme en entier, et la bouche
définitive se trouve obligée de se percer à nouveau.

Les difficultés d'étude, mentionnées plus haut, ont été la cause de
l'erreur dans laquelle sont tombés les trois auteurs précités. Au moment
où l'embryon se recourbe, la phase morulaire est dépassée depuis quelque temps, et les feuillets sont déjà ébauchés; les blastomères ont délimité sur place, par le procédé de la planulation directe, un protectoderme
et un protendoderme. Seulement, ces phénomènes sont malaisés à voir,
sans doute, dans les espèces choisies par ces naturalistes comme sujets
d'observation. — L'incurvation de l'embryon est le résultat de son extension; à mesure qu'il s'ébauche aux dépens de l'ovule, il se rétrécit, et
s'allonge en même temps. Aussi, alors que l'ovule tenait dans l'espace
limité par la coque, l'embryon arrive-t-il à être plus long que le plus
grand diamètre de cet espace; il est obligé, en conséquence, de se replier
sur lui-même par ses deux extrémités; c'est ce fait, qui a été pris pour
une gastrulation. Au moment où ce phénomène se manifeste, le protectoderme et le protendoderme sont déjà délimités; et parfois même, les
premiers indices du cœlome se sont creusés entre le mésoderme et l'endoderme définitifs.

Les recherches effectuées par Götte sur le *Rhabditis nigrovenosa*, et
celles de Galeb sur les *Oxyurus*, se rapprochent davantage de la réalité.
Les études de ce dernier sont incomplètes, mais non celles du premier.
— Les ovules des *Rhabditis* se convertissent, par leur segmentation, en
planules indirectes, constituées par un petit nombre de blastomères.
L'entéron se creuse, au milieu de la planule, par l'écartement des cellules qui la composent, et qui se disposent autour de lui sur deux couches
concentriques; l'assise interne est le protendoderme, qui donne les initiales mésodermiques, et l'assise externe le protectoderme. L'embryon
s'allonge ensuite, se replie sur lui-même en s'incurvant, car sa longueur
est plus grande que le diamètre de l'espace limité par le chorion; et la
bouche se perce à l'une de ses extrémités, pour laisser communiquer
l'entéron avec le dehors.

Les observations, faites par L. Jammes, se résument, du moins les
principales, dans les deux données suivantes : genèse des feuillets par la
planulation directe, et absence d'initiales mésodermiques. —L'ovule, après
sa fécondation, se segmente; il produit un grand nombre de petits blas-

tomères, rassemblés en un amas compact, et disposés sur plusieurs
couches. Lorsque ce nombre atteint une certaine limite, l'assise périphérique régularise ses contours, et se distingue par là des couches plus
profondes. Celles-ci composent le protendoderme, alors que la première
répond au protectoderme. Ce dernier persiste comme ectoderme, et ne
subit pas d'autres modifications; par contre, le protendoderme se divise
en mésoderme et endoderme, et se creuse d'un entéron. Au moment où
cette scission s'effectue, le mésoderme se trouve constitué par un chiffre
assez grand de cellules; il n'est donc point produit par une petite quantité d'initiales. — Cependant, plusieurs faits, observés par L. Jammes,
permettent de comprendre les descriptions se rapportant à une genèse
d'initiales. Parfois, certaines cellules du protendoderme sont plus grosses
que les autres, et paraissent, à cause de leur taille excessive, remplir un
rôle génétique plus important que leurs voisines. En ne s'arrêtant pas à
ces seuls phénomènes, et en observant une grande quantité d'embryons
parvenus à un même état de développement, on s'aperçoit que ces faits
représentent une exception, et que l'existence de grosses cellules est des
plus variables, à la fois dans le temps et dans l'espace.

B. — Les études de L. Jammes ont porté sur l'*Oxyurus longicollis* et
sur l'*Ascaris lombricoïdes*. Les œufs, fort petits, sont entourés par un
chorion épais, imperméable, à l'abri duquel l'embryon accomplit toutes
ses phases évolutives. La plupart des réactifs ne parviennent pas à le
traverser. Les phases du développement, en leurs traits essentiels, se
correspondent dans les deux espèces.

La segmentation est totale. Tout d'abord elle est égale; puis, lorsque
les blastomères sont au nombre de huit, ou de seize, parfois même avant
que ces chiffres ne soient atteints, elle devient inégale. La dissemblance
de taille, qui se manifeste alors entre les blastomères, et qui ne cesse
d'exister par la suite, est le résultat d'une différence chronologique dans
la scission. Tous les blastomères d'un même ovule ne se segmentent pas
en même temps; certains sont en avance, et d'autres en retard; et, comme
la division s'effectue toujours de façon que chacun se partage en deux
masses pareilles, il en résulte que ceux en retard sont deux fois, et même
quatre fois, plus gros que les parties de ceux en avance et déjà scindés.
L'inégalité de la segmentation dans le temps amène donc, ici comme
ailleurs, une inégalité dans l'espace entre les divers blastomères. La répartition des gros éléments, des retardataires, n'est nullement précise et
régulière; elle varie d'un ovule à un autre, pris parmi ceux qui remplissent un même utérus maternel. Ces blastomères, plus volumineux
que les autres, ont à tort été considérés comme des initiales, c'est-à-dire
comme des cellules à la situation et à la fonction rigoureusement déterminées; la cause de leur grosseur, et l'inégalité de leur répartition,
concourent de même à démontrer leur absence complète d'importance
particulière.

Les blastomères continuent à se diviser; par cela même, d'une manière générale, leur nombre augmente, et leur taille respective diminue.

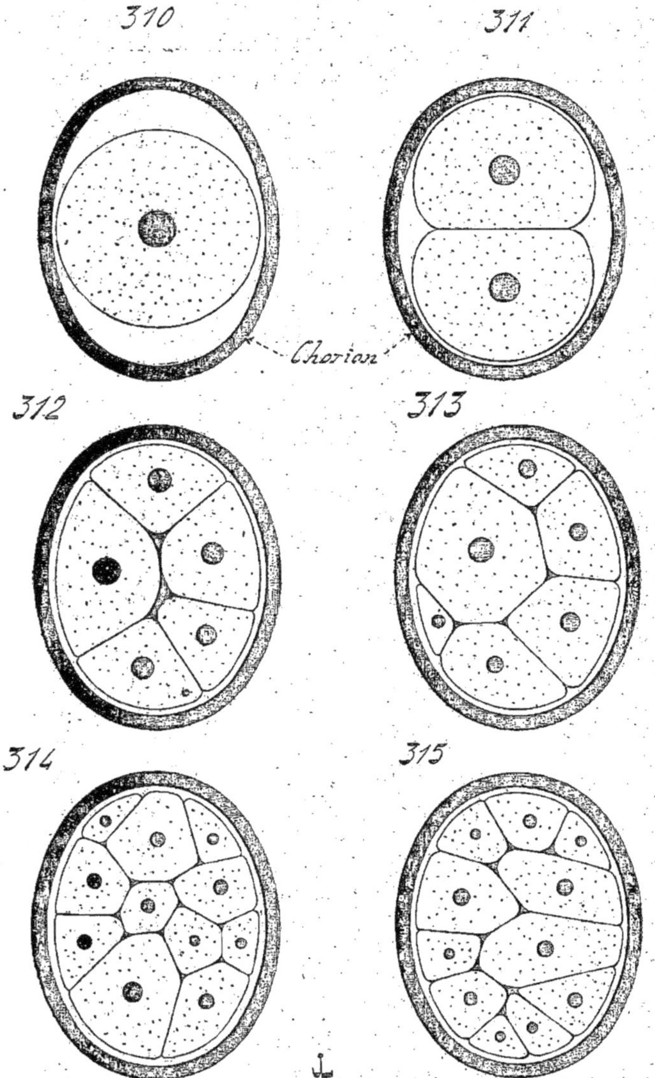

Fig. 310 à 315. — Segmentation ovulaire des Nématodes (*coupes médianes et longitudinales;* d'après L. Jammes). — En 310, ovule non encore divisé, entouré de son épais chorion. — En 311, division de l'ovule en deux blastomères. — En 312, 313, 314, 315, suite de cette division, aboutissant à une planulation directe; comme les blastomères ne se scindent pas en même temps, les retardataires, sous ce rapport, sont plus gros que les précoces. (Sur l'*Ascaris lombricoïdes.*)

L'ovule, étant enfermé dans une coque imperméable, n'emprunte rien aux milieux extérieurs pour s'accroître; la quantité des éléments constitutifs ne peut donc augmenter qu'au détriment des dimensions de ces mêmes éléments, qui deviennent plus petits à mesure. Ce phénomène ne cesse d'exister jusqu'à l'instant où l'embryon est mis en liberté; et cette éclosion n'arrive qu'assez tard, lorsque les principaux organes sont déjà formés.

Au moment où les blastomères sont encore en quantité exiguë, une petite cavité se délimite au milieu d'eux, et au centre même de l'ovule; cet espace ne tarde pas à disparaître, car il est rapidement comblé par les éléments qui l'entourent. Il est permis de considérer ce vide comme répondant à une cavité blastocœlienne fort étroite, et de durée minime. — La scission continuant toujours à s'effectuer dans tous les blastomères, ceux-ci finissent par être disposés sur plusieurs couches concentriques; le nombre de ces dernières est d'abord restreint, mais il arrive jusqu'au chiffre de cinq et de six. L'embryon est alors converti en une planule compacte, composée d'une grande quantité de cellules; cette planule s'est formée suivant le procédé direct, par la segmentation de tous les blastomères, et par la division constante de chacun d'eux en parties égales, ou peu inégales. La différence de synchronisme, sous ce rapport, s'est éteinte peu à peu, à mesure que la planule s'ébauchait; et, lorsque cette dernière est complète, tous ses éléments sont de tailles semblables, ou peu s'en faut.

Alors s'effectue la délimitation des feuillets blastodermiques primordiaux. L'assise des blastomères périphériques régularise ses contours; ses éléments, au lieu de rester globuleux, deviennent cubiques, s'accolent les uns aux autres par une plus large surface, et aplanissent leur paroi interne. Cette assise se distingue nettement, par ce moyen, des couches plus profondes, et représente le protectoderme. L'ensemble des blastomères internes constitue, à son tour, le protendoderme.

Pendant que se manifeste cette différenciation, la planule s'allonge, et se rétrécit d'une manière correspondante, de façon à offrir toujours le même volume. Sa longueur devient plus grande que le diamètre de l'espace limité par le chorion; aussi l'embryon est-il obligé de s'infléchir sur lui-même, et de se recourber. Cette extension continue à s'exercer sans cesse par la suite, et l'embryon revêt peu à peu son aspect définitif : celui d'un corps allongé, cylindrique, replié un certain nombre de fois au sein de sa coque. Au fur et à mesure de cet allongement et de ce reploiement, les feuillets définitifs se délimitent à leur tour, et les organes s'ébauchent.

 - Des vides se creusent entre les blastomères du protendoderme, et dans l'intérieur même de l'embryon; ces espaces ne tardent pas à s'unir, et à former une cavité, qui sépare un cordon cellulaire interne des éléments situés sous le protectoderme. Cette cavité est la première ébauche du cœlome, qui naît ainsi, suivant le procédé schizocœlien. Le cordon interne est longitudinal, c'est-à-dire orienté d'après le grand axe du jeune Nématode; il s'étend d'une extrémité du corps à l'autre. A ses deux bouts, il se confond avec des amas compacts de cellules du protendoderme, qui ne se distinguent pas trop, en ces régions, de celles du protectoderme. Ce cordon cylindrique se compose d'une seule assise d'éléments, disposés suivant une surface courbe, cylindrique, autour d'une cavité centrale encore virtuelle; il représente l'endoderme définitif. Les autres blastomères du protendoderme initial, séparés de l'endoderme par le cœlome, restent accolés à la face interne du protectoderme, et constituent, de leur côté, le mésoderme.

L'embryon continue à s'allonger pendant que ces modifications s'effectuent; les éléments mis en cause continuent eux-mêmes à se multiplier, à augmenter en nombre, et à diminuer en taille. Le cœlome s'amplifie de son côté; et ces trois phénomènes concourent également, par le seul effet de leur mécanisme, à disposer les cellules mésodermiques sur une seule couche. Le petit être se compose, en cet instant de son évolution, sur une coupe transversale, et en allant de dehors en dedans : d'une première assise cellulaire externe, le protectoderme; d'une seconde assise sous-jacente à la précédente, le mésoderme; du cœlome; enfin, du cordon endodermique axial. La couche mésodermique ne comporte deux rangées de cellules que dans des régions restreintes, correspondant sans doute à celles où s'ébauchent les glandes sexuelles.

Le cordon axial donne l'intestin. Son extrémité antérieure, unie au protectoderme, s'épaissit par la multiplication de ses cellules, et produit un petit bourrelet, qui sera la vésicule œsophagienne. A cause de l'union précédente, il est difficile de dire si le pharynx provient du protendoderme, ou si ses éléments dérivent du protectoderme; la présence, sur sa paroi, d'une cuticule semblable à celle qui recouvre le corps, serait une preuve en faveur de la seconde proposition. — La bouche se perce par écartement des cellules; de même la cavité intestinale; de même encore l'anus, qui naît un peu en avant de l'extrémité postérieure du corps. De son côté, le mésoderme produit les fibres musculaires et les glandes sexuelles; les procédés histogénétiques de ces deux formations ne sont pas encore établis d'une manière satisfaisante.

Le protectoderme donne naissance aux centres nerveux, exsude une cuticule épaisse, et se convertit en ectoderme définitif. Au début de la vie embryonnaire, les cellules ectodermiques sont très nettes, et disposées en une assise épithéliale simple; elles perdent cette structure par la suite, émettent des expansions fibrillaires, qui s'entrelacent et s'anastomosent; elles passent à l'état d'éléments épithélio-nerveux, dont l'ensemble constitue une couche granuleuse, placée au-dessous de la cuticule. Cette couche possède la même organisation que les centres nerveux, qui proviennent d'elle, et lui restent toujours directement accolés; aussi, doit-on considérer ces organes comme des épaississements

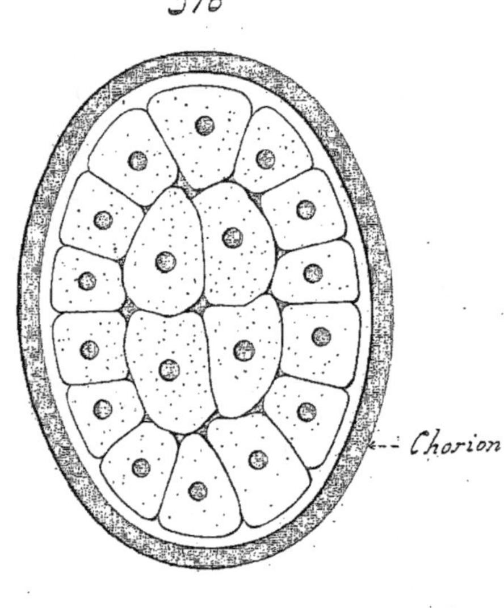

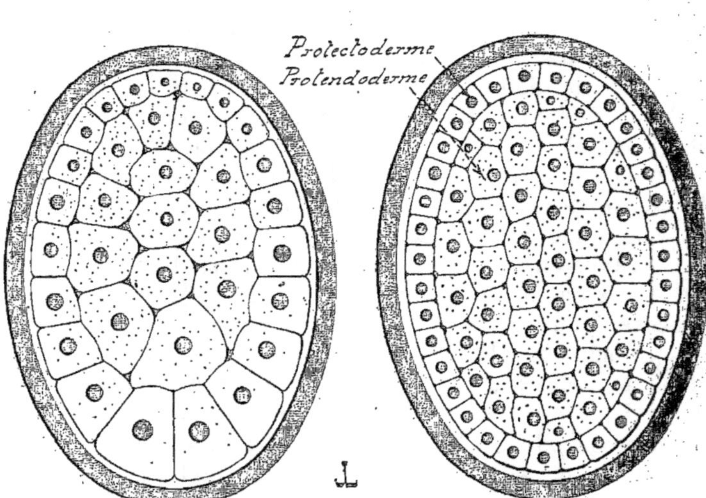

Fig. 316 à 318. — Délimitation des feuillets primordiaux chez les Nématodes (*coupes médianes et longitudinales;* d'après L. Jammes, sur l'*Ascaris lombricoïdes*). — En 316, jeune planule directe, encore composée d'un petit nombre de gros blastomères; cette phase suit de près celle de la figure 315. — En 317, les blastomères, continuant à se subdiviser, deviennent plus nombreux; en même temps, les externes d'entre eux commencent à se distinguer des profonds, et à former une assise bien reconnaissable. — En 318, ces phénomènes sont arrivés à leur période d'état; la couche des blastomères externes constitue le protectoderme, alors que l'ensemble de tous les éléments internes représente le protendoderme.

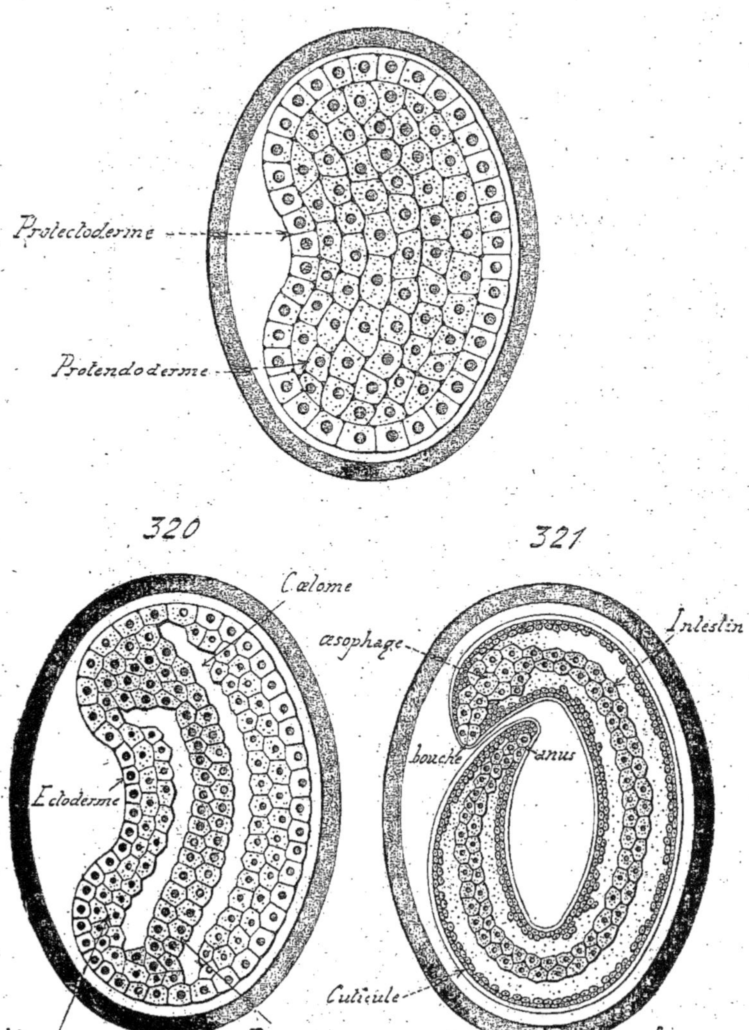

Fig. 319 à 321. — Délimitation des feuillets définitifs chez les Nématodes (*coupes médianes et longitudinales*; d'après L. Jammes sur l'*Ascaris lombricoïdes*). — En 319, planule commençant à s'incurver, afin de s'allonger tout en se rétrécissant; cette phase suit celle de la figure 318. — En 320, l'incurvation s'accentue; de plus, le cœlome se creuse dans le protendoderme, de manière à séparer du mésoderme le cordon endodermique interne. — En 321, l'incurvation aboutit au reploiement de l'embryon sur lui-même; les feuillets sont complets, et commencent à produire les organes.

locaux de l'assise granuleuse, et cette dernière elle-même comme un centre nerveux diffus, répandu autour du corps entier. Ces faits ont été démontrés récemment, d'une manière complète, par L. Jammes, sur les Ascarides et les Oxyurides; Villot avait déjà soupçonné leur existence, sans les préciser, pour ce qui tient aux Gordiidés.

§ 3. — Migrations embryonnaires.

Les Nématodes parasites sont naturellement les seuls à subir des migrations durant leur vie embryonnaire. Les observations déjà faites, au sujet des phénomènes semblables présentés par les Trématodes et les Cestodes, sont encore applicables ici. Ces transports sont passifs d'ordinaire, c'est-à-dire indépendants du parasite, et subordonnés au mode de nutrition de l'hôte; leur succession, bien que rigoureusement déterminée sous le rapport du passage d'un milieu dans l'autre, admet cependant une certaine tolérance, qui, chez les Nématodes, paraît être plus large que chez les Plathelminthes.

Tous les Nématodes n'offrent pas des migrations d'une égale complexité; il est permis de reconnaître, parmi eux, à cet égard, trois groupes principaux. Les uns, bien que vraiment parasites, ne subissent pas des migrations au sens réel du mot, car leurs descendants vivent dans le même hôte qu'eux. Les Nématodes du second groupe passent, durant leur existence embryonnaire, dans des habitats intermédiaires. Enfin, les représentants du troisième groupe se rendent également dans des habitats intermédiaires, tout comme ceux du second; mais ils offrent, en plus, cette particularité de s'y reproduire, les individus vivant dans ces habitats ne ressemblant pas à ceux qui sont parasites dans l'hôte. Ce troisième cas comporte donc une véritable hétéromorphie.

Premier groupe. — Les migrations sont fort limitées, s'effectuent dans l'hôte lui-même, et ne nécessitent pas des milieux intermédiaires. Tel est l'*Oxyurus vermicularis*. Cet animal habite l'intestin grêle de l'Homme, où on le trouve, dans certains cas, par centaines et par milliers. Les femelles pondent leurs œufs dans la cavité intestinale même; une partie de ces derniers est rejetée au dehors avec les excréments, et rentre dans le premier cas du second groupe; les autres se développent sur place, mais suivant deux modes. Les uns, et ils semblent être l'exception, évoluent dans la cavité de l'intestin, et s'y transforment en Oxyures adultes. Les autres, entraînés par les matières fécales de l'hôte, s'arrêtent dans le rectum et sur les bords de l'anus. Quelques individus complets sont aussi emportés de la même façon; leur présence, autour de l'orifice anal, détermine des démangeaisons assez vives, plus intenses durant la nuit, qui portent à se gratter le possesseur de ces parasites. Si cet individu est malpropre, s'il ne se nettoie pas soigneusement les mains, il conserve des œufs dans les interstices des ongles, et les avale parfois en portant accidentellement les doigts à sa bouche. Les œufs traversent alors l'estomac, où le suc gastrique dissout leur cocon protecteur, et les embryons se convertissent en adultes dans l'intestin. Cette succession de transports, opérés sur un même hôte, est surtout fréquente chez les enfants ; ce qui explique l'abondance de ces parasites, dans ce cas particulier.

SECOND GROUPE. — Le second groupe contient les Nématodes parasites, dont les embryons traversent des habitats intermédiaires avant d'arriver dans l'hôte définitif, mais ne se reproduisent pas durant ces migrations. Ce groupe comprend deux types principaux : l'habitat intermédiaire est unique dans le premier, et double dans le second. Le premier type lui-même comporte deux cas, suivant que l'habitat est un milieu, ou bien un hôte. L'habitat double du second type se compose de deux hôtes successifs, ou d'un milieu et d'un hôte ; seulement, tantôt le milieu est avant l'hôte dans la série des transports, et tantôt l'hôte est avant le milieu : d'où trois nouveaux procédés. — En somme, le second groupe comprend cinq cas : dans le premier, l'habitat intermédiaire est un milieu ; il est un hôte dans le second ; un hôte suivi d'un milieu dans le troisième ; un milieu suivi d'un hôte dans le quatrième ; enfin, il est représenté, dans le cinquième, par deux hôtes successifs.

Le milieu intermédiaire, qui s'offre dans les migrations du *premier cas*, est tantôt le sol, tantôt l'eau. — L'*Oxyurus vermicularis* peut encore servir d'exemple pour le premier mode. Les œufs, rejetés avec les excréments, se dessèchent sur le sol, et résistent à cette dessiccation durant un certain temps, grâce à l'épaisseur de leur chorion. Leur exiguité leur permet d'être soulevés par le vent, et transportés sur des corps étrangers. S'il en est, parmi ces derniers, qui servent à la nourriture de l'Homme (légumes, fruits, etc...), ces œufs sont introduits dans l'intestin, et y achèvent leur développement. — L'*Ascaris lombricoïdes*, et l'*Anchylostomum duodenale*, sont des exemples du second mode. Les adultes habitent l'intestin de l'Homme ; leurs œufs sont rejetés avec les excréments de l'hôte. Ceux qui, parmi ces œufs, sont entraînés dans l'eau par le hasard des circonstances, ne périssent pas, et produisent les embryons dans leur intérieur. Si cette eau est ensuite absorbée par l'Homme, sans qu'elle ait été filtrée au préalable, ou bouillie, la coque chorionnaire se dissout dans le suc gastrique, les embryons sont mis en liberté, passent dans l'intestin, et y parviennent à l'état adulte.

Les parasites, pour le *second cas*, se rendent dans un seul habitat intermédiaire, qui est toujours un hôte, jamais un milieu : telles sont les *Trichina spiralis*. Ces animaux paraissent capables de vivre dans l'organisme de la plupart des Mammifères, et se transmettent de l'un à l'autre par l'enchaînement de mangeurs à mangés ; leurs hôtes de prédilection semblent être les Rongeurs, et surtout les Rats. Les parasites vont s'établir dans les bandes de tissu conjonctif, qui unissent entre eux les faisceaux musculaires, s'y enkystent, et vivent à l'état latent durant fort longtemps, plusieurs mois, et même plusieurs années. — Lorsqu'un Rat porteur de parasites est mangé par un autre Rat, les Trichines enkystées, qui sont des embryons déjà bien avancés, passent dans l'intestin de ce dernier, et quittent leur kyste, dont la paroi est ramollie par les sucs digestifs de l'hôte ; elles deviennent actives, achèvent leur développement, et gagnent des organes sexuels. Les mâles fécondent les femelles, après quoi ils meurent; les femelles vivent plus longtemps, et rejettent leurs petits, qui sont déjà complexes au moment où ils sont pondus. Tous ces phénomènes se passent dans la cavité intestinale du nouvel hôte, où deviennent libres, par suite, les jeunes embryons, que les femelles produisent par centaines. Ces embryons, grâce à des piquants dont leur bouche est garnie, percent la paroi intestinale de leur hôte, et, soit directement, soit en s'aidant de la circulation sanguine, pénètrent dans le tissu conjonctif intermusculaire, où ils s'enkystent. — Si, par la suite, le deuxième Rat est mangé par un troisième, le cycle recommence de nouveau ; si le Rat est mangé par un Cochon, les mêmes phénomènes s'effectuent, et les jeunes Trichines vont s'enkyster dans la chair de cet animal; si, enfin, cette chair est absorbée, sans être cuite d'une façon suffisante, par l'Homme, les Trichines se fécondent dans l'intestin de ce dernier, et les embryons s'établissent dans les muscles du corps. — Le même hôte porte donc ces parasites, et successivement, en deux régions de son organisme : d'abord dans la cavité intestinale, et les Trichines sont alors des adultes qui proviennent des kystes de l'individu mangé; ensuite dans le tissu conjonctif, et ces derniers sont les descendants des précédents.

Le *troisième cas* nécessite un double habitat intermédiaire : un hôte suivi d'un milieu. Les *Filaria sanguinis hominis* en offrent un excellent exemple. Ces parasites vivent dans les vaisseaux sanguins. Ils sont assez fréquents dans les pays chauds, où leur présence produit les maladies nommées *éléphantiasis des Arabes, éléphancie, chylurie, hématochylurie*. — Les mâles fécondent les femelles, et celles-ci pondent leurs embryons dans le sang lui-même; ces derniers sont très minimes, mais allongés, et semblables déjà à de petits Nématodes. Si un Moustique vient à piquer un individu porteur de ces parasites, il absorbe à la fois du sang et des embryons. Ceux-ci ne meurent pas dans l'intestin du Moustique; ils y continuent leur développement, et parcourent le tube digestif entier, en se rapprochant de l'anus. Leur hôte fréquente d'habitude les abords des mares et des cours d'eau; il y rejette ses excréments, qui entraînent avec eux, à leur passage dans le rectum, les jeunes embryons de Filaires. Ces derniers ne périssent point dans l'eau, qui est alors leur milieu intermédiaire; ils sont capables d'y vivre longtemps. Si cette eau est avalée par l'Homme, sans être filtrée ni bouillie, les Filaires parviennent dans l'intestin; elles traversent alors la paroi intestinale, et passent dans les vaisseaux sanguins, où elles atteignent leur état adulte.

Le *quatrième cas* comporte, tout comme le troisième, un double habitat intermédiaire; seulement l'embryon passe par un milieu, avant d'arriver dans l'hôte qui doit le transmettre au porteur définitif. Tel est le *Dracunculus medinensis*, qui appartient, avec l'exemple du cas précédent, à la famille des Filaridés; le parasite adulte vit dans le tissu conjonctif sous-cutané de l'Homme, où sa présence détermine une inflammation très vive, accompagnée d'un écoulement de pus séreux. L'adulte est toujours femelle, et cette femelle est vivipare; les embryons sont rejetés au dehors, avec la sérosité qui sort de la plaie. — Ceux de ces embryons, que le hasard des circonstances amène dans l'eau (lavages, bains), se développent seuls; ils existent ainsi pendant quelque temps, et c'est là leur milieu intermédiaire; mais ils périraient sans doute, s'ils y demeuraient longtemps, car ils ne trouvent point de matériaux nutritifs suffisants. Ceux qui sont avalés par des petits Crustacés d'eau douce, par des *Cyclops* notamment, s'établissent dans les tissus de ces derniers, y trouvent l'alimentation nécessaire, et vivent pendant une période plus longue. Si, enfin, ces *Cyclops* sont avalés par l'Homme, avec l'eau des boissons, ils sont tués et digérés par les sucs intestinaux, mais non les embryons du parasite; ceux-ci gagnent rapidement des organes sexuels; les mâles fécondent les femelles, et meurent ensuite. Puis, les femelles traversent la paroi intestinale, cheminent dans le corps en augmentant beaucoup de taille, et vont, en définitive, se fixer dans le tissu conjonctif de la peau. — Sans doute, il n'est pas rigoureusement nécessaire que ces jeunes larves pénètrent au préalable dans le corps d'un Crustacé; elles sont capables, selon toute probabilité, de passer directement de l'eau dans l'organisme humain, mais cette faculté ne doit exister que durant une période assez courte, consécutive à l'expulsion des embryons. L'introduction dans un hôte intermédiaire est un moyen d'augmenter la durée de la période de vitalité.

Le *cinquième cas* s'applique seulement aux *Gordiidés*. Ces Nématodes sont libres à l'état adulte, et vivent dans les eaux fraîches des torrents; les œufs y sont pondus par la femelle, et les embryons y éclosent. Ils se meuvent dans cette eau, et si, au cours de leurs pérégrinations, ils rencontrent des animaux aquatiques, tels que des larves d'Insectes, des Lymnées, ils percent la peau de ces êtres, et pénètrent dans leurs tissus, où ils s'enkystent. Si, par la suite, et avant que les embryons ne meurent après une trop longue attente, leurs premiers hôtes sont mangés par des Poissons, les enveloppes des kystes se dissolvent; les larves sont mises en liberté dans la cavité intestinale du Poisson, qui est alors le second hôte. Là, elles commencent par s'enkyster de nouveau dans la paroi même de l'intestin, puis deviennent mobiles, se déplacent dans les organes de leur hôte, et s'en nourrissent. En définitive, elles traversent la peau du Poisson de dedans en dehors, tombent dans l'eau, et y achèvent leur développement.

TROISIÈME GROUPE. — Les Nématodes, placés dans ce groupe, passent dans un habitat intermédiaire, et s'y reproduisent, en surplus des actes générateurs effectués dans l'hôte définitif : tel est le *Rhabdonema intestinalis*. Ce parasite vit dans l'intestin grêle de l'Homme; il est fréquent dans l'Extrême-Orient; sa présence semble contribuer, pour beaucoup, à aggraver la maladie nommée *diarrhée de Cochinchine*. — Les adultes parasites sont hermaphodites; leurs œufs fécondés sont rejetés au dehors avec les excréments de l'hôte. Lorsque ces œufs tombent dans l'eau, ils se développent, et les embryons éclosent. Ces derniers évoluent rapidement, et se transforment en petits Nématodes, pourvus de glandes sexuelles, ne quittant pas l'eau, ou la terre humide qu'ils habitent, et dont l'aspect diffère de celui présenté par les *Rhabdonema* générateurs et endoparasites. Les dissemblances sont telles, que ces descendants libres étaient considérés autrefois, avec ceux des autres espèces de *Rhabdonema*, comme constituant un genre particulier, le genre *Rhabditis*. Les *Rhabditis* possèdent une capsule buccale chitineuse, dont sont privés les *Rhabdonema*. L'espèce qui dérive du *Rhabdonema intestinale* est le *Rhabditis stercoralis*. — Ces *Rhabditis* sont unisexués, et non hermaphrodites; les mâles fécondent les femelles, et cela toujours dans l'eau; les femelles pondent leurs œufs, et meurent ensuite. Les œufs produisent des embryons, qui ne poussent pas très loin leur évolution, ne parviennent pas à acquérir des organes sexuels, et meurent au bout de quelques jours, si les circonstances les forcent à rester dans l'eau. Par contre, si le hasard permet qu'ils soient avalés, avec l'eau qui les porte, par l'Homme, ils ne périssent point dans l'intestin de ce dernier, et s'y convertissent en *Rhabdonema* hermaphrodites : d'où le cycle recommence.

En résumé, les *Rhabdonema* parasites et hermaphrodites engendrent des *Rhabditis* libres et unisexués, qui donnent à leur tour naissance à des *Rhabdonema* parasites et hermaphrodites, et ainsi de suite. Il existe ici une alternance de générations, puisque les descendants diffèrent de leurs générateurs par le mode de répartition des éléments sexuels, et par leur structure générale. Mais cette succession de phénomènes ne se produit pas toujours. Parmi les embryons qui proviennent d'un même *Rhabdonema*, les uns se transforment en *Rhabditis*, et les autres se modifient directement en nouveaux *Rhabdonema*. Le passage par le type *Rhabditis* n'est donc pas nécesaire. En revanche, les observations, faites jusqu'ici, montrent que les descendants des *Rhabditis* doivent se convertir en *Rhabdonema*, afin d'achever leur développement, et d'être capables de se reproduire.

Cet exposé des migrations, subies par les Nématodes parasites, est résumé dans le tableau suivant :

PREMIER GROUPE. *Point d'habitat intermédiaire.*				
				Ex. *Oxyurus vermicularis.*
DEUXIÈME GROUPE. *Un habitat intermédiaire sans métagenèse*	Habitat simple.	1° Un milieu	sol. . .	Ex. *Oxyurus vermicularis.*
			eau . .	Ex. *Anchylostomum duodenale.*
		2° Un hôte.		Ex. *Trichina spiralis.*
	Habitat double.	3° Un hôte suivi d'un milieu.		Ex. *Filaria sanguinis hominis.*
		4° Un milieu suivi d'un hôte.		Ex. *Dracunculus médinensis.*
		5° Deux hôtes successifs. . .		Ex. *Gordiidés.*
TROISIÈME GROUPE *Un habitat intermédiaire avec métagenèse*				Ex. *Rhabdonema intestinalis,* avec *Rhabditis stercoralis.*

RÉSUMÉ

§ 1. CONSIDÉRATIONS GÉNÉRALES. — Les Némathelminthes ne se reproduisent que par la voie sexuelle. Le développement des Nématodes est seul connu; il s'accompagne fréquemment de migrations chez les parasites.

§ 2. SEXUALITÉ ET FEUILLETS BLASTODERMIQUES. — Les Prénémathelminthes sont sans doute hermaphrodites, avec progenèse mâle; certains d'entre eux, les *Chœtonotus* par exemple, pondent des œufs d'été et des œufs d'hiver. — Les Nématodes sont unisexués pour la plupart; dans certains cas, comme chez les Filaridés, il existe une progenèse pour les individus mâles, qui sont capables de féconder les femelles avant d'avoir achevé leur développement. Presque tous les Nématodes sont ovipares; leurs œufs sont entourés par un chorion épais et résistant, à l'abri duquel l'embryon effectue les phases de son évolution. Les *Trichina* et les *Filaria* sont vivipares.

Les procédés, employés pour la genèse des feuillets blastodermiques, ont prêté à de nombreuses controverses. D'après Bütschli, Chatin, et Hallez, la segmentation donne une morule plate, semblable à un disque, qui s'incurve, et se convertit en une gastrule. La gastrulation n'existe pas pour Götte; les feuillets se délimitent suivant une planulation indirecte. Les études de L. Jammes montrent que la planulation directe est seule mise en cause, et qu'il n'existe point d'initiales mésodermiques. — Chaque ovule se segmente et se convertit en une planule directe. L'assise externe des blastomères de la planule se délimite ensuite des éléments internes; ceux-ci constituent le protendoderme, et la couche extérieure devient le protectoderme. Le protendoderme se subdivise ensuite, sur place, par la genèse d'une cavité qui donne le cœlome, en endoderme interne et mésoderme périphérique. Celui-ci s'accole à la face profonde du protectoderme, et se sépare complètement de l'endoderme; il fournit les fibres musculaires et les glandes sexuelles. L'endoderme est d'abord représenté par un cordon cellulaire, suspendu dans le cœlome, qui se creuse ensuite d'une cavité intestinale, et perce la bouche avec l'anus. Le protectoderme se convertit en ectoderme défini-tif, constitué par une couche d'éléments épithélio-nerveux, et produit au préalable la cuticule et les centres nerveux.

§ 3. Migrations embryonnaires. — Ces migrations sont de complexité diverse suivant les types; il est permis de rassembler tous les faits acquis, sur ce sujet, en trois groupes, dont le second comprend à son tour cinq cas. — Dans le premier groupe, il n'existe pas de migrations d'un habitat à un autre; tel est souvent l'*Oxyurus vermicularis*. — Le second groupe comporte l'existence de migrations, nullement accompagnées d'alternance de générations; il renferme cinq cas. Dans le premier cas, l'unique habitat intermédiaire est un milieu; tel est l'*Anchylostomum duodenale*. Dans le second cas, l'unique habitat intermédiaire est un hôte; tel est la *Trichina spiralis*. Dans le troisième cas, l'habitat intermédiaire se com-pose d'un hôte suivi d'un milieu; telle est la *Filaria sanguinis hominis*. Dans le quatrième cas, l'habitat intermédiaire comprend un milieu suivi d'un hôte; tel est le *Dracunculus medinensis*. Enfin, dans le cinquième cas, l'habitat intermédiaire se compose de deux hôtes successifs; tels sont les représentants du genre *Gordius*. — Le troisième groupe est caracté-risé par la double présence de migrations et de générations alternantes. Telles sont les espèces du genre *Rhabdonema*, qui, parasites, se pré-sentent sous la forme de *Rhabdonema*, libres sous celle de *Rhabditis*, et se reproduisent sous ces deux états.

EMBRANCHEMENT DES TROCHOZOAIRES

CHAPITRE IX

DÉVELOPPEMENT DES TROCHOZOAIRES

§ 1. — Considérations générales.

I. Caractères et classification. — *A.* Les Trochozoaires sont des Schizocœlomiens, tout comme les Plathelminthes et les Némathelminthes; seulement, lorsque leur corps est allongé, il n'est jamais aplati, ni rubané, et, lorsqu'il est cylindrique, il est souvent divisé en anneaux. Leur caractère essentiel consiste en la présence, dans les phases de l'évolution embryonnaire, et toutes les fois où le développement est dilaté, d'une larve Trochophore. Cette larve offre trois particularités principales : elle possède une couronne vibratile orale; son mésoderme, mésenchymateux à son début, dérive d'un petit nombre d'initiales; enfin, elle est munie, d'une manière hâtive, d'un appareil excréteur, composé de deux tubes symétriques, les *reins céphaliques* ou *protonéphridies* (*Figures* 322 *et* 323).

Cet appareil excréteur produit celui de l'adulte. Ce dernier est également composé par une paire, ou par plusieurs paires, de tubes symétriques, assez courts, ouverts au dehors, qui communiquent, soit directement (et c'est là le cas le plus fréquent), soit par osmose, avec le cœlome. Cette disposition est vraiment spéciale aux Trochozoaires, parmi les Schizocœlomiens; car les canaux excréteurs des Plathelminthes, et des Némathelminthes, sont toujours au nombre de deux, et offrent l'aspect de conduits, simples ou ramifiés, qui parcourent le corps entier sans aucune solution de continuité.

B. — L'embranchement des Trochozoaires est le plus riche en classes; il en renferme seize, qui se groupent, d'une façon naturelle, en plusieurs séries. Le tableau suivant renferme les noms de ces classes, avec l'exposé de leurs principaux caractères.

1er sous-embranchement, des **Prétrochozoaires**, ou des *Trochozoaires inférieurs*. — Organisme des plus simples, ne dépassant guère l'état de la larve Trochophore : cils vibratiles de la couronne orale conservés en leur place ; mésoderme représenté par quelques cellules mésenchymateuses.

1re classe ; des *Rotifères* ou *Rotateurs*. — Caractères du sous-embranchement.

2e sous-embranchement, des **Eutrochozoaires**, ou des *Trochozoaires supérieurs*. — Organisme parvenant à une structure plus complexe que celle de la larve Trochophore : couronne vibratile orale disparaissant, ou conservée en recouvrant des tentacules péribuccaux ; mésoderme mésenchymateux ou épithélial, mais offrant toujours au moins une région différenciée en un muscle.

1re section ; des **Monomériques**, ou *Oligomériques*. — Mésoderme épithélial ou mésenchymateux, contenant, suivant le cas, un oligocœlome ou un polycœlome, mais jamais divisé en segments réguliers. Néphridies au nombre d'une paire, ou de deux paires au plus ; sauf les cas d'atrophie partielle ou de réduction.

1re série ; des MOLLUSQUES, ou des *Vélifères*. — Couronne orale de la larve souvent élargie en deux lobes. Le mésoderme de l'adulte est toujours mésenchymateux ; la région buccale est privée de tentacules vrais. Les appendices péribuccaux, que ces animaux possèdent parfois, sont des laciniures du pied ou des palpes aplatis.

1re sous-série ; des PRÉMOLLUSQUES, ou des *Mollusques inférieurs*. — Organisme relativement simple ; branchies absentes ou peu développées ; cœlome parfois privé de cœur. La larve possède, d'habitude, plusieurs couronnes vibratiles transversales.

2e classe ; des *Amphineuriens*. — Centres nerveux composés d'un collier œsophagien, émettant deux paires de nerfs longitudinaux. Un test composé de spicules, soit isolés, soit cimentés par une gangue calcaire.

3e classe ; des *Solénoconques*. — Centres nerveux groupés en ganglions pairs ; une coquille homogène, et non pas constituée par un assemblage de spicules ; pas de branchies.

2e sous-série ; des EUMOLLUSQUES ou des *Mollusques supérieurs*. — Organisme relativement élevé ; branchies grandes ; un polycœlome formant un appareil irrigateur complexe. La larve ne porte, d'ordinaire, que sa couronne vibratile orale.

4e classe ; des *Acéphales*. — Région buccale confondue avec le corps ; coquille bivalve.

5e classe ; des *Gastéropodes*. — Région buccale délimitée sous la forme d'une tête ; coquille univalve, lorsqu'elle existe ; pied ventral.

6e classe ; des *Ptéropodes*. — Diffèrent des Gastéropodes en ce que le pied est réduit, parfois divisé en bras courts, et en ce que les épipodes sont volumineux.

Pelseneer place ces animaux parmi les Gastéropodes opisthobranches.

7e classe; des *Céphalopodes.* — Diffèrent des Gastéropodes en ce que le pied entoure la bouche et se divise en bras.

2e série; des Tentaculifères. — Région péribuccale produisant des tentacules, que recouvrent, au moins dans leur début, les cils de la couronne orale.

3e sous-série; des *Brachifères.* — Région péribuccale non rétractile. Lorsque le corps est capable de rétraction, ce phénomène s'exerce sur l'organisme entier, et non sur la seule zone péribuccale.

8e classe; des *Bryozoaires.* — Brachifères *cœlobrachiés,* dont les tentacules renferment des expansions du cœlome, celui-ci étant simple. Tentacules directement insérés sur le corps, sauf le cas des *Rhabdopleura;* corps nu ou entouré d'une loge.

9e classe; des *Brachiopodes.* — Brachifères *cœlobrachiés,* dont le cœlome, simple, envoie des expansions dans les tentacules. Ces derniers sont insérés sur deux volumineuses languettes, nommées des *bras.* Le corps est entouré par une coquille bivalve.

10e classe; des *Phoronidiens.* — Brachifères *hématobrachiés,* dont le cœlome est double, divisé en une cavité générale et un système sanguin; ce dernier seul envoie des expansions dans les bras.

4e sous-série; des *Rhyncophores.* — Région péribuccale rétractile et convertie en une trompe.

11e classe; des *Siponculiens.* — Caractères de la sous-série.

2e section; des **Polymériques.** — Mésoderme épithélial ou mésenchymateux, contenant, suivant le cas, un oligocœlome ou un polycœlome, et divisé, soit d'une manière permanente, soit d'une façon temporaire, en segments réguliers. Néphridies au nombre de plusieurs paires; sauf les cas d'atrophie partielle ou de réduction.

3e série; des Pseudannélides. — Division segmentaire momentanée; disparaissant lorsque la larve passe à l'état adulte. Jamais plus de deux paires de néphridies.

12e classe; des *Echiuriens.* — Aucune trace de segmentation sur la paroi du corps; soies en petit nombre, disposées autour des orifices naturels.

13e classe; des *Sternaspidiens.* — Paroi du corps de l'adulte montrant des indices de segmentation; soies assez nombreuses, groupées en rames.

4e série; des Annélides. — Division segmentaire permanente. Néphridies au nombre de plusieurs paires.

14e classe; des *Archiannélides.* — Annélides à la structure relativement simple, privées de soies et de ventouses.

15ᵉ classe ; des *Hirudinées*. — Annélides à la structure complexe, privées de soies et munies de ventouses.

16ᵉ classe ; des *Chétopodes*. — Annélides à la structure complexe, privées de ventouses et munies de soies.

II. Généralités sur le développement. — Il est aisé de le concevoir, les phénomènes du développement sont très variés chez les Trochozoaires, à cause de l'étendue de l'embranchement et de la diversité des types qu'il contient. Pourtant, dans leur ensemble, les procédés employés sont assez uniformes, et se ramènent à quelques cas principaux.

La reproduction asexuée est relativement rare ; on ne l'a trouvée que chez plusieurs Annélides Chétopodes et la plupart des Bryozoaires. Tantôt elle s'exerce par fissiparité, et tantôt par gemmiparité. — La reproduction sexuelle est de beaucoup le mode générateur le plus fréquent. Les individus des deux sexes sont, d'ordinaire, semblables les uns aux autres ; parfois, cependant, il existe entre eux des différences de forme assez grandes, et les Rotifères, avec quelques Echiuriens, montrent des exemples fort nets d'un tel dimorphisme.

La fécondation est le plus souvent externe, sauf pour les êtres vivant sur la terre, ou possédant une organisation complexe (Mollusques Céphalopodes, Hirudinées, etc.). Les œufs sont d'habitude pauvres en vitellus nutritif, et subissent une segmentation totale, qui aboutit, soit à une blastulation, soit à une planulation directe ou indirecte. Les Mollusques Céphalopodes sont les seuls à avoir des œufs télolécithes, munis d'un amas vitellin volumineux, et d'une petite cicatricule.

Dans le cas où le deutolécithe est rare, les feuillets sont engendrés par une gastrulation, ou par une planulation ; mais les réserves alimentaires disparaissent avec rapidité, et le jeune embryon sort de ses enveloppes avec l'aspect d'une larve Trochophore. Cette dernière possède un mésenchyme primaire (dont plusieurs éléments produisent le mésoderme définitif), deux néphridies primordiales, et des cils vibratiles ectodermiques. Si le deutolécithe est très abondant, l'embryon évolue suivant le mode planulaire, et reste enfermé, dans le chorion de l'œuf, jusqu'au moment où il approche de l'état parfait. Les feuillets prennent naissance sur place, aux dépens des blastomères déjà formés ; et les

Fig. 322 et 323. — Organisation générale d'une larve Trochophore. — En 322, *contour extérieur*, montrant la bouche, l'anus, la plaque céphalique, et la couronne vibratile orale. — En 323, *coupe médiane et longitudinale, avec perspective, vue par la tranche ;* entre l'intestin, que limite l'endoderme, et l'ectoderme qui constitue la surface du corps, se trouve une cavité, le cœlome primitif, où sont placés les néphridies primordiales avec les premiers éléments du mésoderme. Certains de ces derniers, précocement convertis en cellules conjonctives et conjonctivo-musculaires, composent la part fonctionnelle du mésenchyme primaire ; les autres, situés autour de l'anus, avec les néphridies, conservent toute leur capacité de multiplication, et sont des initiales mésodermiques, chargées de donner le feuillet moyen de l'organisme définitif.

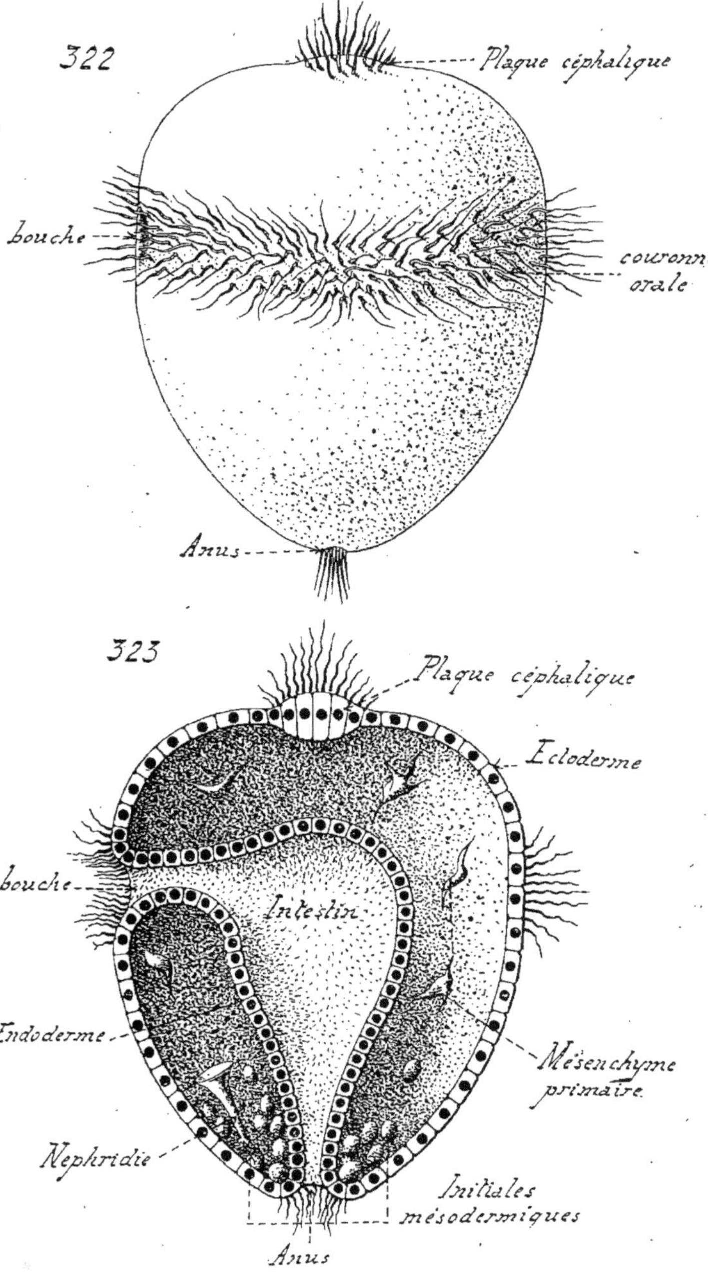

Fig. 322 et 323.

ébauches mésodermiques sont représentées, dès leur apparition, par un grand nombre de cellules.

Le mésoderme dérive toujours du protendoderme. Ce dernier commence par envoyer dans la cavité blastocœlienne, entre lui et le protectoderme, plusieurs cellules, qui se convertissent, pour la plupart, en éléments conjonctifs, et en fibres conjonctivo-musculaires : c'est le *mésenchyme primaire* des Trochophores (*Figures 324 à 330*). Certaines de ces cellules, les dernières venues d'habitude, sont plus grosses que les autres, et se multiplient activement, pour produire le mésoderme définitif. Il est donc permis de considérer ce dernier comme une partie du mésenchyme primaire; il prend un accroissement considérable, alors que les autres régions, converties hâtivement en éléments différenciés, demeurent comme elles sont. Ces cellules génétiques sont les *initiales mésodermiques;* leur nombre est variable, et réduit à deux d'ordinaire. Quelle que soit leur quantité, elles se disposent souvent en deux groupes symétriques, placés d'un côté et de l'autre de la ligne médiane. Ces groupes, en grandissant, et s'accroissant par l'augmentation constante du chiffre de leurs éléments constitutifs, se changent en masses cellulaires, les *bandelettes mésodermiques*, allongées suivant l'axe longitudinal du corps, et placées de part et d'autre de l'intestin.

Ces bandelettes sont très nettes dans les larves des Polymériques; elles le sont moins chez les Monomériques. Cette différence tient à ce qu'elles doivent s'allonger, dans le premier cas, pour se diviser en segments; alors qu'aucun phénomène semblable n'existe ailleurs. Une autre cause de cette dissemblance est donnée par la fréquence de l'évolution mésenchymateuse du mésoderme des Monomériques; les éléments mésodermiques se séparent les uns des autres, ou se groupent en petits amas, et ne forment point, dans la plupart des cas, deux bandelettes comparables à celles des Annélides.

La genèse du mésenchyme primaire, et celle des initiales, sont fort distinctes dans tous les cas où le deutolécithe, étant peu abondant, permet à l'ovule de produire les feuillets d'après le mode gastrulaire. Par contre, si le vitellus nutritif existe en assez grande quantité pour que le procédé planulaire soit employé, le mésenchyme primaire ne se montre pas; son apparition est omise dans le cours des phénomènes évolutifs. Le protendoderme se borne à donner naissance, soit aux initiales, soit même, lorsque l'abréviation du développement est poussée à l'extrême, aux bandelettes, ou à un groupe compact de cellules mésodermiques.

Le feuillet moyen des Trochozoaires est donc, dans son type primitif, un produit d'initiales qui dérivent du protendoderme; partant, il est mésenchymateux dès son début, toujours dans le type primitif non altéré par un deutolécithe abondant, et le cœlome qu'il contient correspond à un schizocœle. Il se développe ensuite, tantôt d'après le mode épithélial, tantôt d'après le mode mésenchymateux, et jamais suivant les deux à la fois. Le procédé épithélial est plus fréquent que l'autre chez les Polymériques ; les Monomériques offrent l'inverse, et, parmi eux, les Mollusques présentent un exemple caractéristique d'évolution mésenchymateuse (*Figures* 331 à 336).

Les organes prennent ensuite naissance aux dépens des feuillets. Les centres nerveux sont toujours, chez l'adulte, composés de deux parties : le *cerveau*, et une *moelle*, placée sur la face ventrale du corps, tantôt simple et tantôt divisée en un nombre variable de ganglions. Il semble, d'après les faits acquis, que ces deux parties se forment indépendamment l'une de l'autre, et que leurs ébauches sont impaires et médianes dans l'origine. Elles deviennent doubles par la suite, à moins qu'elles ne le soient dès leur apparition première, dans le cas d'embryogénies condensées.

L'endoderme produit la paroi épithéliale du tube digestif et de ses annexes, sauf celle qui avoisine la bouche et l'anus ; ces dernières régions, pharynx et rectum, dérivent en effet de dépressions ectodermiques, du stomeon et du procteon. — Le mésoderme engendre des organes divers, dont les principaux sont la trame conjonctivo-musculaire du corps, les néphridies, et les glandes sexuelles. S'il évolue suivant le mode épithélial, il se divise avec netteté en somatopleure et splanchnopleure ; mais, dans le cas contraire, il se dispose sous l'aspect d'un tissu destiné à combler les vides interorganiques, et creusé lui-même de lacunes qui se groupent souvent, surtout chez les Mollusques, en un appareil circulatoire. Le cœlome est alors représenté par l'ensemble de ces lacunes ; tandis que la cavité générale des mésodermes épithéliaux est un vaste espace, que limite la paroi du corps, et dans laquelle le tube digestif est comme suspendu.

§ 2. — Sexualité et éléments sexuels.

I. Sexualité. — L'unisexualité et l'hermaphroditisme sont représentés chez les Trochozoaires. Il n'existe, au sujet de leur répartition, aucune règle bien précise ; si ce n'est que les types inférieurs, les plus simples comme structure, sont généralement unisexués, alors que les autres, et d'ordinaire ceux adaptés à une vie terrestre, sont hermaphrodites. Cet hermaphroditisme est souvent incomplet, car la disposition des organes est telle, que chaque individu est incapable de se féconder lui-même.

Certains Trochozoaires offrent des particularités tenant au dimorphisme sexuel : tels sont les Rotifères, certains Echiuriens, plusieurs Mollusques, et diverses Annélides. — Les Rotifères mâles sont plus petits d'ordinaire que les femelles ; leur tube digestif est privé d'ouvertures extérieures. — Cette différence est plus accentuée encore chez les Echiuriens du genre *Bonellia*. Les femelles atteignent seules l'état parfait, et

324
325
Mésenchyme primaire
bouche
Intestin
Endoderme
Ectoderme
Anus
Blastocœle
326
327
Plaque céphalique
328
A
B
329
Intestin
Initiales mésodermiques

leur organisme devient alors fort complexe; les mâles sont très petits,
microscopiques, vivent en parasites dans les voies sexuelles des femelles,
et se réduisent à une mince paroi du corps, qui entoure un testicule
volumineux.

Les phénomènes présentés, sous ce rapport, par certaines Annélides,
sont plus remarquables, car ils se compliquent d'une reproduction asexuelle
par fissiparité. — Tel est l'*Autolytus prolifer*; un individu déterminé, privé
de glandes sexuelles, donne naissance par le procédé fissipare, et dans
la région postérieure de son corps, à un descendant sexué. Celui-ci se
distingue de son générateur par sa forme générale, et surtout par celle

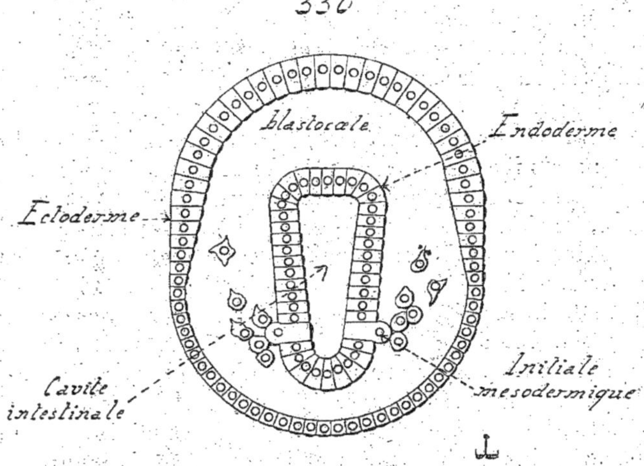

Fig. 324 à 330. — Premières phases de la genèse du mésoderme chez les larves Trochophores.
— (*coupes médianes et longitudinales;* les coupes représentées par les figures 329 et 330
sont orientées perpendiculairement aux autres, qui passent par la bouche et l'anus des
larves. Ces figures sont dressées d'après l'évolution du *Phoronis Sabatieri*). — En 324,
jeune larve, prise à une phase qui succède à l'état gastrulaire, et fait suite à la disposition signalée par la figure 365; les premiers éléments du mésoderme naissent du protendoderme, déjà disposé sous la forme d'un endoderme péri-intestinal, et non loin de
la bouche; ils composent un mésenchyme primaire. — En 325, cette évolution continue,
en gagnant d'autres éléments du protendoderme; l'anus fait son apparition. — En 326
et 327, la genèse des cellules mésodermiques continue à s'effectuer, les zones génétiques
se rapprochant de plus en plus de l'anus. — En 328, la production des éléments du
mésoderme est surtout active aux environs de l'anus; seulement, alors que les premières
cellules subissaient des modifications histogénétiques, perdaient par là toute capacité
de multiplication, et composaient un mésenchyme primaire différencié, les dernières
engendrées conservent leur puissance génétique, et donnent les initiales mésodermiques.
— En 329, coupe menée suivant la ligne AB de la figure 328, et destinée à montrer que
les principales régions formatrices des initiales mésodermiques sont au nombre de deux.
— En 330, même disposition, montrant en surplus que les cellules du protendoderme,
chargées de produire les initiales, sont souvent plus grosses que leurs voisines.

de ses parapodes. De plus, ces descendants, étant unisexués, diffèrent
les uns des autres suivant la nature de leur sexualité. Les dissemblances

sont même si grandes, que l'on avait classé autrefois ces deux sortes d'êtres dans des genres différents, en donnant aux individus mâles le nom de *Polybostrichus Mülleri*, et aux femelles celui de *Sacconéreis helgolandica*. En réalité, ces animaux sont des *Autolytus prolifer*, et appartiennent au cycle des générations de ce dernier. — Les faits sont tout aussi complexes chez d'autres Annélides, appartenant au genre *Néreis*. Ces dernières rampent d'ordinaire parmi les algues, et sur le fond de la mer. Au moment où la sexualité va se montrer, certains individus agames produisent, par fissiparité, des descendants considérés, autrefois, comme composant un groupe particulier, le genre *Heteronéreis*. Parmi ceux-ci, les uns sont mâles, et les autres femelles; les premiers diffèrent des secondes par leur aspect. Cette alternance de générations a pour but de faciliter la reproduction. Les descendants sont en effet munis de palettes natatoires, que leurs parents ne possèdent point aussi développées; ils se déplacent rapidement par leur moyen, et disséminent leurs germes sur un plus grand espace.

Un dimorphisme sexuel se présente parfois chez plusieurs Mollusques Gastéropodes; mais il est peu prononcé, et n'acquiert jamais l'importance de celui des Céphalopodes. — L'un des bras du mâle, chez ces derniers, se transforme, en s'allongeant et s'épaississant, pour servir de réceptacle aux amas spermatiques. Ce bras modifié est dit *hectocotyle*, et les anciens naturalistes le considéraient comme un animal complet. Lors de l'accouplement, le mâle introduit son hectocotyle dans les voies sexuelles de la femelle; parfois, cet appendice est capable de se séparer du corps de l'individu qui le porte, de vivre ainsi pendant un certain temps, et de se mouvoir par ses propres forces. Ce dernier phénomène, que les naturalistes d'autrefois avaient observé, et qui les avait induits en erreur, est offert par certains Céphalopodes appartenant à divers groupes: l'*Argonauta argo*, le *Philonexis carenæ*, le *Tremoctopus violaceus*. — Parfois le dimorphisme sexuel ne se borne pas à l'hectocotyle seul; tel est l'*Argonauta argo*, dont les femelles possèdent une coquille externe, alors que les mâles sont constamment dépourvus d'une telle enveloppe.

II. Éléments sexuels. — Les spermatozoïdes des Trochozoaires offrent, en général, l'aspect habituel: celui d'éléments, composés d'une queue, et d'une tête épaissie contenant le noyau. Les seules particularités intéressantes, que ces corpuscules fécondateurs montrent parfois, sont présentées par les Mollusques Céphalophores.

Certains Gastéropodes, et notamment les Prosobranches unisexués, contiennent deux sortes de spermatozoïdes dans leur testicule. Parmi ces derniers, les uns possèdent l'allure normale; les autres sont gros,

---

Fig. 331 à 336. — DÉVELOPPEMENT DU MÉSODERME CHEZ LES TROCHOZOAIRES (*diagrammés en coupes*). — En 331 et 332, multiplication des initiales mésodermiques, représentées par des cercles noirs; ces figures résument les précédentes, abstraction faite des éléments

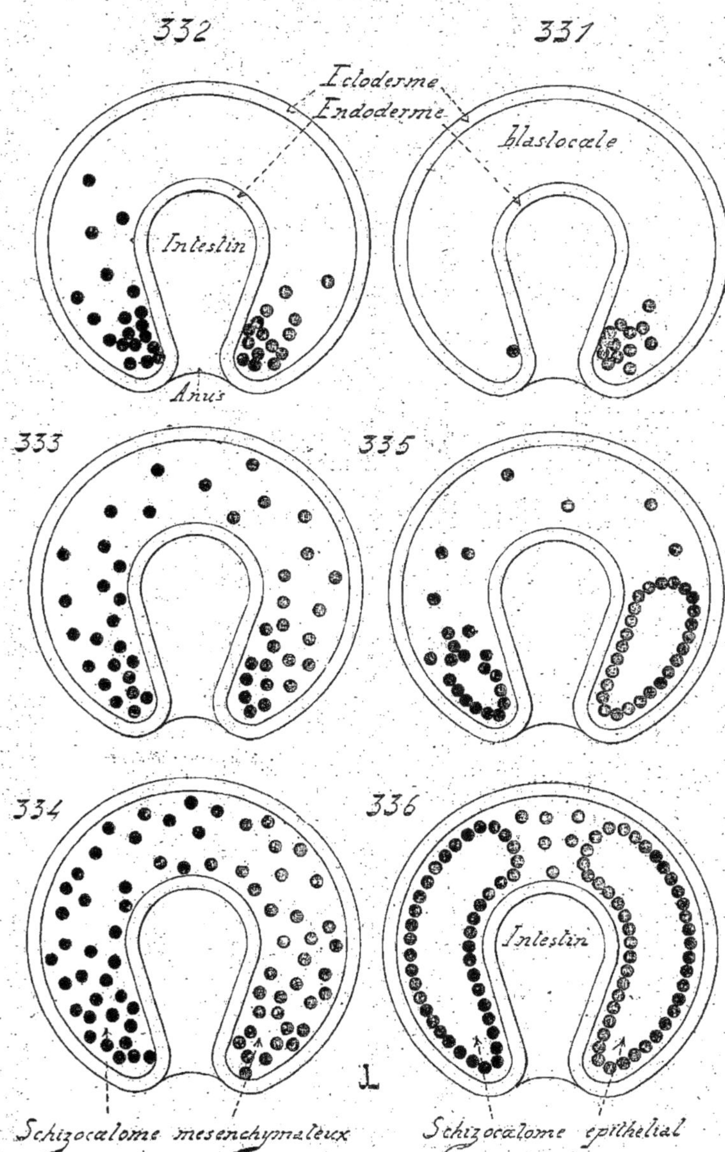

différenciés du mésenchyme primaire. — En 333 et 334, développement mésenchymateux du mésoderme. — Les cellules issues des initiales, tout en augmentant leur nombre et se différenciant, conservent la disposition mésenchymateuse primitive. — En 335 et 336, développement épithélial du mésoderme. Les cellules issues des initiales, tout en augmentant leur nombre et se différenciant, se groupent en assises épithéliales, régulières, qui s'assemblent en deux vésicules symétriques; ces dernières grandissent d'une manière égale, en s'étendant dans le corps entier.

allongés, et portent, pour cette raison, le nom de *spermatozoïdes vermiformes*. Ceux-ci sont incapables d'assurer la fécondation ; ils entrent en dégénérescence, et se détruisent, au moment où ils paraissent atteindre leur maturité. En comparant ces Gastéropodes unisexués aux types hermaphrodites, il semble que les éléments vermiformes correspondent à des ovules, dont le développement serait incomplet.

Les notions précédentes, sur les hectocotyles des Céphalopodes, dénotent l'existence de *spermatophores* chez ces derniers. Ces corps sont des tubes cylindriques, allongés, dont une extrémité contient l'amas spermatique, entouré par une membrane épaisse ; l'autre extrémité renferme une tige enroulée sur elle-même en spirale, et faite d'une substance capable de se gonfler dans l'eau. Grâce à son hectocotyle, le mâle introduit ses spermatophores dans la cavité palléale, et à l'entrée des voies sexuelles, de la femelle ; l'eau de mer, qui emplit cette cavité, gonfle la matière de la spirale. Par ce moyen, cette dernière se détend à la façon d'un ressort, et refoule à mesure l'amas spermatique dans l'intérieur de l'oviducte.

L'aspect des ovules est naturellement très divers, suivant les groupes des Trochozoaires ; les variations tiennent surtout à la quantité du deutolécithe contenu dans le vitellus. Un certain nombre de faits remarquables sont pourtant offerts par les enveloppes ovulaires. — Fréquemment, chez les Mollusques Céphalophores, des glandes, annexées aux organes sexuels, sécrètent un mucus abondant ; ce dernier est chargé, soit de fournir, à chaque œuf, une enveloppe chorionnaire plus ou moins épaisse, soit d'engluer tous les ovules en une masse, le *cordon nidamentaire*, de disposition fort variable suivant les genres. — Les autres Trochozoaires sont privés d'un tel chorion d'habitude, à moins que l'on ne considère comme tel la membrane vitelline, parfois fort épaissie ; mais ils offrent assez souvent un follicule. Les éléments folliculaires dérivent toujours de l'ovogonie au même titre que l'ovule lui-même, c'est-à-dire proviennent d'elle par sa propre segmentation réitérée ; l'ovule ne prend donc aucune part directe à la genèse de son follicule. Tantôt les cellules de ce dernier se détruisent au moment de la fécondation, après s'être accrues parfois, et avoir pris un aspect remarquable, comme celles des Amphineuriens du genre *Chiton*. Tantôt, avant que la fécondation ne s'accomplisse, elles sont absorbées peu à peu par l'ovocyte, qui augmente ainsi le volume de sa substance plasmique. Ce dernier phénomène semble être assez fréquent chez les Hirudinées, et les Chétopodes oligochœtes (*Figures* 337 à 340).

§ 3. — Segmentation et feuillets blastodermiques.

Bien que les phénomènes essentiels du développement soient toujours les mêmes, les procédés secondaires sont tellement nombreux et différents, qu'une étude générale serait d'une trop grande difficulté de lecture.

Il vaut mieux diviser l'ensemble de ces notions, et examiner chaque type important l'un après l'autre.

I. Rotifères. — Les Rotifères ressemblent à certains Turbellariés, et à divers Arthropodes, en ce qu'ils possèdent deux sortes d'œufs : les *œufs d'été* et les *œufs d'hiver*. Les premiers sont pondus, comme leur nom l'indique, durant la belle saison; leur chorion est mince, et leur

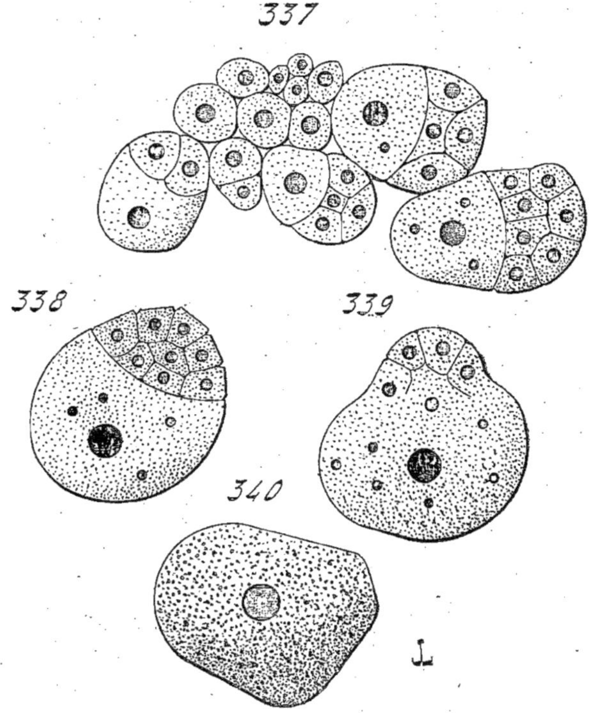

Fig. 337 à 340. — Développement des ovules chez les Annélides oligochoetes (*coupes médianes;* d'après les ovules des *Enchytræides*). — En 337, ovogonies à divers états de développement; chacune d'elles, par son accroissement et sa division, donne un ovogemme, dont un seul élément grandit pour devenir l'ovocyte. — Celui-ci absorbe ensuite les autres cellules de l'ovogemme, et les intègre à sa propre masse; les phases de cette absorption sont données par les figures 338 et 339. — En 340, l'ovocyte approche de sa maturité; il a absorbé toutes les cellules précédentes, dont les noyaux se sont détruits à mesure.

évolution rapide. Les seconds sont produits durant toute l'année, mais en plus grande abondance dans le cours de l'automne; ils se segmentent hâtivement, puis arrêtent leur développement si le froid intervient, et ne le reprennent que dans le cas du retour des circonstances favorables. — Les œufs d'hiver sont plus gros que les autres, et s'entourent d'un chorion plus épais; ils donnent naissance à des mâles et à des femelles. Les œufs d'été engendrent des femelles, mais parfois ils sont capables de fournir des mâles ; pourtant, le nombre de ceux-ci est inférieur à celui des femelles. Il semble résulter de là que, au moins durant la belle saison, ces dernières sont souvent parthénogénétiques.

Les œufs d'hiver sont plus riches en deutolécithe que ceux d'été; l'évolution, toujours abrégée cependant, s'accomplit d'après le mode planulaire. La segmentation est totale; assez souvent, les premières divisions ont pour effet de partager l'ovule en blastomères semblables; une irrégularité dans la taille, et dans la répartition des granules vitellins, ne tarde pourtant pas à s'effectuer. Finalement, l'œuf se convertit en une planule compacte, dont la périphérie est constituée par des petites cellules, alors que le centre se compose d'éléments plus volumineux, et mieux fournis en deutolécithe. Cette planulation semble s'effectuer suivant un mode intermédiaire entre le procédé direct, et le procédé indirect. De même que dans ce dernier, les petits blastomères superficiels sont formés, pour la plupart, les uns après les autres, et ils enveloppent progressivement les cellules internes ; mais, ce faisant, ils se multiplient avec activité, et les éléments, qui proviennent d'eux, contribuent pour une bonne part à façonner la couche périphérique.

La planule achevée, les deux feuillets blastodermiques sont délimités; l'assise externe est le protectoderme, et l'interne le protendoderme. Le premier se convertit en ectoderme, et se borne à produire le ganglion nerveux. Le second est compact; la plus grande partie de ses éléments demeure tassée dans la partie centrale de l'embryon, où elle représente l'endoderme; les autres cellules donnent le mésoderme. Celles-ci, un peu plus petites et plus chargées de granulations que leurs voisines, constituent un amas, placé dans la future région buccale. Ce dernier se compose, à son début, d'un petit nombre d'éléments, trois ou quatre; mais ce chiffre ne tarde pas à augmenter, par leur multiplication rapide. Cette ébauche mésodermique est destinée à fournir les quelques fibres musculaires, et les cellules conjonctives, de l'organisme; elle correspond, sans doute, au mésenchyme primaire des larves des autres Trochozoaires. — Pendant que le mésoderme buccal prolifère, de nouveaux éléments se séparent du protendoderme vers la région postérieure de l'embryon; ceux-ci, en petit nombre également, quatre en moyenne, sont chargés de donner naissance aux glandes sexuelles. — En somme, l'évolution du mésoderme se ramène aux faits suivants : l'abréviation du développement conduit à une planulation telle, que le protendoderme est un feuillet compact; ce feuillet se divise sur place en endoderme et mésoderme; ce dernier, homologue du mésenchyme des Trochophores, se compose de deux masses cellulaires, qui se multiplient avec activité, dont l'une engendre un tissu conjonctivo-musculaire, et dont l'autre fournit les éléments sexuels.

L'endoderme reste solide pendant la plus grande partie des phases

embryonnaires, et se borne à augmenter le nombre de ses cellules. —
Une fente prend naissance sur le corps, pendant que le mésoderme
s'ébauche; cette fente est une dépression de l'ectoderme, qui s'enfonce
dans l'intérieur de l'embryon, et paraît s'y bifurquer. Les deux branches
de la bifurcation se mettent en rapport avec les extrémités de l'amas
endodermique; puis, semble-t-il, lorsque l'endoderme s'est creusé d'une
cavité digestive, l'une d'entre elles constitue le pharynx avec la bouche,
l'autre le rectum avec l'anus. Etant donnée la disposition primitive, la
bouche et l'anus se réunissent au fond de la fente. — Cette dernière
correspond, en réalité, à un pli du corps, comme si l'embryon était
courbé en deux. Celui-ci, renfermé jusque là dans sa membrane ovulaire,
se débarrasse d'elle, se déploie, et la bouche se trouve alors séparée de
l'anus par un assez grand espace. — Cette genèse, si curieuse, d'un pli
du corps par une scission directe à travers l'organisme, et sans que ce
dernier se recourbe, est le résultat d'un développement abrégé. Elle
n'est pas spéciale aux Rotifères du reste, car on la trouve, toujours
amenée par la même cause, chez d'autres animaux, certains Crustacés
Décapodes par exemple, dont l'anus se creuse chez l'embryon tout à côté
de la bouche, la queue se façonnant sur place au-dessous du thorax.

II. **Mollusques.** — Le développement des feuillets blastodermiques
des Mollusques est des plus intéressants à étudier, car il offre tous les
modes possibles, depuis la gastrulation normale jusqu'à une planulation
indirecte avec œufs télolécithes, en passant par des intermédiaires nombreux. Les altérations, causées par la présence d'un deutolécithe abondant, sont très faciles à reconnaître. Sans insister sur toutes les transitions, il est bon de distinguer quatre cas principaux. Ces cas se rapportent :
1º à un procédé par gastrulation ; 2º à une planulation indirecte condui-
sant à une planule cytulaire ; 3º à une planulation indirecte et lécithique
succédant à une segmentation totale ; 4º à une planulation indirecte et
lécithique succédant à une segmentation partielle, c'est-à-dire s'exerçant
sur des œufs télolécithes. La richesse en vitellus nutritif augmente à
mesure que l'on passe du premier cas au quatrième.

1º *Gastrulation.* — Le développement des feuillets blastodermiques,
par le procédé gastrulaire, existe chez la plupart des Mollusques inférieurs, ou de ceux qui, parmi les autres, ont une organisation relativement simple : les Amphineuriens, les Solénoconques, les Hétéropodes,
les Ptéropodes, un assez grand nombre de Gastéropodes et de Lamellibranches, comme la *Paludine*, l'*Huître*, etc.
Le type primitif de cette gastrulation est offert par les Prémollusques,
et par la plupart des Hétéropodes et des Ptéropodes; il est caractérisé par
ce fait, que les blastomères se ressemblent par la taille, ou peu s'en faut.
L'ovule fécondé subit une segmentation totale et égale, ou légèrement
inégale; il se convertit en une morule, qui se transforme elle-même en
une blastule. La cavité blastocœlienne de cette dernière est assez étroite,

car les éléments du blastoderme sont relativement grands. La gastrule
prend ensuite naissance par le mode invaginant; l'entéron s'approfondit
de plus en plus ; l'entéropore, qui présente d'abord l'aspect d'une large
fente, se rétrécit quelque peu, pour devenir la bouche définitive. Une
exception à cet égard est offerte par la *Paludine*, car l'entéropore de ses
larves demeure comme anus des adultes. — Le protectoderme se borne à
augmenter le nombre de ses éléments, et persiste comme ectoderme. Le
protendoderme, tantôt séparé de lui par le reste de la cavité blastocœlienne, tantôt directement accolé à sa face interne, se divise en endoderme
et mésoderme.

Dans le premier cas, certaines cellules du protendoderme produisent
des éléments, qui parviennent dans la cavité blastocœlienne, et s'y multiplient; il en est ainsi chez les Hétéropodes, par exemple. Cette évolution
a lieu suivant le type mésenchymateux, qui ne cesse d'exister. Parmi ces
éléments, qui constituent le mésenchyme primaire, les uns s'organisent
précocement en cellules conjonctives, ou en fibres musculaires; les autres
augmentent en nombre, sans prendre d'aspect défini, et engendrent le
mésoderme définitif, qui est toujours mésenchymateux. Ces derniers sont
fréquemment désignés par le nom d'*initiales mésodermiques;* ils sont
d'ordinaire en assez faible quantité. Ils se bornent, durant les premières
phases de l'évolution, à subir des divisions successives, destinées à
accroître leur chiffre, et ne se différencient qu'assez tard en tissus parfaits. Ils sont, au début, séparés les uns des autres, et libres dans la
cavité blastocœlienne; ils se réunissent assez souvent, par la suite, en
quelques amas symétriques, dont l'un, bien délimité, est chargé de
fournir, à lui seul, le péricarde et le cœur.

Dans le second cas, c'est-à-dire dans le cas où le protendoderme,
s'accolant à la face interne de l'ectoderme, fait disparaître tout vestige
de la cavité blastocœlienne, les cellules du mésenchyme primaire, qui
donnent hâtivement quelques éléments conjonctivo-musculaires, n'apparaissent pas, ou sont fort réduits. Le feuillet interne se borne à émettre
quelques initiales mésodermiques, qui s'insinuent entre lui et l'ectoderme, et se multiplient pour engendrer l'assise moyenne. Lorsque cette
dernière est représentée par un chiffre de cellules assez grand, des vides
épars et irréguliers se creusent dans son intérieur. Ces espaces sont
homologues de ceux qui, dans le premier cas, correspondent à la cavité
blastocœlienne persistante, et occupée par les éléments du mésoderme. Ils
évoluent de même, pour donner naissance aux lacunes conjonctives, qui
représentent le cœlome de ces animaux.

La plupart des Gastéropodes, et des Lamellibranches, pourvus du procédé gastrulaire, offrent une particularité intéressante, formant une
transition vers le second mode. La teneur de l'ovule en deutolécithe est
plus grande que dans les cas précédents; et ce vitellus, au lieu de se
répartir également dans tous les blastomères, se localise dans certains

d'entre eux, qui sont par là plus volumineux que les autres. Aussi la segmentation, toujours totale, est-elle inégale ; elle aboutit à une morule, puis à une blastule, dont un des pôles est occupé par de gros blasto-mères, et l'autre par des éléments plus petits. Ce dernier, le *pôle for-matif* des auteurs, est chargé de donner l'ectoderme, alors que l'autre fournit le protendoderme ; cette disposition n'est pas étonnante, car le deutolécithe s'accumule, d'ordinaire, dans les cellules destinées à faire partie de l'endoderme. La région des gros blastomères s'invagine, et se convertit en protendoderme ; alors que l'autre, la *zone ectodermique* de la blastule, persiste comme ectoderme. La suite de l'évolution concorde avec celle du premier mode. Le protendoderme est séparé de l'ectoderme par un assez vaste espace, reste de la cavité blastocœlienne, où par-viennent les éléments du mésenchyme primaire, et où se développent, suivant un type mésenchymateux des plus nets, les cellules mésoder-miques.

La *Paludina vivipara* développe bien ses feuillets blastodermiques d'après le procédé gastrulaire, mais la gastrule est façonnée par incurva-tion, non par invagination, et l'entéropore se convertit en anus, con-trairement à ce qu'il en est pour les autres Mollusques. Il est très probable qu'une telle dissemblance est le résultat d'une condensation toute particulière de l'embryogénie. La cavité blastocœlienne n'existe pas, ou bien est fort réduite ; la phase blastulaire est presque omise, car son trait principal, venant de la présence d'un blastocœle, fait défaut ; l'impulsion invaginante s'exerce cependant, et produit une gastrule par incurvation. L'endroit, où l'incurvation se manifeste, cor-respond à la région postérieure du corps de l'embryon, et l'orifice de cette dépression, qui n'est sans doute pas l'homologue de l'entéropore des gastrules invaginées, demeure comme anus. La bouche apparaît un peu plus tard, sous la forme d'une dépression ectodermique, qui se dirige vers l'entéron.

2° *Planulation indirecte produisant une planule cytulaire*. — Si l'on suppose, dans le cas précédent, relatif à un assez grand nombre de Lamellibranches et de Gastéropodes, que les blastomères de la zone endo-dermique de la blastule soient assez grands, assez chargés en deutolé-cithe, pour emplir la cavité blastocœlienne, l'impulsion gastrulaire, ne pouvant se traduire par une invagination, se manifestera au moyen d'un recouvrement progressif de cette zone par les petits éléments de la région ectodermique (pôle formatif des auteurs). En cela consiste le caractère du second mode. La segmentation aboutit à une morule, dont les gros blastomères sont peu à peu recouverts par les petits ; il se produit ainsi une planule, d'après le procédé indirect. Cette altération est la consé-quence d'une richesse plus grande de l'ovule en deutolécithe ; celui-ci s'accumule, comme toujours, dans les éléments qui doivent appartenir à l'endoderme, augmente leur taille, et les rend assez gros pour que la

341
342
343
344
blastocale
345
Protectoderme
blastocale
Initiale mesodermique
Protendoderme
Enteron
346
347
blastocale
Enteron
Enteropore
Initiale mesodermique
JL

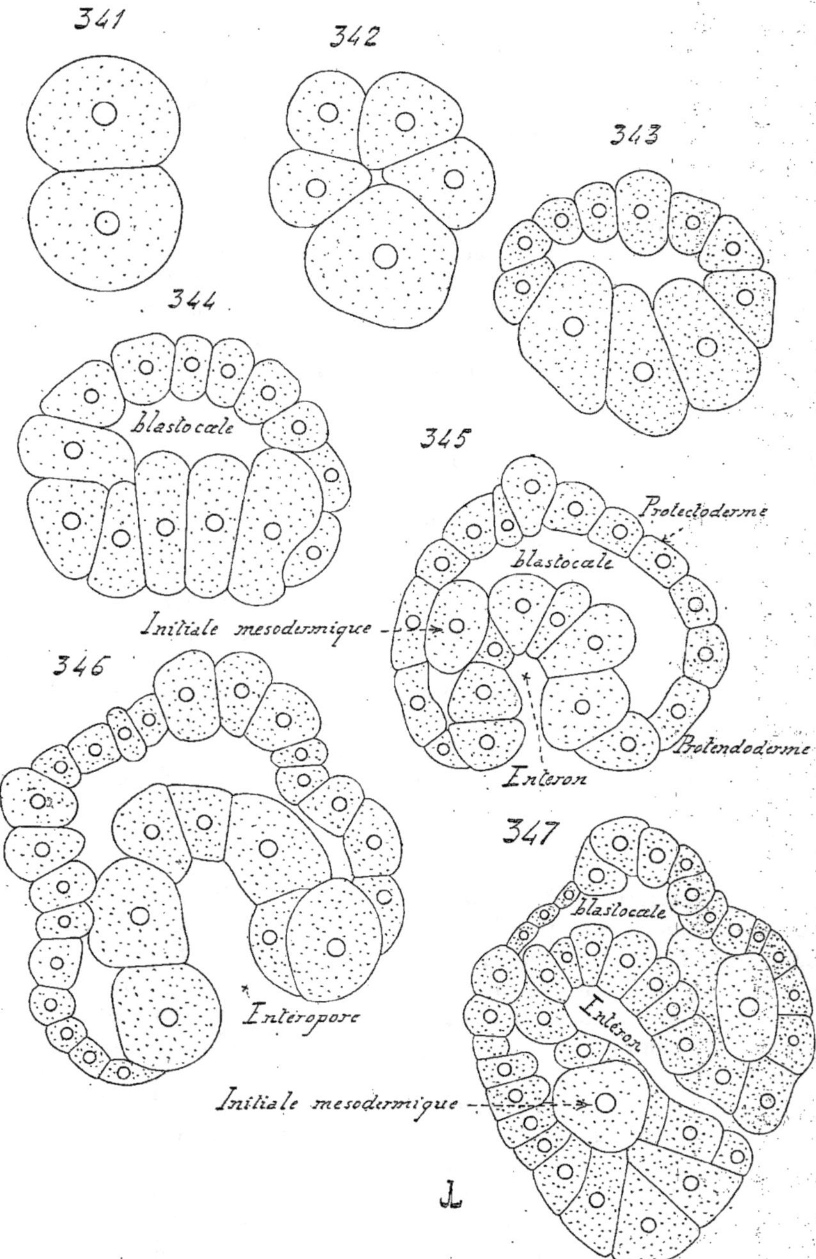

Fig. 341 à 347.

cavité blastocœlienne ne puisse se creuser dans la morule. —Les Gastéropodes pulmonés, la plupart des Opisthobranches, divers Lamellibranches, tels que le Taret, engendrent, par ce moyen, leurs feuillets blastodermiques.

La segmentation est totale et inégale. L'inégalité se montre dès le début de la division ovulaire, et s'accentue sans cesse par la suite; à mesure qu'elle s'effectue, les petits blastomères, plus nombreux que les autres, et moins fournis en deutolécithe, se portent autour de ces derniers, et finissent par les envelopper complètement. C'est là un exemple

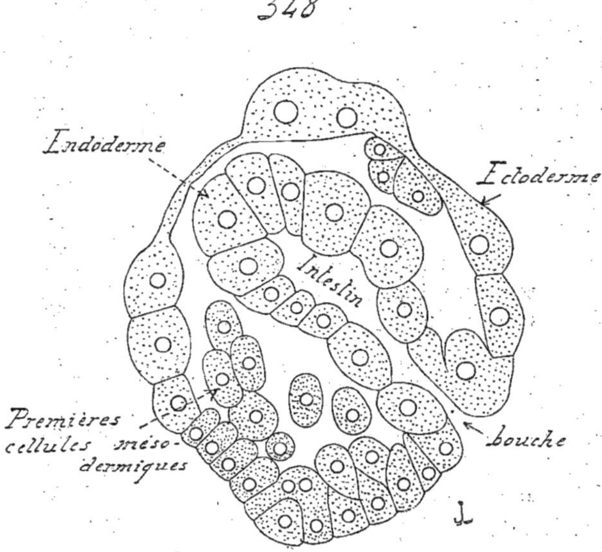

Fig. 341 à 348. — Développement des feuillets blastodermiques chez les Mollusques; premier cas. (Coupes médianes et longitudinales; d'après Kowalevsky sur les Solénoconques du genre Dentalium). — En 341, segmentation totale, et d'abord égale, de l'ovule en deux blastomères. — En 342, suite de la segmentation. — En 343, jeune blastule. — En 344, blastule parvenue à sa période d'état; les éléments, chargés de donner le protendoderme, sont plus gros que les autres, et leur ensemble commence à se déprimer. — En 345, jeune gastrule; les éléments de la zone protendodermique, d'abord déprimés, commencent à s'invaginer dans le blastocœle, et circonscrivent déjà un petit entéron; de plus, certains d'entre eux produisent des initiales mésodermiques, dont une est représentée dans la figure. — En 346, gastrule plus âgée; l'entéron est devenu plus grand. — En 347, gastrule encore plus âgée; les initiales mésodermiques augmentent en nombre. — En 348, gastrule arrivée à sa période d'état, et revêtant déjà l'aspect particulier aux Dentales; l'entéron s'est converti en intestin; le protendoderme s'est subdivisé en endoderme définitif, qui entoure la cavité intestinale, et en mésoderme, composé de cellules mésenchymateuses qui proviennent des initiales.
Dans la figure 345, un tiret, partant du mot Protendoderme, devrait aller vers les cellules qui limitent directement l'entéron.

caractéristique de planulation indirecte, succédant à une segmentation totale, et aboutissant à une planule cytulaire. Lorsque s'achève cette succession de phénomènes, l'œuf est converti en une planule solide, composée d'une assise extérieure de petites cellules, et d'un amas central de gros blastomères peu nombreux; ceux-ci représentent le protendoderme, et les premiers le protectoderme. Ce dernier feuillet se borne à persister comme ectoderme définitif. Des gros éléments du protendoderme se séparent quelques cellules un peu plus petites, deux d'ordinaire, qui sont les initiales du mésoderme; le protendoderme se divise ainsi en mésoderme et endoderme.

Pendant cette évolution, des vides se creusent entre le protendoderme et l'ectoderme. Ils sont homologues de ceux qui, dans le premier mode, proviennent directement du blastocœle; ils occupent même situation, subissent même développement, et n'apparaissent d'une manière aussi tardive, que par suite de l'opposition faite par les gros blastomères au creusement hâtif d'une cavité blastocœlienne. Cet espace s'amplifie peu à peu, et les initiales mésodermiques, se séparant à la fois les unes des autres et de l'endoderme, deviennent libres dans son intérieur; plusieurs produisent, comme dans le premier mode, quelques éléments conjonctivo-musculaires définis; les autres se multiplient rapidement, pour fournir le mésoderme de l'adulte. Celles-ci, étant donné leur rôle important, se séparent les premières du protendoderme, et sont relativement plus grosses que leurs voisines. L'évolution du mésoderme se poursuit d'après le mode mésenchymateux.

L'endoderme reste compact, tout d'abord, car les quelques blastomères qui le composent ne se dissocient pas; ils se divisent, et augmentent en nombre tout en demeurant accolés. Finalement, une cavité entérique se creuse entre eux. Cette cavité est d'abord close; puis deux dépressions ectodermiques, allant à sa rencontre, la font communiquer avec le dehors par une bouche et un anus.

En résumé, ce second mode est une simple modification du premier, due à la présence, dans l'ovule, d'une plus grande quantité de deutolécithe. Ce dernier empêche la gastrulation normale, car il s'oppose au creusement d'un blastocœle, et ne permet son apparition que d'une manière tardive. — Les modes suivants montrent des altérations plus profondes encore, tenant à l'existence d'un vitellus nutritif plus abondant. Ces altérations sont telles, qu'elles seraient capables d'induire en erreur sur l'homologie, et sur la provenance exacte des feuillets, si la série progressive, suivie dans cet exposé, ne mettait pas chaque chose en sa place.

3° *Planulation indirecte succédant à une segmentation totale, et produisant une planule lécithique.* — *A.* Si, partant du second mode, on admet que la teneur en deutolécithe, plus grande encore, soit telle, que certaines cellules de l'endoderme contiennent une quantité considérable de réserves nutritives, et ne puissent se diviser à cause d'elles, on aura le troisième procédé. Quelques-uns des éléments enveloppés se multiplient seuls, pour produire le mésoderme avec l'endoderme; les autres, peu nombreux et énormes, constituent un amas vitellin interne, qui est absorbé par l'embryon, au fur et à mesure de son évolution. De plus, comme cette richesse en deutolécithe amène une grande condensation du développement, les cellules, qui donnent le mésoderme et l'endoderme par leur multiplication, apparaissent hâtivement, au début de la division ovulaire, et n'attendent pas pour cela que l'ectoderme ait entouré tout l'embryon.

Ce procédé est assez rare; il existe chez quelques Gastéropodes. Il est bien connu, depuis les recherches de Bobretzky sur la *Nassa mutabilis*.

L'altération des phénomènes est ici fort grande; cependant les homologies ne sont changées en rien, et l'entéropore ne modifie même pas sa place habituelle. Cette dernière est aisée à voir dans le premier mode, puisque l'entéropore est l'orifice même de l'invagination gastrulaire. Elle l'est moins dans les autres procédés, car aucune dépression ne se manifeste; et cependant la bouche prend toujours naissance à l'endroit qu'occuperait l'entéropore, s'il s'était formé. L'exposé précédent permet de voir comment le second mode se rattache au premier; l'enveloppement du protendoderme par le protectoderme se ramène, sans difficulté, à un enfoncement, à une simili-invagination, du premier dans le second. Le point, où se rejoignent les extrémités du protectoderme recouvrant, est l'homologue de l'orifice de l'invagination, si celle-ci s'était creusée; et par suite, ce point est situé exactement à la place de l'entéropore des gastrules. Aussi, toujours en suivant cette homologie, voit-on, dans le second mode, la bouche se percer à l'endroit même où le protectoderme se ferme, endroit qui correspond à l'entéropore; il en est de même dans le troisième procédé.

B. — Avant que la segmentation ne commence à s'effectuer, chez la *Nassa mutabilis*, le deutolécithe est à peu près réparti également dans la substance ovulaire. Cependant, un des pôles de l'œuf, où débutera la division, et directement opposé à l'emplacement futur de la bouche, est plus riche en vitellus évolutif. — La segmentation est d'abord totale et inégale, car l'ovule se partage en deux blastomères, dont le plus petit est celui qui porte le pôle à blastolécithe; elle devient ensuite partielle et fort inégale, car le gros blastomère ne se divise plus. Le vitellus évolutif, qui est abondant dans le petit élément, se ramasse de plus en plus en un point déterminé de ce dernier; la segmentation continue à mesure. Aussi le petit blastomère finit-il par se scinder en trois ou quatre grosses cellules, surtout riches en deutolécithe, et un chiffre assez grand d'autres cellules, minuscules, serrées les unes contre les autres, constituées seulement par du vitellus évolutif.

L'œuf segmenté se compose alors du volumineux blastomère primitif, et des quelques gros éléments, surmontés des minimes cellules, qui proviennent du petit blastomère primordial. La division ovulaire n'est pas

achevée; et cependant, par suite de la dissemblance qu'entraîne le deutolécithe abondant, les deux feuillets blastodermiques initiaux sont délimités.
Le protendoderme est représenté par l'ensemble du volumineux blastomère, et des gros éléments produits en second lieu. Quant au protectoderme, il est constitué par l'amas, en forme de calotte, des petites
cellules blastolécithiques; il n'a plus qu'à se compléter, en enveloppant

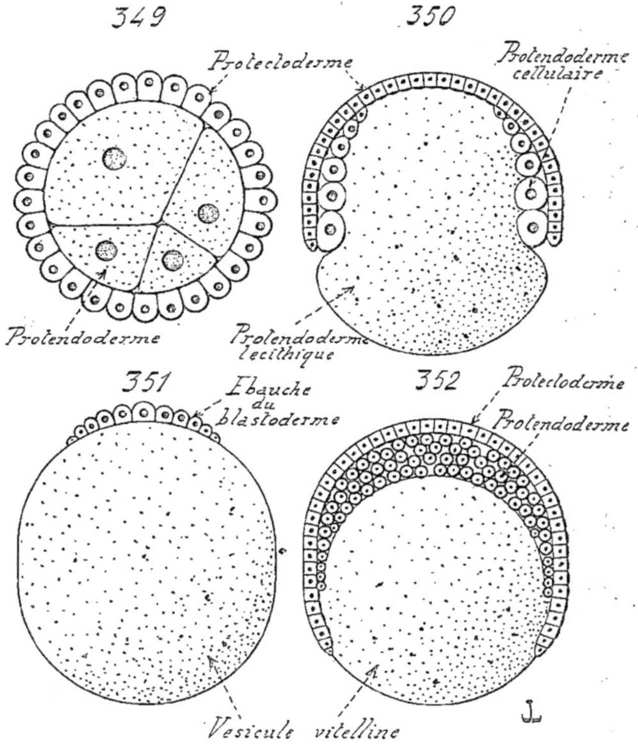

Fig. 349 à 352. — Développement des feuillets blastodermiques chez les Mollusques;
deuxième, troisième, et quatrième cas. (*Coupes médianes et longitudinales, diagrammatiques*). — En 349, deuxième cas : planule cytulaire, succédant à une segmentation totale,
et façonnée par le procédé indirect. Des vides se creusent, par la suite, entre le protectoderme et le protendoderme; celui-ci fournit les initiales mésodermiques, et se perce à
son tour d'un entéron, qui communique avec le dehors par une bouche; et la larve devient semblable, comme structure générale, à celle de la figure 348. — En 350, troisième
cas; le volumineux blastomère initial, répondant à un protendoderme lécithique, est
surmonté par une calotte protectodermique, qui recouvre un protendoderme cellulaire,
dont les éléments sont chargés de fournir le mésoderme et l'endoderme; le protendoderme lécithique est absorbé au fur et à mesure que la calotte progresse, et que les
feuillets s'organisent. — En 351, début du quatrième cas; planule lécithique, composée
d'une volumineuse vésicule vitelline, que recouvre un petit blastoderme. — En 352, suite
du quatrième cas; le blastoderme grandit, se divise en feuillets, et façonne le corps, en
se nourrissant à mesure du deutolécithe de la vésicule vitelline.

progressivement le protendoderme, par le même procédé que dans les planules indirectes normales. — Au fur et à mesure de cette progression, et pendant qu'elle commence, deux cellules se séparent du protendoderme, et se rangent au-dessous du protectoderme; elles sont les *initiales mésodermiques*, qui se multiplient, et accompagnent ce dernier dans son mouvement; la plupart des éléments du mésoderme se placent, en effet, un peu en retrait sous la calotte protectodermique. Puis, lorsque celle-ci entoure déjà la moitié du protendoderme, les gros éléments, issus du petit blastomère initial, se multiplient à leur tour, et engendrent des cellules qui agissent comme celles du mésoderme, c'est-à-dire se disposent vers les bords de la calotte, et en dessous d'elle. Ces dernières venues constituent l'endoderme définitif. — Seul, le volumineux blastomère ne se segmente jamais; son rôle se borne à servir de réserve nutritive.

Dès lors, l'évolution se simplifie. L'énorme blastomère deutolécithique est enveloppé peu à peu par une calotte qui progresse sans cesse; cette calotte n'est autre que le protectoderme, qui entraîne au-dessous de lui, et un peu en arrière de ses bords, les cellules du mésoderme et de l'endoderme. Finalement la calotte, ayant achevé son mouvement, se complète, et se ferme dans la région de l'œuf opposée à celle où la segmentation avait commencé; cette région occupe la place de l'entéropore des gastrules, et c'est là que la bouche prendra naissance; aussi peut-on la nommer la *zone buccale* de l'embryon. Le protectoderme est alors représenté par une couche ininterrompue, qui entoure le blastomère deutolécithique, et acquiert, comme dans les cas précédents, la stricte valeur d'un ectoderme. Dans la zone buccale se trouvent, au-dessous de cet ectoderme, d'abord une assise de cellules mésodermiques, puis une rangée d'éléments endodermiques.

Le mésoderme évolue suivant le type mésenchymateux déjà connu; le cœlome lacuneux se perce, au travers de lui, par les procédés habituels; il est donc inutile d'insister à leur égard. — Quant à l'entéron, il se façonne aux dépens d'un espace vide, qui naît entre la rangée endodermique de la zone buccale, et le blastomère à deutolécithe. Cette cavité grandit lentement; lors de son apparition, elle est limitée en dedans par le vitellus du blastomère, et en dehors par l'endoderme; celui-ci l'enveloppe peu à peu, en tapissant la surface du vitellus, et, finalement, l'entéron se trouve circonscrit par l'endoderme seul. Avant que ce phénomène ne s'achève, le vitellus nutritif était capable de pénétrer directement dans la cavité entérique; par contre, lorsqu'il est terminé, il n'y arrive que par diffusion. Cet entéron est homologue de celui du second mode; car, placé comme il l'est, entre l'endoderme et le gros blastomère, ce dernier faisant partie, originellement, du protendoderme, il occupe, dans les deux cas, la même situation.

Les feuillets blastodermiques ont, dès lors, fait leur apparition, et sont plus qu'ébauchés; ils poursuivent leur évolution en produisant les tissus et les organes de l'économie, et cela en empruntant sans cesse leurs substances nutritives au vitellus du gros blastomère. Celui-ci constitue une vésicule vitelline interne, qui donne à l'embryon la valeur d'une planule lécithique, et se résorbe peu à peu, jusqu'à disparaître au moment où le développement s'achève. Ce procédé si remarquable découle du second, car, en allant au fond des choses, il ne diffère de lui que par une plus grande abondance du deutolécithe, qui détermine la présence d'une réserve nutritive.

4° Planulation indirecte succédant à une segmentation partielle, et aboutissant à une planule lécithique. — *A.* Ce mode, qui est particulier aux Céphalopodes, dérive du troisième par une richesse, plus grande encore, de l'ovule en deutolécithe. En conséquence, la majeure partie du vitellus évolutif est, dès avant la fécondation, ramassée en une petite *cicatricule*, que supporte la volumineuse masse nutritive; l'œuf est donc télolécithe. Ensuite, en comparant au troisième mode, ce surcroît de vitellus nutritif n'est pas réparti également dans l'ovule; tout en étant considérable, il se reporte sur un des côtés de l'œuf, de sorte que la zone buccale, homologue de l'entéropore des gastrules, au lieu d'être diamétralement opposée au pôle où la segmentation commence, et où se trouve la cicatricule, lui est contiguë. La différence qui existe sous ce rapport, entre le quatrième procédé et le précédent, est toute d'apparence, puisque cette dissymétrie résulte d'une répartition inégale du surplus du deutolécithe.

La genèse des feuillets, dans ce quatrième mode, est aisément comprise d'après le troisième; il est nécessaire, également, d'avoir sans cesse présente à l'esprit cette notion que, l'amas de deutolécithe contenant encore du vitellus évolutif, les cellules, qui recouvrent progressivement cet amas, en partant de la cicatricule, ne proviennent pas de cette dernière même, mais se détachent à mesure du deutolécithe. La cicatricule se borne à leur fournir des noyaux, de proche en proche. Il suffit de se reporter, dans l'*Embryologie générale*, au paragraphe consacré à la planulation indirecte, pour concevoir le fait.

B. — Le quatrième mode se divise en trois cas principaux, dont le premier se rattache directement au troisième procédé. Les différences entre ces types tiennent à la teneur variable de l'œuf en matériaux nutritifs, le dernier étant celui dans lequel ceux-ci sont le plus abondants.

Le premier cas rappelle de très près le mode des *Nassa*; il est relatif aux embryons pélagiques d'un Décapode indéterminé, dont le développement a été suivi par Grenacher. Les différences avec les *Nassa* sont les suivantes : la vésicule vitelline est beaucoup plus grande; la zone buccale n'est pas tout à fait diamétralement opposée à la cicatricule, où commence la segmentation. Cette cicatricule débute par produire le manteau; le recouvrement du vitellus s'effectue avec lenteur, de sorte que certains organes, plusieurs des bras par exemple, sont déjà ébauchés, avant que ce phénomène soit accompli. De même que pour les embryons de *Nassa*, la vésicule vitelline est interne, c'est-à-dire placée dans le corps.

Les Argonautes font partie du second cas. Leurs principales particularités tiennent au sac vitellin, plus gros que dans le mode précédent, et extérieur à l'embryon, au lieu d'être contenu dans son organisme. Puis, à mesure que l'évolution progresse, le sac, moitié par résorption, moitié parce que l'embryon l'enveloppe, finit par devenir interne.

Le troisième cas est offert par les Seiches, les Calmars, etc.; leur vésicule vitelline est si grande, qu'elle est toujours placée en dehors de l'embryon, et lui est appendue; ce fait était déjà connu d'Aristote. La cicatricule se segmente, pour donner un blastoderme, composé d'abord d'une seule couche de cellules. Ce dernier s'épaissit ensuite, partie par lui-même, partie par des emprunts constants, faits à la masse vitelline, en lui enlevant le reste du blastolécithe qu'elle contient; il se dispose sur plusieurs couches superposées. La multiplication s'effectue de préférence sur les bords du blastoderme, tout comme elle se manifeste sur les bords de la calotte chez les *Nassa*. L'assise externe donne l'ectoderme; les cellules internes, placées entre l'ectoderme et le vitellus, représentent le protendoderme, et engendrent le mésoderme et l'endoderme. Ces feuillets évoluent d'une manière semblable à celle offerte par les *Nassa*; seulement la bouche, qui, dans le premier cas du présent mode, est encore assez éloignée de la cicatricule et du petit blastoderme initial, est ici reportée sur les bords mêmes de ce dernier, car la vésicule vitelline reste extérieure à l'embryon.

Pendant que le petit être s'ébauche au moyen du blastoderme seul, la vésicule vitelline s'entoure régulièrement, et progressivement, toujours à l'aide d'emprunts faits au deutolécithe, suivant le mode propre aux planulations indirectes, d'une couche cellulaire à deux assises. L'assise externe est une dépendance de l'ectoderme; l'assise interne, la *membrane péri-vitelline* des auteurs, correspond à une prolongation du protendoderme. Toutes deux se bornent à entourer la vésicule, et à lui fournir une membrane enveloppante, qui se complète avec une grande lenteur. Elles ne prennent aucune part à la genèse des organes embryonnaires, et disparaissent à mesure que le deutolécithe se résorbe; elles se continuent, dans la zone blastodermique, avec l'ectoderme et le protendoderme de cette dernière.

III. **Tentaculifères.** — Le type des Tentaculifères, tout en étant représenté dans la nature actuelle par des êtres moins nombreux que celui des Mollusques, est pourtant moins homogène; il comprend les quatre classes des Brachiopodes, des Bryozoaires, des Phoronidiens et des Sipunculiens. Cette absence d'unité tient à ce que, tout en offrant une structure relativement simple, ces animaux, malgré leurs affinités embryologiques, édifient leur organisme d'après des plans assez différents; contrairement aux Mollusques, qui, semblables en cela aux Arthropodes et aux Vertébrés, perfectionnent leur économie suivant la même direction. — D'ordinaire, les œufs des Tentaculifères sont pauvres en vitellus nutritif; aussi les développements gastrulaires sont-ils fréquents.

Comme, tout en ayant des affinités indiscutables, tout en étant reliées même dans la nature actuelle par des formes de transition, telles que les *Rhabdopleura*, qui unissent les Bryozoaires aux Brachiopodes, ces classes sont assez distinctes les unes des autres, il est plus aisé de les étudier séparément. Cette diversité des descriptions n'empêchera pas, cependant, de montrer l'identité complète des procédés, sauf dans le cas des Brachiopodes, au sujet desquels il convient de faire de grandes réserves.

BRACHIOPODES. — Le développement de ces êtres mérite d'être examiné à nouveau, pour ce qui touche aux feuillets blastodermiques. Les recherches des auteurs, et notamment celles effectuées par H. de Lacaze-Duthiers et par Kowalevsky, permettent de croire à la présence, suivant les types, du mode gastrulaire ou du mode planulaire.

Les observations de Kowalevsky remontent à 1874; elles ont porté sur l'*Argiope Neapolitana*. — L'ovule, pauvre en deutolécithe, subit une segmentation totale; il se transforme en une morule, puis en une blastule, pourvue d'une cavité blastocœlienne assez ample, et, enfin, en une gastrule par invagination. La gastrule s'accroît quelque peu; et son entéropore, qui ne se clôt pas, devient excentrique. Le protectoderme, comme toujours, se convertit en ectoderme définitif. Quant au protendoderme, s'il faut en croire les assertions de Kowalevsky, il se partage, en endoderme et mésoderme, *suivant le procédé entérocœlien*. L'entéron émet latéralement deux diverticules symétriques, qui soulèvent le protendoderme à leur niveau; ces expansions s'insinuent entre l'ectoderme et la couche dont elles dérivent, ferment leur ouverture, qui les faisait communiquer avec la cavité entérique, et se changent en vésicules closes. La gastrule possède ainsi, dans son blastocœle, deux vésicules qui grandissent, et comblent peu à peu ce dernier. Leurs parois fournissent les tissus mésodermiques, et leurs cavités produisent le cœlome. La portion du protendoderme qui n'est pas intéressée dans ce mouvement, et reste autour de l'entéron, persiste comme endoderme définitif. Le procédé entérocœlien est ici, toujours d'après les études publiées par Kowalevsky, des plus nets.

Ces observations, étant donnée l'autorité de l'illustre embryologiste, ont été acceptées depuis par tous les naturalistes, et sans aucune restriction; il est probable cependant qu'elles sont en partie inexactes, pour ce qui tient à la genèse entérocœlienne du mésoderme. Les Brachiopodes sont, en effet, très proches des Bryozoaires; la transition, effectuée des uns aux autres par le genre *Rhabdopleura*, contribue à le prouver. Or les seconds, et cela d'une manière indiscutable, engendrent leur feuillet moyen par un procédé schizocœlien des plus francs. Si, par suite, les deux faits étaient exacts, il faudrait bouleverser toutes les notions acquises, d'après le développement des autres animaux, sur l'homologie du mésoderme avec lui-même dans l'étendue d'un groupe naturel. Cette homologie serait réelle pour tous les Métazoaires, sauf pour les Bryozoaires et les Brachiopodes. Une telle conclusion paraît inadmissible, du moins dans l'état présent de la science embryologique. — En outre, il convient de ne pas oublier, pour mieux montrer combien il est juste de réserver cette question des Brachiopodes, que les recherches de Kowalevsky n'ont pas été poursuivies d'après la méthode des coupes, dont l'emploi donne seul des résultats certains, dans l'examen de ces transformations si passagères. L'auteur de ce livre se permet d'ajouter, en sus, qu'en observant, par transparence, les premières phases embryonnaires des Phoronidiens, il a vu un aspect semblable à celui décrit, et dessiné, par Kowalevsky d'après l'*Argiope*: c'est-à-dire l'entéron divisé, par deux étranglements, en trois parties communiquant entre elles. Cette disposition était pourtant toute d'apparence; elle résultait de la projection, sur l'entéron, de petits sillons creusés sur l'ectoderme, et semblables à ceux qui se montrent aussi chez les larves des Brachiopodes. Cependant l'entéron des *Phoronis* reste simple, et le cœlome se forme en dehors de lui. — Aussi, jusqu'à plus ample informé, semble-t-il plus exact d'admettre que le cœlomésoderme des Brachiopodes se développe, dans le procédé gastrulaire, suivant un mode identique à celui qui va être décrit pour les Sipunculiens et les Phoronidiens, c'est-à-dire par un schizocœle qui évolue d'après le type épithélial.

Les observations de H. de Lacaze-Duthiers ont porté sur les *Thecidium*. Les œufs, gros, et plus riches en deutolécithe que ceux des *Argiope*, se segmentent, et se changent en morules, puis en blastules munies d'un blastocœle très étroit; par suite, aucune invagination gastrulaire ne peut se produire. Les blastomères continuent à se diviser, et la cavité blastocœlienne se comble, par l'effet de cette augmentation incessante du nombre des cellules. Finalement, l'embryon est converti en une masse compacte, formée de plusieurs couches emboîtées. La couche externe est l'ectoderme; les autres représentent le protendoderme. Trois cavités, indépendantes les unes des autres, se creusent, semble-t-il, dans ce dernier; la médiane est l'entéron, les deux autres correspondent probablement aux espaces cœlomiques latéraux, aux deux vésicules des embryons d'Argiopes. L'entéron devient ensuite le tube digestif.

Cette indépendance mutuelle, chez les Thécidies, des ébauches de l'entéron et du cœlome, est incapable de venir à l'appui des réserves signalées plus haut; le développement de ces animaux est, en effet, plus condensé que celui des Argiopes, et la discussion, pour être précise, doit porter sur ces dernières seules. La condensation embryonnaire est ici dénotée par l'abondance plus grande du deutolécithe dans l'ovule,

et par la genèse des feuillets primitifs, qui s'effectue suivant un mode
intermédiaire entre la blastulation et la planulation, plus proche encore
de celle-ci que de celle-là. — Quoiqu'il en soit, les observations concordent pour montrer que les ébauches du cœlomésoderme sont épithéliales. Sans doute, comme chez les Phoronidiens et les Sipunculiens, la
majeure partie du mésenchyme primaire forme deux bandelettes mésodermiques, dont chacune se creuse d'une cavité cœlomique; le tout
s'accroît ensuite, se régularise à mesure, et affecte peu à peu une disposition épithéliale. Seulement, s'il faut en juger d'après la structure de

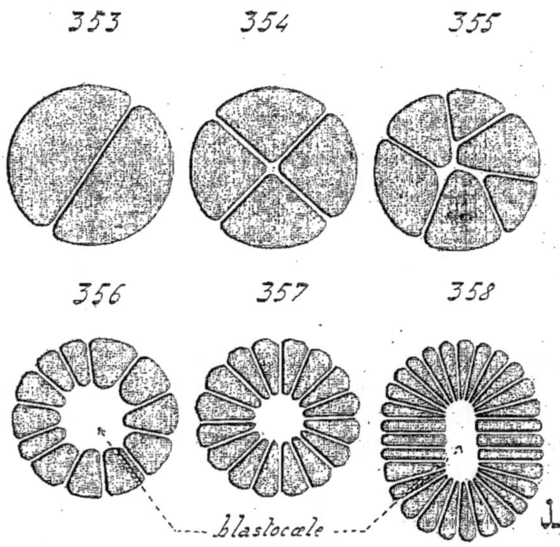

Fig. 353 à 366. — SEGMENTATION OVULAIRE ET GENÈSE DES FEUILLETS PRIMORDIAUX CHEZ LES PHORO-
NIDIENS (*coupes médianes et longitudinales, dessinées en silhouette, chaque cellule étant
représentée par une plaque noire;* en outre, les coupes des figures 360, 363, 365, sont
accompagnées de dessins montrant *les contours* des embryons sur lesquels elles ont été
pratiquées. D'après le *Phoronis Sabatieri*). — En 353, 354, 355, segmentation de l'ovule,
totale et égale, ou peu inégale. — En 356 et 357, genèse de la blastule. — En 358, aplatissement de la blastule, préliminaire à l'incurvation, qui va se manifester. — En 359,
début de l'incurvation. — En 360 et 361, l'incurvation s'accentue; 361 donne le contour
de l'embryon, dont la coupe médiane et longitudinale se trouve représentée par la figure
360. — En 362, l'incurvation étant à peu près terminée, l'embryon a nettement revêtu
l'aspect d'une gastrule. — En 363 et 364, coupe et contour d'un embryon un peu plus
âgé, dont l'entéron devient plus profond. — En 365 et 366, coupe et contour d'une larve
plus âgée que la précédente, et qui ne va pas tarder à produire son mésoderme.
La suite de ce développement, destinée à montrer la genèse du mésoderme, est donnée, en
coupes réelles, par les figures 324 à 330.

l'adulte, car des observations précises n'ont pas encore été faites à ce
sujet, le mésoderme des Brachiopodes redevient mésenchymateux; on
ne trouve en effet, dans l'organisme définitif, qu'un polycœlome con-

359
Blastocœle
360
Protendoderme
Protectoderme
362
Enteron
361
363
Enteropore
Enteron
Protendoderme
Protectoderme
364
Plaque
céphalique
365
366
Blastocœle
Cils
vibratiles

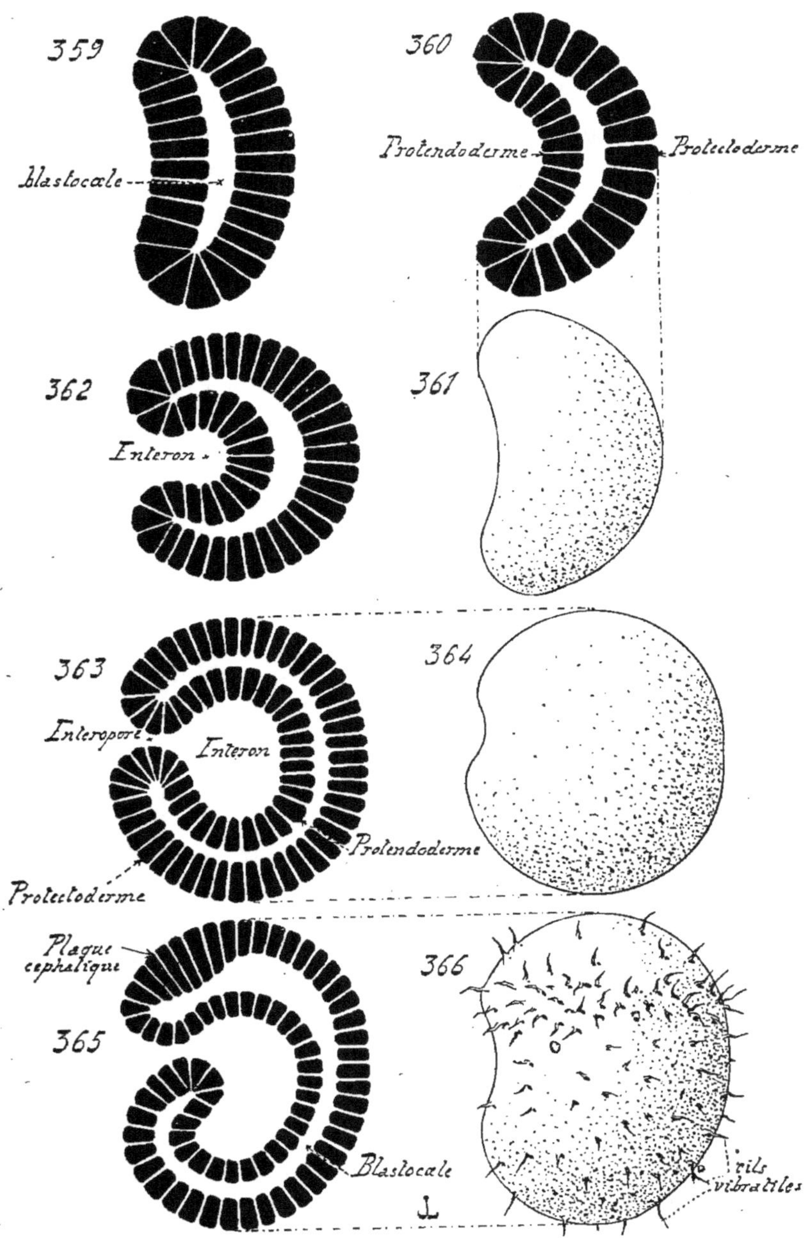

Fig. 359 à 366.

verti en un appareil irrigateur, semblable à celui des Trochozoaires dont
le feuillet moyen est mésenchymateux, et non en un oligocœlome aux
parois régulières.

BRYOZOAIRES. — De même que les Brachiopodes, ces êtres montrent, suivant les types, un développement blastulaire, ou une évolution planulaire. Le premier existe chez les Endoproctes, qu'il est
permis de considérer, à bien des égards, comme des Bryozoaires primitifs; le second chez les Ectoproctes, où il paraît être fort commun,
sinon général.

A. — L'embryogénie des Endoproctes est surtout connue par celle
de la *Pedicelline*, que Hatschek a suivie. L'ovule contient peu de deutolécithe; celui qu'il renferme, se ramasse, au fur et à mesure de la segmentation, dans les éléments qui doivent constituer le protendoderme;
cela d'après un procédé analogue au mode déjà signalé pour les Mollusques. Ayant passé par la phase morulaire, l'embryon se transforme en
une blastule, munie d'un blastocœle assez étroit, et dont les blastomères
sont dissemblables. Ceux qui vont donner le protendoderme sont plus
gros que les autres; la région qu'ils occupent est souvent nommée, par
les auteurs, le *pôle végétatif*, et l'autre le *pôle animal*, de même que chez
les Mollusques, et les autres animaux qui offrent de pareils phénomènes.
La gastrule prend ensuite naissance par invagination, la zone protendodermique s'enfonçant dans la cavité blastocœlienne. L'entéropore se
ferme ensuite; les cellules, qui le bordaient, se multiplient pour engendrer la région dite le *vestibule* de la larve, sur laquelle la bouche, avec
l'anus, vont se percer à nouveau, peu après l'occlusion de l'entéropore.

Durant ce temps, le protendoderme se partage en endoderme et
mésoderme. Ce dernier dérive de deux cellules volumineuses, les *initiales mésodermiques*, qui se séparent du protendoderme non loin de
l'entéropore, et se glissent dans les étroits espaces vides, dérivant du
blastocœle, placés entre les deux feuillets primordiaux. L'assise moyenne
des Bryozoaires adultes est presque aussi peu complexe que celle des
Rotifères; aussi le mésenchyme primaire a-t-il peu à faire pour atteindre
son organisation définitive. Les initiales se divisent; les cellules, qui
proviennent d'elles, se scindent à leur tour, se séparent les unes des
autres, en produisant de la substance fondamentale, et subissent une
franche évolution mésenchymateuse. De même que chez les Rotifères,
es cellules, qui doivent fournir les éléments sexuels, se délimitent hâtivement, et constituent des *initiales sexuelles* précoces; l'apparition rapide
de ces dernières est due sans doute, comme pour les Rotifères, à la simplicité de structure du mésoderme.

B. — Un Ectoprocte, la *Tendra zostericola*, étudiée par Repiachoff,
établit une transition entre la gastrulation et la planulation. — Une

blastule prend naissance, dont les blastomères, au nombre de quatre, de la zone protendodermique (*zone orale* ou *pôle végétatif* des auteurs), sont encore plus gros que leurs correspondants de la Pédicelline. Leur face externe ne déborde pas le niveau des éléments de la zone protectodermique, mais leur face interne s'avance, dans la cavité blastocœlienne, en une volumineuse saillie. La croissance progressive de cette saillie, qui comble peu à peu le blastocœle, est le seul indice de l'invagination. — Ce dernier phénomène, assez altéré pour consister en un simple agrandissement des cellules qu'il atteint, n'aboutit donc pas à la production directe d'une cavité entérique. Celle-ci naît de la façon suivante. Pendant qu'ils s'avancent dans le blastocœle, les quatre éléments protendodermiques se divisent de manière à former deux assises cellulaires, et l'entéron se creuse entre elles. Tout en grandissant, ce dernier s'ouvre au dehors par un entéropore; de même que pour les Pédicellines, cet orifice ne tarde pas à se fermer par la suite. — Le protendoderme évolue comme précédemment.

C. — Dans la planulation, fréquente chez les Ectoproctes, l'ovule est pourvu d'une réserve abondante de vitellus nutritif. Cependant la segmentation est totale, et même égale dans son commencement; pour la comprendre, il faut concevoir la sphère ovulaire placée suivant une orientation déterminée, et toujours la même, de manière à présenter des plans verticaux et des plans horizontaux. L'ovule se divise verticalement en deux blastomères, puis en quatre d'après un nouveau plan vertical perpendiculaire au premier, puis en huit suivant un plan horizontal; il se partage ensuite en seize, et trente-deux segments, au moyen de nouveaux plans verticaux, perpendiculaires l'un à l'autre, et bissecteurs des angles formés par les deux premiers. Comme il ne s'est manifesté qu'un seul plan de division horizontal, l'ovule est converti en une masse cellulaire solide, constituée par deux assises cellulaires superposées, comprenant seize éléments chacune, et tous égaux. — Une telle régularité n'existe pas toujours; cependant, la présence d'un seul plan horizontal, modifiant l'ovule segmenté en un disque composé de deux couches cellulaires, paraît être constante.

L'inégalité, entre les blastomères, commence ensuite. Quatre blastomères centraux de l'assise inférieure grossissent, et deviennent plus volumineux que les autres; ils doivent former le protendoderme, et sont les homologues, sous tous les rapports, même sous celui du nombre, de ceux qui constituent la zone protendodermique des embryons de la *Tendra*. Ils composent effectivement la zone protendodermique des jeunes Ectoproctes, car ils s'enfoncent dans l'intérieur de la larve; les autres éléments de la couche inférieure passent en dehors d'eux, pour les séparer de l'extérieur. Ces derniers, joints à ceux de la rangée supérieure, donnent l'ectoderme seul; les quatre internes fournissent le protendoderme, qui se partage en mésoderme et endoderme suivant des procédés peu connus encore, mais ne paraissant pas différer beaucoup de ceux offerts par les autres Bryozoaires. Les cellules endodermiques restent chargées de granulations vitellines durant un temps assez long.

PHORONIDIENS. — L'ovule de ces animaux, représentés dans la nature actuelle par un seul genre, le genre *Phoronis*, contient une quantité assez importante de deutolécithe. Cependant, son développement s'effectue suivant un mode gastrulaire; mais la gastrulation se manifeste par incurvation, à cause de la grande taille des blastomères et de la petitesse du blastocœle. Le type choisi pour cette description est le *Phoronis Sabatieri* Roule (*Ph. psammophila* Cori), fréquent, en France, dans l'étang de Thau, près de Cette.

La segmentation est totale et égale. L'ovule se modifie en une morule, puis en une blastule, dont la cavité blastodermique est petite, car les blastomères sont longs, et semblables à des cônes juxtaposés; tous sont égaux, et l'on ne remarque aucune division en zones distinctes. L'influence invaginante se fait sentir; mais ne pouvant introduire une partie du blastoderme dans l'étroit blastocœle, elle se traduit par une incurvation totale de l'embryon. Ce dernier s'aplatit, devient ovalaire, de sphérique qu'il était, et, en même temps, s'incurve à la manière d'un disque, qui se déprimerait en son centre. Par l'effet de l'aplatissement, le blastoderme est divisé en deux couches juxtaposées par leurs bords : l'une, qu'il est permis de nommer supérieure, et l'autre inférieure, pour mieux faire saisir le phénomène. L'embryon s'incurvant de plus en plus, la dépression s'accentue à mesure, et s'approfondit sans cesse; partant, l'une des couches, l'inférieure, devient interne par rapport à la supérieure. Lorsque ce mouvement est achevé, la blastule se trouve transformée, par une incurvation véritable, en une gastrule; l'entéropore, qui correspond à l'orifice de la dépression, d'abord fort large au moment où l'incurvation commence, se rétrécit de plus en plus, mais ne se ferme pas, et constitue la bouche (*Figures* 353 *à* 366).

Le protectoderme de la gastrule se convertit en ectoderme définitif. — Le protendoderme, qui reste séparé de lui par un espace dérivé de la cavité blastocœlienne, se partage en endoderme et mésoderme. Pour cela, il émet, sur toute son étendue, un certain nombre d'éléments, qui parviennent dans l'espace blastocœlien, et s'y organisent en un mésenchyme primaire. Certains d'entre eux, voisins de l'anus qui achève alors de se percer, se multiplient plus que les autres, et se disposent en deux amas épais, placés symétriquement de part et d'autre de la ligne médiane : les *bandelettes mésodermiques*. — La quantité d'initiales est assez grande, pour permettre de produire un mésenchyme primaire abondant. Une partie de ce dernier s'organise en un tissu conjonctivo-musculaire, qui dessine dans la cavité blastocœlienne des travées irrégulières; l'autre engendre les bandelettes. Celles-ci donnent naissance à presque tout le mésoderme définitif. Les premiers éléments ne constituent aucun organe important, si ce n'est peut-être les parois de l'appareil circulatoire sanguin, composé de vaisseaux, qui renferment un plasma charriant des globules rouges. Ces cavités vasculaires proviennent sans doute, et directement, du blastocœle; en conséquence, les éléments libres du mésenchyme primaire doivent contribuer, pour la plus grande part, à la genèse de ces globules. Des observations précises manquent encore à cet égard (*Figures 324 à 330*).

Les deux bandelettes, composées à leur début de cellules juxtaposées,

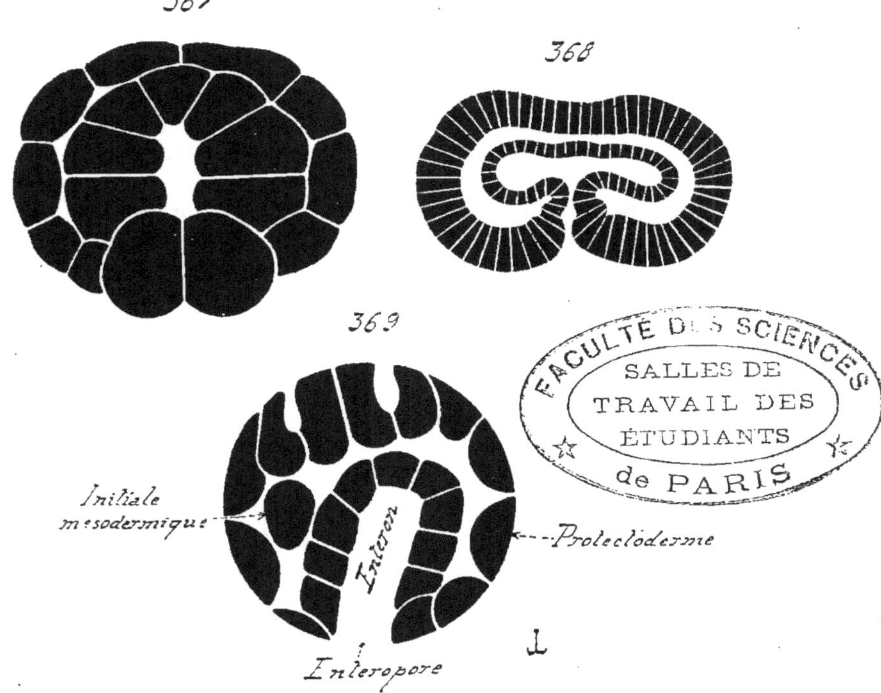

Fig. 367 à 369. — Phases gastrulaires des Tentaculifères (*coupes médianes et longitudinales, en silhouettes*). — En 367, gastrule d'un Bryozoaire Endoprocte, la *Pedicellina echinata;* les deux grosses cellules inférieures sont les initiales mésodermiques. D'après Hatschek. — En 368, gastrule d'un Brachiopode, l'*Argiope neapolitana;* d'après Kowalevsky. — En 369, gastrule d'un Sipunculien, le *Sipunculus nudus;* les deux espaces blancs supérieurs sont les coupes du canal circulaire qui entoure la plaque céphalique; l'amnios n'a pas encore pris naissance. D'après Hatschek.

évoluent ensuite d'après le mode épithélial. Une cavité se creuse dans chacune d'elles, et s'amplifie, en refoulant les éléments qui l'entourent; ceux-ci finissent par se mettre sur un seul rang, et forment une paroi propre à l'espace qui vient de naître; ce dernier est l'ébauche du

cœlome, comme la paroi est celle du mésoderme définitif. Les bandelettes se sont converties, par ce moyen, en vésicules closes; celles-ci
grandissent, s'appliquent, d'une part contre l'endoderme pour donner
une splanchnopleure, de l'autre contre l'ectoderme pour produire une
somatopleure, et fournissent ainsi le mésoderme. Tout en s'allongeant,
les vésicules, avec la cavité qu'elles contiennent, croissent dans le sens
de la largeur jusqu'à se rencontrer, et à entourer complètement l'endoderme. Le procédé, suivi dans la genèse du cœlome, est donc un procédé
schizocœlien, accompagné du développement épithélial du mésoderme;
il est probable qu'il en est de même, au moins dans le début, chez les
Brachiopodes.

Sipunculiens. — Le développement des feuillets blastodermiques du
Sipunculus nudus, pris comme type parmi les Sipunculiens, ne s'écarte
pas beaucoup, dans ses traits fondamentaux, de celui des Phoronidiens.
Il aboutit à une gastrule; et les ébauches du mésoderme, tout en provenant d'initiales, évoluent suivant le type épithélial.

Les principales différences portent : sur la réduction du nombre des
initiales mésodermiques, qui tient sans doute à la présence, dans l'ovule,
d'une certaine quantité de vitellus nutritif; et sur la genèse d'une enveloppe amniotique, fournie par le protectoderme.

L'ovule subit une segmentation totale, et légèrement inégale; il se
transforme en une morule, puis en une blastule aux blastomères dissemblables. Plusieurs de ces derniers, plus gros et plus riches en deutolécithe que les autres, constituent une zone protendodermique, semblable
à celle des Bryozoaires et de la plupart des Mollusques. La gastrule
prend naissance par l'invagination de cette zone dans la cavité blastocœlienne; pendant que ce mouvement s'effectue, deux cellules, appartenant au protendoderme, se séparent de lui. Ces dernières sont les
seules initiales mésodermiques; aucun autre élément ne se façonne, qui
soit destiné à produire un mésenchyme primaire défini. Les initiales se
segmentent à leur tour, et engendrent deux bandelettes, placées symétriquement de part et d'autre de la ligne médiane. Celles-ci évoluent,
comme leurs correspondantes des Phoronidiens, suivant le mode épithélial; elles se creusent d'une cavité, qui est l'ébauche du cœlome
schizocœlien, pendant que leurs parois se convertissent en somatopleure
et en splanchnopleure.

Contrairement à ce qu'il en est chez tous les autres Trochozoaires,
le protectoderme ne borne pas son rôle à persister comme ectoderme
définitif; il se divise en deux assises cellulaires, dont l'interne seule est
le véritable *ectoderme*, l'autre étant une *membrane amniotique*, destinée
à disparaître. Pour cela, l'entéropore ne reste pas superficiel. Une
dépression se manifeste, dans la zone protectodermique qui l'encadre, et
le porte au fond d'une cavité assez profonde; les bords de cette dernière
se rejoignent alors, et se soudent. En ce moment, le protectoderme

de l'embryon se compose d'une assise cellulaire externe et complète,
à laquelle s'unit un tube clos, dont une extrémité s'applique contre sa
face interne, et dont l'autre aboutit à l'entéropore; ce tube est la dépression première, qui a pris ce nouvel aspect par la fermeture de son orifice
extérieur. L'assise externe du protectoderme devient, dès lors, l'amnios.
Le tube s'élargit; ses parois s'étalent en suivant la face interne de l'amnios, qu'elles doublent, et persistent comme ectoderme définitif. Un
espace assez vaste, la *cavité amniotique*, sépare ce dernier de l'amnios.
— Cet espace s'arrête sur les bords d'une zone étroite, située dans une
région diamétralement opposée à l'endroit où était l'entéropore. Cette
zone, qui est celle de la *plaque céphalique*, dont il sera fait mention plus
loin, subit plusieurs modifications; la principale consiste en l'apparition d'un canal circulaire, destiné à l'entourer. Elle sert, pendant assez
longtemps, à tenir l'embryon soudé à sa membrane. Elle s'amincit peu
à peu pourtant, et finit par se briser. La larve est alors libre dans l'intérieur de son amnios; elle ne tarde pas à le rompre, à se débarrasser
de lui, et à poursuivre son évolution, sans qu'aucune autre enveloppe
ne la recouvre.

IV. **Annélides.** — Le type des Annélides se compose d'une certaine
quantité de classes, dont plusieurs comprennent des représentants
nombreux et divers. Aussi, trouve-t-on en lui plusieurs procédés
embryonnaires distincts, qui ne sont pas variés comme leurs correspondants des Mollusques, mais vont cependant d'une gastrulation
normale à une planulation déjà bien accentuée. Il est possible de les
rassembler en trois modes principaux : le premier consiste en une simple
gastrulation; le second en une planulation directe; et le dernier, qui
correspond à la présence dans l'ovule du deutolécithe le plus abondant,
en une planulation indirecte. Celui-ci n'existe guère que chez les Hirudinées; le premier ne se trouve que chez les Archiannélides et plusieurs
Chétopodes polychœtes; on rencontre le deuxième chez la plupart des
Chétopodes polychœtes et oligochœtes.

*Premier cas : gastrulation des Archiannélides et de plusieurs Poly-
chœtes.* — Ce procédé est relativement rare; les Archiannélides, telles
que les *Polygordius* et les *Protodrilus*, l'offrent d'une manière constante; plusieurs Polychœtes, comme l'*Eupomatus uncinatus*, le présentent également. La succession des phénomènes ne diffère pas de celle
déjà connue, pour ceux des Trochozoaires monomériques qui produisent leurs feuillets d'après le mode gastrulaire. Le protectoderme se
convertit en ectoderme; le protendoderme émet des initiales, qui pénétrent dans l'espace blastocœlien, et donnent un mésenchyme primaire,
dont une partie se transforme en éléments conjonctivo-musculaires
définis, et dont l'autre fournit deux bandelettes mésodermiques. Celles-
ci continuent leur développement suivant le mode épithélial.

La segmentation est totale et égale, ou totale et légèrement inégale;

elle conduit à une blastule munie d'un blastocœle assez étroit, puis à une gastrule par invagination. Au moment où se déprime, et s'invagine, la zone blastodermique qui va donner le protendoderme, deux cellules, placées symétriquement de part et d'autre de la ligne médiane, se séparent d'elle, et sont les *initiales mésodermiques*, car elles se divisent avec rapidité pour engendrer les bandelettes. Elles pénètrent dans la cavité blastocœlienne, toujours interposées aux deux feuillets primordiaux, et se placent dans une région voisine de l'anus, qui se perce en ce moment; l'entéropore ne se ferme pas, et devient la bouche. Outre ces deux initiales,

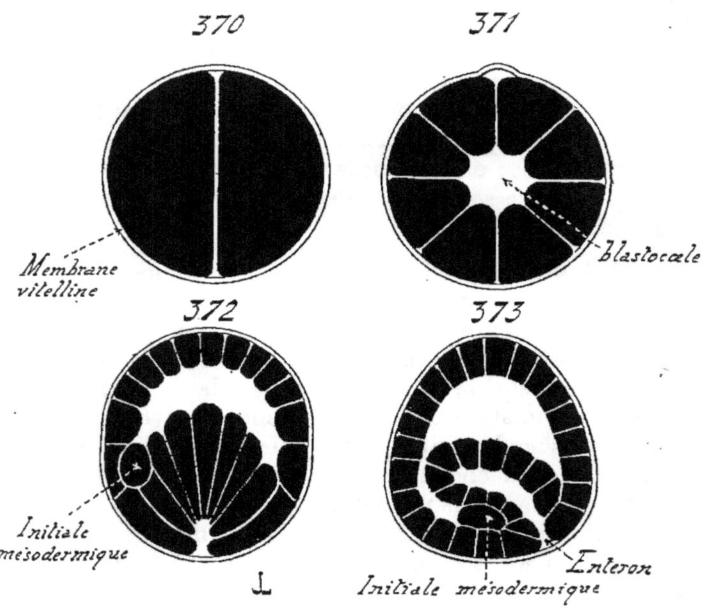

Fig. 370 à 373. — GASTRULATION CHEZ LES ANNÉLIDES (*coupes médianes et longitudinales, en silhouettes*). — En 370, division de l'ovule en deux blastomères. — En 371, jeune blastule. — En 372, jeune gastrule; l'une des deux initiales mésodermiques commence à se séparer du protendoderme. — En 373, gastrule parvenue à sa période d'état.
D'après les recherches faites par Hatschek sur l'*Eupomatus uncinatus*.

le protendoderme émet, en surplus, quelques autres éléments, qui parviennent dans l'espace blastocœlien, et y constituent un mésenchyme primaire. — En somme, le feuillet primordial interne se partage en endoderme et mésoderme. Ce dernier consiste en un mésenchyme primaire, qui se dispose dans le blastocœle, et s'y divise en deux parts. L'une, située dans la zone anale, et produite la première, donne seule les bandelettes mésodermiques; l'autre, répandue dans le reste du corps, y forme un tissu conjonctivo-musculaire, dont les éléments paraissent persister dans la tête de l'animal adulte.

Les bandelettes évoluent suivant le procédé épithélial. Une cavité, l'ébauche du cœlome schizocœlien, se creuse dans chacune d'elles ; leurs cellules se groupent en une assise simple, qui limite ce cœlome. Ce dernier s'accroît sans cesse, et refoule sa paroi devant lui, pour l'accoler contre l'ectoderme d'un côté, et contre l'endoderme de l'autre ; la partie unie à l'ectoderme devient la somatopleure ; la seconde se convertit en splanchnopleure. En outre, des rangées transversales, de cellules, placées à des intervalles réguliers, cloisonnent le cœlome grandissant. Cette modification particulière de la cavité cœlomique est propre aux Trochozoaires polymériques ; elle sera examinée, avec des détails plus circonstanciés, dans l'un des paragraphes suivants (§ 5).

Second cas : planulation directe de la plupart des Chétopodes polychœtes et oligochœtes. — Ce mode semble être le plus répandu de beaucoup ; la richesse plus grande de l'ovule, en vitellus nutritif, fait augmenter, dans des proportions considérables, le nombre des blastomères issus de la segmentation, et empêche la gastrulation. — L'œuf subit une division totale, et quelque peu inégale. Parfois se creuse une petite cavité blastocœlienne ; mais elle ne tarde pas à disparaître. Finalement, l'embryon consiste en une masse compacte de cellules agglomérées. Ces dernières sont toutes semblables les unes aux autres, et renferment à la fois du blastolécithe, et des granules vitellins. En somme, la planulation est directe.

Les feuillets prennent ensuite naissance, aux dépens de ces éléments accumulés. Les blastomères périphériques perdent leur forme arrondie ou polyédrique, se serrent les uns contre les autres, deviennent prismatiques, et se disposent en une assise simple, placée à la surface même de l'embryon : c'est le protectoderme, qui, comme toujours, se convertit en ectoderme définitif. L'amas des blastomères internes est le protendoderme. Celui-ci se creuse en son centre d'une cavité, l'*entéron;* les éléments situés autour d'elle représentent l'endoderme strict ; toutes les cellules, laissées entre ce dernier et l'ectoderme, composent le mésoderme. Ces cellules sont groupées, d'ordinaire, en deux amas, symétriques par rapport à la ligne médiane, qui ressemblent aux bandelettes du premier cas. Ces amas évoluent, aussi, de la même manière. Une cavité, l'ébauche du cœlome, naît dans chacun d'eux, s'accroît sans cesse, se cloisonne, et divise ainsi, par le fait de son extension, le mésoderme en une somatopleure et une splanchnopleure. L'évolution n'est, pourtant, pas aussi franchement épithéliale que dans le premier cas ; elle se manifeste en partie d'après le type mésenchymateux.

L'entéron ne tarde pas à s'ouvrir au dehors, par le moyen d'une bouche et d'un anus. — Parvenus à cette phase, les embryons ne diffèrent pas de ceux qui rentrent dans le premier mode ; mais ils ne sont arrivés à acquérir leur structure qu'au travers de phénomènes plus simples et plus-abrégés, la condensation étant un effet de l'abondance du deutolé-

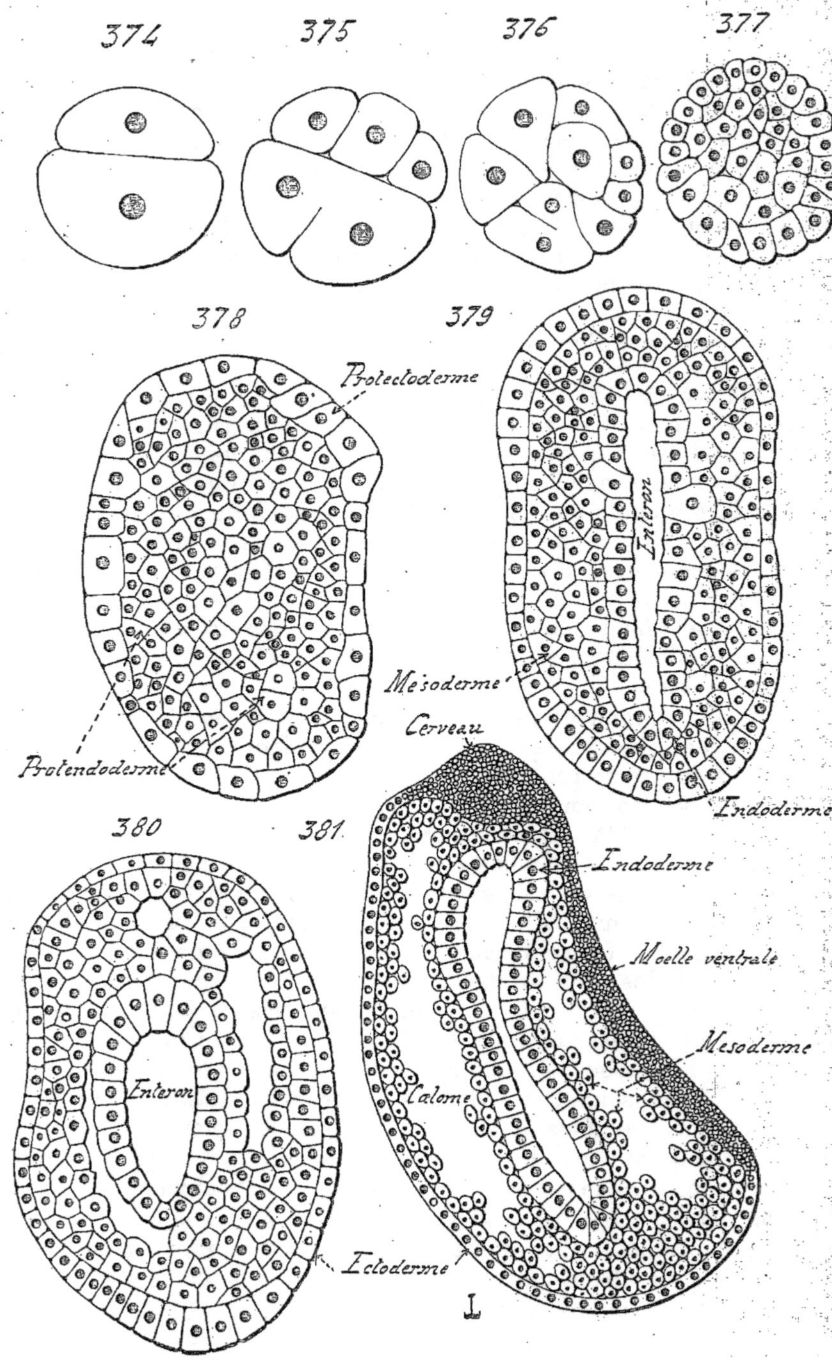

374
375
376
377
378
379
Protectoderme
Protendoderme
Mésoderme
Entéron
Endoderme
380
381
Cerveau
Endoderme
Moelle ventrale
Mésoderme
Entéron
Coelome
Ectoderme

cithe. L'état gastrulaire est omis, et de même celui répondant à la genèse des initiales ; les blastomères de la planule sont très nombreux, et en quantité suffisante, dès la fin de la segmentation, pour engendrer sur place des bandelettes déjà épaisses. Plusieurs auteurs ont vu pourtant, dans la planule, des cellules plus grosses que les autres, qu'ils considèrent, soit comme des initiales mésodermiques (*téloblastes*), soit comme des initiales néphridiennes (*néphroblastes*). Des éléments d'un fort volume existent toujours dans les planulations directes, car la segmentation ne suit pas une marche bien égale ; mais il ne faut pas leur accorder une valeur trop limitée. En suivant la succession des phénomènes, on voit ces éléments se diviser, et produire des cellules semblables aux autres ; ils peuvent avoir une importance prépondérante dans la genèse de certains organes, mais cette prédominance n'est certainement pas exclusive.

Plusieurs embryologistes disent avoir observé la gastrulation chez divers Oligochœtes. Les dessins qu'ils ont donnés de ces faits, et les descriptions qui les accompagnent, ne sont pourtant pas très probants ; ces naturalistes n'ont pas examiné la série complète des phases, et n'ont pas établi avec certitude l'origine réelle du protendoderme. Sans doute, ils ont considéré, comme répondant à des gastrules incurvées, des embryons planulaires allongés, et recourbés sur eux-mêmes ; ce phénomène est fréquent chez ces animaux.

Troisième cas : planulation indirecte des Hirudinées. — L'ovule est, dans ce cas, très chargé de granulations nutritives ; mais il est panlécithe, cependant, avant la segmentation, et il n'existe point, chez lui, de cicatricule comparable à celle des Mollusques Céphalopodes. — Les *Branchiobdella*, qu'il est permis, à beaucoup d'égards, de considérer comme les plus simples des Hirudinées, offrent, dans la genèse de leurs feuillets, un procédé intermédiaire entre le troisième mode et le second. Leur planulation est directe, en effet ; mais elle détermine la production d'un chiffre très considérable de blastomères, de sorte que le protendoderme est un feuillet plus épais, et plus volumineux, que son correspondant des Chétopodes.

L'œuf des Hirudinées est gros, relativement à celui des autres Annélides ; sa segmentation est totale et inégale. Dès les premières divisions, le deutolécithe s'accumule dans des blastomères qui, à la suite de ce

Fig. 374 à 381. — PLANULATION DIRECTE CHEZ LES ANNÉLIDES (*coupes médianes et longitudinales ;* d'après les Oligochœtes du genre *Enchytrœïdes*). — En 374, 375, 376, segmentation totale, et peu inégale, de l'ovule. — En 377, jeune planule directe. — En 378, planule, dont le protectoderme et le protendoderme commencent à se distinguer l'un de l'autre. — En 379, l'entéron se creuse dans le protendoderme ; les blastomères protendodermiques, qui limitent directement cette cavité, composent l'endoderme définitif ; les autres blastomères, plus nombreux, constituent le mésoderme. — En 380, le cœlome commence à se creuser dans le mésoderme. — En 381, le cœlome grandit, pendant que les centres nerveux s'ébauchent aux dépens de l'ectoderme.

phénomène, sont beaucoup plus grands que les autres, et se scindent plus lentement. La planulation s'effectue d'après le type indirect; des petits éléments, riches en vitellus évolutif, se séparent des blastomères deutolécithiques, se portent à la surface de ces derniers, et, tout en se multipliant avec activité, les enveloppent; un tel recouvrement débute dans la zone où la segmentation a commencé. Finalement, l'ovule est converti en un embryon planulaire; celui-ci se compose d'une assise superficielle de petites cellules, et d'un amas interne de gros blastomères peu nombreux, chargés de granules vitellins. La première est le protectoderme, le second le protendoderme.

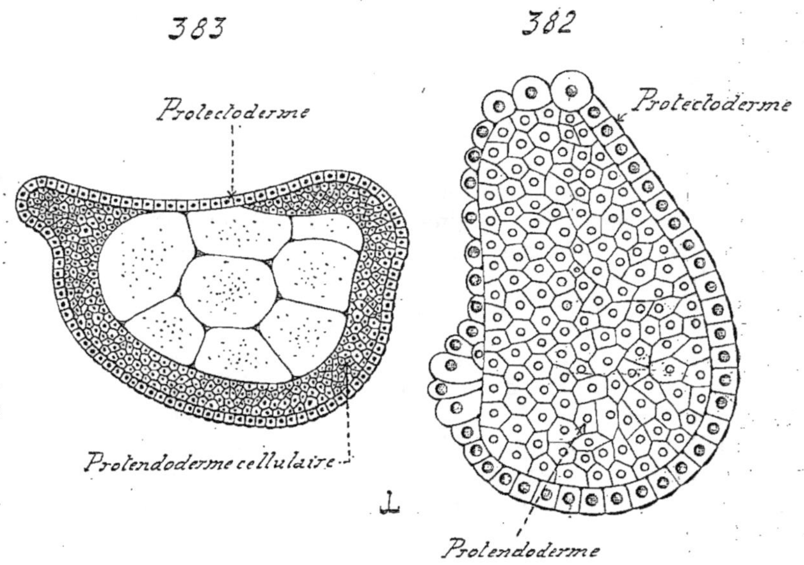

Fig. 382 et 383. — PLANULATION INDIRECTE DES ANNÉLIDES (*coupes médianes et longitudinales, diagrammatiques*). — En 382, planule d'une *Branchiobdella*; d'après les recherches faites par Salensky. — En 383, planule d'une Hirudinée du genre *Clepsine*; le protendoderme se compose de petites cellules périphériques, qui entourent de volumineux blastomères, chargés de vitellus nutritif, et constituant une masse nutritive interne. D'après les recherches faites par Nüssbaum.

A mesure que le feuillet intérieur se laisse envelopper par l'autre, il sépare de lui-même quelques éléments, qui se multiplient avec une certaine rapidité, et sont chargés de donner le mésoderme: aussi peut-on conserver à ces derniers le nom général d'*initiales mésodermiques*, tout en faisant cette réserve, qu'ils sont engendrés dans une planulation, et non dans le cours d'un procédé gastrulaire. Ces initiales proviennent parfois d'un seul blastomère, que l'on reconnaît, et que l'on distingue de ses voisins, dès le début de la segmentation. — Un tel phénomène

est, sans doute, une conséquence de la condensation extrême du développement; les ébauches du feuillet moyen, et de ses dérivés, étant
produites et délimitées le plus tôt possible. Parmi ces initiales, les unes,
dites *téloblastes*, forment, par la suite, le tissu conjonctivo-musculaire
du mésoderme; les autres, les *néphroblastes*, fournissent les néphridies;
enfin les dernières, les *gamoblastes*, ou encore les *initiales sexuelles*, produisent, comme leur nom l'indique, les organes de la reproduction.

Le mésoderme se trouve ainsi, presque dès son apparition, divisé
en ébauches de ses principales parties constitutives. Il n'en occupe pas
moins, dans le corps du jeune embryon, une place relativement minime;
et, l'abréviation du développement s'exerçant toujours sur lui, il se
creuse, à la fois, d'un grand nombre de cavités zoonitaires, au lieu de les
engendrer séparément, les unes après les autres. Le plus vaste espace est
occupé par l'endoderme, dont les éléments énormes, tassés en un tout
compact, renferment un abondant deutolécithe. — Cette réserve nutritive, qui, comme chez la Nasse, parmi les Mollusques, constitue une
sorte de vésicule vitelline interne, est absorbée par l'embryon au fur et
à mesure de son évolution; partant, elle diminue sans cesse, pendant
que le mésoderme s'accroît et se complique. Puis, lorsque le développement embryonnaire est presque terminé, l'endoderme, ramené à ses
dimensions normales et définitives, se creuse d'une cavité entérique;
l'anus et la bouche se percent ensuite. L'entéron contient, pendant
quelque temps, des granules vitellins, qui proviennent de l'endoderme
placé autour de lui, et servent à nourrir l'embryon.

Cette longue persistance, et cette taille excessive, de la réserve
nutritive endodermique, expliquent l'aspect singulier des jeunes Hirudinées, qui, du reste, subissent dans leur coque chorionnaire toutes les
phases de leur évolution. Les ébauches des organes ayant une forme
allongée, comme la moelle nerveuse, la série des cavités cœlomiques
naissantes, s'étendent, sur la face ventrale de l'embryon, depuis
l'extrémité antérieure de son corps jusqu'à la région postérieure, et
entourent forcément l'amas vitellin à la manière de cordons équatoriaux.
Aussi semble-t-il que l'embryon soit recourbé sur lui-même, tout en
enveloppant une vésicule vitelline placée sur son dos.

V. **Pseudannélides.** — Le développement des feuillets blastodermiques de ces animaux rappelle entièrement celui déjà décrit pour les
Annélides; il s'effectue, de même, suivant deux modes principaux, la
gastrulation et la planulation, dont la présence est liée à la teneur de
l'ovule en deutolécithe. Le caractère prépondérant de l'évolution porte
sur le mésoderme. Le cœlome commence par se cloisonner, tout
comme celui des Annélides; puis ces cloisons se détruisent, les cavités
zoonitaires s'unissent les unes aux autres, et ne forment qu'un seul
espace périviscéral, qu'une cavité générale, comparable à celle des
Trochozoaires monomériques.

Les représentants du genre *Echiurus* offrent, parmi les Echiuriens

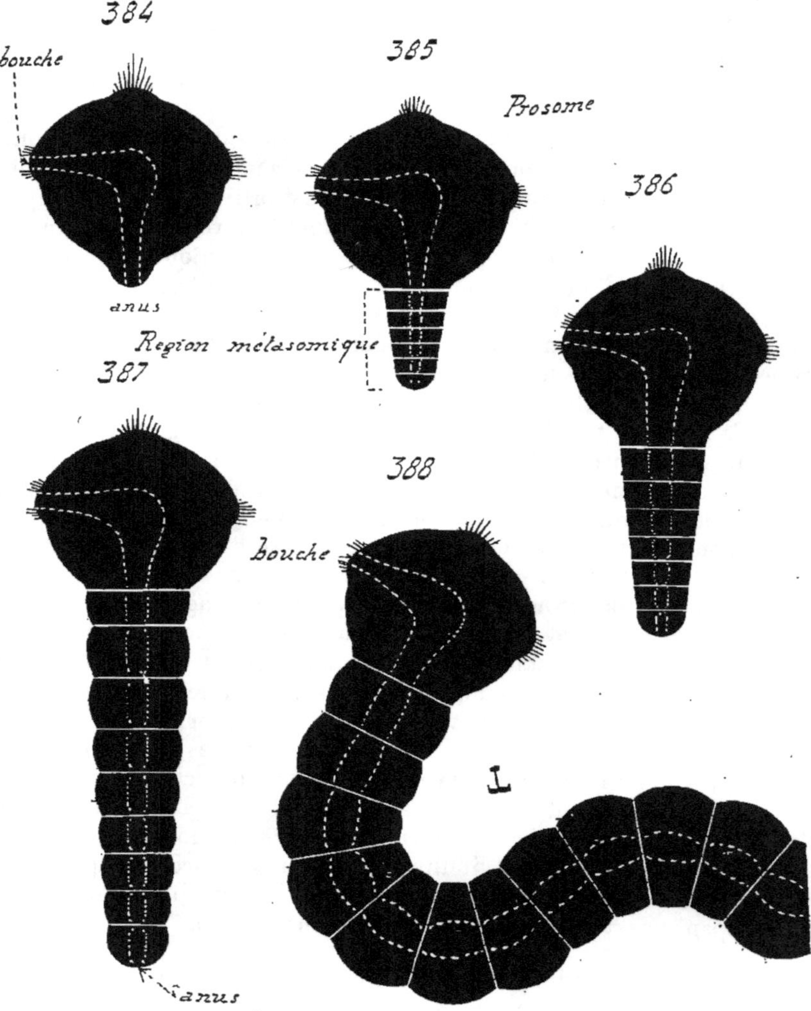

Fig. 384 à 388. — PROSOME ET MÉTASOME DES TROCHOZOAIRES, d'après ceux des Annélides (*diagrammes en silhouettes*). — En 384, jeune larve Trochophore, encore réduite au prosome seul. — En 385, la région anale commence à grandir plus que les autres parties du petit organisme; elle donne presque toute l'économie définitive, c'est-à-dire le métasome; elle constitue la région métasomique de la larve. — Les figures 386, 387, et 388, montrent les phases successives de l'accroissement subi par cette région; elle fournit, à elle seule, le métasome presque entier, alors que le prosome, demeuré inactif sous ce rapport, devient l'extrémité antérieure du corps, et rien de plus.

Ces dessins sont destinés à préciser l'importance, en ce qui concerne le façonnement de l'organisme, des inégalités dans l'amplification du corps de la larve. — Le pointillé blanc indique l'intestin; les traits blancs marquent l'emplacement des cloisons segmentaires.

ou Géphyriens armés, le procédé le plus dilaté. Les premières phases embryonnaires ne sont guère connues ; mais tout porte à croire, d'après la structure des jeunes larves, qu'elles se manifestent par une blastulation, suivie d'une gastrulation. Ces larves ressemblent à celles des Archiannélides ; elles possèdent, de même, un entéron, pourvu d'une bouche et d'un anus, placés dans une situation identique ; de même encore, le protendoderme envoie, dans cet espace, les éléments du mésenchyme primaire ; ceux d'entre eux, qui occupent la région anale, sont représentés par deux grosses initiales mésodermiques ; les autres constituent un mésenchyme, qui se dispose dans le blastocœle. Les initiales produisent les bandelettes ; celles-ci, tout en s'allongeant dans le corps, se divisent en segments, dont le nombre va jusqu'à quatorze et quinze. La plupart de ces derniers se creusent d'abord d'une cavité zonitaire, puis se dissocient en passant à l'état de mésenchyme, et fournissent les globules du liquide cœlomique. Les parois latérales des segments persistent seules, et s'unissent pour constituer la somatopleure et la splanchnopleure.

Les ovules de la plupart des autres Echiuriens, de la *Bonellia* par exemple, et ceux des Sternaspidiens, contiennent une assez grande quantité de vitellus nutritif ; aussi la segmentation conduit-elle à une planulation indirecte, toujours effectuée d'après le type habituel, sur lequel il est inutile d'insister. L'assise périphérique des petits blastomères devient le protectoderme ; l'amas interne des grandes cellules deutolécithiques fournit, comme d'ordinaire, le protendoderme. Celui-ci se divise, à son tour, en mésoderme et endoderme ; les premières ébauches du premier se montrent dans la région où la rangée enveloppante, protectodermique, s'est fermée. Spengel s'est basé sur ce fait pour admettre que le feuillet moyen de la Bonellie dérive de l'ectoderme ; il suffit de lire la description qu'il donne de ce phénomène, et d'examiner ses dessins, pour se convaincre du contraire, pour voir que les Bonellies ne font pas exception parmi les Trochozoaires. Le mésoderme évolue ensuite, en acquérant directement son aspect définitif, et ne présente aucune division zonitaire comparable à celle des Echiures. L'absence d'une telle segmentation est, sans doute, un résultat de l'abréviation du développement.

§ 4. — Formes embryonnaires.

I. Généralités. — La forme embryonnaire fondamentale des Trochozoaires est la larve Trochophore, qui, dans le cours de l'évolution,

---

Fig. 389 à 391. — ROTIFÈRES ET TROCHOPHORES (*contours extérieurs*). — En 389, *Trochosphæra æquatorialis* (Rotifère à corps globuleux) ; d'après les recherches faites par Semper. — En 390, Rotifère au corps allongé, avec sa couronne orale, et son pied fourchu. — En 391, Trochophore habituelle des Annélides, avec sa couronne orale, et la touffe supérieure de cils, qui repose sur la plaque céphalique.
La structure de ces êtres est donnée, en diagrammes, par les figures 396 à 398.

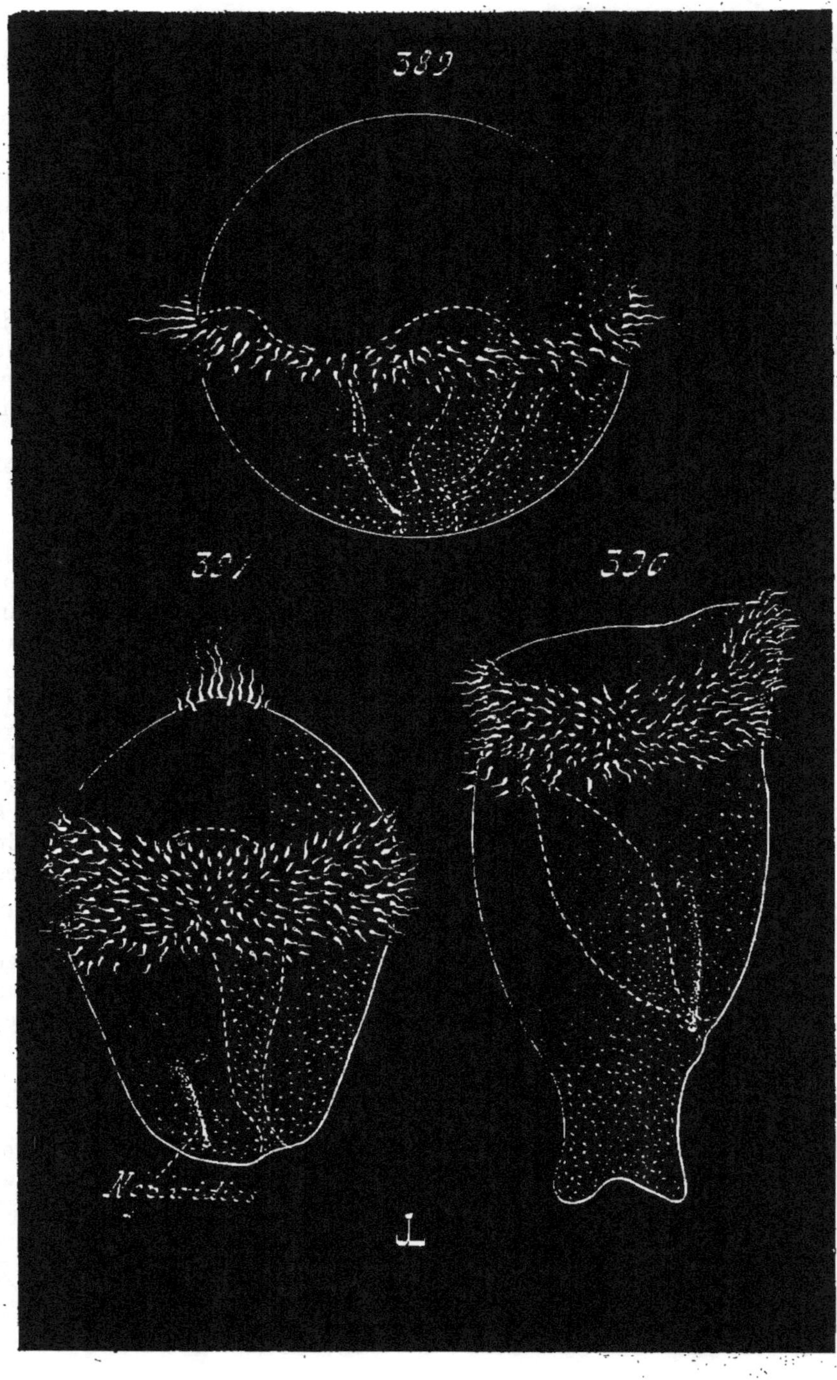
389
391
390
Neuridies
L

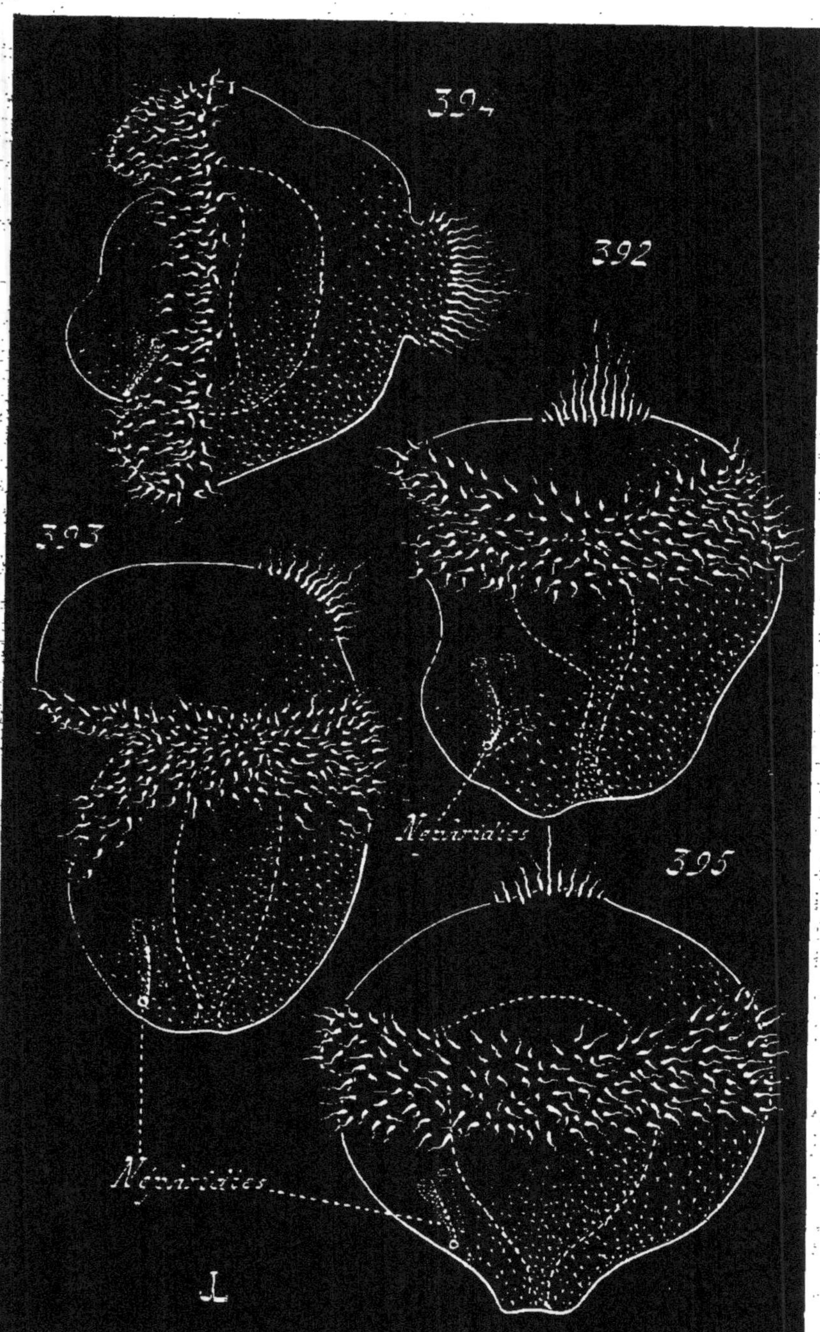
394
392
393
Névriales
395
Névriales
L

succède immédiatement à la gastrule. Cette larve est caractérisée : par son ectoderme cilié, une couronne orale de cils vibratiles ne manquant presque jamais; par son mésenchyme primaire blastocœlien, provenant d'initiales, dont une partie se développe en mésoderme définitif, tout en se creusant d'un schizocœle; enfin par la présence d'une paire de néphridies primordiales (*Figures* 322 *et* 323). Ce sont là les caractères fondamentaux des larves de tous les Trochozoaires; mais ces particularités sont souvent altérées de plusieurs manières.

Tout d'abord, les Trochophores ne se ressemblent pas entièrement. La structure essentielle n'est point modifiée, il est vrai, et dénote entre elles l'existence d'affinités indiscutables ; mais, à ces faits prépondérants, s'en ajoutent d'autres d'une moindre valeur, qui donnent aux diverses larves une physionomie propre. Ainsi, la couronne orale se façonne seule, parfois, alors qu'ailleurs elle est accompagnée de certains autres cercles ciliés; elle-même est disposée de plusieurs façons, assez constantes, dans l'étendue d'un même type, pour servir à le caractériser. D'autre part, quelques organes s'ajoutent hâtivement à ceux qui composent essentiellement la structure de la Trochophore; telle est, par exemple, la glande coquillère des larves de Mollusques. Enfin, la bouche et l'anus n'occupent pas toujours la même situation relative. — Ce sont là des particularités secondaires, selon toute évidence, mais qui révèlent, par leur constance, lorsqu'elles se présentent, l'existence de plusieurs formes larvaires dérivées de la Trochophore. Ces formes correspondent sensiblement aux séries naturelles; elles permettent de présumer que ces dernières se sont établies de fort bonne heure, dans l'évolution généalogique, et ont poursuivi leur voie côte à côte, sans se confondre.

En outre, dans chaque type, la manière d'être primitive des embryons subit des changements tenant à deux causes. La première est l'altération causée par la présence d'un deutolécithe abondant; la vie libre se trouve raccourcie, et le développement larvaire se convertit en développement fœtal. La seconde est l'adaptation des larves à une vie libre et pélagique; ces embryons émettent des expansions, parfois munies de cils vibratiles, ailleurs pourvues de soies, ou des deux ensemble, qui leur servent d'appareils de relation. De tels appendices s'atrophient ensuite, ou ne grandissent pas autant que les autres parties de l'économie; mais ils n'en contribuent pas moins à donner, aux êtres qui les portent, un aspect particulier et caractéristique. — De plus, ces embryons offrent parfois un phénomène curieux. Ces appendices les soutiennent dans l'eau, alors que les organes, destinés à persister, se

---

Fig. 392 à 395. — Principaux types de Trochophores (*contours extérieurs*). — En 392, Trochophore de Mollusque. — En 393, Trochophore de Phoronidien. — En 394, Trochophore de Bryozoaire. — En 395, Trochophore d'Annélide, au prosome élargi.
Ces figures font suite aux précédentes; leur structure est donnée par les figures 399 à 402. Toutes sont destinées à montrer l'uniformité d'aspect, et d'organisation, des larves Trochophores, quels que soient les groupes auxquels elles appartiennent.

perfectionnent sans cesse, et atteignent peu à peu leur état définitif. Puis, au moment où ce dernier est acquis, la larve déjà âgée, et presque adulte, se sépare brusquement de ses annexes de relation : telle est l'Actinotroque qui se convertit en Phoronis; telles sont encore les larves de diverses Annélides.

La principale cause de ce fait doit être recherchée dans la division du corps des Trochophores en un *prosome*, et un *métasome*, qui suivent un accroissement inégal (*Figures* 384 à 388). Le métasome comprend la région où se trouvent les bandelettes mésodermiques; seule, ou peu s'en faut, elle produit le corps de l'adulte. Par contre, le prosome, qui constitue la majeure partie de la Trochophore, et porte la bouche avec la couronne orale, grandit peu, et se borne à devenir la tête de l'adulte. Etant donné que le métasome seul va fournir l'adulte, toutes les impulsions évolutives se concentrent en lui. Le prosome joue le rôle d'un appareil de relation, d'une importance secondaire; tantôt il grandit simplement, tantôt il émet des expansions ciliées, chargées de soutenir le métasome qui se développe. — Certains auteurs, Kleinenberg entre autres, partent de là pour admettre que le prosome et le métasome sont deux individus différents, le second étant engendré par le premier, et l'ensemble comprenant alors deux générations. Il suffit de comparer les Trochophores entre elles, en allant toujours des formes inférieures de chaque type aux plus élevées, pour voir qu'il s'agit de l'agrandissement exagéré, accompagné d'une longue persistance, du prosome.

Le prosome possède un petit centre nerveux, qui est l'ébauche du cerveau de l'adulte. Cet organe, la *plaque céphalique*, ou *plaque syncipitale* des auteurs, est un épaississement ectodermique, placé en avant et au-dessus de la bouche; il émet quelques rameaux, dirigés vers l'orifice buccal et vers la couronne orale. Sa situation variable, suivant les types de Trochophores, contribue, pour sa part, à mieux accentuer la physionomie propre à chacun d'eux.

Dans les considérations précédentes, comme dans les descriptions suivantes, les termes de *prosome*, et de *métasome*, sont détournés quelque peu de leur signification, afin de rendre la compréhension plus aisée. Le prosome est, au sens exact du mot, le corps de la larve, et le métasome celui de l'adulte. Or, en cette étude des embryons de Trochozoaires, et dans le but de mieux faire saisir l'importance des changements éprouvés, l'expression métasome sera appliquée, par avance, à cette partie du corps larvaire qui devient presque tout l'organisme adulte; celle du prosome sera restreinte à la zone qui ne s'accroît pas, et ne constitue qu'une portion exiguë de l'économie définitive.

II. **Rotifères.** — Les Rotifères ne dépassent pas l'état de Trochophore, et il est permis de les considérer comme des larves de Trochozoaires, qui seraient sexuées; la forme embryonnaire est donc ici définitive. La couronne orale est transversale. Le cerveau, homologue de la plaque céphalique, est situé un peu au-dessus de la bouche; ce dernier orifice se trouve, ou peu s'en faut, diamétralement opposé à l'anus. Par la situation relative de la bouche, de l'anus, et du cerveau, le corps est divisé en deux parties : l'une postéro-supérieure, ou dorsale, étendue de la bouche à l'anus, qui renferme le cerveau et la couronne; l'autre, antéro-inférieure, ou ventrale, également étendue de la bouche à l'anus, qui est opposée à la précédente. Cette seconde zone n'offre, parfois, rien de particulier, comme il en est pour la *Trochosphœra æquatorialis*, décrite par Semper. Chez la plupart des autres Rotateurs, sa région infra-anale s'allonge, plus ou moins, en une sorte de *pied*, dont l'extrémité fourchue porte, dans certains cas, une petite glande à mucus. Cette région, qui apparaît chez les Rotifères, présente, chez tous les Monomériques, une grande importance; c'est elle qui constitue une bonne part du métasome des Tentaculifères et des Mollusques. Quant à la couronne orale, elle est parfois bilobée, de manière à rappeler celle des larves de Mollusques (*Figures* 389, 390, 396, 397).

III. **Mollusques.** *A*. — Les embryons de ces animaux sont libres le plus souvent, sauf ceux des Céphalopodes et de plusieurs Gastéropodes (Pulmonés). Ces embryons libres possèdent un aspect particulier, dû à la disposition de leur couronne vibratile orale, et à l'apparition précoce d'organes, tels que le pied et la coquille. — L'ébauche de cette dernière est une dépression de l'ectoderme, d'abord remplie du mucus calcaire qu'elle sécrète; puis, le mucus débordant, et les régions ectodermiques avoisinantes produisant aussi une substance semblable, la coquille s'étend peu à peu autour du corps de la larve. Cette dépression est nommée la *glande coquillère*, à cause de son rôle; elle est située entre la bouche et l'anus, plus près de ce dernier orifice que du premier, dans la région qui correspond à la face postéro-supérieure de l'organisme d'un Rotifère; par suite, celui-ci n'en offre point l'équivalent. Il n'en est pas ainsi pour le pied; cet appendice est strictement l'homologue de celui des Rotifères, et se trouve placé de même, entre la bouche et l'anus, non loin de ce dernier, dans la zone ventrale de la larve (*Figures* 392 *et* 399).

Contrairement aux Rotateurs, le pied prend un accroissement considérable, avec toute la région qui le porte; cette augmentation est de beaucoup supérieure à celle subie par la partie opposée. De cette inégalité découle une division du corps de la larve en prosome et métasome; le premier comprend la zone postéro-supérieure de la Trochophore, et le second la zone antéro-inférieure. — L'entéropore, qui devient la bouche, est d'abord placé exactement vers le milieu du corps; à la suite de cet agrandissement inégal, il se reporte en haut, et finit par se trouver terminal. La couronne orale est orientée comme celle des Rotifères; elle est transversale, c'est-à-dire perpendiculaire à l'axe longitudinal du corps, et située immédiatement au-dessus de la bouche. —

L'organisme d'un Rotifère représente fort bien, d'une manière schématique, celui d'une Trochophore de Mollusque, en supprimant les glandes sexuelles, augmentant la taille du pied, et ajoutant, sur la face dorsale, une glande coquillère destinée à sécréter la coquille qui entoure le petit être. L'anus prend naissance, d'ordinaire, après la glande coquillère, et en arrière d'elle.

    B. — Les larves des Mollusques inférieurs, des Amphineuriens et des Solénoconques, présentent quelques dispositions spéciales. Leur couronne orale ne reste pas simple; elle se divise en un nombre variable de cercles vibratiles superposés, trois le plus souvent, qui, toujours transversaux, surmontent l'entéropore, et s'étagent depuis cet orifice jusqu'à l'extrémité supérieure du corps; celle-ci porte, en surplus, une touffe vibratile. Parfois, chez les Dentales, ces trois cercles sont séparés les uns des autres par d'assez grandes distances, et insérés sur des bourrelets formés de cellules allongées. Les Solénogastres, parmi les Amphineuriens, exagèrent encore cet aspect, au point que le corps de la larve paraît être scindé en trois segments; ce semblant de division annulaire est dû à l'épaississement de l'ectoderme dans les zones ciliées. — Par contre, la couronne orale des Platygastres (*Chiton*) est moins développée; elle se partage tout au plus en deux cercles contigus. Les embryons libres de ces animaux sont souvent désignés par l'expression de *larves de Loven*, du nom du naturaliste qui les a étudiées le premier. Ces bandes vibratiles disparaissent à mesure que la bouche, par suite de l'accroissement constant du pied et du métasome, remonte du milieu du corps vers la région supérieure. Du reste, leur présence n'empêche pas que d'autres parties de l'ectoderme soient couvertes de cils; mais ces derniers sont plus petits que ceux des couronnes, et rangés avec une régularité moindre. — Il semble que les larves des Amphineuriens et des Solénoconques sont privées d'un organe, comparable à la glande coquillère des embryons des autres Mollusques.

    Ceux-ci offrent un aspect caractéristique. Dès le moment où les trois feuillets sont ébauchés, la couronne orale fait son apparition, puis la glande coquillère dans une région diamétralement opposée à l'entéropore, ensuite le pied en dessous de ce dernier orifice et non loin de lui, enfin l'anus. Le tube digestif se replie quelque peu sur lui-même, et décrit des circonvolutions dans l'intérieur du corps. La glande coquillère sécrète son mucus calcaire, qui s'étale peu à peu autour de l'embryon, et lui donne une petite coquille fort mince, dans laquelle il est capable de se rétracter. Enfin la couronne orale, toujours simple et non subdivisée, s'élargit latéralement en deux lobes volumineux; elle acquiert

---

Fig. 396 à 398. — ROTIFÈRES ET TROCHOPHORE (*coupes médianes et longitudinales, diagrammatiques, représentées en silhouette*). — Ces dessins s'appliquent aux mêmes êtres que ceux des figures 389 à 391, et sont destinés à montrer la structure intime de ces derniers.

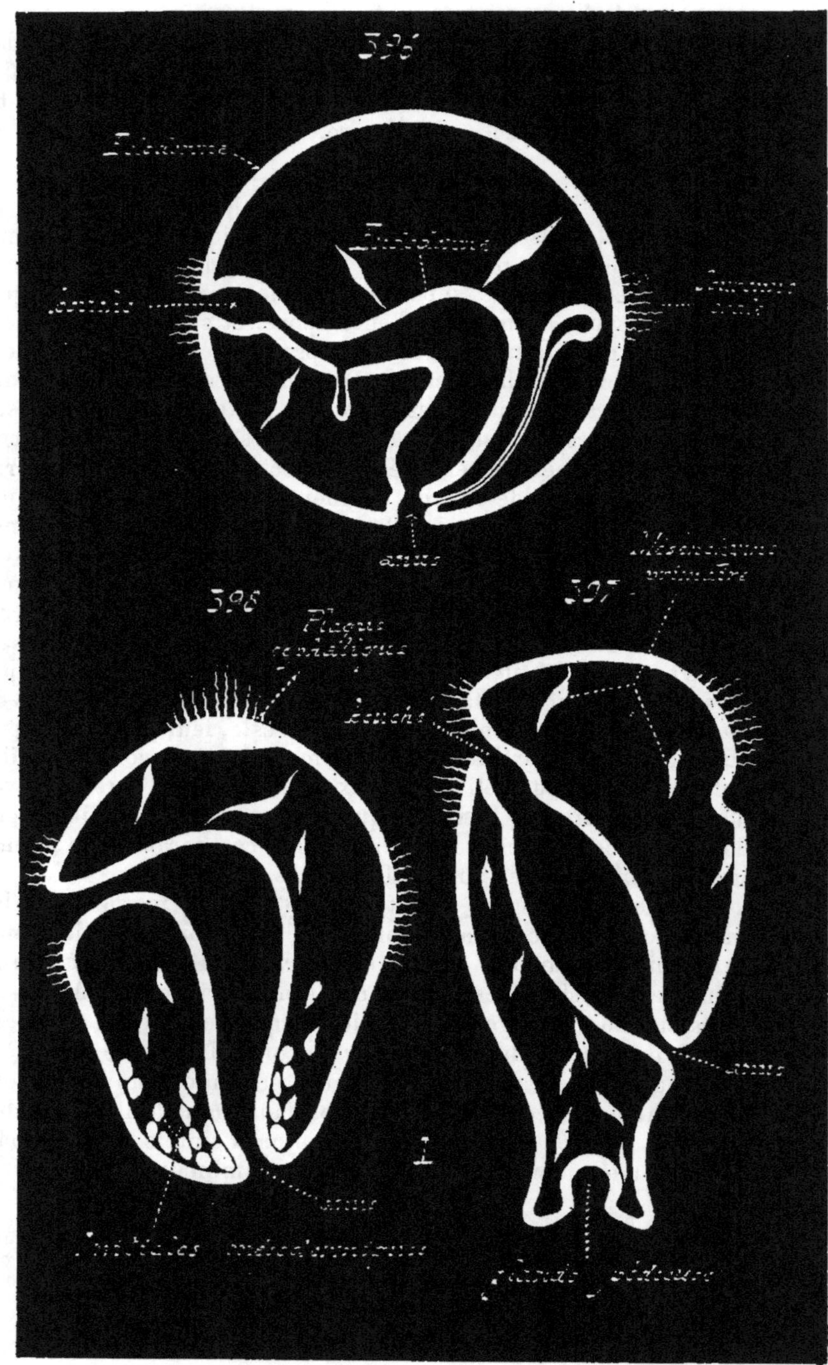

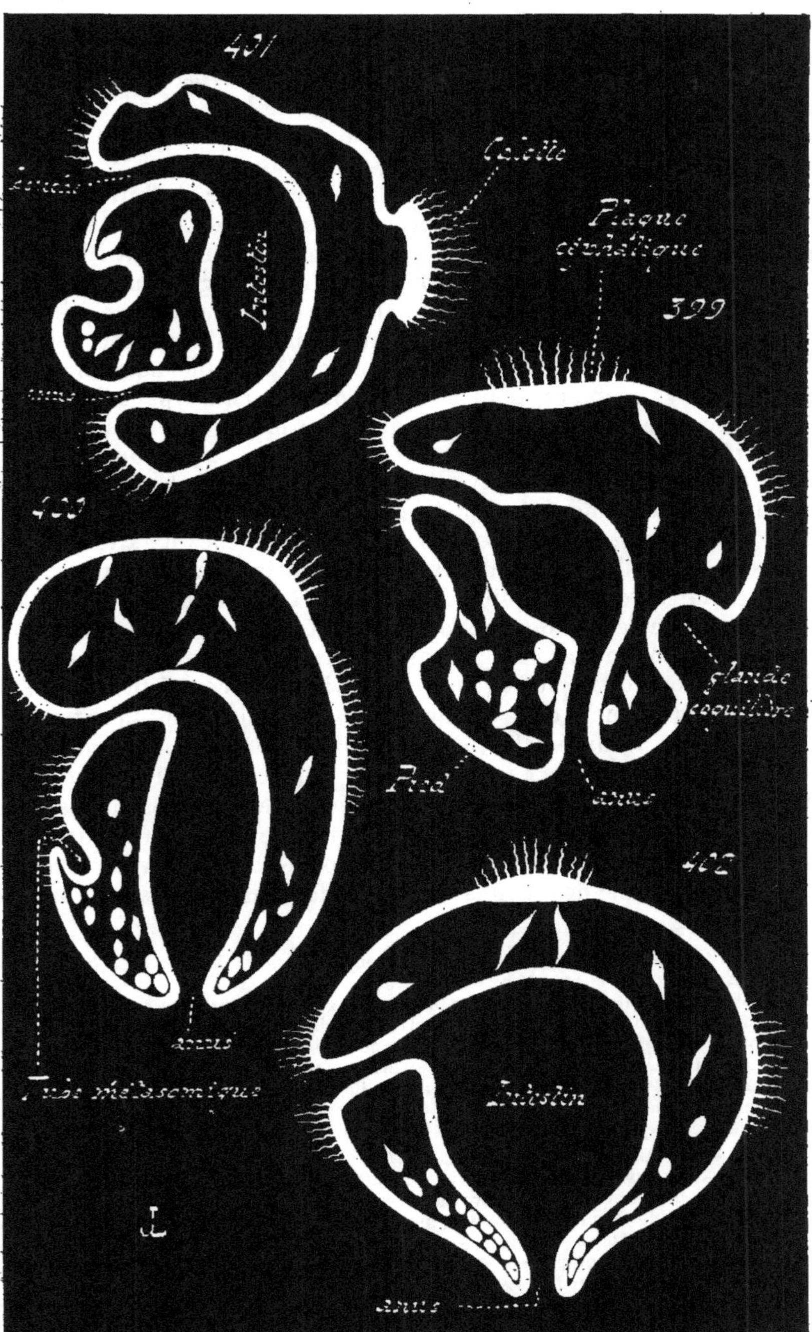

401
Calotte
Plaque céphalique
399
Intestin
anus
400
Pied
glande coquillière
anus
402
Intestin
Tube métasomique
anus
anus

ainsi une disposition particulière, que l'on exprime par le nom de *voile*. Le voile, ou *velum*, des larves de Mollusques, n'est autre que la couronne orale de la Trochophore, munie de deux larges expansions placées au même niveau, et surmontant la bouche. Cette larve, ainsi faite, existe chez tous les Acéphales, et presque tous les Céphalophores, sauf les Céphalopodes.

La teneur variable en deutolécithe exerce, sur la durée de la vie larvaire, une influence prépondérante; les variations à cet égard sont nombreuses parmi les Mollusques. Lorsque le vitellus nutritif est peu abondant, l'embryon perce de bonne heure le chorion qui l'enveloppe, et nage avec son voile, en traînant avec lui sa petite coquille. Par contre, si les réserves nutritives sont plus considérables, l'embryon reste enfermé dans sa coque jusqu'à ce qu'il les ait épuisées; il ne la quitte qu'à ce moment, dont la venue diffère d'un type à l'autre; certains même ne se trouvent libres qu'à une phase fort voisine de l'état définitif. Le voile ne s'en montre pas moins, avec tous les autres organes; et, grâce aux mouvements incessants de ses cils, l'embryon tourne sur lui-même dans l'intérieur de sa coque ovulaire. C'est là le mouvement de *rotation*, que l'on observe aussi chez d'autres animaux, mais que les Mollusques offrent avec une constance remarquable.

Dans le cas où la coquille n'existe pas à l'état adulte, comme il en est chez plusieurs Gastéropodes et Ptéropodes, elle fait pourtant son apparition autour de l'organisme larvaire; elle tombe ensuite, et disparaît. Cette chute de la coque est suivie, pour ce qui tient aux Ptéropodes Gymnosomes, de la production, autour du corps, de trois couronnes ciliées transversales; ces dernières ne dépendent aucunement de la couronne orale, et ne proviennent point d'elle. Partant, elles ne correspondent en rien à leurs similaires des Solénoconques et des Amphineuriens; leur origine, et leur venue tardive, contribuent également à les faire considérer comme des appareils de nouvelle formation.

Les embryons des Céphalopodes accomplissent, dans leur coque

Fig. 399 à 402. — PRINCIPAUX TYPES DE TROCHOPHORES (*coupes médianes et longitudinales, diagrammatiques, représentées en silhouette*).

Comme les précédents, ces dessins s'appliquent aux mêmes êtres que ceux des figures 392 à 395. Ils sont destinés à montrer la structure de ces derniers, à indiquer l'emplacement variable de l'anus, et celui de la région métasomique. La couronne orale, représentée en entier dans les contours extérieurs, est ici donnée en coupe. — Dans la figure 401, relative à une Trochophore de Bryozoaire, la dépression, située entre la bouche et l'anus, est l'homologue du tube métasomique de la figure 400; celle-ci s'applique à une jeune Actinotroque.

Fig. 403 à 409. — LARVES DES MOLLUSQUES (*contours extérieurs*). — En 403, larve de Dentale, d'après Kowalevsky. — En 404, larve de Chiton, d'après Kowalevsky. — En 405, larve de Patelle, dont la partie inférieure est placée dans une petite coquille; d'après Patten. — En 406, larve de Vermet, vue de dos, montrant sa coquille, et les deux lobes de son voile cilié; d'après de Lacaze-Duthiers. — En 407, larve de *Pneumodermon* (Ptéropode gymnosome), après la chute de la coquille; d'après Gegenbaur. — En 408, embryon de Céphalopode, à la vésicule vitelline interne; d'après Grenacher. — En 409, embryon de Céphalopode, à la vésicule vitelline externe.

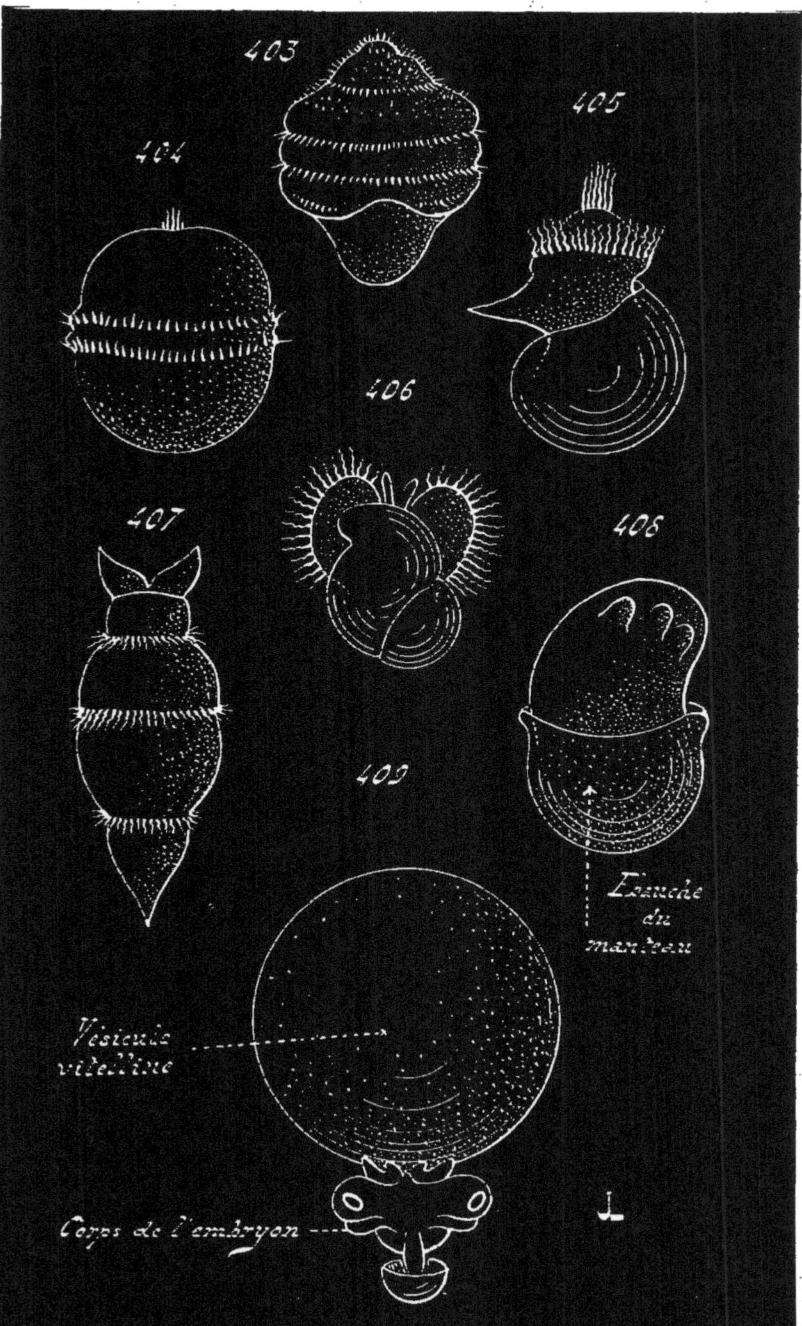
403
404
405
406
407
408
409
Ébauche
du
manteau
Vésicule
vitelline
Corps de l'embryon

chorionnaire, la plus grande part, ou même la totalité, de leurs phases évolutives; leur aspect diffère naturellement des uns aux autres, suivant que la vésicule vitelline est interne, comme celle des larves pélagiques de Décapodes et des embryons d'Argonautes, ou externe comme celle des Seiches. Il suffit de se reporter aux faits déjà connus, et décrits dans le paragraphe relatif aux feuillets blastodermiques, (page 380) pour se rendre compte de ces dissemblances. — Lorsque la vésicule est interne, l'ectoderme du petit être se couvre de cils vibratiles; mais la couronne orale ne paraît pas se délimiter nettement; elle demeure confondue avec les autres cils, et leur ensemble sert à faire exécuter à l'embryon les mouvements de rotation déjà signalés. Les bras se délimitent d'une manière précoce; et également le manteau, qui coiffe le sommet de l'embryon à la façon d'un capuchon grandissant peu à peu. — Dans le cas où la vésicule est externe, le jeune Céphalopode accomplit toutes ses phases dans l'intérieur du chorion. L'ectoderme ne porte point de cils vibratiles. Les bras, les yeux, et le manteau se développent avec rapidité. Puis, lorsque tous les appareils de l'économie ont pris naissance, l'individu sort de sa coque, encore muni de sa vésicule vitelline plus grosse que lui, appendue à sa tête, et entourée par ses bras. Il l'absorbe ensuite, à mesure qu'il grandit, et que ses organes perfectionnent leur structure (*Figures* 403 à 409).

IV. Tentaculifères. — De même que pour les formes embryonnaires des Mollusques, il est nécessaire, en ce qui touche les Tentaculifères, de se reporter à la disposition organique des Rotateurs. Le corps présente deux axes; l'un transversal, passant par l'entéropore; l'autre longitudinal, perpendiculaire au premier. La situation respective de la bouche et de l'anus divise le corps en deux parties : une zone postéro-supérieure ou supéro-dorsale, allant de la bouche à l'anus en passant par l'extrémité supérieure du petit être; une zone antéro-inférieure, ou inféro-ventrale, étendue également de la bouche à l'anus, mais comprenant l'extrémité inférieure. Cette orientation est celle des larves de Tentaculifères comme celle des larves de Mollusques; seulement, la région postéro-supérieure est plus aisée à reconnaître chez les premières, car elle renferme toujours, dès les premières phases évolutives, la plaque céphalique, c'est-à-dire l'ébauche du cerveau. Cette dernière est l'homologue du petit ganglion cérébral des Rotifères; elle est située de même; et la place qu'elle occupe se reconnaît à la touffe de cils vibratiles qu'elle supporte.

La zone inféro-ventrale fournit à elle seule la majeure partie du corps de l'adulte, du métasome; la région supéro-dorsale correspond donc à un prosome, fort développé chez l'embryon, mais qui s'accroît relativement peu, et ne donne que l'extrémité buccale de l'organisme définitif. Le métasome des larves des Tentaculifères est strictement l'homologue de celui des embryons libres de Mollusques, et de la zone antéro-inférieure des Rotateurs; partant, les organes, qui s'y développent de la même manière, sont homologues. — Cette notion porte à considérer, comme équivalents, le pied des Mollusques, celui des Rotifères, et la partie inférieure du corps des Tentaculifères, quelle que soit sa forme. Ces régions ne sont pas disposées d'une façon semblable; les unes sont compactes, et les autres creuses; les unes sont grandes, et les autres exiguës. Mais cette diversité d'aspect tient aux divergences qui se manifestent dans l'accroissement, comme dans le mode de développement, du mésoderme et du cœlome. Une telle donnée contribue à montrer, pour sa part, combien sont grandes les affinités qui relient tous les Monomériques entre eux, puisque la même région de l'économie embryonnaire sert à produire, dans tous les cas, le corps définitif presque entier, avec les appareils qui servent à la fixation de l'individu, ou à sa locomotion.

Les larves des Rhynchifères appartiennent au type le moins modifié, à celui qui se rapproche le plus des Rotifères, et des larves de Polymériques. Les embryons libres des Hématobrachiés, ou Phoronidiens, commencent à offrir les premiers vestiges d'une altération, qui s'accentue plus encore chez les Bryozoaires.

RHYNCHIFÈRES OU SIPUNCULIENS. — Mettant à part l'enveloppe amniotique, qui n'existe pas toujours, car on ne l'a pas signalée chez d'autres genres que les Siponcles, qui disparaît hâtivement, et semble être un organe acquis d'une manière secondaire, la jeune larve de ces animaux rappelle assez bien, par sa disposition, un Rotateur; du moins dans ses traits essentiels. La bouche est placée un peu au-dessous de l'extrémité supérieure, et sur la face antérieure, du corps; l'anus est percé un peu au-dessus de l'extrémité inférieure, et sur la face postérieure; la couronne orale, située au niveau de la lèvre inférieure de l'orifice buccal, quelque peu plus bas que sa correspondante des Rotateurs, est transversale. La plaque céphalique occupe la partie dorsale de l'extrémité supérieure du corps. La région inféro-ventrale, et surtout la zone placée au-dessous de l'anus, est presque la seule à grandir pour donner le métasome. Elle est l'équivalent strict du pied des Rotateurs; elle répond à un appendice semblable, qui augmenterait de beaucoup sa taille, tout en se rendant creux, et permettant à l'intestin de pénétrer dans sa cavité. Par l'effet de cet accroissement, l'anus se trouve reporté en haut, et demeure dorsal. A mesure que ces phénomènes se produisent, la région péribuccale, devenant rétractile, se convertit en une trompe (*Figure* 423).

HÉMATOBRACHIÉS, OU PHORONIDIENS. — La larve de ces êtres est connue sous le nom d'*Actinotrocha*, ou d'*Actinotroque*. Elle diffère de la Trochophore habituelle des Rotifères, des Mollusques, et des Sipunculiens, par les caractères suivants : la couronne orale, au lieu d'être transversale, est oblique de haut en bas, et d'avant en arrière; l'anus est reporté plus près de la bouche, et occupe exactement l'extrémité inférieure du corps; partant, la région métasomique est plus petite que chez les embryons examinés jusqu'ici. L'ectoderme entier est couvert de cils vibratiles, notamment dans la région supérieure; celle-ci surplombe la bouche, et forme une volumineuse lèvre supérieure, le lobe *préoral*. La couronne orale n'est guère bien développée que dans sa partie inférieure. La zone, qui la porte, se modifie bientôt; elle produit des saillies, d'abord comparables à des petits mamelons, puis à des tentacules cylindriques et allongés. C'est à leur présence que la larve doit son nom; ces tentacules, d'apparition si hâtive, deviennent ceux de l'adulte.

Le métasome, qui est entièrement antérieur, et non pas antéro-inférieur comme dans les cas précédents, se développe d'une manière spéciale. Il se creuse d'une dépression, le *tube métasomique*, qui pénètre dans l'intérieur du corps, et y grandit. Puis, cette dépression revient sur elle-même, se dévagine, et constitue alors un organe tubuleux, suspendu à la région ventrale de l'embryon. Ce tube dévaginé grandit sans cesse, occupe bientôt tout l'espace métasomique; l'intestin de la larve s'infléchit pour pénétrer dans sa cavité. Finalement, cette expansion donne le corps presque entier de l'adulte; le prosome se bornant à fournir l'extrémité supérieure, munie de tentacules, et possédant la bouche avec l'anus (*Figures* 393, 400, 410 à 418, 419).

Bryozoaires. — Pour bien concevoir la nature des embryons de Bryozoaires, il est utile de se représenter que chaque individu est réellement simple. Plusieurs auteurs admettent, en effet, que le Bryozoaire est une colonie composée de deux zooïdes : l'un, le *cystide*, représente la paroi du corps; l'autre, le *polypide*, correspond à l'intestin et aux organes internes. Les faits acquis autorisent à repousser une telle notion. Il est nécessaire, en surplus, de se rendre compte que la plupart de ces animaux offrent un développement, altéré par le fait que leurs œufs sont déposés dans des loges spéciales, les *oécies*, où ils évoluent; les phases sont alors modifiées par des dégénérescences particulières. Il faut, pour les connaître dans leur intégrité, s'adresser aux embryons libres des Endoproctes et de certains Ectoproctes. Les larves des premiers sont nues; celles des seconds, connues sous le nom de *Cyphonautes*, sont recouvertes par une petite coquille bivalve.

Les déviations, déjà indiquées chez les Actinotroques des Phoronidiens, sont plus grandes encore chez les Bryozoaires. La couronne orale, *couronne* des auteurs, large, et passant par la lèvre supérieure de la bouche,

---

Fig. 410 à 418. — Développement des Phoronidiens, en tant que changement de leur prosome en métasome (*coupes médianes et longitudinales, vues par la tranche, avec perspective par ombres portées*). — En 410, jeune Trochophore, encore dépourvue de tentacules. — En 411, le tube métasomique, et les premiers tentacules font leur apparition; cette phase correspond aux états dessinés dans les figures 393, 400, et 419. — En 412, le tube métasomique grandit, tout en s'enfonçant dans le corps. — En 413, le tube métasomique commence à se dévaginer. — En 414, l'évagination étant accomplie, le tube métasomique, devenu extérieur, continue seul à grandir, en entraînant l'intestin dans sa cavité, alors que les autres parties de la larve, qui constituent le prosome, demeurent

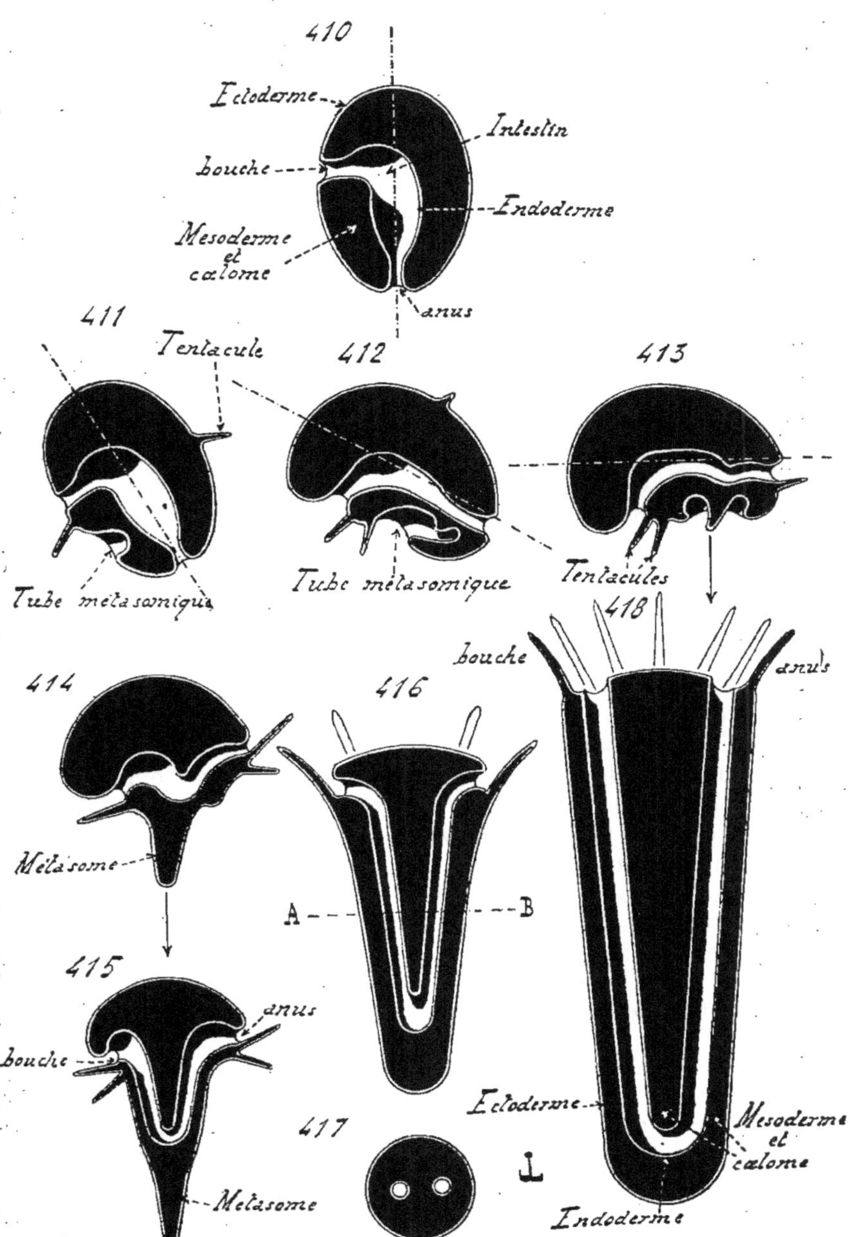

stationnaires. — Les figures 415, 416, et 418, montrent les phases successives de cet accroissement inégal. — En 417, est dessinée une coupe transversale du jeune individu représenté en 416, et menée suivant la ligne AB.

est franchement oblique, et coupe le corps en deux parties ; de son côté, l'anus, reporté plus près de la bouche que chez l'Actinotroque, dépasse l'extrémité inférieure, et se trouve situé sur la face antérieure. Partant, le métasome est fort petit, et le prosome relativement très grand. Ce dernier possède, dans sa région diamétralement opposée à la couronne, une grande plaque couverte de cils vibratiles : la *calotte*, ou le *disque* des auteurs. Cet organe est particulier aux Bryozoaires ; on n'en trouve guère l'équivalent, amoindri, que chez les Brachiopodes. Entre cette calotte et la bouche est située une dépression ectodermique, munie d'un plumet vibratile, homologue de la plaque céphalique des autres Trochophores. Plusieurs embryologistes l'ont considérée à tort comme un bourgeon ; on l'a désignée par les expressions d'*organe pyriforme*, et d'*organe dorsal*. — Les larves possèdent parfois, en surplus, deux petites et minces expansions latérales : le *manteau*.

L'embryon évolue d'une manière semblable à celle des Actinotroques. Le petit métasome se creuse d'une invagination ectodermique, le *tube métasomique*, qui pénètre dans l'intérieur du corps ; les auteurs la nomment, tantôt la *ventouse*, et tantôt l'*organe adhésif*. Cette dépression se dévagine peu après sa naissance, et grandit, pendant que l'intestin entre dans sa cavité. La couronne orale du prosome se convertit en tentacules ; la plaque céphalique donne le cerveau, et fournit le petit appareil sensoriel observé chez l'adulte. Ce mode d'accroissement est en tout semblable à celui des Phoronidiens ; et, le métasome grandissant seul, l'anus et la bouche finissent par être contigus, supérieurs, et proches des tentacules qui proviennent de la couronne orale. Le manteau se réduit, et l'adulte n'en porte aucune trace.

Lorsque le développement s'effectue dans les oécies, tous les organes déjà signalés apparaissent, sauf la coquille. Seulement, certains d'entre eux, l'intestin par exemple, subissent des dégénérescences momentanées, qui les font se résoudre en amas cellulaires. Puis la larve, après avoir été mise en liberté, va se fixer sur un corps étranger, pour achever son évolution ; les phénomènes déjà décrits se manifestent alors. Le tube métasomique prend naissance, et se dévagine ; le manteau se montre un instant, pour se désagréger hâtivement ; le métasome grandit seul, et l'organisme s'achève comme dans le premier cas (*Figures* 394, 401, 420, 421).

BRACHIOPODES. — Les larves des Brachiopodes dérivent de celles des Bryozoaires, en ce sens que le manteau, au lieu de s'atrophier, continue à grandir, et persiste chez l'adulte, où il constitue l'appareil du même nom. En conséquence, la région qui le porte, dans le corps, est volumineuse, et ne cesse d'occuper une grande place. Cette région fait partie du prosome, et diminue, par un véritable balancement organique, l'importance du métasome ; ce dernier se borne à donner le pédoncule fixateur de l'adulte, avec les régions avoisinantes.

A cause de la grandeur de la zone occupée par le manteau, le corps de la larve paraît être divisé en trois segments : le segment moyen est celui du manteau, ou *palléal;* l'un des segments extrêmes, le *segment oral,* où va se percer la bouche, donne les bras avec leurs tentacules; l'autre segment, qui mérite le nom de *pédonculaire,* fournit le pédoncule. Ces trois zones ne sont pas comparables aux anneaux des Polymériques, car elles ne proviennent pas de la division du mésoderme et du cœlome en trois portions correspondantes; leur présence est le résultat des différences de taille, et d'accroissement, qui s'établissent entre les diverses régions de l'embryon.

Le manteau, tout comme celui des larves de Bryozoaires, se compose de deux lobes, qui naissent sur le segment palléal. Ces derniers grandissent, d'abord, de manière à envelopper le segment pédonculaire; puis ils se retournent, et encadrent le segment oral, de façon à acquérir leur situation définitive. Quant au segment pédonculaire, il se borne à s'allonger en un pédoncule, sans s'invaginer au préalable pour se dévaginer par la suite; les vestiges de la dépression ectodermique des Phoronidiens et des Bryozoaires sont accusés, cependant, par la genèse, sur l'extrémité de ce pédoncule, d'une cavité glandulaire sécrétant un mucus adhésif. La coquille est une cuticule calcaire déposée sur les deux lobes du manteau; elle naît assez tard, puisque ses premières traces se montrent, lorsque la larve possède déjà un nombre assez grand de tentacules.

Les larves des Brachiopodes, malgré leurs dissemblances apparentes, sont fort voisines de celles des Bryozoaires. Il suffit de supprimer, chez ces dernières, le tube métasomique, dont l'apparition est tardive; de séparer, par un étranglement, la partie munie de la couronne orale, du reste du corps; enfin, d'augmenter la taille de la région pourvue de la calotte, pour obtenir une larve de Brachiopode. La couronne orale des Bryozoaires est représentée par la bande vibratile, souvent fort large, placée autour du segment oral des Brachiopodes; ce dernier grandit hâtivement, mais sa ressemblance générale, avec la zone correspondante des Bryozoaires, est cependant indiscutable. D'autre part, la touffe de cils vibratiles, placée au sommet du segment pédonculaire, est l'équivalent de la calotte. La disposition spéciale aux larves des Brachiopodes, et qui leur donne une allure caractéristique, découle du mode d'accroissement des parties, ces dernières étant essentiellement comparables à celles des embryons de Bryozoaires. Au surplus, de même que chez la plupart de ces derniers, l'entéron consiste en un sac clos, privé de bouche et d'anus; ces orifices apparaissent d'une manière tardive, et placés non loin l'un de l'autre, comme ceux des Bryozoaires.

Fig. 419 à 423. — Larves de Trochozoaires monomériques (*contours extérieurs*). — En 419, jeune Actinotroque de Phoronidien. — En 420, larve de Pédicelline (Bryozoaire). — En 421, larve libre de Bryozoaire, appartenant au type *Cyphonautes,* et recouverte par une coquille bivalve. — En 422, larve d'un Brachiopode (*Argiope neapolitana*), d'après Kowalevsky. — En 423, larve d'un Sipunculien (*Phascolosoma elongatum*), d'après Selenka.

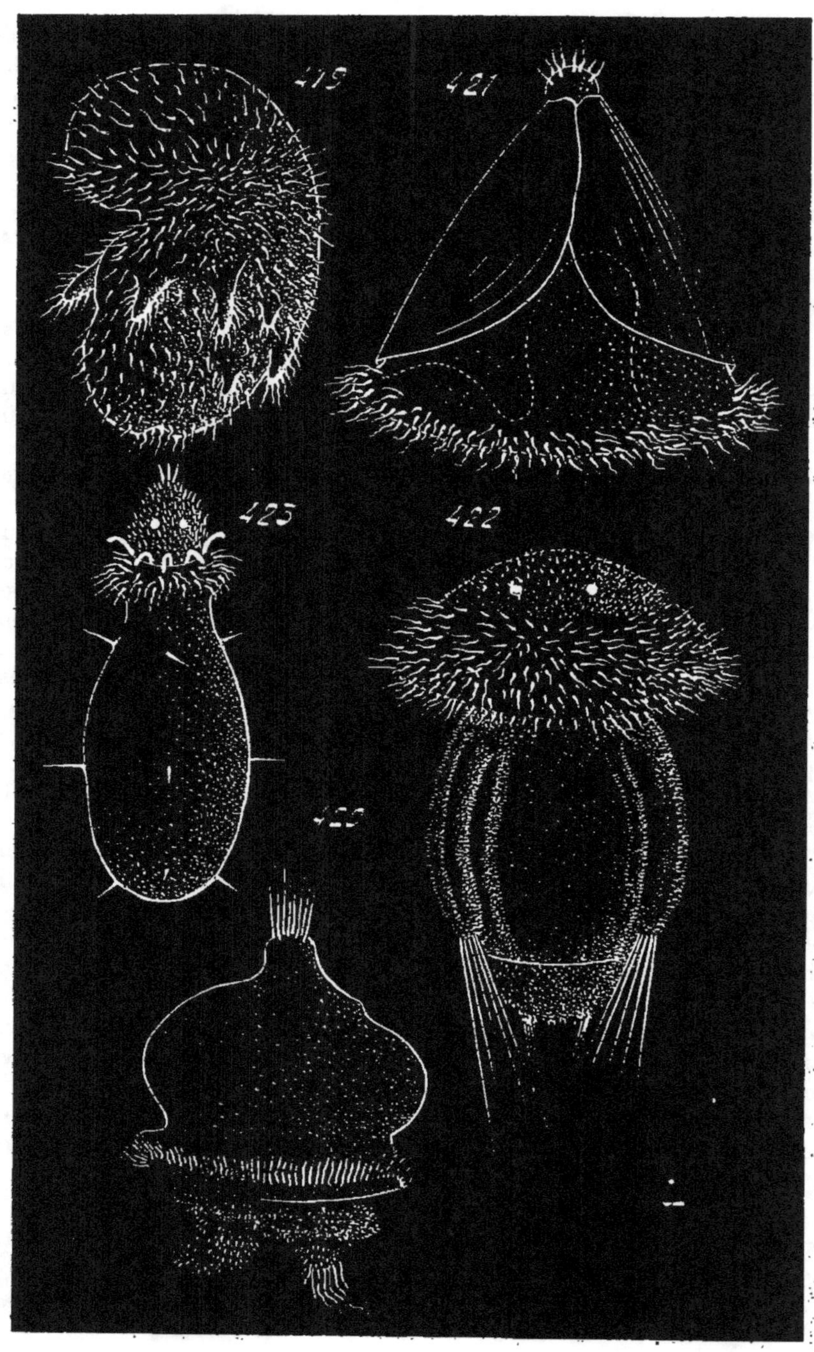

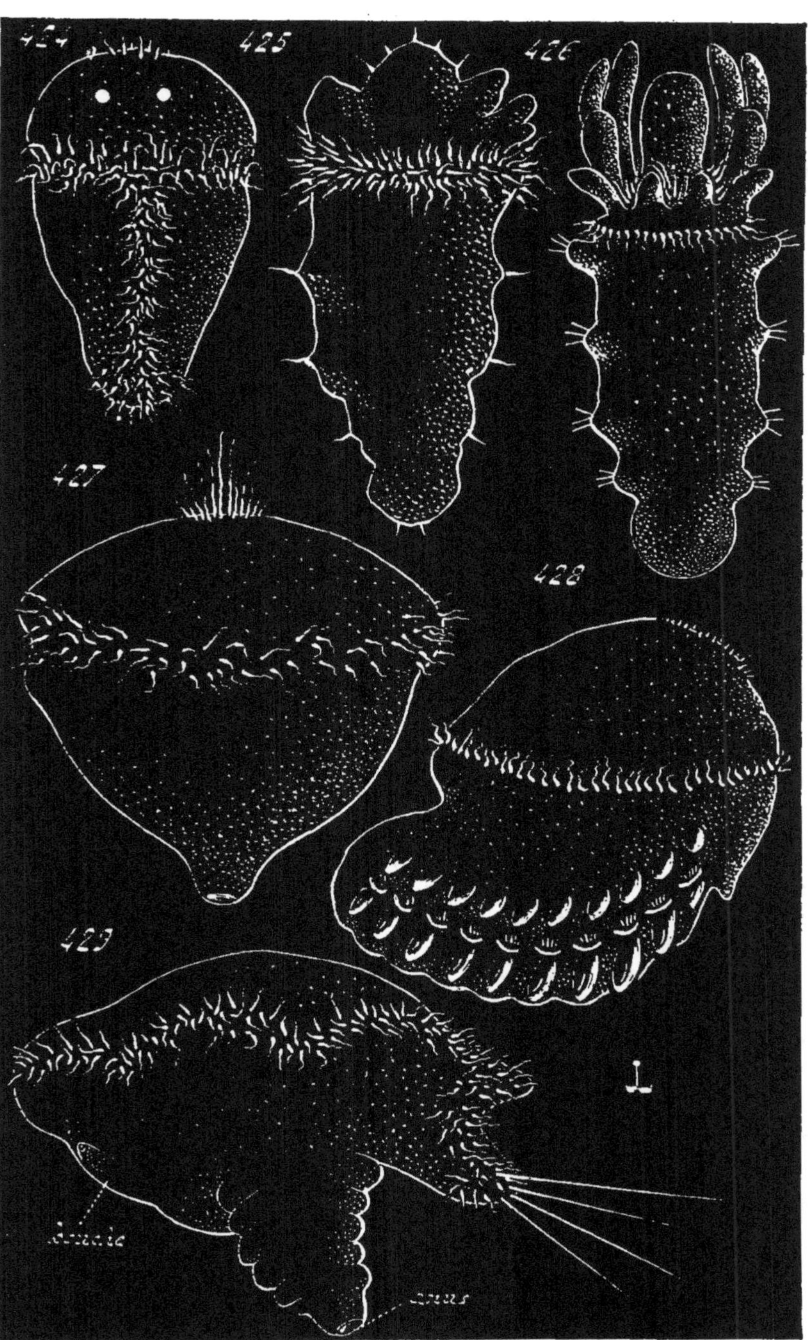

424
425
426
427
428
429

Ces dissemblances, d'abord minimes, deviennent plus accentuées, lors des phases ultérieures de l'évolution embryonnaire. Le mode d'accroissement, déjà indiqué chez la jeune larve des Brachiopodes, continue dans la même direction, très différente de celle suivie par les Bryozoaires. Ce prosome subit une amplification presque égale dans toutes ses régions, et se convertit tout entier en métasome; aucun tube métasomique ne prend naissance. Le segment oral continue à s'élargir, et produit les bras avec leurs tentacules. Le segment palléal grandit transversalement, et fournit le manteau, qui sécrète la coquille sur sa face externe. Le segment pédonculaire augmente de dimensions dans tous les sens, mais de préférence suivant son axe longitudinal, et se change en pédoncule. — Il s'ensuit que le corps du Brachiopode adulte n'est plus comparable à celui du Bryozoaire, bien que les larves soient semblables. L'organisme de ce dernier est presque donné en entier par le tube métasomique, alors que rien de pareil n'existe chez le premier. Les régions tentaculaires seules sont homologues, car toutes deux dérivent d'une même zone embryonnaire; la couronne tentaculaire des Bryozoaires, les bras tentaculifères des *Rhabdopleura* et des Brachiopodes, proviennent d'une même région larvaire, conservée chez l'adulte. Par contre, les autres parties du corps ne s'équivalent point; et il est remarquable d'observer que l'économie définitive des Brachiopodes correspond à celle des larves de Bryozoaires, accrue, et rendue plus complexe, en conservant l'orientation première des organes (*Figure* 422).

V. Pseudannélides. — Les Trochophores des Pseudannélides, comme celles des Annélides, ont leur corps divisé en un prosome et un métasome, qui occupent à peu près le même emplacement que leurs correspondants des larves de Monomériques, mais non entièrement. Le prosome comprend toute la région supérieure du corps, qui porte la plaque céphalique à son sommet, la bouche, et la couronne orale. Le métasome ne se borne pas, contrairement à ce qu'il en est chez les Monomériques, à la zone inféro-ventrale comprise entre la bouche et l'anus, mais se compose de cette zone, accrue de la partie située au même niveau dans la région supéro-dorsale. Aussi, toute l'extrémité inférieure de la larve appartient-elle au métasome; l'anus se trouve exactement au sommet de cette extrémité.

Lorsque les larves sont encore jeunes, et cette notion s'applique aux

Fig. 424 à 429. — LARVES D'ANNÉLIDES (*contours extérieurs*). — En 424, Trochophore de *Dasychone lucullana*, munie, en allant de haut en bas, de la touffe ciliée qui surmonte la plaque céphalique, de deux ocelles, de sa couronne orale, et de la bande vibratile médullaire. — En 425, larve plus âgée de la même espèce. — En 426, larve encore plus âgée de la même espèce, commençant à produire ses filaments branchiaux, et les soies de ses anneaux. — En 427, larve d'un *Polygordius*, d'après Hatschek. — En 428, larve de *Lopadorhynchus*, d'après Kleinenberg; la région métasomienne, déjà munie de plusieurs paires de parapodes, est placée obliquement sous le prosome. — En 429, larve *Mitraria*, d'après Metschnikoff.

Annélides tout aussi bien qu'aux Pseudannélides, le prosome est d'ordinaire plus volumineux que le métasome; sa portion la plus large est située à la hauteur de la couronne orale. Le métasome est, d'abord, un petit appendice étroit, suspendu au prosome; il s'accroît ensuite dans des proportions considérables, et donne presque tout le corps de l'adulte. Cette amplification est égale dans tout le métasome. Aussi l'anus n'abandonne-t-il jamais sa situation première; il occupe toujours l'extrémité inférieure de l'organisme, et c'est là qu'on le retrouve chez l'adulte.

Parmi les types étudiés jusqu'ici sous le rapport de l'embryogénie, les Echiures sont ceux qui offrent l'évolution la plus dilatée. Le prosome de leurs embryons libres est relativement petit, eu égard à celui de la plupart des larves d'Annélides; leur couronne orale est fort large, de manière à encadrer les deux lèvres de la bouche. La modification la plus curieuse, parmi celles qu'ils subissent, est tout interne, et tient à la désagrégation des segments produits dans leur mésoderme.—Les autres Pseudannélides connus présentent un développement plus abrégé. Leur prosome est plus réduit encore, car ses dimensions se rapprochent de leur état final, et leur métasome plus grand et plus allongé; aussi, leurs larves, au lieu d'être globuleuses et ovalaires, sont-elles allongées et vermiformes (*Figures* 430 *et* 431).

VI. **Annélides.** — Les Annélides subissent des évolutions larvaires, ou des évolutions fœtales, suivant que les ovules sont plus ou moins riches en deutolécithe. — Le second de ces procédés embryogéniques, propres aux Hirudinées et aux Oligochœtes, est peu complexe. Les œufs sont enfermés dans des cocons. C'est à l'abri de cette enveloppe que les embryons poursuivent leur développement; en conséquence, ces derniers ne sont libres qu'au moment où ils atteignent presque l'état parfait, et ne possèdent point de cils vibratiles sur leur ectoderme, ni de couronne orale. Leurs organes prennent naissance, sur place, d'après le type massif. Les ovules segmentés se convertissent peu à peu en jeunes individus, sans que l'on remarque, à l'extérieur, des phénomènes autres que l'accroissement du corps, et sa division en anneaux.

Les larves, qui proviennent des œufs pauvres en réserves nutritives, subissent des changements plus considérables; ceux-ci portent, en majeure partie, sur le prosome. Le métasome se borne à s'allonger, et à se scinder en anneaux à mesure; tout au plus est-il muni parfois de soies provisoires, ou de couronnes temporaires de cils vibratiles. Le prosome offre des modifications plus grandes. Il est, dans l'extrême jeunesse de la larve, plus gros que le métasome; le contraire a lieu plus tard, car il donne seulement l'anneau céphalique et l'anneau buccal. Il est muni de la couronne orale; celle-ci, transversale et grande, sert à l'embryon comme principal organe locomoteur. Ce rôle est sans doute la cause de dispositions fort remarquables, qu'il est possible de ramener à un agrandissement considérable et temporaire du prosome, accompagné de genèse d'expansions latérales, ciliées, jouant le rôle d'appendices locomoteurs.

Dans les cas habituels, le prosome est deux ou trois fois plus gros que le métasome, lorsque la larve est jeune, mais point davantage. — Les *Polygordius*, parmi les Archiannélides, montrent déjà un prosome volumineux, mais qui, à part cette augmentation de taille, ne présente aucun autre phénomène particulier, différant de la règle normale. — Les *Lopadorhynchus* sont plus remarquables. Leur prosome est plus grand encore que celui des larves de *Polygordius;* il porte au-dessous de lui, incliné un peu obliquement, le métasome, qui évolue, s'accroît, et se divise en anneaux. Puis, lorsque ce dernier est déjà bien développé, et possède la plus grande part des caractères de l'adulte, le prosome, qui servait jusque là d'organe locomoteur, se sépare brusquement du métasome, sauf la région munie de la bouche, et l'organisme définitif se trouve constitué. Le prosome, détaché, se désorganise et meurt. — Les faits sont ici tellement distincts, le prosome et le métasome paraissent si bien indépendants, que le second semble être un individu à part, qui aurait été engendré par le premier, et serait supporté par lui jusqu'à leur séparation. Kleinenberg a même été conduit à considérer ces phénomènes comme répondant à une alternance de générations. Le prosome est, d'après cet auteur, un animal particulier, comparable à un Cœlentéré, qui produirait le métasome, l'Annélide, par une reproduction asexuelle. Il suffit de comparer les phénomènes les uns aux autres, en suivant la série exposée plus haut, pour rapporter cette évolution à un agrandissement exagéré, suivi de la chute, d'un prosome larvaire.

Enfin, le degré le plus élevé qu'atteignent ces altérations, est offert par la larve nommée *Mitraria*. Le prosome de cette dernière est muni d'expansions latérales, semblables à des lobes couverts de cils vibratiles, qui servent d'organes locomoteurs, et sont destinés à s'atrophier.

Le métasome est souvent pourvu de longues soies temporaires, qui tombent par la suite pour céder la place aux soies permanentes, et de cils vibratiles; ces derniers disparaissent également, pendant que le corps perfectionne son organisme. Une bande ciliée, la *bande médullaire,* paraît ne jamais manquer; elle se dirige de la bouche à l'anus, et suit la ligne médiane ventrale. Elle est le pendant de la touffe que supporte la plaque céphalique, c'est-à-dire l'ébauche du cerveau; elle est, en effet, placée contre l'ébauche de la moelle nerveuse ventrale. Quant aux autres cils, ils sont d'autant plus nombreux que la larve est plus jeune, et tombent à mesure qu'elle avance en âge; souvent, au début de l'évolution, ils recouvrent l'ectoderme entier. Parfois, certains d'entre eux, rangés symétriquement en cercles transversaux, placés à divers niveaux autour du corps, se distinguent des autres par leur longueur plus grande. On s'est basé sur leur absence, ou leur présence, et dans ce dernier cas, sur le nombre et la position des cercles qu'ils composent, pour dénommer les types des larves qui les possèdent. Ces divers caractères ont une valeur bien secondaire; ils ne touchent en rien aux phénomènes essentiels du développement, et n'ont qu'une durée transitoire (*Figures* 424 à 429).

Dans certains cas, chez les *Lumbriconéreis* par exemple, la couronne orale n'est guère discernable, car ses éléments ne sont pas plus allongés, ni plus touffus, que les cils vibratiles destinés à recouvrir, en totalité ou en partie, le reste du corps; cette larve est dite *atroque*. Ailleurs, la couronne orale est très nette, à cause de la longueur de ses cils; cette

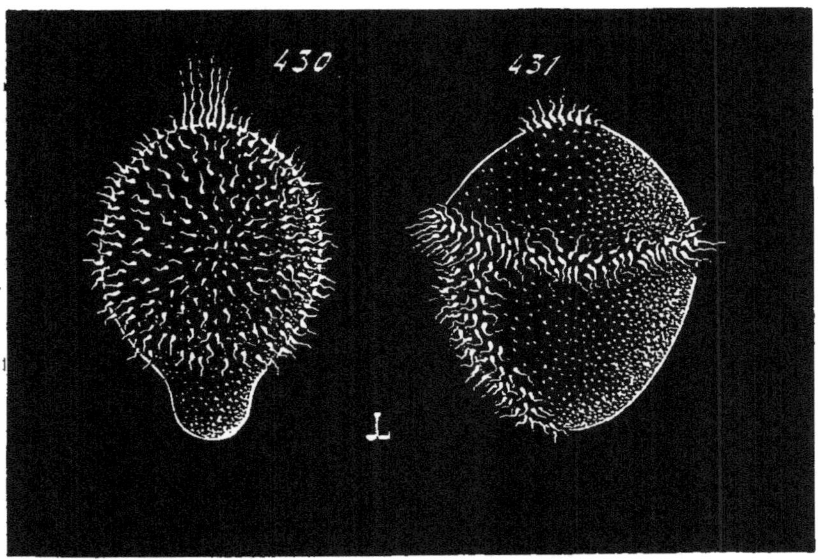

Fig. 430 et 431. — Larves de Pseudannélides (*contours extérieurs*). — En 430, larve de *Sternaspis scutata*, d'après Rietsch. — En 431, larve d'*Echiurus*, d'après Hatschek.

structure est la plus fréquente, mais prête à diverses variations. Lorsque ce cercle vibratile est situé vers le milieu du corps, et presque à égale distance des deux extrémités du petit être, la larve est nommée *mésotroque;* il en est ainsi chez plusieurs Chétoptères. Si les cils de la partie dorsale de cette couronne sont plus longs que les autres, la larve est *nototroque;* si l'inverse a lieu, les cils ventraux étant les plus grands, la larve est *gastérotroque* (*Spio, Nerine,* par exemple). Enfin, dans le cas où des couronnes supplémentaires s'ajoutent à la bande orale, de manière à cercler le corps par un certain nombre d'anneaux vibratiles et transversaux, ainsi qu'il en est chez plusieurs Térébelles, la larve est *polytroque.*

§ 5. — Origine des organes.

I. Organes d'origine ectodermique. — Le feuillet blastodermique extérieur, l'ectoderme, donne naissance aux appareils suivants : les centres nerveux et, au moins en partie, les organes sensoriels ; puis, les appendices tels que les soies ; enfin l'ectoderme définitif. Ce dernier, nommé bien à tort *hypoderme* par les auteurs, car il répond en tout à un ectoderme réel, n'est autre chose que la persistance de l'ectoderme larvaire, après que celui-ci a subvenu à toutes les genèses précédemment indiquées. Il conserve, sans la perdre, sa disposition épithéliale, et n'offre guère, dans sa structure, que des variations peu importantes.

Centres nerveux et organes des sens. — *A*. Les centres nerveux des Trochozoaires sont produits, comme ceux des autres animaux, par l'ectoderme. Leurs ébauches apparaissent hâtivement, dès les premières phases larvaires, et sont au nombre de deux, indépendantes tout d'abord l'une de l'autre ; elles ne se mettent en relations directes, qu'après avoir acquis une structure déjà complexe. L'une d'elles appartient au prosome, et se montre la première : c'est la *plaque céphalique*. L'autre est la propriété du métasome, et naît peu après la précédente : c'est la *plaque médullaire*. Celle-ci ne se montre pas toujours ; elle apparaît lorsque le métasome, qui la porte, acquiert une certaine taille, et manque, par conséquent, aux Rotateurs et aux Bryozoaires. Elle fait également défaut aux Mollusques, non parce qu'elle n'existe point, mais parce qu'elle est représentée par plusieurs ébauches séparées.

La plaque céphalique est située dans le prosome, au-dessus de la bouche. Ses éléments se multiplient avec activité, et se convertissent en cellules nerveuses ; l'ensemble se transforme en un cerveau, qui se sépare de l'ectoderme, et devient indépendant. Cette ébauche est impaire tout d'abord. Afin de satisfaire aux exigences de la symétrie bilatérale du corps, ses côtés s'accroissent plus que sa région médiane ; aussi prend-elle un aspect bifide, qui s'accentue sans cesse. En définitive, le cerveau paraît composé de deux ganglions plus ou moins distincts. Contrairement à l'avis presque général, il n'est pas permis de conclure de cette organisation à une dualité première, les deux ganglions cérébraux commençant par être indépendants, puis se joignant sur la ligne médiane. L'unité de l'ébauche est seule primitive ; la dualité est secondaire. — Dans certains cas, chez les Mollusques par exemple, lorsque les deux ganglions cérébraux sont entièrement isolés l'un de l'autre, la loi d'abréviation, s'exerçant sur leur genèse, tend à les faire naître d'une façon séparée, et le fait en réalité. Seulement, les Mollusques inférieurs, comme les Dentales, montrent encore la disposition primordiale, car leurs ganglions cérébraux proviennent de la prolifération active des bords d'une seule et même plaque céphalique.

La plaque médullaire est située, lorsqu'elle existe, sur la face antéro-ventrale du métasome, et s'étend de la bouche à l'anus; sa position est souvent dénotée à l'extérieur par une bande vibratile, la *bande médullaire* déjà signalée. Ses éléments se multiplient de même que ceux de la plaque céphalique, et donnent la *moelle ventrale* de l'adulte. Celle-ci, de par l'indépendance parfaite de son ébauche, est d'abord séparée du cerveau; puis, son extrémité antérieure émet deux prolongements, qui vont à la rencontre d'expansions semblables émanées des ganglions cérébraux, et se joignent à elles. Tout en agissant ainsi, ils entourent l'extrémité antérieure du tube digestif; l'ensemble de ces commissures compose ce que l'on a coutume d'appeler l'*anneau œsophagien*, ou le *collier œsopha-gien*.

La plaque médullaire est d'origine ectodermique, et conserve assez souvent, avec l'ectoderme définitif, les mêmes rapports de continuité qu'avec l'ectoderme larvaire; aussi n'est-il pas rare de trouver, chez les Annélides surtout, la moelle nerveuse soudée à l'ectoderme sur tout ou partie de sa longueur. En outre, les exigences de la symétrie bilatérale agissent sur elle comme sur le cerveau. — La moelle ventrale est parfois indivise, chez diverses Annélides et chez plusieurs Tentaculifères par exemple; mais elle est, d'ordinaire, scindée en deux cordons longitudi-naux et parallèles. Les considérations relatives à l'unité primitive sont applicables ici, tout comme aux ganglions cérébraux. Tantôt, ces cordons sont soudés l'un à l'autre par toute leur étendue, et tantôt ils ne le sont que de place en place, au moyen de commissures transversales; ces différences d'aspect répondent à des degrés divers dans la séparation. Enfin, chez les Annélides, dont le corps est divisé en anneaux, les cellules nerveuses de la moelle, au lieu d'être réparties également, ou presque également, s'accumulent de préférence dans les régions segmentaires, et manquent dans les zones où sont placées les cloisons; en conséquence la moelle, qu'elle soit simple ou bi-partite, porte de place en place des ganglions régulièrement espacés. — Les notions précédentes montrent comment cet aspect, relativement complexe, découle de la disposition offerte par la plaque médullaire primitive.

La plaque médullaire manque aux embryons des Mollusques; cette absence est secondaire, non primitive. Les appareils nerveux qui, chez ces animaux, sont homologues de la moelle des autres Trochozoaires, se groupent en deux ou plusieurs paires de ganglions (pédieux, viscéraux, et leurs dérivés), dont les composantes sont, pour chacune de ces der-nières, séparées et placées symétriquement de part et d'autre de la ligne médiane. L'abréviation déjà montrée par le cerveau, et qui fait naître chaque ganglion d'une manière indépendante de son symétrique de la même paire, exerce ici son action. En se basant sur les faits présentés par la plaque céphalique, il est permis de considérer l'existence de telles ébauches distinctes, comme répondant à un morcellement de la plaque médullaire.

B. — Nos connaissances sur le développement des organes sensoriels des Trochozoaires sont encore bien imparfaites; elles se bornent à quelques notions relatives aux yeux de diverses Annélides, et surtout à ceux des Mollusques. — Il convient d'ajouter cependant, que ces organes, étant pour la plupart d'une grande simplicité structurale, ne nécessitent pas de bien grandes modifications pour leur genèse; celle-ci peut se concevoir d'après l'état définitif. Il est aisé de comprendre, par à peu près, comment prennent naissance des appareils tactiles formés par des groupes de cellules à cnidocils; des appareils d'olfaction qui sont de simples dépressions ectodermiques, et des organes auditifs, qui répondent à des dépressions semblables, mais fermées et converties en vésicules closes. — Ces systèmes sont produits par l'ectoderme seul; quelques tissus mésodermiques s'ajoutent pourtant à lui dans le cas d'organes complexes, comme le sont les yeux de certains Mollusques supérieurs, ceux des Céphalopodes dibranchiaux par exemple.

Les yeux des Mollusques sont primitivement des dépressions ectodermiques; parfois la dépression est remplacée par un épaississement, mais cette substitution d'une évolution massive au type creux est ici, comme partout, le résultat d'une abréviation génétique. La zone ectodermique, placée au fond de la cavité, se garnit de granulations pigmentaires, se met en rapport avec des fibres nerveuses qui viennent du nerf optique, et se convertit en rétine. D'ordinaire, l'orifice de la dépression se ferme, par le rapprochement et la soudure de ses bords, de manière à changer l'ébauche oculaire en une vésicule close. La cavité de cette dernière, remplie par un liquide transparent, véritable humeur vitrée, contient en surplus, un cristallin. Celui-ci consiste en un abondant dépôt cuticulaire, que sécrète l'ectoderme de la vésicule; ce dépôt prend une forme régulière et globuleuse. — Les phénomènes en restent là dans la plupart des cas, sauf chez les Céphalopodes dibranchiaux. La vésicule oculaire des embryons de ces êtres s'enfonce dans les tissus sous-ectodermiques du mésoderme. Ceux-ci lui fournissent des enveloppes, qui forment une choroïde, une sclérotique, et même, en soulevant l'ectoderme, donnent des plis superficiels dont les uns, internes, constituent un iris, et les autres, externes, une cornée transparente. Le cristallin est divisé en deux parties. La postérieure est renfermée dans la vésicule oculaire, et plongée dans l'humeur vitrée; elle est l'homologue du cristallin des autres Mollusques. La partie antérieure, plus petite, est un appendice surajouté, composé d'un dépôt cuticulaire, que sécrète l'ectoderme placé au fond de l'espace entouré par les replis de l'iris. Cette dernière région repose sur la cavité oculaire; la cuticule qu'elle produit se place en avant du cristallin postérieur.

Soies. — Les soies sont des bâtonnets de forme variable, et de nature cuticulaire; elles sont constituées par une chitine, semblable à celle qui recouvre parfois l'ectoderme, et s'implantent dans les téguments. Elles manquent à beaucoup de Trochozoaires; on ne les trouve guère que chez les Polymériques, sauf les Archiannélides et les Hirudinées, et chez divers Monomériques appartenant à la classe des Brachiopodes. En somme, ces organes sont presque spéciaux aux Trochozoaires polymériques.

On a longtemps cherché pour connaître l'origine exacte et le développement des soies. On a pensé, pendant longtemps, qu'elles provenaient du mésoderme; les observateurs récents s'accordent à reconnaître que l'ectoderme seul est intéressé. Partout où une soie va prendre naissance, la surface ectodermique se creuse d'une petite dépression tubuleuse; les

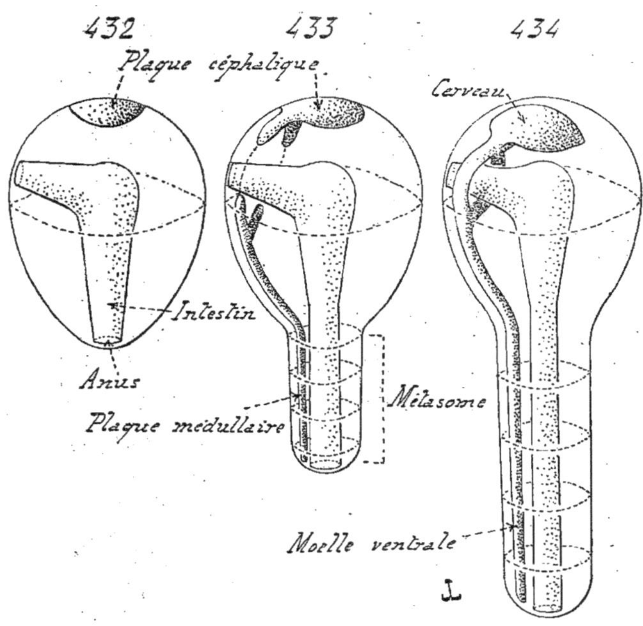

Fig. 432 à 434. — ORIGINE DES CENTRES NERVEUX DES TROCHOZOAIRES, considérée chez les Annélides, prises pour exemple (*diagrammes en perspective cavalière*). — En 432, Trochophore réduite au prosome, et ne portant que l'ébauche du cerveau, sous la forme de plaque céphalique. — En 433, larve plus âgée, dont le métasome commence à grandir; la plaque médullaire, c'est-à-dire l'ébauche de la moelle, prend naissance dans ce métasome, et envoie deux expansions à la rencontre de prolongements similaires, émis par l'ébauche du cerveau. — En 434, l'évolution approche de sa fin; le métasome est devenu plus volumineux, et les quatre expansions, unies en deux commissures qui entourent la région initiale de l'intestin, composent un collier œsophagien, joignant le cerveau à la moelle ventrale.

cellules qui, par cette circonstance, se trouvent amenées à constituer la paroi de celle-ci, sécrètent de la cuticule chitineuse, comme leurs similaires restées superficielles. Seulement cette substance, au lieu de recouvrir les téguments à la manière d'une nappe uniforme, se moule dans la cavité où elle est rejetée, et prend, par suite, l'aspect d'un bâtonnet cylindrique. Ces éléments, qu'il est permis de nommer des *chétoblastes* à cause de leur rôle, continuant à exsuder de la matière chitineuse, et surtout ceux placés au fond de la dépression, la nouvelle matière soulève celle qui existait déjà, et la repousse en dehors des téguments. Ce phénomène ne cesse de se manifester, et la masse cuticulaire progresse toujours, en faisant à l'extérieur une saillie de plus en plus forte. Cette masse n'est autre qu'une jeune soie, dont l'allongement est causé par l'apport constant de nouvelle substance à sa base profonde.

Cuticules. — L'ectoderme de la plupart des Trochozoaires est recouvert par un revêtement cuticulaire, d'importance variable suivant les groupes. Dans un assez grand nombre de cas, cette cuticule consiste en une mince couche chitineuse appliquée sur les téguments. Ailleurs elle est plus épaisse, s'encroûte de sels calcaires, et constitue une coquille, destinée à envelopper tout ou partie de l'animal. Mais, quelle que soit sa situation définitive, la cuticule est toujours un exsudat produit par l'ectoderme, et que cet ectoderme dépose à sa périphérie.

D'ordinaire, cet exsudat s'accole aux téguments, et leur est intimement lié. Ailleurs, il se sépare de l'assise qui lui donne naissance, et laisse, entre lui et le corps, un espace dans lequel l'individu peut se mouvoir. Ce dernier cas est celui des loges des Bryozoaires, des tubes des Phoronidiens et des Annélides sédentaires, des coquilles univalves d'un certain nombre de Gastéropodes. La substance cuticulaire n'est point, alors, engendrée par l'ectoderme entier, mais est produite par une portion seulement de cet ectoderme, et d'une manière incessante, afin que son ensemble grandisse en même temps que le corps. — Le fait est évident pour les coquilles des Mollusques, les loges des Bryozoaires, et les tubes des Phoronidiens. Il a été fortement discuté pour ce qui touche aux tubes des Annélides sédentaires. La plupart des auteurs ont admis que ces derniers sont fournis par des sécrétions durcies, provenant d'organes endodermiques ou mésodermiques. Il est permis de conclure, d'après les recherches récentes faites par Soulier, que la matière de ces tubes est donnée par des cellules d'origine ectodermique; ces dernières, afin de subvenir à cette genèse, acquièrent une taille considérable, et s'allongent beaucoup, en pénétrant dans les tissus sous-jacents à l'ectoderme.

Parfois, les régions de l'ectoderme, qui n'appartiennent point aux téguments, et constituent des annexes à l'intestin, en s'adjoignant à lui pour former le pharynx et le rectum, produisent de la substance cuticulaire. Cette dernière s'assemble, d'ordinaire, en pièces définies, qui jouent le rôle d'organes masticateurs. Cette origine est celle des mâchoires des Annélides, et de l'armature buccale des Rotateurs et des Mollusques.

II. Organes d'origine endodermique. — L'endoderme se borne à donner l'endothélium de l'intestin, et celui des glandes annexes du tube digestif, dans le cas où il en existe. Ce fait est assez rare; en effet, chez les Trochozoaires, les Annélides et les Mollusques sont presque les seuls à l'offrir.

III. Organes d'origine mésodermique. — Le feuillet moyen joue d'ordinaire, dans le corps de la plupart des Trochozoaires, un rôle des plus importants ; il est peu développé chez les Bryozoaires, et surtout chez les Rotifères, mais occupe une place considérable dans l'organisme des autres représentants de l'embranchement, où il se prête à des modifications parfois très complexes. Il fournit la musculature, qui se dispose de manières diverses suivant la sorte d'évolution subie par le mésoderme, le cœlome avec les appareils irrigateurs, et les organes sexuels.

Disposition générale du mésoderme. — *A.* Les Monomériques sont, en cela, différents des Polymériques, et le fait se conçoit aisément. Le feuillet moyen des premiers est simple, alors que celui des seconds se partage en un certain nombre de segments, placés à la file suivant une série longitudinale; de plus, dans ces deux groupes, tantôt le mésoderme s'organise d'après le type épithélial, et tantôt il se convertit en un mésenchyme. Dans ce dernier cas, les tissus mésodermiques sont creusés de nombreuses cavités, et la musculature prend une disposition assez irrégulière; tandis que, dans le premier, les espaces cœlomiques sont grands, et le mésoderme se divise, avec régularité, en une somatopleure et une splanchnopleure distinctes.

Le mésoderme des Rotateurs est représenté seulement par quelques cellules conjonctives, ou conjonctivo-musculaires, placées entre l'ectoderme et l'endoderme. — Celui des Mollusques, franchement édifié suivant le mode mésenchymateux, est de beaucoup plus complexe et plus volumineux. Il faut le concevoir comme percé de cavités fort nombreuses, groupées en un appareil circulatoire, et découpé comme en travées, qui s'entrecroisent dans tous les sens pour limiter ces espaces. Ces travées sont très épaisses dans les régions compactes, et plus minces dans les autres; elles sont formées d'une gangue connective, renfermant des fibres musculaires, la quantité de ces dernières étant dans une relation précise avec le pouvoir contractile de la région considérée. Les fibres sont lisses, sauf quelques rares exceptions, et d'origine conjonctive. — Il suit de là qu'il est impossible de distinguer entre une somatopleure et une splanchnopleure; le feuillet moyen entier est partout semblable à lui-même; ses seules modifications portent sur l'épaisseur des travées, sur la grandeur des cavités, et sur la richesse en fibres musculaires. — Le mésoderme de la jeune larve est cependant divisé, avec assez de netteté, en trois parties. Ses éléments se groupent, pour la plupart, en trois amas : l'un céphalique, le second pédieux, et le dernier péricardique. Ce dernier seul reste séparé des autres, et donne, comme son nom l'indique, le péricarde avec le cœur. Les deux premiers, en s'amplifiant et s'organisant, s'unissent, et ne font plus qu'un tout cohérent.

Parmi les Tentaculifères, les Bryozoaires montrent, au sujet de leur mésoderme, une simplicité presque égale à celle des Rotateurs. Ce feuillet est constitué par un tissu conjonctivo-musculaire peu abondant; les cellules contractiles sont surtout nombreuses dans la région inférieure de l'organisme, où elles forment le petit muscle nommé *funicule*. — Le mésoderme des Brachiopodes, beaucoup plus complexe, rappelle celui des Mollusques en ce qu'il est mésenchymateux; mais les vides lacunaires sont relativement moins nombreux, plus grands, et ressemblent à ceux des Mollusques inférieurs. La désagrégation mésenchymateuse est tardive, contrairement à ce qu'il en est chez les Mollusques, où elle se manifeste dès la première apparition des initiales du mésoderme. Les ébauches du feuillet moyen des Brachiopodes sont épithéliales, et elles se modifient pour passer à l'état mésenchymateux. — Enfin, chez les autres Tentaculifères, les Sipunculiens et les Phoronidiens, le mésoderme demeure épithélial, et se divise en splanchnopleure et somatopleure. Celle-ci prend seule de l'importance; elle s'adjoint à l'ectoderme pour composer la paroi somatique, et donne une musculature assez épaisse. La splanchnopleure s'accole à l'endoderme; elle forme, autour de lui, une enveloppe qui consiste en une assise épithéliale simple.

B. — Le mésoderme des Trochozoaires polymériques est caractérisé par sa nature segmentaire. Chaque segment est creusé d'une cavité propre; il se trouve séparé, par des cloisons, de celui qui le précède et de celui qui le suit. Ces cloisons sont transversales d'ordinaire, et percées souvent de petits orifices, qui permettent aux vides segmentaires de communiquer ensemble. — Les ébauches du feuillet moyen sont représentées par les deux bandelettes mésodermiques, placées dans la région métasomique, non loin de l'anus, de part et d'autre du tube digestif. Dans les développements dilatés, ces dernières grandissent, et s'allongent avec le métasome qui les contient. Ce faisant, chacune d'elles se

---

Fig. 435 à 444. — DÉVELOPPEMENT ET CLOISONNEMENT DU MÉSODERME DES TROCHOZOAIRES POLYMÉRIQUES (les numéros impairs désignent des *coupes médianes et longitudinales, vues par la tranche, en perspective cavalière;* les numéros pairs désignent des *coupes transversales entières,* menées suivant les lignes tracées sur les coupes longitudinales correspondantes). La structure cellulaire de l'ectoderme et de l'endoderme n'est donnée que dans les figures 443 et 444; partout ailleurs, ces feuillets sont laissés en blanc. Les tissus mésodermiques sont représentés par un pointillé.

En 435 et 436, phase Trochophore; les deux bandelettes mésodermiques sont encore compactes et petites. — En 437 et 438, les bandelettes grandissent, à mesure que s'amplifie la région métasomienne qui les contient, se creusent d'une cavité pour chacune d'elles, et commencent à revêtir un aspect épithélial. — En 439 et 440, les bandelettes s'accroissent dans tous les sens, et produisent leur première cloison. — En 441 et 442, les bandelettes emplissent le corps presque entier, entourent l'intestin, et augmentent le nombre de leurs cloisons; chacune d'elles se scinde en demi-segments, placés en regard de ceux de sa symétrique; les segments les plus récents et les plus petits sont postérieurs. — En 443 et 444, cette évolution parvient à sa période d'état; les tissus mésodermiques emplissent tout le corps; les demi-segments s'adossent à leurs similaires du côté opposé pour donner les mésentères, et laissent pourtant, entre eux, des espaces vides, issus du blastocœle initial, qui constitueront le système sanguin.

435
Ectoderme
Blastocale
Endoderme
Intestin
A
B
anus
436
bandelette
mésodermique
437
C
D
438
Schizocœlome
443
Intestin
Ectoderme
Cloisons
anus
444
mésentère
439
I
F
440
J
441
G
H
442
L

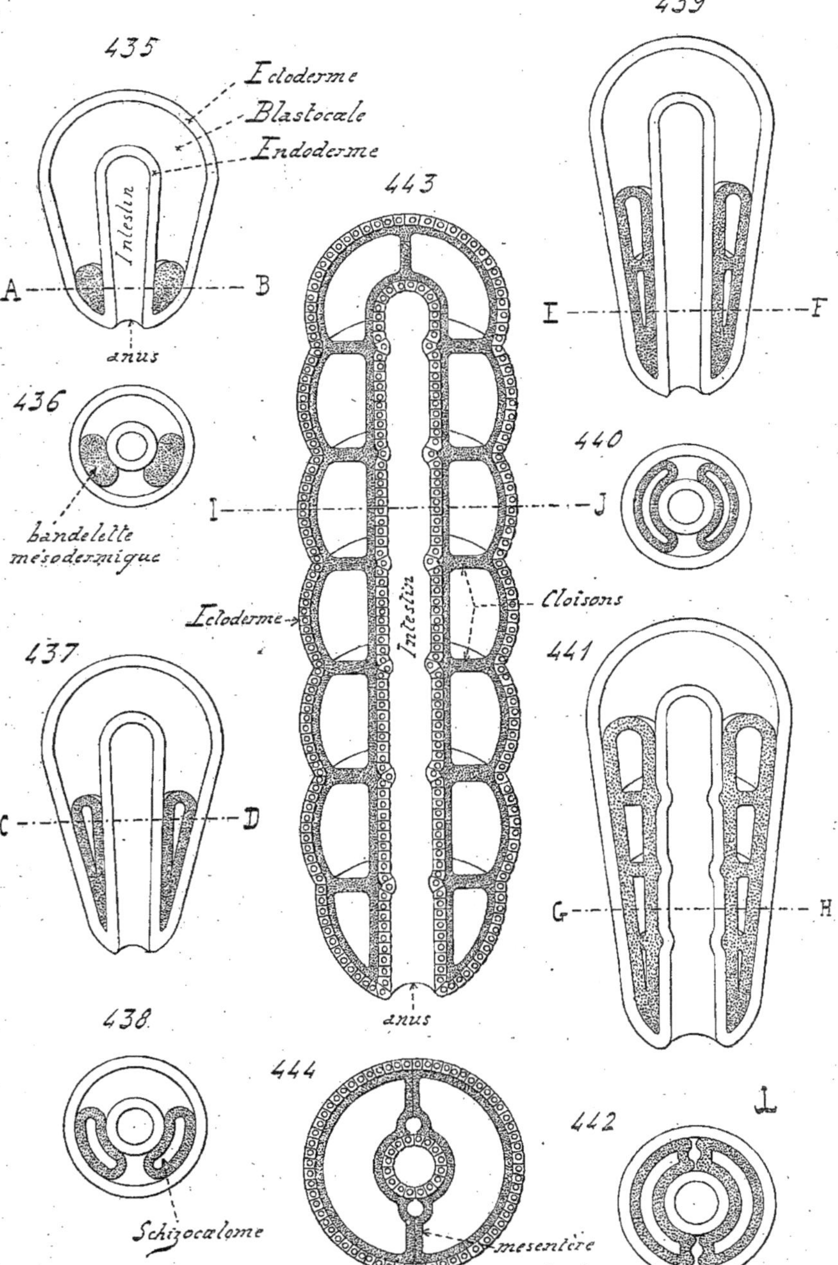

Fig. 435 à 444

creuse de cavités situées à la file, les unes derrière les autres. Ces espaces sont d'abord peu nombreux, mais leur quantité augmente sans cesse, par la genèse, dans la région postérieure de la bandelette, de nouvelles cavités en arrière de celles qui existent déjà. — Cette région est plus active que les autres à proliférer, et à multiplier ses éléments; aussi la bandelette s'accroît-t-elle, surtout par la production constante de nouvelles cellules dans sa partie proche de l'anus. Les portions surajoutées grandissent à leur tour, et poussent les premières en avant; elles se percent de cavités, pendant que d'autres naissent en arrière, et agissent vis-à-vis d'elles comme elles-mêmes s'étaient comportées. — Ce phénomène de genèse des tissus mésodermiques, dans la région postérieure et péri-anale du corps, s'exerce pendant tout l'accroissement du métasome, et dure par conséquent jusqu'à l'état adulte.

Les cavités de chaque bandelette sont indépendantes dès leur apparition, et séparées les unes des autres par des bandes cellulaires; elles sont donc circonscrites par ces bandes en avant et en arrière, et le sont sur les côtés par les éléments mésodermiques qui s'accolent à l'ectoderme et à l'endoderme. Ces derniers donnent la *somatopleure* et la *splanchnopleure*; alors que les bandes, restant à leur place primitive, fournissent les *cloisons*. Celles-ci ne proviennent donc en rien du feuillet somatique, ni du feuillet splanchnique; elles dérivent, au même titre qu'eux, de l'ébauche mésodermique totale; ces trois parties du feuillet moyen se délimitent ensemble, par le fait du creusement des cavités distinctes. Puis, ces dernières, à mesure qu'elles sont repoussées en avant, s'amplifient dans toutes les directions. — Chacune d'elles grandit, pour s'étendre dans toute la largeur du corps, depuis la ligne médiane ventrale jusqu'à la ligne médiane dorsale, toujours entourée par les couches mésodermiques au sein desquelles elle s'est creusée; elle constitue, avec sa paroi, un demi-segment qui embrasse la moitié de l'intestin située à sa hauteur. Finalement, comme les phénomènes se ressemblent dans les deux bandelettes, les demi-segments placés au même niveau, dont l'un appartient à la bandelette de droite, et l'autre à la bandelette de gauche, s'adossent sur les lignes médio-dorsale et médio-ventrale; ils donnent ainsi un segment entier, qui environne toute la partie correspondante de l'intestin. — Les zones adossées se résorbent parfois, pour faire communiquer l'une avec l'autre les cavités des deux demi-segments placés en regard; d'ordinaire, elles demeurent intactes, persistent comme des bandes médianes reliant la somatopleure à la splanchnopleure, et unissent, à la façon de *mésentères*, l'intestin à la paroi du corps.

A la suite d'un tel développement, le cœlome des Trochozoaires Polymériques se trouve découpé, par des cloisons au nombre variable, et souvent considérable, en cavités segmentaires, situées les unes derrière les autres, et embrassant l'intestin. Cette disposition persiste durant la vie entière chez les Annélides; elle s'atténue, et disparaît chez les Pseudannélides, par la résorption des cloisons durant les phases larvaires.

Enfin, beaucoup d'Hirudinées subissent des changements complexes, par la production de travées conjonctivo-musculaires, qui s'ajoutent aux cloisons primitives, découpent dans tous les sens les cavités segmentaires, et s'organisent en un véritable mésenchyme compact, d'autant plus accentué qu'on passe des Branchiobdellides aux Gnathobdelles.

Les cloisons ne compliquent pas beaucoup leur structure, et se composent de deux assises épithéliales, que sépare une mince bande connective. La splanchnopleure se réduit également à une seule couche d'épithélium, qui s'applique sur l'endoderme, et se modifie de diverses manières, tout en conservant sa simplicité. — La somatopleure seule s'épaissit, et se convertit en tissus musculaires. La majeure partie de ces derniers forme des bandes, soit longitudinales, soit transversales, qui gardent la disposition régulière des rangées épithéliales dont elles dérivent. Les autres portions subissent une dissociation mésenchymateuse: plusieurs éléments se portent autour des bases des soies, et s'attachent à elles pour servir à les mouvoir; plusieurs autres, surtout chez les Hirudinées, s'étendent au travers des cavités des segments. Mais, quelle que soit la nature de l'évolution subie, toutes ces fibres musculaires appartiennent au groupe des éléments conjonctivo-musculaires, dont le sarcoplasme se dépose autour du protoplasme initial, en l'enveloppant d'une manière complète. — Certains auteurs admettent que l'assise extérieure de la musculature, sous-jacente à l'ectoderme, provient de ce feuillet lui-même, dont les cellules seraient composées et épithélio-musculaires, au lieu d'être strictement épithéliales; la chose ne paraît pas complètement démontrée.

Dans le cas où le développement est abrégé, et ce fait existe de préférence chez les Oligochœtes et les Hirudinées, les couches mésodermiques ne présentent point de disposition épithéliale bien régulière, et subissent en partie une désagrégation mésenchymateuse. Les éléments se rassemblent ensuite, à mesure qu'ils acquièrent leur état définitif. Comme les bandelettes sont fort grosses dès leur apparition, un grand nombre de cavités segmentaires naissent en même temps; mais leur chiffre est d'ordinaire plus petit que celui de l'adulte. Aussi de nouveaux espaces se creusent-ils, les uns derrière les autres, dans la région postérieure du corps, de la même manière que pour les évolutions dilatées. — Parfois, à cause de cette dissociation mésenchymateuse, les premières cavités formées communiquent largement ensemble, par la destruction des bandes qui devraient les séparer. Elles constituent, dans chaque bandelette, un grand espace, qui occupe presque toute la longueur du corps de l'embryon. Les cloisons se reforment ensuite, soit au moyen de cellules provenant de la somatopleure, soit par des éléments mésenchymateux, qui s'attachent aux précédentes, et s'organisent comme elles.

Cœlome; appareil irrigateur. — L'évolution des cavités mésodermiques varie nécessairement, suivant la nature de celle que subit le feuillet moyen lui-même. Lorsque ce dernier s'organise d'après le type épithélial, il est creusé d'un vaste oligocœlome, soit simple, soit segmenté, et divisé par les mésentères, ou par les cloisons, en un petit nombre de grands espaces réguliers; en outre, quelques vestiges du blastocœle persistent, parfois, autour de l'intestin, restent indépendants du cœlome, ne communiquent jamais avec lui, et forment un petit système sanguin. Par contre, si le mésoderme est mésenchymateux, les ébauches du cœlome s'unissent à la cavité blastocœlienne, et, tout en s'amplifiant sous le double rapport du nombre et de la taille, se subdivisent en un grand nombre de petits espaces, qui composent un polycœlome. Ce dernier est rarement diffus; il se dispose en un appareil irrigateur plus ou moins régulier, et constitue, en surplus, dans certains cas, un ample deutocœlome placé autour des viscères. — Les observations faites sur l'origine de l'appareil irrigateur sont encore peu nombreuses.

Le cœlome des Rotifères se réduit à quelques petites lacunes, percées dans leur mésoderme réduit. — Celui des Mollusques acquiert par contre une importance considérable. Le feuillet moyen de ces êtres étant mésenchymateux, cet appareil s'organise en un polycœlome, et se modifie en système circulatoire. L'état le plus simple est présenté par les Solénoconques; les espaces polycœlomiques sont grands, relativement peu nombreux, et il n'existe point de circulation régulière dans le liquide qu'ils contiennent; le cœur fait défaut. Les autres Mollusques sont en cela plus complexes; les espaces lacunaires sont répartis en grande quantité dans le corps, et groupés avec une certaine régularité, de manière à constituer un appareil ramifié. Le centre de ce dernier est un cœur, entouré par un péricarde. Les cavités du polycœlome possèdent, suivant leurs relations avec le cœur, le caractère d'artères, ou celui de veines; les premières ont des contours plus nets, et un trajet plus régulier, que les canaux veineux. La paroi cardiaque est produite par celle du péricarde, qui dérive elle-même d'un amas de cellules mésodermiques, délimité précocement.

Les Bryozoaires ont un cœlome d'une simplicité égale à celle présentée par les Rotifères. Il consiste en quelques petites lacunes, situées de préférence dans la région inférieure du corps; les autres parties du mésoderme se composent d'une abondante substance fondamentale, renfermant quelques éléments figurés. — A cause de la nature mésenchymateuse de leur feuillet moyen, les Brachiopodes rappellent les Mollusques, pour ce qui tient à leurs cavités cœlomiques; ces dernières composent, dans leur ensemble, un polycœlome régulier, modifié en appareil circulatoire. — Enfin, les Sipunculiens et les Phoronidiens, dont le mésoderme est franchement épithélial, possèdent un vaste oligocœlome, séparant la somatopleure de la splanchnopleure, s'étendant dans l'organisme entier, et au milieu duquel l'intestin est comme suspendu. Des espaces, dérivés sans doute du blastocœle, forment en outre

un système sanguin, placé dans la paroi du tube digestif, qui atteint
sa plus grande complexité chez les Phoronidiens.

A part son cloisonnement spécial et caractéristique, le cœlome des
Polymériques, celui des Annélides surtout, rappelle de près son correspondant des Tentaculifères au mésoderme épithélial. Il est constitué de
même, abstraction faite des cloisons, par un vaste oligocœlome, dans
lequel l'intestin est suspendu par ses mésentères. A côté de lui se
trouvent assez souvent des vaisseaux sanguins intestinaux, qui répondent
à des dépendances de la cavité blastocœlienne.

Organes excréteurs. — Les appareils excréteurs des Trochozoaires
ont toujours, d'une manière fondamentale, l'aspect de tubes, mettant en
relation les espaces interorganiques avec le dehors. Ceux de la larve Trochophore, les *néphridies primordiales*, ou les *protonéphridies*, font communiquer le blastocœle avec l'extérieur; cela, tantôt d'une façon directe,
et tantôt d'une façon indirecte, lorsque l'orifice interne est obstrué par
une mince lame protoplasmique. Les organes rénaux de l'adulte, les
néphridies définitives ou *deutonéphridies*, mettent de même le cœlome,
quelle que soit sa nature, en rapport avec les milieux environnants.

Les protonéphridies de la larve sont au nombre de deux; leur place
est dans le voisinage de l'anus. Ayant l'aspect de tubes, elles se composent d'un canal et d'une paroi. Celle-ci est formée d'une pile de cellules
superposées, que le canal traverse, en passant dans le protoplasme
même des éléments qui la composent; ce canal est, par suite, *intracellulaire*. La paroi s'épaissit souvent; le conduit, au lieu d'être droit, devient
flexueux dans un certain nombre de cas, mais son caractère intracellulaire ne cesse point d'exister; et, non seulement il se manifeste dans
les protonéphridies, mais, encore, on le trouve assez souvent dans les
deutonéphridies qui proviennent d'elles. — Cette particularité permet
de comprendre pour quelle raison l'orifice interne des néphridies primordiales est, parfois, obstrué par une lame de protoplasme. Le canal, à
cause de sa nature spéciale, n'a point percé encore, lorsque la larve est
jeune et peu complexe, le sommet de la cellule qui doit porter cette
ouverture interne; les échanges s'effectuent par diffusion. Plus tard, à
mesure que l'appareil évolue, cet orifice naît, et les échanges sont alors
directs.

Le développement des protonéphridies diffère des Monomériques
aux Polymériques.

Les Monomériques appartenant aux classes des Rotateurs, des Bryozoaires, des Phoronidiens et des Sipunculiens, ainsi que plusieurs représentants de la classe des Brachiopodes et du type des Mollusques, ne
possèdent jamais que deux néphridies définitives; celles-ci sont les persistances directes des protonéphridies larvaires. Ces dernières grandissent, amplifient leur canal, et parviennent à l'état parfait, en ne subissant guère d'autres modifications importantes que celles tenant à leur

accroissement. — Par contre, certains Mollusques Gastéropodes, et quelques Brachiopodes, sont pourvus, dans le cours de leur existence, de quatre néphridies. Les phénomènes du développement sont encore ignorés pour ce qui touche aux Brachiopodes, et sont à peine connus dans le cas des Mollusques. On sait seulement que les deux protonéphridies des Brachiopodes s'adjoignent deux néphridies supplémentaires, pour parfaire le nombre définitif; les connexions entre ces diverses formations ne sont point élucidées. Quant aux Mollusques, les deux protonéphridies disparaissent, et s'atrophient; alors que les deux néphridies supplémentaires persistent seules, pour donner les appareils rénaux, les *organes de Bojanus*, de l'adulte. Souvent même, chez la plupart des Gastéropodes, l'un de ces derniers prend un accroissement considérable, et remplit seul le rôle qui lui est dévolu, pendant que l'autre reste réduit. Ces faits, relatifs à la genèse de quatre néphridies, dont les deux premières entrent en dégénérescence, n'ont encore été signalés que chez divers Gastéropodes; on ne sait, par conséquent, s'il convient de les étendre aux autres Mollusques.

Les protonéphridies des embryons de Polymériques ont à subir une évolution toute spéciale, pour fournir les deutonéphridies de l'adulte, car celles-ci sont fort nombreuses, et disposées par paires, au chiffre d'une paire par segment. Il est nécessaire que chacune des deux néphridies primordiales se fragmente, chaque tronçon étant chargé de donner un organe excréteur déterminé, placé dans un anneau. Et, comme les protonéphridies sont situées symétriquement de part et d'autre de la ligne médiane, comme leurs scissions répétées se manifestent d'une manière égale pour toutes les deux, il en résulte que les tronçons se correspondent de l'une à l'autre, et forment des paires. Ce développement prête à une certaine quantité de modifications secondaires, suivant que l'on s'adresse aux Annélides ou aux Pseudannélides, et, dans les deux cas, aux embryogénies dilatées ou aux développements condensés.

Les larves des Annélides, qui subissent une évolution dilatée, ou faiblement abrégée, ont leurs protonéphridies creusées de conduits. Tout d'abord, ces appareils se trouvent en connexion avec le blastocœle; puis, à mesure que le métasome, où ils sont placés, s'amplifie, que les bandelettes mésodermiques grandissent tout en se segmentant, ils s'allongent d'une manière équivalente. Chacun d'eux émet des branches latérales, qui pénètrent dans les cavités segmentaires; les commissures, qui unissent ces rameaux entre eux, s'amincissent peu à peu; et chaque rameau produit un diverticule, allant s'ouvrir au dehors dans la région la plus proche. Finalement le tube, qui représentait à lui seul la proto-

Fig. 445. — DÉVELOPPEMENT DES CAVITÉS SEGMENTAIRES, DES CLOISONS, ET DES NÉPHRIDIES, CHEZ LES ANNÉLIDES; dans le cas de développements condensés (*coupe médiane et longitudinale*, exprimant la structure de l'extrémité postérieure du corps de l'embryon d'un Oligochœte, appartenant au genre *Enchytréides*). — Les cavités segmentaires et les cloisons prennent naissance sur place, dans la région proche de l'anus. L'ébauche néphri-

néphridie, a émis des branches, devenues autonomes, indépendantes.

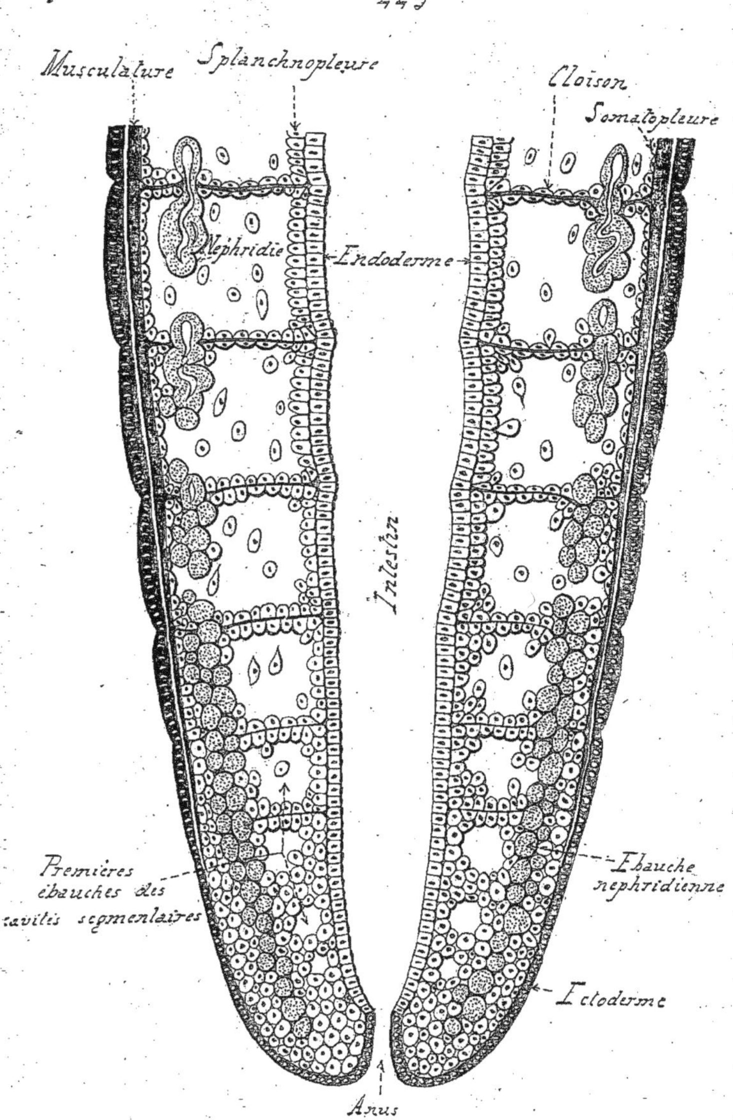

dienne se compose d'un cordon continu de cellules, qui se fragmente en tronçons, chacun de ces derniers se creusant d'un canal et devenant une néphridie définitive. — L'évolution doit être suivie en partant de l'extrémité inférieure de la figure, et gagnant l'extrémité supérieure.

et munies d'orifices externes à elles propres; chaque branche est une deutonéphridie, encore nommée *un organe segmentaire*. — Ces modifications, s'exerçant à la fois sur les deux néphridries primitives, aboutissent à l'aspect définitif : des appareils excréteurs disposés symétriquement, par paires, dans les anneaux du corps. On pensait autrefois que le tube primitif s'atrophiait, les branches latérales persistant seules, et rendues vraiment indépendantes. Des recherches récentes tendent à montrer qu'il ne disparaît pas d'une manière complète; il reste représenté, chez l'adulte, par un cordon, qui relie les organes segmentaires les uns aux autres, derniers vestiges de la disposition première.

Lorsque le développement est condensé, les ébauches des protonéphridies consistent en deux cordons cellulaires, étendus dans l'embryon entier suivant sa longueur, et ne contenant aucun canal; l'abréviation embryogénique a substitué, ici comme partout, l'évolution massive à l'évolution creuse. Ces bandes, dites les *cordons néphridiens*, sont placées symétriquement de part et d'autre de l'intestin, en la situation exacte qu'occupent les tubes des protonéphridies dans les développements dilatés. Elles s'allongent sans cesse, comme l'embryon lui-même; cette amplification s'effectue, en majeure part, dans leur région postérieure, voisine de l'anus, c'est-à-dire dans cette zone où toutes les édifications mésodermiques se manifestent plus activement qu'ailleurs, car elle est l'homologue du métasome des larves. Quelques cellules du feuillet moyen, placées en cette partie et au bout de chaque cordon, se multiplient avec rapidité; comme elles se distinguent souvent de leurs voisines par leur taille un peu plus grande, divers auteurs récents les ont désignées par le nom de *néphroblastes*, c'est-à-dire de cellules mères des néphridies. — Puis, lorsque s'effectue le cloisonnement du mésoderme et de son cœlome, les cordons se partagent de même en tronçons, de telle manière que chaque anneau contienne une paire de ces derniers. Ceux-ci se creusent ensuite d'un canal, qui se munit de deux orifices, l'un intérieur, l'autre externe, et les deutonéphridies sont complètement façonnées. Les Oligochœtes et les Hirudinées offrent d'excellents exemples de cette évolution.

Il convient de reconnaître chez les Pseudannélides, tout comme chez les Annélides véritables, deux types principaux dans la genèse des appareils excréteurs : le premier lié aux développements dilatés, et le second aux embryogénies condensées. Dans le premier mode, les deux protonéphridies s'allongent comme celles des Annélides, et prennent l'aspect de tubes rameux, mais dont le nombre des branches est restreint. Lorsque le développement est condensé, les deutonéphridies paraissent prendre naissance sur place, aux dépens des éléments mésodermiques, sans former au préalable des cordons semblables à ceux des Oligochœtes. Des recherches sont, du reste, nécessaires à cet égard; bien qu'il soit possible de suppléer à leur absence, au moyen de la comparaison avec les phénomènes présentés par les Annélides.

Organes sexuels. — Les éléments sexuels sont produits dans le mésoderme, et à ses dépens; leurs ébauches ne commencent guère à s'ac-
cuser, qu'au moment où le jeune être est déjà voisin de l'état adulte.
Les cellules, qui donnent ces ébauches, ne se séparent de leurs voisines par aucune particularité accessible à nos sens; il faut donc conclure de là (sous cette réserve de l'existence de caractères qui, peut-être,
ne sont pas appréciables par nos procédés d'investigation), que les Trochozoaires ne possèdent point *d'initiales sexuelles*, au sens réel du mot.
On ne voit point, dans leur embryogénie, ni surtout dans leurs développements dilatés, des blastomères se distinguer, dès la segmentation ovulaire, de ceux qui les entourent, et demeurer indifférents à toute genèse
organique, pour produire sur le tard les glandes sexuelles. Ce phénomène ne se montre que dans les évolutions abrégées, et encore ne
l'a-t-on signalé avec certitude que chez les Hirudinées. Cette présence
d'initiales sexuelles n'est point, dans ce cas, un mode primitif, puisqu'elle
résulte de la condensation embryogénique, qui fait se délimiter d'une
manière plus précoce les ébauches des appareils.

Lorsque le mésoderme est épithélial, la mince assise, nommée
l'*endothélium péritonéal*, qui limite l'oligocœlome en recouvrant la somatopleure, les cloisons lorsqu'il en existe, et se joignant à la splanchnopleure, est seule intéressée dans la production des éléments sexuels.
Quelques-unes de ses cellules se multiplient avec activité, et donnent
des amas, composés, suivant le cas, d'ovogonies ou de spermogonies. Ces
amas ne sont point répartis irrégulièrement dans le corps; ils sont
appendus d'ordinaire, soit aux cloisons, soit à des vaisseaux sanguins.
Dans le premier cas, et lorsque les cloisons ainsi pourvues sont en nombre
limité (Oligochœtes, Hirudinées), elles sont placées les unes derrière les
autres; elles forment, par leur ensemble, une véritable région sexuelle,
dont la présence est accusée à l'extérieur par une dilatation du corps à
son niveau; cette dernière est dite le *clitellum*. — Si le mésoderme
est mésenchymateux, les ébauches sexuelles forment de petits groupes,
soit compacts et ramassés, soit diffus et épars dans le corps, mais qui se
trouvent toujours plongés dans les tissus du feuillet moyen. Lorsqu'il
existe un deutocœlome, comme il en est chez les Mollusques supérieurs,
cette cavité entoure également les glandes sexuelles, qui prennent par
ce moyen des contours définis.

Les conduits sexuels sont, dans la règle, représentés par les néphridies. Du moment où les spermatozoïdes et les ovules sont capables de
parvenir, à cause de leur origine mésodermique, dans les cavités du
cœlome, les néphridies, qui font communiquer ces dernières avec l'extérieur, peuvent servir à conduire au dehors les éléments de la reproduction. Ils remplissent effectivement ce rôle dans un grand nombre de
cas : chez les Mollusques inférieurs et quelques Lamellibranches, chez
les Brachiopodes, les Sipunculiens, les Phoronidiens, les Pseudannélides,
les Archiannélides, et les Annélides Chœtopodes, sauf les Oligochœtes ter-

ricoles. Parfois, et il en est ainsi chez les Oligochœtes limicoles et plusieurs Polychœtes, certaines néphridies, placées dans des régions déterminées, sont spécialement modifiées en vue de leur rôle sexuel, et grandissent beaucoup à cet effet, tout en prenant un aspect particulier.

, Tous les Trochozoaires, autres que ceux déjà nommés, possèdent des conduits sexuels distincts des néphridies; ces dernières n'ont alors d'autre emploi que l'excrétion, et ne servent en rien comme canaux vecteurs des éléments de la reproduction. Il est probable que ces conduits spéciaux n'ont point une origine indépendante de celle des néphridies; mais les observations actuelles n'ont pas encore élucidé le fait d'une manière complète. Les recherches les mieux conduites, à cet égard, ont porté sur les Mollusques Gastéropodes et sur les Hirudinées. Pour les premiers, les conduits sexuels dérivent de deux ébauches, l'une ectodermique, aboutissant au dehors, et l'autre mésodermique, donnant la part des canaux qui tient à la glande; mais il est difficile d'affirmer quoi que ce soit sur leurs relations probables avec les néphridies. — Les observations sur les Hirudinées sont plus précises; il est juste, sans doute, d'étendre aux Oligochœtes terricoles les conclusions qu'elles suggèrent. Les ébauches protonéphridiennes se divisent, du moins celles placées dans la région sexuelle du corps, en deux parties; l'une persiste comme organe excréteur véritable; l'autre, se mettant en relation avec les glandes reproductrices, se convertit en conduit sexuel. Il est indiscutable, dans ce cas, que ce dernier possède une origine néphridienne, comme les relations des glandes de la génération, avec les appareils d'excrétion des autres Trochozoaires, autorisaient à le concevoir. Une telle division des néphridies n'est pas, du reste, un fait limité; des études récentes, sur les Oligochœtes, ont montré que ces organes se ramifient chez plusieurs de ces animaux. Au surplus, le développement du système excréteur des Annélides suffit pour dénoter la capacité de ce dernier à émettre des branches latérales, susceptibles de devenir indépendantes.

§6. — Reproduction asexuée et alternances de générations.

La reproduction asexuée est rare chez les Trochozoaires; elle n'existe guère que chez un petit nombre d'Annélides, et chez la plupart des Bryozoaires. Elle s'effectue suivant les trois modes principaux, propres aux Métazoaires : la fissiparité, la gemmiparité, et la gemmulation. Le premier procédé est particulier aux Annélides; les deux autres ne se trouvent que chez les Bryozoaires. Les phénomènes de gemmiparité, décrits par les auteurs comme se manifestant chez les Annélides, se rapportent aux faits de l'accroissement du corps.

I. **Fissiparité.** — *A.* Pour concevoir la fissiparité des Annélides, il est nécessaire de se reporter à la structure du mésoderme de ces animaux. Ce feuillet, au lieu d'être simple et continu, se trouve découpé en segments, placés les uns derrière les autres en une file linéaire; ces segments ont même valeur, dans la règle, et s'équivalent. Leur origine est déjà connue; ils ne prennent point naissance irrégulièrement, et à des intervalles divers, dans le corps entier; mais sont formés avec précision, et les uns après les autres, dans la région postérieure de l'individu. En égard à la larve, cet organisme segmenté répond au métasome, à cette partie, voisine de l'anus, qui s'accroît seule, alors que le prosome reste presque inactif. Il divise son mésoderme, à mesure qu'il s'allonge, la zone de prolifération la plus active étant toujours postérieure.

Un certain nombre d'auteurs, et non des moins éminents, considèrent cette disposition comme liée à une structure coloniale; pour eux, le corps d'une Annélide n'est pas simple, mais se compose d'une file d'individus, rangés les uns derrière les autres, chaque individu correspondant à un anneau. Le premier zooïde colonial est la tête, c'est-à-dire le prosome de la larve; il donne naissance au second zooïde par un bourgeonnement, et celui-ci devient le dernier anneau du corps; puis, par une série de nouveaux bourgeonnements répétés, s'effectuant tous en avant de ce dernier anneau, et refoulant à mesure vers la tête les parties engendrées, les autres individus sont produits. — Les notions, acquises aujourd'hui sur l'embryogénie des Annélides, n'autorisent pas à admettre une semblable opinion, qui paraissait autrefois plus acceptable. Les premières phases du développement des larves se rapportent à l'amplification exagérée de la région péri-anale, qui fournit presque seule le corps définitif, le métasome, et non à un bourgeonnement de ce métasome par la zone buccale. Les métamères sont formés par la segmentation des bandelettes mésodermiques, sans que l'ectoderme ni l'endoderme soient intéressés dans ce phénomène; ces feuillets se bornent à recevoir l'empreinte de la disposition annelée du mésoderme, mais ne se segmentent point pour leur compte.

S'il s'agissait vraiment d'une genèse d'individus réels, les trois feuillets devraient y participer. — Cette particularité, de la disposition segmentaire propre au mésoderme, se trouve démontrée par l'évolution que subit cette assise chez les Pseudannélides, et les Monomériques. Dans le premier cas, une segmentation commence à se manifester, puis disparaît par l'atrophie des cloisons; le corps demeure simple, et ne possède aucune structure annelée. Dans le second cas, chez les Sipoucles par exemple, les bandelettes mésodermiques jeunes sont en tout semblables à celles des Annélides; elles s'amplifient de même, en produisant les mêmes appareils, et affectant les mêmes rapports. Mais elles ne divisent point leurs cavités par des cloisons, et restent simples, organisation qui réagit encore sur le corps entier.

Le mésoderme est seul vraiment intéressé dans la genèse métamérique. L'organisme devient simple ou annelé, suivant qu'il est entier ou segmenté; et, par suite, on ne peut accorder, à l'accroissement du métasome des Annélides, le caractère d'un bourgeonnement colonial.

En somme, l'annulation du corps des Annélides est une disposition telle, qu'elle divise un seul individu en un certain nombre de parties similaires, placées les unes derrière les autres. La première, et la plus antérieure, de ces parties, n'est autre que le prosome; elle contient les extrémités antérieures des bandelettes mésodermiques, et constitue la *tête* réelle de l'adulte. — La notion de la *tête* est sujette à des interprétations diverses chez les Annélides, car les parts mésodermiques, qui pénètrent dans le prosome, composent souvent deux anneaux, dont le second, dit *segment buccal*, porte la bouche, alors que le premier, le *segment céphalique*, est situé en avant de cet orifice. En outre, dans certains cas, ces deux anneaux se soudent à plusieurs de ceux qui les suivent, de manière à former une volumineuse région antérieure, souvent nommée tête à son tour. La tête réelle des Annélides doit être considérée comme répondant au prosome, et comprenant la partie qui porte la bouche avec les zones situées au niveau de cette ouverture et en avant d'elle.

Le mésoderme parvenant dans le prosome, et s'y organisant comme dans les autres anneaux, donne aux segments céphalique et buccal le caractère de métamères réels; de même, l'anneau postérieur, nommé le *segment anal* parce qu'il porte l'anus, correspond à l'extrémité postérieure du métasome, et possède une valeur égale à celle des autres métamères, tout en revêtant parfois un aspect particulier. A cause de la grande importance prise par le mésoderme dans l'édification de l'économie, et de la similitude fondamentale des parties qui le composent, on doit considérer tous les segments comme homodynames, s'il est permis d'employer une telle expression, comme ayant même capacité essentielle et même puissance. — Ce point acquis, il est aisé de concevoir qu'un segment quelconque du corps soit susceptible, dans certains cas, de se modifier pour devenir entièrement semblable à une tête, que son ectoderme prolifère pour donner un cerveau, qu'une bouche se perce sur sa face ventrale, ou sur celle de l'anneau suivant, et que des appareils sensitifs se façonnent sur lui. Cette transformation est la base, le point de départ, de la fissiparité des Annélides.

B. — Cette fissiparité s'exerce par des moyens peu complexes. Un anneau du corps se convertit en tête; ce changement a lieu sur place, sans que cet anneau cesse d'adhérer à celui qui le précède, ni à celui qui le suit. Puis, le métamère précédent se modifie à son tour, se perce d'un anus, et revêt l'aspect d'un segment anal ordinaire; de même, l'anneau suivant se façonne une bouche. L'intestin se coupe au niveau de la zone où se passent ces modifications; sa partie antérieure se termine au nouvel anus et se joint à lui, pendant que le commencement de sa partie postérieure se met en rapport avec la bouche qui vient d'être formée. Lorsque toutes ces métamorphoses sont accomplies, l'individu primordial possède : deux têtes, l'une antérieure, la seconde intercalée aux autres métamères; deux segments anaux; et deux tubes digestifs distincts. Il suffit que la nouvelle tête se sépare de l'anneau qui la précède, pour que cet être soit divisé en deux individus complets, et désormais indépendants. — Parfois, ces changements portent sur plusieurs régions à la fois, de manière à donner plusieurs têtes.

Une telle reproduction asexuelle rentre certainement dans les cas de fissiparité, puisque le corps du générateur se divise pour engendrer les descendants; mais cette fissiparité est remarquable par les procédés qu'elle met en œuvre, par cette transformation, sur place, d'anneaux ordinaires en segments particularisés. Elle n'existe pas chez toutes les Annélides, et ne se trouve que chez un petit nombre de genres, dont les uns appartiennent à la sous-classe des Oligochœtes, et les autres à celle des Polychœtes. Malgré sa simplicité, cette fissiparité prête à des variations diverses, dont plusieurs sont fort curieuses, et qu'il est possible de ranger en deux modes : la *fissiparité holomorphe*, et la *fissiparité hétéromorphe*. Dans le premier mode, les descendants se ressemblent entre eux comme ils ressemblent au générateur; par contre, dans le second, les descendants diffèrent du générateur, et parfois même diffèrent entre eux, ce qui aboutit à une *hétéromorphie simple* ou à une *hétéromorphie double*.

Dans la fissiparité holomorphe, les descendants rappellent leur générateur, non seulement par leur aspect, mais encore par le fait que tous sont munis de glandes sexuelles, ou sont capables d'en être pourvus dans le cours de leur vie. Tels sont les *Naïs* et les *Chœtogaster* parmi les Oligochœtes; les *Syllis prolifera*, les *Myrianida*, les *Protula Dysteri*, parmi les Polychœtes. Le générateur se scinde, par le moyen déjà indiqué, en deux ou plusieurs fragments; la partie antérieure du générateur — qu'il est permis de considérer comme la persistance de ce dernier, puisqu'il porte sa tête — est en tout semblable aux autres descendants, et produit comme eux, après leur séparation mutuelle, des éléments sexuels. — Les *Syllis* et les *Myrianida* font exception en cela, car le premier descendant, qui conserve la tête du générateur, ne possède jamais d'organes sexuels. Après que les individus placés en arrière de lui se sont détachés, il s'accroît, et les nouvelles portions formées se divisent derechef en individus nouveaux. Le générateur borne son rôle à produire ces derniers, qui deviennent tous sexués, alors que lui-même reste toujours agame. Cette altération du procédé primitif est une transition vers la fissiparité hétéromorphe.

Celle-ci est fort rare; on ne l'a guère observée que chez divers *Autolytus* et plusieurs *Néreis*, c'est-à-dire chez des Polychœtes. La série des générations n'est pas bien connue, pour ce qui touche aux *Néreis*. — Tel n'est pas le cas des *Autolytus*. L'individu antérieur, tout comme celui des *Syllis*, et des *Myrianida*, se borne à fournir, par l'accroissement et la scission de sa région postérieure, des descendants munis d'organes sexuels, alors que lui-même n'en est jamais pourvu. Ces descendants ne se ressemblent ni par la forme, ni par la sexualité, puisque les uns sont mâles et les autres femelles. Les différences sont telles que ces trois types avaient été placés autrefois dans des genres séparés; l'individu antérieur, la persistance de la partie antérieure du générateur, était nommé *Autolytus*, alors que les descendants mâles étaient compris dans le genre *Polybostrichus*, et les femelles dans le genre *Sacconéreis*. Ainsi l'*Autolytus prolifer* donne, comme rejetons sexués, des *Polybostrichus Mülleri* et des *Sacconéreis helgolandica*. — Chaque individu d'*Autolytus* paraît ne fournir qu'un seul sexe de descendants, et non les deux.

La série des phénomènes n'est pas encore complètement élucidée pour les *Néreis*. Les représentants de certaines espèces offrent tous les caractères du genre, lorsqu'ils sont encore dépourvus de glandes sexuelles; ils se transforment au moment où leur sexualité apparaît, et acquièrent

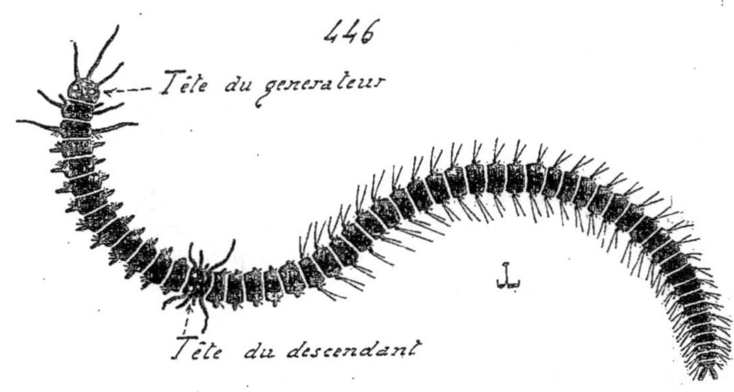

Fig. 446. — FISSIPARITÉ DES ANNÉLIDES (*silhouette*). — Reproduction fissipare de l'*Autolytus cornutus*, d'après A. Agassiz.

des soies plus longues, qui leur servent pour nager. Leur aspect est alors tellement différent de celui qu'ils montraient d'abord, qu'on les avait autrefois placés dans le genre *Hétéronéreis*. Plusieurs individus du genre *Néreis* sont donc capables de se convertir en *Hétéronéreis*. Seulement, à côté des *Néreis* asexuées qui se modifient en *Hétéronéreis* sexuées, on a vu des *Néreis* pourvues de glandes génitales, appartenant à la même espèce, et ne se changeant pas. On connaît même deux formes de ces dernières : l'une unisexuée, l'autre hermaphrodite; comme on a trouvé deux types d'Hétéronéreis, l'un mâle et l'autre femelle, différents d'après le nombre de leurs anneaux. Ainsi, la même espèce, et la *Néreis Dumerilii* a été le mieux étudiée sous ce rapport, se présente sous quatre aspects différents, et même cinq, en y joignant l'état agame primordial; deux de ces aspects se rapportent à la forme *Hétéronéreis*, et les trois autres à celle de *Néreis*. Mais on ignore les relations qui unissent ces types entre eux, et l'on ne sait s'il s'agit d'une fissiparité hétéromorphe, semblable à celle des *Autolytus*, ce qui est très probable, ou bien d'une modification d'individus entiers, nullement accompagnée de phénomènes fissipares.

Quel que soit le mode de la fissiparité, le lobe anal de chaque descendant, et surtout de celui qui provient directement du générateur, entre en prolifération active pour remplacer les anneaux qui viennent de se détacher. Son mésoderme multiplie ses éléments, et s'organise, tout comme il le fait dans la région postérieure du métasome des larves. C'est un véritable retour à l'état embryonnaire qui se manifeste dans cette partie du corps. Aussi, celle-ci s'allonge-t-elle, et s'accroît-elle, jusqu'à ce que l'état définitif soit atteint. Lorsque cet état comporte de nouvelles scissions, les segments produits en dernier lieu se détachent encore; après quoi le phénomène recommence. — On a parfois considéré ce fait comme un bourgeonnement des descendants par l'individu antérieur. Une telle interprétation paraît inexacte. Les données précédentes suffisent pour établir qu'il s'agit seulement d'un accroissement de la région postérieure du corps, accroissement suivi de scission, la chose se répétant un certain nombre de fois durant la vie du générateur. Ce phénomène se ramène à une fissiparité, constamment renouvelée sur une partie qui repousse sans cesse.

II. **Gemmiparité et gemmulation.** — Ces deux procédés de la reproduction asexuelle n'existent que chez les Bryozoaires. Tous les représentants de cette classe présentent la gemmiparité. La gemmulation est d'une répartition plus restreinte; on ne la trouve, d'habitude, que chez les Bryozoaires d'eau douce, et surtout chez les Phylactolèmes tels que les *Cristatelles* et les *Plumatelles*. Les gemmules ont été nommées des *statoblastes* par Allmann; ce terme a été conservé depuis pour les désigner.

La gemmiparité aboutit toujours, sauf chez les Loxosomes, à la production de colonies ; les descendants ne se séparent pas de leurs générateurs, et leur restent unis par une portion de leur corps. Ces assemblages coloniaux ont d'ordinaire une forme précise, pour chaque espèce. Les recherches effectuées sur le bourgeonnement des Bryozoaires sont nombreuses, mais encore incomplètes dans ce qui tient à l'origine réelle des organes. S'il faut en juger d'après les recherches déjà anciennes de Nitsche, et celles plus récentes de Haddon, surtout de Davenport, l'ébauche du jeune embryon est constituée par un amas de cellules, placé au-dessous de l'ectoderme du générateur, soit en une partie du corps de ce dernier, soit sur des stolons émis par lui. — Parmi ces éléments, les uns, immédiatement situés sous l'ectoderme, et composant par suite le mésoderme de l'ébauche, donnent le funicule, et le tissu conjonctivo-musculaire de l'économie. Les cellules plus internes, qui répondent par leur situation à des éléments endodermiques, fournissent l'estomac et l'intestin; une cavité se creuse entre elles, et devient la cavité digestive; elle dispose, autour d'elle, ces cellules internes pour s'en faire une paroi. Quant à l'ectoderme, il produit le ganglion nerveux, et s'épaissit, en s'adjoignant une partie du mésoderme, pour engendrer les tentacules péribuccaux. Il se soulève, par places, en petits mamelons, dans l'intérieur desquels pénètrent des éléments mésodermiques; ces mamelons s'allongent peu à peu en tentacules.

En résumé, les ébauches des bourgeons contiennent les trois feuillets, qui évoluent comme leurs similaires des embryons issus d'œufs fécondés, et fournissent les mêmes organes. Mais l'origine exacte des éléments qui constituent ces trois feuillets, ou plutôt leur genèse aux dépens des couches correspondantes de l'économie du générateur, n'est pas élucidée d'une manière complète. — Du reste, les notions relatives à la gemmiparité des Bryozoaires sont obscurcies, dans la plupart des travaux publiés sur ce sujet, par la préoccupation constante de trouver, soit que l'organisme de ces êtres est une colonie de deux individus, le *cystide* et le *polypide*, dont le second est bourgeonné par le premier, soit de démontrer le contraire. Les partisans de l'hypothèse coloniale considèrent l'ectoderme du générateur, ou celui de son stolon, comme répondant au cystide, et l'ensemble des autres éléments du bourgeon comme formant le polypide, c'est-à-dire l'intestin avec les autres appareils internes. Cette hypothèse est inexacte; le développement des embryons, et la comparaison des Bryozoaires avec les classes voisines, le prouvent suffisamment.

Certains auteurs, Hatschek entre autres, ont regardé comme un bourgeon la dépression ectodermique, que portent, en avant de la bouche, la plupart des larves de Bryozoaires. Cet appareil, désigné sous les noms d'*organe pyriforme*, ou d'*organe dorsal*, semble plutôt appelé à jouer un rôle sensitif qu'à remplir toute autre fonction, et, en tout cas, ne possède aucune propriété gemmipare. Par là disparaît une théorie, qui tendait à faire considérer l'évolution embryonnaire d'un Bryozoaire comme comprenant la succession de deux individus. Dans l'esprit de cette théorie, proposée par Balfour, l'organe dorsal, envisagé comme un véritable bourgeon, se développerait seul pour donner le corps de l'adulte, alors que toutes les autres régions de la larve s'atrophieraient et disparaîtraient.

La gemmulation est spéciale aux Bryozoaires d'eau douce. Elle ne se manifeste guère que vers la fin de l'été; elle a pour résultat de produire des germes, capables de résister aux intempéries de l'hiver, et de se développer au printemps, alors que les colonies sont détruites. La même cause produit des résultats identiques chez les Spongiaires. — L'origine exacte des gemmules, des statoblastes, n'est pas encore bien connue. Chacun de ces appareils naît sur le funicule du générateur, dans le mésoderme par suite, mais la participation, probable, de l'ectoderme et de l'endoderme à cette genèse n'est pas décrite. Les gemmules sont aplaties et discoïdes, à la manière de lentilles bi-convexes; leurs bords épaissis, et formant bourrelet, portent parfois de longs piquants crochus, servant à les suspendre aux corps étrangers, chez les Cristatelles notamment; leurs deux faces sont protégées par une cuticule chitineuse. Ainsi construits, les statoblastes, mis en liberté par la destruction des individus qui leur donnent naissance, passent l'hiver sans périr. Au printemps, lorsque les eaux deviennent tièdes, les couches protectrices disparaissent; et les éléments cellulaires, déjà nombreux, ayant presque ébauché la plupart des organes, se disposent pour revêtir leur aspect définitif. L'individu, ainsi produit, engendre de suite, par gemmiparité, une nouvelle colonie.

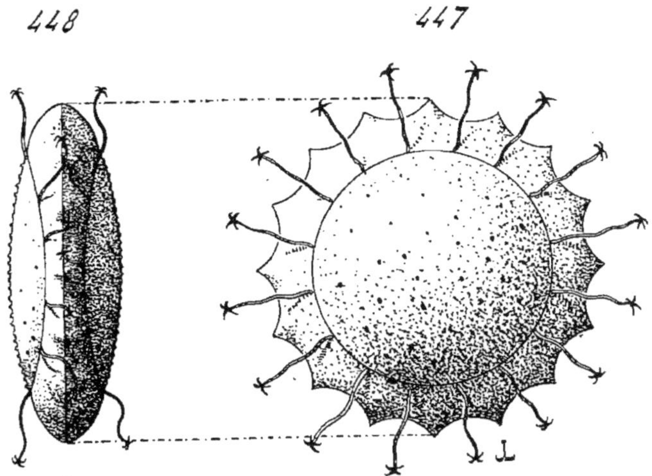

Fig. 447 et 448. — GEMMULATION DES BRYOZOAIRES (*contours*). — Statoblaste de la *Cristatella mucedo*, vue de face en 447, et de profil en 448; d'après Allmann.

RÉSUMÉ

§ 1. CONSIDÉRATIONS GÉNÉRALES. — La reproduction asexuelle est relativement rare; on ne l'a guère signalée que chez les Bryozoaires et diverses Annélides. La sexualité est le mode reproducteur le plus fréquent. — Les développements dilatés s'effectuent d'après le type gastrulaire. Le protendoderme de la gastrule donne le mésoderme par le moyen d'*initiales mésodermiques;* après quoi, il devient l'endoderme définitif. Ces initiales produisent d'abord un mésenchyme primaire, dont certains éléments se différencient hâtivement en cellules conjonctives, ou conjonctivo-musculaires, sans aller plus loin, et dont d'autres se multiplient activement, pour engendrer deux *bandelettes mésodermiques*.

§ 2. SEXUALITÉ ET ÉLÉMENTS SEXUELS. — L'unisexualité et l'hermaphro-ditisme existent chez les Trochozoaires, sans aucune répartition bien précise. L'unisexualité se complique parfois de dimorphisme sexuel, chez les Rotifères, divers Mollusques, plusieurs Annélides, et les Echiu-riens appartenant au genre *Bonellia*. Parmi les Mollusques Gastéropodes, la plupart des Prosobranches unisexués possèdent deux formes de sper-matozoïdes; les autres Trochozoaires n'ont qu'une sorte de ces élé-ments.

§ 3. SEGMENTATION ET FEUILLETS BLASTODERMIQUES. — Les phénomènes essentiels étant constants sous ce rapport, les procédés de formation sont très variables, et diffèrent souvent d'un type à l'autre.

Les Rotifères ont deux sortes d'œufs : les *œufs d'été* et les *œufs d'hiver*. Les premiers, à coque mince, sont produits d'habitude par des femelles parthénogénétiques; les seconds, plus gros, plus riches en deutolécithe, et pourvus d'un chorion plus épais que les précédents, résultent de la fécondation. La segmentation totale aboutit à une planule compacte, dont les éléments se groupent sur place en un protectoderme et un protendo-derme; celui-ci se divise en mésoderme et endoderme. Un sillon super-ficiel pénètre dans le corps de l'embryon, et le scinde en deux parties qui s'écartent l'une de l'autre en se rabattant.

Les procédés offerts par les Mollusques sont des plus divers, et consti-tuent une série montrant des altérations de plus en plus grandes, à mesure que la quantité du deutolécithe contenu dans l'œuf est elle-même plus considérable. Ces procédés peuvent être groupés en quatre types prin-cipaux. — Le premier comporte une gastrulation; il est le plus fréquent, car les Amphineuriens, les Solénoconques, les Hétéropodes, les Ptéro-podes, beaucoup de Lamellibranches et de Gastéropodes, le présentent. La segmentation, toujours totale, est tantôt égale, tantôt inégale; ce dernier cas intervient lorsque le deutolécithe est assez abondant. Le protendo-derme de la gastrule donne les initiales mésodermiques, qui tombent dans la cavité blastocœlienne, ou, si cette dernière manque, par suite de l'accolement du protendoderme au protectoderme, qui s'insinuent entre ces deux feuillets. L'entéropore devient la bouche de l'adulte; sauf chez les *Paludina vivipara*, où elle se convertit en anus; ce fait est sans doute connexe au mode gastrulaire offert par cet animal, qui comporte une in-curvation, et non une invagination. — Le deuxième type correspond à une planulation indirecte, qui donne une planule cytulaire; il existe chez les Gastéropodes Pulmonés et Opistobranches, et chez plusieurs Lamelli-branches. L'ovule contient beaucoup plus de deutolécithe que dans le premier cas; la segmentation est cependant totale, mais fort inégale. — Le troisième type comporte, comme le second, une segmentation totale et une planulation indirecte, mais aboutit à une planule lécithique. Le deutolécithe est assez abondant pour constituer une masse compacte, comparable à une petite vésicule vitelline interne. Il en est ainsi chez la

Nassa mutabilis. — Enfin dans le quatrième type, la quantité de deutolé-cithe étant fort grande, la segmentation est partielle; la planulation, indirecte, donne une planule lécithique. Ce type embryonnaire ne se trouve que chez les Céphalopodes; l'embryon de ces animaux est pourvu d'une vésicule vitelline, dont les dimensions et la disposition sont assez variables. Parfois, tout en étant plus grosse que celle du troisième cas, elle est interne comme elle; plus volumineuse chez les Argonautes, elle est d'abord externe à l'embryon, mais s'enfonce par la suite dans le corps de ce dernier; enfin chez les Seiches, les Calmars, etc., cette vésicule est assez grosse pour demeurer toujours extérieure au corps de l'embryon.

Le développement des Brachiopodes prête à contestations. Il s'effectue d'après le mode gastrulaire, lorsque l'ovule est pauvre en deutolécithe; il en est ainsi, par exemple, chez les *Argiope* étudiées par Kowalevsky. L'origine du mésoderme serait entérocœlienne, d'après ce dernier auteur; le fait n'est guère acceptable, étant données les relations étroites qui unissent les Brachiopodes aux autres Trochozoaires. Chez les *Thécidies*, dont l'œuf contient une réserve nutritive assez considérable, la segmentation est totale, comme dans le cas précédent, mais la gastrulation fait défaut.

Parmi les Bryozoaires, les Endoproctes, appartenant au genre *Pedicellina*, subissent un développement dilaté, qui comporte une gastrulation. L'évolution embryonnaire des Ectoproctes est plus condensée; la segmentation est totale, et parfois égale, mais les feuillets se délimitent d'après le type des planulations directes. Un Ectoprocte, la *Tendra zostericola*, effectue une transition entre ces deux procédés.

Les Phoronidiens subissent une embryogénie dilatée. Leurs ovules, par leur segmentation, se convertissent en blastules, puis en gastrules incurvées. Du protendoderme de ces dernières se détachent de nombreuses cellules mésodermiques, dont certaines, placées dans la région anale, fournissent les bandelettes mésodermiques.

Le développement des Sipunculiens concorde, dans ses traits généraux, avec celui des Phoronidiens. Il en diffère, du moins en ce qui touche une espèce de la classe, le *Sipunculus nudus*, par la formation d'une membrane amniotique, produite par l'ectoderme larvaire, et dont l'embryon se débarrasse d'une manière hâtive.

La genèse des feuillets blastodermiques n'est pas uniforme chez les Annélides; elle comprend, suivant la quantité du deutolécithe contenu dans le vitellus ovulaire, trois cas principaux. — Le premier, relativement rare, et le plus dilaté, se rapporte à une gastrulation; il existe chez les Archiannélides, et chez plusieurs Polychœtes tels que l'*Eupomatus uncinatus*. Le protendoderme de la gastrule donne des éléments mésodermiques, dont les uns constituent hâtivement un mésenchyme primaire, et dont les autres se multiplient avec rapidité pour produire les deux bandelettes mésodermiques; ces dernières évoluent d'après le mode épithélial. — Le second cas consiste en une planulation directe; il est très répandu chez la plupart des Chétopodes Polychœtes et Oligochœtes. La quantité de deutolécithe est alors plus grande que dans le premier cas; le chiffre des blastomères produits par la segmentation est considérable. Une cavité, l'entéron, se creuse au centre de leur amas; les blastomères qui l'entourent composent l'endoderme; les cellules embryonnaires périphériques donnent l'ectoderme; enfin, les cellules intermédiaires, comprises entre les deux feuillets précédents, constituent le mésoderme, au milieu duquel se percent les espaces cœlomiques. — Dans le troisième cas, propre aux Hirudinées, le deutolécithe étant plus abondant encore, la planulation est indirecte. Les blastomères centraux sont fort gros, et représentent une volumineuse réserve nutritive.

Les Pseudannélides rappellent les Annélides sous le rapport de la genèse des feuillets. Le type gastrulaire existe chez les *Echiurus* par exemple; le type à planulation indirecte chez les *Bonellia* et les *Sternaspis*.

§ 4. FORMES EMBRYONNAIRES. — La forme embryonnaire fondamentale des Trochozoaires est la larve *Trochophore*. Cette larve est essentiellement caractérisée par son ectoderme cilié, une couronne orale de ces cils vibratiles ne manquant presque jamais; par son mésenchyme primaire blastocœlien, issu d'initiales, et dont une partie se développe en mésoderme définitif; enfin, par la présence d'une paire de néphridies primordiales. Ces caractères principaux ne font jamais défaut; il s'y ajoute cependant, suivant les groupes des Trochozoaires, des particularités d'ordre secondaire, qui ont pour effet de donner plusieurs types de Trochophores. Les plus fréquentes de ces particularités tiennent à la quantité variable du deutolécithe, et à l'accroissement inégal du corps de l'embryon, du prosome; une partie restreinte de ce dernier étant seule chargée de devenir la plus grande part du corps de l'adulte, du métasome.

Les Rotifères ne dépassent pas l'état de Trochophore. Il est permis de les considérer comme des Trochophores qui seraient sexuées.

Il n'en est pas ainsi pour les Mollusques, dont l'organisme est souvent très complexe. Leurs larves sont caractérisées par la possession de deux organes, qui leur sont spéciaux, le pied et la glande coquillière; sauf la présence de celle-ci, elles rappellent de près, par leur aspect général, les Rotifères adultes. — Les larves des Amphineuriens Solénogastres et celles des Solénoconques possèdent trois couronnes vibratiles transversales; celles des Amphineuriens Platygastres en ont deux; enfin, les larves libres des autres Mollusques n'en ont qu'une, qui s'élargit souvent sur ses deux côtés, et prend par là un aspect propre, lui ayant valu le nom spécial de *voile*. Grâce à ces couronnes, l'embryon, avant sa mise en liberté, tournoie dans sa coque chorionnaire, par un mouvement de rotation sur lui-même. Le moment de cette mise en liberté varie quelque peu suivant les types ; d'ordinaire, elle est assez précoce chez la plupart des représentants du groupe ; elle est tardive chez les Céphalopodes, qui subissent dans leur coque presque toutes les phases de leur évolution.

D'une manière générale, chez les Tentaculifères, la région infero-ventrale du corps de la larve donne la majeure partie du corps de l'adulte, et, à cet effet, s'accroît beaucoup plus que les autres. Pour ce qui est des Sipunculiens, les métamorphoses embryonnaires se bornent presque, après la chute de l'enveloppe amniotique, à cette amplification. Les phénomènes sont plus complexes chez les Phoronidiens. La larve de ces animaux, dite *Actinotrocha*, produit, entre sa bouche et son anus, un tube, le tube métasomique, qui commence par s'enfoncer dans l'intérieur du corps, puis se dévagine, devient extérieur, et fournit, en entraînant les organes dans sa cavité, presque toute l'économie définitive. — Des changements analogues existent également chez les Bryozoaires, et comportent de même la formation, avec l'évagination, d'un tube métasomique. Seulement, dans la plupart des cas, le développement s'effectue dans des loges, nommées oécies, et s'accompagne de dégénérescences passagères, encore peu connues. — Les larves des Brachiopodes ont un corps divisé en trois segments, d'abord peu dissemblables, et qui croissent ensuite de façons inégales. L'un d'eux donne le pédoncule, l'intermédiaire le manteau, et le troisième les bras avec la région buccale.

L'embryogénie des Pseudannélides comporte toujours la présence de larves, de forme et de complexité variables suivant la teneur en deutolécithe. La région anale du prosome grandit plus que les autres parties du corps, mais de manière à laisser l'anus occuper une position terminale. Dans le cas des développements dilatés, des cloisons se délimitent dans les bandelettes mésodermiques, leur donnent une structure annelée, et se détruisent ensuite ; ces phénomènes ne paraissent pas exister lorsque l'embryogénie est condensée.

Les Annélides subissent des évolutions fœtales, ou des évolutions larvaires, suivant que les ovules sont plus ou moins riches en deutolécithe. Les premières sont propres aux Oligochœtes et aux Hirudinées ; les œufs sont enfermés dans des cocons. Les embryons s'y façonnent, et les quittent au moment où ils sont presque parvenus à l'état adulte. Au contraire, la plupart des Polychœtes offrent des phases larvaires, et des métamorphoses extérieures ; leurs larves se perfectionnent peu à peu, durant leur vie libre, et produisent, dans leurs bandelettes mésodermiques, des cloisons qui ne se détruisent pas. La région péri-anale de leur corps contient ces bandelettes ; elle s'accroît plus que la zone placée au niveau de la bouche, et donne la majeure part de l'organisme définitif. La zone buccale se borne à fournir le segment céphalique, et le segment buccal. Elle est parfois, lors de la mise en liberté des larves, et pendant les premières périodes de l'existence de ces dernières, plus large que la région péri-anale, et la soutient dans l'eau; ces disproportions cessent par la suite. Souvent, les larves des Annélides portent des cils et des soies provisoires.

§ 5. ORIGINE DES ORGANES. — L'ectoderme donne naissance au système nerveux et à ses dépendances sensitives; aux appendices, tels que les soies et la cuticule; après quoi, il se convertit en ectoderme définitif. — Les centres nerveux dérivent essentiellement de deux ébauches distinctes, la plaque céphalique et la plaque médullaire; chacune de ces ébauches se divise, avec plus ou moins de rapidité, en deux parties symétriques, placées de part et d'autre de l'axe médian du corps. La plaque céphalique engendre le cerveau, et la plaque médullaire la moelle ventrale; toutes deux s'unissent par des commissures. Cette origine est des mieux caractérisées en ce qui touche les Annélides; elle est moins nette chez les Mollusques, dont les ganglions naissent, du moins la plupart, indépendamment les uns des autres. — Les appareils sensitifs, dont la provenance est le mieux connue, sont les yeux. Les portions importantes de ces organes sont données par l'ectoderme; parfois, chez certains Céphalopodes par exemple, des tissus mésodermiques s'adjoignent à elles, et fournissent des membranes annexes. — Les soies sont des dépôts de substance cuticulaire, exsudés dans des dépressions tubuleuses de l'ectoderme; ils prennent, à cause de leur origine, une forme de baguette, et grandissent par l'apport constant de nouvelle matière à leur base profonde. Les cuticules, soit simplement chitineuses, soit encroûtées de sels calcaires, adhérentes au corps ou formant des loges, sont produites par l'ectoderme, exsudées par lui, et déposées à sa surface.

L'endoderme borne son rôle à fournir l'épithélium de l'intestin, et celui des glandes annexes du tube digestif.

Le mésoderme engendre la musculature, le cœlome avec l'appareil irrigateur, les organes excréteurs et sexuels. La disposition de tous ces appareils, et surtout celle du cœlome, varie suivant la nature du développement que subit le feuillet moyen. D'une façon générale, le mésoderme des Polymériques se subdivise en anneaux, encore nommés *segments* ou *métamères*, dont les cavités sont séparées les unes des autres par des cloisons, dites parfois des *dissépiments;* aucun fait comparable ne se manifeste chez les Monomériques. — Le mésoderme des Rotifères se réduit au seul mésenchyme primaire. Celui des Bryozoaires est à peine plus complexe. Celui des Mollusques et des Brachiopodes est franchement mésenchymateux. Enfin celui des Phoronidiens et des Sipunculiens est épithélial. Parmi les Polymériques, les cloisons demeurent entières chez les Annélides, et se détruisent au cours de la vie larvaire des Pseudannélides; les segments, qu'elles délimitent, naissent les uns après les autres, et les uns derrière les autres, dans la région postérieure du corps. La nature du cœlome varie selon celle du mésoderme

qui le contient, et se trouve dans une relation étroite avec elle. — Les
premières ébauches des appareils excréteurs, les *néphridies primordiales*
ou *protonéphridies*, consistent en deux tubes étendus de la cavité blastocœlienne à l'extérieur; ces appareils se mettent par la suite, et tout en
se compliquant, en rapport avec le cœlome creusé dans le mésoderme.
Ils se bornent à grandir chez les Monomériques, en portant parfois leur
nombre à quatre (certains Mollusques et Brachiopodes). Ils se divisent
en tronçons chez les Polymériques, chacune des paires de ces derniers
se rattachant à un segment du corps; d'où leur nom fréquent d'*organes
segmentaires*. — Les éléments sexuels sont engendrés par des cellules
mésodermiques. Les conduits vecteurs sont représentés, dans la règle,
par des néphridies, ou par des canaux, spécialisés dans leurs fonctions,
qui paraissent avoir une origine néphridienne.

§ 6. — Reproduction asexuelle et alternance de générations. —
La reproduction asexuelle des Trochozoaires s'exerce par la fissiparité,
par la gemmiparité, ou par la gemmulation. La fissiparité est propre à
plusieurs Annélides; elle répond à une fragmentation de leur corps
annelé en deux ou plusieurs tronçons, dont l'anneau antérieur se
convertit en une tête. L'alternance, qui en résulte dans les générations,
est tantôt holomorphe, tantôt hétéromorphe. — La gemmiparité n'existe
que chez les Bryozoaires; encore assez peu connue dans ses procédés,
elle aboutit à la genèse de colonies. — La gemmulation est spéciale aux
Bryozoaires d'eau douce; les gemmules, dites souvent des *statoblastes*,
naissent sur le funicule de leur générateur.

EMBRANCHEMENT DES ARTHROPODES

CHAPITRE X

DÉVELOPPEMENT DES ARTHROPODES

§ 1. — Considérations générales.

I. Caractères et classification. — Les Arthropodes sont des Cœlomates schizocœlomiens. A ce titre, leur mésoderme est creusé d'un cœlome, qui naît et se développe suivant le mode schizocœlien, et s'organise en un polycœlome ; il est, en effet, constitué par des cavités nombreuses, qui s'agencent entre elles pour donner l'appareil irrigateur de l'économie. En outre, les Arthropodes se distinguent des autres Schizocœlomiens par deux caractères principaux : leur protendoderme est mésenchymateux à son début, nullement épithélial, et engendré par le blastoderme d'après un procédé qui ressemble à une cytulation ; leur corps est muni d'appendices latéraux, groupés symétriquement par paires, et divisés en segments, dits *articles*, mobiles les uns sur les autres. — Cette dernière particularité a valu son nom à l'embranchement, et justifie également l'ancienne expression d'*Articulés*, usitée autrefois dans le même but.

L'embranchement des Arthropodes comprend trois séries, qui ont la valeur de sous-embranchements : les **Acères** ou **Allantennés**, les **Dicères** ou **Biantennés**, et les **Tétracères** ou **Quadriantennés**. Ces derniers, caractérisés par la présence de deux paires d'antennes sur la tête, se composent des seuls *Crustacés*, divisés en *Entomostracés* et *Malacostracés*. Le second sous-embranchement, dont les représentants ne sont pourvus que d'une paire d'antennes, renferme deux classes : les *Myriapodes* et les *Insectes*. Enfin le premier groupe contient les *Trilobites*, les *Mérostomatés*, les *Pycnogonides*, et les *Arachnides*, qui ne portent point d'antennes sur leur tête.

1er Sous-embranchement, ou des **Acères**. — Pas d'antennes. Il renferme quatre classes :

1° La classe des *Trilobites;* dont le nombre des paires d'appendices varie suivant les genres, et dont le corps est divisé en trois lobes par deux sillons longitudinaux : d'où leur nom.

2° La classe des *Mérostomatés;* dont le nombre des paires d'appendices est égal à douze, du moins chez les représentants actuels du groupe. Cette classe n'est représentée, aujourd'hui, que par un genre, le genre *Limulus*.

3° La classe des *Pycnogonides.* Leur corps possède seulement sept paires d'appendices.

4° La classe des *Arachnides;* caractérisée par la présence de six paires d'appendices sur le corps, dont les deux premières encadrent la bouche, et servent à la préhension des aliments.

2e Sous-embranchement, ou des **Dicères**. — La tête porte deux antennes. Ce groupe contient deux classes :

5° La classe des *Myriapodes;* dont le nombre des paires d'appendices varie suivant les genres, les segments du corps étant presque semblables.

6° La classe des *Insectes*, ou *Hexapodes*. Le chiffre des paires d'appendices est fixe, et égal à sept, dont une paire d'antennes, trois paires de pièces buccales, et trois paires de pattes locomotrices; cette dernière particularité est exprimée par le terme « d'Hexapodes ». Tous les segments du corps sont groupés en trois régions dissemblables : une tête, un thorax, et un abdomen.

3e Sous-embranchement, ou des **Tétracères**. — Ce groupe, caractérisé par la présence de quatre antennes sur la tête, et désigné d'une manière courante par le nom de **Crustacés**, renferme deux classes :

7° La classe des *Entomostracés;* dont le nombre des paires d'appendices varie suivant les genres, et dont les segments du corps sont d'ordinaire presque semblables, sauf ceux qui constituent la tête par leur réunion.

8° La classe des *Malacostracés*. Le nombre des paires d'appendices est fixe, et égal à dix-neuf, abstraction faite des pédoncules oculaires, qui ne sont pas des appendices vrais. Ces membres se décomposent ainsi : deux paires d'antennes, et dix-sept paires de pièces, dont les antérieures servent à la préhension des aliments, et les postérieures à la locomotion. Sauf les cas d'atrophie, qui sont rares, les chiffres des appareils masticateurs et des locomoteurs diffèrent d'un ordre à l'autre, leur total donnant toujours dix-sept paires. D'ordinaire, les six derniers segments du corps, qui portent les six dernières paires de pattes, se groupent en un abdomen.

II. Généralités sur le développement. — La reproduction des Arthropodes s'effectue toujours par le mode sexuel, mais se manifeste parfois sans fécondation; les cas de parthénogenèse sont, en effet, très fréquents chez ces êtres, surtout pour ce qui tient aux Entomostracés et aux Insectes. Il est bien entendu — comme, du reste, dans tous les développements parthénogénétiques — que ce procédé reproducteur se présente parmi les représentants d'une seule génération, ou d'un petit nombre de générations successives, mais cède toujours la place, en un moment donné, à la fécondation; après quoi, il intervient de nouveau, et détermine ainsi une alternance de générations par hétérogonie.

Les ovules contiennent, d'ordinaire, une quantité considérable de réserves nutritives; les œufs pauvres en deutolécithe sont peu nombreux, et ne se trouvent guère que chez les Entomostracés. Les œufs riches en matériaux de réserve alimentaire appartiennent au type centrolécithe, qui est propre aux Arthropodes; ceci revient à dire que le blastoderme embryonnaire se dispose tout autour du vitellus, qui reste central, et l'enveloppe en entier, contrairement aux faits présentés par les autres animaux. La formation des feuillets ne s'effectue point d'après le procédé gastrulaire vrai. Le blastoderme émet des éléments, qui pénètrent dans le vitellus central, et y engendrent le mésoderme avec l'endoderme; les premières ébauches de ces deux feuillets représentent le protendoderme, et sont mésenchymateuses. Les dépressions fournies par le blastoderme, et qui constituent des parties de l'intestin, ne doivent point être considérées comme des cavités gastrulaires, car elles ne donnent ni l'entéron, ni l'endoderme; elles correspondent à un stomeon et à un procteon, produits d'une manière précoce, et susceptibles d'acquérir, dans le corps, une grande extension.

Malgré la présence d'un vitellus nutritif abondant, les phases larvaires sont fréquentes, surtout chez les Crustacés et les Insectes; mais ces larves sont secondaires, du moins pour les Insectes; et ce caractère est fort probable pour les Crustacés. Les embryons libres, tout comme les adultes, recouvrent leur corps d'une cuticule chitineuse assez épaisse, et portent souvent des expansions, épines ou aiguillons, destinées à disparaître; ils quittent, à mesure qu'ils s'accroissent, la cuticule qui les protège et les enserre, et s'en débarrassent à la manière d'un fourreau; ce phénomène, qui se répète un certain nombre de fois pendant la vie larvaire, et se retrouve chez l'adulte durant l'agrandissement de son corps, a reçu le nom de *mue*. — Lorsque la jeune larve abandonne son enveloppe ovulaire, elle est entourée déjà par une cuticule, qui s'oppose à son amplification; car elle lui compose une sorte de gaine inerte; l'embryon est obligé de la quitter pour grandir, et en reproduit une nouvelle aussitôt après la chute de la première; il se manifeste par là un certain nombre de mues périodiques, qui séparent les phases les unes des autres. Parfois, chez les Insectes notamment, ces mues, et surtout la dernière, qui prépare le passage, de la larve âgée, à l'état adulte, sont accompagnées d'une destruction des tissus; les éléments de ces derniers se désagrègent, après quoi ils constituent à nouveau les organes définitifs : ce phénomène est désigné par l'expression d'*histolyse*. Quant aux mues des adultes, elles existent seulement dans le cas d'une longue durée vitale, et de la présence d'une cuticule épaisse, dite *carapace;* elles sont très marquées chez les Crustacés supérieurs appartenant à l'ordre des Décapodes.

Le tube digestif dérive de trois ébauches distinctes, qui se réunissent et se soudent. La première est l'entéron, qui donne l'intestin moyen et le foie. Les deux autres sont le stomœon et le proctœon, qui s'allongent beaucoup, et deviennent souvent complexes; le premier fournit l'intestin antérieur, le second l'intestin postérieur. — A cause de la nature mésenchymateuse du mésoderme, le cœlome est un polycœlome, organisé en un appareil circulatoire muni d'un cœur, et dont les artères ont des contours mieux limités, des trajets plus nets, que les veines; chez les Arthropodes de grande taille, un deutocœlome s'établit autour des principaux viscères, mais demeure souvent relié au reste du polycœlome par des voies directes, et contient, par suite, du sang. — Les organes respiratoires dérivent, tantôt de pattes modifiées et lamelleuses, tantôt de parties de pattes transformées dans le même sens, et tantôt de dépressions des téguments, qui affectent, suivant les groupes, l'aspect de poches (*poumons*), ou de tubes ramifiés (*trachées*). — Les appareils excréteurs ne proviennent jamais du mésoderme; ils sont produits par des dépressions ectodermiques, fournies, soit par les téguments, soit, et le plus souvent, par le proctœon (*tubes de Malpighi*). — Quant aux glandes sexuelles, elles naissent dans le feuillet moyen et à ses dépens, sans que leurs premières ébauches soient indiquées, dès la segmentation, sous l'état d'initiales; les oviductes et les canaux déférents, c'est-à-dire les zones des conduits sexuels qui se mettent directement en rapport avec les glandes, sont également d'origine mésodermique; mais toutes les autres régions, pourvues de noms divers suivant leurs fonctions, *utérus, canaux éjaculateurs*, etc., découlent de l'ectoderme.

Quant à l'hétérogonie, qui prête souvent à des phénomènes remarquables, elle porte seulement sur l'alternance des générations parthénogénétiques avec celles issues de la fécondation.

§ 2. — Sexualité et éléments sexuels.

I. Sexualité. — Sous le rapport de la répartition des sexes, la règle, chez les Arthropodes, est l'unisexualité, liée à la fécondation; cette règle souffre cependant plusieurs exceptions, présentées surtout par les Crustacés, les Insectes, et qui tiennent, soit à la parthénogenèse, soit à l'hermaphroditisme.

Crustacés. — Certains Entomostracés, faisant partie de l'ordre des Phyllopodes, sont parthénogénétiques; tels sont la plupart des Cladocères, et certains Branchiopodes, comme les *Artemia* et les *Apus*. — Les femelles des Cladocères produisent des *œufs d'été* et des *œufs d'hiver*; comme leur nom l'indique, les premiers sont engendrés durant la belle saison, et se développent sans fécondation; ils sont plus petits que les autres, et plus pauvres en vitellus nutritif. Les générations parthénogénétiques se succèdent ainsi pendant l'été, en ne donnant jamais que des femelles; sauf les séries qui apparaissent vers l'entrée de l'automne, et comportent la présence de mâles; les femelles de ces dernières fournissent alors des œufs d'hiver, qui sont fécondés, mais ne doivent éclore qu'au printemps suivant. Ces œufs passent l'hiver dans l'eau, protégés contre les intempéries par leur coque épaisse, et par une portion dorsale du test maternel, qui s'est détachée pour les envelopper; cette dernière membrane est nommée l'*éphippium*. — Les phénomènes offerts par les Branchiopodes sont semblables aux précédents; ils sont cependant moins réguliers, semble-t-il, en ce sens que les mâles, fort rares, n'apparaissent pas toujours durant l'automne; cette rareté des mâles est telle, que la plupart d'entre eux ne sont connus que depuis ces dernières années.

L'hermaphroditisme existe chez certains Entomostracés appartenant à l'ordre des Cirrhipèdes, et chez plusieurs Malacostracés Edriophthalmes. — La faculté, chez les premiers, d'avoir les deux sexes, paraît liée à la fixation de l'individu sur des corps étrangers, qui empêche tout mouvement, et nuit ainsi aux rapprochements fécondateurs; on la trouve surtout chez les Balanides et les Lépadides. Mais elle n'est pas constante; ainsi certains Scalpellides, tels que les *Cryptophialus* et les *Alcippe*, possèdent à la fois des individus hermaphrodites, et des femelles strictes; d'autres Scalpellides, les *Ibla* par exemple, et aussi les Rhizocéphales, sont bien hermaphrodites, mais montrent en surplus des mâles complémentaires, petits, et capables de se déplacer, soit au moyen de cils vibratiles, soit par l'entremise de pattes. — La plupart des Edriophthalmes ont une sorte d'hermaphroditisme atténué, qui consiste à faire développer des ovules dans une part du testicule des mâles, ou des spermatozoïdes dans une zone de l'ovaire; mais ces éléments supplémentaires ne parviennent point à maturité, de sorte que les individus sont vraiment mâles ou femelles. Ce phénomène est plus accentué encore chez divers Isopodes, appartenant à la famille des Cymothoïdes; les individus commencent par être mâles, fonctionnent comme tels, et possèdent trois paires de testicules; puis, ces organes s'atrophient en partie, les régions restantes se modifiant dans leur structure pour se convertir en ovaires; l'animal est alors devenu une femelle. Certains autres Isopodes, adaptés à une vie parasitaire, rangés dans les familles des Cryptonisciens et des Entonisciens, sont également hermaphrodites, mais possèdent en sus, tout comme les Cirrhipèdes déjà signalés, des mâles complémentaires. Giard et Bonnier, qui ont découvert cette disposition, pensent que les testicules des individus hermaphrodites ne remplissent leur rôle que durant la jeunesse de ces derniers; plus tard, les ovaires acquièrent une suprématie marquée, au point qu'il est presque permis de considérer l'animal comme une femelle; les mâles complémentaires servent, alors, à féconder les ovules engendrés par ces hermaphrodites aux ovaires prépondérants. Ces deux sortes d'êtres diffèrent beaucoup par leur aspect, car les premiers conservent presque la forme habituelle des Isopodes normaux, alors que les seconds sont très modifiés par leur parasitisme.

Insectes. — L'hermaphroditisme n'existe jamais chez les Insectes, mais, en revanche, la parthénogenèse est assez fréquente; on l'a observée notamment chez des Hémiptères (ex. : Aphides), chez des Lépidoptères (ex. : *Psyche, Solenobia*), chez des Hyménoptères (ex. : Cynipides). Elle est parfois accidentelle, et les Abeilles, ainsi que les autres Hyménoptères vivant en société, en offrent de fréquents exemples; dans ce cas particulier, les ovules parthénogénétiques n'engendrent que des mâles, phénomène désigné par Giard sous le nom d'*arrénotokie;* elle est également accidentelle chez plusieurs Lépidoptères, tels que le *Bombyx mori*, certains *Piéris*, etc. Partout ailleurs, elle est normale, et existe, d'habitude, dans les générations qui se succèdent durant la belle saison; elle aboutit donc, tout comme il en est pour les Crustacés inférieurs, à faire distinguer entre des œufs d'été et des œufs d'hiver, les premiers étant capables d'évoluer sans aucune union préalable avec des éléments mâles.

La parthénogenèse des Insectes est d'ordinaire le cas d'individus parvenus à l'état adulte, ou ne différant de cet état que par des particularités secondaires, comme l'absence d'ailes. Une telle privation de ces organes locomoteurs ne doit point, sans doute, être prise comme un fait donnant, à l'individu qui la possède, le caractère de larve, car on la rencontre chez d'autres représentants de la classe, où elle paraît liée au mode de vie, et surtout au parasitisme; il convient, par suite, de lui accorder la même signification dans le cas des femelles parthénogénétiques dépourvues d'ailes, car précisément ces femelles habitent en parasites sur des végétaux. — La genèse, par des larves véritables, d'ovules susceptibles de se développer, c'est-à-dire la *pédogenèse*, est fort rare; on ne l'a signalée que chez certains Diptères appartenant aux genres *Cecidomya (Miastor*), et *Chironomus*.

Un phénomène remarquable est offert par les Insectes vivant en société : les Formicides, les Apides, les Vespides, parmi les Hyménoptères; les Termitides parmi les Pseudonévroptères. Les fonctions reproductrices sont le propre de plusieurs individus, dont certains sont mâles ou femelles, et n'appartiennent qu'à eux seuls; les autres, souvent les plus nombreux, ont leurs organes génitaux atrophiés, et ne possèdent pas de fonctions autres, que l'accomplissement des travaux nécessités par la vie sociale. Ces derniers sont originellement des femelles, dont les ovaires ne se développent pas, les glandes annexées aux conduits sexuels étant parfois converties en appareils venimeux (Apides et Vespides); on les nomme généralement des *Neutres*, et, d'une manière plus spéciale, des *Ouvrières*, ou des *Soldats*, suivant leur rôle. Parfois, dans chacune de ces sociétés, et les Abeilles offrent de ce fait un excellent exemple, il n'existe qu'une femelle, la *reine*, seule chargée de produire des œufs; les premiers ovules, pondus par elle, évoluent sans être fécondés, et donnent des mâles, les *Faux-bourdons*; ceux-ci imprègnent ensuite de leur sperme les ovules fournis en dernier lieu, qui engendrent alors des femelles; ces dernières, suivant la nourriture qui leur est apportée, évoluent en femelles complètes, ou en neutres.

II. **Eléments sexuels.** — Les spermatozoïdes de la plupart des Crustacés sont remarquables, en ce qu'ils possèdent une quantité assez grande de substance plasmique; loin d'être presque réduits à leur noyau, ou à la vésicule qui remplace ce dernier, et contrairement à ce qu'il en est d'habitude pour les autres animaux, leur protoplasme est abondant. Celui-ci émet des expansions semblables à des fouets, qui servent à l'élément pour se déplacer, et dont le nombre, comme la situation, varient suivant les espèces. Ainsi, les spermatozoïdes de l'Ecrevisse sont arrondis, et chacun d'eux porte un nombre considérable de fouets qui rayonnent autour de lui; ceux du Homard, munis seulement de trois ou quatre de ces appendices, sont cylindriques; enfin, ceux de la Langouste, sphériques, ont deux fouets divergents. Ces exemples suffisent pour donner une idée de la diversité d'aspect offerte par ces cellules sexuelles.

Les spermatozoïdes des autres Arthropodes, et surtout ceux des Insectes, se rapprochent davantage de la forme habituelle; leur tête, souvent fort mince, porte une longue queue étroite et flexible. Parfois, la tête est pourvue, sur sa pointe antérieure, de deux petites tiges comparables à des crochets.

La spermatogenèse des Arthropodes a prêté, durant ces dernières années, à un grand nombre de travaux; les plus récentes, et les plus complètes, de ces études, sont dues à A. Sabatier. Les remarquables recherches de cet auteur traitent, du moins celles publiées en entier jusqu'ici, des Crustacés Décapodes. — Lorsque les testicules de ces êtres sont encore à l'état de repos, ils se composent d'un assemblage de tubes creux, dont la paroi est constituée par un tissu conjonctif; celui-ci renferme des cellules, dont les unes sont plongées dans son épaisseur, et dont les autres s'arrangent en une couche endothéliale, qui limite la cavité du tube. Ces éléments se multiplient, dès le début de l'activité sexuelle; et leur prolifération a pour résultat d'engendrer des masses protoplasmiques semées de noyaux, véritables plasmodes nucléés. Ces noyaux deviennent ceux des cellules-mères des spermatozoïdes, qui apparaissent ainsi dans le plasmode; et, d'après A. Sabatier, ils séparent de leur substance, au préalable, une certaine quantité de matière plasmique, destinée à envelopper chacun d'eux, et à lui fournir le protoplasme qui le convertit en une cellule complète; par contre, suivant

Grobben et Gilson, les noyaux conservent leur intégrité, et le protoplasme de la cellule dérive d'une partie de celui du plasmode. Les éléments-mères, les spermoblastes, ainsi changés en cellules entières, se multiplient à leur tour, soit d'après le procédé direct, soit d'après le mode indirect, celui-ci étant le plus fréquent, et donnent par là les spermatozoïdes. — En conséquence, ces derniers, à leur début, sont des cellules à la structure normale, pourvues d'un noyau et d'un protoplasme; ils subissent ensuite, à mesure qu'ils approchent de leur maturité, des modifications importantes, dont le but est le rabougrissement, parfois même l'atrophie complète, du noyau. Chez les Carides (Palémons), cet élément demeure encore, mais après avoir perdu une grande partie de sa nucléine. La diminution du noyau est plus prononcée, en ce qui concerne les autres Décapodes, et se complique par la genèse d'une vésicule particulière, qui se substitue au corps nucléaire, pour constituer la majeure part du spermatozoïde. Cette vésicule naît dans le protoplasme, tout près du noyau; elle s'amplifie, pendant que celui-ci se réduit; sa paroi contient des grains chromatiques, dont la plupart se disposent en une calotte, et suivant un diamètre; la première est souvent dite la *tête* du spermatozoïde, à cause de ses grandes dimensions, et le second est nommé la *tigelle*.

Des changements semblables, ayant également pour objet la destruction du noyau, et l'apparition d'une vésicule, qui prend sa place, ont été signalés chez des Insectes de plusieurs ordres. Il est encore impossible de se prononcer sur la signification exacte de ces phénomènes. Il faudrait, pour se renseigner à cet égard, connaître le début de ces transformations, en le cherchant parmi les Crustacés inférieurs, et savoir le rôle joué par la vésicule dans la fécondation. Et c'est précisément sur ces deux points que la science actuelle est à peu près muette. Cependant, le fait que les Palémons, c'est-à-dire les plus simples des Décapodes étudiés jusqu'ici, sont privés de la vésicule possédée par les autres dans leurs spermatozoïdes, tendrait à montrer qu'il s'agit, en cela, de modifications localisées, d'une valeur relativement secondaire, et liées peut-être aux procédés suivant lesquels s'accomplissent la copulation et la fécondation.

Le développement des ovules se manifeste, chez tous les Arthropodes, d'après les mêmes procédés fondamentaux. Les jeunes ovaires sont constitués par des groupes d'ovoblastes, rangés de manières différentes suivant les types. Chaque ovoblaste se divise un certain nombre de fois pour produire un ovogemme, dont les éléments sont d'abord tous semblables, ou peu s'en faut; puis, un seul de ces éléments grossit pour se convertir en ovocyte, et en ovule; les autres se réduisent à mesure, et diminuent de taille, car leur substance est absorbée par l'ovocyte, qui s'en sert pour augmenter sa propre masse. L'ensemble de ces autres éléments correspond à un follicule, qui sert d'ordinaire à la nutrition de l'ovocyte entouré par lui, et disparaît plus ou moins tôt.

Ce phénomène offre, chez les Insectes, quelques caractères particuliers. Les ovaires de ces animaux sont formés de tubes cylindriques, qui s'ouvrent dans l'oviducte; les extrémités distales de ces derniers portent les ovoblastes. Ceux-ci se segmentent, et produisent les ovogemmes, qui s'avancent dans le tube auquel ils appartiennent, et cela à mesure qu'ils évoluent, car les premiers engendrés sont poussés par les autres plus jeunes. Le groupement, des cellules de l'ovogemme, en ovocyte et éléments folliculaires, s'effectue durant cette progression; la cellule la plus interne de chaque ovogemme, qui est placée dans l'axe même du cylindre, devient l'ovocyte, et ses voisines se groupent autour d'elle pour donner le follicule. L'ovocyte grandit ensuite, pendant qu'il descend, de sorte que les œufs les plus gros sont les plus éloignés de l'extrémité libre du tube. Les éléments du follicule persistent durant un temps assez long, autour de l'ovule, chez divers Insectes, les Orthoptères par exemple, les Libellules; dans la plupart des autres cas, leur nombre est assez grand pour leur permettre de fournir, et un follicule durable, et un amas de cellules nutritives destinées à être absorbées par l'ovocyte, dont elles servent à accroître la masse.

§ 3. — Segmentation et feuillets blastodermiques.

I. **Segmentation.** — Les ovules des Arthropodes sont remarquables en ce qu'ils contiennent, dans l'immense majorité des cas, un deutolécithe abondant; aussi les développements sont-ils presque toujours planulaires, sauf ceux de divers Crustacés Entomostracés, tels que les *Moïna*, les *Cetochilus*, qui montrent des blastules; encore ces dernières ne possèdent-elles qu'une étroite cavité blastocœlienne. De plus, le vitellus nutritif s'amasse, durant la segmentation, dans la région centrale de l'ovule, de manière à se laisser entourer par le blastolécithe; ce dernier se partage en cellules, forme ainsi le blastoderme, et enveloppe le deutolécithe, qui se trouve constituer une réserve vitelline interne : d'où le nom, déjà signalé, de *centrolécithes* donné à ces ovules. La vésicule vitelline, au lieu d'être juxtaposée au corps de l'embryon, est placée dans son intérieur.

Cette disposition remarquable se complique par un mode particulier de segmentation. La division ovulaire s'effectue souvent de telle façon, que les blastomères, au lieu d'être arrondis, sont coniques, et font converger leurs sommets vers le centre de l'ovule; ils ressemblent à autant de bâtonnets, rayonnants autour de ce point central. Puis, dans chacun d'eux, le noyau se porte, avec le blastolécithe, vers la base du cône, qui est en dehors puisque le sommet est au centre, et une division se manifeste, qui scinde le segment en deux parties : l'une externe, composée par le blastolécithe et renfermant le noyau; l'autre interne, nullement nucléée, et constituée par le vitellus nutritif. — Ce procédé, assez fréquent chez les Crustacés, se modifie lorsque le nombre des

noyaux est trop grand pour que tous soient capables de parvenir dans
les zones extérieures des blastomères; ceux laissés intérieurs sont autant
de corps, autour desquels se délimitent des cellules, et les segments de
l'ovule, au lieu d'être coniques, sont polygonaux. Ce phénomène s'effectue
comme si chaque blastomère conique du premier mode venait à renfermer plusieurs noyaux, et se partageait en fragments superposés correspondant à ces noyaux; ces fragments ayant un contour polyédrique, la
disposition conique cesserait d'exister, pour mettre en sa place un groupement polygonal. Ce dernier procédé a été rencontré chez quelques
Myriapodes.

Le vitellus entier se segmente dans les cas précédents, et la division
est totale : l'œuf est holoblastique. — Mais, si la quantité du deutolécithe

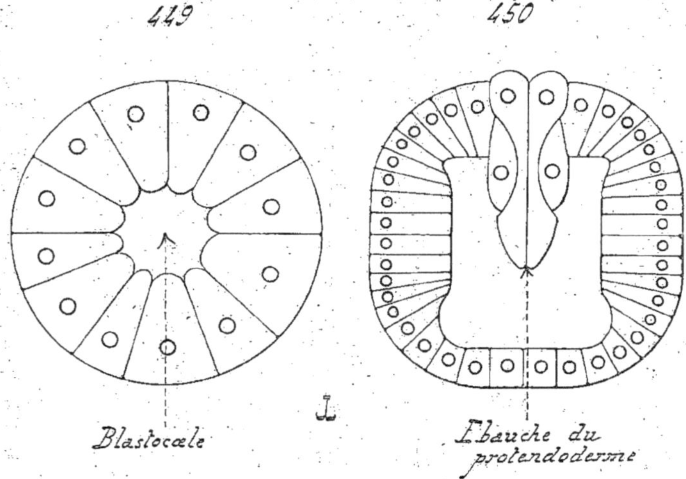

Fig. 449 et 450. — Segmentation totale de l'œuf des Crustacés, aboutissant à une blastule
(coupes médianes, demi-diagrammatiques; d'après Grobben sur le Cetochilus septentrio-
nalis). — En 449, jeune blastule; — En 450, blastule plus âgée, dont plusieurs blastomères
se multiplient pour engendrer le protendoderme. Cette phase est considérée, à tort,
comme répondant à une gastrulation modifiée; elle ne diffère, de sa similaire des planules centrolécithes des autres Arthropodes, que par l'absence de vitellus nutritif dans
la cavité que limite le blastoderme.

est très considérable, l'ovule devient méroblastique, et son vitellus évolutif se scinde seul, pour engendrer le blastoderme; la nature de cette
division varie suivant qu'elle provient de l'un ou de l'autre des deux cas
précédents. S'il s'agit des Crustacés ou des Arachnides, dont la segmentation habituelle des œufs holoblastiques est conique, les œufs méroblastiques portent une cicatricule, qui, après la fécondation, grandit tout
en se partageant en cellules, et s'étend autour du deutolécithe jusqu'à
l'envelopper complètement. Les phénomènes sont différents pour ce qui

est des Insectes; il n'existe aucune cicatricule; le noyau fécondé se divise, dans l'intérieur de l'ovule, en un certain nombre de fragments, qui s'entourent de blastolécithe, et donnent ainsi des cellules complètes. Celles-ci se déplacent vers la périphérie de l'ovule, s'y étalent, et ne tardent pas à composer une couche complète : le blastoderme.

Crustacés Entomostracés. — Les ovules de ces animaux contiennent, en général, une moins grande quantité de vitellus nutritif que ceux des Malacostracés; aussi, dans certains cas, fort rares cependant, la segmentation aboutit-elle à une blastule. Tels sont les *Moïna* parmi les Cladocères, et les *Cetochilus* parmi les Copépodes. La division est totale, quelque peu inégale cependant, et donne une blastule aux volumineux éléments blastodermiques, qui restreignent de beaucoup l'espace occupé par le blastocœle; ces éléments ont la forme d'un tronc de cône. — Si l'on suppose que le deutolécithe soit plus abondant, de manière à augmenter le volume de ces cellules jusqu'à les faire arriver au centre de la blastule, en supprimant toute cavité blastocœlienne, ce mode de segmentation sera converti en un second procédé, qui fournira une planule; les blastomères de cette dernière, venant tous converger au centre de l'embryon, et s'effilant à mesure, auront un aspect conique. Cette disposition, qu'il est aisé de déduire de la précédente par l'augmentation de la masse du deutolécithe, et qui est fréquente chez les Malacostracés, se trouve chez divers Copépodes libres; l'ovule fournit, en se segmentant entièrement, une planule, dont les blastomères coniques s'irradient autour du centre. Enfin, si la quantité du vitellus nutritif est plus grande encore, comme il en est pour la plupart des Cirrhipèdes et des Copépodes parasites, l'ovule devient méroblastique; le vitellus évolutif constitue une cicatricule, qui se segmente seule, et enveloppe peu à peu le deutolécithe, afin de produire le blastoderme.

Ces deux derniers procédés existent également chez les Malacostracés, où ils ont été mieux étudiés.

Crustacés Malacostracés. — Les ovules des Malacostracés aboutissent à une planule par leur segmentation; seulement celle-ci s'accomplit suivant deux modes. Tantôt elle est totale, et l'œuf ne porte aucune cicatricule; tantôt elle est partielle, et la majeure part du blastolécithe se rassemble en un petit amas cicatriculaire, qui contient le noyau fécondé. Dans le premier cas, les ovules sont holoblastiques, et méroblastiques dans le second; la répartition de ces deux procédés n'est nullement en rapport avec la classification naturelle du groupe.

A. — La *segmentation totale* existe chez presque tous les Décapodes, comme l'Ecrevisse (*Astacus*), qui est souvent donnée comme exemple, et divers Edriophthalmes, notamment la plupart des Amphipodes, et beaucoup d'Isopodes, tels que les *Asellus*. — Le deutolécithe de l'ovule est d'abord intimement mélangé au vitellus évolutif; aussi la segmentation atteint-elle l'œuf entier. Elle est parfois égale, parfois inégale, mais s'effectue de telle manière que les plans de division soient toujours dirigés suivant les rayons de l'ovule. Ainsi, l'œuf fécondé se convertit en une planule, dont les blastomères sont orientés suivant ces rayons ; les cellules sont coniques, leurs sommets aboutissent au centre de la planule, et leurs bases occupent sa périphérie. — Chaque blastomère contient un noyau ; celui-ci se déplace, gagne la zone externe de l'élément auquel il appartient, accompagné en cela par le blastolécithe. Bientôt, le blastomère est divisé en deux parts : l'une interne, non nucléée, et composée par le vitellus nutritif ; l'autre externe, nucléée, et formée par le vitellus évolutif. Ces deux parties se séparent l'une de l'autre par une membrane, et l'élément primitif se trouve scindé en deux cellules, l'une périphérique, et l'autre centrale. — Ces phénomènes se produisent dans tous les blastomères ; le résultat est un partage de la planule en deux couches, dont l'une enveloppe l'autre ; la première, ou enveloppante, se compose des cellules périphériques munies de noyaux ; la seconde, ou centrale, ne comprend que les zones internes, constituées seulement par des réserves nutritives. L'assise extérieure est le blastoderme, qui va proliférer pour donner les feuillets, les tissus et les organes. La couche interne n'a d'autres fonctions que de fournir, à la précédente, les matériaux alimentaires qui lui sont utiles ; ses parties intégrantes se fusionnent par places, se divisent ailleurs en petits fragments polygonaux, mais n'en composent pas moins une vésicule vitelline, privée de noyaux, et incapable par là de jouer un rôle direct dans la genèse des cellules embryonnaires.

La délimitation du blastoderme, aux dépens des blastomères coniques, ne se manifeste pas toujours de la même façon. Les Décapodes paraissent offrir en cela un mode rapide, car tous les segments se divisent presque en même temps, pour produire leur cellule externe nucléée et leur amas vitellin interne ; les différences, entre ces animaux, tiennent plutôt au chiffre des segments engendrés, et à leur netteté plus ou moins grande. Les blastomères des planules d'Ecrevisse, par exemple, sont nombreux et bien distincts ; par contre, leurs correspondants des *Eupagurus* sont plus gros, moins abondants par suite, et unis par leurs extrémités internes. La division ne pénètre pas, dans ce dernier cas, jusqu'au centre même de l'ovule ; l'influence, qui tend à fusionner en une seule masse les réserves vitellines, se laisse déjà pressentir. — Chez certains Edriophthalmes, tels que les *Asellus*, la

Fig. 451 à 455. — SEGMENTATION TOTALE DE L'ŒUF DES CRUSTACÉS, aboutissant, par la voie directe, à une planule centrolécithe (*coupes médianes et contour extérieur*, d'après l'*Asellus aquaticus*). — En 451, début de la segmentation totale, et rayonnante. — En 452, suite de cette segmentation. — En 453, le vitellus évolutif, indiqué par un pointillé, se porte, avec les noyaux, à la périphérie de l'œuf ; cette séparation, entre les deux vitellus, n'est pas simultanée, mais s'opère progressivement. — En 454 et 455, la séparation est presque achevée ; le vitellus évolutif s'est concrété en petites cellules, qui composent le blastoderme ; 454 est le contour extérieur de l'œuf, dont 455 est la coupe médiane.

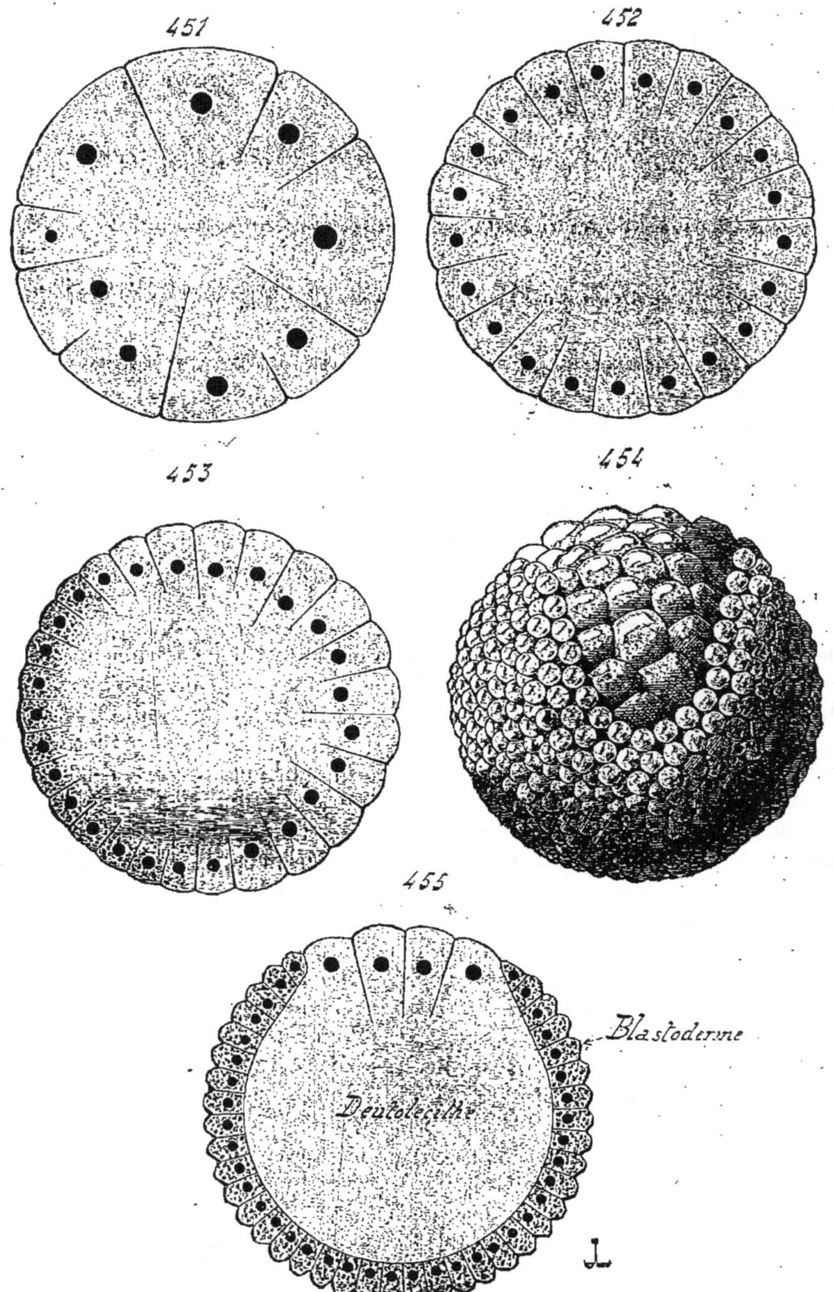

451
452
453
454
455
Blastoderme
Deutolécithe

délimitation du blastoderme ne s'effectue pas partout en même temps;

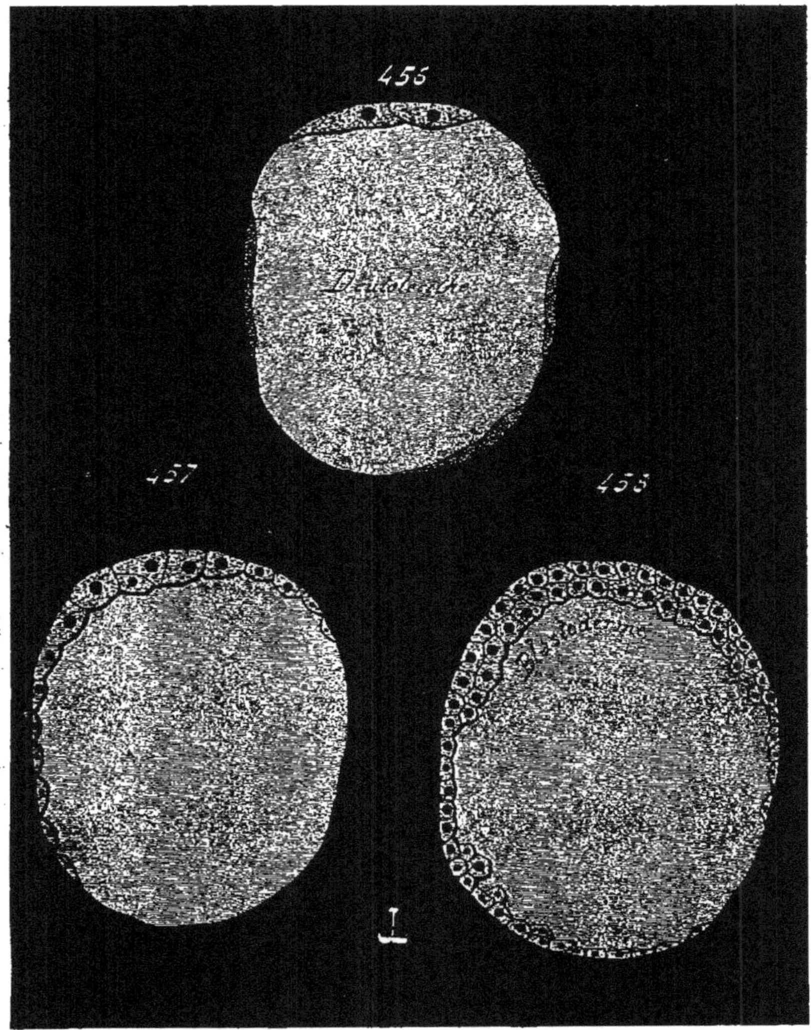

Fig. 456 à 458. — Segmentation partielle de l'œuf des Crustacés, aboutissant, par la voie indirecte, à une planule centrolécithe (*coupes médianes*, d'après le *Porcellio scaber*). — En 456, début de la segmentation; le haut de la figure porte la cicatricule, scindée en deux blastomères; la majeure partie de l'œuf consiste en un deutolécithe, qui ne se segmente pas, et se recouvre, par places, d'îlots de vitellus évolutif, dont le plus volumineux est la cicatricule. — En 457, suite de la segmentation; le blastolécithe périphérique se concrète en cellules, qui enveloppent progressivement le deutolécithe. — En 458, ces cellules externes composent le blastoderme, et ont entouré déjà le deutolécithe presque entier.

elle commence dans une région déterminée de la planule, qui correspond à la place où doit se façonner la tête de l'individu, et s'étend peu à peu autour de l'embryon, en gagnant plus vite sur la face ventrale que sur la face dorsale. Cette région, où débute la délimitation, correspond à la cicatricule des œufs méroblastiques ; on n'a qu'à supposer l'absence, dans les ovules des *Asellus*, de la segmentation rayonnante, pour obtenir un œuf, dont une zone s'accroît seule afin de produire le blastoderme, c'est-à-dire un œuf muni d'une cicatricule, celle-ci étant seule chargée de donner les éléments blastodermiques.

B. — Les *ovules méroblastiques* sont plus rares que les autres ; les exemples les mieux connus sont fournis par certains Edriophthalmes appartenant à l'ordre des Isopodes, comme les *Oniscus*, les *Porcellio*, les *Cymothoa*. Chaque ovule porte une petite cicatricule dans la région où s'ébauchera la tête, et, par suite, dans une situation semblable à celle montrée par la zone où débute le blastoderme des *Asellus*. La cicatricule contient seule le noyau fécondé ; toutes les autres portions de l'œuf sont entièrement privées de corps nucléaires, et constituées seulement par du vitellus nutritif ; elles ne prennent aucune part directe à la genèse des cellules qui édifient l'organisme embryonnaire, car ces dernières proviennent sans exception de la cicatricule. Celle-ci se segmente, et s'étend à mesure autour de l'ovule, ou plutôt du volumineux amas nutritif qui compose la plus grande partie de celui-ci ; la planulation est donc indirecte, puisque le blastolécithe entoure peu à peu le deutolécithe ; et, comme toujours dans ce cas, cette extension s'effectue, non par les propres forces de la cicatricule seule, mais par l'emprunt constant de vitellus évolutif à la réserve nutritive. Tout le blastolécithe de l'ovule n'est point employé à composer la cicatricule ; celui qui reste, et qui est mélangé au deutolécithe, se sépare peu à peu de ce dernier, en s'adjoignant aux bords de cette cicatricule ; et, comme cette séparation ne se fait pas partout en même temps, mais progresse d'une extrémité à l'autre de l'œuf, il semble que la cicatricule s'étend avec régularité autour du vitellus nutritif pour l'environner.

Lorsque ce phénomène est achevé, l'amas deutolécithique est enveloppé par une couche cellulaire, dont l'origine première se rapporte à la cicatricule ; cette couche est le blastoderme. Bien que la segmentation ait été partielle et non totale, bien que le vitellus nutritif ne se divise pas, le résultat est donc semblable à celui que donnent les ovules holoblastiques : le blastoderme est représenté par une assise de cellules, qui entoure complètement une vésicule vitelline compacte, et interne. De ce blastoderme, et de lui seul, proviennent les feuillets et les organes ; la vésicule sert à nourrir l'embryon durant cette genèse.

MÉROSTOMATÉS, PYCNOGONIDES, ARACHNIDES. — La segmentation des ovules de ces animaux s'effectue comme chez les Crustacés, et aboutit de même à des planules, dont le blastoderme est périphérique, et dont la vési-

cule vitelline se trouve centrale. Les variations, déjà signalées pour les
Crustacés, et découlant de l'abondance plus ou moins grande du deutolécithe, existent également chez ces êtres. D'une manière générale,
les œufs sont holoblastiques ; certains cependant, ceux des Scorpions
par exemple, et sans doute aussi ceux des Limules, sont méroblastiques.

Les procédés les plus simples sont offerts, d'après les études de
Morgan, par les Pycnogonides, et aussi par certains Arachnides de petite
taille, comme les Pseudo-scorpionides et les Acariens. La segmentation
est totale; elle divise l'œuf en un certain nombre de volumineux blastomères coniques; chacun de ces derniers se partage ensuite en deux
parties, l'une externe nucléée, et l'autre interne constituée par le seul
vitellus nutritif. Toutes les zones internes des blastomères se fusionnent
pour donner la vésicule vitelline centrale. Par contre, les zones
externes demeurent distinctes, et continuent à se scinder; elles fournissent ainsi une assise cellulaire, qui enveloppe l'amas vitellin, et constitue
le blastoderme.

Des faits semblables se manifestent chez les Aranéides; seulement
les ovules étant plus gros, leurs blastomères sont plus nombreux, plus
allongés, et leur forme conique se trouve mieux accentuée. Parfois, s'il
faut en juger d'après les observations de H. Ludwig sur les *Philodromus
limbatus*, l'orientation rayonnée se dessine, dans le vitellus, avant toute
segmentation préalable. Puis, le noyau fécondé se divise, entraînant la
bipartition de l'ovule entier ; ces deux blastomères se scindent à leur tour
suivant leurs rayons ; et ainsi de suite, jusqu'à ce que l'œuf soit partagé
en nombreux blastomères coniques, s'irradiant autour d'un même centre.
Les phénomènes déjà connus se manifestent alors, car le noyau et le
blastolécithe de chaque blastomère se portent à la périphérie de ce dernier; ce mouvement a pour effet de diviser les segments coniques en
deux parties, l'une externe nucléée, l'autre interne privée de noyau, et
composée de vitellus nutritif. L'ensemble des zones externes enveloppe
celui des autres; ces dernières se fusionnent pour donner la vésicule
vitelline centrale; les premières restent séparées, continuent à se diviser,
et façonnent une assise périphérique, qui est le blastoderme. — Le mode
employé est donc semblable, en tout, à celui présenté par les ovules
holoblastiques des Crustacés; il demeure cependant plusieurs noyaux
plongés dans la masse vitelline, et qui serviront plus tard à produire
une part des feuillets. — Parfois, cette masse se partage en gros segments polyédriques, et ce fait existe également chez les Crustacés. Les
auteurs inclinent à considérer ces segments comme des cellules; leur
privation de noyaux, sauf dans le cas où plusieurs de ces corps restent
internes, et leur utilisation comme réserves nutritives, empêchent d'accepter une pareille opinion.

La segmentation est partielle, et les ovules sont méroblastiques, chez
les Scorpionides et, semble-t-il aussi, chez les Mérostomatés; la marche
des phénomènes est entièrement comparable à celle présentée par les

ovules semblables de certains Crustacés. L'œuf porte une cicatricule, qui se divise seule en cellules, et produit le blastoderme; celui-ci s'étale peu à peu à la surface du vitellus nutritif, et finit par l'envelopper entièrement. De même encore que chez les Crustacés, cette progression du blastoderme est lente, assez lente pour que les premières régions engendrées s'épaississent, pendant qu'elle s'effectue, et donnent les feuillets embryonnaires sous la forme de plusieurs assises cellulaires superposées.

MYRIAPODES ET INSECTES. — L'abondance du vitellus nutritif est telle, dans l'ovule de ces animaux, que la segmentation est partielle, et n'in-

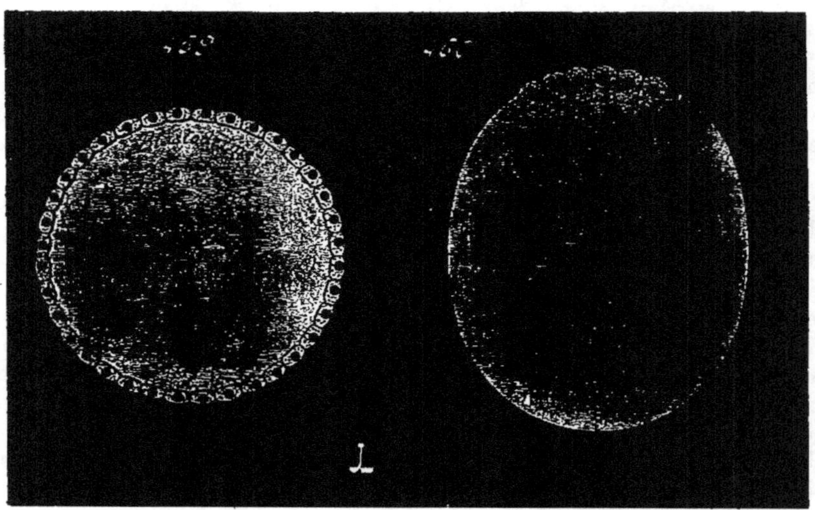

Fig. 459 et 460. — SEGMENTATION DE L'ŒUF DES ARACHNIDES, aboutissant à une planule centrolécithe (*coupes médianes*). — En 459, fin de la segmentation chez une *Lycosa;* cette segmentation est totale, s'effectue comme celle des figures 451 à 455, et conduit au même résultat. — En 460, début d'une segmentation partielle, semblable à celle des figures 456 à 458 : chez les Scorpionides, d'après les recherches faites par Metschnikoff.

téresse en rien le deutolécithe; seulement, il n'existe point de cicatricule, comparable à celle des ovules méroblastiques de certains Arachnides et Crustacés. Le blastolécithe est répandu presque également dans tout le protoplasme ovulaire, et s'amasse autour des corps nucléaires qui proviennent de la division du noyau fécondé; tous les noyaux-filles s'entourent ainsi d'une couche plasmique, et émigrent ensuite vers la périphérie de l'ovule; ils s'y rassemblent en une assise, qui est le blastoderme. Le but atteint est donc semblable à celui que présentent les autres Arthropodes; la segmentation aboutit à la genèse d'un blastoderme, qui enveloppe une vésicule vitelline interne; mais cette segmentation n'est pas holoblastique.

Une seule exception à cette règle est offerte par divers Myriapodes, appartenant à l'ordre des Chilognathes. Leur division ovulaire, totale, rappelle celle de divers Arachnides, tels que les Acariens, les Pseudo-scorpionides, et celle de la plupart des Pycnogonides. L'œuf se segmente

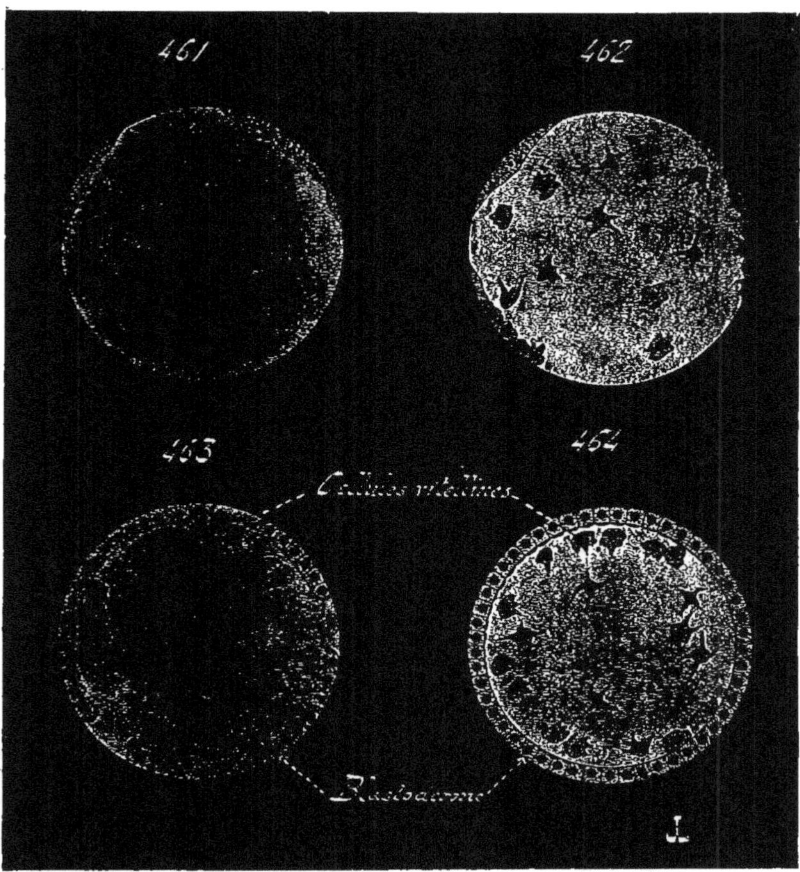

Fig. 461 à 464. — Segmentation de l'œuf des Insectes, partielle, et aboutissant à une planule centrolécithe (*coupes médianes, et demi-diagrammatiques*, en ce sens que les cellules
sont plus grosses et moins nombreuses que dans la nature). — En 461, début de la
segmentation; quelques îlots de blastolécithe sont épars à la surface du vitellus nutritif, qui constitue, de beaucoup, la majeure partie de l'œuf, et les premières cellules du
blastoderme prennent naissance. — En 462, les éléments blastodermiques augmentent
en nombre, et se portent à la périphérie de l'ovule, où ils fournissent des noyaux aux
îlots de blastolécithe; ceux-ci se concrètent également en cellules. — En 463, suite de
cette segmentation, et de cette migration vers l'extérieur. — En 464, fin de la segmentation; tous les éléments cellulaires composent un blastoderme externe cohérent, et un
blastoderme interne dissocié; celui-ci est constitué par les cellules qui n'ont pu trouver
de la place à la surface de l'œuf.

en quelques volumineux blastomères ; les noyaux de ces derniers, au lieu de rester internes, se portent vers la périphérie, accompagnés par le blastolécithe ; chaque blastomère se divise ainsi en deux zones, l'une interne, qui composera la vésicule vitelline en se confondant avec ses voisines, et l'autre extérieure, nucléée, qui se partagera, et constituera avec ses similaires la couche blastodermique.

Les œufs des autres Myriapodes et ceux des Insectes sont méroblastiques ; leur deutolécithe ne se segmente jamais. Après la fécondation, le noyau, qui est situé dans l'intérieur de l'ovule, se partage en fragments, qui se scindent à leur tour, et ce phénomène continue à s'effectuer. Pendant qu'il se manifeste, les éléments nucléaires se rapprochent de la périphérie de l'œuf, et chacun d'eux s'entoure d'une auréole de blastolécithe, qu'il emprunte au vitellus voisin ; ces deux mouvements connexes ont pour effet de disposer, sur le pourtour de l'ovule, des corps complexes, dont chacun est constitué par une masse protoplasmique pourvue d'un noyau, et correspond par conséquent à une vraie cellule. Ces corps cellulaires donnent naissance au blastoderme ; ils se divisent avec rapidité, et ne tardent pas à produire une assise, qui entoure complètement le vitellus. La segmentation est alors achevée ; elle a converti l'ovule en une planule, composée d'un blastoderme extérieur, enveloppant une vésicule vitelline interne. — Diverses modifications à ce procédé ont été signalées par plusieurs auteurs ; elles ne portent point sur les phénomènes essentiels, mais sur le nombre des noyaux formés en premier lieu, et sur la rapidité de leur transport vers la périphérie.

Les noyaux ne viennent pas tous se placer à la surface de l'œuf ; plusieurs s'arrêtent en chemin, et demeurent plongés dans la substance vitelline ; ce phénomène n'est pas, du reste, particulier aux Insectes, et se retrouve parfois chez les Arachnides et les Crustacés. Ces noyaux s'entourent, comme les autres, d'une auréole protoplasmique, et façonnent ainsi des cellules complètes. Celles-ci ne diffèrent de leurs correspondantes du blastoderme que par leur situation ; elles jouent le même rôle qu'elles, et prennent une part égale à la production des feuillets. Ces derniers sont, en effet, engendrés par des éléments qui se détachent du blastoderme, et pénètrent dans le vitellus ; ils en viennent donc à occuper une situation semblable à celle des cellules dont il est ici question, et ces deux ordres de formations évoluent de la même manière. — Ces cellules internes, qui n'arrivent point à la périphérie de l'ovule, ne font pas partie du blastoderme, tout en se comportant comme les éléments issus de ce dernier, et dont on a souvent méconnu la provenance, sont nommées par les auteurs, à cause de leur position, des *cellules vitellines* ; on leur a attribué des fonctions diverses dans la genèse des feuillets et des organes, et les contradictions sont nombreuses à cet égard. En réalité, ces cellules vitellines doivent être considérées comme des éléments du blastoderme, qui ne parviennent point à s'étaler autour du vitellus,

restent en dedans de la couche blastodermique normale, mais, à part
cette différence de position, agissent en tout comme les cellules blastodermiques. Elles ont même origine, ne naissent point spontanément
dans le vitellus, et ne jouent aucun rôle particulier qui n'appartienne
également au blastoderme vrai. Dans ce transport vers la périphérie
des éléments cellulaires, les premiers formés arrivent effectivement à la
surface, et constituent le blastoderme réel; les autres demeurent internes,
et ce sont eux que l'on désigne par l'expression de cellules vitellines.
Ces cellules sont donc, en allant au fond des choses, des éléments blastodermiques, et se comportent comme tels.

II. Développement des feuillets blastodermiques. *Considérations générales.* — Ce développement se manifeste, chez les Arthropodes,
d'après un procédé propre à ces animaux, et que l'on ne retrouve point
ailleurs. Les notions, qui vont être exposées, découlent pour la plupart
d'observations récentes, effectuées par l'auteur de cet ouvrage; elles
n'ont pas encore été soumises au contrôle de la vérification par d'autres
naturalistes, mais leur concordance parfaite avec des faits déjà connus,
et signalés nombre de fois, permettent de les considérer comme répondant, au moins dans leur ensemble, à la réalité des choses.

Pour donner les feuillets, le blastoderme émet des cellules, qui pénètrent dans le vitellus sous-jacent. A cet effet, ses éléments se divisent
séparément, et tangentiellement à la surface de l'embryon; la partie
externe de chacun d'eux continue à appartenir à la couche blastodermique,
et la portion interne se détache de la précédente, pour entrer dans la zone
périphérique de la vésicule vitelline. Ce phénomène s'accomplit sur toute
l'étendue du blastoderme; les cellules internes sont, d'après leur formation, isolées et distinctes les unes des autres; elles émettent des expansions pseudopodiques, et, à la manière de phagocytes, se nourrissent du
vitellus, dans l'intérieur duquel elles sont plongées. Elles offrent, en définitive, tous les caractères d'éléments mésenchymateux. — La première
phase de la genèse des feuillets consiste donc en la production, par le
blastoderme, d'un mésenchyme, qui s'insinue dans le vitellus sous-
jacent, se nourrit de lui, et se l'assimile en le faisant disparaître à
mesure. Cette apparition d'un tissu mésenchymateux se manifeste aux
dépens du blastoderme entier, mais est plus active dans deux régions
symétriques, parallèles à l'axe longitudinal de l'embryon, placées de part
et d'autre, et non loin, de la ligne médiane ventrale.

Ce tissu mésenchymateux n'est autre que le protendoderme, qui va
donner à la fois le mésoderme et l'endoderme; lorsque le blastoderme
a subvenu à sa formation, il persiste lui-même comme ectoderme à la
surface de l'embryon. Parmi les cellules protendodermiques, plusieurs,
qui se rassemblent en deux files régulières, dont l'une est située à droite,
et l'autre à gauche, de la ligne médiane ventrale, produisent plus spécia-

lement l'endoderme. Ces deux rangées s'enfoncent dans le vitellus, qu'elles découpent comme à l'emporte-pièce, et vont à leur rencontre mutuelle, après quoi elles se réunissent et se soudent. Quel que soit leur procédé de jonction, elles entourent une grande part du vitellus central, et délimitent un espace clos, rempli tout d'abord par ce vitellus. Celui-ci disparaît par résorption, car les cellules endodermiques l'absorbent comme aliment, et il laisse en sa place un espace vide, limité par l'endoderme. Cet espace est l'*entéron*, destiné à devenir l'intestin moyen; aussi, un grand nombre d'auteurs le désignent-ils par un nom spécial : celui de *mésentéron*.

La zone, placée entre l'endoderme et le blastoderme, qui correspond à la partie périphérique de l'amas vitellin, est occupée par du deutolécithe, contenant encore plusieurs des éléments protendodermiques sous-jacents au blastoderme; ces derniers engendrent le mésoderme. Ils ne perdent point leur nature mésenchymateuse, et ne se groupent pas en rangées régulières; ils émettent des expansions en forme de pseudopodes, absorbent, grâce à elles, le vitellus nutritif qui les enveloppe, et se segmentent avec rapidité pour augmenter leur nombre. Bientôt le deutolécithe disparaît complètement, et les cellules mésodermiques se trouvent seules, non point rassemblées en amas compacts, mais éparses, et limitant des espaces irréguliers, remplis par un liquide; ces derniers représentent les premières ébauches du polycœlome. La plupart de ces cellules se convertissent, par la suite, en fibres musculaires, les autres donnent des éléments conjonctifs, ou des globules sanguins, mais leur disposition mésenchymateuse ne cesse pas d'exister.

En somme, le blastoderme engendre, sur sa face profonde et adhérente au vitellus, un tissu mésenchymateux : le protendoderme. Il se divise ainsi en un ectoderme, qui reste épithélial, et un protendoderme mésenchymateux. Celui-ci se partage à son tour, et hâtivement, en deux ébauches endodermiques, distinctes l'une de l'autre dès leur origine, régulières et épithéliales, et en un mésoderme mésenchymateux diffus.

L'intestin antérieur et l'intestin postérieur naissent ensuite, soit en même temps, soit à peu d'intervalles l'un de l'autre; tous deux sont façonnés par des dépressions ectodermiques. Ils s'enfoncent dans le corps de l'embryon, et vont à la rencontre de l'entéron, avec qui ils s'abouchent. Ces dépressions correspondent au stomeon et au procteon des autres animaux, qui prennent ici un développement considérable. — La même précocité s'applique également aux centres nerveux, sur la genèse desquels l'abréviation embryonnaire exerce son influence; l'ectoderme produit en effet leurs ébauches, sur la face dorsale de l'extrémité antérieure du corps, et sur la face ventrale, peu après l'émission des premières cellules protendodermiques, alors que le blastoderme, dont il est la persistance directe, n'a pas encore perdu tous ses caractères génétiques.

Il suit de là, et il semble que ce soit un fait constant chez tous les Arthropodes, que l'entéron et l'endoderme, c'est-à-dire le mésentéron des auteurs et sa paroi, ne proviennent point d'une dépression gastrulaire, puisqu'ils sont produits sur place, dans l'intérieur même de l'embryon, et aux dépens d'un protendoderme d'abord mésenchymateux; la gastrulation réelle manque à ces animaux. Plusieurs auteurs disent cependant l'avoir rencontrée; tels sont Grobben pour divers Entomostracés (*Moïna*, *Cetochilus*), Giard et Bonnier pour plusieurs Isopodes parasites du groupe des Entonisciens, Reichenbach et Bobretzky pour certains Décapodes (*Astacus*, *Palœmon*). Ces auteurs ont confondu la genèse du stomeon, si volumineux chez ces êtres, avec celle de l'entéron réel. Celui-ci, qui donne l'intestin moyen avec le foie, est toujours d'origine interne, et ne dépend en rien d'une gastrulation. Les dépressions ectodermiques, destinées à fournir le stomeon et le procteon, sont précoces, et naissent alors que l'ectoderme n'est pas encore très distinct du protendoderme sous-jacent. Cette hâte d'apparition a fait admettre que l'une de ces dépressions est l'homologue de l'invagination gastrulaire des autres êtres. Il suffit de suivre l'évolution complète des Arthropodes, pour se convaincre que leur entéron n'a rien de commun avec ces dépressions, qui se bornent à fournir l'intestin antérieur et l'intestin postérieur. Le développement excessif pris par ces derniers a encore contribué, pour sa part, à motiver une telle confusion,

D'autres embryologistes ont également voulu retrouver, dans le phénomène de la progression des deux ébauches endodermiques au sein de la vésicule vitelline, les traces d'une gastrulation; les frères Hertwig, par exemple, ont émis cette opinion pour les Insectes. En comparant les faits, offerts par les gastrules normales, à ceux présentés par les Arthropodes, on saisit le défaut de concordance à cet égard. L'ébauche d'une invagination gastrulaire est simple; elle est une dépression, dirigée de dehors en dedans, qui se creuse dans le blastoderme, et s'enfonce toujours davantage dans le corps de l'embryon. Les Arthropodes ne montrent rien de pareil; l'endoderme est représenté, à son début, par un choix de cellules dans le protendoderme mésenchymateux, celui-ci étant produit par le blastoderme sur sa face profonde; ses ébauches sont au nombre de deux, et séparées l'une de l'autre dès leur origine. Les phénomènes ne se correspondent donc nullement; et il est impossible d'accepter l'appréciation proposée par les frères Hertwig.

Du reste, la comparaison des premières phases embryonnaires des Arthropodes, avec celles des autres animaux, permettait déjà d'arriver à ces conclusions. Toutes les fois où les ovules contiennent une grande quantité de réserves nutritives, l'origine gastrulaire des feuillets cède le pas à la planulation, c'est-à-dire à une genèse telle, que les feuillets prennent naissance sur place, directement, aux dépens des éléments blastodermiques. A priori, comme les œufs des Arthropodes renferment d'ordinaire un deutolécithe abondant, les notions, fournies par l'embryologie générale, autorisent à croire que leurs feuillets sont formés d'après le mode planulaire, et à suspecter toute apparence gastrulaire. Quant aux œufs de ces Crustacés, qui donnent des blastules par leur segmentation,

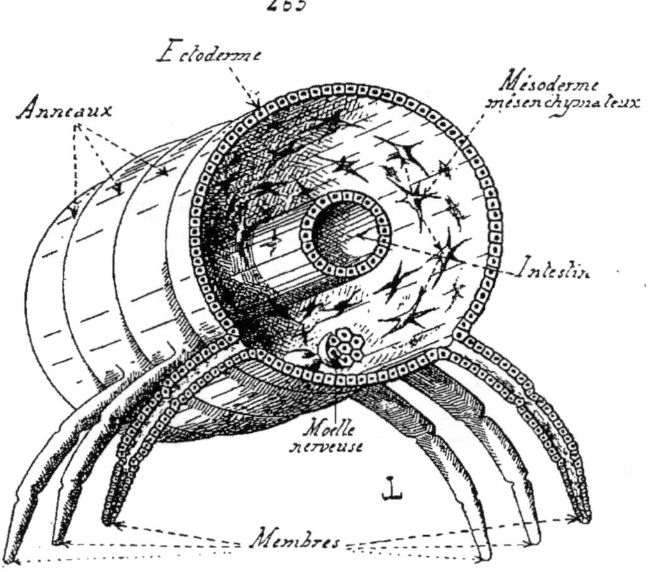

Fig. 465. — ORGANISATION ESSENTIELLE D'UN ARTHROPODE (*perspective cavalière*). — Dans cette figure se trouve une coupe, à laquelle on devra rapporter les dessins suivants, relatifs au développement des feuillets, afin de les voir dans l'espace. L'organisme se compose d'un ectoderme extérieur, d'un endoderme qui limite l'intestin, et d'un mésoderme mésenchymateux; les membres sont des saillies superficielles, circonscrites par l'ectoderme, et dans lesquelles le mésoderme pénètre.

Fig. 466 à 470. — DÉVELOPPEMENT GÉNÉRAL DES FEUILLETS DU BLASTODERME, CHEZ LES ARTHROPODES (*coupes diagrammatiques, vues par la tranche, avec perspective*). — En 466, coupe transversale d'un embryon venant de dépasser la phase planulaire; le blastoderme externe engendre, et émet en dedans de lui, des cellules éparses, qui pénètrent dans le deutolécithe, s'y mélangent aux éléments du blastoderme interne, lorsqu'il en existe, et composent avec eux un mésenchyme. — En 467, coupe transversale d'un embryon un peu plus âgé; le mésenchyme précédent augmente d'importance, et devient le protendoderme, alors que le blastomère demeuré périphérique persiste comme ectoderme; parmi les éléments du protendoderme, certains conservent la disposition mésenchymateuse, alors que les autres se rassemblent en deux bandes épithéliales et symétriques; le protectoderme engendre la moelle nerveuse, sur la face ventrale du corps. — En 469, coupe longitudinale, et médiane, de l'embryon précédent, abstraction faite de la moelle nerveuse; le stomœon et le proctœon prennent naissance, par des dépressions du protectoderme. — En 468, coupe transversale d'un embryon plus âgé, dont les feuillets définitifs se sont délimités; le protectoderme donne seulement l'ectoderme; le protendoderme se divise en un endoderme épithélial, et un mésoderme mésenchymateux; l'endoderme est produit par la jonction des deux bandes représentées dans la figure 467. — En 470, coupe longitudinale, et médiane, de l'embryon précédent, abstraction faite de la moelle nerveuse; le stomœon et le proctœon se sont allongés pour se convertir en intestin antérieur et intestin postérieur; l'endoderme limite un petit entéron médian, qui devient l'intestin moyen.

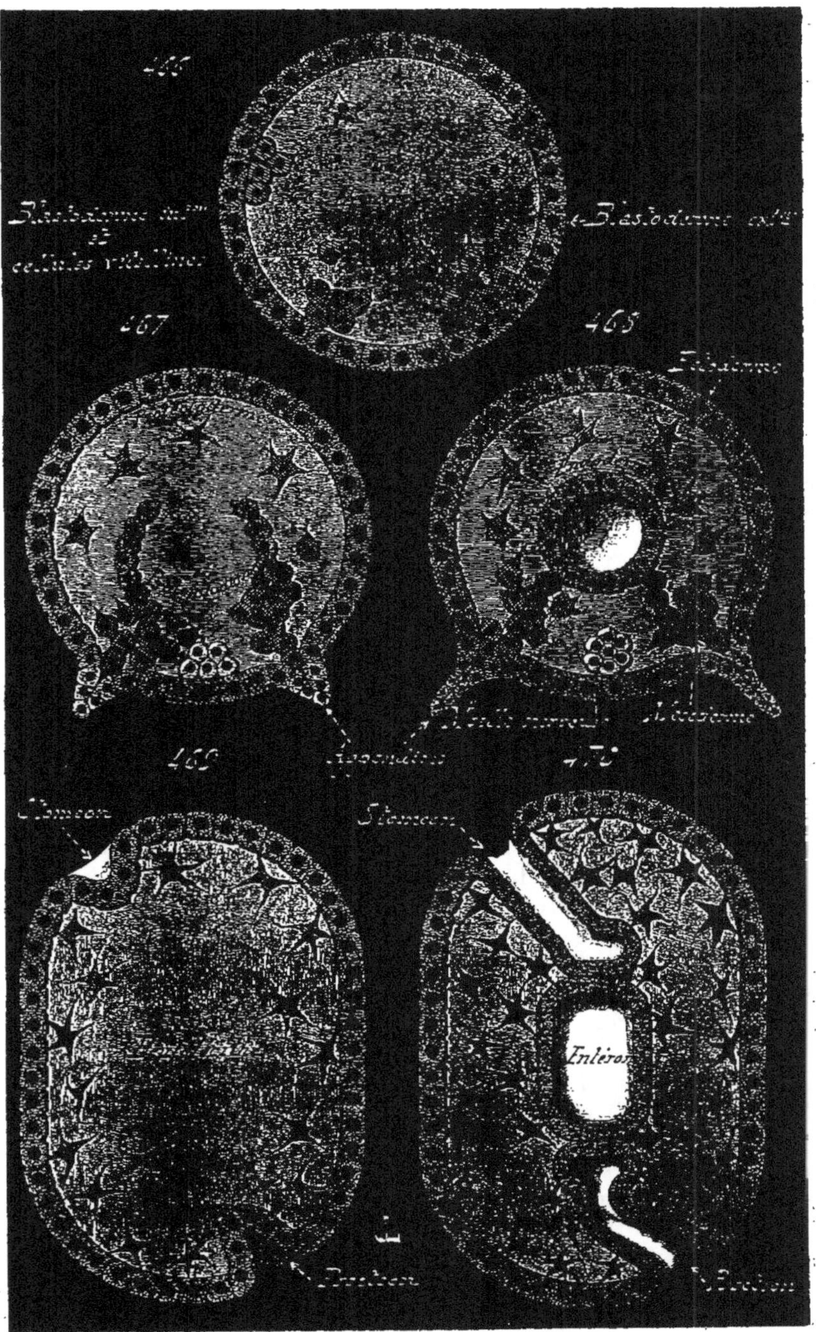

et qui devraient montrer par suite une gastrulation réelle, leur dépression ectodermique, qui a été considérée comme une cavité gastrulaire, n'est autre que le stomeon. Du reste, la plupart de ces derniers animaux se rattachent à des êtres, dont les œufs, chargés de vitellus nutritif, se développent suivant le procédé planulaire; cette conclusion est surtout applicable aux Crustacés parasites, qui constituent le groupe des Entonisciens. Leurs ovules, semblables en cela à ceux des Mammifères placentaires, doivent être considérés comme des ovules lécithiques, dont le vitellus nutritif s'est réduit, et ne peuvent montrer dans leur intégrité les phases de l'évolution.

Ces considérations préliminaires permettent de comprendre, dans leurs grands traits, les particularités les plus importantes du développement des feuillets blastodermiques chez les Arthropodes. Il suffit, dès lors, pour avoir des notions plus complètes, de suivre les détails principaux dans chacun des trois grands groupes de l'embranchement, chez un Crustacé, chez un Arachnide, et chez un Insecte. Le point de départ est le même dans les trois cas : un blastoderme enveloppant une vésicule vitelline interne. En effet, quel que soit le mode de la segmentation, les blastomères se groupent toujours de manière à composer un blastoderme, qui entoure une réserve nutritive plus ou moins grosse.

CRUSTACÉS. — Les Cloportes du genre *Porcellio* peuvent être choisis comme exemple. Ces animaux présentent, cependant, une altération du procédé habituel, qui consiste dans la lenteur avec laquelle le blastoderme environne l'amas vitellin; cette lenteur est telle, que les premières parties du blastoderme produisent les feuillets, et même les ébauches digestives et nerveuses, alors que les autres sont encore en voie de progression autour du vitellus. Cette progression est plus rapide sur la face ventrale, tout en commençant par l'extrémité antérieure, par la future tête de l'individu; aussi le blastoderme se ferme-t-il sur le dos, et ce phénomène est fréquent chez les autres Arthropodes. L'altération porte seulement sur le peu de hâte du mouvement enveloppant; le résultat est semblable à celui qui s'accomplit, lorsque le blastoderme est formé presque d'un seul coup, comme chez les Ecrevisses par exemple; aussi est-il aisé d'en faire abstraction.

Peu après les premiers indices de la segmentation du blastoderme, et de la genèse du protendoderme, se manifestent, sur la ligne médiane ventrale, et sur la face dorsale de l'extrémité antérieure, les vestiges initiaux du système nerveux; le blastoderme, par suite de l'abréviation du développement, se comporte, dans ces régions, comme s'il était déjà ramené à n'être qu'un simple ectoderme, et les épaississements cellulaires qu'il fournit sont les origines des centres nerveux. L'ébauche antérieure, la *plaque céphalique*, correspond au début des ganglions cérébraux; la prolifération médiane et ventrale, la *plaque médullaire*, n'est autre que le commencement de la moelle, de la chaîne nerveuse ventrale. — En outre, de part et d'autre de la région antérieure de la plaque médullaire, les éléments du protendoderme se multiplient sur un assez grand espace ; les zones de multiplication sont au nombre de deux, et parallèles, dans leur ensemble, à l'axe longitudinal du corps ; l'une est placée à droite, et l'autre à gauche de la plaque médullaire. Les cellules qui les constituent sont d'abord groupées en amas diffus, et plusieurs d'entre elles émettent des expansions pseudopodiques ; elles sont donc mésenchymateuses. Elles ne tardent pas à se rassembler en couches régulières ; toutes les cellules du même côté ne donnent qu'une seule assise simple, qui se courbe en un croissant, dont la concavité est tournée vers le centre du vitellus, et qui grandit sans cesse par la segmentation de ses éléments. Ces assises, au nombre de deux, représentent les ébauches de l'endoderme. — Pendant qu'elles prennent naissance, les autres parties du protendoderme subissent des divisions actives, qui ont pour effet de les scinder en cellules nombreuses ; ces dernières demeurent éparses dans le vitellus sous-jacent, et sont chargées de donner le mésoderme. Les ébauches de l'endoderme et du mésoderme ne sont pas distinctes ; elles sont unies et confondues dans la réalité des faits, et leur ensemble correspond à un groupe de cellules mésenchymateuses, produites par le blastoderme. Seulement, les ébauches endodermiques prolifèrent plus vite que les autres, prennent très rapidement un aspect particulier, et se délimitent d'une manière précoce. Toutes poursuivent désormais leur évolution sans se confondre.

Les deux couches endodermiques continuent à progresser dans l'intérieur de la vésicule vitelline. Leur forme en croissant s'accentue sans cesse, car leurs bords s'avancent dans le vitellus en se rapprochant de son centre ; chacune d'elles prend l'aspect d'une cuvette. Dans leur progression constante, les deux cuvettes se rencontrent par leurs bords, et se soudent ; leur ensemble constitue alors une vésicule close, impaire et médiane, dont la cavité est remplie par le deutolécithe qu'elles ont emprisonné dans leur accroissement. Cette vésicule est l'entéron, et sa paroi l'endoderme réel ; elle ne donne aucune partie de l'intestin proprement dit, et est employée tout entière à produire le foie ; à cet effet, elle se scinde en deux tubes, qui se subdivisent eux-mêmes par la suite. — L'intestin moyen des Crustacés se réduit, en effet, au foie seul ; et cette particularité explique pour quelle raison cet organe n'est pas seulement une glande, mais encore, et surtout, une région où les aliments sont rendus assimilables, et absorbés par osmose. Toutes les autres zones du tube digestif de ces animaux proviennent du stomœon et du proctœon.

Le deutolécithe, contenu dans les deux tubes entériques primordiaux, qui représente la plus grande part de la vésicule vitelline primitive, est absorbé peu à peu par l'endoderme qui les limite ; il sert donc à l'alimentation de l'embryon, et c'est l'endoderme lui-même, le feuillet nutritif, qui remplit en cela le principal rôle, tout comme chez l'adulte.

Le mésoderme se constitue à son tour, pendant que s'effectuent ces phénomènes; ses éléments sont plongés dans cette région du vitellus nutritif, qui reste extérieure à l'endoderme — car ce dernier progresse à une certaine distance du blastoderme —, et se trouve placée par conséquent entre ce blastoderme et les tubes entériques. Les cellules du feuillet moyen naissent aux dépens de la couche blastodermique entière; cependant, il existe des zones principales de prolifération sur la face ventrale du corps, dans les points où doivent se façonner les appendices. Ce fait n'a rien d'étonnant, puisque ces organes empruntent au mésoderme, pour leur développement, la plus grande partie de sa masse. Les éléments mésodermiques se nourrissent aux dépens du deutolécithe qui les entoure; ils l'absorbent peu à peu, et le font ainsi disparaître. Ils évoluent suivant le procédé mésenchymateux typique, et se rassemblent en groupes, qui laissent entre eux des espaces libres, ébauches premières des cavités lacunaires du cœlome.

Ces cavités se creusent tout d'abord, du moins pour la plupart, dans les jeunes appendices, et, comme ces derniers sont rangés régulièrement par paires, les cavités naissantes sont aussi disposées de même. Plusieurs auteurs ont voulu voir, dans ce fait, une segmentation métamérique du mésoderme, comparable à celle des Annélides et des Vertébrés; il n'en est rien, car l'aspect de ces espaces est une simple conséquence de leur situation.

Les feuillets blastodermiques sont dès lors complètement formés. L'ectoderme donne les centres nerveux, le stomeon et le procteon; l'endoderme fournit les tubes hépatiques, qu'il vaudrait mieux nommer *tubes entériques*, vu leur provenance et leur rôle; quant au mésoderme, il engendre le tissu conjonctivo-musculaire du corps entier, et l'appareil circulatoire. Souvent, à cause de la connexité de position qui s'établit,

---

Fig. 471 à 476. — Développement des feuillets du blastoderme chez les Crustacés (*coupes*). — En 471, coupe transversale d'un embryon achevant la genèse de son blastoderme; celui-ci envahit la surface du deutolécithe, et produit des éléments qui pénètrent dans ce dernier, en se joignant aux cellules du blastoderme interne, moins nombreuses ici que chez les Insectes. — En 472, coupe transversale d'un embryon un peu plus âgé; la part extérieure du blastoderme prend le caractère de protectoderme, qui engendre la moelle nerveuse, et la part intérieure celui de protendoderme. — En 473, coupe transversale d'un embryon encore plus âgé, dont les appendices commencent à s'ébaucher; le protectoderme devient l'ectoderme strict; le protendoderme se divise en deux ébauches endodermiques, épithéliales, et un mésoderme mésenchymateux, qui pénètre dans les appendices, et se creuse déjà de lacunes cœlomiques. — En 474, coupe longitudinale du même, passant quelque peu sur les côtés de la ligne médiane, de manière à atteindre l'une des ébauches endodermiques, pour montrer sa forme encore incomplète, et sa façon de pénétrer à l'emporte-pièce dans le deutolécithe. — En 475, coupe transversale d'un embryon plus âgé que celui de la figure 473; les deux ébauches endodermiques se sont unies, et composent une seule vésicule, dans laquelle le deutolécithe commence à disparaître. — En 476, coupe longitudinale du même, montrant la vésicule endodermique complète; le stomeon et le procteon, déjà ébauchés en 474, ont pris une plus grande extension.

La suite de cette évolution, qui s'applique plus particulièrement aux œufs télolécithes, est donnée dans les figures 572 à 575.

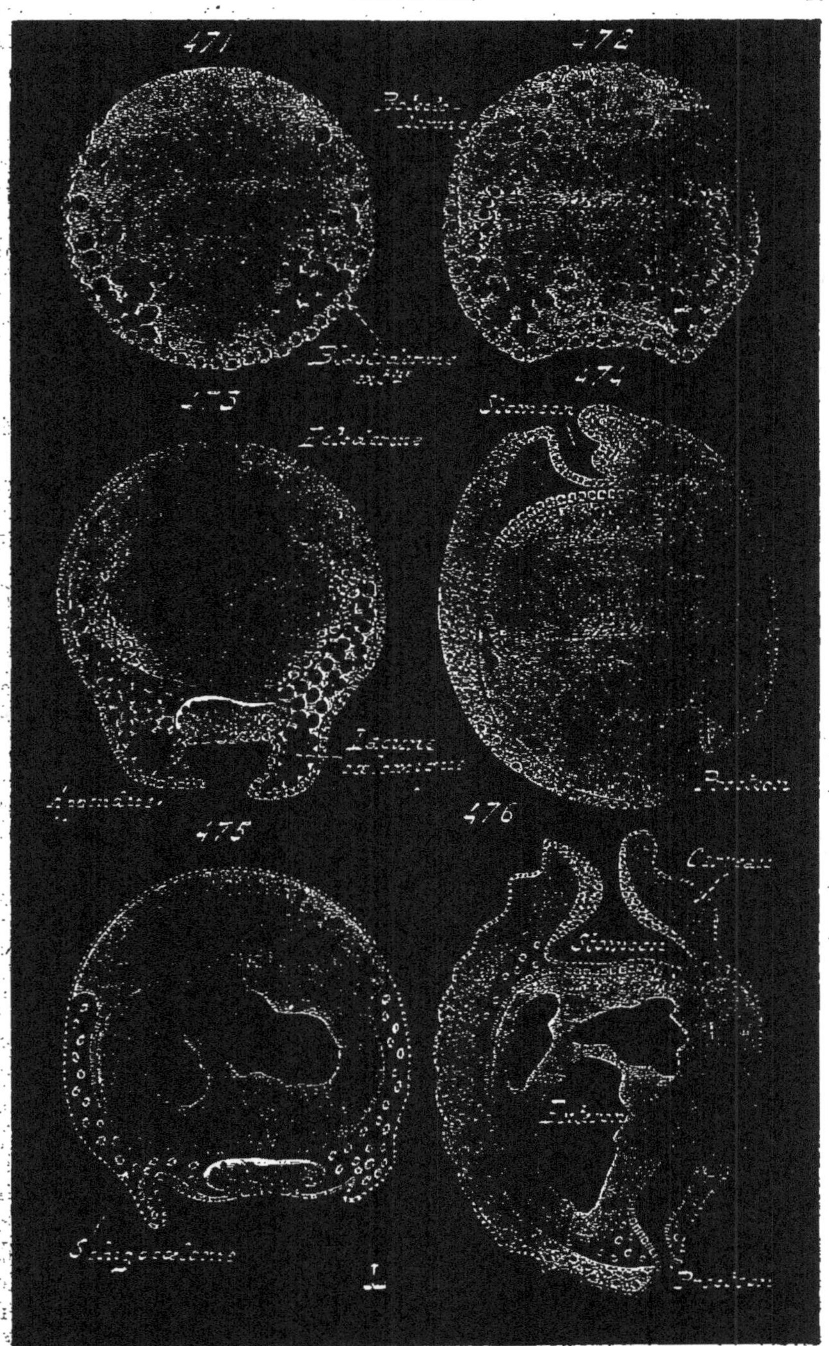
471
472
473
474
475
476
Pédale
Stomen
Blastoderme
Ectoderme
Lacune
Proctodée
Cerveau
Stomen
Entoderme
Proctodée

sur la ligne médiane ventrale, entre les ébauches endodermiques et celles de la moelle nerveuse, l'ensemble de ces zones proliférantes est désigné par l'expression de *bandelette* ou de *plaque ventrale*. Cette bandelette existe chez les embryons des autres Arthropodes, mais présente souvent des caractères particuliers qui vont être signalés.

ARACHNIDES. — Le développement des feuillets blastodermiques de ces animaux n'est pas entièrement élucidé ; les observations les plus complètes, à cet égard, sont dues à Balfour. Les faits connus dénotent une grande ressemblance de ces phénomènes évolutifs avec leurs correspondants des Crustacés.

L'œuf de l'*Agelena labyrinthica*, étudié par Balfour, fournit, par sa segmentation, la planule habituelle des Arthropodes, composée d'un blastoderme périphérique et d'une vésicule vitelline centrale. Celle-ci contient des noyaux, autour desquels le vitellus évolutif se condense, pour constituer des cellules complètes, les *cellules vitellines* des auteurs. Ces dernières, on l'a déjà vu plus haut, ne sont autres que des éléments blastodermiques tardifs, restés internes à cette occurrence, et prenant part à la genèse des feuillets, tout comme ceux qui parviennent à être extérieurs ; seulement, à cause de leur situation profonde, ils ne contribuent en rien à la production de l'ectoderme, et bornent leur rôle à participer à celle du mésoderme, et de l'endoderme. Le blastoderme émet des cellules, qui pénètrent dans la vésicule nutritive, s'y mélangent à celles qui s'y trouvent déjà ; et toutes deux contribuent également à constituer le protendoderme. Ces phénomènes existent chez les Crustacés, où plusieurs auteurs les ont signalés ; leur signification est la même ; ils sont seulement plus prononcés chez les Arachnides.

Sans trop insister sur les phénomènes secondaires du développement, relatifs à la marche suivie par le blastoderme dans sa progression, ce dernier s'épaissit sur la face ventrale, et sur l'extrémité antérieure, de l'embryon ; ses éléments s'allongent, et se divisent de manière à produire plusieurs couches cellulaires superposées. Cette prolifération débute vers l'extrémité antérieure, où elle donne le *cumulus primitif* des auteurs, c'est-à-dire un amas local de cellules hâtivement formées, et s'étend sur la face ventrale du corps. Cette extension est d'abord confuse ; elle finit par se localiser sur la ligne médiane, où la multiplication est plus active. La ligne médiane porte donc une *plaque ventrale*, constituée par deux ou trois assises de cellules ; cette plaque, qui s'étend de l'extrémité antérieure du corps à l'extrémité postérieure, représente l'union de l'ébauche de la moelle nerveuse avec celle du mésoderme des appendices ; elle comprend ainsi deux parties, qui doivent être considérées comme distinctes. L'ébauche de la moelle se compose de cellules, demeurant reliées entre elles et à l'ectoderme ; les éléments, qui appartiennent à celle du mésoderme, se séparent du blastoderme, celui-ci prenant dès lors les caractères d'ectoderme, s'allient aux cellules vitellines, et se multiplient pour engendrer le feuillet moyen, par les mêmes procédés que chez les Crustacés. Du reste, toutes les cellules mésodermiques ne sont pas produites par la plaque ventrale, car cette dernière fournit seulement, ou peu s'en faut, celles des appendices; les autres, qui composent le feuillet moyen dans le corps proprement dit, sont formées par le reste du blastoderme.

La provenance de l'endoderme n'est pas bien connue. A en juger d'après les observations faites par Balfour, les cellules vitellines, c'est-à-dire, et ce nom leur convient davantage, les éléments blastodermiques tardifs ou internes, jouent dans cette genèse le rôle le plus important. Ce fait n'a rien qui doive étonner, puisque les ébauches de l'endoderme sont placées en dedans de celles du mésoderme; et les cellules vitellines, qui sont déjà internes, se trouvent toutes portées pour les fournir. Le procédé génétique en lui-même n'a pas été observé; le seul fait certain est que l'endoderme, avec l'entéron, sont d'origine interne, et ne s'ébauchent point par un procédé qui puisse être assimilé à une gastrulation. Contrairement à ce qu'il en est pour les Crustacés, l'entéron ne se borne pas à donner le foie; il engendre bien cet organe, mais produit aussi un intestin moyen assez étendu, qui comprend toute la partie située entre l'estomac (exclu, car celui-ci est une dépendance du stomeon) et l'ampoule rectale.

E. Metschnikoff a décrit avec détails le développement des Scorpions, du moins pour ce qui touche aux divers aspects présentés par leurs embryons; il signale la présence, autour de ces derniers, d'une enveloppe amniotique, qu'il compare à celle des Insectes, et à laquelle il accorde la même origine, sans donner beaucoup de raisons à l'appui de cette opinion.

En résumé, l'embryogénie des Arachnides nécessite encore de nouvelles recherches, sous le rapport de l'origine des feuillets blastodermiques, et de l'évolution suivie par eux. Cependant, les faits acquis autorisent à penser qu'il en est pour ces animaux comme pour les Crustacés et pour les Insectes; leur blastoderme entier, l'ensemble des éléments périphériques et des éléments internes, produit un protendoderme mésenchymateux, qui se dédouble en endoderme et mésoderme, sans qu'aucune particularité dénote, même à l'état de traces, une origine gastrulaire réelle.

INSECTES. — Le développement des feuillets embryonnaires est remarquable, chez les Insectes, en ce qu'il est accompagné d'une production de membranes amniotiques, qui enveloppent peu à peu l'embryon entier, et dont celui-ci est obligé de se débarrasser au moment où il devient libre. Ces membranes font rarement défaut; lorsqu'elles paraissent manquer, comme chez les Fourmis, chez les Hyménoptères térébrants, chez les Myriapodes, qui sont alliés de si près aux Insectes, elles sont cependant représentées par quelques cellules éparses, extérieures à l'embryon, et maintenues autour de lui par la coque ovulaire; ces cas paraissent donc correspondre, plutôt à une atrophie secondaire de ces enveloppes, qu'à une absence complète et originelle.

Il importe également d'avoir bien présente à l'esprit cette notion, que les cellules vitellines des auteurs, aussi fréquentes chez les Insectes que chez les Arachnides, ne sont autres que des éléments blastodermiques tardifs et internes. Les naturalistes qui ont étudié le développement des Insectes, et il faut citer parmi eux Kowalevsky, Dohrn, Graber, Heider, Wheeler, Tichomirof, ont longuement disserté sur l'origine et le rôle de ces éléments, et ont abouti à des assertions contradictoires. Cette diversité d'opinion provient surtout de ce fait, que la plupart de ces auteurs ont méconnu le rôle des cellules vitellines, qu'ils considèrent comme des éléments particuliers, n'ayant aucun rapport avec le blastoderme. En réalité, ce dernier se compose de deux parties : l'une externe, cohérente, le *blastoderme extérieur*, qui entoure la vésicule vitelline; l'autre interne, dissociée, le *blastoderme interne*, constituée par des cellules éparses dans la vésicule vitelline. La première donne l'ectoderme, et la part du protendoderme où le mésoderme joue le plus grand rôle; la seconde produit surtout l'autre part du protendoderme, celle qui devient l'endoderme. Les éléments fournis par la première pénètrent dans le vitellus, se mélangent à ceux du blastoderme interne, et tous concourent également à engendrer le protendoderme. Telle est la manière suivant laquelle il convient de concevoir les bases génétiques des feuillets.

A. — Au moment où le blastoderme externe est représenté par une couche cellulaire complète, placée autour de la vésicule vitelline, il s'épaissit sur la face ventrale de l'embryon; cette zone plus épaisse s'étend de l'extrémité postérieure du corps à l'extrémité antérieure, et constitue la *plaque ventrale* des auteurs. Cette dernière est formée par l'union de deux ébauches : l'une, placée sur la ligne médiane, doit donner la moelle nerveuse; l'autre, composée de deux parties longeant les côtés de la précédente, est chargée de fournir le mésoderme des appendices. Les changements, subis par les cellules qui composent ces ébauches, portent sur l'allongement de celles-là, puis sur leurs divisions répétées; plusieurs plans cellulaires superposés prennent ainsi naissance, ceux de la moelle nerveuse restant cohérents, et ceux du mésoderme se dissociant, pour revêtir un aspect mésenchymateux peu accentué.

La plaque ventrale n'offre pas la même disposition chez tous les embryons des Insectes; elle est parfois localisée au milieu de là face ventrale, et s'étend ailleurs de manière à occuper cette face tout entière; parfois même, elle progresse davantage, et recouvre une partie de la région dorsale. Ce sont là des variations secondaires, qui n'offrent aucune importance génétique. Fréquemment, la plaque ne demeure point plane, et se creuse, de façon à prendre la forme d'un sillon; dans certains cas, et sur une portion de son étendue, vers son extrémité postérieure d'ordinaire, celui-ci se convertit en un canal, par le rapprochement et la soudure de ses bords. A cause de cet aspect, les auteurs désignent souvent le sillon de la plaque ventrale par le nom de *gouttière primitive*, ou par celui de *gouttière germinative*. Plusieurs d'entre eux veulent même voir en lui les dernières traces d'un entéron gastrulaire; comme le blastoderme de cette gouttière ne produit pas l'endoderme, une telle opinion ne peut être acceptée. — L'endoderme et le mésoderme des Insectes proviennent, comme leurs correspondants des *Porcellio*, pris comme exemple de Crustacés, d'un protendoderme mésenchymateux, façonné aux dépens du blastoderme, et sur sa face profonde. Les parties de ce protendoderme, qui doivent donner le mésoderme des appendices et l'endoderme, sont situées sur les côtés de l'ébauche nerveuse, et par suite dans une région qui occupe les bords de la gouttière germinative; aussi, les éléments embryonnaires se multiplient-ils, dans cette zone, avec une activité suffisante pour motiver ce nom. Mais tout le feuillet moyen, sauf celui des appendices, est engendré par le reste du blastoderme, et il ne faut point perdre de vue que le protendoderme est un feuillet ayant partout la même valeur, et la même origine. Sa multiplication est seulement plus rapide sur la face ventrale de l'embryon, de part et d'autre de la moelle nerveuse, parce que cette face porte les appendices, et que l'endoderme commence à s'ébaucher dans cette région.

Il suit de là, que les premières ébauches du mésoderme sont celles destinées à fournir les tissus conjonctivo-musculaires des appendices; elles acquièrent rapidement un volume assez grand. En outre, comme les membres sont régulièrement disposés par paires, placées, ou peu s'en faut, à égale distance les unes des autres, ces ébauches mésodermiques se plient à cette structure, et se divisent en segments rangés à la file, chaque segment correspondant à la paire d'appendices située à son niveau. Plusieurs auteurs voient, dans cette organisation, l'indice d'une ressemblance avec les Annélides, et s'autorisent de ce fait pour admettre que le mésoderme des Arthropodes est divisé en métamères, tout comme celui des Trochozoaires polymériques. — Or, il convient de le reconnaître, une telle division métamérique n'atteint que cette part du mésoderme embryonnaire annexée aux appendices naissants; elle ne s'adresse qu'à la zone périphérique de ces ébauches, chargées de pénétrer dans les membres, et non à leur zone profonde, unie au feuillet moyen du reste du corps, et présentant les mêmes caractères que lui; elle s'atténue à mesure que l'évolution s'achève, et n'est plus dénotée, chez l'adulte, que par les plis des téguments; elle manque, enfin, à toutes les régions mésodermiques ne faisant point partie de la plaque ventrale. A en juger d'après ces particularités, d'après la connexité établie entre l'aspect segmenté du mésoderme ventral et la disposition régulière des paires d'appendices, on est en droit de conclure que le second de ces faits est la cause du premier, l'organisation métamérique étant d'autant plus accentuée que l'embryogénie est plus abrégée. — Les mêmes consi-

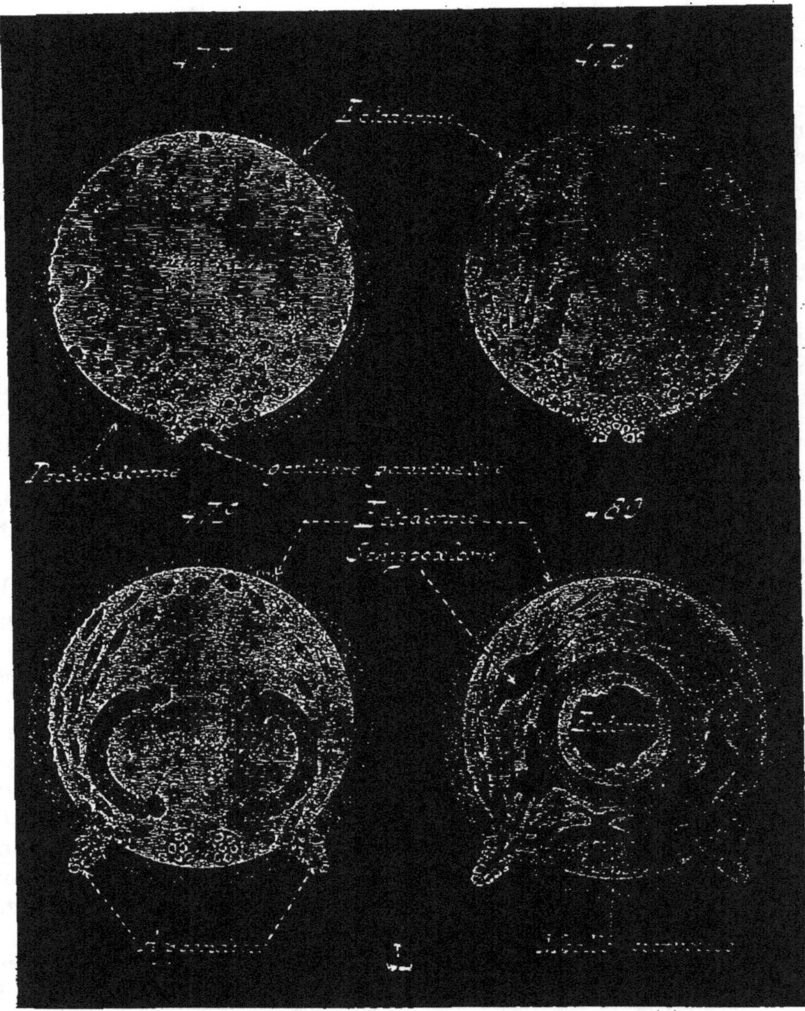

Fig. 477 à 480. — Développement des feuillets du blastoderme chez les Insectes (*coupes transversales*). — En 477, phase identique à celle de la figure 472; le blastoderme externe est devenu le protectoderme, et les éléments du protendoderme sont placés au-dessous de lui. — En 478, phase identique à celle de la figure 473; le protendoderme se subdivise en mésoderme, et deux ébauches endodermiques. — En 479, phase un peu plus avancée; les appendices prennent naissance, et les deux parties de l'endoderme se régularisent en s'amplifiant. — En 480, phase identique à celle de la figure 475; l'endoderme s'est fermé, par la jonction de ses deux ébauches; et le deutolécithe commence à disparaître par places. — *Ces figures font suite à celles des numéros 461 à 464.*

dérations sont applicables aux Arachnides et aux Crustacés, chez lesquels on a voulu retrouver également les traces d'une disposition annelée.

L'aspect, offert par les premières régions endodermiques, n'est pas encore bien connu. Cependant, des observations récentes permettent

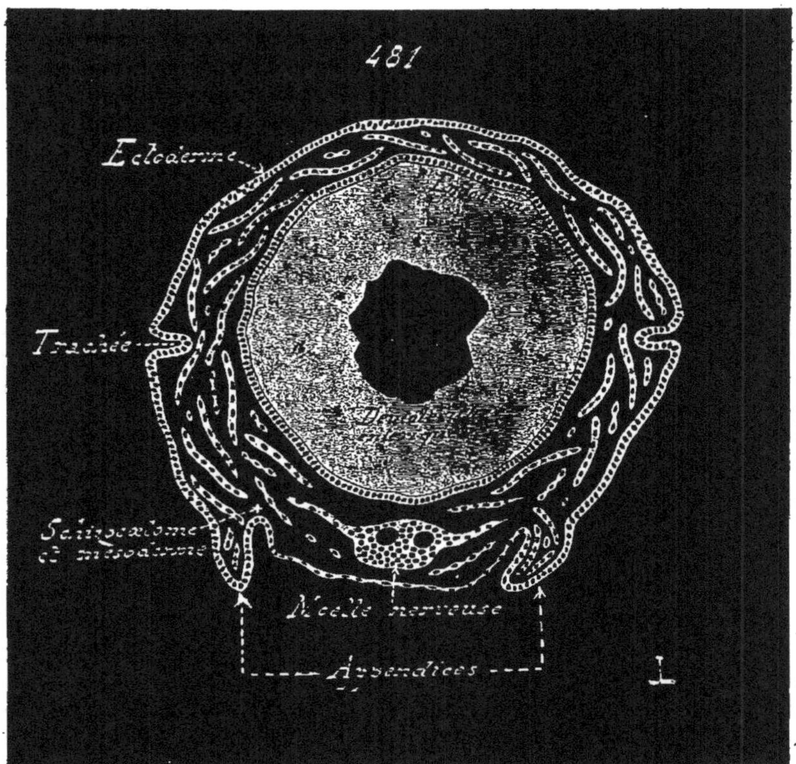

Fíg. 481. — Disposition mutuelle des trois feuillets chez les jeunes embryons des Insectes (*coupe transversale*). — L'ectoderme, extérieur, recouvre le corps avec les appendices, et commence à produire des trachées; la moelle nerveuse s'est séparée de lui. — Le vitellus a complètement disparu dans l'espace réservé au mésoderme; celui-ci s'est organisé, d'après le type mésenchymateux, en travées qui s'entrecroisent, et limitent les lacunes du cœlome; il pénètre dans les appendices; la plupart de ses éléments sont des fibres musculaires à plusieurs noyaux. — L'endoderme, composé par une assise épithéliale simple, entoure un espace entérique, encore occupé, sur sa périphérie, par du deutolécithe.

d'admettre qu'il en est, pour ces animaux, comme pour les *Porcellio* (Crustacés) déjà décrits. Les ébauches endodermiques sont au nombre de deux, et se dégagent du protendoderme profond, dans une région qui correspond aux bords de la plaque ventrale, ou de la gouttière ger-

minative, pour employer l'expression propre. Ces bandes cellulaires
s'avancent dans le vitellus central, vont à la rencontre l'une de l'autre, et
se soudent, en emprisonnant, dans l'espace qu'elles limitent, une grande
partie de la vésicule vitelline. La substance nutritive disparaît peu à peu,
absorbée par les éléments endodermiques, et laisse en sa place un vide,
l'entéron. — L'entéron des Insectes devient l'intestin moyen, souvent
désigné par le terme de *ventricule chylifique*, et le *foie* qui lui est
annexé; il contribue ainsi à produire une partie du canal intestinal,
bien restreinte il est vrai, mais qui existe cependant, alors que son
homologue des Crustacés fournit le foie seul. Il est probable que les
notions, relatives à la fonction digestive du foie des Crustacés, sont applicables à l'organe similaire des Insectes.

B. — Pendant que s'effectuent ces phénomènes, l'embryon se recouvre,
dans la grande majorité des cas, d'une enveloppe amniotique, qui l'entoure tout entier. Cette enveloppe doit être considérée comme formée par
deux replis de la région superficielle du corps; ces derniers se soudent,
pour ne constituer qu'une seule membrane, après quoi ils s'étendent
autour de l'animal. A cause de leur origine, ces replis sont constitués par
du vitellus en leur milieu, et par une couche cellulaire, de provenance
blastodermique, à l'extérieur. Au moment où ils prennent naissance, sur
la face inférieure de l'embryon, et de part et d'autre de la plaque ventrale,
ils offrent l'aspect de deux bourrelets longitudinaux; ils grandissent
ensuite, et se convertissent en lames, qui se reploient au-dessous de
la plaque ventrale. Chacune de ces dernières présente une face interne,
tournée vers la plaque, et une face externe tournée vers le dehors; ces
deux faces sont constituées par un épithélium cellulaire, provenant du
blastoderme; entre elles est une bande de vitellus nutritif, qui existait
dans les bourrelets primordiaux, et se conserve, tout en s'amincissant,
dans les replis en voie d'extension. Lorsque ceux-ci se sont soudés, et
ont entouré complètement l'embryon, la bande vitelline disparaît d'ordinaire par résorption, et l'enveloppe amniotique se compose seulement
des deux couches épithéliales accolées. L'assise interne est nommée par
les auteurs l'*amnios*, et l'externe la *séreuse*, par comparaison avec leurs
correspondantes des Vertébrés supérieurs; il vaut mieux, pour éviter des
confusions inévitables, qui se sont produites du reste, désigner l'interne
par l'expression *endamnios*, et l'externe par celle d'*examnios*.

Les deux replis amniotiques primordiaux naissent, d'habitude, au
moment où la plaque ventrale entre en prolifération. Ils ont tout d'abord
l'aspect de bourrelets, formés par les parties superficielles de l'embryon,
c'est-à-dire par des épaississements locaux du vitellus, que limite en
dehors le blastoderme; ainsi constitués, ils sont situés sur les côtés de la
plaque ventrale, et s'étendent comme il est dit plus haut. Ils s'allongent
de manière à se rapprocher des deux extrémités de l'embryon, et s'élargissent en même temps, pour venir au-dessous de la plaque ventrale; ils

ressemblent alors à des lames, dont chacune présente un bord libre, et un bord adhérent au corps. Les bords libres des deux lames finissent par s'affronter, puisqu'ils vont, dans leur extension, à la rencontre l'un de l'autre; ils s'accolent alors, et se soudent; les deux membranes n'en composent plus qu'une seule, placée comme un pont au-dessous de la face inférieure de l'embryon. Les bords adhérents, lorsque cette coalescence est achevée, et même avant qu'elle ne se produise, ne demeurent pas dans la même position; ils remontent de plus en plus haut sur les côtés du corps, et parviennent jusqu'à la face dorsale. Arrivés là, leurs insertions sur l'embryon se rapprochent, se rencontrent, et se réunissent; le pont amniotique, localisé tout d'abord à la région ventrale, après avoir ainsi progressé par ses deux côtés sur les flancs du corps, au moyen d'un véritable clivage qui s'étend de plus en plus, parvient dans la région dorsale, y unit ses deux bouts, et constitue dès lors un fourreau cylindrique. Pendant que cette enveloppe gagne en hauteur, elle progresse également en avant et en arrière par le même procédé, double l'extrémité antérieure, l'extrémité postérieure, et finalement entoure complètement l'embryon. La membrane amniotique est alors formée, avec son examnios, son endamnios, et la bande vitelline intercalaire.

D'habitude, les replis amniotiques sont minces, et il en est de même pour la lame centrale de vitellus; mais parfois ils sont épais, cette amplification étant le fait de la bande vitelline, qui atteint un volume considérable. Il en est ainsi chez les Lépidoptères, par exemple; leur amnios, fort épais, contient dans sa substance une grande quantité de vitellus, et, lorsqu'il se brise, ce dernier se répand autour de l'embryon, qui s'en nourrit. — Ce phénomène est plus accentué encore chez les Hémiptères, et surtout chez les Libellulides; la majeure partie du vitellus ovulaire passe dans les replis amniotiques, de sorte que l'embryon se trouve entouré par son vitellus, au lieu de l'envelopper lui-même; la genèse de l'amnios se réduit presque à une pénétration de la plaque ventrale dans la vésicule vitelline, de manière à la faire parvenir au centre de cette dernière, et à placer autour d'elle tout le deutolécithe. Celui-ci sert, comme toujours, à la nutrition de l'embryon; il se résorbe à mesure, et les parties, qui disparaissent en dernier lieu, sont celles qui recouvrent la face dorsale de l'animal.

Les Insectes, qui possèdent un amnios, sont d'ordinaire complètement

---

Fig. 482 à 486. — DÉVELOPPEMENT GÉNÉRAL DE L'AMNIOS DES INSECTES (*coupes diagrammatiques;* le schizocœlome est représenté comme s'il était entier, et non pas subdivisé par des travées mésodermiques; l'organisation réelle est donnée par les figures précédentes). — En 482, début des deux replis amniotiques. — En 483, les replis s'affrontent au-dessous de la face ventrale de l'embryon. — En 484, les replis se soudent par leurs bords libres, pendant que les bords adhérents remontent sur les flancs de l'embryon. — En 485, les bords adhérents se sont rencontrés au-dessus de la face dorsale, et l'amnios s'est converti en un fourreau. — La figure 486 montre le même fait sur une coupe longitudinale, alors que la figure 485, et les trois précédentes, répondent à des coupes transversales.

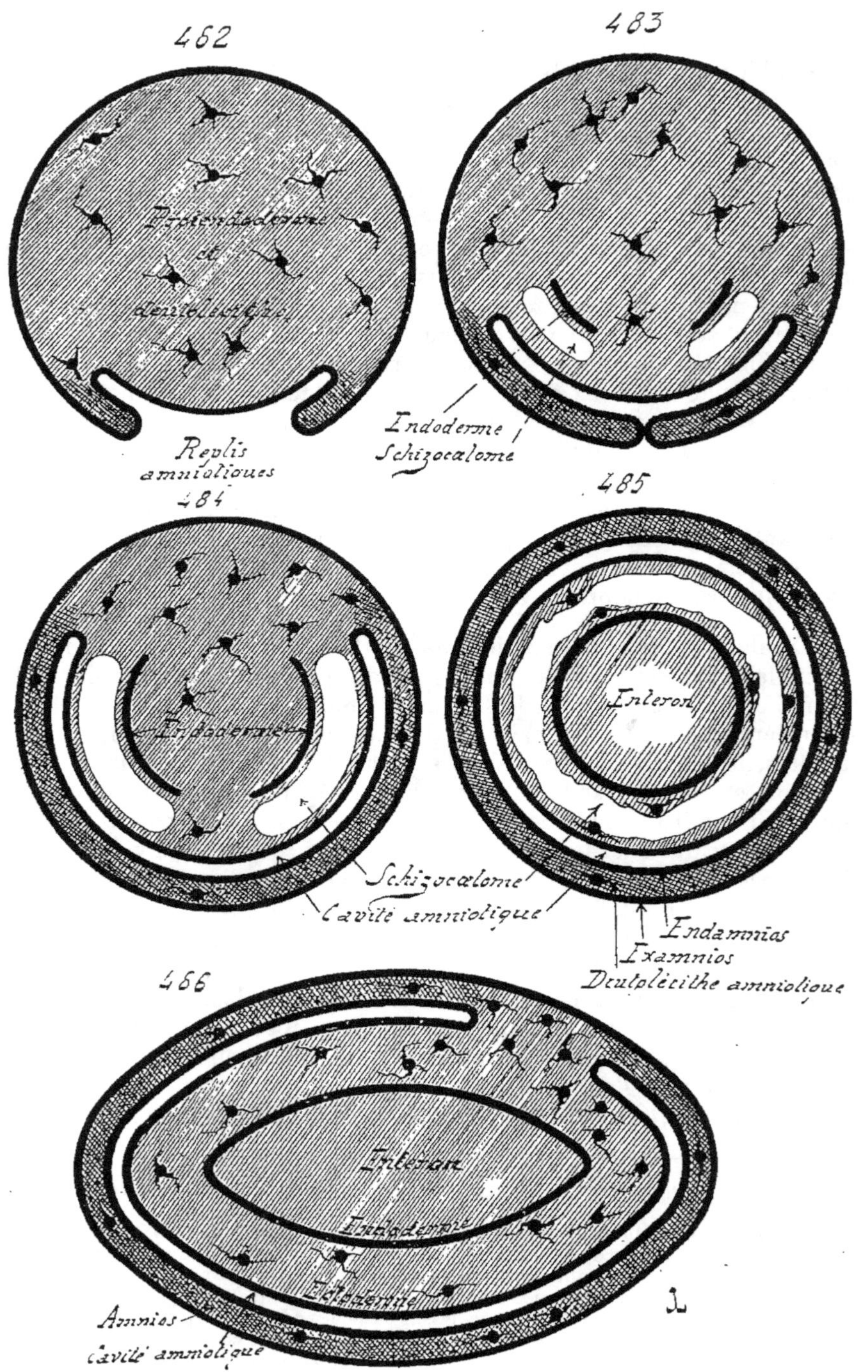
462
483
Protendoderme et deutolécithe
Replis amniotiques
Indoderme
Schizocœlome
484
485
Endoderme
Schizocœlome
Cavité amniotique
Enteron
Endamnios
Examnios
Deutplécithe amniotique
466
Enteron
Indoderme
Ectoderme
Amnios
Cavité amniotique

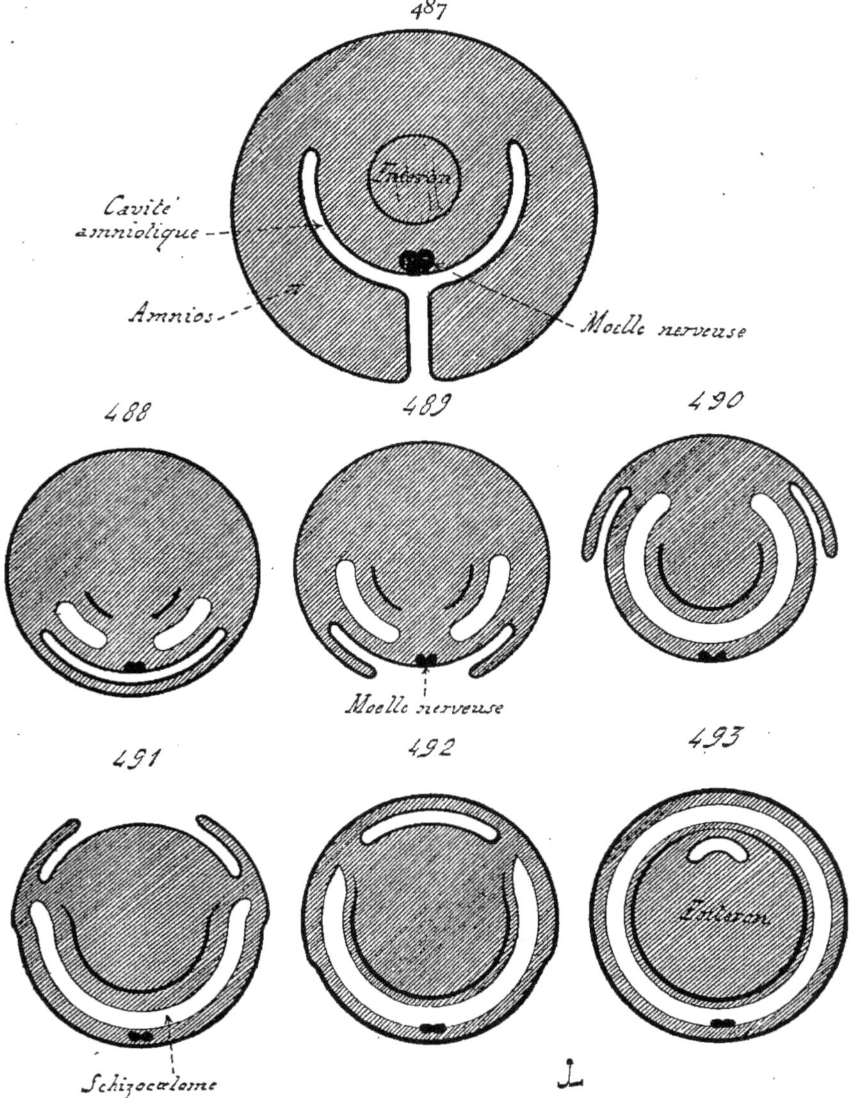

Fig. 487 à 493. — Développement particulier de l'amnios des Insectes (*coupes transversales, et diagrammatiques*). — En 487 (figure supérieure); amnios épais des embryons de Lépidoptères. — En 488-493, phases successives de l'évolution de l'amnios chez l'Hydrophyle; les deux replis amniotiques se disjoignent après s'être soudés, et remontent sur les flancs du corps, pour constituer le canal dorsal, qui est pris dans l'espace laissé à l'entéron, et disparaît ensuite.

Dans ces figures, comme dans celles de la planche précédente, le deutolécithe est exprimé par des hachures, et les couches cellulaires sont représentées par des traits.

environnés par lui ; cette membrane se résorbe avant l'éclosion de l'individu, et, si elle ne l'est pas à ce moment, elle se déchire pour permettre
cette opération. En conséquence, l'amnios double en dedans la coque chorionnaire, et contribue, pour sa part, à assurer la protection de l'embryon.
— Il n'en est, cependant, pas toujours ainsi, et l'*Hydrophyle* montre un
exemple du contraire. Chez cet animal, les deux replis amniotiques se
soudent l'un à l'autre, comme d'ordinaire, au-dessous de la plaque
ventrale ; puis, lorsque les bords adhérents remontent vers la face dorsale, les bords libres se désunissent, et les deux replis se séparent de
nouveau. Chaque lame amniotique progresse alors sur les flancs de l'individu, en gagnant la région dorsale, et se rétrécit à mesure ; au moment
où elle atteint cette zone, elle est réduite à une mince saillie. Les deux
replis, ainsi ramenés à des dimensions fort restreintes, se rapprochent
l'un de l'autre sur la face supérieure de l'embryon ; puis, lorsque la
distance qui les sépare est assez petite, ils se renversent sur eux-mêmes,
et se ploient, de manière à faire affronter leurs bords libres pour les
souder à nouveau. Ils constituent par là une membrane amniotique en
forme de pont, mais de dimensions minimes, et placée au-dessus de la
face dorsale de l'embryon, au lieu de se trouver sous la région ventrale.
L'espace clos, laissé entre cette membrane et le corps, a reçu, à cause de
sa situation, le nom de *canal dorsal*; il diminue peu à peu d'amplitude, et
disparaît hâtivement, avec la membrane qui le limite vers le dehors, sans
laisser aucune trace. — Il est probable que cette succession de phénomènes correspond à une atrophie secondaire d'un amnios autrefois complet, et qu'il ne convient pas de lui accorder une autre signification.

§ 4. — Formes embryonnaires.

La plupart des Arthropodes, et il n'existe guère d'exception à cet égard
que pour la généralité des Arachnides, subissent des métamorphoses
extérieures, et sortent de leurs coques ovulaires à l'état de larves plus
ou moins complètes. Cependant, les représentants des classes, autres que
celles des Arachnides, ne présentent pas tous de telles transformations ;
plusieurs les montrent moins prononcées, et alors qu'ils sont renfermés
dans leurs enveloppes, mais ces exceptions constituent la minorité. Un
fait à remarquer porte, tout au moins pour ce qui est des Insectes, sur
l'absence exclusive de métamorphoses extérieures chez les types les
plus simples du groupe, les Thysanoures et un bon nombre d'Orthoptères ; il faut en conclure que les larves des Insectes sont secondaires,
c'est-à-dire ont été introduites secondairement dans l'évolution
embryonnaire de plusieurs de ces êtres, alors qu'elles manquent aux
moins élevés d'entre eux. Pareille conclusion est également applicable,
semble-t-il, aux embryons libres des Crustacés ; car les Entomostracés
inférieurs (Cladocères), et les Malacostracés inférieurs (Nébaliens,
Edriophthalmes), sont privés de phases larvaires.

Les changements subis, par les embryons, dans leur aspect général, tiennent surtout au nombre et à la disposition des appendices. Ceux, de ces derniers, qui appartiennent à la région antérieure de l'organisme, naissent tout d'abord, et existent seuls; puis apparaissent, avec les autres parties du corps, les appendices qui leur sont attachés. L'évolution est donc dominée par la genèse, en quantité toujours plus grande, de pièces appendiculaires, jusqu'au moment où le chiffre définitif est atteint; parfois même ce chiffre est dépassé, et certains de ces organes s'atrophient, de manière à ne point exister chez l'adulte. Les Scorpionides, les Aranéides, montrent un exemple de ce dernier cas; il en est de même pour certains Insectes, dont les larves possèdent parfois des pattes abdominales, alors que les adultes en sont privés.

Il suit de là que les embryons des Arthropodes commencent par n'avoir qu'un nombre restreint d'appendices, qu'ils augmentent peu à peu par la suite, en procédant avec régularité à cette genèse; elle débute, dans la règle, par l'extrémité antérieure du corps, et finit par l'extrémité postérieure. Si les métamorphoses sont internes, ce mode sérié de développement n'est parfois pas très net, mais n'en existe pas moins. Lorsque les métamorphoses sont externes, il est mieux reconnaissable et plus évident, car les membres ont une utilité fonctionnelle, et servent aux embryons pour se déplacer dans les milieux extérieurs. Telles sont les larves les plus simples des Crustacés, appartenant au type dit *Nauplius;* elles ne possèdent que trois paires de pattes, et cependant ces organes sont assez grands, et assez bien formés, pour remplir le rôle de rames.

I. **Crustacés.** — Les phases larvaires, subies par les divers représentants de ce groupe, sont nombreuses et complexes, surtout pour ce qui tient aux plus élevés d'entre eux, à certains des Malacostracés Podophthalmes. Il est à signaler, cependant, que la plus simple de ces phases, celle dont le nombre d'appendices est le plus petit, se retrouve avec des caractères semblables chez plusieurs de ces animaux, qui appartiennent tout aussi bien à la classe des Malacostracés qu'à celle des Entomostracés. Cet état correspond à la possession, par l'embryon, de *trois paires de pattes;* il porte le nom de *Nauplius.* — Les larves des Entomostracés, qui débutent par la phase de Nauplius dans la série de leurs métamorphoses extérieures, complètent ensuite le nombre de leurs membres, et se rapprochent à mesure de l'état parfait; sauf le cas de régression, concordant avec une adaptation à la vie parasitaire, comme il en est pour les Rhizocéphales. — Les transformations, subies par les embryons naupliens des Malacostracés, sont plus profondes; elles consistent en une série d'états larvaires, qui se succèdent les uns les autres, en offrant toujours un chiffre plus grand d'appendices, et un aspect extérieur plus voisin de celui de l'adulte. Le plus important de ces états est celui dit *Zoé;* les embryons libres sont alors munis de huit paires de pattes, les trois du Nauplius se trouvant augmentées de cinq supplémentaires. De nouveaux membres prennent ensuite naissance, déterminant l'apparition d'autres phases, qui se suivent ainsi, jusqu'au moment où l'organisme est achevé. Les Crustacés supérieurs, les Décapodes, montrent, en accomplissant cette série évolutive, plusieurs aspects transitoires, qui rappellent les dispositions permanentes d'animaux plus simples, celles des Schizopodes par exemple; de même, les Décapodes brachyures offrent, dans le cours de leur embryogénie, une forme de Décapode macroure. Ces ressemblances autorisent, sans aucun doute, à établir, d'après elles, les affinités naturelles de ces êtres.

Les larves des Crustacés sont des larves à *stases*, c'est-à-dire sujettes à des arrêts plus ou moins longs dans leur évolution embryonnaire; ces interruptions correspondent à des persistances, durant un temps variable, de certains états, tels que ceux de Nauplius et de Zoé. Ces embryons s'entourent, en effet, d'une cuticule, qui s'oppose à tout accroissement, et à toute modification extérieure; il leur faut quitter cette enveloppe, toutes les fois où le corps subit des changements importants. Les organes nouveaux, appendices ou autres, s'ébauchent sous la cuticule; puis, lorsqu'ils ont atteint un certain degré de perfection, cette dernière se rompt, et la larve se présente brusquement avec une structure plus complexe. Les larves des Crustacés, du moins la plupart d'entre elles, subissent donc des *métamorphoses brusques*, accompagnées de *mues*; le nombre de ces dernières est souvent considérable, surtout chez ceux des Malacostracés qui abandonnent leur coque ovulaire à l'état de Nauplius.

Ce dernier état, qui se présente avec une telle fréquence chez un certain nombre de Crustacés appartenant aux principaux groupes, est caractérisé, dans tous les cas, par le nombre et par la disposition des appendices, qui ne varient point. Ces organes sont au nombre de trois paires : ceux de la première sont simples, et ceux des deux autres sont biramés, c'est-à-dire ont leurs extrémités libres en forme de fourches. Ce sont là les particularités essentielles, que possèdent avec constance toutes les larves naupliennes. Parfois cependant, et ce fait, fort rare, existe, par exemple, chez les Phyllopodes du genre *Apus*, l'une des paires est à peine développée au moment de l'éclosion, de sorte que le Nauplius de ces animaux est muni seulement de quatre pattes.

CRUSTACÉS ENTOMOSTRACÉS. — Cette classe contient un certain nombre d'ordres, qu'il est possible de grouper en trois séries; la première contient les Phyllopodes, la seconde renferme les Ostracodes avec les Cirrhipèdes et les Rhizocéphales, et la troisième les Copépodes seuls.

A. — Les **Phyllopodes**, appartenant au sous-ordre des Cladocères, sont les moins élevés de tous les Crustacés; ils ne subissent point de métamorphoses extérieures; ils ont déjà achevé leur évolution, ou peu s'en faut, au moment où ils quittent leurs enveloppes ovulaires. — Il n'en est point ainsi pour ceux qui constituent le sous-ordre des Branchio-

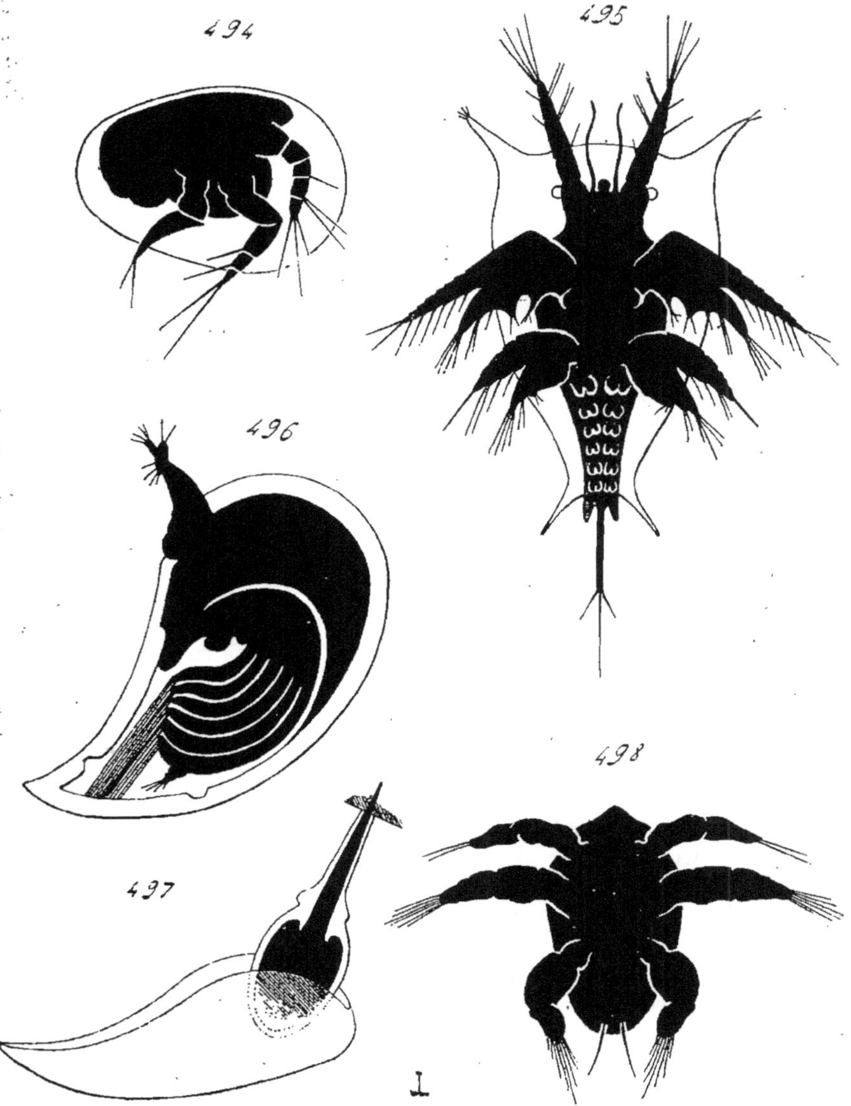

Fig. 494 à 498. — LARVES DES CRUSTACÉS ENTOMOSTRACÉS (*silhouettes*). — En 494, Nauplius de
Cypris (Ostracode); d'après Claus. — En 495, Métanauplius de *Balane* (Cirrhipède);
d'après Claus. — En 496, pupe de *Lepas* (Cirrhipède); d'après Claus. — En 497, larve
kentrogone de *Sacculina carcini* (Rhizocéphale), au moment où elle quitte sa carapace,
et pénètre dans l'organisme de son hôte; d'après Delage. — En 498, Nauplius de *Cetochilus* (Copépode); d'après Grobben.

podes; ces derniers abandonnent leur coque à l'état de Nauplius; parfois, et notamment chez les *Estheria*, la paire antérieure des appendices est presque atrophiée. Le corps de ces larves naupliennes est ovalaire, et porte en avant les paires de pattes qu'il possède; il s'allonge par sa région postérieure, et produit à mesure de nouveaux membres, cette genèse s'effectuant avec régularité d'avant en arrière. De même que chez tous les Crustacés, les appendices larvaires s'organisent suivant leur rang; les deux paires antérieures donnent les antennes, les pièces de la troisième paire se convertissent en mandibules, et les suivantes fournissent, d'après leur position sur le corps, les mâchoires et les pattes.

B. — Ceux des **Ostracodes** qui vivent dans la mer, comme les *Cythere*, ressemblent en cela aux Phyllopodes cladocères, et ne subissent point de métamorphoses extérieures; par contre, les Ostracodes d'eau douce, et surtout les *Cypris*, quittent leur coque ovulaire à l'état de Nauplius. Cette larve est remarquable, car elle montre déjà la disposition générale de l'organisme adulte, bien que ses appendices soient moins nombreux; elle est recouverte par une carapace bivalve, qui n'a plus qu'à s'accroître pour devenir celle de l'animal définitif. Les principaux des changements, offerts par ces embryons, portent sur la genèse des quatre paires complémentaires d'appendices, genèse qui s'effectue en arrière de celles existant déjà, et sur la transformation de ces dernières en antennes et mandibules.

Les **Cirrhipèdes** présentent des métamorphoses extérieures très complexes. Ils sortent de leurs enveloppes chorionnaires à l'état de *Nauplius;* le corps de cette larve possède une forme caractéristique, celle d'un écusson, à cause de l'élargissement de sa région antérieure; sa face dorsale est recouverte par une mince carapace, qui ne tarde pas à se replier sur les côtés pour entourer l'animal entier, et à devenir bivalve comme celle des Ostracodes. — Le Nauplius mue ensuite, et se convertit en *Métanauplius;* l'aspect général n'a pas changé, mais la région postérieure, ou abdominale, s'est allongée, et porte sept à huit paires de pattes, en sus des trois du Nauplius. Ces dernières sont grandes, et servent à l'embryon pour nager; les deux premières des appendices complémentaires (quatrième et cinquième de la série complète) sont courtes, plates, et deviendront les ébauches des futures mâchoires; les cinq ou six autres sont un peu plus grandes, et rappellent d'assez près leurs correspondantes des Phyllopodes. — La larve mue de nouveau, et passe à la phase dite d'*Ostracode,* ou de *Cypris,* et mieux encore de *pupe* ou de *nymphe*, car les relations avec les Ostracodes, assez lointaines, tiennent seulement à la forme bivalve de la carapace. Les appendices de la première paire (antennes de la première paire) élargissent leur base, où se rendent les conduits d'une glande, la *glande cémentaire*, qui sécrète un mucus servant à l'animal pour se fixer sur un support; ceux de la seconde paire (antennes de la deuxième paire) s'atrophient; ceux de la troisième paire se rapprochent de ceux des deux paires suivantes (mâchoires), et commencent à prendre la forme de mandibules; enfin, ceux placés dans la région abdominale s'allongent en baguettes, et montrent déjà leur aspect définitif.

La larve, ainsi composée, enveloppée par sa carapace bivalve, munie d'un œil impair simple, et de deux yeux composés latéraux, nage pendant sa transformation de Métanauplius en pupe; la partie dorsale de son corps contient des matériaux nutritifs abondants, utilisés pour permettre les métamorphoses futures. Elle se fixe ensuite à un support par la base de ses premières antennes, par son extrémité céphalique en conséquence, et subit un dernier changement, accompagné de mue, qui la convertit en animal parfait. Son extrémité antérieure, fixée, s'allonge dans le cas où l'adulte possède un pédoncule, et donne ce dernier organe; ses secondes antennes et ses deux yeux composés s'atrophient d'une manière définitive; ses trois paires de pièces buccales se rapprochent les unes des autres, et encadrent la bouche, tout en restant fort petites; ses appendices abdominaux prennent leur aspect caractéristique de cirrhes; enfin, après la mue qui entraîne la chute de la cuticule propre à la pupe, les téguments apparaissent, recouverts par les pièces de la carapace calcaire. L'individu a terminé dès lors son évolution.

Les **Rhizocéphales** subissent des transformations embryonnaires fort remarquables, savamment étudiées par Delage sur la *Sacculina carcini*. L'évolution ressemble de tous points, par son début, à celle des Cirrhipèdes. Les larves abandonnent leur coque ovulaire, lorsqu'elles sont à l'état de *Nauplius;* elles subissent ensuite quatre mues successives, la dernière aboutissant à une *phase Ostracode,* encore dite *phase Cypris.* Elles nagent durant ces métamorphoses; et celles d'entre elles qui parviennent à s'attacher, au moment où elles atteignent la phase de Cypris, sur de jeunes Crabes âgés de trois ou quatre mois, dont la cuticule est encore mince, achèvent seules leur développement; ce dernier est tout de régression. L'embryon s'attache à son hôte par ses antennes, et perd ses pattes avec les régions qui les portent; sa zone adhérente, qui correspond à l'extrémité céphalique du corps, produit un dard, qui lui permet de percer la carapace du Crabe, et de pénétrer tout entier dans son corps : d'où le nom de *larve kentrogone* donné à cet état. — L'embryon, devenu parasite interne, et réduit à quelques assises cellulaires, se transforme ensuite en animal parfait, dont l'organisme est des plus simples. Les couches qui le constituent donnent naissance sur place, par des séries de délaminations ou de clivages, aux appareils de l'économie, et, ce faisant, il grossit. Son extrémité antérieure émet de nombreuses expansions, les *racines* ou *suçoirs,* qui se répandent dans toutes les régions de l'hôte pour en aspirer les sucs; sa région postérieure, devenue fort volumineuse, soulève à son niveau les téguments du Crabe, sur la face ventrale de ce dernier, finit par percer à nouveau la carapace en pressant sur elle de dedans en dehors, et fait saillie à l'extérieur. L'état définitif est alors atteint.

Il est nécessaire de se convaincre que les larves kentrogones sont secondaires; le fait est certain, étant donnés leur état parasitaire, et les phénomènes régressifs qu'elles présentent. Partant, les changements qu'elles subissent pour produire leurs organes, et notamment le manteau de l'adulte, n'ont aucune signification essentielle; leurs délaminations correspondent simplement à la substitution du développement massif au type creux. D'un autre côté, la *Sacculina carcini* est certainement un des types de Rhizocéphales, dont l'adaptation parasitaire est la plus complète; entre les Cirrhipèdes nullement parasites, et les Rhizocéphales aux larves kentrogones internes, il est sans doute des intermédiaires, des types de passage, qui sont seulement des parasites externes. — Cette notion permet de comprendre les observations déjà anciennes de F. Müller, avec celles plus récentes de Giard, qui s'appliquent à des Rhizocéphales se fixant sur leur hôte à l'état d'Ostracode, et se bornant à enfoncer dans l'organisme de cet hôte, non pas leur corps entier, mais seulement leur extrémité antérieure munie de ses suçoirs.

C. — Les larves des **Copépodes** libres éclosent à l'état de Nauplius. Leur forme rappelle d'assez près celle des embryons correspondants des Phyllopodes; leur corps est ovalaire, et se termine en arrière par deux soies divergentes; cette extrémité postérieure ne tarde pas, du reste, à devenir fourchue, comme celle de l'adulte; un petit œil impair est placé entre les antennes de la première paire. La larve mue ensuite; cette métamorphose correspond à la genèse de la quatrième paire d'appendices, qui donne les premières mâchoires. — Une nouvelle mue se manifeste un peu plus tard, et convertit l'embryon en un *Métanauplius;* sa région postérieure s'allonge, et commence à se segmenter; trois autres paires d'appendices (cinquième, sixième, et septième) prennent naissance, dont la première fournit les secondes mâchoires de l'adulte, et dont les deux autres deviennent les pattes antérieures. — La larve mue encore une fois, et se transforme en un *jeune Copépode*, état nommé souvent *phase Cyclops*, du nom de l'un des représentants les plus simples de l'ordre. Sa région postérieure, ou abdominale, commence à montrer son aspect définitif, bien que tous ses anneaux ne soient pas présents; la région antérieure, qui porte les appendices, s'élargit en un céphalothorax; les deux ou trois dernières paires de pattes sont engendrées. Enfin, après une autre série de mues, durant lesquelles se délimitent les anneaux manquants, et se façonnent d'une manière définitive les antennes et les pièces buccales, la larve passe à l'état parfait.

Les Copépodes parasites subissent aussi des métamorphoses extérieures; mais l'abréviation embryonnaire exerce sur elles son influence, et les rend moins complexes que celles des formes libres. La plupart d'entre eux quittent leurs membranes ovulaires à la phase de *Nauplius*, ce dernier ne possèdant parfois, au moment de son éclosion, que deux paires d'appendices : comme celui des *Achthères* par exemple. Puis, sans passer par la série des mues qui conduisent de l'état Nauplien à celui de *Cyclops*, ils parviennent brusquement à ce dernier, en ne subissant à cet effet qu'une seule mue; celle-ci se manifeste, souvent, presque de suite après l'éclosion du Nauplius. Les deux ou trois dernières paires de pattes, qui commencent à se montrer lors de la phase Cyclops, ne sont point engendrées d'ordinaire; de plus, les autres appendices présentent déjà leur aspect définitif, et, suivant le cas, s'atrophient presque, ou se convertissent en crochets. — Ensuite, les jeunes larves Cyclopéennes gagnent des organes sexuels; les mâles restent en cet état, et se cramponnent aux femelles; celles-ci grossissent beaucoup, perdent toute trace de segmentation en anneaux, subissent en somme une métamorphose régressive, et se fixent sur les téguments de l'hôte, auquel elles avaient adhéré déjà, lors de leur état de Cyclops. Dans le cas où le parasitisme est le plus complet, chez les Lernéides et les Lernéopodes, la femelle se laisse féconder par le mâle, lorsqu'elle est encore à la phase Cyclops, ou peu après cette phase.

L'abréviation du développement embryonnaire est telle chez certains Copépodes parasites, appartenant aux genres *Anchorella*, *Brachiella*, *Hessia*, et *Lerneopoda*, que l'état de Nauplius est interne; il se manifeste lorsque l'embryon est encore renfermé dans les membranes ovulaires, et ce dernier éclôt sous la forme de Cyclops. Il en est de même pour les représentants (*Argulus*, *Gyropeltis*) du remarquable groupe des Branchiures.

Crustacés Malacostracés. — L'ordre le moins élevé de cette classe, et qu'il est permis de considérer comme primitif par rapport aux autres, est celui des *Nébaliens*, encore nommés *Leptostracés;* ce groupe est voisin de certains Phyllopodes supérieurs, notamment des *Artemia*. De lui se dégagent deux séries, dont l'une est celle des Edriophthalmes avec ses trois ordres (Amphipodes, Lémodipodes, Isopodes), et l'autre celle des Podophthalmes; cette dernière comprend à son tour deux subdivisions principales, l'une bornée aux seuls Stomapodes, et l'autre contenant les Cumacés, les Schizopodes, et les Décapodes.

A. — Le développement des **Nébaliens** s'effectue sans aucune métamorphose extérieure complexe; la réserve vitelline est considérable dans l'œuf, et les appendices naissent régulièrement les uns derrière les autres, sans offrir aucune stase correspondant à l'état de Nauplius, ou à une phase ultérieure. Au moment où l'embryon éclôt, il porte encore sur son dos une part de sa vésicule vitelline, *et tous ses appendices* sont déjà présents, bien qu'ébauchés pour la plupart. Ces derniers se perfectionnent, et cet embryon se borne à effectuer une seule mue pour passer à l'état parfait.

B. — Les mêmes données s'appliquent, dans leur ensemble, à tous les **Edriophthalmes**; ces animaux façonnent leurs appendices, alors qu'ils sont encore contenus dans leur coque ovulaire, et éclosent avec toutes leurs pattes. Un fait particulier consiste dans la production, autour de l'embryon, notamment chez les Isopodes, et durant la genèse des premiers appendices, d'une fine membrane semblable à une cuti-

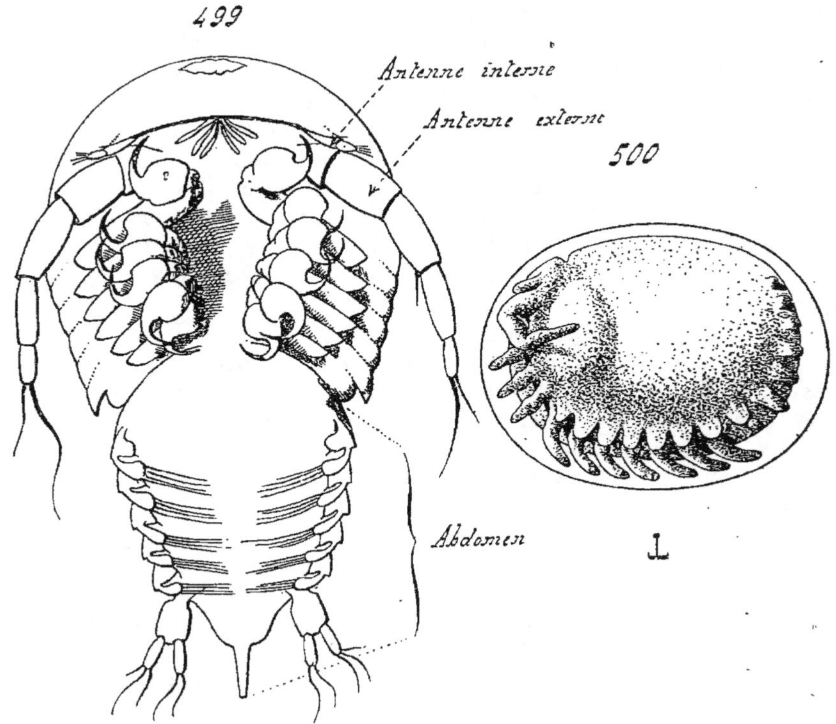

Fig. 499 et 500. — Embryons des Malacostracés Édriophthalmes (*contours extérieurs*). — En 499, première larve libre du *Cepon elegans* (Isopodes), vue par la face ventrale; d'après Giard et Bonnier. — En 500, jeune embryon de *Porcellio scaber* (Isopodes), encore contenu dans sa coque, et vu de profil.

cule, qui double en dedans la coque de l'ovule; les auteurs voient, dans cette membrane, l'homologue de la cuticule des larves naupliennes, et admettent que les Edriophthalmes passent par un état de Nauplius, interne au lieu d'être extérieur. — La généralisation est un peu forcée. L'époque, vers laquelle cette membrane apparaît, ne concorde pas exactement avec celle où l'embryon possède seulement trois paires d'appendices; il n'existe point de stase, d'arrêt évolutif, si minime soit-il, à ce dernier moment; le dépôt d'une cuticule peut dépendre d'une autre cause, comme la réalisation hâtive de l'aptitude propre à l'ectoderme de se couvrir d'une carapace ; enfin, alors que les Crustacés à métamorphoses extérieures offrent un grand nombre de mues successives, et par suite de genèses cuticulaires, les Edriophthalmes se bornent à celle signalée. Toutes ces considérations empêchent d'accepter l'opinion des auteurs ; et il faut admettre que les Edriophthalmes engendrent leurs appendices comme les Nébaliens, sans offrir de stases correspondantes à celles des métamorphoses extérieures des autres Crustacés.

Ceux qui sont libres, parmi les Amphipodes, les Lémodipodes, ou les Isopodes, sortent presque parfaits de leurs membranes ovulaires. Leurs œufs contiennent une abondante réserve nutritive, qui n'est souvent pas entièrement consommée au moment de l'éclosion. Les jeunes, à l'époque de leur mise en liberté, ne diffèrent guère des adultes que par des détails secondaires ; le septième anneau thoracique est petit, et ses appendices sont réduits à des moignons ; plusieurs des articles des pattes manquent encore ; mais, ces phénomènes mis à part, l'organisation est complète. L'animal n'a plus qu'à grandir pour devenir parfait.

Par contre, les Edriophthalmes parasites subissent des métamorphoses extérieures assez compliquées ; ils sortent de l'œuf dans un état qui rappelle de près son correspondant des formes libres, mais, au lieu de s'accroître régulièrement, ils subissent des modifications régressives, qui leur donnent peu à peu leur aspect définitif et asymétrique. Leurs pattes se réduisent à de petits crochets, ou même s'atrophient ; parfois, chez les Hypérines par exemple, les appendices abdominaux ne se montrent point. Ces changements sont d'ordinaire moins prononcés chez les mâles ; ces derniers demeurent petits, et capables de se déplacer, alors que les femelles sont immobiles ; pareil phénomène a déjà été signalé chez les Copépodes parasites. — De telles métamorphoses sont surtout complexes chez les Isopodes adaptés au parasitisme, et ont été bien étudiées par Giard et Bonnier. Ainsi, les jeunes Ioniens, au moment où ils quittent leurs œufs, ressemblent en tout à des petits Isopodes libres, et surtout à des Sphéromes ; ils passent ensuite par un *état cryptoniscien*, ainsi nommé, car ils rappellent alors les *Cryptoniscus*, Isopodes parasites moins modifiés qu'eux ; ils subissent plus tard une nouvelle phase *phryxoïde*, où ils ressemblent à d'autres Isopodes parasites du genre *Phryxus ;* et parviennent enfin, après cette série de modifications régressives de plus en plus profondes, à leur structure définitive.

C. — Les métamorphoses subies par les **Stomapodes** sont des plus remarquables, mais encore peu connues. L'embryon sort de l'œuf, muni des dix premières paires d'appendices ; du moins ce chiffre s'applique-t-il aux plus jeunes larves observées, qui mesurent environ deux millimètres de longueur. Ces vingt membres comprennent : les quatre antennes, les deux mandibules, les quatre mâchoires, et les dix pattes-mâchoires. Ces dernières sont rejetées en arrière, nullement ramassées encore autour de la bouche, et servent à la locomotion. Le corps, recouvert en dessus par une carapace rabattue sur les côtés, et terminée en avant par une longue épine, porte en arrière une courte région aplatie, chargée de se segmenter pour donner les trois derniers anneaux thoraciques, et ceux de l'abdomen. — Les transformations ultérieures s'accomplissent à travers une série de mues. La région postérieure grandit, et se divise comme il est dit ci-dessus; les appendices abdominaux prennent naissance, mais non ceux des trois derniers segments du thorax, qui n'apparaissent que fort tard; les deux paires antérieures des pattes-mâchoires se replient vers la bouche, et s'accroissent, pendant que les trois autres s'atrophient; les yeux pédonculés, qui ne cessent d'exister depuis le début des métamorphoses, sont très volumineux. Finalement l'embryon passe à un état dit *Erichthus*, dont l'aspect général rappelle presque celui de l'adulte, d'après la taille de l'abdomen, et la forme des deux premières paires de pattes-mâchoires. Les trois autres (des paires de pattes-mâchoires) reparaissent par la suite. Les trois paires des anneaux postérieurs du thorax sont engendrées en dernier lieu. — Une autre série de métamorphoses larvaires des Stomapodes est celle qui conduit à la phase *Alima*. Celle-ci diffère des *Erichthus* en ce que les trois dernières, des cinq paires initiales de pattes-mâchoires, ne s'ébauchent point hâtivement, pour se détruire ensuite; ces appendices prennent naissance à peu près en même temps que ceux des trois anneaux thoraciques postérieurs, et vers la fin de l'évolution embryonnaire.

D. — Les **Cumacés**, par leur tournure générale, ressemblent à des larves de Décapodes; ils représentent le premier degré de la série qui, partant des Nébaliens, conduit à ces derniers. Les réserves vitellines de leurs œufs sont abondantes; aussi, leur développement rappelle-t-il celui des Nébaliens et des Edriophthalmes, en ce sens qu'il ne comporte aucune métamorphose extérieure. Au moment où leurs larves éclosent, elles possèdent tous leurs appendices, moins la dernière paire des membres thoraciques, et les pattes de l'abdomen; celles-ci prennent naissance par la suite, sauf chez la femelle, où les pattes abdominales ne se montrent point.

La plupart des **Schizopodes** rappellent les Cumacés par leur mode d'évolution embryonnaire, car les jeunes abandonnent leurs enveloppes ovulaires lorsqu'ils possèdent tous leurs appendices, ou peu s'en faut; certains cependant, notamment les *Euphausia*, font exception, et subissent des métamorphoses extérieures complexes. Les larves sortent de leur coque à l'état de *Nauplius*; celui-ci, dont le corps est ovalaire, est muni de ses trois paires de pattes réglementaires. Il mue, et passe à la forme de *Métanauplius;* il possède alors trois autres paires d'appendices, ce qui fait six en tout. — L'embryon mue de nouveau, et subit des changements considérables; Dana avait donné à cette troisième phase le nom de *Calyptopis*, et Claus l'a dédoublée en deux états, correspondant à des

modes analogues présentés par les jeunes de certains Décapodes, celui
de *Protozoé* et celui de *Zoé*. Sous le premier, les yeux commencent à se
montrer, mais ne sont pas encore pédonculés; la région postérieure du
corps s'allonge quelque peu; deux nouvelles paires d'appendices, la
septième, qui donne les secondes pattes-mâchoires de l'adulte, et la huitième, qui fournit la troisième et dernière paire de ces pattes-mâchoires,
apparaissent comme de petits bourgeons. Dans l'autre phase, celle de Zoé,
la région postérieure de l'embryon s'allonge davantage, et constitue
l'abdomen divisé en six anneaux; un bouclier céphalothoracique recouvre
l'extrémité antérieure de l'organisme; et les appendices, ébauchés dans le
cours de la phase précédente, grandissent, pendant que leurs prédécesseurs revêtent leur aspect définitif d'antennes et de pièces masticatrices.

Les larves Zoéennes des *Euphausia* se modifient ensuite, à travers
une série de mues, pour devenir adultes; ces nouveaux états sont connus
sous les noms de *Furcilia* et de *Cyrtopia*. Durant la phase *Furcilia*, les
yeux se montent sur des pédoncules; les six paires d'appendices abdominaux prennent naissance, ainsi que les cinq paires (9e-13e de la série
totale) de pattes thoraciques, mais la première de celle-ci est seule bien
développée. Tous les appendices s'achèvent pendant la phase *Cyrtopia*,
qui est la dernière de toutes; et l'individu passe ensuite à l'état adulte.

Les **Décapodes** diffèrent beaucoup entre eux sous le rapport de
leurs métamorphoses larvaires extérieures, car tous en présentent, mais
plus ou moins nombreuses suivant les types. — La série la plus complexe est subie par certaines espèces du genre *Peneus*; ces animaux
passent par des phases identiques à celles que montrent les *Euphausia*,
parmi les Schizopodes. Ils sortent de leurs membranes ovulaires à
l'état de *Nauplius*, puis deviennent des *Métanauplius*, des *Protozoés* et
des *Zoés*, passent ensuite à un état désigné par le nom de *Schizopode*, ou de *Mysis*, à cause de sa ressemblance extrême avec la disposition définitive de ces derniers, et parviennent enfin à leur organisation
complète. — Cette exception mise à part, les autres Décapodes quittent
leurs œufs sous la forme de *Zoé*, et n'ont plus qu'à subir la phase
Schizopode pour devenir parfaits. Les Zoés des Décapodes diffèrent de
celles des Schizopodes en ce que la région thoracique de ces dernières
est divisée en anneaux, alors que sa correspondante des premières ne
l'est pas: sauf cette dissemblance, l'aspect général et le nombre des
appendices concordent de tous points.

Certains Décapodes présentent, dans leur développement, des variations diverses, qui tiennent, soit à une abréviation embryonnaire, soit
à un aspect particulier des larves. Ces dernières ne sont pas entièrement
identiques, chez tous les représentants de l'ordre, à des moments correspondants de leur évolution; elles offrent des différences de détail,
portant sur la forme générale ou sur la possession d'épines, qui
démontrent bien le caractère adaptatif de ces embryons. — Plusieurs
mêmes sont tellement dissemblables des autres qu'on leur a donné, depuis

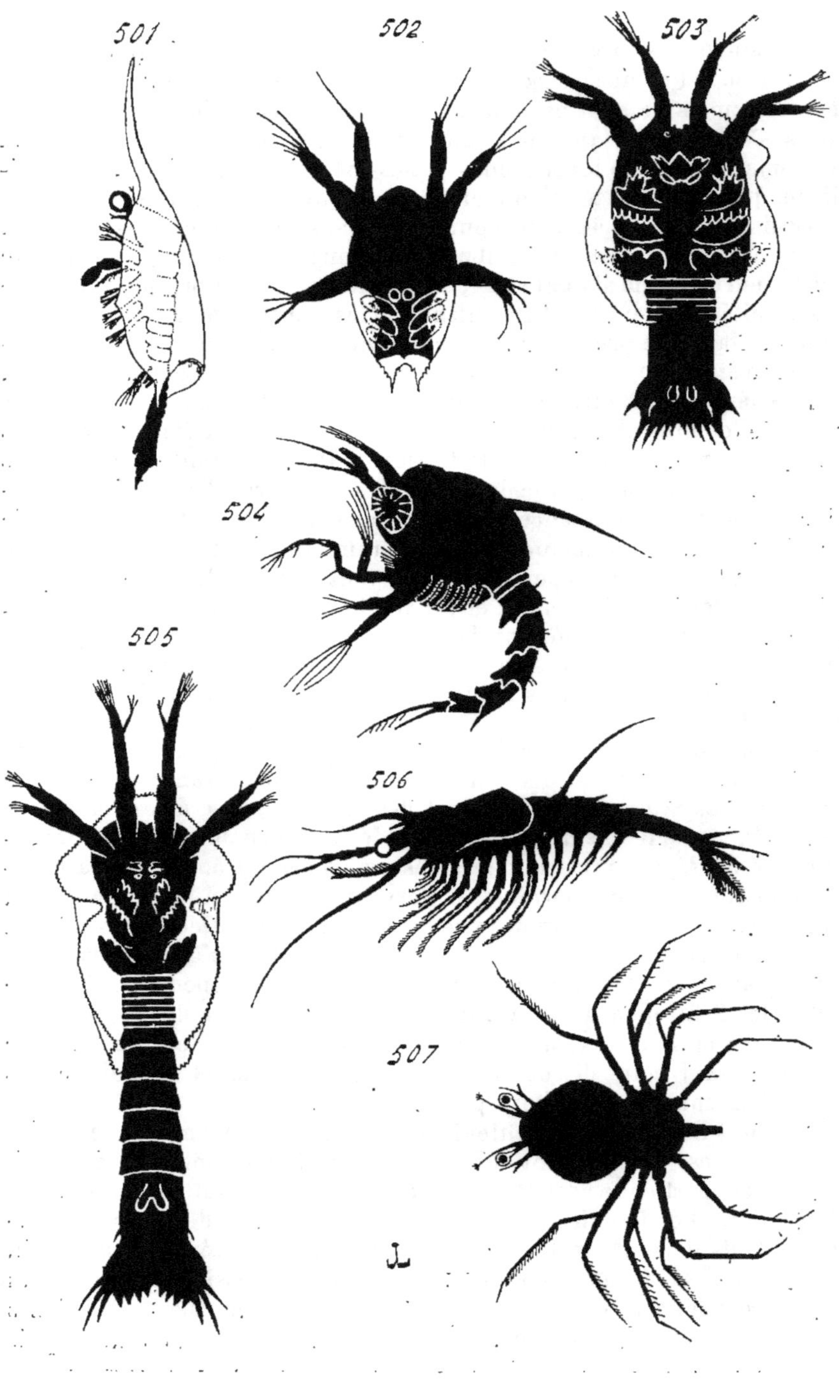

501
502
503
504
505
506
507

longtemps, un nom particulier; tels sont les *Phyllosomes*, larves des Décapodes macroures appartenant aux familles des Scyllarines (Ecrevisses de mer), et des Palinurides (Langoustes). Ces larves ont un corps aplati, transparent, réduit presque au céphalotorax, et portant, dans sa région postérieure, un abdomen fort petit; elles répondent, presque, d'après le nombre de leurs appendices, à l'état *Schizopode* du développement normal. A l'instant où elles éclosent, elles possèdent, en effet: les deux paires d'antennes (1re-2e paires de la série totale), la paire des mandibules (3e), les deux des mâchoires (4e-5e); la première des pattes-mâchoires (6e) fait défaut; les deux autres (7e-8e), avec les trois des

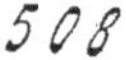

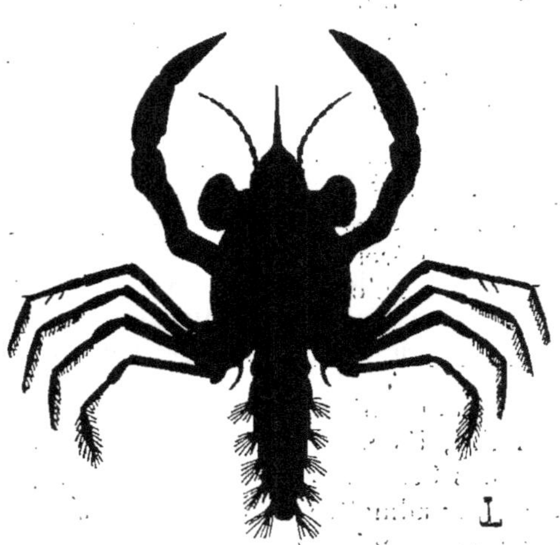

Fig. 501 à 508. — LARVES DES MALACOSTRACÉS PODOPHTHALMES (*silhouettes*). — En 501, larve *Erichthus* d'une *Squille* (Stomapode); d'après Claus. — En 502, Nauplius d'*Euphausia* (Schizopode); d'après Metschnikoff. — En 503, Protozoé d'*Euphausia*; d'après Claus. — En 504, Zoé d'un *Inachus* (Décapode); d'après Claus. — En 505, Zoé d'*Euphausia*; d'après Claus. — En 506, phase Schizopode d'un *Peneus* (Décapode); d'après Claus. — En 507, Phyllosome d'un *Palinurus* (Décapode); d'après Claus. — En 508, larve Mégalope d'un *Portunus* (Décapode); d'après Claus.

premières pattes thoraciques (9e-10e-11e), sont bien représentées, et grandes; les autres membres, c'est-à-dire ceux de l'abdomen, et les deux dernières paires du thorax, ne sont pas encore formés. Les Phyllosomes ne sont donc pas tout aussi avancés que les Schizopodes réels, mais se trouvent, cependant, de beaucoup supérieurs aux Zoés par le nombre de leurs membres. Leur transformation en adulte, et les procédés employés à cet égard, n'ont pas encore été observés d'une manière complète.

Les altérations par abréviation de développement sont assez rares; elles ne sont guère montrées que par les Macroures de la famille des Astacidés (*Homard, Ecrevisse*), et par la plupart des Brachyures. — Les Astacidés sortent de l'œuf sous un état Schizopode déjà bien accentué, et même certains d'entre eux, l'Ecrevisse par exemple, possèdent presque tous leurs appendices au moment de leur éclosion; la phase Zoéenne est donc absente. — Les Décapodes brachyures (Crabes) quittent bien leurs enveloppes ovulaires à l'état de Zoé, mais la mue qui suit cette dernière, au lieu de donner à l'embryon une forme de Schizopode, le conduit à une nouvelle phase dite *Mégalope*; l'état de Schizopode est ainsi omis dans le cours des phénomènes évolutifs. Les larves Mégalopes ressemblent assez à des Décapodes anomoures; leur abdomen, tout en étant restreint, et situé dans le prolongement du corps, est relativement plus gros que celui de l'adulte. Ces embryons, qui possèdent tous leurs appendices, se complètent en subissant une série de métamorphoses, accompagnées de mues, pendant lesquelles leur céphalothorax devient volumineux, et leur abdomen se recourbe sous ce dernier.

II. **Acères ou Allantennés** (*Pycnogonides, Mérostomatés, Arachnides*). — Les représentants actuels des deux premières classes montrent des métamorphoses extérieures complexes. Il n'en est point ainsi pour les Arachnides, dont les intéressantes modifications, au sujet du nombre des appendices, s'effectuent alors que l'embryon n'est pas encore libre; pourtant, certains Acariens, et les Linguatules, subissent des changements externes, surtout importants chez ces derniers.

PYCNOGONIDES. — Au moment où les embryons de ces animaux sortent de leur coque ovulaire, ils possèdent trois paires d'appendices, tout comme le Nauplius des Crustacés; mais on ne peut trop se baser sur cette ressemblance pour admettre la complète homologie de ces deux types larvaires, car ces appendices diffèrent extrêmement comme forme, et ne produisent point les mêmes membres. Ceux des jeunes Pycnogonides sont grands, et servent à l'animal pour se cramponner aux colonies d'Hydraires, sur lesquelles il vit; les deux de la première paire sont terminés par de fortes pinces, et les quatre autres par des crochets solides. Le corps aplati rappelle assez bien, par sa disposition d'ensemble, celui de l'adulte. Cette phase larvaire a été nommée *Protonymphon* par Hœck, qui l'a découverte.

Les quatre paires complémentaires d'appendices prennent ensuite naissance avec régularité, d'après leur rang, en arrière de la troisième; l'extrémité postérieure du corps s'allonge en un petit mamelon, qui reste fort court, et représente l'abdomen. La région orale s'avance pour donner le rostre, et les pièces des deux premières paires du Protonymphon revêtent leur aspect définitif, en s'adjoignant à ce dernier. Celles de la troisième paire commencent par se réduire, et disparaissent entièrement chez la femelle; elles grandissent à nouveau pour ce qui est du mâle, et deviennent les pattes ovigères. Quant aux quatre paires complémentaires, elles ne cessent de s'accroître pour donner les membres locomoteurs de l'adulte.

Mérostomatés. — Le genre *Limule* est le seul à constituer cette classe dans la nature actuelle. Alors que l'embryon de ces animaux est encore renfermé dans ses membranes ovulaires, et dans son épais chorion, il produit tout d'abord, et presque en même temps, ses *six* paires de pattes thoraciques, sans offrir aucune stase répondant à l'époque où

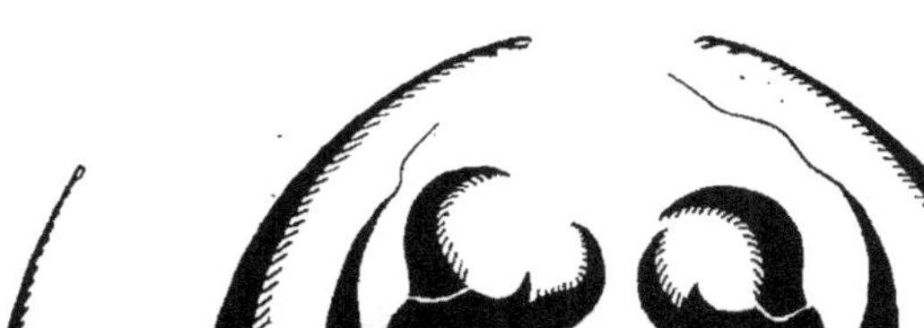

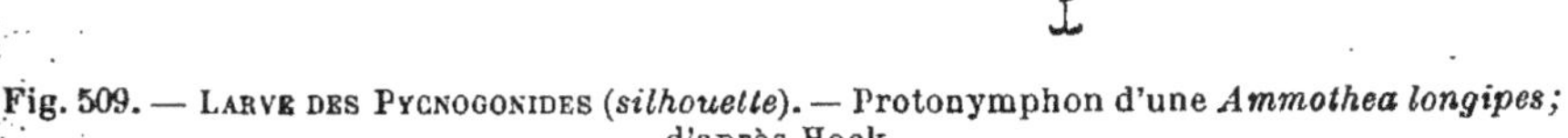

Fig. 509. — Larve des Pycnogonides (*silhouette*). — Protonymphon d'une *Ammothea longipes;* d'après Hoek.

trois paires seules sont présentes; puis il donne naissance aux trois premières paires (7e-9e de la série totale) de l'abdomen, les deux antérieures étant plus grosses que la dernière. — La larve éclôt ensuite, et offre, en ce moment, une telle ressemblance avec les anciens Trilobites, que l'on a accordé à cette phase le nom d'*état de Trilobite*. Le corps est divisé en deux régions, un céphalothorax antérieur, qui rappelle entièrement son correspondant des Trilobites, et un abdomen conformé comme celui de ces derniers êtres. Le céphalothorax porte sur sa face ventrale les six premières paires de pattes; l'abdomen est divisé nettement en *neuf* anneaux, dont le dernier est l'ébauche du futur aiguillon caudal; les trois premiers segments abdominaux sont munis de paires de pattes lamelleuses, dont l'apparition est signalée plus haut; les quatre premières de ces pattes sont plus fortes que les deux autres.

Ces larves nagent dans la mer, et se convertissent en adultes tout en subissant une série de mues. Les anneaux abdominaux deviennent peu à peu moins nets, par l'effacement des plis qui les séparent; les deux dernières paires de pattes abdominales (10e-11e) prennent naissance; l'aiguillon caudal s'allonge; les appendices céphalothoraciques prennent leur aspect définitif. Le Trilobite se transforme en Limule. Une telle série de phases larvaires est très importante pour connaître exactement les affinités naturelles des Mérostomatés; les Trilobites constituent sans doute un groupe primitif, auquel les Limules se raccordent, et dont, par l'intermédiaire des Gigantostracés fossiles, qui ont avec les Scorpionides des affinités étroites, les Arachnides se rapprochent aussi.

ARACHNIDES. — Les œufs de ces animaux contiennent de nombreuses réserves nutritives; aussi leurs embryons, sauf ceux des Acariens et des Linguatules, accomplissent-ils leur développement entier alors qu'ils sont contenus dans leurs enveloppes chorionnaires. Cependant, ils subissent des métamorphoses internes, intéressantes à étudier, surtout en ce qui touche le nombre des appendices; les embryons possèdent, en effet, une plus grande quantité de membres que n'en ont les adultes correspondants, et ce fait est d'une haute importance pour établir les affinités des Arachnides. — D'ordinaire, les œufs sont pondus peu de temps après la fécondation; les femelles de certains types les conservent pourtant dans leurs voies sexuelles, où ils accomplissent la majeure partie de leur évolution. Les Arachnides vivipares appartiennent à l'ordre des Scorpionides, et à la famille des Oribatides parmi les Acariens.

A. — Les **Aranéides**, les **Scorpionides**, et leurs annexes (Pseudo-scorpionides, Phalangides), se ressemblent au sujet des phénomènes généraux de leurs métamorphoses internes. La vésicule vitelline étant volumineuse, et les premières ébauches de l'embryon naissant sur sa face ventrale, ces ébauches sont recourbées autour d'elle suivant une zone équatoriale, et offrent ainsi une flexion dorsale, c'est-à-dire à concavité supérieure, la concavité embrassant la base de la vésicule; plus tard, cette dernière diminue de volume, les appendices remontent plus haut leurs bases d'insertion, et l'embryon devient plan, ou même présente une flexion ventrale, mais peu prononcée.

Les premiers indices de l'organisme embryonnaire apparaissent dans la région antérieure de la vésicule vitelline, et s'étendent sur sa face ventrale; ils se segmentent à mesure qu'ils s'allongent, l'apparition précoce d'une division annulaire étant, sans doute, l'un des résultats de l'abréviation du développement. En avant du premier anneau, et placée tout à fait vers l'extrémité antérieure de l'embryon, se trouve une région volumineuse, sur laquelle se perce le stomœon; elle doit donner la la majeure partie de la tête, et représente le *lobe procéphalique* des auteurs. En arrière d'elle se délimitent les six anneaux du céphalothorax, sur chacun desquels s'ébauche une paire d'appendices, qui ne tarde pas à s'allonger, et à se scinder à mesure en articles. Au moment où ces six segments sont déjà dessinés, l'abdomen, placé derrière le dernier d'entre eux, est encore petit; il grandit, en doublant l'extrémité postérieure de la vésicule, se portant sur sa face dorsale, et se partage en anneaux à son tour; la scission procéde d'avant en arrière, et se trouve d'autant plus accentuée que les régions atteintes sont plus voisines du thorax. Le nombre des segments abdominaux est de *douze* chez les Scorpionides, et de *dix* chez les Arachnides.

La particularité la plus importante de cette évolution embryonnaire se manifeste alors. Les premiers anneaux de l'abdomen se munissent de pattes, au nombre d'une paire par segment; il en naît *six* paires chez les Scorpionides, dont la dernière est assez petite, et *quatre* chez les Aranéides. Ces appendices demeurent à l'état d'ébauches, et semblables à des moignons; ils s'atrophient ensuite, alors que les douze membres du céphalothorax revêtent leur aspect définitif. Les deux premiers de ceux-ci donnent les mandibules, ou chélicères; les deux autres fournissent les mâchoires, ou pédipalpes; enfin les huit derniers se convertissent en pattes locomotrices. Le corps de l'embryon s'achève, pendant que ces transformations s'effectuent; l'abdomen reste segmenté chez les Scorpionides, les Pseudoscorpionides, les Phalangides, et perd toute trace d'annulation chez les Aranéides. — Ce dernier fait, joint à la présence de douze anneaux dans l'abdomen des Scorpions, et à celle de six paires de pattes provisoires chez ces mêmes animaux, tend à les faire considérer comme représentant le type primitif de la classe des Arachnides. Cette induction est encore confirmée par la grande ressemblance qui existe entre les Scorpionides actuels, et les Gigantostracés fossiles.

B. — Les **Acariens** subissent des métamorphoses extérieures, plus ou moins complexes suivant les types; d'ordinaire, l'embryon éclôt alors qu'il possède cinq paires d'appendices, les deux premières servant de pièces buccales, et les trois autres jouant le rôle d'organes locomoteurs; la possession de six pattes ambulatoires a valu à cette larve le nom de *larve hexapode*. Une véritable stase se manifeste alors dans la série des phases évolutives; elle dure parfois plusieurs mois, plus longtemps même que la vie adulte. La sixième paire d'appendices prend ensuite naissance, et constitue la quatrième paire des pattes locomotrices; l'animal est ainsi devenu parfait. — Avant son éclosion, l'embryon produit un petit abdomen, divisé au plus en deux anneaux, privé d'appendices transitoires, et qui se confond, par la suite, avec le céphalothorax. Les deux premières paires de membres se rapprochent pour faire partie de la trompe buccale; les trois autres paires (3e-5e de la série totale) disparaissent parfois, pour reparaître plus tard; enfin une membrane cuticulaire se dispose souvent autour du corps, et constitue une enveloppe, nommée le *deutovum* par les auteurs, qui double en dedans la coque ovulaire. Dans certains cas, et notamment chez les Hydrachnides, dont les métamorphoses complexes sont exposées plus loin, cette membrane devient très nette, et l'espace, laissé entre elle et l'embryon, se remplit de cellules libres, dont on ne connaît pas la véritable nature.

Les Acariens appartenant à la famille des *Hydrachnides* se trouvent

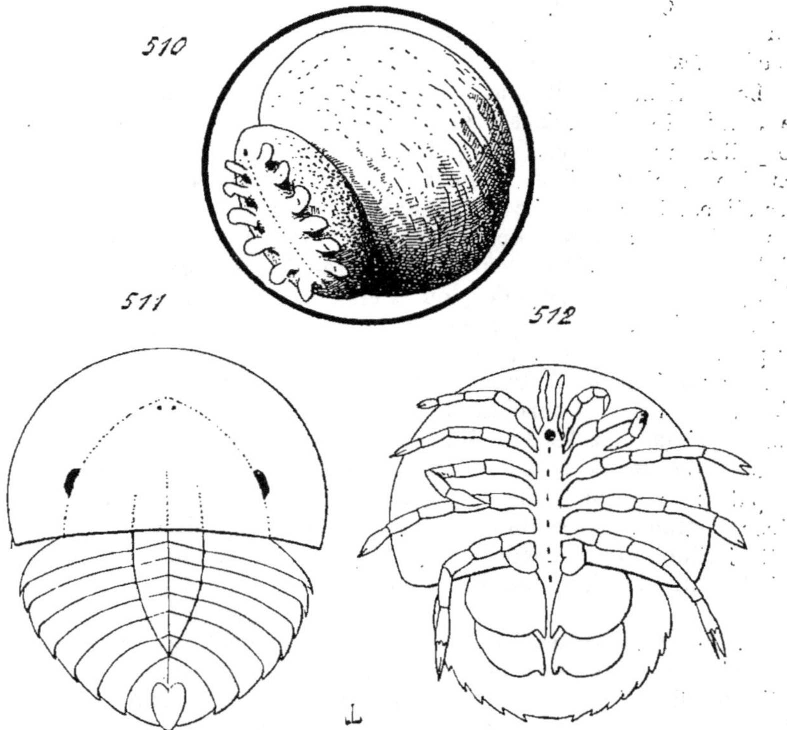

Fig. 510 à 512. — FORMES EMBRYONNAIRES DES MÉROSTOMATÉS (*contours extérieurs*). — En 510, jeune embryon, encore enfermé dans sa coque, et montrant, au-dessous de sa volumineuse vésicule vitelline, les ébauches de ses six premières paires d'appendices; d'après Packard. — En 511, phase de Trilobite, vue par la face dorsale; d'après Kingsley. — En 512, le même embryon, vu par la face ventrale.

libres lorsqu'ils sont adultes, mais parasites des Insectes et des Mollusques d'eau douce lorsqu'ils sont encore des larves; aussi, cette adaptation parasitaire s'accompagne-t-elle de changements considérables. La larve hexapode de ces êtres se débarrasse d'abord de sa coque et ensuite de son deutovum; devenue libre, elle se met à la recherche d'un hôte, pénètre dans ses tissus, y reste immobile, et s'entoure d'une enveloppe cuticulaire. Celle-ci se gonfle, et augmente le volume de la cavité qu'elle limite, où le petit embryon peut dès lors se mouvoir à l'aise; les six pattes locomotrices se réduisent à des mamelons: une phase de *pupe*

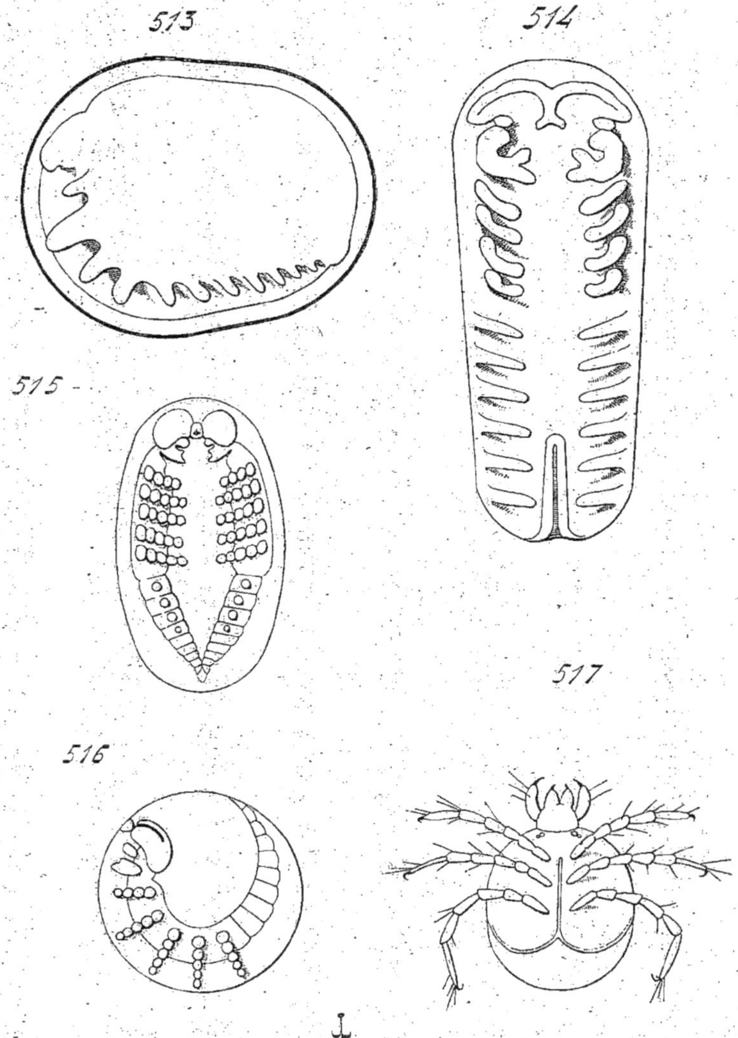

Fig. 513 à 517. — FORMES EMBRYONNAIRES DES ARACHNIDES (*contours extérieurs*). — En 513, jeune embryon de Scorpion, enfermé dans sa coque, vu de profil, et produisant ses appendices; d'après Metschnikoff. — En 514, embryon plus âgé, supposé déroulé, et vu par la face ventrale, de manière à montrer ses appendices permanents (en haut), et ses appendices transitoires (en bas). — En 515 et 516, embryon d'*Agelena* (Aranéide), déroulé et vu par la face ventrale en 515, en place et vu de profil en 516; les quatre paires d'appendices transitoires sont dessinées dans la figure 515 (au bas); d'après Balfour. — En 517, larve hexapode d'une *Hydrachne* (Acarien).

est ainsi atteinte. Puis les membres se développent de nouveau; la quatrième paire de pattes (6e de la série totale) se montre en arrière d'eux; la larve mue encore, c'est-à-dire se débarrasse de son enveloppe. Elle a presque atteint, dès lors, l'état parfait; mais, d'ordinaire, elle s'entoure une fois de plus d'une nouvelle cuticule, pendant qu'elle achève de modifier ses pièces buccales. Enfin, elle mue une dernière fois, quitte son hôte, et possède son aspect définitif.

C. — Le développement des **Linguatules** n'est encore connu, d'après les études de Leuckart, que pour une espèce de ce groupe, et dans une partie seulement des métamorphoses, et des migrations embryonnaires. Cette absence de renseignements est fort regrettable, car il est impossible de se prononcer avec certitude, dans l'état présent de la science, sur les affinités réelles de ces animaux; c'est tout au plus si la succession de mues cuticulaires nombreuses, et l'existence de pièces chitineuses qui ressemblent à des ébauches de membres, autorisent à penser qu'ils doivent être placés parmi les Arthropodes. — L'espèce observée est le *Pentastomum tœnioides*, qui habite les fosses nasales de certains Mammifères carnivores, comme le Chien et le Loup; les œufs sont rejetés avec le mucus nasal, et tombent sur le sol. L'embryon, que chacun d'eux renferme, a déjà commencé son évolution; son corps ovalaire, terminé en arrière par une sorte de queue cylindrique, porte en avant la bouche munie d'une épine, et, sur les côtés, deux paires de membres non divisés en articles, pourvus de fortes griffes.

Si ces œufs, déposés sur le sol et déjà développés, sont avalés par des Mammifères herbivores, des Rongeurs ou des Ruminants, les embryons se débarrassent de leurs coques ovulaires, et de l'enveloppe cuticulaire qu'ils s'étaient formée; cette chute est déterminée par l'action dissolvante du suc gastrique de l'hôte. Les larves se meuvent, dans l'organisme de ce dernier, par le moyen de leurs crochets, et vont d'ordinaire s'enkyster dans les poumons, ou dans le foie; elles perdent leurs appendices, et deviennent immobiles. Elles subissent ensuite, sur place, un nombre considérable de mues successives, pendant lesquelles elles se rapprochent de plus en plus de l'état adulte, et qui durent fort longtemps, six à huit mois environ. Leur corps s'allonge, se divise en anneaux; leurs organes s'ébauchent; les deux paires de crochets, que porte l'individu parfait, prennent naissance de part et d'autre de la bouche, et n'ont rien de commun avec les quatre appendices de l'embryon contenu dans l'œuf. — Les Pentastomes possèdent donc, dans le cours de leur évolution, quatre paires de membres, auxquels il faut joindre l'épine buccale primitive, reste probable de pièces presque atrophiées; ce sont là les seuls faits qui permettent de les comprendre parmi les Arthropodes, et, à cause de ce nombre d'appendices, à cause aussi de l'aspect présenté par certains Acariens vermiformes tels que les *Démodex*, de les ranger, plus spécialement, auprès des Arachnides.

La larve termine son développement, en étant toujours contenue dans les viscères de son hôte herbivore; elle ne diffère guère de l'adulte que par la nature incomplète de ses organes sexuels; sa perfection est telle, qu'on l'avait décrite autrefois comme une espèce particulière, le *Pentastomum denticulatum* de Rudolphi. En cet état, elle est capable de se-mouvoir dans l'organisme de l'hôte; mais ces déplacements ne sont jamais bien considérables, et sont coupés par des périodes de repos. — Si, par la suite des choses, le hasard fait que l'animal, porteur de ces Linguatules, soit mangé par un Carnivore, par un Chien, ou un Renard, ou un Loup, etc, la larve n'est point digérée; elle rampe, dans

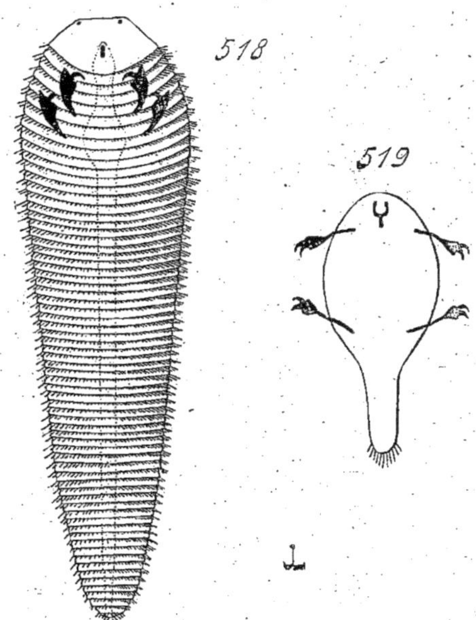

Fig. 518 et 519. — FORMES EMBRYONNAIRES DES LINGUATULES (*contours extérieurs*). — En 519, jeune embryon de *Pentastomum tœnioides*, muni de deux paires d'appendices; d'après Leuckart. — En 518 (il y a eu interversion dans le numérotage des figures), embryon âgé du même animal, et considéré autrefois comme formant une espèce différente; les deux paires de crochets avoisinent la petite bouche médiane; les contours de l'intestin sont indiqués par un pointillé. D'après Leuckart.

le corps de ce nouvel hôte, en remontant de l'arrière-bouche dans les fosses nasales, où elle se fixe; elle achève alors de perfectionner ses appareils reproducteurs, et passe à l'état parfait.

III. Dicères ou Biantennés (*Myriapodes, Insectes*). — La plupart de ces animaux subissent des métamorphoses extérieures; il n'existe guère d'exceptions, à cet égard, que pour un petit nombre de Myriapodes, comme les Scolopendres, et pour les Insectes inférieurs. Ces métamorphoses s'accompagnent de mues, souvent nombreuses; mais, malgré leur présence, les larves, au moment de leur éclosion, possèdent une structure déjà bien complexe. Les changements portent, pour la plus grande part, sur la genèse de nouveaux membres chez les Myriapodes, l'atrophie de membres supplémentaires pour les Insectes; et souvent, surtout chez ces derniers animaux, sur la destruction, ou l'*histolyse*, des organes larvaires, suivie de l'édification, à l'aide des éléments issus de cette histolyse, des appareils définitifs.

Au moment où elles quittent leurs membranes ovulaires, les larves de la plupart des Myriapodes possèdent seulement trois paires de pattes locomotrices; d'où découle une ressemblance frappante avec l'état définitif des Insectes. Il résulte de ce fait, que l'on pourrait considérer ces derniers comme réalisant, d'une manière permanente, une phase transitoire des Myriapodes; il n'en est rien, car les Insectes les plus simples portent, sur leurs anneaux abdominaux, des pièces qui correspondent à des membres réduits, et ils ressemblent de près à divers Myriapodes adultes, constituant les ordres des Pauropodes et des Symphyles (*Scolopendrelle*). — Ces comparaisons permettent d'admettre, avec certitude, que les Insectes se rattachent à des animaux comparables aux Myriapodes actuels, et pourvus de pattes abdominales; ces appendices, encore présents à l'état de vestiges chez les Insectes inférieurs, et dans les pièces terminales du corps de plusieurs autres représentants de la classe, manquent partout ailleurs. Du reste, bien que les larves des Insectes soient secondaires, bien que, par suite, on ne doive pas trop se baser sur elles, l'existence de pattes, sur les segments abdominaux de plusieurs d'entre elles est, pourtant une indication de plus dans l'étude de ces affinités.

Myriapodes. — La plupart de ces êtres sont ovipares; certains d'entre eux pourtant, et notamment les Scolopendres, sont vivipares. Les mêmes Scolopendres, contrairement à ce qu'il en est pour les autres types de la classe, ne subissent point de métamorphoses extérieures; ce deuxième phénomène est la conséquence du premier.

Les changements de forme sont plus nombreux, et plus profonds, chez les Chilognathes que chez les Chilopodes; ils s'accomplissent à travers une série de mues, souvent fort nombreuses, car, parfois, chaque genèse d'une paire de membres est accompagnée d'une chute cuticulaire. — Les embryons produisent déjà, alors qu'ils sont enfermés encore dans leurs membranes ovulaires, la plupart de leurs appendices antérieurs. Les *Strongylosoma*, parmi les Chilognathes, possèdent neuf paires de membres au moment de leur éclosion; les trois dernières sont encore à l'état d'ébauches, et deux d'entre elles sont placées sur un même segment du corps; les trois moyennes servent à la larve pour se mouvoir; les trois premières constituent, suivant leur rang, les antennes, les mandibules, et les premières mâchoires. Sans que le fait soit encore prouvé, il est probable que la première paire des appendices moyens (4e de la série totale) est chargée de donner les secondes mâchoires, ou du moins les pièces qui leur équivalent. — Les embryons des *Iules*, à l'instant où ils éclosent, sont pourvus de dix paires de membres, une de plus que leurs correspondants du genre précédent; les six premières paires sont conformées comme celles des larves de Strongylosome, les quatre autres sont petites, et ne remplissent aucun rôle, tout en étant bien visibles. Un phénomène à remarquer, parmi ceux

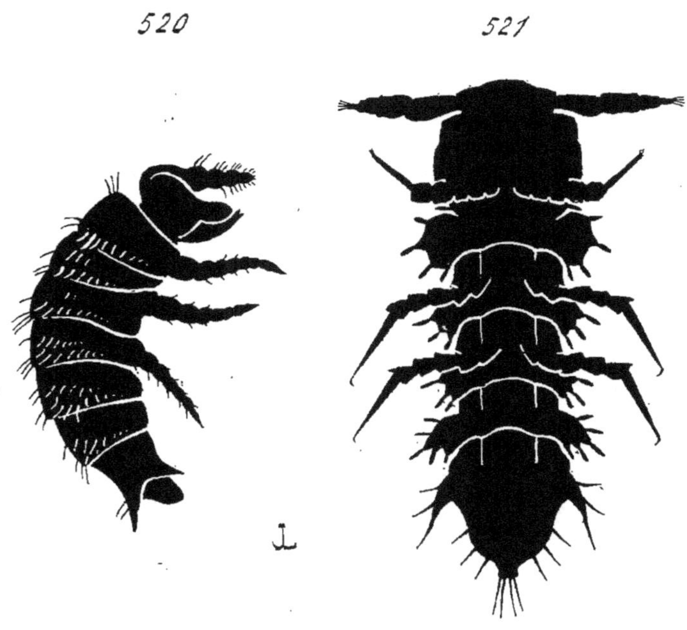

Fig. 520 et 521. — Larves des Myriapodes (*silhouettes*). — En 520, larve hexapode du *Strongylosoma Guerini,* vue de profil; d'après Metschnikoff. — En 521, larve hexapode du *Polydesmus complanatus,* vue par la face ventrale; d'après von Rath.

que montrent les Chilognathes dans leur évolution, porte sur la division du corps en segments; celle-ci n'apparaît qu'après la genèse des six paires de membres antérieurs. — Les notions acquises sont encore insuffisantes, pour élucider la question relative à la présence de deux paires de membres sur certains anneaux.

La segmentation est précoce chez les Chilopodes; les appendices naissent en très grand nombre, et régulièrement les uns derrière les autres, non pas tous ensemble; aussi les jeunes, fraîchement éclos, possèdent-ils déjà une quantité assez forte d'appendices. Les *Lithobius* en ont dix paires, dont les six dernières servent à la locomotion ; les quatre autres constituent les antennes, les mandibules, les premières et les secondes mâchoires ; les membres complémentaires, situés en arrière des précédents, prennent naissance par la suite, durant la vie libre de l'individu. Les *Scutigères* présentent des phénomènes semblables. Le nombre des appendices est plus considérable, chez les *Géophiles*, lors de la chute de leurs membranes ovulaires ; enfin, il est complet chez les *Scolopendres*, au moment de la ponte, et égal à celui de l'adulte.

INSECTES ; *métamorphoses embryonnaires dans leur ensemble.* — L'étude des métamorphoses, subies par les embryons de la plupart des Insectes, est des plus intéressantes ; elle prête à de nombreuses considérations, à cause des procédés divers, suivant lesquels ces changements s'effectuent. Aussi sera-t-elle divisée en trois parties, dont la première traitera des métamorphoses dans leur ensemble, la seconde des principaux types spéciaux de celles-ci, et dont la dernière sera consacrée aux altérations subies par les organes embryonnaires dans le cours de ces modifications.

A. — Les larves des Insectes sortent de l'œuf, alors qu'elles possèdent déjà une structure assez complexe, et des organes bien développés, sauf les yeux qui sont fort simples, et les ailes qui manquent ; aussi, avant leur éclosion, présentent-elles des phénomènes génétiques importants. Elles s'entourent d'un amnios, dont on a vu plus haut l'origine, produisent la plupart des appareils de leur économie, amassent souvent dans leur région dorsale des matériaux nutritifs, dont l'ensemble constitue *le corps adipeux*, et donnent naissance à leurs membres. Ceux-ci ne se forment point d'avant en arrière avec régularité, et il existe même à cet égard une diversité assez grande ; parfois, les antennes et les pièces buccales se montrent les premières, et ailleurs, les appendices thoraciques apparaissent tout d'abord ; aucune règle précise ne se manifeste en cela, et il n'est même pas rare de voir tous les membres, quelle que soit leur situation, se délimiter en même temps.

L'organisme se divise en segments, avant que les appendices ne s'ébauchent ; le chiffre le plus élevé et le plus fréquent de ces anneaux est de dix-sept, dont quatre pour la tête, trois pour le thorax, et dix pour l'abdomen ; parfois, cependant, il descend à seize (Lépidoptères), et même à quinze (Diptères), la diminution portant sur l'abdomen seul, et non sur les autres régions. — Les segments sont tous semblables d'abord, ou peu s'en faut ; ils se réunissent ensuite comme il est dit ci-dessus, après avoir produit leurs appendices. Les quatre antérieurs donnent la tête ; les trois autres (5e-7e de la série totale) restent assez distincts, et composent le thorax ; les derniers se soudent plus ou moins suivant les types, et constituent l'abdomen. Souvent ceux-ci portent des membres qui, semblables sous ce rapport aux pattes supplémentaires des Scorpions et des Araignées, s'atrophient, et ne passent point à l'adulte ;

cependant, il est des cas où plusieurs de ces pièces persistent après l'éclosion, et servent à la larve pour se déplacer. Ces appendices fonctionnels sont dits des *fausses-pattes*, et les larves, les chenilles, des Lépidoptères en fournissent un bon exemple.

Le premier segment du corps, qui donne l'extrémité antérieure de la tête, subit des modifications profondes; il émet latéralement, et en avant de lui, deux expansions symétriques, les *lobes procéphaliques*. Les antennes se dégagent de ces lobes, et le stomeon se perce en arrière d'eux. Cette situation première des antennes fait que ces pièces sont ventrales tout d'abord, et non dorsales comme elles le deviennent plus tard.

B. — Les embryons éclosent ensuite, en se débarrassant à la fois de leurs membranes amniotiques, souvent atrophiées vers cette époque, et de leurs coques ovulaires; les œufs ayant été pondus par le générateur dans un milieu favorable, les jeunes sont tout portés pour puiser leur nourriture, et achever leur évolution. Il est pourtant des Insectes vivipares, nullement ovipares; et, suivant les types, les degrés de cette viviparité sont plus ou moins accusés. Certains, comme divers Diptères du genre *Sarcophaga*, la *Tinea vivipara* d'Australie, plusieurs Coléoptères appartenant aux familles des Chrysomélides et des Staphylinides, mettent au monde leurs petits sous la forme de larves. Les représentants de la section des Diptères, désignée à cause de cela par le nom de *Pupipares*, agissent de même; mais, au moment de la ponte, les larves sont tellement avancées dans leur développement, qu'elles passent de suite à la phase de *pupe*, qui précède la venue de l'état parfait. Enfin, la plupart des Hémiptères du sous-ordre des *Phytophthires*, ou des Pucerons, rejettent leurs petits entièrement achevés; ce phénomène n'existe guère, cependant, que chez les générateurs parthénogénétiques de ces animaux, et manque aux femelles fécondées.

Suivant les types d'Insectes, les embryons fraîchement éclos sont plus ou moins développés. Chez certains d'entre eux, appartenant aux sections des Thysanoures et des Hémiptères aptères, les jeunes sont parfaits à l'instant même de leur arrivée dans le monde extérieur, et ne subissent par suite aucune métamorphose; ces Insectes sont dits *amétabolaires* de ce fait. Les autres représentants de la classe, nommés *Holométabolaires*, subissent par contre des métamorphoses, car ils quittent à l'état de larves leurs coques ovulaires. Ces métamorphoses sont *incomplètes*, ou *complètes*. Dans le premier cas, l'embryon libre ne diffère guère de l'adulte que par l'absence d'ailes, et par la petitesse des yeux; aussi est-il permis de le considérer, non comme un embryon réel, mais comme un adulte imparfait.

Les vraies métamorphoses, les seules auxquelles ce nom mérite, chez les Insectes, d'être réservé, sont celles que les auteurs désignent par l'épithète de *complètes*. L'embryon, au moment où il éclôt, est une larve

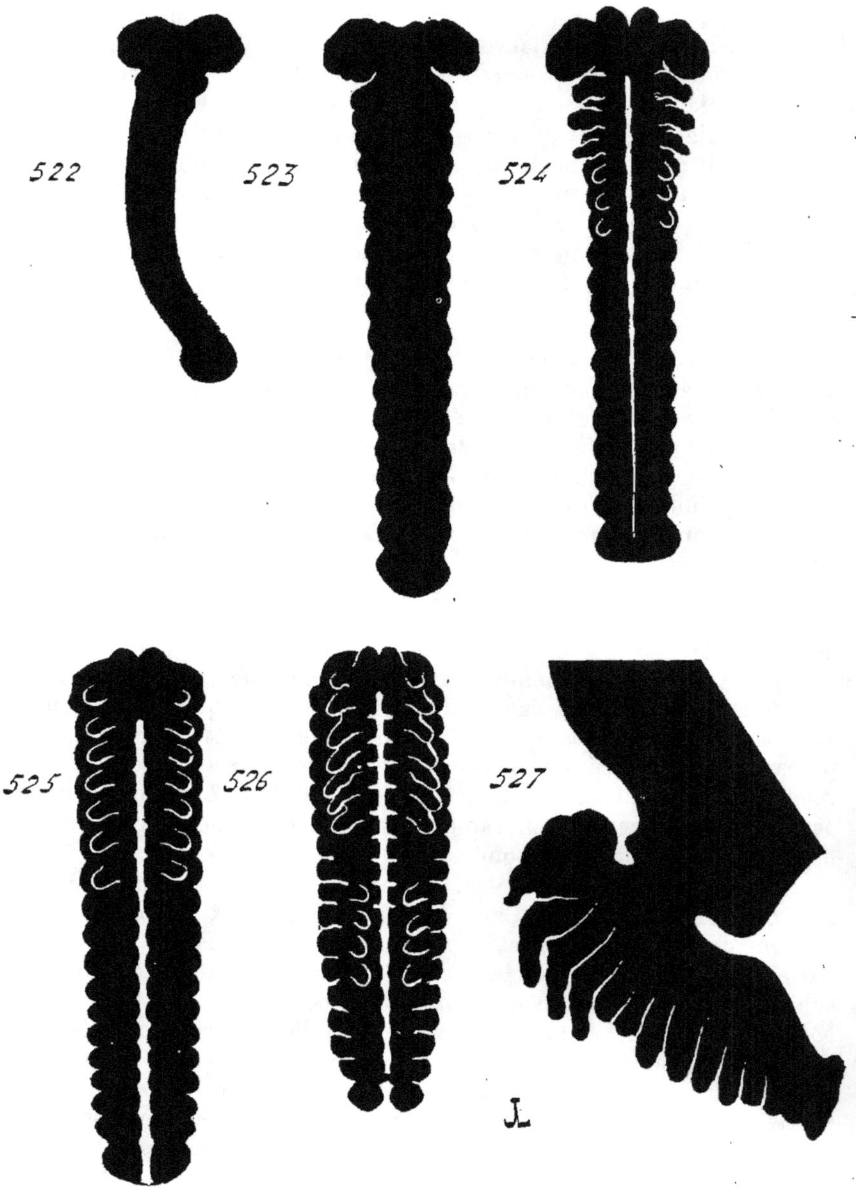

Fig. 522 à 527. — FORMES DES EMBRYONS DES INSECTES, alors qu'ils sont encore contenus dans leur coque (*silhouettes*); ces figures s'appliquent plus spécialement au *Bombyx mori* (Ver à soie; Lépidoptères), d'après les recherches de Tichomiroff, et les miennes. — En 522, embryon de trois jours, montrant en haut ses lobes procéphaliques. — En 523,

réelle, différant de l'adulte par son corps allongé, souvent vermiforme,

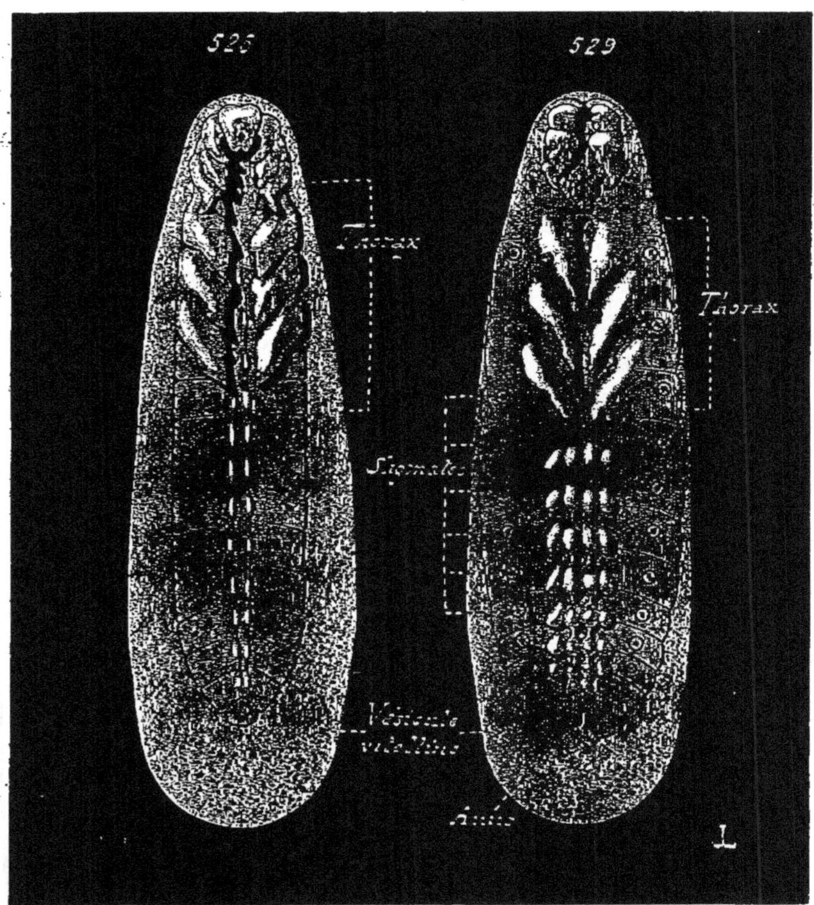

embryon de cinq jours, accusant un début d'annulation. — En 524, embryon de sept jours ; les paires des appendices permanents commencent à se montrer. — En 525, embryon de neuf jours ; ces appendices grandissent ; la moelle nerveuse, représentée par une bande blanche et médiane, accentue ses contours. — En 526, embryon de onze jours ; quatre paires d'appendices transitoires (fausses-pattes) prennent naissance sur l'abdomen, dans la moitié inférieure de la figure. — En 527, le même embryon, vu de profil, et rattaché à ce qui lui reste de son vitellus nutritif. L'embryon éclôt ensuite sous la forme d'une larve.

Fig. 528 et 529. — Formes embryonnaires des Insectes, antérieures à l'éclosion (*contours extérieurs;* de même que les précédentes, ces figures montrent la face ventrale de l'embryon, et présentent, en surplus, la vésicule vitelline ; chez les Lépidoptères, la majeure part de cette dernière passe dans l'amnios). — En 528, l'embryon est plus jeune qu'en 529. Ces deux figures montrent les mêmes faits que celles qui les précèdent : l'aspect des embryons, alors qu'ils sont contenus dans leurs coques. — D'après les recherches faites par Heider sur l'*Hydrophile* (Coléoptères).

son absence d'ailes, la petitesse de ses yeux et même la privation de ces organes, son mode de vie, son alimentation particulière, très dissemblable d'habitude de celle de l'individu parfait, et nécessitant des pièces buccales, avec un appareil digestif, conformés d'une manière spéciale. — Ces larves grandissent, en subissant des mues plus ou moins nombreuses, jusqu'au moment où elles atteignent leur période d'état, qui se maintient pendant une durée de temps souvent fort longue. Elles se convertissent ensuite en adultes; pour cela, elles entrent dans une phase de torpeur et de repos, soit constante, soit coupée par des intervalles de mobilité; et, enveloppées dans leur cuticule, qui leur sert d'enveloppe protectrice, elles subissent les modifications ayant pour but de transformer les organes larvaires en leurs correspondants définitifs; l'embryon, à cette phase, porte le nom de *pupe*, ou de *nymphe*. Les pupes de certains Insectes, de plusieurs Lépidoptères notamment, et le Ver à soie (*Bombyx mori*) offre de ce fait un frappant exemple, s'entourent au préalable d'une coque, le *cocon*, tissée avec des filaments juxtaposés; ces nymphes particulières sont dites des *chrysalides*. Enfin, lorsque la modification finale est terminée, achevant ainsi la longue série des métamorphoses, l'animal mue une dernière fois, se débarrasse de sa cuticule nymphale, puis de son cocon lorsqu'il en possède un, et se trouve parvenu à l'état parfait; les descripteurs le nomment alors *imago*.

C'est durant la phase de pupe que les organes, dont la larve est privée, comme les volumineux yeux composés et les ailes, prennent naissance; ils sont produits par des épaississements tissulaires, les *histoblastes*, ou *disques imaginaux*, dont l'étude sera faite plus loin. Dans le cas où les membres, après s'être ébauchés sur l'organisme embryonnaire encore contenu dans sa coque ovulaire, s'atrophient par la suite, et manquent à la larve, comme ceux des Mouches par exemple, ils se forment à nouveau, chez la pupe, aux dépens d'autres disques imaginaux. Enfin, toujours durant cette période nymphale, certains organes larvaires, appelés à subir des changements considérables, ne les effectuent point en modifiant leur structure déjà acquise, mais se dissocient en leurs éléments, pour se reconstituer de suite après, et acquérir en même temps leur disposition définitive; ce phénomène remarquable de dissociation est l'*histolyse*.

C. — Les considérations, déjà données dans les paragraphes précédents sur les embryons libres des Arthropodes, ont démontré que les larves des Insectes sont secondaires; elles manquent aux Thysanoures, les moins élevés de la classe, qui subissent un développement direct; et elles se comportent en tout comme des larves adaptatives. Elles présentent des mues fréquentes, et de deux sortes, les unes servant seulement à permettre l'*accroissement* de l'individu, les autres, dites mues de *perfectionnement*, étant liées à des modifications de structure. — En outre, elles vivent, d'ordinaire, pendant très longtemps sous leur forme incomplète, et leur durée en cet état est souvent plus longue que l'existence de l'adulte; l'individu passe donc la majeure partie de sa vie comme larve, et présente à cet égard une longue stase; de tous les animaux, les Insectes sont certainement les plus remarquables sous ce rapport. Ainsi, le Hanneton (*Melolontha vulgaris*) reste une larve pendant quatre ans, et ne dure qu'un été comme individu parfait; les Moustiques (*Culex*) ont également une vie embryonnaire embrassant plusieurs années; les Lépidoptères, les Ephémérines, les Libellules, les Hyménoptères, sans montrer dans ce phénomène une aussi grande accentuation, passent cependant comme larves presque toute leur existence. — C'est à ce moment que leur alimentation est la plus excessive; les individus se nourrissent avec abondance, et possèdent des pièces buccales capables de déchirer, et de mâcher, les tissus animaux et végétaux; alors qu'ils se contentent souvent, lorsqu'ils sont parvenus à l'état parfait, d'aspirer des sucs qu'ils puisent sur divers êtres. L'adulte n'a guère d'autre rôle que celui de la reproduction; il s'y prête de suite, dès le moment où il a franchi la phase de pupe, et meurt après l'avoir accompli. Par contre, la vie nutritive est dévolue à la larve seule, qui paraît plus capable de s'adapter aux milieux extérieurs, et accumule en elle, par son alimentation outrée, les substances nécessaires à l'activité génératrice de l'adulte ailé qu'elle deviendra par la suite.

Sous ce rapport des fonctions de reproduction, l'Insecte ailé, l'imago, joue, vis-à-vis de sa larve, le même rôle que les méduses des Cœlentérés Hydrozoaires envers leurs polypes. Ces derniers sont immobiles, tout comme les larves des Insectes sont douées de facultés de déplacement restreintes, et, la loi de la dissémination des germes exerçant son influence, les méduses et les individus ailés sont chargés d'effectuer cette dissémination. Toutes proportions gardées, la même cause entraîne des effets comparables, quant à leur but; et de plus, à la suite d'adaptations particulières qui permettent une venue précoce de la parthénogenèse, certains Insectes en viennent à se reproduire sous la forme d'adultes incomplets et privés d'ailes, ou sous celle de larves véritables. La concordance de ces êtres, avec les polypes doués de leur pouvoir bourgeonnant, se manifeste encore en ce point.

INSECTES; *types particuliers des métamorphoses*. — Les **Thysanoures** ne subissent aucun changement extérieur. — La plupart des **Orthoptères** et des **Hémiptères** présentent des métamorphoses fort incomplètes; leurs embryons, au moment où ils éclosent, ne diffèrent guère des adultes que par l'absence d'ailes; ces appendices prennent rapidement naissance au-dessous de la cuticule, et se déploient après la chute de cette dernière. Sous l'influence d'adaptations spéciales, comme la vie souterraine et le parasitisme, il arrive parfois que ces ailes ne se façonnent point. — L'absence de ces organes locomoteurs n'est donc pas un caractère négatif, qui soit particulier aux larves; et, dans les cas où elle concorde avec une structure complète des autres appareils de l'économie, on ne doit lui accorder aucune signification autre, que celle d'un effet des adaptations signalées plus haut. Ainsi, plusieurs auteurs considèrent comme des larves les femelles parthénogénétiques des Pucerons, parce qu'elles sont privées d'ailes; ces femelles sont cependant des adultes; leur imperfection, en ce qui touche les appendices locomoteurs, tient à leur vie parasitaire, et la parthénogenèse n'est pas une propriété exclusive des embryons, puisque d'autres Insectes adultes et ailés l'ont parfois. Il faut considérer ces êtres comme appartenant à deux formes, dont les structures différentes sont liées au mode de vie: l'une composée d'individus parasites et aptères, l'autre représentée par des individus ailés, et capables de se féconder.

Certains Orthoptères subissent cependant des métamorphoses complètes; ce sont les *Ephémérides* et les *Libellulides*. Leurs larves vivent dans l'eau, demeurent fort longtemps en cet état, et offrent un très grand nombre de mues. Celles des Éphémères possèdent, sur chaque côté de leur corps, six à sept lamelles renfermant des trachées, et servant sans doute à la respiration, d'où le nom de *branchies trachéennes* qui leur a été donné; ces organes tombent avec les dernières mues, qui précèdent la venue de l'animal parfait.

Les métamorphoses, subies par les **Diptères**, sont complètes; leurs larves appartiennent à deux types, et offrent ce caractère commun d'être toujours privées de pattes. Celles des Aphaniptères et des Némocères, sauf les *Gallicoles* et les *Tipulides*, possèdent une tête aisément reconnaissable, munie souvent d'antennes et de petits ocelles; leurs pièces buccales sont capables de mâcher. Celles des Brachycères, et des deux dernières familles précédentes, ont une tête fort exiguë, presque cachée dans le premier anneau du thorax, dont les pièces buccales sont réduites, et consistent fréquemment en deux petits crochets. Dans les deux cas, le corps, divisé en segments, porte souvent des épines disposées en couronnes transversales. — Les larves des Némocères, avec celles des Tanystomes parmi les Brachycères, sont dites *orthoraphes*, parce que leur cuticule de mue se fend, avant de tomber, suivant une ligne droite; par contre, celles des autres Brachycères sont nommées *cycloraphes*, d'après la direction courbe de leur ligne correspondante de rupture. Au moment de la dernière mue, tantôt les pupes abandonnent leurs enveloppes cuticulaires, et sont par suite capables de se mouvoir, tantôt elles restent enfermées dans celles-ci, et demeurent immobiles.

Les larves des **Lépidoptères**, vulgairement désignées par l'expression de *chenilles*, sont nettement caractérisées; leurs métamorphoses sont complètes. Leur tête, volumineuse, bien distincte du corps, porte des antennes, trois paires d'ocelles, et de fortes pièces buccales disposées pour mâcher. Chacun des trois anneaux thoraciques est muni d'une paire de pattes bien développées; en outre, plusieurs des segments abdominaux possèdent également des pattes courtes et molles, destinées à disparaître lors de la transformation dernière en adulte, et connues sous le nom de *fausses-pattes*. Ces appendices supplémentaires sont d'habitude au nombre de cinq paires, insérées sur le troisième anneau abdominal, le quatrième, le cinquième, le sixième, et le dernier; les Géométrines

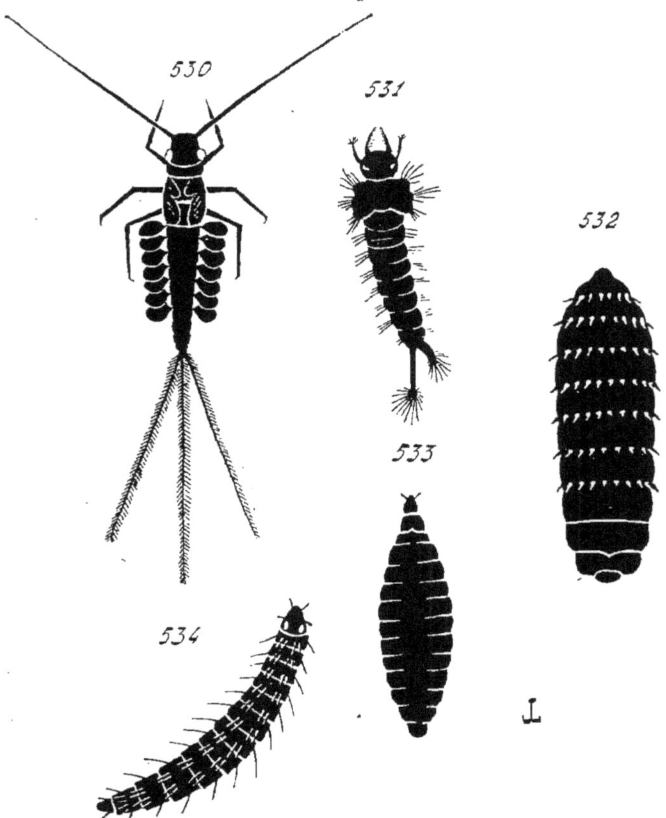

Fig. 530 à 534. — Larves des Insectes orthoptères et diptères (*silhouettes*). — En 530, larve d'Éphémérine, munie, en arrière de ses pattes, de ses branchies trachéennes, semblables à des lamelles. — En 531, larve d'un Moustique (*Culex;* Diptère némocère). — En 532, larve d'un *Gastrophilus* (Diptère brachycère). — En 533, larve d'une *Cecidomya* (Diptère némocère, de la famille des Gallicoles). — En 534, larve d'une Puce (*Pulex;* Diptère aphaniptère).

cependant n'en ont que deux ou trois paires, qui correspondent aux postérieures des précédentes. — La métamorphose nymphale, destinée à convertir la larve en adulte, s'effectue de façons diverses; parfois,

chez les *Vanessa* par exemple, la larve se suspend par son abdomen à
un support, et reste enveloppée dans sa cuticule seule; ailleurs, des
glandes, annexées à la région buccale du tube digestif, sécrètent un
mucus, qui durcit à l'air, et sort par un petit orifice, percé non loin de
la bouche, de manière à s'étirer en un fil. Tantôt, la larve se borne à
unir entre elles, avec ce filament, plusieurs feuilles pour s'en faire un
abri; tantôt, elle s'enveloppe elle-même d'un cocon, qu'elle tisse avec
lui. Ce dernier cas est celui des Bombycines; le fil de leur cocon n'est
autre que la soie. — Les nymphes des Lépidoptères sont souvent
nommées des *chrysalides;* cette expression, d'un usage assez général,
leur est plus particulièrement appliquée.

Les larves des **Névroptères**, et celles des **Trichoptères**, présentent
des métamorphoses complètes. Les premières ont un corps souvent
allongé, muni d'une tête distincte, pourvue d'antennes, d'ocelles, et de
fortes mâchoires en pince; leur thorax porte trois paires de pattes. Parfois,
les nymphes s'entourent d'un cocon, par exemple celles des Myrméléon-
tidées; ailleurs elles restent libres, et sont même capables de se mouvoir quelque peu. Les larves des Hémérobiidées se nourrissent d'œufs
d'Araignées ou de Pucerons; et, lorsqu'elles ont subi leur première mue,
après être arrivées dans un lieu riche en matériaux alimentaires, elles
rabougrissent leurs pattes, qui deviennent semblables à de courts
moignons. Ce phénomène, causé par le mode de vie, rappelle l'hypermétamorphose des Coléoptères vésicants, qui sera décrite plus loin. — Les
larves des Trichoptères vivent dans l'eau, et se forment souvent des gaînes
tubulaires, à l'aide de menu gravier qu'elles agglutinent par du mucus;
de même que celles des Névroptères, leur tête est distincte du reste du
corps, et leur thorax porte trois paires de pattes.

Les métamorphoses des **Strepsistères** ressemblent de près à celles
des Coléoptères vésicants, et sont produites du reste par la même cause :
l'adaptation au parasitisme. Les générateurs présentent un dimorphisme
sexuel des plus remarquables; le mâle seul parvient à l'état parfait, et
possède des ailes; la femelle n'abandonne point sa cuticule nymphale,
qui lui constitue un fourreau, et produit ses œufs, sans jamais devenir
complète, par un véritable phénomène de progenèse. — Les larves
fraîchement écloses sont mobiles, et se déplacent à l'aide de leurs trois
paires de pattes thoraciques bien développées; s'il leur est possible,
dans cet état, de parvenir sur des larves d'Hyménoptères, d'Abeilles ou
de Guêpes, elles pénètrent dans le corps de ces dernières, se nourrissent
de leurs organes, et achèvent leur évolution. Elles subissent, tout d'abord,
une mue, qui les change en larves de la *deuxième forme,* caractérisées
par leur absence de pattes; puis, un peu plus tard, elles deviennent des
pupes, dans l'intérieur même de l'abdomen des embryons d'Hyménoptères qui leur servent d'hôtes. Les jeunes Strepsistères femelles ne
poussent pas plus loin leur développement; les ravages, qu'elles font

dans l'organisme de leur hôte, ne sont pas assez grands pour entraîner la mort de celui-ci, encore capable de se convertir en adulte; aussi se trouvent-elles normalement placées dans l'abdomen des Guêpes, ou des Abeilles, et ne laissent saillir à l'extérieur que leur tête et leur thorax. Les mâles, par contre, abandonnent leur enveloppe de pupe, deviennent complètement libres, et voltigent à la recherche des femelles parasites; ils meurent de suite après la fécondation accomplie. — Les deux types successifs, présentés par les larves des Strepsistères, rappellent, en tout, leurs correspondants des Coléoptères vésicants.

Les larves des **Coléoptères**, dont les métamorphoses sont complètes, appartiennent à plusieurs formes. — Celles des Curculionides, des Bostrychides, des Cérambycides, sont privées de pattes, ou n'en ont que de fort petites, et ressemblent par là à celles des Diptères. Celles des Lamellicornes, du Hanneton par exemple (*Melolontha*), sont molles, analogues à des chenilles de Lépidoptères, et pourvues de six pattes thoraciques bien formées. — Le type le plus fréquent est celui, dans lequel la larve fraîchement éclose se présente sous l'aspect de *triongulin;* ce terme, employé d'abord pour les seuls Coléoptères vésicants, peut servir également pour tous ceux, des autres représentants de l'ordre, qui rentrent dans ce cas. Le triongulin offre un corps allongé, nettement divisé en tête, thorax, et abdomen; la tête est munie d'antennes, d'ocelles, et de pièces buccales souvent très fortes, disposées pour mâcher; le thorax porte trois paires de pattes, dont le dernier article est conique (ongle), d'où le nom de la larve ; l'abdomen, dont les segments sont très nets, possède parfois des rudiments de fausses-pattes.

Cette larve est très agile ; elle subit des mues nombreuses, parmi lesquelles il faut distinguer, d'après Brauer, des *mues d'accroissement* et *des mues de développement.* Ces dernières, plus longues que les autres à s'effectuer, correspondent à des changements dans l'allure embryonnaire. Elles sont au nombre de quatre, et divisent l'évolution entière en cinq phases distinctes, dont la première est celle de triongulin, et la dernière l'état parfait; la deuxième et la troisième phase diffèrent peu du triongulin, si ce n'est par la taille plus grande, et par les appendices mieux formés; la quatrième est celle de nymphe, ou de pupe.

Les *Coléoptères vésicants*, qui constituent la famille des Méloïdiens, subissent des métamorphoses comportant les cinq phases précédentes; mais, à cause de l'adaptation de leurs larves au parasitisme, la seconde phase et la troisième diffèrent de leurs correspondantes des autres Coléoptères, et rappellent, dans leur ensemble, les états embryonnaires des autres Insectes également parasites dans leur jeunesse, tels que les Strepsistères, et les Hémérobiidées parmi les Névroptères. Les changements complexes, offerts par les Méloïdiens, sont désignés par les auteurs sous le nom d'*hypermétamorphose ;* Brauer, Riley, Künckel d'Herculais, Beauregard, ont démontré que celle-ci n'est autre que la métamorphose habituelle de la plupart des Coléoptères, accentuée seulement par des modifications de forme plus considérables que d'habitude. Ces modifications, causées par le parasitisme, sont du même ordre, et aboutissent au même résultat, que celles des autres Insectes signalés plus haut; ces derniers offrent donc une hypermétamorphose analogue à celle des Méloïdiens, caractérisée, de même, par la mollesse des téguments, et par l'atrophie presque complète des pattes.

Beauregard a contribué, pour beaucoup, à élucider la nature des changements subis par les Méloïdiens, déjà esquissée dans ses grands traits

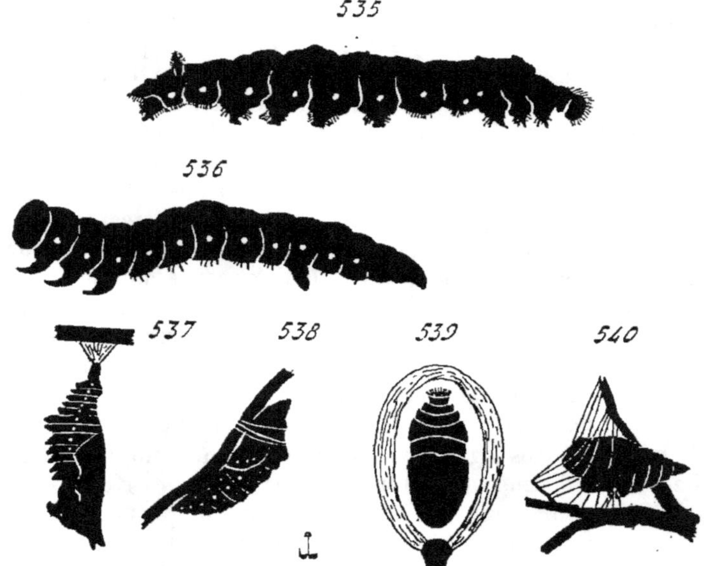

Fig. 535 à 540. — LARVES ET CHRYSALIDES DES INSECTES LÉPIDOPTÈRES (*silhouettes*). — En 535, chenille d'un *Bombyx*. — En 536, chenille d'une Géométrine du genre *Hibernia*. — En 537, chrysalide dite *suspendue;* ex. : *Vanessa.* — En 538, chrysalide dite *succincte,* munie seulement de quelques filaments soyeux, qui lui composent une petite ceinture de soutien; ex. : *Pieris.* — En 539, chrysalide enveloppée d'un *cocon* soyeux; ex. : *Bombyx.* — En 540, chrysalide intermédiaire entre les deux précédentes, dite *enroulée,* et possédant plus de filaments soyeux que celle de la figure 538, mais moins que dans les cocons complets; ex. : *Abraxas.*

par Fabre. — Les larves sortent des œufs sous l'aspect de triongulins. Suivant les genres, les unes attendent qu'un hasard favorable leur permette de s'accrocher au corps d'un Hyménoptère, qui les transporte dans sa ruche (*Meloe, Sitaris*); les autres (*Lytta*) s'enfoncent dans le sol pour aller à la recherche des nids d'Hyménoptères fouisseurs; d'autres enfin (*Mylabris, Epicauta*) agissent de même pour trouver des nids d'Orthoptères : Sauterelles, Criquets, ou autres. Lorsque ces circonstances avantageuses se réalisent, le triongulin subit sa première mue de développement, et se convertit en *deuxième larve*.

Les deuxièmes larves s'accroissent beaucoup; suivant le cas, elles se gorgent du miel conservé dans les ruches, ou dévorent les œufs des nids, et parviennent, à travers de nombreuses mues ordinaires, à une taille considérable; la vie nutritive de l'individu s'effectue presque tout entière à cette époque. Elles ressemblent beaucoup aux larves des Lamellicornes, sont molles comme elles, munies de pattes très courtes,

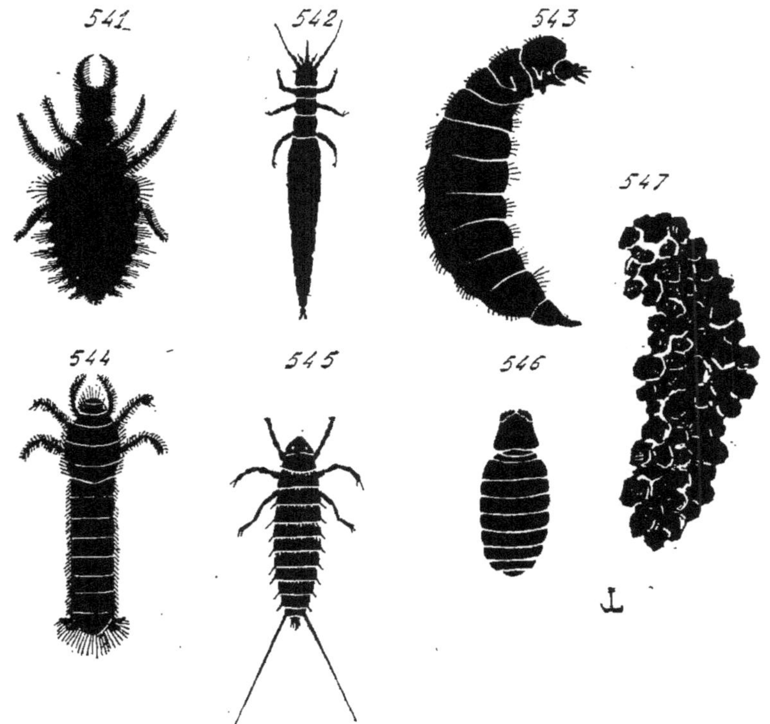

Fig. 541 à 547. — Larves des Insectes névroptères, trichoptères, et strepsistères (*silhouettes*). — En 541, larve d'une Fourmi-lion (*Myrmeleo;* Névroptères). — En 542, première larve d'une *Mantispa* (Névroptère de la famille des Hémérobiidées); d'après Brauer. — En 543, seconde larve du même animal. — En 544, larve, dépouillée de son fourreau de gravier, d'une *Phrygane* (Trichoptère). Le fourreau est représenté dans la figure 547. — En 545, première forme larvaire d'un *Stylops* (Strepsistère); d'après Kirby. — En 546, femelle du même animal, conservant l'aspect de la seconde forme larvaire.

et réduites à des moignons; aussi, à cause de cette analogie, leur donne-t-on le nom de *larves scarabéoïdes*. Celles, qui vivent dans des ruches, restent sédentaires; elles ne quittent point le lieu où elles trouvent leur alimentation, et se laissent entourer, comme d'autant de gaînes, par les cuticules des diverses mues qu'elles subissent. Par contre, les larves, qui se nourrissent d'œufs, sont capables de se déplacer, et se débarrassent de leurs fourreaux au fur et à mesure de leur évolution. Cette différence d'état, entre les diverses formes d'embryons, s'explique par leurs adaptations respectives, et par les nécessités de leur nutrition.

Les deuxièmes larves subissent ensuite leur seconde mue de développement. Les embryons sont alors convertis en *troisièmes larves*, semblables aux secondes, mais ne mangeant point, à cause de l'atrophie de leurs pièces buccales. La vie nutritive est dès lors achevée; l'individu parcourt avec rapidité les autres phases de son évolution, pour parvenir à l'état parfait. Les tissus embryonnaires se détruisent par le phénomène d'histolyse, et l'histogenèse des nouveaux organes commence à s'effectuer. L'histolyse cesse vers la fin de la période des troisièmes larves; ces dernières présentent alors leur troisième mue de développement, qui les convertit en pupes, ou nymphes, presque immobiles. L'histogenèse continue à s'affirmer, termine son action, et l'animal, subissant alors sa quatrième et dernière mue de développement, passe à l'état d'imago, c'est-à-dire parvient à l'état adulte.

Les métamorphoses des **Hyménoptères** sont toujours complètes; elles diffèrent d'un groupe à l'autre, la diversité à cet égard paraissant résulter de la dissemblance des adaptations. Le premier sous-ordre de ces animaux, celui des Térébrants, contient trois tribus : les *Phytophages*, les *Gallicoles*, et les *Entomophages;* chacun de ces groupes présente un type spécial de changements embryonnaires. De même, les représentants du second sous-ordre, celui des Porte-aiguillons, offrent également, sous ce rapport, un mode particulier.

Les larves des *Phytophages* (*Tenthredo*, *Sirex*) ressemblent à des chenilles de Lépidoptères; elles sont molles, présentent une tête bien distincte, munie de deux ocelles, et pourvues de pièces masticatrices; leur thorax porte trois paires de pattes, et, de plus, l'abdomen possède, suivant le cas, six, sept ou huit paires de fausses-pattes, plus courtes que les précédentes. — Les œufs des *Gallicoles* sont déposés, par les femelles, dans des cavités qu'elles creusent en des tissus végétaux; tantôt les larves écloses restent dans ces loges, et tantôt elles se déplacent, pour aller vivre en parasites sur des Pucerons, ou sur des larves de Diptères. Les métamorphoses du second cas ne sont pas très bien élucidées; celles du premier type sont remarquables, en ce sens que la présence de la larve détermine une irritation des tissus végétaux voisins; ces derniers prolifèrent, et produisent une excroissance volumineuse, bien connue sous le nom de *galle*. L'embryon vit dans cette dernière, et se nourrit des éléments qui la composent; il possède, à cet effet, de fortes pièces masticatrices, mais il est privé de pattes.

Les femelles des *Entomophages* ont pour habitude, non point d'enfoncer leurs œufs dans des tissus végétaux, mais dans des organismes d'animaux, et principalement dans les larves d'autres Insectes. Les embryons éclos se nourrissent aux dépens des viscères de leur hôte, qu'ils habitent en qualité d'endoparasites, et où ils subissent leurs mues; partant, ils ne l'abandonnent qu'au moment où ils ont atteint leur état parfait. Cette adaptation au parasitisme amène, dans l'embryogénie, des modifications très remarquables; celles-ci ne sont guère élucidées cependant que d'après les *Platygaster*, étudiés par Ganin, dont les embryons vivent dans le corps des larves de Cécidomyes (Diptères némocères). — Tout d'abord, les œufs sont pauvres en réserves nutritives. Les procédés génétiques des feuillets sont secondaires par suite; les descriptions, données jusqu'ici sur ce sujet, sont fort incomplètes; ils demandent de nouvelles recherches, pour essayer de les rattacher aux modes primitifs présentés par les autres Insectes. Au moment où l'embryon éclôt, son corps allongé, et renflé en avant, porte en arrière quatre soies divergentes, dont deux fort longues; il ressemble, de très loin il est vrai, et sans que cette analogie implique aucune idée d'affinité réelle, aux Crustacés Copépodes du genre *Cyclops*, d'où le nom de *larve cyclopéenne* donné à cet état. Cette larve ne possède que trois paires d'appendices, fort réduits, comparables à des crochets, ou à des moignons couverts de petits piquants, et lui servant pour se déplacer dans l'organisme de son hôte. Il est encore impossible d'établir une concordance entre ces pattes, et les membres normaux des autres Insectes. — Cette phase peut être dite de la *première larve*.

L'animal mue ensuite, et se convertit en *seconde larve;* il perd, durant la mue, sa région postérieure munie de soies, sa cuticule, et se transforme en un corps régulièrement ovalaire, nullement segmenté, et complètement privé d'appendices. — Une nouvelle mue intervient ensuite, après laquelle l'individu passe à l'état de *troisième larve*. Il est toujours ovalaire, mais plus allongé qu'au moment de la phase précédente; des membres lui font encore défaut, mais le corps est divisé en segments, parmi lesquels il est déjà possible de reconnaître la disposition définitive. — L'embryon est toujours contenu, durant cette longue série de changements, dans l'organisme de son hôte; il devient ensuite une *pupe,* et subit ses transformations finales. Des pattes, des ailes, des yeux lui naissent; et, se dépouillant à la fois de sa cuticule nymphale et des téguments de son hôte, qui existent seuls à cette époque, il sort au dehors, et se présente à l'état parfait. — L'ensemble de ces modifications constitue une hypermétamorphose; tout comme il en est pour les Coléoptères vésicants, pour les Strepsistères, et pour les Névroptères du groupe des Hémérobiidées. Seulement, ces changements sont ici plus considérables que partout ailleurs, tout en étant amenés par la même cause, et s'accompagnent d'une réduction fort curieuse des matériaux nutritifs de l'œuf. Bien que nos connaissances sur ces modifications soient encore restreintes, il est cependant indiscutable, comme on l'a vu plus haut, qu'elles sont secondaires, nullement primitives, et liées à la vie parasitaire.

Les *Hyménoptères porte-aiguillons* agissent parfois comme les Entomophages, c'est-à-dire pondent leurs œufs dans le corps de divers animaux; tels sont les *Chrysidides*, et les *Hétérogynes*, dont la série des métamorphoses, incomplètement observée, doit rappeler sans doute celle des Entomophages eux-mêmes. — Les autres Porte-aiguillons pondent leurs œufs de telle manière, que les larves, lors de leur éclosion, trou-

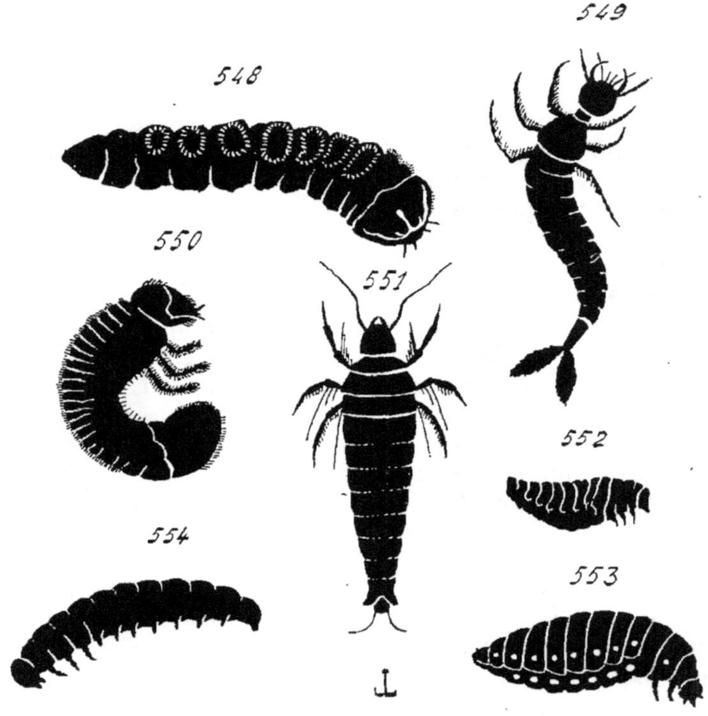

Fig. 548 à 554. — LARVES DES INSECTES COLÉOPTÈRES ET HYMÉNOPTÈRES (*silhouettes*). — En 548, larve d'un *Cerambyx* (Coléoptère de la famille des Cérambycides). — En 549, larve, ou *triongulin*, d'un *Dytiscus* (Coléoptère de la famille des Dytiscides). — En 550, larve d'un Hanneton (*Melolontha;* Coléoptères lamellicornes). — En 551, première larve, ou triongulin, d'un *Sitaris* (Coléoptère de la famille des Méloïdiens); d'après Fabre. — En 552, seconde larve du même animal. — En 553, troisième larve du même être. — En 554, larve d'un *Tenthredo* (Hyménoptère phytophage).

vent auprès d'elles les matériaux alimentaires qui leur sont utiles; parfois même, dans le cas d'Hyménoptères réunis en sociétés, certains individus neutres (ouvrières) sont spécialement chargés de recueillir la nourriture destinée aux embryons, de l'apprêter, et de la leur donner.

Ces aliments, chez les *Fouisseurs*, consistent en Insectes tués, ou simplement engourdis, par la mère, et placés par elle auprès des œufs qu'elle vient de pondre, de déposer dans le sol; ils sont des amas de pollen chez les Bourdons, des morceaux d'Insectes fraîchement tués chez les Guêpes (Vespides), du miel, c'est-à-dire du nectar floral à demi digéré, chez les Abeilles. — Les larves, munies d'une petite tête, dont les mandibules seules sont bien développées, se trouvent complètement dépour-

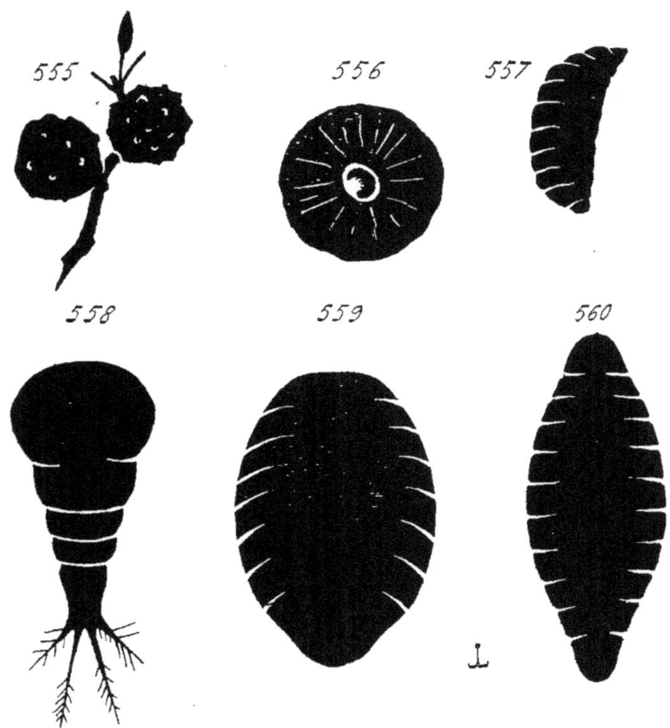

Fig. 555 à 560. — Larves des Insectes hyménoptères (*silhouettes*). — En 555, deux galles, produites sur un jeune rameau de Chêne par la présence de deux larves de *Cynips* (Hyménoptère gallicole). — En 556, une de ces galles, coupée et vue par la tranche, montrant sa cavité centrale, habitée par la larve. — En 557, larve d'une Abeille (*Apis;* Hyménoptère porte-aiguillon). — En 558, première larve, ou larve cyclopéenne, d'un *Platygaster* (Hyménoptère entomophage). — En 559, seconde larve du même animal. — En 560, troisième larve du même être.

vues de pattes. Elles subissent plusieurs mues, et parviennent peu à peu à l'état de nymphe; cet état est précédé, chez les Abeilles et les Guêpes, par une phase préalable, dite de *pseudonymphe*, durant laquelle l'animal s'installe pour produire son cocon. Il s'entoure ensuite d'une enveloppe, le *cocon*, composée de filaments soyeux qu'il sécrète, subit dans son intérieur ses dernières transformations, et sort à l'état parfait. Les corps blanchâtres et allongés, que l'on trouve dans les fourmilières, et que l'on nomme ordinairement des œufs de Fourmis, ne sont pas les œufs véritables, mais bien les cocons de ces animaux.

INSECTES; *métamorphoses des organes embryonnaires. A*. — Au moment où les larves des Insectes subissent leurs dernières modifications, où elles parviennent à l'état de pupes, il leur faut supporter des changements considérables, plus grands qu'aucun de ceux offerts dans la partie précédente de la vie embryonnaire. Elles sont privées d'ailes, d'yeux composés, souvent de membres; ces appareils doivent prendre naissance pendant la phase nymphale, et durant cette phase seule, car ils manquent constamment aux larves, et existent toujours chez les adultes. Aussi, les pupes présentent-elles, dans les régions de leur corps qui doivent servir à la genèse de ces appareils, des zones épaissies, dont les tissus sont en prolifération active, et qui fournissent les systèmes organiques complémentaires; ces zones sont les *histoblastes* de Künckel d'Herculais, les *disques imaginaux* de Weissmann et de Viallanes.

D'autre part, la structure des larves est fort différente de celle des adultes, surtout en ce qui touche le tube digestif et les muscles. Les larves sont munies, d'habitude, d'organes masticateurs, et broient leurs aliments, tissus végétaux ou tissus animaux; leur appareil digestif est adapté pour rendre assimilables, et absorber, de telles substances nutritives. Par contre, la plupart des adultes, notamment ceux des Diptères, se bornent à aspirer des sucs, et leur intestin se conforme à ce nouvel état de choses, fort différent du premier. Pareille opposition existe dans les muscles; ceux des larves sont disposés de manière à permettre au corps des mouvements de reptation; ceux des adultes sont arrangés de façon à agir de préférence sur des ailes et des pattes : appendices qui manquent aux larves, toujours les premières et souvent les secondes. Il faut donc, de toute nécessité, que des modifications considérables se manifestent dans ces organes, pour dégager l'état définitif des dispositions larvaires.

Ces changements ne s'effectuent point par la simple transformation des appareils de l'embryon, par la seule juxtaposition des nouvelles parties nécessaires, et par la disparition des inutiles. Une refonte complète intervient, nécessitée sans doute par la grandeur et l'amplitude des modifications qui doivent se faire. Les organes larvaires se détruisent, soit directement, soit par phagocytose, et se dissocient en leurs cellules constitutives; ces dernières perdent la complexité de structure qu'elles possédaient, deviennent libres, et retournent à l'état embryonnaire, c'est-à-dire se convertissent en éléments dont le protoplasme n'est pas différencié. Tous les appareils déjà formés se résolvent en un mésenchyme, semblable à celui de l'embryon encore fort jeune, reviennent par là à leur disposition primitive; et les organes définitifs s'ébauchent, et se façonnent, aux dépens de ce tissu. — Cette désagrégation, qui consiste, dans son essence, en un retour à l'état mésenchymateux initial du protendoderme, est désignée par le nom d'*histolyse*; elle répond à une destruction de la structure fonctionnelle des larves, pour édifier, à l'aide des matériaux ainsi produits, la structure fonctionnelle des adultes. Un phénomène d'*histogenèse* et d'*organogenèse* suit en effet cette histolyse, et a pour résultat d'engendrer les appareils ultimes de l'individu.

La phase de pupe n'est donc pas seulement une période plus ou moins longue de la vie larvaire, durant laquelle l'embryon ne subit qu'une métamorphose extérieure et une mue de sa cuticule. Elle s'accompagne de transformations profondes, qui toutes ont pour but de produire l'organisme de l'adulte. Ces changements sont de deux sortes : les uns consistent en la genèse des formations nouvelles, yeux composés, ailes, membres le cas échéant, au moyen de disques imaginaux; les autres se composent d'une destruction des systèmes existants, d'une histolyse, pour reconstituer, avec les éléments désagrégés, l'économie définitive.

B. — La présence de la phase nymphale, dans le développement embryonnaire des Insectes à métamorphoses, doit être cherchée sans doute, avec Lubbock et Balfour, dans l'ampleur même des modifications que la larve subit lors de cette période. — Du moment où la vie larvaire embrasse toute l'existence de nutrition et d'accroissement de l'individu, la vie adulte se bornant à la consommation des fonctions sexuelles, cette existence embryonnaire libre nécessite une alimentation active. Lorsque les larves se nourrissent de substances solides, leurs pièces buccales sont fortes, disposées comme celles des Insectes amétabolaires, et leurs membres sont développés; lorsqu'elles sont destinées à absorber des substances moins compactes, et à vivre en parasites, les membres leur font défaut, et de même la plupart des pièces buccales. Tout en elles dénote des adaptations étroites de leur organisme entier aux circonstances environnantes, entraînant des dispositions à elles propres, comparables dans leur ensemble à celles qui sont permanentes chez les Insectes inférieurs, et fort différentes de celles qu'elles auront plus tard, lorsqu'elles seront parvenues à l'état adulte.

Aussi les métamorphoses, qui doivent les convertir en adultes, sont-elles considérables et profondes; certains de leurs organes se détruisent pour se régénérer, et d'autres prennent naissance pour se développer avec rapidité. Pendant que la larve en est à cette période de son évolution, les modifications apportées sont très grandes, et il lui est impossible de se nourrir, ni de se déplacer, puisque son tube digestif et ses muscles se défont en partie. Elle reste immobile, par conséquent, plongée dans une sorte de torpeur, de vie latente, durant laquelle se manifestent tous les phénomènes génétiques, et qu'elle quitte au moment où ils sont achevés. Cette torpeur est causée, non seulement par la désagrégation de la plupart des appareils de mouvement, mais encore par ce fait que toutes les forces vitales de l'organisme sont appliquées à la production des nouveaux appareils. Il est des pupes mobiles cependant; mais celles-là ne subissent que des changements minimes; et les pupes inertes, de beaucoup les plus fréquentes, sont aussi celles dont les transformations sont les plus grandes. En outre, afin de se protéger, la pupe s'entoure d'une épaisse cuticule, qu'elle abandonnera lorsqu'elle sera parvenue à l'état parfait, ou même, dans certains cas, d'enveloppes qu'elle se constitue en assemblant des corps étrangers, ou en tissant autour d'elle un cocon.

Il est donc probable que l'état de pupe, ou de nymphe, avec sa longue période de repos, est dû à la nécessité, pour l'individu, de se prêter, en cette époque de son existence, à des modifications aussi profondes que celles relatives à la genèse des disques imaginaux, et surtout à l'histolyse.

C. — Les Insectes amétabolaires ne subissent point de métamorphoses extérieures; partant, ils ne possèdent jamais de disques imaginaux, et ne présentent aucune histolyse de leurs organes. Pareil fait existe chez la plupart des Orthoptères, des Hémiptères, dont les métamorphoses sont incomplètes; le jeune, au moment où il éclôt, est seulement privé d'ailes; ces appendices prennent directement naissance sur le corps, lorsqu'ils doivent se former, et les muscles se disposent pour les mouvoir, sans qu'il se manifeste aucun phénomène particulier. Même dans le cas où les changements larvaires sont assez complexes, comme ceux des Éphémères et des Libellules par exemple (Orthoptères pseudonévroptères), ils ne comportent point d'histolyse réelle, ni aucune genèse de disques imaginaux; les appareils larvaires, inutiles à l'adulte, disparaissent au moment de la mue, et ceux des organes définitifs, qui manquent à la larve, se produisent sur place aux dépens des éléments existant déjà.

Ces remarquables phénomènes génétiques sont propres aux larves des Insectes holométabolaires, à celles qui supportent des métamorphoses nombreuses et profondes. Ils ne sont pas entièrement connus, car on ne les a guère étudiés jusqu'ici que chez des Lépidoptères, et des Diptères; mais tout porte à croire, d'après les faits acquis, qu'ils sont partout identiques dans leur essence, et qu'ils diffèrent seulement par des points secondaires, comme le nombre des disques imaginaux. Les observations les plus complètes, qui aient été publiées sur un tel sujet, sont dues à Künckel d'Herculais, à Weissmann, à Ganin, à Viallanes, et à Kowalevsky.

L'état le plus simple, sous ce rapport, est offert par certains Diptères némocères, tels que les *Corethra*, dont la phase nymphale est fort courte. L'histolyse n'existe presque pas; les organes larvaires sont entièrement conservés, ou peu s'en faut, pour passer à l'adulte; et les principaux changements se bornent à l'histogenèse, c'est-à-dire à la production des appareils définitifs dont la larve est privée. Ces derniers prennent naissance, en puisant leurs matériaux dans des amas de cellules mésodermiques qui n'avaient point encore été utilisés. — Les membres locomoteurs sont formés au moyen de disques imaginaux. Chacun des trois anneaux du thorax porte deux paires de ces disques, l'une dorsale et l'autre ventrale. Ces organes correspondent à des zones où l'ectoderme de la larve s'épaissit, et s'adjoint une assise d'éléments mésodermiques; ils naissent aux dépens de la paroi des trachées, et non loin des stigmates, ou s'attachent aux terminaisons des nerfs. Les trois paires des disques ventraux grandissent, et donnent, en se développant, les trois paires de pattes thoraciques. Ces disques ne sont, au fond des choses, que les ébauches de ces membres. La paire postérieure des disques dorsaux fournit les balanciers, les ailes atrophiées, alors que la moyenne produit les ailes véritables; la paire antérieure ne prend aucune part à la genèse des appendices locomoteurs, et borne son rôle à engendrer une portion des téguments dorsaux du premier anneau thoracique.

Les observations faites sur les Lépidoptères sont encore bien peu nombreuses; elles suffisent cependant pour dénoter une certaine concordance avec les Diptères némocères. L'histolyse ne joue pas un grand rôle; des destructions se produisent bien dans le mésoderme, sans doute par phagocytose, et surtout dans les muscles, mais elles ne sont pas très considérables; la larve contient en elle-même de nombreux éléments cellulaires qu'elle n'a pas employés, et la pupe se sert de ces éléments pour façonner les organes définitifs qu'elle doit produire. Les principaux, des phénomènes de ce développement, portent sur la présence de disques imaginaux, qui donnent naissance aux appendices locomoteurs, aux ailes et aux pattes.

Les modifications embryonnaires sont plus complexes, chez les Diptères brachycères, que partout ailleurs; elles tiennent à la fois à une histolyse profonde, et à la présence de nombreux disques imaginaux. Les observations, faites à leur égard, ont porté sur des Syrphides (Volucelle) et sur les Muscides; les premières sont dues à Künckel d'Herculais, les secondes à Ganin, à Viallanes, et à Kowalevsky. Depuis la publication de ces travaux, quelques nouveaux faits isolés ont été acquis; mais il serait utile d'étendre aux autres Insectes, surtout en s'aidant des consciencieuses recherches de Viallanes, les notions fournies par l'étude des larves de Diptères.

D. — Il faut concevoir ces modifications, dans leur ensemble, comme s'effectuant de la manière suivante. Les larves des Diptères, au moment où elles deviennent des pupes, sont privées d'yeux composés, de pattes, d'ailes, et leurs organes internes sont établis d'après cette absence de membres, et d'après leurs adaptations particulières. Ces organes se détruisent par histolyse; leurs éléments constitutifs se dissocient, perdent leurs caractères propres, et retournent à l'état embryonnaire. La pupe offre alors l'aspect d'un sac, dont la paroi est constituée par

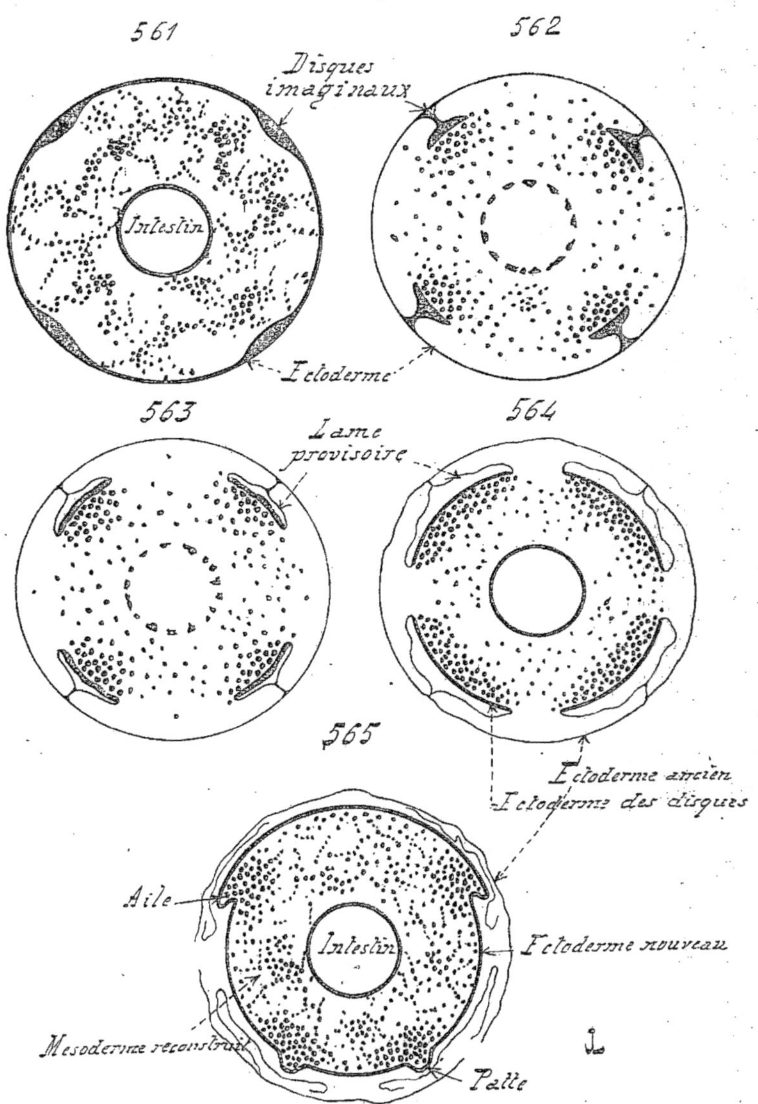

Fig. 561 à 565. — Histolyse et disques imaginaux des pupes d'Insectes (*coupes transversales diagrammatiques*). — En 561, larve prête à se convertir en pupe; au niveau de la coupe, quatre épaississements ectodermiques sont les ébauches d'autant de disques imaginaux; le mésoderme est organisé en travées, qui limitent les lacunes sanguines; l'intestin est entier. — En 562, les disques imaginaux grandissent, régularisent leurs contours,

les téguments, et dont la cavité est remplie par ces cellules embryonnaires, aux dépens desquelles l'histogenèse va façonner les appareils définitifs. — Cette désagrégation atteint les téguments eux-mêmes; l'ectoderme de la tête et celui du thorax se détachent, de sorte que leur basale seule sert à limiter la cavité où se trouvent les cellules internes; celui de l'abdomen persiste, mais prolifère de manière à former au-dessous de lui une nouvelle couche ectodermique, après quoi il se détache également, et se détruit. En somme, la larve des Muscides, après avoir possédé des appareils fonctionnels assez complexes, retourne, par une véritable régression, à l'état qu'elle présentait au début même de son

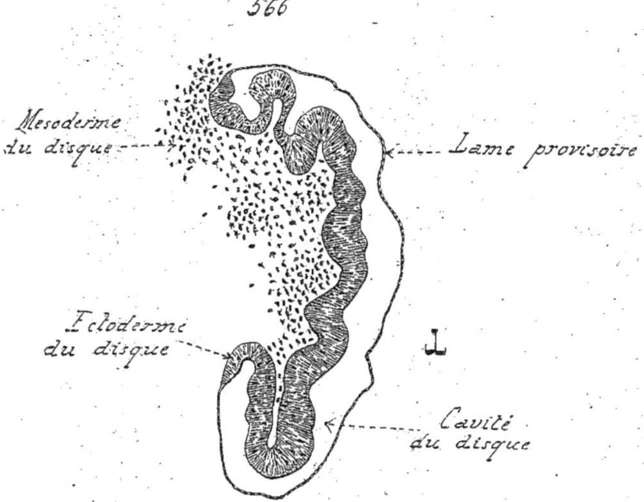

Fig. 566. — Structure d'un disque imaginal d'Insecte (*coupe médiane*). — Disque imaginal de l'aile, chez une pupe de la *Tipula gigantea*. D'après Viallanes.

évolution, alors qu'elle était constituée par un ectoderme extérieur entourant un protendoderme mésenchymateux.

---

et se détachent en partie de l'ectoderme. L'histolyse du mésoderme commence; ses éléments non différenciés, globules du sang et cellules conjonctives, agissent comme phagocytes, et détruisent les éléments différenciés, notamment le sarcoplasme des fibres musculaires. L'histolyse atteint également l'intestin. — En 563, ces phénomènes continuent à s'effectuer. Chacun des disques imaginaux se creuse de sa fente de clivage, de manière à produire sa lame provisoire; les éléments mésodermiques retournent à l'état embryonnaire, et la plupart d'entre eux s'annexent aux disques précédents. — En 564, les disques imaginaux grandissent et s'étalent; les deux de la paire dorsale se rapprochent l'un de l'autre, et de ceux de la paire ventrale; la lame provisoire et l'ectoderme ancien commencent à se flétrir; l'intestin se reconstitue. — En 565, fin de la phase nymphale. L'organogenèse s'achève; les disques imaginaux se soudent les uns aux autres, et reconstituent les téguments; le mésoderme produit à nouveau des muscles aux contours précis; et les membres, ailes et pattes, prennent naissance aux dépens de ces deux feuillets, pendant que les anciens téguments de la larve se détachent, et tombent.

Les disques imaginaux prennent naissance avant que l'histolyse ne commence, et pendant qu'elle s'effectue ; ils sont produits par l'ectoderme, auquel s'adjoignent des éléments mésodermiques, et ont l'aspect, lorsqu'ils sont bien complets, de petits corps blancs, placés dans la cavité interne de la larve, en dedans de l'ectoderme. Ils sont régulièrement disposés par paires, partout où ils existent, et s'attachent à la face interne de l'ectoderme par le moyen d'un petit pédicule. Lorsque l'histolyse est terminée, au moment où les éléments embryonnaires, qui les entourent, entrent dans la période d'histogenèse, eux-mêmes grandissent et prolifèrent. — Les segments, qui les possèdent, en ont deux paires d'habitude, l'une dorsale et l'autre ventrale ; les deux disques de chaque paire s'accroissent, en s'étalant, jusqu'à ce qu'ils se rencontrent ; après quoi ils se soudent. Il en est de même pour l'ensemble des deux paires, qui s'unissent sur les côtés du segment ; malgré la chute de son ectoderme larvaire, celui-ci se trouve donc offrir une nouvelle paroi, qui lui est donnée par les disques ; il acquiert ainsi ses téguments définitifs. Et, lorsque l'anneau porte des appendices, ces derniers sont produits par les nouveaux téguments issus des disques, auxquels s'ajoutent, pour engendrer les muscles, les éléments mésodermiques que les disques contenaient.

Chaque partie du corps renferme des disques imaginaux. La tête en contient trois paires d'abord, et quatre ensuite, par le dédoublement de la première paire ; parfois, chez la Volucelle, le chiffre quatre est atteint de suite. La première paire donne les antennes et les téguments voisins, la seconde paire les yeux composés, la troisième et la quatrième fournissent l'ectoderme de la face inférieure de la tête, avec les pièces buccales. — Le thorax en renferme six paires, deux paires par anneau, l'une dorsale et l'autre ventrale ; les trois paires inférieures engendrent les téguments de la face ventrale, et les pattes locomotrices ; les trois paires supérieures constituent les téguments de la face dorsale, avec, pour les deux dernières, les ailes et les balanciers. — Chacun des anneaux de l'abdomen porte deux paires de disques, l'une dorsale et l'autre ventrale ; ces derniers diffèrent de leurs homologues de la tête et du thorax par leur apparition tardive, car ils naissent durant la période nymphale, au lieu de s'ébaucher quelque temps avant, et par leur structure plus simple ; ils sont dépourvus de la lame provisoire qui existe chez les premiers, et dont on verra plus loin la nature. Ces disques se bornent à engendrer, au-dessous de l'ectoderme larvaire dont ils proviennent, les téguments définitifs de l'individu ; ils grandissent, en s'étalant tout comme les autres, se rejoignent, et se soudent pour composer une couche complète ; après quoi l'ectoderme larvaire, placé en dehors d'eux, se détache, et meurt.

Les disques imaginaux de la tête, et ceux du thorax, présentent, dans leur structure, une complexité assez grande. Leur première ébauche est

un épaississement local, sur une étendue restreinte, de l'ectoderme larvaire; cette région épaissie s'avance dans l'intérieur du corps de la
larve, en restant unie à l'ectoderme par un pédoncule de plus en plus
mince. Les cellules qui la constituent, et qui sont toutes d'origine ectodermique, se multiplient activement; l'ensemble prend bientôt l'aspect
d'une lame épaisse, ou d'un disque plus ou moins incurvé. Cette lame
se divise ensuite, par un véritable clivage, en deux couches superposées;
l'une externe et mince, l'autre interne et plus forte; la fente de clivage
grandit, et se transforme en une cavité assez vaste. — La couche externe
est dite la *lame provisoire;* déjà fort mince au moment de son apparition, elle diminue encore, et finalement disparaît, d'où son nom. L'assise interne ne se détruit pas; elle persiste, et représente la région
ectodermique du disque, celle qui va grandir pour donner les téguments définitifs. En dedans de cette assise, et faisant partie du disque, se trouvent des cellules, qui produisent plus tard les muscles
des téguments et des membres. Ganin pense que ces éléments proviennent de l'assise interne du disque, de l'ectoderme par suite; c'est
là une contradiction avec les données de l'embryologie générale, qui
dénotent toujours la parfaite indépendance des feuillets. Les recherches
accomplies par Viallanes montrent, conformément à ces données, que
les cellules des disques dérivent du mésoderme de la larve, et correspondent, soit à des éléments cœlomiques (globules du sang) qui s'ajoutent aux disques, soit à des éléments issus de l'histolyse des appareils
du feuillet moyen.

Chaque disque présente dès lors une disposition complexe. Il a la
forme d'une lame épaisse, presque globuleuse, que sa couche provisoire
rattache, par un petit pédicule, à la face interne de l'ectoderme larvaire.
Son assise interne, incurvée en dedans, contient dans sa concavité un
certain nombre de cellules mésodermiques. Durant la période nymphale,
l'ectoderme larvaire, le pédicule, et la lame provisoire disparaissent;
l'assise interne demeure seule avec son mésoderme, et le disque répond
ainsi à un assemblage d'éléments ectodermiques et mésodermiques. —
Il grandit, en s'étalant jusqu'à rencontrer ses voisins pour se souder
avec eux; l'ectoderme du disque, étant extérieur, donne par suite la
partie des téguments qui lui correspond; le mésoderme, interne, se trouve
placé en dedans, et fournit les muscles nouveaux. Les ébauches des
membres sont de simples expansions des disques, revêtues par la couche
ectodermique, renfermant dans leur intérieur des éléments du feuillet
moyen, et constituant leurs fibres contractiles avec ces derniers.

E. — Pendant que les disques imaginaux, formés avant le commencement de la période nymphale, se développent pour produire les téguments de l'adulte, ses membres, et les muscles qu'ils renferment, l'histolyse détruit les organes internes, c'est-à-dire les muscles du corps, les
trachées, le tube digestif, une partie des centres nerveux, le corps adi-

peux, et les convertit en cellules embryonnaires. Ces dernières se groupent ensuite, et se différencient, pour se prêter à l'histogenèse, et pour engendrer les tissus avec les organes définitifs.

L'histolyse des muscles s'accomplit de deux manières. Dans un cas, le sarcoplasme, la substance contractile de la fibre, disparaît peu à peu. Les recherches, effectuées par Kowalevsky, ont montré que les globules du sang de la larve, et sans doute quelques cellules conjonctives, jouent le rôle de phagocytes, dans cette résorption ; ils rongent le sarcoplasme, et le détruisent. L'élément n'est bientôt représenté que par son noyau, entouré de sa mince auréole de protoplasme granuleux, non différencié ; il correspond, en cet état, à une cellule embryonnaire. Dans l'autre cas, le sarcoplasme disparaît également, mais le noyau et son auréole protoplasmique se multiplient, pour donner de nombreux éléments embryonnaires ; ceux-ci, à cause de leur aspect, sont nommés *granules roses* par Viallanes, et *petites boules à noyaux* par Weissmann.

L'histolyse du corps adipeux, fort remarquable, n'est pas encore bien élucidée dans sa signification. Ce corps se compose d'un amas compact de cellules, riches en granulations graisseuses, et placé dans la région dorsale de la larve. Chacune de ces dernières se remplit, en un court espace de temps, de gros granules, divisés en deux parties : l'une centrale, aisément colorable par les réactifs histologiques tels que le carmin ; l'autre externe, formant une auréole à la première. Les cellules adipeuses, chargées de ces granules, sont les *grosses boules à noyaux* de Weissmann ; elles se détruisent par la suite, et les granules qu'elles contiennent sont mis en liberté. Ceux-ci ressemblent aux autres éléments embryonnaires, et sont certainement des cellules complètes, dont la zone centrale est le noyau. Leur naissance serait donc interne, puisqu'elles apparaissent dans l'élément adipeux, tout comme les cellules du blastoderme des Insectes se forment dans l'intérieur même du vitellus ; des renseignements plus détaillés à cet égard, et portant de préférence sur les modifications subies par le noyau, seraient nécessaires.

Le tube digestif se détruit également par histolyse. Ses trois parties, l'entéron, le procteon, et le stomeon, dissocient leurs éléments ; mais il semble que ces derniers ne se mélangent pas aux autres, et restent à peu près en place, pour donner à nouveau les régions dont ils proviennent. Les trachées disparaissent aussi ; les cellules, d'origine ectodermique, qui constituent leurs parois, se séparent les unes des autres, retournent à l'état embryonnaire, et se mêlent aux autres éléments similaires de la larve. Les étuis chitineux de ces tubes respiratoires persistent seuls, pendant en certain temps, et se détruisent ensuite.

En résumé, les cellules, qui s'étaient différenciées et accolées pour produire les organes larvaires, s'isolent les unes des autres, et retournent à la forme embryonnaire ; l'intérieur du corps de la larve est rempli par ces éléments, qui composent par là un abondant mésenchyme, comparable à celui qui constitue le feuillet moyen, lors des premières phases de l'évolution. Ces cellules mésenchymateuses se joignent de nouveau par la suite, se disposent dans le but de façonner des organes réguliers, se différencient à mesure, pour la seconde fois, suivant les procédés histogénétiques habituels, et produisent ainsi l'économie définitive.

§ 5. — Origine des organes.

Les observations, faites sur la genèse des organes des Arthropodes, sont déjà assez nombreuses; mais elles touchent seulement à quelques types particuliers, et n'embrassent pas le groupe entier. Elles suffisent, cependant, pour dénoter une remarquable concordance, entre les diverses classes, sous le rapport des procédés employés, et de la structure définitivement acquise; les phénomènes sont identiques quant au fond, et ne diffèrent guère que par les détails. Aussi, les notions succinctes qui suivent permettront-elles d'avoir une idée suffisante de ce développement, et de le considérer comme s'appliquant à la majorité des Arthropodes, sinon à tous.

I. **Appendices.** — *A.* Tous les appendices, malgré la diversité de leurs formes et de leur structure, ont même organisation essentielle, et sont engendrés par les mêmes moyens. Ils dérivent de petites saillies, régulièrement placées par paires sur les téguments, qui se composent d'une assise externe de cellules ectodermiques, entourant une cavité centrale remplie d'éléments mésodermiques. La saillie grandit, se convertit en un mamelon, qui devient de plus en plus long, et se divise à mesure en articles par des étranglements annulaires, mais en conservant la même structure. Son ectoderme se recouvre d'une cuticule, et donne les téguments du membre; son mésoderme se creuse de cavités qui, communiquant avec le système circulatoire du corps, servent au sang pour pénétrer et se déplacer dans la patte, et ses cellules se transforment, pour la plupart, en fibres musculaires. Ce sont là les plus importantes des modifications que subissent les appendices, et tous les présentent; les autres particularités tiennent à la taille, ou à la forme, sont secondaires par suite, puisqu'elles n'atteignent point la structure fondamentale, et se conçoivent d'après l'aspect définitif.

B. — Les appendices véritables du corps des Arthropodes, ceux qui méritent réellement ce nom, sont régulièrement disposés par paires placées à la file, les unes derrière les autres; ils existent chez tous les représentants du groupe, sauf quelques rares cas d'une atrophie entraînée par l'adaptation au parasitisme. Les premiers d'entre eux apparaissent d'une manière précoce sur l'organisme embryonnaire, dès les phases initiales de l'évolution. — Il est cependant un certain nombre d'expansions extérieures, que certains Arthropodes possèdent, non d'autres, et que plusieurs auteurs considèrent comme des membres réels, homologues aux autres appendices, ayant la même nature essentielle et la même signification qu'eux. Tels sont les yeux composés des Crustacés supérieurs, souvent montés sur des pédoncules; certains naturalistes étendent même, à tous les yeux composés des Arthropodes, la valeur qu'ils accordent à ceux de ces Crustacés. Ils se basent, pour ce faire, sur la présence d'un pédoncule dans certains cas, pédoncule comparable à un membre; et sur le fait qu'une masse ganglionnaire particulière, appartenant au cerveau, est destinée à innerver ces appareils, tout comme les ganglions de la moelle nerveuse ventrale innervent la plupart des autres appendices.

Cependant, l'embryologie et l'anatomie comparée s'accordent également pour controuver cette opinion. Le fait que les yeux composés reçoivent leurs fibres nerveuses de ganglions spéciaux, et volumineux, s'explique de lui-même, comme du reste tous les phénomènes similaires que présentent les autres animaux, par l'excessif développement de ces yeux; du moment où ces organes sont fort gros, et jouent un rôle important, leur capacité d'innervation se trouve être dans les mêmes proportions. Les centres nerveux se disposent, et se modifient, d'après les appareils auxquels ils envoient leurs nerfs, mais ne règlent pas, et ne dirigent pas, le développement de ces derniers; ils ne font que le suivre, et s'y prêter. — D'autre part, les Arthropodes, dont les yeux sont montés sur des pédoncules, appartiennent tous à la série des Crustacés, et aux types les plus complexes de cette série, aux Branchiopodes supérieurs (*Artemia*) parmi les Entomostracés, aux Podophthalmes parmi les Malacostracés; tous les représentants inférieurs de ces classes ont des yeux à fleur de peau. Cette comparaison suffit pour démontrer que la présence d'un pédoncule est un caractère d'ordre élevé, qui manque aux plus simples des Crustacés. Comme les membres de ces derniers sont rigoureusement les homologues, d'après leur situation, de ceux des Podophthalmes, il s'ensuit que les pédoncules oculaires sont des formations nouvelles, surajoutées aux appendices réels des régions où ils sont placés, et cette absence de synchronisme empêche d'établir entre eux une homologie complète.

De plus, en suivant le développement des appareils visuels chez les embryons, on s'aperçoit que les yeux composés des adultes répondent à une multiplication des yeux simples, des ocelles, des larves. Ces ocelles sont même les seuls organes de la vue chez un assez grand nombre d'Arthropodes, la plupart des Entomostracés, les Arachnides, etc. Les yeux simples ne sont certainement point des appendices; ils sont constitués par quelques cellules ectodermiques, qui se modifient en vue de leur fonction, tout en conservant leur place; du moment où l'œil composé n'est qu'un œil simple perfectionné par multiplication, et par accroissement, la même valeur doit être accordée au premier comme au second. Et, en résumé, les yeux, quels qu'ils soient, ne peuvent point être considérés comme homologues à des appendices réels, comme répondant à des membres adaptés à un rôle sensitif, malgré les pédoncules qui les portent dans certain cas.

La même conclusion doit être appliquée aux ailes de la plupart des Insectes. Ces appareils ne sont pas des membres préexistants, et transformés en vue d'une adaptation locomotrice spéciale, mais bien des formations nouvelles. Tout porte à croire, comme Gegenbaur l'a suggéré le premier, qu'il est permis de les comparer aux branchies trachéennes de certaines larves d'Insectes, à celles des Ephémérines par exemple. Ces organes sont des expansions tégumentaires lamelleuses, qui renferment des trachées dans leur intérieur, d'où leur nom; elles servent à la respiration en permettant, au travers de leurs parois, l'échange des gaz entre l'eau qui les baigne, et l'air contenu dans les tubes trachéens. Les ailes seraient des branchies trachéennes fort amples, détournées de leurs fonctions premières par une adaptation à la vie terrestre, et servant à l'individu pour s'élever dans l'air.

Les embryons de certains Arthropodes, et notamment ceux des Crustacés Edriophthalmes, possèdent sur leur corps des appendices complémentaires, qui naissent précocement, et disparaissent d'habitude avant la fin de l'évolution; l'ensemble de ces appareils est désigné sous le nom *d'organe dorsal*. L'aspect de ce dernier est très variable; il se compose souvent de deux baguettes, plus ou moins longues, placées symétriquement de part et d'autre de la ligne médiane, sur la face dorsale de l'individu. — La signification réelle de ces expansions est encore inconnue; il est certain cependant qu'elles ne sont point des appendices vrais, vu leur position dorsale, tout à fait en dehors de la série régulière des membres véritables. Bessels et Dohrn les considèrent comme les homologues des épines, qui hérissent la carapace des larves zoéennes d'autres Crustacés; Nüssbaum les compare à des enveloppes amniotiques qui seraient fort réduites. Il est encore impossible de se prononcer en connaissance de cause.

Enfin, le *labre*, la lèvre supérieure, des Insectes est pris, par certains auteurs, comme répondant à une paire de membres fusionnés. Ce labre forme une saillie, en avant de la bouche de ces animaux, entre les antennes (1re paire de membres de la série totale) et les mandibules (2e paire de membres de la série totale); il est parfois bifide, ce qui tend à lui accorder une origine binaire, et sa situation permet de le comparer à la seconde paire d'antennes des Crustacés. Dans la pensée de ces naturalistes, la disposition des appendices serait la même chez les Crustacés et les Insectes, chez les Tétracères et les Dicères; la première paire d'antennes des premiers correspondrait à l'unique paire d'antennes des seconds, la seconde paire d'antennes au labre, les mandibules aux mandibules, les premières mâchoires des uns aux premières mâchoires des autres, et ainsi de suite. — Cette assimilation ne peut être acceptée. Le développement montre que le labre est, dès sa première apparition,

une pièce impaire et simple; il n'est donc point constitué par deux parties soudées, et ne doit pas être assimilé à une paire d'appendices. Il
n'est qu'un bourrelet placé en avant de la bouche, et rien de plus.

C. — La discussion précédente contribue à préciser les notions,
relatives aux homologies des appendices, entre les trois sous-embranchements des Arthropodes. Ces homologies existent vraiment, en ce
sens que certains membres des uns sont comparables à ceux des autres,
et inversement; mais elles ne sont point dénotées par l'aspect, ni par les
fonctions, de ces membres. Elles le sont par la situation de ces derniers
sur leur corps, par leur numéro d'ordre en partant de l'extrémité antérieure, la première région produite chez l'embryon. Les mandibules des
uns ne sont pas homologues aux mandibules des autres ; elles leur sont
simplement analogues, la ressemblance découlant ici de l'identité des
fonctions. Il faut, pour établir les homologies réelles, s'appuyer sur la
disposition régulièrement sériée des appendices, quelles que soient les
transformations subies par ces derniers ; les appendices de la première
paire des uns correspondent à ceux de la première paire des autres, et
ainsi de suite. On en vient, alors, à établir les relations suivantes, qui
portent seulement sur les premiers membres, mais qu'il est facile
d'étendre aux autres.

Série totale.	Acères (Arachnides).	Dicères (Myriapodes, Insectes).	Tétracères (Crustacés).
1re paire.	Mandibules.	Antennes.	Premières antennes.
2e paire.	Mâchoires.	Mandibules.	Secondes antennes.
3e paire.	Premières pattes locomotrices.	Premières mâchoires.	Mandibules.
4e paire.	Secondes pattes locomotrices.	Secondes mâchoires.	Premières mâchoires.
5e paire.	Troisièmes pattes locomotrices.	Premières pattes locomotrices.	Secondes mâchoires.
Etc.	Etc.	Etc.	Etc.

Ce tableau montre la corrélation qu'il convient d'adopter, pour se
rendre compte des homologies entre les appendices. Ces dernières
dépendent de la situation sur le corps, et non des adaptations fonctionnelles. Celles-ci paraissent avoir été causées, dans leurs diversités, par
la position de la bouche, qui tantôt se perce au niveau de la première
paire (Acères), ou même un peu en avant d'elle, et tantôt au niveau des
paires suivantes (Dicères et Tétracères). Les particularités, qui découlent de l'emplacement variable de la bouche, ne sont pas capables de
modifier des homologies déjà établies, ou en voie de s'établir; et, par
suite, c'est la situation mutuelle des appendices qu'il convient seulement
d'invoquer en pareille circonstance.

Plusieurs naturalistes prennent à l'inverse cette manière de comprendre les choses, et se basent sur la position de la bouche, pour établir les homologies entre les appendices des divers Arthropodes. Ils admettent, au préalable, que la place de l'ouverture buccale reste fixe, et la même chez tous les représentants de l'embranchement, et ils partent de cette prémisse, pour comparer entre elles les paires d'appendices d'après leur arrangement par rapport à la bouche. Ils considèrent comme homologues les appendices peu nombreux qui naissent en avant d'elle, et distinguent entre des membres prébuccaux et des membres postbuccaux. — Sans insister sur la difficulté où l'on est souvent pour décider que tel appendice est placé en avant, ou au niveau, de l'orifice buccal, cette façon d'établir les ressemblances ne peut être suivie. Aucun fait ne permet de penser que la bouche se perce rigoureusement au même point, chez les embryons de tous les Arthropodes; cette ouverture est toujours antérieure, et presque terminale, mais nos connaissances se limitent à cette constatation, et l'on ne peut aller plus loin, lorsqu'il s'agit d'organes d'une telle petitesse, situés dans un espace aussi restreint. Les points de repère manquent, pour apprécier la place relative de la bouche, et voir si elle est constante; et l'on ne doit point, en toute logique, choisir les appendices pour faire cette comparaison, lorsque l'on veut classer ensuite ces mêmes appendices suivant leur situation par rapport à l'orifice buccal.

En tenant compte des phénomènes tels qu'ils se présentent, on est obligé d'assimiler entre elles les paires de membres, d'après leur numéro d'ordre, c'est-à-dire d'après leur disposition mutuelle, quelles que soient leurs adaptations et leurs formes, en élaguant les pédoncules oculaires et le labre, qui ne sont pas des appendices réels. Là se bornent, parmi les notions acquises, les seuls faits ayant un caractère suffisant de précision.

II. **Téguments.** — *A*. Les téguments des Arthropodes, malgré leur grande complexité, offrent une structure élémentaire assez simple. Ils se composent essentiellement d'un épithélium sécréteur, nommé par les auteurs *hypoderme, épiderme, épithélium chitinogène*, ou *matrice*, et d'une cuticule d'épaisseur variable; celle-ci forme une carapace, alors que celui-là correspond à l'ectoderme. Ce dernier engendre la carapace, quelle que soit sa composition, en exsudant la substance anhyste qui la constitue. D'après quelques observations éparses, peu compréhensibles encore, et effectuées pour la plupart sur des Insectes, les phénomènes sont difficiles à suivre. — L'ectoderme, composé de cellules cylindriques, commence par produire sa basale, qui l'isole, et le sépare du mésoderme; puis, sa face externe se recouvre d'un plateau assez épais, homogène, et continu, la portion fournie par chaque cellule se soudant avec ses voisines. Ce plateau est la première indication de la cuticule; une substance anhyste, produite par l'ectoderme, s'intercale entre lui et ce dernier, et forme une couche d'abord transparente, qui jaunit par la suite. Cette couche est une nouvelle assise cuticulaire; d'autres quantités de substance anhyste, poursuivant la même évolution, naissent en dessous d'elle ; et le phénomène continue à s'effectuer de cette façon. Le plateau primitif est sans cesse repoussé au dehors, et éloigné de l'ectoderme, les zones cuticulaires les plus récentes étant aussi les plus proches de ce feuillet cellulaire. — Lorsque les téguments portent des poils, chacun de ces derniers correspond au sommet étiré, et couvert de cuticule, d'une cellule ectodermique plus volumineuse que les autres. Plusieurs auteurs donnent un nom particulier à cet élément : celui de *cellule trichogène*.

L'exsudation est très hâtive d'ordinaire; elle commence durant les premières phases du développement, et a pour effet de produire, autour de l'embryon, des membranes cuticulaires, qui l'entourent et lui servent d'enveloppes. Aussi, le petit être est-il obligé de se débarrasser de ces membranes pour continuer son évolution, soit qu'il augmente de taille, soit qu'il modifie son aspect extérieur; cette nécessité est la cause des *mues embryonnaires*, déjà décrites à leur place, et pour chaque groupe pris en particulier, dans le paragraphe précédent. — Ces mues sont de deux sortes, et les termes, qui les désignent, indiquent parfaitement leur nature : les unes sont des *mues d'accroissement*, par lesquelles l'embryon, en grandissant, brise l'enveloppe qui l'enserre d'une façon trop étroite; les autres sont des *mues de transformation*, encore nommées *mues de développement*, au moyen desquelles l'embryon, donnant naissance à de nouveaux organes extérieurs, et notamment à des appendices, ou modifiant de beaucoup sa forme générale, abandonne sa première cuticule qui, par sa rigidité, s'opposait à la genèse de ces productions supplémentaires. Souvent, la même mue présente le double caractère d'accroissement et de transformation, chez la plupart des larves de Crustacés par exemple; ailleurs, et notamment chez les embryons des Insectes supérieurs, une même mue appartient d'habitude à l'un, ou à l'autre, de ces deux types.

Parfois, les mues ne sont pas spéciales aux embryons, et existent encore chez l'adulte; les Crustacés supérieurs offrent des exemples bien connus de ce phénomène. Dans ce cas, les mues sont toujours d'accroissement.

L'ectoderme est supporté par une assise conjonctive, plus ou moins épaisse suivant la taille de l'individu, et qui a reçu, à cause de sa situation, le nom de *derme;* cette couche se relie étroitement aux bandes conjonctivo-musculaires, qui limitent les lacunes cœlomiques où circule le sang. L'anatomie dénote déjà la nature de ce derme, qui paraît être une dépendance du mésoderme ; l'embryologie confirme ces données. L'assise sous-ectodermique est engendrée par des cellules du feuillet moyen, qui viennent se placer au-dessous de l'ectoderme, et produisent le tissu conjonctif auquel il est fait allusion.

B. — Les téguments de certains Crustacés inférieurs, appartenant aux ordres des *Phyllopodes*, des *Ostracodes*, des *Cirrhipèdes*, et des *Rhizocéphales*, portent deux expansions symétriques, entourant le corps à droite et à gauche, étendues d'une manière variable suivant les types, et dont l'ensemble est désigné par le terme de *manteau*, comme son correspondant des Mollusques. Les relations du manteau avec le corps établissent que ces deux parties sont des replis de téguments; l'embryologie aboutit au même but.

Le manteau possède deux origines différentes. — Chez les Phyllopodes, les Ostracodes, et les Cirrhipèdes, du moins chez les types dont le développement est connu, les téguments de la larve émettent, sur la face dorsale du corps, deux expansions symétriques, et placées de part et d'autre de la ligne médiane. Ces expansions grandissent de haut en bas, progressent de manière à recouvrir les côtés de l'embryon, parviennent, dans certains cas, jusque sur sa face ventrale, et constituent ainsi les deux parties du manteau. Ce dernier est donc vraiment une dépendance des téguments dorsaux, constituée par deux replis qui vont en s'accroissant. — Tel n'est pas le cas pour les Rhizocéphales, si l'on en juge d'après les observations faites par Delage sur la *Sacculina carcini*. Le manteau est ici façonné sur place, par les assises cellulaires périphériques de l'embryon, et ne dérive en rien d'expansions émises par les téguments dorsaux; les cellules, qui composent ces assises, s'organisent pour produire les éléments de cet appareil, sans perdre leur situation première. Delage s'appuie, sur cette différence de développement, pour admettre que le manteau des Rhizocéphales n'est pas l'homologue de celui des Cirrhipèdes. Il est difficile d'accepter une telle opinion. — Les embryons des Sacculines sont déjà parasites, au moment où ils engendrent leur manteau, et plongés dans les tissus de leurs hôtes; les caractères qu'ils présentent sont, d'une manière manifeste, en relation étroite avec leur état de parasitisme; et comme, malgré la dissemblance d'origine, le manteau des Rhizocéphales offre la même structure fondamentale et la même disposition essentielle que celui des Cirrhipèdes, tout porte à croire qu'il s'agit ici d'un *déplacement dans l'espace*, comparable à ceux qui se manifestent fréquemment dans les embryogénies condensées, et chez les embryons secondaires. — Les larves des Sacculines sont, selon toute évidence, des embryons secondaires, adaptés à une vie parasitaire complète, et ne peuvent servir pour renverser des homologies établies d'après l'anatomie comparée, et d'après les embryologies dilatées, subies par d'autres représentants de leur groupe.

III. **Centres nerveux.** — *A*. Les Arthropodes sont remarquables par la constance de structure de leurs centres nerveux. Ces organes sont divisés en deux parties : l'une située dans la tête, et en avant de la bouche; l'autre placée en arrière de cet orifice, et s'étendant plus ou moins loin vers l'extrémité postérieure du corps. La première est un cerveau, la seconde une moelle ventrale; toutes deux communiquent entre elles au moyen d'un collier œsophagien. Sauf chez un certain nombre d'Entomostracés, et il est à remarquer que ces êtres sont en même temps les plus simples des Arthropodes actuels, le cerveau et la moelle ventrale sont scindés en deux moitiés symétriques, disposées de part et d'autre de la ligne médiane, et unies par des commissures transversales, ou bien jointes directement, sur la ligne médiane elle-même, suivant une étendue variable d'après les types. Chacune de ces moitiés est elle-même divisée en ganglions, placés à la file les uns derrière les autres, et mis en communication par des commissures longitudinales plus ou moins larges et grosses. — Le cerveau est simple, ou partagé en deux et trois ganglions. Le nombre des ganglions de la moelle ventrale est des plus divers, suivant les groupes considérés; mais, assez souvent, ce chiffre est en rapport avec celui des segments, chacun de ces derniers portant une paire de masses ganglionnaires. Ce fait est loin, cependant, d'être la règle; les Arthropodes inférieurs possèdent moins de ganglions que d'anneaux, et il en est de même pour ceux des Arthropodes supérieurs qui ont subi, avec toute son amplitude, l'impulsion de coalescence. Dans le premier cas, la moelle ventrale n'est pas aussi longue que celle des formes un peu plus élevées; et, dans le second, des ganglions, disjoints chez des types plus simples, sont unis en un seul corps innervant plusieurs segments.

Le cerveau est simple chez un assez grand nombre d'Entomostracés; tout au plus présente-t-il, plus ou moins marquée, une scissure médiane le divisant en deux lobes. Chez les Malacostracés, notamment les Décapodes, et les Dicères (Insectes et Myriapodes), il est divisé en trois parties nommées, suivant leur situation en allant d'avant en arrière, *protocere-bron, deutocerebron* et *tritocerebron*. Le protocerebron des Décapodes et celui des Dicères innervent les yeux; le deutocerebron des premiers innerve les premières antennes, et celui des seconds les seules antennes qui existent chez ces types; enfin, le tritocerebron des premiers envoie des nerfs aux secondes antennes, et celui des seconds au labre. Des études sur le cerveau des Entomostracés, des Edriophthalmes, et des Podophthalmes inférieurs, sont nécessaires pour comprendre de quelle manière une structure si complexe se raccorde à la disposition élémentaire, observée chez quelques Entomostracés. Ces études seront d'un grand poids, pour concevoir la signification exacte des diverses parties du cerveau des Arthropodes. — Chez les Acères, le cerveau comprend seulement deux parts, un protocerebron, et un deutocerebron, dont la première innerve les yeux, et la seconde les appendices de la première paire.

Parmi les régions qui constituent les centres nerveux des Arthropodes, le cerveau est le plus important à examiner dans son développement, car il présente une plus grande complexité que la moelle ventrale. Les recherches sur ce sujet sont assez nombreuses; les plus récentes, et les plus complètes, sont dues à Graber, à Patten, à Wheeler, surtout à Viallanes; elles ont porté, pour la plupart, sur les Insectes, mais la constance de structure du système nerveux, chez les Arthropodes, autorise à étendre à l'embranchement entier les faits principaux, observés sur les représentants d'une de ses classes.

B. — Les moins élevés des Arthropodes, sur lesquels on ait étudié le développement des centres nerveux, sont des Malacostracés édriophthalmes de l'ordre des Isopodes, notamment des *Oniscus* et des *Porcellio*. L'ébauche des centres est engendrée par l'ectoderme; elle est simple, impaire, et médio-ventrale; elle consiste en un cordon cellulaire continu, qui s'étend, sur la ligne médiane ventrale, depuis l'extrémité antérieure jusqu'à l'extrémité postérieure du corps, et en partie interrompu au niveau de la bouche. — Son origine est des plus simples; partout où elle doit se présenter, les cellules ectodermiques prolifèrent sur leur face profonde, et d'une manière active; les éléments ainsi produits restent serrés les uns contre les autres, et leur ensemble fait saillie dans l'intérieur de l'embryon; les contours extérieurs de ce dernier ne changent pas. Lorsque ce développement est avancé, la zone proliférante est semblable à un cordon, qui parcourt le corps entier, s'appuie sur l'ectoderme par sa base, et forme bourrelet dans l'organisme. — Ce cordon est d'abord très volumineux, par rapport aux dimensions de l'embryon; la disproportion cesse par la suite, car le reste de l'économie grandit plus vite que lui. Tout en s'accroissant, il se divise en plusieurs régions, et se sépare à mesure de l'ectoderme dont il provient. Les régions principales sont au nombre de trois : l'une, antérieure, placée en avant de la bouche, et très volumineuse, donne le cerveau; la seconde, moyenne, se partage en deux bandes qui encadrent la bouche, et fournissent le collier œsophagien; la troisième, postérieure et de beaucoup la plus longue, commence en arrière de l'orifice buccal, et s'étend jusqu'à l'extrémité postérieure du corps. Celle-ci se scinde en ganglions, car toutes ses parties placées dans les anneaux de l'organisme s'épaississent beaucoup, alors que celles situées sur les lignes de jonction des mêmes anneaux restent relativement minces; lorsque cette évolution s'est poursuivie pendant un certain temps, la troisième région de l'ébauche nerveuse ressemble à un cordon noueux, dont les nodosités, placées à égale distance les unes des autres, et assez rapprochées, correspondent à ces parties épaissies. La moelle nerveuse ventrale s'est ainsi constituée aux dépens de cette troisième région; les nodosités sont les ganglions; les régions restées minces, et étroites, sont les connectifs longitudinaux, qui unissent entre eux les ganglions, en maintenant la continuité dans la chaine entière.

A mesure que l'ébauche nerveuse se différencie, elle se divise, d'autre part, en deux bandes parallèles, et juxtaposées sur la ligne médiane. Le cordon qu'elle forme ne demeure pas simple et impair; il devient double,

c'est-à-dire composé de deux bandes parallèles, qui parcourent le corps,
et s'unissent de place en place au moyen de connectifs transverses. —
Cette modification est surtout évidente dans la moelle ventrale. Elle
s'effectue par le procédé habituel. L'ébauche primitive offre l'aspect d'un
cordon simple, dont la section transversale est un demi-cercle, ou peu
s'en faut; la base du demi-cercle s'attache à l'ectoderme sur lequel
repose le cordon, et dont il provient; le contour est libre dans le corps
de l'embryon, où il affecte avec les éléments mésodermiques des rapports
de contiguïté. La croissance ultérieure de ce cordon ne s'effectue pas
d'une manière égale dans toutes ses parties; en se représentant la précédente section transversale, les côtés du cordon grandissent seuls, alors
que la base et le sommet ne varient guère. La forme change rapidement,
et devient plus complexe; on peut se la figurer en adjoignant, à chaque
côté de la section primitive, une nouvelle surface en demi-cercle. — Ces
régions latérales continuent à augmenter de taille, en s'étendant à la fois
sur les flancs, et au-dessus, du cordon primitif. En somme, ce dernier,
au lieu de conserver sa disposition simple, et sa forme de demi-cylindre
couché, se divise, par le fait de son accroissement inégal, en deux bandes
parallèles, jointes par leur base; il est creusé, en son milieu, d'une
rainure qui sépare ces deux bandes, et qui correspond au sommet du
demi-cercle initial, laissé en sa place, et n'ayant point changé. Les deux
bandes latérales, qui ne sont autres que les côtés de l'ébauche première,
continuent à grandir, alors que la base et le sommet de cette ébauche
ne varient point. Aussi, dès que ces phénomènes ont pris une certaine
extension, la base, qui unit les centres nerveux à l'ectoderme, se trouve
fort réduite, et finit même par disparaître, les centres étant alors autonomes de ce fait; et le sommet, surplombé par les masses latérales en
voie d'accroissement constant, se trouve reporté au fond d'une rainure
de plus en plus profonde. En outre, dans les zones où les cordons latéraux se disjoignent l'un de l'autre, cette rainure s'enfonce dans le tissu
qui unit ces cordons, de manière à atteindre leur base commune, et à les
isoler complètement.

C. — L'ébauche des centres nerveux est engendrée par l'ectoderme,
comme chez tous les autres animaux. Au moment où commence cette
genèse, l'ectoderme se compose d'une assise cellulaire, simple et régulière, qui entoure le corps entier. Cette disposition est aussi celle de la
région nerveuse; aussi, les éléments ectodermiques, compris dans cette
dernière, prolifèrent-ils par leur face profonde seule. Lorsque la première
phase de leur multiplication s'est effectuée, l'ectoderme de la région nerveuse est constitué par deux couches cellulaires superposées, et non par
une seule; la couche externe est l'ectoderme lui-même, la couche interne
est l'ensemble des éléments fournis par la face profonde de la précédente. — Dans toutes les zones du corps où vont naître des centres nerveux, l'ectoderme se trouve ainsi composé, au début même du déve-

loppement, par deux assises; l'externe continue à faire partie de l'ectoderme, l'interne donne les tissus nerveux. La couche externe produit
bien encore, toujours par sa face profonde, et durant un certain temps,
des éléments qui s'adjoignent à ces tissus, et se convertissent en cellules
nerveuses; mais l'interne seule joue le plus grand rôle dans ces phénomènes. Les cellules, qui la composent, se multiplient activement, et façonnent ainsi les éléments nerveux. Aussi les auteurs les ont-ils désignées
par des expressions particulières. Viallanes les nomme des *cellules gangliogènes*, et Wheeler des *neuroblastes*. — Ces termes sont justifiés dans
certains cas, lorsqu'il s'agit, par exemple, du cerveau des Insectes, où
ces cellules sont plus grandes que les éléments nerveux qu'elles engendrent; mais, en général, ils ne s'appliquent à aucun fait vraiment particulier. Toutes les cellules embryonnaires se multiplient, de manière à
augmenter en nombre, et à parfaire la quantité nécessaire pour constituer
les tissus de l'adulte; et, lorsque les cellules-mères et les cellules-filles
sont semblables, les unes ne méritent pas plus de nom spécial que les
autres. Dans le cas des centres nerveux des Arthropodes, les premiers
éléments formés sont déjà des cellules nerveuses : non pas entièrement
différenciées comme celles de l'adulte, et capables de fonctionner, mais
embryonnaires, c'est-à-dire n'ayant d'autre but et d'autre objet que
d'accroître leur nombre.

Les premiers éléments des ébauches nerveuses, étant ainsi engendrés par l'ectoderme, et sur la face profonde de ce dernier, continuent à
proliférer activement. L'ébauche s'accroît donc avec rapidité, et prend
la forme de cordon simple déjà signalée; à cette époque, elle est constituée par des cellules étroitement serrées les unes contre les autres.
La substance fibrillaire prend ensuite naissance, à peu près vers le
moment où se manifeste l'accroissement bilatéral du cordon nerveux;
elle apparaît dans la région interne de l'ébauche, sur le contour de cette
dernière et à sa surface, puis pénètre dans son intérieur. Elle s'étend
plus tard dans les cordons latéraux, en perdant sa situation superficielle
pour devenir centrale, et conserve désormais cette position. — Les
centres nerveux des Isopodes sont alors constitués. Malgré la complexité
de leur structure définitive, ils dérivent d'une ébauche simple, entièrement composée de cellules d'origine ectodermique, et placée sur la ligne
médiane ventrale de l'embryon.

D. — Deux faits sont à remarquer dans ce développement : la continuité de l'ébauche, et sa nature simple. Le premier d'entre eux est
important, en ce sens qu'il contribue pour sa part à éloigner les Arthropodes des Annélides. Les centres nerveux de ces dernières proviennent
de deux ébauches distinctes, la plaque céphalique et la plaque médullaire,
qui se mettent secondairement en relations mutuelles, au moyen d'un
collier œsophagien, mais commencent par être séparées; la plaque
céphalique donne le cerveau, et la plaque médullaire fournit la moelle

ventrale. Il n'en est pas ainsi chez les Arthropodes; leur ébauche nerveuse est unique, continue depuis l'extrémité antérieure du corps jusqu'à l'extrémité postérieure, et se divise ultérieurement en cerveau et moelle ventrale. Ces deux parties essentielles des centres nerveux ont donc même origine, proviennent d'un même élément fondamental, et ne peuvent être considérés comme des organes distincts. Sous ce rapport, les Arthropodes et les Annélides sont en opposition flagrante.

La seconde particularité tient à la nature simple de l'ébauche nerveuse, qui se compose tout d'abord d'un unique cordon impair et médian, et ne devient double, c'est-à-dire formée de deux bandes parallèles, que par la suite. Ce fait, nettement offert par les embryons des Isopodes, est à rapprocher de la disposition simple et impaire, possédée souvent par les Entomostracés, c'est-à-dire par les Arthropodes inférieurs. Ainsi présenté, il acquiert une importance considérable. En effet, les centres nerveux des animaux bilatéraux débutent toujours par une ébauche impaire et médiane, qui devient double par la suite. Les Annélides et les Vertébrés fournissent en cela d'excellents exemples. — Les Arthropodes ne font pas exception à la règle. Les plus élevés d'entre eux montrent bien une origine double pour leurs centres nerveux ; ces derniers naissent, et apparaissent tout d'abord, sous la forme de deux cordons parallèles et juxtaposés; mais il n'en est pas de même chez les Arthropodes inférieurs. En appliquant à ces données les notions générales de l'embryologie, on est conduit à rapporter la provenance double, des Arthropodes les plus complexes, à une omission dans le développement; la phase relative à l'ébauche simple et impaire manque, ou bien est à peine représentée, au moment de la formation des deux bandes voisines par une seule et même zone ectodermique. Et, pour conclure, il est permis de considérer les centres nerveux des Arthropodes comme dérivant, dans leur essence et en allant au fond des choses, d'une ébauche continue, simple, impaire, et placée sur la ligne médiane ventrale du corps.

E. — Les faits qui précédent sont relatifs aux Crustacés Edriophthalmes, c'est-à-dire à des Arthropodes d'une certaine infériorité organique. Ceux qui suivent se rapportent à des Arthropodes supérieurs, à des Insectes. Les recherches effectuées ont, en effet, touché de préférence à ces derniers animaux; et, la grande ressemblance établie entre les systèmes nerveux de tous les représentants de cette classe, qui se retrouve encore entre eux et ceux des Crustacés décapodes, permet d'étendre à ces derniers, et à tous les Insectes, les données principales acquises sur quelques-uns. Les observations les plus récentes, les plus complètes, et les plus dignes de créance, sont dues à Viallanes; elles ont porté sur un Insecte orthoptère, la *Mantis religiosa;* elles sont suivies pour la plus grande part, dans le présent exposé.

Les premiers vestiges des centres nerveux sont représentés par deux

cordons, qui proviennent de l'ectoderme suivant le procédé déjà indiqué
pour les Isopodes ; ils commencent par apparaître vers l'extrémité antérieure du corps de l'embryon, dans les lobes procéphaliques, et
s'étendent de là jusqu'à l'extrémité postérieure. Cet accroissement se

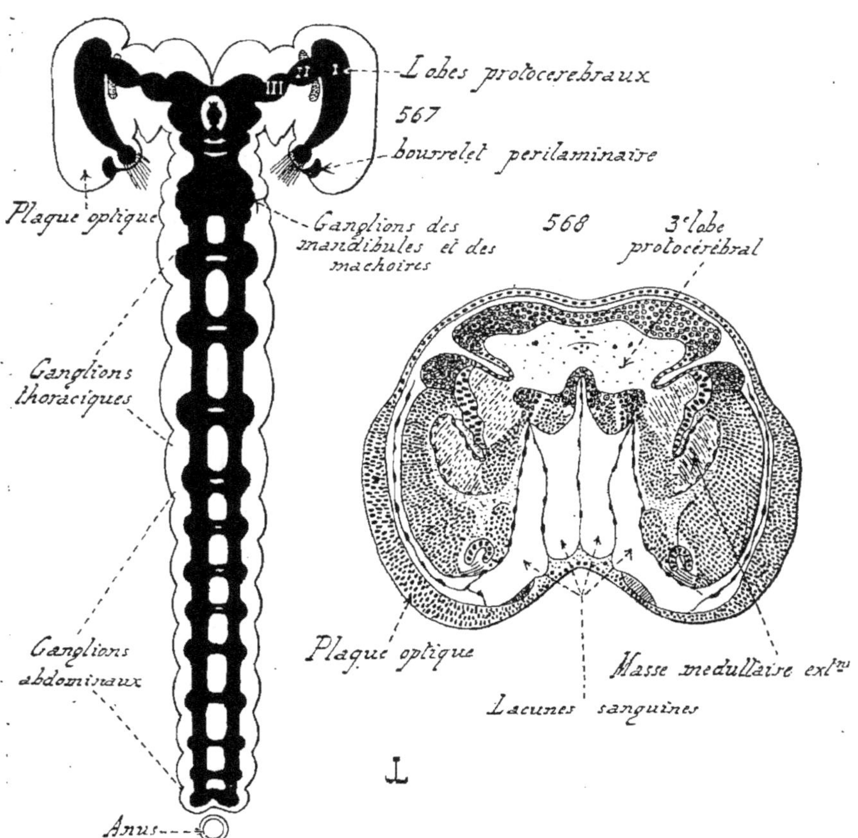

Fig. 567 et 568. — Développement des centres nerveux des Arthropodes (*silhouette et coupe
transversale;* d'après les recherches faites par Viallanes sur un Insecte, la *Mantis religiosa*). — En 567, ébauche des centres nerveux d'un embryon déjà avancé ; les espaces
laissés en blanc expriment les régions cellulaires, les espaces noirs les régions fibrillaires. Les chiffres I, II, III, indiquent les trois lobes protocérébraux du côté droit ; en
dedans et en dessous de ces derniers se trouvent le lobe deutocérébral et le lobe tritocérébral ; le ganglion frontal et le ganglion stomaco-œsophagien, impairs, sont placés dans
l'espace encadré par l'ensemble des lobes deutocérébraux et tritocérébraux des deux
côtés. En arrière vient la moelle ventrale, avec ses divers ganglions. — En 568, coupe de
la tête du même embryon, transversale et perpendiculaire à l'axe longitudinal du corps,
passant au niveau des troisièmes lobes protocérébraux, et montrant la complexité de
l'ébauche cérébrale. Les deux petits corps, en forme de fer à cheval, situés sous les
masses médullaires externes correspondantes, sont les derniers vestiges des bourrelets
périlaminaires.

produit par l'extension de la faculté proliférante à l'ectoderme de toute la région nerveuse, et non par l'augmentation de taille des premiers rudiments formés. — De même que chez les Isopodes et tous les Arthropodes, les indications initiales du système nerveux s'accusent hâtivement, dès que les feuillets blastodermiques sont constitués, et que l'ectoderme a revêtu ses caractères propres. — Au moment où ces phénomènes s'achèvent, l'ébauche nerveuse se compose de deux cordons parallèles, très proches de la ligne médiane ventrale, et s'étendant des lobes procéphaliques à la région caudale. L'évolution va d'avant en arrière; et il en est de même pour toutes les manifestations du développement, qui commencent dans la région antérieure des cordons, pour progresser vers l'extrémité postérieure.

Les deux cordons s'écartent l'un de l'autre en avant, et se recourbent en dehors; chacun d'eux forme, dans cette zone, trois renflements placés l'un derrière l'autre. L'ensemble de ces renflements est l'ébauche du cerveau. Le plus antérieur est le *premier lobe protocérébral*; le moyen est nommé *second lobe protocérébral*; quant au dernier, il se divise hâtivement en trois nouveaux lobes, désignés par Viallanes, et en allant d'avant en arrière, par les termes de *troisième lobe protocérébral*, de lobe *deutocérébral*, et de *lobe tritocérébral*. Il existe donc en tout cinq lobes; les trois premiers fournissent le protocerebron, le quatrième donne le deutocerebron, et le cinquième le tritocerebron. En arrière de ce dernier, les cordons nerveux produisent le collier œsophagien; plus en arrière encore, ils engendrent la moelle ventrale, et se renflent en ganglions dans chaque anneau. Les tissus des deux cordons s'attachent, par leur base, à l'ectoderme qui les a produits; un espace étroit les sépare en cette région basilaire, et c'est dans cet espace que naissent les commissures transversales unissant les divers ganglions.

Le développement du deutocerebron, celui du tritocerebron, et également celui de la moelle ventrale, n'offrent aucune particularité essentielle; les phénomènes offerts rappellent ceux qui sont signalés, dans les pages précédentes, comme s'appliquant aux Isopodes. Il importe seulement de se souvenir, ici comme chez les autres Arthropodes, que toutes les modifications évolutives ne s'effectuent pas simultanément dans l'étendue de l'ébauche entière, mais progressent de proche en proche, et vont d'avant en arrière.

Le développement du protocerebron est plus complexe; cette région nerveuse est en effet très différenciée chez l'adulte; sa part la plus importante se compose des deux ganglions optiques. Les faits, déjà indiqués, montrent que son ébauche est triple; elle comprend trois lobes placés l'un derrière l'autre, et occupant toute l'extrémité antérieure des cordons nerveux. Chacun de ces lobes fournit une zone particulière du protocerebron. — Les descriptions qui suivent, comme celles qui précèdent, s'appliquent seulement à l'un des cordons, c'est-à-dire à une moitié de l'ébauche nerveuse, l'autre suivant une évolution identique.

Au moment de la formation du premier lobe protocérébral, et au niveau où il va apparaître, l'ectoderme embryonnaire s'épaissit, et se partage en deux couches cellulaires superposées. Le phénomène est donc semblable de tous points à celui qui se manifeste ailleurs; seulement, une différence s'établit, au sujet de la couche cellulaire externe. Dans les autres régions nerveuses, cette assise persiste comme ectoderme définitif; ici, elle subit des différenciations considérables, et produit l'œil composé : aussi mérite-t-elle le nom de *plaque optique*, qui lui a été donné. L'assise interne, par contre, engendre, comme dans les autres ébauches, les cellules nerveuses. Elle se sépare complètement, et de bonne heure, de la plaque optique; elle fournit les éléments nerveux par sa face profonde seule; elle présente ainsi une certaine autonomie, que les auteurs expriment en la nommant couche des *cellules gangliogènes*, ou encore couche des *neuroblastes*. Les éléments, qui la constituent, sont plus gros que les cellules provenant d'eux; aussi se distinguent-ils de ces dernières pendant un certain temps, et composent-ils à la surface de leur amas une assise d'aspect particulier. Ils ne tardent pas, du reste, à cesser de se multiplier, car les cellules nerveuses prolifèrent par elles-mêmes; ils diminuent de taille, et ne forment bientôt qu'une mince bande, étalée sur la face externe du lobe.

Entre temps, la substance fibrillaire se montre dans la région profonde du lobe, et à sa surface; elle ne conserve point cette situation, pénètre dans la substance même du lobe, et devient centrale. Les cellules nerveuses continuent à proliférer activement; leur masse s'accroît sans cesse, déborde de chaque côté le reste de la couche des cellules gangliogènes, et les surplombe. Celles-ci paraissent ainsi pénétrer dans l'intérieur du lobe; leur ensemble a été nommé le *bourrelet périlaminaire*, par Viallanes, dans ses premières recherches; elles n'engendrent aucun organe particulier, et s'atrophient. Elles deviennent, d'abord, presque semblables aux cellules ectodermiques de l'adulte, puis elles disparaissent complètement.

Ainsi, le premier lobe protocérébral dérive tout entier de la couche des neuroblastes; celle-ci produit par sa face profonde plusieurs cellules nerveuses, puis s'atrophie et disparaît. Les premières cellules nerveuses engendrées se multiplient activement, et augmentent en nombre; la substance fibrillaire prend naissance, périphérique et interne d'abord, centrale ensuite. — L'ébauche du premier lobe protocérébral se compose, lorsque ces phénomènes sont achevés, d'une enveloppe de cellules nerveuses, qui entoure un nodule de substance fibrillaire. Cette ébauche va donner : la *lame ganglionnaire*, le *chiasma externe*, la *masse médullaire externe*, et les *fibres post-rétiniennes*.

Un sillon, parallèle au bourrelet périlaminaire en voie de formation, se creuse à la surface du lobe; en même temps, un étranglement partage la substance fibrillaire centrale en deux parts. L'espace, compris entre le sillon précédent et le bourrelet, engendre la lame ganglionnaire ; les cellules périphériques de cet espace donnent l'assise externe, ou cellulaire, de cette lame ; la part de substance fibrillaire, placée au-dessous d'elles, fournit de son côté l'assise profonde, ou de substance ponctuée. Le reste de la surface du lobe se convertit en la couche externe, l'*écorce ganglionnaire*, de la masse médullaire externe ; la seconde part de substance fibrillaire produit à son tour la volumineuse assise de substance ponctuée, qui porte plus spécialement le nom de *masse médullaire externe*. L'étranglement, constitué par des fibrilles, qui joint l'une à l'autre les deux parts de la substance fibrillaire centrale, persiste à son tour comme *chiasma externe*.

Les fibres post-rétiniennes apparaissent, lorsque les trois premières régions sont déjà ébauchées. Elles sont émises par l'assise interne de la lame ganglionnaire, et vont se joindre à la plaque optique, qui se transforme en ce moment pour devenir l'œil composé. Ce phénomène est des plus remarquables. La plaque optique, c'est-à-dire l'ébauche de l'œil, commence par perdre toutes relations directes avec ce qui deviendra la plus importante part du ganglion optique ; puis des connexions nouvelles s'établissent, assez tardivement, au moyen de fibrilles qui proviennent de l'une des ébauches de ce ganglion. — Il ne faut point l'oublier cependant, les premières indications de l'œil, et celles du ganglion, ont une origine commune, aux dépens de la même zone ectodermique ; l'interruption des rapports directs paraît due ici à une omission de phases, car le développement des Insectes est toujours condensé, et ne semble pas constituer une condition essentielle de cette évolution. Du reste, plusieurs ont vu, chez d'autres Insectes, les ébauches des ganglions optiques conserver toujours des relations directes avec la plaque optique.

Ainsi que le fait remarquer Viallanes, le ganglion optique de la Mante ressemble, au moment où ces phénomènes s'achèvent, à celui d'une larve de Diptères lors de sa métamorphose. Les modifications, qui se produisent ensuite dans le premier, rappellent celles qui se manifestent dans le second, lorsque s'effectue la métamorphose en imago. Les fibres post-rétiniennes deviennent plus courtes, et tirent sur la lame ganglionnaire dont elles proviennent ; celle-ci sort du lobe protocérébral qui la contenait, et vient s'étaler au-dessous de l'œil. En même temps, les fibres du chiasma externe s'allongent, tirées à leur tour par la lame ganglionnaire, à laquelle elles s'attachent par une de leurs extrémités.

Les modifications subies par le deuxième lobe protocérébral, et par le troisième, sont de beaucoup moins complexes que les précédentes. Le début est le même ; l'ectoderme s'épaissit pour fournir les ébauches, et se divise en deux assises ; seulement, l'assise externe persiste comme ectoderme normal, et ne prend aucune part à la genèse de l'œil composé ; en conséquence, les rapports d'adhérence, établis entre lui et l'assise interne, durent pendant un temps assez long. Celle-ci engendre des cellules nerveuses, douées elles-mêmes de la faculté de multiplication ; un

épais amas d'éléments nerveux prend ainsi naissance. La substance fibrillaire apparaît sur la face interne de cet amas, puis pénètre dans son
intérieur pour devenir centrale. En somme, les phénomènes offerts par
ces ébauches ne diffèrent en rien de ceux présentés par la moelle ventrale ;
alors que ceux du premier lobe protocérébral sont très altérés par la
transformation de l'assise extérieure en œil composé, et par la haute
complexité à laquelle doit parvenir l'ébauche.

La substance fibrillaire du second lobe protocérébral donne la *masse
médullaire interne* du ganglion optique, qu'entourent les cellules périphériques de ce second lobe. La région rétrécie, qui unit ce dernier au
premier lobe protocérébral, prend un aspect fibrillaire, et fournit le
chiasma interne. D'autre part, la région rétrécie correspondante, qui unit
le second lobe au troisième, se convertit également en un faisceau de
fibrilles, qui est le nerf optique. Le troisième lobe protocérébral d'un
côté se joint à son congénère sur la ligne médiane, avant que la substance fibrillaire ne vienne à se montrer ; lorsque celle-ci apparaît, l'union
continue à persister, en s'effectuant par son entremise. Toutes les
régions, ainsi formées, constituent cette zone du protocerebron qui est
placée entre les deux ganglions optiques.

Le protocerebron est dès lors complet. Il dérive de trois ébauches,
de trois lobes placés à la suite l'un derrière l'autre ; les deux premiers
donnant, de chaque côté de la ligne médiane, le ganglion optique, et le
troisième produisant la région intermédiaire aux deux ganglions, qui
les unit l'un à l'autre.

Toujours d'après les études de Viallanes, les nerfs proviennent des
centres nerveux ; leurs ébauches sont semblables à des bourgeons, qui
naissent aux dépens de ces centres, et s'étirent de plus en plus en s'allongeant dans le corps.

Les centres nerveux de la vie organique, le ganglion frontal et les
ganglions stomaco-œsophagiens, paraissent avoir, du moins chez la
Mante, une origine indépendante. Ils sont engendrés par l'assise épithéliale qui constitue la paroi du stomeon, et dans la région dorsale de ce
dernier ; comme cette assise provient à son tour de l'ectoderme, l'origine
fondamentale n'est point différente de celle offerte par les autres régions
nerveuses. — Le ganglion frontal est, d'abord, raccordé au tritocerebron par des commissures courtes et larges, semblables à celles qui
existent normalement chez les Myriapodes ; ensuite, chez la Mante, le
ganglion frontal se déplace, s'écarte du tritocerebron en se plaçant plus
loin de lui en avant, et les commissures s'amincissent tout en s'allongeant.

F. — Les considérations, qui précèdent, découlent de la plupart des
observations connues. Parfois, cependant, on a avancé un certain nombre
de notions différentes, qui méritent d'être signalées, et d'être discutées.

Ainsi Nüssbaum, dans son étude sur l'embryologie d'un Crustacé schizo-pode, la *Mysis Chamœleo*, dit avoir vu la moelle ventrale se façonner indépendamment du cerveau ; dans ce cas, les centres nerveux proviendraient de deux ébauches distinctes. Il est à remarquer que le même phénomène apparent se manifeste chez les Isopodes, où la continuité du cordon nerveux est interrompue par la bouche. Mais cette interruption n'est pas complète ; la zone d'ectoderme, qui encadre la bouche, recouvre des cellules nerveuses, et celles-ci unissent le cerveau à la moelle ; de plus, comme les premiers vestiges des centres se montrent avant que la bouche ne se perce, la continuité est parfaite dès le début du développement.

Il est à remarquer, que l'ébauche nerveuse, chez la *Mysis Chamœleo*, se compose de deux cordons parallèles ; ceux-ci sont très proches l'un de l'autre, et unis sur la ligne médiane par une bande de jonction. En somme, elle est impaire, et montre seulement une amplification considérable de ses côtés, semblable à celle offerte par les Isopodes, mais plus hâtive. Par suite les notions, tirées de l'étude de ces derniers animaux, leur sont applicables.

IV. **Organes des sens.** — CONSIDÉRATIONS GÉNÉRALES. — Les seuls organes sensitifs, dont le développement ait été étudié d'une manière suffisante, sont les yeux. Encore, les notions obtenues ne sont-elles pas très complètes. Elles suffisent cependant pour permettre d'affirmer que ces appareils proviennent directement de l'ectoderme ; leurs éléments sensoriels ne sont point engendrés par le cerveau, contrairement à l'opinion émise autrefois par Bobretzky. — La réalité est que les ébauches des yeux, avec celles du cerveau, dérivent d'une même zone ectodermique, et conservent entre elles des relations étroites ; mais, dès le moment où ces deux ébauches se sont différenciées au sein de cette zone, l'interne produit le ganglion optique, l'externe devient la plaque optique et donne l'œil, sans que l'on voie aucune partie de la seconde se dégager ensuite de la première.

Les appareils visuels des Arthropodes appartiennent à deux types principaux : *les yeux simples*, encore nommés *ocelles*, et les *yeux composés*. Ainsi que Patten a pour beaucoup contribué à le démontrer, il n'existe entre eux aucune différence essentielle. Cet auteur a basé son opinion sur un certain nombre de faits, dont plusieurs ont été reconnus comme inexacts ; mais les données suivantes paraissent véridiques. — Les développements les plus simples, et diverses particularités anatomiques, autorisent à considérer les yeux des Arthropodes comme répondant à des régions ectodermiques déprimées, et concaves ; ces régions sont les *coupes optiques*. Dans certains cas (divers Chilopodes par exemple), la coupe optique persiste telle quelle, et devient un œil ; sa cavité se remplit d'un milieu hyalin, qui laisse passer les rayons lumineux ;

les éléments de sa paroi se convertissent en cellules rétiniennes. Le plus souvent, la coupe se clôt, et se convertit en une *vésicule optique*; par l'effet de cette fermeture, la vésicule est immédiatement placée en dedans de l'ectoderme, qui forme un pont au-dessus d'elle. La zone ectodermique, qui recouvre directement la vésicule, constitue une cornée ; la cuticule, qu'elle produit, s'épaissit souvent dans le cas des ocelles, et donne un corps lenticulaire, transparent, placé en dehors de l'œil. La cavité de la vésicule disparaît entièrement; la portion de paroi, qui la limite du côté de la cornée, s'amincit, s'atrophie en son milieu, c'est-à-dire vers l'axe central de l'organe, et se relie sur les côtés aux autres portions pariétales. Celles-ci, qui correspondent aux côtés et au fond de la vésicule primitive, composent la région sensorielle de l'appareil visuel. Leurs éléments s'allongent; à cause de l'amincissement et de l'atrophie de la paroi externe, ils se mettent en contact direct avec les cellules de la cornée, et s'appuient contre elles. En allant de dehors en dedans, sur un œil ainsi constitué, on trouve : la cornée, recouverte par sa cuticule ; et la rétine, qui se trouve placée immédiatement au-dessous d'elle.

Ces deux couches sont les assises fondamentales des yeux de la grande majorité des Arthropodes, tout aussi bien dans les ocelles que dans les yeux composés. La cornée se rattache par ses bords, et s'unit, à l'ectoderme du reste du corps, avec lequel elle se continue ; la rétine, bien que d'origine ectodermique, constitue, à cause de son mode de formation, une partie indépendante, qui se relie étroitement aux fibres nerveuses émanées du cerveau. Parfois, cette liaison existe dès le début, l'ébauche du ganglion optique restant attachée par quelques tractus à la plaque optique; parfois cette liaison est tardive, l'ébauche et la plaque commencent par se séparer, puis s'unissent de nouveau. Selon toute évidence, ce second mode est secondaire par rapport au premier, qui est primitif.

Les différences, entre les ocelles et les yeux composés, s'établissent dans la disposition de ces deux assises fondamentales. La cornée et la rétine des ocelles se composent, chacune pour sa part, d'éléments semblables les uns aux autres, ou peu dissemblables; elles offrent l'aspect de membranes continues et homogènes. Il n'en est pas de même pour les yeux composés, qui sont du reste plus grands et plus volumineux que les ocelles. Les cellules de leurs assises se rassemblent en petits groupes distincts, et en un nombre déterminé pour chacun de ces groupes. Ces derniers sont identiques sous tous les rapports, autant par la taille que par la quantité des éléments constitutifs; ces quantités étant, du reste, susceptibles de varier, mais dans des limites assez étroites, suivant les types des Arthropodes. En outre, chacun des groupes de l'une des assises s'unit intimement à celui, des groupes de la seconde, avec lequel il se trouve en relation directe; ces deux groupes simples forment donc, par leur association, un groupe plus complexe, comprenant une partie externe ou cornéenne, et une partie interne ou rétinienne. Ces ensembles complexes constituent autant d'unités visuelles, qui donnent, par leur réunion, l'œil composé; chacun d'eux offre même une lentille cuticulaire distincte, qui le recouvre au dehors, et se délimite de ses voisines par un léger rebord en saillie. Ces unités sont dès lors aisément séparables sur toute leur étendue : on leur a donné le nom d'*ommatidies*. — L'œil composé est donc un assemblage d'ommatidies; alors que l'ocelle est à lui seul une unité visuelle.

Les notions qui précèdent, et dont la plupart, avec l'idée générale, reviennent à Patten, découlent à la fois de l'étude des phénomènes du développement, et de la comparaison des types oculaires les plus simples aux plus complexes. Pourtant, le développement des yeux ne s'effectue pas toujours au moyen d'une dépression ectodermique, qui se transforme en vésicule optique; assez souvent, la plaque optique ne s'invagine pas, et se borne à s'épaissir. Elle se divise ensuite, par une sorte de clivage, en deux assises, dont l'externe correspond à l'ébauche cornéenne, et l'interne à l'ébauche rétinienne ; la disposition définitive, et la suite de l'évolution, sont donc semblables dans les deux cas. Le mode épaissi est sans doute une abréviation, par l'omission de la phase invaginée, du mode incurvé; et il ne convient pas d'accorder une grande valeur à leurs dissemblances. Bien plus, certains Arthropodes, pourvus de plusieurs yeux, produisent les uns d'après le premier mode, et les autres d'après le second, quoique ces appareils, parvenus à leur état complet, soient identiques; tels sont, d'après les recherches publiées par Patten, les ocelles des larves d'*Acilius* (Insecte coléoptère), dont les uns naissent d'après le type à vésicule optique plus ou moins nette, et dont les autres sont engendrés par un épaississement ectodermique.

OCELLES. — Les considérations préliminaires renferment la plupart des données, acquises sur le développement des ocelles. Ces appareils existent surtout chez les Arthropodes acères, où ils constituent les seuls organes visuels de l'adulte; et chez un certain nombre de larves d'Insectes, où ils disparaissent d'habitude, vers la fin des métamorphoses, pour être remplacés par les yeux composés.

L'évolution des ocelles des Acères n'est pas encore bien connue. Les recherches les plus complètes, sur ce sujet, sont dues à Morgan, et portent sur un Pycnogonide, le *Tanystylum orbiculare*. Les ocelles sont produits, comme toujours, par l'ectoderme; leurs éléments se divisent en une partie pigmentée profonde, et une zone périphérique plus claire; la cuticule ectodermique s'épaissit au-dessus de chacun d'eux, pour former une assise transparente, protégeant l'œil, tout en se laissant traverser par les radiations lumineuses.

Le développement des ocelles des Insectes a prêté, dans ces derniers temps, à une étude approfondie de la part de Patten; elle porte sur les larves des *Acilius*, genre de la famille des Dytiscides. Ces yeux, sauf le

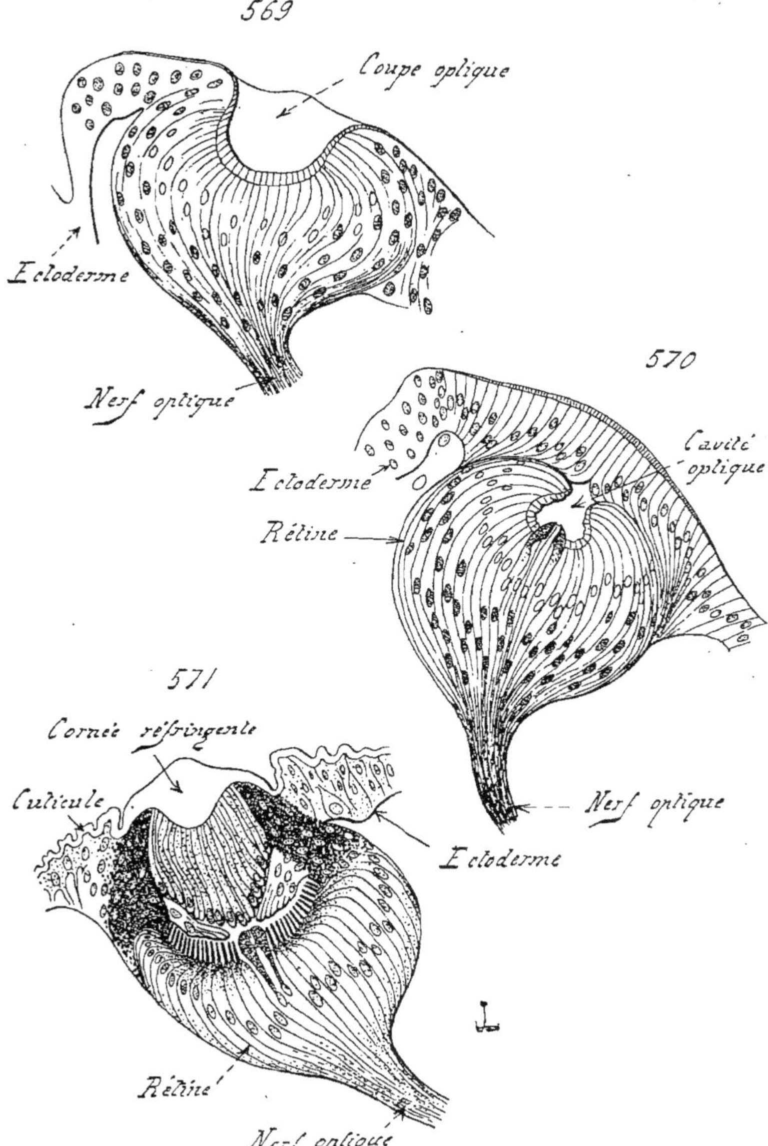

Fig. 569 à 571. — Développement des ocelles des Arthropodes (*coupes médianes;* d'après les recherches faites par Patten sur les Insectes du genre *Acilius*). Ces ocelles sont ceux de la cinquième paire. — En 569, début de l'organe, sous l'aspect de coupe optique. — En 570, l'état est plus avancé; la coupe s'est fermée, et l'ectoderme passe au-dessus d'elle en donnant l'ébauche cornéenne. — En 571, l'œil est presque achevé; la lentille cuticulaire (nommée cornée réfringente dans la figure) est enchâssée par le corps vitré, issu de l'ébauche cornéenne, celui-ci étant emboîté par la rétine.

premier et le troisième, naissent suivant le mode à vésicule optique; la coupe optique, c'est-à-dire la dépression ectodermique, apparaît en premier lieu, puis se ferme par le resserrement de son orifice, et par le passage, au-dessus d'elle, de l'ectoderme environnant. Cette zone ectodermique, qui recouvre ainsi la vésicule, est *l'ébauche cornéenne;* les parois de la vésicule, interrompues du côté de cette dernière, et bien développées seulement sur les côtés et en dedans, constituent *l'ébauche rétinienne;* toutes deux évoluent d'une manière parallèle, pour parfaire l'ocelle. — Les cellules de l'ébauche cornéenne s'allongent beaucoup, et de dehors en dedans; leur progression vers l'intérieur a pour effet de leur faire emplir la cavité de la vésicule, qu'elles comblent, puis de les appliquer, par leur face interne, contre la face externe de l'ébauche rétinienne. L'allongement étant plus accentué dans les cellules centrales que dans celles placées à la périphérie, la face interne de l'ébauche cornéenne est fortement convexe; comme elle s'applique étroitement contre la face externe de la rétine, celle-ci conserve une forme concave, et enchâsse celle-là à la manière d'un capuchon. Ensuite, les éléments cornéens deviennent transparents, et leur ensemble constitue la région nommée le *corps vitré.* Ils sont recouverts par une assise cuticulaire, qui s'épaissit beaucoup vers le milieu de la surface de l'œil, et prend l'aspect d'une lentille; cette dernière s'enchâsse à son tour dans la face externe du corps vitré, en lui donnant également une forme concave.

L'ébauche rétinienne se convertit simplement en rétine. Les cellules placées sur ses bords, et qui limitaient les côtés de la cavité vésiculaire, s'infléchissent quelque peu dans cette cavité, alors qu'elle commence à disparaître, et s'intercalent, mais seulement sur le pourtour de la rétine, entre cette dernière et l'ébauche cornéenne. Ces éléments ne diffèrent point, par leur évolution, de ceux qui appartiennent à la rétine proprement dite. Tous grandissent, se changent en longues cellules cylindriques, dont les extrémités profondes sont unies au ganglion optique par des fibres nerveuses, et dont les extrémités périphériques sont en contact direct avec le fond du corps vitré.

Lorsque cette double évolution est terminée, l'ocelle présente un aspect sphérique ou ovalaire, la majeure partie de la sphère ou de l'ovale étant plongée dans les tissus, et ne faisant pas saillie au dehors. Il est constitué, en allant de dehors en dedans, par trois corps emboîtés l'un dans l'autre : la *lentille cuticulaire,* parfois nommée *cristallin;* le *corps vitré,* qui enchâsse le fond de cette lentille; la *rétine,* qui enchâsse le fond du corps vitré, et se trouve emboîtée à son tour dans les tissus environnants. La lentille cuticulaire se continue latéralement avec la cuticule qui recouvre le corps; de même le corps vitré avec l'ectoderme; la rétine forme un système indépendant, dont les seules relations sont avec le ganglion optique.

Dans le cas où l'ocelle est engendré par une zone épaissie, et non invaginée, de l'ectoderme, cette zone, constituée par plusieurs assises de cellules, se dédouble, et se divise en deux couches superposées. La couche externe est l'ébauche cornéenne, et l'interne l'ébauche rétinienne. Toutes deux, dès leur délimitation, produisent les appareils définitifs, d'après des procédés semblables à ceux déjà décrits.

Yeux composés. — A. La structure de ces organes a été l'objet, durant ces dernières années, de nombreuses recherches. En 1886, Patten a émis, sur ce sujet, une opinion, qui permettait de comprendre d'une manière simple certaines dispositions, inexplicables sans elle, et qui, en conséquence, a été acceptée rapidement par la plupart des naturalistes. Cependant, les récentes études de Parker, et celles de Viallanes, montrent l'inexactitude des données fournies par Patten.

En suivant les observations faites par Viallanes sur la Langouste, l'œil composé de cet animal offre une structure très compliquée. Limité en dehors par la cornée à facettes, et en dedans par une mince enveloppe dite *membrane basale*, cet organe est constitué par un grand nombre d'ommatidies plongées dans un tissu unissant. Il est permis de considérer chaque ommatidie comme formée de deux parts, l'une externe ou cornéenne, l'autre interne ou rétinienne. — La part cornéenne se subdivise elle-même en deux zones : la *cornée* proprement dite, et le *cristallin*. La cornée se compose de cellules, les *cellules cornéagènes*, au nombre de deux, placées tout à fait en dehors de l'ommatidie, et recouvertes par une mince assise cuticulaire, la *cornéule*, ayant l'aspect d'une lentille. Le cristallin est constitué par les *cellules cristalliniennes*, et par le *cône*. Les premières sont au nombre de quatre, et situées immédiatement sous les éléments cornéens. Le second correspond à une longue baguette de substance transparente, qui est la plus grande masse de l'ommatidie, et traverse la rétine pour s'attacher à la membrane basale; cette baguette se compose de quatre segments accolés, dont chacun est placé exactement sous l'une des cellules cristalliniennes. En la prenant suivant sa longueur, chaque baguette renferme trois parties : la *part cristalline* du cône, élargie, et en relations directes avec les cellules cristalliniennes; la *part vitrée*, plus étroite et plus longue, qui arrive au contact de la rétine; enfin la *part filamenteuse*, qui traverse la rétine entière suivant son épaisseur, et dans laquelle les quatre segments se séparent l'un de l'autre, pour donner quatre filaments, qui vont s'attacher à la membrane basale.

La partie rétinienne de chaque ommatidie est d'ordinaire nommée la *rétinule*. Une rétinule se compose d'un bâtonnet central, le *rhabdome*, qu'entourent sept cellules, dites *cellules rétiniennes*. Le rhabdome se termine en pointe du côté du cône cristallinien, et porte sept côtes saillantes, les *rhabdomères;* chaque rhabdomère peut être considéré comme l'extrémité du cylindre-axe d'une fibre nerveuse, qui franchit la membrane basale pour pénétrer dans la rétinule. Les cellules rétiniennes sont remplies par un pigment; et chacun des sept cylindre-axes, qui

parviennent à toute ommatidie, traverse l'une des sept cellules rétiniennes, pour se terminer dans l'un des sept rhabdomères.

Le tissu unissant, qui relie les ommatidies les unes aux autres, n'est
pas le même dans toute l'épaisseur de l'œil composé ; sa diversité a pour
effet de partager cet organe en trois parties, dont chacune est caractérisée par un aspect spécial. Au niveau des cellules cornéagènes, des cellules cristalliniennes, et de la part cristalline du cône, ce tissu est constitué par un amas de pigment, qui forme, en cette région et à chaque
ommatidie, une véritable gaîne ; c'est la *région extérieure*, qui se montre
complètement noire, lorsqu'on examine l'œil pris dans son entier. Le
tissu unissant, au niveau des parts vitrées, et jusqu'aux rétinules, se
compose d'une substance transparente, demi-liquide, semblable à celle
qui constitue ces parts vitrées elles-mêmes ; c'est ici la *région moyenne*,
hyaline et presque fluide, de beaucoup la plus épaisse. Enfin, les rétinules
sont séparées les unes des autres par des cellules remplies d'un pigment
abondant, qui est noir par transparence, et blanc par réflexion ; aussi
cette zone, semble-t-elle faite, lorsqu'on examine l'intérieur d'un œil
composé entier, d'une matière crayeuse ; celle-ci n'est autre que l'ensemble des cellules pigmentaires, placées au niveau des rétinules.

B. — Cette description, qui découle des recherches effectuées par
Viallanes, donne déjà quelques inductions au sujet du développement des
parties, au moins pour chaque ommatidie prise en particulier. Les cellules cornéagènes fournissent la cornéule, selon toute évidence ; leurs
rapports de juxtaposition avec les cellules cristalliniennes permettent de
croire que toutes dérivent d'une même ébauche ; de plus, les segments
du cône, étant constitués par une substance amorphe et non figurée,
sont évidemment des productions engendrées par les cellules cristalliniennes auxquelles ils correspondent ; ces productions sont de l'ordre
des basales, et peuvent être prises pour des basales accrues dans une
certaine direction. L'ensemble de ces éléments représente la région
cornéenne de l'ébauche optique. — Les autres parties, qui se réduisent
à la rétinule, constituent, par contre, la région rétinienne de la même
ébauche. Le rhabdome est formé sans doute par la jonction des rhabdomères, ceux-ci étant eux-mêmes les terminaisons sensorielles des fibres
nerveuses qui se rendent à l'organe. Les cellules rétiniennes composent
la zone pigmentée, et absorbante, de la rétinule, dont le rhabdome est
la zone impressionnable. La région rétinienne est, dans le développement de l'œil, en rapport direct avec l'ébauche du ganglion optique ;
que des communications existent entre toutes deux dès les premières
phases de l'évolution, ou que ces relations se manifestent d'une manière
tardive, les rhabdomères doivent être considérés comme des expansions,
émises par les cellules du ganglion optique, qui demeurent en place dans
l'ébauche rétinienne, alors que les éléments dont elles proviennent s'é-
cartent de cette dernière pour engendrer le ganglion. Les cellules réti-

niennes, par contre, ne changent pas de situation, et restent entières, afin de constituer l'assise pigmentée de la zone sensitive de l'œil.

Ces données reposent sur des présomptions, et non sur des observations réelles ; mais tout porte à les accepter, et à croire que les faits démontreront leur exactitude, si l'on veut bien se reporter aux phénomènes généraux du développement des yeux, et aux rapports de contiguité établis entre les diverses parties. — En somme, la plaque optique, qui dérive de la même zone ectodermique que le ganglion optique, et se réunit à lui par des tractus destinés à se transformer en fibres nerveuses, s'épaissit, augmente le nombre de ses éléments constitutifs, les dispose sur plusieurs rangées superposées, et se divise en deux couches : l'une externe, ou partie cornéenne, l'autre interne, ou partie rétinienne. La première donne les ébauches de la cornée, et du cristallin, de toutes les ommatidies ; la seconde fournit celles des rétinules, auxquelles s'ajoutent les extrémités des fibres nerveuses, qui unissent l'appareil optique à son ganglion.

Les récentes recherches, effectuées sur la structure des yeux composés, empêchent d'accepter la plupart des notions émises autrefois sur le développement de ces organes ; de nouvelles observations sont ici nécessaires, pour connaître avec précision les phases de ce développement, l'origine réelle des ommatidies, et celle du tissu unissant. Mais, si l'on ne peut encore indiquer les détails de ces phénomènes, leurs traits généraux se laissent pourtant deviner ; c'est d'après eux qu'il convient d'interpréter les études faites sur un tel sujet, et notamment les dernières et les plus complètes d'entre elles, dues à Nüssbaum et à Kingsley.

Ces deux auteurs ont portés leurs recherches sur des Crustacés supérieurs, appartenant à la section des Podophthalmes ; le premier a examiné un Schizopode, la *Mysis chamœleo*, et le second un Décapode, le *Crangon vulgaris*, dont Bobretzky s'était autrefois occupé. — D'après Kingsley, la zone ectodermique, servant d'ébauche à l'œil et au cerveau, se déprime, et produit une cavité qui se ferme ; elle se convertit en une vésicule aplatie, dont l'étroite cavité se comble de cellules, dites mésodermiques par cet auteur ; la paroi externe de la vésicule donne l'œil, et la paroi interne représente l'ébauche du ganglion optique. Cette cavité, si elle existe vraiment, n'est pas l'homologue de la coupe optique, ni de la vésicule optique, signalées dans l'évolution des ocelles.

La plupart des auteurs s'accordent à dire que les ébauches des yeux composés proviennent de plaques optiques épaissies, celles-ci se délimitant, par un simple clivage, dans l'ectoderme des régions oculaires, et non par une invagination. Le nombre des cellules de chaque plaque optique augmente dans des proportions considérables ; ces éléments s'assemblent en plusieurs assises superposées, au milieu desquelles ne tardent pas à se montrer les premières indications du cristallin des ommatidies. La plaque optique se convertit en œil, sans que l'on ait bien reconnu jusqu'ici les provenances réelles des parties, ni les modifications histogénétiques subies. — Les descriptions données sont souvent contradictoires; les observations, sur lesquelles elles reposent, ont été faites avant que l'on ait approfondi la structure réelle des yeux composés; et il est impossible d'aller plus loin dans un tel exposé, sans être obligé d'opposer les unes aux autres les opinions diverses des auteurs. Les seuls phénomènes, qui semblent hors de conteste, tiennent : à la division de la plaque optique en deux couches, dont l'externe paraît produire les éléments cornéens et l'interne ceux de la rétinule; et à la différenciation rapide des ommatidies dans l'ébauche, par le groupement régulier des cellules de cette dernière. — Les cellules du tissu unissant paraissent provenir des éléments, qui ne sont point compris dans ces groupes cellulaires chargés de se convertir en ommatidies. Cependant, plusieurs naturalistes font provenir certaines d'entre elles du mésoderme, fait peu compréhensible, si l'on tient compte de l'unité génétique de la région qui doit produire l'œil composé, et son centre nerveux.

C. — Les notions, exposées ci-dessus, portent sur les yeux qui se développent directement, sans subir aucune altération, ni aucune stase tenant aux métamorphoses larvaires; tels sont ceux des Crustacés, et des Insectes amétabolaires. Il n'en est pas de même chez les Insectes qui subissent des métamorphoses complexes; leurs larves ne possèdent point d'yeux composés, et sont privées d'appareils visuels, ou sont seulement munies d'ocelles; aussi les yeux composés se montrent-ils vers la fin de la vie larvaire, au moment de la dernière métamorphose, et, comme la plupart des autres organes, dérivent-ils de disques imaginaux. La structure de ces derniers est connue, depuis les observations de Viallanes sur les larves des Diptères. — Chaque œil composé provient d'un disque imaginal particulier, relié au ganglion optique par une tige, la tige *optique*; ce disque offre une membrane provisoire externe, destinée à disparaître, semblable aux formations similaires des autres ébauches imaginales, et une assise interne, chargée de produire l'œil, dite la *couche optogène*. Cette dernière est l'homologue de la plaque optique des autres Arthropodes; elle est constituée par plusieurs rangées superposées de cellules ectodermiques, dont les internes se rattachent aux fibres nerveuses qui constituent la tige optique par leur réunion. Celle-ci est l'assemblage des fibres émises par le ganglion optique; elles vont s'épanouir sous la couche optogène, pour se rendre à ses éléments. — Au moment où s'effectue la métamorphose dernière, la membrane provisoire s'atrophie, les bords du disque imaginal vont se souder aux disques voisins pour ne laisser entre eux aucune solution de continuité, et le disque lui-même subit des modifications histogénétiques peu connues, qui ont pour effet de le convertir en un œil composé. — En somme, l'œil composé des Insectes à métamorphoses est engendré, sauf les phénomènes propres aux disques imaginaux, par les mêmes moyens que celui des autres Arthropodes.

V. **Appareil digestif et ses annexes.** — Les phénomènes du développement des feuillets blastodermiques laissent pressentir les phases essentielles de l'évolution du tube digestif. Cet appareil est fourni par trois ébauches : l'une antérieure, la seconde moyenne, et la troisième postérieure. La première et la dernière dérivent de l'ectoderme ; celle-ci est le procteon, celle-là le stomeon. La deuxième provient du protendoderme, et représente l'entéron des Arthropodes ; à cause de sa situation intermédiaire, la plupart des auteurs la désignent par le terme *mesentéron.* — Ces trois ébauches sont d'abord distinctes les unes des autres, et complètement séparées ; chacune d'elles prend naissance à l'écart. Puis, tout en grandissant, elles se rapprochent, s'accolent par leurs faces en contact ; les parois unissantes disparaissent en ces zones de jonction, et laissent, à leur place, des ouvertures qui les font communiquer entre elles. Dès ce moment, l'unité de l'appareil digestif est faite.

Les phases de ce développement s'enchaînent, et s'effectuent d'une manière parallèle. Après que le blastoderme s'est déposé à la surface de l'embryon, ou pendant qu'il se complète, il engendre les éléments du protendoderme, qui se séparent de lui, et se disposent en dedans de sa face interne. Cette émission achevée, le blastoderme a perdu ses caractères primitifs de feuillet embryonnaire unique et fondamental, et se trouve converti en protectoderme, ou plus simplement en ectoderme, puisque le premier borne son rôle à devenir le dernier. Une sélection s'établit parmi les éléments du protendoderme : les uns conservent une disposition mésenchymateuse ; et donnent le mésoderme, alors que d'autres s'arrangent en deux couches régulières, et produisent l'endoderme. — Ces deux couches, en grandissant et s'unissant, limitent, dans la région centrale de l'embryon, un espace assez vaste. Ce dernier est d'abord occupé par du vitellus nutritif ; celui-ci disparaît par résorption, et laisse dès lors une cavité libre, l'entéron, environnée par l'assise endodermique. Entre temps, l'ectoderme engendre, à chacune des extrémités du corps, une dépression, qui s'enfonce dans l'intérieur de l'embryon, et se rapproche ainsi de la vésicule entérique centrale ; l'invagination antérieure est le stomeon, et la postérieure le procteon. Toutes deux ont la forme de boyaux cylindriques, qui s'étendent de plus en plus loin dans l'organisme embryonnaire ; dans leur progression, elles rencontrent la cavité entérique, et se joignent à elle, de manière à ne constituer qu'un seul canal, partant de la région antérieure du corps, parcourant le stomeon, traversant la vésicule entérique, et parcourant de nouveau le procteon pour aboutir à l'extrémité postérieure. Le tube digestif est ainsi complet, et simple, bien que provenant de trois ébauches distinctes.

Ce procédé évolutif, particulier aux Arthropodes, exerce une répercussion profonde sur la structure définitive. Tout en étant simple, le tube digestif de l'adulte est nettement divisé en trois parties placées bout à bout : l'intestin antérieur, l'intestin moyen, et l'intestin postérieur. La première dérive du stomeon, la seconde de l'entéron, et la dernière du procteon ; la bouche est l'orifice externe de la dépression stoméale, et l'anus celui de l'invagination proctéale. — Pour en arriver à former ainsi des régions fort étendues de l'intestin, le procteon et le stomeon acquièrent, chez les Arthropodes, une longueur plus grande que chez les autres animaux. Leur extension varie, du reste, suivant les classes ; les Crustacés sont, à proprement parler, privés d'intestin moyen, car l'endoderme et l'entéron se bornent à donner le foie ; le stomeon et le procteon viennent directement en contact, et le canal digestif ne se compose que de l'intestin antérieur et de l'intestin postérieur. Par contre, les Acères et les Dicères possèdent un intestin moyen bien développé, dont le foie est un annexe, qui s'unit d'un côté à l'intestin antérieur, et de l'autre à l'intestin postérieur.

Les phases de l'évolution du tube digestif ne sont guère connues que chez divers Crustacés et Insectes. Leur ressemblance est telle cependant, et, d'autre part, les concordances de la disposition ultime sont si grandes chez tous les Arthropodes, qu'il est permis de les considérer comme pouvant s'appliquer à tous les représentants de l'embranchement.

Stomeon et ses annexes. — Le stomeon engendre l'intestin antérieur, c'est-à-dire l'œsophage et l'estomac. Il prend naissance, non pas tout à fait à l'extrémité antérieure du corps, mais un peu au-dessous de cette extrémité, vers la face ventrale ; la date de son apparition est précoce, et concorde avec les premiers phénomènes de la genèse des éléments endodermiques. Il consiste, à son début, en une dépression ectodermique semblable à un cul-de-sac ; sa cavité, assez large, communique librement avec l'extérieur ; sa paroi est constituée par une seule assise de cellules. Tout en ne modifiant que fort peu son diamètre transversal, la dépression s'enfonce dans le corps de l'embryon, et pénètre à la fois en haut et en dedans ; elle prend l'aspect d'un tube cylindrique, à cavité ample et à paroi simple, qui se rapproche du centre même de l'organisme. Cette extension cesse, lorsque le stomeon rencontre l'entéron chez les Insectes, ou le procteon chez les Crustacés ; elle ne va pas très loin, comparativement à ce dernier, et ne dépasse guère, en moyenne, le tiers ou le quart antérieur du corps. Au moment où l'allongement approche de son terme, le fond du stomeon s'élargit en une ampoule destinée à se convertir en estomac. Celui-ci s'applique, suivant le groupe, contre la paroi entérique, ou contre celle du procteon ; les régions d'accolement se résorbent, et la cavité stoméale, qui a conservé sa communication directe avec le dehors, s'abouche en sus avec les autres parties du tube digestif.

L'épithélium, qui constitue la paroi de l'intestin antérieur, est donc tout entier d'origine ectodermique. Cette provenance explique la présence, sur lui, d'une cuticule chitineuse, semblable à celle revêtant l'ectoderme extérieur, et pourvue parfois d'une disposition compliquée. Elle permet également de comprendre la genèse, dans l'estomac de certains Crustacés (Ecrevisse), de concrétions calcaires, fournies par un procédé comparable à celui de la carapace; la substance de ces dépôts est un produit de sécrétion de l'épithélium stomacal, tout comme la carapace est donnée par l'ectoderme des téguments.

Les glandes annexes du stomeon sont assez nombreuses; les unes sont dites *glandes séricigènes*, et les autres *glandes salivaires*. Les premières existent seulement chez les larves de divers Insectes, celles de certains Lépidoptères par exemple; elles servent à sécréter la soie, dont s'entourent ces embryons pour tisser leur cocon. Les secondes sont petites, et peu nombreuses, chez les Crustacés; celles des Arachnides ont une importance plus grande, et surtout celles des Insectes, qui atteignent, dans certains cas, une complexité extrême. — Quelles que soient leur structure et leurs fonctions, toutes les glandes, dont on a pu suivre le développement, dérivent d'expansions émises par la région antérieure du stomeon, ou par les bords de l'orifice buccal; leur épithélium est donc d'origine ectodermique, comme leurs connexions permettaient déjà de le pressentir.

PROCTEON ET SES ANNEXES. — Abstraction faite de sa situation particulière, le procteon se façonne de la même manière que le stomeon. Il se montre tout d'abord, non pas vers l'extrémité postérieure de l'embryon, mais au-dessus, et empiète sur la face dorsale; il apparaît, souvent, un peu plus tôt que le stomeon, et, au lieu de s'étendre d'avant en arrière, il progresse d'arrière en avant, pour atteindre le centre du corps en partant de la région postérieure. — A part ces différences, toutes de situation, la marche de son accroissement est semblable à celle de la dépression stoméale. — L'invagination se compose d'une cavité, qu'entoure une simple assise cellulaire; elle s'allonge, en prenant une forme cylindrique, et pénètre dans l'intérieur de l'organisme. Ce mouvement d'extension est plus prononcé que celui du stomeon; le procteon dépasse d'habitude le milieu du corps, et parvient jusque dans la moitié antérieure, pour se mettre en rapport avec l'entéron, ou avec l'intestin antérieur. Il conserve la même largeur sur toute son étendue, et ne présente, sur son trajet, aucune dilatation aux limites précises et au rôle déterminé.

Les annexes du procteon sont les tubes de Malpighi. Ces appareils sont essentiellement des diverticules de la région où ils s'attachent; leur tissu glandulaire est d'origine ectodermique. Deux modes se présentent dans leur origine : ou bien la paroi proctéale émet des appendices cellulaires pleins, dans lesquels une cavité centrale se perce par la suite; ou bien cette paroi engendre des dépressions creuses, qui se bornent à s'accroître. Ces deux procédés ont été rencontrés par les auteurs ; le premier est de toute évidence, par déplacement, une abréviation du second.

ENTÉRON ET SES ANNEXES. — *A*. L'intestin moyen des Arthropodes appartient à deux types. Celui des Crustacés n'existe presque pas, ou consiste en une zone fort courte du canal digestif, servant à unir l'intestin antérieur avec l'intestin postérieur ; l'entéron entier est employé à produire le foie. Par contre, chez les Arachnides, les Myriapodes, et les Insectes, l'entéron se convertit en une vésicule allongée, qui se joint en avant au fond du stomeon, en arrière au fond du procteon, et constitue un véritable intestin moyen ; l'organe, désigné sous le nom de foie, est, dans ce cas, un ensemble de diverticules émis secondairement par cette vésicule entérique. — Les procédés formatifs diffèrent entre ces deux types, du moins autant qu'il est permis d'en juger d'après les faits connus ; dans le premier, l'entéron se divise rapidement en deux parties symétriques, placées de part et d'autre de la ligne médiane, qui sont les ébauches des lobes hépatiques ; dans le second, il reste indivis, et compose une vésicule simple, chargée de produire ensuite les annexes hépatiques. Mais ces dissemblances ne se montrent qu'au moment où l'entéron, avec l'endoderme, ont déjà pris un certain accroissement ; les premières phases sont identiques chez les Crustacés et les Insectes. Une description donnée pour les premiers s'applique donc aux seconds ; seules, les Arachnides ne sont pas encore bien connues sous ce rapport, mais la concordance de leur structure fondamentale, avec celle des Insectes, autorise à leur étendre les résultats donnés par l'étude de ces derniers.

Les particularités essentielles des premières phases ont été exposées dans l'étude du développement des feuillets (*pages* 471 *à* 486). Les éléments du protendoderme sont engendrés en majeure partie, et sont par suite plus nombreux, dans la région ventrale de l'embryon ; la plupart d'entre eux sont disposés en deux bandes, longitudinales et symétriques, placées de part et d'autre de la ligne médiane ; c'est aux dépens de ces bandes que l'endoderme prend naissance. Chacune d'elles produit, dans la région antérieure de l'embryon, et au moyen de ses éléments les plus profonds, une petite plaque composée d'une seule assise de cellules ; les deux plaques, ainsi engendrées par les deux bandes, sont parfaitement

---

Fig. 572 à 575. — DÉVELOPPEMENT DU TUBE DIGESTIF DES ARTHROPODES, en prenant comme exemple les Crustacés du genre *Porcellio* (les figures 572 à 574 sont des *coupes transversales ;* la figure 575 exprime une *coupe longitudinale, et à peu près médiane*). — En 572, les deux lobes entériques viennent de se façonner par la subdivision de l'entéron ; le procteon et le stomeon sont encore courts. — En 573, les deux lobes commencent à s'isoler, et le procteon est parvenu au-dessus d'eux. — En 574, les deux lobes sont séparés ; le cœur prend naissance sur le procteon. — En 575, coupe longitudinale de l'embryon précédent, passant par l'un des deux lobes entériques, et montrant les connexions mutuelles des trois ébauches intestinales.
Le deutolécithe, qui disparaît à mesure que l'évolution progresse, est exprimé par des

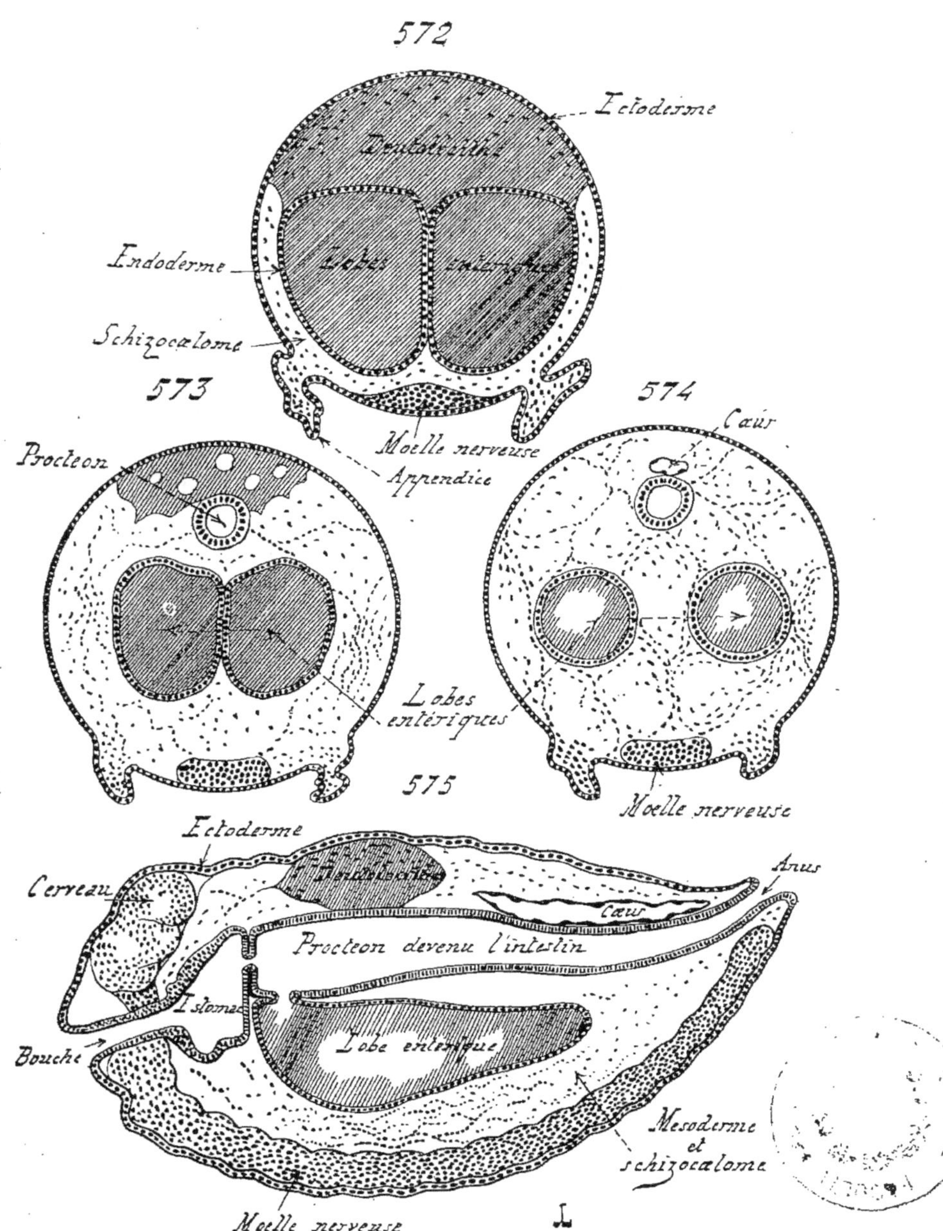

Fig. 572 à 575.

hachures. — Ces figures indiquent aussi le développement des centres nerveux, et celui du cœlome; elles font suite aux figures 471 à 476.

symétriques, et situées au même niveau, de part et d'autre de la ligne médiane. — Elles s'accroissent dans tous les sens, mais surtout du côté de l'extrémité postérieure de l'organisme; et, ce faisant, elles conservent leur disposition simple, c'est-à-dire demeurent constituées par une seule assise de cellules. Tout en s'accroissant, elles s'incurvent en dedans, de manière à rapprocher leurs bords sur toute leur étendue; elles prennent l'aspect de deux cupules égales, se faisant face par leurs cavités, et venant à se toucher par leurs bords seuls. Comme leur taille est assez grande, elles limitent au sein même de l'embryon, et dans le deutolécithe qui s'y trouve, un espace assez volumineux, rempli de substance vitelline; cette dernière est emprisonnée par les cupules, lorsque leurs bords arrivent à se mettre en contact. L'ébauche entérique est dès lors constituée. — La paroi des cupules, toujours représentée par une seule assise cellulaire, est l'endoderme; l'espace limité par ces parois deviendra la cavité entérique de l'embryon, et plus tard la cavité de l'intestin moyen de l'adulte. Cet espace est, à son début, et à cause même du mode de développement, occupé par du deutolécithe; celui-ci sert à la nutrition du petit être, car il est absorbé par les cellules endodermiques, qui l'entourent; il disparaît peu à peu, laissant à sa place une cavité libre.

Cette évolution, décrite d'après le *Porcellio* pris comme type de Crustacé, se retrouve, avec ses mêmes qualités d'aspect et de relations, chez les Insectes. Cependant, les nombreux auteurs, occupés à cette question, sont loin de s'entendre à cet égard; la confusion porte même sur les termes qu'ils emploient. Cette divergence n'est pourtant qu'apparente, du moins en majeure part; sauf quelques erreurs d'observation, faites en un moment où la technique n'était pas aussi précise qu'à l'époque présente, elle touche plutôt à l'interprétation des faits qu'aux faits eux-mêmes. Les Insectes présentent, en effet, dans la genèse de leurs feuillets, diverses particularités, qu'il suffit de mentionner pour évaluer leurs conséquences.

B. — Le blastoderme de ces animaux se divise en deux parties, par un effet de son mode de formation, qui se ramène à une émigration, vers la périphérie, de cellules produites dans l'intérieur de la masse ovulaire. L'une de ces parties, le blastoderme réel, constitue une couche superficielle; l'autre, le blastoderme interne, se compose d'éléments n'ayant pu se placer à la surface de l'œuf, et demeurant plongés dans le deutolécithe. Ces *cellules vitellines*, pour employer l'expression consacrée, existent chez les Crustacés, mais elles y sont moins nombreuses. Leur valeur essentielle est celle d'éléments blastodermiques; seulement, à cause de leur situation profonde, elles ne prennent aucune part à la genèse de l'ectoderme, et se bornent à engendrer une portion du protendoderme. — Comme, dans beaucoup de cas, le deutolécithe se partage en segments polyédriques, à la surface desquels s'étalent les cellules vitellines, beaucoup d'auteurs ont considéré ces segments comme autant de cellules véritables, constituées par une volumineuse portion deutolécithique, et une mince zone de protoplasme ordinaire et nucléée. L'ensemble de ce deutolécithe était alors décrit comme un *endoderme primaire*. Cette opinion est inexacte; le deutolécithe est une substance nutritive, privée de noyaux lui appartenant en propre, ne possédant par suite aucune structure cellulaire véritable; il est un amas de matières nutritives, et rien de plus. Les cellules qu'il contient sont des éléments blastodermiques, chargés de produire le protendoderme. Parfois, ces dernières s'étalent à la surface des masses deutolécithiques, et les enveloppent en partie avec leurs expansions pseudopodiques; ces relations sont toutes de contiguité, et correspondent à l'une des phases de l'absorption du deutolécithe par phagocytose.

L'expression *endoderme primaire* doit donc être chassée de la terminologie. — Il en est de même pour celle *d'endoderme secondaire*. On a désigné deux choses avec ce dernier nom; l'épithélium du stomeon, dans le cas où le stomeon lui-même a été pris pour une invagination gastrulaire; et l'endoderme réel, qui se dégage du protendoderme dans l'intérieur de l'embryon. L'épithélium du stomeon est d'origine ectodermique; il donne la paroi de l'intestin antérieur; le terme *d'endoderme secondaire* ne peut donc lui être appliqué. Quant au véritable endoderme, il ne lui est nul besoin d'un qualificatif spécial, puisqu'il représente seul, depuis l'instant de son apparition et à tous les moments de la vie, le feuillet interne.

Les Insectes offrent une seconde particularité. Beaucoup d'entre eux possèdent, sur leur face ventrale et suivant une ligne médiane longitudinale, une *gouttière primitive;* celle-ci n'est autre qu'une dépression de la plaque ventrale, et n'a pas d'importance fondamentale. Les éléments du protendoderme sont produits, en plus grande quantité qu'ailleurs, par le blastoderme qui revêt les deux parois latérales de la gouttière; à cause de leur origine, ils constituent rapidement les deux bandes ventrales protendodermiques, dont il est question plus haut. Ensuite, les cellules de l'endoderme se dégagent avec précocité de ces bandes ventrales. — Sauf quelques détails, les auteurs s'accordent sur ces phénomènes; mais ils ne s'entendent pas au sujet de l'interprétation qu'il convient de leur donner. Les uns admettent que l'endoderme provient directement de la gouttière germinative; et, comme ils considèrent que la paroi de cette gouttière a déjà revêtu les caractères et les propriétés d'un ectoderme, ils font engendrer l'endoderme par l'ectoderme. D'autres, et les frères Hertwig notamment, assimilent la croissance des plaques endodermiques à une invagination gastrulaire, qui partirait de la gouttière germinative, et s'enfoncerait dans une masse deutolécithique au lieu de pénétrer dans une cavité blastocœlienne libre; la gouttière germinative serait alors, suivant cette opinion, une ébauche de cavité entérique, dont se dégageraient les premiers rudiments de l'endoderme définitif.

Ce serait sortir du cadre de cet ouvrage que d'aller plus loin dans cet exposé. Il suffit d'avoir montré que les faits sont constants par eux-mêmes, se retrouvent, dans la plupart des descriptions originales, avec leurs caractères essentiels; les divergences sur ces phénomènes portent sur leur interprétation. Le sentiment qu'il convient d'avoir sur eux, dans l'état présent de la science, découle suffisamment des notions déjà fournies, pour qu'il soit utile d'insister davantage. — Au moment de la genèse des bandes ventrales, les parois latérales de la gouttière sont constituées par le blastoderme, non encore converti en ectoderme; ces bandes sont composées par des éléments issus du blastoderme, et par des cellules vitellines restées internes. A cause de leur situation profonde, ces dernière prennent la plus grande part à la genèse des ébauches endodermiques; celles-ci sont au nombre de deux, et s'accroissent, en prenant l'aspect de cupules destinées à s'accoler par leurs bords. — Les observations récentes de Tichomiroff, de Weehler (en ne prenant que les faits en elles), et celles que j'ai effectuées moi-même, arrivent au même but : l'endoderme naît, et se développe, de la même façon chez les Crustacés et les Insectes; il doit être considéré comme une partie, devenue épithéliale, d'un protendoderme mésenchymateux dès son début; la disposition mésenchymateuse de ce feuillet initial n'est conservée que par le mésoderme.

C. — Si les ébauches de l'entéron sont identiques, elles diffèrent des Crustacés aux Insectes sous le rapport de leur évolution ultime. — L'intestin moyen des Crustacés n'existe pas, ou n'est représenté que par une courte zone tubulaire, destinée à joindre l'intestin antérieur à l'intestin postérieur, et sur laquelle s'attachent les appendices hépatiques. L'entéron n'est guère employé qu'à produire ces derniers; ils offrent l'aspect de diverticules creux, simples ou ramifiés, qui se rendent à la zone précédente, et s'ouvrent par là dans le canal digestif. Pour les engendrer, les deux cupules entériques rapprochent leurs bords, suivant la marche indiquée plus haut, les accolent, et les soudent l'un à l'autre; après cette réunion, leur ensemble constitue une sorte de vésicule remplie de deutolécithe, et placée dans l'intérieur de l'embryon. — Au moment où ces phénomènes se passent, le fond du stomeon s'est joint au fond du procteon, de manière à former un canal digestif complet; l'extrémité antérieure de la vésicule entérique se met en relation avec ce canal, et débouche dans sa cavité, en la région même où s'est effectuée la jonction du stomeon avec le procteon. Ensuite, la vésicule se divise en deux lobes, qui se séparent dans leur partie postérieure, et deviennent distincts; cette scission progresse peu à peu en avant, de manière à partager l'ébauche entérique en deux moitiés; mais elle s'arrête, quelque peu avant l'extrémité antérieure. Celle-ci reste indivise, et donne un tube, dans lequel débouchent les deux lobes, ouvert lui-même dans le canal digestif. Ces lobes représentent les ébauches du foie de l'adulte; ils demeurent simples, ou se divisent par des scissions longitudinales, suivant le type de la structure finale. — C'est ainsi que l'aspect définitif de l'appareil digestif est réalisé : un canal, continu de la bouche à l'anus, avec lequel communiquent des appendices hépatiques, plus ou moins volumineux et nombreux. Dans cet appareil ainsi constitué, ces appendices sont les seules parties, dont la cavité dérive de l'entéron embryonnaire, et dont les parois soient constituées par un épithélium d'origine endodermique.

Les choses ne sont pas tout à fait semblables chez les Insectes. Les deux cupules se rencontrent suivant le plan médian et longitudinal de l'individu, s'affrontent par leurs bords entiers, et s'unissent par les régions ainsi mises en contact. Cette soudure effectuée, les cupules forment, dans la partie centrale du corps, une vésicule, dont la paroi est constituée par l'endoderme, et dont la cavité se trouve remplie par du vitellus nutritif. Ce dernier disparaît par résorption, et la cavité devient libre ; de plus, elle s'unit en avant au fond du stomeon, et en arrière au fond du procteon. La vésicule entérique fait alors partie du canal intestinal, et occupe une situation intermédiaire à l'intestin antérieur et à l'intestin postérieur ; elle représente l'intestin moyen de ces animaux, et plus spécialement l'organe nommé le *ventricule chylifique*. Ce dernier conserve parfois des parois lisses ; ailleurs, il émet des diverticules plus ou moins nombreux, désignés par les expressions de *glandes gastriques*, ou de *glandes hépatiques*, ou encore, dans l'ensemble, par celle de *foie*. — Il est probable, bien que l'on n'en sache rien d'après l'observation directe, que les phénomènes du développement de l'entéron sont, chez les Arachnides, identiques à ceux des Insectes, du moins dans leurs traits essentiels ; la grande ressemblance des dispositions définitives paraît le démontrer.

L'origine des glandes de l'intestin moyen, toujours engendrées par l'entéron embryonnaire, et leur rôle dans l'économie, qui est, non seulement de sécréter des liquides à ferments digestifs, mais encore de concourir à l'absorption des substances alimentaires, s'élèvent contre la valeur d'annexes, et le nom de foie, qui leur sont souvent accordés. Ces appareils composent, en réalité, une partie essentielle et principale du tube digestif, et en représentent, dans certains cas, chez les Crustacés par exemple, la seule région vraiment endodermique. D'autre part, leurs fonctions ne sont pas strictement glandulaires, puisque l'absorption des aliments est parmi elles ; elles sont plus complexes que la simple fonction hépatique du foie des Vertébrés. Aussi serait-il utile de supprimer le terme de glande, et le qualificatif d'hépatique, pour employer seulement, afin de désigner ces organes, l'expression de *lobes entériques*.

VI. **Appareils de la respiration.** — Ces appareils sont variés chez les Arthropodes, et appartiennent à trois types principaux : les *branchies*, les poches tégumentaires improprement nommées des *poumons*, et les *trachées*. On ne connaît bien, d'après des observations directes, que le développement des trachées ; cependant, les données, acquises par l'anatomie comparée, permettent de fournir quelques inductions sur l'évolution embryonnaire des deux premiers types.

Les branchies sont des pattes entières, ou des parties de pattes, modifiées en vue de servir à la respiration ; elles offrent la même structure essentielle que les appendices normaux, mais avec une cuticule très mince et presque absente, et des canaux vasculaires nombreux. Elles naissent de la même façon que les appendices ; leurs ébauches sont comparables à des petits mamelons, limités par une assise ectodermique, et contenant de nombreux éléments du mésoderme. A mesure que l'appareil s'accroît, des vides se creusent entre ces derniers ; ces espaces deviennent les canaux vasculaires de l'organe, et se mettent en relation avec ceux du reste du corps. La branchie prend ensuite son aspect particulier, et variable suivant les groupes.

Les poches pulmonaires sont des dépressions des téguments. Ces derniers s'enfoncent, dans chacune des régions où va prendre naissance un de ces systèmes, et produisent des cavités en cul-de-sac ; l'ouverture de l'invagination persiste comme orifice de la poche. Puis, la paroi de cette dernière se soulève par places, en donnant de minces lamelles juxtaposées, qui augmentent la surface fonctionnelle, et constituent, sous le rapport du rôle joué, la part principale de l'appareil. Ces lamelles consistent en un axe mésodermique, renfermant des vaisseaux nombreux, que recouvre une assise ectodermique. — La grande ressemblance, établie entre les Scorpions et les Limules, autorise à rapprocher les organes respiratoires des premiers de ceux des secondes ; plusieurs opinions ont été données à cet égard, mais elles expriment seulement des vues de l'esprit, et ne sont pas encore confirmées par l'observation. Tout porte à croire, cependant, que l'hypothèse, émise par Ray Lankester, tendant à considérer les poches respiratoires des Scorpions comme assimilables à des branchies de Limules, enfoncées dans des dépressions des téguments, après la réduction et l'atrophie de l'appendice qui les porte, concorde avec les faits.

On a admis pendant longtemps que les trachées étaient d'origine mésodermique ; des cordons d'éléments, appartenant au feuillet moyen, se seraient creusés d'une cavité axiale, la cavité trachéenne, qui s'unirait secondairement à l'ectoderme pour déboucher au dehors ; les ramifications trachéennes seraient des expansions, appartenant à ces éléments mésodermiques, et percées elles-mêmes d'un vide central. Toutes les observations récentes ont confirmé, par contre, les assertions de Kowalevsky ; d'après celles-ci, les trachées sont des involutions des téguments, dont la cavité est tapissée par l'ectoderme, et qui s'allongent dans le corps en se ramifiant. — Sous ce rapport, il est permis d'assimiler les trachées à des poches tégumentaires, identiques aux précédentes, privées de leurs lamelles internes, très étendues, de manière à devenir cylindriques, et pourvues de ramifications. La présence de ces organes est dans une corrélation manifeste avec la vie aérienne des Arthropodes qui la montrent; l'extension du réseau trachéen est destinée à faire pénétrer l'air dans toutes les parties de l'organisme, afin de favoriser une respiration active, et d'alléger le corps par un procédé semblable à celui des sacs aériens, et des os pneumatiques, des Oiseaux. Cette corrélation est telle, qu'il est sans doute permis de conclure, d'après elle, à un rapport de cause à effet.

Les trachées dérivent de dépressions ectodermiques, qui s'enfoncent dans l'intérieur de l'économie; l'orifice externe de chaque invagination ne se ferme pas, et persiste pour donner le stigmate; les rameaux apparaissent hâtivement, du moins dans la règle. Une ébauche trachéenne offre l'aspect d'un tube à étroite lumière; sa paroi se compose d'une seule assise de cellules ectodermiques, longues et bien nettes. Ces dernières produisent une couche cuticulaire, qui limite immédiatement la cavité, et devient l'*intima*, la *membrane propre*, de l'organe. Cette assise est d'abord transparente et épaisse; elle s'amincit par la suite, tout en se chitinisant, et laisse un plus grand espace à la cavité centrale. De leur côté, les éléments ectodermiques, qui ont donné cette membrane, s'aplatissent, et se réduisent presque à leurs noyaux. La trachée possède dès lors son aspect définitif; elle rappelle de tous points, sous le rapport de sa structure fondamentale, les téguments dont elle dérive. — L'assise cuticulaire porte souvent des zones épaissies, qui dessinent un réseau, ou, plus fréquemment, des anneaux placés les uns auprès des autres, et simulant une disposition spiralée. Ces zones sont celles déposées en premier lieu; elles conservent, par suite, une plus grande épaisseur que leurs voisines.

VII. **Appareil irrigateur, et tissus dérivés du mésoderme.** — Considérations générales. — *A.* Le développement, et la structure essentielle, du feuillet moyen, sont identiques chez tous les Arthropodes. Le protendoderme initial est constitué par un mésenchyme, dont les éléments sont placés en dedans du blastoderme qui les engendre. Une part d'entre eux s'assemblent, par la suite, pour donner une assise épithéliale, l'endoderme; les autres conservent le caractère mésenchymateux, se multiplient, se disposent entre l'endoderme et le blastoderme devenu l'ectoderme, et se groupent en amas. Le deutolécithe, qui les entoure, disparaît par résorption phagocytaire, car il sert à la nourriture de l'embryon; les tissus mésodermiques ne comblent pas tous les vides provenant de cette disparition, et les cavités laissées libres représentent le cœlome. Ce dernier est un polycœlome d'origine mésenchymateuse, qui fournit l'appareil irrigateur de l'organisme; dans certains cas, chez les Crustacés supérieurs par exemple, il donne en surplus un deutocœlome, une cavité périviscérale, dont les limites périphériques se confondent

avec celles du véritable appareil circulatoire. Les tissus du feuillet moyen
engendrent une trame conjonctivo-musculaire, dont les bandes limitent
les lacunes sanguines ; leurs éléments les plus nombreux sont des fibres
musculaires striées, rassemblées dans certaines régions, notamment
sur la face ventrale de l'organisme et vers la base des appendices, en
faisceaux volumineux, aux contours précis, qui sont des muscles bien
déterminés.

Les naturalistes ayant étudié l'évolution du feuillet moyen, chez les
Arthropodes, ont émis, à son égard, des opinions diverses et contradictoires ; et, de même que pour l'endoderme, les divergences sont toutes
d'interprétation, les phénomènes observés étant semblables pour la plupart.
Les principales discussions portent sur la nature, et sur l'importance, du
rôle joué par les cellules vitellines dans la genèse du mésoderme. Ces
cellules sont de vrais éléments blastodermiques, et non des formations
produites de toutes pièces dans le deutolécithe ; leur protoplasme est
emprunté au vitellus formatif disséminé dans la substance ovulaire, et
leur noyau dérive du prénoyau femelle fécondé. A cause de leur situation interne, elles contribuent à engendrer le protendoderme, dont le
mésoderme provient, et le protendoderme seul. Il convient seulement
de ne point leur accorder une valeur particulière ; sans revenir ici sur
des phénomènes déjà décrits au sujet des feuillets blastodermiques et
de l'entéron, il importe de se souvenir que ces cellules font partie du
blastoderme initial, et ne doivent leur situation interne qu'à une cause
mécanique : elles ne peuvent se placer autour de l'ovule, la surface de
ce dernier étant déjà occupée par les premiers fournis des éléments
blastodermiques.

Un autre motif de discussions tient au fait de savoir si les ébauches
du mésoderme sont divisées en segments, comme celles du feuillet
moyen des Annélides et des Vertébrés, ou si la disposition métamérique
est absente. Un phénomène certain, décrit par la plupart des observateurs, est relatif au groupement des cellules mésodermiques situées
dans la région ventrale du corps ; ces dernières se rassemblent en amas
égaux, placés régulièrement les uns derrière les autres, chacun d'eux se
trouvant au-dessus d'un appendice, et pénétrant dans son intérieur. La
plupart de ces amas contiennent des cavités, et offrent l'aspect de métamères creux, différenciés dans le feuillet moyen. — Se basant sur cette
disposition qui est exacte, et se manifeste chez tous les Arthropodes, un
certain nombre de naturalistes, parmi lesquels il convient de citer Balfour,
considèrent ces masses comme de vrais segments, et admettent que le
mésoderme se divise en métamères, homologues de ceux des Trochozoaires polymériques, ou des Vertébrés.

Fig. 576 et 577. — Développement des tissus mésodermiques ; d'après le *Porcellio* pris comme
exemple (*portions grossies des figures précédentes*). — En 576, portion grossie (gauche et
bas) de la figure 573, montrant la disposition et la structure des éléments des trois

Si le fait est réel, il n'en est pas de même pour l'interprétation. Il

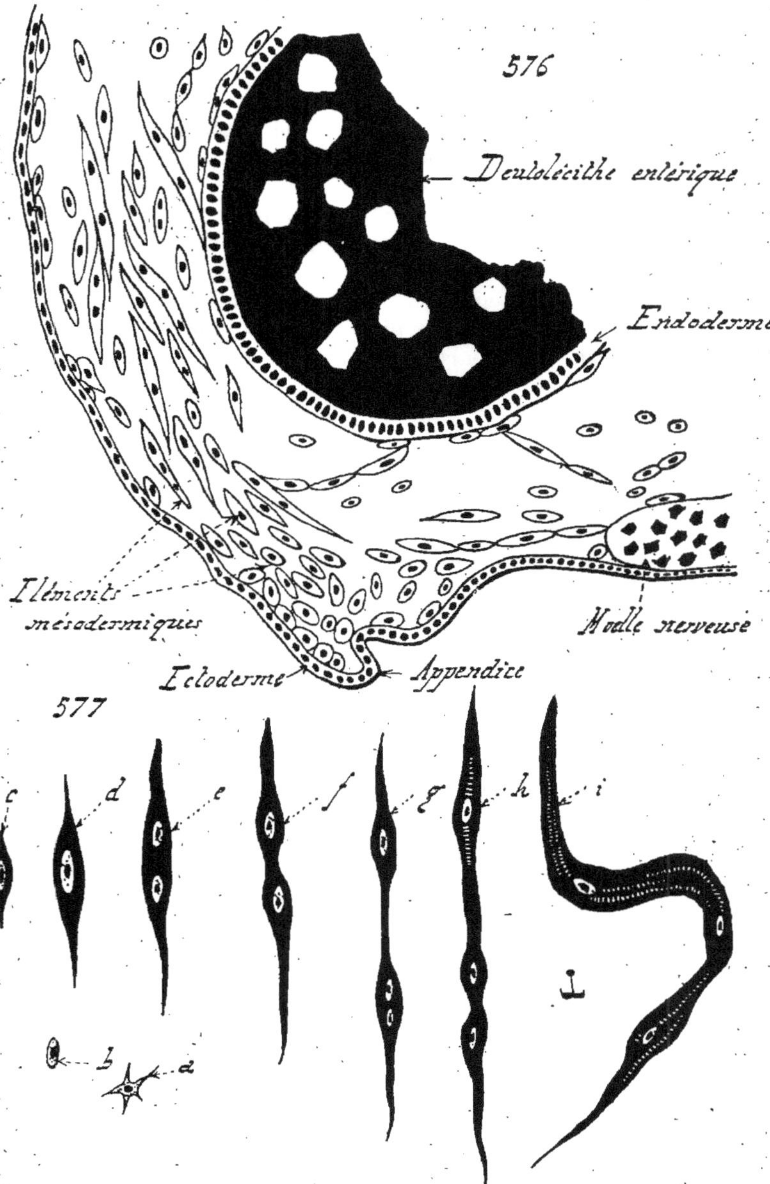

feuillets, surtout de ceux du mésoderme. — En 577, éléments mésodermiques, en voie de se convertir en fibres musculaires ; la substance contractile est exprimée par les espaces noirs.

suffit, pour s'en rendre compte, d'étudier toutes les particularités du développement du feuillet moyen, en n'omettant aucune d'elles, et n'en retenant pas certaines pour délaisser les autres; puis, de suivre l'évolution ultime des tissus produits par les ébauches mésodermiques.

   B. — En prenant les choses dans leur ensemble, le protendoderme est engendré sur toute la périphérie de l'embryon. Mais, comme l'endoderme se différencie aux dépens de la partie ventrale de ce feuillet initial, comme les appendices, dans la composition desquels le mésoderme entre pour une grande part, naissent également sur la face ventrale de l'embryon, les éléments du protendoderme sont beaucoup plus nombreux en cette région qu'ailleurs. Et, l'apparition de l'endoderme étant précoce, de même celle des appendices, le protendoderme se montre tout d'abord dans la zone inférieure de l'embryon, et y acquiert rapidement une importance prépondérante, alors qu'il est ailleurs à peine indiqué. — Si, parmi les deux feuillets issus du protendoderme, on fait abstraction de l'endoderme, qui présente une évolution et une structure particulières, pour retenir le mésoderme seul, ce dernier paraît formé de deux portions : une ventrale, de beaucoup la plus volumineuse, et une autre latéro-dorsale. La première est constituée par une part de ces deux bandes, dont il a déjà été fait mention au sujet de l'entéron, placées d'un côté et de l'autre du cordon nerveux; leurs éléments, à cause de leur nombre, sont serrés et tassés. La seconde se compose de cellules éparses, disséminées, tout autour de l'embryon, dans le deutolécithe placé sous le blastoderme. Les éléments du mésoderme, qu'ils appartiennent à l'une ou à l'autre de ces deux sections, proviennent de ceux du protendoderme. Et le protendoderme lui-même dérive du blastoderme; de ce dernier surtout, dans le cas où les cellules vitellines sont peu nombreuses, chez les Crustacés par exemple; des cellules vitellines pour la majeure part, lorsque celles-ci sont abondantes, comme il en est chez les Insectes. Les cellules vitellines représentent, dans ce dernier mode, une sorte de blastoderme interne.

   En conséquence, toutes les fois où l'on étudie les caractères du mésoderme, il est nécessaire de ne point séparer ces deux parties, et de ne point les examiner séparément. Il convient de rechercher les qualités de l'une et de l'autre, et de voir si celles de la première ne proviennent pas d'une modification de celles de la seconde. La part latéro-dorsale est franchement mésenchymateuse; par contre, la ventrale, composée d'éléments serrés, nullement épars, est de disposition régulière et précise. En les comparant entre elles, et observant la façon dont elles se relient, on en vient à voir que la part ventrale est essentiellement de même structure que la dorsale; seulement, à cause de la multiplication plus rapide, et de l'apparition plus hâtive, des cellules qui la constituent, ses éléments sont tassés au lieu d'être dispersés, et se trouvent groupés en bandes régulières, par l'effet de la disposition régulière des appendices, dont ils doivent engendrer les tissus. Le mésoderme de la région ventrale du corps est mésenchymateux, tout comme celui du reste de l'organisme; la seule différence, entre eux, tient au nombre, et au degré d'accolement, de leurs éléments.

Le feuillet latéro-dorsal demeure un mésenchyme, et ne perd jamais ce caractère, par la suite; le mésoderme ventral parvient également à acquérir une franche disposition mésenchymateuse, mais après avoir subi quelques changements spéciaux. — Chacune de ces deux bandes, placée au-dessus de l'une des deux rangées d'appendices ébauchés, se divise en deux zones, l'une externe, l'autre interne; la limite entre ces deux zones n'est pas tranchée, car elles se lient par des transitions insensibles. Les cellules de la région interne se séparent les unes des autres, se répandent dans le deutolécithe, et donnent un mésenchyme ventral, qui s'unit à celui placé sur les côtés de l'organisme; celles de la région externe, situées immédiatement au dedans de l'ectoderme, fournissent le mésoderme des appendices. — Chaque ébauche d'appendice est semblable à un petit mamelon conique, implanté sur la face ventrale de l'embryon; ces rudiments occupent la place définitive de l'organe qu'ils engendrent, et se disposent, à des distances égales les uns des autres, en deux rangées parallèles et symétriques, placées d'un côté et de l'autre de la ligne médiane. Les éléments de la zone externe du mésoderme ventral sont destinés à ces appendices; ils sont, par suite, très nombreux, serrés en une masse dense au niveau de chacun de ces derniers, et manquent presque dans les régions intermédiaires. Comme les ébauches appendiculaires sont séparées par des distances égales, la zone externe se divise en masses égales, placées à la file en une série longitudinale; elle semble partagée en segments, les segments étant placés au-dessus des appendices, et les espaces inter-segmentaires se trouvant situés dans les régions intermédiaires.

La disposition métamérique du mésoderme est, ainsi, en corrélation évidente avec la présence des appendices sur la face ventrale du corps. Si une partie de la région ventrale de ce feuillet est divisée en segments, ce fait tient à ce que la partie ainsi disposée est destinée à fournir le mésoderme des appendices; et ces derniers sont également distants. Si ce mésoderme ventral est plus compact, plus volumineux que celui du reste du corps, ce deuxième phénomène est dû à la genèse hâtive des ébauches appendiculaires, auxquelles leurs tissus sont rapidement fournis. — La structure métamérique est donc secondaire; elle est étroitement liée à la genèse des appendices, et dépend d'elle; elle est un effet de cette dernière. Elle n'est point primitive, contrairement à celle des Annélides et des Vertébrés, et n'appartient pas en propre au feuillet moyen. Elle est entraînée par la présence des membres, et n'existerait pas sans cela. Il ne faut donc point la comparer à la structure segmentaire des Vers annelés et des Vertébrés, car les phénomènes sont dissemblables dans le temps et dans l'espace, et ne sont point homologues. — En somme, si l'on se sert de l'expression *métamère* pour exprimer la structure du mésoderme des Annélides et des Vertébrés, cette expression ne peut être employée pour les Arthropodes, car les faits sont d'ordre différent.

En outre, cette fausse disposition métamérique ne persiste pas. A mesure que l'appendice s'accroît, les cellules mésodermiques se désagrègent, et passent à l'état mésenchymateux; l'arrangement segmentaire disparaît, et le feuillet moyen entier prend les caractères généraux qu'il conserve désormais.

Cependant, les phénomènes particuliers, qui se manifestent dans la zone externe des bandes ventrales mésodermiques, ne s'arrêtent point là. Chacun des segments, délimités en cette région, ne tarde pas à se percer d'un espace vide, que les auteurs, partisans de la théorie métamérique, ont considéré comme une cavité segmentaire, homologue de celles des Annélides et des Vertébrés. — Il est à remarquer, tout d'abord, que les deux faits ne sont pas entièrement comparables. Ces cavités se creusent, chez les Arthropodes, dans une part très restreinte du feuillet moyen, et d'une manière tardive, alors que les autres envahissent le mésoderme entier, ou une zone relativement étendue de ce dernier. En outre, celles-ci conservent leur unité, au moins pendant une durée assez grande de la vie embryonnaire; il n'en est pas ainsi pour les Arthropodes. Leurs cavités, fort petites lorsqu'elles se montrent, ne s'amplifient pas davantage; leurs parois se désagrègent, et plusieurs de leurs éléments se disséminent dans les espaces qu'ils concouraient à limiter. Plusieurs autres cavités, identiques à la première, prennent naissance à côté d'elle, et évoluent de même; toutes s'anastomosent ensuite, et produisent un lacis de conduits irréguliers, creusés entre les éléments mésodermiques. — En résumé, ces espaces sont les ébauches des canaux sanguins de l'appendice et de la région ventrale du corps, et la cavité segmentaire n'est autre que la première indication de ces canaux.

C. — Ainsi, dans son développement, le mésoderme des Arthropodes se comporte comme un vrai mésenchyme. Certaines de ses zones offrent bien des caractères spéciaux, à cause de leur apparition hâtive, de leur volume, et de leur compacité initiale; mais ces particularités disparaissent par la suite. Ce mésenchyme augmente sans cesse le nombre de ses éléments, par là multiplication répétée de ceux qui existent déjà; des cavités se creusent dans les amas cellulaires ainsi produits, et s'unissent entre elles; ces cavités représentent le cœlome des Arthropodes. Ce dernier se convertit en un polycœlome, dont les diverses parties s'agencent entre elles, pour former un appareil irrigateur hœmolymphatique, charriant un plasma qui contient des éléments figurés.

Tout en évoluant, et sous le rapport de son histogenèse, le mésoderme des Arthropodes se différencie de deux manières. D'une part, certains de ses éléments restent cohérents, réunis en un amas solide, compact, et se modifient presque tous en fibres musculaires, qui se disposent, par la suite, d'après le type voulu par la structure définitive. D'autre part, il se creuse de cavités, dans lesquelles les éléments voisins exsudent un plasma liquide, destiné à les remplir; après quoi, plusieurs de ces derniers, ne subissant aucun changement spécial, et conservant leur aspect de cellule mésenchymateuse, parviennent dans ce plasma, où ils se trouvent libres. Ce tissu liquide, qui circule dans les cavités du feuillet moyen, est l'hœmolymphe, habituellement désignée par le nom de sang. Ses éléments figurés sont issus de la segmentation des premières cellules rejetées dans les ébauches vasculaires.

Le feuillet moyen, en devenant un mésenchyme percé d'un polycœlome, produit ainsi deux sortes de tissus : des tissus musculaires, qui constituent la partie solide et compacte du mésoderme; et des tissus à substance fondamentale liquide, dont l'ensemble représente l'appareil irrigateur. Il convient d'ajouter, aux tissus solides issus du mésoderme, un amas cellulaire spécial, désigné par l'expression de *corps adipeux*, et placé dans la région dorsale de certains embryons.

Tissus musculaires. — Les éléments mésodermiques, destinés à engendrer les bandes musculaires de l'adulte, se multiplient, et s'arrangent sur place. Les modifications, que subissent leurs divers amas, sont donc presque nulles; elles se rapportent toutes à un accroissement en taille, et à une délimitation plus précise. Par contre, les changements offerts par les éléments eux-mêmes sont plus importants. Chacun d'eux est, à son début, une cellule mésenchymateuse, formée par un protoplasme granuleux, et nullement différencié; il doit fournir une fibre musculaire.

A cet effet, l'élément rétracte les expansions pseudopodiques qu'il émettait tout d'abord, et devient ovalaire, ou sphérique; puis, il augmente de taille, les nouvelles portions produites étant constituées par du sarcoplasme, et non par du protoplasme ordinaire. Le sarcoplasme se dépose tout autour de l'élément initial; mais il est plus épais en deux régions diamétralement opposées, où la genèse de nouvelle substance sera toujours plus abondante qu'ailleurs; ces régions s'accroissent donc avec plus de rapidité que les autres. A cause de ces phénomènes, la cellule perd sa forme première, et s'allonge, puisqu'il n'y a point égalité dans les dépôts qui l'entourent; elle devient longuement ovalaire, puis cylindrique. Le sarcoplasme prenant toujours de l'extension, l'élément se convertit en une fibre musculaire, dont la substance contractile enveloppe le protoplasme initial; celui-ci contient le noyau. — A mesure que la fibre augmente ses dimensions, l'unique noyau se divise en deux parties; ces dernières se scindent à leur tour dans le cas où la fibre s'accroît davantage; et le phénomène continue à s'effectuer, de manière à donner plusieurs noyaux à la fibre complète, alors que la cellule dont elle dérive ne contenait qu'un seul de ces corps. Les noyaux secondaires ne restent pas juxtaposés; ils s'écartent les uns des autres, pendant que

l'élément grandit, et se répartissent à divers niveaux. Finalement, la
fibre musculaire prend l'aspect d'un cylindre très allongé, terminé en
pointe à ses extrémités parfois bifurquées, et dont la substance renferme
plusieurs noyaux placés à la file; cette substance se divise ensuite, et
secondairement, en fines fibrilles parallèles, qui se différencient elles-
mêmes en disques superposés.

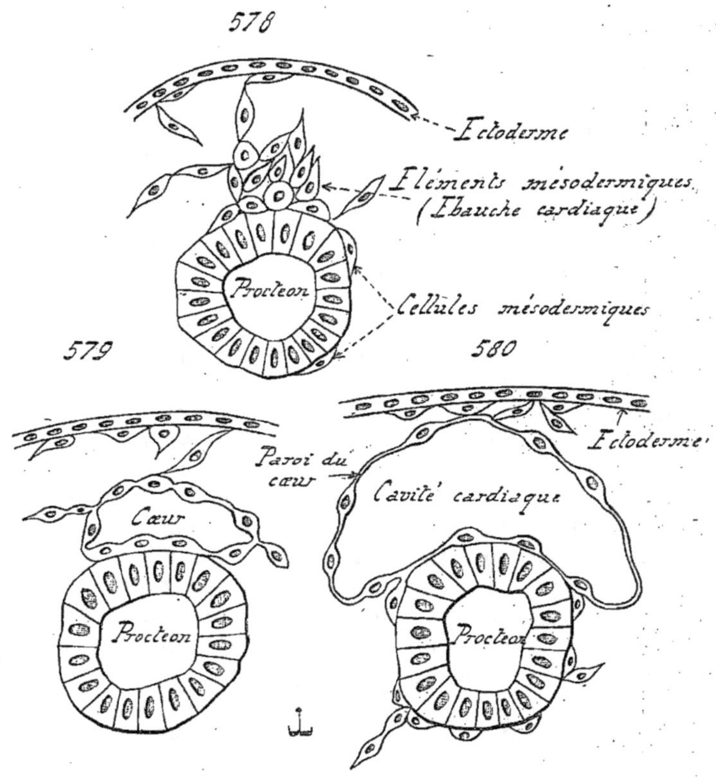

Fig. 578 à 580. — Développement du cœur; chez les *Porcellio*, pris comme exemple (*coupes
transversales*). — En 578, l'ébauche cardiaque est constituée par un amas compact d'éléments mésodermiques, placé sur le procteon. — En 579, cette ébauche grandit, et se
perce d'une cavité. — En 580, la cavité précédente s'amplifie, et l'organe prend l'allure
définitive du cœur.
Ces figures expriment des portions grossies de coupes transversales d'embryons, semblables
à celle qui est représentée en 574.

Corps adipeux. — Ce nom sert à désigner un amas de cellules, chargées
de substances nutritives, placées dans la région dorsale du corps chez un
grand nombre de larves d'Insectes, et chez divers embryons de Crustacés.
L'organe, ainsi composé, n'a point de limites périphériques bien pré-

cises, car il se confond par ses bords avec le mésoderme environnant. Ses éléments sont volumineux pour la plupart, contiennent un noyau bien net, et renferment de nombreuses granulations graisseuses. Son rôle est double; d'une part, et c'est là sa fonction la plus importante, il constitue une abondante réserve nutritive, qui sert à l'embryon pour effectuer son développement; d'autre part, il accumule dans sa masse des matériaux de désassimilation, et représente une sorte de rein accumulateur.

Le corps-adipeux est engendré par le mésoderme. Le deutolécithe, répandu d'abord dans toute la masse de l'embryon, disparaît au fur et à mesure du développement, car il est absorbé par les cellules du mésoderme et de l'endoderme, qui jouent en cela un rôle de phagocytes; cette disparition procède avec régularité de la région ventrale vers la région dorsale; les dernières parcelles sont donc situées dans la zone dorsale de l'organisme. Les éléments mésodermiques, placés dans cette partie du corps, se saisissent de cette substance nutritive, et la font pénétrer dans leur protoplasme, sous la forme de nombreux granules; en même temps, ils se multiplient avec rapidité, de manière à édifier un amas considérable, qui est le corps adipeux. Par suite, ce dernier est d'origine mésodermique. Il ne faut point l'oublier, les assertions des auteurs qui font provenir cet organe des cellules vitellines, ou de l'endoderme secondaire, reviennent en réalité à la précédente, car les cellules vitellines sont les éléments du blastoderme interne, dont le rôle est de fournir directement, étant donnée sa situation, à la genèse du mésoderme.

APPAREIL IRRIGATEUR ET CŒUR. — Les principales particularités du développement de l'appareil irrigateur sont déjà connues, d'après les considérations précédentes. Cet appareil représente à lui seul le cœlome des Arthropodes; il est d'origine schizocœlienne, et se convertit en un polycœlome, placé dans un mésoderme mésenchymateux; son plasma, et ses éléments figurés, dérivent directement des cellules mésenchymateuses de l'ébauche mésodermique. Ses cavités conservent le caractère de lacunes non endiguées, c'est-à-dire de canaux privés de parois propres et de contours précis; sauf cependant le cœur, et les principaux vaisseaux qui, partant de lui pour se diriger vers la périphérie, peuvent porter le nom d'artères.

Cependant la genèse du cœur, avec celle des artères, rentrent dans la règle commune, et ne s'en écartent pas. Leur paroi, d'origine mésodermique, se développe, malgré quelques particularités secondaires, d'après les procédés habituels. — L'ébauche première du cœur est représentée par un petit amas de cellules mésodermiques, situé, dans la région dorsale du corps et sur la ligne médiane, au-dessus de l'un des rudiments du tube digestif. Dans le cas des Crustacés, dont l'entéron ne prend pas une grande part à la production du canal intestinal, elle repose sur le procteon, c'est-à-dire sur l'intestin postérieur; chez les Insectes, dont l'entéron contribue d'une manière effective à la genèse de ce canal, elle s'appuie sur cet entéron, sur la partie qui deviendra l'intestin moyen. Cette ébauche s'allonge suivant l'axe longitudinal du corps, tout en restant compacte; puis, elle se creuse d'une seule cavité axiale, origine de la cavité cardiaque. Cette dernière grandit de plus en plus, suivant sa longueur et suivant sa largeur; les éléments qui la limitent, et dont le nombre cesse assez rapidement d'augmenter, sont obligés de s'aplatir pour suivre cet accroissement; ils subissent, en même temps, des modifications semblables à celles que présentent les cellules-mères des fibres musculaires. La mince paroi cardiaque se constitue par ce procédé; l'organe entier prend hâtivement son aspect définitif, et commence souvent à battre, alors que l'embryon n'est pas encore éclos.

L'ébauche du cœur, ou du *vaisseau dorsal*, pour employer une expression fréquemment usitée, se relie en avant, et en arrière, aux rudiments des principaux vaisseaux. Ces derniers se façonnent par un procédé identique à celui du cœur, mais en subissant un accroissement transversal moindre; ils se joignent, de leur côté, aux lacunes du polycœlome, de façon à établir une continuité parfaite dans tout l'appareil irrigateur. Fréquemment, les lacunes placées autour du cœur s'anastomosent largement entre elles, et forment une poche, dite *cavité péricardique;* suivant le degré de complexité atteint par l'organisme, cette poche conserve des relations nombreuses avec le reste de l'appareil, ou bien s'endigue complètement, et ne communique qu'avec les sinus ramenant au cœur le sang revenu de la périphérie du corps.

VIII. **Organes sexuels.** — Sous le rapport de leur développement, les organes sexuels des Arthropodes se composent de deux parties : d'un côté, les glandes sexuelles elles-mêmes, avec les conduits unis à elles, oviductes et canaux déférents; de l'autre, les canaux qui, commençant à l'extrémité des oviductes et des canaux déférents, débouchent à l'extérieur, et mènent au dehors les produits reproducteurs. — Dans ce dernier cas entrent: le conduit éjaculateur et le réceptacle séminal, le vagin et l'utérus, avec leurs glandes annexes.

Ces derniers appareils sont d'origine ectodermique; ils dérivent d'involutions tégumentaires. Leur évolution n'est guère connue que chez les Insectes. A en juger suivant les observations de Nüssbaum, leurs ébauches seraient toujours paires et symétriques, même dans les groupes où l'organe de l'adulte est impair; dans ce dernier cas, les deux ébauches s'unissent sur la ligne médiane. Ce fait n'est pas constant, d'après Witlaczil; les premiers rudiments du vagin de la femelle, et du conduit éjaculateur du mâle, sont, chez les Aphides, vraiment impairs et simples. — Ces différences tiennent, sans doute, à des phénomènes de déplacement dans l'espace; il est permis de penser, étant donnée la dualité des glandes sexuelles, que leurs conduits excréteurs sont doubles dans l'état le plus simple, et que leur unité est secondaire, due à une soudure, au lieu d'être primitive. — Les glandes annexes de ces appareils proviennent d'eux; en conséquence, leur épithélium est également d'origine ectodermique.

Si les auteurs s'accordent, sauf quelques divergences, sur le développement de la partie distale des conduits vecteurs, il n'en est pas de même pour la partie proximale, et surtout pour les glandes sexuelles. Deux opinions principales sont en présence; l'une porte que les premières indications de ces glandes sont d'origine mésodermique; d'après l'autre, ces ébauches seraient des cellules polaires, qui pénétreraient dans l'intérieur de l'embryon, et y donneraient, en se multipliant, les amas d'éléments reproducteurs.

Cette seconde assertion a été émise tout d'abord par Leuckart, et par Metschnikoff; ces naturalistes, étudiant la genèse de l'ovaire parthénogénétique, encore nommé *pseudovaire*, des larves des *Miastor*, ont vu les ébauches de cet organe provenir des cellules polaires. Le même fait a été retrouvé récemment, par Balbiani, chez les *Chironomus*, et appuyé sur des observations dignes de créance. — Ce phénomène s'écarte à un tel degré des données de l'embryologie générale, pour ce qui touche l'origine des cellules sexuelles, qu'il serait utile de le confirmer à nouveau, en le recherchant chez d'autres Insectes et d'autres Arthropodes. Il serait nécessaire, au surplus, d'établir une distinction entre les vraies cellules polaires, et les premiers éléments blastodermiques produits; plusieurs de ces derniers se déplacent dans la masse ovulaire, parviennent jusqu'à la surface de l'œuf, et y font même saillie, puis s'enfoncent dans le deutolécithe pour y passer à l'état de cellules vitellines. Ces éléments ne sont point des cellules polaires; celles-ci naissent avant la fécondation, ou bien au moment même où elle se produit; alors que les éléments blastodermiques ne se développent qu'après cet acte. Il conviendrait donc, en de telles recherches, de ne point confondre ces deux corps entre eux, et d'examiner la genèse des glandes sexuelles chez des embryons issus d'œufs fécondés, et non d'ovules parthénogénétiques; la fécondation faisant défaut dans ce dernier cas, il est plus difficile de distinguer nettement entre les cellules polaires et les premières cellules du blastoderme.

La plupart des naturalistes inclinent à penser que les ébauches des glandes sexuelles sont d'origine mésodermique, et se montrent hâtivement, dès l'instant de la délimitation des feuillets. Ces ébauches sont au nombre de deux, placées symétriquement de part et d'autre du tube digestif et du cœur; elles sont constituées par des éléments non différenciés encore, qui se tassent les uns contre les autres, et se multiplient activement, pour donner, suivant le cas, des ovoblastes ou des spermoblastes. Les relations exactes de ces rudiments, avec ceux des organes voisins, prêtent encore à controverses, par la grande difficulté que l'on éprouve à ne point confondre des groupes de cellules mésodermiques ordinaires avec les véritables ébauches sexuelles : les éléments étant presque semblables dans les deux cas, et la nécessité s'imposant de suivre toutes les phases, sans en oublier une, pour ne pas courir le risque de se tromper.

Parfois, la sexualité entraîne à sa suite un dimorphisme. Assez souvent, les mâles ne diffèrent des femelles que par des détails secondaires, qui tiennent à la dissemblance du rôle joué dans l'acte fécondateur. Les mâles possèdent des pinces, des crochets, destinés à saisir les femelles; celles-ci sont munies de tarières, d'oviscaptes, chargées d'assurer la ponte dans des conditions déterminées. — Ailleurs, les différences vont plus loin. Sans entrer ici dans beaucoup de détails, qui appartiennent plutôt à l'anatomie comparée, il est bon de signaler quelques données générales. Chez la plupart des Crustacés parasites, la femelle acquiert une taille plus considérable que le mâle, et prend une forme dissymétrique; le mâle demeure plus petit, présente quelques caractères embryonnaires, et conserve les appendices capables de lui servir pour se déplacer, rechercher, et trouver les femelles. Un semblable dimorphisme, comparable quant à la cause, existe chez plusieurs Insectes : la femelle est privée d'ailes, alors que le mâle en est pourvu. Tels sont les Lampyres ou Vers luisants, plusieurs Bombycides, les Strepsistères, etc.

§ 6. — Alternances de générations.

La reproduction des Arthropodes est toujours sexuelle. Elle s'effectue suivant ses deux procédés : la fécondation, et la parthénogenèse. Cette dernière n'existe pas chez tous les Arthropodes, mais seulement chez divers Entomostracés et plusieurs Insectes. Sa présence entraîne à sa suite une alternance de générations, qui est une hétérogonie, puisque la reproduction asexuelle fait constamment défaut.

CRUSTACÉS. — L'hétérogonie des Crustacés parthénogénétiques est adulte et holomorphe; les individus non fécondants offrent la même structure que ceux soumis à la fécondation, le même aspect général, et tous sont adultes. Comme l'indique la première partie du second paragraphe de ce chapitre, la parthénogenèse, et par suite l'hétérogonie, existent chez la grande majorité des Cladocères, et chez divers Branchiopodes, tels que les *Artemia* et les *Apus*.

INSECTES. — L'hétérogonie est plus variée chez les Insectes. Elle appartient à trois types principaux : l'hétérogonie embryonnaire, encore nommée *pédogenèse*; l'hétérogonie adulte et holomorphe; l'hétérogonie adulte et hétéromorphe.

Le mode le plus simple, c'est-à-dire l'*hétérogonie adulte et holomorphe*, qui consiste seulement en l'absence de mâles durant un nombre variable de générations, est aussi le moins fréquent. Il est souvent accidentel, en ce sens que la parthénogenèse, qui l'amène à sa suite, est elle-même accidentelle. Tels sont la plupart des Hyménoptères Porte-aiguillons vivant en sociétés, et certains Lépidoptères appartenant aux genres *Bombyx*, *Pieris*, *Psyche*, et *Solenobia*.

L'hétérogonie adulte et hétéromorphe est plus répandue ; elle se montre chez les Hémiptères de la section des Phytophthires, et chez les Hyménoptères gallicoles ; elle est toujours normale, et non accidentelle. — Le procédé le moins complexe est celui des Hyménoptères gallicoles ; les individus fécondants et les individus parthénogénétiques diffèrent de forme ; assez, parfois, pour qu'on ait placé les uns et les autres dans des espèces distinctes, et même dans des genres différents ; tous sont ailés. Souvent, les dissemblances, corrélatives des procédés reproducteurs, ne s'arrêtent pas à la forme du corps, mais s'adressent également aux procédés de ponte. — Ainsi, les *Teras terminalis* femelles, et fécondées, déposent leurs œufs dans les bourgeons placés à l'extrémité des branches des Chênes ; la présence de ces œufs détermine, aux dépens des tissus végétaux, la production de galles. Les œufs fécondés donnent des individus parthénogénétiques, dont on avait fait une espèce particulière, classée dans un autre genre, la *Biorhiza aptera*. Ces individus non fécondants vont placer leurs œufs sur les racines des Chênes, où leur présence amène également la genèse de galles. De ces œufs parthénogénétiques sortent des *Teras terminalis* mâles et femelles ; ces dernières produisent, à leur tour, des galles sur les branches, et les générations continuent à se succéder suivant cet ordre.

Les phénomènes de l'hétérogonie hétéromorphe sont plus complexes chez les Hémiptères Phytophthires. — Le point de départ est, sans doute, le singulier dimorphisme sexuel des mâles, que présentent certains représentants de la famille des Coccides, et surtout la *Tachardia lacca*. Les générations sont toujours fécondantes, et se suivent sans hétérogonie réelle, mais certaines sont remarquables par l'exiguité, et par l'amoindrissement, du rôle du mâle. Dans le courant de l'hiver, en décembre et janvier (il s'agit ici d'une espèce des pays chauds), les larves éclosent, et deviennent adultes. Elles se fixent sur divers végétaux, et se recouvrent de laque. Les femelles sont toujours privées d'ailes ; les mâles acquièrent ces organes par contre, au nombre de deux, et recherchent les femelles pour les féconder. De ces œufs naissent, en septembre, des mâles et des femelles ; celles-ci ne diffèrent pas beaucoup des précédentes, mais non les mâles ; ces derniers sont aptères, fécondent les femelles dès leur éclosion, et meurent ensuite. La durée de la vie est très réduite chez ces mâles de la seconde génération ; si l'on suppose que cette diminution parvienne jusqu'à une disparition complète, les femelles d'été seront privées de fécondation, et une hétérogonie se présentera, au lieu d'une suite régulière de générations. Ce dernier fait existe chez divers autres Coccides, notamment les *Lecanium* et les *Aspidiotus*.

La seconde famille des Phytophthires, celle des Aphidiens, présente deux sortes d'hétérogonie hétéromorphe : dans l'une, les femelles parthénogénétiques sont vivipares; dans l'autre, semblables en cela à leurs correspondantes des Coccides, elles sont ovipares. La première est celle des *Aphides* et des *Pemphigides*; la seconde celle des *Chermes* et des *Phylloxera*. Le mode de vie diffère d'après la nature de la reproduction.

Les femelles parthénogénétiques sont vivipares chez les Aphides; leur glande sexuelle, nommée *pseudovaire*, est privée de réceptacle séminal. Leurs générations se succèdent durant la belle saison; les individus sont fixés, en parasites externes, sur divers végétaux, où leur présence amène souvent la production d'excroissances particulières; ces êtres sont dépourvus d'ailes, dans la règle, mais parfois plusieurs d'entre eux se trouvent capables d'en produire, et de se déplacer par leur moyen. Vers l'automne, les représentants, des générations qui existent alors, engendrent des descendants des deux sexes, les uns mâles, les autres femelles. Celles-ci, d'ordinaire, sont privées d'ailes, alors que les mâles en possèdent; le tube digestif des uns et des autres est normal. Les mâles fécondent les femelles; ces dernières ne sont point vivipares, mais pondent des œufs, qui passent l'hiver, et desquels sortent, au printemps, les premières femelles parthénogénétiques, chargées de recommencer le cycle des générations. — Pareille succession de phénomènes existe chez les Pemphigides; seulement, les individus fécondants sont privés de rostre et de tube digestif; leur unique rôle est de se reproduire par la fécondation.

Chez les *Chermes* et les *Phylloxera*, les femelles parthénogénétiques sont ovipares, tout comme les femelles fécondantes. Les faits sont plus simples dans le premier genre que dans le second, car les uns possèdent seulement deux sortes de générations successives, alors que les autres en ont trois. — Les œufs fécondés des *Chermes* donnent, au printemps, des femelles parthénogénétiques, qui pondent à leur tour des œufs, dont les embryons deviennent des femelles fécondantes; les unes et les autres sont aptères, ou ailées, sans que l'on ait pu reconnaître encore la corrélation établie entre la présence des ailes et la nature de la reproduction, car les mâles sont inconnus. — Les phénomènes offerts par les *Phylloxera* sont plus complexes que ceux des *Chermes*; ils consistent en la succession de trois types de générations. Ainsi, chez le Phylloxera de la Vigne (*Phylloxera vastatrix*), l'œuf fécondé est déposé par la femelle sous l'écorce des ceps : d'où son nom d'*œuf d'hiver*. Au printemps, ce dernier donne un individu parthénogénétique, privé d'ailes, qui pond à son tour des œufs, d'où sortent des êtres semblables à lui, également aptères et parthénogénétiques; plusieurs générations se succèdent ainsi, qui vivent sur les feuilles de la plante, et se nourrissent de ses sucs. Après un certain temps, variable suivant les variétés de Vigne, les individus non fécondants, et privés d'ailes, descendent le long de la souche, et vont s'établir sur les racines. Puis, vers la fin de l'été, les générateurs parthénogénétiques donnent des descendants, privés comme eux de la fécondation, mais pourvus d'ailes. Les individus, appartenant à ce deuxième type de génération, s'envolent, disséminent ainsi l'espèce, et pondent ensuite des œufs de deux sortes, les uns gros, et les autres petits. Les premiers éclosent en produisant des femelles, et les seconds en fournissant des mâles. Ces individus sexués constituent un troisième type de générations; ils possèdent des ailes, mais sont privés de tube digestif, comme leurs correspondants des *Pemphigus* parmi les Aphides vivipares. Les mâles fécondent les femelles; et, cet acte opéré, ces dernières pondent les œufs d'hiver, qu'elles déposent sous l'écorce des ceps; après quoi le cycle recommence.

La *pédogenèse*, c'est-à-dire la *parthénogenèse embryonnaire*, n'existe, avec l'hétérogonie qui en découle, que chez les Diptères némocères des genres *Chironomus* et *Miastor*. Les œufs fécondés, dans ce dernier genre, sont placés par la femelle sous l'écorce des arbres; ils produisent, durant l'hiver, des larves, chez lesquelles les ovaires se développent rapidement, et dont les œufs se séparent les uns des autres, pour devenir libres dans la cavité générale. Ces œufs éclosent, tout en restant enfermés dans l'organisme de la larve génératrice, et donnent de nouvelles larves; ces dernières se nourrissent aux dépens des organes de leur mère, et brisent ensuite ses téguments pour parvenir au dehors. Elles-mêmes subissent une évolution semblable, et engendrent à leur tour, par un procédé identique, d'autres générations de larves. La reproduction continue de cette manière jusqu'au printemps, où les derniers descendants cessent d'acquérir aussi rapidement la maturité sexuelle, pour se développer en individus adultes et fécondants.

RÉSUMÉ

§ 1. Considérations générales. — La reproduction des Arthropodes est toujours sexuée; elle comporte la fécondation et la parthénogenèse. Celle-ci n'existe pas chez tous les Arthropodes; on l'observe fréquemment chez divers Entomostracés et plusieurs Insectes.

§ 2. Sexualité et produits sexuels. — Les Arthropodes sont, pour la plupart, unisexués. Certains sont cependant hermaphrodites; il en est ainsi pour divers Entomostracés appartenant à l'ordre des Cirrhipèdes, et pour plusieurs Isopodes; l'hermaphroditisme se complique parfois de la présence de mâles complémentaires, comme ceux des Rhizocéphales, et de divers Scalpellides parmi les Cirrhipèdes. Plusieurs Insectes, réunis en sociétés, sont remarquables en ce que les fonctions reproductrices appartiennent à quelques individus, et non à tous; tels sont les Termitides parmi les Pseudo-névroptères, les Formicides, les Apides, et les Vespides, parmi les Hyménoptères.

Les spermatozoïdes des Crustacés possèdent, autour de leur noyau, une quantité de protoplasme plus grande que la quantité habituelle; ils portent un ou plusieurs fouets. Ceux des autres Arthropodes offrent le plus souvent l'aspect ordinaire. — Les ovoblastes se segmentent dans leur développement, et donnent des ovocytes, dont chacun est entouré par une assise folliculaire; ceux de la plupart des Insectes produisent, en surplus du follicule, et annexé de même à l'ovocyte, un amas de cellules nutritives.

§ 3. SEGMENTATION ET FEUILLETS BLASTODERMIQUES. — D'ordinaire, les ovules des Arthropodes contiennent un deutolécithe abondant; aussi, le développement est-il plus ou moins condensé. La segmentation s'effectue de telle sorte que le deutolécithe reste interne et central, d'où le nom de *centrolécithes* donné à ces ovules; les blastomères sont souvent coniques, et s'irradient autour du centre de l'ovule. — Les Crustacés Entomostracés possèdent trois types principaux de segmentation : une segmentation totale aboutissant à une blastule (*Cetochilus*, *Moïna*); une segmentation totale donnant une planule directe (divers Copépodes libres); une segmentation partielle aboutissant à une planule indirecte (Copépodes parasites). Les Malacostracés ne possèdent que les deux derniers : la planulation directe et la planulation indirecte; celle-ci est moins répandue que la précédente. — Il en est de même pour les Acères; la segmentation totale, produisant une planule directe, existe chez les Pycnogonides, les Pseudo-scorpionides, les Acariens, les Aranéides; la segmentation partielle, et la planulation indirecte, se trouvent chez les Scorpionides, et, semble-t-il, chez les Mérostomatés. — Sauf quelques Myriapodes appartenant à l'ordre des Chilognathes, et qui montrent une segmentation totale, la segmentation est toujours partielle chez les autres Myriapodes, et chez les Insectes; seulement, il n'existe pas de cicatricule. Le noyau fécondé se divise en segments dans l'intérieur de l'ovule; chacun de ces segments s'entoure d'une zone de blastolécithe, afin de constituer une cellule complète; après quoi, toutes ces cellules se portent vers la surface de l'œuf, où elles se disposent en une seule couche, qui est le blastoderme. Lorsque celui-ci est complet, plusieurs des éléments sont encore plongés dans le vitellus ovulaire; ces derniers correspondent aux *cellules vitellines* des auteurs, et constituent une sorte de *blastoderme interne*.

Chez tous les Arthropodes, au moment où la segmentation s'achève, l'ovule se compose d'une assise cellulaire extérieure, le blastoderme, qui entoure un amas deutolécithique plus ou moins volumineux, et formant une vésicule vitelline interne. Le blastoderme engendre, sur sa face profonde, des cellules éparses, qui pénètrent dans le deutolécithe sous-jacent, où elles se multiplient ensuite d'elles-mêmes. Ces éléments, qui se mélangent aux cellules vitellines, lorsqu'il existe de ces dernières, constituent un tissu mésenchymateux, puisqu'elles sont éparses et plongées dans une gangue unissante; mais ce mésenchyme initial, propre aux Arthropodes, se trouve être d'une nature particulière, car la gangue est du deutolécithe, et ne dérive point des éléments du tissu. — Les deux feuillets blastodermiques primordiaux ont alors fait leur apparition ; le mésenchyme sous-jacent au blastoderme représente le protendoderme, et le blastoderme restant, qui conserve sa situation périphérique et sa structure épithéliale, persiste comme ectoderme. Le protendoderme se divise à son tour en mésoderme et endoderme. Plusieurs de ses éléments, groupés en deux masses symétriques et ventrales, se rassemblent, de manière à former deux couches épithéliales, incurvées en cuvette ; les deux cuvettes se rapprochent par leurs bords, et se soudent en une vésicule. Celle-ci est l'entéron, dont la cavité renferme le deutolécithe emprisonné lors de l'accroissement de ses deux ébauches ; l'assise épithéliale, qui la limite, constitue elle-même l'endoderme. Les autres éléments du protendoderme, situés entre l'ectoderme et cet endoderme qui vient de prendre naissance, composent le mésoderme, de disposition mésenchymateuse. Ensuite, un stomeon et un procteon très longs sont engendrés par des dépressions de l'ectoderme, qui s'enfoncent dans le deutolécithe interne, et revêtent l'aspect de deux tubes, l'un antérieur, l'autre postérieur, allant s'unir à l'entéron. Le deutolécithe, contenu dans ce dernier, disparaît par résorption, et laisse à sa place une cavité ; cette dernière s'abouche en avant avec celle du stomeon, et en arrière avec celle du procteon. Ces trois organes constituent, par leur soudure, le tube digestif entier.

Chez les Crustacés, en prenant le *Porcellio* comme type, le blastoderme après avoir donné naissance aux premières cellules du protendoderme, se comporte hâtivement comme ectoderme dans l'extrémité antérieure, et sur la face ventrale de l'embryon. Il produit, en ces régions, deux masses cellulaires, la *plaque céphalique* et la *plaque médullaire*, encore nommée *plaque ventrale*; la première est l'ébauche du cerveau ; et la seconde celle de la moelle nerveuse ventrale. Les deux assises épithéliales, qui se dégagent du protendoderme pour constituer l'endoderme et limiter l'entéron, naissent de part et d'autre de la plaque médullaire. La suite du développement concorde avec les notions générales données ci-dessus. La seule modification tient à la grande étendue du stomeon et du procteon ; ces organes constituent à eux seuls l'intestin presque entier ; l'entéron fournit les annexes désignés par le nom de tubes hépatiques. — La délimitation des feuillets blastodermiques des Arachnides n'est pas encore bien connue ; elle paraît s'effectuer par les mêmes procédés que celle des Crustacés, avec cette différence que les éléments du blastoderme interne, c'est-à-dire les cellules vitellines des auteurs, sont plus nombreux, et constituent d'emblée la majeure partie du protendoderme. — Les Insectes sont remarquables en ce que leurs embryons, tout en produisant leurs feuillets blastodermiques, s'entourent d'une membrane amniotique. La genèse des feuillets ne s'écarte guère, si l'on en juge d'après les études récentes, de celle des autres

Arthropodes; la plaque ventrale se creuse souvent d'un sillon, nommé la *gouttière germinative*; elle donne naissance sur ses bords, et aux dépens du protendoderme, aux deux ébauches endodermiques. L'entéron, produit par l'union de ces dernières, ne devient pas le foie seul, contrairement à ce qu'il en est chez les Crustacés; il fournit cette région digestive, dite l'intestin moyen. L'amnios est engendré par la soudure de deux replis, façonnés aux dépens des couches superficielles de l'embryon, composés de l'ectoderme, et d'une part, plus ou moins grande suivant les types, du deutolécithe sous-jacent. Ces replis naissent, sur la face ventrale du corps, et sont symétriques; ils grandissent, se rencontrent par leurs bords libres, et se soudent, de manière à former une sorte de pont au-dessous de l'embryon. Le pont s'élargit ensuite, et augmente de dimensions, en ce sens que ses bases d'insertion sur le corps se déplacent, et remontent vers la région dorsale, où finalement elles se réunissent; le pont est alors converti en une gaîne, qui enveloppe tout l'embryon, double en dedans le chorion de l'œuf, et se détruit peu de temps avant l'éclosion. Cette série de phénomènes est la plus constante; parfois les replis amniotiques sont très épais, chez les Lépidoptères par exemple, et renferment en eux-mêmes presque tout le deutolécithe ovulaire. Ailleurs, chez l'Hydrophyle, les deux replis, tout en restant mincés, se séparent après s'être unis, et, tout en se déplaçant et remontant vers la face dorsale, demeurent petits et courts; finalement, ils se soudent à nouveau dans la région dorsale de l'embryon, et limitent, entre eux et le corps, un conduit, le *canal dorsal*, qui ne persiste pas, et disparaît.

§ 4. **Formes embryonnaires.** — Un grand nombre d'Arthropodes éclosent à l'état de larves, et subissent des métamorphoses extérieures; ces dernières portent de préférence sur les appendices, dont le chiffre augmente, ou diminue, suivant le cas.

Sauf divers Entomostracés, et les Edriophthalmes, la plupart des Crustacés quittent leurs coques ovulaires sous la forme dite *Nauplius*, caractérisée par la présence de trois paires de pattes; les autres appendices naissent ensuite, au cours des métamorphoses. Les larves de ces animaux sont à *stases*; leurs métamorphoses sont brusques, et accompagnées de *mues* de la cuticule. — Parmi les Entomostracés, les Cladocères sortent de l'œuf à l'état parfait, les Phyllopodes à l'état de Nauplius. Les Ostracodes marins ressemblent en cela aux Cladocères, et les Ostracodes d'eau douce aux Phyllopodes. Les Cirrhipèdes subissent des métamorphoses extérieures; ils offrent d'abord l'aspect de *Nauplius*, puis celui de *Métanauplius*, enfin celui de *pupe* munie d'une carapace bivalve; ces larves se fixent ensuite à un support par leur extrémité antérieure, et se convertissent en adultes. Les Rhizocéphales abandonnent de même leurs coques à l'état de Nauplius, et passent ensuite, après avoir subi quatre mues, à un état dit d'*Ostracode*; chez la *Sacculina carcini*, les larves se fixent, par leur extrémité antérieure, à de jeunes Crabes desti-

nés à devenir leurs hôtes, pénètrent dans l'intérieur de leurs corps sous
la forme de *larves Kentrogones*, émettent leurs suçoirs par cette même
extrémité antérieure, et se convertissent en adultes. D'après les études
de F. Müller et celles de Giard, certains Rhizocéphales deviennent
adultes et parasites sans entrer dans l'organisme de leurs hôtes, et se
bornent à se fixer sur leur carapace. Les Copépodes libres et plusieurs
Copépodes parasites sont mis en liberté comme *Nauplius*, et passent
par une phase *Cyclops;* divers Copépodes parasites ne quittent leurs
enveloppes ovulaires qu'à l'état de Cyclops; il en est de même pour les
Branchiures.

Parmi les Malacostracés, les Nébaliens et les Edriophthalmes libres
ne possèdent pas de métamorphoses extérieures, ou n'en ont que de
fort réstreintes ; les Edriophthalmes parasites en subissent, par contre,
d'assez complexes, notamment les Isopodes appartenant à la famille des
Bopyriens, et aux familles annexes. — Les Stomapodes quittent leurs
coques sous l'aspect d'embryons munis de dix paires de pattes; ils se
changent ensuite en *Alimes*, ou en *Erichtes*, et passent à l'état parfait. Les
Cumacés n'ont point de métamorphoses extérieures; il en est de même
pour les Schizopodes, sauf les *Euphausia* et quelques autres genres, qui
offrent d'abord l'aspect de *Nauplius;* ces larves deviennent successivement des *Métanauplius*, des *Protozoés*, des *Zoés*, des *Furcilia*, des *Cyrtopia*,
puis se constituent en adultes. Parmi les Décapodes, certains, comme
les *Peneus*, parcourent une série de métamorphoses larvaires, et offrent
successivement les phases de *Nauplius*, de *Métanauplius*, de *Protozoé*,
de *Zoé*, de *Schizopode*, après quoi ils sont parfaits. Plusieurs offrent des
changements particuliers; les Scyllarines et les Palinurides quittent
leurs enveloppes sous l'aspect de *Phyllosomes*, les Astacides sous celui
de *Schizopode*, et les Macroures sous ceux de *Zoé* et de *Mégalope*.

Les Mérostomatés et les Pycnogonides sont presque les seuls, parmi
les Acères, à présenter des métamorphoses extérieures; les changements,
subis par la plupart des Arachnides, se passent à l'abri des coques ovulaires, sauf pour certains Acariens et pour les Linguatules. — Les Pycnogonides quittent leurs enveloppes à l'état de *Protonymphon*, muni de trois
paires de pattes; ensuite les quatre autres paires naissent les unes après
les autres. — Les Limules, les seuls Mérostomatés actuels, deviennent
libres lorsqu'elles sont munies de neuf paires d'appendices, et sous une
forme dite, à cause de son aspect, *phase de Trilobite;* puis, elles se
convertissent en adultes. — Les Aranéides et les Scorpionides, avec
leurs groupes annexés, ne subissent que des métamorphoses internes;
les embryons possèdent un abdomen volumineux, divisé en dix segments
chez les premières, en douze chez les seconds, et muni de quatre
paires d'appendices pour les Aranéides, et de six pour les Scorpionides;
ces membres abdominaux disparaissent ensuite, et manquent à l'adulte.
— La plupart des Acariens quittent leurs enveloppes alors qu'ils ne
possèdent encore que cinq paires d'appendices, dont trois sont destinées

à la locomotion : d'où le nom de larve *hexapode*. Avant son éclosion, l'embryon est enfermé dans une membrane cuticulaire, dite *deutovum*. Les larves hexapodes des Hydrachnides pénètrent dans les tissus d'un hôte, y passent à l'état de *pupe*, et redeviennent libres pour atteindre l'état parfait. — Chez les Linguatules, et d'après le *Pentastomum tœnioides*, les œufs fécondés sont rejetés au dehors, déposés sur le sol, et avalés par des Herbivores ; les embryons éclosent, se fixent dans les poumons ou dans le foie de ces premiers hôtes, et y achèvent presque leur organisme ; puis, si ces hôtes sont mangés par des Carnivores, les embryons parviennent dans l'arrière-bouche et dans les fosses nasales de ces derniers, et passent à l'état adulte.

La plupart des Dicères, sauf certains Myriapodes, comme les Scolopendres, et sauf les Insectes inférieurs, subissent des métamorphoses extérieures ; dans le cas où ces dernières sont complexes, elles s'accompagnent d'une *histolyse*, c'est-à-dire d'une désagrégation des organes de l'embryon en leurs éléments, suivie d'une reconstitution. — Les Myriapodes vivipares, les Scolopendres entre autres, n'ont point de métamorphoses externes ; les ovipares en présentent, plus accentuées chez les Chilognathes que chez les Chilopodes. Les premiers ne possèdent guère que neuf ou dix paires d'appendices au moment de leur éclosion, alors que, d'habitude, les seconds en ont un plus grand nombre.

Parmi les Insectes, les Thysanoures et les Hémiptères aptères sont privés de métamorphoses ; ils sont dits *amétabolaires* de ce fait. Les autres représentants de la classe, pourvus de métamorphoses, sont nommés *holométabolaires ;* dans ce dernier cas, les métamorphoses sont souvent *complètes*, en ce sens que la larve diffère extrêmement de l'adulte par sa forme ; elles sont *incomplètes*, lorsque l'embryon ne se distingue de l'adulte que par l'absence d'ailes, et par la petitesse, ou par la privation, des yeux. Dans les métamorphoses complètes, la larve subit un certain nombre de mues et de changements extérieurs, avant de parvenir à un état final, dit de *pupe*, durant lequel elle est souvent immobile ; la pupe se convertit ensuite en *imago*, c'est-à-dire en adulte. Lorsque ces modifications sont très prononcées, la plupart des organes larvaires se détruisent durant la phase de pupe, subissent une *histolyse*, après laquelle ceux de l'adulte se reconstruisent au moyen de corps spéciaux, nommés *disques imaginaux*.

Les métamorphoses incomplètes sont le propre de la plupart des Hémiptères et des Orthoptères ; cependant, plusieurs de ces derniers, les Éphémérides et les Libellulides, subissent des métamorphoses complètes. Les Diptères offrent également des métamorphoses complètes ; leurs larves sont privées de pattes. Par contre, celles des Lépidoptères, dites *chenilles*, offrent trois paires de pattes thoraciques, et plusieurs paires de *fausses-pattes*, insérées sur les anneaux de l'abdomen ; des faits analogues sont donnés par les Névroptères et les Trichoptères. Les embryons des Strepsistères sont remarquables en ce qu'ils habitent en parasites le corps de divers Hyménoptères, et rabougrissent alors leurs pattes; le mâle seul parvient à l'état adulte. Les larves des Coléoptères appartiennent à plusieurs types; celles des *Curculio* rappellent celles des Diptères, et celles des Lamellicornes les chenilles des Lépidoptères; les plus fréquentes, nommées des *triongulins*, sont caractérisées par la présence de six fortes pattes thoraciques, dont l'article terminal est un ongle conique. Les Coléoptères vésicants subissent des changements plus complexes que les autres représentants de l'ordre; ils offrent une *hypermétamor-phose*, déterminée par l'adaptation de leurs larves à une vie parasitaire, et durant laquelle ces dernières, en réduisant la longueur de leurs pattes, deviennent semblables à celles des Lamellicornes, d'où leur nom de larves *scarabéoïdes*. — Parmi les Hyménoptères, les Térébrants phytophages possèdent des embryons semblables à ceux des Lépidoptères; les larves des Térébrants gallicoles, privées de pattes, vivent dans des *galles* végétales déterminées par leur présence; enfin, celles des Térébrants entomophages, parasites dans l'organisme d'autres Insectes, subissent plusieurs phases, dont la plus remarquable est celle de *larve cyclopéenne*. Les larves des Hyménoptères porte-aiguillons sont, d'ordinaire, privées de pattes, et s'entourent d'un cocon, dans lequel elles procèdent à leurs transformations finales.

Durant la phase de pupe, et lorsque la dissemblance de structure est grande entre la larve et l'adulte, les embryons de la plupart des Insectes holométabolaires présentent deux ordres de phénomènes : d'une part, ils produisent des organes nouveaux, les yeux composés par exemple; d'autre part, ils détruisent par histolyse les organes anciens, pour procéder, au moyen des éléments retournés à l'état embryonnaire, à l'édification des appareils de l'adulte. Cette histogenèse s'effectue aux dépens des disques imaginaux, zones cellulaires composées d'éléments ectodermiques et d'éléments mésodermiques, formées sur la paroi du corps, et destinées à s'accroître pour engendrer les organes. D'après les données acquises, l'état le plus simple, sous ce rapport, est offert par certains Diptères némocères, tels que les *Corethra*, et par les Lépidoptères; les phénomènes histolytiques sont peu prononcés, et les disques imaginaux, en petit nombre, se bornent à donner les appendices locomoteurs. Les modifications sont plus complexes chez les Diptères brachycères, car l'histolyse est alors très marquée, et les disques imaginaux sont nombreux; la plupart des organes larvaires, et les téguments de certaines régions du corps, se désagrègent en leurs éléments constitutifs, pour se reformer à nouveau. Les disques imaginaux sont répartis par paires; la tête contient d'abord trois de ces paires, et quatre ensuite, le thorax six paires, et chacun des anneaux abdominaux deux paires. Chaque disque imaginal offre l'aspect d'une lame épaisse, incurvée en coupe, constituée par une assise ectodermique, renfermant dans sa concavité des éléments du mésoderme, et recouverte en dehors par une *lame provisoire*, d'origine ectodermique.

§ 5. **Développement des organes.** *Appendices.* — Les ébauches des appendices, disposées par paires, sont des saillies des téguments, limitées par une assise ectodermique, et contenant des cellules du mésoderme. Ces ébauches s'allongent, et grandissent pour revêtir leur aspect définitif; en même temps, elles se divisent en articles. Les pédoncules oculaires de certains Crustacés ne doivent point être considérés comme des appendices vrais; il en est de même pour les ailes, et pour le labre, des Insectes. Les homologies des membres, entre les trois sous-embranchements des Arthropodes, ne peuvent être données que par la situation mutuelle de ces organes sur le corps, par leur numéro d'ordre en partant de l'extrémité antérieure, et non par leurs formes, ni par leurs fonctions.

Téguments. — L'ectoderme de l'embryon persiste comme ectoderme de l'adulte. Il exsude d'ordinaire, sur sa face externe, une cuticule épaisse, qui constitue une carapace; cette carapace se détache de l'organisme à diverses reprises, durant la vie de l'individu; parmi ces *mues*, et en raison de leur cause déterminante, les unes sont dites *mues d'accroissement*, et les autres *mues de transformation*. Le manteau de certains Entomostracés se compose de deux replis symétriques, émis par la face dorsale des téguments; celui de plusieurs Rhizocéphales (*Sacculina carcini*) est produit sur place, par un véritable clivage.

Centres nerveux. — Les centres nerveux sont engendrés par l'ectoderme. Leur ébauche est impaire chez plusieurs Isopodes; elle consiste en un cordon, dont la région placée en avant de la bouche se convertit en cerveau, les autres parties donnant la moelle ventrale; de plus, ce cordon se fend suivant sa longueur, de manière à se partager en deux bandes parallèles et symétriques; les deux particularités les plus importantes de ce développement consistent en la continuité, et en la nature simple, de l'ébauche. Chez les autres Arthropodes, dont l'évolution embryonnaire est connue, et qui sont plus élevés dans la série que les Isopodes, la phase simple de l'ébauche est omise; celle-ci consiste, dès son début, en deux bandes parallèles juxtaposées. Les deux extrémités antérieures de ces bandes donnent le cerveau; chacune d'elles se scinde en trois lobes chez les Insectes, puis en cinq, par la division ultérieure du dernier en trois parties. Le premier, le second, et le troisième, de ces cinq lobes produisent le protocerebron, le quatrième engendre le deutocerebron, et le cinquième le tritocerebron. Le développement du protocerebron, dont la part la plus importante est le ganglion optique, est relativement complexe; le premier lobe fournit la lame ganglionnaire, le chiasma externe, la masse médullaire externe, et les fibres post-rétiniennes; le second lobe engendre la masse médullaire interne, s'unit au premier lobe par le chiasma interne et au troisième par le nerf optique; enfin, le troisième lobe se joint, sur la ligne médiane, à son congénère du côté opposé, de manière à constituer une zone intermédiaire aux deux ganglions optiques.

Organes des sens. — Les seuls organes sensitifs, dont le développement soit à peu près connu, sont les yeux; ces appareils sont engendrés par l'ectoderme; leurs ébauches sont en connexions étroites avec celles du cerveau. L'ectoderme de ces ébauches se divise en deux assises, dont l'extérieure donne la partie cornéenne de l'œil, et dont l'interne, en relation avec le ganglion optique, fournit la partie rétinienne. Tantôt cette division s'effectue par un clivage sur place, et tantôt par la genèse d'une dépression, la *coupe optique*, qui se ferme, et se convertit en une vésicule optique. Les ocelles prennent naissance par ces deux procédés; l'ébauche cornéenne devient le *corps vitré*, et produit une lentille cuticulaire dite *cristallin;* l'ébauche rétinienne donne la rétine. Les phénomènes histogénétiques sont moins bien élucidés en ce qui touche les yeux composés. L'ébauche cornéenne engendre sans doute la cornéule, les cellules cornéagènes, les cellules cristalliniennes, et les segments du cône, de toutes les ommatidies. L'ébauche rétinienne fournit, de son côté, la rétinule, avec ses rhabdomères et son rhabdome, des mêmes ommatidies. Le tissu interstitiel, ou inter-ommatidial, dérive des cellules qui ne sont pas employées à la genèse des ommatidies. En somme, dans la *plaque optique*, qui est l'ébauche totale de l'œil composé, se délimitent côte à côte un certain nombre d'ébauches secondaires, dont chacune se compose d'une part cornéenne, d'une part rétinienne, et se convertit en une seule ommatidie. Dans le cas des Insectes à métamorphoses complexes, les larves ne possèdent point d'yeux composés; ces organes naissent au moment des dernières métamorphoses, et chacun d'eux provient d'un disque imaginal particulier.

Appareil digestif et ses annexes. — Cet appareil est formé par l'union de trois ébauches, distinctes tout d'abord : le stomeon, le proctéon, et l'entéron (*mésentéron* des auteurs). — Le stoméon produit l'intestin antérieur, l'œsophage et l'estomac, avec leurs annexes glandulaires, lorsqu'il existe de ces derniers. Le procteon fournit l'intestin postérieur, avec ses annexes glandulaires, et notamment les tubes de Malpighi des Insectes. Les parois épithéliales de ces deux ébauches sont données, à cause de leur origine, par l'ectoderme. — L'entéron est l'espace limité par l'endoderme embryonnaire; d'abord rempli par du deutolécithe, il se vide à mesure de l'absorption de ce dernier, et se convertit en une vésicule. Il engendre le foie, c'est-à-dire l'ensemble des tubes hépatiques, des Crustacés; le canal digestif de ces animaux n'est donc constitué que par le stomeon et par le procteon. Par contre, les Insectes, les Myriapodes, et sans doute aussi les Arachnides, possèdent un intestin moyen, qui dérive directement de l'entéron; ce dernier fait donc partie du canal digestif proprement dit, ne se borne pas à être un annexe de ce dernier, et constitue une région intermédiaire au stomeon et au procteon.

Appareils de la respiration. — Les branchies sont des appendices, ou des dépendances d'appendices, modifiés en vue de la respiration. Les poumons de certains Arachnides sont des dépressions des téguments. La même origine est aussi celle des trachées; ces organes correspondent à des involutions ectodermiques, tubuleuses, qui s'enfoncent dans l'intérieur du corps, et s'y divisent en branches.

Appareil irrigateur, et tissus dérivés du mésoderme. — Le protendoderme des Arthropodes est un tissu mésenchymateux; l'endoderme, qui dérive de ce feuillet initial, acquiert une disposition épithéliale; le mésoderme conserve la structure mésenchymateuse. Des vides, dont l'ensemble compose un schizocœlome, se creusent dans le mésoderme; ces espaces lacunaires deviennent nombreux, et s'unissent en un polycœlome, qui est l'appareil irrigateur de ces animaux. La métamérisation, que plusieurs auteurs disent avoir vue dans le feuillet moyen des Arthropodes, est due à ce fait, que les éléments du mésoderme ventral se rassemblent en grande quantité vers la base des appendices, ces derniers étant placés à égale distance les uns derrière les autres; la cavité, qui se creuse dans l'intérieur de ces ébauches d'appendices, est la première lacune formée dans l'amas mésodermique de chacune d'elles. — Les tissus mésodermiques se différencient, sur place, en fibres musculaires, ou en hœmolymphe, plasma chargé d'éléments figurés; ce plasma remplit les vides du feuillet moyen, et y circule. Pour produire une fibre musculaire, chaque cellule mésenchymateuse s'entoure de sarcoplasme, et grandit par le dépôt incessant de substance contractile; elle finit par devenir cylindrique, et augmente, à mesure qu'elle s'accroît, le nombre de ses noyaux par leur division répétée. — Le corps adipeux est constitué par un amas de cellules mésodermiques, placées dans la région dorsale de l'embryon, et contenant des granulations nutritives. — Le cœur est engendré par une masse cellulaire, située au-dessus de l'entéron des Insectes, ou du procteon des Crustacés, qui provient du mésoderme, et s'allonge en se creusant d'une cavité centrale; cette dernière deviendra la cavité cardiaque.

Organes sexuels. — L'origine des glandes sexuelles prête encore à contradictions. D'après plusieurs auteurs, l'ébauche de ces organes proviendrait des cellules polaires; elle serait d'origine mésodermique d'après les autres. Les conduits sexuels, sauf leurs régions immédiatement unies aux glandes, et qui ont la même provenance qu'elles, dérivent de l'ectoderme. Parfois la sexualité comporte un dimorphisme plus ou moins prononcé.

§ 6. ALTERNANCE DES GÉNÉRATIONS. — La présence de la parthénogenèse, chez plusieurs Crustacés et Insectes, entraîne à sa suite une hétérogonie. L'hétérogonie des Crustacés existe chez la plupart des Cladocères; elle

est adulte et holomorphe. — L'hétérogonie des Insectes comporte trois
types. Celle de certains Lépidoptères et Hyménoptères porte-aiguillons
est une hétérogonie adulte, et holomorphe. Celle des Hyménoptères gallicoles et des Hémiptères Phytophthires est une hétérogonie adulte et
hétéromorphe, dont le point de départ se trouve, pour ces derniers, chez
certains Coccides; les femelles parthénogénétiques des Coccides, des
Chermes, et des *Phylloxera*, sont ovipares; celles des Aphides et des Pemphigides sont vivipares. Enfin, l'hétérogonie de plusieurs Diptères némocères, appartenant aux genres *Chironomus* et *Miastor*, est embryonnaire.

EMBRANCHEMENT DES CHŒTOGNATHES

CHAPITRE XI

DÉVELOPPEMENT DES CHŒTOGNATHES

§ 1. — Considérations générales.

I. **Caractères.** — Cœlomates dont le cœlome provient directement de l'entéron larvaire, par un double plissement de la paroi de ce dernier. Le mésoderme, simple, est tout entier d'origine épithéliale. Des appareils excréteurs définis font défaut. Les centres nerveux sont représentés par deux masses ganglionnaires, dont l'une, placée dans la tête, est supérieure par rapport au tube digestif, et dont l'autre, située vers le milieu du corps, est inférieure à ce même appareil.

Cet embranchement ne contient qu'un petit nombre de genres, dont le plus connu est le genre *Sagitta.*

II. **Développement en général.** — L'embryologie, et l'organisation, de ces êtres ont été étudiées par Bütschli, Grassi, et O. Hertwig. La structure en est fort simple, aussi peu complexe que celle des Nématodes, auprès desquels on les classe parfois; sauf les ganglions nerveux, les muscles céphaliques, et les glandes sexuelles, qui constituent des masses cellulaires de quelque volume, le reste du corps se compose seulement de couches épithéliales, ou d'assises épithélio-musculaires. Aussi, la connaissance de leur embryologie se réduit-elle à celle de l'évolution des feuillets blastodermiques, qui produisent ces assises sans subir des modifications bien grandes.

La reproduction des Chœtognathes est sexuée. — Deux faits sont à remarquer dans le développement : l'origine du cœlome, et celle des éléments sexuels. Contrairement à ce qu'il en est chez les autres Entérocœlomiens, le cœlome n'est point engendré par deux diverticules, émanés de l'entéron, qui se rencontrent, et s'unissent pour former un

seul tout; il est simple lors de son début, car il dérive directement de la
la majeure partie de l'entéron larvaire, l'autre partie s'isolant pour donner l'intestin. Les Chœtognathes offrent de plus le seul exemple, parmi
tous les animaux à l'évolution embryonnaire dilatée, d'une origine précoce des ébauches sexuelles; ces dernières, représentées par un petit
nombre de cellules, qui constituent ainsi de véritables initiales, se différencient dès le commencement de la phase gastrulaire.

§ 2. — Segmentation et développement des feuillets.

I. Segmentation et genèse des feuillets embryonnaires. —
Les *Sagitta*, seuls types dont l'embryogénie soit connue, sont hermaphrodites, et rejettent dans l'eau leurs œufs, avec leurs spermatozoïdes;
la fécondation est extérieure par suite. Les œufs fécondés sont entourés
par une membrane vitelline, et par un chorion; les jeunes subissent, à
l'abri de cette coque, les premières phases de leur évolution, et ne
diffèrent pas trop de l'adulte, au moment où ils éclosent.

La segmentation, régulière et égale, a pour effet de convertir l'ovule
fécondé en une morule, puis en une blastule; le blastocœle de cette
dernière est étroit, et son blastoderme se compose de cellules cylindriques assez allongées. La blastule se transforme, par le procédé invaginant, en une gastrule; le blastocœle disparaît à mesure que l'invagination
s'accentue, et le protendoderme va s'accoler exactement au protectoderme. — Pendant que ce dernier phénomène se manifeste, l'entéropore
se rétrécit de plus en plus, et ne tarde pas à se fermer. D'autre part,
deux des cellules du protendoderme, placées dans une région diamétralement opposée à l'entéropore, grandissent plus que leurs voisines,
et se distinguent d'elles, grâce à leur taille plus considérable; elles sont
les *initiales sexuelles* déjà signalées, et se multiplient, durant les phases
ultérieures du développement, pour engendrer les organes de la reproduction.

Au moment où l'entéropore se prépare à se clore, et où se délimitent
les initiales sexuelles, le protendoderme se soulève en deux régions
juxtaposées, contiguës à celles qu'occupent les initiales, et de même
opposées à l'entéropore. Ces deux zones forment deux replis, dont les
parois ne se composent que d'éléments protendodermiques, et à la genèse
desquels le protectoderme ne prend aucune part; en s'allongeant, elles
s'avancent dans la cavité entérique, et, dans leur extension, elles entraînent avec elles les initiales sexuelles, qu'elles portent sur leur bord
libre. A la suite de l'apparition de ces replis, le fond de l'entéron,
c'est-à-dire la face opposée à l'entéropore, s'est divisé en trois culs-de-
sac, l'un médian et les deux autres latéraux; le premier est chargé de
donner l'intestin définitif; les deux autres, joints à toute cette partie de
l'entéron qui avoisine l'entéropore, et n'est pas comprise dans les culs-
de-sac, produisent le cœlome. Chacun des deux replis limite la loge

médiane d'un côté, et de l'autre l'une des loges latérales ; étant données
leur origine et leur nature, chacun d'eux se compose de deux assises
cellulaires juxtaposées, qui s'unissent par leur bord libre, et se joignent,
à leur base, avec le reste du protendoderme.

Lorsque ces phénomènes ont déjà pris une certaine extension, la
cavité entérique se trouve divisée en deux zones : l'une simple, et voisine
de l'entéropore, l'autre profonde, et partagée en trois culs-de-sac
contigus. Ces derniers communiquent largement, au moment de leur
apparition, et pendant leur croissance, avec la zone simple, mais les
faits ne tardent pas à changer. — Les deux replis se soudent de manière
à fermer l'espace qu'ils limitent (*figures* 588-590) ; le diverticule médian
devient ainsi isolé, et indépendant de la zone simple comme de ses deux
voisins. Il représente dès lors l'ébauche intestinale, car les culs-de-sac
latéraux s'unissent à la zone simple, pour constituer le cœlome par leur
ensemble. La majeure partie de l'entéron embryonnaire est donc employée à produire le cœlome, contrairement à ce qu'il en est chez les
autres Entérocœlomiens ; de plus, l'ébauche de ce dernier, bien que montrant déjà une disposition bilatérale, à cause de la présence des deux
culs-de-sac latéraux et symétriques, est simple, et non double, puisque
la zone voisine de l'entéropore ne se subdivise point. Ces deux particularités éloignent les Chœtognathes de tous les autres animaux, dont le
cœlome est d'origine entérique.

L'entéron de l'embryon s'est ainsi scindé en cœlome et intestin ; de
même, le protendoderme s'est divisé en mésoderme et endoderme.
Chaque repli est formé par une paroi double, et présente deux faces,
l'une proximale et tournée vers le diverticule intestinal, l'autre distale
et limitant le diverticule cœlomique placé de son côté. Les deux faces
proximales des replis donnent la couche endodermique ; et les deux
faces distales, jointes au protendoderme non compris dans le soulèvement
qui a fourni les replis, produisent le mésoderme.

Pendant que s'effectuent ces divers phénomènes, l'entéropore se ferme,
et se trouve clos au moment où l'intestin se sépare du cœlome ; ce dernier
est ainsi isolé du dehors, lorsqu'il se délimite pour revêtir ses caractères
particuliers. D'autre part, une dépression se creuse dans le protectoderme, en une région opposée à celle qu'occupait l'entéropore ; elle
s'approfondit, et se convertit en un petit tube, qui, tout en conservant
son orifice, s'unit à l'ébauche intestinale. Celle-ci communique donc
avec l'extérieur par ce tube ; ce dernier donne le pharynx, et son ouverture la bouche.

Les trois feuillets blastodermiques sont alors nettement différenciés.
Le protectoderme ne subit aucun changement spécial, et persiste comme
ectoderme. Le protendoderme s'est divisé en mésoderme et endoderme ;
l'entéron s'est partagé en intestin et cœlome. Ces diverses régions subissent ensuite de nouvelles modifications, pour façonner l'organisme
définitif.

II. **Phases ultérieures du développement.** — Parvenu à cet état, l'embryon est encore enfermé dans sa coque chorionnaire; il est sphérique, ou largement ovalaire. Dès lors, son corps va s'allonger pour devenir cylindrique, et se courbera sur lui-même dans l'espace que limite la coque; l'agrandissement est surtout le fait de la région postérieure de l'organisme. Le moment de l'éclosion est encore éloigné; il arrive lorsque le petit être a presque complété sa structure entière.

L'ectoderme n'offre aucune particularité saillante, sauf celle de donner naissance aux centres nerveux. Ce feuillet s'épaissit, en sa région médiane, dans l'extrémité antérieure du corps, et la moitié antérieure de la partie ventrale. Le cordon, ainsi engendré, est plus volumineux à ses deux bouts qu'en son milieu; il représente l'ébauche des centres nerveux, et se sépare, dans la suite, de l'ectoderme qui l'a produit. Le bout de l'extrémité antérieure donne le cerveau, et la masse de la face ventrale fournit le ganglion ventral; le reste du cordon, qui unit le premier à la seconde, persiste pour former les commissures péri-œsophagiennes.

L'endoderme et le tube digestif ne présentent point, de leur côté, des modifications bien grandes. L'ébauche intestinale offre l'aspect d'un tube, fermé en arrière, et ouvert en avant par la bouche; sa cavité est fort étroite, et son extrémité postérieure, suspendue dans le cœlome, atteint à peine le milieu du corps. Cette ébauche est composée de deux parties : l'une antérieure, d'origine ectodermique, qui possède la bouche, et produit le pharynx; l'autre, postérieure, engendrée par l'entéron larvaire, et limitée par l'endoderme, donne l'intestin proprement dit. Celle-ci se rapproche, par son extrémité distale, de la face dorsale du corps; elle se soude, sur la ligne médiane, à la paroi de cette région; une ouverture se perce dans la zone de soudure, permet ainsi à l'intestin de communiquer avec le dehors par un second orifice, et devient l'anus. Le tube digestif est alors complet. La perforation, qui aboutit à la genèse de l'anus, est assez tardive dans les phases du développement.

Les changements les plus profonds portent, dans l'évolution des Chœtognathes, sur le mésoderme et le cœlome. — Ce dernier grandit beaucoup, de manière à se convertir en une ample cavité, simple en arrière, et poussant deux diverticules vers l'extrémité buccale du corps; étant donnée leur origine, ces derniers encadrent l'intestin. La région antérieure de chacun d'eux se divise transversalement, par une cloison, en deux parts; la première, petite et close, se trouve placée au niveau de l'ébauche pharyngienne; la seconde, plus grande, se continue en arrière avec le cœlome simple de la région postérieure de l'organisme. Celle-ci donne le cœlome du corps, et celle-là le cœlome céphalique, car la partie du corps, qui lui correspond, devient la tête de l'adulte. — Le cœlome céphalique disparaît par la suite. Le cœlome du corps grandit au contraire, et persiste durant la vie entière; comme la cavité céphalique est de dimension restreinte, il possède encore l'aspect du cœlome ini-

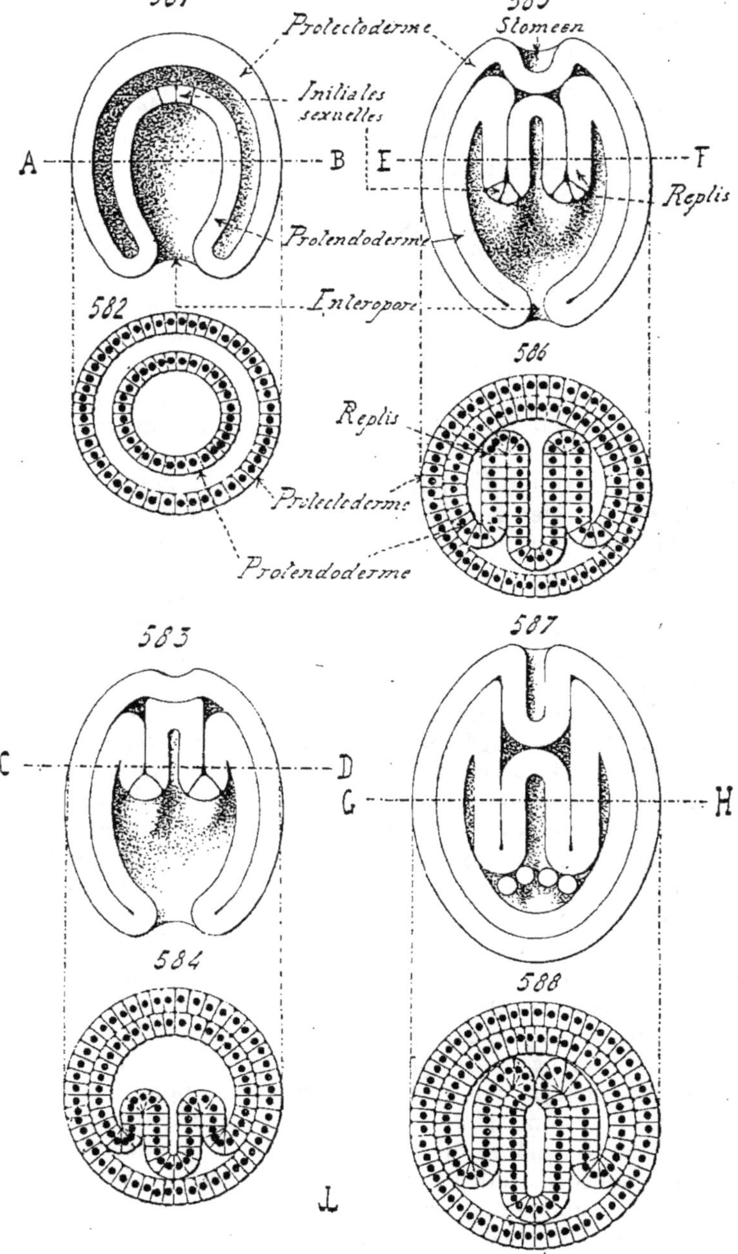

Fig. 581 à 594. (Pour la légende, voir p. 607.)

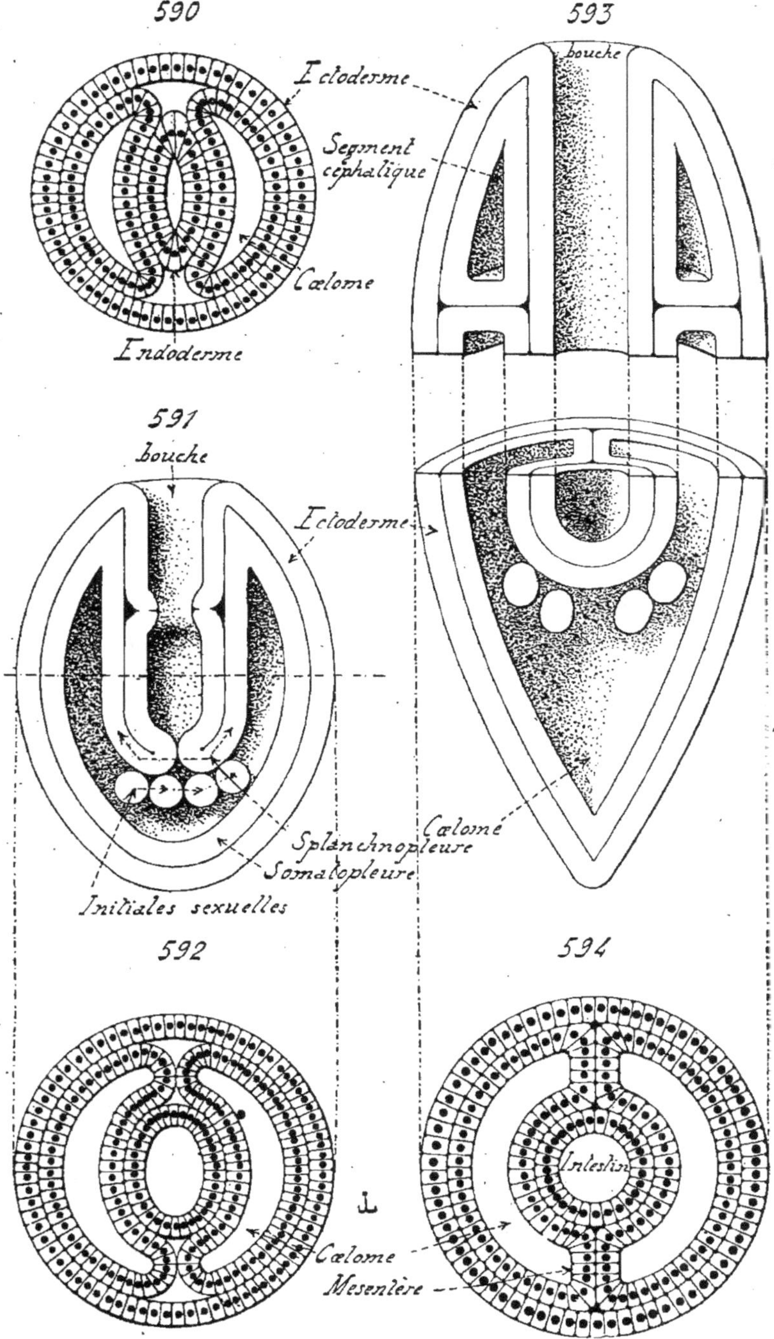

590
Ectoderme
Segment cephalique
Cœlome
Endoderme
591
bouche
Ectoderme
Splanchnopleure
Somatopleure
Initiales sexuelles
592
593
bouche
Cœlome
bouche
594
Cœlome
Mesentère
Intestin

tial, et non encore divisé, c'est-à-dire celle d'un espace simple et postérieur, poussant en avant deux diverticules; l'accroissement est surtout
le fait de ces derniers. Ils s'étendent, non seulement en longueur, mais
encore dans le sens transversal, et entourent l'intestin; ils se rencontrent
alors sur la face dorsale et la face ventrale du corps, enveloppent le tube
digestif d'une manière complète, et s'adossent l'un à l'autre en ces deux
régions. Les zones adossées ne disparaissent pas; elles persistent sous
la forme de bandes, les *mésentères*, qui s'insèrent d'un côté sur la paroi
intestinale, de l'autre sur celle du corps, et soutiennent le tube digestif
dans l'intérieur de l'organisme. — Ces mésentères offrent l'aspect de
deux cloisons, l'une médiane et ventrale, l'autre médiane et dorsale, qui
séparent l'un de l'autre, et isolent, les deux diverticules cœlomiques;
ils s'étendent en arrière par la suite, dans le cœlome simple postérieur,
et le divisent de même en deux parts. Le cœlome du corps est alors
scindé en deux moitiés, l'une droite, l'autre gauche; cette disposition
reste définitive.

Par la présence du cœlome, le mésoderme du corps se compose de deux
feuillets. La splanchnopleure est constituée par cette partie du mésoderme des diverticules, qui s'applique contre l'intestin; la somatopleure
par cette autre partie qui, accolée à l'ectoderme, limite les diverticules en
dehors, et aussi toute la portion simple du cœlome. La somatopleure
s'unit à la splanchnopleure au moyen des mésentères, et de la cloison
qui arrête en arrière les cavités céphaliques. Le feuillet mésodermique
viscéral se convertit en un endothélium, tapissant la face externe de la
paroi intestinale. Le feuillet pariétal donne, tout en conservant sa disposition épithéliale et ne la perdant jamais, la musculature du corps. —
Les faits sont moins bien connus pour le mésoderme céphalique; les cavités cœlomiques disparaissent, semble-t-il, et le mésoderme s'emploie à
produire les divers muscles péribuccaux. La cloison, qui limite en arrière
les cavités céphaliques, persiste chez l'adulte sous la forme d'une membrane; celle-ci se dégage de l'extrémité antérieure des mésentères, pour
se porter obliquement vers la paroi du corps.

Les initiales sexuelles, étant soulevées par les deux replis du protendoderme, et portées sur leur extrémité libre, se trouvent placées, au
moment où ces replis se soudent par ces extrémités pour former l'intestin, sur le bord postérieur de ce dernier; ce faisant, et durant ce déplacement, elles se divisent en deux parts, de façon à produire quatre
initiales. Celles-ci se rassemblent en deux groupes, de deux cellules chaque, dont l'un se place à droite, et l'autre à gauche, du tube digestif.
Chacun des groupes conserve désormais sa situation, et se compose de
deux éléments placés à la file; ces derniers se multiplient par la suite,
l'antérieur donnant l'ovaire, et le postérieur le testicule.

RÉSUMÉ

§ 1. Considérations générales. — Les Chœtognathes se reproduisent seulement par la voie sexuée. Les particularités les plus importantes de leur développement se rapportent : à la genèse du cœlome au moyen de replis protendodermiques qui s'avancent dans l'entéron, et à la présence très précoce d'initiales sexuelles.

§ II. Segmentation et développement des feuillets. — La segmentation,

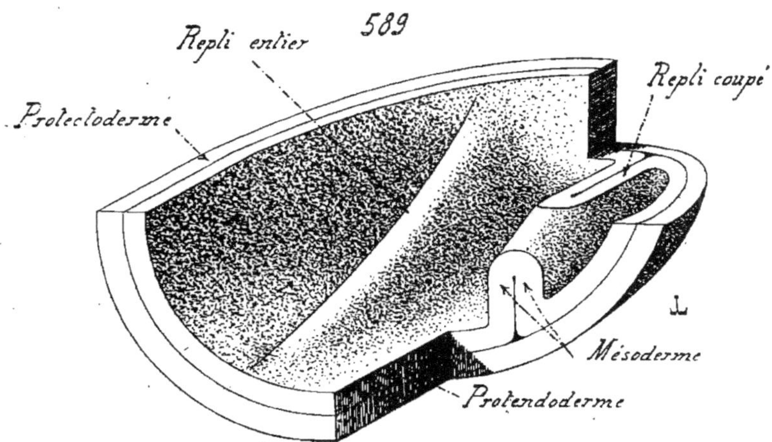

Fig. 581 à 594. — Développement des Chœtognathes (les figures aux numéros impairs sont des *coupes médianes et longitudinales, avec perspective, vues par la tranche;* les figures aux numéros pairs sont des *coupes transversales, entières,* menées suivant les lignes, correspondantes, tracées sur les précédentes; la structure cellulaire n'est indiquée que sur les coupes transversales). — En 581 et 582, phase gastrulaire; les initiales sexuelles commencent à se délimiter. — En 583 et 584, les deux replis du protendoderme prennent naissance. — Ces replis s'allongent en 585 et 586, pendant que l'entéropore commence à se fermer, et le stomeon à se creuser. — En 587 et 588, ces phénomènes s'accentuent encore, et les diverticules latéraux sont presque isolés de la poche médiane; celle-ci devient l'entéron.

La figure 589 représente une coupe de l'embryon précédent, menée suivant divers plans, afin de montrer la nature exacte des deux replis du protendoderme. Ces derniers sont quelque peu obliques, et leur extension a pour effet de soulever la région qui les porte, en lui donnant la forme d'un boyau, qui s'abouche avec le stomeon d'un côté; et qui, de l'autre, rétrécit peu à peu son orifice, de manière à le clore. Contrairement à ce que semblent montrer les coupes transversales, les replis ne débutent point par s'accoler, pour se souder à la fois sur toute leur longueur; leur union procède de proche en proche, en allant d'avant en arrière.

En 590, les deux diverticules cœlomiques sont entièrement séparés de l'entéron central, que limite l'endoderme. — En 591 et 592, le stomeon se joint à l'entéron, pour composer avec lui un intestin complet, dont la région postérieure est presque close; les initiales sexuelles sont au nombre de quatre. — En 593 et 594, l'organisme est presque achevé; le segment céphalique du cœlome, et les mésentères, ont pris naissance; l'intestin s'est fermé dans sa partie postérieure, et l'anus ne tardera pas à se percer; les initiales sexuelles ont pris leur position définitive.

D'après les recherches faites par Bütschli et O. Hertwig.

égale, donne une morule, puis une blastule, enfin une gastrule; le protendoderme invaginé va s'appliquer contre le protectoderme, et fait
disparaître le blastocœle; les initiales sexuelles, au nombre de deux, se
différencient dans le protendoderme, en une région opposée à l'entéropore. Le protendoderme se soulève dans cette même région, et produit
deux replis contigus, qui grandissent en s'avançant dans la cavité entérique de la gastrule. Ces replis, tout en s'étendant jusqu'à dépasser le
milieu de cette cavité, se soudent par leurs bords libres; la portion d'entéron, qu'ils emprisonnent ainsi, devient l'intestin; le reste de l'entéron
persiste comme cœlome. L'entéron est alors divisé en intestin et cœlome,
et sa paroi, c'est-à-dire le protendoderme qui le limite, se trouve également partagé en endoderme, qui entoure l'intestin, et en mésoderme,
qui entoure le cœlome. — Pendant que s'effectuent ces changements,
l'entéropore se ferme; une dépression ectodermique, qui apparaît dans
une région opposée à celle qu'occupait l'entéropore, va s'unir à l'intestin,
et donne la bouche avec le pharynx.

Le protectoderme se convertit en ectoderme, et produit les centres
nerveux au moyen d'une seule ébauche continue. L'intestin, qui communique avec le dehors par le pharynx et la bouche, se perce en surplus
d'un anus dorsal. Le cœlome grandit beaucoup, et se cloisonne transversalement, dans sa région antérieure, pour engendrer des cavités
céphaliques, qui disparaissent par la suite. Tout en s'accroissant, ses
deux parties latérales entourent l'intestin, et s'adossent l'une à l'autre
au-dessus et au-dessous de cet organe; les régions accolées persistent
comme mésentères. Le mésoderme céphalique produit les muscles buccaux, et la somatopleure donne, dans le reste du corps, la musculature
qui s'y trouve. — Les initiales sexuelles, dont le nombre est porté à
quatre, se divisent en deux groupes; chacun de ces derniers se compose
d'un élément antérieur et d'un élément postérieur; le premier fournit
l'ovaire, et le second le testicule.

EMBRANCHEMENT

DES

NÉPHROPHORES OU ONYCHOPHORES

CHAPITRE XII

DÉVELOPPEMENT DES ONYCHOPHORES

§ 1. — Considérations générales.

I. Caractères. — Les Néphrophores, ou Onychophores, sont des Cœlomates dont le cœlome semble produit par deux diverticules entériques, qui s'isolent de l'entéron, et s'étendent dans le corps. Le mésoderme, de structure épithéliale tout d'abord, prend par la suite une disposition mésenchymateuse. Les appareils excréteurs sont établis d'après le type des néphridies des Annélides; ils consistent en tubes nombreux, groupés par paires, dont chacun fait communiquer le cœlome avec le dehors. Les centres nerveux sont constitués par un cerveau, d'où partent deux cordons médullaires distincts, assez éloignés l'un de l'autre, qui parcourent l'organisme entier sur sa face ventrale. L'appareil respiratoire est composé de trachées, disséminées sans ordre régulier.

Ces caractères réunis contribuent à faire de ces êtres un embranchement particulier, qui ne se rattache à aucun autre. Comme le montrent les phénomènes du développement, les néphridies, qui rappellent de près celles des Annélides, lorsqu'elles sont complètes, en diffèrent cependant par leur origine, et ne leur sont pas homologues; la ressemblance est le fait d'une simple analogie. D'autre part, la genèse des feuillets ne concorde en rien avec celle offerte par les Arthropodes, pas plus, du reste, que les traits essentiels de l'évolution des appendices. Ces animaux sont vraiment à part dans la série des Cœlomates; seule, l'origine entérique de leur cœlome permet de les classer parmi les Entérocœlomiens; encore, ce dernier phénomène, signalé par Balfour, et digne de créance à cause de la grande autorité de ce naturaliste, n'a-t-il pas été revu depuis, dans les mêmes conditions.

L'embranchement des Néphrophores, ou des Onychophores, ne contient, dans la nature actuelle, qu'un seul genre, le genre *Peripatus*, dont les diverses espèces habitent l'Amérique équatoriale, le sud de l'Afrique, et la Nouvelle-Zélande.

II. **Développement en général.** — La reproduction des Péripates s'exerce seulement d'après le mode sexuel.

Outre les particularités de l'origine, et de l'évolution, de la plupart des organes, l'embryogénie offre un certain nombre de caractères, qui contribuent pour beaucoup à augmenter les singularités de cet animal si remarquable. Après la fécondation, les œufs sont conservés par la femelle dans son utérus, où les embryons se développent; la paroi utérine fournit à ces derniers une enveloppe amniotique, et un placenta. L'entéropore, ou du moins l'orifice qui paraît lui correspondre, s'allonge extrêmement à la surface du corps de l'embryon, s'étrangle en son milieu, où il se ferme, et se divise ainsi en deux ouvertures, dont l'une devient la bouche, et l'autre l'anus. Les appendices, et surtout les antennes, semblent être plutôt de larges expansions tégumentaires, qui régularisent ensuite leur forme, que des membres réels, fixés dès leur début dans un aspect précis, comme ceux des Arthropodes par exemple. Enfin, dans l'évolution de ces appendices, comme dans celle du cœlome, des néphridies, des conduits sexuels, les Péripates offrent des caractères spéciaux, que l'on ne trouve pas ailleurs, et qui contribuent à faire d'eux un groupe des plus distincts. La liaison qu'ils paraissent établir entre les Annélides, et les Arthropodes munis de trachées, liaison qui leur vaut souvent le nom de *Protrachéates*, est toute de surface; elle s'appuie sur des ressemblances superficielles, non sur des homologies réelles.

Les auteurs ayant étudié la structure, et le développement, des Péripates, sont assez nombreux; les principaux d'entre eux sont Balfour, Gaffron, Kennel, Moseley et Sedgwick. L'organisation de l'adulte est à peu près établie, et ne prête pas à de grandes contestations. Il n'en est pas tout à fait de même pour l'embryogénie; les divergences, plus nombreuses, portent sur l'origine des ébauches organiques, ou sur la valeur qu'il convient de leur donner. Certains phénomènes, comme le développement entérocœlien de la cavité générale, tel que l'a vu Balfour, méritent de nouvelles confirmations.

§ 2. — Segmentation et développement des feuillets.

I. **Phénomènes extérieurs à l'embryon.** — Les œufs fécondés parcourent l'utérus de la femelle, où ils se suivent à la file, et s'arrêtent à plusieurs niveaux. La paroi utérine s'élargit autour de chacun d'eux,

---

Fig. 595 à 602. — Développement des feuillets blastodermiques chez les Péripates (*coupes transversales, à demi diagrammatiques*). — En 595, début de la segmentation. — En 596 et 597, achèvement de la segmentation; les régions internes des blastomères s'unissent en un syncytium nucléé. — En 598, la disposition syncytiale s'étend à l'œuf entier, au

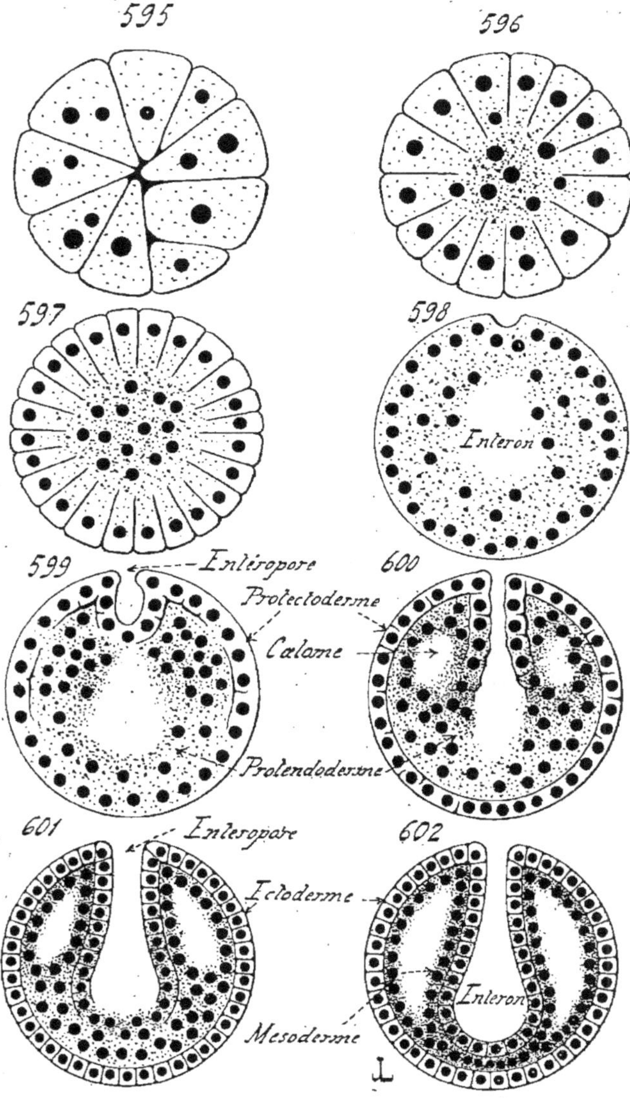

centre duquel l'entéron se creuse. — En 599, l'entéropore commence à prendre naissance, et le protectoderme à se délimiter. — En 600, l'entéropore s'abouche avec l'entéron, et, tout autour de l'entéropore, le protendoderme s'épaissit, en se creusant de deux cavités cœlomiques. — En 601 et 602, le syncytium, placé autour de l'entéron, se convertit en un endoderme, pendant que les cavités cœlomiques grandissent, limitées par le mésoderme, issu du protendoderme restant.

Les figures 595, 596, et 597, sont dressées d'après les recherches faites par Kennel sur le *Peripatus Edwardsi;* les autres d'après les études de Balfour et de Sedgwick sur le *Peripatus capensis.*

pour former une sorte de poche dans laquelle l'œuf est placé, et se resserre dans les espaces intermédiaires, où la lumière utérine se trouve, par suite, fort étroite. L'utérus prend ainsi, à cause de ces phénomènes, et dans la région occupée par les embryons, placés les uns après les autres, un aspect noueux. — Chacune des poches produites, qui peuvent porter le nom de *vésicules incubatrices*, car l'embryon y subit une véritable incubation, se ferme complètement. Dans les zones où la cavité de la poche se continue avec celles des espaces resserrés et intermédiaires, le rétrécissement, plus prononcé qu'ailleurs, fait affronter, et finalement souder, les portions de parois mises en présence; chaque vésicule incubatrice, pourvue de son œuf, devient close, et indépendante de ses voisines, comme du reste de la cavité utérine.

L'espace creux de la vésicule est de beaucoup plus grand que l'ovule; à mesure que celui-ci se développe en embryon, il s'accroît, et le remplit peu à peu. Plus tard, bien que la vésicule augmente de dimensions, par suite de la pression que l'embryon exerce sur elle, cette amplification est trop minime pour suffire à l'allongement du petit être, et ce dernier s'enroule sur lui-même, afin de tenir dans cette cavité restreinte.

L'œuf ne reste pas libre dans la vésicule; il s'accole à une zone de sa paroi, et se soude à elle. La paroi utérine ne demeure pas inerte, lorsque la soudure est effectuée; elle prolifère rapidement, et produit une masse cellulaire, qui s'avance dans la cavité de la vésicule, en emportant l'œuf avec elle. Cette masse régularise sa forme, pendant que l'ovule se segmente, et se convertit en embryon. Elle se divise en deux parts : l'une, large, qui se tient attachée à la paroi utérine, et se confond avec elle; l'autre plus mince, cylindrique, qui s'unit à la face dorsale de l'embryon, non loin de son extrémité antérieure, dans la région occupée par le premier segment du corps. Celle-là a reçu le nom de *placenta*, et la seconde celui de *cordon placentaire*. Ces deux organes dépendent de la paroi utérine, et non de l'embryon lui-même; ils sont pleins, et ne contiennent aucune cavité.

Les phénomènes ne s'arrêtent pas là. Au moment où l'ovule s'attache à l'utérus, la prolifération de ce dernier, qui aboutit à l'ébauche du placenta, a pour effet de donner une masse cellulaire qui enchâsse, comme une cupule, la partie de l'œuf tournée vers la paroi utérine. Le fond de cette cupule s'épaissit, et se soulève, pour fournir seul le placenta et le cordon déjà décrits; les bords continuent à s'étendre, de manière à entourer l'ovule, mais à une certaine distance, et sans s'unir à lui. Dans ce mouvement, ces bords finissent par se rencontrer et par se souder, en enveloppant le jeune embryon; cette partie marginale de la cupule forme ainsi une *membrane amniotique*, qui délimite, dans la cavité de la vésicule incubatrice, une seconde cavité où se trouve placé l'embryon. Cet amnios est constitué par une assise de cellules aplaties, assez irrégulière dans sa forme, incomplète par places, et se détruisant ensuite, lorsque l'embryon est avancé dans son développement. Cette déstruction atteint du reste, et vers la même époque, le placenta et le cordon.

Il convient de le noter, les expressions *amnios*, *placenta*, *cordon*, impliquent seulement une idée d'analogie avec les organes du même nom, que présentent les embryons des Vertébrés, et non une notion de réelle homologie. L'amnios, le placenta, le cordon des Vertébrés sont des produits de l'embryon; ils sont engendrés ici par la paroi utérine, c'est-à-dire par l'organisme maternel. Leur rôle est sans doute de nutrition, en fournissant par osmose, au germe, les aliments nécessaires, et de fixation, en l'attachant à la paroi de la vésicule qui le contient. Ainsi qu'il en est pour le placenta d'autres animaux, des Salpes par exemple, l'identité du nom indique seulement une ressemblance dans les relations, et rien de plus.

II. **Phénomènes propres à l'embryon.** — La segmentation, et les procédés génétiques des feuillets blastodermiques, sont des plus curieux; ils diffèrent, par bien des points, des phénomènes offerts par les autres animaux. Leurs particularités essentielles se ramènent aux données suivantes: la segmentation aboutit à une planule directe, dans laquelle se creuse un entéron, qui communique avec le dehors par un entéropore; de ce dernier dérivent à la fois la bouche et l'anus; le protendoderme, au lieu de se diviser sur toute son étendue en mésoderme et endoderme, produit le feuillet moyen en deux régions symétriques, et voisines de l'entéropore, tout comme il en est chez les Entérocœlomiens au développement condensé; enfin, les cellules des deux feuillets primordiaux sont, pour la plupart, confondues en un syncytium, dans lequel la place des cellules n'est accusée que par la présence de leurs noyaux. Ce dernier fait est plus prononcé dans le protendoderme que dans le protectoderme.

La segmentation donne une planule directe, dans laquelle les blastomères se rassemblent, par le procédé habituel, c'est-à-dire par l'apparition d'une mince limitante, en deux assises, l'une extérieure et enveloppante, l'autre intérieure et enveloppée. La première est le protectoderme, et la seconde le protendoderme. Les éléments de cette dernière sont unis en un syncytium; ceux de la première sont assez distincts, longs et cylindriques. Le protectoderme ne subit pas de grands changements, et devient l'ectoderme. Le protendoderme offre des modifications plus étendues, car il se divise en endoderme et mésoderme, et se perce de cavités, qui se convertissent, suivant leur situation, en entéron et en cœlome.

Tout d'abord, le protendoderme se creuse d'un espace vide, que plusieurs auteurs ont cru pouvoir assimiler à un blastocœle, et qui est en réalité l'entéron. Ce dernier se forme, comme dans toutes les planules, au moyen d'une cavité, qui grandit de plus en plus, en repoussant vers

la périphérie les éléments du protendoderme, et se limitant par eux.
En outre, un entéropore prend naissance, et s'annexe à cet entéron ; son
évolution a été bien suivie par Balfour, et Sedgwick, sur les embryons
du *Peripatus capensis*. Comme il n'existe point ici de gastrulation véri-

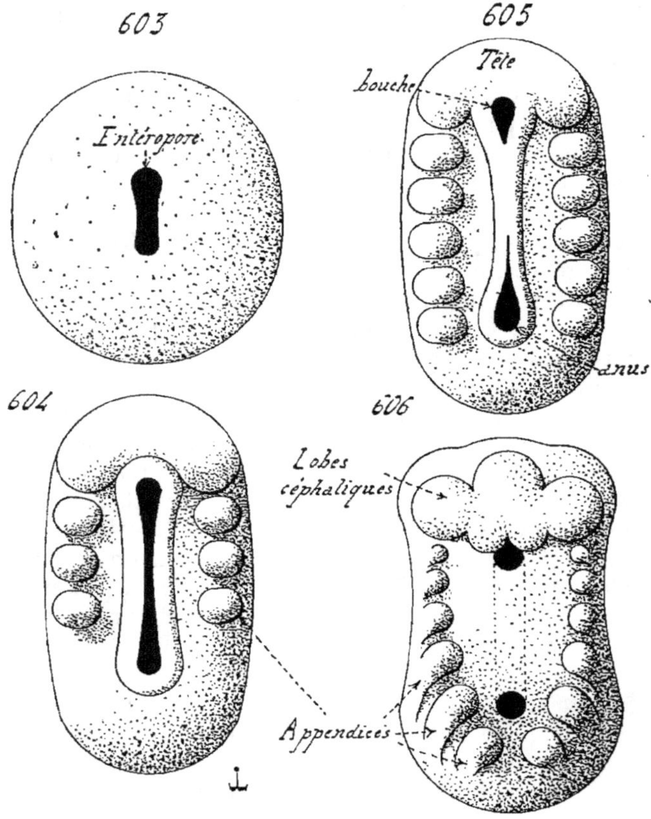

Fig. 603 à 606.

table, l'entéropore n'est pas l'orifice d'une invagination qui fait défaut,
mais une ouverture placée entre les blastomères de la planule, et chargée de faire communiquer l'entéron avec le dehors. Son apparition est
indépendante de celle de l'entéron ; tous deux naissent presque en même
temps, et s'abouchent l'un avec l'autre. — La valeur d'entéropore doit,
sans doute, être accordée à cet orifice, car il affecte les connexions d'un
entéropore réel, se montre d'une manière précoce, et produit, par la
suite, les ouvertures digestives ; ses caractères particuliers, tenant à son

procédé génétique, peuvent être attribués à une condensation embryonnaire, à un déplacement dans le temps.

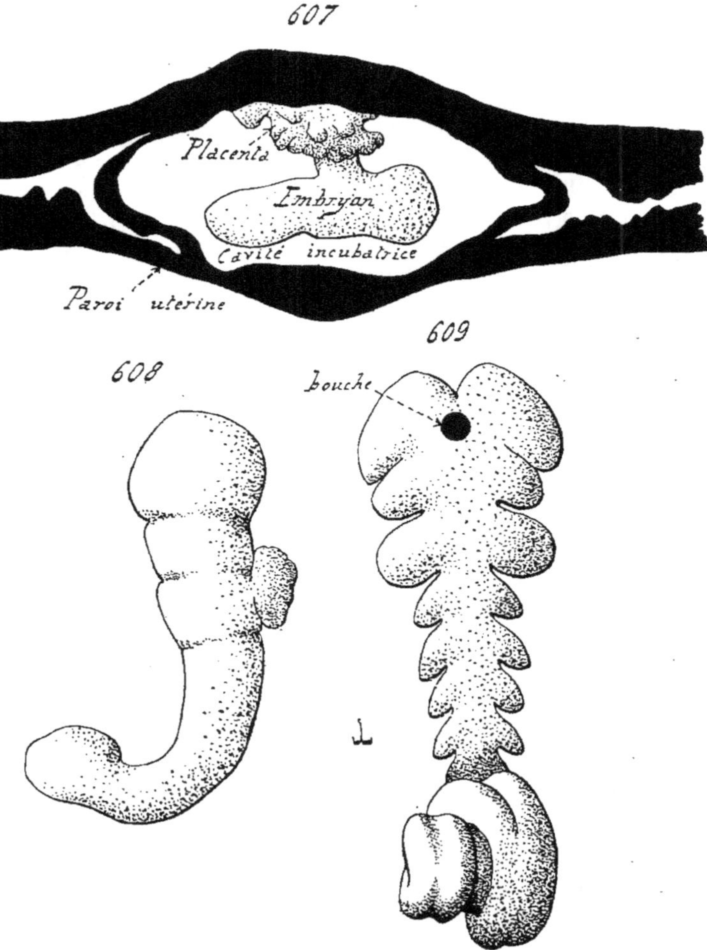

Fig. 603 à 609. — Premières formes embryonnaires des Péripates (*contours extérieurs*). — En 603, tout jeune embryon, vu par la face ventrale, et montrant son entéropore encore entier. — En 604, le même plus âgé; l'entéropore s'allonge, et les premiers appendices apparaissent. — En 605, le même, encore plus avancé; l'entéropore s'est divisé en bouche et anus, et de nouveaux appendices prennent naissance. — En 606, embryon plus développé que le précédent, dont la région postérieure commence à grandir. — En 607, jeune embryon, en place dans sa cavité incubatrice, et muni de ses annexes. — En 608, embryon plus âgé, vu de profil, pourvu de son placenta. — En 609, le même plus avancé, vu par la face ventrale, et montrant l'enroulement de sa région postérieure.
Les figures 603 à 606 sont dressées d'après les observations faites par Sedgwick sur le *Peripatus capensis;* les figures 607 à 609 d'après les études de Kennel sur le *Peripatus Edwardsi.*

La planule s'est alors convertie en une vésicule creuse, dont la cavité est l'entéron, et dont la paroi se compose du protectoderme et du protendoderme accolés. La cavité entérique, d'abord restreinte, grandit de plus en plus ; et l'entéropore s'allonge, de manière à atteindre une longueur, qui égale environ la moitié de celle du corps, et même davantage. Il s'étend sur la face ventrale de l'embryon, qui est alors de forme ovalaire, et ses deux bouts sont placés à égale distance de l'extrémité antérieure et de l'extrémité postérieure de l'organisme. Tout en s'accroissant, il reste largement béant dans ses régions extrêmes, mais se rétrécit en son milieu ; le rétrécissement s'accentue toujours en cette dernière zone, et va jusqu'à une fermeture complète. — L'entéropore, d'abord unique et allongé, s'est ainsi converti en deux ouvertures séparées, et placées, sur la ligne médiane de la face ventrale du corps, l'une non loin de l'extrémité antérieure de l'économie, l'autre non loin de l'extrémité postérieure. La première devient la bouche, et la seconde l'anus ; toutes deux conservent, en effet, avec la cavité entérique, les relations affectées par l'entéropore initial. Elles s'arrondissent, et s'écartent de plus en plus l'une de l'autre, à mesure que l'embryon s'accroît.

Ces phénomènes effectués, l'intestin est déjà plus qu'ébauché. La cavité entérique, munie de son unique entéropore, s'est changée en un conduit intestinal allongé, pourvu d'une bouche et d'un anus. Alors que se manifestaient les premières phases de cette évolution, le protendoderme s'était divisé en endoderme et mésoderme, et le cœlome se creusait dans ce dernier. — Le protendoderme s'épaissit en deux régions symétriques, placées de part et d'autre de la ligne médiane, et voisines de l'entéropore. Deux bourrelets prennent ainsi naissance, qui s'isolent du protendoderme, et s'intercalent, dans la région qu'ils occupent, entre lui et l'ectoderme ; ces bourrelets sont les ébauches du mésoderme, et le protendoderme restant, qui forme une couche mince autour de l'entéron, persiste comme endoderme définitif. Une cavité apparaît dans chacun des bourrelets, et représente les premiers rudiments du cœlome. — D'après Balfour, ces espaces ne se creusent pas isolément dans les ébauches mésodermiques, mais proviennent de diverticules émis par l'entéron, qui pénètrent dans ces ébauches, se ferment ensuite, et se convertissent en vésicules closes, n'ayant plus qu'à grandir pour donner le cœlome. Ce dernier serait donc engendré d'après le procédé entérocœlien normal, au moyen de deux diverticules symétriques, fournis par l'entéron, qui s'accroissent ensuite de façon à entourer ce dernier. Chaque bourrelet, ainsi muni de sa cavité cœlomique propre, grandit en pénétrant entre l'ectoderme et l'endoderme ; ses premières indications apparaissent non loin de l'entéropore, sur la face ventrale du corps de l'embryon, et l'amplification s'effectue, en progressant vers la face dorsale. Les deux moitiés du mésoderme se rejoignent alors en cette région dorsale, et occupent, dans l'organisme, leur situation définitive.

A son début, et pendant son extension, le mésoderme est franchement épithélial; sa paroi se compose d'une assise cellulaire, qui entoure une cavité cœlomique simple. Ce caractère disparaît par la suite; le feuillet moyen passe à l'état mésenchymateux, car il émet des expansions qui se croisent en tous sens, et divisent le cœlome en vastes lacunes. De plus, et à cause même de cette évolution mésenchymateuse, le mésoderme, s'il faut en croire les observations de Balfour, ne se partage pas en somites.

Les trois feuillets blastodermiques sont alors délimités. L'ectoderme produit les centres nerveux; l'endoderme se borne à donner la paroi intestinale; du mésoderme et du cœlome dérivent la musculature, l'appareil irrigateur, et la majeure part des organes sexuels. Les appendices sont des expansions des téguments, dans la composition desquels entrent à la fois l'ectoderme et le mésoderme; les néphridies sont, par opposition, des involutions tégumentaires, qui pénètrent dans les lacunes cœlomiques, où elles s'ouvrent. Les trachées sont également des dépressions des téguments, mais qui demeurent closes.

§ 3. — Formes embryonnaires et développement particulier des organes.

I. **Formes embryonnaires.** — L'œuf fécondé est d'abord arrondi, ou largement ovalaire; il ne conserve point cette forme pendant qu'il se convertit en embryon, et s'accroît de préférence suivant une seule dimension; aussi l'embryon est-il allongé, cet aspect allant toujours en s'accentuant davantage. Au moment où l'entéropore vient de se scinder en bouche et anus, où le placenta est encore bien développé, l'organisme, environ trois fois plus long que large, produit ses premiers appendices. Son extrémité antérieure grossit un peu plus que le reste du corps, et donne l'ébauche de la tête, qu'un sillon médian peu profond partage en deux moitiés latérales, et symétriques; la bouche est située, sur la face ventrale de l'économie, immédiatement en arrière de cette zone épaissie, dont les deux composantes peuvent être désignées par l'expression de *lobes céphaliques.* — Les premiers appendices naissent par paires, placées les unes derrière les autres, et au nombre de trois ou quatre. Les deux membres d'une même paire sont disposés symétriquement, sur un même plan transversal, et s'insèrent sur la face ventrale, de part et d'autre de la ligne médiane, à égale distance de cette ligne et des deux côtés de l'embryon. Plus tard, à mesure qu'ils s'accroissent, ils s'écartent davantage du plan médian, et deviennent latéraux. D'autres appendices se montrent ensuite, derrière les précédents, groupés par paires, et situés de la même façon; ils n'apparaissent pas en même temps, leur ordre d'apparition procédant rigoureusement d'avant en arrière.

En somme, les membres antérieurs sont les premiers formés, et les postérieurs les derniers parus. Les régions qui les portent sont un peu plus volumineuses que les autres; aussi les parties du corps, placées au niveau des paires d'appendices, sont-elles plus larges que les zones intermédiaires ; cette disposition donne à l'embryon un aspect segmenté. Une telle segmentation est bien différente de celle des Annélides, car elle ne s'étend pas au mésoderme ; semblable, en cela, à celle des Arthropodes, elle est causée par la présence des membres, par la prolifération plus active des tissus dans les régions qui possèdent ces derniers, et n'a pas d'autre signification. — Après l'apparition des cinq ou six

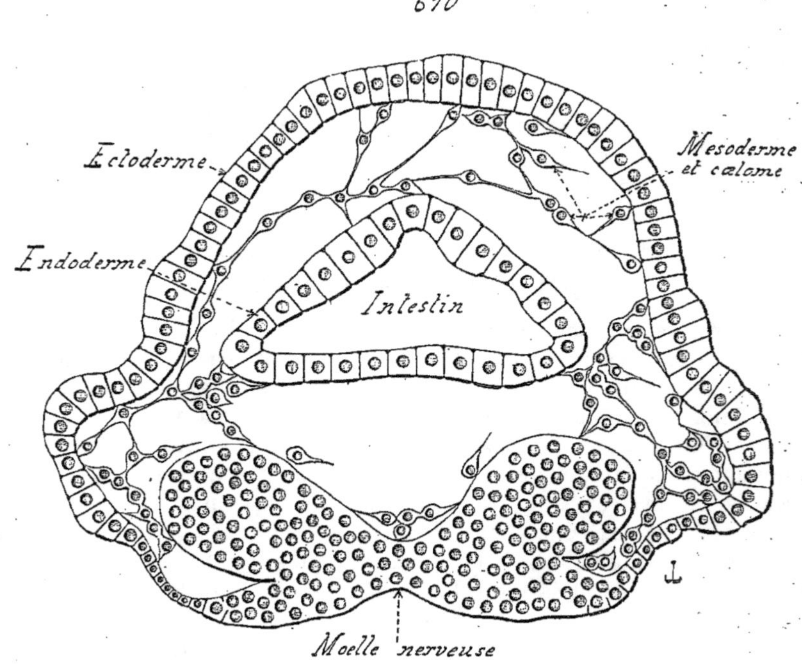

Fig. 610. — STRUCTURE DES PREMIÈRES ÉBAUCHES ORGANIQUES CHEZ LES PÉRIPATES (*coupe transversale, à demi diagrammatique*). — L'ectoderme est la persistance directe du protectoderme ; il engendre les centres nerveux. L'intestin, central, est entouré par l'endoderme. Le mésoderme, d'abord épithélial, ou peu s'en faut, et scindé en une somatopleure et une splanchnopleure, comme le montre la figure 602, ne tarde pas à subir une désagrégation mésenchymateuse, et à limiter les lacunes d'un polycœlome.
Cette figure est dressée d'après les recherches combinées des auteurs, notamment celles de Kennel et de Sedgwick.

premières paires d'appendices, et pendant la genèse de celles qui les suivent, les deux lobes céphaliques s'allongent par leur extrémité antérieure et dorsale. Chacune des deux expansions, ainsi produites, continue à croître, tout en régularisant sa forme, qui est, bientôt, nettement cylindrique ; sa base d'implantation cesse d'être diffuse, pour se cerner, et se rendre plus précise. Ces expansions acquièrent dès lors l'aspect d'appendices limités sur toute leur étendue, conservent leur même situation, et deviennent les deux antennes de l'animal parfait. Cette genèse particulière des antennes est à remarquer; ces appendices, au moment où ils naissent, n'ont pas de contours précis, et ressemblent plutôt à des expansions de la région qui les porte; leur aspect se régu-

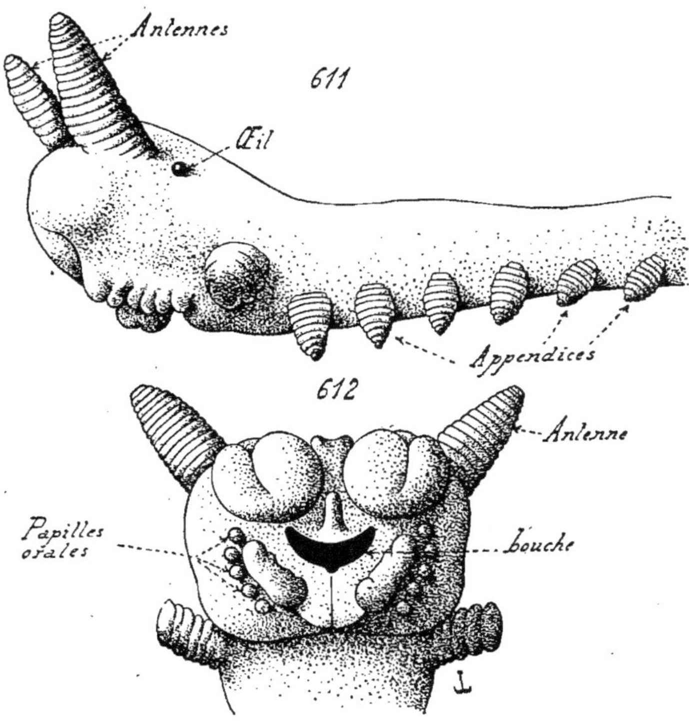

Fig. 611 et 612. — DERNIÈRES FORMES EMBRYONNAIRES DES PÉRIPATES (*contours extérieurs de l'extrémité antérieure*). — En 611, l'extrémité antérieure du corps est vue de profil; elle se présente par la face ventrale dans la figure 612.
D'après les recherches faites par Kennel sur le *Peripatus Edwardsi*.

larise par la suite, mais cette rectitude n'existe pas au début. Ce fait se présente pour les autres membres; seulement il n'est pas aussi prononcé.

Pendant que les antennes s'allongent, que le corps s'accroît par son extrémité postérieure, et que les dernières paires de pattes font leur apparition, des modifications importantes s'effectuent sur la face ventrale des lobes céphaliques. L'amplification de la région qui les constitue s'étend un peu plus en arrière, de manière à dépasser le niveau de la bouche, et celui de la première paire de membres. Une large dépression des téguments se manifeste autour de l'orifice buccal, le reporte à une certaine profondeur dans le corps, et constitue le stomeon, qui deviendra le pharynx. — Les appendices de la première paire sont pris dans cette dépression, se placent sur les bords de l'ouverture stoméale, qui est la bouche définitive, et donnent les deux mandibules de l'animal. Un gros épaississement, impair et médian dès son début, qui n'a point par suite la valeur d'une coalescence d'appendices, se montre en avant de cette bouche, et s'accroît de manière à la surplomber; il fournit la lèvre supérieure, si volumineuse, de l'adulte. Des excroissances mamelonnées, rangées en deux files, dont chacune est placée en dehors d'une mandibule, produisent les petites papilles buccales. Les membres de la seconde paire se reportent en avant, tout en restant latéraux, et ne pénétrant pas dans le stomeon; ils arrivent au niveau de la bouche, le dépassent même, et deviennent les deux pattes glandulaires de l'adulte, sur lesquelles débouchent les glandes séricigènes. Enfin, un second épaississement, placé en arrière de la bouche, se convertit en une lèvre inférieure, moins forte que la supérieure. — Au moment où le stomeon se perce, son orifice extérieur est très large, et occupe un vaste espace; il se rétrécit par la suite, au moyen du rapprochement des diverses parties qui l'encadrent, pendant que le stomeon s'étend dans l'intérieur du corps pour se convertir en un pharynx. La bouche primitive, qui dérive de l'entéropore, ne conserve plus sa situation superficielle, et devient l'orifice qui fait communiquer le pharynx avec l'intestin; la bouche de l'adulte n'est autre, comme l'explique le développement ci-dessus exposé, que l'ouverture du stomeon, rendue plus étroite et plus régulière.

Les autres appendices du corps acquièrent peu à peu leur forme définitive. Ils s'allongent, en devenant largement coniques, présentent des étranglements transversaux, qui leur donnent un aspect annelé, et demeurent en la position qu'ils occupent dès leur début. Leur unique déplacement, peu prononcé, tend à les écarter davantage de la ligne médiane, pour les reporter sur les côtés du corps. — Au moment où ils sont tous produits, l'embryon est beaucoup trop long pour l'espace étroit que lui laisse la vésicule incubatrice; il se recourbe, s'enroule plusieurs fois sur lui-même, et conserve cette forme jusqu'au moment de l'éclosion. L'enroulement est surtout le fait de la région postérieure du corps.

II. **Origine des organes.** — C'est surtout aux recherches de Kennel, que l'on doit de connaître les principales phases du développement des organes.

L'ectoderme engendre les centres nerveux, et les téguments avec leurs dépendances, c'est-à-dire les griffes qui terminent les pattes, les néphridies, et les trachées. — Les centres nerveux dérivent de deux cordons ectodermiques, placés sur la face ventrale du corps, non loin de la ligne médiane; leurs volumineuses extrémités antérieures sont situées dans les lobes céphaliques, et les remplissent en entier. Ces extrémités, jointes l'une à l'autre, représentent l'ébauche du cerveau ; les autres parties des cordons donnent les deux nerfs ventraux. L'union des deux moitiés du cerveau, et la contiguïté, sur la ligne médio-ventrale, des autres zones de l'ébauche nerveuse, permet sans doute de penser que cette ébauche est impaire et médiane à son début, comme celles des autres animaux bilatéraux, pourvus de centres nerveux limités ; de nouvelles investigations sont encore nécessaires à cet égard. Le cerveau et les nerfs ventraux se séparent, par la suite, de l'ectoderme qui leur a donné naissance. Cependant, en des points symétriques, et disposés par paires qui correspondent à celles des pattes, l'ectoderme demeure épaissi, et fournit des petites plaques, rattachées aux centres nerveux, auxquelles on accorde le nom d'*organes ventraux*.

Les téguments sont essentiellement constitués par l'ectoderme, auquel s'unit une mince couche mésodermique sous-jacente ; à cette dernière assise viennent s'attacher les bords périphériques des bandes qui limitent les lacunes de la cavité générale. Les griffes, qui terminent les pattes, sont des pièces chitineuses, déposées dans de petites dépressions ectodermiques, et s'accroissant par leur base d'implantation ; d'après leur origine et leur mode d'élongation, elles rappellent les soies dont sont munis plusieurs types de Vers. — Les néphridies naissent à la base des pattes, et conservent cette position ; à chaque paire de ces membres, sauf la première et l'avant-dernière, correspond une paire de néphridies. Chacun de ces organes commence par une involution ectodermique, placée en dedans de la patte, et sur sa base même ; semblable à un petit tube creux, ouvert au dehors, il s'enfonce dans l'organisme, et se met en rapport avec le cœlome, dans lequel il débouche ; le tube s'allonge ensuite, tout en se repliant un certain nombre de fois sur lui-même, et constitue, par ce moyen, la néphridie définitive. — Les trachées se forment comme les néphridies, et dérivent de dépressions ectodermiques ; seulement, ces dernières restent closes, et se ramifient, leurs branches étant closes elles-mêmes. Les homologies établies entre les néphridies et les trachées, d'après leur origine, sont des plus importantes ; elles permettent de penser que, peut-être, les néphridies se rapportent à des trachées détournées de leurs fonctions premières, pour servir comme organes excréteurs.

Les phases principales de l'évolution du tube digestif sont exposées dans les paragraphes précédents. La paroi intestinale est constituée par l'endoderme, et sa cavité par l'entéron. A cet intestin primordial s'annexent un stomeon, et un procteon. Le premier, large et spacieux, auquel s'ajoutent les mandibules, et que surplombent les deux lèvres, donne le pharynx. Le procteon est plus petit ; il offre l'aspect d'un court rectum, au moyen duquel le tube digestif s'ouvre au dehors par l'anus.

Du mésoderme dérive la trame conjonctivo-musculaire de l'organisme, et du cœlome la cavité générale du corps, transformée en appareil irrigateur. — A son début, le mésoderme est épithélial; le cœlome le divise en une somatopleure adjacente à l'ectoderme, et une splanchnopleure accolée à l'endoderme. Cependant, à mesure que le cœlome grandit, en amplifiant avec lui les deux assises mésodermiques qui le limitent, le caractère épithélial de ces dernières cesse d'être aussi mar-

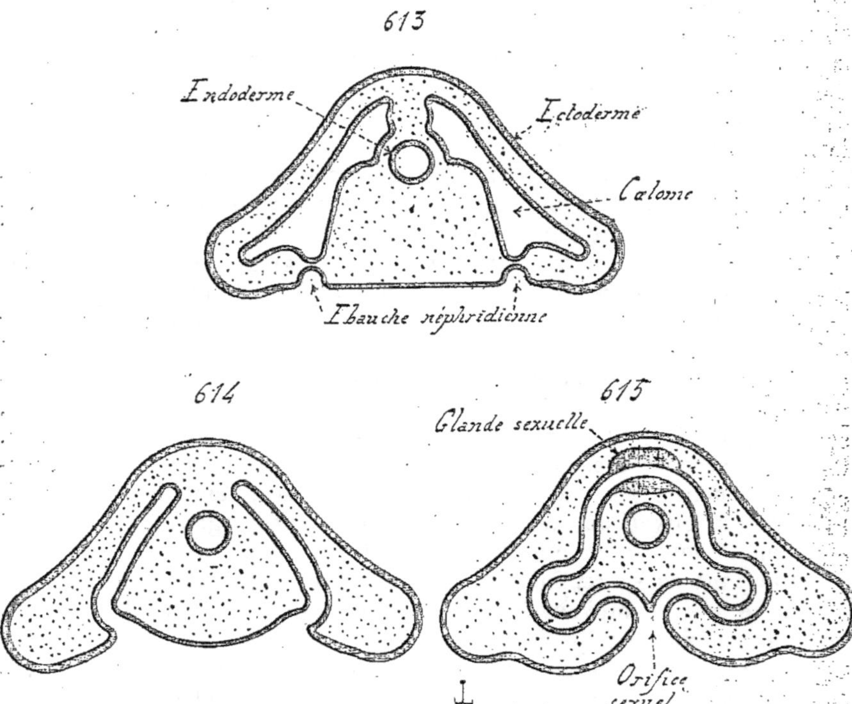

Fig. 613 à 615. — Développement des conduits sexuels des Péripates (*coupes transversales diagrammatiques*). — En 613, les ébauches néphridiennes prennent naissance, au moyen de dépressions ectodermiques. — En 614, elles se sont unies aux cavités cœlomiques du segment où elles se sont creusées. — En 615, ces cavités cœlomiques se sont jointes l'une à l'autre; la glande sexuelle se façonne dans la région de soudure, et les cavités cœlomiques jouent le rôle de conduits vecteurs; leurs deux orifices extérieurs se rapprochent, pour n'en faire qu'un seul.
Ces figures s'adressent plus particulièrement au développement des organes femelles. Les figures 613 et 614 s'appliquent également à l'évolution des néphridies, en supposant que, l'ensemble des choses demeurant en l'état de la figure 614, le cœlome se cloisonnât en lacunes, et le tube néphridial grandisse, en s'enroulant sur lui-même. — D'après les recherches faites par Kennel sur le *Peripatus capensis*.

qué. Plusieurs cellules se détachent de leurs feuillets, tombent dans la cavité cœlomique, ou elles se multiplient, et produisent des bandes, à la direction non précise, qui cloisonnent cette cavité, en se rattachant à la somatopleure d'une part et à la splanchnopleure de l'autre. Cette désagrégation continue à s'exercer, pendant que les deux ébauches mésodermiques augmentent d'importance, et se rejoignent sur la face dorsale du corps. Lorsque ces phénomènes sont achevés, le cœlome est divisé en vastes sinus, qui communiquent entre eux, et le mésoderme forme une trame conjonctivo-musculaire, destinée à limiter ces espaces; cette trame est plus épaisse au-dessous de l'ectoderme, et surtout vers les appendices, que dans les autres régions du corps. Le feuillet moyen, d'abord épithélial, est ainsi devenu mésenchymateux; seulement le mésenchyme, qu'il constitue, est lâche, car les cavités dont il est percé sont vastes pour la plupart. Trois d'entre elles, plus régulières que les autres, entourent l'intestin et les deux cordons nerveux.

La désagrégation mésenchymateuse n'a pas encore commencé au moment où les antennes, les appendices antérieurs, et les premières néphridies, prennent naissance. Le cœlome se prolonge dans ces appendices, et leur donne une cavité centrale, qui ne tarde pas à se cloisonner par la suite, et à se diviser en lacunes. Ce phénomène, surtout accentué dans les antennes, contribue, pour sa part, à donner aux ébauches des membres le caractère d'expansions diffuses du corps, et non d'organes aux contours précis dès leur début. De leur côté, les néphridies commencent par s'ouvrir dans un cœlome simple, pour ne plus communiquer ensuite qu'avec un réseau lacunaire. Ce dernier, qui dérive ainsi du cœlome par un cloisonnement irrégulier, représente la cavité générale du corps, et se modifie en un appareil irrigateur; les globules sanguins sont constitués par les éléments mésenchymateux demeurés libres, et non engagés dans la trame conjonctivo-musculaire.

Les glandes sexuelles sont produites par le mésoderme de la région postérieure du corps. Des cavités lacunaires, qui s'isolent du côté de l'appareil irrigateur, donnent les cavités des oviductes et celles des canaux déférents; plusieurs de leurs éléments mésodermiques, placés dans leur région dorsale, deviennent des ovoblastes ou des spermatoblastes. A cause de leur origine, les cavités sexuelles sont d'abord closes, et ne communiquent pas avec le dehors. Les néphridies de l'avant-dernier segment, détournées de leur rôle initial, s'abouchent avec elles, comme leurs similaires s'ouvrent dans les lacunes cœlomiques du reste du corps; elles leur permettent de rejeter les produits reproducteurs. Les orifices extérieurs de ces deux néphridies sont d'abord séparés; ils se rapprochent par la suite, et une dépression des téguments les fait s'ouvrir tous deux dans une poche, qui communique avec l'extérieur par un seul orifice; cette poche donne le vagin de la femelle, et le conduit éjaculateur du mâle.

§ 4. — Discussion relative aux phases embryonnaires des Péripates.

I. **Discussion.** — La position des Péripates, dans une classification naturelle, prête à contestations. On avait d'abord placé ces animaux parmi les Annélides; les recherches récentes, dont les premières sont dues à Moseley, ayant montré que ces êtres possèdent des trachées comme appareil respiratoire, les opinions ont penché vers des affinités avec les Arthropodes trachéates. Balfour, surtout, s'est montré très catégorique à ce sujet, et les naturalistes modernes sont presque tous de son avis. Aussi, le sentiment commun est-il que les Péripates sont des animaux ambigus, offrant à la fois des caractères d'Annélides avec des particularités d'Arthropodes, et intermédiaires à ces deux groupes; la présence des néphridies les rapproche des uns, et celle des trachées les fait ranger parmi les autres.

Une question de cette nature ne peut être tranchée que par la connaissance approfondie des phases embryonnaires. Les Péripates sont, en effet, tellement spéciaux à tant d'égards, que les affinités naturelles doivent être posées par les premiers phénomènes du développement, seules capables de dénoter les homologies réelles des organes. La structure anatomique entre bien en compte; mais son importance, sous ce rapport, est relativement secondaire. Toutes les fois où il s'agit d'apprécier, avec exactitude, les caractères fondamentaux d'un groupe ayant une valeur semblable à celle mise ici en cause, l'embryologie fournit les données principales, et mérite d'être considérée avant tout.

Dans une telle discussion, la structure segmentaire de l'organisme doit être mise à part. Cette disposition métamérique n'est pas comparable à celle des Annélides, car elle ne porte point, à son début, sur le mésoderme, pour atteindre ensuite les autres feuillets. Elle est, comme chez les Arthropodes, en corrélation manifeste avec la présence des membres, disposés en paires que séparent des distances égales; elle dépend des appendices, n'est point primitive, et affecte les téguments seuls. Elle n'a aucune signification particulière dans la recherche des affinités naturelles.

Les relations avec les Annélides sont établies, avant tout, d'après la présence, dans les deux cas, d'organes excréteurs bâtis sur le plan des néphridies. Sous le rapport de la structure définitive, la concordance est manifeste entre les appareils des uns et ceux des autres; mais il n'en est plus de même quant à l'origine. Quel que soit le mode du développement, qu'il soit dilaté ou condensé, les ébauches néphridiennes des Annélides proviennent d'un cordon cellulaire, formé par le mésoderme, qui se segmente en tronçons pour les produire; ces ébauches dérivent, pour chaque côté du corps, d'un cordon simple et continu. Pareil fait n'existe pas chez les Péripates; chaque néphridie est, dès son début, indépendante de ses similaires ; et, au surplus, ces organes sont engendrés par des involutions ectodermiques, de manière à n'avoir avec le mésoderme aucune relation d'origine. Les néphridies des Annélides sont mésodermiques et dépendantes, celles des Péripates ectodermiques et isolées dès leur apparition : il n'existe donc aucune homologie entre elles.

La grande ressemblance des appareils excréteurs est le principal argument donné pour rapprocher les Péripates des Vers annelés. Cette similitude est réelle ; elle va même jusqu'à permettre des relations identiques entre les organes sexuels et ces appareils ; mais elle réside seulement dans la forme définitive, et non dans l'origine, ni dans le développement. Elle répond à une analogie, point à une homologie. Et, à cette différence profonde, établie entre ces deux groupes d'animaux, s'en ajoutent d'autres, qui tiennent à diverses particularités de l'embryogénie. La genèse du feuillet moyen n'est pas comparable, entre les planules directes des Annélides et celles des Péripates ; de même celle des centres nerveux ; de même encore celle de la majeure partie des conduits sexuels.

Les dissemblances sont aussi prononcées avec les Arthropodes qu'avec les Annélides. Les Péripates possèdent bien des trachées, tout comme les Trachéates ; seulement, les relations se bornent à ce caractère commun. Encore les trachées des Péripates, par leur répartition uniforme sur tout le corps, par leurs ramifications touffues, offrent-elles un aspect que ne montrent jamais celles des Arthropodes. — Le caractère essentiel, et fondamental, de ces derniers animaux, ne tient pas à la présence de pattes divisées en articles, mais aux procédés génétiques des feuillets embryonnaires. L'œuf fécondé commence par produire une couche blastodermique, de laquelle dérive un protendoderme mésenchymateux, alors qu'elle-même persiste comme ectoderme ; du protendoderme se dégagent ensuite un endoderme épithélial, constitué par deux ébauches symétriques, et un mésoderme mésenchymateux dès son début ; en outre, le stomeon et le procteon sont fort longs, et fournissent la plus grande partie du tube digestif. — Sauf quelques particularités de détails, ces phénomènes se présentent avec une constance remarquable chez tous les Arthropodes, et font entièrement défaut aux Péripates. Chez ces derniers, l'œuf fécondé fournit, en même temps, le protectoderme et le protendoderme ; celui-ci donne naissance à deux ébauches mésodermiques, après quoi, tout en demeurant simple, il devient l'endoderme définitif ; le feuillet moyen est tout d'abord épithélial, et ne subit que par la suite une désagrégation mésenchymateuse ; enfin, le stomeon et le procteon restent courts, de telle manière que le tube digestif presque entier provient de l'entéron. — L'opposition entre les Arthropodes et les Péripates est donc considérable ; elle ne porte pas seulement sur un fait, mais sur tous les phénomènes principaux du développement. Il n'est pas jusqu'aux appendices, qui ne diffèrent dans les deux cas. Ceux des Arthropodes sont divisés, en articles bien distincts, mobiles les uns sur les autres, par des sillons profonds ; dès le moment de leur apparition, ils ont des

contours réguliers et une base limitée; le cœlome n'envoie pas, dans
leur intérieur, une expansion qu'entoure une assise mésodermique épithéliale. Chez les Péripates, les articles sont moins bien marqués; les
membres ont, au moment de leur formation, l'aspect d'expansions du
corps, et non celui d'organes déterminés; enfin, la cavité cœlomique,
encore limitée par un mésoderme épithélial, émet pour eux des diverticules.

Les Onychophores ne peuvent donc être rapprochés des Arthropodes,
ni des Annélides. L'opinion courante, qui tend à les considérer comme
formant un lien entre ces deux groupes, n'est pas acceptable. Ces êtres
sont vraiment à part; et leurs caractères sont assez importants, ont une
valeur assez grande, pour qu'on soit en droit de former avec eux un
embranchement spécial, tout aussi éloigné des Arthropodes que des
Trochozoaires.

II. **Conclusion.** — La conclusion, qu'il convient de tirer d'une telle
discussion, est en partie indiquée dans les lignes précédentes. Les Péripates constituent un embranchement particulier, à cause du nombre et
de la grande valeur de leurs dispositions spéciales. Cet embranchement
appartient à la série des Cœlomates, puisque le cœlome existe vraiment;
mais il s'agit de savoir s'il entre dans la section des Entérocœlomiens,
ou dans celle des Schizocœlomiens. La question est délicate à résoudre;
le développement des Péripates est condensé, et il est, dans ce cas, bien
difficile de se prononcer; car on ne peut alors affirmer, avec certitude,
si une particularité donnée est primitive, ou si elle résulte d'un déplacement, soit dans le temps, soit dans l'espace. La condensation n'est pas
très accentuée chez les Péripates, puisqu'un entéropore prend encore
naissance, malgré la planulation directe; elle existe cependant, et ce fait
suffit pour tenir sur la réserve. Il est cependant possible d'obtenir
quelques indications, en comparant l'embryogénie de ces êtres avec des
développements similaires de Schizocœlomiens, et d'Entérocœlomiens.

Chez les premiers, dans le cas de planulation directe, le protendoderme se divise, par une véritable délamination, en mésoderme et endoderme. L'entéron se creuse dans le centre de la planule; les blastomères
qui l'entourent donnent l'endoderme, et tous les autres, situés entre ce
dernier et l'ectoderme, composent le mésoderme; dès son début, ce
dernier feuillet est déjà volumineux, et enveloppe la plus grande part,
sinon la totalité, de l'endoderme. Les cavités cœlomiques se percent
ensuite dans le mésoderme, sans jamais offrir de connexions directes
avec l'entéron. —Ces phénomènes n'existent point chez les Entérocœlomiens, dans le cas de planulation. Le protendoderme prolifère activement dans le voisinage de la région qu'occuperait l'entéropore, s'il
existait, et où sa place est même marquée par un léger sillon; les zones
de prolifération sont au nombre de deux, placées symétriquement de
part et d'autre de l'entéropore. Deux ébauches mésodermiques naissent

ainsi, qui se séparent du protendoderme, et s'étendent dans le corps.
Lorsque l'embryogénie est très condensée, les cavités cœlomiques apparaissent dans le mésoderme sans provenir de l'entéron ; mais il n'en est
pas moins réel que les ébauches du feuillet moyen, ainsi localisées et
disposées, sont fort différentes de leurs similaires des Schizocœlomiens,
et aisément reconnaissables. Elles correspondent à des diverticules entériques, dans lesquels la cavité se creuse d'une manière tardive et
indépendante, par un double déplacement dans le temps et dans
l'espace.

Ce dernier cas est, sans nul doute, celui des Péripates. Balfour est le
seul auteur qui ait vu l'entéron engendrer, par le procédé entérocœlien
normal, des diverticules qui se ferment, et deviennent les ébauches du
cœlome. Si cette observation est exacte, et le nom de l'auteur permet de
le croire, ces animaux sont, sans conteste possible, des Entérocœlomiens.
Mais cette opinion doit également être adoptée, même si l'assertion émise
par Balfour était fausse. Les procédés, employés par le mésoderme des
Péripates pour prendre naissance, en supposant que son cœlome soit
toujours indépendant de l'entéron, rappellent de fort près leurs similaires présentés par le feuillet moyen des Entérocœlomiens au développement condensé, et non ceux des Schizocœlomiens.

Cette longue discussion est aisée à résumer : les faits acquis autorisent à penser que les Péripates constituent, à eux seuls, un groupe
bien tranché, ayant la valeur d'embranchement, distinct à la fois des
Arthropodes comme des Annélides, et dont la place se trouve, sans
doute, dans la série des Entérocœlomiens.

RÉSUMÉ

§ 1. Considérations générales.—L'embranchement des Onychophores,
ou des Néphrophores, ne contient que le seul genre *Peripatus*. La
reproduction s'exerce par la voie sexuelle ; elle offre un certain nombre
de particularités importantes, qui font à ce groupe une place à part dans
la série des Cœlomates.

§ 2. Segmentation et développement des feuillets. — Les ovules fécondés
ne sont pas rejetés à l'extérieur ; la femelle les conserve dans son utérus,
qui délimite, autour de chacun d'eux, une cavité incubatrice close ; l'embryon se développe dans cette dernière. L'œuf s'accole à la paroi utérine ;
cette dernière prolifère, s'épaissit dans la zone de contact, et produit une
cupule, dans laquelle une partie de l'œuf se trouve enchâssée. Les bords
de la cupule grandissent autour de l'embryon, en lui formant une *enveloppe amniotique* ; la région centrale se soulève, et constitue un *placenta*,
qui attache le petit être à la paroi de l'utérus maternel.

La segmentation aboutit à une planule directe, dans laquelle les
deux feuillets primordiaux se façonnent par le procédé habituel ; les

blastomères centraux se groupent en un protendoderme, qui s'isole, au moyen d'une mince limitante, des blastomères périphériques; l'ensemble de ces derniers est le protectoderme. Les éléments de ces assises, et notamment ceux du protendoderme, sont confondus en un syncytium. L'entéron se creuse dans le protendoderme; un entéropore prend naissance, bien que le développement comporte une planulation, et non une gastrulation; cet orifice s'allonge, s'étrangle en son milieu, et se divise en deux ouvertures, dont l'antérieure est la bouche de l'embryon, la postérieure l'anus. — Le protectoderme se convertit en ectoderme. Le protendoderme s'épaissit en deux régions symétriques, et voisines de l'entéropore, qui deviennent les ébauches du mésoderme; le reste du protendoderme donne l'endoderme définitif. Chacune des ébauches mésodermiques se creuse d'une cavité cœlomique, qui, d'après Balfour, tirerait son origine d'un diverticule émis par l'entéron, et correspondrait à un véritable entérocœle. Ces deux ébauches grandissent ensuite, conservent pendant quelque temps une disposition épithéliale, puis passent à l'état mésenchymateux. L'entéron fournit la cavité intestinale.

§ 3. FORMES EMBRYONNAIRES ET DÉVELOPPEMENT PARTICULIER DES ORGANES. — L'embryon s'allonge à mesure qu'il évolue; son extrémité antérieure s'épaissit, se divise en deux *lobes céphaliques* par un sillon peu profond, et représente l'ébauche de la tête. Les appendices naissent par paires, leur ordre d'apparition allant d'avant en arrière; leurs bases sont d'abord confondues avec les parois du corps, et se précisent ensuite; les deux antennes sont produites par l'élongation de la zone antéro-dorsale des lobes céphaliques. Les appendices de la première paire, les antennes étant mises à part, donnent les mandibules; ceux de la seconde paire deviennent les pattes séricigènes; enfin, ceux des paires postérieures constituent les membres qui servent à la locomotion. Un stomeon, large d'abord, plus étroit ensuite, se perce, dans la région péribuccale, pour engendrer le pharynx; son orifice externe est la bouche définitive.

Les centres nerveux dérivent de l'ectoderme; leurs ébauches sont doubles, mais contiguës, fait qui permet de croire à leur provenance d'un premier rudiment simple et impair; elles donnent le cerveau et les deux nerfs ventraux. L'ectoderme fournit également : les soies de l'extrémité des pattes, qui sont des pièces chitineuses; les néphridies, engendrées par des dépressions de l'ectoderme; et les trachées, dont l'origine est semblable à celle des néphridies, mais qui restent closes, au lieu de s'ouvrir dans les espaces cœlomiques. L'entéron se convertit en cavité digestive, à laquelle s'annexe un stomeon et un procteon, de beaucoup plus courts que leurs correspondants des Arthropodes. Le mésoderme, d'abord épithélial, devient mésenchymateux par la suite; aussi le cœlome, simple à son début, ne tarde-t-il pas à se diviser en vastes sinus, qui constituent la cavité générale du corps, et se disposent en un appareil irrigateur. Les glandes sexuelles, et leurs cavités, sont produites par des espaces cœlomiques, qui s'isolent, avec leurs parois, du reste du feuillet moyen; les néphridies de l'avant-dernière paire s'annexent à elles, pour leur permettre de communiquer avec le dehors.

§ 4. DISCUSSION RELATIVE AUX PHASES EMBRYONNAIRES DES PÉRIPATES. — On admet, d'ordinaire, que ces animaux sont intermédiaires aux Annélides et aux Arthropodes, puisqu'ils possèdent à la fois des néphridies et des trachées; cependant, les différences, établies entre eux et ces derniers groupes, sont fort grandes. Les néphridies des Annélides proviennent du mésoderme, et sont formées par la division en tronçons d'une ébauche continue; celles des Péripates sont toujours indépendantes les unes des autres, et tirent leur origine de l'ectoderme. Les caractères essentiels des Arthropodes sont basés sur une genèse des feuillets embryonnaires, et une prédominance du stomeon et du procteon dans la composition de l'intestin, que les Péripates ne montrent jamais; les trachées elles-mêmes, et aussi les appendices, sont dissemblables dans les deux cas.

Les Péripates offrent des caractères spéciaux d'une assez grande importance, et d'une valeur suffisante, pour motiver la création d'un embranchement. Les procédés, employés dans la formation du feuillet moyen, permettent de croire, bien que le développement de ces êtres soit assez condensé, que cet embranchement doit être placé dans la série des Entérocœlomiens.

EMBRANCHEMENT DES ÉCHINODERMES

CHAPITRE XIII

DÉVELOPPEMENT DES ÉCHINODERMES

§ 1. — Considérations générales.

I. Caractères et classification. — Caractères. — L'embranchement des Echinodermes est un des plus naturels. Ces animaux sont caractérisés, avant tout, par la possession d'un appareil, dit le *système ambulacraire*, composé de canaux, qui parcourent le corps, en envoyant des expansions dans des appendices extérieurs; ceux-ci servent à la locomotion, d'où leur nom d'*ambulacres*. De plus, cet appareil, disposé suivant une symétrie radiaire, communique avec le dehors, et puise de l'eau dans les milieux environnants, car tous les Echinodermes vivent dans la mer. — Ce caractère est le plus essentiel, celui qui imprime à l'organisme son allure particulière, mais il n'est pas le seul. L'embranchement appartient à la série des Entérocœlomiens à diverticules; l'entéron des embryons émet, sous la forme de culs-de-sac, qui se ferment par la suite et deviennent clos, les ébauches du cœlome; mais le caractère prédominant se retrouve de nouveau, en ce sens que ces dernières détachent d'elles-mêmes une de leurs parties, destinée à constituer l'ébauche de l'appareil ambulacraire. Le mésoderme est double, car il se compose à la fois de tissus d'origine mésenchymateuse et de tissus d'origine épithéliale, qui évoluent côte à côte sans se confondre. Cette dualité en entraîne une seconde, celle du cœlome; ce dernier comprend à la fois des cavités entérocœliennes, et des espaces schizocœliens. Les appareils excréteurs, lorsqu'ils existent, n'ont jamais l'aspect de néphridies; ils sont formés par un lacis de lacunes schizocœliennes. Les appareils respiratoires font défaut, ou sont représentés, soit par les tentacules placés autour de la bouche, soit par une zone intestinale aux parois amincies. Les centres nerveux consistent en nerfs, qui accompagnent les canaux du système ambulacraire, et se rattachent à un anneau placé autour de l'œsophage. Enfin, on ne trouve, chez les Echinodermes, aucune ébauche de corde dorsale.

Les représentants de ce groupe sont placés, comme leur développement le comporte, parmi les Entérocœlomiens dont le cœlome prend naissance au moyen de diverticules ; ils se trouvent donc situés non loin des Vertébrés. Les affinités, entre ces deux embranchements, vont même plus loin que l'origine commune des cavités cœlomiques. Dans les deux cas, le mésoderme est double, et constitué par l'union de deux parties, l'une mésenchymateuse, l'autre épithéliale ; la première dérivant, dès les phases initiales de l'embryogénie, de la seconde, ou bien du protendoderme. Chacun de ces feuillets mésodermiques contient des cavités, qui lui sont propres ; le mésoderme mésenchymateux renferme des espaces lacunaires, qui proviennent originairement du blastocœle, ne sont jamais en connexions directes avec l'intestin, et donnent par leur ensemble un schizocœle ; le mésoderme épithélial possède de vastes cavités, libres et simples le plus souvent, dont les ébauches sont fournies par l'entéron, et qui composent un entérocœle. Les Echinodermes, comme les Vertébrés, sont donc pourvus de deux mésodermes, l'un mésenchymateux, l'autre épithélial, et de deux cœlomes séparés et distincts, un oligocœlome entérocœlien, et un polycœlome schizocœlien, dont les connexions, lorsqu'elles se produisent, sont secondaires.

Les ressemblances avec les Vertébrés dépassent même les phénomènes offerts par le feuillet moyen. Les Echinodermes n'ont point, à vrai dire, d'organes respiratoires spéciaux ; les échanges gazeux se manifestent à travers toutes les parois assez minces pour les permettre, celles des tentacules péribuccaux, celles des ambulacres étalés, celles de plusieurs annexes du tube digestif, etc. Cependant E. Perrier a montré que, dans certains cas, chez les Echinides, par exemple, une partie de la paroi intestinale, pourvue d'appareils destinés à faciliter son rôle, sert à la respiration. Or, il est intéressant de remarquer que les organes respiratoires des Vertébrés, et ceux des animaux appartenant, comme ces derniers, à la section des Notoneures ou Cordés, c'est-à-dire des Tuniciers et des Entéropneustes, sont également formés aux dépens d'une portion de l'appareil digestif.

Il convient, cependant, de ne point exagérer ces concordances. Les Echinodermes sont complètement privés du caractère essentiel des Notoneures ; leurs centres nerveux ne sont jamais dorsaux, ni au moment de leur apparition, ni plus tard ; et jamais une corde dorsale ne prend naissance. D'autre part, alors que les Echinodermes possèdent toujours un appareil ambulacraire, les Notoneures sont constamment privés d'un tel système irrigateur ; sauf peut-être quelques indications montrées par les Entéropneustes, mais qui s'arrêtent dans leur évolution, et conservent un aspect rudimentaire. — Les dissemblances sont donc fort grandes entre les Notoneures et les Echinodermes. Pourtant, elles ne masquent pas les affinités déjà signalées, qui autorisent à placer ces deux groupes dans une même section des Cœlomates.

Une dernière particularité des Echinodermes, qui leur est également commune avec plusieurs des Notoneures, porte sur l'entéropore. Cet orifice se ferme parfois, chez les premiers, soit pour rester définitivement ainsi, soit pour s'ouvrir derechef dans une autre partie du corps (ce dernier cas est celui des Crinoïdes, le précédent celui des Ophiures et de diverses Astérides); mais, lorsqu'il demeure ouvert, et lorsqu'il persiste jusqu'à l'organisme adulte, il devient l'anus de ce dernier. La bouche est toujours un orifice de nouvelle formation.

CLASSIFICATION. — L'embranchement des Echinodermes renferme six classes :

1° Les *Holothurides;* dont le corps est allongé, et dont les téguments, s'ils renferment de nombreux spicules calcaires, ne contiennent point des plaques assemblées en un test cohérent.

2° Les *Cystides;* auxquels il convient de réunir les *Blastoïdes.* Ces animaux sont fossiles. Leur corps, globuleux, possède un test, et se fixe à un support au moyen d'un pédoncule plus ou moins long ; les espaces occupés par les ambulacres, et nommés *aires ambulacraires*, sont délimités chez les Blastoïdes, mais non chez les Cystides.

3° Les *Echinides;* au corps globuleux ou aplati, libre, dépourvu de bras, et aux aires ambulacraires toujours distinctes.

4° Les *Astérides;* dont le corps, aplati, se divise en cinq bras se touchant par leurs bases ; chacun de ces bras porte, sur sa face ventrale, un sillon, le *sillon ambulacraire*, qui est toujours ouvert; les glandes sexuelles sont placées dans l'intérieur des bras. Le *madréporite*, c'est-à-dire la plaque percée qui permet à l'appareil ambulacraire de communiquer avec le dehors, est dorsal.

5° Les *Ophiurides.* Leur corps, aplati, est muni de bras dont les bases sont distinctes, et séparées par un espace appréciable; le sillon ambulacraire est fermé par un revêtement de plaques; les glandes sexuelles ne pénètrent point dans les bras, et restent dans le disque, ou corps proprement dit; enfin, le madréporite est ventral.

6° Les *Crinoïdes.* Leur corps, ramassé, porte des bras munis de branches latérales, dites *pinnules*, qui contiennent les glandes sexuelles; d'ordinaire, et sauf l'exception des Comatulides, l'animal est fixé à un support par un pédoncule. Ce dernier existe pourtant, chez les larves des Comatules ; mais l'animal s'en débarrasse vers la fin de la période embryonnaire, et demeure libre désormais.

Ces six classes se laissent grouper en deux sous-embranchements : les *Cystomorphes* et les *Brachiés.* Ceux-ci, qui comprennent les trois dernières classes, sont caractérisés par la division du corps, du moins vers sa périphérie, en bras assez longs ; par contre, les Cystomorphes, qui renferment les trois premières classes, sont globuleux, comme leur nom l'indique, et sont privés de bras, ou bien en ont de fort courts. — Cette division n'est pourtant pas très naturelle. A en juger d'après l'organisation et les phénomènes du développement, les Holothurides constituent, à elles seules, une série particulière ; il en est de même pour les Crinoïdes ; et aussi pour l'ensemble des Echinides, des Astérides, et des Ophiurides. Ces derniers réunis composent un groupe spécial, qui se rattache aux Holothuries, et n'offre aucune ressemblance avec les Crinoïdes ; si ce n'est par les dispositions propres à tous les Echinodermes. Comme les Cystides sont fossiles, leur test seul est connu, et l'on ne peut, par suite, juger avec exactitude de leurs relations. Il semble cependant, d'après la structure de leurs téguments, qu'ils se rapprochent des Holothuries, pour leur servir de lien, avec les Crinoïdes d'une part, et, de l'autre, avec la série des Echinides, des Astérides et des Ophiurides.

II. Développement en général. Généralités. — Les Echinodermes ont prêté, dans ces dernières années, à de nombreuses recherches. Les principaux auteurs, qui se soient occupés de ces animaux, sont : E. Perrier, Kœhler, Prouho, Metschnikoff, Agassiz, Ludwig, Hamann, Selenka, H. Carpenter, etc. Cependant les études ont porté, de préférence, sur les faits de l'organisation définitive, sur les métamorphoses larvaires, et l'origine des feuillets blastodermiques ; les modifications embryonnaires, subies par les appareils, ne sont pas encore bien connues, ou sont décrites de manières diverses, surtout en ce qui touche les parties de l'appareil irrigateur. Les contradictions fréquentes, qui existent encore à cet endroit, proviennent, pour la plupart, de l'absence de documents précis sur l'embryogénie, sur le rôle joué en cela par les feuillets ; elles empêchent souvent de se prononcer, avec certitude, sur la signification de plusieurs systèmes.

La reproduction des Echinodermes est presque toujours sexuelle. Les développements asexués sont fort rares, et se manifestent, dans le cas de leur présence, soit par la fissiparité, soit par la gemmiparité. Le développement sexuel est remarquable, en ce qu'il s'effectue, dans la règle, suivant le mode dilaté ; les Echinodermes offrent presque, à cet égard, le seul exemple d'un embranchement fort nombreux et varié, dont les représentants, quelle que soit la classe à laquelle ils appartiennent, possèdent des œufs petits, et privés d'abondantes réserves nutritives. La segmentation, totale et égale le plus souvent, aboutit à une blastule, munie d'un ample blastocœle, qui se convertit en une gastrule par le procédé invaginant normal.

Particularités essentielles du développement. — Outre les phénomènes communs à tous les Entérocœlomiens, et qui consistent en la production du cœlome par la voie entérique, l'embryogénie des Echinodermes comporte un certain nombre de phénomènes particuliers, qui lui donnent une originalité indiscutable. Ces phénomènes sont au nombre de trois : le premier tient à la dualité du mésoderme et de ses cavités; le second à la genèse de l'appareil ambulacraire; le dernier à la complexité fréquente des métamorphoses subies par les larves.

1° La dualité du feuillet moyen n'est pas spéciale aux Echinodermes, puisque les Vertébrés la présentent de leur côté; cependant, bien que les phénomènes soient homologues et comparables, ils conservent, chez les premiers, une simplicité que les seconds n'ont pas. Le mésoderme mésenchymateux est engendré, par le protendoderme, au moment où ce dernier se divise en endoderme et mésoderme épithélial, ou avant ce moment; ses éléments tombent dans la cavité blastocœlienne, s'y multiplient, et deviennent très nombreux; à la suite de l'accroissement en volume du mésoderme épithélial, ils sont pris entre les assises de ce dernier, et l'ectoderme, ou l'endoderme. Ceux-ci ne sont donc pas directement accolés aux tissus qui dérivent de l'épithélio-mésoderme, mais se trouvent séparés d'eux par des couches de mésoderme mésenchymateux. — Ces dernières sont au nombre de deux; l'une, le *somato-mésenchyme*, est placée sous l'ectoderme; l'autre, le *splanchno-mésenchyme*, adhère à l'endoderme. Toutes deux s'unissent entre elles : dans les zones qui entourent les orifices du tube digestif, au niveau desquelles l'ectoderme se joint également à l'endoderme; et par l'entremise des mésentères, qui traversent le cœlome entérocœlien pour aller de la paroi intestinale à la paroi somatique. Sauf ces dernières expansions, et celles qui constituent le sac lymphatique de l'appareil excréteur, les deux assises du mésoderme mésenchymateux restent simples, et ne pénètrent point dans les tissus du feuillet moyen épithélial, pour leur donner des enveloppes conjonctives : contrairement à ce qu'il en est chez les Vertébrés. Ces couches se percent de cavités qui, par leur origine, sont séparées à la fois de l'intestin et du cœlome entérocœlien; ces espaces se rassemblent en un système irrigateur peu complexe, dont les parties ont reçu différents noms, suivant leur situation dans le corps, ou suivant leur disposition propre, et qui correspond à un appareil lymphatique. L'ensemble de ces espaces compose le schizocœle des Echinodermes.

Fig. 616 à 619. — ORGANISATION GÉNÉRALE DES LARVES D'ÉCHINODERMES, d'après les dispositions essentielles de celles des Holothuries (*contours extérieurs*). — En 616, jeune larve, venant à peine de dépasser l'état gastrulaire, avec son revêtement vibratile uniforme, et son entéropore inférieur. — En 617, larve plus âgée; la bouche se perce sur la région antérieure du corps, et l'entéropore demeure comme anus. — En 618, larve encore plus âgée; le revêtement vibratile commence à disparaître, et se restreint à un petit nombre de couronnes transversales; cinq tentacules péribuccaux font leur apparition. — En 619, la larve approche de l'état adulte; les tentacules grandissent, et les cinq rangées d'ambulacres se façonnent peu à peu.
C'est à ces figures en relief qu'il convient de rapporter les coupes numérotées de 620 à 634; ces dernières expriment les changements de la structure interne.

616
Bouche
617
Tentacules péribuccaux
618
Enteropore
Enteropore devenant l'anus
Anus
619
bouche
Tentacules péribuccaux
Ambulacres
Région anale

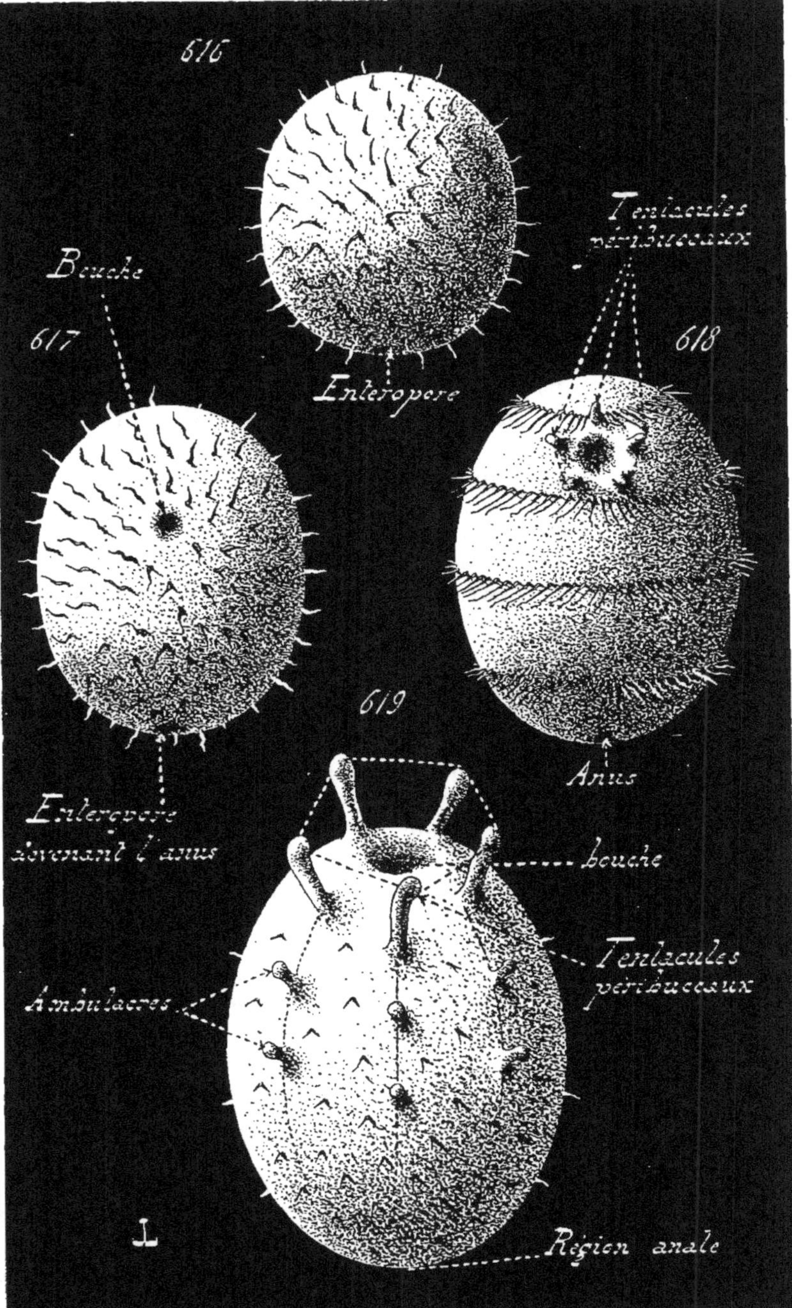

Fig. 616 à 619

Cette simplicité se retrouve dans l'épithélio-mésoderme. Quel que soit le procédé employé par ce dernier pour prendre naissance, et la diversité à cet égard porte sur le nombre des ébauches, non sur leur provenance qui est toujours entérique, ce feuillet se trouve divisé en deux parties : l'une droite, dite *entérocœle droit*; l'autre gauche, nommée *entérocœle gauche*. Chacune d'elles contient une cavité cœlomique. Ces deux moitiés grandissent dans le corps, et y occupent un espace considérable, en entourant l'intestin; elles s'unissent ensuite, pour ne former qu'un seul tout, qui se cloisonne au moyen de mésentères peu nombreux. L'accroissement est surtout le fait du cœlome, qui augmente de beaucoup son volume initial, et applique sa paroi, c'est-à-dire le mésoderme épithélial, sur le splanchno-mésenchyme d'un côté, et sur le somato-mésenchyme de l'autre. — La première zone, accolée au splanchno-mésenchyme, est la splanchnopleure; toutes deux, jointes à l'endoderme, composent la paroi intestinale. La seconde est la somatopleure; adhérente au somato-mésenchyme, qui la sépare de l'ectoderme, elle constitue, aidée de ces deux derniers feuillets, la paroi du corps. La splanchnopleure et la somatopleure s'unissent, l'une à l'autre, au niveau des orifices digestifs, et par les mésentères, dont la partie axiale est bien fournie par le mésoderme mésenchymateux, mais dont la surface est occupée par un endothélium qui dérive de l'épithélio-mésoderme. Contrairement à ce que montrent les Vertébrés, les deux feuillets engendrés par le mésoderme épithélial demeurent simples, ne se segmentent pas en métamères, et ne se plissent point pour produire des muscles; sauf quelques faisceaux musculaires, leur plus grande part est employée à donner l'endothélium péritonéal, qui limite le cœlome entérocœlien.

Ce dernier constitue d'habitude, dans l'intérieur du corps, une vaste cavité à peine subdivisée, un oligocœlome, contenant un liquide plasmique, chargé d'éléments figurés. A cause de son origine, qui comporte la présence de deux diverticules émanés de l'entéron, Semon attribue, aux larves de la plupart des Echinodermes, le nom générique de *Dipleurula*. Ce terme est mal choisi, car il s'applique également aux embryons de tous les Entérocœlomiens dont l'entérocœle se compose, à son début, de deux vésicules; cette expression serait capable de caractériser les Vertébrés aussi bien que les Echinodermes; le mieux est de ne pas l'employer.

Lorsque les deux parties du feuillet moyen se sont délimitées, l'embryon des Echinodermes possède une structure complexe. La paroi somatique se compose, en allant de dehors en dedans, de l'ectoderme, du somato-mésenchyme, et de la somatopleure; la paroi intestinale est constituée, en allant également de dehors en dedans, par la splanchnopleure, le splanchno-mésenchyme, et l'endoderme. Celui-ci limite immédiatement la cavité intestinale, comme l'ectoderme recouvre la surface du corps entier. Ces deux parois, qui s'unissent au niveau des orifices digestifs, sont séparées l'une de l'autre, dans l'intérieur de l'organisme, par un vaste espace rempli de liquide : l'oligocœlome entérocœlien. Celui-ci est directement borné par la somatopleure et par la splanchnopleure. Le somato-mésenchyme et le splanchno-mésenchyme sont eux-mêmes creusés de lacunes, qui composent un polycœlome schizocœlien. L'économie contient ainsi trois sortes de cavités, indépendantes les unes des autres au moment où les diverses parties du mésoderme sont présentes, et ne communiquant pas entre elles : la cavité intestinale, l'oligocœlome entérocœlien, et le polycœlome schizocœlien ; dorénavant, et pour abréger, ces deux dernières seront désignées par les seuls noms d'oligocœlome, et de polycœlome. A ces trois types de cavités s'en ajoute un quatrième, l'appareil ambulacraire.

2° A. — L'ébauche de l'appareil ambulacraire porte le nom d'*hydrocœle*; elle constitue une vésicule placée dans le corps, et composée d'une cavité, que limite une paroi. Elle provient du premier rudiment de l'entérocœle. — En prenant les phénomènes les plus simples, tels qu'ils se présentent dans la plupart des développements dilatés, ce premier rudiment est impair, et se détache du fond de l'entéron, c'est-à-dire de la région opposée à l'entéropore. On peut, à cause de son apparition hâtive, et du rôle qu'il va jouer, le désigner par l'expression de *protentérocœle.* Il se divise, ensuite, en trois parties : l'une, encore simple et impaire, qui est l'hydrocœle; les deux autres, symétriques, et formant une paire de vésicules semblables. Ces dernières sont les deux entérocœles définitifs, l'entérocœle droit et l'entérocœle gauche. — Un peu avant que cette scission ne se produise, et pendant qu'elle s'effectue, la zone, chargée de donner l'hydrocœle, émet un canal, qui va s'ouvrir au dehors, dans la région dorsale et postérieure de l'embryon; ce canal reste la propriété de l'hydrocœle, lorsque la séparation des trois vésicules est terminée, et lui permet de communiquer avec l'extérieur, alors que les deux entérocœles demeurent clos. Ce conduit est nommé le *tube*

Fig. 620 à 625. — Développement général des premières ébauches organiques des Échinodermes (*coupes médianes et longitudinales, avec perspective.* Ces coupes doivent être rapportées aux contours extérieurs des dessins précédents; elles sont menées suivant un plan longitudinal, et perpendiculaire au plan de la page sur laquelle ces derniers sont tracés, c'est-à-dire d'avant en arrière). — En 620, phase gastrulaire, répondant à la figure 616; le mésenchyme est placé dans la cavité blastocœlienne, représentée en noir. — En 621, phase plus avancée; le fond de l'entéron commence à se séparer, par un étranglement annulaire, du reste de la cavité entérique. — En 622, état plus avancé; le fond de l'entéron s'est complètement détaché, et constitue le protentérocœle. — En 623, le protentérocœle grandit, et commence à se diviser en trois parties, dont l'une est médiane, et dont les deux autres sont latérales. — En 624, phase plus avancée, répondant à la figure 617. Les trois parties du protentérocœle sont devenues indépendantes; les deux latérales sont les entérocœles, dont l'un flanque l'entéron à droite, et l'autre à gauche; la médiane est l'hydrocœle, qui émet un diverticule vers la région dorsale du corps; le stomeon se creuse sur la face ventrale de l'organisme. — En 625, les deux entérocœles ont grandi; l'hydrocœle s'est ouvert au dehors par l'hydropore, dorsal; et le stomeon, dont l'orifice extérieur est la bouche, s'allonge pour aller rejoindre l'entéron, qui devient l'intestin.
L'orientation réelle des larves d'Échinodermes est donnée par les figures 616 à 619 : la

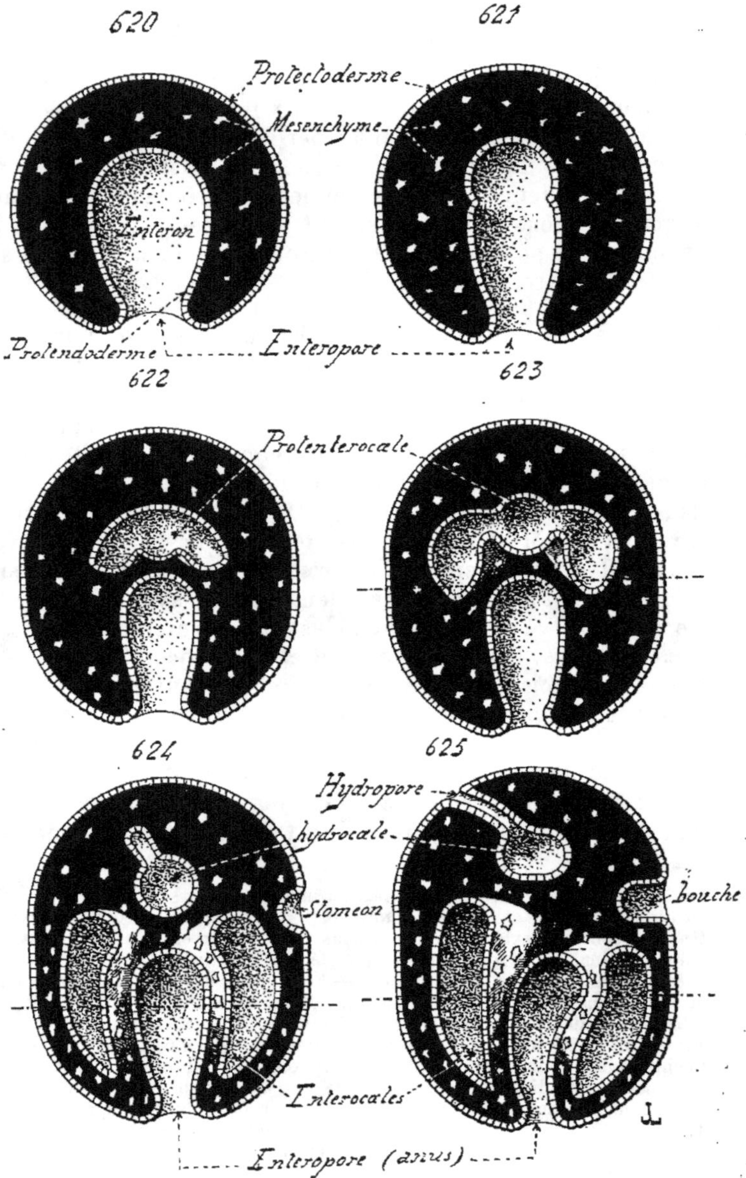

bouche est antérieure, et l'hydropore postérieur, ou dorsal. Ici, afin de montrer ces deux orifices, et d'indiquer la disposition des entérocœles, ce qui est antérieur dans la réalité est reporté à droite, et ce qui est postérieur à gauche : le plan de ces coupes est exactement antéro-postérieur.

hydrophore, et son orifice extérieur le *pore dorsal;* à cause des changements fréquents qui se produisent dans la situation de ce dernier, l'expression *hydropore* serait plus justifiée.

L'hydrocœle est alors constitué. Il se compose d'une vésicule, du tube hydrophore, et de l'hydropore. A cause de sa provenance, ses rapports avec les autres feuillets sont semblables à ceux des entérocœles;

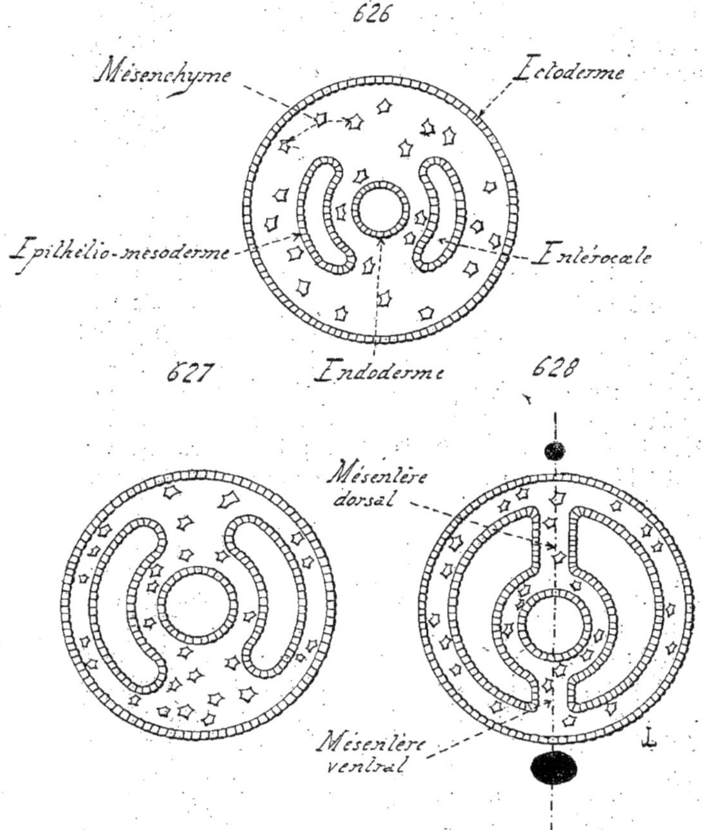

Fig. 626 à 628. — Développement général des premières ébauches organiques des Échinodermes *(coupes transversales* des trois derniers des dessins précédents; les lignes tracées sur ceux-ci indiquent la direction des plans de celles-là). — En 626, coupe transversale répondant à la figure 623; les entérocœles, le droit et le gauche, limités par l'épithéliomésoderme, sont plongés dans le mésenchyme, et encore petits. — En 627, coupe transversale répondant à la figure 624; les deux entérocœles grandissent. — En 628, coupe transversale répondant à la figure 625; les deux entérocœles ont acquis leur taille définitive, et demeurent séparés par deux mésentères, l'un dorsal et l'autre ventral. La plaque noire supérieure indique le plan où se trouve situé l'hydropore; il en est de même, au sujet de la bouche, pour la plaque noire inférieure.

Ces figures montrent de quelle manière le mésenchyme entoure l'intestin avec les entérocœles, et entre dans la constitution des mésentères.

il est, de même, entouré par le mésoderme mésenchymateux, et cette disposition persiste, pour lui comme pour ses dépendances, jusque dans l'organisme définitif. Les deux entérocœles, dans leur extension autour de l'entéron, se rencontrent, sur la ligne médiane, dans la région ventrale comme dans la région dorsale de l'embryon, et s'adossent l'un à l'autre ; les régions adossées composent les mésentères : le tube hydrophore est contenu dans le mésentère dorsal.

L'entéron restant s'allonge, ensuite, par son extrémité opposée à l'entéropore ; la nouvelle région produite va s'ouvrir au dehors par une ouverture, placée sur la face ventrale, ou antérieure, du corps, et qui deviendra la bouche de l'adulte. L'intestin possède dès lors deux orifices : l'entéropore, qui se convertit en anus, et la bouche de nouvelle formation. Ces orifices sont séparés par une assez grande distance, bien que la bouche n'occupe pas une situation diamétralement opposée à celle de l'entéropore, et soit reportée sur la face ventrale. — Comme la partie intestinale récente provient du fond de l'entéron, d'où s'était détaché précédemment le protentérocœle, l'hydrocœle, qui dérive de ce dernier, est contigu à cette zone du tube digestif. Tout en conservant ses communications, avec le dehors, par l'entremise du canal hydrophore, sa vésicule s'applique contre cette région de l'intestin, et l'entoure à la manière d'un anneau ; ce dernier persiste désormais dans le corps, et donne l'*anneau hydrophore*, souvent nommé *anneau ambulacraire*. Celui-ci émet cinq diverticules, également distants, qui se dirigent vers l'extérieur, soulèvent à leur niveau l'ectoderme avec le somato-mésenchyme, et, en grandissant, produisent cinq tentacules placés autour de la bouche ; le nombre de ces tentacules augmente parfois dans la suite, mais en conservant toujours une symétrie radiale, établie sur le chiffre cinq. Enfin, ce même anneau envoie cinq autres expansions, également disposées suivant une symétrie radiale, dont la direction est inverse de celle des précédentes ; elles s'étendent dans le corps, en pénétrant dans le somato-mésenchyme, et s'insinuent, ainsi, entre la somatopleure et l'ectoderme. Ces cinq diverticules prennent, dans leur accroissement, une forme tubulaire et cylindrique, et deviennent les cinq *vaisseaux ambulacraires*.

Les principales parties de l'appareil ambulacraire ont alors pris naissance ; elles sont toutes formées par une ébauche commune, l'hydrocœle, qui provient à son tour du protentérocœle. Cet hydrocœle se modifie en une vésicule, qui communique avec le dehors par le tube hydrophore muni de son hydropore ; la vésicule entoure l'intestin prébuccal à la façon d'un anneau, et émet deux sortes d'expansions, dont les unes se convertissent en tentacules placés autour de la bouche, et les autres en vaisseaux ambulacraires. Les organes engendrés par l'hydrocœle, ou plutôt par l'anneau hydrophore qui dérive de lui, appartiennent donc à deux systèmes : le système des tentacules péribuccaux, et l'appareil ambulacraire.

B. — Avant que les organes d'origine hydrocœlienne n'aient acquis
leur disposition définitive, la symétrie du corps était franchement bilatérale. L'entéron et l'hydrocœle étaient impairs et médians, et les deux
entérocœles se trouvaient placés de part et d'autre de la ligne médiane.
Cette disposition bilatérale existe encore, mais à l'état d'indication,
dans l'économie de l'adulte, au sujet de certains appareils, notamment
du tube digestif, de ses annexes, et parfois du tube hydrophore, dans le
cas où il reste simple; elle est plus prononcée chez les Holothuries que
chez les autres Echinodermes. Ce dernier fait, joint à la structure de
divers organes, tend à faire considérer les Holothurides comme les moins
élevés des Echidodermes connus, puisque leur orientation générale se
rapproche davantage de celle montrée par la larve. — Seulement, cette
symétrie bilatérale est ensuite, non pas détruite, mais cachée sous la
nouvelle disposition radiale, et quinquennaire, amenée par l'arrangement de l'appareil ambulacraire. La forme générale du corps, toujours
placée sous la dépendance étroite du groupement des appendices locomoteurs, se modifie suivant cette symétrie rayonnée; les organes, qui
dirigent les relations de l'individu avec les milieux extérieurs, comme
les centres nerveux, agissent de même; et la disposition première se
trouve changée. L'économie des Echinodermes est ainsi orientée d'après
deux plans de symétrie : l'un primitif et bilatéral, seul tout d'abord, et
dont quelques systèmes montrent encore les traces; l'autre, secondaire
et radial, qui prend de beaucoup la prédominance, et règle la forme
générale du corps.

Il serait intéressant de savoir comment la disposition quinquennaire
prend naissance dans l'économie; malheureusement, les recherches
effectuées sont encore insuffisantes. Dans la plupart des cas, les cinq
expansions de l'anneau hydrophore apparaissent en même temps.
Cependant, comme cette disposition succède à la symétrie bilatérale, on
peut admettre que celle-là dérive de celle-ci, par l'apport de nouveaux
éléments, qui s'ajoutent aux préexistants, et leur deviennent égaux.
D'autres animaux montrent également une orientation radiale, les Scyphozoaires par exemple; et ce fait avait autrefois conduit à placer tous
ces êtres dans un même groupe, celui des *Rayonnés.* Seulement, l'orientation des Scyphozoaires est établie d'après le chiffre quatre, et on sait
comment elle dérive de la symétrie bilatérale : par la genèse d'une nouvelle paire d'éléments, intercalés aux deux formés en premier lieu.
Cette disposition en quadrant se modifie à son tour, dans certains cas,
et devient une symétrie par douze, ou par six; les données acquises permettent de comprendre suivant quel moyen ce changement parvient à
se manifester. Il n'en est pas ainsi pour les Echinodermes; leur symétrie quinquennaire est sûrement une altération de la symétrie bilatérale,
mais on ne sait encore au juste d'après quels procédés elle se produit.

3° Le jeune embryon se façonne, d'une manière précoce, suivant une orientation radiale, dont les premières indications sont fournies par les cinq tentacules primordiaux placés autour de la bouche, et par les cinq vaisseaux ambulacraires. Tous les Echinodermes, qui subissent une évolution dilatée, et ne présentent pas des métamorphoses larvaires trop accentuées, passent par une phase ainsi caractérisée. Leurs larves possèdent : un intestin, muni d'une bouche et d'un anus; deux entérocœles, l'un droit et l'autre gauche; un anneau hydrophore, cinq tentacules péribuccaux, et cinq ébauches de vaisseaux ambulacraires. Cette larve typique, et fondamentale, a été nommée *Pentactula* par Semon; la présence d'une Pentactule dans le cours du développement, toutes les fois où l'évolution embryonnaire n'est pas trop modifiée par des phénomènes d'adaptation secondaire, est la caractéristique des Echinodermes. Ces dispositions se retrouvent même, avec leur structure exacte, bien que leur ordre d'apparition soit changé par un déplacement dans le temps, chez ceux qui présentent des embryogénies altérées par des stases, ou par des destructions d'organes. Il est donc permis de prendre la larve Pentactule pour le type essentiel, auquel se rapportent les développements de tous les Echinodermes.

Les Holothuries montrent le mieux cette forme embryonnaire, dans le cours de leur évolution. Leur prosome, c'est-à-dire le corps de leurs larves, ne présente point d'édifications à lui particulières, et destinées à disparaître vers la fin du développement, ou n'en offre que fort peu. Le même phénomène existe chez les Crinoïdes, abstraction faite de la chute pédonculaire, spéciale aux Comatules; mais il concorde, dans ce cas, avec une embryogénie légèrement condensée, et accompagnée par la désagrégation, par l'histolyse, de quelques organes internes, qui se réédifient par la suite. — Il n'en est plus de même pour les Echinides, les Ophiurides, ni pour les Astérides. Les larves de ces animaux possèdent des appendices de formes variables, qui leur sont propres, en ce sens qu'ils s'atrophient au moment où l'embryon passe à l'état adulte, et destinés à assurer les déplacements de ces petits êtres. Ces appendices extérieurs appartiennent à deux types principaux : les uns sont des expansions, plus ou moins lobées ou frangées, couvertes de cils vibratiles, qui assurent directement la locomotion; les autres sont des *bras*, des longues baguettes cylindriques et pleines, pourvues parfois de spicules calcaires, qui soutiennent le corps dans l'eau à la manière de balanciers. — L'aspect de ces organes larvaires, qui dépendent strictement du prosome, et ne participent en rien au façonnement de l'économie définitive, du métasome, permet de comprendre leur rôle et leur signification. Les adultes, parmi les Echinodermes précités, sont pourvus d'appareils locomoteurs, mais leurs déplacements sont restreints; si les embryons étaient eux-mêmes incapables de se mouvoir, les conditions favorables à la vie, et fournies par les milieux extérieurs, seraient rapidement insuffisantes, à cause du grand nombre d'individus accumulés dans un même espace. La nécessité de la dissémination des jeunes exerce ici, comme sur tous les êtres organisés, son influence; les larves possèdent des organes spéciaux, qu'elles utilisent pour se transporter au loin. Certains de ces derniers sont des lobes, ou des couronnes ciliées, qui servent directement à la locomotion; les autres sont des bras allongés et rigides, qui soutiennent le corps, offrent une grande prise aux courants marins, ét permettent aux embryons d'être chassés à une grande distance de leurs générateurs.

La présence de ces annexes donne au prosome un aspect spécial, aisément reconnaissable, et bien différent de celui du métasome. A cause de leur rôle important, ces appendices sont volumineux, et constituent une grande part de l'organisme larvaire. Comme ils disparaissent en totalité vers la fin de l'évolution embryonnaire, puisqu'ils ne passent pas à l'adulte, le métasome de ce dernier est façonné par une région restreinte du prosome, qui grandit seule. — Les anciens naturalistes considéraient presque ce phénomène comme répondant à une alternance de générations : un Echinoderme adulte donnait, après fécondation, des êtres fort simples, représentant une première génération, qui bourgeonnaient ensuite, sur un côté de leur corps, de nouveaux êtres capables de devenir des Echinodermes complets, et munis de glandes sexuelles; après quoi le cycle recommençait. Une telle interprétation est inexacte. Ces particularités consistent seulement en une disproportion considérable entre le prosome et le métasome, entre le corps larvaire et le corps définitif, semblable à celle que montrent divers autres animaux, plusieurs Trochozoaires par exemple. Le prosome est muni d'appareils locomoteurs, qui lui appartiennent spécialement, et ne doivent point contribuer à l'édification de l'organisme adulte; ces appendices, avec la zone qui les porte, sont destinés à disparaître au cours du développement, et le métasome prend naissance aux dépens d'une région restreinte, qui s'accroît seule, alors que le reste du prosome s'atrophie. Ce phénomène ne s'accompagne d'aucun bourgeonnement; il répond à une inégalité d'accroissement de l'organisme larvaire.

A cause de ces faits, les larves des Echinodermes subissent des métamorphoses très accentuées. Ces dernières comportent des stases fréquentes, durant lesquelles les annexes locomoteurs accomplissent leurs fonctions, et ne changent pas d'allure, ou la modifient très peu, pendant que le métasome s'ébauche, et se perfectionne, aux dépens d'une partie du prosome. Une telle stase, qui permet à la larve de conserver la même allure générale, alors que l'organisme définitif se façonne dans une région de son corps, avait contribué pour beaucoup à appuyer l'opinion relative à l'alternance.

Les embryons libres des Echinodermes ne sont pas des larves secondaires, mais des larves adaptatives. Tous les représentants de l'embranchement possèdent des phases larvaires dans le cours de leur évolution, du moins ceux de la nature actuelle; il ne peut donc être question d'une introduction secondaire d'embryons libres dans le développement,

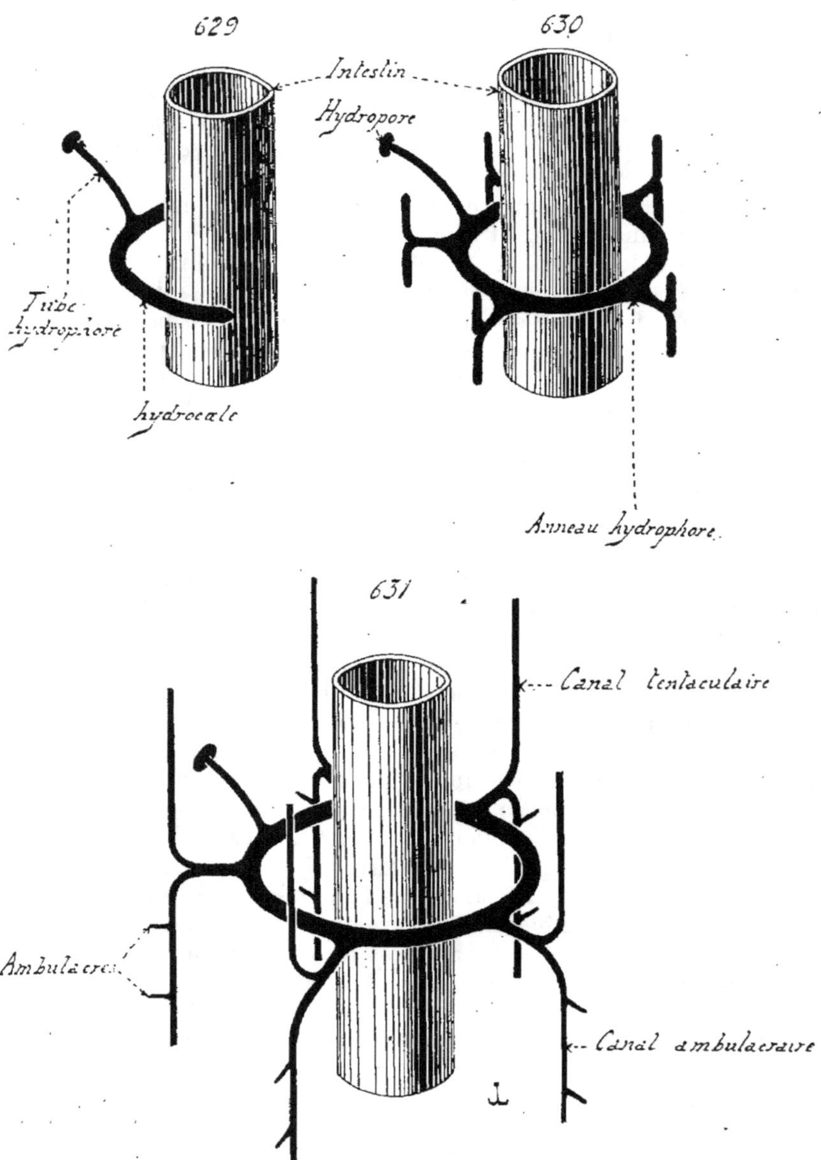

Fig. 629 à 631. — Développement général de l'hydrocœle et de l'appareil hydrophore (*perspective cavalière*). — En 629, l'hydrocœle, muni de son tube hydrophore et de son hydropore, commence à s'étendre autour de l'intestin. — En 630, ce mouvement est terminé, et l'hydrocœle enserre l'intestin à la manière d'une bague. Cet anneau hydrophore, de provenance hydrocœlienne, conserve avec le tube hydrophore, et l'hydropore,

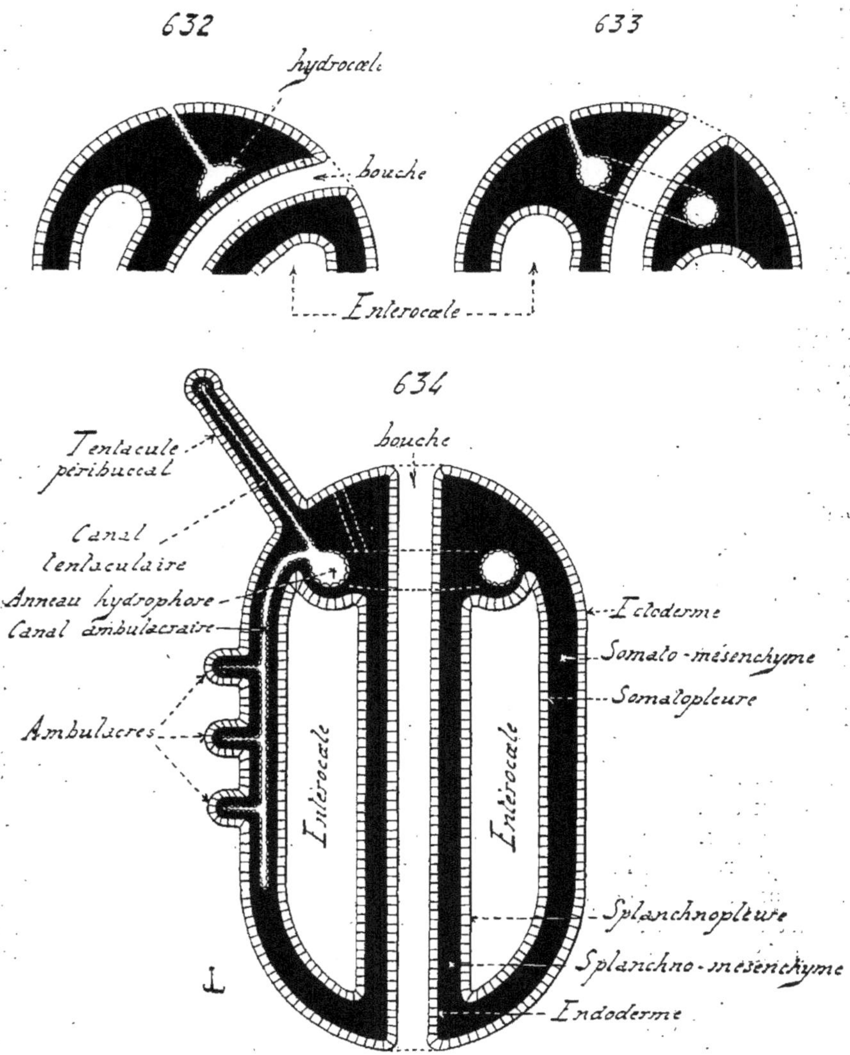

les relations de l'ébauche dont il dérive; il commence à émettre des diverticules cylindriques, au nombre de cinq, qui sont les premières indications des canaux tentaculaires péribuccaux et des canaux ambulacraires; cette phase est souvent dite de la *rosette ambulacraire*, ou de la *rosette hydrophore*. — En 631, cette évolution est terminée; l'appareil hydrophore est complet.

Fig. 632 à 634. — DÉVELOPPEMENT GÉNÉRAL DE L'HYDROCŒLE ET DE L'APPAREIL HYDROPHORE (*coupes longitudinales et médianes, demi-diagrammatiques;* la figure 634 est seule complète, mais il est facile d'achever, d'après elle et par la pensée, les figures 632 et 633, qui expriment la structure de la zone buccale du corps). — Ces figures complètent les précédentes, qui donnent leur perspective, en indiquant les relations de l'appareil hydro-

comme il en est chez les Insectes, par exemple. Ces larves sont adaptatives; leurs caractères particuliers, qui leur sont personnels, et que l'adulte ne présente point, sont le résultat d'une adaptation aux circonstances extérieures, destinée à leur permettre un déplacement plus aisé, et une dissémination plus grande.

Conclusion. — *A*. En faisant abstraction de ces métamorphoses des larves, dont la valeur vient seulement de la forme montrée par ces dernières, cette forme étant spéciale à l'embranchement, et ne se trouvant point chez les autres animaux, les caractères essentiels se réduisent à la dualité du mésoderme, et à la présence de l'appareil hydrophore. Cette seconde particularité est plus importante que la première, car la dualité du feuillet moyen se retrouve chez les Vertébrés, alors que le système hydrophore, avec les organes produits par lui, sont vraiment spéciaux aux Echinodermes, et n'existent nulle part ailleurs. Il est donc nécessaire de se représenter comment cet appareil prend naissance dans l'économie, et de concevoir sa signification précise.

A ce sujet, si l'on élague les faits secondaires pour retenir ceux qu'il est permis, d'après l'embryogénie, de considérer comme fondamentaux, on aboutit à la notion de la larve Pentactule, telle qu'elle est établie plus haut. Le système hydrophore de cette larve consiste en un anneau, placé autour de la région prébuccale du canal digestif, qui communique avec le dehors par le moyen de son tube hydrophore, et envoie cinq diverticules dans les cinq tentacules situés de manière à encadrer la bouche. Plus tard, les cinq vaisseaux ambulacraires se montrent à leur tour; ils émettent vers le dehors des expansions, les *ambulacres*, qui ont avec eux, et avec la paroi du corps, des relations identiques à celles des tentacules avec l'anneau hydrophore; comme l'origine est la même dans les deux cas, les ambulacres sont donc les homologues des tentacules péribuccaux. La communication avec l'extérieur, par l'entremise du tube hydrophore et de l'hydropore, est destinée, sans nul doute, à assurer le fonctionnement de ces appendices. Pour déterminer leur extension, l'eau environnante entre dans l'appareil, en pénétrant par l'hydropore, arrive dans l'anneau, et gonfle les tentacules avec les ambulacres; dans leur rétraction, le liquide en surcroît est expulsé au dehors par le même chemin. L'ensemble constitue un système hydrostatique, dont l'usage est possible, grâce à l'emploi de l'eau extérieure.

En se représentant les phénomènes, tels qu'ils se passent dans les développements les plus dilatés, dans ceux des Holothurides et des Echinides par exemple, la genèse de l'hydrocœle offre les phases sui-

---

phore avec les autres feuillets de l'organisme; le déplacement fréquent, subi par la bouche, qui d'antérieure devient terminale, à mesure que le corps grandit et se perfectionne, est également exposé par ces figures.
Les dispositions, dénotées par coupe sur la figure 634, sont exprimées en perspective par la figure 643.

vantes. Le fond de l'entéron donne le protentérocœle ; puis, ce dernier étant produit, s'allonge pour former la bouche ; en même temps, le protentérocœle émet le tube hydrophore, et pousse deux expansions latérales qui encadrent l'entéron. Aussi, durant un certain temps, le protentérocœle communique-t-il avec le dehors. Les expansions latérales grandissent ensuite, pour devenir les deux entérocœles ; le liquide, contenu dans leur cavité, acquiert, par conséquent, un rôle nutritif, que le mélange constant avec l'eau environnante est capable d'altérer. La portion, à laquelle s'unit le tube hydrophore, se sépare alors, et s'isole du reste pour constituer l'hydrocœle ; les deux entérocœles, également isolés l'un de l'autre par cette même scission, jouent désormais leurs fonctions relatives aux échanges nutritifs, et n'en acquièrent point d'autres. Des tentacules naissent autour de la bouche, et se disposent en un cercle complet ; l'hydrocœle leur fournit leurs cavités centrales, qui les rendent capables de s'allonger et de se rétracter, et se convertit à son tour en un anneau, afin que ses diverticules soient placés comme les appendices auxquels ils se distribuent.

Parfois, le fond de l'entéron engendre le tube hydrophore, avant de se délimiter lui-même pour fournir le protentérocœle. Il convient, sans doute, de considérer ce phénomène comme le résultat d'un déplacement dans le temps. L'importance de ce tube est telle, dans l'organisme, que les premières phases embryonnaires sont consacrées à le produire. — D'autres animaux offrent de fréquents exemples d'une telle hâte génétique, connexe à la haute valeur de l'appareil produit ; ainsi, les Vertébrés Craniotes façonnent rapidement les ébauches de leur cœur et de leur rein, alors que ces organes, à en juger d'après la structure des Vertébrés Acraniens, devraient prendre naissance un peu plus tard.

B. — Les notions relatives à la Pentactule, qui résument les données essentielles de la morphogenèse embryonnaire des Echinodermes actuels, permettent de concevoir, à un titre purement subjectif, l'existence, dans la morphogenèse ancestrale de ces mêmes êtres, d'un type, le *Pentazoon*, qui a été la souche dont ces animaux sont issus. — Le Pentazoon dérivait, sans doute, d'une gastrule, dont le blastocœle renfermait des éléments mésenchymateux fournis par le protendoderme, et pourvue, en outre, d'un cœlome d'origine entérique, d'un protentérocœle simple et impair. Il possédait une bouche et un anus ; la bouche était encadrée par cinq tentacules. Le protentérocœle, dégagé de l'entéron, se divisait en deux régions : l'une prébuccale, qui entourait l'œsophage, et envoyait des expansions dans les tentacules ; l'autre, péri-entérique, composée de deux lobes, l'un droit et l'autre gauche ; la première communiquait avec le dehors par le moyen d'un tube hydrophore.

De ce Pentazoon, dont l'ancienne existence est décelée par les Pentactules actuelles, sont sortis les Echinodermes. La région prébuccale du protentérocœle s'est séparée de l'autre, pour constituer, à elle seule, l'appareil hydrophore. Les deux lobes de la seconde région se sont accrus, pour donner une volumineuse cavité intérieure, l'oligocœlome. A la suite de l'extension du corps en volume, l'anneau hydrophore a envoyé, dans les téguments, des vaisseaux ambulacraires, munis d'appendices supplémentaires semblables aux tentacules. Le mésenchyme du blastocœle n'a pas disparu, mais a multiplié ses éléments, qui se sont disposés en couches interposées à l'endoderme, ou à l'ectoderme, et à tous les organes issus du protentérocœle initial. Le Pentazoon, à la structure si simple, a produit ainsi, par une série de modifications effectuées dans ses diverses parties, des Echinodermes complexes. — Cette conception, qui permet de se représenter l'origine de l'embranchement entier, découle tout entière des phénomènes objectifs montrés, dans leur développement, par les Echinodermes actuels, en leur conservant leurs qualités relatives au temps et à l'espace. On peut donc admettre qu'elle exprime, dans ses traits généraux, des faits réels, bien qu'ils n'appartiennent plus à l'observation directe.

§ 2. — Sexualité et développement des deux feuillets blastodermiques primordiaux.

I. **Considérations générales.** Sexualité. — Sauf quelques rares exceptions, les Echinodermes sont unisexués. Les exceptions connues se rapportent : à une Ophiuride, l'*Amphiura squamata;* à une Astéride, l'*Asterina gibbosa;* enfin, à plusieurs espèces d'Holothurides appartenant aux genres *Synapta* et *Anapta*. L'hermaphroditisme de ces dernières, et celui de l'*Amphiura squamata*, sont établis de telle sorte, que les glandes sexuelles contiennent, en même temps, des ovules et des spermatozoïdes; tel n'est pas le cas pour les *Asterina gibbosa*, dont l'hermaphroditisme est protandrique, chaque individu commençant par être mâle, et devenant femelle par la suite. — Il convient, sans doute, de ne point accorder une trop grande importance à ces phénomènes; les glandes à la double sexualité ressemblent entièrement à celles possédées par les autres représentants du groupe.

Les jeunes testicules sont constitués par des amas de spermoblastes. A en juger d'après les études de Jensen sur la *Cucumaria frondosa*, chaque spermoblaste se divise, au moyen de scissions répétées, en un certain nombre de spermatocytes, sans qu'il se produise un cytophore; les spermatocytes restent assemblés, pendant quelque temps, en un spermatogemme, puis ils se convertissent en spermatozoïdes, et se détachent les uns des autres. Les spermatogemmes adhèrent, durant leur évolution, à la paroi du tube testiculaire dont ils proviennent; ils sont arrondis d'habitude; ceux des Comatules (Crinoïdes) sont allongés, cylindriques, et contiennent une cavité centrale. Les spermatozoïdes possèdent l'aspect habituel, et se composent d'une tête globuleuse, ou ovoïde, munie d'une longue queue très mince.

Les ovaires jeunes ressemblent aux testicules du même âge ; ils sont formés par l'union de nombreux ovoblastes identiques, et qui émettent, parfois, de courtes expansions pseudopodiques, au moyen desquelles ils se déplacent quelque peu. Contrairement à ce qu'il en est pour les glandes mâles, tous les ovoblastes ne parviennent pas à donner des ovules. Ceux qui y arrivent ne subissent aucune modification spéciale ; ils absorbent la substance des autres, qui leur servent ainsi d'aliments, où s'en entourent parfois, chez les Comatules par exemple, à la façon d'une couche folliculaire. — Les ovules, lorsqu'ils sont mûrs, sont enveloppés, dans la grande majorité des cas, par une mince membrane vitelline ; chez la plupart des Holothurides et diverses Astérides, cette membrane, un peu plus épaisse, est percée de petits canaux, qui la traversent de part en part. Le vitellus ne renferme qu'un petit nombre de granulations deutolécithiques. La vésicule germinative porte parfois, chez les Holothurides notamment, des ponctuations, dites *taches germinatives*, qui consistent en dépressions arrondies de la paroi nucléaire, remplies par une substance réfringente. — Les œufs des Echinodermes sont d'ordinaire fort petits, à cause de l'absence, ou de la rareté, du vitellus nutritif. Quelques espèces vivipares, ou dont les embryons subissent des métamorphoses restreintes, comme l'*Asterina gibbosa* par exemple, font exception, car leurs ovules sont plus volumineux, et atteignent même un millimètre de diamètre.

La fécondation est externe d'habitude. Le mâle rejette ses éléments reproducteurs dans l'eau environnante, et la femelle agit d'une manière identique. Le développement des œufs fécondés s'effectue, de même, dans l'eau, en dehors des générateurs, et sans aucune relation avec eux. Il existe pourtant quelques exceptions à cet égard. — Certaines Astérides déposent leurs œufs sous des rochers, et ne se bornent pas à les lancer dans les milieux extérieurs : telle est l'*Asterina gibbosa*. Un plus grand nombre d'autres espèces d'Echinodermes recueillent leurs germes, et les placent dans des poches spéciales, ou les attachent à une région donnée de leur corps, afin de leur faire subir une véritable incubation. On rencontre ces espèces dans toutes les classes des Echinodermes, sauf dans celle des Crinoïdes. Il en est ainsi pour le *Phyllophorus urna*, le *Psolus ephippiger*, et quelques autres, chez les Holothurides ; pour le *Cidaris nutrix*, plusieurs *Goniocidaris* et *Hemiaster*, chez les Echinides ; pour l'*Amphiura squamata* et diverses *Ophiacantha*, chez les Ophiurides ; enfin pour un grand nombre d'Astérides appartenant à la famille des *Ptérasléridées*, aux genres *Sporasterias*, *Leptasterias*, *Cribrella*, etc. Dans ce cas, et à cause même de cette incubation, les métamorphoses larvaires sont restreintes ; souvent les jeunes ne sont mis en liberté, par leur mère, qu'après avoir achevé leurs phases embryonnaires. L'oviparité a ainsi cédé la place à une viviparité réelle.

Généralités sur les feuillets primordiaux. — Dans ses traits essentiels,

la genèse des deux feuillets primordiaux est uniforme chez les Echinodermes. Comme l'ovule est pauvre en matériaux nutritifs, l'évolution
est toujours dilatée, sauf quelques abréviations particulières, et la destruction des organes propres à la larve. — La segmentation, totale, et
souvent égale, donne une blastule, dont le blastoderme entoure une ample
cavité blastocœlienne; la blastule se convertit en gastrule par le procédé
invaginant. Le protectoderme de cette dernière ne subit pas de grands

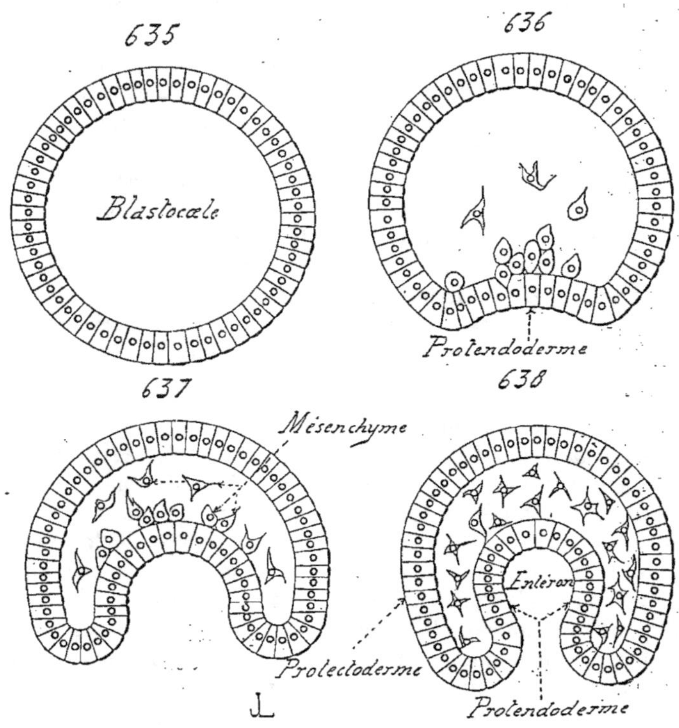

Fig. 635 à 638. — Développement général des feuillets primordiaux (*coupes médianes*). —
En 635, phase blastulaire. — En 636, début de la gastrulation invaginante; la zone blastodermique, qui doit devenir le protendoderme, commence à produire des éléments
mésenchymateux; ceux-ci vont dans le blastocœle. — En 637, suite de la gastrulation;
le protendoderme continue à s'enfoncer. — En 638, achèvement de la gastrulation; la
gastrule se compose d'un protectoderme et d'un protendoderme, entre lesquels se trouve
un abondant mésenchyme.

changements; il persiste tel quel, en qualité d'ectoderme définitif. Le
protendoderme offre des modifications plus profondes. Il commence par
produire l'une des deux parts du feuillet moyen, la part mésenchymateuse; plusieurs de ses éléments se divisent, et envoient les nouvelles
cellules dans la cavité blastocœlienne. Parvenues dans celle-ci, ces

cellules augmentent en nombre par leurs propres moyens, et constituent le mésenchyme mésodermique ; par conséquent, celui-ci est, à son début, placé entre le protectoderme et le protendoderme. Ensuite, ce dernier feuillet fournit le protentérocœle, et se partage de ce fait en endoderme définitif et mésoderme épithélial. L'endoderme persiste autour de l'entéron pour devenir la paroi intestinale, et l'entéropore demeure comme anus ; cet orifice ne se ferme guère, dans le cours du développement, que chez les Crinoïdes, les Ophiurides, et diverses Astérides.

Cette sériation des phénomènes est la plus fréquente. Parfois cependant, à la suite d'un déplacement dans le temps, et par une précocité, les premiers éléments mésenchymateux naissent avant que la phase gastrulaire n'ait apparu ; ils se détachent, dans ce cas, du blastoderme de la blastule, ce blastoderme n'étant pas encore divisé en protendoderme et protectoderme. Tous les éléments du blastoderme ne concourent pas à la genèse du mésenchyme, mais seulement certains d'entre eux, voisins les uns des autres, et groupés en petit nombre ; plusieurs auteurs désignent ces derniers par l'expression d'*initiales du mésenchyme*. — Il est nécessaire de ne point accorder à ces initiales une importance trop grande, ni de les considérer comme ayant une signification différente de celles des autres cellules blastodermiques, qui doivent donner le protectoderme et le protendoderme. Le mésenchyme n'est point un feuillet primordial, au même titre que ces deux derniers ; sa valeur est moindre. Il fait partie du mésoderme, tout comme les parois des entérocœles et celles de l'hydrocœle, et dérive secondairement du protendoderme. Il faut le remarquer, en effet, ces initiales sont précisément placées dans la zone blastodermique qui va s'invaginer pour devenir le feuillet primordial interne, et non ailleurs ; bien que leur apparition soit quelque peu antérieure à celle de l'invagination gastrulaire, leur origine protendodermique est cependant indiscutable. Leur venue précoce est le résultat d'un déplacement dans le temps. Il conviendrait donc, semble-t-il, de ne point trop employer le terme d'*initiales* pour les désigner, car ce mot, dans son acception courante, implique une idée trop précise pour elles, et une importance trop grande.

II. Développements particuliers des feuillets blastodermiques primordiaux. Holothurides. — Les phénomènes de cet ordre sont surtout connus, chez les Holothurides, d'après les recherches de Selenka sur la *Synapta digitata* et l'*Holothuria tubulosa*. La segmentation, totale et égale, donne une blastule munie d'un ample blastocœle. Les éléments du blastoderme, prismatiques, et assez allongés, commencent à se couvrir de cils vibratiles dès la phase blastulaire ; ces derniers permettent au petit embryon de tournoyer, dans l'espace limité par la membrane vitelline, jusqu'au moment prochain où celle-ci se brise pour le laisser libre. La gastrule est ensuite produite par le procédé invaginant ; la zone blastodermique qui s'invagine, et se convertit ainsi en protendoderme, est relativement restreinte. A l'instant où se manifestent les premières phases de la gastrulation, et où le protendoderme s'ébauche, ce feuillet engendre les cellules du mésenchyme, qui tombent dans la cavité blastocœlienne, et s'y multiplient. L'époque où naissent ces cellules est plus précoce chez l'*Holothuria tubulosa* que chez la *Synapta digitata;* la gastrulation s'indique à peine, pour ce qui est de celle-là, lorsque les premiers éléments mésenchymateux font leur apparition. Cette diversité dans le temps justifie les considérations déjà émises, au sujet de la valeur réelle des initiales signalées plus haut.

Les deux feuillets primordiaux sont alors formés, ainsi qu'une des deux parts du mésoderme définitif. La cavité blastocœlienne, dans laquelle sont situées les cellules de cette part mésenchymateuse, et où elles se multiplient, semble remplie par un plasma doué d'une certaine consistance. Les cellules du mésenchyme sont plongées dans ce plasma.

Échinides. — Les phénomènes généraux de la segmentation, et de la genèse des feuillets primordiaux des Échinides, sont semblables à leurs correspondants des Holothurides. La scission ovulaire, totale et égale, aboutit à une blastule, creusée d'un vaste blastocœle, dont le blastoderme se munit de cils vibratiles, et qui se convertit en une gastrule, par l'invagination d'une partie relativement restreinte de ce blastoderme. La particularité principale consiste en la genèse fréquente des premières cellules mésenchymateuses, avant que l'invagination n'ait commencé à se manifester. Ce phénomène a été observé par Selenka chez divers Echinidiens, et par Prouho chez les Cidaridiens; son extension, si elle n'est pas générale, et propre à tous les Echinides, car les observations acquises ne permettent pas de l'affirmer, est du moins assez grande.

Plusieurs auteurs considèrent ces cellules comme ayant une importance particulière. D'après eux, elles se différencient au sein du blastoderme, avant la production des deux feuillets primordiaux, dans le but spécial d'engendrer le mésenchyme mésodermique. Leur nombre est limité à deux; ou, s'il est plus grand, elles se rassemblent en deux groupes symétriques et contigus. Enfin, toujours d'après la même opinion, elles rappelleraient les initiales mésodermiques des Annélides. Aussi leur a-t-on donné, d'après ce rapprochement, le nom d'initiales du mésenchyme.

Trois faits sont à remarquer dans ce phénomène. D'après les figures données par les auteurs, et notamment par Selenka, la régularité de répartition de ces initiales est moindre, que les descriptions fournies par ces mêmes auteurs ne tendraient à le faire croire; la comparaison avec les initiales mésodermiques des Annélides est, en cela, trop forcée. La région du blastoderme, à laquelle appartiennent ces initiales, et d'où se détachent par suite les premiers éléments mésenchymateux, est comprise dans la zone qui s'invagine pour se convertir en protendoderme.

Enfin, cette dernière, tout en s'invaginant, émet encore de nouvelles cellules mésenchymateuses, qui parviennent dans la cavité blastocœ-

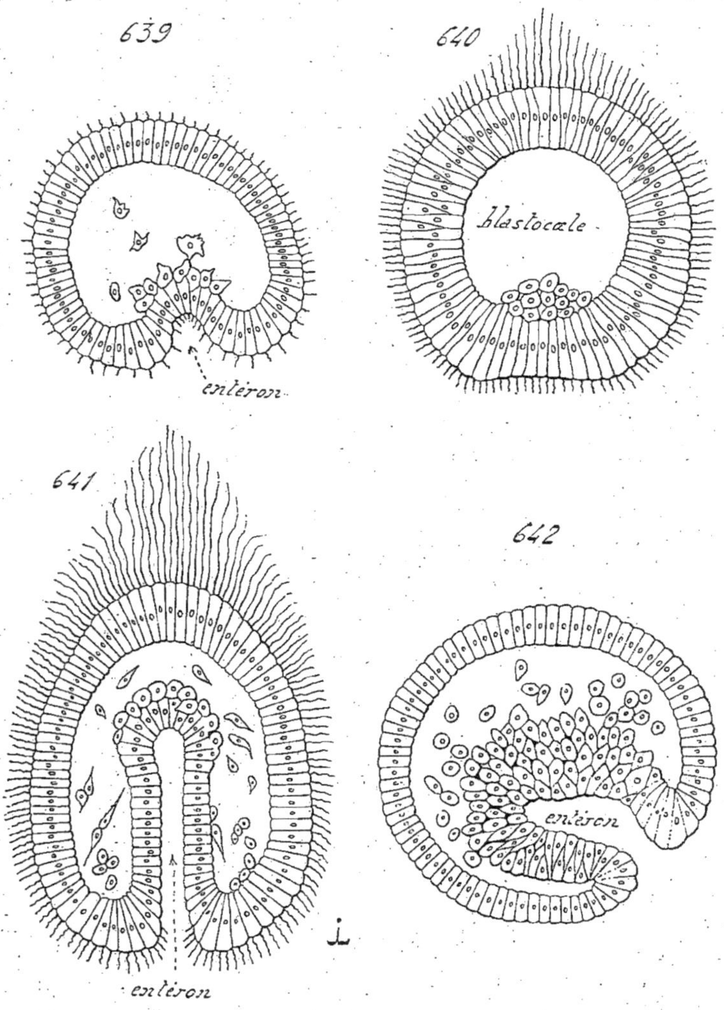

Fig. 639 à 642. — Développement particulier des feuillets primordiaux (*coupes médianes*).— En 639, jeune gastrule d'une Holothuride, l'*Holothuria tubulosa;* d'après les recherches faites par Selenka. — En 640, début de la gastrulation, et de la production du mésenchyme, chez un Échinide, le *Dorocidaris papillata;* d'après les recherches faites par Prouho. — En 641, achèvement de la gastrulation chez la même espèce, d'après les recherches faites par le même auteur. — En 642, début de la gastrulation, et de l'abondante production du mésenchyme, chez un Crinoïde, la Comatule; d'après les recherches faites par Bury.

lienne tout comme les précédentes, s'ajoutent à elles, et subissent la même évolution. Si l'on rapproche ces trois particularités de la notion offerte par l'embryogénie des Holothuries, et relative aux déplacements dans le temps, qui se manifestent au sujet de l'apparition des premiers éléments du mésoderme mésenchymateux, on en arrive à la conclusion déjà faite : les cellules de la part mésenchymateuse du feuillet moyen dérivent du protendoderme; leur genèse, en un moment où la gastrulation ne s'est pas encore produite, est le résultat d'un déplacement dans le temps, par précocité; enfin, les éléments blastodermiques qui, dans ce dernier cas, leur donnent naissance, ont une valeur strictement égale à celle des autres éléments du protendoderme, et ne méritent point de nom particulier, si l'on veut exprimer par ce terme autre chose qu'un simple rôle génétique.

Astérides et Ophiurides. — Les phénomènes offerts par ces animaux ne diffèrent pas des précédents. L'ovule, entouré par une membrane vitelline souvent épaisse, subit une segmentation totale et égale; les blastomères sont quelque peu disssemblables, au début de la scission, chez l'*Asterina gibbosa*, mais ils deviennent identiques par la suite. A la blastule succède une gastrule, produite par invagination. Les éléments du mésenchyme sont engendrés par le protendoderme, au moment où celui-ci se forme, et pendant qu'il se délimite; ce moment est assez tardif chez l'*Asterina gibbosa*. Ce fait, avec le précédent, relatif à la même espèce, est dû sans doute à la légère condensation embryogénique montrée par ces animaux.

D'après divers auteurs, les cellules, qui donnent naissance aux éléments mésenchymateux, seraient des initiales semblables à celles des Echinides, différenciées d'une manière précoce au sein du blastoderme, et emportées avec le protendoderme dans l'invagination qu'il subit. Les recherches effectuées par d'autres naturalistes, notamment par Metschnikoff, permettent de penser qu'il n'en est pas ainsi. Les considérations déjà émises au sujet des Echinides sont également applicables aux Astérides et aux Ophiurides : le mésenchyme est un produit du protendoderme, au même titre que le mésoderme épithélial.

Crinoïdes. — Le développement des Crinoïdes n'est connu que d'après celui des Comatules, c'est-à-dire des représentants les plus complexes de la classe, l'absence de pédoncule étant mise à part. Les premières phases de l'évolution embryonnaire se passent sur les pinnules maternelles. L'ovule fécondé offre une segmentation totale, et quelque peu inégale, qui donne pourtant une blastule, dont les blastomères sont semblables. Une gastrulation invaginante s'effectue ensuite, et les cellules du mésenchyme ne prennent naissance, aux dépens du protendoderme, qu'au moment où ce dernier feuillet a acquis presque toute son extension; la plupart d'entre elles sont engendrées par les éléments

protendodermiques situés au fond de l'entéron, dans la région diamétralement opposée à l'entéropore.

Les Comatules sont remarquables en ce que l'entéropore de leur
embryon se ferme d'une manière très hâtive, de suite après la gastrulation; cet instant concorde avec celui où la production des cellules du
mésenchyme est le plus abondant. L'entéron se convertit, par ce moyen,
en une vésicule close, placée dans le blastocœle, et entourée par les éléments mésenchymateux, qu'enveloppe lui-même le protectoderme.

§ 3. — Développement des feuillets définitifs, des entérocœles, et de l'hydrocœle.

I. **Considérations générales.** — *Notions préliminaires.* — Au
moment où sont délimités les deux feuillets primordiaux, l'embryon des
Echinodermes consiste en une gastrule, composée d'un protectoderme et
d'un protendoderme. Le premier est extérieur, souvent couvert de cils
vibratiles, qui servent à la larve pour se mouvoir; le second entoure
l'entéron. Entre les deux se trouve placée la cavité blastocœlienne,
qu'occupent les éléments mésenchymateux, dont le nombre augmente
par leur multiplication incessante.

Le protectoderme se convertit en ectoderme définitif, et n'offre, à cet
égard, rien de particulier. Toutes les modifications importantes sont le
fait du protendoderme, qui a déjà engendré le mésenchyme, et qui va
se diviser en endoderme définitif et mésoderme épithélial; ce dernier,
à son tour, se partage, avec la cavité qu'il limite, en entérocœles et en
hydrocœle. Le mésenchyme, une fois produit, accroît sa masse par ses
propres moyens, et ne présente aucun caractère remarquable, si ce n'est
sa situation; il entoure le protendoderme, et il enveloppe par suite tous
les organes qui en dérivent. Ces derniers sont ainsi plongés dans le mésenchyme, et conservent désormais cette disposition. Les phénomènes
essentiels portent donc sur la scission du protendoderme, en endoderme
définitif et mésoderme épithélial. L'ébauche de celui-ci, avec l'espace
qu'il circonscrit, est le *protentérocœle;* après l'avoir fournie, le protendoderme restant devient l'endoderme définitif, et l'entéron restant représente, de son côté, la première indication de la cavité intestinale.

Endoderme définitif et entéron. — L'embryon des Echinodermes, au
moment où il acquiert les caractères d'une gastrule, est d'une forme
ovale assez large. Son corps présente donc deux extrémités : l'une munie de l'entéropore, et l'autre pleine, privée de tout orifice. Comme
l'entéropore devient, sauf modifications secondaires, l'anus de l'adulte,
il est permis de désigner, par anticipation, la région qui le porte, par le
nom d'*extrémité inférieure;* l'autre zone est, par suite, l'*extrémité supérieure.* L'entéron, à son début, est dressé dans l'intérieur de la larve;

son extrémité inférieure débouche au dehors par l'entéropore ; son extrémité supérieure se termine en cul-de-sac.

Ceci étant, le protendoderme se détache du cul-de-sac supérieur de
l'entéron. Après sa délimitation, et sa conversion en une vésicule indépendante, l'entéron, diminué de toute la partie qui a servi à produire
cette vésicule, offre cependant la même disposition générale qu'avant
cette genèse. Sa région inférieure ne se modifie guère. Par contre, la
région supérieure s'allonge, et, ce faisant, s'incurve vers la face antérieure du corps, en laissant le protentérocœle sur sa gauche et en haut.
Cette extension a pour effet de faire buter le fond de l'entéron contre
l'ectoderme, un peu au-dessous de l'extrémité supérieure de la larve ; les
zones mises en contact se détruisent ensuite, et une ouverture se perce,
qui fait communiquer avec l'extérieur la partie de l'entéron opposée à
l'entéropore. L'entéron possède ainsi deux orifices : l'entéropore primordial, qui persiste comme anus définitif, et l'ouverture de nouvelle
formation, qui devient la bouche. — Dans certains cas, et lorsque les
métamorphoses larvaires sont très prononcées, la bouche se ferme au
moment où la larve se convertit en adulte, et un nouvel orifice buccal
se creuse non loin de celui qui disparaît.

Mésoderme épithélial, entérocœles et hydrocœle. — Le mésoderme
épithélial est cette partie qui se détache du protendoderme, et constitue une paroi aux deux entérocœles et à l'hydrocœle. Sa formation
n'offre pas la même série de phénomènes chez tous les Echinodermes ;
elle comporte un certain nombre de particularités, qui correspondent
pour la plupart à des déplacements dans le temps, et parfois à des déplacements dans l'espace.

A. — Le cas le plus simple, le plus fréquent, qui existe d'ordinaire
chez les Holothurides et les Echinides, est celui résumé dans les considérations générales. Le cul-de-sac supérieur de l'entéron s'élargit quelque peu, dès la fin de la phase gastrulaire, et prend l'aspect d'un disque
plus ou moins aplati ; la région, par laquelle ce disque s'unit à l'entéron
non modifié, se resserre de plus en plus ; finalement, le cul-de-sac élargi
se convertit en une vésicule close, indépendante désormais de l'entéron
qui lui a donné naissance, et n'ayant plus avec lui aucune connexion.
Cette vésicule est le *protentérocœle*. Elle engendre, dans sa région postérieure, un petit diverticule en forme de tube, qui s'allonge, traverse la
cavité blastocœlienne, et se met en rapport avec l'ectoderme ; la zone
d'accolement se détruit, et, à sa place, se creuse un orifice étroit, qui
permet au conduit de s'ouvrir au dehors. Cette ouverture est l'*hydropore*, encore nommé *pore dorsal* ; le conduit est lui-même le *canal
hydrophore*.

Le protentérocœle consiste, à cette phase de son évolution, en une
vésicule, isolée de l'entéron, qui communique avec l'extérieur par le

canal hydrophore. Comme il doit produire l'appareil ambulacraire, avec
la paroi des entérocœles, les auteurs le nomment souvent, à l'exemple
de Selenka, la *vésicule vaso-péritonéale;* la première partie de cette
expression s'applique aux vaisseaux ambulacraires, et la seconde à la
paroi entérocœlienne, qui est assimilable à un péritoine. La cavité du
protentérocœle est libre, bien que restreinte; sa paroi propre se compose d'une seule couche de cellules épithéliales. Sa face externe est directement en contact avec le plasma, et les éléments mésenchymateux,
qui emplissent le blastocœle.

Le protentérocœle s'incurve ensuite, et prend l'aspect d'une coupe,
qui enchâsserait le fond de l'entéron. Les bords de la coupe ne sont pas
droits, mais sinueux, car ils s'allongent en deux régions diamétralement
opposées, l'une droite, et l'autre gauche. Ces deux régions continuent
à s'allonger plus que les autres, leur extension étant dirigée en bas,
c'est-à-dire vers l'extrémité inférieure du corps, de manière à les placer
de part et d'autre de l'entéron. Finalement, ces deux parties, semblables à des diverticules symétriques du protentérocœle, se séparent de
ce dernier, deviennent indépendantes de lui, et se convertissent en vésicules closes. — Le protentérocœle s'est ainsi divisé en trois tronçons :
l'un impair et médian, les deux autres pairs, et latéraux par rapport à
l'entéron. Le premier, qui peut être considéré comme la persistance
directe de la région médiane de la vésicule primitive, est l'*hydrocœle;*
le canal hydrophore continue à lui être annexé, et lui permet d'avoir
des relations directes, et effectives, car la lumière du canal n'est pas
virtuelle, avec le dehors. Les deux autres sont les *entérocœles,* l'un droit,
et l'autre gauche ; tous deux sont des organes clos, entièrement fermés,
plongés dans le blastocœle où ils sont entourés par les éléments du mésenchyme, et n'ayant aucune connexion avec l'extérieur, ni avec
l'entéron.

B. — Cette série de phénomènes est habituelle; sa répartition générale,
dans tous les cas où se manifestent le moins de désagrégations organiques et de fermetures d'orifices, son caractère de simplicité, tendent à
la faire considérer comme répondant à un état primitif. Elle subit parfois des variations, qui consistent, pour la plupart, en déplacements. —
Tantôt, le canal hydrophore est produit par le fond de l'entéron, avant
que cette extrémité supérieure se soit elle-même convertie en protentérocœle. Ailleurs, le fond de l'entéron émet deux expansions latérales,
qui se séparent, de lui, se placent l'une à sa droite, l'autre à sa gauche,
et deviennent les deux entérocœles. L'entérocœle droit n'offre souvent
rien de particulier; par contre, l'entérocœle gauche se divise en deux
parts, l'une supérieure qui est l'hydrocœle, l'autre inférieure, qui
donne l'entérocœle gauche définitif. Dans certains cas, et sans doute
par extension de cette propriété génétique de l'entérocœle gauche, l'entérocœle droit se scinde également en une part supérieure, qui s'atrophie

par la suite, et une part inférieure qui persiste seule comme entérocœle définitif. — Les phénomènes se trouvent parfois plus modifiés
encore. L'entéron émet les deux entérocœles; le droit suit son évolu-

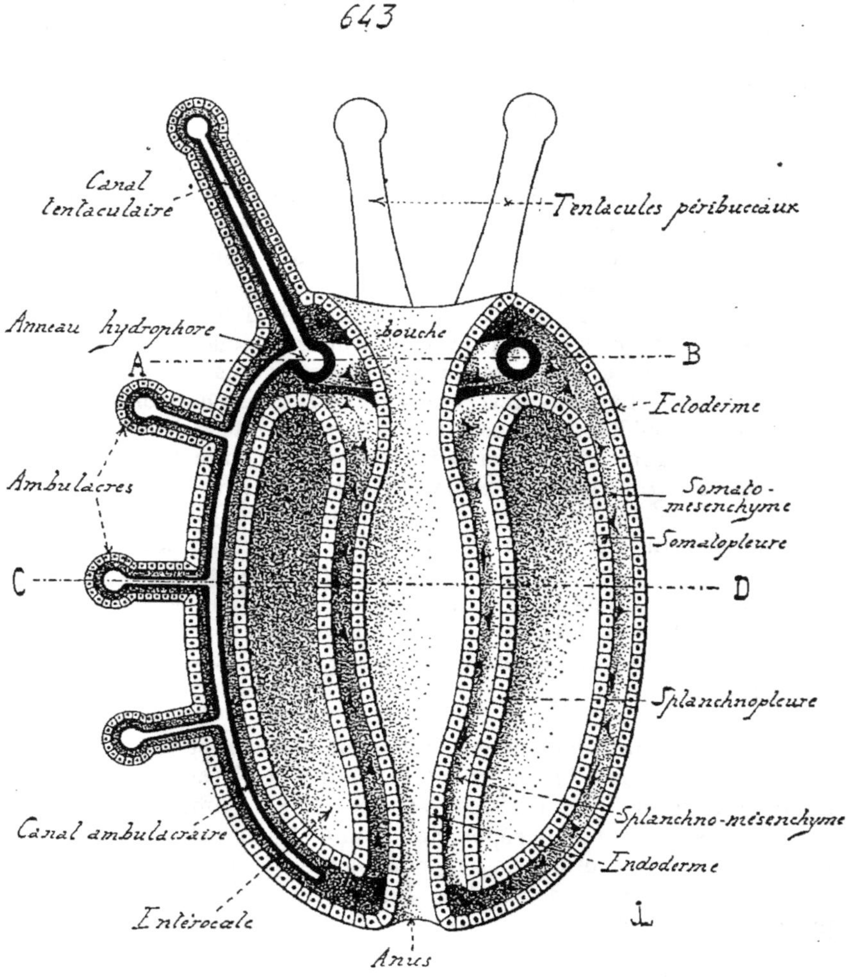

Fig. 643. — Disposition générale des feuillets définitifs et des premières ébauches organiques (*coupe médiane et longitudinale, avec perspective, demi-diagrammatique*). Les
lignes AB, CD, indiquent les plans des coupes représentées dans les deux figures suivantes.

tion normale; le gauche fournit tout d'abord le canal hydrophore, puis
il donne naissance à l'hydrocœle, non par une scission, mais en le pro-

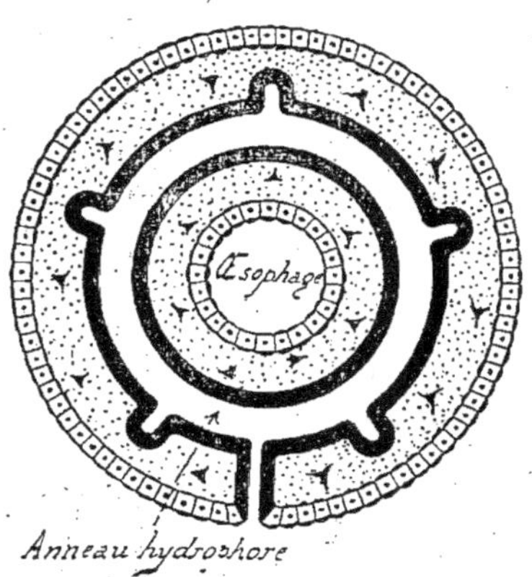

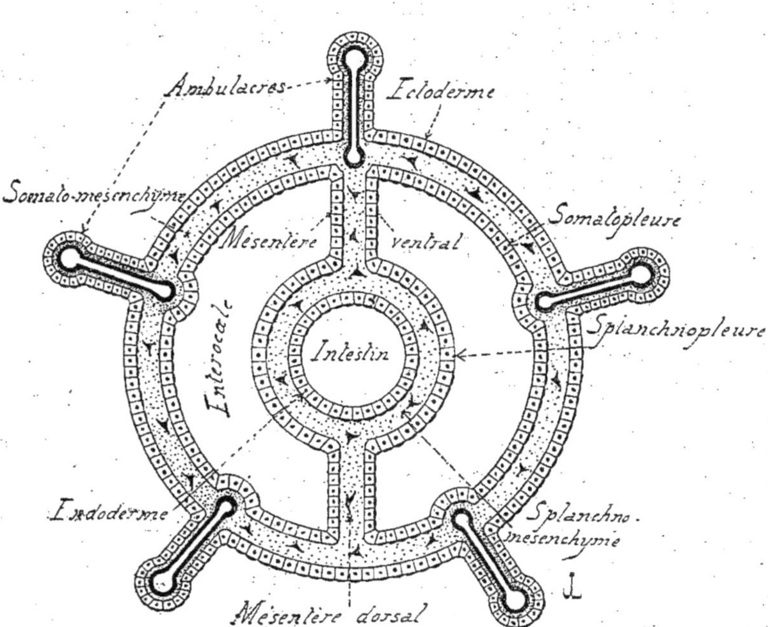

Fig. 644 et 645. — Disposition générale des feuillets définitifs et des premières ébauches organiques (*coupes transversales, demi-diagrammatiques*). — Ces figures complètent la précédente, où les plans des coupes qu'elles représentent sont indiqués par les lignes AB et CD. La coupe de la figure 644 est menée suivant la ligne AB; elle passe par l'anneau hydrophore, et montre, en bas, le tube hydrophore avec son hydropore extérieur. La coupe de la figure 645 passé par le milieu du corps.

duisant à la manière d'un diverticule. Cet hydrocœle n'est, ainsi, en relation avec le dehors que par l'entremise de l'entérocœle dont il provient. Ces connexions disparaissent plus tard; la zone d'union, entre l'hydrocœle et le canal hydrophore, se sépare de l'entérocœle auquel elle appartient, et se rattache par là au système hydrocœlien. L'altération des phases habituelles a cependant été considérable, bien que l'état définitif ne soit pas changé. Les *Asterina gibbosa* offrent un excellent exemple de ce dernier fait; et, d'une manière générale, tous les Echinodermes vivipares, ou munis d'œufs volumineux, présentent des embryogénies ainsi modifiées, alors que les autres subissent le développement indiqué en premier lieu. Cette remarque contribue, pour sa part, à faire considérer celui-ci comme normal.

C. — Sauf déplacements secondaires dans l'espace, comme en montrent les Comatules, les entérocœles flanquent l'entéron à droite et à gauche. Chacun d'eux se compose d'une paroi et d'une cavité; celle-ci est parfois assez ample, ailleurs très restreinte et presque virtuelle; les variations, en pareil cas, sont d'importance minime, car cet espace ne tarde pas à prendre une grande extension. La paroi est constituée par une seule assise de cellules épithéliales. — Les entérocœles s'amplifient en même temps que le corps, l'accroissement étant surtout le fait de leur cavité, car leur paroi reste simple. Dans leur augmentation en volume, ils entourent l'entéron de toutes parts, et s'avancent vers les extrémités de la larve, de manière à occuper tout l'intérieur de l'organisme. Ils s'adossent l'un à l'autre, durant ces phénomènes, sur la ligne médiane dorsale et la ligne médiane ventrale, au-dessus et en dessous de l'entéron devenu l'intestin; leurs zones d'accolement ne disparaissent pas, et donnent les *mésentères*. — Ces derniers offrent l'aspect de minces lames, qui, d'après leur origine, s'attachent d'un côté à la paroi de l'intestin, et de l'autre à celle du corps; la disposition régulière, qu'ils montrent tout d'abord, se modifie plus tard, et dans des proportions variables suivant les types, car ils accompagnent l'intestin dans ses circonvolutions, et augmentent souvent en nombre, tout en revêtant des aspects divers. Les changements, qu'ils subissent ainsi, n'ont guère été suivis; il est cependant possible de s'en faire une idée suffisante, en comparant leur disposition première à celle qu'ils possèdent chez l'adulte.

Par le fait même de leur extension, chacun des entérocœles divise sa paroi en deux parties, l'une appliquée contre l'entéron, et l'autre contre l'ectoderme; la première est la *splanchnopleure*, et la seconde la *somatopleure*. Ainsi qu'il a été démontré dans les considérations générales, ces deux feuillets ne sont pas directement accolés à l'endoderme, ni à l'ectoderme; ils sont séparés d'eux par une assise d'éléments mésenchymateux. Le phénomène est aisé à comprendre, puisque les entérocœles, à leur début, sont placés dans le blastocœle, et entourés par les cellules du mésenchyme. Ces rapports ne cessent point d'exister; toujours la paroi entérocœlienne se trouve enveloppée de ces dernières, et séparée, par elles, de l'ectoderme comme de l'endoderme. — Seulement, au fur et à mesure de leur accroissement, les entérocœles restreignent le blastocœle à l'espace qu'occupent les éléments mésenchymateux; en définitive, ils tassent ceux-ci en deux couches, dont l'une est placée sous l'ectoderme, et l'autre contre l'endoderme. La première est le *somato-mésenchyme*, et la seconde le *splanchno-mésenchyme*. — Les mésentères contiennent eux-mêmes, en leur milieu, une certaine quantité de mésenchyme, emprisonné lors de l'accolement des entérocœles, et séparant, l'une de l'autre, les deux couches épithéliales superficielles de la lame mésentérique, qui proviennent des parois entérocœliennes. De même que ces couches unissent la somatopleure à la splanchnopleure, de même l'assise mésenchymateuse intermédiaire joint le somato-mésenchyme au splanchno-mésenchyme.

D. — Pendant que les entérocœles subissent les phénomènes de leur accroissement, l'hydrocœle ne demeure pas inactif; ses modifications sont même plus précoces, et plus rapides. Sauf encore les faits de déplacements secondaires, comme il en existe dans les développements condensés, et surtout dans ceux des Comatules, il s'étire en un tube, qui entoure l'œsophage, à la manière d'un anneau; cela, tout en conservant ses connexions avec le dehors par l'intermédiaire du tube hydrophore. Cet anneau est l'*anneau hydrophore*, habituellement nommé l'*anneau ambulacraire*; cette dernière expression n'est vraie qu'en partie, car cet organe doit produire, non seulement le système des cavités ambulacraires, mais encore, et avant ce dernier, celui des cavités tentaculaires. — L'anneau offre deux cavités : l'espace circulaire qu'il limite, à cause de sa forme; et sa lumière propre. Le premier est peu important; d'habitude, il contient l'œsophage, dès les premières phases de l'évolution; à moins que, par un déplacement dans le temps, ces relations ne soient tardives. La lumière, ou cavité propre de l'anneau, subit des modifications considérables. Elle émet cinq diverticules sur son pourtour, placés à égale distance les uns des autres, qui correspondent aux premières ébauches des cavités tentaculaires; leur présence donne, à l'anneau entier, une ressemblance grossière avec une fleur à cinq pétales, d'où son nom, donné à cette phase de l'évolution, de *rosette ambulacraire*, qu'il vaudrait mieux changer, avec une plus grande précision, par celui de *rosette hydrophore*. Le tube hydrophore persiste, en maintenant toujours des relations directes entre l'extérieur et la lumière propre de l'anneau. De nouveaux diverticules naissent ensuite, d'après une symétrie radiale et quinquennaire, pour produire les vaisseaux ambulacraires.

L'hydrocœle est, à son début, tout comme les entérocœles, placé dans la cavité blastocœlienne, et entouré par les éléments du mésenchyme; ces connexions ne cessent pas d'exister. A mesure que les entérocœles s'accroissent, ils repoussent en dehors d'eux les organes issus de l'hydrocœle, et les placent entre leurs propres parois et l'ectoderme, c'est-à-dire dans le somato-mésenchyme, ou dans le mésenchyme des mésentères. Le mésentère dorsal contient le tube hydrophore. De leur côté, les diverticules émis par le tube hydrophore, qui donnent les vaisseaux des tentacules et les vaisseaux ambulacraires, s'étendent dans le somato-mésenchyme, entre la somatopleure et l'ectoderme, et sont entourés par lui.

Cette disposition aboutit au résultat suivant. L'hydrocœle primitif se compose d'une paroi, constituée par une seule assise de cellules épithéliales, et d'une cavité. Celle-ci reste simple, ne se cloisonne pas, et s'étend dans tous les organes, qui dérivent de l'hydrocœle, pour leur fournir leurs cavités particulières. La paroi conserve également sa simplicité primitive. Aussi, les vaisseaux tentaculaires et ambulacraires consistent-ils en une cavité centrale, entourée par une assise épithéliale qui dérive de la paroi de l'hydrocœle; cette assise est, à son tour, plongée dans le somato-mésenchyme, et enveloppée par lui. — D'autre part, les appendices de ces vaisseaux, ambulacres et tentacules, sont des appareils qui soulèvent l'ectoderme, placé à leur niveau, pour faire saillie au dehors. En conséquence, leurs parois se composent de trois couches, d'origines différentes, emboîtées les unes dans les autres : l'interne est l'assise épithéliale, qui provient de celle des vaisseaux, et appartient à l'épithélio-mésoderme; la moyenne est constituée par une expansion du somato-mésenchyme; l'externe est formée par l'ectoderme.

RÉSUMÉ ET CONCLUSION. — Pendant que s'effectuent ces phénomènes, les principaux linéaments de l'organisation des Echinodermes s'établissent, et, s'ils se modifient et se compliquent en détail, conservent leur même disposition générale. — L'économie de ces animaux se compose, en somme, d'un certain nombre de parois et de cavités, intriquées d'une façon régulière et constante. Au centre se trouve la cavité digestive, munie de ses deux orifices, et entourée par la paroi intestinale; en dehors est l'épaisse paroi somatique; entre les deux s'étend le volumineux oligocœlome, qui provient des deux entérocœles. — La paroi intestinale est constituée, en allant de dedans en dehors, par l'endoderme, le splanchno-mésenchyme et la splanchnopleure; la paroi somatique comprend, de son côté, dans la même direction, la somatopleure, le somato-mésenchyme, et l'ectoderme. Les vaisseaux ambulacraires, et les nerfs qui les accompagnent, sont placés dans le somato-mésenchyme. Le tube hydrophore est situé dans le mésenchyme du mésentère dorsal. Ce dernier s'épaissit d'habitude, en une zone localisée, pour donner un organe qui a reçu divers noms (*cœur*, *organe ovoïde*, *organe dorsal*, *corps plastidogène*), et qui, par son origine et sa structure, est assimilable à un ganglion lymphatique.

Les cavités ambulacraires sont autonomes, et communiquent seulement, d'une manière directe, avec le dehors; elles n'offrent, sauf les modifications secondaires présentées par la plupart des Holothurides et

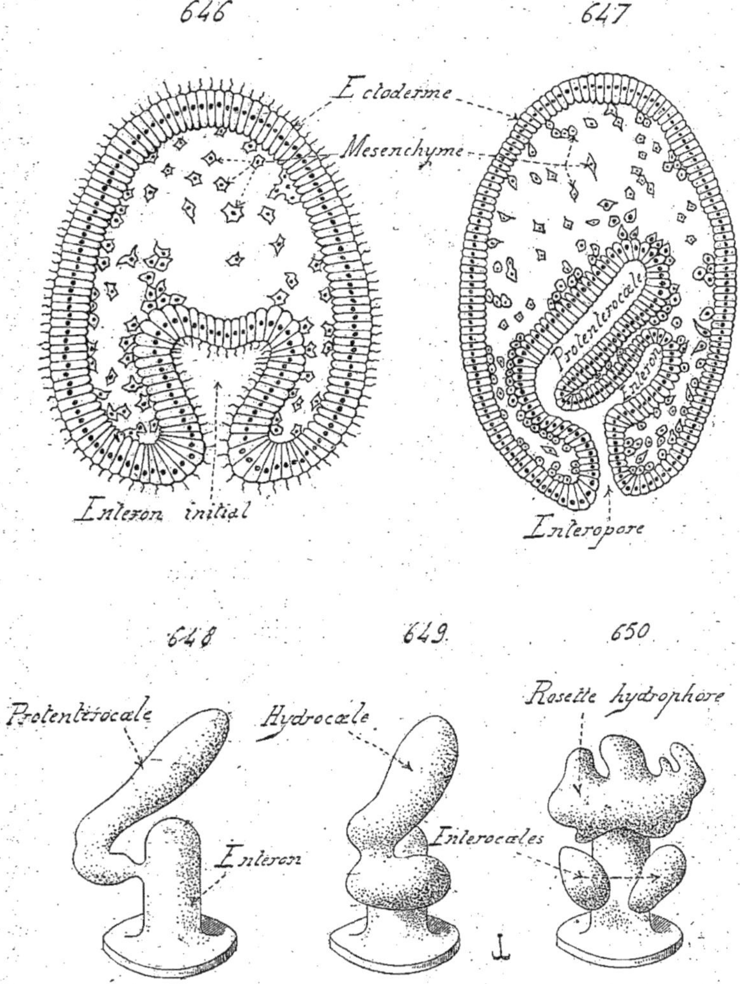

Fig. 646 à 650. — Développement des feuillets définitifs des Holothurides (les figures 646 et 647 se rapportent à des *coupes médianes et longitudinales;* les figures 648 à 650 expriment *les contours* de l'entéron et de ses dérivés, abstraction faite du mésenchyme, et de l'ectoderme, qui les entoure). — En 646, jeune gastrule. — En 647, embryon plus avancé, dont l'entéron a produit le prótentérocœle. — En 648, relief simplifié de la disposition précédente, relative à l'entéron et au protentérocœle. — En 649, le protentérocœle s'est disjoint de l'entéron; il commence à se subdiviser en deux vésicules. — En 650, cette division est achevée; la vésicule supérieure est l'hydrocœle, qui se change hâtivement en rosette hydrophore; la vésicule inférieure se scinde en deux parts, qui sont les deux entérocœles. — D'après les recherches faites par Selenka sur la *Cucumaria doliolum.*

par les Crinoïdes, aucune connexion de ce genre avec l'oligocœlome, ni avec l'intestin, bien que l'ébauche de l'hydrocœle ait été en rapport avec ces derniers. D'autre part, les deux assises du mésenchyme se creusent de vides lacunaires, qui ont reçu des noms divers et nombreux, et sont indépendants, par leur origine même, des cavités ambulacraires comme de l'oligocœlome; leur ensemble constitue un polycœlome. A en juger d'après l'organisme définitif, des relations directes paraissent s'établir entre ce dernier et l'oligocœlome; ces relations sont secondaires, et n'existent point dès l'abord. Le polycœlome est un véritable appareil lymphatique très simple, homologue de celui des Vertébrés, qui est également creusé dans le mésenchyme; abstraction faite de la division de ce dernier en une part strictement lymphatique et une part sanguine.

Les modifications internes, subies par les parois, lors de la genèse des organes, n'ont pas encore été suivies d'une manière complète. A en juger d'après les renseignements donnés par les auteurs, le mésenchyme produit des tissus conjonctifs et conjonctivo-musculaires, la somatopleure et la splanchnopleure fournissent le revêtement endothélial de l'oligocœlome, l'ectoderme persiste comme épithélium à la surface du corps, et l'endoderme comme épithélium intestinal. — Toute la musculature ne serait pourtant pas d'origine mésenchymateuse. D'après les recherches de Semon sur les Holothurides, les fibres musculaires de l'intestin antérieur proviendraient seules du mésenchyme; celles de l'intestin moyen et de l'intestin postérieur dériveraient de la splanchnopleure, et celles de la paroi du corps en feraient de même pour la somatopleure, y compris les cinq volumineuses bandes musculaires ambulacraires.

II. Développements particuliers des feuillets blastodermiques définitifs. Holothurides. — Si le résultat final, qui consiste en la formation, aux dépens de l'entéron primordial, de deux entérocœles et d'un hydrocœle, est le même chez toutes les Holothurides, les procédés employés sont sujets à variations. — Le mode le plus simple est offert par l'*Holoturia tubulosa*. Le fond de l'entéron, c'est-à-dire le cul-de-sac supérieur de cet organe, se sépare du reste par un étranglement, qui s'accentue de plus en plus, et se convertit en une vésicule close : le protentérocœle. Celui-ci, d'abord sphérique, s'allonge en s'étendant vers l'extrémité inférieure de la larve, et devient ovalaire; il émet, comme un diverticule, et sur la partie de sa paroi qui regarde la face dorsale du corps, le tube hydrophore; celui-ci se dirige en ligne droite, à travers le blastocœle, vers l'ectoderme de cette face, s'unit à l'épithélium ectodermique, et s'ouvre au dehors. Son orifice est situé presque à égale distance de l'extrémité supérieure et de l'extrémité inférieure de l'organisme larvaire. Entre temps, le protentérocœle continue à s'allonger, tout en demeurant simple; un étranglement ne tarde pas à se manifester dans sa région inférieure, et, en devenant toujours plus profond, le divise en deux parties inégales, l'une grande et supérieure, l'autre petite et inférieure, qui se séparent mutuellement, et représentent autant de vésicules. La plus grande est l'hydrocœle; elle possède le tube hydrophore, et le conserve. La plus petite, de son côté, se scinde, par le procédé d'étranglement toujours suivi, en deux nouvelles vésicules closes, qui se placent à droite et à gauche de l'entéron, et constituent les deux entérocœles. Ces derniers, et l'hydrocœle, subissent ensuite l'évolution habituelle.

Les phénomènes sont quelque peu altérés chez les *Cucumaria doliolum*. Le cul-de-sac supérieur de l'entéron larvaire, au lieu de s'étrangler transversalement comme celui des *Holothuria tubulosa*, se partage longitudinalement en deux diverticules juxtaposés, qui grandissent ensuite. L'un deux, plus volumineux, surplombe l'autre, et lui est supérieur; sa base d'insertion, sur la partie indivise de l'entéron, se resserre bientôt; finalement, il devient indépendant. Il offre alors l'aspect d'une vésicule close, qui est le protentérocœle, et qui se scinde, suivant les procédés normaux, en deux entérocœles définitifs et un hydrocœle. Le diverticule inférieur reste adhérent à la région entérique indivise, ne rétrécit pas sa base d'insertion, s'incline pour aller s'ouvrir au dehors par un orifice qui sera la bouche, et continue à appartenir à l'intestin.

La *Synapta digitata* offre des altérations plus grandes encore, qui se rapportent à un déplacement, dans le temps, de la genèse du tube hydrophore. Avant que le cul-de-sac supérieur de l'entéron ne commence à s'étrangler pour donner le protentérocœle, il émet un diverticule tubuleux, qui se dirige vers le dehors, s'ouvre à l'extérieur, et représente le canal hydrophore. Ce dernier est déjà complet, alors que le protentérocœle n'est pas encore délimité; l'entéron possède ainsi deux ouvertures : son entéropore, et l'hydropore. La région, qui porte le tube hydrophore, se sépare bientôt du reste de l'entéron pour constituer le protentérocœle, et les phénomènes redeviennent normaux. Les phases ultérieures ne diffèrent pas de celles qui existent chez les autres Holothuries.

ÉCHINIDES. — Les faits sont constants, ou peu s'en faut, chez tous les Echinides étudiés jusqu'ici. Le cul-de-sac supérieur de l'entéron larvaire s'aplatit, et s'élargit en une sorte de disque; l'aspect aplati est dû à la production de deux diverticules latéraux et symétriques, d'abord largement unis, par leurs bases, entre eux et avec le reste de l'entéron, et peu à peu distincts par la suite. L'ensemble de ces diverticules représente le protentérocœle, qui se sépare de l'entéron, et constitue une vésicule fermée et plate. De suite après, les deux diverticules qui le forment s'isolent l'un de l'autre, et deviennent à leur tour des vésicules closes, et indépendantes. Ces dernières, d'abord égales en taille et symétriques, se placent sur les côtés de l'entéron, l'une à droite, et l'autre à gauche. Celle-ci ne tarde pas à devenir plus volumineuse que sa voisine, et se scinde à son tour en deux autres vésicules, dont l'une est inférieure et l'autre supérieure. Cette dernière est l'hydrocœle; elle émet le tube hydrophore, qui s'ouvre au dehors, et accomplit ensuite ses transformations habituelles. La vésicule inférieure persiste comme entérocœle gauche, et, de son côté, la vésicule droite entière constitue l'entérocœle droit.

Par comparaison avec le développement des Holothuries, les Echinides montrent un double déplacement dans le temps et dans l'espace. Le protentérocœle se subdivise en vésicule droite et vésicule gauche, celle-ci se partageant ensuite en hydrocœle et entérocœle gauche, et la première donnant à elle seule tout l'entérocœle droit; alors que, chez les Holothuries, le protentérocœle se scinde directement en un hydrocœle et une vésicule inférieure, qui se coupe en deux pour donner les deux entérocœles. L'isolement de l'hydrocœle est un fait primaire chez les Holothuries, alors qu'il est secondaire chez les Echinides.

ASTÉRIDES ET OPHIURIDES. — *A*. Sous le rapport de la délimitation des feuillets blastodermiques définitifs, les Echinides constituent une transition entre les Holothurides d'une part, et les Astérides avec les Ophiurides de l'autre. Chez eux, le cul-de-sac supérieur de l'entéron commence par émettre deux diverticules latéraux; mais ces derniers ne se séparent pas isolément de la région qui leur donne naissance, car, avant qu'il en soit ainsi, cette région se différencie de l'entéron pour donner un protentérocœle; elle est constituée par l'ensemble des deux diverticules, qui continuent à s'étendre, et, ce faisant, se distinguent l'un de l'autre pour devenir indépendants. — Il n'en est pas de même chez les Astérides, ni les Ophiurides; les deux diverticules se forment, puis s'allongent, sans que leur base commune se scinde de l'entéron en donnant un protentérocœle; ils se séparent isolément de l'entéron qui les produit, et constituent ainsi, d'emblée, deux vésicules closes. Le protentérocœle fait donc défaut en tant qu'organe indivis; il est représenté par l'ensemble de ces deux vésicules distinctes. Le phénomène n'est pas cependant d'une constance parfaite, du moins pour ce qui touche aux Astérides; car il est des exemples où la base commune des diverticules parvient à s'isoler de l'entéron, et à donner un protentérocœle, qui se divise rapidement en vésicule droite et vésicule gauche, par la délimitation hâtive de ces diverticules.

Ce dernier fait existerait, d'après les recherches de Götte, chez l'*Asteracanthion glacialis*. Le cul-de-sac supérieur de l'entéron émet les deux diverticules latéraux, et, en même temps, s'isole du reste de la paroi entérique pour constituer le protentérocœle. Celui-ci fournit le tube hydrophore; et les diverticules, en restreignant peu à peu leurs régions unissantes, se séparent l'un de l'autre. Il n'en est pas ainsi chez d'autres Astérides, dont les diverticules latéraux se scindent isolément de l'entéron. — Quoiqu'il en soit, ces diverticules suivent une évolution comparable à celle présentée par les Echinides. Le diverticule droit se con-

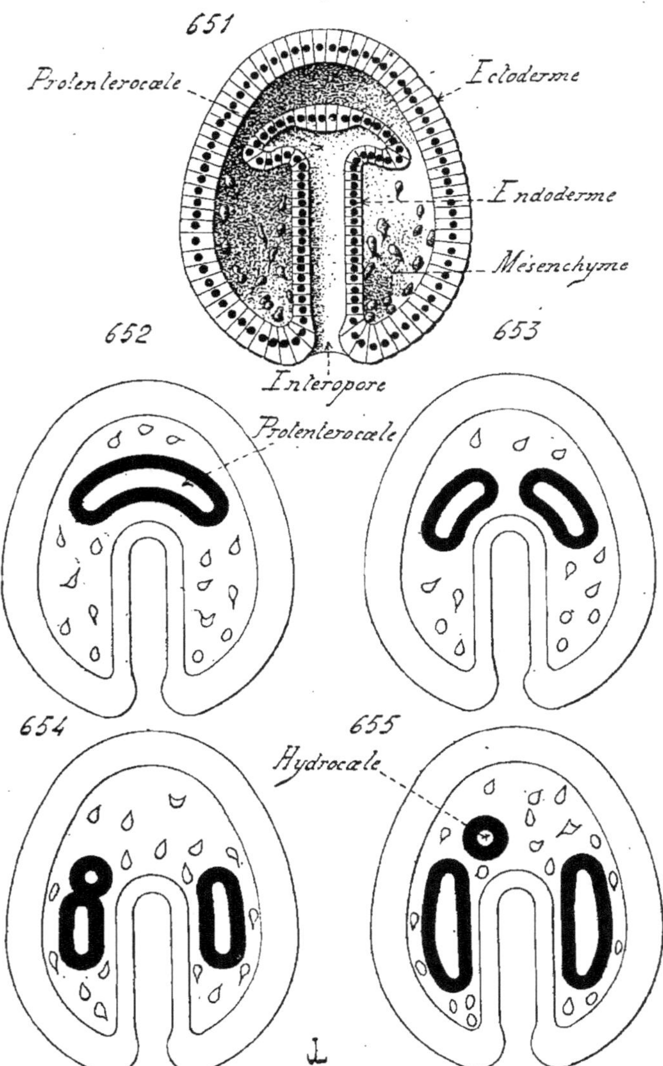

Fig. 651 à 655. — Développement des feuillets définitifs des Échinides (*coupes médianes et longitudinales, demi-diagrammatiques;* la figure 651 comporte une perspective, qu'il est facile de se représenter pour les quatre autres dessins; dans ces derniers, la paroi du protentérocœle, et celle de ses dérivés, sont en noir). — En 651, achèvement de la gastrulation; le fond de l'entéron s'élargit pour donner le protentérocœle. — En 652, le protentérocœle devient indépendant. — En 653, il se scinde en deux vésicules, l'une droite, et l'autre gauche. — En 654, la vésicule droite demeure tout entière comme entérocœle droit, alors que la vésicule gauche se divise en deux parts superposées. — En 655, ces deux parts s'isolent l'une de l'autre; la supérieure devient l'hydrocœle, et l'inférieure l'entérocœle gauche.

vertit tout entier en entérocœle droit; le diverticule gauche se divise en
un hydrocœle, qui est supérieur, et un entérocœle gauche. Pour A.
Agassiz, le diverticule droit se comporterait à la manière de celui des
Ophiurides, et se partagerait, tout comme le gauche, en deux vésicules;
d'après le même auteur, la vésicule droite supérieure prendrait part à
la genèse de la rosette hydrophore, et l'hydrocœle, qui dérive du diverticule gauche, ne serait pas seul à subvenir à cette formation. Il n'en
est pas ainsi d'après Metschnikoff, dont les études montrent que la seule
ébauche de l'appareil hydrophore entier est l'hydrocœle, ce dernier provenant de la vésicule gauche, qui s'est divisée en deux autres vésicules,
dont la supérieure devient cet hydrocœle même, et dont l'inférieure
persiste comme entérocœle gauche.

Une Astéride, étudiée par H. Ludwig, l'*Asterina gibbosa*, subit, pour
ce qui tient à l'origine des feuillets, une évolution particulière, résultat
probable d'une condensation du développement; cette condensation est
accusée par la grosseur des œufs, qui contiennent une assez grande
quantité de deutolécithe, par l'absence de métamorphoses larvaires
accentuées, et par l'histolyse de plusieurs organes. — Les deux diverticules symétriques, émis par le cul-de-sac supérieur de l'entéron, grandissent rapidement, tout en restant unis à la région qui leur donne
naissance. Cette dernière se sépare ensuite, par un étranglement, du
reste de l'entéron, et se convertit en un protentérocœle volumineux,
composé d'une part indivise, et de deux grands diverticules latéraux. Ces
derniers s'accroissent aux dépens de la première, et finalement celle-ci
disparaît, laissant ces expansions isolées l'une de l'autre, converties
en deux vésicules closes et indépendantes, l'une droite, l'autre gauche.
— La vésicule droite devient, comme toujours, l'entérocœle droit. La
vésicule gauche commence par émettre le tube hydrophore, qui lui permet de communiquer avec le dehors; puis elle donne naissance à l'hydrocœle, non par un étranglement, mais en le produisant à la manière d'un
diverticule; le reste de la vésicule persiste comme entérocœle gauche.
Cette disposition a pour effet de mettre le tube hydrophore en relation
directe avec l'entérocœle gauche, et non avec l'hydrocœle; la cavité de ce
dernier n'est en rapport avec celle du tube hydrophore, que par l'intermédiaire de l'entérocœle. Cette structure disparaît par la suite. La région,
munie du tube hydrophore, se sépare du reste de l'entérocœle, tout en
continuant à s'unir à l'hydrocœle; elle se confond avec ce dernier, et
l'organisation devient normale. L'entérocœle gauche est clos, alors que
l'hydrocœle porte le tube hydrophore. — En résumé, les trois principaux,
des phénomènes spéciaux offerts par l'*Asterina gibbosa*, portent : sur
la naissance rapide des deux diverticules du protentérocœle, sur la genèse
particulière de l'hydrocœle, et sur les relations temporaires établies entre
l'entérocœle gauche et le tube hydrophore.

D'après les recherches des auteurs, les Ophiurides offrent des modifications remarquables, en ce qui touche la genèse des entérocœles et de l'hydrocœle. Les deux diverticules, émis par le cul-de-sac supérieur de l'entéron, se séparent isolément de celui-ci, et se convertissent en vésicules closes, dont la cavité est fort petite, ou même fait déjà défaut; dans ce dernier cas, elle prend naissance durant les phases ultérieures du développement. Ces vésicules se placent, l'une à droite, l'autre à gauche, de l'entéron; puis toutes deux se divisent en deux segments. Lorsque cette scission est achevée, la larve possède quatre vésicules distinctes, issues des deux diverticules primordiaux, et dont l'ensemble représente les dérivés du protentérocœle : une vésicule gauche supérieure, une vésicule gauche inférieure, une vésicule droite supérieure, et une vésicule droite inférieure. — Les deux vésicules inférieures deviennent les deux entérocœles, dont l'un est gauche, et l'autre droit. La vésicule gauche supérieure se convertit en hydrocœle; elle émet le tube hydrophore, qui va s'ouvrir au dehors par l'hydropore. L'évolution de la vésicule droite supérieure n'est pas encore étudiée complètement; un fait certain est qu'elle s'atrophie, et disparaît. Seulement, tantôt cette atrophie paraît être immédiate; et tantôt elle est tardive, permettant à cette vésicule de grandir quelque peu, et de produire un tube hydrophore, qui se détruit ensuite, tout comme la partie dont il provient. Il est intéressant, dans ce cas, de constater l'extension à la vésicule droite, par voie de symétrie fonctionnelle et bilatérale, de la faculté de se convertir en un hydrocœle, bien que cet hydrocœle soit superflu et destiné à disparaître.

B. — En suivant, au sujet de la production des feuillets blastodermiques définitifs, la série qui va des Holothurides aux Ophiurides, en passant par les Echinides et les Astérides, on observe deux faits principaux. D'abord, l'identité parfaite du résultat: quel que soit le mode génétique employé, trois vésicules, disposées de la même manière dans le corps, l'entérocœle droit, l'entérocœle gauche, et l'hydrocœle, sont chargées de donner naissance aux mêmes organes, et se trouvent exister seules à un moment donné. Ensuite, la régulière sériation des altérations présentées, qui sont de plus en plus grandes à mesure que l'on remonte des Holothurides aux Ophiurides.

Chez les Holothurides, le protentérocœle se détache de l'entéron sous la forme d'une vésicule globuleuse, qui se divise, ensuite, pour donner l'hydrocœle et les deux entérocœles, l'hydrocœle offrant des rapports étroits de connexité avec l'entérocœle gauche. Aussi, les Echinides commencent-ils à montrer les premières ébauches de ces trois organes sous l'aspect de deux diverticules émis par l'entéron, le diverticule gauche étant chargé de produire à la fois l'entérocœle gauche et l'hydrocœle; seulement, la région entérique, qui fournit les diverticules, s'isole, et devient un protentérocœle simple, dont les diverticules sont les deux parties, qui ne tardent pas à se séparer l'une de l'autre. Les Astérides rappellent de près les Echinides; leurs diverticules sont cependant plus volumineux, au moment où le protentérocœle se détache, et la partie indivise de ce dernier se trouve fort restreinte. Enfin, chez les Ophiu-

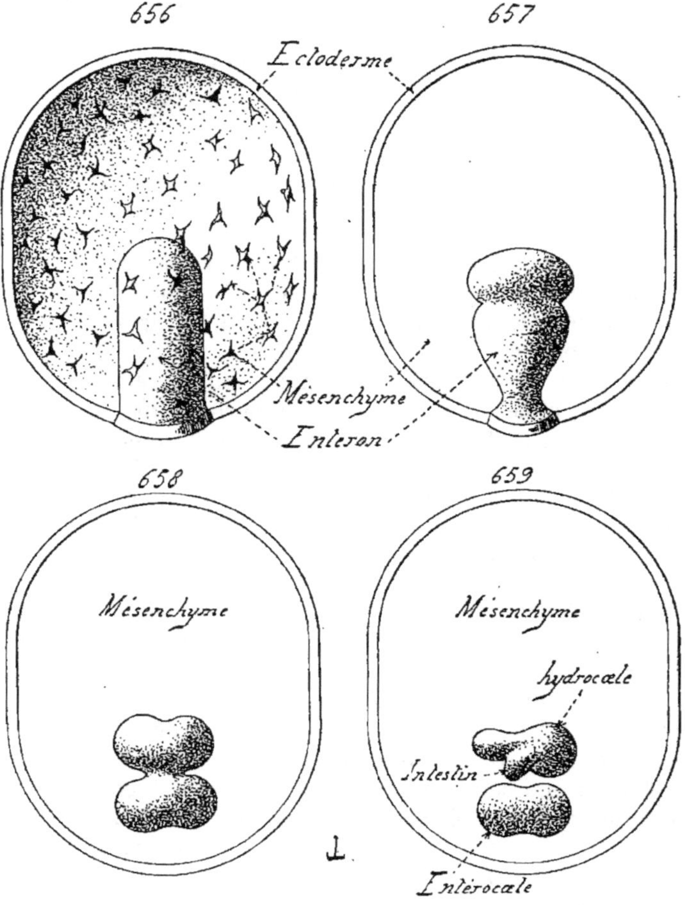

Fig. 656 à 659 (Les légendes accompagnent les figures suivantes.)

rides, cette partie indivise n'existe plus, et les deux diverticules se séparent de l'entéron, indépendamment l'un de l'autre. De plus, et plusieurs auteurs disent avoir retrouvé des phénomènes analogues chez les Astérides et les Echinides, le diverticule droit produit, tout comme le gauche, un rudiment d'hydrocœle; mais ce dernier n'aboutit pas, car l'hydrocœle réel, chargé de donner l'appareil aquifère de l'adulte, est toujours en relation directe avec l'entérocœle gauche. — Cette série de modifications, de plus en plus accentuées, correspond à un déplacement dans le

temps et dans l'espace, de plus en plus prononcé à mesure que l'on passe
des Holothurides aux Ophiurides; le résultat ultime étant toujours le même.

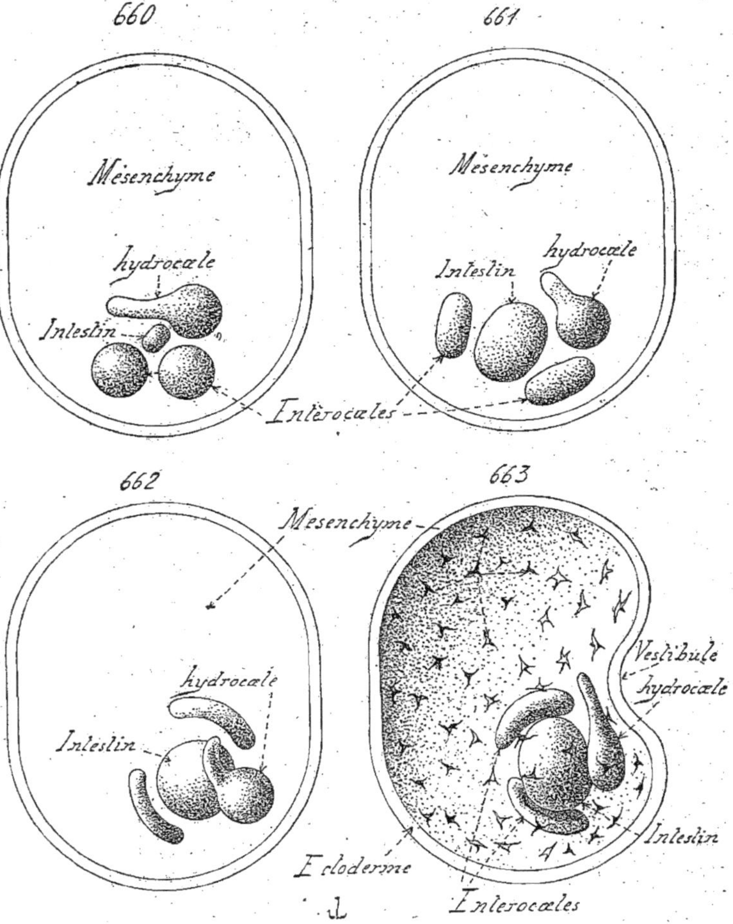

Fig. 656 à 663. — Développement des feuillets définitifs et des premières ébauches organiques des Crinoïdes (*coupes médianes et longitudinales, demi-diagrammatiques, avec
perspective;* dans le but de rendre les dessins plus clairs, le mésenchyme, qui ne fait
jamais défaut, n'a été représenté que dans les figures 656 et 663). — En 656, phase gastrulaire, dont le début est donné par la figure 642. — En 657, l'entéropore commence
à se fermer, et l'entéron à se segmenter. — Ces phénomènes s'achèvent en 658. — En
659, l'entéron primordial est divisé en deux parties. — En 660, la part inférieure se
scinde pour fournir les deux entérocœles, et la part supérieure se segmente en hydrocœle et intestin. — En 661 et 662, l'intestin grandit, pendant que l'hydrocœle et les
deux entérocœles se déplacent autour de lui. — En 663, le vestibule prend naissance en
regard de l'hydrocœle, pendant que l'un des entérocœles est devenu presque supérieur,
et l'autre presque inférieur.
Cette série de diagrammes, dont la suite est donnée dans les figures 724 à 727, a été dressée
d'après les recherches faites par E. Perrier, et J. Barrois, sur la Comatule.

CRINOÏDES. — On ne connaît, du développement de ces animaux, que celui des plus modifiés d'entre eux, des *Comatules;* et cette évolution offre des caractères spéciaux, qui résultent d'altérations plus grandes encore que celles décrites jusqu'ici. Ces caractères sont dus : à une abréviation considérable du développement; au renversement des organes, consécutif à la proximité de la bouche et de l'anus chez l'adulte; enfin, à l'allongement, en un pédoncule, de la région opposée à l'entéropore. Cette région, qui est supérieure chez la larve, quand on la compare à celle des autres Echinodermes, est inférieure dans l'organisme définitif; et, par extension, les auteurs la décrivent également comme inférieure chez l'embryon. Afin de permettre les comparaisons, cette extrémité sera considérée comme supérieure dans l'exposé suivant; il suffira de se la représenter comme devant servir plus tard, par sa transformation en un pédoncule, à la fixation de l'individu. Quant au renversement, il a pour effet de rendre inférieur, c'est-à-dire de placer dans la région entéroporienne, ce qui était à gauche, et de rendre supérieur, de disposer dans la région pédonculaire, ce qui était à droite.

Au moment où l'entéropore se ferme, l'entéron, converti en une vésicule close, creuse, et globuleuse, n'est pas exactement situé dans le centre de la larve; il occupe sa zone inférieure, et reste ainsi voisin de l'endroit où l'entéropore existait. Cette zone inférieure deviendra le calyce de l'adulte; la région supérieure, dont le blastocœle, rempli par des éléments mésenchymateux, ne contient aucune partie entérique, s'allongera en un pédoncule. — L'entéron perd sa forme sphérique, et s'étrangle transversalement en son milieu; il offre l'aspect d'un bissac, dont une poche serait supérieure, et l'autre inférieure. L'étranglement devient de plus en plus profond; mais, avant qu'il n'ait atteint le milieu du bissac, et n'ait isolé les deux poches l'une de l'autre, la zone, qui unit ces dernières, émet deux diverticules tubuleux, le premier placé en avant, et le second en arrière. Tous deux s'allongent, non pas en s'écartant de la zone qui les produit, mais en s'appuyant sur elle; tout en grandissant vers la région inférieure de l'entéron, ils s'accolent d'abord à la zone d'union, puis à la poche inférieure, et entourent cette dernière à la manière d'un anneau presque complet. Cette progression annulaire est surtout le fait du diverticule antérieur, car le postérieur ne tarde pas à cesser son extension, et à disparaître.

La vésicule entérique présente ainsi l'aspect d'un bissac, ou d'un sablier, dont la zone, qui sert d'union aux deux poches, porte un appendice tubulaire entourant la poche inférieure, et formant autour d'elle un anneau presque complet. Les deux poches se séparent ensuite l'une de l'autre, par le rétrécissement constant de la région unissante, et se convertissent en deux vésicules closes et distinctes; la scission s'effectue de telle sorte que l'appendice tubuleux, tout en environnant la vésicule inférieure, soit inséré sur la vésicule supérieure. — Celle-ci est l'hydrocœle, et son appendice le rudiment de l'intestin; la vésicule inférieure doit donner les deux entérocœles. Pour cela, cette dernière s'étrangle en son milieu, comme si l'anneau, façonné autour d'elle par l'ébauche intestinale, se resserrait de plus en plus; elle se partage en deux autres vésicules, l'une droite, qui est l'entérocœle droit, et l'autre gauche, qui est l'entérocœle gauche. Pendant ce temps, la vésicule supérieure se compose d'une sphère creuse, munie d'un appendice tubuleux. La sphère s'aplatit, s'élargit, prend l'aspect d'une cornue, dont la panse serait l'hydrocœle, et le bec le tube hydrophore. L'appendice tubuleux se sépare à son tour, et s'isole; il devient également une vésicule close, qui est destinée à produire l'intestin de l'adulte.

Au moment où ces phénomènes s'achèvent, l'embryon contient, dans sa moitié inférieure, et outre les éléments mésenchymateux, quatre vésicules, distinctes les unes des autres, et groupées en un amas, dont l'ébauche intestinale occupe le centre. L'hydrocœle, avec son tube hydrophore, est supérieur, alors que les deux entérocœles, l'un placé à droite, et l'autre à gauche, sont inférieurs. — Une inversion se produit ensuite, déterminée par un retentissement hâtif du changement d'orientation des organes. L'entérocœle gauche demeure inférieur, et devient presque médian; l'entérocœle droit passe au-dessus de l'intestin, et se trouve supérieur par rapport à lui. Les deux entérocœles ont ainsi perdu leur disposition première, et les expressions *droit* et *gauche* cessent de leur être applicables, pour être remplacées par les termes *supérieur* et *inférieur*.

Abstraction faite de la fermeture de l'entéropore, qui a pour but de transformer l'entéron en une vésicule close, au lieu de lui permettre de s'ouvrir au dehors, les résultats définitifs sont, chez les Comatules, identiques à ceux des autres Echinodermes. Ces phénomènes ont toujours pour effet d'engendrer deux entérocœles, et un hydrocœle muni de son tube hydrophore. — Les altérations, dues à une condensation du développement, sont plus profondes que chez les autres Echinodermes, et se ramènent aux particularités suivantes : l'entéropore se ferme, et l'entéron primordial se convertit en une vésicule creuse ; l'entéron ne donne point de protentérocœle simple, et produit l'hydrocœle indépendamment des entérocœles; ces derniers sont engendrés d'abord, et dérivent d'une ébauche commune; enfin, comme l'hydrocœle s'isole en dernier lieu, il reste uni, pendant quelque temps, à cette partie de l'entéron qui doit fournir l'intestin. Le fait le plus saillant consiste en l'absence du protentérocœle, muni de ses diverticules droit et gauche, le gauche engendrant à la fois l'entérocœle gauche et l'hydrocœle; l'hydrocœle est ici formé, par l'entéron, d'une manière directe. Ces altérations, qui résultent de déplacements, n'ont aucune signification particulière, et n'altèrent en rien l'homologie des organes, puisque l'origine de ces derniers et leur disposition définitive ne changent pas ; ces altérations n'existent que dans les moyens employés pour leur séparation réciproque, moyens qui sont très variés chez les Echinodermes, et n'atteignent point le fond même des phénomènes génétiques.

§ 4. — Formes embryonnaires et origine des organes.

I. Considérations générales sur les organes. — Au moment où tous les feuillets blastodermiques sont délimités, l'embryon des Echinodermes possède déjà une structure complexe. La paroi de son corps est constituée par trois couches de tissus : l'ectoderme, le somato-mésenchyme, et la somatopleure. De même, sa paroi intestinale se compose de trois assises : l'endoderme, le splanchno-mésenchyme et la splanchnopleure. Ces deux parois sont séparées l'une de l'autre par le vaste oligocœlome, d'origine entérocœlienne. Cet organisme offre déjà les particularités essentielles de l'Echinoderme adulte : les canaux ambulacraires s'étendent, suivant une symétrie radiale, dans le somato-mésenchyme de la paroi du corps, et émettent, de place en place, des diverticules, qui deviendront les ambulacres. Sauf les modifications secondaires, et destinées à disparaître, qui tiennent à l'aspect spécial des larves de ces animaux, la disposition générale de l'économie est déjà ébauchée dans ses grands traits ; et il est permis de concevoir, dès ce moment, avec une précision suffisante, l'origine des principaux appareils.

PAROI DU CORPS. — En ramenant à sa plus grande simplicité la structure de la paroi du corps des Echinodermes, on la voit constituée de la manière suivante. En dehors, et recouvrant cette paroi avec ses dépendances, est un épithélium ; en dessous, se trouve une couche conjonctive épaisse, contenant dans sa masse les spicules, ou les plaques calcaires, qui constituent le test de ces animaux, et renfermant aussi des fibres musculaires ; enfin, tout en dedans, est située une seconde assise épithéliale, qui concourt à limiter l'oligocœlome. Cette paroi est fréquemment munie d'appendices, dont les principaux sont les piquants. La composition de ces derniers n'est pas différente de celle de la paroi qui les possède ; elle comporte les mêmes couches, disposées de la même façon, avec la même structure fondamentale ; sauf la seconde assise épithéliale, qui fait défaut.

Cette dernière n'est autre que la persistance directe, et à peine modifiée, de la somatopleure. De même, l'épithélium extérieur correspond à l'ectoderme. Toutes les modifications importantes portent sur le somato-mésenchyme, qui donne la couche conjonctive intermédiaire, avec ses plaques calcaires, et un certain nombre de ses fibres musculaires, sinon toutes.

Les spicules et les plaques calcaires sont engendrées par les éléments du somato-mésenchyme, et ne dérivent pas de l'ectoderme, ni de l'épithélio-mésoderme. Partout où l'un de ces corps va prendre naissance,

se trouve un groupe de cellules mésenchymateuses ; la substance calcaire se dépose au milieu de celui-ci. Elle est sécrétée par les éléments
cellulaires, et exsudée en dehors d'eux ; l'exsudation n'est point indéterminée, mais dirigée sur un point précis, qui est le centre de l'amas. Le
dépôt calcaire grandit, tant que dure la sécrétion de ses éléments for-
mateurs, qui l'enveloppent, et, suivant leur disposition mutuelle,
dirigent son accroissement en vue d'un aspect déterminé. — Les premières pièces calcaires sont, d'habitude, de longues baguettes destinées
à soutenir les appendices temporaires des larves à métamorphoses ;
par contre, des plaques larges et minces, semblables à celles du test
définitif, prennent naissance dans la région qui donne plus spécialement
le corps de l'adulte. Dans le cas où les métamorphoses font défaut, les
baguettes calcaires ne se montrent point, et les premières pièces sont
les plaques déjà mentionnées. — Ces dernières ne s'ébauchent pas d'une
façon indéterminée ; d'ordinaire, les plaques formées tout d'abord sont
au nombre de dix, et apparaissent presque en même temps ; elles sont
rassemblées en deux groupes, dont l'un entoure l'entérocœle gauche,
et l'autre l'entérocœle droit. Le sort de ces plaques est fixé, car elles ne
se confondent point avec celles qui sont engendrées par la suite ; les
cinq du groupe gauche deviennent notamment les pièces orales des
Crinoïdes, ou les pièces terminales (ocellaires) des Astérides. Les cinq
de droite se disposent autour d'une nouvelle plaque, la *centro-dorsale*,
qui naît peu après elles, et se convertissent en basales chez les Crinoïdes,
ou en génitales chez les Echinides. — Les autres pièces du test apparaissent ensuite, toujours engendrées de la même manière dans le
somato-mésenchyme, et se déposent entre les deux groupes précédents,
pendant que le corps entier revêt son allure définitive. Parmi elles, l'une
des plus précoces est le *madréporite*, qui s'annexe à l'hydropore, et l'entoure, de façon à se laisser traverser par lui ; l'ébauche de cette plaque
se montre à droite de l'hydropore chez les Echinides et les Astérides, et
à gauche de ce même orifice pour ce qui est des Ophiurides.

Les piquants des Echinodermes appartiennent à plusieurs types.
Tantôt, ils sont de simples expansions coniques, et pointues, des plaques
qui les portent ; dans ce cas, leur origine est facile à concevoir, car elle se
ramène à celle de la plaque elle-même. Tantôt, ils sont des appendices
complexes, insérés sur une saillie globuleuse du test, nommée la *tête*, et
mobiles sur cette tête comme sur un condyle articulaire ; des muscles
spéciaux sont destinés à assurer les mouvements de l'organe. — Ces
piquants sont propres aux Echinides ; leur taille est loin d'être uniforme.
Les plus gros d'entre eux, dits *radioles*, sont constitués, abstraction faite
de l'épithélium ectodermique qui les enveloppe, par un feutrage de
lames calcaires, creusé de vacuoles, et divisé en trois couches : une
moelle centrale, à tissu lâche ; une *couche moyenne*, à tissu plus serré ;
enfin, une *écorce* extérieure, plus dense encore, et traversée par des
canalicules, qui vont du dehors aux vacuoles de la couche moyenne.

Cette structure existe aussi chez les petits piquants ordinaires ; seulement
l'écorce fait défaut. — Quelles que soient la taille et la constitution,
l'ébauche d'un piquant offre l'aspect d'une petite saillie hémisphérique,
et compacte, développée sur la paroi du corps ; ce mamelon se compose
d'une assise ectodermique externe, et d'un amas central d'éléments du
somato-mésenchyme, en voie de déposer du calcaire. La saillie grandit
et s'allonge ; alors qu'elle est assez courte, elle se divise transversalement en deux parties, l'une attachée à la paroi du corps, l'autre insérée
sur la première. Celle-là donne la *tête* du piquant ; elle se borne à s'élar-

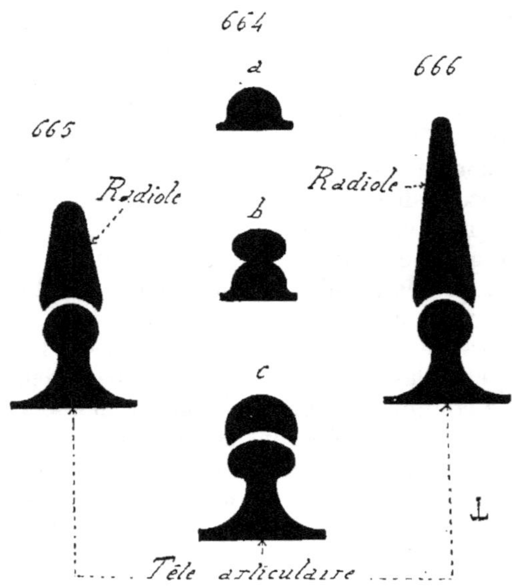

Fig. 664 à 666. — Développement des piquants des Échinides (*silhouettes*). — En 664, premières phases, relatives à la genèse du piquant, et à sa division en deux parties. —
En 665 et 666, phases dernières, durant lesquelles la part supérieure devient la radiole
elle-même, et la part inférieure la tête articulaire.

gir, en conservant la même forme. La seconde produit le piquant lui-
même, et s'amplifie à cet effet, au moyen d'une continuelle sécrétion
de calcaire. Au fur et à mesure du dépôt, la moelle et la couche moyenne
se différencient sur place ; l'écorce des radioles ne se montre qu'en
dernier lieu. Plusieurs des cellules du somato-mésenchyme, placées autour de la tête, ne jouent aucun rôle dans l'exsudation calcaire ; elles
se convertissent en fibres musculaires, qui s'insèrent sur la base du
piquant d'une part, sur la tête et sur la paroi du corps d'autre part, et
servent à mouvoir l'appendice. — Souvent, chaque radiole est entourée,

à sa base, par des piquants plus petits; ceux-ci prennent toujours naissance avant la radiole.

Les notions, qui précèdent, sont données d'après les études de Prouho. Le même auteur a également fourni des indications sur le développement des pédicellaires. Ces organes ont une origine semblable à celle des piquants; leurs ébauches consistent en des saillies de la paroi du corps, composées d'une assise ectodermique, et d'un amas cellulaire appartenant au somato-mésenchyme. La saillie grandit et s'allonge; en même temps, son sommet se divise en deux ou trois parties, suivant le cas, pour donner les deux ou trois pinces du pédicellaire; la base ne se modifie point, et se borne à s'étirer en un pédoncule. L'appendice est alors entièrement constitué; ses fibres musculaires sont produites, sans doute, comme celles des piquants, par les cellules du somato-mésenchyme. — Les premiers pédicellaires se montrent de fort bonne heure dans la série des phases évolutives, puisqu'il existe déjà de ces appendices sur des larves, qui terminent à peine leurs métamorphoses, n'ont pas encore perdu leurs organes temporaires, et commencent à revêtir l'aspect définitif.

Système nerveux. — Les notions relatives à l'origine, et au développement, des centres nerveux sont encore insuffisantes; l'anatomie de ce système a seule été étudiée, jusqu'ici, d'une manière approfondie. Les relations étroites, que les nerfs ambulacraires des Astérides affectent avec l'ectoderme, permettent de croire que les premiers sont engendrés par le second. La même conclusion s'applique également aux Holothurides, aux Echinides, et aux Ophiurides; leurs nerfs, bien que séparés de l'ectoderme, sont pourtant assez voisins de lui pour qu'il soit possible de conclure, d'après ce rapport de contiguité, à une relation d'origine; les données fournies par l'étude des Astérides accordent à cette opinion la plus grande créance. — La difficulté porte sur les Crinoïdes, dont les centres nerveux sont disposés en trois groupes : un système comparable à celui des autres Echinodermes; un système aboral, qui fournit des nerfs au pédoncule, et donne un gros nerf radiaire à chaque bras; enfin, une bande nerveuse sous-ectodermique, placée dans le sillon des bras. Le premier et le dernier de ces groupes proviennent, sans doute, de l'ectoderme; mais l'éloignement du second, et du feuillet externe, est tel, que les présomptions en faveur d'une origine ectodermique sont difficiles à appuyer. Admettre une autre provenance, pour ce deuxième groupe, concorderait peu avec les données de l'embryologie générale; celles-ci montrent les centres nerveux comme issus de l'ectoderme, dans tous les cas où il est possible de voir, par l'observation directe, leur véritable point de départ. De nouvelles études sont encore nécessaires sur ce sujet, et non seulement pour les Crinoïdes, mais encore pour tous les autres Echinodermes.

Tube digestif. — Cet appareil provient de l'entéron. —Après que l'en-

téron primordial a subvenu à la genèse de l'hydrocœle et des entérocœles,
ce qui reste de cet organe, et qui mérite le nom d'*entéron définitif*, se
développe pour se convertir en intestin. Dans le cas où l'entéropore
persiste comme un orifice toujours ouvert, il devient l'anus; s'il se ferme,
l'anus se perce directement dans la situation voulue par l'organisation
définitive. — La bouche est toujours une ouverture de nouvelle formation; l'entéron, après sa séparation d'avec le protentérocœle et ses
dérivés, se recourbe sur lui-même, et se rapproche de la face interne
de l'ectoderme. Ce feuillet s'infléchit, d'autre part, dans cette région
dont l'entéron s'approche, et produit une dépression; celle-ci s'avance
vers l'entéron, et se soude à lui. Les parois en contact se résorbent, et
un deuxième orifice, la bouche, se trouve ainsi créé. La dépression
ectodermique ne disparaît pas; elle représente le stomeon, et donne
l'œsophage de l'adulte.—La situation de la bouche, chez la larve, ne concorde pas avec sa position définitive; cette ouverture est placée sur la
face antérieure du corps, et parfois à égale distance de l'extrémité supérieure et de l'extrémité inférieure. L'accroissement de l'organisme
s'effectue, ensuite, de façon à lui faire occuper une position terminale,
soit que l'anus lui reste diamétralement opposé, soit qu'il vienne se
creuser plus ou moins près d'elle.

Appareil irrigateur. — *A*. Cet appareil atteint, chez les Echinodermes, une complexité, et une régularité de disposition, que les autres
animaux ne montrent guère. Il est essentiellement constitué par trois
parties distinctes : l'oligocœlome, d'origine entérocœlienne ; le polycœlome, d'origine schizocœlienne ; et l'appareil hydrophore, d'origine hydrocœlienne. Comme le dénote l'évolution des feuillets blastodermiques,
ces trois parties, à cause de leur provenance, sont séparées les unes
des autres dès l'isolement de leurs ébauches, et demeurent distinctes;
leurs cavités ne communiquent pas entre elles, et toutes les trois accomplissent côte à côte, sans se confondre, les phases de leur développement. — Ces phases ne sont pas toutes connues, et le façonnement de
cet appareil comporte encore beaucoup de faits inexpliqués. En effet,
l'anatomie enseigne que ces trois systèmes présentent souvent, chez
l'adulte, des connexions étroites, et mettent leurs cavités en relations
directes; ces relations sont secondaires de toute évidence, car elles manquent aux embryons, et ne se trouvent que dans l'organisme définitif;
elles existent cependant, et l'on ignore le moment où elles se produisent,
ainsi que leur valeur exacte. Ces rapports ont, en surplus, comme résultat, de prêter à des doutes sur l'origine de certaines cavités du corps,
creusées dans le somato-mésenchyme, et placées autour de plusieurs
organes, tels que les nerfs et les canaux ambulacraires. Ces cavités,
d'après leur aspect et leur structure, paraissent appartenir au polycœlome. Cependant, leurs relations directes avec l'oligocœlome obligent
à une certaine réserve à leur égard; il est permis de se demander si ces

connexions sont primitives, et indiquent la provenance ; ou bien si elles sont secondaires, et dénotent seulement que ces espaces, d'abord séparés et d'origines différentes, se sont ensuite abouchés l'un avec l'autre. La réalité des choses semble être que ces cavités annexes, creusées dans le somato-mésenchyme, et engaînant les nerfs et les canaux ambulacraires, appartiennent au polycœlome ; cette opinion sera suivie dans le présent exposé, mais elle demande à être appuyée sur des observations directes, car elle n'est basée que sur des présomptions tirées des données anatomiques.

Il est deux notions qu'il importe avant tout de préciser. Au moment où ses trois feuillets se délimitent, la larve contient dans son corps, trois systèmes de cavités, indépendants les uns des autres : les entérocœles, l'hydrocœle avec ses annexes, et les lacunes creusées dans le somato-mésenchyme comme dans le splanchno-mésenchyme. De même, l'adulte possède aussi trois systèmes de cavités, nettement caractérisés, et différenciés, par la disposition et la structure propre à chacun d'eux, bien qu'ils aient parfois des relations directes : le vaste oligocœlome, souvent nommé la cavité générale du corps ; l'ensemble de l'appareil ambulacraire et de l'appareil tentaculaire ; enfin, les sinus qui se trouvent dans la paroi intestinale, dans la paroi du corps, et qui composent un polycœlome. Autant qu'il est permis d'en juger d'après les faits acquis, l'oligocœlome dérive des entérocœles, l'appareil hydrophore entier provient de l'hydrocœle, et tous les sinus du polycœlome se percent dans les couches du mésenchyme. Par suite, la cavité générale du corps de l'adulte mérite le nom d'*entérocœlome*, et l'ensemble des sinus polycœlomiques celui de *schizocœlome*.

B. — L'entérocœlome est une vaste cavité placée entre la paroi de l'intestin et celle du corps ; il est traversé par des mésentères, qui le découpent en chambres secondaires, plus ou moins nombreuses suivant les types. Il est formé par les deux entérocœles, qui, en grandissant, entourent l'intestin entier, et s'étendent entre lui et les téguments. Il se compose d'une paroi et d'un contenu. — La paroi provient directement de celle des entérocœles ; sa partie externe, sous-jacente au somato-mésenchyme, et accolée à lui, est la somatopleure ; sa partie interne, soudée au splanchno-mésenchyme, est la splanchnopleure. Le contenu se compose d'un plasma liquide, et de nombreux éléments figurés. Comme, chez l'adulte, plusieurs de ces derniers jouissent du pouvoir de multiplication, il est permis de penser que tous sont engendrés par quelques éléments primitifs, placés, au début de la vie de l'individu, dans les cavités entérocœliennes. L'origine exacte de ces cellules primordiales n'a pas encore été constatée d'une manière certaine ; à en juger d'après divers phénomènes offerts par l'adulte, ils proviennent, sans doute, du mésenchyme des mésentères, et correspondent à des cellules mésenchymateuses, qui auraient traversé, par diapédèse, la paroi de ces mésentères pour tomber dans les espaces entérocœliens. En effet, le mésentère, qui contient le tube hydrophore dans son épaisseur, possède également un organe particulier, désigné par plusieurs noms, pourvu de toute la structure d'un ganglion lymphatique; les éléments mésenchymateux, suspendus dans les cavités de cet appareil, se déplacent à l'aide d'expansions pseudopodiques, et sont capables de passer au travers des parois mésentériques pour arriver dans l'entérocœlome. Ces phénomènes, offerts par l'adulte, existent sans doute, et à plus forte raison, chez les individus très jeunes, à cause de l'excessive vitalité génétique des tissus. — Les parois des entérocœles paraissent n'avoir aucun rôle dans la production de ces éléments figurés; la plupart des observations les montrent toujours entières, et privées de toute désagrégation particulière.

C. — Le schizocœlome est constitué par un réseau lacunaire, creusé dans le tissu conjonctif des deux feuillets mésenchymateux. Il se compose de deux parts, de deux lacis distincts : l'un, somatique, développé dans le somato-mésenchyme; l'autre, splanchnique, situé dans le splanchno-mésenchyme. Ces deux systèmes, très nets chez les Echinodermes dont le corps est cylindrique ou globuleux, comme l'est celui des Holothurides et celui des Echinides, sont séparés l'un de l'autre, et paraissent n'avoir entre eux aucune connexion directe. L'origine de leurs cavités est celle de toutes les lacunes conjonctives : la substance fondamentale se différencie sur place, au moment de son dépôt, en une portion qui reste solide, et forme la gangue réelle du tissu conjonctif, et en une portion liquide. Cette dernière est enveloppée, endiguée par la précédente; les espaces qu'elle occupe sont les lacunes creusées dans le tissu.

La part somatique du schizocœlome est représentée par des espaces qui entourent les canaux, et les nerfs ambulacraires, soit sur toute leur étendue, soit sur une zone restreinte de leur surface; les plus fréquents sont les cavités *sous-ambulacraires* des auteurs, dont le nom indique suffisamment les connexions. On ne saurait mieux comparer ces cavités qu'aux gaînes lymphatiques des vaisseaux sanguins des Vertébrés supérieurs; l'homologie entre ces deux formations est complète sous tous les rapports. Leur structure lacunaire, leur situation réciproque, leur origine aux dépens du mésenchyme, concordent dans les deux cas.

Le schizocœlome splanchnique est, à son tour, divisé en deux systèmes particuliers, qui communiquent entre eux : l'un intestinal, et l'autre mésentérique. — Le système schizocœlomique intestinal, nommé par les auteurs *appareil sanguin*, ou *appareil absorbant*, est constitué par un lacis lacunaire, creusé dans la paroi intestinale; ce réseau aboutit à un sinus, ou à un ensemble de sinus, placé dans la région œsophagienne qu'entoure l'anneau hydrophore; ces sinus unissent l'appareil intestinal au système mésentérique. — Ce dernier est développé dans l'épaisseur du mésentère dorsal, où il est voisin du tube hydrophore. Il consiste essentiellement en un sinus, qui longe ce tube, et en un plexus lacu-

naire volumineux, localisé, de forme précise, placé en une région déterminée de ce mésentère, et dans sa substance. Le sinus, dont R. Kœhler
a le premier reconnu l'existence, débouche dans les cavités du plexüs.
Celui-ci représente un véritable *ganglion lymphatique*, et mérite, d'après
son origine et sa structure, de conserver ce nom; les auteurs le désignent par des expressions nombreuses, dont les principales sont celles
de *cœur*, *d'organe dorsal*, de *glande ovoïde*, et d'*appareil plastidogène*.
De même que les ganglions lymphatiques des Vertébrés, il consiste en
un lacis serré, et nettement localisé, de lacunes percées dans le tissu
conjonctif du mésenchyme. — Le liquide renfermé dans ses cavités est
un plasma, chargé d'abondants éléments figurés; ces derniers s'y multiplient avec activité, d'où le nom d'appareil plastidogène, que les auteurs
récents accordent à l'organe entier. Les éléments figurés. dérivent de
cellules du mésenchyme, prises dans le plasma, au moment où ce dernier
se différencie au sein de la substance conjonctive fondamentale. Ils affectent des aspects divers; les seuls, pourvus du pouvoir multiplicateur,
sont munis d'expansions semblables à des pseudopodes de Protozoaires;
comparables en tout à des globules lymphatiques de Vertébrés, ils sont
capables de traverser, par diapédèse, les parois conjonctives, de leurs
lacunes, comme les surfaces épithéliales du mésentère. Il est possible
que ceux d'entre eux, qui parviennent, en se déplaçant ainsi, dans la cavité
de l'entérocœlome, chez l'individu fort jeune, sont chargés d'engendrer
les éléments figurés contenus dans cette dernière.

La seule signification, qu'il soit possible de donner du schizocœlome
des Echinodermes, est de l'assimiler à celui des Vertébrés. L'appareil
irrigateur de ces derniers se compose également de deux parties : un
entérocœlome, qui fournit la cavité abdominale, avec les cavités pleurale et péricardique; un schizocœlome, creusé dans le mésenchyme,
divisé en un appareil sanguin et un appareil lymphatique. La provenance, la disposition générale, les rapports avec les autres feuillets, du
schizocœlome des Echinodermes, sont identiques de tous points aux
particularités correspondantes de celui des Vertébrés. La principale différence porte sur l'extrême simplicité du premier, comparé à la complexité du second. Celui-ci est divisé en un réseau sanguin et un réseau
lymphatique, dont les éléments figurés et les parois des canaux vecteurs
sont dissemblables. Par contre, le premier ne comporte aucun système
sanguin véritable, c'est-à-dire aucune partie modifiée dans un but spécial
et pour des fonctions particulières; toutes ses cavités offrent une organisation égale, et des éléments figurés identiques. Ses caractères concordent
plus spécialement avec ceux de l'appareil lymphatique des Vertébrés.

D. — L'appareil hydrophore se compose de deux parties, l'une
centrale, l'autre périphérique. — La première est constituée par un
anneau, qui entoure l'œsophage, et par un canal, dirigé de cet anneau
vers l'extérieur. Le canal est le *tube hydrophore*, souvent nommé, encore,

canal pierreux, ou *canal du sable*; l'anneau est l'*anneau hydrophore*, désigné d'habitude par l'expression d'*anneau ambulacraire*. Ce terme n'indique pas toutes ses qualités, car l'organe est en relation, non seulement avec l'appareil des vaisseaux ambulacraires réels, mais encore avec celui des canaux tentaculaires. D'ordinaire, chez les Echinides, les Astérides, et les Ophiurides, le tube hydrophore est continu. Celui de la plupart des Holothurides se divise en deux portions, dont l'externe, attachée à la paroi du corps, disparaît; l'interne reste seule, et s'ouvre dans l'entérocœlome. Le même fait existe chez les Crinoïdes, avec cette différence que les deux parties persistent, s'ouvrent également dans l'entérocœlome, et parfois augmentent en nombre. — La zone périphérique de l'appareil hydrophore se divise, à son tour, en deux systèmes : l'un tentaculaire, l'autre ambulacraire. Le premier consiste en canaux qui se rendent aux tentacules placés autour de la bouche; il demeure, dans le cas où les tentacules sont conservés eux-mêmes, et deviennent assez volumineux; ce dernier fait n'est guère offert que par les Echinides, et surtout par les Holothurides. Le système ambulacraire manque seulement à certaines Holothurides; il se compose essentiellement de cinq conduits, les *canaux ambulacraires*, ou *vaisseaux ambulacraires*, qui parcourent la paroi du corps, et dont les cavités communiquent avec celles des ambulacres.

La partie centrale de l'appareil hydrophore est produite la première; elle dérive directement de l'hydrocœle embryonnaire. Cette vésicule émet le tube hydrophore, qui va s'ouvrir au dehors par l'hydropore; l'un des mésentères produits par l'adossement des deux entérocœles, le mésentère dorsal, s'établit de manière à posséder ce tube dans son épaisseur. La vésicule elle-même s'étend autour de l'œsophage, et l'enveloppe; elle se convertit directement en l'anneau hydrophore. Dans le cas où les métamorphoses larvaires sont complexes, l'œsophage fait défaut, ou bien se détruit pour se reformer plus tard; l'anneau hydrophore n'en prend pas moins naissance, par l'allongement de la vésicule en un tube qui se recourbe sur lui-même, et devient annulaire; seulement, cet anneau n'entoure aucun organe particulier.

Le système tentaculaire est, d'habitude, la première zone engendrée de la partie périphérique; l'anneau hydrophore émet cinq diverticules, placés à égale distance les uns des autres, et passe à l'état, déjà signalé, de *rosette hydrophore*. Les expansions grandissent, soulèvent la paroi du corps en cinq mamelons; ceux-ci s'accroissent à leur tour, et deviennent les tentacules péribuccaux. La base, de chacun de ces diverticules ainsi convertis en *canaux tentaculaires*, c'est-à-dire la région attachée à l'anneau hydrophore, produit un autre diverticule, dirigé vers l'extrémité anale de l'embryon, et longeant le corps; ce nouvel organe est un *canal ambulacraire*. Ce dernier est, à son début, une dépendance du conduit tentaculaire; comme les tentacules s'atrophient par la suite, ou bien ne possèdent qu'une importance inférieure à celle des ambulacres, les cinq canaux ambulacraires deviennent plus volumineux que les vaisseaux tentaculaires dont ils dérivent, et constituent, chez l'adulte, le système prédominant. Les connexions primitives sont cependant conservées ; les canaux ambulacraires ne se rendent pas directement à l'anneau hydrophore, mais se joignent, d'abord, aux canaux tentaculaires. C'est la branche d'union, de l'un des premiers avec l'un des seconds, qui s'insère sur l'anneau. Ces cinq branches d'union sont les persistances directes des cinq diverticules, qui constituent tout d'abord la rosette hydrophore.

Des connexions secondaires s'établissent, chez la plupart des Échinodermes, entre l'appareil hydrophore et l'entérocœlome, ou le schizocœlome. — Les relations directes avec l'entérocœlome sont les mieux connues sous le rapport de l'origine ; on les trouve chez les Crinoïdes, et les Holothurides, sauf la plupart des Elasipodes. Pour ce qui est des Crinoïdes, le tube hydrophore se divise en deux parties indépendantes, qui s'ouvrent également dans l'entérocœlome ; aussi l'anneau hydrophore ne communique-t-il, avec le dehors, que par l'entremise de ce dernier. Chez les Holothurides, le tube hydrophore de la larve est entier tout d'abord, et débouche à l'extérieur ; puis, sa région adhérente à l'anneau hydrophore persiste seule, l'hydropore se fermant, et la zone attenante se détruisant. La première région demeure suspendue dans l'entérocœlome, et se perce d'une ou de plusieurs ouvertures, destinées à la faire aboucher avec la cavité de ce dernier. — Cette série de phénomènes est connue d'après des observations directes, et d'après des inductions tirées de la structure définitive ; la certitude n'est plus aussi grande, pour ce qui tient aux relations de l'appareil hydrophore avec le schizocœlome. Des orifices permettent aux canaux du premier de communiquer avec les sinus du second ; mais, du moins dans la plupart des cas, ces ouvertures sont étroites, relativement au volume des deux systèmes, et ne facilitent point des rapports aussi complets que ceux établis avec l'entérocœlome. De plus, on ignore la marche suivie pour produire ces connexions ; l'anatomie ne fournit, à cet égard, aucune présomption. Tout ce qu'il est permis d'affirmer se rapporte à la valeur morphogénétique. Ces relations directes sont secondaires, et non primitives ; elles manquent aux embryons, à cause même de l'origine de ses feuillets, et n'existent que dans les organismes parvenus à leur état définitif.

APPAREIL EXCRÉTEUR. — Les produits de désassimilation s'accumulent, chez les Echinodermes, à mesure que la vie de l'individu se prolonge, dans la plupart des cellules du mésenchyme, ou dans les éléments figurés de l'appareil irrigateur. Les cellules, destinées à renfermer ces produits, rétractent leurs expansions pseudopodiques, et subissent une dégénérescence granuleuse. Cependant, et bien que les composés désassimilés se répartissent ainsi dans l'organisme entier, ils sont plus nombreux dans le ganglion lymphatique, annexé au tube hydrophore ; aussi ce dernier, comme l'ont démontré récemment des expériences faites par A. Kowalevsky, peut-il être pris pour un appareil excréteur spécialisé.

Le ganglion lymphatique est situé dans le mésentère qui contient également le tube hydrophore; en ne considérant que ses caractères essentiels, on doit le considérer comme une prolifération locale, creusée de nombreuses cavités lacunaires, du mésenchyme de ce mésentère. Ses lacunes communiquent avec le sinus, qui longe le tube hydrophore, en joignant la zone mésentérique du schizocœlome splanchnique à la zone intestinale. Ce sinus est parfois assez volumineux pour engaîner le tube hydrophore sur son parcours, et pour envelopper aussi une part du ganglion lymphatique; il en est ainsi chez les Astérides, par exemple (sinus axial). — Les lacunes du ganglion sont, d'un côté, en relations directes avec celles du schizocœlome intestinal, qui reçoivent les aliments rendus assimilables; d'un autre côté, elles ne sont séparées, de la cavité de l'entérocœlome, que par les minces surfaces épithéliales du mésentère; les échanges osmotiques sont donc très faciles entre elles et cette dernière, et il est permis de comprendre, d'après cette disposition, son fonctionnement en tant qu'appareil excréteur. Les Echinides offrent pourtant, à cet égard, une structure particulière; un canal, ouvert au dehors, accompagne sur son trajet, le tube hydrophore, pénètre dans le ganglion lymphatique, et s'y termine en cul-de-sac; les produits de désassimilation de ces êtres sont donc capables de parvenir directement à l'extérieur.

Les notions précédentes suffisent déjà, pour indiquer l'origine du ganglion lymphatique. Cet appareil est directement formé sur place, dans le mésenchyme du mésentère qui porte le tube hydrophore, contre la paroi de ce dernier, et aux dépens de ce mésenchyme lui-même. La provenance du canal excréteur des Echinides n'est pas très connue; ses relations avec le dehors permettent de penser que ce conduit dérive, peut-être, d'une involution ectodermique.

ORGANES SEXUELS. — L'origine exacte des cellules sexuelles des Echinodermes, n'est pas encore élucidée; de même celle de leurs conduits vecteurs. Les seuls faits importants, précisés par les récentes recherches, portent sur l'étroite connexité établie entre le ganglion lymphatique et les ébauches génitales. Ce ganglion est un réseau lacunaire volumineux, localisé dans le mésenchyme du mésentère dorsal de l'embryon; or, le rudiment des glandes sexuelles est une expansion de la zone mésentérique qui contient le ganglion.

Le ganglion lymphatique des Holothuries est, relativement à celui des autres Echinodermes, petit et diffus; cependant, les premiers vestiges de l'appareil reproducteur sont en rapport avec lui. — Chez les autres représentants de l'embranchement, les organes sexuels sont divisés, sauf le cas d'atrophies secondaires, ou celui de soudures provenant de déplacements, en cinq masses. L'ébauche génitale prend, tout d'abord, pour les former, un aspect pentagonal (*pentagone génital*); puis elle s'accroît dans la direction des cinq angles du pentagone. Ces dernières parties grandissent seules, et se séparent les unes des autres, pour donner les cinq masses. Celles-ci sont localisées en une région déterminée de l'organisme : dans la cavité générale, chez les Echïnides; sur le pourtour du disque, chez les Astérides et les Ophiurides; ou bien elles s'étendent dans les bras, chez les Crinoïdes, et pénètrent dans les pinnules.

Le moment, où ces ébauches génitales apparaissent dans l'économie, est tardif, car il se trouve placé vers la fin de la période embryonnaire. Probablement, il correspond à celui où ces ébauches se différencient en tant qu'organes délimités; sans doute, les premières cellules sexuelles étaient déjà façonnées au préalable. Celles-ci proviennent-elles du mésenchyme du mésentère, ou bien de l'épithélio-mésoderme qui revêt la surface de ce dernier? Les faits acquis ne permettent pas encore de se prononcer à cet égard. Les probabilités seraient plutôt en faveur d'une origine mésenchymateuse; mais c'est là tout ce qu'il est possible d'avancer.

Plusieurs auteurs, et notamment Prouho au sujet des Echinides, disent que l'ébauche génitale est voisine du ganglion lymphatique, mais n'en provient pas; elle naîtrait, aux dépens du mésentère qui le contient, non loin de lui, et de manière à lui être connexe. Cette donnée laisse entière la difficulté précédente. Le mésentère est composé par du mésenchyme et par de l'épithélio-mésoderme ; le ganglion lymphatique n'est autre qu'une prolifération locale de ce mésenchyme; et, que l'ébauche provienne du ganglion, ou du mésentère seul, toujours du mésenchyme et de l'épithélio-mésoderme entrent dans la structure. La solution de cette difficulté offre un grand intérêt, car il s'agit de connaître le feuillet qui donne naissance aux cellules sexuelles.

La délimitation tardive de l'ébauche génitale peut être établie, en prenant comme exemple les recherches déjà mentionnées, faites par Prouho sur l'*Echinus lividus*. Au moment où les métamorphoses larvaires sont achevées, et où l'individu possède déjà son aspect définitif, bien que sa taille soit des plus minimes, les glandes sexuelles n'existent pas encore. Ainsi, des jeunes exemplaires, mesurant 1 millimètre de diamètre, ont bien, dans leur test, les cinq plaques génitales; mais ces dernières sont encore privées de leurs pores, et les organes reproducteurs sont absents ; de son côté, le ganglion lymphatique est rudimentaire. La différenciation ne commence guère à s'effectuer que sur des individus ayant trois millimètres de diamètre; l'ébauche génitale prend naissance vers la pointe inférieure (tournée vers l'anus) du ganglion lymphatique, sous la forme d'une expansion, qui s'accroît en se rapprochant du sommet inférieur de la paroi du corps, c'est-à-dire de la région anale (*périprocte*). Lorsque le petit Echinide offre six millimètres de diamètre, l'ébauche est parvenue au contact du périprocte; elle se recourbe alors sur elle-même, en dessinant le pentagone génital.

Les cinq angles du pentagone s'accroissent seuls par la suite; chacun d'eux se place dans la zone interambulacraire la plus proche. Ils se séparent les uns des autres, et donnent ainsi les cinq glandes sexuelles de l'adulte. Les pores génitaux ne se percent, sur les plaques correspondantes, qu'au moment où les cinq glandes se délimitent.

II. Considérations générales sur les formes embryonnaires.

— La plupart des Echinodermes, parvenus à leur maturité sexuelle, rejettent leurs éléments reproducteurs dans l'eau qui les entoure; aussi la fécondation est-elle externe, et les métamorphoses subies par les embryons sont-elles également extérieures. Ces changements de forme sont souvent considérables; les larves possèdent des appendices particuliers, qui disparaissent au moment où elles se convertissent en adultes. Dans certains cas, dont l'énumération a été donnée plus haut (page 649), les ovules sont conservés par les femelles dans une partie de leur corps, et incubés, ou fixés à des corps étrangers; les métamorphoses sont alors restreintes, ou même font complètement défaut. Ces derniers phénomènes sont relativement rares. Etant donnée leur présence, il convient de distinguer entre les Echinodermes à métamorphoses complètes, et ceux à métamorphoses incomplètes ou absentes.

Métamorphoses complètes. — *A.* Comme l'ovule fécondé est sphérique, ou largement ovalaire, la larve très jeune, qui dérive de cet ovule, est elle-même globuleuse; cette forme ne persiste point, et ne tarde pas à se modifier. Au moment où l'embryon parvient à l'état gastrulaire, et commence à dépasser cet état, son ectoderme entier se couvre de cils vibratiles; la larve est alors uniformément, et complètement, ciliée. Cette phase, qui existe au début du développement de presque tous les Echinodermes aux métamorphoses complètes, mérite, par suite, le nom de *phase première.* — Les ébauches des entérocœles et de l'hydrocœle commencent à se délimiter; l'hydrocœle produit le tube hydrophore; et les principaux caractères de la Pentactule, c'est-à-dire de la larve fondamentale des Echinodermes, se manifestent déjà. Comme cette disposition première des cils vibratiles est commune à tous les représentants du groupe, comme elle s'offre avec constance dans presque tous les développements dilatés, il est permis de s'élever, d'après elle, à la notion subjective du *Pentazoon* ancestral, et de se représenter cet être hypothétique comme recouvert d'un tapis serré et complet de cils vibratiles, qui lui permettaient de se déplacer. En ramenant les faits à leurs données objectives et directes, il est important de constater l'existence d'un état primitif, commun à tous les Echinodermes, duquel se dégagent les modifications particulières à chaque classe.

Ces modifications sont de deux ordres. Les unes consistent en la localisation des cils vibratiles sur certaines régions de l'organisme larvaire, et en leur disparition dans les autres zones; ces cils se rassemblent en bandes, sinueuses d'ordinaire, ou bien cerclant le corps comme des anneaux, et montées sur des bourrelets; la production des bourrelets est due à ce phénomène, que les cellules ectodermiques, pourvues de cils vibratiles, sont plus longues que les autres, et, par conséquent, se dessinent en saillie. Les autres changements tiennent à l'extension de certaines parties du corps en appendices temporaires, plus ou moins allongés, qui disparaissent vers la fin des métamorphoses, et ne passent pas à l'adulte. Ces expansions, couvertes de cils vibratiles, sont parfois soutenues par des spicules calcaires, et sont ailleurs privées de ces spicules; mais elles ont toujours l'aspect de baguettes cylindriques, ou cylindroconiques, insérées sur l'organisme larvaire. — Ces deux ordres de phénomènes sont séparés chez certains Echinodermes; ailleurs, ils coexistent, ou bien se succèdent dans l'évolution d'un même embryon. Il convient de reconnaître, à cet égard, parmi les classes de l'embranchement, trois groupes principaux. Le premier renferme seulement les Holothurides; il correspond à un état relativement simple, dont se dégage celui du second groupe, contenant les Echinides, les Astérides, avec les Ophiurides, et celui du troisième, qui se borne aux Crinoïdes.

Les Holothurides, lorsqu'elles subissent des métamorphoses complètes, commencent par présenter la phase première. Ensuite, elles passent à un état dit *Auricularia;* les cils vibratiles se groupent en une longue bande, qui entoure, tout en décrivant des sinuosités sur le corps, la région buccale. Cette bande se fragmente; ses tronçons se disposent en cinq cordons circulaires, qui cerclent le corps à la manière d'autant d'anneaux; ce troisième état est désigné par le terme de *pupe.* La pupe se convertit alors en adulte.

Si l'on prend l'unique bande sinueuse des *Auricularia*, au moment où elle se divise en deux segments; si l'on s'arrête à cette phase, la scission n'allant pas plus loin, et ne parvenant pas à donner cinq tronçons; si, en outre, l'on dispose ces deux bandes de manière à les rendre sinueuses à leur tour, et à leur faire parcourir une grande partie du corps, on aura la *Bipinnaria*, la jeune larve des Astérides. Ces derniers animaux offrent d'abord la phase première, puis passent à l'état de *Bipinnaria*, qui est une phase *Auricularia* modifiée comme il est dit précédemment. — A ce second type larvaire des Astérides, en succède un troisième, nommé *Brachiolaria;* le corps de l'embryon, tout en possédant ses deux bandes, émet des bras, des expansions cylindriques assez courtes, et transitoires, car elles ne persistent pas chez l'adulte.

D'autre part, si l'on s'arrête à une *Auricularia* non encore complète, prise à l'instant où son unique bande commence à s'étendre vers les deux extrémités du corps, et si on localise cette bande dans la région supérieure de l'organisme, dans celle qui porte la bouche, on obtiendra une jeune larve d'Echinide ou d'Ophiuride. Les représentants de ces deux classes passent d'abord par la phase première, puis leurs cils vibratiles se rassemblent en un cordon sinueux, placé dans la région buccale. Cette bande grandit ensuite; elle produit des expansions cylindriques, qui s'allongent extrêmement, et dépassent de beaucoup le corps. Ces expansions, couvertes de cils vibratiles, sont dites des *bras*; la larve, munie de ces appendices, est nommée *Pluteus*. — Les bras du *Pluteus* sont plus longs que ceux de la *Brachiolaria* des Astérides; ils possèdent, pour les soutenir, des spicules calcaires, dont cette dernière est privée. Ils sont au nombre de huit d'habitude, chez les Echinides tout aussi bien que chez les Ophiurides; ce chiffre s'élève à dix chez les Spatangides, à cause de la production de deux appendices supplémentaires, plus petits que les autres. Ces expansions ne naissent pas en même temps; elles se montrent par paires avec régularité, les deux éléments d'une même paire étant placés de part et d'autre de l'axe central de l'économie.

Les bras de la *Brachiolaria*, comme ceux du *Pluteus*, font partie de l'organisme larvaire; ils entrent dans la constitution du prosome, mais disparaissent ensuite, et ne contribuent nullement à former le métasome, le corps définitif. Aussi, lorsque ce dernier commence à se délimiter, il n'emprunte à la larve, pour se façonner, qu'une part restreinte de son corps, et laisse de côté les appendices, avec les régions qui les supportent. Pendant ce temps, et grâce à ces mêmes appendices, couverts de cils vibratiles, la larve continue à nager, à se déplacer, et conserve sa même allure générale. — De là découlent les particularités remarquables du développement des Echinides, des Astérides et des Ophiurides, que J. Müller a, depuis de nombreuses années, mises en lumière d'une manière si parfaite. Le métasome, le jeune Echinoderme, pour employer l'expression des anciens auteurs, se différencie sur la larve, à la manière d'un petit bourgeon, qui grandirait, tout en empruntant à l'être, qui le porte, la substance nécessaire pour former son économie. Ce bourgeon s'accroît, alors que le porteur conserve la même taille et la même structure; il devient seul un animal parfait, le porteur se détruisant, et disparaissant. Cette intéressante série de phénomènes est due à l'extrême différence d'aspect établie entre la larve et l'adulte, et non à un bourgeonnement du second par la première. Le prosome possède de volumineuses expansions, qui lui appartiennent en propre, dont la taille et la disposition donnent à la larve sa physionomie particulière; et le métasome se délimite, par suite, dans une région restreinte de ce prosome. Comme ce métasome offre d'emblée, dès son apparition, ses caractères personnels, la dissemblance est grande entre lui et le prosome; et comme les annexes temporaires de ce dernier s'atrophient à mesure que le premier s'accroît, cette dissemblance dans l'espace se double d'une différence dans le temps, qui rend l'opposition encore plus accentuée.

Des changements aussi prononcés n'existent point chez les Holothurides, et non plus chez les Crinoïdes. Les embryons de ces derniers sont d'abord cerclés par des bandes vibratiles annulaires, qui entourent le corps, et donnent à la larve une forme identique à celle des *pupes* d'Holothuries. A cause de cette ressemblance, la même expression « pupe » peut être appliquée aux jeunes Crinoïdes. La pupe se convertit en adulte par la suite. — Il importe de remarquer, au sujet de cette classe des Echinodermes, que le développement de ses représentants n'est connu que par celui des Comatules, c'est-à-dire des plus récents et des plus complexes d'entre eux, abstraction faite de l'absence de pédoncule; de plus, et comme l'a montré l'origine des feuillets blastodermiques, l'évolution embryonnaire de ces animaux offre des traces indiscutables de condensation. Or, en comparant les larves des Comatules à celles des Holothurides, la ressemblance s'impose, sauf au sujet de la phase *Auricularia*, qui manque aux premières, et existe toujours chez les secondes. Cette absence d'un tel état est-elle générale, et commune à tous les Crinoïdes actuels; ou s'agit-il d'une omission spéciale aux Comatules? Il est encore impossible de se prononcer sur ce sujet. — Quoiqu'il en soit à cet égard, la chute de la tige fait passer les Comatules par une phase larvaire supplémentaire, dont les autres Crinoïdes sont privés, celle de *larve pédonculée*. En effet, tous les Crinoïdes, sauf les Comatules, possèdent une tige qui les fixe à des supports; cet organe naît hâtivement, et persiste chez l'adulte. Les Comatules en produisent un, tout comme les autres représentants de la classe; mais elles l'abandonnent ensuite, et deviennent libres; elles passent donc, d'une manière transitoire, par un état, qui demeure et persiste chez les autres Crinoïdes.

B. — Les métamorphoses externes, subies par les larves des Echinodermes, sont donc variées, et diverses suivant les classes, bien que les formes qu'elles déterminent soient des modifications d'un même état initial, celui de la phase première. Mais, si les changements extérieurs sont différents, il n'en est pas de même pour ceux des organes internes; ceux-ci, sauf les détails particuliers et secondaires de la structure définitive, évoluent d'après un seul plan, et d'une façon identique. Cette ressemblance du développement est surtout évidente en ce qui concerne l'appareil irrigateur; malgré les divers modes employés pour façonner ses principales ébauches, celles-ci se retrouvent toujours au même nombre et disposées de la même façon. — Aussi, plusieurs de ces ébauches agissent-elles, pour donner à certaines régions externes des larves un aspect comparable, quelles que soient les allures générales de ces embryons; ce fait se présente notamment dans la région péribuccale, et dans ses tentacules.

La genèse de ces derniers est placée sous la dépendance directe de l'évolution suivie par l'hydrocœle; en effet, ce dernier, après s'être converti en anneau hydrophore, émet cinq diverticules, qui soulèvent

la paroi du corps autour de la bouche, et produisent les tentacules péribuccaux. Même dans le cas où ces appendices ne se développent pas
davantage, où ils restent petits et s'atrophient même, la larve les possède
autour de son orifice buccal; et, à cause de l'exiguité du corps de cette
dernière, ils paraissent volumineux et offrent une certaine importance.
La région qui les porte, et qui pourrait être désignée par l'expression
de *zone tentaculaire*, offre la même disposition chez tous les embryons
des Echinodermes. — Avant que l'anneau hydrophore ne commence à
émettre ses diverticules, cette région se déprime quelque peu, et s'enfonce dans le corps. La dépression est parfois large et peu profonde,
chez les Holothurides par exemple, où elle est surtout dénotée par ses
bords, qui consistent en épais bourrelets; elle est ailleurs plus grande
et plus ample, et, parfois même, son orifice extérieur se ferme, lui
donnant l'aspect d'une cavité close. Les auteurs ont désigné cet enfoncement par plusieurs noms, dont les principaux sont ceux d'*umbo*, de
disque, et de *vestibule;* à cause des acceptions spéciales des deux premières expressions, la dernière mérite seule d'être conservée. — Les
tentacules péribuccaux prennent naissance au fond du vestibule; ils
s'allongent tout d'abord dans la cavité vestibulaire, puis font saillie au
dehors, soit en passant par l'orifice de la dépression, soit en brisant sa
paroi externe, dans le cas où l'ouverture vestibulaire s'est fermée. Cette
dernière particularité est assez fréquente; on l'a signalée chez les
Comatules parmi les Crinoïdes, et chez les Spatangides parmi les
Echinides.

Le vestibule, c'est-à-dire la dépression produite par la zone où se
développent les tentacules péribuccaux, est donc une formation commune à tous les embryons des Echinodermes, et plus ou moins développée. La première indication en est offerte par les Holothurides; la
région péribuccale de leurs pupes est large, cerclée et limitée par un
bourrelet épais, et rétractile, en ce sens que le petit être est capable de
la rétracter dans son corps, avec les tentacules qu'elle porte, ou de la
projeter au dehors, pour étaler ces mêmes tentacules. Si l'on suppose
une dépression plus profonde, entourée par un bourrelet plus haut, qui
la surplombe en partie ou en totalité, et cache la base des tentacules,
on obtient le vestibule des autres larves; il est devenu un organe d'aspect
plus précis, mieux délimité, et, par cela même, privé de la faculté de
rétraction de celui des Holothuries. De plus, au lieu d'être situé sur
l'une des extrémités du corps, il est latéral d'habitude, car la bouche
larvaire est latérale elle-même; les Comatules font exception, car leur

---

Fig. 667 à 674. — Esquisse générale des métamorphoses larvaires des Échinodermes, d'après
celles des Echinides (*coupes longitudinales et diagrammatiques, en silhouettes*). — En 667,
jeune larve, lors de la phase première. — En 668 et 669, genèse des bras, et déplacement
progressif des orifices digestifs. — En 670, 671, 672, les bras grandissent, et la larve
arrive à l'état de *Pluteus;* un vestibule, au fond duquel se perce la bouche définitive et
se façonnent les tentacules péribuccaux, se creuse sur son côté gauche. — En 673, le

vestibule, volumineux et clos, est terminal, comme celui plus petit et

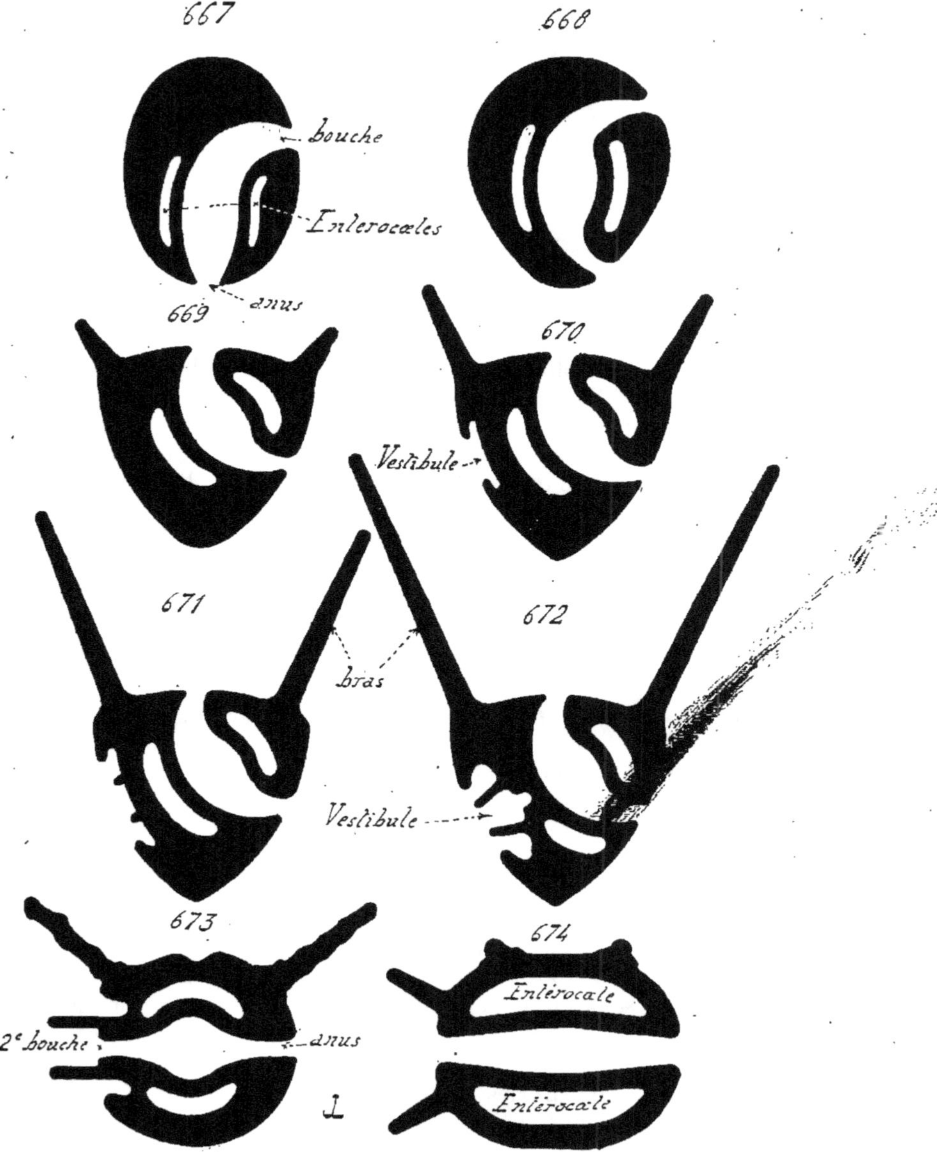

Pluteus commence à se convertir en adulte; les bras se rabougrissent, la bouche provisoire se ferme, et l'intestin se raccorde à la bouche définitive; les entérocœles ont changé de situation. — En 674, l'allure définitive est presque acquise, et la larve possède déjà l'aspect général d'un jeune Echinide.

moins bien marqué des larves d'Holothuries. — Quelle que soit sa dis-position, le vestibule est un organe temporaire, spécial à la larve, qui manque à l'animal parfait. Tout au plus peut-on considérer la zone péribuccale des Holothuries adultes comme dérivant de lui, à cause de son peu d'importance chez la larve, qui lui permet d'être conservé, en effaçant le bourrelet périphérique; cette zone est rétractile du reste, tout comme l'appareil dont elle provient. Le vestibule des autres Echinodermes disparaît vers la fin des métamorphoses, et l'adulte n'en montre aucun vestige. Les tentacules péribuccaux eux-mêmes ne persistent guère que chez les Holothurides et les Echinides; ils restent petits, et s'atrophient même, chez les représentants des trois autres classes.

C. — Le caractère particulier des changements extérieurs, subis par les larves des Echinodermes, force à se demander si ces métamorphoses sont primitives, ou si elles sont secondaires. Les formes embryonnaires, telles que les *Auricularia*, les *Brachiolaria*, les *Pluteus*, qui existent à l'époque actuelle dans l'évolution individuelle des Echinodermes, correspondent-elles à un rappel atavique d'organismes ancestraux, ou bien à des modifications secondaires, résultant d'adaptations spéciales aux larves. Les solutions à de telles demandes sont toujours des plus délicates à donner, car l'on est obligé de raisonner d'après une série de comparaisons, et d'inductions, qui s'enchaînent; et la certitude matérielle fait constamment défaut. Cependant, au sujet des Echinodermes, les métamorphoses sont telles, que la réponse est assez aisée.

Les plus simples, parmi les représentants actuels de l'embranchement, sont les Holothurides. Or, les métamorphoses, lorsqu'elles existent, sont moins prononcées chez elles que dans les autres classes, car elles touchent seulement aux cils vibratiles, et ne comportent aucune production de bras. Les Echinides, les Astérides, et les Ophiurides, subissent, par contre, des changements extérieurs très accentués. Les Ophiurides, dont l'organisation définitive est cependant plus dissemblable, que celle des Astéries, de la structure des Echinides, possèdent une larve identique à celle de ces derniers, alors que les embryons des Astérides appartiennent à un tout autre type. De plus, les Comatules, et par suite les Crinoïdes, sont aussi éloignés des Holothurides, sinon davantage, que les autres classes de l'embranchement; pourtant, elles passent par une phase de pupe, comparable de tous points à l'état correspondant des embryons d'Holothuries.

En tenant compte de ces trois faits, la notion s'impose que les formes larvaires des Echinodermes, du moins les formes extérieures, ne sont nullement en rapport avec les affinités décelées par l'évolution des organes internes, et par la disposition définitive de ces mêmes organes. Ces formes se déduisent de celles offertes par les Holothuries, mais leur série est indépendante de la véritable filiation morphogénétique, donnée par les appareils de l'économie, pris dans leur développement et dans leur état final. Aussi, est-il très probable que les métamorphoses, subies par les larves, sont secondaires; elles se sont introduites après coup dans l'évolution embryonnaire, et résultent d'adaptations particulières à ces larves. Sans doute, ces dernières, afin de se conformer aux exigences de la vie pélagique, ont modifié en conséquence la disposition de leurs cils vibratiles, et ont produit des bras pour se déplacer et se soutenir dans l'eau. Cette opinion ne renferme que des notions subjectives, et ne peut être démontrée par l'observation directe; cependant, les faits acquis permettent de la considérer comme exprimant la réalité des choses.

Il est nécessaire de faire une réserve au sujet de ces phases larvaires. La phase première, caractérisée par la présence, sur le corps, d'un tapis complet de cils vibratiles, est commune à tous les embryons d'Echinodermes; elle n'est donc pas secondaire, mais bien primitive, et se trouve à sa place dans l'évolution individuelle, comme elle l'a été sans doute dans l'évolution ancestrale. La même assertion s'applique à l'état de pupe des Holothuries et des Crinoïdes; son existence connexe, avec les mêmes particularités essentielles, dans deux groupes aussi distincts, et sa simplicité même, car il ne comporte ni bande vibratile sinueuse, ni possession de bras, autorisent à penser qu'il est également primitif. — Les seules larves secondaires seraient les formes pourvues de bras, ou de bandes vibratiles à sinuosités, c'est-à-dire les *Auricularia* des Holothurides, les *Pluteus* des Echinides et des Ophiurides, enfin les *Bipinnaria* et les *Brachiolaria* des Astérides.

Ces derniers embryons, et notamment ceux des Echinides, des Astérides, et des Ophiurides, sont, en outre, des *larves à stases*. L'aspect général, et l'allure extérieure, du prosome, sont conservés, en effet, pendant que les organes internes s'ébauchent, et que le métasome commence à se délimiter. La forme totale de la larve subit une véritable stase, alors que les appareils de l'économie poursuivent leur développement, et se complètent. — La présence de ces stases est une probabilité de plus, en faveur de l'opinion portant que les métamorphoses sont secondaires. D'habitude, les larves à stases, et à mues, ou à chute d'appendices adaptatifs, ne représentent point un souvenir temporaire d'un état ancestral; leurs caractères particuliers, et transitoires, résultent d'adaptations qui leur sont propres.

Enfin, un dernier fait contribue, pour sa part, à démontrer la minime importance, sous le rapport de la morphogenèse, de ces transformations. D'après Giard, les ovules des représentants d'une espèce d'Ophiuride, l'*Ophiothrix fragilis*, ne se ressemblent pas, en ce qui touche leur teneur en deutolécithe; les uns contiennent un amas assez grand de granulations nutritives, les autres moins, et les derniers fort peu. Ceux-ci, en se développant, donnent des *Pluteus* complets; les seconds fournissent des *Pluteus* imparfaits; enfin, les premiers se convertissent directement en adultes, et ne subissent que des métamorphoses très restreintes. Une aussi grande diversité implique une grande variation dans la puissance de l'hérédité; une telle variation concorderait peu avec une morphogénèse de haute valeur, comme celle qui existerait, si ces états larvaires rappelaient des formes ancestrales.

Métamorphoses restreintes ou nulles. — Ce cas est relativement rare; les Echinodermes vivipares, ou ceux dont les œufs, volumineux, contiennent un abondant deutolécithe, sont les seuls à l'offrir. L'évolution des organes internes est semblable à celle présentée par les embryons à métamorphoses; la seule différence porte sur l'absence des appareils adaptatifs, c'est-à-dire des bandes vibratiles et des bras. Cette absence est parfois complète, et les métamorphoses sont nulles. Ailleurs, elle est partielle; les appendices larvaires existent, bien que petits et déformés, et les métamorphoses sont alors restreintes. La privation des appendices de locomotion et de soutien, montrée par les embryons des Echinodermes vivipares, qui n'ont nul besoin d'eux puisqu'ils ne se déplacent pas, dénote encore, pour sa part, le caractère strictement adaptatif de ces appareils.

Il est donc possible de suivre, dans la plupart des classes des Echinodermes, une série qui va de l'absence des métamorphoses à l'existence de changements extérieurs très prononcés; cette série est offerte, même par les représentants d'une seule espèce, comme l'indique le précédent exemple relatif à l'*Ophiothrix fragilis*. Cette série a-t-elle pour point de départ l'absence de métamorphoses? Ou cette privation est-elle secondaire? Cette dernière opinion est sans doute la vraie; l'absence de métamorphoses n'est point primitive chez les Echinodermes actuels, et elle correspond à une atrophie des appendices adaptatifs, non à une apparition première et encore rudimentaire. En effet, les Echinodermes qui la présentent sont vivipares, ou pourvus d'œufs à deutolécithe abondant. Ces deux phénomènes ne sont jamais primordiaux chez les animaux; ils dérivent secondairement, à la suite d'adaptions particulières, de l'oviparité, comme du manque de réserves nutritives. En conséquence, la privation d'appendices larvaires, qui découle d'eux, est elle-même secondaire.

Le véritable type initial du développement des Echinodermes est la *larve première*; son revêtement de cils vibratiles, et la disposition propre à ses ébauches d'entérocœles et d'hydrocœle, lui donnent son caractère

---

Fig. 675 à 683. — MÉTAMORPHOSES DES HOLOTHURIDES (*contours extérieurs*). — En 675, 676 et 677, amplification progressive de la couronne vibratile péribuccale; le petit cercle supérieur indique la bouche, et l'inférieur l'anus. — En 678, Auriculaire vue de profil. — En 679, Auriculaire vue de face. — En 680 et 681, morcellement progressif des boucles de la bande vibratile. — En 682, état de pupe. — En 683, état plus avancé, voisin de l'adulte; les cercles vibratiles commencent à disparaître, et les tentacules péribuccaux font saillie hors du large vestibule. — (D'après les recherches faites par les auteurs.)

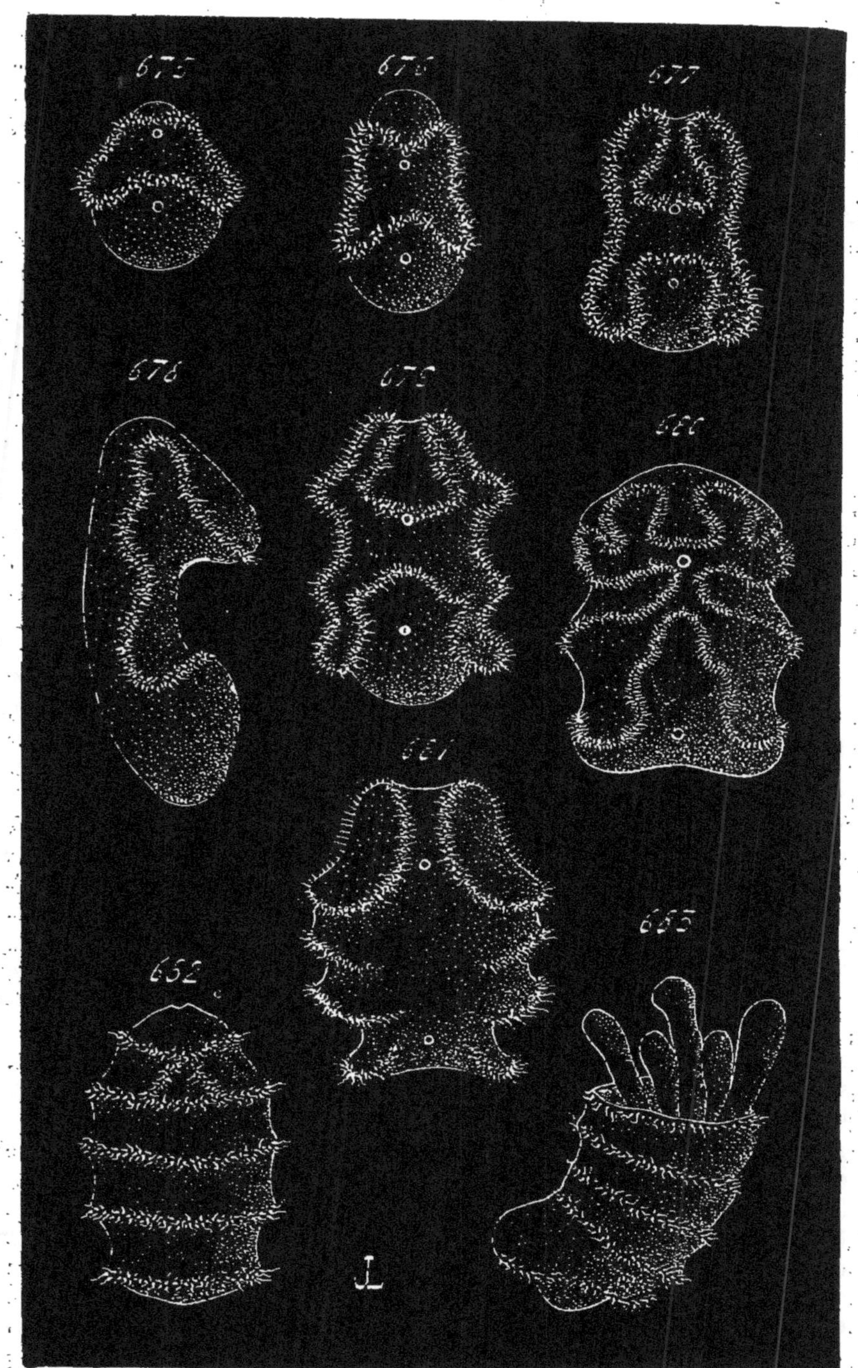

de Pentactule. De cette larve dérivent tout d'abord les formes aux métamorphoses complexes, causées par la présence d'appendices adaptatifs, qui permettent aux embryons de mener une vie pélagique, et dont ils doivent se dépouiller pour passer à l'état adulte, où le mode de vie n'est plus le même. Enfin, des larves à métamorphoses accentuées se dégagent, par un changement d'adaptation, celles à métamorphoses restreintes ou nulles; ces embryons cessent d'être pélagiques, restent immobiles, et les appendices, devenant inutiles, se restreignent, ou disparaissent en totalité. — Le point de départ de tous ces changements, plus ou moins complexes, doit être pris, sans doute, dans le développement des Holothurides, avec ses trois phases de larve première, d'Auriculaire, et de pupe.

III. — Développement particulier des Holothurides. — La

plupart des représentants de cette classe subissent des métamorphoses complètes, et se présentent, dans ce cas, à un moment donné de leur évolution larvaire, sous la forme dite *Auricularia*. Parfois, mais plus rarement, cette phase est omise, et les métamorphoses sont restreintes. Enfin, plusieurs Holothurides offrent un développement direct, et les changements externes sont nuls.

Métamorphoses complètes. — La jeune larve montre d'abord la *phase première;* elle passe ensuite à l'état d'*Auricularia*, puis à celui de *pupe*, et se convertit finalement en *individu parfait*.

La phase première apparaît de suite après la gastrulation. Pendant que s'ébauchent les entérocœles et l'hydrocœle, l'ectoderme entier se recouvre de cils vibratiles, qui permettent au petit être de se déplacer. En outre, le corps de la larve s'allonge, et devient deux ou trois fois plus haut que large; l'anus, c'est-à-dire l'entéropore converti en orifice anal, abandonne sa situation terminale, et inférieure, pour remonter quelque peu sur le corps, et se placer sur la face antérieure. La bouche prend naissance également sur la face antérieure, ou ventrale, de l'organisme; elle est un orifice assez large, surplombé par la volumineuse extrémité supérieure de la larve, constituant le *lobe préoral* des auteurs, et qui serait mieux nommée le *lobe sus-buccal*. Cette région s'élargit dans le sens transversal, de manière à proéminer au-dessus de la bouche.

Pendant que se produisent ces modifications, dans l'allure générale et dans l'arrangement des orifices digestifs, les cils vibratiles changent leurs dispositions; la phase première est alors dépassée, et la larve se transforme en *Auricularia*. Les cils commencent par disparaître sur le corps entier, sauf dans une région annulaire, qui entoure la bouche; cette région constitue ainsi une bande vibratile, destinée à s'accroître en devenant sinueuse. — Elle débute par s'élargir latéralement, en prenant une forme quadrangulaire; puis, elle s'accroît dans le sens de ses quatre angles. Les deux angles supérieurs remontent sur le lobe sus-buccal, qu'ils encadrent à droite et à gauche; de même les angles inférieurs descendent vers l'extrémité inférieure, qu'ils atteignent, et encadrent également. Chacun de ces angles constitue une large boucle vibratile, dont les bords sont ondulés; et ces quatre boucles s'unissent à la partie, laissée en place autour de la bouche, de la région annulaire primitive. La couronne péribuccale a donc changé d'aspect; au lieu de consister en un anneau, elle est devenue une bande vibratile très étendue, qui parcourt le corps entier, en décrivant de nombreuses sinuosités; ces dernières, sur chacun des côtés du corps, simulent les contours d'une oreille, d'où le nom d'*Auricularia* donné à la larve en cet état. — Ces métamorphoses ont été suivies par J. Müller d'une manière complète. Il est nécessaire de bien se représenter cette volumineuse bande vibratile comme une couronne péribuccale très étendue; la bouche est toujours placée dans l'espace qu'elle limite, et l'anus est laissé en dehors d'elle, car il est situé entre les deux boucles inférieures.

Ensuite, l'*Auricularia* se convertit en une pupe. Les quatre boucles vibratiles continuent à grandir, et s'élargissent; leurs sinuosités deviennent plus accentuées; chacune d'elles se compose de deux boucles plus petites. Cette scission devient de plus en plus prononcée; et, finalement, chaque boucle se divise, *grosso modo*, en deux tronçons. Des quatre appendices vibratiles primitifs, deux étaient disposés sur un des côtés de l'organisme, et deux sur l'autre côté; lorsque la division est effectuée, quatre tronçons se trouvent placés d'une part, et quatre d'autre part, à des niveaux différents, sur le corps de la larve. Chacun des premiers s'amplifie, de manière à s'unir à celui des quatre seconds situé à la même hauteur, et à former avec lui une couronne vibratile qui entoure transversalement le corps. De plus, la portion péribuccale de la couronne primitive s'accroît, et constitue une couronne vibratile, supplémentaire; le nombre de ces anneaux, cerclant le corps, est ainsi porté à cinq. C'est là le chiffre définitif, et la phase de pupe se trouve atteinte. — La série de ces changements successifs est décrite avec une précision, qui n'existe pas toujours, car les phénomènes ne sont pas aussi bien déterminés. Il faut concevoir leur ensemble comme se ramenant aux faits suivants : la bande vibratile de l'Auriculaire devient, tout en grandissant, de plus en plus sinueuse; les sinuosités, à leur tour, s'accentuent sans cesse, s'approfondissent, et finissent par morceler l'unique bande en plusieurs tronçons; puis les tronçons d'un côté se réunissent à ceux de l'autre pour constituer cinq bandes vibratiles transversales.

Lorsque la jeune larve est parvenue à l'état de pupe, sa forme est encore cylindrique, ou plutôt longuement ovalaire. Les cinq couronnes vibratiles s'étagent à diverses hauteurs sur le corps, depuis l'extrémité supérieure jusqu'à l'extrémité inférieure, et, à peu de chose près, se placent à égale distance les unes des autres. Une seule d'entre elles est située au-dessus de la bouche, les quatre autres sont inférieures à cet orifice. — La zone vestibulaire fait ensuite son apparition. La larve s'accroît quelque peu, mais inégalement, de manière que la bouche remonte vers la région supérieure de l'organisme. Puis, toute cette

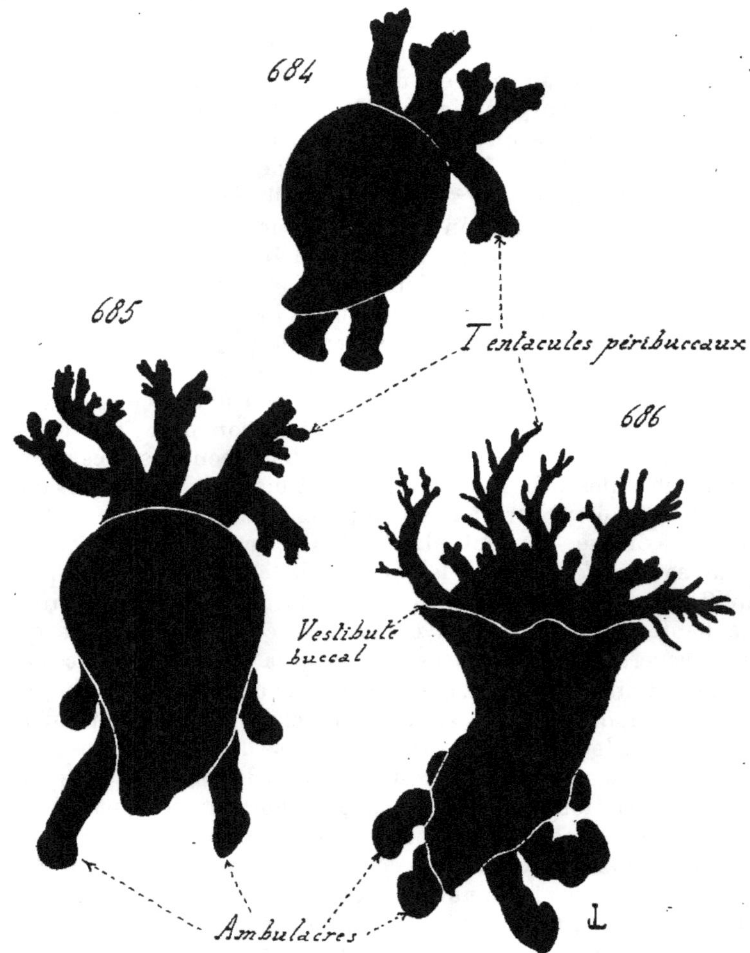

Fig. 684 à 686. — Achèvement des métamorphoses des Holothurides (*silhouettes*). — En 684, jeune individu, muni de ses tentacules péribuccaux, et de deux ambulacres. — En 685, individu plus âgé. — En 686, individu plus avancé encore, pourvu d'un grand nombre d'ambulacres, et dont les tentacules péribuccaux se sont ramifiés. (D'après les recherches faites par Selenka sur l'*Holothuria tubulosa*.

région, avec la bouche en son milieu, subit une dépression, c'est-à-dire se creuse, et s'infléchit dans le corps; le vestibule est alors façonné. Sa disposition n'est point fixe ni précise, car il est capable de contractions diverses, de projections au dehors suivies de rétractions; mais il n'en existe pas moins, et les tentacules péribuccaux naissent au fond de sa cavité. Ces appendices s'allongent rapidement, en devenant cylindriques; ils ne tardent pas à dépasser le vestibule, et à faire saillie au dehors. De son côté, la zone vestibulaire s'élargit; sa limite périphérique se trouve marquée par un épais bourrelet, couvert de cils vibratiles.

Les quatre couronnes vibratiles infra-buccales continuent à persister, pendant que ces changements se produisent; mais, comme le corps de la larve augmente en taille, et par suite en poids, elles sont bientôt insuffisantes, et le petit être, cessant de nager, tombe au fond de l'eau. Il se convertit alors en adulte, et possède déjà les rudiments de tous ses organes, qui n'ont qu'à grandir pour passer à l'état parfait; ils ne subissent, à cet effet, aucune désagrégation, ni aucune destruction, sauf les bandes vibratiles, qui finissent par disparaître.

Métamorphoses restreintes ou nulles. — D'après les recherches de Selenka, les *Cucumaria doliolum* offriraient des métamorphoses restreintes. L'embryon parvient à la phase première, puis se transforme en pupe, sans offrir l'état d'Auriculaire. Pour cela, le revêtement vibratile de la larve première disparaît par places, et persiste seulement en cinq zones circulaires, qui constituent ainsi cinq couronnes transversales. Les modifications relatives à la pupe, et dont les principales portent sur le déplacement de la bouche, la réduction du lobe sus-buccal, et l'apparition de la région vestibulaire munie de ses tentacules, s'effectuent de la même manière que chez les pupes issues d'Auriculaires.

A en juger d'après les observations de Kowalevsky sur les *Psolus*, les Holothurides vivipares seraient dépourvues de toute métamorphose; le revêtement vibratile ferait même défaut. Le jeune embryon se convertit directement en adulte.

Origine des organes. — Les particularités intéressantes et connues, offertes par les Holothuries à cet égard, se rapportent au test et à l'appareil ambulacraire.

Au sujet du test, et au moment où les anneaux vibratiles de la pupe disparaissent, dix plaques calcaires naissent dans le somato-mésenchyme péribuccal; cinq d'entre elles sont placées dans les zones ambulacraires, et cinq dans les zones interambulacraires. Elles représentent les premières indications du test. Elles correspondent, sans doute, aux dix plaques habituelles des embryons des autres Echinodermes; mais, comme on n'est pas encore très fixé sur le développement ultérieur des autres formations correspondantes, il est difficile de se prononcer au sujet de leur homologie.

D'après les études faites par Semon sur le développement des Holothuries, l'anneau hydrophore, qui dérive de l'hydrocœle, commence par

émettre les cinq diverticules, chargés de se convertir en tentacules péribuccaux. Puis, il produit, entre les précédents, cinq autres diverticules,
qui deviendront les canaux ambulacraires ; l'un de ces derniers, le
quatrième en suivant l'ordre adopté dans le numérotage de ces organes,
est diamétralement opposé au tube hydrophore de la larve. Semon se
base sur ces faits, pour admettre que les canaux ambulacraires des Holothurides ne correspondent pas à ceux des autres Echinodermes, et leur
sont seulement analogues. En effet, lorsqu'il existe des tentacules chez
l'adulte, les conduits ambulacraires se dégagent de ceux qui se rendent
à ces appendices, et ne s'attachent point directement, en dehors d'eux,
à l'anneau hydrophore. Aussi, les régions ambulacraires des Holothurides correspondraient-elles aux régions interambulacraires des autres
Echinodermes, et réciproquement.

Il est impossible d'accepter, dans leur entier, les conséquences d'une
telle opinion, et d'admettre que les canaux ambulacraires des Holothurides ne soient point les homologues de ceux des autres Echinodermes.
Les premiers sont identiques aux seconds, sous le double rapport de
leur origine, et de leur situation dans le somato-mésenchyme de la paroi
du corps ; la ressemblance parfaite dans le temps et dans l'espace, qui
est la condition nécessaire de toute homologie, est ici réalisée de tous
points. La seule différence porte sur le mode de jonction de ces conduits
et de l'anneau hydrophore ; cette dissemblance est secondaire, car elle
se ramène à un déplacement de faible amplitude. Au moment où se
constitue le tube hydrophore, et où se délimitent les premières ébauches
des canaux tentaculaires et des canaux ambulacraires, il n'existe encore
aucune division du corps entier en zones ambulacraires et zones interambulacraires ; cette différenciation ne s'effectue qu'après l'achèvement des conduits ambulacraires. Aussi, les dispositions mutuelles de
ces ébauches et du tube hydrophore n'engagent-elles en rien la symétrie
définitive de l'organisme ; et l'on ne peut se baser sur elles pour conclure à l'absence d'homologies.

Les Holothurides appartenant à l'ordre des Apodes sont privées d'ambulacres ; cette absence se borne aux ambulacres seuls chez les Molpa-
didées ; elle s'étend aux canaux ambulacraires eux-mêmes chez les
Synaptidées. L'appareil hydrophore de ces derniers se compose seulement de l'anneau, et des conduits tentaculaires. A ce qu'il semble
d'après le développement, cette absence est primitive, et ne correspond
pas à une atrophie secondaire.

IV. **Développement particulier des Échinides.** — Le développement embryonnaire des Echinides est caractérisé par la présence
d'une forme larvaire, dite *Pluteus;* cette forme n'est cependant pas
spéciale aux Echinides, car on la retrouve, avec ses mêmes particularités, et sauf quelques modifications secondaires, chez les Ophiurides. —
Le *Pluteus* est une larve conique, dont le sommet est inférieur, et dont

la large base, tournée en haut, porte la bouche en son centre, et sur sa périphérie huit ou dix bras disposés par paires; ces appendices sont couverts de cils vibratiles, car ils correspondent à des lobes formés par la couronne vibratile péribuccale, et sont soutenus par des baguettes calcaires. Ces dernières sont tantôt lisses, et tantôt percées de trous placés à la file, en une série régulière, qui leur donnent un aspect treillissé; elles ne manquent jamais, bien que, parfois, elles fassent défaut à certains des bras, plus petits que leurs voisins.

Les Echinides vivipares, à en juger d'après l'*Hemiaster australis* étudié par Agassiz, sont privés d'une telle phase larvaire; leurs métamorphoses sont nulles, et l'embryon se développe directement en adulte. — Lorsque les métamorphoses existent, le petit être commence par offrir la phase première, passe ensuite à l'état de *Pluteus*, et se convertit finalement en adulte. Cette série de phénomènes présente donc quatre parties : la genèse du *Pluteus*, les divers aspects offerts par le *Pluteus*, la genèse de l'adulte envisagé dans sa forme extérieure, enfin les particularités de l'origine des organes.

Genèse du Pluteus. — Après la gastrulation, l'embryon passe à la *phase première.* En cet état, il est entièrement couvert de cils vibratiles. Ces derniers diminuent ensuite de nombre, et se restreignent à une étroite couronne péribuccale, montée sur un bourrelet; cette unique bande vibratile prend rapidement de l'extension, et, ce faisant, devient quadrangulaire. Les ressemblances avec les phases correspondantes, offertes par les larves premières d'Holothurides qui se convertissent en Auriculaires, sont des plus frappantes. — Cependant, quelques différences se manifestent dans l'aspect extérieur des embryons. L'extrémité supérieure, le lobe sus-buccal des Holothurides, est ici beaucoup moins volumineux, et la bouche se trouve, presque, être terminale; d'autre part, et comme corollaire, l'anus est reporté plus haut sur le corps que celui des larves d'Holothurides, et laisse au-dessous de lui une longue extrémité inférieure, qui a reçu le nom de *lobe anal.* En comparant une larve d'Echinide, en voie de se transformer en *Pluteus*, à une larve d'Holothuride prête à se convertir en *Auricularia*, la première est presque privée de lobe sus-buccal et possède un lobe *anal*, alors que l'inverse se manifeste chez la seconde. Ces dissemblances, qui résultent d'une position différente des orifices digestifs, ne s'arrêtent point là; elles portent ensuite sur le mode d'accroissement de la couronne vibratile péribuccale, et deviennent alors très prononcées.

La couronne péribuccale des larves d'Holothurides s'allonge dans le sens de ses quatre angles, de telle manière que deux d'entre eux avancent vers l'extrémité supérieure de l'animal, et les deux autres vers l'extrémité inférieure; en somme, son accroissement s'effectue dans le sens de l'axe longitudinal de l'embryon. Il n'en est point de même pour les Echinides; la couronne s'accroît également par ses quatre angles, dans un sens plutôt transversal; en outre, au lieu de s'étendre en décrivant des sinuosités sur le corps lui-même, elle se renfle en lobes, qui font saillie au-dessus de la paroi du corps, et grandissent en s'allongeant. Ces lobes finissent par constituer des appendices volumineux, cylindriques, beaucoup plus longs que larges, disposés autour du petit être, et encadrant la bouche; ils ne sont pas entièrement situés dans une situation transversale à l'organisme, mais sont dirigés à la fois en haut et en dehors. — Au moment où ils ont acquis une certaine taille, l'allure générale de la larve a complètement changé. Au lieu d'avoir un aspect massif, comme l'Auriculaire des Holothurides, celle-ci porte des appendices, qui rayonnent autour d'elle, et la soutiennent dans l'eau. Elle se compose d'un *corps proprement dit*, et de *bras*; la présence de ces derniers, auxquels une large base d'implantation est nécessaire, et leur situation autour de la bouche, donne au premier une forme conique, le sommet du cône répondant au lobe anal.

Les bras ne naissent point d'une façon irrégulière; ils apparaissent par paires. Les deux premières paires sont produites par les quatre angles de la couronne péribuccale. Les deux angles supérieurs, par rapport à la bouche, se bornent à s'allonger au-dessus de l'extrémité supérieure du corps; les deux autres commencent par s'étendre en bas, puis se recourbent sur eux-mêmes par leur extrémité, de façon à devenir transversaux d'abord, et supérieurs ensuite, tout comme leurs congénères. Les deux bras des angles supérieurs, les plus près de la bouche, sont dits *antérieurs* pour cette raison; les deux autres sont les *bras postérieurs*. — Puis, deux autres bras naissent de part et d'autre, et en dehors, des bras antérieurs; ils sont latéraux par rapport à ces derniers, puisqu'ils sont plus éloignés de la bouche, et portent en conséquence le nom de bras *antéro-latéraux*. Une quatrième paire se montre un peu plus tard; ses deux éléments sont formés en dedans des bras antérieurs; aussi, les désigne-t-on par l'expression de bras *antéro-internes*. Enfin, mais seulement chez les Spatangides, un neuvième et un dixième bras, constituant une cinquième paire, prennent naissance non loin des antéro-latéraux, et entre l'antérieur et le postérieur du même côté; ces deux bras, à cause de leur situation tout à fait extérieure, sont dits *antéro-externes*. — Il importe de concevoir que, dans la description précédente, les deux bras d'une même paire sont placés de part et d'autre de la bouche, et dans une position symétrique par rapport à cet orifice.

Ces appendices, lorsqu'ils ont atteint leur développement complet, ne sont point de tailles égales; l'inégalité à cet égard varie, du reste, suivant les groupes d'Echinides. En général, les bras antérieurs et les bras antéro-latéraux sont plus longs que les autres; dans le cas où deux autres appendices prennent un grand développement, les bras postérieurs sont les intéressés. — Ces organes sont couverts de cils vibratiles; cette structure se comprend aisément, puisqu'ils correspondent à des expansions, accrues dans un certain sens, de la couronne vibratile péribuccale. — Ces appendices ciliés ne sont pas, du reste, les seuls appareils locomoteurs de la larve. Le *Pluteus* de plusieurs Echinides, et notamment celui des Echinidées, possède en surplus, sur les côtés de la base d'implantation des bras, quatre larges bandes vibratiles, nommées *épaulettes*, à cause de leur situation. En outre, le lobe anal, qu'il

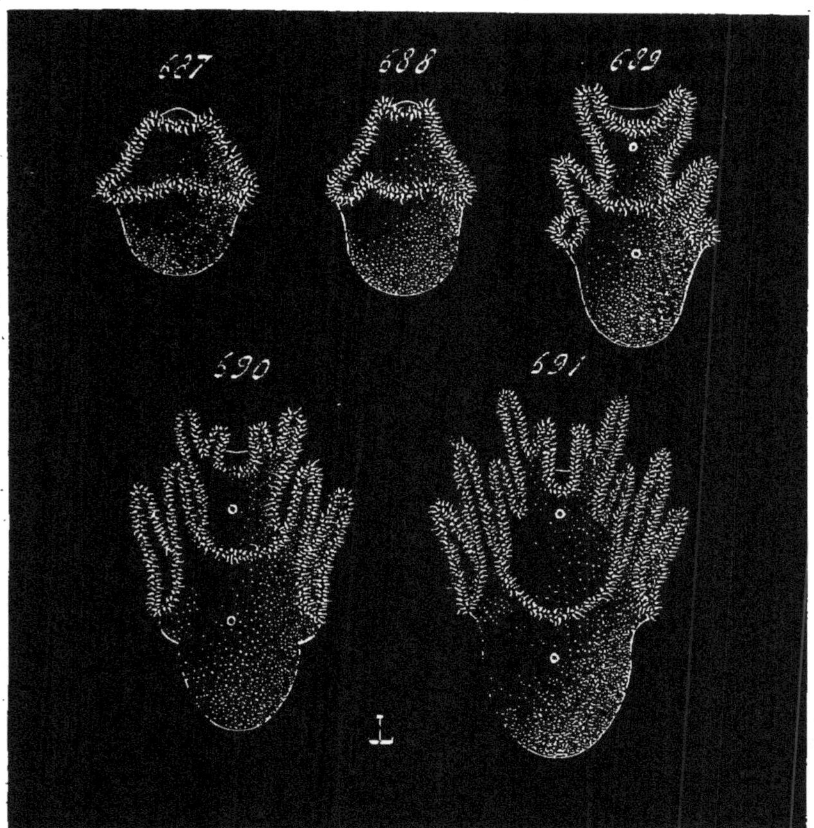

Fig. 687 à 691. — Développement du Pluteus des Échinides (*contours extérieurs;* le petit cercle supérieur indique la bouche, et l'inférieur l'anus). — En 687 et 688, amplification progressive de la couronne péribuccale. — En 689, 690 et 691, phases successives de la genèse des bras, aux dépens de cette couronne. (D'après les recherches faites par les auteurs, et notamment par J. Müller.)

reste simple, ou qu'il émette à son tour des expansions, comme il en est chez les Cidaridiens, est revêtu de cils vibratiles, soit en totalité, soit en partie.

Les bras sont soutenus par des spicules calcaires, que produisent des cellules du mésenchyme. En effet, ces bras sont des expansions émises par la partie, de la paroi du corps, qui supporte la couronne péribuccale; ils sont creux, et leur cavité communique avec les espaces du schizocœlome larvaire, espaces qui proviennent à leur tour du blastocœle; les cellules du mésenchyme, ou les spicules engendrés par elles, sont donc capables de pénétrer dans leur intérieur. — Les premières ébauches de ces spicules sont au nombre de deux, placées d'une façon symétrique de part et l'autre de l'axe longitudinal du corps; elles naissent dans le mésenchyme du lobe anal. Elles offrent l'aspect de baguettes, qui s'allongent sans cesse, en se rapprochant de l'extrémité supérieure de l'organisme. Parvenu au niveau de la base d'implantation des bras, dont les deux premières paires sont alors à l'état d'ébauches, chacun de ces deux spicules émet deux branches, dont l'une pénètre dans le bras antérieur de son côté, et la seconde dans le bras postérieur; de plus, les deux spicules s'unissent l'un à l'autre au moyen d'un bâtonnet transversal, situé plus ou moins haut dans le corps. Les cellules mésenchymateuses, placées dans les bras antéro-latéraux, produisent à leur tour deux spicules, un pour chaque bras, qui s'allongent par leurs deux extrémités, et dont les bases vont finalement s'unir au système précédent. — L'appareil squelettique des appendices larvaires est alors complet; sauf quelques petits bâtonnets, souvent séparés les uns des autres, car ils ne parviennent pas à s'unir aux parties principales du squelette, qui naissent dans les autres bras, ou dans le mésenchyme du corps proprement dit.

Au moment où toutes ces formations sont achevées, l'état de *Pluteus* est atteint.

Diverses formes du Pluteus. — Un *Pluteus* offre une forme caractéristique, et aisément reconnaissable. Son corps en tronc de cône, à sommet inférieur, porte sur sa face supérieure les bras, semblables à de longues baguettes tournées en haut et en dehors. Les plus grandes, parmi ces baguettes, ont une longueur souvent égale au double, ou au triple, de celle du corps; elles encadrent, par leurs bases, la zone buccale de la larve, et servent à la fois comme organes de soutien dans l'eau, et comme appareils locomoteurs. L'organisme est lui-même assez complexe; outre ses éléments mésenchymateux et ses spicules calcaires, il renferme le tube digestif, muni d'une bouche et d'un anus, avec les ébauches des entérocœles et de l'hydrocœle. Ainsi constitué, il nage à la surface de la mer, et se laisse entraîner au loin par les courants.

Ce type larvaire n'est pas semblable à lui-même chez tous les Echinides; il comporte plusieurs variétés secondaires, dont chacune, autant qu'il est permis d'en juger d'après les connaissances acquises, est caractéristique de l'un des principaux groupes de la classe. La généralisation est, en ce cas, quelque peu prématurée; mais tous les faits entraînent à la considérer comme exacte. Les différences entre ces

variétés tiennent au nombre, ou à la longueur, des bras, et à la présence
ou à l'absence d'appendices supplémentaires. — Il est nécessaire de
remarquer que ces divergences sont établies d'après une moyenne.
Comme le démontrent les observations de Prouho sur les larves du
Dorocidaris papillata, il n'est pas rare de trouver des *Pluteus* anor-
maux, qui possèdent plus de bras qu'ils n'en devraient avoir, ou qui
présentent, en complément, des particularités spéciales à une autre
variété.

D'après ceux des *Arbacia* et des *Dorocidaris*, les *Pluteus* des Cidaridiens sont caractérisés par la disposition de leurs bras, et par l'existence,
sur le lobe anal, d'une paire d'appendices supplémentaires. Quatre des
bras sont à peu près deux fois plus longs que les autres, et rassemblés
en deux groupes latéraux, de deux bras chacun; ces organes, soutenus
par des spicules treillissés, correspondent à ceux de la paire postérieure
et de la paire antéro-latérale. — Le lobe anal émet deux expansions,
dites *auriculaires*, placées, avec symétrie, de part et d'autre de l'axe
médian. Ces auriculaires sont longues, cylindriques, chez les *Arbacia*, et
soutenues par des spicules calcaires; celles des *Dorocidaris* sont plus
courtes, plus larges, et ne contiennent point de spicules particuliers. Il
n'existe jamais d'épaulettes vibratiles.

Par contre, et d'après les larves des *Echinus*, les *Pluteus* des Echinidées possèdent quatre épaulettes, mais sont toujours privés d'auriculaires; le lobe anal se termine en une pointe mousse. — Les huit bras
sont, à peu de chose près, aussi longs les uns que les autres, leur
longueur étant environ le double de celle du corps. Quatre d'entre eux
constituent un groupe médian, dont la base d'implantation est plus
élevée que celle des quatre autres; ceux-ci sont rassemblés en deux
groupes latéraux, dont chacun comprend deux bras.

Enfin, parmi les Echinides irréguliers, les *Pluteus* des Spatangides
sont caractérisés par la présence d'une cinquième paire de bras, qui
restent courts, et par celle de trois appendices insérés sur le lobe anal.
L'un de ces derniers, médian, se présente comme une baguette cylindrique, dont l'axe longitudinal continue celui du corps; les deux autres,
semblables au précédent par leur forme, sont latéraux, symétriques par
rapport à lui, et divergent en bas et en dehors, à partir de leur base
d'implantation. Ces expansions sont soutenues par des baguettes calcaires, et ressemblent ainsi aux bras, dont ils ne diffèrent que par leur
situation sur l'organisme. De leur côté, les huit bras sont à peu près
aussi grands les uns que les autres, mais leur longueur ne dépasse pas
celle du corps. — Les larves des Clypéastrides ne sont guère connues
que d'après celles décrites, par J. Müller, comme se rapportant à l'*Echinocyamus pusillus*. Les trois baguettes supplémentaires des Spatangides
leur font complétement défaut; aussi le lobe anal est-il arrondi, et relativement plus large que celui des *Pluteus* appartenant aux autres variétés.
Parmi les bras, six semblent être plus grands que les autres, sans que

leur longueur dépasse celle du corps. En somme, les *Pluteus* des Clypéastrides rappellent ceux des Spatangides, si l'on supprime à ces derniers les trois baguettes anales, et si l'on diminue quelque peu la taille de l'une des paires de bras.

Genèse de l'organisme définitif. — *A.* Les modifications subies par la larve *Pluteus*, lors de sa transformation en Echinide adulte, ont été étudiées par J. Müller, A. Agassiz, et E. Metschnikoff. Ce dernier auteur, qui a porté ses recherches sur un Echinidé, l'*Echinus lividus*, et sur un Spatangide, le *Schizaster canaliferus*, a pour beaucoup contribué à élucider la nature de ces changements.

Par rapport à l'organisme définitif, au métasome de l'adulte, le corps du *Pluteus* n'est qu'un prosome, dont certaines parties sont destinées à disparaître, et dont l'allure générale doit se modifier extrêmement. — Les organes caducs sont les appendices locomoteurs et de soutien, notamment les bras avec leur squelette calcaire, et aussi diverses régions du tube digestif. Ces dernières sont la bouche et l'œsophage de la larve, qui doivent être remplacés par d'autres formations correspondantes. D'un autre côté, et abstraction faite des appendices, le prosome du Pluteus est conique ; à mesure qu'il se convertit en un Oursin, les angles s'émoussent, s'arrondissent, et le corps devient globuleux. L'axe longitudinal du prosome passe, à peu de chose près, par la bouche larvaire, qu'encadrent les bras, et par le sommet du lobe anal ; celui du métasome passe, au moins dans les premières phases de la genèse de ce dernier, par le vestibule, et se trouve être presque perpendiculaire au premier. Ces changements d'orientation générale, joints au volume des organes destinés à s'atrophier, ou à disparaître par phagocytose, établissent une grande dissemblance entre le prosome et le métasome, et font que la métamorphose de l'un en l'autre est des plus importantes.

Certains organes continuent à se développer, pendant que cette métamorphose s'effectue ; et il est nécessaire de se les représenter, durant la série des phases, comme se perfectionnant sans cesse, suivant les procédés déjà connus. Les entérocœles grandissent, et enveloppent peu à peu l'entéron, sans être atteints par les changements extérieurs ; et de même le mésenchyme, qui multiplie le nombre de ses éléments.

B. — Au moment où les larves de l'*Echinus lividus* se convertissent en *Pluteus*, et où elles possèdent quatre bras, l'hydrocœle se détache des entérocœles, et devient un organe distinct. Les entérocœles, semblables à des disques plats, dont la cavité centrale est presque virtuelle,

---

Fig. 692 à 695. — Principaux types du Pluteus des Échinides (*silhouettes*). — En 692, Pluteus d'un Cidaridien, l'*Arbacia pustulosa ;* d'après J. Müller. — En 693, Pluteus d'un Echinidé, l'*Echinus dröbrachiensis ;* d'après A. Agassiz. — En 694, Pluteus d'un Spatangide, le *Spatangus purpureus ;* d'après J. Müller. — En 695, Pluteus d'un Clypéastride du genre *Echinocyamus ;* d'après J. Müller.

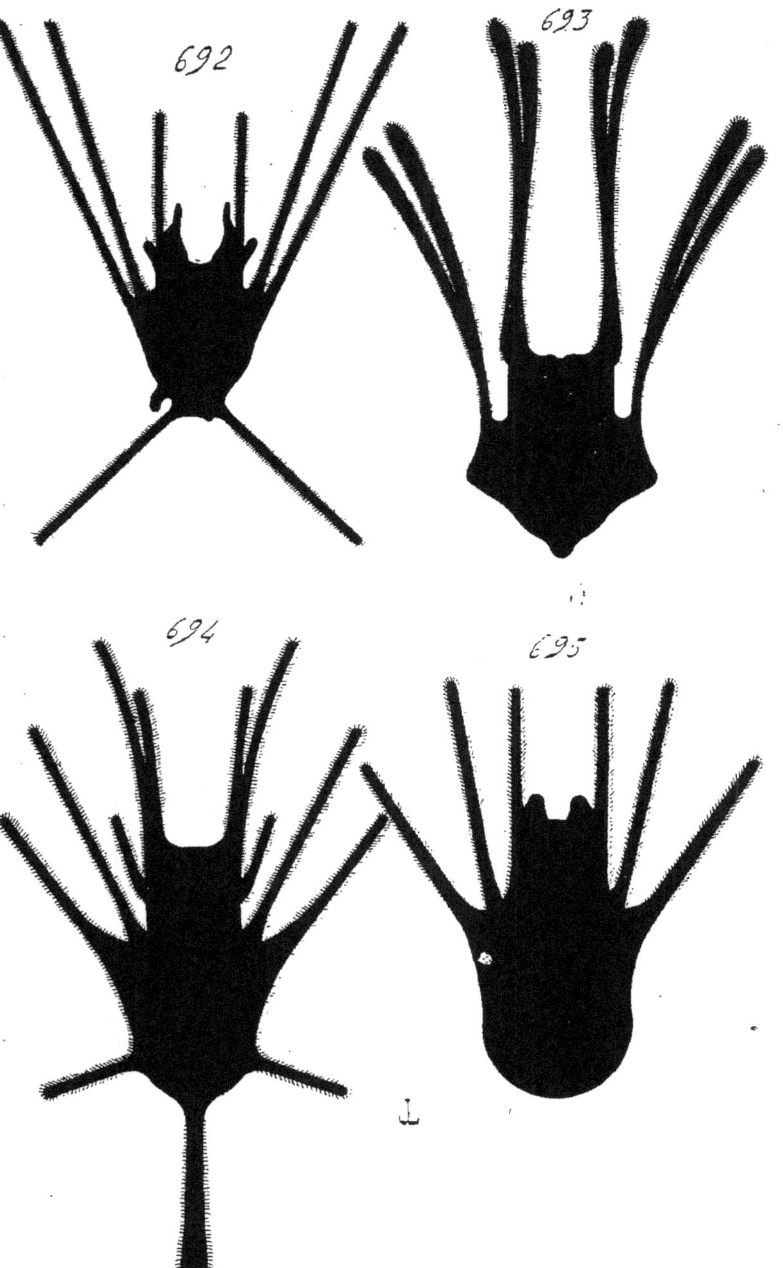

Fig. 692 à 695.

s'appliquent contre l'entéron, qu'ils vont entourer pendant les modifications suivantes. L'hydrocœle, muni du tube hydrophore, se renfle en une vésicule globuleuse, sur laquelle vont porter les principaux changements; l'ensemble de cet appareil, en cet instant de l'évolution, rappelle de près, par son aspect, une cornue, dont la vésicule serait la panse, et dont le tube hydrophore serait le bec. La vésicule doit se convertir en un anneau hydrophore, qui se met lui-même en relations directes avec le vestibule, dont la genèse va commencer. Seulement, et par un déplacement dans l'espace, ce vestibule n'est point produit par la région qui entoure la bouche de la larve, mais par celle où se percera la bouche définitive.

Lorsque les bras de la troisième paire commencent à pousser, une zone circulaire de l'ectoderme de la larve, placée entre les bases d'implantation du bras antérieur et du bras postérieur du côté gauche, et un peu au-dessous de ces bases, s'épaissit par l'allongement de ses cellules. Cette zone, d'abord très petite, grandit aux dépens de l'ectoderme non modifié qui l'entoure, et se déprime en même temps; elle prend l'aspect d'une cuvette, qui s'approfondit, en s'enfonçant de plus en plus dans le corps, et qui finit par toucher la vésicule hydrocœlienne. Cette zone incurvée est l'*ébauche du vestibule*. — Dès le moment où elle s'est mise en rapport direct avec la vésicule de l'hydrocœle, ces deux régions augmentent leurs surfaces de contact, et s'accroissent à mesure. Il en résulte un changement de leur forme. Le fond de l'ébauche vestibulaire s'aplatit; de même l'hydrocœle s'élargit, et devient moins épais. Ce dernier émet latéralement cinq lobes, et se convertit en une *rosette hydrophore*. De son côté, le vestibule devient plus ample dans sa région profonde, et plus étroit dans sa partie superficielle, car son orifice se rétrécit de plus en plus; cette ouverture, fort large au moment où il avait l'aspect de cuvette, se rapetisse par le rapprochement de ses bords, sans parvenir cependant à se fermer. — Le vestibule est alors complet. Il constitue l'organe que J. Müller avait autrefois nommé l'*umbo* des larves d'Oursin. Il présente, à peu près, la forme d'un ballon au col court, et au fond large et aplati; sa cavité communique avec le dehors par l'ouverture rétrécie de l'invagination première, qui mérite le nom d'*orifice vestibulaire*. Le fond est en contact direct avec la rosette hydrophore; cependant, quelques éléments mésenchymateux s'intercalent entre eux. Enfin, ses parois sont constituées par une couche épithéliale, qui provient de l'ectoderme. Par suite du rétrécissement de l'orifice vestibulaire, et de l'élargissement du fond, les bords du premier surplombent le second; comme ces bords sont destinés à s'effacer par la suite, Metschnikoff désigne leur ensemble par l'expression d'*amnios*. Ce terme possède une signification trop précise pour être employé ici; les appareils dont il est question sont les *parois du vestibule*, et rien de plus.

Les phénomènes, déjà signalés au sujet du développement général des organes, se manifestent ensuite. Les cinq lobes de la rosette hydro-

phore grandissent pour donner les cinq tentacules péribuccaux ; ils soulèvent, dans leur accroissement, le fond du vestibule, et s'avancent,
semblables à des tubes cylindriques, dans la cavité de ce dernier. Ils
remplissent bientôt cette cavité entière, élargissent l'orifice vestibulaire
en écartant ses bords, et font saillie au dehors ; les bords s'effacent peu
à peu, et se confondent avec les régions environnantes. Le vestibule
disparaît alors en tant qu'appareil distinct ; il représente une formation
particulière aux larves, qui contient les ébauches des tentacules péribuccaux, et cesse ensuite d'exister ; l'adulte n'en possède aucun vestige.

Pendant que s'allongent les tentacules, et que le vestibule disparaît,
le corps de la larve perd sa forme première ; il se rend globuleux, tout
en grandissant. Les bras ne suivent point cet accroissement ; aussi,
deviennent-ils petits, par rapport au reste de l'organisme, et leurs spicules calcaires se brisent en morceaux. La bouche se ferme, et l'œsophage se désagrège ; une nouvelle invagination stoméale se perce au
milieu du vestibule, et va s'unir à l'entéron. Son orifice persiste comme
bouche définitive ; celle-ci, par sa situation, est quelque peu inférieure
à la précédente, et située plus à gauche ; l'axe de symétrie de l'organisme a donc changé de disposition. — Tout en s'élargissant pour s'appliquer contre le fond du vestibule, la rosette hydrophore se transformait
en un anneau ; seulement, l'espace central de cet anneau hydrophore
ne contenait aucun organe particulier. Les faits changent lors de la
genèse du nouveau stomeon ; ce dernier s'enfonce dans le corps de telle
manière, qu'il pénètre au travers de cet espace, et se fait entourer par
l'anneau. — La disposition finale est alors réalisée ; le stomeon devient
l'œsophage, autour duquel se trouve placé l'anneau hydrophore. Cette
disposition n'est atteinte qu'après une série de phénomènes, qui correspondent à autant de déplacements adaptatifs, et propres aux larves :
production d'un stomeon primaire, muni d'une bouche primaire ; transformation de l'hydrocœle en un anneau, qui n'entoure aucun organe ;
enfin, genèse d'un stomeon secondaire, qui passe au travers de cet anneau,
et d'une bouche secondaire définitive.

L'aspect du métasome s'affirme déjà. Le corps est globuleux ; les
bras ne sont plus les appendices principaux, car ils restent stationnaires
et s'atrophient, mais bien les tentacules péribuccaux, au moyen desquels le petit être se déplace. Les premières plaques du test commencent
à se montrer. L'anneau hydrophore émet les cinq conduits ambulacraires,
qui produisent à leur tour des ambulacres ; les premiers nés d'entre
ceux-ci sont relativement gros, et tout à fait semblables aux tentacules ;
cette identité de structure initiale, jointe à la communauté d'origine,
démontrent la parfaite homologie de ces deux sortes d'appareils. Des
pédicellaires apparaissent sur la paroi du corps. — Le jeune Oursin est
alors façonné. Sa taille est encore des plus restreintes, car elle dépasse
de peu celle du Pluteus dont il provient ; mais son aspect général est
celui de l'adulte. Les derniers vestiges des bras et du vestibule ne tardent

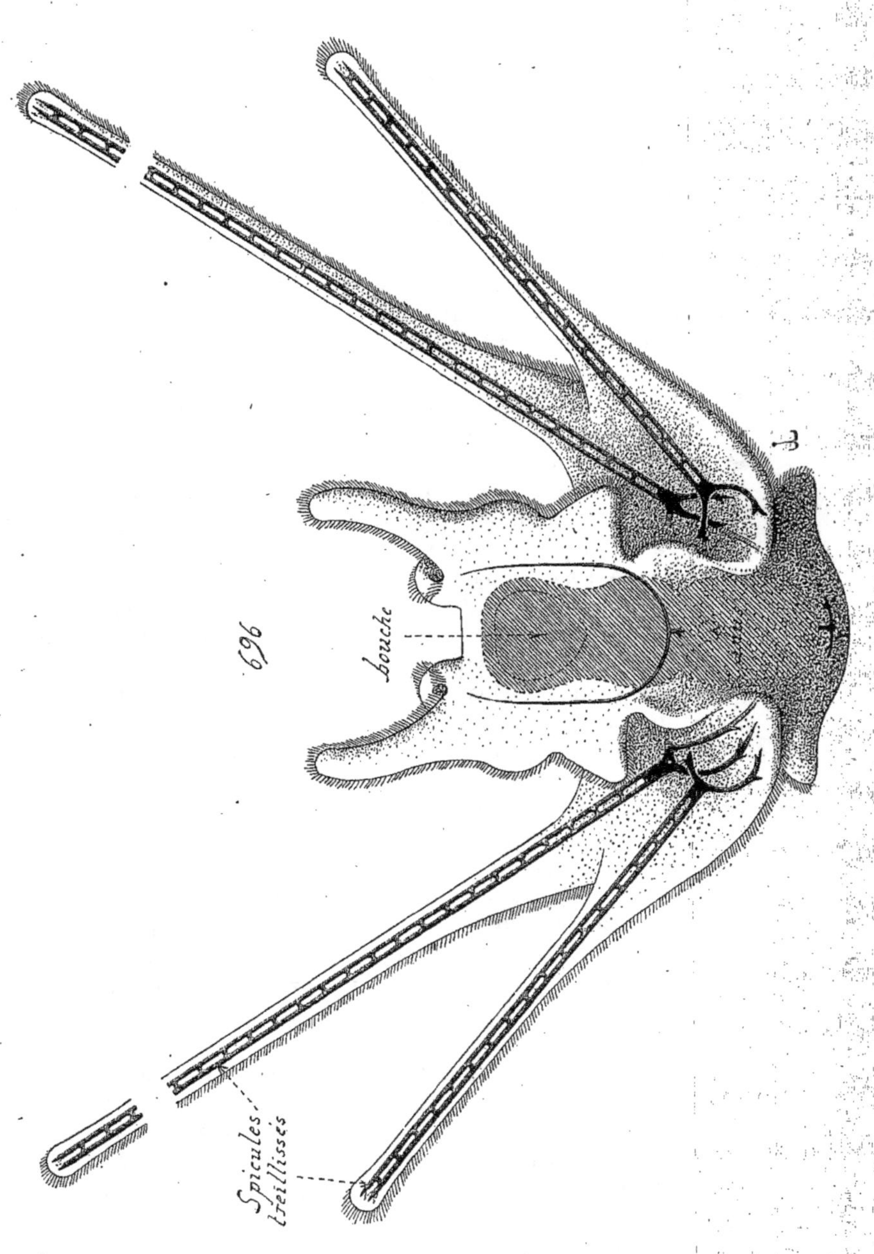
Spicules
treillisses
bouche
696

pas à disparaître. Il ne lui reste plus, désormais, qu'à grandir dans la même direction, et à perfectionner ses organes internes.

On avait accordé, autrefois, au vestibule, une importance considérable, car on admettait que le corps entier de l'Oursin était presque produit par lui; d'après les anciens auteurs, le *Pluteus* donnait naissance à cet appareil, qui s'accroissait seul, et engendrait l'être définitif, pendant que la larve primitive s'atrophiait, et disparaissait. Les études plus

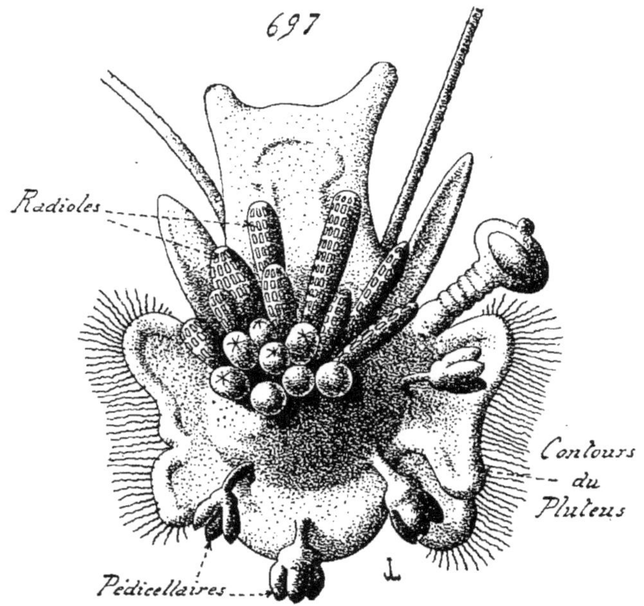

Fig. 697. — ACHÈVEMENT DE LA MÉTAMORPHOSE DES ÉCHINIDES (*contours extérieurs*). — Aspect d'un Pluteus, qui revêt déjà la forme d'un petit Echinide, rabougrit ses bras, et produit ses premières radioles, ses premiers ambulacres et ses premiers pédicellaires. — D'après J. Müller sur un Echinide, l'*Echinus lividus*.

récentes ont permis de ramener les choses à leur juste valeur; il importe de les considérer comme il est dit dans l'exposé précédent. (*Figures* 667 à 674.)

Le développement du *Schizaster canaliferus*, pris comme type de Spatangide, concorde avec celui de l'*Echinus lividus*. La seule différence porte sur le vestibule. Lors de l'accroissement de cet appareil, ses bords, en se rapprochant, finissent par se souder en fermant son orifice, et se

Fig. 696. — ORGANISATION DU PLUTEUS DES ÉCHINIDES (*contours, et transparence*). L'intestin est indiqué par des hachures. — D'après Prouho, sur un Cidaridien, le *Dorocidaris papillata*. Cette larve est âgée de trois mois; elle est vue par sa face postérieure.

rassemblent en une voûte, qui surmonte les ébauches des tentacules; la cavité vestibulaire est close de ce fait. Cette disposition ne dure pas longtemps; les tentacules, en grandissant, et après avoir empli la cavité, pressent sur cette voûte, et la brisent pour parvenir au dehors. Cette rupture entraîne à sa suite la disparition du vestibule, car les fragments laissés en place s'atrophient. — Aussi, les larves des *Schizaster*, tout comme celles des *Echinus*, perdent-elles leurs vestibules, mais par des procédés dissemblables. Le mode, offert par les premières, peut être considéré comme une complication, assez faible, et causée par un rétrécissement plus prononcé des bords de l'orifice, de celui présenté par les secondes.

Origine des organes. — Les faits connus, sur un pareil sujet, sont encore bien peu nombreux, et s'accordent avec les données exposées au début du présent paragraphe. Les plus importants d'entre eux s'appliquent au test; ils sont établis d'après les recherches accomplies par A. Agassiz, et par Loven.

Parmi les Echinides réguliers, les Cidaridiens acquièrent rapidement, sous ce rapport, leur aspect définitif. Par contre, tous les autres Echinides passent, au préalable, par une phase, qui rappelle un Cidaridien complet d'après la disposition du test, et qui mérite, en conséquence, le nom de *phase cidaridienne*. Cette phase est caractérisée par le petit nombre relatif des plaques, par la simplicité et la continuité des zones ambulacraires, et par la grande taille des premières radioles. — Les jeunes Echinoïdées montrent ensuite, après la phase cidaridienne, un état de Diadématide. Il en est presque de même pour les Salénides, qui conservent, en surplus, une des dispositions initiales : une plaque anale nettement délimitée.

Les changements les plus considérables sont présentés par les Echinides irréguliers, par les Clypéastrides et les Spatangides. — Les premiers subissent tout d'abord la phase cidaridienne. En ce moment de leur évolution, leur test, composé d'un chiffre restreint de plaques, est ovalaire ou sphérique; les radioles existantes sont grandes, et montées sur de gros tubercules; enfin, les zones ambulacraires sont simples, droites, et n'affectent nullement un aspect pétaloïde. Puis, les individus prennent leurs caractères définitifs. — Pareils phénomènes sont offerts par les Spatangides, en ce sens que ces animaux passent au préalable par une phase cidaridienne; ils ne revêtent qu'ensuite la disposition propre à l'adulte. Il est à remarquer que les Spatangides actuels, en quittant l'état de Cidaridien, et commençant à se transformer pour parvenir au but final, ressemblent aux premiers Spatangides apparus sur le globe, aux Echinonéides des terrains secondaires.

Les Cidaridiens sont donc les seuls, parmi les Echinides, qui arrivent directement à l'état parfait; tous les autres représentants de la classe passent d'abord par une phase cidaridienne. La série offerte, dans ce cas, par l'évolution embryonnaire des Echinides, concorde de tous points avec celle que donne la paléontologie.

V. Développement particulier des Astérides. — Tous les représentants de cette classe n'offrent pas un développement à métamorphoses extérieures. Certains d'entre eux sont vivipares, ou bien possèdent des œufs volumineux, et riches en deutolécithe; aussi leurs embryons ne montrent-ils que des changements minimes, du moins en ce qui touche leur allure générale. Dans le cas de métamorphoses complètes, la larve première se convertit en une *Bipinnaria*, qui se transforme à son tour en *Brachiolaria;* après quoi celle-ci passe à l'état adulte.

Métamorphoses complètes; *genèse de la Bipinnaria et de la Brachiolaria.* — *A.* La jeune larve des Astérides, parvenue à la phase gastrulaire, est entièrement couverte de cils vibratiles; comme chez les autres embryons libres des Echinodermes, la plupart de ces cils ne tardent pas à disparaître, et ceux qui restent se rassemblent en deux couronnes concentriques. La plus petite de ces dernières entoure la bouche; cet orifice n'occupe point, cependant, le centre même de l'espace limité par la couronne, et se trouve placé dans la région inférieure de cet espace. La seconde, plus large, passe entre la bouche et l'anus, et enveloppe la précédente. — De même que chez les *Auricularia* des Holothurides, la partie du corps qui surmonte la bouche, et constitue l'extrémité supérieure de la larve, est très haute et très grande; elle forme un lobe sus-buccal (lobe préoral des auteurs) volumineux, placé au-dessus de la bouche, et composant à lui seul un peu plus de la moitié de l'organisme entier. Les deux couronnes ne sont pas parfaitement circulaires; après avoir entouré l'orifice buccal, elles remontent sur ce lobe, et prennent un aspect anguleux.

Gegenbaur a, le premier, fait observer que les modifications, subies par les larves d'Astérides qui se transforment en Bipinnaires, sont identiques à celles offertes par les larves d'Holothurides qui se convertissent en Auriculaires. Dans les deux cas, les cils vibratiles se restreignent à n'occuper qu'un espace péribuccal, et l'extrémité supérieure du petit être prend un accroissement considérable, de manière à reporter la bouche vers le milieu du corps. Seulement, il n'existe qu'une seule couronne chez les larves des Holothurides, alors que celles des Astérides en montrent deux. — Pourtant, il est permis de penser que la disposition, propre à ces dernières, se rattache à la précédente, par la division en deux tronçons de l'unique couronne des jeunes Auriculaires. Au moment où celle-ci grandit, le premier résultat de son amplification est de la faire remonter, à droite et à gauche, sur le lobe sus-buccal; si la scission, qui se manifeste un peu plus tard, s'effectuait alors, cette couronne unique serait partagée en deux autres, disposées comme celles des jeunes Bipinnaires. Un minime déplacement dans le temps permet ainsi de rattacher le type des unes à celui des autres.

Dès l'instant où les deux couronnes se sont délimitées, et existent seules comme zones vibratiles, la forme propre à la *Bipinnaria* s'affirme, et ne fait que s'accentuer. — La larve augmente quelque peu sa taille, mais en conservant toujours les mêmes dimensions relatives de son volumineux lobe sus-buccal. De leur côté, les couronnes s'accroissent, en conservant leur indépendance vis-à-vis l'une de l'autre, leur situation mutuelle, et en adoptant un procédé mixte, tenant à la fois de celui des *Auricularia* et de celui des *Pluteus*. — Comme chez les premières, les couronnes s'élargissent en grandissant, et décrivent des sinuosités. La petite bande interne est toujours la plus restreinte des deux. Elle surplombe directement la bouche, et se localise sur la face antérieure du lobe sus-buccal, d'où son nom de *couronne pré-orale* donné par les auteurs, qu'il faudrait convertir, plus justement, en ceux de *sus-orale* ou de *sus-buccale*. La couronne externe prend une extension plus grande ; non seulement elle remonte, comme la précédente, sur le lobe sus-buccal, mais encore elle descend, des deux côtés, à droite et à gauche, jusque sur l'extrémité inférieure de l'organisme, et gagne de là vers la face postérieure. Les auteurs la désignent par l'expression de *couronne post-orale ;* le terme de *couronne marginale* serait mieux en situation, car cet appendice vibratile encadre les côtés du corps entier, d'une extrémité à l'autre, en émettant des expansions sinueuses sur la face antérieure et sur la face postérieure de la larve.

B. — Lorsque les deux couronnes s'étendent, et deviennent sinueuses, le type de la *Bipinnaria* est achevé ; il se convertit, par la suite, en celui dit *Brachiolaria.* Jusqu'ici, l'extension s'est produite d'après le procédé propre aux Auriculaires ; elle va progresser, ensuite, d'après celui montré par le *Pluteus* des Echinides. Les sinuosités des couronnes, ou du moins la plupart d'entre elles, ne restent pas appliquées à la surface du corps ; elles se soulèvent en petits mamelons, qui grandissent en s'étirant, et se convertissent en autant de petits *bras*, d'expansions cylindriques, ou cylindro-coniques, couvertes de cils vibratiles, et insérées sur le corps par leur base. La *Bipinnaria* s'est alors transformée en une *Brachiolaria.* — Les bras de cette dernière diffèrent de ceux du *Pluteus* par plusieurs caractères : ils sont engendrés par deux couronnes vibratiles, et non par une seule ; ils rayonnent autour du corps entier, et ne sont pas localisés à l'extrémité supérieure ; ils sont relativement plus courts ; enfin, ils sont toujours privés de spicules calcaires.

La longueur, et le nombre, des bras, varient suivant les espèces auxquelles appartiennent les larves. A cause de leur disposition, et comme il est aisé de se le représenter d'après les particularités précédentes, l'aspect général d'une *Brachiolaria* est fort différent de celui d'un *Pluteus*. — Parmi ces bras, trois, un peu plus courts et plus larges

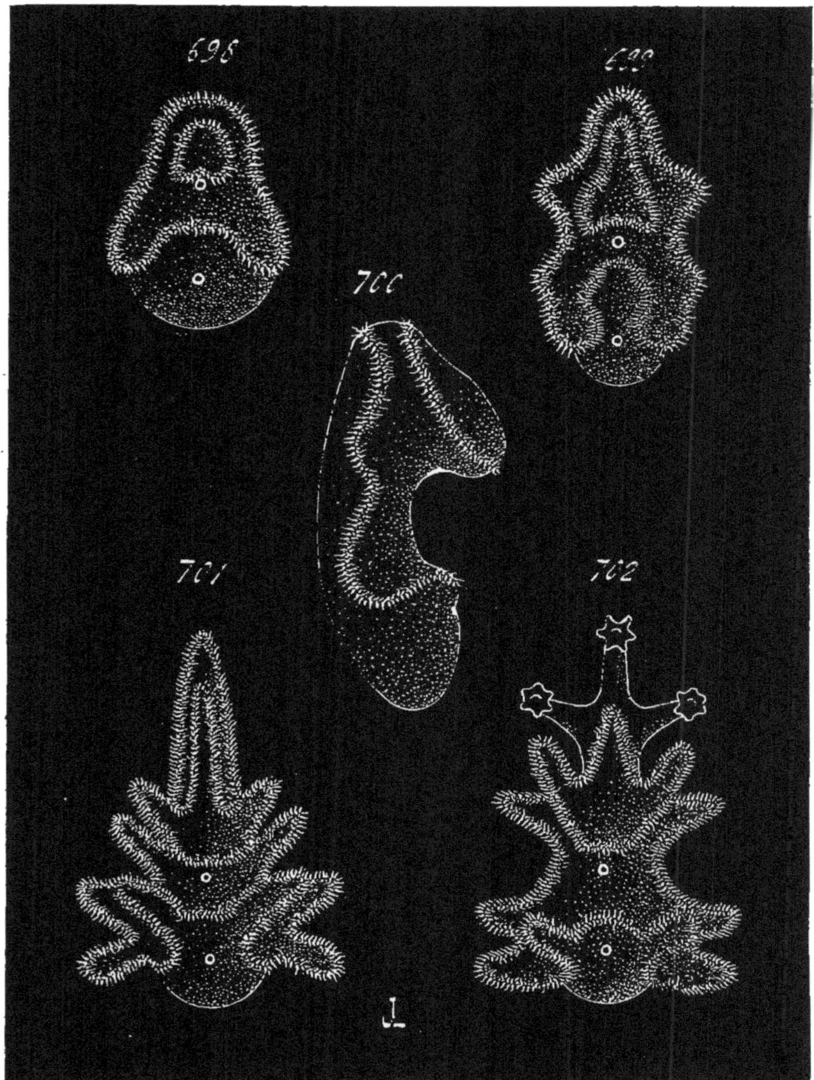

Fig. 698 à 702. — MÉTAMORPHOSES DES ASTÉRIDES (*contours extérieurs;* les larves se présentent par leur face antérieure, sur laquelle la bouche est indiquée par le petit cercle
supérieur, et l'anus est signalé par le petit cercle inférieur). — En 698, jeune larve Bipin-
naire, munie de ses deux couronnes vibratiles. — En 699, larve plus avancée, dont les
couronnes ont grandi. — En 700, la même, vue de profil. — En 701, jeune Brachiolaire.
— En 702, larve Brachiolaire presque achevée. — (D'après les recherches faites par les
auteurs, et notamment par J. Müller.)

que les autres, dont l'un est médian, les deux autres étant latéraux, sont implantés sur la région supérieure de l'organisme; ils y occupent le sommet du lobe sus-buccal. Ces trois appendices sont souvent couverts de petites papilles, notamment sur leur extrémité libre, et paraissent n'avoir, par opposition aux autres, aucun rapport avec les couronnes vibratiles. A cause de leur aspect spécial, et de leur présence presque constante, on leur a donné un nom particulier : celui de *bras brachiolaires*.

D'une manière générale, et au sujet du développement des bras, la couronne sus-orale donne naissance, par sa région supérieure, à deux de ces appendices; ceux-ci sont placés symétriquement par rapport à la bouche, et constituent une paire *orale et antérieure* (orale et ventrale dans la terminologie d'Agassiz). Parfois, un troisième bras, antérieur, impair et médian, placé entre les deux de la paire précédente, se développe aux dépens de cette même couronne. — La couronne marginale, à cause de sa situation plus extérieure, et de sa grande étendue, produit un plus grand nombre de ces expansions. Elle engendre, en partant de l'extrémité inférieure du corps et remontant vers l'extrémité supérieure, une première paire *anale et inférieure* (ou médiane), une seconde paire *anale et postérieure* (ou dorsale), une troisième paire *anale et antérieure* (ou ventrale), une quatrième paire *orale et postérieure* (ou dorsale), enfin un long bras *supérieur et impair* (antérieur et dorsal d'après Agassiz). Les deux bras de chaque paire sont placés, d'une manière symétrique, de part et d'autre de l'axe médian; ceux des trois premières paires sont à peu près situés, comme leur nom l'indique, au niveau de la région anale; ceux de la quatrième paire au niveau de la bouche; enfin le bras impair et supérieur surmonte tout l'organisme. — Des trois bras brachiolaires, le médian, est produit par la base du bras supérieur et impair; les deux autres sont formés, de même, par les bases des bras appartenant à la paire orale et postérieure.

La larve Brachiolaire est alors complète. Elle se déplace, et se soutient dans l'eau, par le moyen de ses bras couverts de cils vibratiles; elle ne tarde pas à passer à l'état adulte. Les considérations, déjà exposées sur l'amplitude des métamorphoses subies, et rappelées au sujet du *Pluteus* des Echinides, sont, ici, également applicables, sans qu'il soit utile d'insister davantage à leur égard ; la différence de formes est, en effet, très grande entre le prosome de la *Brachiolaria* et le métasome d'Astéride qu'il doit donner.

Genèse de l'organisme définitif. — *A*. De même que pour le *Pluteus*, le métasome n'est engendré que par une région restreinte de la *Brachiolaria*, par celle qui porte le tube digestif dans son intérieur; le corps entier de l'Astéride s'ébauche autour de l'intestin de la larve. — Au point de vue des modifications qu'il est appelé à subir, l'organisme de la Brachiolaire se compose de trois parties : les bras, le lobe sus-buccal, et la région sous-buccale. Celle-ci est un peu plus petite que le lobe précédent, ou l'égale tout au plus en dimensions; cependant, elle est seule chargée de donner le métasome, de se convertir en Astéride complète. Le lobe sus-buccal et les bras ne subissent plus aucun accroissement; ils restent stationnaires, et finissent par s'annihiler peu à peu, à cause de l'extension considérable prise par la région sous-buccale, et de la grande différence de taille établie entre le corps de l'Astéride et celui de la Brachiolaire. Ces annexes, qui occupent une part importante du prosome larvaire, n'entrent point dans la constitution du métasome; il importe de se les représenter, durant la suite des métamorphoses, comme devenant inertes, perdant peu à peu leur autonomie, et se confondant avec le reste du corps. A ce qu'il semble, ils ne sont point rejetés, et se bornent à ne point s'accroître.

La région inférieure de la larve, étendue depuis le niveau de la bouche jusqu'à l'extrémité inférieure du petit être, est seule mise en cause dans les changements qui se manifestent. Cette région est à peu près globuleuse, au moment où les premières modifications apparaissent; son accroissement ultérieur ne s'effectue pas d'une manière égale dans tous les sens, de manière à lui conserver son aspect globuleux, mais de façon à la transformer en un organisme aplati, et divisé, sur ses bords, en cinq lobes volumineux. Dans ce dernier, la zone centrale et aplatie constitue le *disque* de l'Astéride; les cinq lobes sont les cinq *bras* de l'adulte; la face anale correspond au côté droit de la larve, et la face buccale à son côté gauche. Par suite, l'accroissement est surtout considérable dans le sens antéro-postérieur, et notamment suivant l'axe longitudinal des cinq bras de l'Astéride, qui grandissent sans cesse; il est moins prononcé dans le sens transversal, de droite à gauche, car il a seulement pour effet de donner au disque son épaisseur, ses dimensions de la bouche à l'anus.

Les débuts de cette métamorphose consistent en un dépôt de spicules calcaires, dans le somato-mésenchyme du côté droit. Ces spicules, au nombre de cinq, se rassemblent en un pentagone, et représentent les premières ébauches des plaques de la face anale de l'Astéride. Le nom de *face anale* n'est pas toujours mérité, car l'anus manque à plusieurs représentants de la classe; aussi plusieurs auteurs lui préfèrent-ils ceux de *face dorsale*, ou de face *abactinale*; mais, même en l'absence de cet orifice, la situation de cette zone du corps ne varie pas, et le terme de *face anale* permet de mieux comprendre la série des changements. — Le somato-mésenchyme du côté gauche ne possède encore aucune plaque calcaire, alors que le côté droit porte déjà ces cinq spicules. Ce côté gauche renferme, dans son intérieur, l'hydrocœle, qui se convertit en une rosette hydrophore; d'après Metschnikoff, cet appareil a l'aspect d'un anneau fermé, et celui d'un croissant d'après Agassiz. Quoiqu'il en soit à cet égard, les cinq diverticules de la rosette soulèvent les téguments larvaires à leur niveau, et produisent ainsi des petits tentacules; seulement, les descriptions, données par les deux auteurs précités, ne permettent pas encore de savoir s'il existe un vestibule, semblable à celui des Echinides.

À ce moment de la métamorphose, la région sous-buccale de la Brachiolaire porte, sur son côté gauche, la rosette hydrophore, et sur son côté droit, les cinq spicules précités, qui constituent les premiers rudiments des plaques de la face anale du disque; le côté gauche deviendra, de son côté, la face buccale (encore nommée *actinale* ou *ventrale*) du même disque. Ces deux faces ne sont point parallèles; l'ensemble des cinq spicules est oblique sur le corps, de manière à former un angle assez ouvert avec le plan de la face buccale, et celui de la rosette hydrophore. Les choses se régularisent par la suite.

L'hydropore, la bouche, et l'anus, n'ont pas encore quitté leur situation première, c'est-à-dire celles qu'ils ont chez la Brachiolaire. L'hydrophore est postérieur; alors que la bouche et l'anus sont antérieurs, la première étant placée vers le haut de la région larvaire qui se modifie en métasome, et le second se trouvant vers le bas de cette même région. A cause de l'accroissement rapide, pris par le dépôt calcaire formé sur le côté droit de la larve, ces trois ouvertures sont à peu près situées sur les bords de ce dépôt. Cette position change ensuite; ces orifices commencent à se déplacer quelque peu, de manière à se reporter, l'anus et l'hydropore sur le côté droit, et la bouche sur le côté gauche, de la Brachiolaire. Lorsque ce premier report est effectué, ils conservent désormais leur situation, et ne participent point à l'extension ultérieure du métasome. Aussi la bouche est-elle placée au centre de la face buccale du disque, qui dérive du côté gauche de la larve; de son côté l'anus occupe, lorsqu'il ne s'obture point par la suite, le centre de la face anale, et l'hydropore, tout en étant excentrique, est-il également percé sur cette face anale du disque.

B. — La Brachiolaire porte déjà, dans la région inférieure de son corps, l'ébauche, en forme d'Astéride, et bien reconnaissable, de son métasome. Cette région est encore globuleuse; pourtant, elle possède, sur son côté droit, le rudiment calcaire de la face anale du disque, et, sur son côté gauche, la rosette hydrophore de la future face buccale. L'accroissement continue désormais dans le sens antéro-postérieur; car ces deux côtés vont s'amplifier, et s'étendre par leur pourtour, suivant le plan de leur surface. Il faut se représenter ces côtés comme deux cuvettes, fortement bombées, accolées par leurs bords, et grandissant par ces bords même en s'aplatissant à mesure; la région de soudure correspond à la zone antéro-postérieure de l'organisme larvaire. Comme le côté droit devient la face anale de l'adulte, et le côté gauche la face buccale, cette région d'union est marginale dans l'organisme définitif, et constitue les bords des bras de l'Astéride.

L'amplification du métasome s'effectue, de préférence, suivant cinq axes radiaires, également distants, de manière à donner les cinq bras de l'adulte. Sur la face anale, l'élargissement se manifeste par le dépôt incessant de nouvelles plaques calcaires; celles-ci naissent au milieu de celles qui existaient déjà, et les repoussent vers la périphérie. Au moment où les dix premières plaques ont apparu, les bords de cette face émettent cinq prolongements, qui grandissent seuls, et deviennent les bras. — Sur la face ventrale, les cinq diverticules de la rosette hydrophore produisent, de leur côté, cinq expansions, qui se posent au-dessous des prolongements précités, et constituent les canaux ambulacraires de l'adulte. Chaque canal s'allonge, à mesure que son bras correspondant s'accroît, et engendre des ambulacres de place en place. — Le métasome revêt ainsi son aspect définitif, et s'amplifie sans cesse; l'amplification étant toujours dirigée du centre vers l'extérieur, de manière à repousser au dehors les parties les plus anciennes.

Le lobe sus-buccal, et les appendices de la Brachiolaire, s'atténuent rapidement; ils disparaissent au moment où les cinq bras commencent à se délimiter, et à s'étendre.

Les descriptions précédentes ont été faites, pour la majeure part, d'après les recherches publiées par A. Agassiz. D'après cet auteur, la bouche et l'anus de la Brachiolaire persistent, pour donner les orifices correspondants de l'Astéride, et se bornent à se déplacer. Les recherches entreprises par Metschnikoff montrent, par contre, et sous ce rapport, une certaine ressemblance avec ce qui se passe chez les Echinides; la bouche et l'anus larvaires se fermeraient, et le tube digestif du métasome serait obligé de produire à nouveau ces ouvertures. Comme le pense Balfour, ces deux phénomènes existent peut-être, en ce sens que certaines larves d'Astérides possèdent le premier, et certaines autres le second; la différence à cet égard serait due à un déplacement dans l'espace, lié lui-même à la rapidité variable des métamorphoses, et à la complexité diverse des dispositions adaptatives.

Métamorphoses restreintes ou nulles. — Les Astérides sont intéressantes à ce sujet, car elles offrent une sériation parfaite, depuis la présence de métamorphoses complètes, jusqu'à l'absence de ces changements larvaires. Cette sériation contribue, pour beaucoup, à établir l'opinion exposée plus haut, relative à l'origine des métamorphoses des Echinodermes. Les larves, à modifications restreintes, des Astérides, possèdent des appendices, qui ne leur servent à rien, semble-t-il, et qu'il est permis, par conséquent, de considérer comme des appendices brachiolaires en voie d'atrophie, existant encore par l'effet de l'atavisme.

Chez les *Echinaster* et les *Asteracanthion* vivipares, les larves passent tout d'abord par la phase première. Elles produisent ensuite des expansions cylindriques, au nombre variable suivant les espèces, mais toujours restreint, qui, selon toute évidence, sont comparables à des appendices de Brachiolaire. Ces organes ont pour unique fonction d'attacher

les embryons à l'appareil incubateur de leur mère. Ils disparaissent
bientôt, pendant que le métasome s'ébauche et se complète.

La réduction est plus grande encore chez les *Asterina gibbosa*, étudiées par Ludwig. La larve, après avoir subi la phase première, ne produit aucun bras, mais elle porte encore son volumineux lobe sus-buccal.
Ce dernier s'allonge transversalement, par rapport à cette partie du
prosome qui renferme le tube digestif et se convertit en Astéride; il
constitue une masse aux contours peu précis, donnant à l'ensemble du
corps la forme d'un T majuscule , dont il représente la branche supérieure et horizontale. Ludwig le nomme l'*organe larvaire*; son homologie
avec le lobe sus-buccal des Brachiolaires est pourtant indiscutable. Cet
appareil disparaît par la suite, en cessant de s'accroître, et même

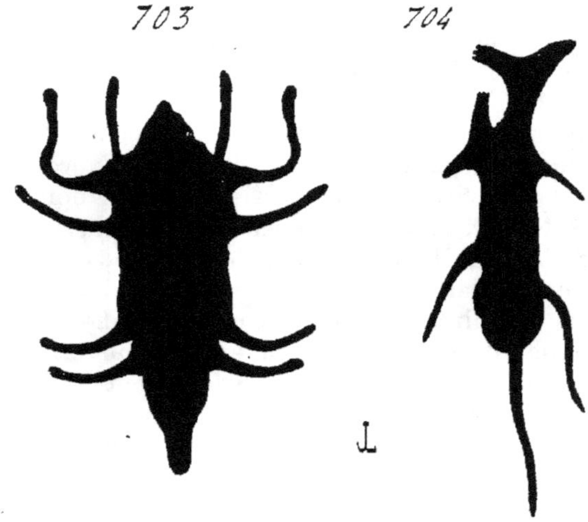

Fig. 703 et 704. — Métamorphoses des Astérides (*silhouettes*). — Larve Brachiolaire de
l'*Asteracanthion pallidus,* vue de face et de profil. (D'après A. Agassiz.)

s'atrophiant en partie, à mesure que la jeune Astéride prend naissance.

Enfin, chez les *Pteraster miliaris*, il semble que l'embryon ne produise aucun bras, et n'engendre pas de lobe sus-buccal. Les premiers
états n'ont pas été observés encore (Koren et Danielssen); mais la larve,
déjà avancée, se convertit tout entière en une Astéride; sa bouche et
son anus ne passent pas à l'adulte, qui se forme à lui-même ces deux
orifices dans leur situation définitive.— La réduction des appendices
adaptatifs du prosome est alors complète; il n'existe ici aucune métamorphose bien accentuée.

Origine des organes. — Les principaux faits particuliers et connus, sur
l'origine des organes chez les Astérides, sont relatifs au test et à l'intestin.

Pour se représenter la marche, suivie par le test dans son évolution, il importe de concevoir le phénomène déjà indiqué, tenant au mode d'apparition des plaques; celles-ci naissent en dedans de celles qui existent déjà, et repoussent, à mesure qu'elles grandissent, ces dernières vers le dehors. Le développement procède du centre vers la périphérie. — Ceci étant, les premiers indices du test sont constitués par les cinq plaques, produites sur le côté droit de la Brachiolaire, c'est-à-dire sur la future face anale de l'Astéride. Ces cinq plaques initiales sont groupées en un ensemble de forme pentagonale. Bientôt, cinq autres nouvelles plaques naissent au centre de ce pentagone, c'est-à-dire en dedans des précédentes, et rejettent quelque peu celles-ci vers le dehors; puis, une autre plaque isolée se délimite, en outre, au milieu même du petit test ainsi ébauché. La jeune Astéride, qui se façonne aux dépens de la région inférieure de la Brachiolaire, possède donc onze plaques sur sa face anale. La plaque isolée est la *centro-dorsale*; les cinq premières

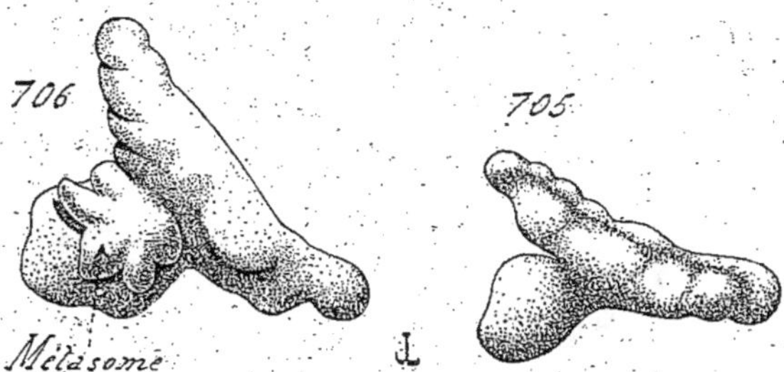

Fig. 705 et 706. — Métamorphoses incomplètes des Astérides (*contours extérieurs*). — En 705, jeune larve de l'*Asterina gibbosa*, munie de son volumineux lobe sus-buccal (organe larvaire) transverse. — En 706, larve plus avancée, et commençant à ébaucher le métasome de la jeune Astéride. (D'après Ludwig.)

plaques sont placées au-dessus des cinq diverticules de la rosette hydrophore, et sont *radiales* par suite; les cinq autres alternent avec celles-ci, et sont *interradiales*. — L'ensemble de ces onze plaques est encore simple; les cinq épaississements, destinés à devenir les bras, ne tardent pas à se montrer; ils apparaissent dans les régions occupées par les plaques radiales. Celles-ci, à cause de l'accroissement incessant, dirigé du centre vers la périphérie, sont constamment reportées à l'extrémité libre des bras, et s'y maintiennent; elles constituent les *plaques terminales* définitives. Par contre, les cinq interradiales restent en leur place, et deviennent les *basales* de l'Astéride adulte. La dorso-centrale persiste au milieu du disque.

Des plaques naissent ensuite sur la face buccale de la jeune Astéride, et autour de la bouche; les premières apparues sont représentées par les *odontophores*, par deux paires de pièces *ambulacraires*, et deux paires d'*adambulacraires*. Celles-ci se disposent autour des diverticules de la rosette hydrophore, de manière à les accompagner dans leur extension, et à faire partie des bras; les odontophores, par opposition, sont situées dans les régions interradiales, et demeurent ainsi. — Au moment où se différencient ces plaques buccales, de nouveaux éléments du test apparaissent sur la face anale; ils deviennent les premières *marginales* des

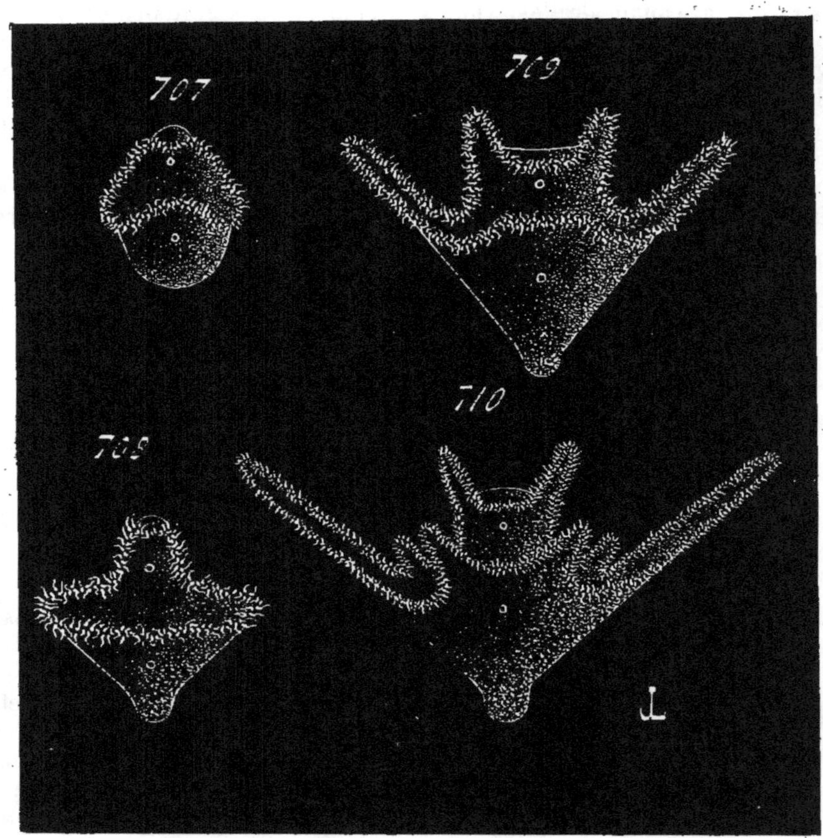

Fig. 707 à 710. — Métamorphoses des Ophiurides (*contours extérieurs;* le petit cercle supérieur indique la bouche, et l'inférieur l'anus). — En 707, larve fort jeune. — En 708, larve commençant à amplifier sa couronne vibratile. — En 709, larve encore plus avancée, dont les bras latéraux sont déjà volumineux. — En 710, jeune *Pluteus*. — (D'après les recherches faites par les auteurs, et notamment par J. Müller.)

bras, et les *calycinales*. Les bras grandissent ensuite, par la genèse incessante de pièces supplémentaires en dedans des terminales; celles-ci occupent toujours l'extrémité libre de ces appendices.

Les principaux changements, subis par le tube digestif, touchent à ses deux orifices, à la bouche et à l'anus. S'il faut en juger d'après les observations faites par Agassiz, ces deux ouvertures persistent de la Brachiolaire à l'Astéride adulte, et se bornent à se déplacer comme il est dit plus haut. Cependant, certaines larves à métamorphoses agiraient, suivant Metschnikoff, comme celles des Echinides, fermeraient leur bouche et leur anus, et produiraient à nouveau ces deux orifices, dans leur situation définitive, à un moment déjà avancé de l'évolution. Ce dernier cas est fréquent chez les embryons dont les métamorphoses sont restreintes, ou nulles. — Chez l'*Asterina gibbosa*, la jeune larve possède une bouche et un anus, placés de la même façon que ceux des Bra-

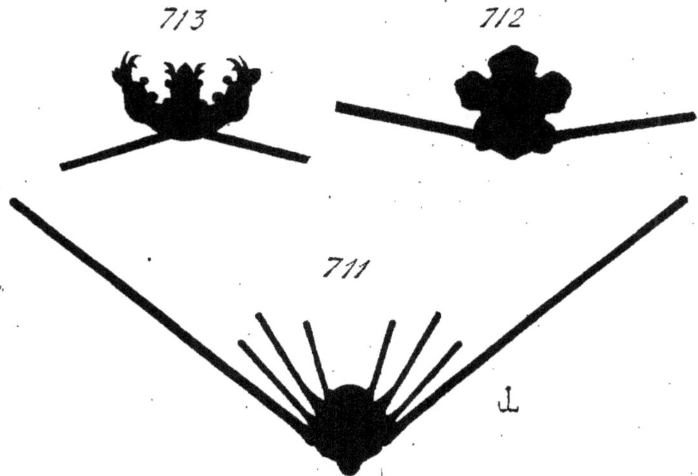

Fig. 711 à 713. — Métamorphoses des Ophiurides (*silhouettes;* la figure inférieure est seule complète, les bras latéraux ne sont représentés qu'en partie dans les deux dessins supérieurs). — En 711, *Pluteus* complet, muni de ses longs bras latéraux. — En 712, début de la transformation en métasome de la région sous-buccale du prosome. — En 713, suite de cette métamorphose finale; le métasome offre déjà l'aspect d'un petit Ophiure, encore soutenu par les bras latéraux du prosome. — (D'après les recherches faites par J. Müller sur l'*Ophiothrix fragilis*.)

chiolaires; ces ouvertures ne tardent pas à se clore, et le petit être reste privé, pendant un certain temps, de toute communication entre son intestin et le dehors. Puis, une nouvelle bouche se perce au centre de la face buccale, entre les plaques qui s'y sont déjà délimitées; et, de même, l'anus se perce au centre de la face anale, dans une région qui correspond sensiblement à celle occupée par l'orifice larvaire correspondant. Le même phénomène se retrouve chez les embryons des *Pteraster miliaris*, étudiés par Koren et Danielssen. Ces derniers possèdent une bouche et un anus, qui se closent; après quoi, de nouvelles ouvertures digestives prennent naissance dans leur situation définitive, et ne subissent point d'autres changements.

VI. Développement particulier des Ophiurides. — Le développement embryonnaire des Ophiurides tient, à la fois, de celui des Echinides, et de celui des Astérides.

Il rappelle l'évolution des premiers, en ce que le prosome de la larve a la forme d'un *Pluteus*; il ressemble à celle des secondes, par ce fait que le métasome de l'adulte porte cinq bras, et se façonne de la même manière que celui des Astéries. La zone du prosome, chargée de se convertir en métasome, est la même que dans les deux classes précédentes : c'est la région inférieure de la larve, renfermant le tube digestif dans son intérieur, et placée au-dessous des appendices embryonnaires.

Tous les Ophiurides ne possèdent pas des métamorphoses complètes. Ceux d'entre eux, qui sont vivipares, n'offrent que des changements restreints. Tel est, par exemple, l'*Amphiura squamata*, dont les larves ne montrent que les rudiments des bras; sauf un de ces appendices, produit d'une manière tardive, alors que l'ébauche du jeune Ophiuré est déjà bien reconnaissable, et qui contient, dans son intérieur, un spicule calcaire. De même que pour les autres Echinodermes, les développements à modifications restreintes ne diffèrent, de ceux aux métamorphoses complètes, que par l'absence des organes spéciaux aux larves; cette dissemblance mise à part, le corps, dans ses contours extérieurs comme dans ses organes internes, se façonne suivant des procédés identiques.

Les phénomènes, qui aboutissent à la genèse du *Pluteus*, rappellent complètement leurs similaires des Echinides; il est inutile, par conséquent, d'insister à leur égard. Les seules différences portent sur le nombre, et sur le mode d'apparition, des bras. Ces derniers sont au chiffre de huit, groupés en quatre paires; deux d'entre eux, nommés *bras latéraux*, et placés symétriquement de part et d'autre de l'axe médian, sont caractéristiques des Ophiurides. En effet, non seulement ils manquent aux larves correspondantes des Echinides, mais encore ils prennent, chez celles des Ophiures, un accroissement considérable; ils divergent sur le corps, et représentent deux longs balanciers, destinés à soutenir l'embryon dans l'eau. Jamais aucun des bras du *Pluteus* des Echinides n'acquiert une telle longueur; aussi, les larves des Ophiurides semblent-elles être plus petites, par rapport à leur bras, que celles des Oursins. Les autres bras sont plus courts. — Dans le développement, les bras latéraux naissent les premiers; puis apparaissent deux *bras antérieurs*, deux *bras postérieurs*, et enfin deux *bras antéro-latéraux*. Ces appendices sont soutenus par des baguettes calcaires.

Autant qu'il est permis de conclure d'après les faits connus, les larves des Ophiurides aux métamorphoses complètes sont semblables les unes aux autres, et ne diffèrent entre elles que fort peu, contrairement à ce qu'il en est pour les Echinides, qui offrent diverses formes de *Pluteus*. Les principales dissemblances portent sur la taille des bras, autres que les bras latéraux, et qui sont, tantôt assez longs, tantôt courts, et parfois même à peine indiqués. Les embryons libres des Ophiurides sont privés d'épaulettes, de baguettes anales, ou d'auriculaires, de ces appendices supplémentaires qui existent parfois chez les Echinides.

La genèse du métasome est identique à celle offerte par les Astérides ; seulement, au lieu de s'effectuer aux dépens de la région inférieure d'une Brachiolaire, elle se manifeste aux dépens de la région inférieure d'un *Pluteus*. L'unique différence porte sur le squelette des bras, qui manque aux Brachiolaires, et existe chez le *Pluteus* ; ce squelette ne passe point à l'adulte, car il se résorbe, et disparaît. La bouche de la larve persiste, et ne se ferme point ; l'anus seul se clôt, et ne se reforme plus, car les Ophiures sont tous privés d'un tel orifice.

VII. Développement particulier des Crinoïdes. — Les Comatules seules sont connues, parmi les représentants de cette classe, sous le rapport du développement. Cependant, comme ces animaux passent, d'une manière temporaire, lors des phases de leur évolution, par un état voisin de celui qui est permanent chez les autres Crinoïdes munis d'un pédoncule durant toute leur vie, il est permis d'étendre à ces derniers les résultats fournis par l'étude des Comatules, et de considérer ces résultats comme s'appliquant, dans leurs traits généraux, aux Rhizocrines et aux Pentacrines. Il faut seulement considérer ceux-ci comme s'arrêtant, d'une façon définitive, à un état fixé et pédonculé, que les Comatules se bornent à traverser, pour devenir libres ensuite.

L'embryogénie des Comatulides a prêté à de nombreuses recherches ; W. Carpenter et W. Thomson se sont occupés d'elle autrefois, et ont fourni à son égard des renseignements, déjà bien détaillés, en ce qui touche les métamorphoses extérieures, et la genèse du test. Plus récemment, des observations complètes ont été faites sur elle par divers auteurs, au premier rang desquels il convient de citer J. Barrois, Bury, Götte, Perrier. Sauf quelques particularités relatives à l'appareil irrigateur, et à la production des centres nerveux, sur lesquelles les naturalistes précités ne sont pas d'accord, ou bien n'ont encore donné que des résultats incomplets, les phénomènes principaux de l'évolution embryonnaire des Crinoïdes sont désormais élucidés. Les plus importants de ces phénomènes, qui paraissent être à l'abri de tout conteste, seront seuls signalés dans l'exposé suivant.

Considérations générales. — *A.* Il importe, au préalable, afin de bien se représenter toutes les phases du développement des Comatules, de préciser le point de départ, c'est-à-dire la disposition des feuillets blastodermiques, et l'évolution du prosome. — Au moment où les feuillets sont délimités, la larve est encore contenue dans la coque de l'ovule ;

son entéropore s'est fermé, et elle offre l'aspect d'une vésicule close, quelque peu ovalaire. La paroi de cette vésicule est formée par l'ecto-derme ; sa cavité est remplie d'éléments mésenchymateux, au milieu desquels se trouvent quatre autres vésicules : l'intestin, l'hydrocœle, et les deux entérocœles. Ces dernières ne sont pas éparses, mais rassemblées en un groupe, situé dans la région inférieure de la larve, c'est-à-dire dans celle où se trouvait l'entéropore, et où cet orifice s'est fermé. — Malgré leur voisinage, et leurs connexions primitives, ces vésicules sont distinctes les unes des autres, et ne communiquent pas entre elles. L'intestin est situé au milieu, dans leur ensemble ; l'entérocœle droit est devenu supérieur, tout en étant encore quelque peu oblique ; de même l'entérocœle gauche est inférieur ; enfin l'hydrocœle est latéral, et placé, sur les côtés de l'intestin, dans la zone où va se façonner le ves-tibule. Cet hydrocœle est encore une vésicule, qui commence cependant à émettre le tube hydrophore.

L'entérocœle droit et le gauche occupaient d'abord leur situation normale ; ils se déplacent ensuite, au moment où l'entéropore se clôt, leur chemin parcouru étant mesuré par un arc de 90°. Aussi, le premier devient-il supérieur par rapport à l'intestin, c'est-à-dire se place-t-il au-dessus de ce dernier, tandis que le second se trouve situé au-dessous de ce même organe. Ce renversement est le résultat, en ce qui regarde les entérocœles, de la torsion de 90° subie par le corps entier ; ce renver-sement est déplacé dans le temps, et avancé.

Lorsque la larve est devenue libre, le stomeon prend naissance. Il apparaît comme un refoulement de l'ectoderme, placé au niveau de l'intestin. L'orifice extérieur de cette invagination est, par suite, l'homo-logue de la bouche des larves des autres Echinodermes, et ce même nom doit lui être accordé ; seulement, le stomeon reste fermé dans son extrémité interne, et ne se met pas en communication avec l'intestin. La bouche est à peu près située vers le milieu du corps, à égale distance de l'extrémité supérieure et de l'extrémité inférieure de la larve. Toute la ré-gion qui la surplombe, et qui constitue à elle seule la moitié de l'organisme, est, à cause de sa situation dans le temps et dans l'espace, l'homologue du *lobe sus-buccal* (lobe préoral des auteurs) des embryons libres des autres Echinodermes ; il est aussi volumineux, par rapport au reste du corps, que son correspondant des larves d'Holothurides et d'Astérides, des Auriculaires et des Bipinnaires. — Mais intervient alors une différence considérable entre ces groupes. Les Holothurides et les Astérides sont des animaux libres ; le lobe sus-buccal de leurs embryons ne s'accroît pas, reste stationnaire, et finalement se confond avec les autres régions de l'économie. Par contre, les Crinoïdes sont des animaux fixés, au moins dans leur jeune âge, et *leur fixation s'établit précisément par ce lobe sus-buccal.* Cet organe s'allonge, au lieu de disparaître, et se con-vertit en un pédoncule, qui attache l'individu à un support. Dans les premières phases du développement, l'entérocœle droit, qui est devenu supérieur, pénètre dans ce pédoncule, et lui fournit une cavité axiale. — Tous les auteurs décrivent le pédoncule des Crinoïdes comme inférieur; en réalité, et par comparaison avec les autres larves des Echinodermes, on doit le considérer comme *supérieur*. Cette orientation sera seule admise dans le présent exposé.

B. — Il convient donc de se représenter l'organisme des Crinoïdes, comme orienté d'une manière différente de celui des autres Echinodermes, comme déplacé de 90° dans l'espace, bien que le point de départ soit le même. — Chez les Echinodermes, sauf les Crinoïdes, le plan qui passe par la bouche et par l'anus de l'adulte (en prenant ces orifices dans leur situation habituelle, et diamétralement opposés) est à peu près transversal, par rapport à l'axe longitudinal de la larve; ce déplacement résulte de l'atrophie du lobe sus-buccal, très gros chez l'embryon, qui ne s'accroît pas, et ne constitue qu'une région insignifiante du corps de l'adulte. Or, chez les Crinoïdes, ce lobe persiste, grandit, et devient une partie importante de l'économie; aussi, l'orientation primitive de la larve est-elle conservée. L'anus de l'adulte est exactement situé à la place qu'occupait l'entéropore dans les premiers instants de l'évolution, et la bouche vient se reporter auprès de lui. Tous les organes se disposent d'une manière connexe à cette symétrie particulière, et l'orientation générale est ainsi modifiée. Comme l'axe principal du métasome des autres Echinodermes fait un angle de 90° avec celui du prosome de leurs larves; comme l'axe principal du prosome des Crinoïdes persiste, et devient celui du métasome; il en résulte que la disposition du métasome des Crinoïdes doit être considérée, comme se rapportant à une différence angulaire de 90° avec celle du métasome des autres Echinodermes.

Il est hors des limites de cet ouvrage d'aller plus loin, dans l'examen des changements d'orientation du métasome des Echinodermes par rapport au prosome de leurs larves. — Cependant, il est nécessaire d'indiquer ce fait que, dans l'exposé précédent, les Echinides, avec les Astérides et les Ophiurides, ont été pris comme types d'opposition aux Crinoïdes, à cause de la différence parfaite qui s'établit entre eux sous ce rapport. — Les Holothurides doivent être mises à part. Tout comme chez les Echinides, les Ophiures, et les Astéries, les régions du prosome supérieures à la bouche, qu'elles soient représentées par un lobe sus-buccal, ou seulement par des bras, disparaissent et s'atrophient; l'anus reste en place. La bouche seule est transportée dans une région diamétralement opposée à l'anus. Aussi, pour ce qui est des Holothuries, l'axe principal du prosome devient-il celui du métasome, tout comme chez les Crinoïdes; mais l'inversion existe encore, d'une amplitude de 180°. En effet, la bouche des Holothuries se reporte (du moins celle de la plupart d'entre elles) sur l'extrémité supérieure du corps, et s'oppose diamétralement à l'orifice anal; tandis que la bouche des Crinoïdes

émigre sur l'extrémité inférieure de l'organisme, et vient se placer à
côté de l'anus. — Et, sous ce rapport, il est important de voir commencer,
chez certains représentants de la classe des Holothurides, cette migration
caractéristique des Crinoïdes, en ce sens que le corps se recourbe sur
lui-même, de manière à rapprocher l'un de l'autre les deux orifices
digestifs.

Cette discussion se résume dans les considérations suivantes. Chez

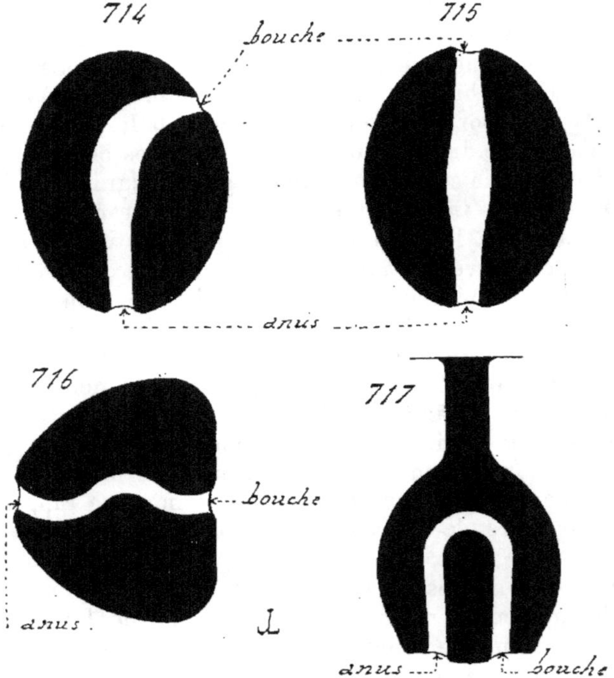

Fig. 714 à 717. — PRINCIPALES DISPOSITIONS DU PLAN ORGANIQUE DES ÉCHINODERMES (*diagrammes
en silhouettes;* le tube digestif est représenté en blanc, le reste de l'économie en noir).
— En 714, organisme essentiel d'une larve; l'anus est inférieur, la bouche antérieure. —
En 715, organisme de la plupart des Holothurides; l'anus est inférieur, la bouche supérieure. — En 716, organisme d'un Échinide régulier, par rapport à la larve de la figure 714,
l'anus s'est déplacé de 90°, et la bouche lui est diamétralement opposée. — En 717, organisme d'un Crinoïde; la bouche et l'anus sont inférieurs.

tous les Echinodermes, les ouvertures intestinales du prosome larvaire
sont ainsi disposées : l'anus occupe l'extrémité inférieure, et la bouche
se trouve reportée sur la face ventrale, du corps. Ces orifices subissent
des migrations diverses, à mesure que le prosome se convertit en métasome; leurs changements de situation entraînent ceux de l'intestin
(car il est étendu de l'une à l'autre), dont les déplacements déterminent,
à leur tour, ceux des autres organes. Chez les Holothurides, l'anus reste

stationnaire sur l'extrémité inférieure du corps; la bouche seule se
déplace, et, tantôt va occuper l'extrémité supérieure, tantôt reste percée
sur la face ventrale du corps, tantôt se range à côté de l'anus. Il en est
de même pour les Crinoïdes : l'anus est inférieur, et d'une manière
constante, la bouche est située à côté de lui. Les faits changent en ce qui
regarde les Echinides, les Astérides, et les Ophiurides; la bouche seule
est stationnaire; l'anus émigre, remonte sur la face ventrale du prosome, et s'oppose diamétralement à la précédente ouverture.

C. — La larve des Comatules se fixe ensuite par son extrémité supérieure, c'est-à-dire par son lobe sus-buccal; la bouche étant toujours
placée sur la face antérieure, ou ventrale, de son corps. Le vestibule
prend alors naissance. Toute la zone péribuccale devient une dépression
volumineuse, qui s'enfonce dans le corps, et se confond avec le stomeon,
car celui-ci n'est qu'un simple cul-de-sac. Cette dépression est l'ébauche
du vestibule; elle ne pénètre pas directement dans le corps, mais d'une
manière oblique, de façon à se rendre sur l'extrémité inférieure de la
larve. En même temps, elle ferme son orifice extérieur, et devient une
vésicule close. Lorsque le vestibule est arrivé à occuper une position
inférieure, et diamétralement opposée à la zone de fixation, les tentacules prennent naissance sur son plancher; ces appendices grandissent,
brisent la paroi vestibulaire, qui s'ouvre, et font alors saillie au dehors.
La bouche et l'anus se percent ensuite sur ce même plancher. La région
fixée s'allonge en se retrécissant, et se convertit en un pédoncule; les
organes internes s'ébauchent peu à peu. En définitive la jeune larve,
ainsi attachée à un support par son lobe sus-buccal étiré en un pied, se
change en un Crinoïde fixé. — Elle se sépare bientôt de ce pédoncule,
complète son organisation, et devient enfin une Comatule libre, et adulte.
Cette dernière phase est spéciale aux Comatules, et manque aux autres
représentants de la classe.

Tels sont, esquissés dans leurs grands traits, les principaux phénomènes du développement des Comatules. Il est permis de les grouper en
trois phases principales; la première, la *première phase libre*, va depuis
l'éclosion jusqu'à la fixation de la larve; la deuxième, la *phase fixée*,
comprend tous les changements subis par l'embryon durant son
existence d'être attaché à un support; enfin la dernière, la *seconde phase
libre*, se rapporte aux modifications qui complètent l'organisme, après
sa séparation d'avec son pédoncule. La deuxième phase (fixée) se compose, à son tour, de deux états : le premier en date, l'*état cystidéen*,
est celui dans lequel la jeune larve, tout en ayant déjà un test, est encore
privée de bras, et ressemble ainsi à un Cystidé; le second, l'*état pentacrinoïde*, est celui où l'embryon, muni à la fois de bras et de pédoncule,
rappelle, par sa structure, une Pentacrine adulte. — Les changements
de la forme extérieure sont tellement liés à ceux subis par les organes
internes, qu'il est nécessaire de les étudier en même temps.

PREMIÈRE PHASE LIBRE. — La larve des Comatules n'abandonne sa membrane ovulaire, et ne devient libre, qu'après avoir déjà façonné plusieurs de ses organes, produit ses couronnes vibratiles, et les dix premières plaques de son test. Cette éclosion a lieu, d'après les études de J. Barrois sur la Comatule de la Méditerranée, vers le septième jour du développement. Il faut donc distinguer entre l'état qui précède l'éclosion, et l'état, vraiment libre, qui embrasse toute la période, fort courte, comprise entre l'éclosion et le moment de la fixation.

1° *État antérieur à l'éclosion, ou préparation de la larve libre.* — *A.* La larve, contenue dans son enveloppe, est de forme ovalaire. Au moment où l'intestin, l'hydrocœle, et les deux entérocœles, se sont séparés les uns des autres, et commencent à se déplacer, pour acquérir leur situation définitive, les bandes vibratiles et le stomeon font leur apparition. — Il ne semble pas, suivant les recherches de Barrois, qu'il existe une phase première, semblable à celle des autres Echinodermes, et caractérisée par la présence de cils vibratiles sur l'ectoderme entier; les couronnes vibratiles se délimitent, de prime abord, dans les points qu'elles doivent occuper, et nulle autre zone ectodermique ne se couvre de tels appendices. Ces couronnes sont au nombre de quatre; à peu près placées à égale distance les unes des autres, elles entourent le corps à la manière de cercles transversaux. La larve porte en surplus, sur le sommet de son lobe sus-buccal, c'est-à-dire dans la région future de fixation, une touffe de cils vibratiles, nommée parfois la *calotte*. A côté de cette touffe, et située également sur le sommet du futur pédoncule, se montre une petite zone aplatie, qui se déprime quelque peu; c'est par cette zone, dite *fossette fixatrice*, que s'effectuera la fixation de l'individu sur un support. A leur début, qui correspond au moment où l'entéron primordial se divise en deux parties, les quatre couronnes vibratiles sont minces, et très voisines les unes des autres; elles s'élargissent ensuite, et s'écartent à mesure, de manière à occuper leur situation définitive, signalée plus haut.

Le stomeon se forme, au moyen d'une dépression ectodermique, vers le milieu de la face ventrale (antérieure) du corps, au niveau même de l'intestin. Il conserve toujours l'aspect d'un cul-de-sac, ne pénètre pas profondément dans l'organisme, et ne se met pas en communication directe avec la cavité intestinale; il disparaît au moment de la fixation de la larve, car il se confond avec la dépression qui donne l'ébauche du vestibule. L'orifice extérieur du stomeon est souvent désigné par le nom de *fossette ventrale*; il est, en réalité, l'homologue de la *bouche* des autres larves d'Echinodermes, et ce dernier terme devrait être employé pour le désigner. Comme il est quelque peu allongé suivant l'axe longitudinal du corps, il s'étend davantage vers l'extrémité supérieure que vers l'inférieure; la deuxième et la troisième couronne vibratiles sont placées à son niveau, et s'interrompent sur ses bords.

B. — Diverses autres modifications s'effectuent encore, dans l'organisme larvaire, avant que l'éclosion ne se produise. Les principales d'entre elles portent : sur l'hydrocœle, sur les entérocœles, et sur le mésenchyme, dans lequel les plaques du test commencent à prendre naissance. — L'hydrocœle est, après la délimitation des feuillets, muni de son canal hydrophore; ce dernier, encore clos, ne communique pas avec le dehors. Cette connexion cesse d'exister, car ces deux organes se séparent l'un de l'autre. Le tube hydrophore prend l'aspect d'un canal cylindrique, fermé à ses deux extrémités ; la vésicule hydrocœlienne, de son côté, perd sa forme globuleuse, s'allonge, et se recourbe à mesure sur elle-même en un croissant. De plus, sa paroi émet cinq petits diverticules, qui la font passer à l'état de *rosette hydrophore*, tout comme il en est dans les phases embryonnaires correspondantes des autres Échinodermes. — Les deux vésicules entérocœliennes continuent leur déplacement autour de l'intestin ; l'entérocœle droit n'est pas encore complètement supérieur, ni le gauche entièrement inférieur, mais ils ne sont pas éloignés de leur situation définitive. Ils quittent, durant ce transport, leur aspect sphérique, et s'aplatissent, de manière à enchâsser la partie de l'intestin placée à leur niveau.

Les premières ébauches du test apparaissent vers la fin de l'état antérieur à l'éclosion, et peu avant la venue de cette dernière. Le lobe sus-buccal commence alors à s'étirer, et à se rétrécir, de manière à offrir déjà un indice de son futur aspect de pédoncule ; limité à l'extérieur par l'ectoderme, il contient, en dedans, un amas compact de cellules mésenchymateuses, qui se continue avec l'ensemble des autres éléments du mésenchyme, placés, dans la partie inférieure de l'embryon, entre l'ectoderme et les entérocœles. Au centre même du lobe, et suivant son axe longitudinal, se délimite un cordon cellulaire, qui part du sommet de cette région du corps, et va s'unir au mésenchyme inférieur; cette rangée cellulaire, nommée le *cordon pédonculaire*, se termine en haut sur l'ectoderme du sommet du lobe sus-buccal, et se continue en bas avec cette partie du mésenchyme inférieur qui donnera le ganglion lymphatique. — De ce début de division de l'organisme en un pédoncule et un calyce, résulte une distinction correspondante entre un mésenchyme pédonculaire et un mésenchyme calycinal. Le premier occupe seul tout l'intérieur du pédoncule; le second, tout en étant encore assez volumineux, se borne à remplir les espaces compris entre l'ectoderme d'une part, les entérocœles, l'intestin, et l'hydrocœle, de l'autre; tous deux s'unissent dans la zone de jonction du pédoncule et du calyce. De cette disposition du mésenchyme résulte celle des premières plaques du test.

Les pièces calcaires du pédoncule sont comparables à des disques empilés les uns sur les autres, et percés, en leur milieu, d'un canal destiné à laisser passer le cordon pédonculaire. Les cellules mésenchymateuses, qui leur donnent naissance, commencent à se rassembler en groupes superposés. Dans chacun de ces derniers, les éléments sont parallèles les uns aux autres, et orientés suivant un sens transversal, perpendiculaire au grand axe du pédoncule ; ils déposent ensuite la substance calcaire, chaque groupe produisant un disque. Huit à dix de ces disques empilés sont ainsi formés ; le plus élevé d'entre eux, placé sous la fossette fixatrice, est plus large que les autres, car il doit servir à attacher l'individu au support. Le dépôt calcaire commence, pour chaque disque, vers le centre du pédoncule, autour du cordon axial, et gagne peu à peu vers la périphérie. Ces organes s'élargissent ainsi, en progressant de dedans en dehors.

Le mésenchyme calycinal fournit de son côté les dix premières plaques du test du calyce ; ces dernières se façonnent dans le somato-mésenchyme, comme leurs homologues des autres Echinodermes. Elles sont rassemblées en deux rangées, de cinq plaques chacune ; ces deux rangées sont superposées, l'une étant tout à fait terminale et inférieure, l'autre étant comprise entre la précédente et le commencement du pédoncule. Les cinq plaques terminales sont les *orales ;* les cinq autres sont les *basales.* D'après J. Barrois, ces plaques naissent en même temps. — Il n'en est pas ainsi pour le pédoncule, dont les disques se développent les uns après les autres ; l'ordre génétique se dirige en cela de haut en bas. La première plaque produite est tout à fait terminale, et située au sommet du lobe sus-buccal ; c'est par elle que la larve s'attache à un corps étranger, et les auteurs la nomment la *plaque basilaire.* Ainsi que Perrier l'a démontré, cette dernière est l'homologue de la centro-dorsale des autres Echinodermes, car elle naît la première parmi les pièces du pédoncule, et se trouve placée, à son début, au centre du groupe formé par les orales et les basales. Le terme de *pièce centro-dorsale,* appliqué à la paroi calcaire du calyce de l'adulte, est donc inexact, car cette paroi est constituée par le disque pédonculaire le plus proche du calyce, et non par la centro-dorsale réelle, qui est reléguée à l'autre extrémité du pédoncule.

En ce moment de son évolution, la larve perce son enveloppe, devient libre, et nage à l'aide de ses couronnes vibratiles.

2° *État de liberté consécutif à l'éclosion.* — La larve libre est d'une forme ovalaire allongée. Elle est entourée par ses quatre couronnes vibratiles, et porte la calotte sur sa face supérieure ; la partie périphérique de cette dernière se sépare quelque peu de sa partie centrale, de façon à donner un cinquième cercle vibratile, d'étendue restreinte. A la base de la calotte se trouve la fossette fixatrice ; et, sur la face ventrale

---

Fig. 718 à 723. — MÉTAMORPHOSES DES CRINOÏDES (*contours extérieurs*). — En 718, larve libre, montrant par transparence ses premières plaques. — En 719, larve libre plus âgée, au début du façonnement du vestibule. — En 720, larve au commencement de la fixation. — En 721, état cyslidéen. — En 722, état pentacrinoïde, les lobes oraux étant fermés. — En 723, même état, les lobes oraux étant ouverts, et laissant saillir les tentacules avec les ébauches des bras. — (D'après les recherches faites par W. Thomson sur les Comatules.)

718
720
719
Vestibule
buccal
Centro-dorsale
723
722
Orales
Radiales
Basales
721
Pédoncule
Centro-dorsales

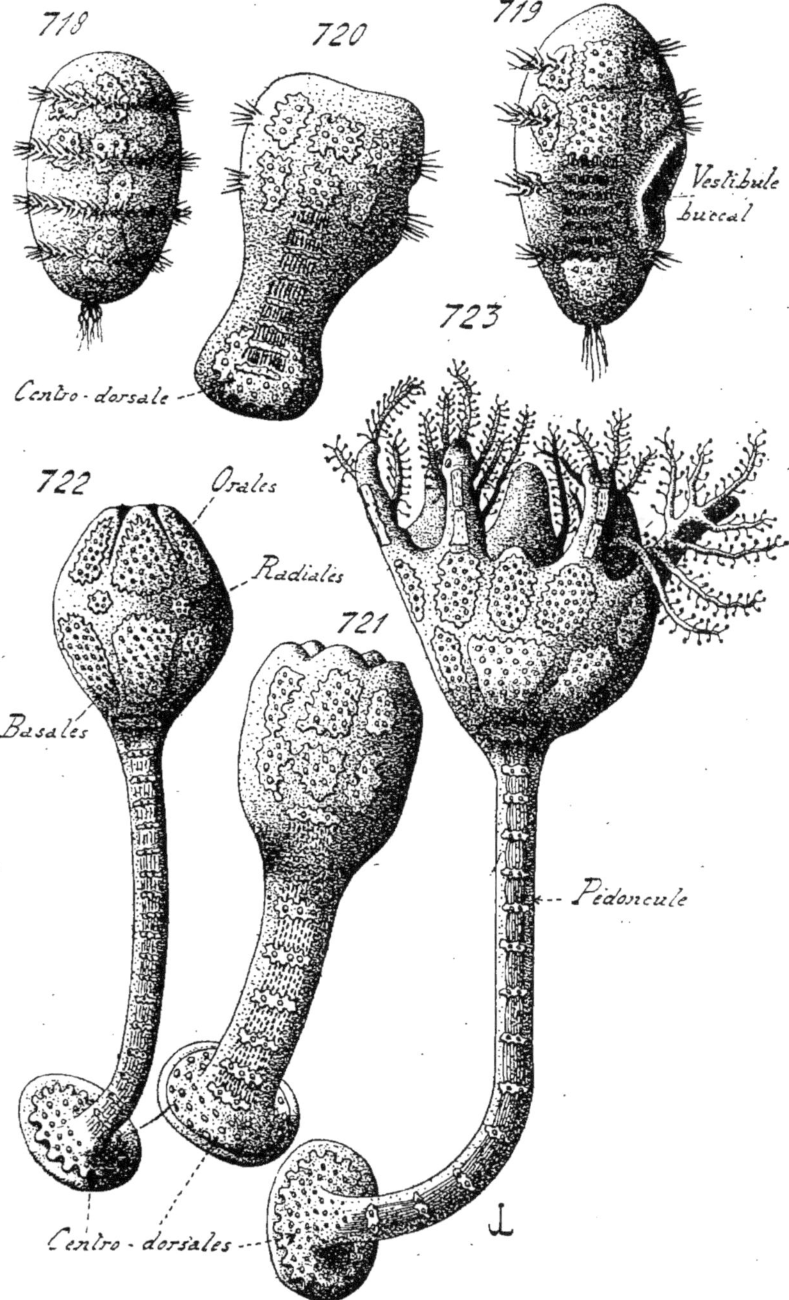

Fig. 718 à 723.

du corps, déprimée et aplatie, est percée la fossette ventrale des auteurs, la bouche en réalité. — En cet état, la larve rappelle de très près, par son aspect extérieur, une pupe d'Holothurie. Elle diffère pourtant de cette dernière par plusieurs points : elle ne dérive pas d'une Auriculaire, et parvient directement à la structure qu'elle possède; elle renferme, dans son mésenchyme, les premiers articles du pédoncule, dont les Holothuries sont constamment privées; elle conserve son lobe sus-buccal, et le convertit en un pédoncule de fixation; enfin, la bouche vient se reporter sur l'extrémité inférieure du corps, au lieu de remonter sur l'extrémité supérieure, comme il en est chez la plupart des Holothurides. La ressemblance de cette phase larvaire des Crinoïdes, avec la pupe précédente, mérite cependant d'être signalée; car elle témoigne d'affinités étroites entre les deux classes.

En ce moment, les deux entérocœles ont pris leur situation définitive. L'entérocœle droit est devenu supérieur, et le gauche inférieur; le premier émet un diverticule, qui pénètre dans la région axiale du lobe sus-buccal. L'intestin se présente encore comme une vésicule, presque globuleuse, complètement enchâssée par les entérocœles et par l'hydrocœle; l'entérocœle droit, ou supérieur, embrasse sa moitié supérieure; l'entérocœle gauche, ou inférieur, entoure la partie postérieure de sa moitié inférieure; la rosette hydrophore et le canal du sable s'accolent à la partie antérieure, ou ventrale, de cette même moitié. Ces deux derniers organes séparent l'intestin du stomeon; celui-ci pénètre dans le corps, jusqu'à leur niveau, mais ne va pas plus loin, et ne s'ouvre pas dans la cavité intestinale. La rosette hydrophore conserve son aspect de croissant; seulement ses deux extrémités se rapprochent l'une de l'autre, et ce développement, en continuant à s'effectuer dans la même direction, ne va pas tarder à lui donner une forme annulaire complète.

La durée de cette vie libre est très courte. La larve, après avoir tourbillonné pendant quelque temps, se fixe à un corps étranger, si le hasard lui permet d'en rencontrer un. Elle s'attache à lui par sa fossette fixatrice, placée au sommet du lobe sus-buccal; ce dernier se rétrécit alors, s'allonge, et se convertit en un pédoncule. Cette dernière expression sera, par suite, seule employée désormais; il suffit de se représenter que le pédoncule des Crinoïdes n'est autre que le lobe sus-buccal de leurs larves.

Phase fixée. — De suite après le moment où la larve s'est attachée à un support, tous les appendices vibratiles disparaissent, et la disposition extérieure de l'organisme pédonculé s'ébauche déjà. En effet, la région pédonculaire devient plus étroite que la région calycinale, et ainsi s'établit la différence entre les deux parties du corps, différence qui s'accentue de plus en plus, à mesure que les états suivants se déroulent. — Ces états sont au nombre de deux : le premier est l'*état cystidéen*, le second l'*état pentacrinoïde.*

1° *État cystidéen.* — *A.* Vers le début de la période de fixation, certaines régions du corps subissent une légère désagrégation. Ainsi, d'après Bury, les cellules endodermiques se multiplient de manière à faire parvenir, dans la cavité intestinale, les éléments qu'elles engendrent, et à la combler avec eux. De même, les cellules de l'ectoderme se désagrègent quelque peu, et émettent, par leur face profonde, des expansions, qui pénètrent dans le mésenchyme sous-jacent. Cette disposition cesse d'exister, vers la fin de la présente phase, où la couche ectodermique reprend des contours réguliers et distincts.

Le corps se divise en un pédoncule et un calyce. Le premier grandit de préférence suivant sa longueur ; aussi paraît-il se rétrécir d'une manière constante. Le second s'accroît dans tous les sens, et conserve son aspect globuleux. La dissemblance, entre ces deux régions, va ainsi, devenant de plus en plus profonde ; et leur zone de jonction, d'abord diffuse et peu précise, se trouve être de plus en plus limitée. — Le nombre des disques calcaires du pédoncule augmente, et atteint le chiffre de quinze ou seize ; les nouveaux éléments sont produits dans l'extrémité proximale de ce pédoncule, c'est-à-dire dans cette partie qui s'unit au calyce. — D'autre part, mais seulement vers la fin de l'état cystidéen, et le début de l'état pentacrinoïde, des plaques supplémentaires, au nombre de cinq, naissent dans le somato-mésenchyme du calyce ; celles-ci sont les *radiales.* Elles sont, de toutes manières, placées entre les orales et les basales qui existent déjà. Ces dernières sont disposées de telle sorte, qu'une orale est située au-dessous d'une basale, en suivant l'axe longitudinal du corps. Chaque orale est séparée de sa basale correspondante par un assez large espace transversal de tissu non calcifié ; de même, chaque file, composée d'une orale et d'une basale, est séparée des rangées voisines par un espace analogue, mais longitudinal ; or, chaque radiale se forme dans l'une des cinq intersections de ces espaces. Ces plaques radiales sont situées dans les futurs rayons de l'organisme, comme leur nom l'indique du reste ; tandis que les cinq files d'orales et de basales sont placées dans les interrayons.

Le vestibule prend naissance de suite après le moment de la fixation. L'espace péribuccal se déprime, et se confond avec le stomeon préexistant, de manière à ne faire avec lui qu'une seule et même invagination. Celle-ci, au lieu de pénétrer directement dans le corps, oblique vers l'extrémité distale du calyce, et obture en même temps son orifice extérieur ; elle se convertit par là en une vésicule close, volumineuse, dont la paroi est limitée par un épithélium d'origine ectodermique : l'ébauche du vestibule. — Cette *vésicule vestibulaire* continue à se déplacer suivant la direction qu'elle a déjà prise, et finit par occuper entièrement l'extrémité distale du calyce, c'est-à-dire cette région qui correspond au sommet inférieur du corps de la larve, où l'entéropore s'est fermé. La cavité vestibulaire, en sa position définitive, n'est pas sphérique, mais bien aplatie ; l'une de ses faces repose sur les organes placés dans l'intérieur du calyce; l'autre, extérieure, contribue à former en ce point la paroi calycinale. La première est le *plancher* du vestibule, et la seconde le *dôme;* cette dernière expression peut être étendue, non seulement à la paroi propre du vestibule, mais encore à toute la paroi de cette région du calyce. Sur le plancher ne tarderont pas à naître les tentacules péribuccaux, et à se percer la bouche avec l'anus; le dôme est destiné à s'ouvrir, pour faire communiquer la cavité vestibulaire avec le dehors, et laisser saillir les tentacules. La paroi du dôme renferme les plaques orales dans sa masse.

B. — Le tube digestif est, au commencement de l'état cystidéen, une vésicule globuleuse remplie de cellules, et presque compacte. Il grandit, sa cavité interne augmente, à son tour, de dimensions, pour donner la cavité intestinale. Tout en s'amplifiant, ce tube s'allonge et se recourbe sur lui-même en croissant. Les deux extrémités du croissant se rapprochent du plancher du vestibule, et s'accolent à lui; la bouche se perce dans l'une des régions de soudure, et l'anus dans l'autre. — Il résulte de cette évolution que l'anus se creuse, exactement, dans une région correspondante à celle où l'entéropore initial s'est fermé; il est ainsi l'homologue, en tant que position sur le corps, de celui des autres Echinodermes. D'autre part, la bouche, au lieu de lui être diamétralement opposée, lui est presque accolée, et occupe avec lui, par rapport au prosome larvaire, une situation inférieure. Cette forme de l'intestin n'est réalisée que vers la fin de l'état cystidéen, et le début de l'état pentacrinoïde.

Les entérocœles subissent, à leur tour, des modifications importantes, corrélatives de celles présentées par l'intestin. L'ancien entérocœle droit, le supérieur désormais, conserve l'aspect d'une calotte, qui enchâsse le haut de la courbure intestinale; sa cavité est fort étroite, souvent à peine discernable. Les auteurs le nomment *sac péritonéal,* ou encore *sac aboral,* parce qu'il est le plus éloigné de la bouche. — L'entérocœle inférieur, le gauche primitif, commence par entourer, à la manière d'un anneau, la région œsophagienne de l'intestin. Les deux extrémités de cet anneau ne viennent pourtant pas au contact, et restent séparées l'une de l'autre par un espace rempli de cellules mésenchymateuses; c'est aux dépens de ce mésenchyme, qui se continue avec le somato-mésenchyme du calyce et le cordon pédonculaire, que se développe le ganglion lymphatique des Crinoïdes, l'*organe axial* et l'*organe spongieux* des auteurs. Le mésenchyme de l'ébauche de ce ganglion se lie, également, avec celui pris dans la courbure intestinale, et qui contribue, de son côté, à produire une part du ganglion. L'une des extrémités de l'anneau entérocœlien s'infléchit, de manière à pénétrer dans ce mésenchyme intra-intestinal; elle y constitue l'espace libre, nommé par les auteurs la *cavité columellaire.* Cette cavité est, en effet, une sorte d'axe, de columelle, autour de laquelle se disposent le mésenchyme splanchnique, ou intra-intestinal, et l'intestin lui-même. L'entérocœle inférieur est également désigné, par les auteurs, sous les expressions de *sac périœsophagien*, et de *sac oral*. — Les deux entérocœles, en entourant l'intestin, l'un à la manière d'une calotte, et l'autre à la façon d'un anneau, se replient autour de lui; les extrémités de chacun d'eux ne viennent pas au contact l'une de l'autre. L'espace intermédiaire constitue, pour chacun d'eux, un mésentère longitudinal. Le mésentère inférieur (*mésentère longitudinal oral* de Perrier) est celui décrit dans les lignes précédentes; le mésentère supérieur (*mésentère longitudinal aboral* de Perrier) va rejoindre le mésenchyme du pédoncule. De plus, dans leur reploiement autour de l'intestin, l'un des entérocœles est placé au-dessus de l'autre, et se trouve séparé de lui par un espace, rempli de cellules mésenchymateuses, qui constitue un nouveau mésentère, à la direction transversale : sa situation mérite à ce dernier le nom de *mésentère intermédiaire*. C'est par l'entremise de ce mésentère que le mésenchyme splanchnique et le mésenchyme du mésentère inférieur se joignent au mésenchyme du mésentère supérieur, et par là à celui du pédoncule.

La description précédente montre, en somme, que tous les organes internes sont séparés les uns des autres par des coussinets de mésenchyme; ceux-ci prennent des dispositions connexes à celles qu'offrent ces organes eux-mêmes, et restent toujours unis les uns aux autres, à travers les interstices que laissent entre eux les appareils. Il est nécessaire d'avoir, dans la conception de ces phases évolutives, présente à l'esprit, la répartition de ce mésenchyme en une sorte de gangue commune. Cette notion s'applique également à la description suivante, qui porte sur le système hydrophore.

C. — Les changements subis par ce système sont assez complexes, mais peuvent être résumés en quelques données essentielles. — Tout d'abord, l'ensemble de l'appareil est latéral par rapport à l'intestin, et situé entre ce dernier et la première ébauche de la dépression vestibulaire; il perd ensuite cette position initiale, et accompagne le vestibule dans sa migration. Toujours placé en dedans de lui, et en rapport direct avec son plancher, il finit ainsi par se trouver dans la région terminale du calyce, où parvient également le vestibule, et où vont prendre naissance les tentacules, la bouche, et l'anus. — Le tube hydrophore s'allonge pendant ce transfert, et s'ouvre au dehors; son hydropore est percé dans la région dorsale, ou postérieure, de cette extrémité du calyce, c'est-à-dire dans une zone diamétralement opposée à celle qu'occupaient la bouche, et le vestibule, à leur début. D'après Barrois, la partie du tube hydrophore, voisine de l'hydropore, se renfle, et constitue la cavité ampullaire nommée par Perrier le *sac pariétal;* suivant Perrier lui-même, ce sac serait une dépendance de l'entérocœle inférieur. — Les modifications ultérieures, subies par ce tube hydrophore, ne sont pas encore complètement élucidées. Il semble cependant, à en juger d'après les résultats ultimes de son évolution, qu'il se met de nouveau en relations directes avec la rosette hydrophore, et qu'il s'unit à elle, comme chez les autres Echinodermes, pour lui permettre de communiquer avec le dehors. Puis il se divise, vers son milieu, en deux tronçons, dont l'un s'ouvre à l'extérieur par l'hydropore, et dont l'autre reste appendu à la rosette; cette scission s'effectue de telle sorte, que les deux segments s'ouvrent de même dans la cavité de l'entérocœle inférieur. Cette dernière est donc intermédiaire à la rosette hydrophore et à l'eau du dehors; c'est par son entremise que celle-ci est capable de pénétrer dans celle-là. Ces transformations se produisent vers la fin de l'état cystidéen.

La rosette hydrophore est, à cause de son déplacement lié à celui du vestibule, placée en dedans du plancher de ce dernier. Elle se convertit en un anneau fermé, par le rapprochement, et la soudure, de ses deux extrémités. La nouvelle invagination stoméale, qui donne naissance à la bouche et à l'œsophage définitifs, traverse la cavité de cet anneau; ainsi se trouve réalisée la structure ultime : l'anneau hydrophore entourant la paroi œsophagienne. — Les cinq diverticules de cet appareil, déjà ébauchés lors des phases précédentes, grandissent, et soulèvent à leur niveau le plancher du vestibule; ces portions soulevées sont d'abord des petits mamelons, qui s'allongent, et se convertissent en expansions cylindriques. Ces dernières sont, par suite, au nombre de cinq, et environnent, à cause de leur origine, l'ouverture buccale; elles représentent les premiers tentacules buccaux. — Ceux-ci ne restent pas simples; chacun d'eux, alors qu'il est encore assez petit, se ramifie en trois branches, vers sa base adhérente. Les trois branches s'allongent également, et la larve possède alors quinze tentacules, groupés en cinq faisceaux. La production de branches nouvelles ne s'arrête pas à ce chiffre, car chacun des tentacules primaires produit, en surplus, deux autres expansions; le nombre total est alors porté à vingt-cinq. Ainsi, à cause de la simplicité première des tentacules péribuccaux, puis de leur division en trois branches, et enfin de leur scission en cinq rameaux, la larve possède d'abord cinq tentacules, ensuite quinze, et vingt-cinq en dernier lieu.

Le dôme du vestibule se brise pendant que ces tentacules grandissent. Sa rupture n'est pas irrégulière, à cause de la présence, dans son épaisseur, des cinq plaques orales; les lignes de division sont placées dans les cinq espaces, non calcifiés, qui séparent les plaques les unes des autres, et s'étendent du sommet du dôme aux plaques radiales. Les lobes ainsi produits ne se détachent pas, et ne s'atrophient point; à son gré, l'animal peut les écarter les uns des autres, de manière à laisser sa cavité vestibulaire communiquer librement et largement avec le dehors, ou bien les reployer, de façon à fermer hermétiquement cette même cavité. Dans le premier cas, les tentacules s'irradient dans l'eau environnante, et sont capables de saisir des menus objets, pour les transmettre à la bouche qu'ils entourent; dans le second, il se replient sur eux-mêmes, et restent abrités par le dôme, qui s'est refermé. Ces cinq *lobes oraux* ont des contours précis, et sont semblables les uns aux autres; chacun d'eux, étant donnée son origine, contient une plaque orale dans son épaisseur.

D. — L'état cystidéen est alors atteint, et la larve va subir les modifications qui découlent de l'état pentacrinoïde. — Son corps est nettement divisé en calyce et pédoncule; les articles pédonculaires sont nombreux, et atteignent environ le chiffre de seize; les plaques du calyce se composent de cinq basales, de cinq radiales, et de cinq orales mobiles. La cavité vestibulaire occupe sa situation définitive, terminale, et s'ouvre, ou se clôt, par le jeu des lobes oraux, qui renferment les plaques orales. L'intestin est muni d'une bouche et d'un anus; la bouche est entourée de cinq groupes de tentacules péribuccaux, chaque groupe comprenant cinq tentacules. L'entérocœle supérieur, l'ancien droit, est devenu la cavité péritonéale; l'entérocœle inférieur, l'ancien gauche, s'est converti en sac péricesophagien. La rosette hydrophore s'est transformée à son tour en anneau hydrophore, qui entoure l'œsophage; de cet anneau part un segment du tube hydrophore, qui s'ouvre dans le sac péricesophagien; et de ce dernier part le second segment du tube hydrophore, qui débouche au dehors. — Alors commence l'état pentacrinoïde.

État pentacrinoïde. — Cet état est, avant tout, caractérisé par l'apparition des bras de l'adulte.

A. — Le pédoncule conserve sa forme allongée, et cylindrique. Le calyce prend son aspect conique, définitif. Le plancher du vestibule, muni de la bouche, de l'anus, et des tentacules, recouvert par les plaques orales, s'aplatit, et donne le *disque* de l'adulte; il correspond à la base du cône. Les côtés, qui se rétrécissent peu à peu, et vont s'unir au pédoncule, constituent le calyce proprement dit. Le squelette de celui-ci est représenté par les cinq basales, et les cinq radiales. Ces dernières sont situées dans la région même où les côtés se réunissent à la base, où le calyce se joint au disque, et, par conséquent, dans la zone où le corps offre sa plus grande largeur.

Les bras naissent dans cette zone. Chacun d'eux est formé, à son début, par un soulèvement de la paroi du corps, placé au niveau d'une plaque radiale, et dans lequel pénètrent des expansions des deux entérocœles et de l'anneau hydrophore. Ces régions soulevées s'allongent, en devenant cylindriques, et ne tardent pas à se diviser en deux parties, qui grandissent également; chaque bras se compose alors d'une base commune, insérée sur la radiale, et de deux bras secondaires. Ces derniers se scindent également en plusieurs branches, de plus en plus nombreuses, qui constituent les *pinnules* de l'adulte. — Chaque bras contient un diverticule de la rosette hydrophore, qui lui est fourni par la base du tentacule péribuccal correspondant; cette base s'accole au bras en voie de développement, se ramifie, se divise comme lui, et lui donne son canal ambulacraire. Les entérocœles se prolongent également dans chaque bras; leurs diverticules sont séparés l'un de l'autre par un plancher. L'expansion de l'entérocœle gauche, devenu le sac périœsophagien, est, d'après E. Perrier, la *cavité sous-tentaculaire* du bras complet; celle de l'entérocœle droit, c'est-à-dire du sac péritonéal, est la *cavité cœliaque* du même appendice. De même que dans le corps, dont les bras ne sont que des prolongements, un mésenchyme assez abondant est placé entre l'ectoderme et les parois de ces cavités; ce mésenchyme se continue avec celui du calyce, auquel il se relie directement. — Le nombre des plaques radiales, qui supportent les bras, augmente d'une manière connexe au développement de ces derniers; il était de cinq d'abord, et devient bientôt égal à quinze, car deux plaques radiales supplémentaires apparaissent au-dessus de chacune des cinq précédentes.

B. — Les autres phénomènes importants, qui caractérisent l'état pentacrinoïde, portent sur les entérocœles, le mésenchyme, et l'appareil hydrophore. — Chacun des deux entérocœles émet, comme il est dit ci-dessus, une expansion pour chacun des bras. En outre, le sac péritonéal (ancien droit, ancien supérieur) possédait un diverticule, qui pénétrait dans la zone d'union du pédoncule et du calyce. Ce diverticule se sépare, par un plancher, de la cavité à laquelle il appartient, et se subdivise en cinq espaces au moyen de cinq cloisons; il constitue *l'organe cloisonné* de Perrier. Cette genèse s'effectue de telle sorte, que la base du ganglion lymphatique se continue avec le mésenchyme que ces cloisons contiennent elles-mêmes. De son côté, la cavité columellaire, émise par le sac périœsophagien (ancien entérocœle gauche, ancien entérocœle inférieur), persiste dans la situation qu'elle occupe, au centre de la courbure intestinale; c'est d'elle que dérive, sans doute, la *cavité axiale* de Perrier. Cette cavité axiale entoure le ganglion lymphatique.

Ce dernier est constitué par le mésenchyme splanchnique, et par celui situé dans les mésentères longitudinaux. Il forme un cordon cellulaire, *l'organe axial* de Perrier, qui part du sommet du calyce, où il traverse l'organe cloisonné et rejoint le mésenchyme du pédoncule,

---

Fig. 724 à 727. — Métamorphoses des Crinoïdes (*coupes longitudinales, demi-diagrammatiques, avec perspective*). — En 724, début de la fixation par le lobe sus-buccal; correspond à la figure 720. — En 725, état plus avancé; le vestibule se déplace pour devenir inférieur. — En 726, état cystidéen; correspond à la figure 721. — En 727, état pentacrinoïde; correspond aux figures 722 et 723.
Les plaques ne sont indiquées que dans la figure 727. — (D'après les recherches faites par E. Perrier et J. Barrois sur les Comatules; ces dessins font suite aux figures 656 à 663.)

725
724
Lobe sus-buccal
Entérocœles
Vestibule
hydrocœle
Intestin
Anneau hydrophore
Vestibule
Centro-dorsale vraie
727
726
Pédoncule
Mésenchyme
Pédoncule avec ses plaques calcaires
Centro-dorsale des auteurs
Entérocœles
basales
Rectum
orales
Vestibule
Tentacules péribuccaux
bouche

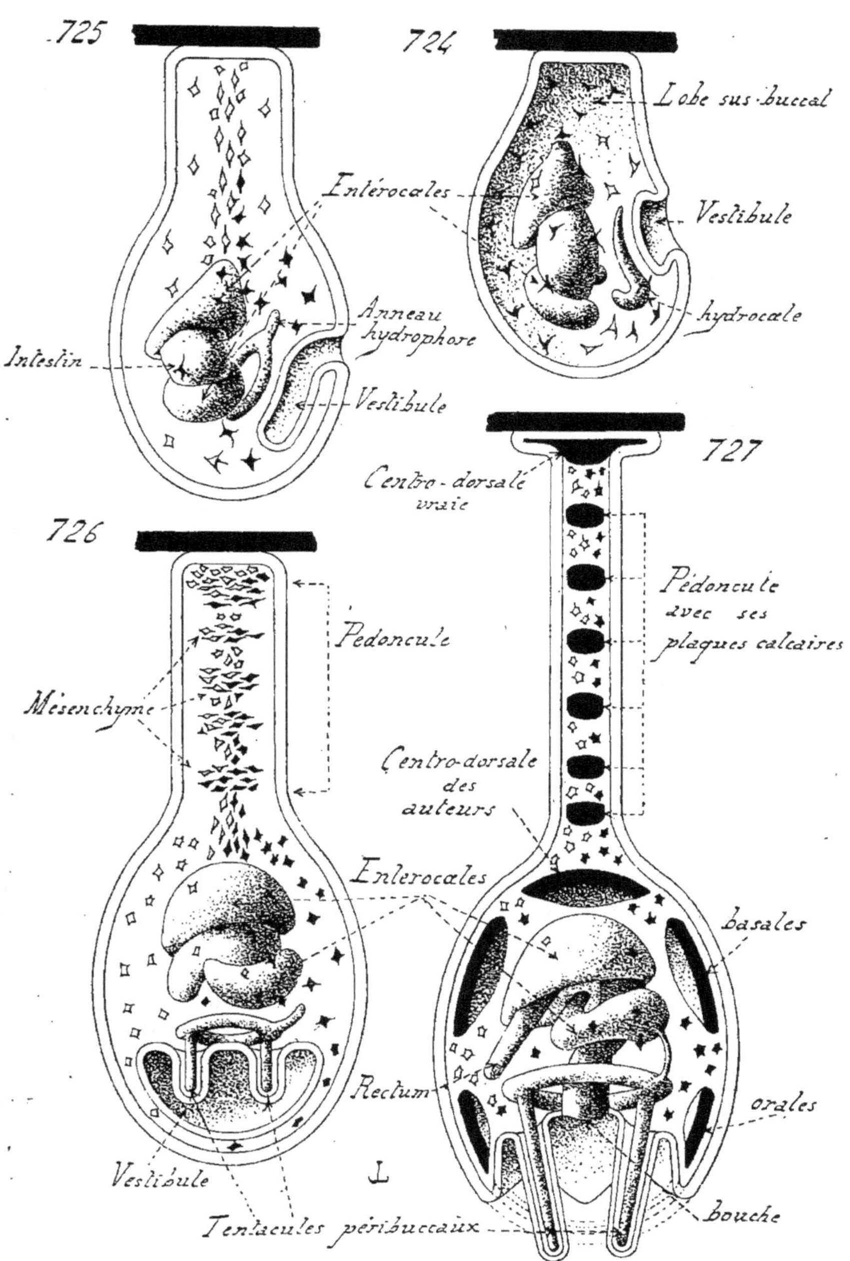

Fig. 724 à 727.

pour parcourir le corps, suivant son axe, afin de se rapprocher du plancher du vestibule : d'où le terme employé par l'auteur précité. Son extrémité, dans cette dernière région, se confond avec le mésenchyme qui entoure l'œsophage et l'anneau hydrophore. Ce dernier produit un lacis de cavités lacunaires, auquel Ludwig a donné un nom particulier : l'*organe spongieux*. De plus, le mésenchyme de ce ganglion se raccorde avec celui qui, placé dans les bras en voie de développement, se prolonge jusque dans les pinnules. Suivant la juste comparaison faite par Perrier, cette ébauche du ganglion lymphatique (l'organe axial de cet auteur) paraît être un tronc, dont l'extrémité porte cinq branches, qui pénètrent dans les bras, et envoient des ramifications dans les pinnules. Ces derniers rameaux se convertissent en cellules sexuelles; et c'est ainsi que les éléments reproducteurs des Crinoïdes sont placés dans les pinnules des bras.

L'appareil hydrophore se complique. Vers la fin de l'état cystidéen, il se compose seulement d'un anneau hydrophore, émettant les canaux des tentacules, et d'un seul tube hydrophore. Ce dernier, de son côté, comprend deux parties, l'une attachée à l'anneau, et l'autre aux téguments. Celle-là est un *tube hydrophore définitif;* celle-ci répond au premier *entonnoir vibratile*; toutes deux s'ouvrent dans le sac périœsophagien, qui leur permet ainsi de communiquer entre elles. — Durant l'état pentacrinoïde, l'anneau hydrophore produit, en surplus, cinq canaux ambulacraires, qui accompagnent les bras dans leur extension, et quatre nouveaux tubes hydrophores. Ces derniers sont constitués par des diverticules de l'anneau, qui s'ouvrent, de même que celui existant déjà, dans le sac périœsophagien (d'après Ludwig et H. Carpenter), et sont placés dans les interrayons; ils s'attachent donc à l'anneau hydrophore, entre les canaux ambulacraires précités. De plus, et d'une façon connexe à cette genèse de nouveaux tubes hydrophores, quatre entonnoirs vibratiles supplémentaires sont formés sur le disque, dans la même situation que les tubes hydrophores correspondants, et vont également déboucher dans le sac périœsophagien. La larve possède alors cinq tubes hydrophores, et cinq entonnoirs vibratiles, placés dans les interrayons, communiquant tous avec le sac périœsophagien, qui leur sert de réservoir et d'intermédiaire commun. — Cet état persiste durant toute la vie chez les *Rhizocrinides;* il est temporaire, par contre, chez les *Pentacrinides* et les *Comatulides*, car le nombre de ces appareils, pour ce qui tient aux représentants de ces deux familles, va augmenter.

C. — A ce moment de son évolution, la larve des Comatules abandonne son pédoncule; son calyce se détache, et devient libre. La deuxième phase libre, qui conduit à l'état adulte, commence alors.

SECONDE PHASE LIBRE. — Autant qu'il est permis de l'admettre d'après leur état définitif, les *Pentacrinides* en restent à la fin de l'état précédent, désigné par leur propre nom, et ne poussent pas plus loin leur évolution. La seule modification nouvelle, qu'ils subissent ensuite, consiste en une augmentation considérable du nombre des tubes hydrophores et des entonnoirs vibratiles; les nouveaux conduits formés sont disposés de la même manière que les cinq existant déjà, et affectent des connexions identiques. Le pédoncule persiste, et sert à attacher l'individu sur un corps étranger. — Par contre, les *Comatulides* augmentent également le chiffre de leurs entonnoirs et de leurs tubes, tout comme les Pentacrines; mais chaque individu détache son calyce de son pédoncule, après quoi celui-ci se désorganise, alors que le calyce représente à lui seul l'organisme parfait. Au moment de cette séparation, chaque bras ne porte encore que deux pinnules, et le premier rang des cirrhes fixés sur le calyce est seul présent. Les bras s'allongent par la suite, et produisent de nouvelles pinnules; tout comme la paroi calycinale donne naissance à des cirrhes supplémentaires.

Les cirrhes ont même origine que les bras, et dérivent également d'extroflexions de la paroi du corps; mais ces régions soulevées, et semblables à des petits mamelons, sont situées sur le sommet du calyce, non loin de la région par laquelle ce dernier s'unissait au pédoncule. Ces saillies s'allongent, tout en demeurant minces, et prennent une forme cylindrique; des pièces calcaires, semblables à des disques superposés, se façonnent dans leur substance, et leur donnent un aspect articulé. En outre, l'organe cloisonné, c'est-à-dire l'expansion terminale du sac péritonéal (ancien entérocœle droit, ou supérieur), envoie, dans chaque cirrhe, deux diverticules, dont l'ensemble constitue à ces appendices une double cavité axiale. — Sauf ces relations d'une partie de l'entérocœle avec les cirrhes, et qui ne peuvent exister, car les cavités entérocœliennes ne paraissent pas ailleurs se prolonger dans le pédoncule, les mêmes notions d'origine doivent s'appliquer aux cirrhes placés sur les pédoncules des autres Crinoïdes.

Alors que les plaques orales persistent chez divers représentants de la classe (*Rhizocrinidés* par exemple), elles disparaissent chez les *Comatulides*, bien que les lobes oraux correspondants soient conservés. En outre, et toujours chez ces dernières, les plaques basales se soudent les unes aux autres en un seul corps, nommé la *rosette*, qui se place dans le sommet du calyce, et y limite la base de l'organe cloisonné. — L'article terminal du pédoncule reste adhérent au calyce, lors de la séparation, et grandit beaucoup. Il constitue finalement, à lui seul, toute la paroi latérale de ce dernier, qu'il enveloppe à la manière d'un cornet, et arrive sur les bords même du disque, où les radiales s'appuient sur lui. La plupart des auteurs désignent cette pièce par le terme de *centro-dorsale;* cette expression, qui permet de croire à une homologie avec la véritable centro-dorsale des autres Echinodermes, est fautive. Il vaudrait mieux la remplacer par celle de *cornet*, qui indique suffisamment sa forme et ses rapports. — De plus, des petites plaques calcaires, disséminées sans ordre, naissent dans les téguments du disque ; l'une de ces plaques, un peu plus grande que les autres, entoure l'anus, et mérite le nom de *plaque anale*.

La jeune Comatule est alors complète ; son évolution embryonnaire peut être considérée comme achevée. Le nombre de ses entonnoirs vibratiles et de ses tubes hydrophores s'est accru dans des proportions considérables, sans qu'il existe aucun rapport précis entre la quantité des uns et celle des autres. Les bandes, qui séparent l'une de l'autre les deux cavités axiales de chaque bras, ou de chaque cirrhe, se détruisent par places, et permettent des communications fréquentes et irrégulières entre ces espaces. En somme, l'organisme définitif est achevé, et sa taille est déjà assez grande ; il ne lui reste plus qu'à l'augmenter encore quelque peu, pour devenir adulte, et être capable de se reproduire.

APPENDICE. — Dans cette description du développement des Crinoïdes, et surtout dans sa première partie, tous les organes de l'économie ont été considérés comme placés dans une situation telle, que le pédoncule se trouvait *supérieur*, et le calyce *inférieur*. Cette disposition est voulue par le développement lui-même, puisque le prosome des larves des Crinoïdes est identique à celui des larves des autres Echinodermes ; afin d'établir les homologies des diverses parties du corps, il est nécessaire de conserver à tous ces embryons une orientation commune. — Au moment où l'état adulte est atteint, cette nécessité devient moins impérieuse. Quelle que soit, en effet, la disposition de l'intestin et de ses orifices dans le métasome, par rapport à celle qu'il affectait dans le prosome, les appareils se groupent autour du tube digestif, chez tous les Echinodermes, d'une manière symétrique et identique. Il suffit alors, afin de comparer les diverses structures, de placer l'intestin d'une manière uniforme chez tous les représentants de l'embranchement. Il est permis de choisir un plan quelconque de symétrie, et de se passer, comme guide en cette occurrence, de la disposition première donnée par le prosome, puisqu'elle se modifie de façon variable suivant les types. La plupart des anatomistes s'accordent, sur ce sujet, pour disposer les Echinodermes avec la bouche en haut, et pour tout rapporter à cette orientation.

Dans ce cas, le pédoncule des Crinoïdes devient inférieur, comme l'anus et la bouche se trouvent occuper la face supérieure du calyce.

Cependant, il est utile de ne pas l'oublier, cette orientation est toute de convention, et elle est nécessitée par les commodités de la comparaison anatomique. Aussitôt que l'on se reporte aux homologies dans le temps, la disposition première du prosome est la seule base fondamentale et logique, et les relations, avec les termes qui les expriment, doivent être choisies comme elles le sont dans les descriptions précédentes.

§ 5. — Reproduction asexuelle.

La reproduction asexuelle ne possède pas, chez les Echinodermes, une bien grande importance. Il est permis de la considérer comme une amplification de la propriété de régénérer certaines parties détruites. Ainsi les Holothuries, ou bien les Crinoïdes, ayant perdu, par une cause quelconque, un fragment, ou la totalité, de leur intestin, jouissent de la faculté de produire à nouveau ces appareils, et de redevenir complets. Les Astérides et les Ophiurides bourgeonnent, parfois, des bras supplémentaires. Si, au lieu de se borner à un seul organe, cette faculté s'étend à l'économie entière, en ce sens qu'elle est capable d'engendrer, à ses dépens, un individu complet, on obtient une véritable reproduction asexuelle. Seulement, cette reproduction ne joue pas un grand rôle dans la vie des Echinodermes.

La reproduction asexuelle s'effectue suivant deux modes : la *fissiparité* et la *gemmiparité*.

Fissiparité. — Ce procédé existe chez divers représentants des deux classes des Astérides et des Ophiurides. — Ainsi que l'a remarqué E. Perrier, il se manifeste de deux manières. Dans un premier mode, le générateur se partage en deux moitiés semblables, qui se complètent par la suite ; ce fait a été constaté chez un assez grand nombre d'espèces appartenant aux genres *Polyasterias, Lytaster, Nanaster, Cribrella, Asterina, Ophiocnida, Ophiothela, Ophiocoma, Ophiactis*. Dans le second mode, un bras se détache de l'organisme du générateur, et devient à lui seul un individu parfait ; ce phénomène est accidentel chez divers Astérides, comme l'*Asterias glacialis ;* il devient normal, et habituel, chez plusieurs espèces des genres *Mithrodia* et *Linckia*.

Gemmiparité. — Plusieurs auteurs ont considéré comme tel le second mode de la fissiparité, dans le cas où le bras commence à se convertir en un individu complet, alors qu'il est encore attaché au générateur. Telle est, d'après les frères Sarasin, la *Linckia multifora*. L'un des bras bourgeonne, à son extrémité libre, des petits bras supplémentaires, et se transforme, ainsi, en une petite Astérie appendue à la grande ; ensuite, il se détache, et devient indépendant. Ces phénomènes gemmipares rentrent évidemment dans les cas de fissiparité, avec cette différence qu'ils s'accompagnent de progenèse : le descendant se façonne avant de s'être séparé de son générateur.

RÉSUMÉ

§ 1. Considérations générales. — La reproduction des Echinodermes s'effectue presque toujours par la voie sexuelle ; quelques représentants de l'embranchement présentent, pourtant, des phénomènes de fissiparité ou de gemmiparité.

Le développement des Echinodermes comporte trois particularités principales. — 1° Le feuillet moyen se compose d'un épithélio-mésoderme, et d'un mésenchyme, qui dérivent tous deux du protendoderme. 2° De l'entéron primordial se détache une vésicule, le protentérocœle, qui se subdivise à son tour en trois autres vésicules, les deux entérocœles et l'hydrocœle; la paroi de tous ces organes provient du protendoderme, et leur cavité de l'entéron. Les parois des deux entérocœles, dont l'un est placé à droite dans le corps, et l'autre à gauche, constituent l'épithélio-mésoderme sus-visé. L'hydrocœle s'ouvre au dehors par un tube hydrophore; après quoi il se recourbe autour de l'œsophage, et donne un anneau hydrophore, qui émet des diverticules chargés de devenir les canaux tentaculaires et les canaux ambulacraires. Ces derniers appareils se disposent suivant une symétrie radiale et quinquennaire. 3° Les larves possèdent souvent des appendices temporaires, à elles propres, qui ne passent pas à l'adulte, et qui leur donnent un aspect fort différent de l'être parfait. Cette dissemblance entre le prosome et le métasome est, sans doute, le résultat d'une adaptation particulière aux larves.

§ 2. Sexualité et développement des feuillets blastodermiques primordiaux. — Presque tous les Echinodermes sont unisexués. La fécondation est extérieure d'habitude; pourtant, certaines espèces sont remarquables en ce sens que les femelles font subir, à leurs ovules, une véritable incubation dans une région donnée de leur corps. — D'ordinaire, les ovules sont pauvres en deutolécithe, et la segmentation aboutit à une blastulation, suivie d'une gastrulation. Au moment où le protendoderme commence à s'invaginer, plusieurs de ses éléments se multiplient avec activité, et donnent les premières cellules du mésenchyme.

Les phénomènes, offerts à cet égard, par les Holothurides, ne s'écartent pas de la précédente règle générale. Chez les Echinides, les premières cellules mésenchymateuses prennent naissance avant que l'invagination gastrulaire n'ait débuté; mais elles sont produites, cependant, par la région qui deviendra le protendoderme. Il en est de même pour les Astérides et les Ophiurides. Enfin, chez les Crinoïdes, l'entéropore se ferme de suite après que l'invagination gastrulaire est faite, et l'entéron se convertit en une vésicule close.

§ 3. Développement des feuillets définitifs, des entérocœles, et de l'hydrocœle. — I. Au moment où il achève ses feuillets primordiaux, l'embryon des Echinodermes se compose d'un protectoderme, d'un protendoderme, et renferme déjà un mésoderme mésenchymateux, qui provient du protendoderme. Ce dernier produit ensuite le mésoderme épithélial; après quoi, il persiste comme endoderme définitif. Le protectoderme se borne à donner l'ectoderme de l'adulte.

Après que l'ébauche du mésoderme épithélial s'est séparée, sous la forme du protentérocœle, de l'entéron qui limite le protendoderme, cet entéron s'allonge, et s'incurve, de manière à se rapprocher de la paroi antérieure, ou ventrale, du corps. Il s'unit à cette paroi, et un orifice, qui devient la bouche, se perce dans la zone de soudure. L'entéropore, lorsqu'il ne se ferme pas, persiste comme anus définitif.

Dans la série des phénomènes habituels de la genèse des entérocœles et de l'hydrocœle, le protentérocœle commence par se séparer du cul-de-sac supérieur de l'entéron ; il émet ensuite un canal, le *tube hydrophore*, qui se soude à l'ectoderme, dans la région dorsale, ou postérieure, du corps, et s'ouvre à l'extérieur par un orifice, l'*hydropore*. Puis, il produit deux expansions latérales, qui s'isolent de lui, et se convertissent en vésicules closes ; ces dernières sont les entérocœles, dont l'un, l'*entérocœle droit*, se place sur le côté droit de l'intestin, et l'autre, l'*entérocœle gauche*, se met sur le côté gauche du même organe. Enfin, la partie restante du protentérocœle, qui demeure en relation directe avec le tube hydrophore, et prend également l'aspect d'une vésicule creuse, devient l'*hydrocœle*. — Ces phénomènes sont parfois modifiés sous le rapport du mode de séparation de ces trois vésicules, qui naissent les unes des autres de manières diverses ; mais le but est toujours le même, et semblable à celui du procédé habituel. — Les entérocœles grandissent en enveloppant l'intestin ; ils finissent par s'adosser l'un à l'autre dans la région antérieure et dans la région postérieure du corps ; ces zones d'adossement constituent les *mésentères*. La cavité des entérocœles donne l'*entérocœlome*, habituellement nommé la *cavité générale du corps* ; leur paroi externe fournit la *somatopleure*, et leur paroi interne la *splanchnopleure*. — L'hydrocœle s'allonge en un tube cylindrique, qui se recourbe sur lui-même, et se convertit en un anneau, l'*anneau hydrophore*, placé autour de l'œsophage. Cet anneau émet des expansions, les *canaux tentaculaires*, destinés aux tentacules péribuccaux, et les *canaux ambulacraires*, destinés aux ambulacres. — Il faut concevoir tous ces appareils, dérivés du protentérocœle, et qui composent l'épithélio-mésoderme de l'organisme, comme plongés dans le mésoderme mésenchymateux, et séparés par lui, soit les uns des autres, soit de l'ectoderme ou de l'endoderme.

II. En ce qui regarde les Holothurides, le procédé le plus simple est offert par l'*Holothuria tubolosa* ; il ne s'écarte pas du mode habituel décrit ci-dessus. — La *Cucumaria doliolum* diffère du cas précédent, en ce que la scission, de l'entéron primordial en protentérocœle et entéron définitif, s'effectue suivant une direction longitudinale, et non transversale. — Enfin, chez la *Synapta digitata*, le protentérocœle produit le tube hydrophore, avant qu'il se soit lui-même séparé de l'entéron.

Les Echinides présentent sous ce rapport un procédé uniforme. Le cul-de-sac supérieur de l'entéron s'aplatit en un disque, qui s'isole du reste de l'entéron, et devient le protentérocœle ; ce dernier se subdivise ensuite, et donne deux vésicules, l'une droite, l'autre gauche. La première persiste tout entière comme entérocœle droit; la seconde se partage en deux autres vésicules, l'une supérieure, qui devient l'hydrocœle, et l'autre inférieure, qui se convertit en entérocœle gauche.

Le même phénomène existe chez divers représentants des classes des Astérides et des Ophiurides; il est, par contre, modifié dans plusieurs autres cas. — Ainsi, chez l'*Asterina gibbosa*, les deux vésicules, émises par le protentérocœle, atteignent un assez grand volume avant de se séparer, et la vésicule gauche produit le tube hydrophore, avant de donner naissance, sous la forme d'un diverticule, à l'ébauche de l'hydrocœle; par la suite, le tube hydrophore se raccorde à ce dernier. — Chez beaucoup d'Ophiurides, le cul-de-sac supérieur de l'entéron émet directement deux diverticules, qui se séparent de lui, et se convertissent en vésicules, l'une droite et l'autre gauche. Celle-ci se divise en entérocœle gauche et hydrocœle; la première paraît se partager de la même façon, seulement son segment supérieur, qui fait le pendant de l'hydrocœle de la vésicule gauche, s'atrophie. Ce cas des Ophiurides se rapporte à celui des Echinides, en omettant la phase de délimitation préalable d'un protentérocœle impair.

Le lobe sus-buccal de l'embryon des Crinoïdes persiste, au lieu de disparaître comme celui des autres Echinodermes, et donne le pédoncule; d'autre part, la bouche vient se placer à côté de l'anus, dans la région opposée à ce pédoncule; il résulte de ce fait, dans la disposition des organes, une inversion de 90°. — L'entéron, par la fermeture de l'entéropore, se convertit en une vésicule close; celle-ci, au moyen d'un étranglement transversal, se divise en deux parties, l'une supérieure, l'autre inférieure. Cette dernière se partage à son tour en deux autres, par une fissure perpendiculaire au premier étranglement; ces deux segments sont les deux entérocœles, dont l'un est droit, l'autre gauche. La partie supérieure émet un diverticule, qui donne l'intestin, et persiste ensuite comme hydrocœle muni de son tube hydrophore. L'intestin grandit rapidement, et les trois autres parties se déplacent pour l'entourer; c'est en ce déplacement que consiste l'inversion. L'entérocœle droit devient supérieur, le gauche inférieur, et l'hydrocœle antérieur.

§ 4. FORMES EMBRYONNAIRES ET DÉVELOPPEMENT DES ORGANES. — I. La paroi du corps se compose essentiellement de trois assises : l'ectoderme, le somato-mésenchyme, et la somatopleure. L'ectoderme persiste comme épithélium extérieur. Le somato-mésenchyme produit un tissu conjonctivo-musculaire, et les éléments calcaires du test; les radioles, les piquants, et les pédicellaires, sont des saillies locales, et recouvertes par l'ectoderme, de ce somato-mésenchyme. Enfin, la somatopleure se convertit en un endothélium péritonéal, et paraît donner aussi des fibres musculaires.

Les origines des centres nerveux ne sont pas encore bien connues;

cependant, l'anatomie comparée permet de concevoir que leurs parties principales dérivent de l'ectoderme. — Le tube digestif provient de l'entéron larvaire; l'entéropore se convertit en anus, du moins dans la plupart des cas; la bouche est un orifice de nouvelle formation, qui correspond à l'ouverture externe d'un stomeon donnant l'œsophage.

L'appareil irrigateur se compose de trois parties : un entérocœlome, un schizocœlome, et un système hydrophore. Le premier est un oligo-cœlome fourni par les deux entérocœles; le second un polycœlome, qui dérive des vides creusés dans le mésenchyme, et dont l'ensemble compose un espace schizocœlien; le dernier provient de l'hydrocœle. Ces trois parties sont, à leur début, et au moment où leurs ébauches se délimitent, distinctes les unes des autres, et complètement séparées quant à leurs cavités; des connexions secondaires s'établissent parfois entre elles, dans la suite de l'évolution. — L'entérocœlome est traversé par des mésentères, plus ou moins complexes. Le schizocœlome se divise en deux systèmes : l'un, somatique, qui donne les cavités sous-ambula-craires; l'autre, splanchnique, qui comprend un réseau lacunaire intestinal, et un ganglion lymphatique. L'appareil hydrophore est produit tout entier par l'hydrocœle.

L'appareil excréteur est représenté par le ganglion lymphatique du schizocœlome. — L'ébauche des glandes sexuelles apparaît dans le voisinage du ganglion; il est encore impossible de décider si les premiers éléments reproducteurs proviennent de la substance même du ganglion, ou de l'endothélium péritonéal qui l'entoure; dans le premier cas, ces éléments seraient d'origine mésenchymateuse, et ils proviendraient, dans le second, de l'épithélio-mésoderme.

II. La plupart des Echinodermes subissent, dans leur développement embryonnaire, des métamorphoses complètes; certains, cependant, en supportent de restreintes, ou même en sont dépourvus.

Dans le cas de métamorphoses complètes, la larve passe par une *phase première,* où elle est complètement couverte de cils vibratiles. Elle subit ensuite des modifications de deux sortes : les cils se localisent en certaines régions, offrant l'aspect de bandes sinueuses; le corps émet des expansions cylindriques, et allongées, qui disparaissent au moment où l'embryon se convertit en adulte. Parfois, ces deux types de changements sont réunis; et parfois, chez les Holothurides par exemple, le premier existe seul. Souvent, la région péribuccale s'infléchit en une dépression, plus ou moins surplombée par ses bords, et parfois complètement fermée par eux, dans le fond de laquelle naissent les tentacules péribuccaux; cette dépression est le *vestibule,* qui s'atrophie ensuite. — La présence de ces appendices provisoires, que la larve possède, et que l'adulte n'a plus, établit une différence considérable entre l'aspect offert par le prosome de la première, et celui du métasome du second. Cette différence donne aux métamorphoses une grande amplitude. La possession de ces appendices est secondaire, non primitive ; les larves des Echinodermes sont des larves adaptatives, et à stases.

Les métamorphoses restreintes, ou nulles, consistent essentiellement dans la réduction, ou dans l'absence, des précédents appendices larvaires.

III. La plupart des Holothuries subissent des métamorphoses complètes ; certaines, pourtant, offrent des métamorphoses restreintes, ou nulles.

Dans le cas des métamorphoses complètes, la larve passe par la phase première, et possède alors un volumineux lobe sus-buccal. Puis, les cils vibratiles se restreignent à une petite couronne péribuccale, qui grandit par ses côtés, devient sinueuse, et parcourt alors le corps entier ; la larve passe ainsi à l'état d'*Auricularia*. Ensuite, la bande vibratile sinueuse se partage en cinq tronçons, qui entourent le corps à la manière d'autant de couronnes vibratiles ; la larve est alors parvenue à l'état de *pupe*. Enfin, le lobe sus-buccal se réduit, les tentacules péribuccaux font leur apparition, les cils tombent, et la pupe passe à l'état adulte. — Les *Cucumaria doliolum* offrent des métamorphoses restreintes, en ce sens que l'embryon arrive directement de la phase première à l'état de pupe. Les *Psolus* ne subissent aucune métamorphose.

IV. Sauf les espèces vivipares, telles que l'*Hemiaster australis*, tous les Echinides subissent des métamorphoses complètes.

L'embryon subit la phase première, et parvient ensuite à l'état de *Pluteus*. Pour cela, les cils vibratiles se restreignent à une couronne péribuccale, comme chez les *Auricularia;* seulement, cette couronne, au lieu de devenir simplement sinueuse, s'allonge, avec la région qui la porte, en expansions cylindriques nommées des *bras*, et disposées par paires (quatre ou cinq) de part et d'autre de l'axe de la larve. Ces bras sont destinés à soutenir l'embryon dans l'eau, et à lui permettre de se mouvoir ; ils sont maintenus par des spicules calcaires, d'origine mésenchymateuse, qui ne passent pas à l'adulte. En outre, le *Pluteus* possède un lobe anal, que l'*Auricularia* ne présente pas. — Il existe, chez les Echinides, plusieurs formes de *Pluteus*. Celui des Cidaridiens porte deux auriculaires anales ; celui des Echinides est privé d'auriculaires, et pourvu d'épaulettes ciliées ; celui des Spatangides présente une cinquième paire de bras supplémentaires, et trois baguettes anales ; celui des Clypéastrides est muni d'un lobe anal volumineux et arrondi.

Pour se convertir en adulte, le Pluteus perd peu à peu ses bras. Ce faisant, il produit son vestibule dans la région qui possède l'hydrocœle dans son intérieur ; ce dernier se convertit en un anneau hydrophore, et les tentacules péribuccaux prennent naissance dans le fond du vestibule. Le corps de la larve, d'abord conique, devient peu à peu globuleux. Lorsque les bras sont déjà à demi atrophiés, la bouche définitive se perce au milieu du vestibule, de manière à faire entourer l'œsophage par l'anneau hydrophore ; la bouche provisoire du *Pluteus* et son œsophage disparaissent. L'anus conserve sa situation. L'aspect du jeune Oursin s'affirme ainsi de plus en plus ; son corps dérive seulement d'une partie de celui de la larve, puisque les bras s'atrophient. — Chez les *Spatangus*, la paroi du vestibule se ferme au-dessus des tentacules péribuccaux, et se brise ensuite, afin de laisser passer ces derniers.

Après que le jeune Echinide s'est ébauché aux dépens du *Pluteus*, et dans les phases ultérieures du développement, des différences se manifestent entre les diverses familles. Les Cidaridiens parviennent directement à leur état définitif ; alors que les autres Echinides subissent une phase, préalable, de Cidaridien.

V. — Les Astérides vivipares, et celles dont les œufs contiennent un abondant deutolécithe, offrent des métamorphoses restreintes ou nulles. Les autres présentent des métamorphoses complètes.

Dans ce dernier cas, les premières modifications, subies par la larve, rappellent de près celles de l'*Auricularia* des Holothurides ; seulement, elles aboutissent à la genèse de deux bandes concentriques et péribuccales, au lieu d'une seule ; cette larve particulière est nommée *Bipinnaria*. Ensuite, tout comme chez le *Pluteus*, ces bandes se soulèvent en petits mamelons, en *bras*, dont la présence fait passer la larve à l'état de *Brachiolaria ;* ces bras diffèrent de ceux du *Pluteus* par plusieurs caractères, dont les principaux consistent en ce qu'ils sont plus courts, et privés de spicules calcaires. — Puis, de même que pour le *Pluteus*, la partie du corps de la Brachiolaire, qui porte le tube digestif dans son intérieur, se convertit seule en Astéride ; les autres régions, et notamment les bras, s'atrophient, et disparaissent. Cette partie grandit dans le sens antéro-postérieur, et se convertit en un disque, qui revêt hâtivement un aspect étoilé. D'après Agassiz, la bouche et l'anus de la larve persistent, et donnent les orifices correspondants de l'adulte ; le contraire aurait lieu, d'après les recherches de Metschnikoff.

Les métamorphoses restreintes comportent plusieurs types. Chez les *Echinaster* et les *Asteracanthion* vivipares, les bras prennent encore naissance, mais sont petits et peu nombreux. Ces bras n'existent plus chez l'*Asterina gibbosa ;* seulement le lobe sus-buccal est encore volumineux. Enfin, les embryons du *Pteraster miliaris* ne montrent plus, ni bras, ni lobe sus-buccal.

Les premiers rudiments du test apparaissent chez la Brachiolaire, et dirigent le changement de son corps en celui de l'adulte. Ils se composent de dix plaques, auxquelles ne tarde pas à s'ajouter une centro-dorsale ; tous sont placés sur la future face anale de l'Astéride, qui correspond au côté droit de la Brachiolaire. D'autres plaques naissent ensuite sur la face buccale. Leur nombre augmente peu à peu, d'une manière connexe à l'accroissement du corps, en procédant pour la plupart de dedans en dehors ; les jeunes plaques apparaissent en dedans

de celles qui existent déjà, et sont repoussées vers la périphérie par
celles qui se forment ensuite.

VI. — Les Ophiurides vivipares, telles que l'*Amphiura squamata*, ne
subissent que des métamorphoses restreintes. Les autres présentent
des métamorphoses complètes. — Dans ce dernier cas, l'embryon se
change en un *Pluteus*, tout comme celui des Echinides; seulement les
bras, au nombre de quatre paires, ne sont pas disposés de la même
façon, et deux d'entre eux sont très longs, plus longs que leurs similaires
des Echinides. Ensuite ce *Pluteus* se convertit en un Ophiuride, par les
mêmes moyens qu'emploie une Brachiolaire pour se transformer en
Astéride.

VII. — Le développement des Crinoïdes n'est connu que par celui des
Comatules. Les métamorphoses extérieures de ces animaux sont moins
complexes que celles de la plupart des autres Echinodermes, car elles
ne s'accompagnent pas de la genèse, suivie de la disparition, d'appendices provisoires. L'une des particularités les plus saillantes de cette
évolution consiste dans ce fait, que le volumineux lobe sus-buccal, au
lieu de s'atrophier à la façon de son homologue des autres larves d'Echinodermes, grandit comme le reste du corps, et donne le pédoncule de
l'adulte. En outre, l'anus conservant sa situation inférieure, la bouche
définitive se perce à côté de lui. La disposition des organes dans l'économie des Crinoïdes est, par suite, différente, comme orientation, de
celle offerte par les autres Echinodermes; ces organes sont déplacés,
dans l'espace, de 90°. Les premiers indices de ce déplacement se manifestent chez quelques Holothurides.

Avant l'éclosion, la larve produit, sur son corps, quatre couronnes
vibratiles, transversales, et une touffe vibratile supérieure, la *calotte*.
Une dépression, *la fossette ventrale*, apparaît sur sa face ventrale, ou
antérieure. Des deux entérocœles, l'un est supérieur, l'autre inférieur;
l'hydrocœle commence à se convertir en un anneau hydrophore; l'intestin est encore une vésicule close; tous ces organes sont plongés dans
un mésenchyme abondant. — Le corps commence à se diviser en
pédoncule et calyce, car le lobe sus-buccal s'allonge, et se rétrécit en
même temps; les premières plaques calycinales, les cinq *basales* et les
cinq *orales*, naissent dans le mésenchyme du calyce; et les premiers
disques pédonculaires apparaissent dans celui du pédoncule. Dans le
calyce, les orales sont inférieures, et les basales supérieures; le premier
formé des disques pédonculaires, qui est reporté au sommet du pédoncule, et sert à fixer l'animal à un support, correspond à la *centro-dorsale*
des autres Echinodermes. — La larve abandonne alors ses membranes
ovulaires, nage pendant quelque temps au moyen de ses couronnes
vibratiles, puis se fixe par le sommet de son lobe sus-buccal, devenu
le pédoncule. Elle ressemble de près à une pupe d'Holothurie.

De suite après la fixation, les couronnes vibratiles disparaissent, et la division du corps en calyce et pédoncule continue à s'affirmer.

La larve passe d'abord par *l'état cystidéen*. Cinq *radiales* se montrent sur le calyce, entre les orales et les basales; de nouveaux disques pédonculaires s'ajoutent aux précédents. La fossette ventrale s'approfondit, et se convertit en une vésicule close, qui se déplace pour gagner l'extrémité inférieure du calyce; elle devient alors un *vestibule* fermé, limité par un plancher et un dôme. L'intestin s'allonge, se courbe en un croissant, dont les deux pointes atteignent le plancher du vestibule, se soudent à lui, et s'y percent d'une bouche et d'un anus. L'entérocœle inférieur entoure l'œsophage, et devient le *sac périœsophagien;* l'entérocœle supérieur recouvre l'intestin, et donne le *sac péritonéal;* ces deux sacs sont séparés l'un de l'autre par un mésentère intermédiaire. Le mésenchyme, placé dans la courbure intestinale, fournit la première ébauche du ganglion lymphatique. L'anneau hydrophore est placé contre le plancher du vestibule; celui-ci produit les tentacules péribuccaux, dans chacun desquels l'anneau hydrophore envoie un canal. Les tentacules sont d'abord au nombre de cinq; puis chacun d'eux se ramifie en trois branches d'abord, en cinq ensuite; ce fait porte leur nombre à quinze, puis à vingt-cinq. Tout en grandissant, ils brisent le dôme du vestibule; celui-ci se fend en cinq *lobes oraux*, dont chacun contient une plaque orale, et que l'animal soulève ou abaisse à la façon d'autant d'opercules.

La larve, toujours fixée par son pédoncule, parvient ensuite à *l'état pentacrinoïde*. Les bras font leur apparition au-dessus des cinq radiales, et grandissent en produisant leurs premières pinnules; chacun d'eux correspond à une saillie de la zone superficielle du corps, renfermant une expansion de chacun des entérocœles, et une part du mésenchyme. La partie supérieure du sac péritonéal se sépare de lui, et donne *l'organe cloisonné*. Le ganglion lymphatique émet des branches dans les bras, et dans les pinnules, où leurs cellules se convertissent en éléments sexuels. Le tube hydrophore se divise en deux parties, qui s'ouvrent toutes deux dans le sac périœsophagien : un *tube hydrophore* définitif, qui communique en surplus avec l'anneau hydrophore; et un *entonnoir vibratile*, qui débouche au dehors. De plus, quatre autres tubes hydrophores, et quatre nouveaux entonnoirs vibratiles, prennent naissance, en affectant les mêmes connexions que leurs prédécesseurs; l'embryon possède en tout cinq des uns, et cinq des autres.

La jeune Comatule abandonne alors son pédoncule, devient libre derechef, et passe à l'état adulte. Les tubes hydrophores et les entonnoirs vibratiles augmentent en nombre, dans des proportions considérables. Les cirrhes, qui s'étaient déjà montrés lors de l'état pentacrinoïde, acquièrent leur aspect définitif; ainsi que les bras, munis de leurs pinnules. Les plaques orales disparaissent; les basales se soudent en un seul corps, nommé la *rosette;* enfin, le dernier article du pédoncule, resté adhérent au calyce, grandit de manière à envelopper ce dernier.

§ 5. Reproduction asexuelle. — Ce mode de reproduction est rare chez les Echinodermes ; il revient, en somme, à une fissiparité, qui est elle-même une exagération de la rénovation de certains appareils, détruits par accident. Cette fissiparité existe chez un certain nombre d'Astérides et d'Ophiurides, dont un bras détaché se convertit en un nouvel individu. Tantôt ce développement n'a lieu qu'après l'isolement du bras, et tantôt avant cet instant ; dans ce dernier cas, on a assimilé à une gemmiparité cette progenèse asexuelle, suivie de fissiparité.

EMBRANCHEMENT DES ENTÉROPNEUSTES

CHAPITRE XIV

DÉVELOPPEMENT DES ENTÉROPNEUSTES

§ 1. — Considérations générales.

I. **Caractères.** — Les Entéropneustes sont des Entérocœlomiens. Ils doivent être placés, parmi ces derniers, à côté des Tuniciers et des Vertébrés; ils font partie, en conséquence, de la section des Notoneures. Leurs centres nerveux ne sont point, pourtant, exclusivement dorsaux, par opposition à ce qu'il en est chez les représentants des deux autres embranchements de leur série; ils se composent d'un cordon dorsal, situé au-dessus du tube digestif, et d'un cordon ventral. La notocorde apparaît, chez l'embryon, d'une manière précoce, et persiste dans l'organisme de l'adulte; elle est d'étendue restreinte, car elle se borne à occuper la région antérieure de l'économie. Le corps, allongé, vermiforme, est divisé en trois régions de longueurs inégales : la tête, encore nommée la trompe, le collier, et le tronc, ou corps proprement dit. — Le terme d'Entéropneustes est dû à une disposition de structure propre à tous les Notoneures : la part initiale du tube digestif est convertie en un appareil respiratoire, qui communique avec le dehors par le moyen d'orifices spéciaux.

L'embranchement n'est représenté, dans la nature actuelle, que par un genre : le *Balanoglossus*.

II. **Généralités sur le développement.** — Les Balanoglosses se reproduisent seulement par la voie sexuelle, et au moyen de la fécondation. Les sexes sont séparés. — Leur embryogénie, toujours dilatée, comporte la présence de métamorphoses extérieures, et de phases larvaires libres; celles-ci sont plus complexes en ce qui touche les espèces méditerranéennes du genre (*B. minutus*), et aboutissent à une forme d'embryon secondaire, connue depuis longtemps sous le nom de *Tor-*

naria. Cet état manque à la plupart des autres Entéropneustes, où se trouve, chez eux, beaucoup moins net.

L'entéron donne le mésoderme, et son cœlome, suivant le procédé entérocœlien. Les ébauches cœlomiques sont au nombre de cinq : l'une, antérieure, impaire et médiane ; les quatre autres, groupées en deux paires, placées l'une derrière l'autre, dont les éléments sont latéraux et symétriques. Les cellules des parois mésodermiques évoluent de deux façons : d'un côté, plusieurs d'entre elles se détachent de la couche dont elles font partie, émigrent entre cette dernière et l'ectoderme, s'y multiplient, et produisent un mésenchyme ; de l'autre, celles qui continuent à composer les parois demeurent en leur place, conservent leur disposition épithéliale, et limitent les cavités cœlomiques de l'adulte. Le feuillet moyen des Entéropneustes est double, par conséquent, tout comme celui des Echinodermes, et celui des Vertébrés ; il se compose d'un mésoderme mésenchymateux et d'un épithélio-mésoderme. Le premier se creuse de nombreuses cavités lacunaires, agencées en un polycœlome, en un système vasculaire, et se modifie en un abondant tissu conjonctivo-musculaire. Le second reste peu complexe, semble-t-il, et se borne à fournir les parois des cavités entérocœliennes. Celles-ci constituent, de leur côté, un oligocœlome, divisé en trois zones principales, l'une située dans la trompe, la seconde dans le collier, et la troisième dans le tronc.

L'entéron primordial, ayant engendré les ébauches cœlomiques, persiste comme tube digestif ; son protendoderme, après avoir subvenu à la genèse du feuillet moyen, demeure en qualité d'endoderme définitif. L'extrémité antérieure de ce tube émet un diverticule dirigé en avant, nommé, par les auteurs, le *diverticule pharyngien :* les parois de ce dernier subissent des modifications, comparables de tous points à celles offertes par la notocorde des Vertébrés, et aboutissent aux mêmes résultats. Ce diverticule est donc, en réalité, par son origine et par sa structure, par sa situation dans le temps comme dans l'espace, l'homologue de cette notocorde ; son étendue est seulement plus restreinte. De plus, la région initiale du tube digestif, convertie en une branchie, produit, dans sa paroi et entre les fentes branchiales, des pièces de soutien, dont la substance est semblable à celle du diverticule pharyngien.

§ 2. — Développement des feuillets, et formes embryonnaires des Entéropneustes.

I. Origine et développement des feuillets blastodermiques. — Les particularités, se rattachant à cet ordre de faits, sont surtout connues d'après les études entreprises par Bateson sur le *Balanoglossus Kowalevskyi*. — L'ovule, petit, et pauvre en matériaux nutritifs, subit une segmentation totale et égale, qui aboutit à une gastrulation, effectuée

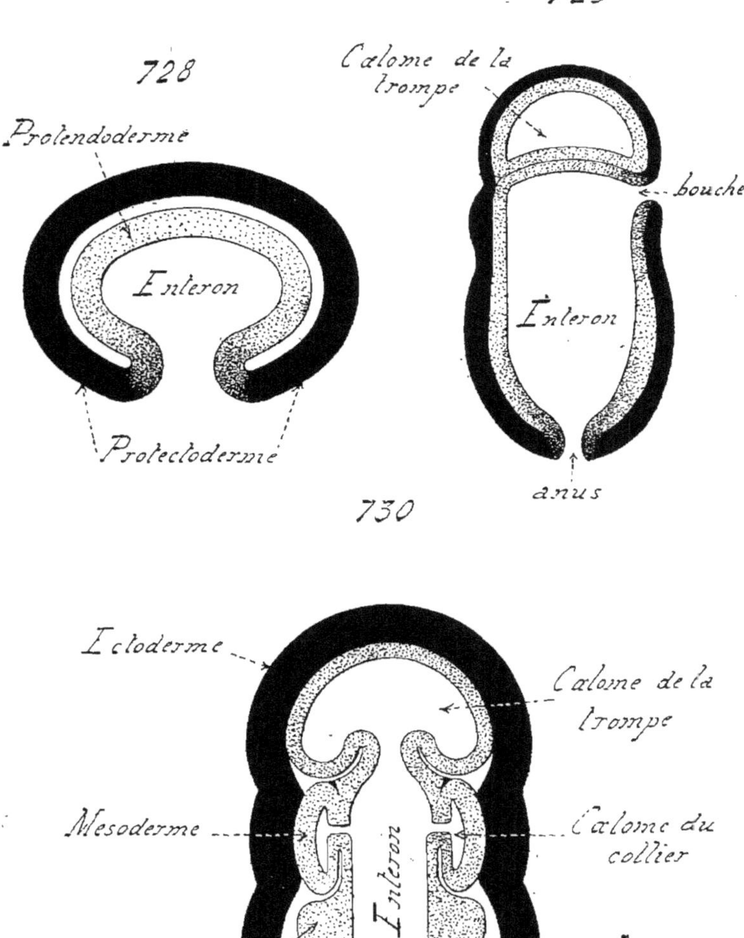

Fig. 728 à 730. — DÉVELOPPEMENT DES FEUILLETS BLASTODERMIQUES DES ENTÉROPNEUSTES (*coupes longitudinales et médianes, diagrammatiques*). — En 728, phase gastrulaire. — En 729, embryon plus avancé, coupé suivant un plan passant par la bouche; le cœlome de la trompe s'est séparé de l'entéron. — En 730, embryon un peu plus âgé, coupé suivant un plan perpendiculaire au précédent, pour montrer comment les diverticules cœlomiques de la trompe, du collier, et du tronc, s'isolent de l'entéron. — (D'après les recherches faites par Bateson sur le *Balanoglossus Kowalevskyi*.)

d'après le procédé invaginant. La gastrule, arrondie et globuleuse, possède une profonde cavité entérique, dont l'entéropore paraît devenir l'anus de l'adulte; la bouche est un orifice de formation nouvelle. Le protendoderme et le protectoderme de cette gastrule sont séparés l'un de l'autre par un espace étroit, dernier vestige de la cavité blastocœlienne. Le protectoderme se borne à donner les centres nerveux; après quoi il se convertit en l'ectoderme définitif. Le protendoderme subit des modifications plus grandes; car il engendre au préalable le feuillet moyen, et ne devient l'endoderme qu'ensuite.

La larve, d'abord sphérique, s'allonge, et passe à une forme ovalaire. L'anus occupe l'une des extrémités de l'ovale, celle qu'il est permis de qualifier, dès lors, comme inférieure. Un stomeon se perce au-dessous de l'extrémité opposée, supérieure par conséquent; il s'unit à l'entéron, et lui fournit une bouche, de manière à le laisser communiquer avec le dehors par deux orifices; ces ouvertures sont conservées désormais, et demeurent chez l'adulte. Etant donnée la place qu'elle occupe dès son origine, la bouche se trouve surmontée par toute la région supérieure de la larve; cette zone représente un *lobe sus-buccal* (le *lobe préoral* des auteurs), destiné à devenir la trompe de l'individu parfait.

Puis, l'entéron émet cinq diverticules : quatre latéraux, deux étant placés à droite, et les deux autres à gauche; plus un cinquième, impair et médian. Celui-ci est antérieur; il pénètre dans le lobe sus-buccal de l'embryon, s'applique contre l'ectoderme, et se sépare du reste de l'entéron; l'espace, qu'il limite, donne la cavité de la trompe, et sa paroi les tissus sous-ectodermiques, si complexes chez l'adulte, de cette même région. — Les quatre diverticules latéraux sont, à cause de leur disposition originelle, groupés en deux paires : l'une postérieure, et l'autre intermédiaire, c'est-à-dire située entre la précédente et l'ébauche de la trompe. Ces deux paires évoluent de la même façon : leurs deux ébauches constitutives, symétriques et égales, se séparent de l'entéron, et grandissent autour de lui, de manière à l'envelopper; cette extension s'effectue suivant une direction transversale, perpendiculaire à l'axe longitudinal du corps de l'embryon. Ainsi accrues, les ébauches d'une même paire s'adossent en deux points, sur la ligne médiane dorsale et sur la ligne médiane ventrale; leurs zones de jonction constituent des mésentères. — Si les développements propres aux deux paires de diverticules concordent dans leurs traits essentiels, il n'en est pas de même pour plusieurs détails secondaires, dont les principaux tiennent à leurs dimensions respectives, et à leur situation dans l'économie. Les ébauches de la première paire, de la paire intermédiaire, sont relativement petites, et ne s'élargissent que fort peu; elles se disposent, après avoir entouré la partie d'entéron placée à leur niveau, en un anneau creux et étroit, dont la paroi donne les tissus mésodermiques du collier, et dont l'espace vide persiste comme cavité de cette même région. Par contre, les diverticules de la seconde paire, ou postérieure, ne se bornent pas à envelopper l'entéron ; ils s'allongent en même temps que le tronc, et produisent le cœlome, avec le mésoderme de cette zone de l'organisme, la plus volumineuse de beaucoup.

Du moment où l'entéron a fourni les cinq diverticules précédents, et où ceux-ci se sont séparés et isolés de lui, il demeure comme tube digestif, et conserve les deux orifices, la bouche et l'anus, qu'il possède déjà ; sa paroi limitante acquiert strictement la valeur d'endoderme, et garde sa disposition épithéliale. — De pareils faits n'existent pas dans les cinq ébauches mésodermiques ; leurs parois sont bien épithéliales à leur début, comme le protendoderme dont elles dérivent, mais elles ne conservent cette structure qu'en partie. Plusieurs de leurs éléments se détachent d'elles, et surtout ceux de la somatopleure, de cette zone appliquée contre l'ectoderme dans la progression autour de l'entéron. Ces cellules s'insinuent entre l'ectoderme et la couche dont elles proviennent, se multiplient dans cet espace, et y donnent un mésenchyme abondant ; ce dernier sépare la somatopleure du feuillet externe. Cette désagrégation mésenchymateuse, qui donne aux Entéropneustes un double feuillet moyen, se manifeste dans toutes les ébauches mésodermiques ; seulement, elle est moins accentuée dans celles de la trompe et du collier que dans celles du tronc.

Par l'effet de ce dédoublement du mésoderme, et de la conversion d'une part de ce dernier en un mésenchyme, tous les feuillets embryonnaires sont dès lors représentés.

II. **Formes larvaires.** — Le développement des Balanoglosses, du moins celui des espèces connues sous ce rapport, s'accompagne toujours de métamorphoses extérieures, et comporte la présence de larves, mises en liberté d'une manière précoce. L'évolution, le perfectionnement de l'organisme, s'effectuent pendant cette vie libre, et hâtive, de l'individu. — Les embryons appartiennent à deux types principaux : le premier, spécial à l'une des espèces méditerranéennes, est caractérisé par la possession de larges bandes vibratiles sinueuses, et par une stase assez longue ; dans le second, les cils vibratiles sont relativement peu nombreux, et l'embryogénie procède avec régularité. Ce dernier, déjà signalé par A. Agassiz, est surtout connu depuis les observations faites par Bateson sur le *B. Kowalevskyi ;* il peut être désigné par l'expression de *type direct*. Le premier, à cause du nom accordé par les auteurs à la forme larvaire qui lui correspond, sera dit le *type à Tornaria*, ou le type *Tornarien*.

Type direct. — Les changements d'aspect, offerts par l'embryon, sont, dans ce cas, relativement peu complexes ; régulièrement sériés, ils ne s'accompagnent d'aucune stase. Au moment où la gastrule commence à devenir ovalaire, une couronne transversale de cils vibratiles apparaît autour de son extrémité inférieure ; cette bande, circulaire et nullement sinueuse, encadre un espace, qui répond à cette région, terminale et inférieure, au centre de laquelle se trouve percé l'anus. De plus, une petite touffe vibratile se place sur le sommet de l'extrémité supérieure.

Dès l'instant où s'ébauchent les cinq diverticules cœlomiques, leur position dans le corps s'accuse à l'extérieur : deux constrictions annulaires, situées à peu de distance l'une de l'autre, et transversales, se creusent sur l'ectoderme. La première est placée au niveau de la limite entre l'ébauche cœlomique antérieure et la paire intermédiaire des diverticules ; la seconde à la hauteur de celle établie entre la paire précédente et la paire postérieure. L'organisme est donc divisé en trois parties : l'une antérieure, contenant l'ébauche cœlomique correspondante ; l'autre moyenne, qui renferme la paire intermédiaire ; la dernière postérieure, pourvue, dans son intérieur, de la seconde paire de ces mêmes diverticules. Cette scission, ainsi produite d'une manière hâtive, demeure désormais ; la zone antérieure devient la trompe, la moyenne donne le collier, et la postérieure le tronc.

Les changements, subis ensuite par la larve, se rapportent à l'allongement des parties, et à l'acquisition de leur aspect final ; ils se laissent concevoir par la comparaison d'un jeune embryon à un individu adulte. La trompe et le collier grandissent peu, en raison de l'extension énorme prise par le tronc. La première perd sa forme arrondie, et s'effile quelque peu. Le second, tout en conservant la disposition qu'il offre déjà, s'élargit légèrement, et porte la bouche sur sa face ventrale. Le tronc s'accroît d'une manière régulière et constante, de préférence suivant son axe longitudinal ; l'anus occupe toujours son extrémité postérieure, et la couronne vibratile, qui l'enserrait, ne tarde pas à disparaître. Les principales des modifications, subies par cette région de l'organisme, tiennent à la genèse des ouvertures branchiales, percées paire par paire, sur sa face dorsale, et en arrière du collier.

Type Tornarien. — *A.* La larve *Tornaria* s'écarte de la précédente par le développement plus riche de sa couverture vibratile. Au moment où elle est encore fort jeune, où elle vient à peine de dépasser l'état gastrulaire et de percer sa bouche, elle possède déjà deux couronnes de ces appendices locomoteurs. Ces bandes sont inégales, et ne sont point disposées à la manière de cercles transversaux. L'une, *sus-buccale*, la *préorale* des auteurs, petite, surplombe directement la bouche, et va depuis cet orifice jusqu'à l'extrémité supérieure du corps. L'autre, *marginale*, fort grande, part de l'extrémité inférieure de la larve, remonte sur les côtés de celle-ci, pour arriver dans la région supérieure, jusqu'à

Fig. 731 à 736. — Métamorphoses des Entéropneustes, dans le cas de développement direct (*contours extérieurs*). — En 731, jeune larve. — En 732 et 733, début de la division du corps en ses trois parties. — En 734, le segment antérieur commence à prendre l'aspect d'une trompe. — En 735 et 736, les trois parties du corps acquièrent leur aspect définitif. — (D'après les recherches faites par Bateson.

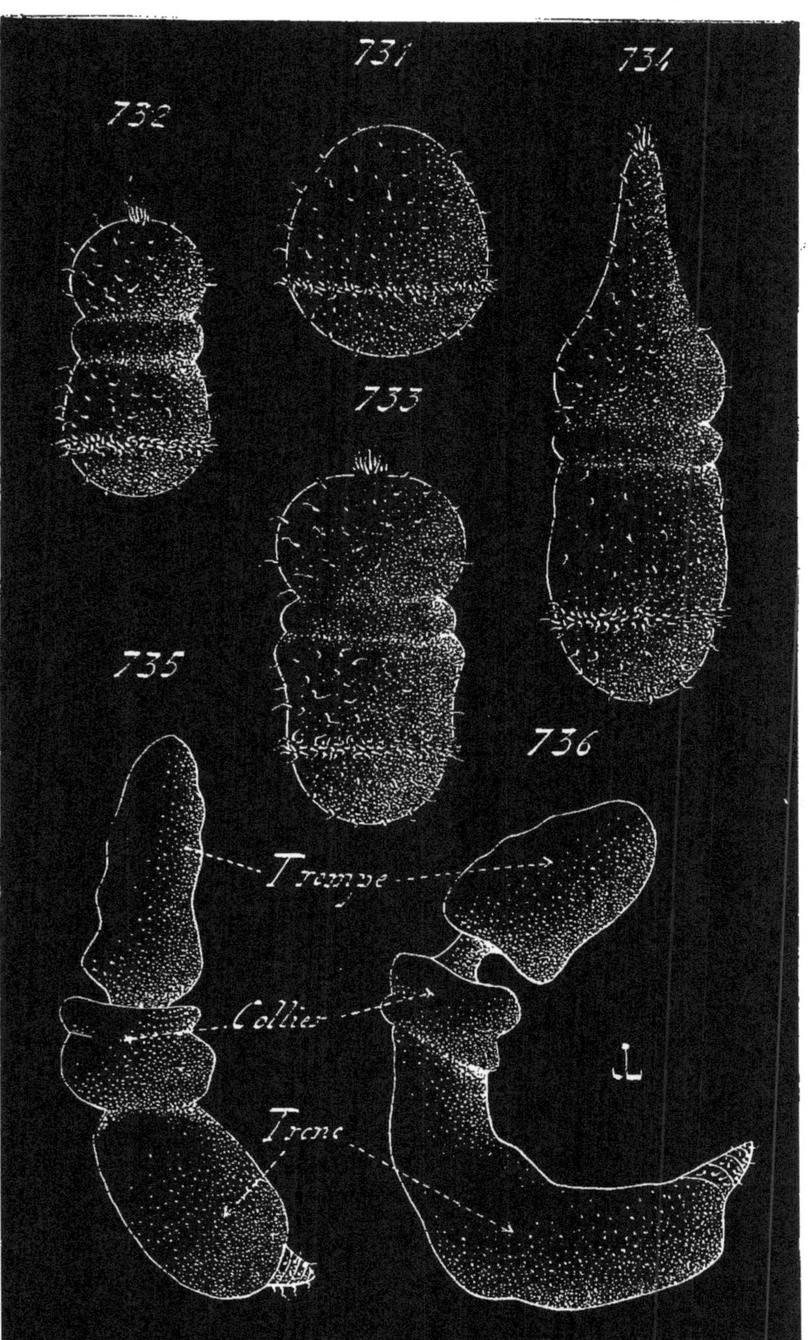
732
731
734
733
735
736
Trompe
Collier
Tronc
L

presque toucher la première. Dans son ensemble, elle est disposée de façon à laisser l'anus en dehors d'elle, et à encadrer toute la face antérieure du petit organisme, dans laquelle se trouve placée la bouche. Ces deux couronnes sont donc à peu près concentriques; l'interne, petite, surmonte l'orifice buccal; l'externe, de beaucoup la plus grande, entoure l'espace entier, au milieu duquel est située cette ouverture.

La larve grandit ensuite. Les annexes vibratiles suivent son extension, mais avec une exagération marquée; aussi, de même que leurs correspondants des embryons des Echinodermes, ils deviennent sinueux, décrivent des ondulations à la surface du corps, tout en conservant leur disposition relative. De plus, une troisième couronne fait son apparition, en dessous de la marginale, et tout autour de l'anus; celle-ci, régulière et transversale, équivaut à l'unique bande signalée dans le type direct, et lui est homologue. Une petite touffe, également semblable à celle de la première larve, naît sur l'extrémité supérieure du corps, où elle unit les sommets des deux couronnes sus-buccale et marginale. — En somme, la Tornarie, parvenue à cette phase de son évolution, ne diffère guère de la larve précédente que par la possession supplémentaire de ces deux cordons vibratiles.

Ainsi faite, la Tornarie demeure en sa forme, tout en produisant la plupart de ses ébauches organiques, notamment les diverticules cœlomiques, et les premiers vestiges des appareils situés dans la trompe. Elle subit une véritable stase. Puis, dans l'espace de quelques heures, elle se convertit en un jeune Balanoglosse, ou plutôt en un embryon offrant déjà l'aspect caractéristique de l'adulte; elle aboutit, avec hâte et en peu de temps, au résultat progressivement amené dans le type direct. Son lobe sus-buccal prend l'allure d'une trompe; le corps produit ses paires de fentes branchiales; le collier se délimite entre les deux précédentes régions, au moyen de constrictions transversales, semblables à celles des larves dont le développement est direct. Les couronnes vibratiles sinueuses perdent leur régularité d'aspect, et cessent d'être reconnaissables, car l'ectoderme entier est couvert de cils vibratiles, qui ne tardent pas, du reste, à tomber, malgré leur venue peu précoce; seul, le cercle transversal reste plus longtemps en sa position initiale. Après la disparition du revêtement vibratile, la larve offre toute la forme de l'adulte; elle ne diffère de ce dernier que par sa petite taille, et par l'état d'ébauche de la plupart de ses organes internes.

Par une autre dissemblance avec les développements directs, la Tornarie produit hâtivement un certain nombre d'appareils, dont la présence lui donne une certaine originalité de structure. L'ébauche cœlomique de la trompe, c'est-à-dire le diverticule antérieur et impair, est engendrée d'une manière précoce, alors que la larve est encore fort jeune, et que les paires intermédiaire et postérieure ne sont pas même indiquées; elle se loge dans le lobe sus-buccal, et pousse un conduit qui, allant s'ouvrir au dehors, lui permet de communiquer avec l'extérieur.

En outre, les parois de cette même ébauche subissent rapidement une désagrégation mésenchymateuse hâtive; plusieurs des éléments cellulaires, ainsi formés, se groupent en une petite vésicule pulsatile, dite le *cœur*. — Ces organes prennent bien naissance dans les larves du type direct, mais d'une façon plus tardive. Leur genèse rapide chez la *Tornaria*, la concordance frappante établie entre l'ébauche cœlomique, munie de son canal, et l'hydrocœle des Echinodermes, ont conduit un certain nombre d'auteurs, notamment Metschnikoff, à rapprocher cette larve de celles de ces derniers animaux, et à admettre entre elles l'existence d'affinités étroites.

B. — Les Tornaries sont des embryons secondaires. Elles dérivent, comme les larves du type direct, d'un ovule pauvre en matériaux nutritifs; elles aboutissent au même résultat, car les différences spécifiques, établies entre les Balanoglosses adultes de la Méditerranée et les autres, sont moindres que les dissemblances embryonnaires. Partant, les annexes supplémentaires correspondent à une disposition surajoutée à la structure normale, et destinée à disparaître, puisqu'elle est propre à la larve, et ne passe pas à l'adulte; leur présence constitue un caractère embryonnaire strict. Et, rapprochée de la stase, de la production hâtive d'un certain nombre d'appareils, elle affirme la réalité de la notion précédente. — Le type direct, privé de phase *Tornaria*, est, dans l'état présent de nos connaissances, le seul qui soit vraiment fondamental.

On ne peut donc se baser sur l'organisation propre aux Tornaries pour conclure, d'après elle, au sujet des affinités naturelles de l'embranchement entier. Les relations avec les Echinodermes sont d'autant moins évidentes, que les larves de la plupart de ces animaux sont elles-mêmes secondaires. Les ressemblances sont fort lointaines entre les dispositions essentielles de ces embryons; elles dérivent des homologies primordiales établies entre tous les Entérocœlomiens, et dues à la genèse identique de leur feuillet moyen et de ses cavités; elles n'ont pas d'autre portée. — En pénétrant dans les détails, l'ébauche cœlomique antérieure des Tornaries n'est qu'un diverticule, produit rapidement avec son canal; leur cœur, et leurs deux paires des autres expansions mésodermiques, font défaut aux Echinodermes; leurs bandes vibratiles, tout en devenant sinueuses, se modifient, et se succèdent, suivant des procédés que les larves de ces derniers ne présentent jamais. Les concordances sont, toutes proportions gardées, plutôt superficielles; tout en dénotant, malgré tout, la réalité d'une origine commune, primordiale, venant de l'identité des premiers linéaments du feuillet moyen.

Les relations les plus proches des Entéropneustes sont du côté des Tuniciers et des Vertébrés; elles s'accusent par la présence d'une notocorde, par celle d'un cordon nerveux dorsal, et par le rôle respiratoire de la région digestive antérieure. Ces trois embranchements réunis constituent un groupe homogène, celui des **Notoneures**, opposable à la section des Echinodermes; ils diffèrent de ces derniers par leur possession d'une notocorde, par la disposition de leurs centres nerveux, et par leur privation d'appareil hydrophore. — Mais ces deux séries offrent cependant une homologie fondamentale, due à la genèse commune de leur mésoderme aux dépens de diverticules entériques, et, dans certains cas, à la communication directe avec le dehors de plusieurs parties de leurs cavités mésodermiques. Les Entéropneustes étant, à beaucoup d'égards, les plus simples des Notoneures, montrent mieux que les autres ces ressemblances essentielles, surtout accusées dans les premières phases du développement, et renforcées par des adaptations secondaires. Seulement, ces ressemblances ne doivent pas masquer les affinités les plus directes, tournées du côté des autres Notoneures.

III. **Origine première des organes.** — Le protectoderme donne les centres nerveux, et se convertit en ectoderme définitif. — Les observations dues à Bateson, et celles faites par Spengel, diffèrent quelque peu au sujet du premier aspect des ébauches nerveuses, surtout de celles du cordon dorsal. D'après le premier auteur, l'ectoderme s'épaissit dans toute la zone où ce cordon prend naissance; après quoi cette bande, transformée en centre nerveux, se plie en une gouttière, puis en un canal, et s'enfonce dans les téguments ; la lumière du canal persisterait dans sa région antérieure, et ses parois seraient même couvertes de cils vibratiles. Suivant Spengel, l'origine de l'axe dorsal serait en tout semblable à celle de son correspondant des Tuniciers et des Vertébrés : un sillon se creuse, aux dépens de l'ectoderme, sur la ligne médiane dorsale, et se convertit en un canal par le rapprochement, suivi de la soudure, de ses bords; les cellules de la paroi du conduit se convertissent en éléments nerveux, et la cavité disparaît. — L'opposition entre ces données est minime, car elle porte sur le moment où la dépression prend naissance. A en juger d'après les recherches entreprises par R. Kœhler sur des Balanoglosses adultes, les observations effectuées par Spengel seraient plus dignes de créance. Le cordon complet est plein, privé de canal central; ses deux extrémités se rattachent à l'ectoderme, et se continuent avec lui.

Le mésoderme, épithélial à son début, subit, par la suite, une désagrégation mésenchymateuse. Il conserve cependant, d'une manière assez nette, sa division en trois parties : l'une placée dans la trompe, la seconde dans le collier, et la troisième dans le tronc. Les cavités cœlomiques de ces trois zones, ou du moins les vestiges qui subsistent d'elles, continuent à demeurer indépendantes; en revanche, les espaces creusés dans le mésenchyme, et agencés en un polycœlome, communiquent

---

Fig. 737 à 739. — MÉTAMORPHOSES DES ENTÉROPNEUSTES, DANS LE CAS DE DÉVELOPPEMENT TORNARIEN (*contours extérieurs*). — En 737, jeune larve *Tornaria*. — En 738, *Tornaria* plus avancée. — En 739, *Tornaria* presque convertie en un Balanoglosse. — (D'après les recherches faites par J. Müller et E. Metschnikoff.)

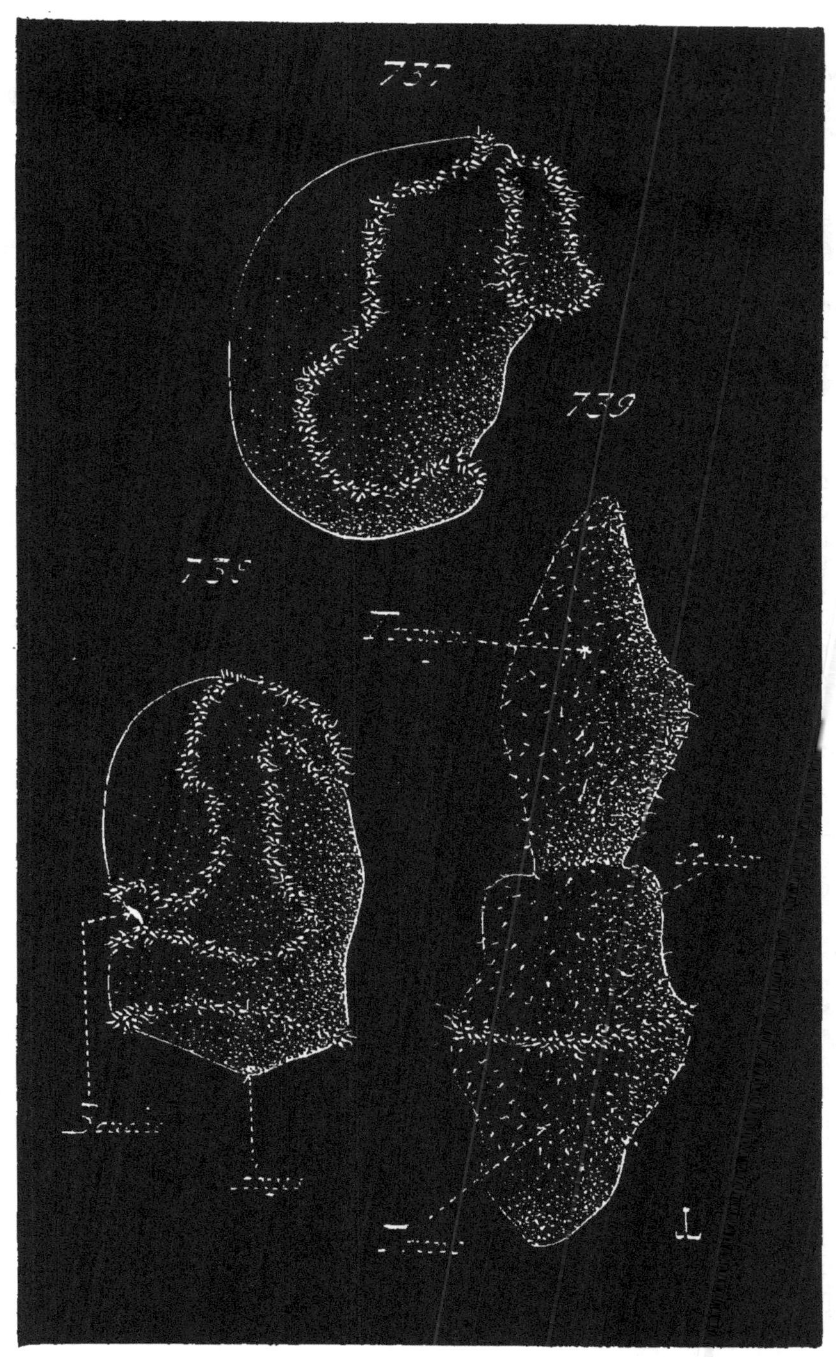
737
739
738
L

entre eux d'un bout de l'organisme à l'autre, de manière à former un appareil circulatoire sanguin. — La désagrégation mésenchymateuse du mésoderme situé dans le tronc est complète; les cellules perdent leur disposition épithéliale et régulière, pour se grouper en une trame conjonctivo-musculaire. Plusieurs des éléments de cette dernière, rassemblés dans la région branchiale du corps, donnent naissance aux glandes sexuelles. — Le feuillet moyen du collier et celui de la trompe ne subissent pas en entier la transformation mésenchymateuse. Les cavités cœlomiques, bien que réduites, persistent encore; elles communiquent avec le dehors par le moyen de trois canaux, dont deux appartiennent au collier, et un à la trompe. Celui-ci porte son orifice extérieur sur la face dorsale de l'organe qui le contient; les deux autres débouchent dans la première paire des fentes branchiales. Ces conduits sont assimilables à ceux qui mettent en rapport, avec les milieux environnants, plusieurs des espaces entérocœliens des Vertébrés acraniens, et des Echinodermes; leur présence dénote une tendance commune, chez tous les Entérocœlomiens, à la possession de relations directes entre leur entérocœlome, ou une part de ce dernier, et le dehors. Le mésenchyme de la trompe donne un ganglion lymphatique, nommé par les auteurs la *glande proboscidienne*, ou la *glande de la trompe*, dont la structure est identique à celle de l'appareil correspondant des Echinodermes. Une lacune mésenchymateuse, aux contours réguliers, dans laquelle aboutissent les principaux vaisseaux sanguins, se délimite, pour engendrer l'organe nommé le *cœur*.

L'endoderme et la cavité entérique subissent des modifications complexes; ils donnent le tube digestif avec son revêtement épithélial, la notocorde, et le système branchial. L'intestin dérive de l'entéron par le simple accroissement de celui-ci. — Sa notocorde est produite par un diverticule de la région initiale de l'entéron; cette expansion, dite le *diverticule pharyngien*, se dirige en avant, et pénètre dans la base de la trompe. Sa venue est hâtive. L'organe est déjà volumineux, lorsque l'embryon ne possède encore qu'une paire de fentes branchiales. Tout en grandissant, ses cellules deviennent vacuolaires, et prennent l'aspect caractéristique des éléments de la notocorde des Vertébrés. — Les poches branchiales naissent par paires, dont les éléments se disposent avec régularité sur la face dorsale du corps, de part et d'autre de la ligne médiane. Elles consistent en diverticules creux, émis par la zone intestinale située en arrière du collier; tout en s'accroissant, elles vont buter contre l'ectoderme placé à leur niveau, s'unissent à lui, et s'ouvrent au dehors par la résorption des régions de contact. Le percement des orifices, assez tardif, est plus précoce chez les embryons du type Tornarien que chez les autres. Ces expansions, converties en canaux branchiaux, plissent ensuite leurs parois, et prennent une disposition compliquée; leur épithélium, d'origine endodermique, produit le squelette branchial, constitué par des pièces en forme de fourches à trois dents.

RÉSUMÉ

§ 1. Considérations générales. — Les Entéropneustes ne se reproduisent que par la voie sexuelle. Leur développement, dilaté, comporte la présence de phases larvaires libres. L'une de leurs larves est connue, depuis longtemps, sous le nom de *Tornaria*.

§ 2. Origine des feuillets ; formes embryonnaires. — La segmentation de l'ovule fécondé aboutit à une gastrule, composée de son protectoderme et de son protendoderme. Celui-ci donne le feuillet moyen d'après le procédé entérocœlien ; il émet, à cet effet, cinq diverticules, l'un impair et antérieur, les quatre autres groupés en deux paires. Les cavités de ces expansions constituent le cœlome, qui s'atténue par la suite, et disparaît en partie ; leurs parois représentent le mésoderme, dont beaucoup d'éléments évoluent suivant le mode mésenchymateux.

Sous le rapport des formes embryonnaires, le développement des Entéropneustes appartient à deux types : le *type direct*, et le *type Tornarien*. Dans le premier, la larve acquiert rapidement, et d'une manière presque directe, l'aspect de l'adulte ; la région de son organisme, placée au niveau du diverticule cœlomique impair, se convertit en la trompe ; celle, située à la hauteur de la première paire des mêmes ébauches, devient le collier ; le reste, qui renferme la seconde paire, donne le tronc. Dans le deuxième type, la larve, dite *Tornaria*, se couvre au préalable d'un riche revêtement vibratile, et subit une stase assez longue ; elle subit, par la suite, des modifications semblables à celles du cas précédent.

Le protectoderme engendre les centres nerveux ; il devient ensuite l'ectoderme définitif. — Le mésoderme subit une désagrégation mésenchymateuse, complète dans le tronc, incomplète dans le collier et la trompe, où persistent les cavités cœlomiques ; ces dernières communiquent avec le dehors par l'entremise de canaux particuliers. — L'entéron donne le tube digestif, dont la partie initiale se convertit, par la genèse d'expansions ouvertes à l'extérieur, en un appareil branchial. Il produit en surplus, dans sa région antérieure, le diverticule pharyngien, dont les cellules prennent l'aspect caractéristique des éléments de la notocorde des Vertébrés.

EMBRANCHEMENT DES TUNICIERS

CHAPITRE XV

DÉVELOPPEMENT DES TUNICIERS

§ 1. — Considérations générales.

I. **Caractères et classification.** — Les Tuniciers sont des Notoneures. A ce titre, leurs centres nerveux sont dorsaux, et représentés
par un cordon longitudinal, le *neuraxe*, placé au-dessus du tube digestif.
La région postérieure de ce cordon est soutenue par une notocorde; son
extrémité antérieure, plus large que les autres parties, constitue un
cerveau. Le mésoderme est entièrement mésenchymateux. Enfin, l'ectoderme produit une cuticule épaisse, d'une nature particulière, qui enveloppe le corps, et a reçu des auteurs le nom de *tunique* : d'où l'expression de *Tuniciers*, employée pour désigner l'embranchement.

A. — Ces caractères ne se montrent pas toujours au complet. Les plus
simples des Tuniciers, qui composent la classe des *Pérennicordes*, sont
les seuls à les offrir en totalité; les autres représentants du groupe, les
Caducicordes, n'en ont qu'une partie. En effet, ces derniers, qui, lors
de leur âge adulte, vivent fixés à des supports, possèdent bien, durant
leurs phases embryonnaires, une notocorde postérieure; mais celle-ci
disparaît complètement, et manque à l'animal parfait. Les deux termes
employés ci-dessus expriment, avec justesse, cette opposition de la structure organique.

De même que chez les autres Notoneures, l'appareil de la respiration
est fourni par la région antérieure du tube digestif. Comme les Tuniciers, sans aucune exception, sont des êtres aquatiques, cet appareil est
une branchie. Chez les Pérennicordes, la branchie s'ouvre directement
au dehors par deux conduits. Il n'en est pas de même pour les Caduci-

cordes, dont l'organe correspondant est entouré par un espace libre, la *cavité péribranchiale*, qui débouche à l'extérieur, et communique, au surplus, par de nombreux orifices, avec la cavité de la branchie; les relations de cette dernière, avec les milieux environnants, sont donc assurées, d'une manière indirecte, par la cavité péribranchiale. Cet espace libre est d'origine tardive, et manque souvent aux larves des Caducicordes, bien que celles-ci possèdent déjà une branchie; les rapports de cet appareil avec le dehors sont alors effectués par deux conduits, identiques à ceux des Pérennicordes, quoique leur situation dans le corps soit différente (ceux des Pérennicordes sont ventraux, et dorsaux ceux des larves des Caducicordes). C'est par l'élargissement de ces conduits que s'établit la cavité péribranchiale de l'adulte. — Aussi, à beaucoup d'égards, les Pérennicordes représentent-ils la permanence d'un état embryonnaire, et temporaire, des Caducicordes.

La localisation de la notocorde dans la région postérieure du corps, et son absence d'extension vers l'extrémité antérieure, vaut souvent à ces êtres le nom d'*Urocordés*.

B. — L'embranchement des Tuniciers renferme deux classes, dont les considérations précédentes montrent les caractères distinctifs.

1° La classe des *Pérennicordes;* dont la notocorde persiste durant la vie entière, dont le cordon nerveux est très long, et dont l'organisme est privé de cavité péribranchiale.

2° La classe des *Caducicordes;* dont la notocorde n'existe que durant les phases embryonnaires, dont le cordon nerveux est fort court, et dont l'organisme possède une cavité péribranchiale.

Les Pérennicordes sont tous des animaux libres; sauf quelques exceptions, bornées aux trois familles des Pyrosomides, des Salpides, et des Doliolides, les Caducicordes sont des êtres fixés.

II. — Généralités sur le développement. — La reproduction des Tuniciers s'effectue de deux manières : par la voie sexuelle, et par le procédé asexuel. La première comporte la fécondation, et jamais la parthénogenèse. Le second correspond à une gemmiparité, souvent coloniale, parfois fissurante, et pouvant se ramener, dans ce dernier cas, à un phénomène de fissiparité. — Les Pérennicordes ne présentent que la reproduction sexuelle. Les Caducicordes montrent les deux; quelques-uns d'entre eux, nommés *Ascidies simples* de ce fait, ressemblent aux Pérennicordes en ce qu'ils se reproduisent seulement par la fécondation; les autres, plus nombreux, et désignés par les termes d'*Ascidies composées*, d'*Ascidies sociales*, possèdent à la fois la fécondation et la gemmiparité. Ce dernier mode joue, chez eux, un rôle considérable, en tant que moyen d'engendrer des descendants.

A. — Le développement des Pérennicordes n'est presque pas connu. Cependant, comme les Caducicordes, ou du moins ceux d'entre eux (et ils forment la majorité) qui subissent des embryologies dilatées, passent par une structure temporaire, semblable à l'organisation permanente de ces Pérennicordes, il est permis d'appliquer à ceux-ci les notions obtenues par l'étude de ceux-là. — La plupart des Caducicordes ne renferment, dans leurs ovules, que de minimes matériaux nutritifs; aussi, abandonnent-ils leurs enveloppes à l'état de larves mobiles, qui se déplacent et se meuvent durant quelque temps, après quoi elles se fixent à un corps étranger, deviennent inertes, et se convertissent en adultes. Les métamorphoses de ces animaux offrent donc une certaine complexité. Ce sont les larves des Caducicordes qui montrent, durant leur état de libres mouvements, des ressemblances frappantes avec les Pérennicordes adultes, dont elles partagent, du reste, le mode de vie.

Ces larves sont aisément reconnaissables. Leur corps, privé de cils vibratiles, et déjà recouvert d'une mince tunique, porte, dans sa région postérieure, une longue et large expansion, qui contient la notocorde dans sa masse, et où s'étend le cordon nerveux. Cet appendice sert à l'embryon pour nager, et lui permettre de se déplacer; il a reçu le nom de *queue;* l'embryon lui-même est désigné, de son côté, et à cause de la présence de cette queue, par l'expression de *larve urodèle.* Après une certaine période de liberté, la larve se fixe par son extrémité antérieure, et reste désormais immobile; sa queue cesse de croître, et s'atrophie, pendant que les autres parties du corps grandissent; l'embryon se convertit en un Caducicorde adulte. — Les représentants des trois familles, signalées plus haut, font seuls exception à cette règle; mais l'exception ne porte que sur la fixation. Celle-ci ne se produit point, puisque ces animaux demeurent libres. Mais la queue, ou les régions embryonnaires qui lui correspondent, disparaissent également, avec les organes qu'elles contiennent, c'est-à-dire avec la notocorde et l'extrémité postérieure des centres nerveux.

L'existence de larves urodèles, chez les Tuniciers, est connue depuis longtemps. C'est A. Kowalevsky qui, le premier, montra toute l'importance de cette disposition, au sujet des affinités naturelles de ces animaux.

Dans le cas où les réserves nutritives sont abondantes; soit que l'embryon les puise en lui-même, et dans l'ovule dont il dérive; soit qu'il les emprunte à l'organisme maternel, comme il en est chez les Salpes munies de leur placenta, la phase de larve urodèle est omise. Cependant, cette omission n'est pas complète, car les organes contenus dans la queue, et notamment la notocorde, sont encore représentés par quelques éléments, placés dans la situation qu'ils occuperaient, s'ils atteignaient leur développement normal; il s'agit donc d'une réduction, et non d'une absence entière.

Autant qu'il est permis d'en juger d'après les faits, les larves urodèles des Caducicordes ne sont pas des larves adaptatives, mais des embryons entiers. La disparition de leur queue n'est point un phénomène comparable à une chute d'organes spéciaux à l'embryon, mais bien l'atrophie d'un appareil, qui se trouve à sa place dans le temps, et devient inutile. La comparaison des larves des Caducicordes aux Pérennicordes impose cette conclusion. — Si la queue des embryons urodèles était, pour les Tuniciers, un organe adaptatif, et semblable, par exemple, aux bras des larves des Echinodermes, les Pérennicordes la perdraient tout comme les Caducicordes ; or, il n'en est pas ainsi, puisque les premiers la conservent. En s'élevant à la notion subjective de la généalogie, la queue des Tuniciers est un appareil ancestral, maintenu chez les Pérennicordes, qui conservent une vie libre ; apparaissant encore, par atavisme, chez les embryons des Caducicordes ; et s'atrophiant ensuite, à cause de la fixation de ces derniers, qui la rend inutile et superflue. Elle n'est point comparable aux bras, ni aux autres appendices locomoteurs, des larves des Echinodermes, qui sont vraiment des organes spéciaux à ces larves, et n'ont jamais existé chez les premiers, et les plus simples, des représentants de l'embranchement ; du moins dans la limite où il nous est permis de comprendre, et de concevoir, les choses d'autrefois, d'après les phénomènes actuels de l'embryologie.

B. — La base essentielle de la reproduction asexuelle des Tuniciers est, chez ceux qui possèdent ce procédé, la *gemmiparité stoloniale.* Le générateur émet, par une région de son corps, des stolons, composés par des éléments empruntés aux trois feuillets ; les descendants sont produits par ces stolons.

Les Ascidies composées ne sont pas les seules à porter des stolons ; certaines Ascidies simples, les *Cionides* par exemple, en possèdent également. Mais ces derniers ne sont point des *stolons gemmipares ;* ils sont des *stolons fixateurs*, qui servent à attacher l'individu à son support, et dans la composition desquels entrent seulement deux feuillets, l'ectoderme et le mésoderme. Une expansion, émise par l'endoderme de l'individu, fait toujours défaut aux stolons fixateurs ; alors qu'elle ne manque jamais aux stolons gemmipares.

La gemmiparité des Tuniciers aboutit, dans la grande majorité des cas, à la production d'une colonie ; suivant la position des zones bourgeonnantes du générateur, et suivant la marche du bourgeonnement lui-même, la disposition mutuelle des zooïdes est indéterminée, ou bien affecte une certaine régularité et une certaine précision. Ce dernier cas est celui des Tuniciers gemmipares dont les colonies sont libres, c'est-à-dire des Pyrosomides, des Salpides, et des Doliolides ; et de plusieurs Ascidies composées appartenant à la famille des Botryllides.

D'ordinaire, le générateur attend, pour produire ces stolons gemmipares, et pour donner des descendants, d'être parvenu lui-même à l'état adulte. Les phénomènes sont différents chez les représentants des quatre familles précédentes, et surtout chez ceux dont les colonies sont libres ; la cause de ce fait doit être cherchée, sans nul doute, dans la nécessité de produire hâtivement un assemblage colonial capable de se soutenir dans l'eau, car la queue des embryons est très réduite. — Le générateur produit son stolon gemmipare, alors qu'il se trouve encore à l'état larvaire. La larve des Botryllides bourgeonne vraiment de nouveaux individus; mais le stolon embryonnaire des Pyrosomes, des Salpes, et des Doliolides, par une condensation et une abréviation plus grandes encore de ces phénomènes, se segmente transversalement en plusieurs tronçons, dont chacun devient un descendant. La gemmiparité stoloniale s'est ainsi convertie en une sorte de fissiparité, ou plutôt de gemmiparité fissurante. Comme le laissent pressentir les notions exposées ci-dessus, ce dernier procédé n'est qu'une modification de l'ordinaire mode bourgeonnant des Tuniciers.

§ 2. — Sexualité et développement des feuillets blastodermiques.

I. **Sexualité.** — Tous les Tuniciers sont hermaphrodites. Les éléments sexuels mûrissent presque en même temps, et sont rejetés, par le générateur, à des moments très proches l'un de l'autre, sinon ensemble ; de là, l'autofécondation est-elle fort possible. La fécondation croisée existe pourtant : dans le cas, très fréquent chez les Tuniciers, où plusieurs individus sont placés côte à côte, et parviennent, vers la même époque, à leur maturité sexuelle. Comme ces êtres rejettent, dans l'eau environnante, leurs éléments reproducteurs, les spermatozoïdes des uns peuvent rencontrer les ovules des autres, et les féconder. Mais au préalable, et en sortant des conduits sexuels d'un individu déterminé, ces éléments traversent sa cavité cloacale, et son siphon cloacal, où ils se mélangent, et se fécondent aussi. — Il n'existe donc, chez les Tuniciers, aucune progenèse, soit des éléments mâles, soit des éléments femelles. Pourtant, dans certains cas, chez les Salpides par exemple, les ovules prennent naissance avant les spermatozoïdes, et sont déjà bien reconnaissables dans le corps, alors que les testicules sont à peine ébauchés. Mais ce phénomène rentre dans la règle précédente, car la maturité, et la possibilité de la fécondation, arrivent au même moment, ou peu s'en faut, pour toutes les cellules reproductrices.

Le développement des spermatozoïdes ne présente aucune particularité importante. Il n'en est pas tout à fait ainsi pour celui des ovules, qui a prêté, dans ces dernières années, à de nombreuses discussions.

L'ovule des Tuniciers est presque toujours entouré par un follicule, placé en dehors du vitellus; parfois, entre ce dernier et le follicule, se trouve en surplus une enveloppe assez épaisse, formée d'une substance homogène et transparente, qui ressemble à celle de la tunique de l'adulte. Dans la plupart des cas, les cellules folliculaires sont grandes, et contiennent un protoplasme vacuolaire; ailleurs, et chez les Molgulides par exemple, elles sont petites, et les vacuoles sont moins nombreuses. De plus, il existe souvent, en dedans de l'enveloppe homogène, une seconde assise cellulaire, qui s'applique contre le vitellus, et constitue la couche du *testa*, ou des *cellules granuleuses*. Les membranes ovulaires sont dès lors d'une grande complexité. En allant de dedans en dehors, et partant de la surface du vitellus, on trouve : la couche des cellules granuleuses, l'enveloppe homogène, et enfin le follicule, qui se divise parfois, lui-même, en deux assises concentriques, et s'entoure à sa périphérie d'une membrane limitante. Ce follicule, soit simple, soit double, ne fait presque jamais défaut; l'enveloppe homogène, et l'assise granuleuse, sont moins fréquentes.

Un grand nombre d'auteurs ont pensé que ces membranes étaient des productions directes de l'ovule. Ce dernier, tout en grandissant pour atteindre ses dimensions définitives, séparait de son noyau des parcelles nucléaires, qui se dirigeaient vers la périphérie du vitellus, s'y entouraient d'une zone protoplasmique, et s'y convertissaient en cellules. — Les observations faites par H. de Lacaze-Duthiers sur les Molgulides, et celles, plus récentes, effectuées par Ed. van Beneden et Julin sur les Clavelinides, montrent qu'il n'en est pas ainsi. Dans les jeunes ovaires, les ovoblastes se divisent en ovocytes et cellules folliculaires. Les premiers grandissent seuls pour se convertir en ovules véritables, et deviennent rapidement plus volumineux que les secondes; celles-ci restent petites, et se disposent autour des précédents, qu'elles enveloppent d'une manière complète. Tantôt les cellules folliculaires ne composent qu'une assise simple; et tantôt, tout en entourant chaque ovocyte, se groupent sur deux rangées concentriques, dont l'interne constitue la couche granuleuse, et dont l'extérieure représente le follicule définitif. Dans le cas où ce dernier se compose de deux rangées cellulaires, cette couche externe se divise, au surplus, en deux assises emboîtées. De même, l'enveloppe homogène est également produite par les cellules folliculaires, qui l'exsudent de leur substance, tout comme la tunique de l'adulte est exsudée par l'ectoderme. Enfin, aucune de ces membranes ovulaires n'est directement engendrée par l'ovocyte; elles proviennent toutes des éléments folliculaires, qui dérivent à leur tour des ovoblastes primordiaux.

Au moment où l'ovocyte arrive à maturité, ces membranes se détachent, et se séparent de lui par une série de désagrégations partielles. La fécondation est alors possible, car le vitellus se trouve à nu. Pourtant, le spermatozoïde s'unit parfois à l'ovule, alors que cette désagrégation commence à peine, et qu'un orifice restreint lui permet de passer; les premières phases embryonnaires s'effectuent, dans ce cas, à l'abri de ces enveloppes, qui sont plus ou moins complètes. Mais elles ne durent jamais longtemps, et l'embryon les quitte d'une manière hâtive, soit qu'il sorte hors de l'espace qu'elles limitent, soit qu'elles achèvent de tomber par morceaux.

**II. Segmentation et feuillets blastodermiques primor-
diaux.** — Les ovules de la plupart des Tuniciers ne contiennent que
fort peu de réserves nutritives; aussi, la segmentation est-elle totale, ou
peu inégale, et aboutit-elle à une blastulation suivie d'une gastrulation.
Cependant, chez certains d'entre eux, et notamment chez les Salpides et
les Pyrosomides, les matériaux deutolécithiques sont plus abondants, et
les feuillets blastodermiques primordiaux se délimitent suivant le procédé
planulaire. Il importe donc de distinguer entre ces deux modes génétiques des feuillets, la blastulation et la planulation.

BLASTULATION ET GASTRULATION. — Les phénomènes, offerts à cet égard
par les Tuniciers, ne diffèrent pas des données habituelles. L'ovule
fécondé se segmente, et se convertit en une blastule, munie d'une
cavité blastocœlienne assez ample ; la zone blastodermique, chargée de
s'invaginer dans cette cavité pour donner le protendoderme, se laisse
souvent distinguer de l'autre par la taille plus grande de ses éléments
constitutifs. Cette zone s'invagine, et l'embryon se convertit en une
gastrule, munie de son protendoderme, de son protectoderme, et de
son entéron; les deux feuillets sont au contact l'un de l'autre, et s'accolent étroitement par leurs faces mises en présence, de façon à faire
disparaître tout vestige de la cavité blastocœlienne.

Certaines Ascidies offrent un procédé intermédiaire entre la blastulation et la planulation; telle est, par exemple, l'*Ascidiella aspersa* étudiée par Chabry. L'ovule subit une segmentation totale et égale ; il se
convertit en une blastule, dont le blastocœle est très étroit, et qui ressemble de près, par cela même, à une planule directe. Une gastrulation
se manifeste cependant; mais, à cause de l'exiguité de la cavité blastocœlienne, elle ne peut s'effectuer par invagination. Elle se produit par
le mode incurvant. La blastule s'aplatit, et se recourbe en une coupe,
qui s'approfondit de plus en plus ; elle se transforme, par ce moyen, en
une gastrule, semblable à celle du cas précédent.

PLANULATION. — La planulation s'effectue, suivant le cas, d'après le
procédé direct, ou d'après le mode indirect. Ce dernier est, comme toujours, lié à la présence, dans l'ovule, d'une grande quantité de deutolécithe.

Planulation directe. — Ce type de planulation est offert par les Salpes.
L'ovule subit une segmentation totale, et presque égale ; il se convertit,
par l'effet de cette segmentation, en une planule directe, composée de
deux assises cellulaires, dont l'externe enveloppe l'interne, et lui est
directement accolée. La couche extérieure est le protectoderme, et l'intérieure correspond au protendoderme. La première n'est pas complète
tout d'abord, car elle laisse la seconde saillir librement, et se trouver à
nu. sur un espace restreint de la surface de l'embryon. Cet espace est
l'homologue de l'entéropore de la gastrule; il disparaît ensuite, par la

fermeture du protectoderme, qui entoure entièrement le feuillet interne.

A en juger d'après les observations de Kowalevsky, et celles de Todaro, le protendoderme se sépare par places du protectoderme, peu après leur délimitation mutuelle. Ces vides correspondent, sans nul doute, à la cavité blastocœlienne du cas précédent; ils sont étroits, semblables à des fentes, s'unissent entre eux pour donner un seul espace, et disparaissent ensuite, tout comme dans la gastrulation. Leur

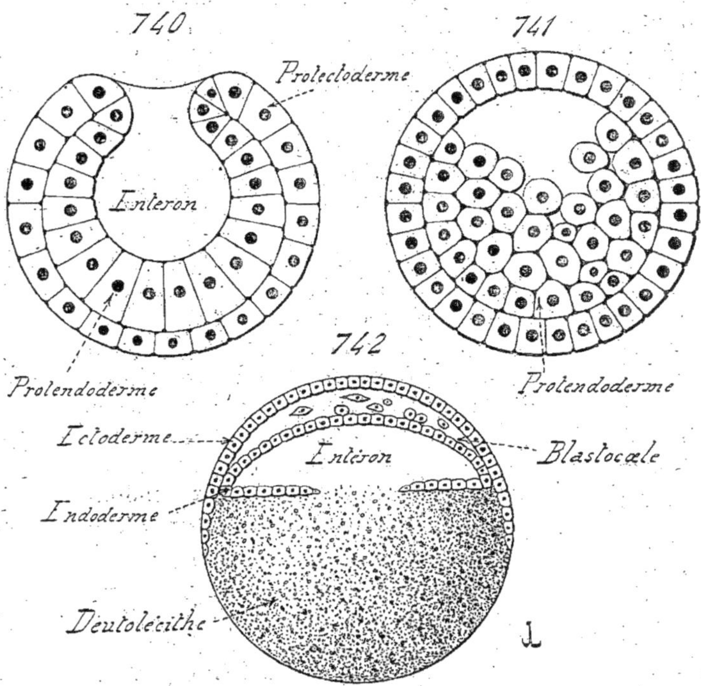

Fig. 740 à 742. — Développement général des feuillets blastodermiques chez les Tuniciers (*coupes médianes, à demi diagrammatiques*). — En 740, gastrule venant de se façonner, et succédant à une blastule. — En 741, planule directe d'une Salpe. — En 742, planule indirecte d'un Pyrosome, prise au moment où l'endoderme se replie sur lui-même pour entourer l'entéron.

présence est le résultat d'un rappel atavique, et n'a pas d'autre signi-fication, ni aucune autre importance génétique. Ils sont même capables de manquer, car Salensky avoue ne les avoir point rencontrés dans ses recherches.

L'entéron se creuse ensuite dans le protendoderme, par simple écartement des cellules; l'évolution qu'il subit, lors des phases ultérieures du développement, ne diffère pas du type habituel.

Planulation indirecte. — Les Pyrosomides offrent un exemple de ce procédé. Chaque générateur ne possède, à la fois, qu'un seul œuf fécondé, qu'il conserve dans son oviducte ; l'ovule soulève à son niveau la paroi de ce conduit, et s'en enveloppe à la façon d'une capsule. L'embryon n'est rejeté, de l'oviducte dans la cavité péribranchiale, et de celle-ci dans les milieux environnants, qu'au moment où son organisme a donné naissance, par un moyen exposé plus loin, à une jeune colonie composée de quatre individus.

Le deutolécithe est fort abondant ; le blastolécithe constitue une cicatricule, qui se segmente seule. Celle-ci produit rapidement un groupe compact de cellules, dont les externes se rassemblent, en devenant semblables les unes aux autres et s'accolant intimement par leurs bords, en une couche simple, qui est le protectoderme. Les éléments compris entre ce feuillet, et la partie du deutolécithe placée au niveau de la cicatricule, constituent, de leur côté, le protendoderme. Celui-ci augmente sur place le nombre de ses cellules, tandis que le protectoderme s'étend à la surface de l'amas deutolécithique, et l'environne complètement. Cet amas représente dès lors une véritable vésicule vitelline, qui porte, en une zone de sa périphérie, un disque embryonnaire.

Les cellules protendodermiques se divisent à leur tour en deux groupes. Les plus internes, directement appliquées contre le deutolécithe, se disposent en une assise épithéliale ; les autres, placées entre les précédentes et celles du protectoderme, passent à l'état mésenchymateux, et réalisent de prime abord cette structure, que les autres Tuniciers, aux développements moins condensés, montrent d'une manière plus tardive. Les premières constituent l'endoderme définitif, et les autres le mésoderme. L'endoderme replie ses bords en dessous de lui, et se soulève, par son milieu, au-dessus du deutolécithe auquel il s'accolait, pour délimiter ainsi une cavité, qu'il entoure peu à peu. Cette cavité est l'entéron.

III. Feuillets blastodermiques définitifs, et organes primordiaux ; mésoderme, notocorde, et neuraxe. — De suite après la genèse des feuillets blastodermiques primordiaux, le protendoderme se divise en mésoderme et endoderme. Dans les développements par gastrulation, le mésoderme est produit d'après le procédé entérocœlien, et ses parois, à leur début, sont épithéliales ; puis, les cellules de ces parois se désagrègent, l'endoderme se sépare de l'ectoderme, et laisse, entre ce dernier et lui-même, des espaces vides, où pénètrent ces cellules ; le feuillet moyen passe à l'état mésenchymateux. Lorsque l'évolution embryonnaire est condensée, ce dernier état est atteint d'emblée. — En outre, quelques cellules endodermiques, situées sur la face dorsale et la ligne médiane de l'entéron, se séparent de leurs voisines, et se rassemblent en un cordon solide, placé, dans cette région, entre l'endoderme restant et l'ectoderme ; ce cordon est la notocorde. Puis, au-dessus même de cette notocorde, l'ectoderme se déprime en une gouttière longitudinale, qui se ferme par le rapprochement et la soudure de ses bords; elle se transforme en un canal, soutenu par la notocorde. Ce canal est le neuraxe.

Les deux feuillets primordiaux sont mis en cause dans ces phénomènes. Le protectoderme donne le neuraxe, et se borne ensuite à persister comme ectoderme. Le protendoderme produit la notocorde par sa région dorsale, engendre le mésoderme par ses deux faces latérales, et, après avoir subvenu à ces genèses, devient l'endoderme définitif. — L'entéron est conservé comme cavité digestive, dont la volumineuse partie antérieure constitue la branchie de l'adulte, et dont la postérieure fournit l'intestin véritable. — Les faits étant connus dans leur ensemble, leurs particularités deviennent plus aisées à concevoir, et à suivre, soit dans les développements gastrulaires, soit dans les développements planulaires.

Développements gastrulaires. — Le point de départ est, dans ce cas, une gastrule, qui se convertit, par la genèse de son mésoderme, de son neuraxe, et de sa notocorde, en une larve urodèle. En suivant la série chronologique des phénomènes présentés par l'embryon, la gastrule commence par changer de forme, produit ensuite l'ébauche de sa notocorde, celle du neuraxe, enfin celle de son feuillet moyen, après quoi elle revêt l'aspect de larve urodèle.

1° *Changements de forme de la gastrule.* — Au moment où elle vient de prendre naissance, la gastrule est globuleuse; son entéropore est central, en ce sens que l'axe passant par lui, et par l'extrémité qui lui est opposée, correspond à un diamètre de la sphère gastrulaire. Cette allure disparaît rapidement, car l'embryon s'accroît, de préférence, suivant une direction perpendiculaire au diamètre précédent. La sphère primitive se convertit ainsi en un ovale allongé, dont le grand axe est dirigé suivant cette ligne de plus ample extension, et dont le petit axe n'est autre que l'ancien diamètre de la gastrule. Le premier sera désormais l'axe longitudinal de la larve, et le second l'axe transversal.

Cet accroissement, suivant l'axe longitudinal, ne s'effectue pas d'une manière égale de part et d'autre de l'entéropore, et n'a pas pour effet de laisser cet orifice dans une situation médiane. En se reportant à la gastrule primitive et globuleuse, il est permis de concevoir un plan passant par l'entéropore, et divisant l'embryon en deux hémisphères égaux. Or, l'extension suivant l'axe longitudinal se produit seulement dans l'un des hémisphères, qui devient beaucoup plus grand que l'autre, laissé indemne. Aussi l'entéropore cesse-t-il d'être médian, et se trouve-t-il reporté à l'une des extrémités de l'ovale.

En appliquant à la larve, dès ce moment de son évolution, les plans d'orientation qu'elle ne va pas tarder à montrer d'une manière plus nette, il est possible de lui reconnaître deux faces et deux extrémités. L'une des faces est supérieure, ou dorsale, et l'autre inférieure, ou ventrale ; la première porte l'entéropore, la seconde est pleine. Des deux extrémités, l'une est antérieure, l'autre postérieure ; celle-ci présente l'entéropore sur sa partie dorsale ; celle-là n'offre aucun orifice, bien qu'elle ne tarde pas à se percer de la bouche définitive. L'entéropore, qui occupe une situation à la fois postérieure et supérieure, est destiné, non pas à disparaître de suite, mais à être enfermé dans la première ébauche du neuraxe.

2° *Genèse de la notocorde.* — L'entéron de la gastrule suit, et accompagne, l'accroissement particulier subi par celle-ci. Il prend également une forme ovalaire, et se présente comme une cavité, dont les relations avec le dehors sont assurées par un orifice, l'entéropore postérieur et supérieur. Toute la volumineuse région antérieure de la cavité entérique est close, et offre l'aspect d'un cul-de-sac. De son côté, le protendoderme reste directement accolé contre la face interne de l'ectoderme. — L'entéron se divise, ensuite, en deux parts, au moyen d'un étranglement transversal, qui sépare l'extrémité antérieure de l'extrémité postérieure ; cet étranglement est placé de façon à rendre la première plus grande que la seconde. Celle-ci, qui est postérieure, et qui possède l'entéropore, est chargée de donner naissance à la notocorde et au mésoderme ; presque toutes les cellules qui la composent sont employées dans cette genèse ; celles laissées indemnes finissent par se désagréger, et par se confondre avec les éléments mésenchymateux du feuillet moyen. La partie antérieure de l'entéron, close, et formant une vésicule interne, persiste telle quelle durant la production des ébauches précédentes, et donne plus tard la branchie et l'intestin : d'où son nom de *vésicule branchio-intestinale.* En somme, et au moyen de cet étranglement, l'entéron primordial se divise en deux zones génétiques : l'une *antérieure,* et *branchio-intestinale;* la seconde *postérieure,* et *cordo-mésodermique.*

La notocorde est fournie par la face dorsale de cette seconde zone. Les deux rangées de cellules, placées sur la partie médiane, et suivant l'axe longitudinal de l'embryon, de cette face dorsale, se séparent de leurs voisines, grandissent plus rapidement qu'elles, et, s'accolant d'une manière étroite, se rassemblent en un cordon cylindrique. Ces deux bandes cellulaires sont, d'après les études de Chabry, placées, l'une à droite, et l'autre à gauche, du plan longitudinal et médian de l'embryon ; leurs extrémités postérieures arrivent au niveau de l'entéropore, et leurs extrémités antérieures au niveau de l'étranglement entérique. L'ébauche de la notocorde, est donc, en réalité, paire et symétrique ; elle ne devient impaire et médiane que par l'union de ses deux moitiés constitutives.

La notocorde, ainsi délimitée, n'est encore qu'un cordon assez court.

Au moment où elle achève d'acquérir son aspect spécial, le neuraxe et le mésoderme sont ébauchés à leur tour; elle grandit alors, en s'allongeant par ses deux bouts, et aux dépens de ses propres cellules. L'extension antérieure est assez faible, car la notocorde reste toujours quelque peu en arrière de la vésicule branchio-intestinale ; la postérieure est plus forte. Dans cette dernière direction, la larve produit sa queue, et la notocorde pénètre en cette queue, de manière à parvenir jusqu'à son extrémité libre, et à la soutenir sur toute sa longueur. — En allant au fond des choses, la queue dérive de cette partie de l'embryon, qui constitue l'extrémité postérieure de l'ovale, et se trouve en arrière de l'entéropore; la notocorde, ébauchée en avant de l'entéropore, s'étend de préférence, par la suite, en arrière de la zone occupée par cet orifice. La même marche est suivie par le neuraxe, avec cette différence que celui-ci s'allonge, en surplus, par son autre bout, de manière à parvenir aussi jusque sur l'extrémité antérieure de l'embryon.

3° *Genèse du neuraxe.* — *A.* Le premier rudiment de cet organe prend naissance sur le bord même de l'entéropore, et en avant de lui. Durant les phases de la transformation de la gastrule globuleuse en une larve ovalaire, l'entéropore change d'aspect; d'arrondi, il devient étroit, semblable à une fente, et transversal. Il offre donc deux lèvres, l'une antérieure, l'autre postérieure ; celle-ci s'élève au-dessus de l'autre, de manière à la surplomber, puis grandit en s'allongeant, et passant à la fois sur l'entéropore et sur la lèvre antérieure. Elle est comparable, dans son extension, à une languette médiane, qui s'accroît suivant l'axe longitudinal de l'embryon, et s'étend vers l'extrémité antérieure de ce dernier; dans cet agrandissement, elle commence par recouvrir l'entéropore qu'elle limitait jusque-là, puis le bord antérieur de cet orifice, enfin la partie médiane de la face dorsale de la larve.

En même temps, et d'une façon connexe à ce développement, cette partie médiane subit plusieurs modifications. Au lieu de rester plane, elle se creuse d'un sillon, que la languette précédente recouvre à la façon d'un opercule. Ce changement ne s'accomplit pas à la fois sur toute l'étendue de la face dorsale embryonnaire; il débute sur le bord antérieur de l'entéropore, à l'instant même où la languette atteint son niveau, et progresse de là vers l'extrémité antérieure de la larve. Le sillon s'étend ainsi de l'entéropore vers cette extrémité, et sa genèse accompagne celle de la languette ; tous deux, l'une recouvrant l'autre, se prolongent à mesure, du côté de la région antérieure de l'embryon. En outre, et pendant cet accroissement, les bords de la languette se soudent aux bords du sillon, de manière à convertir ce dernier en un canal cylindrique. Toute cette évolution se réduit, en résumé, à la production d'un canal sur l'entéropore, canal qui s'étend vers l'extrémité antérieure de l'embryon, en parcourant, suivant son axe longitudinal, la partie médiane de la face dorsale. Ce conduit est l'ébauche du neuraxe.

A cause même de son origine, le neuraxe est un canal ouvert aux deux bouts. Son extrémité antérieure, qui se déplace sans cesse sur la région dorsale de l'embryon, et se trouve toujours reportée plus avant, débouche librement au dehors ; lorsqu'elle est parvenue dans la région terminale et antérieure de la larve, elle se ferme, s'élargit, et se convertit en une ampoule, dite la *vésicule cérébrale*. Son extrémité postérieure est représentée par l'entéropore lui-même, puisque la première ébauche du canal est donnée par la lèvre postérieure de cet orifice, recouvrant la lèvre antérieure ; la lumière du neuraxe communique donc, par le moyen de l'entéropore, avec la zone cordo-mésodermique, ou région postérieure, de l'entéron primordial. — Ces connexions rappellent de tous points, dans le temps et dans l'espace, les relations similaires établies, entre les organes correspondants, chez les embryons des Vertébrés. Aussi est-il permis de donner le même nom, celui de *conduit neurentérique*, à cette courte portion des lèvres de l'entéropore, qui met en rapport le neuraxe avec l'entéron. — Ces rapports disparaissent hâtivement. La zone cordo-mésodermique de l'entéron perd ses caractères propres, car elle est employée tout entière à engendrer la notocorde et le mésoderme ; sa cavité cesse d'exister. De son côté, le conduit neurentérique se ferme également, et l'extrémité postérieure du neuraxe devient close, tout comme l'extrémité antérieure.

A mesure que s'effectuent ces phénomènes, la région postérieure de l'embryon s'allonge pour donner la queue. Le neuraxe, devenu clos par son extrémité correspondante, pénètre dans cette région, et s'étend jusqu'à son bout libre, en se tenant toujours placé au-dessus de la notocorde. — Ainsi, les rapports de l'axe nerveux avec les autres parties du corps, et la marche de son développement, sont aisés à établir. Cet axe est situé sur la ligne médio-dorsale de l'organisme, et va de l'extrémité antérieure de ce dernier à son extrémité postérieure ; il est placé au-dessus de la notocorde, qui repose elle-même, du moins à son début, sur la zone postérieure de l'entéron primordial. Les relations sont donc semblables à celles offertes par les Vertébrés : le neuraxe supérieur à la notocorde, supérieure elle-même à l'entéron. D'autre part, l'ébauche nerveuse apparaît sur les bords de l'entéropore, s'étend de là en avant, et ensuite en arrière, de cet orifice, ou du niveau auquel il est placé ; la ressemblance avec les faits correspondants, montrés par les embryons des Vertébrés, est donc complète.

B. — Étant donné son mode de production, le neuraxe n'est pas à nu sur le corps, et se trouve recouvert par une assise ectodermique. En effet, la languette formée par la lèvre de l'entéropore se compose de deux couches cellulaires superposées ; de même, les bords du sillon sont également constitués par deux assises cellulaires affrontées. La rangée interne de l'une se réunit aux rangées internes des autres, pour fournir la paroi propre du neuraxe ; et la rangée externe de la languette se

soude aux assises externes des bords du sillon, pour constituer, autour
et au-dessus du neuraxe, une couche continue, qui se relie latéralement
à l'ectoderme du reste du corps.

Par suite de son origine, la paroi du neuraxe est de provenance
ectodermique. — Cependant Metschnikoff n'est pas de cet avis, en ce qui
touche la face dorsale de sa paroi, c'est-à-dire la face qui dérive de la
languette. Cette dernière est donnée par le bord postérieur de l'entéropore, où l'endoderme se joint à l'ectoderme; et cette languette se trouverait composée, de ce fait, par une double assise cellulaire, dont
l'externe et supérieure dérive de l'ectoderme, et dont l'interne ou inférieure provient de l'endoderme. Comme la couche interne contribue
seule, comme il est dit plus haut, à donner la paroi dorsale du neuraxe,
il en résulte que cette dernière est d'origine endodermique.—Une telle
interprétation est un peu forcée. Les bords de l'entéropore ne sont pas
formés par l'endoderme uni à l'ectoderme, mais par l'ectoderme seul;
l'endoderme commence un peu plus bas, dans la cavité entérique. Au
moment où l'invagination gastrulaire vient de s'effectuer, et où les
lèvres de l'entéropore se rapprochent, ce phénomène s'accompagne
d'une légère involution ectodermique supplémentaire, qui reporte l'endoderme plus profondément, et laisse l'ectoderme seul superficiel. Ce
fait est aisé à reconnaître, par suite de la différence de taille des éléments; les cellules endodermiques sont, d'habitude, plus grosses que
celles de l'ectoderme. Aussi, les bords de l'entéropore sont-ils constitués
uniquement par des éléments d'origine ectodermique, et la languette
est-elle, de son côté, donnée tout entière par l'ectoderme.

4° Genèse du mésoderme. — A. Les premières ébauches du feuillet
moyen font leur apparition aux dépens de la zone cordo-mésodermique
(ou zone postérieure) de l'entéron primordial, quelques instants après la
formation des premiers rudiments de la notocorde et du neuraxe. Ces
ébauches sont constituées par des plaques cellulaires, d'aspect épithélial,
qui se dégagent du protendoderme de cette zone entérique postérieure,
et restent accolées contre l'ectoderme; ces plaques, qui naissent ainsi
dans la région postérieure de l'animal, s'avancent, à mesure qu'elles
grandissent, vers la région antérieure de ce dernier, et s'insinuent
alors entre la paroi endodermique de la vésicule branchio-intestinale,
et l'ectoderme. Ces trois couches cellulaires sont, en cette partie de
l'embryon, étroitement unies les unes aux autres, et ne laissent entre
elles aucun interstice. Toutes les trois affectent une disposition épithéliale, et s'emboîtent mutuellement, comme autant d'assises concentriques,
autour de la cavité de cette vésicule.

Les ébauches mésodermiques sont au nombre de trois : deux latérales
et symétriques, la dernière ventrale et médiane. Celle-ci fait parfois
défaut, car Ed. van Beneden et Julin ne l'ont point trouvée chez la
Clavelina Rissoana; mais les deux premières ne manquent jamais. —

L'ébauche ventrale est constituée par une assise cellulaire simple, composée seulement de deux files d'éléments, placées côte à côte; chacune de ces files est située d'une part de la ligne médiane. Cette plaque fait presque le pendant, sur la face inférieure de la zone cordo-mésodermique de l'entéron, de la notocorde supérieure. Elle se rattache, par son bout antérieur, à l'extrémité postérieure de la vésicule branchio-intestinale, et conserve, durant un temps assez long, cette adhérence. Elle se désagrège par la suite, tout comme les plaques latérales, et passe à l'état mésenchymateux.

Les ébauches latérales offrent toujours, à leur début, l'aspect de plaques épithéliales, disposées symétriquement, de part et d'autre de la ligne médiane, sur les deux côtés de l'entéron qui leur a donné nais-sance. Ces ébauches se présentent de deux manières; ou bien elles se composent, dans leur totalité, d'une seule assise cellulaire; ou bien cette simplicité existe seulement dans une de leurs parties, l'autre étant cons-tituée par deux couches cellulaires superposées. La première disposition paraît être la plus fréquente. — La seconde, moins commune, a été examinée avec soin par Ed. van Beneden et Julin sur la *Clavelina Rissoana;* elle offre une particularité des plus importantes. Un espace vide, étroit, semblable à une fente, sépare l'une de l'autre les deux couches de la région double; et cet espace communique avec la cavité entérique, ou plutôt avec la cavité de cette zone entérique chargée d'engendrer les plaques mésodermiques. Les relations établies dès lors, dans le temps et dans l'espace, entre l'entéron et les plaques latérales, sont identiques, de tous points, avec celles qui existent entre un entéron d'Entérocœlomien et les entérocœles qui dérivent de lui. La fente des plaques latérales est un entérocœle véritable; et les parois épithéliales, qui la limitent, composent une somatopleure et une splanchnopleure.

Cette disposition, qui permet de rapporter la genèse du feuillet moyen des Tuniciers au procédé entérocœlien, et de placer ces animaux parmi les Entérocœlomiens, est partielle, en ce sens qu'elle se trouve seulement dans une région de chaque plaque mésodermique, et non dans l'ébauche entière. De plus, elle est temporaire, car les cellules de ces plaques ne tardent pas à se désagréger, et à perdre leur arrangement épithélial, pour passer à l'état mésenchymateux. Son apparition, bien que fugace et d'une application restreinte, est cependant de la plus haute importance; car elle permet de concevoir la valeur exacte du mésoderme des Tuniciers, et les affinités naturelles de ces animaux.

B. — Deux phénomènes interviennent, au moment où les ébauches du mésoderme sont délimitées, qui contribuent à modifier la structure de ce feuillet. Le premier consiste dans l'extension, en une queue, de la région postérieure de l'embryon; cette extrémité grandit, s'allonge, tout en demeurant plus étroite que le reste du corps, et se convertit en un appendice caudal, dans lequel pénètrent la notocorde et le neuraxe;

l'un portant l'autre. Le second se rapporte à l'élargissement de toute la partie de l'organisme, placée en avant de la queue ; cette croissance, tout en étant minime, a cependant pour effet de séparer l'ectoderme de l'endoderme, et de faire apparaître, entre eux, une cavité assez vaste, dans laquelle sont placées les plaques mésodermiques. Celles-ci se désagrègent alors ; leurs cellules se séparent les unes des autres, et le mésoderme, primitivement épithélial, devient mésenchymateux.

Cette cavité, qui se creuse de cette manière entre l'ectoderme et l'endoderme, peut être considérée, à cause de sa situation, comme répondant à un retour du blastocœle. Celui-ci a été annihilé, lors de la production de la gastrule, par l'adossement du protendoderme au protectoderme ; puis, après la genèse du mésoderme, ces deux feuillets se séparent de nouveau ; le blastocœle fait alors une réapparition. Les cellules du mésoderme deviennent libres dans sa cavité, s'y multiplient, et y produisent les divers tissus du feuillet moyen. Dans le cas où les plaques latérales contiennent une cavité entérocœlienne, celle-ci se confond, par le fait de la désagrégation de ses parois, avec les espaces nouvellement produits, et ne se distingue plus d'eux. Ce vide creusé entre l'endoderme et l'ectoderme, où sont plongées les cellules du mésoderme devenu mésenchymateux, est semblable à lui-même dans toute son étendue, et se comporte comme un schizocœlome.

Les Tuniciers offrent, ainsi, un fait des plus remarquables. Leur mésoderme commence par être épithélial, et par limiter une paire de cavités entérocœliennes. Ensuite, il se désagrège, et répartit ses éléments dans la cavité blastocœlienne, avec laquelle s'unissent et se confondent les précédentes. L'ensemble constitue, dès lors, un mésoderme mésenchymateux, qui achève son évolution, d'après un procédé identique à celui que les Schizocœlomiens présentent sous ce rapport. Aux dépens de ces espaces mésodermiques primitifs, prennent naissance, de même que chez les Schizocœlomiens, et par les mêmes moyens, un polycœlome converti en appareil irrigateur, des cavités sexuelles, et parfois un deutocœlome donnant une cavité générale du corps.

Les descriptions précédentes s'appliquent à la genèse du schizocœle. Les modifications, subies par le mésoderme, comportent également des particularités intéressantes.

C. — La plaque mésodermique ventrale, lorsqu'elle existe, s'étend, par son extrémité postérieure, dans la queue en voie d'allongement ; elle se confond avec les zones correspondantes, qui dérivent des plaques latérales, et subit le même sort. Son extrémité antérieure, laissée dans le corps proprement dit, se désagrège, et contribue à façonner les premières ébauches du péricarde et du cœur. — Dans le cas où les plaques latérales sont simples, chacune d'elles se divise transversalement en deux tronçons, l'un antérieur, l'autre postérieur. Le premier demeure dans le corps, où il se désagrège d'une manière hâtive ; le second pénètre dans la queue, se place sur l'un des côtés de la notocorde et du neuraxe, et va, avec ces organes, jusqu'à l'extrémité libre de l'appendice. Cette division

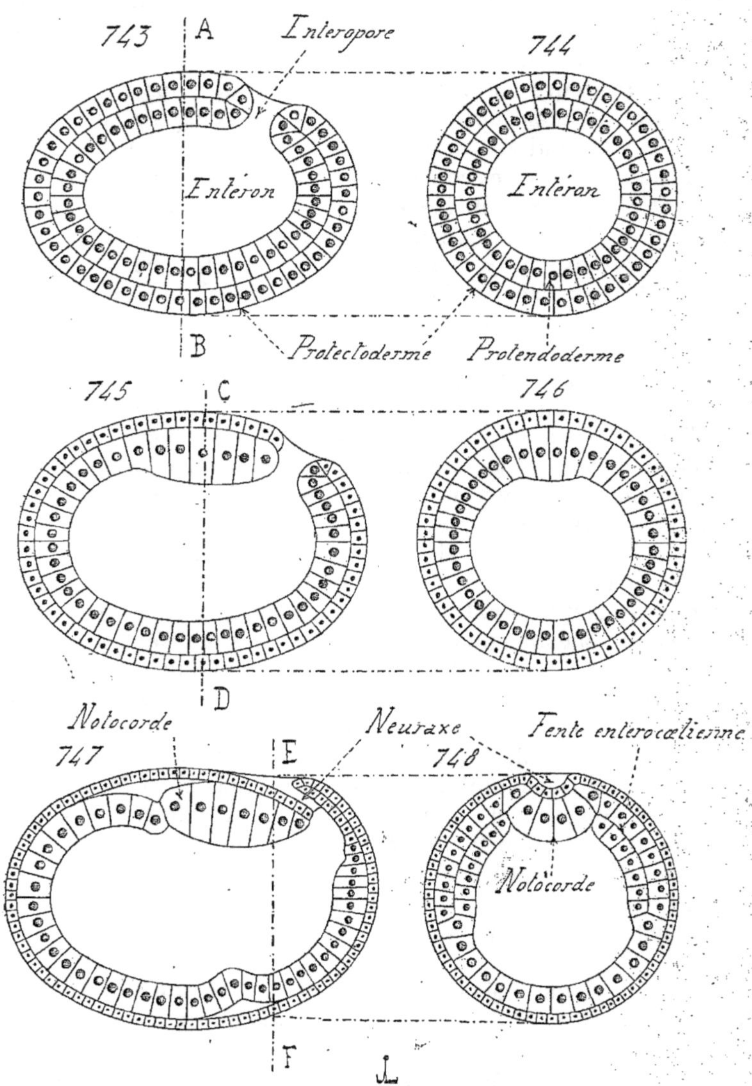

Fig. 743 à 755. — FORMATION DE LA LARVE URODÈLE (*coupes médianes longitudinales, et coupes transversales;* les plans de ces dernières sont indiqués, sur les premières, par des lignes correspondantes; ces coupes sont à demi diagrammatiqués; les cellules endodermiques ont été dessinées plus courtes que nature, afin de rendre les cavités mieux appréciables). — En 743 et 744, gastrule âgée, dont l'entéropore se trouve postérieur et dorsal. — En 745 et 746, embryon plus avancé, dont la notocorde commence à s'ébaucher. — En

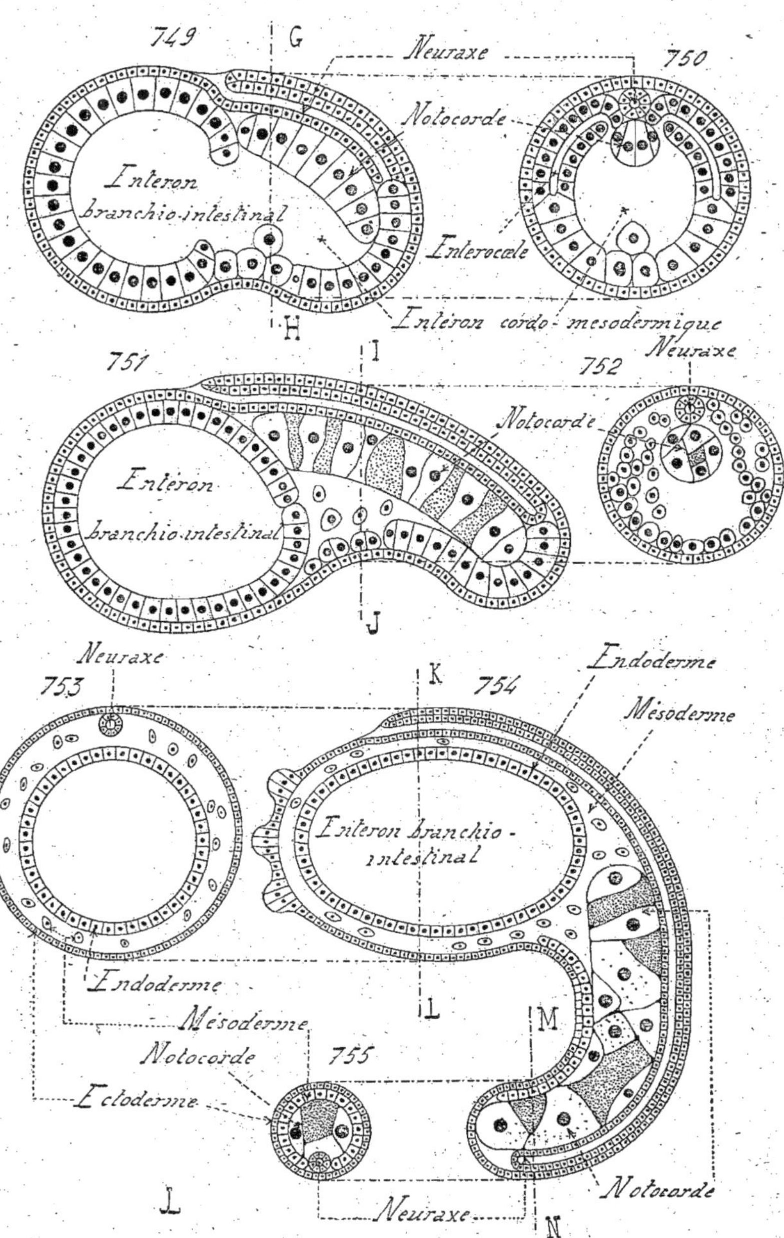

747 et 748, début de la division de l'entéron en une vésicule antérieure (*branchio-intestinale*) et une vésicule postérieure (*cordo-mésodermique*); la coupe transversale, dessinée en 748, et menée suivant la ligne EF de la figure 747, passe par la vésicule postérieure,

en deux segments, des plaques latérales du mésoderme, est d'une grande valeur, car elle implique une métamérie du feuillet moyen des Tuniciers; elle a été signalée, notamment, par Seeliger sur les Clavelines, et par Chabry sur les Ascidielles. — Enfin, dans le cas où les plaques latérales offrent une partie double, la division en deux segments se manifeste encore. La zone double correspond, en effet, au métamère antérieur de la disposition précédente; elle reste de même dans le corps, et se désagrège pour devenir mésenchymateuse. La zone simple est l'homologue du segment postérieur; tout comme son correspondant, elle pénètre dans la queue, en se plaçant sur les côtés de la notocorde et du neuraxe.

Ainsi, le mésoderme se divise en deux segments, dont chacun est constitué par l'ensemble de deux moitiés, placées au même niveau, des plaques latérales. L'embryon, produisant une queue dans sa région postérieure, et se scindant, par là, en corps proprement dit et appendice caudal, le segment antérieur appartient au corps, et le segment postérieur à la queue; le premier est un segment somatique, et le second un segment caudal. — Une telle métamérisation est-elle primitive et comparable à celle qui se manifeste, chez les Entéropneustes et les Vertébrés, avant toute différenciation de l'organisme en régions distinctes? Ou bien est-elle secondaire, et le résultat de la scission de l'économie en tronc et queue? Il est bien difficile de se prononcer à cet égard. Les relations étroites qui unissent les Tuniciers aux embranchements précédents, et le fait que la segmentation mésodermique s'effectue d'une manière précoce, viennent à l'appui de la première opinion. D'autre part, la répartition si remarquable, et si précise, du premier segment dans le corps et du second dans la queue, serait en faveur de la deuxième appréciation. Il le semble cependant, l'opinion première est la plus exacte; en la corrigeant par cette donnée, que la zone du corps correspondante au segment postérieur s'accroît d'une manière tardive, par rapport à l'autre, et dans une direction déterminée, en fournissant l'appendice caudal. L'extension tardive de la queue est explicable elle-même, du moins en ce qui regarde les Caducicordes, par un déplacement dans le temps, causé lui-même par un retentissement précoce de la destruction future de cet organe. Mais, il s'agit ici d'une série de consi-

---

et montre l'ébauche de la notocorde en haut, avec les deux ébauches mésodermique latérales, dont les cellules sont disposées sur deux rangs. — En 749 et 750, le neuraxe, déjà indiqué lors des précédents états, s'allonge, et la division en deux parts de l'entéron primordial s'accentue; la fente, laissée entre les deux rangées cellulaires de chacune des ébauches mésodermiques, communique avec l'entéron à la manière d'un entérocœle. — En 751 et 752, la région postérieure du corps s'allonge en une queue, et l'embryon commence à revêtir l'aspect d'une larve urodèle; la notocorde et le neuraxe sont façonnés; le segment antérieur du mésoderme subit la désagrégation mésenchymateuses, alors que le segment postérieur, placé dans la queue, demeure épithélial. — En 753, 754, et 755, la larve urodèle arrive à sa période d'état; il ne lui reste qu'à fermer en avant son neuraxe, et qu'à le dilater en une vésicule cérébrale; les papilles adhésives naissent sur l'extrémité antérieure du corps.

dérations et d'inductions abstraites, auxquelles manquent les notions objectives, et que des recherches approfondies sur le développement des Pérennicordes parviendront seules à appuyer, et à démontrer.

Quoiqu'il en soit, si la métamérie des Tuniciers est vraiment primitive, les plaques latérales de ces animaux se divisent en un même nombre de segments que leurs correspondantes des Entéropneustes. Cette remarque est des plus importantes, car, non seulement elle autorise à rapprocher d'une manière plus étroite ces deux embranchements, mais encore elle permet de concevoir l'origine de la métamérie multiple du mésoderme des Vertébrés. Cette dernière n'est pas primitive; elle est secondaire, et dérive de celle des Entéropneustes et des Tuniciers par l'augmentation croissante du nombre des segments.

- Les deux métamères mésodermiques ne subissent pas une même évolution. Les deux moitiés du segment antérieur, la droite et la gauche, se désagrègent, et deviennent mésenchymateuses. Les deux parties correspondantes du segment postérieur conservent une disposition épithéliale; chacune d'elles se place sur l'un des côtés de la notocorde, et s'étend jusqu'au bout de la queue. La notocorde de cet appendice est ainsi flanquée, à droite et à gauche, par ces deux bandes cellulaires, qui sont étroitement serrées entre elle et l'ectoderme périphérique, car aucune fente blastocœlienne ne fait son apparition dans cette région de l'organisme. Les cellules de ces plaques se transforment rapidement en fibres musculaires, disposées d'une façon régulière, les unes derrière les autres, depuis l'extrémité proximale de la queue jusqu'à son extrémité distale. Ces fibres sont chargées de mouvoir l'appendice, et de déterminer ainsi les déplacements du petit être dans l'eau qui l'entoure.

5° *Développement général des parties.* — Au moment où toutes les ébauches précédentes achèvent de se constituer, et commencent à se compléter, l'aspect de larve urodèle est déjà bien net. L'embryon est encore contenu dans les enveloppes ovulaires, soit que ces dernières aient été conservées en totalité, soit qu'il reste seulement les internes d'entre elles; son organisme est divisé en tronc et queue. Cette dernière ne possède pas encore toute sa longueur, mais sa forme, et son diamètre plus étroit, la caractérisent d'une façon suffisante; elle est repliée sous la face ventrale du corps. L'entéron, d'abord simple et muni de son entéropore, s'est divisé en une vésicule branchio-intestinale antérieure, et une zone cordo-mésodermique postérieure. Celle-ci engendre la notocorde dans sa région dorsale, le mésoderme par ses côtés, et par sa face ventrale; ce dernier rudiment mésodermique fait parfois défaut. Enfin, le bord postérieur de l'entéropore grandit, et s'allonge en avant, sur la face dorsale du corps; il se soude aux deux lèvres d'un sillon qui se creuse sur cette face, et donne ainsi le neuraxe.

En cet instant, la queue commence à se montrer et à s'étendre. La notocorde pénètre dans son intérieur, et y demeure tout entière; elle ne fait point partie du corps proprement dit, et appartient spécialement à la queue. Le neuraxe parcourt également tout l'appendice caudal, et se place au-dessus de la notocorde; mais il s'allonge, en surplus, jusqu'à l'extrémité antérieure du tronc. Ses deux extrémités se ferment, de manière à le convertir en un canal clos, dont le bout antérieur se renfle en une vésicule cérébrale. Chacune des deux plaques latérales du mésoderme se divise en deux parties, l'une antérieure, l'autre postérieure; les deux parties placées au même niveau constituent un segment mésodermique. Le segment mésodermique antérieur, d'abord épithélial, se désagrège, et passe à l'état mésenchymateux; sa cavité entérocœlienne, lorsqu'elle existe, se confond avec l'ensemble du schizocœle; ce segment appartient au corps, et peut être considéré comme somatique. Le segment postérieur, dit segment caudal, est destiné à la queue; il pénètre dans cet appendice, en plaçant ses deux parts constitutives sur les côtés de la notocorde; il conserve sa disposition épithéliale, et se convertit en une plaque de fibres musculaires, placées à la file.

Les autres modifications essentielles, que subit la larve avant son éclosion, portent sur l'allongement de la queue, sur la production d'une mince cuticule tunicale, sur la complication du neuraxe et de la vésicule branchio-intestinale, enfin sur la genèse des papilles fixatrices. Ces changements sont du ressort de l'étude des formes embryonnaires.

DÉVELOPPEMENTS PLANULAIRES. — Cet ordre de développements est caractérisé par la réduction, et même par l'omission, de certaines des phases, qui se succèdent mutuellement dans les embryogénies dilatées.

Au moment où les feuillets blastodermiques primordiaux achèvent de se délimiter, le mésoderme fait déjà son apparition. Une fente se creuse entre le protectoderme et le protendoderme. Les cellules périphériques de ce dernier se détachent de lui, parviennent isolément dans cette cavité nouvelle, et s'y multiplient; elles composent un mésenchyme, qui représente à lui seul tout le feuillet moyen. Les éléments protendodermiques profonds restent assemblés en une assise épithéliale, qui continue à limiter la cavité entérique, et constitue l'endoderme définitif. — Cet espace, percé entre les deux feuillets primordiaux, est l'homologue du schizocœle des développements gastrulaires, et le mésoderme s'y organise d'emblée, sous la forme mésenchymateuse, sans passer au préalable par un état épithélial.

Une notocorde prend également naissance, du moins dans la plupart des cas, et se façonne aux dépens de l'endoderme. Seulement, elle est beaucoup moins étendue, et elle offre un aspect moins précis, que s correspondante des embryogénies dilatées; elle est constituée par u amas cellulaire compact, de forme irrégulière, assez restreint comm étendue, auquel les auteurs ont souvent donné le nom d'*éléoblaste*. Parfois, ce dernier terme a été employé, non seulement pour désigne ce rudiment de notocorde, propre aux évolutions planulaires des Tuni ciers, mais aussi pour qualifier la petite queue qui le contient. Ainsi, chez diverses Molgulides, et chez les Pyrosomides, l'embryon possède une notocorde rudimentaire; seulement, la région, qui la contient, ne se distingue point du reste du corps, demeure confondue avec lui, et ne prend jamais l'aspect d'un appendice caudal. Par contre, dans d'autres cas, chez les Salpides par exemple, les embryons, issus d'œufs fécondés, restreignent la zone placée autour de leur petite notocorde, de manière à lui donner l'allure d'une queue des plus minimes, semblable à un moignon appendu à la partie postérieure de l'animal. — Ces phénomènes concourent à démontrer la même notion, que la notocorde, avec la zone qui la renferme, se réduisent dans les développements planulaires, et possèdent simplement la valeur d'organes ataviques. La notocorde est toujours d'une importance restreinte; mais l'embryon des Salpes ébauche encore, autour d'elle, une queue reconnaissable, bien que fort petite; tandis que celui des Pyrosomes, et de plusieurs Molgulides, se borne à la conserver dans l'intérieur de son corps, sans produire d'appendice caudal.

Une telle réduction, si accentuée en ce qui touche la notocorde, atteint moins le neuraxe. Le principal changement, qui s'effectue en lui, consiste parfois en sa production aux dépens d'une zone ectodermique épaissie, et non d'une zone ectodermique incurvée; le procédé massif se substitue au procédé invaginant, par le déplacement, dans le temps, de la date d'apparition de sa cavité axiale. De plus, l'entéropore faisant souvent défaut, les premières ébauches de cet appareil se délimitent, sans offrir aucune des particularités spéciales aux embryogénies dilatées; de son côté, le canal neurentérique fait défaut. Pourtant, ces ébauches naissent dans la région qu'occuperait l'entéropore, si cet orifice existait. — La première indication du neuraxe se compose, chez les Pyrosomides, d'une plaque ectodermique épaissie; cette plaque ne tarde pas à se creuser d'un sillon, dont les bords se rapprochent et se soudent, pour le convertir en un canal, qui est le neuraxe. Celui-ci grandit ensuite, et s'étend sur la face dorsale de l'embryon. L'évolution suivie, sous ce rapport, par les Salpes, serait plus condensée que celle des Pyrosomes, car la phase, relative à la genèse d'un sillon, est omise; le neuraxe dérive d'une bande ectodermique épaissie, qui se sépare du reste du feuillet externe, et dont la position, sur le corps, est semblable à celle du sillon des autres embryons des Tuniciers. Il est à remarquer en sus, notamment dans le cas des Salpes, que le neuraxe est d'habitude assez court, et qu'il se localise, d'une manière hâtive, dans cette région embryonnaire qui correspond à l'extrémité antérieure des larves urodèles.

§ 3. — Formes embryonnaires.

I. **Considérations générales.** — Les embryons des Tuniciers appartiennent à deux types principaux : les *embryons simples,* et les *embryons gemmipares*. — Les premiers emploient toute leur puissance génétique à façonner leurs organes, sans jamais produire de descendants par un procédé reproducteur asexué; soit que la gemmiparité n'existe pas chez eux, soit qu'elle se manifeste seulement à l'état adulte. Les seconds, au contraire, engendrent des descendants, par la voie gemmipare, avant de parvenir eux-mêmes à l'état parfait. Ils offrent, en conséquence, une véritable progenèse asexuelle, dont le résultat est parfois, comme les Pyrosomes en offrent un excellent exemple, d'empêcher leur propre évolution. Aussi, chez ces animaux, les embryons, issus d'un œuf fécondé, n'arrivent-ils jamais à compléter leur organisme; leur unique rôle est de donner naissance, par le mode asexuel, à des descendants qui, seuls, deviennent adultes.

La possession d'embryons gemmipares est liée à la présence, dans l'œuf qui les produit, d'abondantes réserves nutritives, et, par suite, à un développement souvent planulaire. Elle commence à se montrer chez les Botryllides, et atteint sa plus grande amplitude chez les Pyrosomides, les Salpides, et les Doliolides.

II. Embryons simples. — Ces derniers se présentent sous deux formes : celle de *larve urodèle*, et celle d'*embryon anoure*. — La première est de beaucoup la plus répandue. La seconde n'a guère été signalée que chez diverses Molgulides, et paraît correspondre à la présence, dans l'ovule, d'une assez grande quantité de deutélocithe; sa répartition est des plus remarquables, en ce sens que, parmi des espèces fort voisines, les unes se reproduisent par des larves urodèles, et les autres par des embryons anoures. — Les différences, entre ces deux modes de développement, sont dénotées par les termes qui les indiquent. La première forme est caractérisée par la présence d'une queue, et la seconde par l'absence de ce même appendice.

Larves urodèles. — Ce type de larve est très fréquent; il existe chez la plupart des Ascidies simples et des Ascidies composées. Ces embryons possèdent, dans la région postérieure de leur corps, une longue et large queue, qui leur sert pour se mouvoir. Cet appendice est soutenu par la notocorde; cette dernière lui est spéciale, en ce sens qu'elle ne s'étend pas dans le corps proprement dit. Le neuraxe est placé au-dessus d'elle, et va jusqu'à l'extrémité libre de la queue.

Les divers organes de la larve urodèle s'ébauchent, alors que celle-ci est encore renfermée dans ses membranes ovulaires. Les principaux phénomènes génétiques portent : sur le façonnement de la queue, sur les complications du neuraxe et celles de la vésicule branchio-intestinale, enfin sur l'apparition de papilles adhésives, et d'une mince couche tunicale. — La larve est ensuite mise en liberté; elle nage dans l'eau pendant un certain temps; puis, ayant rencontré un support, se fixe à lui par son extrémité antérieure, qui possède les papilles d'adhérence. Elle subit alors une métamorphose régressive partielle, dont le fait essentiel consiste en l'atrophie, et la disparition de la queue; cette régression est la seule qui se manifeste, car les autres organes s'achèvent, et deviennent plus complexes. Le terme de régression ne doit être employé qu'en l'appliquant à la queue, aux systèmes contenus dans cet appendice, et non aux autres appareils de l'économie.

Les métamorphoses, subies par les larves urodèles, se divisent donc en deux temps; d'abord, le façonnement de la larve, jusqu'à son éclosion; ensuite, la vie libre de cette larve, sa fixation à un support, et les changements qui accompagnent ce dernier fait. — D'ordinaire, ces phénomènes sont assez rapides. Il suffit d'un ou de deux jours, depuis le début de la segmentation, pour que la larve soit en état d'éclore. Le deuxième temps est plus long; la période de liberté, qui ne correspond à aucune modification importante, se maintient pendant plusieurs jours; et les changements, consécutifs à la fixation, ont une durée plus grande encore.

1° *Façonnement de la larve urodèle, jusqu'à l'éclosion.* — *A.* La queue se délimite d'une manière précoce; elle est donnée par l'extrémité postérieure de l'embryon, qui s'allonge, tout en devenant plus étroite que le corps proprement dit. Cette région, ainsi convertie en une queue, se replie sous la face ventrale du tronc, car les membranes ovulaires, trop étroites, ne lui permettent pas de rester droite. Limitée par une assise ectodermique, elle contient, dans son intérieur, la partie postérieure du neuraxe, la notocorde, et des fibres musculaires disposées avec régularité.

La partie caudale du *neuraxe* ne diffère pas de la partie somatique; elle est seulement un peu plus rétrécie. Elle offre l'aspect d'un canal, terminé en cul-de-sac dans son bout postérieur, et se raccordant au neuraxe somatique par son extrémité antérieure. De place en place, et à des intervalles réguliers, elle présente, d'après les observations faites par Küpffer sur les larves de l'*Ascidia mentula*, des zones d'émission de petits nerfs, destinés aux fibres musculaires. Ces nerfs, qui ne se montrent qu'assez tard, ont une existence des plus fugaces, car, et toujours d'après les études de Küpffer, ils se détruisent peu après avoir été formés. Une telle brièveté (quelques secondes) a fait mettre en doute, et avec juste raison, l'exactitude de ces observations, qu'il serait utile de confirmer à nouveau. — Cependant, la queue des larves urodèles des Caducicordes est tellement semblable à celle des Pérennicordes adultes, qu'il est permis d'appliquer à la première les notions connues sur la seconde. Or, le neuraxe de cette dernière possède des renflements ganglionnaires, placés à intervalles égaux, qui émettent des nerfs, dont les uns se rendent aux fibres musculaires, et les autres aux cellules de l'ectoderme; ceux-ci ont été comparés aux racines sensitives des nerfs rachidiens des Vertébrés, et ceux-là aux racines motrices. — Dans le cas, assez fréquent, où la queue de la larve est relativement courte, la partie caudale du neuraxe est peu développée, et réduite presque à une simple ébauche.

La *notocorde* se compose d'un cordon solide, résistant, doué d'une assez grande élasticité, étendu d'une extrémité à l'autre de l'appendice caudal, et le soutenant à la manière d'un véritable squelette interne. Son premier rudiment consiste en une plaque cellulaire, formée de deux rangées d'éléments juxtaposés ; ceux-ci s'intriquent, par la suite, de façon à ne constituer qu'une seule file, dont les cellules sont placées les unes derrière les autres. — Cette disposition se modifie encore ; car, dans son état final, la notocorde est formée d'une baguette solide de substance anhyste et homogène, qu'entoure une mince gaîne de cellules plates. Suivant Küpffer, cette substance se dépose dans l'intérieur de chacun des premiers éléments, grandit de manière à acquérir un volume considérable, relègue le noyau avec le protoplasme sur un de ses côtés, puis s'unit à celle de l'élément précédent et de l'élément suivant ; elle devient continue d'un bout à l'autre de la notocorde. Les faits sont différents, d'après les autres auteurs. La substance homogène est d'origine intercellulaire, et non intracellulaire ; elle est produite par les cellules primitives, se dépose entre elles, et, de nouvelles quantités s'ajoutant sans cesse aux précédentes, elle prend un accroissement considérable. D'abord située entre ses éléments producteurs, lorsque sa masse est encore minime, elle consiste en petits disques séparés, qui alternent avec les éléments ; par l'effet de l'augmentation incessante de volume, ces disques rejettent les cellules sur leurs côtés, s'unissent les uns avec les autres, et composent ainsi la baguette solide et anhyste. — Il serait intéressant de connaître avec précision les diverses phases essentielles de cette évolution, afin de pouvoir comparer le développement de la notocorde des Tuniciers avec celui de l'appareil correspondant des Vertébrés.

La notocorde est flanquée, à droite et à gauche, par des *plaques musculaires*, resserrées entre elle et l'ectoderme ; ces dernières dérivent des éléments du segment mésodermique caudal. Chacune d'elles comprend deux ou trois fibres musculaires, placées côte à côte, insérées sur la notocorde d'une part, et sur la face interne de l'ectoderme d'autre part. Leurs insertions indiquent leur rôle, qui est de courber la queue sur elle-même par des mouvements de va-et-vient, et de servir ainsi à la locomotion de l'animal. Sur chacun des côtés, ces plaques, de tailles presque égales, ou peu inégales, se suivent, les unes derrière les autres, avec régularité ; la plaque d'un côté est presque située au même niveau que celle de l'autre côté, et forme une *paire* avec elle. — Cette disposition régulière rappelle, de très près, celle des mêmes éléments dans la queue persistante des Tuniciers pérennicordes. Celle-ci offre, cependant, une structure plus complexe, que peut-être les queues temporaires de certaines larves urodèles sont capables d'offrir, en appliquant, à ce cas particulier des Tuniciers, les lois générales de l'hérédité. De place en place, le neuraxe des Pérennicordes porte des épaississements, comparables à des ganglions, formés d'un chiffre restreint de cellules nerveuses (Langerhans), qui émettent des nerfs destinés à l'ectoderme; de plus, ce même neuraxe envoie d'autres nerfs aux plaques musculaires, les rameaux nerveux se dégageant du neuraxe entre les plaques.

La queue des larves urodèles des Caducicordes est strictement l'homologue de celle des Pérennicordes; partant, elle présente les mêmes organes disposés de la même façon; d'autant plus, que ces organes sont indispensables au fonctionnement de l'appareil entier. Seulement, la queue des larves urodèles n'a qu'une existence très brève; elle disparaît hâtivement, et même reste, parfois, assez peu développée; la moindre abréviation de l'embryogénie restreint, ou empêche, son évolution entière. Aussi, les principaux systèmes prennent-ils seuls naissance, comme la notocorde et le neuraxe; les autres détails secondaires ne s'ébauchent même pas, ou n'ont qu'une durée des plus fugaces. — Il n'en est pas moins vrai que, par application des lois de l'embryologie générale, la queue des larves urodèles doit être prise comme répondant entièrement à celle des Pérennicordes, comme possédant d'une manière virtuelle la même organisation, mais ne parvenant pas à l'acquérir d'ordinaire, à cause du retentissement causé par sa disparition prochaine. Par suite, la structure de l'appendice caudal des larves n'a d'autre intérêt, que la comparaison avec celle du même appendice des Pérennicordes, et la mesure des altérations produites. La queue des Pérennicordes, étant la plus différenciée, est la seule à examiner, de préférence, pour établir les traits essentiels de l'organisation.

Se basant sur la répartition régulière des plaques musculaires, et sur leur mode d'innervation, Ed. van Beneden et Julin considèrent la queue des Tuniciers comme étant segmentée; chacune des paires de plaques correspondrait, d'après eux, à un segment musculaire (*myomère* ou *myotome*), des Vertébrés. L'appendice caudal comprendrait ainsi plusieurs myotomes, placés les uns derrière les autres. — Cette opinion est fort soutenable, mais elle n'est appuyée que sur des présomptions; les faits pris en eux-mêmes, toute autre donnée mise à part, sont opposés à de tels rapprochements. — Les myotomes des Vertébrés sont, à leur début, des vésicules creuses, dont les cavités dérivent des espaces entérocœliens; ces cavités disparaissent ensuite, pendant qu'une partie des parois se convertit en fibres musculaires. Les plaques musculaires caudales des Tuniciers proviennent d'une assise cellulaire unique, et nullement percée, en conséquence, de vides internes; de plus, tous les éléments de ces plaques se transforment en fibres musculaires. Les procédés génétiques sont des plus dissemblables entre les deux cas. — Les auteurs précités objectent, à la vérité, que le mode particulier aux Tuniciers se rapporte à celui des Vertébrés, par l'omission des cavités segmentaires.

Mais, dans toutes les substitutions du type massif au type creux, le nombre des cellules constitutives de l'ébauche n'est pas diminué. Or, dans le cas présent, non seulement la phase d'apparition des cavités est omise, mais encore la quantité des éléments de chaque métamère est réduite dans des proportions considérables.

A en juger d'après les faits, il semble plutôt qu'il n'existe aucune homologie entre ces deux dispositions, et que leur ressemblance résulte plutôt de causes toutes mécaniques. — La queue des Tuniciers se meut, comme le corps des Vertébrés inférieurs, par des mouvements oscillatoires de droite à gauche; dans les deux cas un axe rigide et interne, auquel les fibres musculaires s'attachent par leur extrémité proximale, soutient le corps. Dans le but de permettre ce mouvement, ces fibres se disposent, de part et d'autre de l'axe, en plusieurs séries régulières et presque égales, placées les unes derrière les autres. Chacune des parties mises en cause parvient à ce résultat, avec les moyens qu'elle possède : les Vertébrés inférieurs avec leurs diverticules cœlomiques dorsaux, qui se convertissent en myotomes; les Tuniciers avec les rangées cellulaires, et latérales à la notocorde, de leur queue. Mais, dans l'origine, ces dernières ne correspondent en rien aux diverticules précédents, si ce n'est par le fait qu'elles appartiennent au même feuillet. — La recherche des causes, qui ont provoqué l'apparition d'une structure déterminée, est utile en biologie, mais il convient de ne se prononcer sur elles qu'avec de grandes réserves, car les moyens, dont nous nous servons pour les concevoir, sont des plus insuffisants; ils se bornent à l'étude de ceux qui nous sont accessibles, parmi les résultats atteints. Cependant, comme les êtres organisés sont placés sous la dépendance directe des milieux qui les entourent, et obligés de s'adapter à eux, il est possible de pressentir ces causes par l'examen des relations établies entre l'objet, ses qualités propres, et celles des circonstances qui l'environnent. — En ce qui concerne les Tuniciers et les Vertébrés, ces relations paraissent assez nettes, pour qu'il soit permis de conclure comme il est dit précédemment.

B. — Pendant que l'appendice caudal s'ébauche, et se complète, une mince couche tunicale apparaît autour de l'ectoderme entier. Cette tunique correspond à un exsudat du feuillet ectodermique, constitué par une substance homogène, et comparable à une cuticule, dans laquelle pénètrent des cellules détachées de l'ectoderme. Ces derniers éléments ne meurent pas de suite; ils subissent une dégénérescence particulière, dont les principales phases sont décrites dans le paragraphe suivant; ils émettent souvent des expansions irrégulières.

L'ectoderme de l'extrémité antérieure du corps produit trois papilles volumineuses, qui serviront à la larve, après sa vie de liberté, pour se fixer à un support. Chacune de ces papilles répond à une région où les cellules ectodermiques sont plus longues qu'ailleurs; le résultat est un

exhaussement, qui constitue la papille elle-même. Les cellules sont
d'abord cylindriques et semblables; puis, durant la vie libre, la plupart
d'entre elles produisent du mucus, qu'elles déversent au dehors, de façon
à faire un coussinet muqueux sur l'extrémité antérieure de l'embryon;
c'est par ce coussinet que la larve urodèle s'attache à un corps étranger.

Balfour compare ces papilles, et cette opinion a été acceptée par un
certain nombre d'auteurs, aux appareils adhésifs des larves des Ganoïdes;
il en conclut qu'ils représentent des organes très anciens, possédés par
les ancêtres communs des Tuniciers et des Vertébrés, et conservés par
plusieurs des descendants actuels. — C'est là une donnée toute subjective; nous ne connaissons la structure des animaux disparus, du moins
de ceux qui n'ont laissé aucun fossile, que par des présomptions basées
sur le développement embryonnaire des animaux actuels. Ces présomptions acquièrent quelque certitude, dans le cas où l'on peut suivre,
en toutes les embryogénies dilatées des êtres mis en cause, la formation
des organes examinés; la constance d'apparition génétique, et l'identité
dans le temps et dans l'espace, autorisent à penser que ces organes sont
vraiment homologues, et proviennent sans doute d'un appareil plus
simple, possédé autrefois par les ancêtres de ces êtres actuels. La certitude est appuyée sur le raisonnement seul, mais les lois de l'embryologie générale lui donnent une grande créance. — Or, l'homologie et la
constance d'apparition n'existent pas, en ce qui touche les papilles adhésives des larves des Tuniciers, et celles des larves des Ganoïdes. Elles
font défaut aux Pérennicordes parmi les premiers, et aux Acraniens
parmi les Vertébrés inférieurs, plus simples encore que les Ganoïdes; la
continuité dans le temps, dans la généalogie, n'est pas parfaite. Ces
organes sont seulement analogues; leur origine ectodermique s'explique
par leur rôle; et leur situation commune, dans la région antérieure du
corps, par les habitudes des animaux considérés.

C. — Lorsque le neuraxe s'est déjà bien délimité, et avancé jusqu'à
atteindre l'extrémité antérieure de l'embryon, il se ferme à ses deux
bouts, et prend l'aspect d'un tube clos, dont la lumière est fort étroite.
Son bout antérieur se renfle ensuite, pendant que son bout postérieur
s'étend dans la queue en voie de formation. La dilatation antérieure se
sépare, par un étranglement bien marqué, du reste du neuraxe; ainsi
s'établit la division de cet organe en deux parts, la *vésicule cérébrale* et
le *cordon rachidien*. — Il est bien difficile de certifier que ces deux régions sont entièrement les homologues de leurs correspondantes des
Vertébrés; mais les ressemblances, dans le temps et dans l'espace, sont
telles, qu'il est permis de croire à l'existence de ces homologies, au
moins dans l'ensemble.

Le cordon rachidien se divise, à son tour, en deux autres : *une moelle
somatique*, et une *moelle caudale*. — La première, comme son nom l'in-

dique, est renfermée dans le corps proprement dit, et la seconde dans la queue. Celle-là diffère de celle-ci en ce qu'elle est un peu plus large, et en ce qu'elle n'est point supportée par la notocorde; elle se place au-dessus du tube digestif. Par contre, la moelle caudale, plus étroite que la précédente, repose sur la notocorde; celle-ci n'étant en relation di-recte avec aucune région intestinale, du moins lorsqu'elle a revêtu son aspect définitif. — A leur début, les parois rachidiennes sont entière-ment cellulaires, et composées d'éléments épithéliaux; plusieurs de ces derniers ne tardent pas à émettre des expansions fibrillaires, qui se rassemblent en une mince couche, placée autour de leurs cellules produc-trices. La paroi de la moelle est alors constituée par deux assises, em-boîtées autour de la petite cavité centrale : une assise extérieure, fibril-laire; et une assise intérieure, cellulaire. La couche fibrillaire est surtout épaisse autour du plancher de la moelle somatique; elle diminue peu à peu d'avant en arrière, et manque autour de la moelle caudale.

La vésicule cérébrale se présente sous deux aspects. Parfois, elle reste simple; ailleurs elle se divise, par un étranglement transversal, en deux vésicules, l'une antérieure, et l'autre postérieure, dont les cavités communiquent entre elles. La vésicule antérieure termine le neuraxe en avant; la postérieure se raccorde à la précédente d'une part, et à la moelle somatique d'autre part. La première, plus volumineuse que l'autre, contient une ample cavité, que limitent des parois minces. La cavité de la vésicule postérieure est plus restreinte; en revanche, ses parois sont plus épaisses. La zone dorsale de ces dernières est constituée par des cellules aux contours entiers; la zone ventrale par un réseau de cellules ganglionnaires et de fibrilles.

Une telle disposition suggère la pensée, que ces vésicules correspon-dent à celles produites à l'extrémité antérieure du neuraxe des embryons de Vertébrés, et chargées de donner l'encéphale; elles leur seraient homologues, et leurs cavités équivaudraient, de leur côté, aux cavités ventriculaires de ces mêmes Vertébrés. Cette homologie paraît certaine; d'autant plus que le bout antérieur du neuraxe de l'*Amphioxus* est di-laté en un rudiment de vésicule cérébrale. Les centres nerveux des larves de Tuniciers rappellent ainsi, de très près, ceux du plus simple de tous les Vertébrés, et offrent, comme ces derniers, une structure des moins complexes. Il est possible de leur appliquer les termes de *vésicules cérébrales* et de *ventricules*, de *moelle rachidienne* et de *canal de l'épen-dyme*, et d'exprimer par là les homologies d'une manière plus nette. — Il est bon cependant de le remarquer, ces ressemblances ne sont exactes qu'à la condition d'êtres prises en général, dans la totalité des disposi-tions présentées; elles perdraient de leur précision, à vouloir être cher-chées plus loin. Rien ne prouve que la vésicule cérébrale des larves de Tuniciers soit entièrement l'homologue, à elle seule, de tout l'encéphale des Vertébrés; que, de son côté, leur moelle soit l'équivalent de toute celle de ces derniers animaux. Il s'agit seulement d'une homologie d'ensemble, et non d'une homologie réalisée dans tous les détails secondaires de la structure.

La vésicule cérébrale des larves de Tuniciers, semblable à sa correspondante des Pérennicordes, contient des organes sensitifs. Ces derniers sont au nombre de deux ; et, bien que l'on ne soit pas fixé sur leurs fonctions réelles, l'un a été considéré par Kowalevsky comme servant à la vision, et l'autre à l'audition. Ce rôle présumé semble exister vraiment chez le premier ; les présomptions sont moins fortes pour le second, car son élément principal est pigmenté, tout comme s'il appartenait à un appareil visuel. — Dans le cas où la vésicule cérébrale est unique, ces deux organes se développent aux dépens de sa paroi, et font saillie dans sa cavité ; lorsqu'elle est double, ils sont placés, avec les mêmes relations d'origine et de position, dans la vésicule antérieure. — Le lieu, dans lequel ils sont situés, étant à peu près sphérique, tous deux sont séparés, l'un de l'autre, par une distance qui égale à peu près le tiers ou le quart d'un grand cercle. Ces rapports mutuels sont toujours conservés, mais non ceux qu'ils affectent avec la vésicule ; les larves d'une même espèce, et parfois d'une même ponte, diffèrent entre elles sous ce rapport, car ces organes sont tantôt placés un peu plus haut dans la vésicule, tantôt un peu plus bas, sans qu'il y ait de règle précise à cet égard. D'ordinaire, l'appareil visuel est supérieur à l'autre. Lorsque tous deux viennent, parfois, à se porter au même niveau, ils se disposent d'une manière symétrique par rapport à la ligne médiane, l'un à droite, et le second à gauche. Cette dernière disposition se conçoit, car ces organes, tout en étant impairs, ne sont pas médians.

L'ocelle est situé sur le côté droit de la vésicule cérébrale, et presque toujours dans la région supérieure de ce côté. Sa première ébauche consiste en une cellule, ou en un petit nombre de cellules, qui se remplissent de granulations pigmentaires ; ces éléments appartiennent à la paroi de la vésicule, et grandissent en formant une saillie ; cette dernière s'avance dans la cavité vésiculaire. D'autres cellules de cette paroi se groupent autour des bases profondes des éléments pigmentés, et les enchâssent à la manière d'une capsule ; elles constituent la couche nommée *rétine*. — Ensuite, les éléments pigmentés déposent, sur leur base libre, sur celle qui pénètre dans la cavité de la vésicule cérébrale, une substance cuticulaire de forme déterminée. Cette substance se divise en deux parties : l'une, taillée en lentille bi-convexe, s'applique directement sur les cellules pigmentaires, qui l'enveloppent même quelque peu ; l'autre, semblable à une calotte transparente, plus épaisse en son milieu que sur ses bords, recouvre la précédente. Leur aspect, et leur situation mutuelle, ont fait donner le nom de *cristallin* à la première, et celui de *cornée* à la seconde. — Le fait important de cette évolution consiste en la genèse d'un appareil visuel, aux dépens de la paroi cérébrale. Toutes proportions gardées, la ressemblance de ce phénomène,

avec celui de la production de la rétine des Vertébrés par une expansion
de l'ébauche du cerveau, est des plus frappantes. La même particularité
existe chez l'Amphioxus, dont le petit ocelle, encore plus imparfait que
celui des larves de Tuniciers, se développe aux dépens de la paroi du
neuraxe. Cette disposition commune permet de concevoir de quelle
manière l'œil des Vertébrés craniotes s'est constitué. La partie essentielle de cet œil est une expansion d'origine cérébrale, qui formait à elle
seule l'appareil visuel primitif; elle s'est adjoint d'autres régions de
provenance tégumentaire, pour ne donner que la rétine de l'organe
définitif. De même encore que chez les larves des Tuniciers, cet œil
primordial, et interne, était capable de fonctionner, grâce à la transparence des téguments qui le recouvraient.

L'appareil auditif est tout aussi complexe que l'ocelle. Il consiste
essentiellement en une petite saillie, la *crête auditive* (ou *crête acousti-
que*), sur laquelle repose un otolithe; ce dernier n'appuie pas directement sur la crête, mais sur des soies rigides portées par cette dernière.
La crête n'est pas autre chose qu'un exhaussement local de la paroi
cérébrale, dont les cellules sont plus longues qu'ailleurs; elle est située
d'habitude, comme l'ocelle, sur le côté droit de la vésicule du cerveau,
et inférieurement à ce dernier. — L'otolithe n'est pas produit, semble-
t-il, par la crête auditive; d'après les recherches de Kowalevsky, il déri-
verait de la face supérieure de la paroi cérébrale. Une cellule de cette
face s'allonge, s'avance dans la cavité de la vésicule, et se remplit de
pigment; elle parcourt une partie de cette cavité, va appliquer son
extrémité libre sur la crête auditive, et constitue l'otolithe. Celui-ci,
lorsqu'il s'est délimité, est arrondi, et pigmenté sur la face qui regarde
la cavité cérébrale. De son côté, et d'une manière connexe à cette évolution, la crête auditive s'ébauche; elle se creuse, au-dessous des soies
portant l'otolithe, d'un petit vide rempli par une substance incolore.

Ces deux organes, ainsi constitués, occupent une situation remarquable. Ils sont impairs, et, contrairement à la plupart des organes impairs, ils sont asymétriques, non pas médians. Leur petit volume, et, par
suite, leur faible poids, expliquent d'une manière mécanique la persis-

---

Fig. 756 à 760. — MÉTAMORPHOSE DE LA LARVE URODÈLE, destinées à la convertir en adulte
(*coupes médianes et longitudinales, avec perspective;* la moitié antérieure de la paroi du
corps est enlevée, de façon à montrer en place les organes internes). — En 756, larve
urodèle, commençant à façonner ses deux fentes branchiales, c'est-à-dire ses ébauches
de la cavité péribranchiale. — En 757, larve déjà fixée, diminuant sa queue; les deux
fentes branchiales ont pris un aspect tubuleux. — En 758, la queue n'est plus qu'un
moignon; les fentes branchiales s'élargissent autour de la branchie, afin de donner les
sacs péribranchiaux, creusés de leurs cavités péribranchiales. — En 759, les sacs péribranchiaux recouvrent une part assez grande de la branchie; les siphons commencent
à s'allonger. — En 760, l'organisation particulière de l'adulte est déjà indiquée; les deux
sacs péribranchiaux entourent la branchie entière.
Durant cette métamorphose, le neuraxe et le tube digestif acquièrent leur disposition définitive. Les phases de l'extension des sacs péribranchiaux, du développement des cavités
péribranchiales et de la cavité cloacale, sont représentées, sur des coupes transversales,
par les figures 766 à 771.

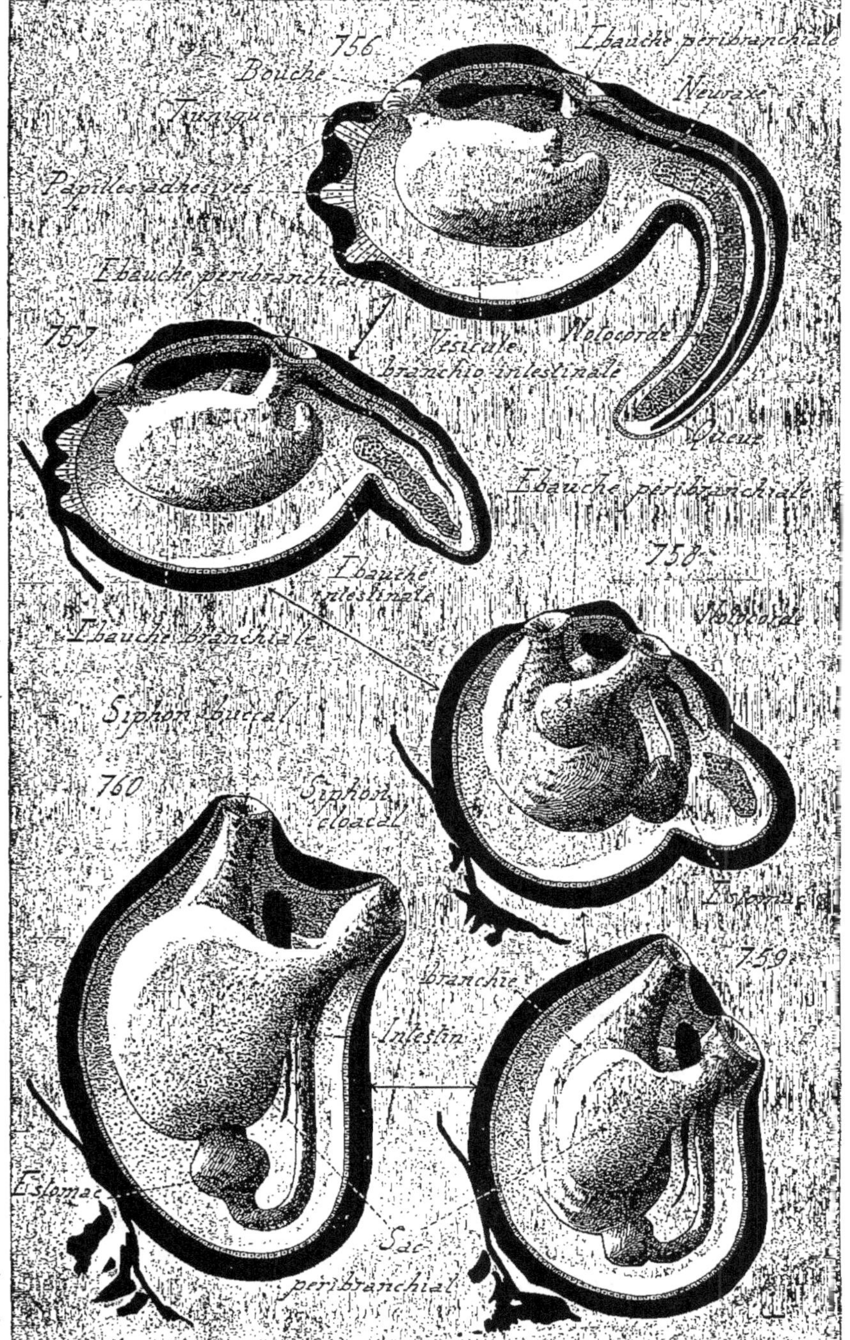

756
Bouche
Tunique
Papilles adhésives
Ébauche péribranchiale
Ébauche péribranchiale
Neuraxe
757
Vésicule branchio-intestinale
Notocorde
Ébauche péribranchiale
758
Notocorde
Cœcum
Ébauche intestinale
Ébauche branchiale
Siphon buccal
760
Siphon cloacal
Branchie
Intestin
759
Estomac
Sac péribranchial

tance de cette asymétrie, car l'excédant, qu'ils donnent au côté droit du corps, est des plus minimes. — La cause de cette asymétrie est plus difficile à chercher. D'après Chabry, ces deux appareils sont virtuelle- ment doubles, chacune de leurs portions constitutives étant placée de part et d'autre de la ligne médiane; seulement, celle du côté gauche ne se forme pas, et celle de la face droite parvient seule à se façonner. Au sujet de l'otolithe, cet auteur observe que celui des Appendiculaires est situé à gauche, et que les Pyrosomes ont deux de ces organes, l'un droit, l'autre gauche; en comparant ces deux faits à celui présenté par les larves urodèles, il est permis de penser que ces dernières possèdent également deux otolithes, dont le droit seul arrive à un développement complet. En ce qui concerne l'ocelle, la dualité est plus évidente; en effet, un certain nombre de larves urodèles sont pourvues accidentelle- ment de deux de ces appareils, disposés d'une manière symétrique par rapport à la ligne médiane. Les embryons munis d'un seul ocelle por- tent seulement l'organe droit, le gauche ne s'ébauchant pas. — Ces considérations autorisent à admettre que l'asymétrie, et l'imparité, des appareils sensitifs sont secondaires; la parité symétrique est le phéno- mène fondamental.

D. — Avant la transformation de l'embryon en une larve urodèle, l'entéron primordial s'est divisé en deux zones : l'une antérieure, et branchio-intestinale ; l'autre postérieure, et cordo-mésodermique. Celle-ci a disparu par le fait de la genèse, à ses dépens, des ébauches de la notocorde et du feuillet moyen. Ces dernières empruntent, pour se façonner, tous les éléments qui la constituent, et, lorsqu'elles ont pris naissance, la zone n'existe plus; sa cavité, fort étroite, et parfois vir- tuelle, s'est confondue, par suite de la désagrégation de ses cellules devenues mésodermiques, avec le schizocœlome. La zone antérieure persiste, convertie en une volumineuse vésicule close, renfermée dans le corps de la larve; elle se différencie hâtivement en branchie et intestin.

Cette différenciation s'effectue de deux manières. — Dans le cas qui paraît être le plus fréquent, un pli se forme sur la face inférieure de la paroi de la vésicule branchio-intestinale, et dans sa région posté- rieure. Ce pli s'élève, comme une petite cloison transversale, dans la cavité même de la vésicule, et la scinde en deux parties : l'une anté- rieure et grande, l'autre postérieure et petite. Ces deux parties ne se séparent pas complètement, et communiquent entre elles par leur région supérieure; la première devient la branchie, et la seconde l'intestin. La vésicule s'est donc modifiée d'une façon précoce, avant l'éclosion de la larve, dans le but de donner les deux zones principales du tube digestif définitif. — Le second procédé a été observé, par Ed. van Beneden et Julin, sur la *Clavelina Rissoana*. La vésicule branchio-intestinale pousse, dans son extrémité postérieure, un diverticule, qui se convertit seul en

intestin, la vésicule demeurant elle-même comme branchie. Ce mode
génétique correspond sans doute à une altération du précédent. Au moment où, dans le premier cas, le pli commence à remonter dans la
cavité de la vésicule, l'ébauche intestinale ressemble à un diverticule
émis par la vésicule ; si, par omission de ce pli, cette ébauche prend
directement naissance à la manière d'une expansion, le second procédé
est obtenu.

L'intestin est plus petit que la branchie ; l'évolution qu'il subit est
différente. Il s'infléchit sur lui-même, et prend l'aspect d'une anse,
dont une seule des extrémités s'attache à la branchie, et communique
avec elle. Cet orifice de communication, entre la cavité branchiale et la
cavité intestinale, persiste chez l'adulte comme l'*orifice œsophagien* (*bouche, bouche œsophagienne*, des auteurs). L'autre extrémité est close, en
cul-de-sac ; elle ne tarde pas à s'ouvrir dans l'une des deux fentes branchiales, qui se percent sur la face dorsale de la larve, au-dessus et un
peu en avant de l'intestin, pendant que ce dernier se complète, et
accentue davantage son aspect d'anse.

L'ébauche branchiale a la forme d'une grosse vésicule, placée dans
la partie antérieure du corps de la larve, où elle occupe un espace considérable, et portant l'intestin appendu à son extrémité postérieure. La
cavité de cette vésicule est grande, et sa paroi, fort mince, composée
d'une seule assise de cellules. Cet organe, ainsi constitué, va s'ouvrir à
l'extérieur au moyen de deux *fentes branchiales*, homologues des organes
du même nom des Vertébrés, et méritant, en conséquence, d'être désignées par une expression identique. — Ces fentes branchiales dérivent,
comme leurs équivalentes des Vertébrés, de deux paires d'ébauches
distinctes, l'une provenant de l'ectoderme dorsal, et l'autre de l'endoderme branchial. Deux dépressions ectodermiques se creusent, sur la
face dorsale de la larve, de part et d'autre du neuraxe médian, et au-
dessus de la région postérieure de la vésicule branchiale. Deux diverticules correspondants sont émis par cette dernière ; chacun se dirige vers
la dépression ectodermique qui le surplombe, et s'unit à elle. L'ensemble
de ces appareils, ainsi fusionnés, constitue deux tubes symétriques,
mettant en communication directe la cavité branchiale avec le dehors ;
les orifices externes de ces tubes sont dorsaux.

Ces deux organes étaient connus depuis longtemps, et leur structure,
leur mode de naissance, avaient prêté à beaucoup de contestations. Dans
ces dernières années seulement, les recherches faites par plusieurs
auteurs, et notamment par Ed. van Beneden et Julin, ont élucidé la plupart des phénomènes qui les touchent. Ces tubes sont strictement, et
entièrement, les homologues, ainsi que l'ont fait remarquer ces derniers
naturalistes, des fentes branchiales des Vertébrés ; on leur avait donné
autrefois les noms de *vésicules cloacales*, de *tubes atriaux*, d'*atrium* ;
mais l'expression qui les désigne ici leur convient seule. — Ces appareils

persistent chez les Tuniciers pérennicordes, avec les mêmes dispositions
que chez les larves urodèles des Caducicordes; leur seule différence
porte sur leur situation dans l'organisme, car ils sont ventraux, au lieu
d'être dorsaux. En cet état, ils correspondent, sous tous les rapports,
dans l'espace comme dans le temps, à deux des fentes branchiales des
Vertébrés acraniens et des craniotes. — Seulement, ils subissent ensuite,
pour ce qui est des Caducicordes, une évolution spéciale, que les
Pérennicordes, ni les Vertébrés, ne montrent jamais. Ils s'élargissent,
s'amplifient latéralement, de manière à envelopper la branchie, et
réunissent leurs orifices externes en une seule ouverture; ils constituent ainsi un ample espace libre, ouvert au dehors, nommé la *cavité
péribranchiale*. Au moyen de pores percés dans la paroi de la branchie,
la cavité de cette dernière communique avec celle qui l'entoure, et, par
ce moyen, avec le dehors. — Les phénomènes, relatifs à la genèse de
cet appareil, commencent à se montrer avant l'éclosion, du moins dans
la plupart des cas. Ils n'atteignent leur plus grande amplitude qu'après
l'éclosion, et vers le début de la fixation. Aussi, seront-ils décrits dans
le paragraphe relatif au développement des organes.

Les portions principales du tube digestif sont, dès lors, représentées.
Ce système organique est, chez l'adulte, divisé en deux régions essentielles, la branchie et l'intestin; ces deux régions sont déjà indiquées
chez la larve, antérieurement à son éclosion. D'un autre côté, soit un peu
avant ce dernier fait, soit un peu après, les orifices de ce système, la
bouche et l'anus, prennent naissance. — La bouche se perce vers
l'extrémité antérieure et la face dorsale du corps, un peu au-dessus des
papilles adhésives, et sur la ligne médiane. Une dépression ectodermique,
le stomeon, s'enfonce dans le corps, en passant au devant de la vésicule
cérébrale, et va joindre la zone antérieure de la branchie; l'orifice
externe de cette invagination est la *bouche*. Sa contiguïté avec la vésicule
cérébrale fait que, dans la plupart des cas, cette dernière s'ouvre dans le
stomeon, et communique par là, d'une manière indirecte, avec le dehors.
— Des phénomènes semblables se manifestent pour la production de
l'anus, avec cette différence que la dépression est fournie par la zone
ectodermique de l'une des fentes branchiales. L'extrémité distale, et
close, de l'intestin, se rapproche de la fente branchiale qui l'avoisine,
soit la droite, soit la gauche (et parfois les larves d'une même espèce
diffèrent sous ce rapport), puis s'unit à elle. L'anus se perce ainsi; et le
tube digestif de la larve s'ouvre à l'extérieur par deux orifices.

Les faits essentiels de ce développement se résument dans les trois
notions suivantes : l'entéron primordial se subdivise en deux zones,
l'une branchio-intestinale, l'autre cordo-mésodermique; celle-ci disparaît, après avoir produit les ébauches de la notocorde et du feuillet
moyen; celle-là persiste tout entière, et se différencie en une branchie
et un intestin. — Comme l'ont fait remarquer avec raison Ed. van

Beneden et Julin, cette évolution concorde de tous points avec celle que présentent les Vertébrés acraniens. Seulement, tandis que la notocorde des Tuniciers progresse en arrière, et ne s'étend pas en avant, celle de l'Amphioxus gagne par ses deux extrémités, et parcourt le corps entier d'un bout à l'autre. La disparition d'une partie de l'entéron des Tuniciers se retrouve également chez les Vertébrés, dont cette région, qui constitue l'*intestin post-anal*, se résorbe durant les phases embryonnaires. Chez les uns comme chez les autres, la zone de l'entéron primordial, qui avoisine l'entéropore, produit la notocorde et le feuillet moyen ; ensuite, l'entéropore, converti d'abord en canal neurentérique, finit par disparaître, et l'anus se perce un peu en avant du niveau qu'il occupait. La partie de l'entéron, comprise entre le niveau de l'entéropore et l'anus, devient postérieure à ce dernier, et forme un intestin post-anal, destiné à s'atrophier plus ou moins rapidement.

2° *Éclosion et fixation de la larve urodèle.* — *A.* La larve, parvenue à ce degré de développement, perce les enveloppes qui l'entourent encore, et devient libre. Son organisme est nettement divisé en tronc et queue. Le premier, gros et volumineux, presque sphérique ou largement ovalaire, porte en avant les papilles adhésives, et, sur sa face dorsale, la bouche avec les deux fentes branchiales. La queue, longue et plus mince, d'abord recourbée sous le corps, se redresse, et devient horizontale. — L'embryon nage par son entremise ; mais sa mobilité n'est pas très grande. A en juger d'après celles élevées dans un aquarium, ces larves se déplacent, pendant un temps fort court, par quelques saccades de leur queue, puis deviennent immobiles, et se laissent tomber. Ce fait est sans doute en relation avec le but qu'elles poursuivent, trouver un lieu pouvant leur servir de support ; ces mouvements rapides, suivis de longues stases, durant lesquelles les larves se laissent choir sur un corps résistant, après quoi elles se remettent en marche, sont destinés, semble-t-il, à leur permettre de trouver un endroit favorable. Elles se meuvent tant qu'elles ne l'ont pas rencontré. — Durant leur natation, elles rappellent d'assez près, dans leur aspect général, les têtards des Amphibiens, et cette comparaison a souvent été faite.

Lorsque l'embryon urodèle a enfin trouvé un support convenable, il s'attache à lui par les papilles de son extrémité antérieure, se fixe ainsi, et demeure alors dans cette situation. Il subit des modifications considérables, dont les unes, exposées dans le paragraphe suivant, tiennent à l'évolution particulière des organes, et dont les autres touchent aux changements de son aspect extérieur. Ces derniers portent sur deux ordres de choses : sur la modification de forme en elle-même, considérée indépendamment du milieu extérieur ; et sur la nouvelle orientation prise par l'organisme.

B. — Du moment où la larve vient de s'attacher à son support, elle subit, dans son aspect général, des transformations complexes. La queue perd ses contours réguliers, devient variqueuse, et se plisse en divers sens; ce faisant, elle se rétracte de manière à se confondre avec le reste du corps. La plupart des éléments qui la constituent, et surtout les cellules du neuraxe et de la notocorde, se détruisent par clasmatose, et se brisent en menus fragments. Quelques-unes des cellules mésodermiques abandonnent leur sarcoplasme, qui se détruit, et se réduisent à leur protoplasme non modifié; en cet état, ils sont peu à peu ramenés, au fur et à mesure de l'atrophie de la queue, dans le tronc, où ils se mélangent aux autres parties du feuillet moyen.

Entre temps, et pendant cette dégénérescence de l'appendice caudal, le corps augmente l'épaisseur de sa tunique; celle-ci forme, autour du petit être, une enveloppe aux contours irréguliers, dense et compacte, au milieu de laquelle sont placés les organes. L'aspect de la larve a beaucoup changé; cette dernière n'est plus qu'une petite masse, aux limites indécises et variables, attachée à son support par une large base; la cuticule tunicale, à cause de son épaisseur, entre pour une bonne part dans le volume total. — L'embryon persiste, pendant un temps assez long, dans cette disposition; les organes se complètent durant cette période, et revêtent leur structure définitive. Le corps s'allonge suivant une direction déterminée, produit ses deux siphons, acquiert son allure particulière; et l'adulte se dégage ainsi de cette petite masse encroûtante, qu'était devenue, après sa fixation, la larve urodèle.

Dans le cas, fort rare, où le développement comporte la présence d'une larve urodèle, et où l'adulte est libre, les modifications précédentes ne s'effectuent qu'en partie. Le jeune embryon, muni de sa queue, est entouré par une tunique, épaisse et transparente. Il se convertit directement en adulte, par l'atrophie progressive de son appendice caudal, et par la chute des assises externes de son enveloppe tunicale. — Cet ensemble de faits n'est montré que par les Doliolides, parmi les Tuniciers libres; car les embryons des Salpes n'ont qu'un rudiment de queue, et ceux des Pyrosomes sont complètement privés d'un tel organe.

Au moment où l'adulte se dégage de l'embryon fixé, et grandit, sa croissance ne s'effectue pas toujours suivant le plan d'organisation possédé par la larve urodèle; et même, les directions de cette croissance varient, parmi les Tuniciers caducicordes, d'un groupe à l'autre. Il est nécessaire de reconnaître, sous ce rapport, deux types principaux.

L'organisme de la larve est disposé de telle manière que son axe longitudinal entier soit aussi celui de sa branchie; en outre, ce dernier appareil est situé au-dessous de l'extrémité antérieure du neuraxe, et, sauf la place des papilles adhésives, la bouche se trouve être antérieure et terminale. — Les Tuniciers libres, aux colonies linéaires, comme les Salpes et les Doliolides, et certains Tuniciers fixés, tels que les *Boltenia* (en supprimant leur pédoncule d'attache), sont les seuls à offrir encore, dans leur économie définitive, une semblable disposition, et à conserver l'orientation larvaire. Du moment où ces derniers se fixent, ils grandissent normalement à leur support, sans rien changer aux relations mutuelles de leurs organes.

Pareils faits n'existent pas chez la plupart des autres Tuniciers. Les appareils ne grandissent point suivant la direction qu'ils affectaient chez

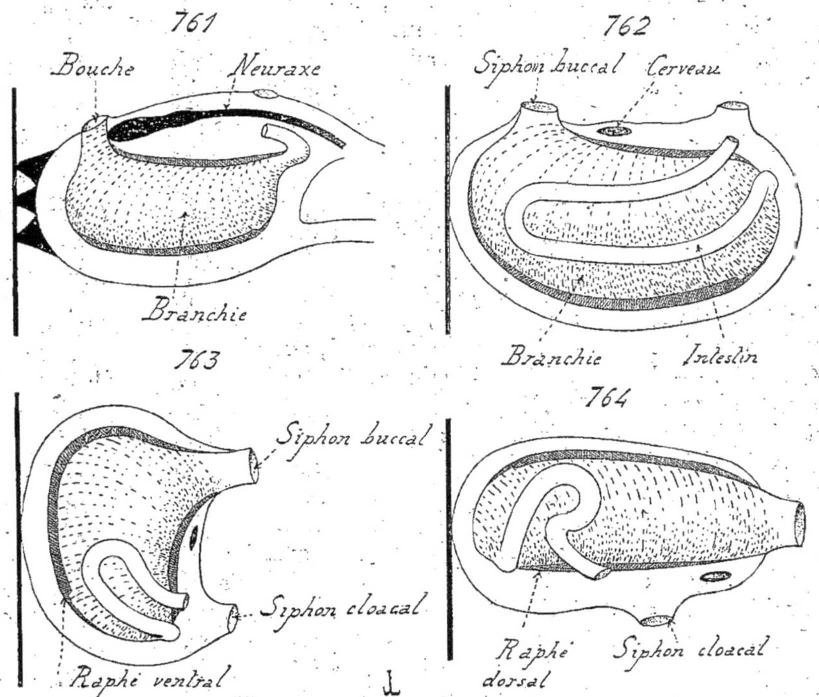

Fig. 761 à 764. — Déviations organiques consécutives a la fixation (diagrammes; la ligne noire représente le support). — En 761, larve urodèle (le début de la queue est seul dessiné) se fixant par ses papilles adhésives. — En 762, Tunicier conservant l'orientation organique de la larve : comme le font les *Boltenia* par exemple, leur pédoncule d'attache étant mis à part. — En 763, déviation de 90°; il en est ainsi chez beaucoup de Cynthiadées et de Molgulidées. — En 764, déviation de 180°, comme il en est chez beaucoup de Phallusiadées.

la larve; le corps entier de l'adulte se dispose d'une manière bien différente de l'arrangement primitif. Lorsque la larve se fixe, la bouche est située à côté même de la zone adhérente, alors qu'elle est fort éloignée, chez l'adulte, de cette base immobile; tous les organes accompagnent la bouche dans sa migration. — Aussi, en prenant le support comme plan fixe, et rapportant à lui les divers changements effectués, on voit que l'amplitude de ces déplacements atteint parfois 90°, et même 180°; le premier cas existe, par exemple, chez beaucoup de Cynthiadées et de Molgulidées, le second chez la plupart des Phallusiadées. — Les valeurs angulaires données ci-dessus sont seulement des points de repère, destinés à montrer l'importance des modifications accomplies; elles varient quelque peu suivant les conditions externes, et sont susceptibles d'être plus grandes, ou plus petites, parmi les représentants d'une même espèce. — D'une manière générale, les Tuniciers, dont les siphons paraissent placés au même niveau, et sont peu dissemblables, offrent une différence, par rapport à l'axe d'orientation de la larve urodèle, d'une valeur angulaire moyenne de 90°; ceux, dont les siphons sont éloignés, et de tailles différentes, présentent une différence d'une valeur angulaire comprise entre 90° et 180°.

EMBRYONS ANOURES. — Cette forme d'embryons est relativement rare; son exemple le plus saillant, et le mieux connu, est donné par plusieurs espèces de la famille des Molgulides. Ces espèces ne se distinguent, par aucun autre caractère spécial, de celles dont le développement comporte des larves urodèles; cependant, en se basant sur leur particularité embryonnaire, De Lacaze-Duthiers a créé, avec les premières, le genre *Anurella*. — Cette opinion est logique, bien qu'elle n'ait pas été acceptée par tous les naturalistes. Nos groupes de classification ne sont pas absolus, et n'existent pas dans la nature; ils répondent seulement à nos besoins de méthode, aidés par les interruptions que le temps amène, dans la série des êtres. Rien n'oblige à ne caractériser des groupes secondaires, comme des genres ou des tribus, que par des qualités de l'adulte, à l'exclusion des autres; et rien n'oblige, en sus, à ne prendre, parmi ces qualités, que celles tenant à la forme. Dans une bonne méthode de classification, on doit choisir tous les caractères, quels qu'ils soient et tels qu'ils se présentent; et on ne peut juger de leur valeur que d'après leur constance et leur date d'apparition. Le fait d'avoir un développement condensé, et de montrer des embryons anoures, est, en lui-même, d'une assez grande importance, pour que les espèces de Molgulides, l'ayant en leur possession, soient séparées des autres, et mises dans un genre spécial.

Le trait essentiel des embryons anoures est leur privation de queue; aussi leur forme générale, globuleuse ou ovalaire, est-elle très différente de celle montrée par les larves urodèles. La notocorde existe bien à l'état de rudiment; mais ses quelques cellules constitutives ne sont pas assez nombreuses pour amener la production d'un appendice les contenant, et elle restent enfermées dans le corps. A cette absence de queue s'ajoute encore une assez grande condensation du développement, qui fait se convertir les embryons en adultes, sans montrer aucun de ces changements, offerts par les larves urodèles venant de se fixer.

Les embryons anoures des Molgulides offrent une seconde particularité intéressante. Peu après leur mise en liberté, c'est-à-dire peu après leur sortie hors des enveloppes ovulaires, leur corps émet des expansions cylindriques assez longues ; ces dernières sont rassemblées en deux groupes, dont chacun est placé sur l'un des côtés du corps, et possède trois, ou deux, de ces appendices ; leur chiffre total étant cinq. Ces expansions ont la forme de baguettes creuses ; leur paroi se compose d'une assise cellulaire ectodermique, recouverte d'une mince couche tunicale ; leur cavité centrale communique avec les espaces du schizocœ-

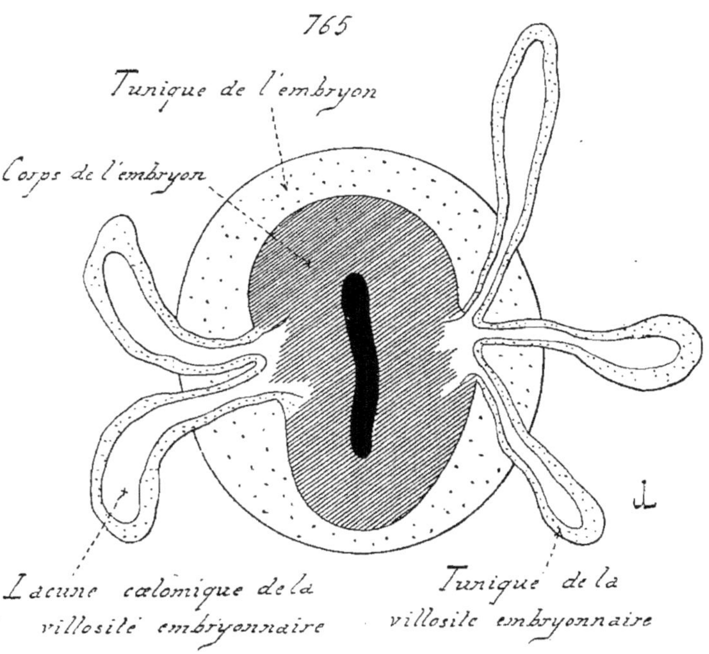

Fig. 765. — EMBRYON ANOURE (*contours et transparence;* très simplifié). — Embryon d'une *Anurella,* genre de la famille des Molgulidées, d'après H. de Lacaze-Duthiers. Cet embryon, privé de queue, est hâtivement pourvu de villosités, de stolons fixateurs ; il est vu par sa face inférieure.

lome ; en résumé, ces organes ne sont autres que des saillies de la paroi du corps embryonnaire. Etant données leur origine et leur structure, ces annexes doivent être considérés comme homologues à des *stolons fixateurs.* — La tunique de la plupart des Molgulides adultes, comme celle, du reste, de divers autres Tuniciers fixés, est couverte, en totalité ou en partie, d'expansions souvent nommées des *villosités.* Ces villosités sont, en somme, des dépendances de la paroi du corps ; elles se composent d'un tissu mésodermique, qu'entoure une assise ectodermique, enveloppée elle-même par une couche tunicale. Elles ne diffèrent des stolons reproducteurs que par l'absence de cellules endodermiques dans leur masse, absence connexe à leur privation de facultés gemmipares; aussi le terme de *stolons fixateurs*, indiquant à la fois leurs affinités et leurs seules fonctions, paraît-il préférable à celui de villosités. Ces expansions des embryons fraîchement éclos sont des stolons fixateurs de venue hâtive, dont la cavité centrale, reliée à un schizocœlome non encore différencié en appareil circulatoire, demeure béante, et dont la part mésodermique se trouve fort peu développée, sinon presque absente, car, au moment de leur apparition, la paroi du corps est surtout constituée par l'ectoderme.

Il importe de se représenter que les particularités, offertes par les embryons anoures, résultent d'une condensation du développement, et comportent, par suite, des déplacements et des omissions. La réduction de la notocorde, et l'absence de la queue, ne sont pas les seuls caractères possédés ; d'autres organes sont également atteints par les mêmes phénomènes. Le neuraxe est surtout remarquable sous ce rapport; il reste petit, et acquiert directement sa structure définitive, sans offrir aucune dilatation comparable à la vésicule cérébrale des larves urodèles.

III. **Embryons gemmipares.** — La présence d'embryons gemmipares, c'est-à-dire d'embryons susceptibles de se reproduire par la gemmiparité, sans attendre pour cela d'être arrivés à l'état adulte, est due à l'apparition précoce de la faculté bourgeonnante, à une véritable progenèse asexuelle. Sa venue donne à ces embryons une allure particulière, que les larves simples ne montrent jamais. Elle concorde, d'habitude, avec une condensation du développement, entraînée par l'abondance des matériaux nutritifs accumulés dans l'ovule. Elle s'accompagne donc, dans la plupart des cas, de réduction, ou même d'omission, des organes propres aux larves urodèles.

Les Tuniciers, pourvus d'embryons gemmipares, constituent les quatre familles des Botryllides, des Pyrosomides, des Salpides, et des Doliolides. Cependant, certains autres Tuniciers, bourgeonnant à l'état adulte, et notamment certains Diplosomides (Diplosoma-Astellium-spongiforme, Diplosomoïdes Lacazei), sont capables d'avoir aussi de tels descendants. Il convient, sans doute, de rechercher, parmi les représentants de ces derniers genres, les premières indications de la progenèse gemmipare. Parmi ces quatre familles, les Botryllides possèdent l'évolution la plus dilatée, et donnent des larves urodèles. Il en est de même pour les Doliolides ; seulement la queue commence à diminuer de longueur. Cette réduction est plus accentuée encore chez les Salpes; elle atteint son comble chez les Pyrosomides, où cet appendice n'existe plus.

Les dispositions spéciales aux embryons gemmipares tiennent à deux ordres de considérations : les unes portent sur les annexes qui leur sont particuliers, et les autres sur la durée de leur vie.

Annexes des embryons gemmipares. — Ces annexes sont de deux sortes. Les premiers sont des *annexes reproducteurs*, et consistent en stolons gemmipares, ou en jeunes bourgeons. Les seconds sont des *annexes nutritifs*, et se composent, soit d'une vésicule vitelline, soit d'un placenta.

1° *Annexes reproducteurs*. — Chaque embryon ne porte d'habitude qu'un seul de ces annexes. Celui-ci est un stolon gemmipare, ou un jeune bourgeon. Entièrement semblables à ceux qui prennent naissance dans le bourgeonnement normal et adulte, ces derniers se composent de dépendances des trois feuillets. Chaque stolon comprend une partie endodermique, une portion mésodermique, et une couche ectodermique extérieure. Le stolon gemmipare et embryonnaire ne diffère, en somme, de celui des adultes, que par sa venue précoce.

Ainsi, la gemmiparité est un procédé reproducteur, fréquent chez les Tuniciers caducicordes. Dans un grand nombre de cas, elle intervient au moment où le générateur arrive à l'état adulte, et le stolon gemmipare prend alors naissance. Mais parfois, chez les représentants des quatre familles précitées, la faculté bourgeonnante se manifeste alors que le générateur est encore un embryon ; ce dernier est, en conséquence, muni d'un stolon. Celui-ci constitue un annexe particulier, dont sont privés à la fois les embryons des Tuniciers qui ne bourgeonnent jamais, et ceux des Tuniciers qui ne bourgeonnent qu'à l'état adulte.

2° *Annexes nutritifs*. — Cette seconde sorte d'appendices existe seulement chez les Pyrosomides et les Salpides. Elle consiste, pour les premiers, en une *vésicule vitelline*, et en un *placenta* pour les seconds.

L'ovule des Pyrosomes, fort volumineux, contient du deutolécithe en abondance. L'embryon s'ébauche aux dépens d'une petite cicatricule ; il porte, appendu à sa face ventrale, tout le deutolécithe, qui lui compose une vésicule vitelline de forte taille. Avant même d'avoir engendré la plupart de ses organes, il émet un stolon gemmipare, qui donne naissance, sur place, à quatre descendants. L'ensemble de ceux-ci et de l'embryon est porté par la vésicule vitelline, dont le deutolécithe sert à les alimenter. Les premiers ont été nommés, par Huxley, des *Ascidiozoïdes* ; le générateur est dit le *Cyathozoïde*. Le cyathozoïde meurt ensuite, n'achève pas son développement ; les quatre ascidiozoïdes se complètent seuls, en puisant dans la vésicule vitelline, qui se rapetisse à mesure, les matériaux nécessaires pour subvenir à leur évolution.

Le cas des Salpes est plus compliqué. Ces animaux renferment bien, dans leurs ovules, une certaine quantité de deutolécithe ; mais cette quantité, moindre que celle des Pyrosomes, est insuffisante. L'embryon, au moyen d'un organe justement nommé *placenta*, emprunte à l'économie maternelle les éléments utiles à son alimentation. Les observations accomplies, sur le développement de cet annexe nutritif, sont très nom-

breuses; mais elles ne concordent pas en beaucoup de points. Les faits
suivants, choisis parmi les principaux, paraissent hors de conteste ; ils se
répartissent en trois phases successives, dont la première consiste en la
formation d'une chambre incubatrice, la seconde en la genèse du placenta,
et la dernière en la période d'état de ce dernier. La plupart des données
exposées sont dues aux recherches de J. Barrois.

Chaque générateur, chez les Salpes, ne possède qu'un œuf. Celui-ci
est placé dans une cavité, l'*ovocapsule*, reliée à la cavité péribranchiale
par un large oviducte. L'ovocapsule se confond avec l'oviducte pour
former avec lui un seul espace, qui se ferme, se convertit en une vésicule close, et devient la *chambre incubatrice* (encore nommée *cavité
folliculaire*). Tout en agissant ainsi, la région occupée par cette chambre
se soulève, de façon à faire une forte saillie dans la cavité péribranchiale ; les zones mises en contact, dont les unes composent la paroi de
la chambre (paroi souvent nommée le *follicule*), et les autres celle de la
cavité péribranchiale, s'unissent en une seule membrane, qui limite toute
la partie soulevée. La base de la chambre demeure plongée dans les tissus
sous-jacents, où se trouve un volumineux sinus sanguin, le *sinus placentaire*. La région, qui repose sur le sinus, sera dite la *plaque placentaire*,
car c'est à ses dépens que le placenta va se façonner. Ce dernier se
compose de deux parties : l'une fœtale, l'autre maternelle.

En cet instant, l'ovule s'est segmenté, et a produit les deux feuillets
blastodermiques primordiaux. Le jeune embryon se rapproche de la
plaque placentaire, et s'accole à elle. Cette plaque s'épaissit en son milieu,
et donne une saillie volumineuse, qui pénètre dans la cavité du sinus
placentaire, et y reste suspendue à la manière d'un *battant de cloche* : d'où
son nom, accordé par Barrois. Ensuite, elle s'épaissit sur ses bords ;
les zones plus épaisses contribuent à limiter le sinus placentaire, et
rappellent, d'après leur situation par rapport au battant, la cloche elle-
même. Toute cette partie complexe représente le *placenta maternel.* —
De son côté, chez l'embryon, la zone ectodermique, en contact avec la
plaque placentaire, s'épaissit par l'allongement de ses cellules, et produit
un disque accolé au placenta maternel; ce disque est le *placenta fœtal.*

L'embryon, toujours contenu dans sa chambre incubatrice close, est
donc attaché, par son placenta fœtal, à cette région, de la paroi de la
chambre, qui se convertit en un placenta maternel. Ces deux placentas
sont d'abord accolés l'un à l'autre ; ils s'écartent ensuite, de manière
à laisser entre eux un espace libre, la *cavité placentaire*. Cet espace
se met, à son tour, en relations directes avec le sinus placentaire.
Le sang, contenu dans ce dernier, peut donc pénétrer dans la cavité
placentaire, où il irrigue la surface du placenta fœtal, et, semble-t-il, traverser ce dernier, pour entrer dans le cœlome embryonnaire; il fait
passer, au petit être renfermé dans la chambre incubatrice, les matériaux
nutritifs qui lui sont nécessaires. — L'embryon, ainsi alimenté, n'est
rendu libre qu'au moment où il a déjà parcouru un grand nombre des

phases de son développement. La mise en liberté s'effectue par la rupture des parois de la chambre incubatrice, précédée, au préalable, par l'atrophie de la plus grande part des tissus placentaires. Cette rupture permet à l'embryon de parvenir dans la cavité péribranchiale de son générateur, d'où il est rejeté au dehors. L'embryon possède alors un rudiment de queue dans la région postérieure de son corps, et porte encore, appendu à sa face ventrale, ce qui lui reste de la masse de ses deux placentas. Ce dernier vestige disparaît à son tour, et se résout en granules, qui restent emprisonnés dans la tunique, où ils se détruisent.

Toute cette évolution se ramène, en somme, aux faits suivants. L'œuf demeure contenu dans l'oviducte, et se met en rapport, tout en se segmentant et produisant les feuillets, avec une partie de la paroi de celui-ci; la zone de contact s'épaissit, autant du côté de la paroi oviductale que de celui de l'ectoderme embryonnaire, et donne le placenta. Ce dernier se creuse d'une cavité, qui, communiquant à la fois avec l'appareil sanguin du générateur et le cœlome de l'embryon, permet au sang du premier d'arriver dans l'organisme du second, et de le nourrir. — Cette série de phénomènes, simple en apparence, est en réalité fort complexe. Elle s'augmente parfois de plissements, et de destructions, de parois. Ainsi, chez la *Salpa maxima*, étudiée par Barrois, la base de la saillie, formée dans la cavité péribranchiale par la chambre incubatrice, se soulève en un repli annulaire, qui entoure cette saillie; elle constitue une membrane enveloppante, nommée l'*utérus* par Barrois, pendant que la paroi propre de la chambre incubatrice disparaît. Ces remplacements ne paraissent pas exister chez d'autres espèces de Salpes. De plus, si le placenta fœtal paraît être d'origine ectodermique, la valeur exacte, des tissus mis en cause dans la genèse du placenta maternel, prête à discussions, et ne peut être élucidée avec les données acquises, malgré le grand nombre de celles-ci.

Durée de la vie des embryons gemmipares. — Sous le rapport de la durée de leur existence, les embryons gemmipares sont répartis en deux séries. Dans la première, ils produisent leur stolon reproducteur, qui donne des descendants par bourgeonnement, et achèvent leur organisme : ils continuent à vivre. Par contre, ceux de la seconde série engendrent leur stolon gemmipare, puis ne poussent pas davantage leur évolution propre, et meurent hâtivement. Toute leur embryogénie consiste à ébaucher leurs principaux organes, et à jouer, d'une manière précoce, le rôle de générateur; après quoi ils disparaissent. — Cette opposition est des plus intéressantes. La progenèse asexuelle, différente en cela de la progenèse sexuelle, n'arrête donc pas, d'une manière constante, le développement personnel du générateur; elle l'interrompt en certains cas, et non en d'autres. Il est possible, sans doute, de voir, dans les adaptations particulières, les causes d'une telle différence.

C'est parmi les Ascidies composées que se trouvent les origines de ces deux séries. — Le point de départ de la première est offert par les Diplosomides et les Didemnides. Certains représentants de ces deux familles ébauchent hâtivement des stolons gemmipares, alors qu'ils n'ont pas entièrement achevé leur économie ; ces individus, tout en produisant des descendants d'une manière précoce, complètent leur organisme, et passent à l'état adulte. Les mêmes faits sont offerts par les Salpides et les Doliolides, sans doute à cause de leur vie libre, et de la disposition linéaire de leur colonie, qui permet à tous les zooïdes de se développer à l'aise. — Les particularités de la seconde série sont causées, semble-t-il, par la forme massive de la colonie, et par l'arrangement régulier des zooïdes, qui empêchent les premiers engendrés de s'accroître. Le début, sous ce rapport, est donné par les Botryllides, parmi les Ascidies composées ; l'embryon gemmipare meurt, et de même disparaissent ses bourgeons des premières générations, jusqu'au moment où le chiffre des descendants, appartenant aux générations ultérieures, est suffisant pour constituer un système étoilé complet. Le même fait se retrouve chez les Pyrosomides ; le cyathozoïde disparaît, après avoir façonné, aux dépens de son stolon gemmipare, les quatre premiers ascidiozoïdes. Ceux-ci se groupent hâtivement, de manière à constituer une ébauche de colonie ayant l'aspect de tonneau, et laissent à part l'embryon primitif, le cyathozoïde, qui se désorganise et meurt.

§ 4. — Origine des organes.

I. **Considérations générales.** — L'origine des organes des Tunicides a prêté à de nombreuses recherches. Pourtant, elle est loin d'être élucidée d'une manière complète ; soit que les faits la touchant se trouvent encore inconnus, soit que ceux observés aient été interprétés de façons différentes.

Les modifications subies par les appareils, dans leur développement, sont assez complexes, lorsqu'elles portent sur un embryon ayant passé par l'état urodèle ; elles sont moindres dans le cas des embryons anoures, et des descendants issus de la gemmiparité. Les bourgeons, étant attachés à leur générateur et nourris par lui, se comportent comme des ovules munis d'une abondante réserve nutritive ; aussi, les organes se façonnent-ils sur place, et d'une manière directe, par des procédés souvent très différents de ceux offerts par les larves urodèles. Ces phénomènes ne sont pas spéciaux aux Tuniciers, et se retrouvent dans la reproduction gemmipare de tous les animaux. Leurs dissemblances, parfois considérables, avec ceux présentés par les évolutions dilatées, permettent de comprendre les divergences d'appréciations établies, dans certains cas, entre les auteurs.

Les changements subis par les larves urodèles, étant les plus complexes, doivent être pris comme guides. Il est aisé de concevoir les autres, d'après eux, en se les représentant comme moins étendus.

II. **Aspect extérieur, et téguments.** — L'aspect général de l'adulte est en grande partie dirigé par la forme de la tunique. L'animal est d'un ovale plus ou moins allongé, recouvert par la cuticule tunicale, qui agglutine parfois les corps étrangers, et terminé par ses deux siphons. Ces derniers manquent aux embryons; ils correspondent à des élongations tubulaires des bords de la bouche, et de ceux de la dépression cloacale; l'un est dit le *siphon buccal*, l'autre le *siphon cloacal*.

Les téguments se composent, en allant de dehors en dedans, de la tunique, de l'ectoderme, et d'un derme sous-jacent; l'ensemble de ces deux dernières assises est parfois nommé le *manteau*. L'ectoderme dérive directement de celui de la larve. Le derme est constitué par une trame conjonctivo-musculaire, que produisent les cellules mésodermiques placées sous le feuillet externe. Ce derme, qui n'est guère bien spécialisé que chez les Ascidies dont l'organisme est assez complexe, doit être pris comme la partie périphérique du mésoderme mésenchymateux; les lacunes, dont il est creusé, sont plus étroites et plus serrées que celles du reste du corps.

La tunique est une cuticule exsudée par l'ectoderme, et rejetée sur sa face extérieure; elle est sans cesse produite par l'animal, depuis le début des phases embryonnaires; ses couches d'accroissement sont souvent reconnaissables. La genèse de cette cuticule n'offre pas seulement les caractères d'un exsudat; des cellules ectodermiques se détachent de l'assise à laquelle elles appartiennent, pénètrent dans la substance cuticulaire, et y jouent le rôle d'éléments figurés. Ce phénomène est assimilable à une desquamation partielle et continue, endiguée par la tunique, qui empêche ces cellules de parvenir dans les milieux extérieurs. — Lorsqu'ils sont ainsi détachés de leurs voisins, ces éléments s'arrondissent, conservent leur vitalité pendant un temps assez long, et émettent des expansions pseudopodiques; ils ressemblent, en tout, à des cellules du tissu conjonctif sous-ectodermique. Ils subissent ensuite une dégénérescence particulière, qui s'effectue de deux façons. Ou bien, dans le cas où la tunique reste mince, ils se résorbent, par clasmatose, en un amas de petits granules, qui finissent par se dissocier, et par disparaître. Ou bien, lorsque la tunique est très épaisse, ils se remplissent de petites enclaves liquides; celles-ci se réunissent en une grosse vacuole, et relèguent, sur les côtés de l'élément, le noyau et le protoplasme. Leur évolution rappelle de près celle des cellules adipeuses, sauf par la nature de la substance enclavée. Ainsi modifiés, ils sont très gros, arrondis, et séparés les uns des autres par des espaces étroits; l'ensemble de la tunique prend alors un aspect vésiculeux des plus remarquables.

Kowalevsky admet que des cellules du feuillet moyen, appartenant au derme, sont capables de traverser l'ectoderme, et de parvenir dans la tunique. Le fait peut arriver; les cellules mésodermiques, munies d'expansions amœboïdes, sont susceptibles, sans doute, de traverser, par diapédèse, une couche épithéliale semblable à celle de l'ectoderme. Mais il est indiscutable que l'ectoderme est la principale matrice, sinon la seule, de la substance tunicale, et que la majorité des éléments, contenus dans cette dernière, se détachent de la matrice, par une desquamation partielle et continuelle.

III. **Centres nerveux et glande neurale.** — *A.* Les modifications des centres nerveux ont été suivies, par Ed. van Beneden et Julin, sur la *Clavelina Rissoana.* Elles comportent un certain nombre de faits intéressants, résumés dans les données suivantes : la moelle caudale disparaît entièrement ; la moelle somatique et la vésicule cérébrale persistent pour donner, la première le cordon viscéral, et la seconde le cerveau ; les régions déjà différenciées, dans ces deux dernières ébauches, soit en cellules ganglionnaires, soit en éléments sensoriels, ne prennent aucune part à ce développement.

En ce qui touche la vésicule cérébrale, toutes les parties épithéliales de sa paroi prolifèrent activement, et produisent des cellules ganglionnaires ; cette multiplication comporte une augmentation de volume, dont l'un des effets est de combler la cavité de la vésicule. Les deux organes sensoriels se désagrègent ; leurs éléments se détachent de la zone qui les portait, et se mélangent aux cellules mésodermiques avoisinantes. Le cerveau, c'est-à-dire le petit et unique ganglion nerveux de l'adulte, prend ainsi naissance. Par l'accroissement de ses dimensions, et par la disparition de la cavité centrale, il acquiert peu à peu, en provenant de la vésicule cérébrale, son aspect définitif.

La moelle somatique (*ganglion du tronc*, pour Kowalevsky ; *portion viscérale du myélencéphale*, pour Ed. van Beneden et Julin) de la larve urodèle peut se ramener à un tube, dont la paroi est, en majeure partie, formée de cellules épithéliales, et de quelques cellules ganglionnaires disséminées ; ces dernières sont plus nombreuses dans la région inférieure de la paroi. Or, semblables en cela aux éléments sensoriels et ganglionnaires de la vésicule cérébrale, ces cellules se désagrègent, et vont se porter dans le mésoderme ; les zones épithéliales, seules, s'accroissent et se modifient. — Elles prolifèrent, et obturent la cavité centrale de la moelle somatique. Cette dernière se convertit en un cordon plein, composé de cellules nerveuses et de fibrilles, et placé, sur la ligne médiane dorsale, dans la paroi de la branchie. Ce cordon, le *cordon viscéral* d'Ed. van Beneden et Julin, se rattache en avant, chez l'adulte, à l'extrémité postérieure du cerveau ; son origine, sa structure, et sa situation particulière, permettraient presque de le désigner par le terme de *moelle*, pour mieux exprimer les homologies de ces centres nerveux avec ceux des Vertébrés. — La moelle caudale se désagrège, et se détruit sur place, en même temps que les autres organes de la queue ; plusieurs de ses éléments se mélangent aux cellules mésodermiques du corps, et paraissent être absorbées par ces dernières, qui agissent vis-à-vis d'eux à la façon de phagocytes.

B. — L'origine exacte, et la signification de la glande neurale (*glande hypoganglionnaire, glande prénervienne, glande hypophysaire*), prêtent encore à controverses. Le fait hors de conteste est le suivant : cette glande, avec son canal excréteur, nommé d'habitude l'*organe vibratile*, dérive, chez les larves urodèles, d'une dépression de la paroi antérieure de la branchie, dépression qui s'applique contre la vésicule cérébrale, et subit son évolution particulière. — Les contestations portent sur plusieurs points : sur la question de savoir si cet enfoncement donne à lui seule toute la glande; sur ses rapports avec la vésicule cérébrale; sur sa nature réelle; enfin sur ses homologies.

D'après Ed. van Beneden et Julin, qui ont étudié ces phénomènes d'une manière plus approfondie que les autres auteurs, cette dépression, nommée par eux le *cæcum hypophysaire*, est produite par l'extrémité antérieure de la branchie; sa paroi dérive de l'endoderme branchial. Elle va à la rencontre de la vésicule cérébrale, qui envoie vers elle un petit diverticule (*cul-de-sac cérébral* de ces auteurs), mais reste close. Tout en conservant ces relations étroites, de contiguïté, avec la vésicule en voie de donner le cerveau, elle complique sa structure, et devient la glande neurale; son ouverture dans la cavité branchiale demeure béante, et constitue à son tour l'organe vibratile. Enfin, pour ces naturalistes, cet appareil est l'homologue de l'hypophyse des embryons des Vertébrés.

La plupart de ces faits sont contestés par les autres naturalistes, qui ont étudié cet organe. — Tout d'abord, il est encore impossible d'affirmer si la paroi de l'ébauche est d'origine ectodermique, ou si elle provient de l'endoderme. La dépression, ou, dans les développements condensés, le cordon cellulaire qui lui correspond, naît exactement dans la zone d'union de la branchie avec le stomeon ; or, si la paroi branchiale est endodermique, celle du stomeon est constituée par l'ectoderme, et il paraît plutôt que les premiers vestiges de la glande dérivent de cet ectoderme stoméal. — Plusieurs auteurs ont vu cette ébauche s'ouvrir dans la cavité de la vésicule cérébrale; ainsi qu'il est dit plus haut, cette dernière s'abouche souvent avec le stomeon, et cette communication se trouve ici visée. Le conduit entier, qui mène de la vésicule au stomeon, paraît prendre part à la genèse de la glande neurale ; en conséquence, celle-ci contient, dans sa structure, une portion d'origine nerveuse. De plus, dans les développements condensés, l'extrémité antérieure du neuraxe engendre, d'après les descriptions faites, cette glande avec son organe vibratile. — Tous ces résultats conduisent à une même fin : la glande neurale, avec son conduit spécial, dérive du canal qui relie la vésicule cérébrale au stomeon. Ce canal se ferme du côté de la vésicule, pendant que celle-ci se convertit en cerveau; il se complique, en émettant des branches latérales, et donne l'appareil glandulaire, tel qu'il est établi chez l'adulte.

Il convient de remarquer, à cet égard, que les données fournies par

Ed. van Beneden et Julin sont plus acceptables, et plus conformes aux indications de l'embryologie générale. Si l'origine nerveuse était exacte, les Tuniciers offriraient le seul cas d'une glande, annexée au tube digestif, dont l'ébauche proviendrait du cerveau. Sans doute s'agit-il, en ce cas, de communications secondaires, établies entre deux organes d'origines différentes. La question est cependant en litige, et appelle de nouvelles recherches.

Ce problème offre une certaine importance, à cause de l'homologie accordée à la glande neurale par Ed. van Beneden et Julin. Ces auteurs la comparent à l'hypophyse des Vertébrés, et admettent, en surplus, que ces deux appareils, doués de fonctions excrétrices, représentent les restes des organes rénaux, possédés par les ancêtres communs des Vertébrés et des Tuniciers. — Cette dernière assertion, toute subjective, échappe à l'observation. — La glande neurale des Tuniciers ne joue aucun rôle excréteur, car l'organisme de ces animaux est pourvu d'un rein, tantôt diffus dans l'économie, et constitué par des cellules conjonctives pigmentées, tantôt localisé en certaines régions, et d'aspect précis. La ressemblance de cette glande avec l'hypophyse est frappante; mais elle ne suffit pas pour conclure à une homologie. Afin d'être exacte, et conforme à la loi de la fixité des connexions, l'homologie doit être complète, dans le temps comme dans l'espace, chez tous les animaux mis en cause; ces conditions sont nécessaires pour la rendre indiscutable. Et, comme les Vertébrés craniotes sont les seuls à être munis d'une hypophyse; comme, malgré leur évolution franchement dilatée, les Vertébrés acraniens, les plus proches des Tuniciers, en sont privés, l'opinion signalée, pour se tenir dans les limites des conclusions immédiates venant des faits, ne semble guère acceptable.

IV. Tube digestif et cavité péribranchiale. — Au moment où se fixe la larve urodèle, son tube digestif se compose de deux parties bien distinctes : l'une, antérieure et volumineuse, semblable à une vésicule ovalaire qui remplit la majeure partie du corps ; l'autre, postérieure et tubuleuse, beaucoup plus étroite que la précédente. La première est l'ébauche branchiale, la seconde l'ébauche intestinale. La branchie s'ouvre au dehors par la bouche, percée à fleur de peau, en avant de la vésicule cérébrale; l'intestin débouche, par l'anus, dans l'une des deux fentes branchiales. L'ensemble de ces ébauches constitue, en somme, un tube, de largeurs inégales sur son étendue, et suspendu dans le schizocœlome; cette cavité, remplie par des éléments mésodermiques libres, le sépare de la face interne de l'ectoderme. — Ces relations premières ne tardent pas à être modifiées du tout au tout, avant même la fixation, par la genèse d'une cavité, qui s'étale autour de l'ébauche branchiale, et communique directement avec le dehors. Ce nouvel espace, que tous les Caducicordes possèdent sans exception, et dont les Tuniciers pérennicordes sont seuls privés, est la *cavité péribranchiale*. Sa venue altère tellement les dispositions du tube digestif, que son développement doit être connu pour permettre de les saisir.

Cavité péribranchiale. — *A*. Cette cavité se présente, chez l'adulte, comme un espace entourant la branchie entière, sauf une étroite bande, médiane et inférieure, de celle-ci; cette bande est directement soudée à la paroi du corps, alors que les autres parties de la branchie sont séparées de cette même paroi par toute l'épaisseur de la cavité péribranchiale. Une telle disposition permet de reconnaître, à cette dernière, trois régions principales : deux latérales, symétriques, placées autour des côtés de la branchie; l'autre, impaire et dorsale, située au-dessus de la face supérieure de cet organe. — Les deux régions latérales communiquent largement avec la zone dorsale, et s'unissent à elle sans aucune solution de continuité, de manière à ne former qu'un seul tout. La partie dorsale est la *cavité cloacale*; elle s'abouche avec le dehors par le moyen du siphon cloacal. L'une des régions latérales porte le nom de *cavité péribranchiale droite*, et l'autre celui de *cavité péribranchiale gauche*; toutes deux n'ont de relations entre elles que par l'entremise de la cavité cloacale, avec qui elles sont en rapport, puisqu'elles se terminent en cul-de-sac sur la bande inférieure d'union entre la branchie et la paroi du corps.

La cavité péribranchiale possède une membrane limitante, constituée par une seule assise, de cellules épithéliales; cette membrane se soude avec les tissus contre lesquels elle est appliquée, et n'en est point discernable. A cause de la forme, et de la situation intermédiaire, de la cavité, cette couche se divise en deux parts : l'une qui borne l'espace péribranchial en dehors, et l'autre qui le circonscrit en dedans. La première est le *feuillet externe*, et la seconde le *feuillet interne*. Le feuillet externe est accolé à la face interne de la paroi du corps, et compose, sur cette face, une assise dite de l'*épithélium péribranchial*; le feuillet interne s'attache à la face externe de la paroi branchiale, et s'unit si bien à cette dernière, qu'il est impossible, chez l'adulte, de l'en distinguer.

La paroi du corps est formée par une couche épithéliale extérieure, l'ectoderme, et par un tissu conjonctivo-musculaire sous-jacent, où le sang circule; le feuillet externe de la cavité péribranchiale s'accole à ce dernier, et reste séparé de l'ectoderme par des tissus creusés de lacunes sanguines. De même, la paroi de la branchie se compose d'une assise épithéliale intérieure, l'endoderme, et d'une trame conjonctivo-musculaire, périphérique, moins épaisse que celle de la paroi du corps; le feuillet interne n'est donc pas adhérent à l'endoderme, mais se trouve isolé de lui par un riche réseau lacunaire, où circule le sang. Cette structure des membranes existe tout autour de la branchie; et, comme cet organe occupe, dans le corps, un espace considérable, elle est développée sur de grandes surfaces. — Une telle disposition, avec sa complexité, est produite en entier par l'évolution particulière que subissent les deux fentes branchiales.

B. — Ces fentes sont deux tubes symétriques, et dorsaux, qui font communiquer directement la cavité de la branchie avec les milieux extérieurs ; à cause de leur situation, l'une est droite, et l'autre gauche. Chacune d'elles dérive de deux ébauches, de deux dépressions opposées, qui vont à leur rencontre mutuelle, et s'unissent par leurs extrémités en contact. L'une de ces dépressions se manifeste sur la paroi du corps, et se trouve limitée par un épithélium de provenance ectodermique. L'autre est un diverticule de la branchie ; sa paroi est, par suite, d'origine endodermique. — En cet état, ces deux tubes sont les homologues de leurs correspondants des Pérennicordes, et des fentes branchiales des Vertébrés ; seulement, ils subissent des modifications, que ne présentent jamais leurs similaires de ces derniers groupes d'animaux.

Chacun d'eux, tout en restant creux et pourvu d'une ample cavité, s'élargit, et s'étale en un disque, qui s'accole contre la paroi branchiale, pour s'insinuer entre cette dernière et la paroi du corps. L'élargissement est inégal, en ce sens qu'il est plus prononcé sur les faces antérieure, postérieure, et externe, des tubes, que sur leur face interne. Comme il va en s'accentuant, il a pour effet d'amplifier ces deux disques, qui s'accroissent en s'attachant à une partie toujours plus grande de la paroi branchiale, et finissent par l'envelopper tout entière. Le tube droit donne ainsi la cavité péribranchiale droite, et le tube gauche fournit la cavité péribranchiale gauche. — En avant, ces appareils se terminent en cul-de-sac, autour de la limite antérieure de la branchie ; en bas, ils cessent également, en laissant entre eux l'étroite bande d'union mentionnée plus haut ; et de même en arrière, où ils laissent une bande analogue, fort mince, dans laquelle la paroi branchiale est simple, non recouverte par la cavité péribranchiale et ses feuillets. — Cette étroite zone postérieure porte un organe spécial, qui la dénote : le *raphé postérieur*, encore nommé *sillon rétro-pharyngien*. De même la bande inférieure est munie d'un appareil marquant sa place : la *gouttière ventrale*, encore dite *raphé ventral*, ou *gouttière hypobranchiale*. Enfin, la limite antérieure des cavités péribranchiales sur la branchie est signalée par la présence, sur la paroi branchiale elle-même, d'une gouttière circulaire, la *gouttière péricoronale*.

En somme, les deux fentes branchiales primitives s'élargissent, et se convertissent en disques creux, qui enveloppent la branchie entière, sauf deux étroites bandes médianes, l'une ventrale, et l'autre postérieure. Les parois de ces disques sont constituées par une assise épithéliale simple. Leur paroi externe s'applique contre la face interne de la paroi du corps, et donne le feuillet externe de la cavité péribranchiale ; leur paroi interne s'accole à la face externe de la paroi branchiale, et fournit

Fig. 766 à 771. — DÉVELOPPEMENT DES CAVITÉS PÉRIBRANCHIALES (*coupes transversales, à demi diagrammatiques ;* elles se rapportent aux coupes longitudinales des figures 756 à 760). — En 766, jeune larve urodèle, dont la branchie est encore entière. — En 767, début des

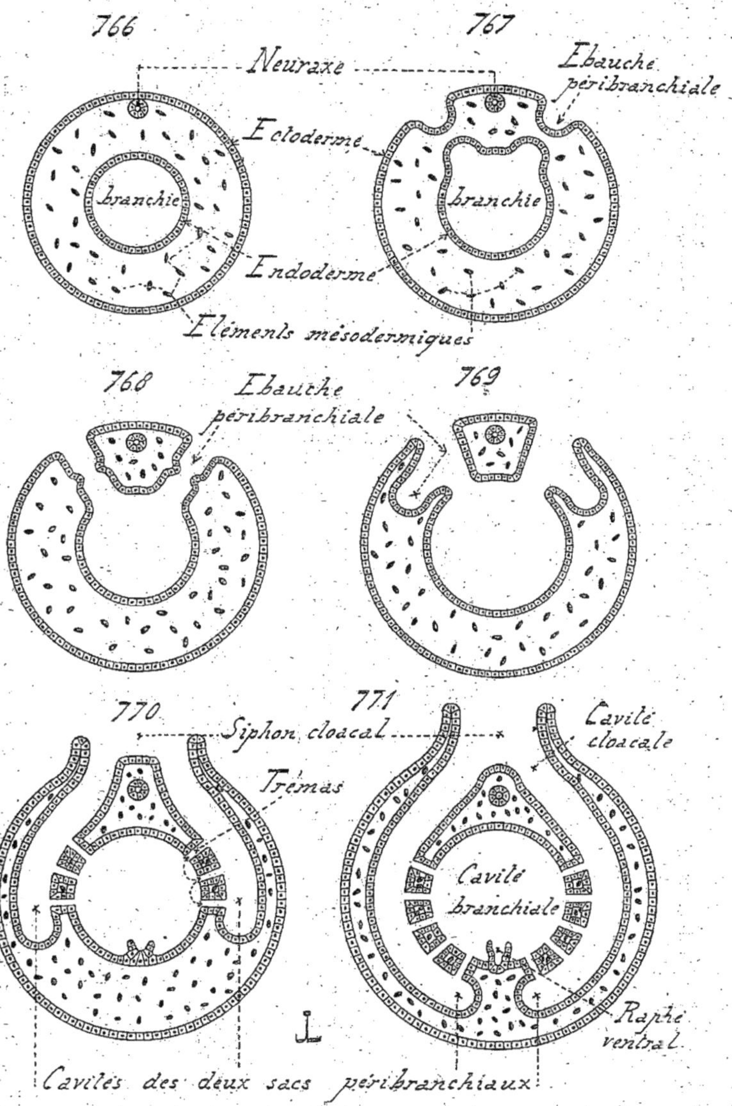

deux fentes branchiales; chacune d'elles naît de la soudure d'une dépression ectodermique avec un diverticule branchial. — En 768, les fentes branchiales sont terminées;
elles vont s'élargir pour devenir les ébauches des cavités péribranchiales. — En 769,
début de cet élargissement. — En 770, suite de cette amplification; des trémas se percent
dans les zones de contact; la région, intermédiaire aux sacs péribranchiaux, s'affaisse.
En 771, achèvement des sacs péribranchiaux, de leurs cavités péribranchiales, et de la
cavité cloacale; les bords de l'orifice extérieur de cette dernière s'allongent en un siphon
cloacal.

le feuillet interne. Les éléments mésodermiques emprisonnés, durant la progression de ces disques, entre les membranes limitantes de ces derniers, et l'ectoderme de la paroi du corps d'un côté, ou l'endoderme branchial de l'autre, produisent la trame conjonctivo-musculaire, avec les espaces sanguins, qui séparent les unes des autres ces couches épithéliales. — L'accolement du feuillet externe à la paroi du corps ne comporte aucun phénomène particulier. Par contre, l'union du feuillet interne à la paroi branchiale se complique de la genèse des ouvertures, destinées à mettre en rapports directs la cavité de la branchie avec les espaces péribranchiaux. Ces orifices, tantôt nommés *trémas*, et tantôt *stigmates*, se percent partout où le feuillet interne se soude à la paroi branchiale, et jamais ailleurs. Ainsi que le fait remarquer Van Beneden avec juste raison, ces ouvertures sont, à cause de leur origine, spéciales aux Tuniciers caducicordes, et ne se rapportent à rien de ce qui existe chez les Vertébrés.

Les deux fentes branchiales débouchent, au début, sur la face dorsale du corps, et de part et d'autre de la ligne médiane. L'espace intermédiaire, qui les sépare, ne reste pas en sa situation, et subit un accroissement moindre que les autres parties de l'organisme; aussi, au lieu de demeurer superficiel, s'affaisse-t-il, et s'enfonce-t-il dans l'intérieur de l'individu. Il se transforme en une cavité, médiane et impaire, au fond de laquelle s'ouvrent les deux fentes branchiales, en voie de donner les vides péribranchiaux; cette cavité, qui provient ainsi d'un enfoncement de l'espace intermédiaire précité, est l'ébauche de la cavité cloacale. Elle grandit, tout en conservant ses connexions avec les cavités péribranchiales, de manière à s'étendre sur la face dorsale entière de la branchie; elle acquiert de cette façon son aspect définitif. De plus, son orifice extérieur allonge ses bords en un tube, qui n'est autre que le *siphon cloacal*. La disposition ultime est alors atteinte.

C. — Ces données dérivent, pour la majeure part, des recherches faites par Ed. van Beneden et Julin; elles démontrent que les cavités péribranchiales de l'adulte correspondent à des fentes branchiales élargies, ayant augmenté la surface de contact de leurs parois avec celles de la branchie. Ces fentes sont formées par deux ébauches, l'une ectodermique, et l'autre endodermique; cette double origine s'applique donc, en conséquence, aux espaces issus de ces organes. Sensiblement, le feuillet externe des cavités péribranchiales peut être considéré comme provenant de la partie ectodermique des fentes; et de même pour le feuillet interne, vis-à-vis de la zone endodermique des mêmes appareils. Mais la démarcation n'est pas tranchée; déjà, dans les fentes tubuleuses, il est impossible de savoir où se relient la portion ectodermique et la portion endodermique, car la paroi épithéliale offre partout une structure identique; il en est de même pour les cavités péribranchiales. En revanche, à cause de son origine par enfoncement, le plancher de la cavité cloacale dérive tout entier de l'ectoderme.

Cette origine double des cavités péribranchiales permet de comprendre les oppositions qui se manifestent, dans les procédés génétiques, lorsque les développements sont condensés. — Les espaces péribranchiaux des individus, issus de la gemmiparité, sont directement produits par la branchie, et limités en conséquence par une paroi endodermique. L'ébauche branchiale primitive se divise, au moyen de deux constrictions parallèles, en une partie médiane, et deux parties latérales; la première devient la branchie, et les autres donnent les premiers rudiments des deux cavités péribranchiales. Puis, une dépression ectodermique fournit la cavité cloacale, munie de son siphon; et, s'unissant aux deux espaces précités, grandissant avec eux, elle engendre les zones qui dérivent de l'ectoderme. — D'autre part, dans l'évolution fort condensée des Pyrosomes, les premières indications des cavités péribranchiales sont données par deux dépressions ectodermiques dorsales, symétriques, et homologues des deux dépressions qui constituent, chez les larves urodèles, les régions externes des fentes branchiales. Seulement, au lieu de s'aboucher de suite avec les diverticules endodermiques, ces dépressions s'enfoncent dans le corps de l'embryon, du cyathozoïde, et se convertissent en tubes; ceux-ci s'allongent, et pénètrent dans l'organisme de chacun des quatre ascidiozoïdes bourgeonnés par cet embryon. L'ébauche branchiale de ces derniers agit ensuite, comme dans le cas précédent. Elle émet, par constriction, deux diverticules latéraux, qui s'unissent aux deux tubes; et, de cette union, après l'accroissement de l'ensemble, et la formation du siphon cloacal, résultent les deux cavités péribranchiales, avec leur part ectodermique et leur part endodermique.

Ainsi, à cause de cette double origine fondamentale, montrée par les évolutions dilatées, les premiers vestiges des espaces péribranchiaux naissent de manières différentes, suivant les types, dans les développements condensés et les bourgeonnements. Mais le résultat atteint est toujours le même, et identique à celui qu'offrent les embryogénies larvaires.

Éʙᴀᴜᴄʜᴇ ʙʀᴀɴᴄʜɪᴀʟᴇ. — Cette ébauche provient de la partie antérieure de l'entéron; sa paroi épithéliale est, en conséquence, de provenance endodermique. Avec sa grande taille, et l'importance du rôle joué par elle dans le corps, la branchie, qui dérive de cette ébauche, est l'homologue de la région respiratoire branchiale des Vertébrés; elle affecte seulement avec ses fentes, élargies en cavités péribranchiales, des connexions que ces derniers animaux ne présentent jamais. Il est permis de la considérer comme un pharynx volumineux, fort agrandi, tout en conservant ses relations normales avec les autres parties du tube digestif, et converti en un appareil respiratoire.

Chez la larve, la branchie s'ouvre au dehors par une bouche percée à fleur de peau. L'endoderme n'arrive pas jusqu'au niveau de cet orifice;

un stomeon, déjà mentionné, constitue l'entrée de la cavité branchiale. Pendant que l'embryon se convertit en adulte, les lèvres de la bouche s'allongent en un tube cylindrique, faisant le pendant du siphon cloacal déjà décrit, et nommé le *siphon buccal*. Etant donnée son origine, ce dernier est, en entier, produit par le stomeon; aussi, sa paroi interne est-elle formée par un épithélium de provenance ectodermique, souvent recouvert par une couche tunicale; celle-ci a été dite la *tunique réfléchie* par De Lacaze-Duthiers. — La ligne d'union de l'ectoderme du stomeon, et de l'endoderme de la branchie, est marquée par une gouttière annulaire, la *gouttière péricoronale;* cette dernière dérive de l'endoderme branchial. Les premières indications de l'organe vibratile, c'est-à-dire de l'orifice excréteur de la glande neurale, se montrent sur cette ligne même, mais en avant de la gouttière péricoronale; elles empiètent sur l'ectoderme du stomeon, et paraissent en dépendre.

Partout où le feuillet interne de la cavité péribranchiale s'accole à la branchie, et ne compose avec la paroi de cet organe qu'une seule et même membrane, des orifices, les *trémas*, se percent au travers de cette dernière. L'épithélium, qui constitue ce feuillet, est d'abord séparé de l'épithélium branchial par un espace, où se trouvent emprisonnés des éléments mésodermiques; puis, dans des régions disposées, d'une manière régulière, en rangées placées les unes derrière les autres, ces deux surfaces épithéliales viennent directement au contact; ces régions, nombreuses et petites, sont celles où les trémas prennent naissance. Les cellules des deux couches accolées grandissent, et acquièrent un aspect cylindrique; chacune des zones de soudure prend une forme ovale, aux contours précis; puis, une fente, semblable à une boutonnière, se creuse dans chacune de ces plaques ovalaires, et, en s'accroissant quelque peu, devient un tréma. Les éléments cellulaires, au milieu desquels elle s'est percée, persistent en leur place, et donnent l'*épithélium trématique*. — Ces ouvertures ne sont pas toutes produites à la fois; elles naissent au fur et à mesure de l'enveloppement de la branchie par les cavités péribranchiales. Les premières d'entre elles sont dorsales, et réparties sans grande précision; la régularité de leur disposition ne commence à se montrer que par la suite. Parfois, des trémas se divisent, au moyen de constrictions, en plusieurs fentes, qui se convertissent en autant d'orifices, semblables aux autres.

Les régions, laissées entre les zones de soudure, dans lesquelles le feuillet interne reste séparé de l'endoderme branchial par des espaces schizocœlomiens, remplis d'éléments mésodermiques, donnent les *bandes inter-trématiques*. Comme les trémas sont des trous ovalaires, aux limites nettes et précises, les bandes constituent un réseau autour d'eux; et, à cause de leur provenance, elles contiennent des cavités sanguines, amples et spacieuses. — Ces organes demeurent ainsi chez la plupart des Ascidies composées, dont l'économie est de structure peu élevée; ils se compliquent chez les autres Caducicordes, et surtout chez les Ascidies simples. Les bandes émettent des prolongements, qui souvent se ramifient à leur tour, et, s'unissant entre eux, produisent les *côtes* de diverses tailles, dont la présence rend si complexe la paroi branchiale. Les expansions, chargées de donner les côtes, naissent sur la face interne du réseau des bandes; d'autres se façonnent sur la face externe, traversent, à cause de leur situation, la cavité péribranchiale, vont se souder à la paroi du corps, et fournissent les *poutrelles dermatobranchiales.*

Dans les parties auxquelles ne s'attache pas le feuillet interne des espaces péribranchiaux, la paroi de la branchie engendre, sur place, le système de gouttières déjà signalé, qui, partant de la gouttière péricoronale, et antérieure, parvient à l'orifice œsophagien en passant par la gouttière ventrale et par la gouttière postérieure; l'épithélium de ces sillons est d'origine endodermique. — La gouttière ventrale est la plus importante de toutes, autant par sa taille que par sa signification. Elle est identique à celle placée, en la même situation, dans la branchie des Vertébrés acraniens; son extrémité antérieure est homologue, par suite, de la portion impaire de la glande thyroïde des Vertébrés craniotes. Elle représente, chez les Vertébrés acraniens comme chez les Tuniciers, le type le plus simple des dispositions sous lesquelles se montre cette glande; aussi le nom de *gouttière thyroïdienne* pourrait-il lui être accordé, afin de mieux indiquer ses affinités.

Éʙᴀᴜᴄʜᴇ ɪɴᴛᴇsᴛɪɴᴀʟᴇ. — Cette ébauche offre, tout d'abord, l'aspect d'un tube recourbé en anse, dont l'extrémité antérieure s'ouvre dans la branchie, et l'extrémité postérieure dans l'une des fentes branchiales. La première ouverture ne se ferme pas, demeure en sa situation première, et devient l'*orifice œsophagien* de l'adulte, c'est-à-dire l'ouverture qui établit des communications directes entre la cavité branchiale et la cavité intestinale. La seconde extrémité persiste également en sa place; mais, à cause de l'élargissement des fentes branchiales, et de l'enfoncement de la région cloacale, elle finit par déboucher dans la cavité formée par cette dernière. — De plus, l'ébauche se divise en trois parties. La région courbée de l'anse s'élargit plus que les autres, et donne l'*estomac;* les annexes portées par elle, et souvent nommées le *foie,* sont des diverticules de la cavité stomacale. La zone, interposée à l'estomac et à l'orifice œsophagien, conserve des dimensions restreintes, et se convertit en *œsophage.* Enfin, la région, située entre l'estomac et l'orifice anal, s'allonge, et produit l'*intestin,* avec sa courbure.

V. **Appareil irrigateur.** — Après la désagrégation du mésoderme, les éléments de ce feuillet composent un mésenchyme épars dans le schizocœle; ils sont plongés dans un plasma liquide, et se meuvent dans toutes les directions. La trame conjonctivo-musculaire de l'organisme, le cœur avec son péricarde, les appareils rénaux et sexuels, prennent naissance à leurs dépens. La plupart des espaces, laissés entre eux durant les phases de ce développement, donnent à leur tour l'appareil irrigateur. En somme, les systèmes de l'excrétion et de la reproduction mis à part, le mésoderme entier se dispose suivant une structure mésenchymateuse, et sous la forme d'un réseau spongieux, dont les mailles sont les lacunes sanguines; un cœur, entouré d'un péricarde, s'annexe à ces dernières. Les travées du réseau sont constituées par un tissu conjonctivo-musculaire, et le sang, qui circule entre elles, consiste en un plasma liquide chargé d'éléments figurés. De plus, chez certaines Ascidies assez élevées dans la série, un deutocœlome périviscéral s'ajoute aux autres cavités déjà creusées dans le feuillet moyen. Celles-ci se répartissent donc en trois systèmes : l'appareil irrigateur proprement dit, le cœur avec son péricarde, et le deutocœlome.

Appareil irrigateur. — Au moment où le mésoderme se désagrège, la cavité blastocœlienne s'est creusée à nouveau, sous la forme d'une fente, entre l'ectoderme et l'endoderme, et grandit sans cesse; cette fente se remplit d'un plasma liquide, dans lequel tombent les cellules mésodermiques dissociées. Il est permis d'assimiler à un schizocœle, en prenant ce terme dans son sens le plus étendu, et ne lui accordant qu'une acception relative aux qualités de forme, cet espace occupé par les éléments du feuillet moyen. Contrairement à ce qu'il en est chez les Schizocœlomiens véritables, cet espace n'est pas primitif; sa présence correspond à une réapparition secondaire du blastocœle, accompagnée d'une désagrégation d'un mésoderme entérocœlien et épithélial. — Lorsque ces phénomènes sont achevés, le feuillet moyen offre tous les caractères d'un mésenchyme, dont la substance fondamentale serait liquide; il est interposé à l'ectoderme et à l'endoderme, ou à leurs dérivés, qui conservent une disposition épithéliale.

Les éléments de ce mésenchyme, toujours plongés dans un plasma, augmentent en nombre par une multiplication incessante. Plusieurs ne tardent pas à exsuder, et à déposer autour d'eux, une substance fondamentale solide; ils produisent un tissu conjonctif embryonnaire, et aréolaire, car ils sont répartis irrégulièrement dans le schizocœle. Ils unissent les uns aux autres leurs exsudats de substance fondamentale. Un réseau conjonctif à larges mailles, placé entre les organes façonnés à cette époque, prend ainsi naissance ; les mailles sont occupées par le plasma liquide, dans lequel se trouvent les cellules ne produisant point autour d'elles une gangue compacte. Ce réseau croît en importance, à mesure que ses éléments génétiques augmentent eux-même en quantité. Le plasma liquide agit de même, avec ses globules en suspension. Finalement s'accentue et se complète l'état ultime : la trame conjonctivo-musculaire forme un lacis serré, et creusé d'espaces lacunaires, où circule le sang. La trame se constitue par l'apport de nouvelle substance fondamentale, et par la différenciation de ses cellules en éléments conjonctifs, ou en fibres musculaires; le sang provient directement du plasma initial, qui conserve sa structure, et se borne à accroître son volume, avec le nombre de ses éléments figurés. Étant donné l'aspect de ces derniers, qui émettent des expansions pseudopodiques, et se comportent comme des globules lymphatiques, le sang des Tuniciers mérite plutôt le nom d'*hémolymphe*.

Ainsi s'établit la disposition lacunaire de l'appareil irrigateur des adultes. Comme cette organisation autorisait à le pressentir, le développement s'effectue suivant un type mésenchymateux des plus nets.

Cœur et péricarde. — Les observations faites jusqu'ici sur la genèse de ces organes sont contradictoires, et souvent difficiles à interpréter. La seule donnée importante, qui soit hors de conteste, porte sur l'origine même des ébauches; elles proviennent de la vésicule branchiale, et naissent, aux dépens de sa paroi, sur la ligne médiane et dans sa région postérieure.

A. — A en juger d'après les notions acquises, le cœur et le péricarde se forment de deux manières, suivant que l'embryon appartient à la série des Tuniciers privés de la faculté gemmipare, ou suivant qu'il rentre dans celle des Tuniciers capables de se reproduire par bourgeonnement. — Dans le premier cas, l'ébauche consiste en une prolifération locale, impaire et médiane, de la paroi branchiale. — Dans le second cas, la genèse de cette ébauche est liée à celle de l'*axe endodermique du stolon gemmipare*. Cet axe, nommé par Ed. van Beneden et Julin le *tube épicardique*, est produit d'une manière hâtive; il donne naissance au péricarde et au cœur. Il est engendré, dans une région semblable à celle où le cœur se délimite d'après le premier mode, par deux amas cellulaires, issus de la paroi branchiale. Ces derniers, les *cylindres procardiques* d'Ed. van Beneden et Julin, s'allongent, et se creusent d'une cavité centrale; ce faisant, ils s'accolent l'un à l'autre par leurs extrémités libres, unissent en cette région leurs cavités respectives, et s'ouvrent en surplus dans la branchie; ils constituent, de cette manière, un système tubuleux, offrant l'aspect d'un Y majuscule, dont les branches supérieures débouchent dans la cavité branchiale, alors que la branche inférieure demeure close. L'extrémité distale de cette dernière se sépare du reste du système, et donne une vésicule fermée, qui est l'ébauche commune du péricarde et du cœur; ensuite, l'axe endodermique s'étend à côté de cette dernière, avec laquelle il conserve des rapports étroits de contiguïté (de là vient le nom accordé par les auteurs précédents), et s'étend jusque dans la région où doit se façonner le stolon gemmipare.

Ed. van Beneden et Julin se basent sur cette particularité des Ascidies bourgeonnantes, qu'ils ont étudiée chez la *Clavelina Rissoana*, pour en conclure que l'ensemble du cœur et du péricarde dérive de deux ébauches ; ces dernières sont les cylindres procardiques, qui s'unissent, et donnent, par leur soudure, l'unique rudiment commun de ces deux parties de l'appareil irrigateur. Il semble plutôt qu'il s'agit ici d'organes de valeur différente, ayant entre eux des connexions génétiques d'une importance secondaire. — Le bourgeonnement n'est pas un phénomène primitif chez les Tuniciers, puisque la faculté gemmipare manque aux représentants de la classe des Pérennicordes. La plupart de ces derniers sont cependant pourvus d'un cœur ; l'existence de cet appareil n'est donc pas liée à celle de l'axe endodermique des stolons gemmipares. Les cylindres procardiques n'ont pas d'autre but que de fournir cet axe chez les Ascidies bourgeonnantes ; et, comme ils naissent hâtivement, comme ils sont formés dans la région chargée de produire le péricarde avec le cœur, ils déplacent l'ébauche de ces derniers, et l'entraînent avec eux. Aussi cette ébauche se dégage-t-elle de la zone de soudure des cylindres procardiques, au lieu de provenir directement de la branchie. Les Ascidies simples, qui n'ont pas de stolon gemmipare, et sont privées par suite de l'axe endodermique de ce dernier, engendrent directement cette ébauche, simple et impaire dès son début, aux dépens de leur paroi branchiale. — En résumé, le rudiment commun du péricarde et du cœur est essentiellement unique et impair.

Une seconde question se pose ensuite. Ce rudiment dérive de la paroi branchiale ; or, à ce moment de l'évolution, celle-ci consiste en une assise d'épithélium endodermique ; la conséquence en est donc, que cette ébauche dérive de l'endoderme. Une telle opinion est acceptée par la plupart des auteurs ayant observé ces phénomènes, entre autres par Seeliger, Ed. van Beneden, et Julin. — Cependant, chez les Ascidies simples, les premières indications de l'ébauche se manifestent au moment où le mésoderme, produit par la vésicule cordo-mésodermique de l'entéron primordial, commence à peine à se désagréger ; plusieurs des éléments issus de cette désagrégation, et surtout de celle de la plaque ventrale, s'accolent à l'ébauche, et ne s'en séparent point. De plus, l'allure générale des cellules de cette dernière ressemble à celle des cellules du feuillet moyen. Il est permis de se demander, dans ce cas, si la vésicule branchiale, en cet instant des phases embryonnaires, ne possède pas la même valeur génétique que la vésicule cordo-mésodermique, et si sa paroi ne correspond pas à un protendoderme, capable encore de se différencier en endoderme et mésoderme. Une telle différenciation serait superflue dans la branchie presque entière, qui donne seulement l'organe de la respiration, mais elle pourrait se manifester dans la région destinée à engendrer le péricarde et le cœur. — Cette réserve est utile, car elle autorise à soupçonner que l'origine du cœur est semblable à celle des autres parties du feuillet moyen, et notamment de l'appareil irrigateur. Il est, en effet, difficile de comprendre comment l'organe central du système circulatoire serait d'une autre provenance que la périphérie de cet appareil, et de quelle manière, cela étant, il s'adjoindrait à elle.

Des divergences analogues d'observation et d'interprétation existent encore au sujet des procédés employés, par le péricarde et par le cœur, pour parvenir à leur état définitif.

B. — Les recherches faites à cet égard se rapportent à deux types principaux.

Dans le premier, l'ébauche est une masse cellulaire compacte, qui commence par s'accroître en augmentant le nombre de ses éléments. Puis, deux cavités distinctes, et ne communiquant pas l'une avec l'autre, se creusent en elle : la première est centrale, la seconde entoure celle-ci à la manière d'un anneau. Toutes deux sont séparées par une membrane cellulaire, qui limite à la fois la première en dehors, et la seconde en dedans; l'ensemble est entouré par les cellules périphériques, qui composent une membrane extérieure, à laquelle vient se souder, sur une bande étroite, la paroi précédente. Le vide central est la cavité cardiaque; l'espace périphérique devient la cavité péricardique; la membrane extérieure est la paroi du péricarde, l'interne celle du cœur. Les deux organes, ainsi ébauchés avec leurs connexions définitives, n'ont plus qu'à s'accroître pour atteindre leur forme ultime. — Ces phénomènes ont été observé sur plusieurs Tuniciers, et notamment par Chabry sur l'*Ascidiella aspersa*. D'après cet auteur, quelques-unes des cellules centrales de l'ébauche se désagrègent, et tombent dans la cavité cardiaque où elles se convertissent en globules sanguins. Les deux extrémités du cœur se mettent en relation, par la suite, avec les deux principaux sinus de l'appareil irrigateur.

Le rudiment cardiaque se convertit, dans le second type, décrit surtout par Kowalevsky chez les *Didemnum*, par Ed. van Beneden, Julin, et Seeliger, sur les *Clavelina*, en une vésicule close. Une partie de la paroi vésiculaire se déprime en un sillon, qui se ferme par le rapprochement de ses bords, et se transforme en un canal; à cause de son origine, ce canal est suspendu dans la cavité de la vésicule, et accolé à la paroi de cette dernière par la ligne même où la soudure des bords s'est effectuée. Ce canal est le cœur; le reste de la vésicule constitue le péricarde; les connexions ultimes des deux organes sont acquises par le fait de cet accolement sur une bande étroite. Le cœur s'abouche ensuite avec les sinus sanguins, comme dans le cas précédent. La zone de soudure de la paroi du péricarde avec celle du cœur est dite, par Van Beneden et Julin, le *raphé cardiaque*.

Il est possible de rapporter l'un de ces types à l'autre par la substitution du procédé massif au procédé invaginant et creux; mais il reste à savoir lequel est primitif, et essentiel. Tout ce qu'il est permis d'observer à cet égard consiste en ce fait, que le second mode, tout en existant dans quelques évolutions larvaires, paraît employé d'une manière exclusive dans les développements gemmipares. Dans la mesure où les notions connues autorisent à conclure, on pourrait penser que le second type est secondaire par rapport au premier.

DEUTOCŒLOME. — Cette cavité, encore nommée *cavité générale*, ou *cavité périviscérale*, n'existe que chez un nombre restreint de Tuniciers. Elle manque à tous les Caducicordes libres, ainsi qu'aux Ascidies composées ; elle fait son apparition, en suivant la série de complexité croissante des êtres, chez les *Rhopalona*, pour atteindre sa plus grande ampleur chez les Cionides ; elle persiste encore, bien que restreinte, dans l'organisme des Phallusiadées, et fait défaut aux Cynthies comme aux Molgules. — De même que sa similaire des Mollusques et des Arthropodes, elle correspond à une partie du schizocœle, qui s'est séparée des autres régions converties en un appareil irrigateur ; elle constitue, autour des viscères, une cavité, dans laquelle ces derniers peuvent subir les contractions et les déplacements nécessités par leur rôle.

Son origine est des plus simples ; elle dérive directement du schizocœle larvaire. Le réseau conjonctivo-musculaire, chargé de donner naissance à l'appareil irrigateur, organise son lacis de travées contre l'ectoderme et contre l'endoderme ; le début de ce réseau, sauf quelques bandes anastomotiques et intermédiaires, consiste en deux plaques, dont chacune est accolée à l'un de ces feuillets. Un espace de schizocœle libre reste interposé entre ces deux plaques. La part, de cet espace, située dans la région branchiale du corps, disparaît à la suite de la genèse des cavités péribranchiales, qui envahissent le lieu occupé par elle, Mais la part placée autour de l'intestin demeure en sa position, et persiste ainsi dans l'organisme définitif. Les lacunes sanguines du réseau, qui, au début, communiquent avec elle, se ferment de son côté, et cessent toute connexion directe avec ce deutocœlome ainsi ébauché. Les éléments qu'elle contient produisent un petit nombre de lames mésentériques, qui la traversent pour aller de la paroi intestinale à la paroi du corps ; et ceux, qui ne sont point intéressés dans cette formation, tombent en dégénérescence pour la plupart.

VI. **Appareils rénaux et sexuels.** — Les organes rénaux des Tuniciers se présentent sous deux formes. Dans l'une, plus fréquente, ils consistent en amas locaux de cellules pigmentées, et chargées de composés de désassimilation. Dans l'autre, ils sont constitués par des vésicules closes, dont les cavités se remplissent de produits uratés. Tantôt, chez les Molgulides par exemple, il n'existe qu'une seule de ces vésicules dans l'économie ; tantôt, comme chez les Phallusiadées, ces organes sont nombreux, et accumulés dans le tissu conjonctif de la paroi du corps. — Au sujet du premier cas, les cellules rénales sont des éléments mésodermiques frappés de dégénérescence granuleuse, et qui accumulent en eux-mêmes les déchets vitaux des régions avoisinantes ;

elles rétractent leurs expansions, deviennent arrondies ou ovalaires, et restent disséminées dans l'organisme, ou se rassemblent en plus grande quantité dans des régions données. En ce qui touche la seconde forme, chaque vésicule provient d'un amas compact de cellules mésodermiques ; cet amas se creuse d'une cavité, où parviennent les produits de la désassimilation, et dont la paroi est constituée par les cellules elles-mêmes. Quel que soit le type, ces organes sont privés de produits excréteurs, et forment un rein d'accumulation.

Les documents les plus précis, de ceux donnés sur la genèse des appareils sexuels, sont dus à Van Beneden et Julin ; ils proviennent des représentants de trois espèces : la *Clavelina Rissoana*, la *Perophora Listeri*, et l'*Ascidiella (Phallusia) scabroïdes*. — Les Tuniciers sont hermaphrodites. A en juger d'après les faits acquis, l'ébauche de leurs organes sexuels dérive du mésoderme ; elle est unique et impaire, et se subdivise d'une manière secondaire en deux parties, dont l'une est mâle, et l'autre femelle.

Quelques-unes des cellules du mésoderme se rassemblent en un amas compact, placé dans l'anse que décrit l'intestin ; cet amas se creuse d'une cavité, et se convertit en une vésicule. Entre temps, cette dernière émet un cordon cellulaire, le *cordon génital*, dirigé vers la cavité cloacale. La vésicule sexuelle grandit, et se scinde en deux parties, dont l'une est l'ébauche du testicule, l'autre celle de l'ovaire. Tout d'abord, la première s'ouvre dans la seconde, pendant que le cordon génital se transforme en un conduit creux, par l'apparition d'une lumière dans son intérieur ; puis, la croissance des organes se dirige de telle manière, que le conduit se partage à son tour en deux canaux accolés, dont l'un est en relations directes avec le testicule, et l'autre avec l'ovaire ; celui-ci est l'oviducte, celui-là le canal déférent. La disposition définitive de l'appareil est alors atteinte ; le testicule et l'ovaire se bornent à s'accroître, en revêtant leur aspect propre, et variable suivant les types.

§ 5. — Reproduction asexuelle et alternance des générations.

I. **Considérations générales.** — Les Tuniciers sont les plus complexes des animaux pourvus d'une reproduction asexuelle ; aussi les procédés, employés par cette dernière pour s'exercer, se présentent-ils avec une allure particulière, connexe à la supériorité organique, et que les autres êtres n'offrent pas à un tel degré. De plus, ces procédés, tout en étant uniformes quant à leurs manifestations essentielles, comportent plusieurs modes secondaires et différents, que les recherches actuelles permettent de relier les uns aux autres, du moins en partie. L'étude de ces divers phénomènes offre donc une grande importance, non seulement en ce qui touche les Tuniciers pris en eux-mêmes, mais en ce qui regarde la reproduction asexuelle considérée dans son ensemble.

A. — Les Tuniciers inférieurs, qui composent la classe des Pérennicordes, se multiplient par la voie sexuelle, et jamais d'autre façon. La reproduction asexuelle appartient en propre aux Tuniciers supérieurs, aux Caducicordes; elle est donc secondaire, et non pas essentielle. Elle n'existe pas chez tous les Caducicordes, mais seulement chez quelques-uns d'entre eux, chez ceux qui possèdent l'organisme le plus simple. Ainsi, tout en manquant aux Tuniciers les moins complexes, elle est cependant liée, chez les êtres qui la présentent, à une certaine infériorité de structure. Elle s'exerce, dans ses traits fondamentaux, par la gemmiparité, et s'adjoint, dans certains cas, des procédés fissipares.

La répartition diverse de la gemmiparité, parmi les Caducicordes, avait porté, autrefois, à diviser ces êtres en *Ascidies simples* et *Ascidies composées*. Les premières sont celles qui ne bourgeonnent jamais, et les secondes celles qui offrent le contraire, qui se reproduisent par la voie gemmipare; cette classification, très commode tout en étant systématique, est encore souvent employée, à cause de sa commodité même. — On partageait même en deux groupes la série des Ascidies composées, suivant les relations affectées entre eux par les générateurs et leurs descendants. La reproduction asexuelle des Caducicordes aboutit toujours à la genèse d'une colonie, dont les zooïdes sont tantôt plongés dans une gangue commune, fournie par leurs tuniques soudées en un tout cohérent, et tantôt séparés les uns des autres sur la plus grande part de leur étendue. Celles-ci sont les *Ascidies sociales*, dont les colonies se composent de zooïdes unis entre eux par leurs bases, ou insérés sur un lacis commun de stolons; les premières sont les vraies Ascidies composées, ou *Ascidies agrégées*, dont chaque colonie ne constitue qu'une seule masse, aux contours définis, car tous ses zooïdes sont entièrement noyés dans la gangue tunicale, et n'affleurent à sa surface que par leurs orifices siphonaux. — De telles particularités ne peuvent plus aujourd'hui servir de base à une classification naturelle, car elles sont de valeur très secondaire. Les Ascidies simples comprennent, en réalité, deux groupes distincts, dont l'un, celui des Cionides et des Phallusides, se relie aux Ascidies sociales, et par là aux Distomides, qui sont des Ascidies composées; et dont l'autre, celui des Molgules et des Cynthies, se rattache aux Ascidies composées appartenant à la famille des Polystyélinées, et sans doute aussi à celle des Botryllides.

Une opposition des plus curieuses s'établit, chez les Tuniciers caducicordes, entre la taille des individus, et la présence, ou l'absence, de la faculté gemmipare. Les Ascidies simples, qui ne bourgeonnent jamais, sont en même temps les plus grandes de toutes. Par contre, les Ascidies composées sont beaucoup plus petites; comme si la propriété bourgeon-

nante, unie à la vie coloniale, avait à la fois restreint le développement des zooïdes en dimensions, et donné à l'assemblage colonial le
pouvoir d'augmenter de volume par le seul accroissement du chiffre des
individus, non par celui de leur taille. La série, qui va des Ascidies
sociales aux Cionides, est intéressante, en ce sens qu'elle montre une
amplification de plus en plus grande des dimensions, à mesure que la
gemmiparité perd de son importance; de même, la différence des
Polystyélinées, qui bourgeonnent et sont petites, et des Styélinées, semblables aux précédentes, mais privées de bourgeonnement et plus
grandes. Ce rapport entre la taille des êtres considérés, et leur pouvoir
de reproduction asexuelle, entraîne dans la pensée, par sa constance
même, une relation de cause à effet; il contribue, pour sa part, à montrer combien une division des Ascidies, en simples et composées, tout
en étant aisée et fort tangible, s'accorde peu avec les affinités naturelles.

    B. — La gemmiparité n'a pas encore été étudiée chez tous les Tuni-
ciers qui la présentent, et les observations acquises sont parfois contradictoires. Il est possible, cependant, de dégager de ces recherches un
certain nombre de faits essentiels, qui constituent la base fondamentale de ce mode reproducteur. — Le générateur fournit au jeune bourgeon, produit par lui, et destiné à devenir un descendant, des éléments
empruntés aux trois feuillets qui le composent lui-même; dès sa première apparition, le bourgeon est donc formé de trois assises cellulaires
emboîtées, l'externe d'origine ectodermique, l'interne de provenance
endodermique, et la moyenne issue du mésoderme de l'être qui lui
donne naissance. Ces trois couches évoluent, et se développent, de
manière à fournir les mêmes organes que leurs correspondantes des
embryogénies larvaires, mais avec une abréviation fort accusée. Cette
dernière résulte de l'union du générateur et de son descendant; le premier procure au second les matériaux nécessaires pour son alimentation,
et joue vis-à-vis de lui, sous ce rapport, le rôle d'une vésicule vitelline.
Ces matériaux sont donnés par le sang, car le mésoderme du jeune
bourgeon contient des vaisseaux sanguins, qui communiquent avec ceux
de son générateur; il est, par ce moyen, nourri d'une manière constante,
jusqu'à son achèvement. Au moment où l'organisme du descendant est
capable de se suffire à lui-même, ces relations vasculaires disparaissent
chez diverses Ascidies composées; elles persistent chez plusieurs autres,
les Botryllides par exemple, et la plupart des Ascidies sociales.
    Autant qu'il est permis d'en juger d'après les faits connus, la part
endodermique du jeune bourgeon provient de la branchie du générateur,
ou de la zone endodermique de ses cavités péribranchiales. Elle soulève devant elle, en grandissant, le mésoderme et l'ectoderme placés au
niveau de son extrémité libre en voie d'extension, et s'entoure d'eux;
l'ébauche gemmipare est alors constituée. Dans le cas où la couche
interne, l'axe endodermique, de cette dernière, dérive de la branchie,

elle traverse parfois la région postérieure du corps du générateur, en contractant des connexions étroites avec le péricarde et le cœur de ce dernier; elle n'est autre que l'*épicarde*, déjà mentionné dans l'étude du développement du cœur.

La gemmiparité est tantôt stoloniale, tantôt directe. Dans ce dernier cas, le générateur produit directement son descendant sur une zone de son corps. — Dans le premier, il émet au préalable des stolons, plus ou moins longs, sur lesquels prennent naissance les bourgeons. Chaque stolon se ramène, en somme, à un tube, contenant l'axe endodermique en son centre, autour de lui un mésoderme muni de lacunes sanguines, et à l'extérieur une assise ectodermique revêtue d'une cuticule tunicale. A cause de sa situation, et de sa provenance, l'axe endodermique est tantôt nommé *lame stoloniale*, tantôt *cloison stoloniale*, ou *lame épicardique*. — Les stolons donnent les descendants de deux manières. Ou bien, ils se bornent à s'épaissir par places, les zones épaissies étant les bourgeons; et ce fait existe chez la plupart des Ascidies sociales. Ou bien ils se segmentent, par une véritable fissiparité, chaque tronçon devenant un individu particulier. Cette gemmiparité complexe, en ce sens qu'elle s'adjoint des phénomènes de division, est assez répandue; les Salpes en offrent un excellent exemple.

Enfin, la gemmiparité n'est pas toujours spéciale aux adultes, et les embryons de certains Caducicordes sont capables de la posséder. Ce bourgeonnement précoce fait son apparition chez diverses Ascidies composées; elle atteint sa plus grande importance chez les Pyrosomes et les Salpes, où elle constitue un phénomène régulier du développement.

II. Développement des bourgeons. — L'étude de ce développement comprend quatre parties. La première se rapporte à la provenance des bourgeons, c'est-à-dire à leur position sur le générateur; la seconde, aux procédés employés dans leur formation, dans leur naissance; la troisième à leur évolution particulière; enfin la quatrième aux diverses formes coloniales produites par la gemmiparité. — Les recherches faites sur ces quatre sujets n'ont pas encore été étendues à toutes les familles des Ascidies gemmipares; les plus complètes d'entre elles concernent seulement les Thaliacées, les Botryllides, les Pérophores, et les Clavelines.

Provenance des bourgeons. — Les cas connus sur un tel sujet se rapportent à trois modes principaux : le *bourgeonnement péribranchial*, le *bourgeonnement pylorique*, et enfin le *bourgeonnement basilaire*.

Dans le premier procédé, et comme l'indique l'expression destinée à le désigner, la gemmiparité se manifeste sur les côtés du corps du générateur, au niveau de sa cavité péribranchiale. Une portion endodermique de la paroi de cette dernière s'épaissit, et donne une masse cellulaire, qui grandit vers l'extérieur. Elle soulève, pendant son accroissement, le mésoderme et l'ectoderme situés à sa hauteur, et donne de cette façon, grâce à cette adjonction supplémentaire de tissus d'origine ectodermique et mésodermique, un jeune bourgeon; celui-ci ébauche son organisme avec les trois feuillets qu'il possède, et se convertit en un nouvel individu. Ce mode gemmipare, dont les Botryllides offrent un exemple, se rapporte à un bourgeonnement direct. Le générateur se borne à produire, sur une de ses faces, un mamelon en saillie, qui devient un descendant; il ne donne pas de stolon.

Le second procédé est fréquent chez les Didemnides et les Diplosomides; il correspond de même à une genèse directe, et nullement stoloniale. L'expression de *bourgeonnement œsophagien* serait, dans ce cas, préférable à celui de *bourgeonnement pylorique*, adopté par un grand nombre d'auteurs, car l'œsophage est chargé de fournir la partie endodermique du descendant. — Une modification curieuse de ce procédé existerait chez plusieurs représentants de ces deux familles : le nouvel individu serait produit en deux fois, au moyen de deux bourgeons émis par un même générateur, distincts d'abord, et unis ensuite. L'un de ces bourgeons est de provenance œsophagienne, et l'autre d'origine péribranchiale, comme dans le premier cas. Tous deux se joignent, et se soudent; dans cette coalescence, le premier donne l'intestin, et le second la branchie avec la part endodermique de la cavité péribranchiale.

Le troisième mode est le plus fréquent de tous. La branchie du générateur émet une expansion tubuleuse, de forme et de longueur variables suivant les types, qui est l'*axe endodermique*, ou l'*épicarde*, déjà signalé à plusieurs reprises; des tissus de provenance mésodermique et une couche d'ectoderme se disposent autour de cette expansion, pour constituer avec elle un appareil, où les trois feuillets sont représentés. Cet appendice complexe est un véritable stolon, dont la situation varie suivant la forme même du corps de l'être qui le possède. Son évolution s'effectue également d'après des procédés divers. Il est permis de reconnaître, sous ce double rapport, trois types principaux : celui de la plupart des Ascidies sociales; celui des Polyclinides; enfin la disposition offerte par les Thaliacées.

Le corps des Ascidies sociales porte, sur sa région inférieure, des stolons, aux dépens desquels prennent naissance les descendants. La longueur de ces expansions, et leurs relations mutuelles, varient d'un genre à l'autre, et parfois d'une espèce à ses voisines; mais, ces modifications secondaires mises à part, la structure essentielle concorde de tous points. Chaque stolon contient un tronçon de l'axe endodermique, et bourgeonne, au moyen d'épaississements locaux des tissus qui le constituent. — Tel n'est pas le cas des Polyclinides. Le stolon de chaque individu paraît continuer le corps en bas, et former un pédicule plus ou moins net; celui-ci renferme à la fois l'axe endodermique, et les glandes sexuelles, dont les œufs sont volumineux pour la plupart, et bien développés. Ce stolon se divise ensuite, par des constrictions transversales, en tronçons placés à la file ; chacun de ces derniers est capable de se convertir en un nouvel individu. La reproduction asexuelle ne consiste pas seulement en une gemmiparité, mais en un bourgeonnement compliqué de phénomènes fissipares. Le générateur produit, comme dans le premier cas, un stolon gemmipare ; mais ce dernier, au lieu de s'épaissir par places pour donner de jeunes bourgeons, ou de se transformer tout entier en un être complet, se scinde, par une véritable fissiparité, en segments destinés à devenir des Ascidies adultes. — Le développement, offert par les Polyclinides, permet de comprendre celui des Thaliacées, et de le rattacher à la gemmiparité habituelle des autres Tuniciers. Le corps du générateur porte un stolon, engendré d'une manière hâtive, et placé sur la face ventrale de l'organisme, non loin du cœur. Ce stolon contient de même des glandes sexuelles, dont les ovaires seuls paraissent bien formés ; il se divise en segments, souvent très nombreux, dont chacun renferme, outre des dépendances des trois feuillets possédés par le stolon lui-même, une part de l'appareil sexuel. Tous ces tronçons se convertissent, par la suite, et chacun pour son compte, en individus parfaits.

Naissance des bourgeons. — Dans la mesure où il est possible de juger d'après les résultats connus, le développement premier des jeunes bourgeons est le même chez tous les Tuniciers gemmipares. Il consiste en la formation d'une ébauche composée des trois feuillets emboîtés, dont les éléments sont empruntés à leurs correspondants du générateur, et au sein de laquelle se creuse une cavité, la *vésicule primitive* de la plupart des auteurs ; cette dernière est l'homologue de la *vésicule entérique*, de *l'entéron*, des larves, et le même nom peut la désigner. Cette cavité est limitée directement par les cellules de l'assise endodermique. — Mais, si les premières phases de l'évolution des bourgeons sont identiques, à n'examiner que leurs types fondamentaux, les procédés, suivant lesquels elles se manifestent, diffèrent d'après la nature de la gemmiparité.

Les études, faites par Ed. van Beneden et Julin sur le bourgeonnement des Clavelines, ont montré que l'axe endodermique des stolons provient de la branchie du générateur ; à cause de ses connexions étroites avec le péricarde et le cœur de ce dernier, cet axe a été nommé *épicarde* par les auteurs précités. Bien qu'il soit simple dans le stolon, ses ébauches sont au nombre de deux : le fond de la branchie produit deux expansions, les *cylindres procardiques* des mêmes naturalistes, qui s'unissent, par leurs extrémités libres, en un seul corps ; celui-ci s'accroît, s'allonge, reste simple désormais, et constitue l'épicarde. — Tout en grandissant, il soulève devant lui les tissus mésodermiques placés à son niveau, et s'entoure d'eux. Ces tissus se composent d'une trame conjonctive, et de sinus sanguins longitudinaux, qui continuent à faire partie du réseau vasculaire du générateur. Ces sinus sont au nombre de deux ; l'un est placé sur l'axe endodermique, et l'autre au-dessous de ce même axe ; le premier est le *sinus sus-épicardique*, et le second le *sinus sous-épicardique*. Lorsque l'accroissement de ces deux premières assises est suffisant pour déterminer la production d'une saillie sur l'organisme du générateur, la zone ectodermique soulevée entoure le mésoderme du stolon, et complète ainsi la structure de ce dernier.

Les récentes recherches, faites par Pizon sur les Botryllides, autorisent à croire que l'épicarde ne joue aucun rôle dans le bourgeonnement direct, et péribranchial, de ces animaux. Une région, d'origine endodermique, de la paroi des cavités péribranchiales, entre en prolifération active, et s'épaissit ; ce faisant, elle refoule devant elle, en grandissant vers le dehors, les tissus mésodermiques et ectodermiques situés à sa hauteur, s'enveloppe d'eux, et constitue avec leur aide un jeune bourgeon complet. Par cette origine même, la cavité péribranchiale émet dans l'intérieur de ce dernier un diverticule, qui devient la vésicule entérique — Les deux cylindres procardiques existent cependant chez les Botrylles, et occupent une situation semblable à celle de leurs similaires des Clavelines ; mais ils n'ont aucune fonction gemmipare. Ils offrent l'aspect d'expansions tubuleuses, annexées aux cavités péribranchiales, qui s'étendent autour des viscères, et les enveloppent en se moulant sur leurs parois. Il importe de ne pas confondre ces dépendances de l'appareil branchial avec le deutocœlome, offert par diverses Ascidies simples, les Cionidées notamment ; les rapports avec l'intestin sont les mêmes dans les deux cas, mais les provenances sont différentes.

ÉVOLUTION DES BOURGEONS. — Cette évolution a été suivie par plusieurs auteurs, sur des Tuniciers divers, notamment par Kowalevsky sur les Pérophores, par Ed. van Beneden et Julin sur la Claveline, par Pizon sur les Botryllides. Les résultats principaux concordent dans ces trois cas, et autorisent à penser que les données suivantes sont applicables à toutes les Ascidies gemmipares.

Le jeune bourgeon consiste en une cavité entérique, la *vésicule interne* ou *vésicule primitive* des auteurs, qu'entourent les trois assises d'endoderme, de mésoderme, et d'ectoderme. Ces deux dernières couches se comportent comme dans les développements larvaires, et n'offrent aucune particularité trop accentuée. Il n'en est pas de même pour l'endoderme ; celui-ci se modifie d'après des procédés, fort distincts de ceux qui se manifestent chez les larves, et comparables à ceux montrés par les embryogénies condensées.

La paroi endodermique de la cavité entérique ne donne aucune corde. — Dans le cas des bourgeonnements directs, cette cavité dérive d'un diverticule émis par les espaces péribranchiaux. Dans les phénomènes gemmipares accompagnés de la genèse d'un épicarde, cet axe endodermique se compose de deux couches cellulaires accolées, qui s'écartent l'une de l'autre dans la zone où le bourgeon prend naissance, et laissent entre elles un vide : la cavité entérique elle-même.

Chez la Claveline, cette cavité, avec l'endoderme qui la limite, et lui constitue une paroi, se divise transversalement en deux portions inégales ; la postérieure, plus petite, est chargée de donner le péricarde ; l'antérieure fournit la branchie, l'intestin, l'épicarde, et la majeure partie des cavités péribranchiales. — A cet effet, la portion antérieure se scinde, au moyen de deux étranglements longitudinaux et parallèles, en trois segments juxtaposés. Le tronçon médian se convertit en branchie et intestin ; son extrémité antérieure s'élargit, et se transforme en sac branchial ; son extrémité postérieure demeure étroite, et persiste comme intestin. Les deux segments latéraux, qui flanquent le précédent à droite et à gauche, produisent les deux cavités péribranchiales, ou du moins les portions de ces cavités qui sont limitées par l'endoderme ; la cavité cloacale, chargée de fournir la part ectodermique, est de venue tardive, et prend naissance par une dépression dorsale des téguments. Enfin, l'épicarde est engendré par la branchie du jeune bourgeon, de la même manière que chez les larves. — La partie postérieure de la cavité entérique donne le péricarde et le cœur. Elle offre d'abord l'aspect d'une vésicule creuse ; un sillon apparaît sur une zone de sa paroi, et se déprime en une gouttière profonde ; l'épicarde, produit par la branchie en cet instant de l'évolution, s'applique sur les lèvres de la gouttière, et contribue à convertir cette dernière en un canal. Celui-ci est le cœur ; à cause même de sa provenance, il est renfermé dans le reste de la vésicule péricardique.

Une telle origine est fort différente, comme le font remarquer Ed. van Beneden et Julin, de celle montrée par les larves. Chez ces dernières, la vésicule péricardique n'est pas indépendante dès l'abord ; elle provient secondairement de l'épicarde, alors que le contraire a lieu chez les bourgeons. Les dissemblances vont même plus loin encore, car elles s'étendent aux relations établies entre le cœur et les sinus sanguins de l'épicarde. Le cœur, chez les individus issus de larves, est placé au-dessous de l'axe endodermique, c'est-à-dire de cet épicarde même ; aussi, le courant sanguin sous-épicardique se jette-t-il dans l'extrémité postérieure de cet organe. Par contre, cette extrémité postérieure du cœur est, dans l'économie des individus issus de bourgeons, placée au-dessus de l'épicarde ; le courant sous-épicardique ne peut alors parvenir à elle, et va aboutir à l'extrémité antérieure du même appareil. — Ces différences d'origine, d'évolution, et de situation définitive, constatées sur les Clavelines par les auteurs précités, montrent combien est profonde l'altération amenée par la gemmiparité dans les phénomènes du développement. Cette altération consiste en une condensation très accentuée ; aussi n'est-il pas possible, dans la règle, de s'adresser à l'évolution des bourgeons, pour concevoir les données fondamentales de la genèse des organes.

Formes coloniales. — La gemmiparité détermine, chez les Tuniciers qui la présentent, la genèse de colonies. Les descendants restent unis à leurs générateurs par une portion plus ou moins grande de leur tunique; celle-ci constitue souvent une gangue commune, au sein de laquelle ils sont plongés.

Il existe deux types coloniaux chez les Tuniciers. Dans le premier, les zooïdes sont discernables les uns des autres, car leurs tuniques ne sont soudées que par une faible zone de leur étendue; dans le second, ils sont entièrement enveloppés par la tunique commune, que chacun d'eux contribue à produire pour sa part. Le premier type est celui des Ascidies sociales, des Salpides, et des Doliolides; les colonies de celles-là n'ont point de forme bien arrêtée, et s'étendent dans tous les sens; les assemblages de celles-ci sont linéaires, les individus étant placés les uns derrière les autres, et constituant une sorte de chaîne, dont la longueur est en rapport avec leur nombre. — Le second type est offert par les Ascidies agrégées, et par les Pyrosomes.

- La plupart des colonies d'Ascidies agrégées n'ont point d'aspect arrêté. Leur allure générale diffère cependant d'un genre à l'autre, suivant l'organisation particulière des zooïdes, et permet souvent de les reconnaître; quoiqu'il en soit, l'accroissement de l'assemblage en dimensions ne suit aucune règle bien précise. — Les Botryllides font pourtant exception; les individus se disposent, dans une même colonie, en plusieurs groupes ovalaires, où ils s'arrangent à la manière des rayons d'une roue. Ces groupes, dits *systèmes*, sont remarquables en ce que chacun d'eux possède une cavité cloacale commune, dans laquelle débouchent les cavités péribranchiales des zooïdes qui le composent. — La régularité est plus grande encore chez les Pyrosomides, dont les colonies offrent l'aspect de tonneaux, largement ouverts à leurs deux extrémités; la paroi du tonneau est constituée par les individus plongés dans leur gangue tunicale, et sa cavité correspond à la chambre cloacale commune. Cette disposition curieuse, connexe à une adaptation très prononcée à la vie pélagique, commence à faire son apparition chez une Ascidie sociale ordinaire, se rattachant à la famille des Didemnides : le genre *Cœlocormus*. Les colonies de cet animal présentent la forme de coupes profondes, cylindriques, aux parois presque verticales, et rappellent de près celles des Pyrosomes; mais elles sont fixées, et non pas libres.

Chez beaucoup des Ascidies gemmipares, le générateur donne le descendant, et cesse ensuite de communiquer directement avec lui. Les feuillets du jeune bourgeon se continuent bien avec leurs correspondants de l'individu producteur, mais interrompent ces relations lorsqu'ils ont engendré les organes, lorsque le bourgeon est devenu un être complet; les adhérences n'existent plus que par la substance tunicale. Les Ascidies munies de stolons bien développés, et les Botrylles, s'écartent de cette disposition. Les Botrylles surtout, à en juger d'après les observations de Pizon, offriraient, sous ce rapport, une structure complexe. Non seulement les sinus sanguins des descendants demeurent reliés à ceux de

leurs générateurs, et s'abouchent entre eux après la mort et la désagrégation de ces derniers, mais encore ils émettent des canaux, qui parcourent la tunique commune, et vont se jeter dans un grand conduit
collecteur. Ce dernier, le *vaisseau colonial périphérique*, placé sur les
bords de la colonie, qu'il entoure, est un réservoir général, dans lequel
s'ouvrent tous les canaux particuliers issus des zooïdes. La colonie est
ainsi parcourue d'expansions tubuleuses, comparables à des stolons
privés de la faculté gemmipare, renfermant du sang, et où parviennent,
les éléments entraînés suivant les nécessités de la vie coloniale : la plupart des ovules, et les matériaux nutritifs issus de la désagrégation des
individus morts.

III. **Marche de la gemmiparité, et générations alternantes.**
— Considérations générales. — *A*. La présence de la faculté gemmipare
procure, aux Tuniciers qui la possèdent, un double pouvoir reproducteur ; d'une part, ils produisent des œufs et des spermatozoïdes, destinés
à s'unir par la fécondation, et à donner des larves ; d'autre part, ils engendrent des bourgeons. Les descendants sont fournis de deux manières,
et appartiennent à deux types de générations. — Ces générations se succèdent d'une façon confuse, et indéterminée, chez le plus grand nombre
des Ascidies bourgeonnantes ; elles alternent entre elles avec irrégularité,
car chaque individu se trouve capable de porter à la fois des éléments
sexuels et des bourgeons ; cette répartition uniforme empêche toute
précision dans l'alternance. Il n'en est pas de même pour plusieurs
autres de ces Ascidies ; une sorte d'antagonisme s'établit entre la reproduction fécondante et le bourgeonnement ; la première se réduit, et diminue d'importance, à mesure que le second joue un rôle plus considérable.
Les individus gemmipares possèdent bien des éléments sexuels ; mais
ils ne sont pas capables de les mûrir, ou ne peuvent achever qu'une
partie d'entre eux ; ils transmettent alors ces éléments, encore imparfaits,
aux bourgeons qu'ils engendrent. Les individus issus de ces derniers se
trouvent posséder, dans ce cas, des produits fécondateurs, non ébauchés
par eux, et provenant du générateur.

Une première indication de ces phénomènes existe chez plusieurs
Ascidies sociales, et agrégées ; en revanche, ces faits atteignent toute
leur ampleur chez les Pyrosomes, et surtout chez les Salpes. — Ainsi,
pour ce qui est des premières, les jeunes Clavelines issues de la fécondation, provenant de larves urodèles fixées, et transformées en adultes,
restent stériles quant à la reproduction sexuelle ; elles se bornent à produire des bourgeons, qui se convertissent en nouveaux individus ; ceux-
ci possèdent des ovules et des spermatozoïdes. — Les Botryllides offrent
des dispositions analogues, quoique moins accentuées. Chaque individu
engendre, à la fois, des éléments sexuels et des bourgeons, et possède,
en conséquence, les deux procédés reproducteurs ; cependant, il ne
mûrit pas tous ses ovules, en garde un petit nombre pour lui-même,

pour sa propre fécondation, et transmet les autres à ses bourgeons, aux descendants qu'il fournit par gemmiparité. Ceux-ci conservent ces ovules venus de leur générateur, les achèvent comme s'ils leur appartenaient, et les fécondent avec leurs spermatozoïdes. En outre, ces descendants agissent, à leur tour, de la même façon; tout en complétant les ovules précédents, ils en produisent pour leur propre compte, qu'ils reportent à leurs bourgeons, et le cycle continue à se dérouler de cette manière. — Les phénomènes sont enserrés, chez les Salpides, dans des limites plus précises. L'individu, issu de la fécondation, est seul capable de bourgeonner; il engendre ses descendants par la voie asexuelle, mais ces derniers sont privés de toute faculté gemmipare, et ne se reproduisent que par la fécondation. Cette exclusion entraîne une grande régularité dans l'alternance des générateurs, dont les uns ne donnent des descendants que par le procédé sexuel, et les autres que par un mode asexué. De plus, les individus incapables de bourgeonner n'engendrent réellement, en fait de glandes, que leurs testicules; chacun d'eux possède bien un ovule, mais ce dernier est produit par l'individu bourgeonnant, qui le transmet, comme chez les Botrylles, à son descendant. En somme, l'embryon issu de la fécondation se convertit en un être capable de bourgeonner, et muni d'un ovaire contenant de nombreux ovules; cet être initial, ce zoïte, engendre par gemmiparité des descendants, à chacun desquels il donne un des ovules de son ovaire; ces descendants ne possèdent aucune propriété gemmipare, et se bornent à façonner des testicules, dont les spermatozoïdes sont chargés de féconder cet ovule.

B. — Plusieurs auteurs, et Brooks entre autres, se sont basés sur ces particularités pour admettre que les Ascidies bourgeonnantes, Salpes comprises, et surtout ces dernières, n'offrent aucune alternance de générations, du moment où tous les individus sont pourvus d'éléments sexuels. — L'alternance de générations, la métagenèse, ne consiste pas exclusivement en une succession régulière de générations sexuelles et de générations agames; en pareil cas, ce n'est pas la régularité qui fait l'alternance. Il suffit, pour qu'elle existe, que les représentants d'un même type soient munis de deux modes reproducteurs; le résultat est que ces représentants sont d'origines différentes, car les uns se trouvent engendrés d'une manière, les seconds d'une autre, et tous se succèdent dans le temps, de façon à alterner suivant une marche plus ou moins rigoureuse et déterminée. Lorsque tous les représentants possèdent les deux modes, l'alternance est confuse, irrégulière, mais existe pourtant, bien qu'elle ne soit soumise à aucune loi. Lorsque ces deux modes sont exclusifs, certains individus ayant le premier, et certains autres le second, la métagenèse procède suivant une direction précise. Mais il y a alternance, quel que soit le cas.

En ce qui touche plus particulièrement les Salpes, la métagenèse consiste en une succession de femelles gemmipares, et d'hermaphrodites

privés de la faculté bourgeonnante; succession des plus régulières, en
prenant les termes *femelles* et *hermaphrodites* dans l'acception voulue par
le résultat final. — Cette alternance répond à une exagération des phénomènes offerts par les Pyrosomes et les Botrylles. Chez ces derniers,
l'opposition entre les femelles gemmipares, et les hermaphrodites non
bourgeonnants, ne se manifeste pas encore d'une manière complète,
mais elle commence à s'indiquer. En effet, chaque individu se comporte,

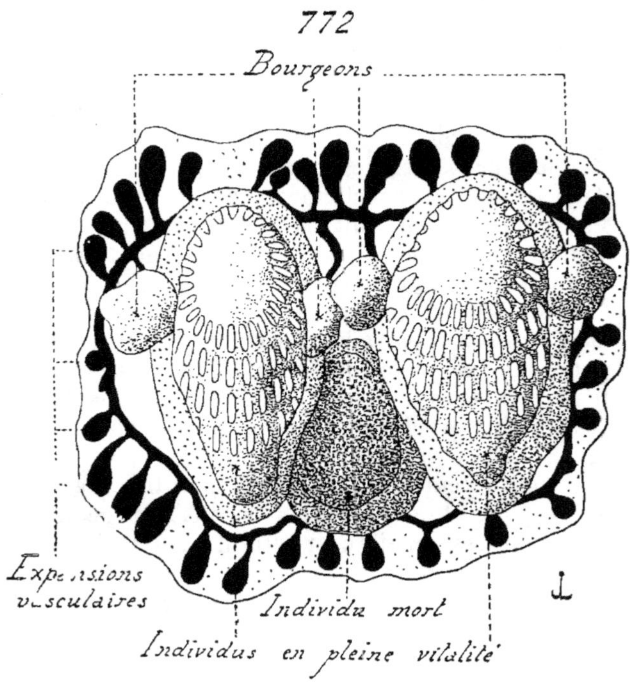

Fig. 772. — BOURGEONNEMENT DES BOTRYLLIDES (*contours et transparence*). — Jeune colonie
du *Botryllus Schlosseri*, d'après les recherches faites par Pizon.

dans le courant de son existence, d'une part comme les femelles gemmipares des Salpes, et d'autre part comme les hermaphrodites. Il transmet
bien des ovules, comme les premières, aux descendants qu'il engendre
par bourgeonnement; mais il produit en surplus, comme les seconds,
des testicules, dont les spermatozoïdes sont destinés à féconder plusieurs
ovules qu'il garde pour lui-même. Il suffit d'imaginer la répartition
exclusive de ces deux manifestations vitales, pour obtenir l'alternance
montrée par les Salpes. — De même, la disposition, offerte par les
Botrylles, correspond à une modification des phénomènes normaux, pré-

sentés par la plupart des autres Ascidies. Dans le cas de ces dernières, chaque individu, tout en bourgeonnant, tout en fournissant des descendants par le procédé gemmipare, engendre, pour son propre compte, des ovules avec des spermatozoïdes, et se reproduit par la voie sexuelle. En supposant qu'un zooïde transmette, à chacun de ses descendants formés par le mode asexué, une part de ses glandes sexuelles, en la faisant pénétrer dans le jeune bourgeon, on obtient le fait signalé chez les Botrylles et chez les Pyrosomes. Et cette transmission commence à se manifester chez les Polyclinides, dont le stolon gemmipare, nommé le

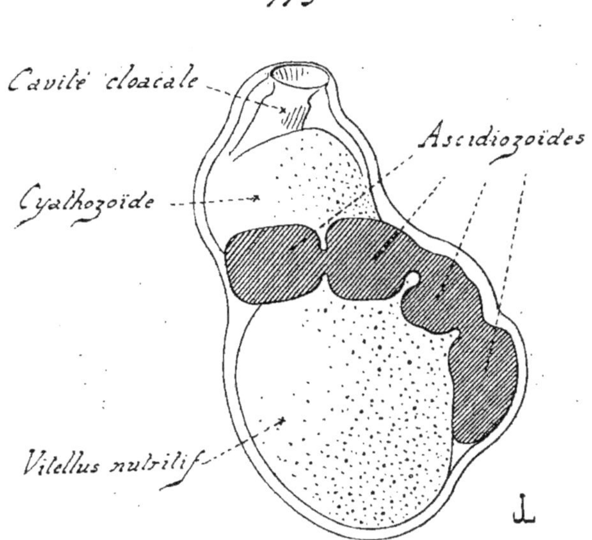

Fig. 773. — Bourgeonnement des Pyrosomides (figure simplifiée, exprimant les *contours*). — Jeune colonie de Pyrosome, composée des quatre ascidiozoïdes, et du cyathozoïde encore muni de sa vésicule de vitellus nutritif; d'après les recherches faites par Kowalevsky.

post-abdomen de ces animaux, renferme les organes sexuels, et en donne des parties à chacun des descendants.

Les Tuniciers bourgeonnants se répartissent donc, sous le double rapport de la régularité alternante, et de la transmission des ovules, en une série, qui va des Ascidies composées ordinaires jusqu'aux Salpes, en passant par les Botrylles et les Pyrosomes. — En ce qui touche les représentants de ces trois derniers groupes, et avec uniformité, la faculté gemmipare se manifeste d'une manière très précoce chez les individus issus de la fécondation; elle existe déjà chez les embryons fort jeunes. Comme on l'a vu dans le paragraphe consacré aux formes embryonnaires, cette particularité s'indique chez plusieurs Ascidies composées, appartenant aux familles des Didemnides et des Diplosomides; elle se borne à prendre ailleurs une constance plus grande, et une répartition plus complète.

Un fait important, dans la transmission des cellules sexuelles, consiste en ce qu'un tel report s'adresse aux ovules seuls, et non aux spermatozoïdes. L'individu gemmipare donne à ses bourgeons des ovules, et nullement des éléments mâles; chaque descendant bourgeonné est obligé de produire un testicule pour lui-même, afin de pouvoir féconder l'ovule qui lui est échu. Ce phénomène confirme, pour sa part, la réalité des notions exposées dans mon *Embryologie générale*. Dans la fécondation, et par une véritable division du travail, l'ovule renferme, non seulement toute la substance protoplasmique destinée à façonner les premières ébauches embryonnaires, mais encore toute la puissance d'hérédité; il transmet cette puissance aux ovules du descendant, à la condition que ceux-ci se délimitent rapidement, dans un tissu non encore différencié, ni pourvu de fonctions particulières. La production de ces derniers est, par suite, forcément hâtive. Aussi l'individu, issu d'un œuf fécondé, engendre-t-il lui-même, d'une manière précoce, des ovules, qu'il donne à ses descendants fournis par gemmiparité; ces ovules sont recueillis par ces derniers, accrus et mûris par eux, et finalement fécondés par leurs propres spermatozoïdes. Ceux-ci ne font que donner l'impulsion rajeunissante, chargée de mettre en branle toutes les forces vitales accumulées dans l'ovule; leur pouvoir génétique, moindre que celui de l'ovule, leur permet de provenir, d'une façon plus lointaine et relativement moins directe, des éléments issus des blastomères de l'œuf fécondé.

C. — Dans les études particulières qui suivent, les Botryllides, les Pyrosomides, les Salpides et les Doliolides, seront seules examinées. Les notions, relatives aux autres familles des Tuniciers bourgeonnants, qui montrent les ébauches de tous les phénomènes spéciaux offerts par les premières, découlent suffisamment des considérations précédentes, pour qu'il soit nécessaire d'insister davantage à leur égard.

Botryllides. — Le développement des colonies de Botryllides a été étudié récemment, par Pizon, d'une manière complète. Le bourgeonnement de ces animaux est péribranchial; chaque générateur donne naissance à deux descendants, placés latéralement sur son corps, l'un à droite et l'autre à gauche. Le point de départ d'une colonie est, comme toujours, un individu issu de la fécondation, provenant d'un œuf fécondé, et subissant des phases larvaires.

Cet individu bourgeonne, par une progenèse gemmipare, alors qu'il est une larve, et qu'il achève à peine sa cavité péribranchiale; il n'a pas encore quitté, en ce moment de son évolution, la colonie maternelle. Il engendre les deux bourgeons normaux, mais celui de gauche avorte; le droit se développe seul, et devient *un* descendant, de *seconde génération* par rapport à son générateur larvaire, qui représente la *première génération.* Le descendant produit, à son tour, *deux* bourgeons, qui se complètent tous deux, et se convertissent en individus de *troisième génération;* entre temps, le générateur larvaire, ou de première génération, meurt et se désagrège. Chacun des deux descendants de troisième génération donne, de son côté, naissance à deux bourgeons, qui se transforment en individus parfaits; ces derniers, au nombre de *quatre* dans leur ensemble, constituent une *quatrième génération;* le zooïde de seconde génération meurt alors, et se désorganise. Puis, chacun des quatre représentants de la quatrième génération donne encore deux bourgeons, d'où *huit* individus d'une *cinquième* série; ceux-ci fournissent à leur tour, par les mêmes moyens, *seize* zooïdes de *sixième* génération. Les deux descendants de la troisième génération disparaissent, frappés de dégénérescence; et la jeune colonie se trouve constituée par les zooïdes des quatrième, cinquième, et sixième générations. Les membres d'une même série se rassemblent en systèmes, se groupent autour d'un cloaque commun, et acquièrent par là leur aspect définitif.

La colonie ne cesse de s'accroître par des procédés identiques, car le bourgeonnement est continu, et de telle manière qu'elle contient toujours trois générations successives de zooïdes. En effet, les individus de la quatrième série meurent après avoir atteint l'état adulte, après avoir produit leurs éléments sexuels, et disparaissent; entre temps, les membres de la sixième génération engendrent un septième groupe de descendants. Pendant que ces derniers grandissent, les représentants de la cinquième génération parviennent à leur âge adulte, et meurent ensuite. Ces phénomènes se succèdent avec constance, de façon que toute colonie se compose de trois ordres de zooïdes, les uns adultes, les autres plus jeunes, et les derniers à l'état de bourgeons engendrés par les précédents. — L'assemblage s'accroît ainsi d'une manière continue et régulière; sauf les cas de destruction accidentelle de zooïdes, ou de migration de bourgeons en dehors du système auquel leurs générateurs appartiennent.

Cette succession de faits est habituelle et normale; l'origine de la colonie entière se rapportant à un seul individu, à une larve issue de la fécondation. Parfois, le hasard fait que plusieurs larves, appartenant à une même espèce, se trouvent placées côte à côte; elles se soudent alors par leurs tuniques, et constituent, au moyen de cette simple agrégation, un premier système, une génération initiale, capable d'engendrer par bourgeonnement de nouvelles séries. Dans d'autres cas, les larves demeurent dans le cloaque commun du système dont leur générateur fait partie, et y produisent des descendants, qui s'intercalent parmi les membres les plus jeunes de ce système, pour grandir avec eux.

La marche de ce développement est rendue plus complexe par la

773
Orifice buccal
774
Bandes musculaires
Placenta
Stolon fissipare
Ectoblaste
(rudiment de queue)
776
Orifices buccaux
Orifices cloacaux

lentéur de la genèse des éléments sexuels, et par la migration continue, de la plupart d'entre eux, de chaque générateur à ses descendants produits par la gemmiparité. — La jeune larve initiale de toute colonie possède des glandes sexuelles, peu complexes encore, mais dont quelques ovules sont déjà bien formés ; elle les transmet à son descerdant de seconde génération, qui les reporte à ses deux bourgeons chargés de devenir les individus de la troisième génération, et ainsi de suite jusqu'à

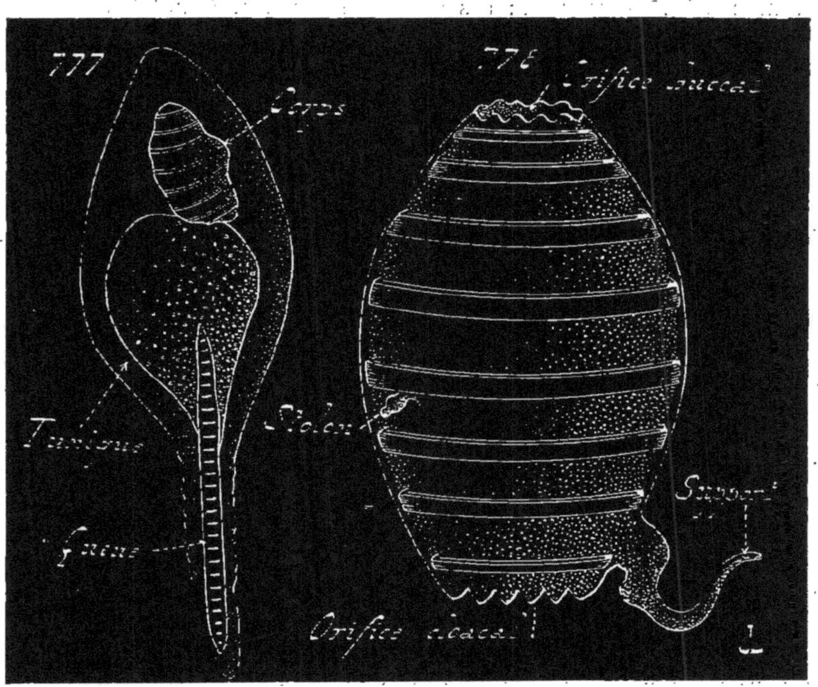

Fig. 774 à 776. — BOURGEONNEMENT DES SALPES (contours extérieurs). — En 774, embryon avancé, encore muni de son éléoblaste, et du reste de son placenta ; vu de côté. — En 775, le même devenu adulte, et converti en une femelle gemmipare, ou Salpe solitaire ; vu par sa face ventrale, de manière à montrer son stolon. — En 776, portion grossie du stolon précédent, montrant la chaîne de Salpes, d'individus hermaphrodites, fécondants, et non gemmipares, qui le constitue. — (D'après les recherches faites par Grobben sur la *Salpa democratica*.)

Fig. 777 et 778. — BOURGEONNEMENT DES DOLIOLUM (contours extérieurs). — En 777, individu de la première génération, issu d'un œuf fécondé, encore à l'état de larve urodèle. — En 778, le même, ayant perdu ses appendices larvaires, et commençant à produire son stolon et son support ; vu de profil. — (D'après les recherches faites par Grobben et Ulianin.)

la sixième où à la septième série. Les éléments sexuels se complètent durant ce report continuel, et arrivent à maturité chez les zooïdes de ces deux dernières générations; seulement, les testicules devancent les ovaires, de sorte que ces zooïdes sont des mâles stricts. Ils transmettent leurs ovules, imparfaits encore, à leurs bourgeons ; les individus, issus de ces derniers, achèvent ces œufs, produisent des testicules, sont dès lors hermaphrodites, et fonctionnent comme tels. Dès ce moment, l'hermaphroditisme est la règle pour toutes les générations successives formées par gemmiparité. — Cet hermaphroditisme se complique alors de la transmission des ovules. Chaque zooïde est encore très jeune lorsqu'il commence à bourgeonner; ses glandes sexuelles, à l'état d'ébauches, renferment pourtant des ovules assez avancés. Or, le report précédent, établi dès le début de la colonie, existe encore; seulement, il s'exerce sur des éléments proches de leur maturité, et se manifeste sur des individus que ne frappe pas une mort trop précoce. Aussi, chaque zooïde conserve pour lui ses testicules, avec deux ou trois de ses plus gros ovules, et transmet à ses deux bourgeons son excédent de jeunes cellules femelles ; il reste donc hermaphrodite, en somme, et capable de fonctionner comme reproducteur sexuel. De leur côté, ses bourgeons, tout en grandissant et passant à l'état adulte, produisent des testicules et de nouveaux ovules, qu'ils ajoutent à ceux provenant de leur générateur ; ils bourgeonnent de leur côté, gardent pour eux-mêmes deux ou trois des œufs, et transmettent les autres à leurs descendants. Ce phénomène continue à s'effectuer, suivant les mêmes moyens, dans toute la série des générations suivantes.

En résumé, et mettant à part les dispositions, offertes en premier lieu dans la colonie naissante, qui résultent du lent accroissement des cellules sexuelles, opposé à la rapidité du bourgeonnement, les zooïdes sont des individus hermaphrodites et gemmipares. Ils conservent pour eux leurs testicules avec plusieurs ovules, et reportent leurs autres œufs, plus jeunes, à leurs descendants produits par gemmiparité.

Pyrosomides. — Les phénomènes offerts par les Pyrosomides sont presque semblables de tous points à leurs correspondants des Botrylles ; ils ne diffèrent d'eux que par des détails de valeur fort secondaire. L'un de ces détails touche à la genèse première de la colonie, et l'autre au nombre des ovules transmis. — L'œuf des Pyrosomes, riche en deutolécithe, possède une grosse vésicule vitelline; il est conservé, par son générateur, dans la cavité péribranchiale de ce dernier, et y subit les phases initiales de son développement. Le jeune embryon, placé sur sa vésicule, et venant à peine d'ébaucher son neuraxe avec sa cavité péribranchiale, allonge son extrémité antérieure, et la divise en quatre segments par autant de constrictions transversales. Chacun de ces derniers devient un nouvel individu, un *ascidiozoïde*, pour employer l'expression usitée; l'embryon initial, le *cyathozoïde*, qui les a engendrés, ne tarde pas à mourir et à disparaître, en ne laissant que sa cavité cloacale. Les quatre ascidiozoïdes, individus de seconde génération, grandissent en enveloppant la vésicule vitelline; celle-ci diminue à mesure, car ses réserves alimentaires sont absorbées par eux, et employées à leur accroissement. Finalement, ils se disposent en une couronne, autour de la cavité cloacale du cyathozoïde, dans laquelle débouchent, lorsque la cavité vitelline est résorbée, leurs propres espaces péribranchiaux; cette cavité est la première indication du volumineux cloaque commun de la colonie. — Le générateur, qui possédait l'œuf initial de tout ce système, rejette alors cette jeune colonie. Celle-ci, devenue libre, s'accroît pour son propre compte, et par gemmiparité, en disposant ses zooïdes autour du cloaque commun, et prenant sa forme caractéristique de tonneau.

La différence avec les Botrylles porte sur ce fait, que le jeune embryon produit, par une gemmiparité compliquée de fissiparité, quatre individus de seconde génération, et non un seul. Sauf cette dissemblance, et celle entraînée par l'aspect même de la colonie, tous les autres phénomènes concordent. Les éléments sexuels mûrissent à mesure que se succèdent les premières générations gemmipares; les testicules sont complets tout d'abord, de manière à rendre mâles les jeunes colonies, constituées par un chiffre restreint de zooïdes; les individus deviennent hermaphrodites par la suite, et transmettent à leurs bourgeons leur excédent d'ovules. Seulement, et en cela consiste la dernière différence avec les Botryllides, ils ne gardent pour eux qu'un seul œuf. Aussi, dans les colonies adultes des Pyrosomides, chaque être ne possède-t-il qu'un œuf, qu'il féconde avec ses spermatozoïdes, et qu'il conserve dans sa cavité péribranchiale, pour lui faire subir les premières phases de son développement.

Salpides. — La succession des phénomènes gemmipares, offerts par par les Pyrosomides, se dégage de celle des Botryllides par la répartition d'un seul ovule dans chaque individu sexué; sauf ce fait, la transmission des éléments sexuels s'effectue d'une manière constante, d'une génération à l'autre, car tous les individus sont capables de bourgeonner. Ceci étant, si l'on suppose que ce report s'effectue une fois pour toutes, par l'incapacité gemmipare des zooïdes pourvus d'ovules, on obtient le cas des Salpes. L'individu, issu de la fécondation, bourgeonne des descendants auxquels il transmet ses œufs; et le phénomène en reste là, car ces descendants sont privés de tout pouvoir bourgeonnant.

De même que chez les Pyrosomes, chaque individu sexué ne porte

Fig. 779 à 782. — Bourgeonnement des Doliolum (*contours extérieurs*). — En 779, individu de première génération, plus avancé que celui de la figure 778, et produisant, aux dépens de son stolon, des bourgeons, qui vont s'attacher au support pour devenir les individus de la seconde génération. — En 780, détails grossis du stolon qui se fissiparise. En 781, bourgeon détaché, en voie de déplacement, sur le corps du générateur, à l'aide de ses prolongements contractiles. — En 782, détails grossis du support, auquel viennent s'attacher les bourgeons précédents. — (D'après les recherches faites par Ulianin.)

779
Orifice buccal
Bandes musculaires
Stolon
Support
782
781
780
Extrémité du support arrondie
Stolon agrandi
Bourgeons en ébauche

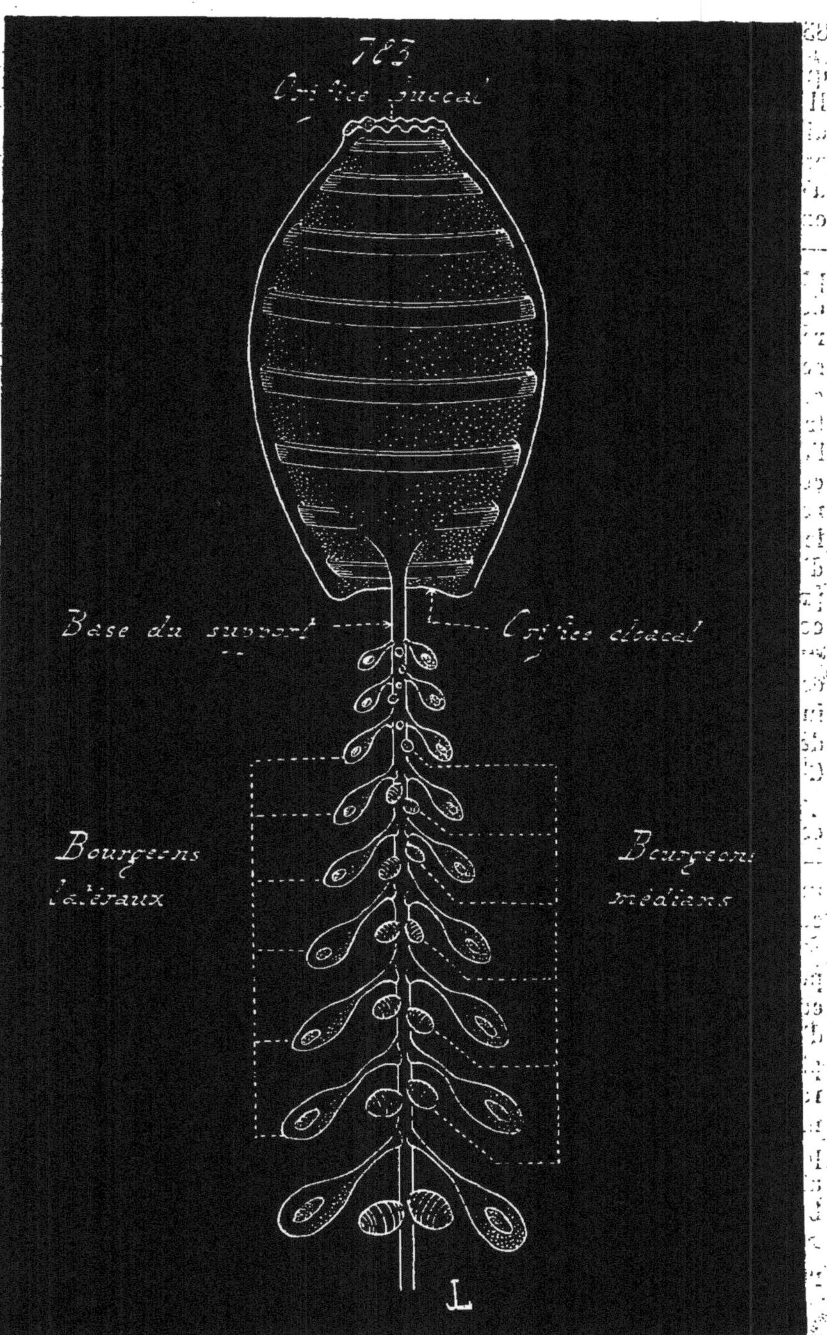
783
Orifice buccal
Base du support
Orifice cloacal
Bourgeons
latéraux
Bourgeons
médians
L

qu'un seul œuf, qu'il féconde avec les spermatozoïdes de son testicule. Il le conserve durant un certain temps, en le nourrissant, comme il est dit dans le paragraphe (III), à l'aide d'un placenta. Cet œuf donne un embryon, qui produit hâtivement une glande sexuelle, surtout composée d'ovules; de plus, et toujours avec la même précocité, cet embryon engendre, sur le côté droit de son corps et non loin du cœur, un stolon. — Ce dernier, conformé suivant la manière habituelle des Tuniciers qui possèdent de ces appareils reproducteurs, se compose d'un axe endodermique, entouré de sinus sanguins et d'une couche ectodermique; il renferme en sus les jeunes ovules. Il s'allonge, devient volumineux, et se divise en segments, groupés d'habitude sur deux rangées; chacun de ces segments est disposé de manière à contenir un des ovules. Ces tronçons se convertissent en autant d'individus parfaits, pendant que l'embryon initial achève, de son côté, son propre organisme. — La colonie se compose alors de deux seules générations : la première est représentée par l'unique individu issu de l'œuf fécondé; l'autre par tous les zooïdes, placés les uns derrière les autres à la manière des anneaux d'une chaîne, et provenant de la segmentation du stolon émis par le précédent. La reproduction gemmipare en reste là, et ne va pas plus loin; contrairement à ce qu'il en est chez les Pyrosomides et les Botryllides.

L'être initial, ayant transmis tous ses ovules à ses descendants, est stérile désormais; il se sépare même de ces derniers, et demeure incapable de toute reproduction ultérieure. Les descendants sont privés, de leur côté, de toute faculté gemmipare; mais ils possèdent des œufs. Chacun d'eux produit un testicule, destiné à féconder l'unique ovule qu'il porte, et qui lui a été transmis par son générateur; l'œuf fécondé est le point de départ d'une nouvelle colonie, qui recommence le cycle. — Tandis que le générateur est *solitaire*, les descendants sont unis en une *chaîne*, où ils se trouvent placés sur deux rangées, et qui se morcelle souvent en plusieurs parts.

Cette alternance, qui se dégage de celle des Pyrosomes par la suppression complète de tout bourgeonnement dès la seconde génération, consiste, en somme, en la succession d'une femelle gemmipare et d'hermaphrodites non bourgeonnants. Le terme *hermaphrodite* est employé, ici, pour désigner le résultat final; les zooïdes de seconde génération ne sont, sous le rapport des organes engendrés par eux, que des mâles, porteurs d'ovules qu'ils n'ont pas fournis. Il est nécessaire, pourtant, de ne point s'exagérer l'importance de ce fait, simple atténuation de celui présenté par les Botrylles et les Pyrosomes, dont le bourgeonnement est continu, et dont les individus sont capables d'en-

Fig. 783. — BOURGEONNEMENT DES DOLIOLUM (*contours extérieurs;* l'individu est vu par sa face dorsale; une partie seulement du support est représentée). — Individu de première génération, plus avancé que celui de la figure 779, muni d'un long support dorsal, auquel sont fixés les nombreux bourgeons émis par son stolon ventral. — (D'après les recherches faites par Gegenbaur.)

gendrer à la fois des ovaires et des testicules, tout en recevant des ovules de leurs ascendants directs.

Doliolides. — Les Salpides et les Pyrosomides constituent les deux termes extrêmes de la métagenèse offerte par les Tuniciers nageurs et bourgeonnants. Chez les derniers, plusieurs générations gemmipares se succèdent, avec transmission d'ovules; chez les premières, une seule de ces générations est produite, après quoi la gemmiparité cesse, pour laisser la place à la fécondation. Les Doliolum sont, à cet égard, intermédiaires entre ces deux types, car ils offrent deux séries successives d'individus engendrés par voie de bourgeonnement. Seulement, le dimorphisme remarquable des zooïdes de la première génération bourgeonnée, et l'isolement de ces mêmes zooïdes, suivi de leur agrégation ultérieure, donnent à la métagenèse de ces êtres une allure complexe, qui nécessite, afin de la bien saisir, son étude après celle des Salpes.

L'œuf fécondé se convertit en une larve urodèle. La queue de cette dernière est petite, mais elle suffit cependant pour déplacer l'animal, quoique avec lenteur; elle ne tarde pas à s'atrophier, et l'embryon passe à l'état adulte. Il est l'équivalent, en ce moment de son évolution, de la femelle gemmipare des Salpes, du cyathozoïde des Pyrosomes, et représente une *première génération*, composée d'un seul individu. Il rappelle de près la précédente femelle gemmipare, différences génériques mises à part; il porte de même un stolon, situé non loin du cœur, et chargé de produire les zooïdes de la seconde génération. Mais il possède, en surplus, sur la face dorsale de l'extrémité postérieure de son corps, un appendice solide, en forme de baguette, que son rôle permet de nommer le *support*.

Le stolon, bourgeonné par le générateur initial, donne naissance par la voie fissipare, tout comme chez les Salpes, aux descendants de la *seconde génération;* seulement ces derniers, au lieu de rester unis en une chaîne, se séparent les uns des autres, et de l'individu qui les engendre, au fur et à mesure de leur production. Encore pourvus d'une organisation rudimentaire, leurs téguments émettent des expansions contractiles, qui leur permettent de ramper sur leur générateur, et de parvenir jusqu'à son appendice dorsal, jusqu'au support. Ils s'attachent à ce dernier, étirent leur base adhérente en un petit pédicule, et demeurent en cette place. — Dès lors, un dimorphisme se manifeste entre eux. Ceux qui, parmi ces êtres de seconde génération, homologues des quatre ascidiozoïdes des Pyrosomes et des anneaux de la chaîne des Salpes, sont situés sur les côtés du support, se convertissent en individus nourriciers; les autres, posés sur la face dorsale du même appendice, sont seuls doués d'un pouvoir gemmipare. Les premiers deviennent volumineux, s'aplatissent quelque peu, et prennent l'aspect d'une cuiller au manche court; ils sont privés de cavités péribranchiales et de siphon cloacal; leur branchie communique directement avec le dehors; leur rôle

est de subvenir aux nécessités vitales des seconds. Ceux-ci grandissent;
chacun d'eux acquiert un organisme complet, semblable à celui du géné-

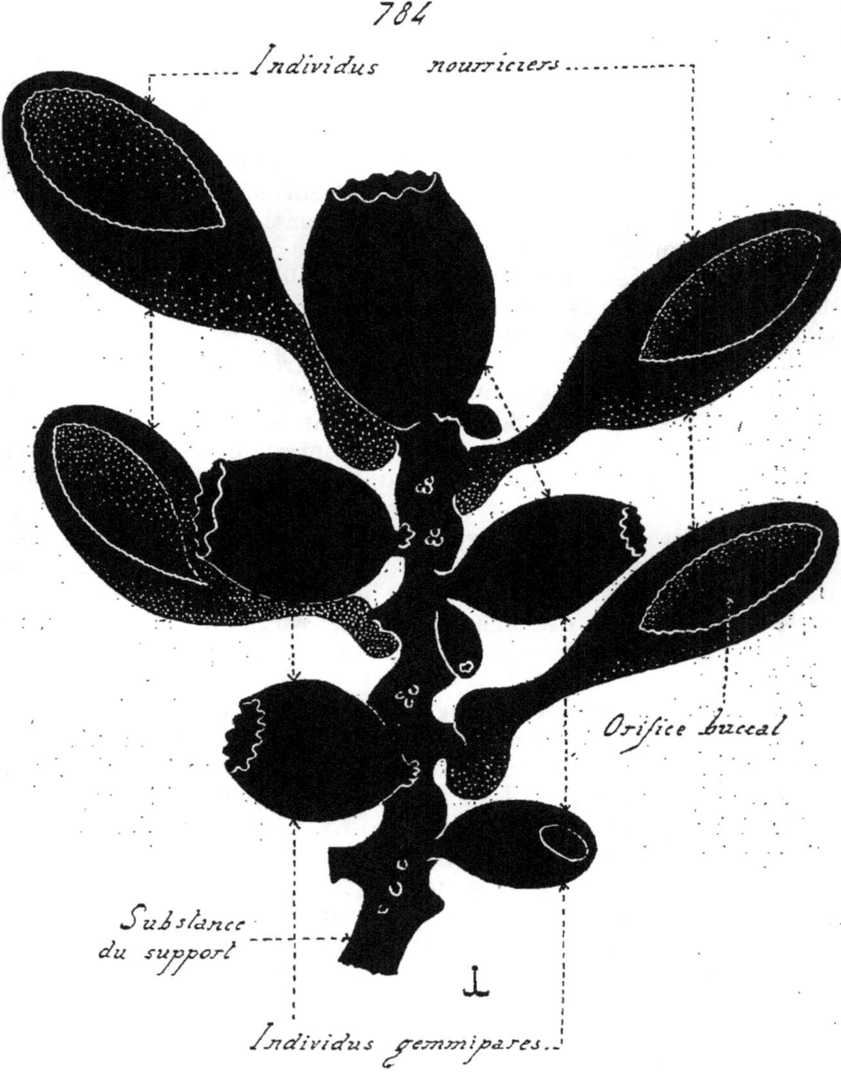

Fig. 784. — BOURGEONNEMENT DES DOLIOLUM (*silhouette*). — Fragment grossi du support dorsal
d'un individu de première génération, muni des bourgeons convertis en individus de
la seconde génération; les bourgeons latéraux sont devenus des individus nourriciers,
et les bourgeons médians des individus gemmipares. — (D'après les recherches faites
par Gegenbaur.)

rateur initial, et pourvu de même d'un stolon comme d'un support dorsal.

Ces phénomènes ne sont encore connus que dans leur ensemble, et on ignore plusieurs particularités des relations ainsi établies, parmi ces êtres, soit entre eux, soit avec leur support. Quoi qu'il en soit, pendant que les représentants de la seconde génération grandissent, et se transforment de deux manières sur l'appendice où tous sont attachés, l'unique membre de la première génération, le générateur initial issu de la

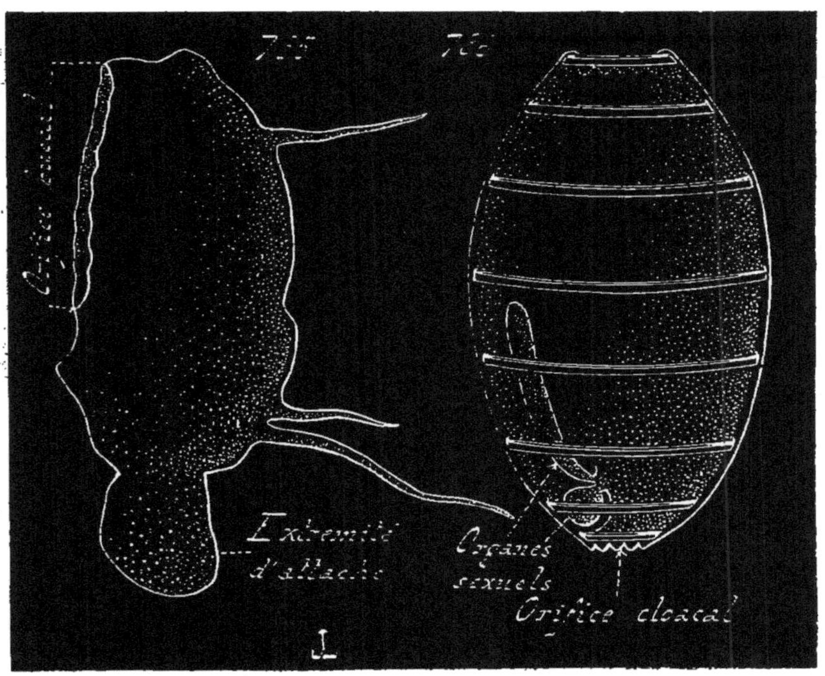

Fig. 785 et 786. — BOURGEONNEMENT DES DOLIOLUM (*contours extérieurs*). — En 785, individu nourricier de la seconde génération, vu de profil. — En 786, individu sexué et non bourgeonnant, de la troisième génération, issu du bourgeonnement des individus gemmipares de la seconde génération. — (D'après les recherches faites par Grobben.)

fécondation, meurt, et se désorganise. Son support reste seul, muni de tous les zooïdes de la deuxième série. Parmi ces derniers, les individus nourriciers, ayant accompli leur rôle, meurent à leur tour, et disparaissent; les individus gemmipares continuent à vivre, se détachent, et deviennent libres.

Ceux-ci ressemblent de tous points au générateur primitif. De même, leur stolon se divise, et donne des descendants, qui se séparent les uns des autres. Ces derniers constituent une *troisième génération* de zooïdes, en considérant l'ensemble de cette succession, et répondent à la seconde série des êtres formés par bourgeonnement. Ils grandissent, passent à l'état adulte, mais sont privés de toute faculté gemmipare; seulement, ils possèdent des organes sexuels, et se reproduisent par la fécondation. Après quoi, leurs œufs fécondés recommencent le cycle.

Cette métagenèse comporte donc l'alternance de trois générations d'individus. L'œuf fécondé donne un être, qui représente à lui seul la première série, et se reproduit par voie gemmipare; les descendants qu'il engendre appartiennent à deux formes, les uns privés de toute propriété génétique, les autres pourvus seulement de la faculté bourgeonnante; enfin, les bourgeons fournis par ces derniers se développent en individus d'une troisième génération, privés de la propriété gemmipare, mais munis d'organes sexuels, et capables de fécondation. Ceux-ci donnent des œufs fécondés, qui ramènent une nouvelle alternance. Ces phénomènes s'accompagnent de l'isolement des êtres produits, qui se séparent les uns des autres comme de leur générateur; sauf le cas de l'agrégation sur le support dorsal, secondaire et consécutive à la séparation sur le stolon gemmipare.

La transmission des œufs s'effectue, chez les Doliolum, comme chez les Tuniciers précédemment étudiés. Les individus gemmipares de la seconde génération façonnent des ovules, qu'ils ne mûrissent pas; ils les transmettent, encore imparfaits, à leurs descendants de la troisième série. Ceux-ci les achèvent, engendrent un testicule, et les fécondent avec les spermatozoïdes de ce dernier. — Les considérations, déjà exprimées au sujet des Salpes et des Pyrosomes, sont, par suite, applicables aux Doliolides.

RÉSUMÉ

§ 1. CONSIDÉRATIONS GÉNÉRALES. — La reproduction des Tuniciers s'effectue de deux manières : par la voie sexuelle, et par la gemmiparité. Cette dernière n'existe que chez plusieurs représentants de la classe des Caducicordes, où elle détermine la formation de colonies. — Les Pérennicordes représentent, à l'état persistant, une phase transitoire du développement dilaté des Caducicordes. Cette phase est celle de *larve urodèle*, dans laquelle l'embryon possède une queue, soutenue par une notocorde d'origine endodermique, et un neuraxe dorsal. Le mésoderme, de provenance entérocœlienne, évolue suivant le procédé mésenchymateux.

§ 2. SEXUALITÉ ET DÉVELOPPEMENT DES FEUILLETS BLASTODERMIQUES. — Les Tuniciers sont hermaphrodites. Leurs spermatozoïdes se composent d'une queue filiforme, et d'une petite tête allongée. Leurs ovules sont entourés d'enveloppes complexes, dont les éléments figurés ne sont pas engendrés par l'ovule lui-même, et proviennent de cellules extérieures à lui; en somme, l'ovoblaste primitif se segmente, et donne un ovocyte central, qu'environnent de nombreux éléments folliculaires, placés souvent sur plusieurs rangées.

Suivant la quantité des réserves nutritives possédées par l'ovule, le développement initial s'effectue par le mode gastrulaire, ou d'après le procédé planulaire. La gastrulation se manifeste d'après les procédés habituels. — La planulation est tantôt directe, tantôt indirecte; la première existe chez les Salpes, la seconde chez les Pyrosomides.

Les deux feuillets blastodermiques primordiaux étant ébanchés, le protectoderme donne l'ectoderme et le neuraxe, le protendoderme fournit l'endoderme, le mésoderme, et la notocorde. Les procédés diffèrent, suivant qu'il s'agit d'un développement gastrulaire, ou d'un développement planulaire. — Dans le premier cas, la gastrule change de forme, devient ovalaire; l'entéropore occupe la face dorsale de son extrémité postérieure. L'entéron, limité par le protendoderme, se divise, au moyen d'un étranglement transversal, en deux vésicules : l'une antérieure, ou *branchio-intestinale*, l'autre postérieure, ou *cordo-mésodermique*; celle-ci se raccorde à l'entéropore. La notocorde est produite par les cellules dorsales et médianes de la vésicule postérieure; elle s'étend ensuite dans la queue en voie de formation. En même temps, le neuraxe se délimite, sur la face dorsale de la larve, comme un sillon, creusé aux dépens de l'ectoderme, qui se convertit en un tube par le rapprochement de ses lèvres; il apparaît sur les bords mêmes de l'entéropore, et, comme sa cavité communique par là avec celle de ce dernier, celui-ci correspond à un canal neurentérique, qui ne tarde pas à se fermer. Puis, les parois latérale et ventrale de la vésicule postérieure donnent le mésoderme; les deux ébauches les plus importantes de ce dernier, fournies par les parois latérales, se ramènent en somme à deux diverticules entérocœliens, dont l'entérocœle, fort étroit, se réduit à une fente. Chacun de ces diverticules se divise en deux segments, l'un antérieur, l'autre postérieur; le premier, qui possède la cavité entérocœlienne, se désagrège, et se convertit en un mésenchyme; le second, constitué par une simple plaque cellulaire, pénètre dans la queue, dont il engendre la musculature. La queue prend naissance dans la région postérieure du corps de la larve; elle contient la musculature précédente, la notocorde, et l'extrémité postérieure du neuraxe, celle-ci étant placée au-dessus de la notocorde. — Les développements planulaires se ramènent, par des omissions et des déplacements, aux évolutions gastrulaires; la queue ne prend point naissance, ou bien reste réduite.

§ 3. Formes embryonnaires. — Les embryons des Tuniciers appartiennent à deux types : les embryons simples, et les embryons gemmipares. Les premiers se bornent à compléter leur organisme; les autres donnent naissance, en surcroît, par une progenèse asexuelle, à des descendants.

Les embryons simples se présentent sous deux formes : les larves urodèles, et les embryons anoures. — Les larves urodèles sont très répandues ; elles existent dans les développements dilatés. Leur queue est produite avant l'éclosion ; ses fibres musculaires se disposent, avec régularité, en plaques parallèles et successives, auxquelles le neuraxe distribue des filets nerveux, et que plusieurs auteurs assimilent aux myomères des Vertébrés. L'ectoderme se recouvre d'une mince couche tunicale. L'extrémité antérieure du corps engendre trois papilles adhésives. Le neuraxe se renfle en avant, dans cette même extrémité antérieure du corps, et donne une vésicule cérébrale ; le reste du neuraxe constitue une moelle dorsale, dont une partie est somatique, placée dans le corps, et dont l'autre partie, de beaucoup la plus longue, se trouve être caudale, située dans la queue ; la vésicule cérébrale contient deux organes sensoriels et asymétriques, l'un nommé l'*ocelle*, le second l'*otolithe*, et débouche souvent dans le stomeon, qui vient de se creuser. La vésicule antérieure de l'entéron primordial, ou vésicule branchio-intestinale, se différencie en branchie et intestin. La première s'ouvre au dehors par trois orifices : l'un impair, médian, et antérieur, est la bouche, qui dérive d'une courte dépression stoméale ; les deux autres, les fentes branchiales, dorsales et symétriques, sont produites par l'union de diverticules branchiaux et de diverticules ectodermiques. La larve est mise en liberté ; elle nage, se déplace à l'aide de sa queue, puis se fixe à un support par les papilles adhésives de son extrémité antérieure. La queue s'atrophie alors, avec tous les organes, notocorde, moelle caudale, plaques musculaires, qu'elle contient ; la tunique s'épaissit ; et toute l'économie se complète, d'après une orientation variable suivant les types. — Les embryons anoures ne sont guère connus que chez plusieurs Molgulides ; ils sont privés de queue, et possèdent hâtivement des petits stolons fixateurs.

Les embryons gemmipares commencent à se montrer chez diverses Ascidies composées appartenant à la famille des Didemnides ; ils existent normalement chez tous les Tuniciers nageurs, autres que les Pérennicordes. Ils possèdent des annexes de deux sortes : des annexes reproducteurs, qui sont des stolons gemmipares ou des jeunes bourgeons ; des annexes nutritifs, qui consistent en une vésicule vitelline, ou en un placenta. Le premier cas est celui des Pyrosomes, le second celui des Salpes. Tantôt les embryons gemmipares achèvent leur évolution propre, comme chez les Salpes. Tantôt ils l'arrêtent, et meurent d'une manière précoce, comme il en est pour les Botrylles et les Pyrosomes ; dans ce cas, la progenèse est plus hâtive que dans le précédent.

§ 4. ORIGINE DES ORGANES. — Les procédés mis en œuvre diffèrent, dans la plupart des cas, suivant que l'embryon dérive d'une larve, ou d'un bourgeon.

La tunique est une cuticule exsudée par l'ectoderme, contenant des cellules ectodermiques desquamées, qui conservent leur vitalité, et subissent des altérations de plusieurs sortes.

Les cellules, non différenciées encore, de la vésicule cérébrale et de la moelle somatique, produisent les centres nerveux compacts de l'adulte : le cerveau et le cordon viscéral. — L'origine exacte de la glande neurale, et de son organe vibratile, n'est pas encore élucidée ; il semble bien que cet appareil ne soit pas l'homologue de l'hypophyse des Vertébrés.

L'intestin est déjà ébauché dans le corps de la larve urodèle ; il se borne à se compléter. — Les deux fentes branchiales s'élargissent de manière à envelopper la branchie entière, et donnent les cavités péribranchiales ; en outre, la région, où elles s'ouvrent au dehors, se déprime, et devient la cavité cloacale. Celle-ci est ainsi limitée par l'ectoderme, alors que les parois des cavités péribranchiales se composent d'une part ectodermique et d'une part endodermique. Partout où les parois péribranchiales s'appliquent contre les parois branchiales, des ouvertures se percent, de manière à mettre en communication l'espace entouré par les premières avec celui qu'enveloppent les secondes ; ces orifices sont les trémas, les ouvertures branchiales.

L'appareil irrigateur est représenté par les vides lacunaires, creusés entre les travées du mésoderme mésenchymateux ; il correspond à un polycœlome, auquel s'annexe parfois un deutocœlome péri-intestinal. Le cœur est produit par le péricarde ; celui-ci dérive d'un amas cellulaire formé aux dépens de la paroi branchiale, ou bien, dans le cas des Ascidies bourgeonnantes, de l'axe endodermique des stolons. Ce dernier, souvent nommé l'*épicarde*, provient également de la branchie ; l'origine essentielle est donc la même dans les deux procédés.

Les appareils rénaux et sexuels sont engendrés par des éléments du mésoderme.

§ 5. Reproduction asexuelle et alternance des générations. — Les Ascidies bourgeonnantes appartiennent à la seule classe des Tuniciers caducicordes. Elles sont dites *Ascidies composées*, par opposition aux *Ascidies simples*, qui ne bourgeonnent jamais, mais cette différence ne s'accorde pas avec les affinités naturelles ; elles forment des colonies, dont les zooïdes sont relativement plus petits que les individus des Ascidies simples. Les ébauches des jeunes bourgeons se composent de dépendances des trois feuillets de leur générateur ; le bourgeonnement est tantôt stolonial, tantôt direct.

Suivant les groupes, les bourgeons se disposent de trois manières sur le générateur. Dans le bourgeonnement péribranchial, ils proviennent de la paroi des cavités péribranchiales, chez les Botryllides, par exemple ; dans le bourgeonnement pylorique, ou œsophagien, ils dépendent de l'œsophage du générateur (Didemnides) ; enfin, dans le bourgeonnement basilaire, l'extrémité inférieure du corps du géné-

rateur produit un stolon, qui donne les bourgeons, soit par une gemmiparité véritable, soit par fissiparité. Chaque jeune bourgeon consiste en
une vésicule, homologue de la cavité entérique des larves, entourée par
une assise endodermique, qu'enveloppent à leur tour des tissus mésodermiques et ectodermiques. Ces deux derniers donnent, respectivement,
le mésoderme et l'ectoderme de l'individu qui dérive du bourgeon. La
vésicule interne, d'après les recherches faites sur les Clavelines, se
divise en deux parts, dont la postérieure produit le péricarde avec le
cœur, et dont l'antérieure fournit la branchie, ses cavités péribranchiales, l'intestin, et l'axe endodermique, ou l'épicarde, du stolon que
l'individu issu du bourgeon engendre à nouveau. — Les formes coloniales des Ascidies bourgeonnantes sont très diverses; chez les Ascidies
sociales, les individus sont encore distincts; ils sont entièrement plongés, chez les Ascidies agrégées, dans une tunique commune à tous. D'ordinaire, les zooïdes ne sont soudés que par leur tunique; les Botrylles
possèdent en surplus un système vasculaire colonial.

Assez souvent, l'alternance des générations est confuse, car chaque
individu est capable à la fois de fécondation et de gemmiparité; il en
est ainsi chez la plupart des Ascidies composées. — Parfois cependant,
certaines générations sont privées, à intervalles réguliers, soit de la
reproduction sexuelle, soit de la faculté gemmipare, et l'alternance se
trouve alors plus précise. Elle se complique souvent de la transmission,
par le générateur, de ses ovules aux descendants qu'il bourgeonne. Ces
phénomènes sont offerts par les Botrylles, les Pyrosomes, les Salpes, et
les Doliolides.

EMBRANCHEMENT DES VERTÉBRÉS

CHAPITRE XVI

LES FEUILLETS BLASTODERMIQUES DES VERTÉBRÉS

§ 1. — Considérations générales.

I. **Caractères et classification.** — *A*. Parmi les Notoneures, les
Vertébrés constituent l'embranchement le plus important, et le mieux
caractérisé. Leurs centres nerveux sont dorsaux d'une manière exclusive;
ils consistent en un cordon, en un *neuraxe* plus ou moins complexe,
placé au-dessus d'une *notocorde*, qui repose elle-même sur le tube digestif. Aucune des parties de ces deux organes ne disparaît au cours du
développement embryonnaire; non seulement toutes persistent, mais
encore elles se différencient souvent à l'extrême, et parviennent à une
hauteur de structure que les autres Notoneures ne montrent jamais. —
En outre, les Vertébrés sont caractérisés par deux dispositions, à eux
spéciales. Leur notocorde ne se borne pas à occuper la région postérieure de leur corps; elle s'étend jusque dans la tête. Leur feuillet
moyen se subdivise en un mésenchyme et un épithélio-mésoderme. La
zone dorsale de ce dernier se partage, d'une façon régulière, en segments
placés à la file les uns derrière les autres. Le premier donne une
trame conjonctive-musculaire, intercalée à tous les organes de l'économie, aux dépens de laquelle se façonne le squelette, et dont les cavités,
qui composent un polycœlome, s'agencent en un système sanguin et un
système lymphatique.

Les particularités offertes par le mésoderme, et par la notocorde,
sont vraiment propres aux Vertébrés : aucun autre Notoneure ne les
présente. — Plusieurs dispositions supplémentaires seraient encore caractéristiques, mais à un degré moindre que les précédentes, car elles
font défaut à l'un des groupes de l'embranchement, à celui des Acraniens.

Un squelette interne, dont les pièces premières se placent, autour de la notocorde, de manière à l'enchâsser, se délimite dans le mésenchyme; il manque aux Acraniens, mais existe toujours dans le corps des autres Vertébrés. Ces pièces primordiales, qui entourent la notocorde comme autant d'anneaux, sont dites les *vertèbres* : d'où le nom de *Vertébrés*, accordé à l'embranchement entier. Ce terme n'est point juste, car il ne s'applique pas à tous ; mais il a l'avantage d'exprimer, au sujet du squelette, pris à part, une constante disposition segmentaire; et, en lui donnant une acception générale, en considérant qu'il dénote une des applications principales de la structure métamérique du feuillet moyen, structure également possédée par les Acraniens, il est permis de le conserver, et de l'employer. — Cependant, plusieurs auteurs préfèrent se servir de l'expression de *Céphalocordes*. Celle-ci indique l'extension prise par la notocorde des Vertébrés, qui parcourt, en effet, le corps entier, depuis son extrémité antérieure jusqu'à son extrémité postérieure.

Une seconde particularité, dont les Acraniens sont privés, et dont les autres Vertébrés se trouvent pourvus, tient à la nature spéciale de l'appareil excréteur. Ce dernier possède une disposition segmentaire, nouveau résultat de la métamérie du feuillet moyen; il consiste, du moins dans ses premiers linéaments, en tubes, groupés symétriquement et par paires de part et d'autre de la ligne médiane. Ces canaux s'ouvrent tous dans les espaces cœlomiques de l'épithélio-mésoderme, ou, à défaut, s'annexent des vaisseaux sanguins; ceux du même côté débouchent, en sus, dans un canal collecteur, qui aboutit au dehors. D'ordinaire, une part de cet appareil excréteur fonctionne comme conduit vecteur des éléments sexuels, et se modifie en conséquence.

B. — L'embranchement des Vertébrés contient onze classes, groupées en plusieurs sections, réunies elles-mêmes en deux sous-embranchements.

1er *Sous-embranchement, ou des* **Acraniens.** — Pas de squelette interne, et par conséquent de crâne, ni d'appareil excréteur. La notocorde seule joue le rôle de support organique. — Ce sous-embranchement ne renferme qu'une classe, à son tour représentée, dans la nature actuelle, par un genre unique : le genre *Amphioxus.*

2e *Sous-embranchement, ou des* **Craniotes.** — Un squelette interne, produit par le mésenchyme, et délimité tout d'abord autour de la notocorde; la région antérieure de ce squelette s'élargit en un *crâne*, destiné à enclore un espace où se trouve placée l'extrémité antérieure du neuraxe, modifiée de son côté en un *encéphale*. Un appareil excréteur segmentaire. — Ce sous-embranchement renferme les dix autres classes, groupées en deux sections.

1re *Section, ou des* CYCLOSTOMES. — Squelette interne de structure fort simple, privé d'*arcs viscéraux*, c'est-à-dire de pièces appendiculaires placées au-dessous du crâne. — Cette section se réduit à la classe du même nom, constituée seulement par deux familles, celle des *Pétromyzonidés*, et celle des *Myxinidés*.

2ᵉ *Section, ou des* GNATHOSTOMES. — Squelette interne de structure complexe, toujours pourvu d'arcs viscéraux. — Cette section contient deux séries, d'importances inégales sous le rapport du nombre, et de la diversité, des classes.

1ʳᵉ *Série, ou des* ICHTHYOPSIDÉS, *ou encore des* ANALLANTOÏDIENS, *ou encore des* ANAMNIOTES — Embryons toujours privés d'annexes tels que l'amnios et la vésicule allantoïde. — Cette série renferme six classes.

Classe des Sélaciens. — Squelette cartilagineux; fentes branchiales débouchant à nu sur le corps, du moins dans la règle; téguments couverts de nombreuses écailles placoïdes, petites papilles dermiques ossifiées. Des nageoires.

Classe des Ganoïdes. — Squelette cartilagineux, ou ossifié en partie; fentes branchiales recouvertes par un opercule; téguments munis de grandes écailles ossifiées, et disposées en séries régulières. Des nageoires pourvues de fulcres, écailles en forme de chevrons.

Classe des Téléostéens. — Squelette entièrement osseux; fentes branchiales recouvertes par un opercule. Des nageoires.

Classe des Dipneustes. — Squelette cartilagineux; une respiration branchiale et une respiration pulmonaire. Des nageoires.

Classe des Stégocéphales. — Vertébrés fossiles, se rapprochant des Amphibiens actuels, mais plus complexes et plus divers.

Classe des Amphibiens. — Squelette ossifié en majeure partie, du moins dans la règle. Une respiration branchiale et une respiration pulmonaire, parfois exclusives. Des membres à doigts, dans le cas où les membres existent.

2ᵉ *Série, ou des* ALLANTOÏDIENS, *ou des* AMNIOTES. — Embryons toujours entourés par un ensemble de membranes, dit l'*amnios*, et pourvus d'une vésicule, la *vésicule allantoïde*, destinée à permettre leur respiration ou à assurer leur nutrition. Ces annexes sont propres à l'embryon, et disparaissent au moment où ce dernier se convertit en adulte. — Cette série renferme les Sauropsidés et les Mammifères; ces derniers se bornent à la classe du même nom; les premiers comprennent les Reptiles et les Oiseaux.

Sauropsidés; classes des Reptiles et des Oiseaux. — Téguments couverts d'écailles ou de plumes; un seul condyle à l'os occipital; plusieurs aortes, ou une seule aorte provenant de l'un des arcs aortiques droits de l'embryon; pas de corps calleux dans l'encéphale.

Mammifères. — Téguments couverts de poils; des glandes mammaires; deux condyles occipitaux; une seule aorte, dont la crosse provient de l'un des arcs aortiques gauches de l'embryon; un corps calleux plus ou moins développé.

II. Considérations générales sur le développement. — *A*. Les Vertébrés se reproduisent par la voie sexuelle seule; celle-ci, à son tour, ne comporte que la fécondation, et jamais la parthénogenèse. L'unisexualité est la règle; les cas d'hermaphroditisme réel, c'est-à-dire de possession, par un même individu, de testicules et d'ovaires capables d'activité fonctionnelle, sont des plus rares.

Les variations sont très nombreuses, parmi les représentants de l'embranchement, pour ce qui touche à la teneur de l'ovule en deuto-lécithe. Les développements dilatés se trouvent relativement peu nombreux; les feuillets sont alors produits d'après le mode gastrulaire invaginant. Les embryogénies condensées sont plus fréquentes; elles s'effectuent suivant des procédés divers, qui dépendent de l'abondance variable des matériaux nutritifs accumulés dans l'œuf. Les altérations sont d'autant plus grandes que ces réserves sont elles-mêmes plus volumineuses. Les Vertébrés montrent, à cet égard, une série des plus intéressantes, et des mieux graduées, allant depuis des évolutions franchement dilatées jusqu'à des développements condensés au possible. — Parmi tous les groupes naturels du monde animal, ces êtres sont les seuls à offrir ainsi les deux extrêmes, reliés l'un à l'autre par des transitions ménagées, indiquant à mesure l'ampleur des changements, en raison de la richesse en deutolécithe. Aussi, leur étude est-elle des plus importantes, pour établir les données relatives à la nature des modifications introduites, dans la marche du développement embryonnaire, par la présence d'un vitellus nutritif abondant.

Le premier effet de la segmentation ovulaire est d'engendrer les deux feuillets blastodermiques primordiaux, le protectoderme et le protendoderme. — Ce dernier fournit la notocorde et le mésoderme; après quoi, il demeure dans l'organisme comme endoderme définitif. La notocorde provient de sa face dorsale : plusieurs des cellules placées en cette région, sur une bande médiane et longitudinale, se séparent de lui, et s'agencent en un cordon compact. Le mésoderme est produit, d'une manière fondamentale et dans les embryogénies dilatées, suivant le mode entérocœlien; l'entéron émet deux diverticules, latéraux et symétriques, dans sa partie voisine de l'entéropore. Ces expansions s'insinuent entre le protendoderme, qui les engendre, et le protectoderme, se séparent du premier, et deviennent autonomes; elles représentent les premières ébauches du feuillet moyen. — Le protectoderme donne naissance au neuraxe, et persiste, par la suite, en qualité d'ectoderme définitif. Le neuraxe s'indique, dès l'abord, comme un sillon placé sur la face dorsale et la ligne médiane du corps; il débute sur l'entéropore même, et s'étend de là vers le pôle opposé de l'embryon. Il se ferme à mesure; et se convertit en un canal, situé sous l'ectoderme qui se referme au-dessus de lui, et sur la notocorde. Ce canal représente, à lui seul, l'ébauche initiale de tous les centres nerveux de l'adulte.

Ces trois appareils, issus des deux feuillets blastodermiques primor-

diaux, le neuraxe, la notocorde, et le mésoderme, naissent d'une manière
à peu près synchronique. L'embryon, en cette phase première de son
évolution, rappelle, dans ses traits essentiels, un embryon de Tunicier;
il possède, de même, un ectoderme, un endoderme, un feuillet moyen
intercalaire, un neuraxe et une notocorde. La suite du développement
diffère dans les deux cas, car ces trois systèmes nouveaux parviennent
à une complexité extrême, alors que leurs correspondants des Tuniciers
demeurent stationnaires, ou se désagrègent, ou même s'atrophient.
Seuls, les restes des deux feuillets primitifs conservent une structure
simple; l'ectoderme ne subit guère de modifications que dans les annexes
des téguments; l'endoderme donne l'épithélium de l'intestin, et celui de
ses glandes.

Les principales complications sont le fait du mésoderme. Celui-ci,
par sa désagrégation partielle, se dédouble en un mésenchyme et un épithélio-mésoderme. Le premier se creuse d'un polycœlome, disposé en un
appareil irrigateur également double, composé d'un système sanguin et
d'un système lymphatique. L'épithélio-mésoderme entoure la cavité
cœlomique d'origine entérocœlienne, c'est-à-dire l'entérocœlome. Toutes
deux, paroi et cavité, se divisent, dans leur région dorsale, en segments
placés à la file; cette scission se manifeste, en même temps, dans les
deux ébauches; puis, ces métamères se séparent de la zone ventrale, qui
demeure simple. L'épithélio-mésoderme s'est alors scindé en quatre
parties : deux ventrales, entières, et symétriques; deux autres dorsales,
ou latéro-dorsales, également symétriques, dont chacune consiste en
une série de petites vésicules placées les unes derrière les autres. Les
parois de ces segments mésodermiques donnent presque toute la musculature du corps; leurs cavités disparaissent. Par contre, l'entérocœlome
des bandes ventrales persiste, et grandit; il fournit la cavité abdominale,
ou la cavité péritonéale, avec ses annexes, tels que la cavité péricardique
et la cavité pleurale; ses parois restent épithéliales en majorité, et constituent les limitantes endothéliales de ces espaces. — La complexité
acquise par la notocorde n'est pas précisément de son fait; elle est due
à la genèse, par le mésenchyme qui l'entoure, de pièces squelettiques
nombreuses, et volumineuses. Ces pièces s'ordonnent d'après une disposition réglée par la structure métamérique de l'épithélio-mésoderme; du
moins dans leurs traits essentiels. Enfin, le neuraxe s'élargit dans son
extrémité antérieure pour donner l'encéphale, et produit de nombreux
rameaux nerveux, sur l'arrangement desquels la métamérie du feuillet
moyen exerce encore une action intense.

B. — Souvent d'autres phénomènes interviennent, qui contribuent,
pour leur part, à augmenter la complication des procédés suivis, dans
leur développement, par les embryons des Vertébrés. — Lorsque les
matériaux nutritifs, accumulés dans l'ovule, sont très abondants, leur
résorption est lente, et s'effectue durant toute la période embryonnaire;

aussi le petit être porte-t-il, annexé à son corps, et diminuant de volume à mesure que lui-même se perfectionne, une *vésicule vitelline*. Celle-ci se compose de l'ensemble des réserves alimentaires. — D'autre part, les Reptiles, les Oiseaux, et les Mammifères, c'est-à-dire les représentants de la section des Amniotes, ou des Allantoïdiens, se façonnent, pendant leur développement, des appendices spéciaux ; ces derniers sont des annexes embryonnaires stricts, car ils disparaissent au moment où l'individu parvient à son état définitif. L'un est l'*amnios*, membrane enveloppante à double feuillet, formée aux dépens de l'ectoderme et de la somatopleure du petit organisme. L'autre est la *vésicule allantoïde*, appareil volumineux, comparable à une expansion, engendrée par la région anale de l'intestin, qui s'étendrait au dehors du corps. L'allantoïde se borne, chez les Reptiles, les Oiseaux, les Mammifères monotrèmes, et les Didelphes, à doubler en dedans les couches chorionnaires extérieures. Elle donne, chez les Mammifères monodelphes, le *placenta*, organe destiné à permettre, par la voie sanguine, des échanges nutritifs entre la mère et le fœtus.

Une telle complication des phénomènes génétiques, soit qu'ils correspondent à des formations d'organes persistants, soit qu'ils aboutissent à la production d'annexes embryonnaires, détermine, au fur et à mesure du développement, des changements considérables dans l'allure de l'embryon. Ces métamorphoses sont parfois externes ; il en est ainsi, par exemple, chez un certain nombre de Vertébrés inférieurs, tels que les Acraniens, les Cyclostomes, les Ganoïdes, les Amphibiens, dont les œufs sont petits, et pauvres en matériaux nutritifs. — Plus souvent, elles sont internes, et se passent à l'abri des coques de l'œuf, ou s'effectuent dans l'intérieur des voies sexuelles du générateur femelle. Le premier cas se ramène à une oviparité ; la mère pond ses œufs, fécondés au préalable, ou au moment même de la ponte ; le petit embryon s'ébauche dans l'intérieur du chorion de ces derniers : tels sont la plupart des Sélaciens, des Téléostéens, des Reptiles, tous les Oiseaux, et les Mammifères monotrèmes. Le second cas répond à une viviparité ; les changements d'aspect, subis par le jeune être, s'effectuent dans les conduits sexuels de son générateur, où il demeure enfermé jusqu'à son éclosion.

§ 2. — Des éléments sexuels.

I. **De la sexualité.** — Du moment de la sexualité. — D'ordinaire, les Vertébrés ne se reproduisent qu'après être parvenus à l'état adulte ; ce dernier ne consiste pas seulement en l'achèvement de l'organisme entier, mais encore en l'acquisition de ses dimensions définitives. Il faut que l'économie soit complète, sous le double rapport de la structure et de la taille, pour permettre à la fécondation de s'effectuer.

Il est cependant des cas, fort rares, de progenèse. Ceux-ci sont offerts par divers Amphibiens urodèles. — Le point de départ doit être

.pris, sous ce rapport, dans des phénomènes accidentels, montrés par plusieurs des représentants de cet ordre, et notamment par les *Tritons*. Ces êtres, avant de parvenir à leur perfection, passent par une phase de *pérennibranche*, dite ainsi parce qu'ils ressemblent à d'autres Urodèles,

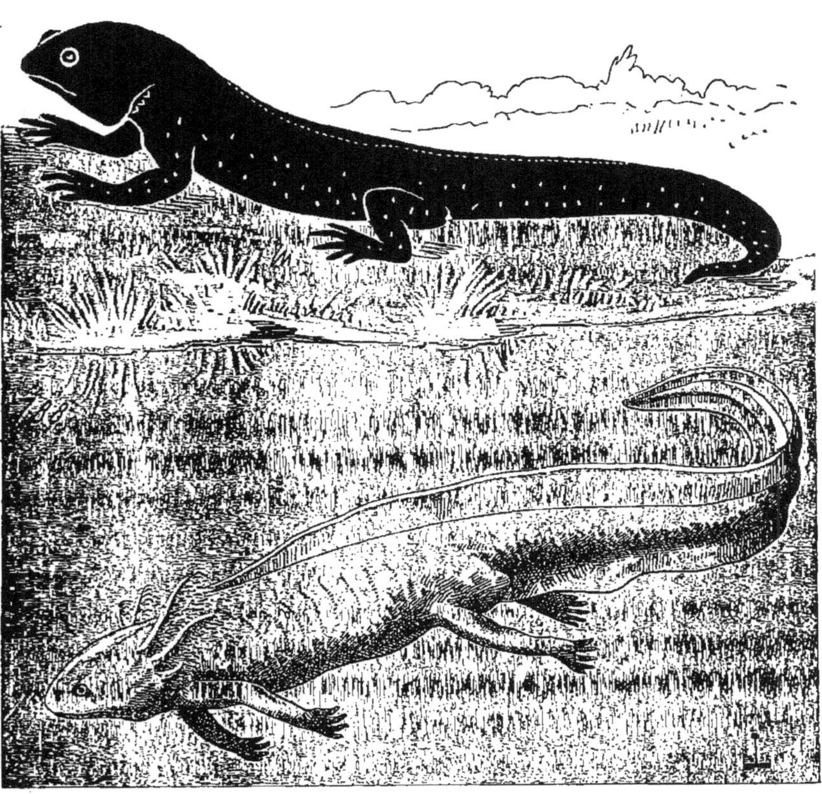

Fig. 787 et 788. — AMBLYSTOME ET AXOLOTL. — En 787, *silhouette* d'un Amblystome.
En 788, *contours* de sa larve pérennibranche (Axolotl).

composant le groupe du même nom; ils possèdent alors des branchies externes. Dans la règle, les individus perdent ces appendices respiratoires, arrivent à l'état adulte, et ne se reproduisent qu'à ce moment. Cependant, et d'une manière accidentelle, plusieurs Tritons sont déjà capables de fécondation, possèdent des glandes sexuelles susceptibles d'activité fonctionnelle, alors qu'ils portent encore leurs branchies extérieures.

Cette progenèse, accidentelle chez les Urodèles qui dépassent l'état de pérennibranche, devient normale, et habituelle, chez plusieurs Pérennibranches vrais, notamment chez les *Amblystoma* et les *Batrachoseps*. La dernière des phases larvaires de ces animaux est caractérisée par la possession de longues branchies externes, et par celle d'une nageoire caudale; les adultes sont privés de cette nageoire, et leurs branchies se trouvent internes pour la plus grande part. Sous la première forme, les individus vivent dans l'eau; et sur le bord des mares, des ruisseaux, mais en somme sur terre, dans la seconde. Or, si une cause quelconque vient à obliger ces êtres à demeurer dans l'eau, les glandes sexuelles n'en font pas moins leur apparition, et parviennent à maturité; les générateurs, tout en étant encore des larves, se fécondent, et de leurs œufs sortent des descendants, également capables d'une reproduction prématurée. D'après les observations faites, cette progenèse dure parfois, d'une manière constante et sans interruption, pendant plusieurs générations. — On avait placé, autrefois, ces larves sexuées dans des genres différents de ceux des adultes, car on les considérait comme adultes elles-mêmes, à cause de leur pouvoir fécondant. L'erreur a été reconnue, pour la première fois, par Duméril au sujet des Amblystomes; leurs larves sexuelles étaient désignées sous le nom de *Siredon* (*Axolotl*). Cope a signalé un fait semblable pour les *Batrachoseps*, dont les larves sexuelles seraient les *Menobranchus*.

L'origine de cette progenèse, au moins en ce qui touche les Amblystomes, peut être cherchée dans les habitudes de ces animaux. Ceux-ci se fécondent presque de suite après leur transformation dernière, alors qu'ils sont encore dans l'eau; les femelles pondent des paquets d'œufs, sur lesquels les mâles déposent leurs spermatophores, c'est-à-dire des masses de spermatozoïdes. Puis, tous les individus abandonnent leur ancien milieu, et vont vivre en des endroits humides, dans la mousse, sous des feuilles ou des cailloux; les œufs seuls restent dans l'eau, où ils éclosent. — Il suffit d'un léger déplacement dans le temps, d'un retard dans la métamorphose ultime, qui consiste en la chute de quelques appendices externes, ou d'un avancement dans la maturité des glandes sexuelles, pour amener la progenèse. Celle-ci n'a donc pas, en allant au fond des choses, toute l'importance qu'elle paraît posséder au premier abord.

NATURE DE LA SEXUALITÉ. — Les Vertébrés sont dans la règle, unisexués; les exceptions, à cet égard, se trouvent être fort rares. L'hermaphroditisme se rapporte, en cette matière, à deux cas : l'*hermaphroditisme vrai* et l'*hermaphroditisme apparent*. Le premier est celui des glandes sexuelles elles-mêmes, le seul, par suite, qui mérite ce nom; le second est celui des conduits ou des annexes sexuels.

A. — L'hermaphroditisme vrai est de beaucoup le moins commun ; il consiste en ce fait, qu'un individu déterminé possède des glandes sexuelles de deux sortes, les unes produisant des ovules capables d'arriver à maturité, les autres donnant des spermatozoïdes doués du pouvoir fécondant. On ne le trouve guère à l'état normal et habituel, que chez les Téléostéens appartenant aux familles des *Serranidés* et des *Sparidés* ; ces animaux ont leurs ovaires divisés en deux zones, dont la première contient des ovules, et la seconde des spermatozoïdes. De même, les Cyclostomes de la famille des Myxinidés commencent par être mâles, et deviennent ensuite des femelles.

En revanche, cet hermaphroditisme se manifeste assez souvent à l'état accidentel, et se retrouve chez presque tous les Vertébrés, même les plus élevés en organisation. — On l'a signalé fréquemment chez les Crapauds (*Bufo*) ; les testicules de ces animaux sont surmontés par un appareil, dit l'*organe de Bidder*, qui n'est autre qu'un ovaire, renfermant des œufs assez développés. Bourne a décrit, comme existant chez une *Rana temporaria*, et Spengel chez un *Pelobates fuscus*, une glande sexuelle composée de deux parties : la première contenait des follicules ovulaires, des ovules avec leurs couches enveloppantes ; la seconde était pourvue de spermatozoïdes. Ces deux régions s'unissaient intimement ; sur leur ligne de jonction, les follicules de la première se mélangeaient aux tubes spermatiques de la seconde. Le même fait a été signalé, plusieurs fois, comme se montrant chez des Poissons (Morue, Hareng), des Oiseaux, des Mammifères, et même chez l'Homme. Ainsi Heppner a vu, sur un Homme, l'un des testicules renfermer des follicules de Graff, alors que l'autre était normal. — Cet hermaphroditisme accidentel n'est point capable d'aboutir à une fécondation, bien qu'existant dans la glande même. L'impossibilité, à cet égard, vient de deux causes : la maturité souvent incomplète de l'une des sortes d'éléments sexuels ; l'absence de conduits destinés à permettre la fécondation, et à assurer l'expulsion des œufs fécondés, ou des embryons qui en résultent.

B. — L'hermaphroditisme apparent est celui des conduits sexuels, ou des annexes extérieurs de ces conduits, ou encore des dispositions propres aux sexes.

Le premier existe chez les embryons, encore fort jeunes, des Amniotes ; il résulte de l'unité d'origine, malgré leur diversité finale, des conduits mâles et des conduits femelles. Ces deux types de canaux proviennent également d'une part de l'appareil primitif d'excrétion ; dans un embryon déterminé, ils se composent de quatre tubes, groupés en deux paires, dont l'une est placée à droite, et l'autre à gauche, de la ligne médiane. Les deux tubes de chaque paire commencent par suivre un accroissement presque semblable ; puis, suivant le sexe, l'un d'eux achève seul son évolution, l'autre demeurant stationnaire. Le conduit développé chez le mâle est dit le *canal de Woolf*, et celui de la femelle le *canal de Müller*. Les dispositions deviennent donc différentes par la suite, mais elles débutent par être identiques ; cette assimilation se trouve d'autant plus grande, que le canal frappé de déchéance ne disparaît pas entièrement, et contracte des rapports étroits, mais de contiguïté seule, avec la glande sexuelle à laquelle il n'appartient pas en réalité. — Ces relations sont plus serrées au moment où le choix s'établit entre les deux canaux, et plus grandes chez la femelle que chez le mâle ; le canal de Woolf pénètre dans le jeune ovaire, et y engendre un lacis de rameaux, bien que l'oviducte réel provienne du canal de Müller. — Plusieurs auteurs voient, dans ce phénomène, l'indication d'un hermaphroditisme fondamental, et primitif, qui se change en unisexualité dans le cours de l'embryogénie, par la prédominance de l'un des appareils sur l'autre. Cependant, cet hermaphroditisme n'en est vraiment pas un ; il n'est qu'apparent, car il porte sur les canaux vecteurs, et non sur les glandes elles-mêmes. Il résulte, comme il est dit plus haut, de l'unité d'origine de ces conduits, qui se développent d'une façon presque égale jusqu'au moment où l'un d'eux prend l'avance, et de l'absence d'atrophie complète de l'appareil non utilisé. L'expression la plus convenable, susceptible de rendre le mieux la nature des choses, est celle d'*indifférence sexuelle*, et non d'hermaphroditisme. L'embryon, en ces phases initiales de son évolution, est encore indifférent quant au sexe ; il n'a pas de sexualité marquée, appréciable à nos sens ; et, au moment où une sexualité déterminée naît dans la glande, le canal correspondant se perfectionne seul jusqu'à complète structure, alors que l'autre demeure stationnaire, ou peu s'en faut.

Un second type d'hermaphroditisme apparent est donné par la disposition des annexes sexuels. Ces derniers proviennent des conduits précédents, et des téguments qui entourent leurs orifices extérieurs ; ils sont arrangés de manières dissemblables suivant les sexes. Or, il arrive parfois, et d'une façon tout accidentelle, qu'un individu déterminé possède, soit les annexes des deux sexes, soit des appendices imparfaits et ambigus ; des exemples de ces faits tératologiques sont assez fréquents, et plusieurs ont été signalés, chez l'Homme même, à diverses reprises. L'hermaphroditisme est ici tout d'apparence, en ce sens que l'individu n'est pourvu, en somme, que d'une seule sexualité ; il est muni d'ovaires, ou de testicules, et non des deux ensemble. L'expression d'hermaphroditisme, avec sa signification précise et complète, ne peut être appliquée à de tels phénomènes.

Enfin, un troisième type d'hermaphroditisme apparent est donné par les apanages de la sexualité. Beaucoup de Vertébrés offrent un dimorphisme sexuel ; les mâles et les femelles diffèrent par la coloration, ou par la possession dans un cas, et l'absence dans le second, d'écailles, de plumes, de poils, de bois, ou d'autres appendices particuliers. Il existe assez souvent, et par un nouveau fait tératologique, que des individus, appartenant à un sexe déterminé, offrent cependant les apanages de l'autre sexe. Ce phénomène est lié, d'habitude, à une réduction du rôle sexuel de ces êtres, ou à sa disparition complète. La glande génitale existe bien; mais elle est incapable de fonctionner en entier. — Ces cas d'hermaphroditisme sont également d'apparence, car ils tiennent aux seuls attributs sexuels, et ne touchent en rien les glandes; celles-ci sont des ovaires, ou des testicules, et non les deux à la fois.

II. Des spermatozoïdes. — Les éléments mâles sont engendrés dans les tubes séminifères du testicule. Lorsque l'organe est au repos, chacun de ces tubes est presque rempli de cellules à peu près semblables, tassées les unes contre les autres sur plusieurs couches, et assez nombreuses pour ne laisser au canal qu'une lumière fort étroite. Les choses changent au moment où la glande entre dans sa période d'activité. Les éléments se multiplient rapidement, et se différencient en cellules de deux sortes. Les unes sont longues, cylindriques, et séparées les unes des autres par des espaces assez grands; les autres, arrondies, globuleuses, emplissent ces espaces. Celles-ci, dites *cellules testiculaires*, ou encore *cellules rondes*, subissent des divisions très fréquentes, effectuées par karyokinèse, et augmentent beaucoup leur nombre. Les premières, nommées *cellules à pied*, *cellules en chandelier*, *cellules de soutien*, *cellules de Sertoli*, demeurent à peu près stationnaires, dès l'instant où elles sont parvenues à leur période d'état.

Etant donnée la présence de ces deux sortes d'éléments, l'origine exacte des spermatozoïdes prête encore à controverses. Les travaux publiés sur un tel sujet sont des plus nombreux, souvent contradictoires, et s'appliquent à la plupart des classes de Vertébrés; parmi les auteurs, les uns font provenir les spermatozoïdes des cellules testiculaires, les autres des cellules de soutien, les derniers des deux à la fois. — A en juger d'après les travaux les plus récents et les mieux conduits, la vérité paraît être en faveur de la première opinion. Les spermoblastes, renfermés dans les jeunes tubes séminifères, se multiplient avec activité pour donner des spermatogemmes. Ces derniers sont serrés les uns contre les autres, à cause de leur grande quantité, et de leur situation dans un tube étroit, mais n'en suivent pas moins leur évolution habituelle, bien qu'on ne puisse distinguer leurs limites. La cellule centrale de chacun d'eux devient le cytophore; celui-ci s'allonge, s'accole par une de ses extrémités à la paroi du tube, et se convertit en une cellule de soutien, pourvue de son aspect particulier. Les spermatocytes ne sont autres que les cellules testiculaires des auteurs, qui subissent des divisions répétées, dans le but d'accroître leur nombre, et finissent par se transformer en spermatozoïdes. — Il convient, semble-t-il, d'expliquer de cette manière, et afin de la raccorder à celle des autres animaux, la spermatogenèse des Vertébrés. Les cellules testiculaires sont seules chargées de fournir les spermatozoïdes; les cellules de soutien n'ont, à cet égard, aucun rôle génétique.

Les spermatozoïdes de tous les Vertébrés offrent une structure semblable, du moins dans leurs grands traits. Ils se composent toujours d'une tête et d'une longue queue. — La substance de cette dernière est divisée en petites fibrilles parallèles, peu discernables, groupées en deux filaments ; l'ensemble de ces derniers, unis sur toute leur étendue par un ciment, constitue la queue ; d'après Parker, ces deux cordons seraient séparés l'un de l'autre, et distincts, chez les Dipneustes du genre *Protopterus*. La partie de la queue, qui s'attache à la tête, est souvent bordée d'une simple lamelle protoplasmique, comparable à une crête minuscule ; parfois, chez divers Amphibiens urodèles par exemple, cette crête s'allonge, sur le reste de l'appendice, en une membrane ondulante. — La tête est la portion la plus large du spermatozoïde. Ses variations d'aspect sont très nombreuses, suivant les genres ; elles vont depuis une forme globuleuse jusqu'à une disposition en bâtonnet, tantôt droit, tantôt arqué, et tantôt sinueux ; mais, malgré ces apparences diverses, ses relations et son allure générale ne changent point.

III. **Des ovules.** — La genèse des ovules s'effectue presque en deux temps, chez les Vertébrés. Le premier temps va de la production de l'ovoblaste à la formation de l'ovogemme ; le second comprend les changements, subis par l'ovogemme, jusqu'à la déhiscence de son ovocyte. Durant le premier, l'ovoblaste se segmente un grand nombre de fois, et se convertit en un corps pluricellulaire, l'ovogemme ; dans le deuxième, les éléments de ce dernier se différencient en un ovocyte et plusieurs cellules folliculaires, celles-ci entourant celui-là. L'ovocyte tombe ensuite, après s'être, au préalable, transformé en un ovule par l'expulsion de ses cellules polaires. — L'ovaire des Vertébrés femelles contient une quantité considérable de ces ovogemmes. Presque tous, parmi ces derniers, mûrissent au même instant, et expulsent en même temps leurs ovules, du moins chez la plupart des représentants inférieurs de l'embranchement. Par contre, chez les types supérieurs, dont la fécondation ne s'exerce à la fois que sur un chiffre restreint des ovules, la majorité des ovogemmes ne joue aucun rôle actif. Ainsi, l'ovaire de la Femme contient, en moyenne, de 30,000 à 40,000 de ces corps ; quelques-uns à peine, dont les ovules sont rejetés lors des menstrues mensuelles, parcourent toutes les phases de leur développement.

A. — Les ovocytes, encore nommés *ovules primordiaux*, sont d'abord situés à la surface de la jeune glande femelle ; ils s'y trouvent mélangés à d'autres éléments cellulaires, plus petits qu'eux. L'ensemble compose une assise épithéliale, d'une seule couche à son début, de plusieurs rangées par la suite, dite l'*épithélium germinatif*. Par la multiplication incessante de ses éléments, plus active en certaines places, et par la prolifération du tissu conjonctif sous-jacent, l'épithélium germinatif envoie des expansions dans l'intérieur de l'ovaire. Ces expansions, souvent nommées les *tubes de Pflüger*, offrent l'aspect de cordons pleins; elles s'étendent dans la substance périphérique de l'ovaire, où elles constituent une *couche corticale*; elles sont séparées les unes des autres par des bandes conjonctives. Les éléments de ces cordons sont ceux de l'épithélium germinatif, et appartiennent de même à deux types. Ceux-ci correspondent aux deux sortes de cellules des ovogemmes. — A son commencement, l'épithélium germinatif est représenté par une seule assise d'éléments semblables; ceux-ci se multiplient par karyokinèse, augmentent leur nombre dans des proportions considérables, et, ce faisant, se différencient, les uns en ovocytes, les autres en cellules folliculaires; les premiers sont caractérisés par leur taille plus grande. En somme, les éléments primordiaux de l'épithélium germinatif sont des ovoblastes, qui, tout en demeurant rassemblés en un tout cohérent, se segmentent, et donnent des ovogemmes placés côte à côte, confondus sur leurs limites. Ces ovogemmes comprennent, comme chez les autres animaux, un ovocyte volumineux, et de nombreuses cellules folliculaires plus restreintes; aussi, dès que les ovocytes se différencient de ce qui les entoure, et ce moment est vite atteint, l'épithélium germinatif entier paraît-il constitué par plusieurs couches d'éléments, dont les uns sont gros, les autres plus petits et plus nombreux. Cet épithélium correspond, en réalité, à une assise formée de nombreux ovogemmes intimement mélangés.

La genèse des cordons de la couche corticale est un résultat de la multiplication des ovogemmes, plus active par places, et de la prolifération du tissu conjonctif situé sous l'épithélium germinatif. Chacun de ces cordons est constitué comme l'assise dont il dérive, c'est-à-dire se compose de plusieurs ovogemmes juxtaposés. Il n'est pas rare, durant ces phénomènes génétiques fort actifs, que plusieurs ovocytes viennent à se rencontrer et à se toucher; ils s'unissent, dans ce cas, en un syncytium, destiné à ne devenir qu'un seul ovule, par la destruction de tous les noyaux, sauf un. Ces corps complexes sont dits, parfois, des *nids d'ovules*. De même, les ovocytes absorbent, par un procédé semblable, plusieurs des cellules folliculaires voisines, et augmentent de taille à leurs dépens. — Ainsi, deux phénomènes s'effectuent d'une manière parallèle. D'une part, la pénétration des ovogemmes; ceux-ci abandonnent la surface du jeune ovaire, et pénètrent dans son intérieur. D'autre part, l'accroissement des ovocytes de ces ovogemmes; cette amplification s'effectue par une absorption des éléments voisins. Les dispositions offertes par les Vertébrés ne s'écartent donc pas de celles présentées par les autres animaux; sauf quelques particularités, d'importance secondaire sous le rapport de l'ovogenèse, et dont la principale tient à la pénétration des ovogemmes dans l'intérieur de l'ovaire.

Deux autres modifications se produisent ensuite. — Les ovogemmes, ou du moins la majorité d'entre eux, étant devenus internes, la partie, laissée superficielle, de l'épithélium germinatif, perd dans certains cas (Vertébrés supérieurs) ses caractères propres, et passe à l'état d'une assise indifférente, simple, composée de cellules semblables. Cette assise demeure inerte quant à la genèse des ovules, et persiste ainsi à la surface de l'ovaire achevé; elle s'unit, par ses bords, à l'endothélium péritonéal. Toute l'activité productrice est concentrée dans les ovo-gemmes internes. L'ensemble de ces derniers est même séparé, de la couche précédente et superficielle, par une bande de tissu conjonctif. — De plus, par la prolifération constante des bandes connectives interposées aux cordons ovariens, ceux-ci sont morcelés, et divisés en fragments. Chacun de ces derniers se compose d'un chiffre restreint d'ovocytes, parfois même d'un seul, entourés de nombreuses cellules folliculaires. Quel que soit le càs, le résultat atteint est le même. Chaque tronçon s'arrondit, prend une forme régulière, et ne contient plus qu'un seul ovocyte; soit que les supplémentaires se résorbent, soit qu'ils s'unissent à celui qui demeure, pour contribuer à son accroissement. Les cordons ont alors perdu leur aspect initial; ils sont partagés en un certain nombre de corps sphériques, dont chacun renferme un ovocyte. Ces corps répon-dent, en réalité, à autant d'ovogemmes, et ce nom devrait leur être accordé; l'expression de *follicules ovariens*, ou même de *follicules* tout court, est cependant d'un usage général, malgré son inexactitude, car elle désigne le tout par une de ses parties.

L'ovaire est alors arrivé, ou peu s'en faut, à sa période d'état. Sa substance est divisée en deux parts : un *bulbe* central, constitué par un tissu conjonctivo-musculaire, richement vascularisé, et privé d'ovo-gemmes, car les cordons n'ont pas pénétré jusqu'à lui; et une *couche corticale*. Celle-ci se compose, en allant de dehors en dedans : du reste de l'épithélium germinatif; de la bande conjonctive sous-jacente; et de l'amas des ovogemmes. Ces derniers subissent ensuite des changements, qui ont pour effet de leur donner leur structure complète. — Pendant ce temps, l'épithélium germinatif fournit de nouveaux cordons, dont l'évolution est semblable à celle de leurs prédécesseurs. Il en est du moins ainsi chez presque tous les Vertébrés inférieurs, et même quelques Mammifères, comme les Chauves-souris. Dans d'autres cas, la production des ovogemmes s'effectue dans le cours des premières périodes de l'existence, et cesse ensuite; ainsi, chez la Femme, dès la deuxième ou la troisième année, l'ovaire n'engendre plus d'ovogemmes. La plupart des Vertébrés supérieurs entrent dans ce type; sauf l'instant de la cessation, d'autant plus tardif que le chiffre des ovules, rejetés par l'ovaire durant la vie du générateur, est plus considérable.

B. — Dès que les ovogemmes sont séparés les uns des autres, et distincts, ils subissent des modifications, qui se succèdent jusqu'au moment de leur maturité, et de l'expulsion de leur ovule. Parmi ces changements, les uns sont les mêmes chez tous les Vertébrés, les autres diffèrent suivant les groupes.

Les premiers ont trait à l'isolement de l'ovogemme, à l'accroissement de l'ovocyte, et à sa maturation. — La trame conjonctive de l'ovaire donne, à chaque ovogemme, une enveloppe particulière, assez dense, qui lui forme une paroi propre. En dedans de cette paroi se trouve l'ovogemme, constitué par l'ovocyte entouré de ses cellules folliculaires; celles-ci, fort nombreuses, toutes semblables, tassées parfois sur plusieurs couches, composent une membrane épaisse, disposée autour de l'ovocyte. — Ce dernier s'accroît, et grandit; il emprunte ses matériaux nutritifs aux cellules folliculaires, qui les puisent elles-mêmes dans le tissu de l'enveloppe conjonctive, riche en capillaires sanguins et lymphatiques. De plus, il s'entoure d'une membrane vitelline, la *zone pellucide* des auteurs, assez épaisse, et souvent percée de canalicules, dans lesquels s'engagent des expansions émises par les cellules folliculaires. — Enfin, l'ovocyte mûrit, c'est-à-dire se convertit en ovule par le rejet de deux cellules polaires. Ce phénomène n'a pas été observé chez tous les Vertébrés. On l'a signalé chez des représentants de classes diverses : des Mammifères, des Amphibiens, des Sélaciens. Ce fait, joint aux données de l'embryologie générale, permet de croire à sa présence constante. D'après les résultats acquis, l'expulsion des cellules polaires s'effectue quelque temps avant la chute de l'ovule qui les émet, et non au même instant.

Les modifications dissemblables se rapportent à deux ordres de faits : à la forme définitive de l'ovogemme, et au moment de la chute de l'ovule.

Autant qu'il est permis de généraliser d'après les notions connues, et sans trop procéder d'une manière exclusive, il est permis de grouper les Vertébrés, sous le rapport de l'aspect offert par l'ovogemme, en deux séries. — La première renferme la plupart des représentants de l'embranchement, sauf les Mammifères. Les cellules folliculaires s'allongent, en rayonnant autour de l'ovule, et deviennent cylindriques. Leur ensemble demeure compact. — Tel n'est pas le cas des Mammifères. Leurs éléments folliculaires commencent bien par s'allonger, comme dans la première série ; mais ils se divisent à mesure, et se partagent en un nombre considérable de petites cellules cubiques, disposées sur plusieurs couches concentriques. Cette assise folliculaire, d'une disposition spéciale, est depuis longtemps désignée par les auteurs sous le nom de *membrane granuleuse*. De plus, une cavité, remplie d'un liquide, se creuse dans cette assise, et grandit rapidement; à cet effet, elle refoule autour d'elle toutes les cellules du follicule, et l'ovule lui-même. L'ovogemme, entouré par son enveloppe conjonctive, cesse d'être compact; il est converti en une vésicule creuse, dont la volumineuse cavité contient un liquide, et dont la paroi est constituée par ses propres éléments, ovule et cellules folliculaires. La région occupée par l'ovule est plus épaisse que les autres, à cause de la grande taille de ce dernier; elle fait saillie dans la cavité centrale. Elle porte un nom particulier : celui de *cumulus proligère*, ou de *disque proligère*. Cet ovogemme creux des Mammifères est désigné, d'habitude, par les expressions de *vésicule de Graff*, ou de *follicule de Graff*; l'anatomiste de ce nom est, en effet, le premier qui l'ait signalé, en le prenant pour l'ovule lui-même.

Les ovules, parvenus à maturité, sont mis en liberté par la rupture de leur follicule. — Dans le cas des Vertébrés inférieurs, des œufs, en quantité considérable, sont expulsés en même temps; étant donnée la situation de l'ovaire dans l'organisme, ils tombent dans la cavité abdominale, où ils sont pris par les canaux sexuels. — Les Sauropsidés, les Mammifères, et même un certain nombre de Vertébrés inférieurs, la plupart des Sélaciens par exemple, pondent un chiffre d'ovules plus restreint; parfois même, ce chiffre ne dépasse pas un ou deux. D'ordinaire, chez ces animaux, les œufs s'engagent, dès leur expulsion de l'ovaire, dans les conduits sexuels, car ceux-ci appliquent leur pavillon sur la glande femelle, et suppriment ainsi la traversée de la cavité abdominale.

L'ovogemme des Mammifères, à cause de sa taille considérable, due à la possession d'une vaste cavité centrale, forme une sorte de petite plaie, à la surface de l'ovaire, après la chute de l'ovule qu'il contenait; cette plaie, occasionnée par un traumatisme naturel et très localisé, se répare et se cicatrise. Lorsque l'ovule a été fécondé, la région sexuelle est le siège d'une congestion intense, nécessitée par la genèse du placenta; cette congestion retentit sur l'ovaire. Les débris de l'ovogemme, ainsi suralimentés, grandissent; une certaine quantité de sang, due à la rupture des vaisseaux de l'enveloppe conjonctive, lors de l'expulsion de l'ovule, emplit la cavité centrale; les cellules folliculaires augmentent en nombre, puis se résolvent en granulations; des phagocytes pénètrent dans l'appareil ainsi modifié, s'y multiplient, et y subissent de même une dégénérescence granuleuse par clasmatose. En somme, l'ovogemme entier subit des phénomènes pathologiques d'hypertrophie, suivis d'une atrophie, qui fait disparaître toutes les productions nouvelles, ne laissant en place qu'un nodule conjonctif, plus petit que l'ovogemme primordial. Au commencement de ces modifications, le sang extravasé, et coagulé, donne à l'appareil une teinte jaune rougeâtre : d'où le nom de *corps jaune*, accordé à l'ovogemme ainsi transformé. — Dans le cas où l'ovule n'a pas été fécondé, la congestion de la région sexuelle n'existe pas, et les phases d'hypertrophie sont beaucoup moins accentuées. L'ovogemme ouvert, rempli de sang extravasé, se répare directement, et s'atrophie; il ressemble au précédent, mais il est plus petit; on le nomme alors un *faux corps jaune*.

Ces phénomènes, relatifs à la genèse des vésicules de Graff, et aux modifications qui suivent la chute de leurs ovules, n'ont guère été étudiés que chez les Mammifères supérieurs; du moins dans tous leurs détails. On ne sait trop, par suite, comment les rattacher aux particularités offertes par les autres Vertébrés.

IV. **De la fécondation et de la gestation**. — D'une manière générale, les Vertébrés inférieurs, c'est-à-dire les Acraniens, les Cyclostomes, et les Ichthyopsidés, sont ovipares, et pourvus d'une fécondation externe; les Sauropsidés sont également ovipares, mais avec fécondation interne; enfin, les Mammifères sont vivipares, et leur fécondation se trouve forcément être interne. — Les femelles des premiers rejettent dans le milieu qui les entoure, et ce milieu est l'eau, leurs œufs non encore imprégnés; les mâles s'approchent de ces derniers, et déposent sur eux leur sperme, à moins, fait encore fréquent, qu'ils ne l'expulsent dès sa maturité, laissant, à des circonstances favorables de temps et de lieu, le soin d'amener la fécondation. Les mâles des Sauropsidés, munis d'organes copulateurs, du moins dans le plus grand nombre des cas, lancent, par leur moyen, le sperme dans les conduits sexuels femelles; les spermatozoïdes remontent dans ces derniers, s'approchent de l'ovaire, des œufs parvenus à maturité, et les fécondent; ceux-ci, ainsi fécondés, sont immédiatement pondus par les femelles, mais ne parviennent au dehors qu'après s'être unis aux éléments mâles. Enfin, chez les Mammifères, le mâle fait également parvenir son sperme dans l'oviducte de la femelle, et la fécondation s'effectue sur l'ovaire, ou non loin de lui; mais, moins quelques rares exceptions, la femelle conserve, dans une région donnée de ses voies sexuelles, dite l'*utérus* ou la *matrice*, ses œufs fécondés, et les garde pendant qu'ils évoluent en embryons. Ceux-ci sont rejetés au moment où, sauf par la taille, leur organisme est complet, ou bien approche de son achèvement.

Ces trois procédés, dans leur ensemble, sont distribués d'une manière assez précise; ils permettent de suivre, sous ce rapport, la complexité croissante offerte par les Vertébrés. Cependant, leur répartition supporte des exceptions assez nombreuses.

Les Acraniens sont unisexués, et ovipares; leur fécondation est extérieure. — Il en est de même chez les Cyclostomes; seulement les phénomènes sont compliqués, dans le cas des Myxinidés, par la présence de l'hermaphroditisme. A en juger d'après la moyenne des observations faites, la fécondation nécessite pourtant l'emploi de deux individus, et non celui d'un seul. L'hermaphroditisme des Myxines est successif : l'être commence par être mâle, et ne devient femelle qn'au moment où il termine son accroissement. Dans le premier état, la partie postérieure de la glande sexuelle achève seule son évolution ; elle ne contient que des spermatozoïdes, et l'individu fonctionne alors comme mâle. Plus tard, cette région s'atrophie; l'extrémité antérieure de l'appareil se développe à son tour, et ne donne que des ovules ; l'animal est seulement femelle. Il n'est donc pas possible à une Myxine déterminée de se féconder elle-même; sauf peut-être dans cette période de transition, où la région postérieure commence à diminuer, et l'antérieure à s'accroître. Sans doute, en cet instant, l'animal est capable d'émettre à la fois des spermatozoïdes et des ovules mûrs, qui se rencontrent, soit dans la cavité abdominale où ils sont rejetés tout d'abord, soit dans l'eau environnante où ils parviennent ensuite, et s'unissent; il y aurait alors une autofécondation.

Par une exception, des mieux caractérisées parmi celles que présentent les Ichthyopsidés, les Sélaciens ont une fécondation interne, et les mâles sont pourvus, à cet effet, d'organes copulateurs; en outre, la plupart de ces animaux sont vivipares. — Les Sélaciens ovipares rappellent les Sauropsidés; le mâle envoie son sperme dans les oviductes de la femelle, et cette dernière pond des œufs déjà fécondés; ceux-ci sont entourés d'une épaisse coque cornée. — Les principaux des Sélaciens vivipares appartiennent aux genres *Carcharias*, *Mustelus*, et *Torpedo*. A la suite d'une grande diminution dans la taille des glandes sécrétrices de la coque, cette dernière est fort mince; les œufs fécondés s'arrêtent dans un utérus, partie de l'oviducte plus large que les régions voisines, et s'y développent; la femelle met au monde, par ce moyen, des petits tout formés. Parfois même, chez le *Mustelus levis* par exemple, chez les *Carcharias*, il se produit un placenta.

Les Ganoïdes et les Dipneustes sont des ovipares, à la fécondation externe. — Les phénomènes sont des plus divers chez les Téléostéens. Presque tous les représentants de cette classe sont, comme les précédents, des animaux ovipares, dont la fécondation est extérieure; le mâle rejette ses spermatozoïdes dans l'eau, la femelle agit de même pour ses ovules, et la fécondation s'effectue lors des rencontres fortuites de ces éléments sexuels. Plusieurs espèces offrent cependant des phénomènes particuliers. — Les unes sont hermaphrodites. Cet hermaphroditisme est régulier et normal chez les Serranidés et les Sparidés; tous les individus possèdent des ovaires, qui contiennent un testicule dans les parois de leur oviducte. Seulement, les testicules des Serranidés arrivent à maturité en même temps que les ovaires, d'où résulte une autofécondation; alors que les dispositions correspondantes des Sparidés ne paraissent pas synchrones, d'où fécondation croisée, malgré l'hermaphroditisme. Ce dernier cas est aussi celui, semble-t-il, des Téléostéens pourvus accidentellement de l'hermaphroditisme; tels divers Scombéridés du genre *Scomber* (Maquereau), plusieurs Clupéidés (Hareng) et Gadidés (Morue). — Presque toutes les femelles des Téléostéens se bornent à rejeter leurs ovules, non fécondés encore, dans l'eau qui les environne. Parfois cependant, au moyen de matériaux étrangers, le mâle établit une sorte de nid, où la femelle vient pondre, et où il dépose ensuite son sperme; les Epinoches sont surtout remarquables à cet égard. Il s'établit alors une incubation dans ce nid, car les œufs fécondés commencent à s'y développer. Ce phénomène effectue une transition vers la viviparité, en ce sens que l'incubation, au lieu d'être opérée en dehors de l'individu, s'effectue alors dans une partie du corps du générateur.

La première indication de cette viviparité des Téléostéens consiste en ce fait, que les œufs sont bien pondus par la femelle, et fécondés hors de ses voies sexuelles, mais sont conservés ensuite, soit par elle, soit par le mâle, dans une région où ils se convertissent en embryons. Les Syngnathides mâles possèdent, à cet effet, des poches incubatrices sur leur face ventrale, formées par leurs téguments, où ils portent les petits ; les *Chromis pater-familias* incubent dans leur bouche. Les femelles, chez d'autres espèces, accomplissent ce rôle ; tels les *Aspredo batrachus*, et surtout les *Solenostomum*, qui gardent leurs œufs attachés sur leur face ventrale, soit par simple adhérence (Aspredo), soit par la production d'une cavité incubatrice, donnée par la soudure des nageoires ventrales (Solénostomes). Quel que soit le procédé, les descendants, au moment où ils deviennent libres dans les milieux extérieurs, et où ils sont abandonnés par leurs générateurs, sont presque complets. — L'état ultime de cette viviparité se présente, lorsque l'incubation a lieu dans l'oviducte ; elle rappelle alors celle des Sélaciens vivipares ; tels sont les *Sébastes*, les *Embiotocides*, les *Cyprinodontides*, et beaucoup de *Blennides*. La région où se trouvent les embryons est proche de l'ovaire ; parfois même, ces êtres commencent à se développer sur place, dans la glande sexuelle même. D'habitude, la paroi conjonctive des ovogemmes renferme de nombreux capillaires sanguins ; l'ovule de chaque ovogemme est fécondé sur l'ovaire, car la fécondation est interne, et se développe de suite. Le jeune embryon se nourrit, par endosmose, aux dépens du sang contenu dans la paroi conjonctive ; il passe peu à peu, tout en s'alimentant de cette manière, dans la région élargie de l'oviducte. Chez les Cyprinodontides, la vésicule vitelline de l'embryon produit, en surplus, des villosités, qui pénètrent dans des anfractuosités correspondantes de l'enveloppe conjonctive, et composent une sorte de placenta. Les phénomènes offerts par les Blennides du genre *Zoarces* sont plus complexes encore ; les embryons se nourrissent, en faisant parvenir dans leur intestin un liquide, renfermé dans une cavité dont l'ovaire est creusé, et où ils sont eux-mêmes placés.

Les Amphibiens offrent, en ce qui concerne ces phénomènes, une série comparable à la précédente. — La plupart des Urodèles sont des ovipares à la fécondation extérieure ; le mâle et la femelle rejettent leurs produits sexuels dans l'eau ; mais le hasard ne joue pas un rôle aussi considérable que chez la majorité des Téléostéens, car, au moment de la maturité fécondatrice, le mâle poursuit la femelle, et déverse son sperme sur les œufs, au moment même où celle-ci les pond. Ce fait permet de comprendre les dispositions présentées par les Anoures : celles-ci se ramènent à une sorte d'accouplement, la fécondation étant extérieure encore. Le mâle saisit la femelle, approche son orifice cloacal de celui de cette dernière, et féconde les œufs, avec son sperme, au fur et à mesure de leur sortie. — Dans certains cas, cette imprégnation extérieure, accompagnée d'accouplement, se double d'une incubation. Chez les *Alytes obstetricans*, le mâle se borne à enrouler, autour de ses pattes, le paquet d'œufs fécondés; il s'enfonce ensuite dans la terre humide, et demeure ainsi, jusqu'au moment où les embryons commencent à être déjà bien formés. Les phénomènes sont un peu plus complexes chez les *Pipa*, les *Rhinoderma*, les *Notodelphys;* le mâle, au lieu de garder les œufs, les dépose sur la face dorsale du corps de la femelle, où s'effectue l'incubation, dans des poches disposées à cet effet; les *Notodelphys* n'ont qu'une poche incubatrice pour tous les embryons, alors que les *Pipa* en ont plusieurs, une pour chaque embryon. — Ces animaux sont encore ovipares; leur fécondation est externe. Mais leur incubation permet de passer à la viviparité qu'offrent plusieurs espèces d'Amphibiens, tels que les Urodèles appartenant à deux espèces de Salamandres, la *Salamandra atra* et la *S. maculosa*. L'incubation s'effectue alors dans l'oviducte, et les petits sont rejetés lorsqu'ils sont tout formés; ce changement de procédé amène la viviparité, et nécessite une fécondation interne.

Les Reptiles et les Oiseaux sont tous ovipares, sauf de rares exceptions. Leur fécondation est toujours interne; les mâles possèdent, à cet effet, des organes d'accouplement. D'habitude, après l'accouplement, les Reptiles femelles placent leurs œufs, fécondés et pondus, dans un endroit abrité, et les abandonnent. Quelques Oiseaux agissent ainsi; mais la plupart de ces derniers construisent un nid, où les œufs sont déposés, et couvés, soit par la femelle, soit par le mâle, soit, et tour à tour, par les deux; dans ce dernier cas, comme dans le second, le mâle concourt à l'édification du nid, fabriqué au moyen de matériaux étrangers, intriqués les uns avec les autres, ou accolés par un mucus particulier. — Les Sauropsidés vivipares sont fort rares; ils appartiennent à la classe des Reptiles, et aux deux ordres des Ophidiens et des Sauriens. Les premiers sont les Vipères, les *Hydrophis;* les seconds sont les Orvets (Scincoïdés). Après la fécondation, la femelle, au lieu de pondre ses œufs, les conserve dans son oviducte; les embryons y éclosent, y parcourent la plupart des phases de leur développement, et sont rejetés ensuite. La viviparité de ces animaux est donc une modification, relativement simple, de l'oviparité habituelle, car elle résulte d'un retard dans le moment de la ponte, tous les autres phénomènes étant identiques.

La classe des Mammifères contient à la fois des animaux ovipares et des vivipares. Malgré cette diversité, tous ces êtres offrent deux caractères communs: la fécondation, toujours interne, s'effectue au moyen d'organes copulateurs; les petits, encore très faibles au moment où ils sont rejetés dans les milieux extérieurs, sont nourris par la femelle, alimentés par le lait qu'elle sécrète, et protégés par elle. — Les Monotrèmes sont ovipares. L'Ornithorhynque femelle pond deux œufs, qu'elle ne conserve pas sur elle, et qu'elle place dans une sorte de nid, arrangé au fond de son terrier. L'Echidné est plus avancé dans la série qui va de l'oviparité à la viviparité; la femelle pond un seul œuf, qu'elle garde avec elle, et qu'elle dépose dans une cavité incubatrice, sa poche marsupiale, placée sur l'abdomen. L'Echidné établit, par là, une transition entre l'oviparité franche des Ornithorhynques et la viviparité des autres Mammifères; ceux-ci conservent les œufs fécondés dans leurs voies sexuelles, où ils se convertissent en embryons. — Parmi les Mammifères vivipares, les Marsupiaux, encore nommés Didelphes pour la raison suivante, sont à peine supérieurs aux Echidnés. Les femelles fécondées gardent bien leurs ovules dans leurs oviductes, où les embryons subissent une première gestation; mais elles expulsent hâtivement ces derniers, bien avant que leur organisme soit achevé, et les recueillent dans la poche marsupiale. Les petits terminent là leur développement, durant cette seconde gestation. La seule différence, établie entre les Marsupiaux et l'Echidné, est semblable à celle mentionnée entre les Reptiles vivipares et les ovipares; elle porte sur un retard dans le moment de la ponte, sur une prolongation du séjour des œufs fécondés dans les voies sexuelles de la femelle. — Les Mammifères monodelphes composent le terme ultime. La poche marsupiale, et la seconde gestation par suite, sont supprimées. Les ovules fécondés s'arrêtent dans l'oviducte de la femelle, où ils occupent une région spéciale, destinée à les recevoir, l'utérus; ils s'y convertissent en embryons, et y parcourent toutes les phases de leur évolution. Ils sont alimentés par le placenta, dont les Didelphes et les Monotrèmes sont privés, et sont mis au monde lorsque leur organisme est achevé, ou peu s'en faut; l'allaitement maternel leur suffit ensuite pour terminer leur développement.

La viviparité, offerte par la majorité des Mammifères, se relie ainsi à l'oviparité des Ornithorhynques, semblable à son tour, et de tous points, à celle des Reptiles et des Oiseaux. La transition est effectuée par les Echidnés et les Didelphes.

§ 3. — Des feuillets blastodermiques en général, et de l'origine première des organes.

Les Vertébrés ne se ressemblent point, sous le rapport de la genèse de leurs feuillets blastodermiques. Les différences sont très grandes des uns aux autres, en ce qui regarde ces phénomènes; elles sont causées par les altérations qu'entraînent les exigences de la nutrition embryonnaire, et répondent à des déplacements considérables, soit dans le temps, soit dans l'espace, voire même à des omissions. Pourtant, ces dissemblances n'atteignent guère que les procédés employés; les données essentielles du développement ne varient pas. Ces dernières sont indiquées, avec une précision suffisante, par les faits connus des évolutions dilatées; elles permettent de comprendre, ensuite, la nature et la valeur des modifications introduites dans les embryogénies condensées.

I. Données essentielles du développement des feuillets blastodermiques. — Les feuillets des Vertébrés sont, comme ceux des autres Cœlomates, au nombre de trois, et disposés de même : l'ectoderme, le mésoderme, et l'endoderme. Comme la première, et la dernière, de ces assises, produisent hâtivement deux organes, le neuraxe et la notocorde, qui règlent la disposition des autres parties du corps ; comme la formation de ces deux appareils est étroitement liée à celle des feuillets eux-mêmes ; la présente étude s'appliquera à tous ces éléments fondamentaux de l'économie.

Genèse des feuillets blastodermiques primordiaux. — Dans les embryogénies dilatées, ces feuillets sont engendrés par une gastrulation invaginante. L'ovule fécondé se segmente, se convertit en une morule, puis en une blastule ; cette dernière se transforme, à son tour, en une gastrule, par l'invagination d'une partie du blastoderme dans l'autre. En ce moment de son évolution, l'organisme embryonnaire se compose seulement des deux feuillets primordiaux : le protectoderme en dehors, et le protendoderme en dedans. Le premier occupe la surface de l'embryon ; le second limite la cavité entérique. Celle-ci communique avec l'extérieur par l'entéropore ; cet orifice, d'abord central, devient excentrique peu à peu, à la suite de l'accroissement inégal pris par le petit être. Tout comme chez les Tuniciers, il est reporté dans une région postérieure et dorsale. Les premières ébauches du neuraxe naissent sur ses bords, et, par leur apparition, déterminent sa fermeture.

Le protectoderme produit le neuraxe, et se convertit tout entier en ectoderme définitif. Le protendoderme subit des modifications plus complexes ; il donne d'abord naissance, et en même temps, à la notocorde, ainsi qu'au mésoderme ; après quoi, il demeure comme endoderme définitif. Le mésoderme se subdivise, à son tour, en mésenchyme et épithélio-mésoderme. Celui-ci partage sa région dorsale en segments, disposés, par paires, à la file les uns des autres ; ces derniers se séparent de la zone ventrale, qui demeure entière, et se convertissent en plaques musculaires.

Les principaux des phénomènes génétiques, offerts par les feuillets blastodermiques primordiaux, se rapportent donc à la formation, et au développement, du mésoderme, du neuraxe, et de la notocorde. Le protectoderme restant devient l'ectoderme, ou l'épiderme, qui recouvre le corps. Le protendoderme, de son côté, donne l'épithélium de l'intestin et de ses annexes. L'entéron, à son tour, persiste comme cavité de ce dernier système organique ; d'abord clos, au moment où le neuraxe commence à s'ébaucher sur les lèvres de l'entéropore, il ne tarde pas à s'ouvrir au dehors par deux ouvertures nouvelles, la bouche et l'anus. Toutes deux sont les orifices extérieurs de deux dépressions ectodermiques, le stomeon et le procteon, qui vont à la rencontre de l'entéron pour s'unir à lui ; la première fournit la cavité buccale, avec une part du pharynx; la seconde donne une partie du rectum. Le stomeon prend naissance dans la région antérieure du corps, au-dessous de l'extrémité de ce dernier, dans une zone opposée à l'ancien entéropore; le procteon se délimite également sur la face ventrale de l'organisme, et, dans ses traits essentiels, un peu en avant du niveau transversal qui passerait par l'emplacement de l'entéropore fermé.

GENÈSE ET DÉVELOPPEMENT DU MÉSODERME : 1° *Genèse*. — L'évolution du feuillet moyen des Vertébrés se résume dans les données suivantes. — Les ébauches du mésoderme sont au nombre de deux; symétriques, elles se trouvent placées de part et d'autre de la ligne médiane; elles correspondent à des entérocœles, c'est-à-dire à des diverticules émanés de l'entéron; elles ne tardent pas à devenir des vésicules closes, par la fermeture de leur orifice de communication avec la cavité entérique. Du fait de leur apparition, le protendoderme initial se trouve subdivisé en endoderme définitif et mésoderme. — Les deux parts de ce dernier grandissent également, et s'insinuent, à mesure, entre l'ectoderme et l'endoderme. Leur accroissement comporte l'augmentation, par une prolifération constante, du nombre des cellules de leurs parois. Tous les nouveaux éléments produits ne demeurent pas dans la paroi même, de manière à la constituer en ce qui les regarde; cette disposition est celle de quelques-uns d'entre eux, mais non des autres. Ces derniers abandonnent les assises, à forme régulière et à structure épithéliale, dont ils proviennent, et vont en dehors d'elles; ils se glissent, de cette façon, entre ces couches d'un côté, et, suivant le cas, l'ectoderme ou l'endoderme de l'autre; ils séparent, du feuillet externe de l'organisme, ou du feuillet interne, les parois mésodermiques premières. En agissant ainsi, ils conservent l'aspect mésenchymateux, qu'ils avaient dès leur début.

Le mésoderme s'est donc subdivisé, à son tour, en deux parts : l'une *épithéliale*, l'épithélio-mésoderme, représentée par les assises régulières qui continuent directement les parois des entérocœles primordiaux; la seconde *mésenchymateuse*, engendrée par la précédente, et située en dehors d'elle. Le feuillet moyen des Vertébrés est double, par conséquent; chacune de ses deux composantes contient un système particulier, et indépendant, de cavités. — Les vides, creusés dans l'épithélio-mésoderme, dérivent des cavités placées dans les deux entérocœles; celles-ci ont été engendrées, de leur côté, par l'espace entérique, dont elles sont des diverticules. L'ensemble de ces vides répond à un entérocœlome. Celui-ci se cloisonne bien, pendant que son feuillet limitant se scinde en segments; mais les cloisons ne tardent pas à disparaître, et les seules parts persistantes de l'entérocœlome sont amples, et simples. Elles composent un oligocœlome, qui comprend la *cavité péritonéale*, ou *abdominale*, ou *générale*, de tous les Vertébrés, et la *cavité péricardique*, avec la *cavité pleurale*, de quelques-uns d'entre eux. — Les cavités,

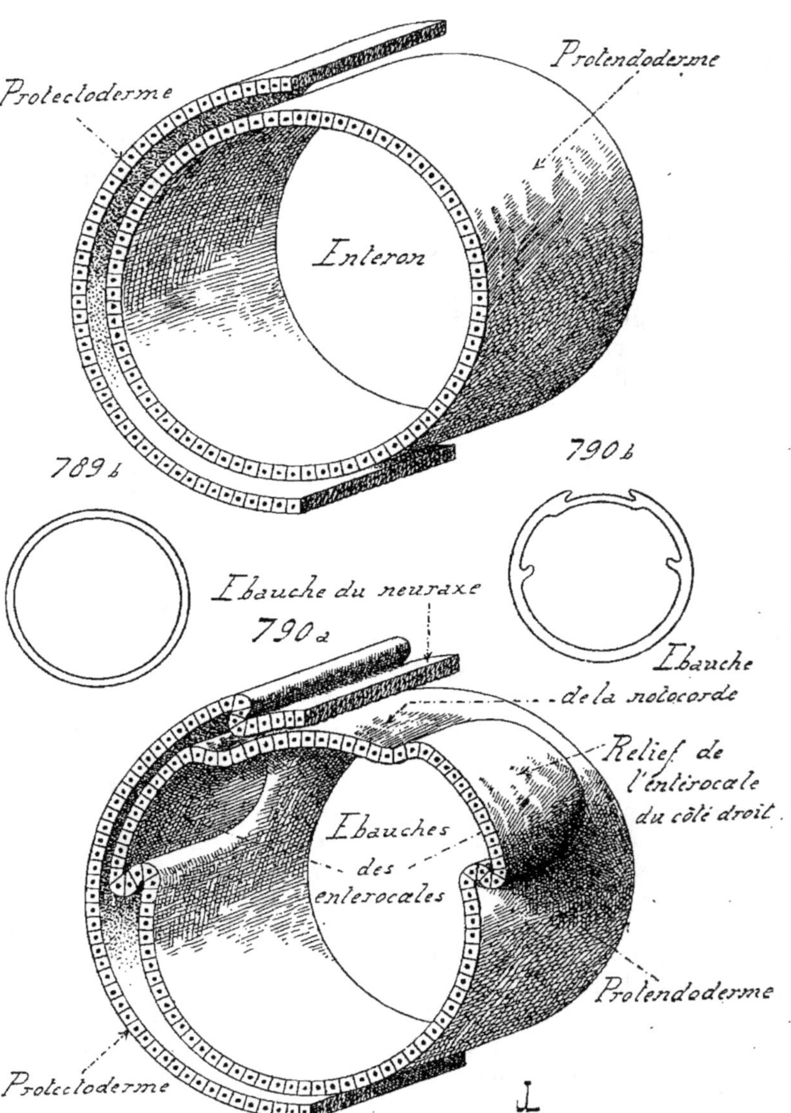

Fig. 789 à 792. — Origine essentielle des feuillets et des organes primordiaux chez les Vertébrés (*perspectives cavalières, diagrammatiques;* les ombres sont données sur deux de ces figures, afin de mieux préciser la disposition générale; les dessins, désignés par la lettre *b*, indiquent, d'une manière très simplifiée, les changements subis par

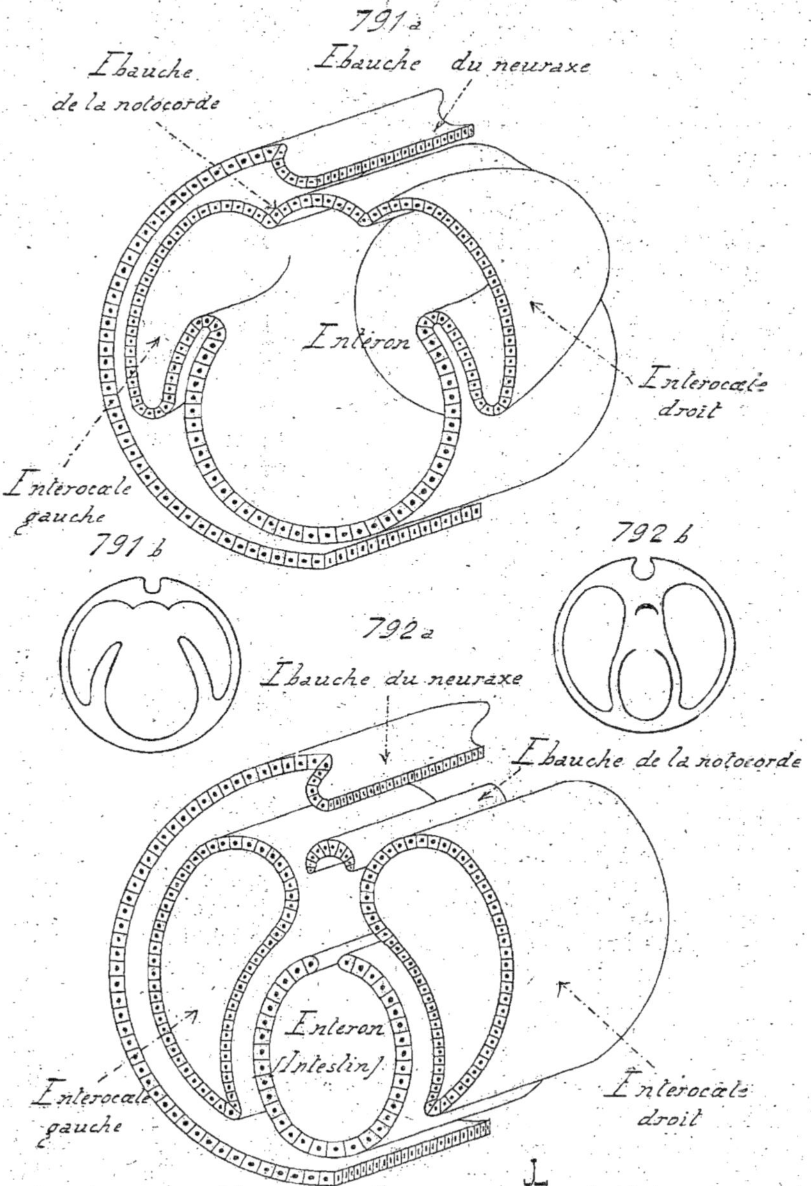

les feuillets primordiaux. — Ces figures doivent être prises comme exprimant l'aspect d'une partie découpée dans l'embryon. Le protectoderme a été enlevé sur la droite, afin de laisser voir le protendoderme; il est aisé de le compléter par la pensée, car il entoure l'embryon entier).

percées dans le mésoderme mésenchymateux, sont toujours, à chacun des moments de leur évolution, indépendantes de l'entéron comme de l'entérocœlome. Elles se creusent sur place, dans le mésenchyme lui-même, et par le procédé habituel. Le mésenchyme embryonnaire est un *tissu muqueux* des anciens auteurs, constitué par des cellules nombreuses, plongées dans une gangue connective homogène et gélatineuse ; des portions de cette gangue se liquéfient, tout en contenant des éléments figurés, qui sont convertis en globules de ce fait ; d'autre part, des groupes cellulaires exsudent une substance fondamentale, liquide dès l'abord, dans laquelle parviennent plusieurs des cellules exsudantes. Par ces deux moyens prennent naissance des vides irréguliers, anastomosés entre eux, et remplis d'un plasma qui charrie des éléments figurés. A cause de leur origine, ces espaces forment un schizocœlome, comparable, par sa provenance, à celui qui existe seul chez les animaux appartenant à la série des Schizocœlomiens. Leur nombre augmente sans cesse, et les nouveaux venus se raccordent aux anciens, de manière à maintenir l'unité du système entier, et à leur permettre de communiquer tous les uns avec les autres ; leur ensemble constitue un réseau serré, une trame spongieuse, qui régularise sa disposition pour se convertir en un appareil irrigateur. En résumé, ces espaces schizocœlomiens composent un polycœlome, par opposition aux cavités entérocœlomiennes, toujours assemblées en un oligocœlome.

La dualité du feuillet moyen entraîne donc, comme une conséquence nécessaire, celle des cavités mésodermiques. — Le mésenchyme se borne à proliférer, et à se différencier, suivant les exigences de l'accroissement du corps et des organes. — L'épithélio-mésoderme subit, par contre, des changements d'aspect établis sur un modèle uniforme, commun à tous les Vertébrés. Il est permis de se le représenter comme composé de deux vésicules allongées, placées sur les côtés de l'entéron, l'une à droite, et l'autre à gauche. Ces vésicules grandissent dans tous les sens ; elles s'étendent en longueur, et parviennent dans l'extrémité antérieure du corps comme dans l'extrémité postérieure ; elles croissent en hauteur, et arrivent dans la région dorsale de l'organisme comme dans la région ventrale. Tout en agissant ainsi, chacune d'elles se divise en segments dans sa zone supérieure, ou dorsale, et sur toute son étendue ; les plans de division sont transversaux, perpendiculaires à l'axe longitudinal du corps,

---

En 789, les deux feuillets primordiaux existent seuls ; la section appartient à un embryon qui vient de dépasser la phase gastrulaire, et de prendre, en s'allongeant, une forme cylindrique. — En 790, genèse des deux entérocœles, et premières indications du neuraxe et de la notocorde. — En 791, ces derniers organes précisent leurs contours, pendant que les entérocœles grandissent. — En 792, la notocorde, parvenue à la phase de gouttière cordale, s'est isolée du protendoderme ; de même, les entérocœles sont devenus indépendants de l'entéron, qu'ils flanquent à droite et à gauche ; enfin, le neuraxe est arrivé à la phase de gouttière médullaire.

La suite de ces phénomènes est donnée par les figures 793 et 794. Cet ensemble de dessins est complété par les figures 795 à 801, qui montrent la même évolution dans son entier et dans l'espace.

et répondent à autant de plis de la paroi, qui pénètrent dans la cavité de la vésicule. Sauf chez l'*Amphioxus*, cette segmentation demeure localisée dans la partie dorsale de chaque vésicule, et ne va pas dans la partie ventrale; celle-ci reste indivise. Les tronçons des deux vésicules sont placés au même niveau, de façon à se disposer en paires situées les unes derrière les autres, et dont les composantes se trouvent réparties, pour chacune d'elles, l'une à droite, l'autre à gauche de l'entéron. Ces segments finissent par se séparer de la région ventrale indivise, et deviennent indépendants; on les nomme des *mésosomites*, ou encore des *prévertèbres*, ou des *protovertèbres*, ou des *segments primordiaux*. Leurs cavités disparaissent; leurs parois se convertissent en fibres musculaires, et donnent presque toute la musculature striée de l'organisme. Par contre, la cavité de la zone ventrale, et indivise, fournit la cavité péritonéale, avec les espaces pleuraux et péricardiques, et ne s'obture pas; sa paroi ne subit point de différenciation musculaire, et persiste comme un endothélium, destiné à limiter ces cavités.

Ainsi, le feuillet moyen se dédouble en un épithélio-mésoderme et un mésenchyme. — Le premier subit une segmentation, presque comparable à celle offerte par les Trochozoaires polymériques (Annélides), avec cette opposition qu'elle s'exerce sur un système d'origine différente, d'où découle une absence complète d'homologie entre ces deux phénomènes. La métamérisation des Annélides s'effectue sur un mésoderme entier, et engendré par des initiales; celle des Vertébrés sur un mésoderme diminué de moitié, et de provenance entérocœlienne. La dissemblance d'origine est des plus nettes. — Le mésenchyme remplit les espaces laissés entre l'épithélio-mésoderme d'un côté, l'ectoderme et l'endoderme de l'autre.

2° Développement de l'épithélio-mésoderme. — L'épithélio-mésoderme est la continuation directe des ébauches entérocœliennes, dont il conserve les parois épithéliales. Aussi, abstraction faite du mésenchyme qu'il engendre, consiste-t-il en deux vésicules allongées, flanquant l'entéron sur la droite et sur la gauche. Chacune de ces dernières renferme une cavité, l'entérocœlome; ses parois, s'appliquant sur l'ectoderme d'une part, et sur l'endoderme de l'autre, se composent d'une somatopleure et d'une splanchnopleure. Ces vésicules se divisent ensuite, d'une manière concomitante, en segments placés à la file, en mésosomites, groupés par paires disposées transversalement. Cette scission s'effectue, à en juger d'après les faits acquis, d'une façon différente chez les Acraniens, et chez les Craniotes connus jusqu'ici sous ce rapport.

En ce qui regarde les premiers, la segmentation des entérocœles en mésosomites est complète; elle part de la région dorsale des ébauches mésodermiques, et pénètre jusque dans la zone ventrale. Celle-ci ne reste point simple, par conséquent; mais cet état est seulement temporaire, car les cloisons ventrales disparaissent, en permettant aux cavités de cette région de communiquer entre elles, alors qu'elles demeurent en place dans la partie dorsale. En outre, les moitiés dorsales des segments se séparent des moitiés ventrales; celles-ci, unies par la résorption de leurs cloisons, constituent une vaste cavité simple; celles-là, devenues indépendantes, perdent leur vide central, et transforment leurs parois en faisceaux musculaires. — Ces derniers résultats sont atteints d'emblée chez les Vertébrés craniotes. Chacune des deux ébauches de l'épithélio-mésoderme se scinde, suivant son axe longitudinal, en deux parts, l'une supérieure, et l'autre inférieure. La part supérieure se divise seule en mésosomites; elle correspond à la totalité des moitiés dorsales du feuillet moyen de l'Amphioxus. La part inférieure, souvent nommée *plaque latérale*, à cause de sa situation dans le corps, reste simple, et parvient, de suite, à l'état acquis par les Acraniens d'une manière secondaire, au moyen d'une destruction des cloisons déjà formées.

Dans l'état le plus simple, offert par les Acraniens, chaque mésosomite contient une cavité; celle-ci disparaît, au fur et à mesure de l'amplification prise par les parois qui la limitent. Ces dernières, tout en entourant la cavité centrale, s'appliquent contre l'ectoderme d'un côté, et contre l'endoderme de l'autre; la première part est la somatopleure du mésosomite, la seconde en est la splanchnopleure. A leur début, ces parois sont constituées par des cellules épithéliales. Cette disposition change par la suite; les éléments de la splanchnopleure se convertissent en fibres musculaires, alors que ceux de la somatopleure conservent leur structure première. — Des phénomènes identiques se manifestent chez les Craniotes, mais avec quelques modifications. Les cavités des mésosomites naissent d'une manière tardive, par un déplacement dans le temps, consécutif à la condensation du développement embryonnaire; les segments sont d'abord compacts, et deviennent creux par la suite, sans que leur cavité, indépendante dès son début, soit directement engendrée par un espace entérocœlien. Ce fait est le résultat de la compacité première des ébauches de l'épithélio-mésoderme, qui sont privées de tout vide central. Les exceptions à cet égard se trouvent des plus rares; elles ne sont guère données que par quelques Ganoïdes et Amphibiens, dont l'évolution est assez dilatée. Les parois de chaque mésosomite sont, comme les précédentes, composées par l'union d'une somatopleure et d'une splanchnopleure; celle-ci fournit la musculature, pendant que la cavité disparaît.

Des oppositions analogues, entre les Acraniens et la plupart des Craniotes, s'établissent au sujet des plaques latérales. Chez les premiers,

---

Fig. 793 et 794. — Origine essentielle des feuillets et des organes primordiaux chez les Vertébrés (*perspectives cavalières, diagrammatiques*; ces figures font suite aux précédentes, et les mêmes considérations leur sont applicables). — En 793, le neuraxe s'est converti en un canal, et la notocorde en un cordon plein; l'intestin s'est refermé dans sa zone dorsale; chacun des entérocœles commence à se diviser, suivant un plan longitudinal, en une plaque latérale et une rangée de mésosomites. — En 794, cette division

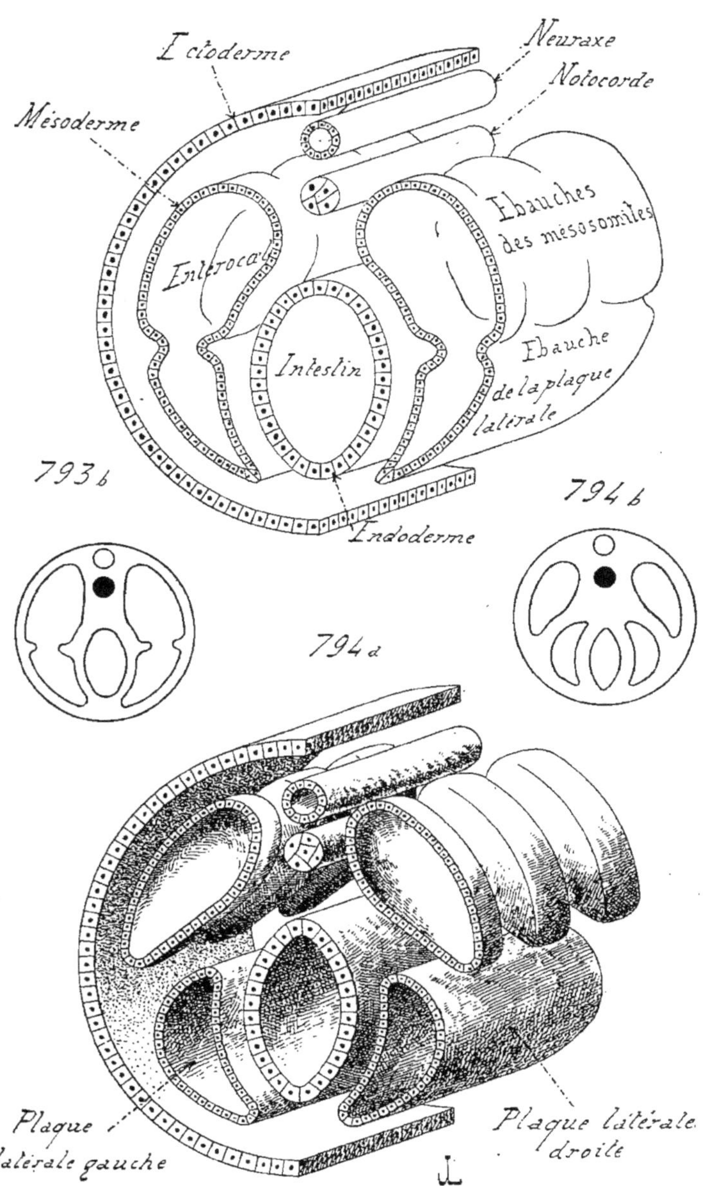

est accomplie; chacune des plaques latérales est surmontée d'une rangée de mésosomites placés à la file.

et comme il est dit plus haut, les moitiés inférieures des mésosomites, toutes pourvues d'une cavité, se relient entre elles par la résorption de leurs cloisons, pendant que les moitiés supérieures deviennent indé- pendantes. Chez les Craniotes, les ébauches de l'épithélio-mésoderme sont faites, dès l'abord, comme si toutes les parts inférieures du cas précédent étaient unies au moment même de leur apparition ; le phé- nomène du cloisonnement ventral, et celui de la destruction des cloi- sons, sont omis. Ceux des Craniotes pourvus d'une évolution suffisam- ment dilatée, possèdent encore des ébauches épithélio-mésodermiques creuses ; aussi leurs plaques latérales, qui répondent aux moitiés infé- rieures de ces ébauches, renferment-elles des cavités, fort petites cependant, dès l'instant de leur délimitation. Par contre, les plaques latérales, chez l'immense majorité des Craniotes, sont d'abord com- pactes, comme les ébauches mésodermiques dont elles proviennent, et leurs espaces vides ne se creusent que par la suite. — Quoiqu'il en soit de ces déplacements dans le temps, chacune des deux plaques latérales finit par contenir une cavité simple, qui s'amplifie, tout en conservant son unité. Par le fait de leur accroissement, les deux plaques grandis- sent, de manière à envelopper l'entéron de l'embryon, et à passer, par leur bord supérieur, en dedans des mésosomites. Elles s'adossent, et s'accolent l'une à l'autre, sur la ligne médiane ventrale du corps, au-des- sous de l'entéron devenu l'intestin ; elles s'adossent de même au-dessus de l'entéron, et sous les organes, notocorde et premières indications du squelette, qui surplombaient celui-là tout d'abord. Les régions d'accole- ment sont les ébauches des *mésentères*. Les deux cavités des plaques, bien que séparées l'une de l'autre par les mésentères, ne constituent cependant, à cause de la minceur de ces derniers, et de leur destruction partielle, qu'un seul tout : la cavité péritonéale, avec ses dépendances, les cavités pleurale et péricardique, lorsqu'elles existent. Les parois de ces plaques conservent leur disposition épithéliale, et constituent les assises d'endothélium, qui limitent les espaces précédents.

La division en mésosomites débute dans cette partie du corps em- bryonnaire, qui deviendra l'extrémité antérieure du tronc de l'adulte ; de là, elle s'étend à la fois en avant et en arrière, s'avançant dans la tête d'un côté, et pénétrant, de l'autre, dans le reste de l'organisme.

En résumé, l'épithélio-mésoderme, composé de deux ébauches symé- triques, se scinde en quatre parts, deux par ébauche, dont l'une est supérieure, l'autre inférieure. Les deux parts inférieures sont les pla- ques latérales, qui grandissent en enveloppant l'intestin ; leur cavité devient la cavité péritonéale, et leurs parois donnent l'endothélium péritonéal, qui circonscrit cette dernière ; les deux parts supérieures se scindent en mésosomites ; ceux-ci se correspondent d'une part à l'autre, de façon à être groupés par paires. Tous ces segments subis- sent une évolution, comparable quant au fond. Chacun d'eux renferme une cavité, qui doit disparaître, pendant que ses parois prolifèrent activement.

A cause du nombre, et de la complexité, des systèmes engendrés par les mésosomites, les auteurs ont donné aux diverses régions de ces derniers, et afin d'éviter des périphrases, des noms spéciaux, dont l'usage est assez commode. Chaque mésosomite se compose de trois parties : l'une supérieure, l'*épimère;* l'autre moyenne, le *mésomère;* la dernière inférieure, l'*hypomère.* La première, de beaucoup la plus volumineuse, donne seule les faisceaux musculaires, et mérite, par là, les nouveaux termes de *myotome,* ou de *myomère,* ou de *plaque musculaire;* sa cavité disparaît entièrement. La moyenne fournit les canalicules de l'un des appareils excréteurs : du mésonephros. Sa paroi et sa cavité concourent également à la genèse de ces conduits, et lui valent parfois d'être désignée par l'expression de *néphrotome.* Enfin, l'hypomère se relie aux plaques latérales; sa cavité et sa paroi, dans quelques-uns des mésosomites antérieurs du tronc, donnent les canalicules du pronephros, du rein primordial.

3º Développement du mésoderme mésenchymateux. — Au moment où cette seconde partie du mésoderme commence à se montrer, la notocorde et le neuraxe existent déjà; ils sont placés, l'un au-dessus de l'autre, le tout surplombant l'entéron, dans la région dorsale de l'embryon. Les deux entérocœles, les ébauches du feuillet moyen entier, sont, à leur tour, situés sur les côtés de l'entéron, et possèdent une structure épithéliale. Tout en grandissant, ils se dédoublent en épithélio-mésoderme et en mésenchyme; de leurs parois se détachent un certain nombre de cellules indépendantes, qui sont les génératrices de ce dernier; alors que les éléments, laissés en leur place, de manière à conserver la disposition épithéliale première, donnent l'épithélio-mésoderme. — La genèse du mésenchyme dure un temps assez long, car ses cellules s'isolent à des intervalles divers, et nullement réguliers; elle s'effectue pendant que les parois épithéliales se modifient, et produisent les mésosomites avec les plaques latérales. — Le mésenchyme, semble-t-il d'après ces faits, proviendrait de l'épithélio-mésoderme. La chose, présentée ainsi, serait inexacte. Les ébauches mésodermiques se dédoublent, dans la réalité, en une part épithéliale et une part mésenchymateuse; seulement, puisque ces ébauches sont épithéliales elles-mêmes, la première de ces parts est leur continuation directe. Comme la genèse du mésenchyme est assez longue, elle commence dès l'apparition des ébauches, mais dure encore au moment où l'épithélio-mésoderme est déjà bien caractérisé. En définitive, ces deux moitiés du feuillet moyen ne tardent pas à devenir indépendantes l'une de l'autre, à s'accroître par leurs propres forces, et à se juxtaposer étroitement, à s'accompagner dans tous leurs changements d'aspect et de structure, sans se confondre désormais.

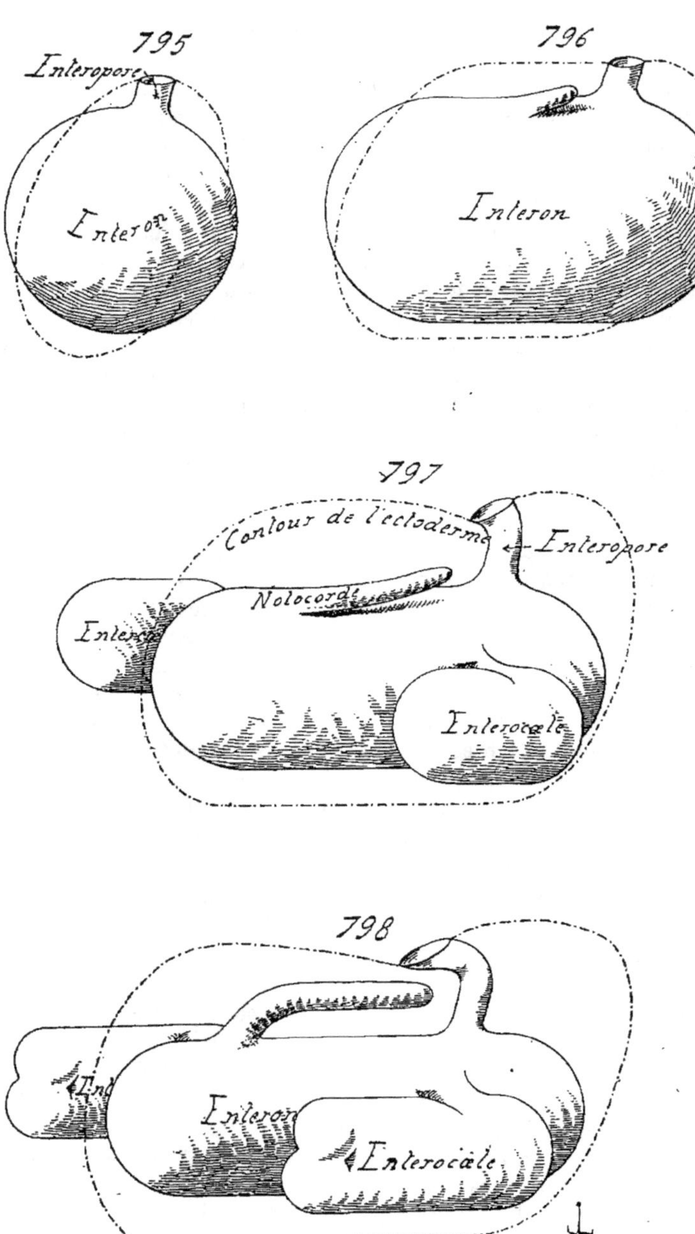

Fig. 795 à 801. — DISPOSITIONS ESSENTIELLES DES FEUILLETS ET DES ORGANES PRIMORDIAUX CHEZ LES VERTÉBRÉS (*diagrammes en perspective cavalière*. Le protectoderme, dont le contour est indiqué par un pointillé, est supposé absent pour laisser voir l'intérieur de l'em-

799

Ectoderme (contour)
Neuraxe
Notocorde
Enteron
Enterocale

800

Neuraxe
Canal neurentérique
Notocorde
Mésosomites
Plaque latérale
Enteron

801

Canal neurentérique
Incéphale
Neuraxe
Mésosomite
Mésosomite
Mésosomite
Plaque latérale
Stomeon
Procteon
Intestin postanal

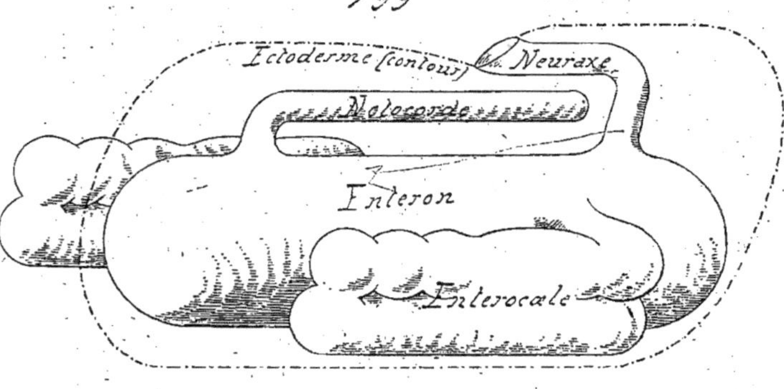

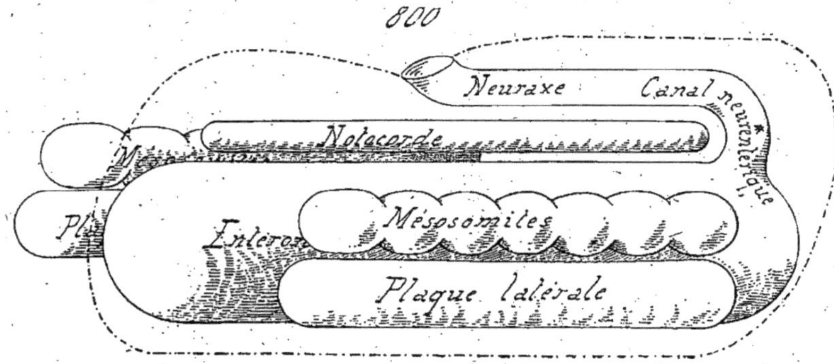

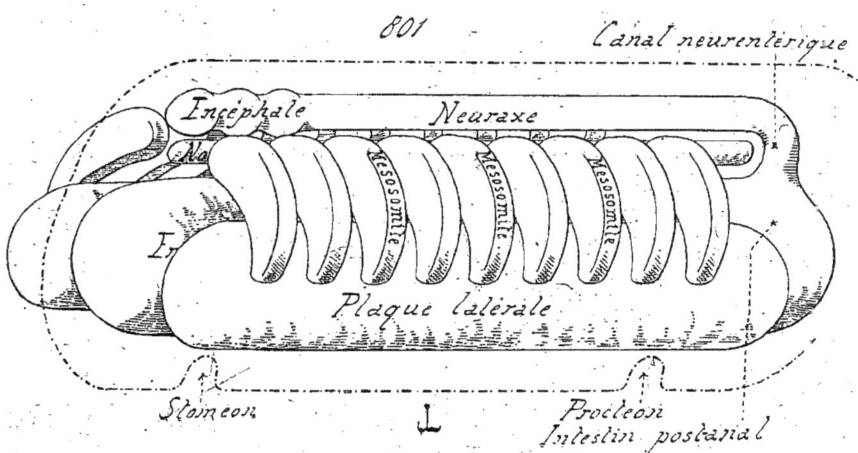

La production du mésoderme mésenchymateux s'effectue suivant les procédés habituels. Le mésoderme épithélial, qui lui donne naissance, est, à son début, placé entre l'ectoderme et l'endoderme; sa somatopleure est accolée à la face interne du premier, et sa splanchnopleure à la face externe du second. Les cellules de sa paroi se multiplient; plusieurs des éléments, ainsi façonnés, ne continuent pas à appartenir à la paroi même, se dégagent, et se portent en dehors d'elle; suivant leur situation, les uns vont se placer entre l'ectoderme et la somatopleure dont ils proviennent, les autres entre l'endoderme et la splanchnopleure. — Les premiers éléments du mésenchyme ont alors fait leur apparition; ils naissent indépendamment les uns des autres, à des intervalles divers d'espace et de temps; ils exsudent une substance fondamentale, qui les enveloppe, à travers laquelle ils émettent de longues expansions pseudopodiques, et où ils sont même capables de se déplacer. Leur nombre augmente sans cesse, soit par leur propre multiplication, soit par des formations supplémentaires, aux dépens de l'épithélio-mésoderme, d'autres cellules semblables à eux; cette dernière source d'origine ne tarde pas, du reste, à s'épuiser, et la multiplication propre est bientôt le seul procédé suivi par le mésoderme mésenchymateux dans son accroissement. — Il semble, surtout en ce qui concerne les développements embryonnaires très condensés, que l'endoderme soit capable de fournir des éléments, en petit nombre, au mésenchyme, ces éléments étant destinés à façonner les parois des premières ébauches vasculaires. Si de tels faits sont exacts, et, dans ces évolutions, il faut se mettre en garde contre la grande ressemblance mutuelle des cellules de tous les feuillets, leur importance est des plus minimes. Ces embryogénies sont fort condensées; les feuillets, avec les premiers vestiges des organes, sont produits sur place et en hâte. Le protendoderme se délamine en mésoderme et endoderme; celui-là se divise rapidement en mésosomites, plaques latérales, et mésenchyme; il n'est donc pas étonnant de voir, dans ces phases initiales de l'embryogénie, quelques cellules, destinées au mésenchyme, provenir de l'endoderme, puisque ce dernier vient à peine de se séparer

<hr>

bryon; les contours extérieurs des appareils internes sont seuls représentés; le mésoderme mésenchymateux, qu'il faut concevoir à la façon d'une gangue enveloppant ces derniers, n'est pas dessiné).

En 795, l'embryon en est à la phase gastrulaire. — En 796, cette phase est dépassée; l'embryon s'allonge, de manière à rendre son entéropore postérieur et dorsal. — En 797, la notocorde et les deux entérocœles commencent à s'ébaucher. — En 798, ces appareils s'amplifient, et se délimitent mieux, pendant que le neuraxe apparaît en continuité avec l'entéropore. — En 799, le neuraxe et la notocorde acquièrent leurs dispositions définitives; les entérocœles se subdivisent en plaque latérale et rangée de mésosomites. — En 800, cette subdivision est accomplie; la notocorde est indépendante; le neuraxe s'allonge au-dessus d'elle. — En 801, la structure caractéristique des embryons de Vertébrés est atteinte.

Ces dessins complètent les figures numérotées de 789 à 794, qui montrent les mêmes faits sur des sections transversales d'embryons vues par la tranche. D'autre part, les figures 802 à 807 achèvent de préciser ces notions, plus spécialement en ce qui concerne le mésoderme, et d'après des coupes transversales d'embryons.

du protendoderme, qui l'engendre aussi bien que le mésoderme épithé-lial et le mésoderme mésenchymateux. L'origine, et la valeur, de ces éléments complémentaires, sont aussi celles de leurs similaires, avec lesquels ils se confondent; il s'agit seulement, en l'espèce, d'un léger déplacement dans le temps et dans l'espace.

Les lieux de formation du mésoderme mésenchymateux sont très étendus; d'après les études faites par les auteurs récents, notamment par Van Wijhe et par Rabl, ils comprennent presque toute la périphérie de l'épithélio-mésoderme. L'endroit principal, où la prolifération est le plus active, serait cependant la splanchnopleure de l'extrémité inférieure des mésosomites. — La splanchnopleure, de la région supérieure de chacun de ces derniers, se convertit en un myotome, se différencie en fibres musculaires, et fournit quelques éléments mésenchymateux; la plupart de ceux-ci naissent de la base du myotome, et de la zone qui lui succède, du mésomère. Les cellules du mésenchyme se dégagent de leur paroi génératrice, se portent en dehors d'elle, et se disposent autour de la notocorde et du neuraxe, placés en cette région; leur nombre aug-mente rapidement, et elles constituent bientôt un amas épais. La partie de cet amas, située autour de la notocorde, produit les premières ébau-ches du squelette vertébral; aussi désigne-t-on souvent, par l'expression de *sclérotome*, la masse mésenchymateuse engendrée par la splanchno-pleure de chaque mésosomite, ou, plus exactement, la zone interne de cette masse, qui engaîne la corde dorsale. — La somatopleure des mésosomites se désagrège de son côté, et se convertit tout entière en éléments mésenchymateux, situés contre la face interne de l'ectoderme. — Ainsi, dans leur évolution, les mésosomites perdent leur cavité, trans-forment leur somatopleure en un tissu mésenchymateux, leur splan-chnopleure en faisceaux musculaires, et produisent en surplus, aux dépens de cette dernière, des cellules de mésenchyme, dont plusieurs composent les sclérotomes, et sont les génératrices du squelette. — De même, la somatopleure et la splanchnopleure des plaques latérales, tout en conservant leur disposition régulière, et demeurant comme endothélium, dégagent d'elles des éléments mésenchymateux; ceux qui naissent de la première se placent sous l'ectoderme de l'embryon, les autres s'étalent contre la face externe de l'endoderme.

A cause même de sa provenance multiple, le mésoderme mésen-chymateux constitue une gangue, qui se moule dans les espaces interor-ganiques, et enveloppe tous les systèmes de l'économie. Malgré cette forme irrégulière, il est cependant possible de distinguer en lui deux feuillets principaux : un somato-mésenchyme, et un splanchno-mésen-chyme. Le premier est le moins volumineux; engendré par la somato-pleure de l'épithélio-mésoderme, il s'applique contre la face interne de l'ectoderme, et compose une bande intermédiaire à celle-là et à celle-ci, qui les sépare l'une de l'autre. Le splanchno-mésenchyme est plus épais, surtout dans la région dorsale du corps; il entoure les organes

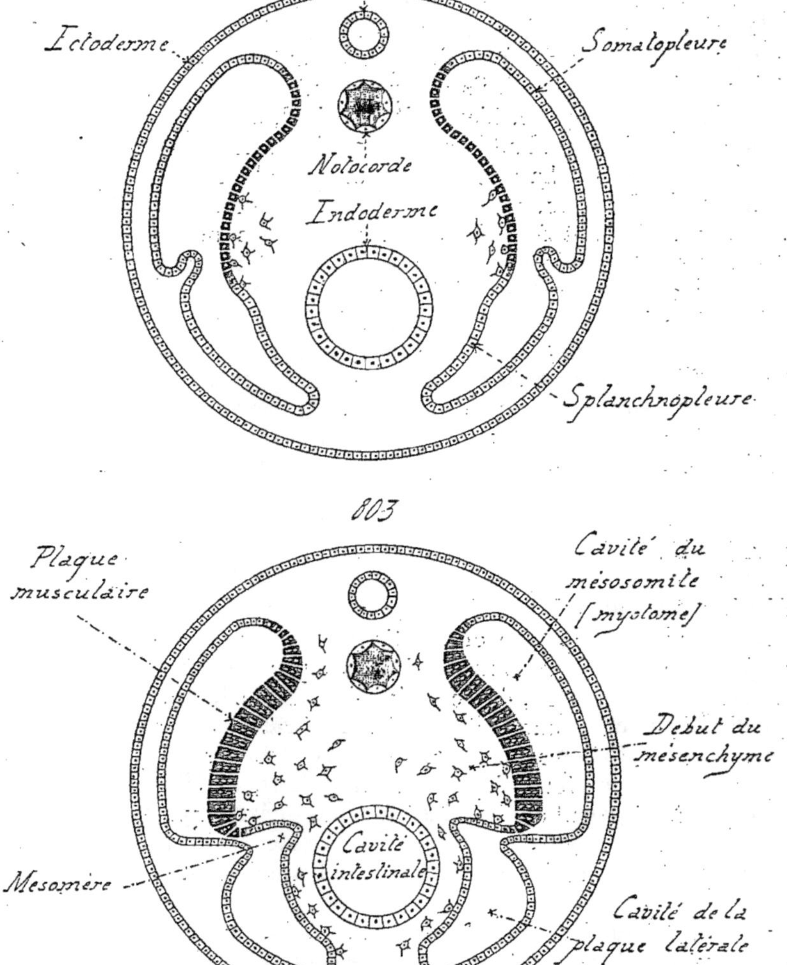

Fig. 802 à 805. — Phases essentielles du développement du mésoderme des Vertébrés (*coupes transversales demi-diagrammatiques;* ces coupes complètent celles dessinées dans les figures numérotées de 789 à 794). — En 802, phase de la figure 793; les deux entérocœles, avec leur somatopleure et leur splanchnopleure, commencent à se diviser longitudinalement. — En 803, la splanchnopleure du myotome s'épaissit, et les cellules du mésenchyme mésodermique, déjà ébauchées lors de l'état précédent, continuent à prendre

médians, le neuraxe, la notocorde, et l'entéron; il est très développé

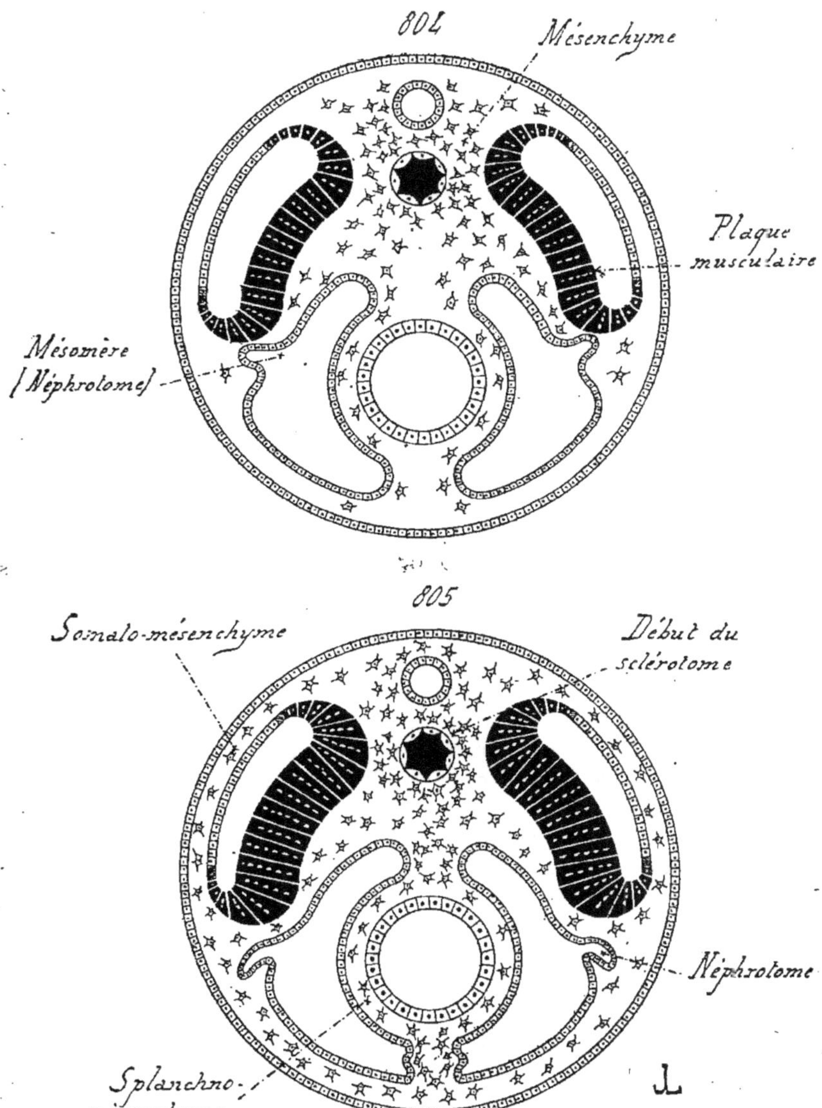

naissance. — En 804, les mésosomites se sont séparés des plaques latérales: les plaques musculaires continuent à s'épaissir. — En 805, les plaques latérales grandissent autour de l'intestin, pendant que le mésenchyme et les plaques musculaires augmentent d'importance. — La suite de cette évolution est donnée dans les figures 806 et 807.

autour de la notocorde. Issu de la splanchnopleure de l'épithélio-mésoderme, il occupe dans l'économie, et à son début, une situation interne,
qui change par la suite; il accompagne, en effet, les myotomes dans
leur évolution complexe, et se répand avec eux dans tout le corps. —
Les deux feuillets du mésoderme mésenchymateux ne demeurent pas
indépendants ; ils se raccordent l'un à l'autre dans toutes les zones où
les assises de l'épithélio-mésoderme viennent s'adosser, c'est-à-dire dans
les mésentères. L'adossement n'est pas complet; un espace étroit se
trouve laissé entre les deux assises au contact; ce vide se remplit d'éléments mésenchymateux, qui relient le feuillet externe du mésenchyme
total au feuillet interne.

Le mésoderme mésenchymateux est chargé de produire tous les
tissus conjonctifs de l'organisme, quelle que soit leur nature, quelle que
soit la structure de leurs éléments figurés et de leur substance fondamentale. Ces tissus forment une enveloppe à tous les appareils, à toutes
les composantes du corps, même les plus minimes ; la raison de cette
disposition est donnée par leur origine même. Dès son commencement,
le mésenchyme embryonnaire, dont ils proviennent, constitue une
gangue, une gaîne commune, à tous les systèmes déjà engendrés; il n'a
qu'à conserver cette allure première, tout en se différenciant, et suivant
les diverses modifications subies par l'économie, pour se trouver dans
sa situation définitive. — Le somato-mésenchyme donne le derme des
téguments. Le splanchno-mésenchyme prête à des développements
plus complexes. La part issue des plaques latérales sert à façonner le
tissu conjonctivo-musculaire de la paroi intestinale. Celle qui tire des
mésosomites sa provenance se subdivise; les éléments placés autour de
la notocorde fournissent les ébauches du squelette ; les autres s'annexent
aux myotomes dans leur accroissement et leurs changements, s'insinuent
entre leurs plis, et les accompagnent dans le corps entier, dont ils produisent la gangue conjonctive générale; d'autres, enfin, suivent de
même le squelette dans ses modifications, soit pour engendrer de nouvelles pièces squelettique, soit pour donner les ligaments et les tendons.
— En somme, la disposition du mésenchyme reste toujours semblable
à elle-même, depuis son début jusqu'à son établissement définitif; ce
feuillet mésodermique enveloppe tous les appareils, comble tous les
espaces interorganiques, et subit à cet effet, soit pour servir de gangue
unissante, soit pour servir de soutien, des différenciations nombreuses.

De plus, et tout en agissant ainsi, il se creuse de cavités. Ces dernières, comme il est dit plus haut, répondent à un schizocœlome. Très
nombreuses, et agencées les unes avec les autres, elles composent l'appareil irrigateur de l'économie, avec ses deux systèmes principaux, le
système sanguin et le système lymphatique.

Neuraxe. — Les données fondamentales de la genèse du neuraxe
sont indiquées par l'évolution des Acraniens, la plus dilatée de toutes

les embryogénies des Vertébrés. Dans leurs traits essentiels, les phénomènes offerts rappellent, de tous points, leurs similaires des Tuniciers. Le neuraxe prend naissance sur la face dorsale du corps, aux dépens de l'ectoderme de cette région, et sur la ligne médiane ; il présente d'abord l'aspect d'une gouttière, puis celui d'un canal, étendu d'une extrémité de l'organisme à l'autre. Par son extrémité postérieure, la cavité du neuraxe communique avec celle de l'entéron ; la zone d'union est le *canal neurentérique*.

Les Acraniens passent, dans leur développement, par une phase gastrulaire. De même que celle des Tuniciers, leur gastrule subit une extension inégale, et s'allonge de préférence suivant une seule direction, de manière à rendre l'entéropore postérieur et dorsal. Toute une bande ectodermique, médiane et longitudinale, placée sur la face dorsale de l'embryon, étendue depuis l'entéropore jusqu'à l'extrémité antérieure du corps, est appelée à devenir le neuraxe ; sa modification, dans ce sens, s'effectue en même temps que naissent la notocorde et le mésoderme ; elle est donc des plus précoces. Cette bande commence par s'infléchir, par s'incurver, et prendre la forme d'une gouttière largement ouverte ; celle-ci est dite la *gouttière médullaire*, puisqu'elle est l'ébauche d'une moelle nerveuse, tout comme la bande elle-même est nommée la *plaque médullaire*. Lorsque l'aspect de gouttière est acquis, l'ectoderme, qui limite ses bords, prolifère, et passe au-dessus d'elle comme un pont, pour fermer sa cavité ; ce recouvrement s'effectue au moyen de deux lamelles ectodermiques, qui s'avancent, et se soudent l'une à l'autre. De plus, la gouttière médullaire, bien que fermée par la lame recouvrante, et devenue interne, continue à s'incurver, et se convertit, par le rapprochement et l'union de ses propres bords, en un canal cylindrique ; celui-ci est le neuraxe définitif.

La plaque médullaire s'étend, en arrière, jusque sur la lèvre antérieure de l'entéropore. Pendant qu'elle s'incurve, et se recouvre de la bande ectodermique, celle-ci s'unit à la lèvre postérieure de cet orifice ; le pont recouvrant passe ainsi au-dessus de l'entéropore, et l'empêche désormais de communiquer avec le dehors. En revanche, la gouttière médullaire conserve ses connexions avec la lèvre antérieure ; son sillon s'ouvre dans l'entéron. Ces relations demeurent encore, au moment où la gouttière s'est convertie en un canal ; la cavité du neuraxe se relie à celle de l'entéron par le moyen de l'entéropore, celui-ci étant fermé du côté de l'extérieur par la lame recouvrante. Cette région, qui correspond à l'entéropore, et unit le neuraxe avec l'entéron, est le canal neurentérique. Ces rapports cessent ensuite ; mais ils existent au début du développement embryonnaire, et se trouvent aussi chez les Craniotes.

De tels phénomènes, offerts par les Acraniens, sont également montrés par les Craniotes, sauf quelques déplacements dans le temps. En les comparant, dans leur ensemble, à leurs similaires des Tuniciers, il est permis de penser que les indications données par les Acraniens sont,

elles-mêmes, altérées quelque peu. Les traits essentiels de la genèse du
neuraxe des Vertébrés sont, sans doute, identiques à ceux qui découlent
de l'étude des larves urodèles des Tuniciers : un sillon se creuse, sur la
ligne médiane dorsale de l'embryon, aux dépens de la lèvre antérieure de
l'entéropore, et progresse de là vers l'extrémité antérieure du corps,
tout en se convertissant en un canal ; l'ectoderme se referme au-dessus
de ce canal, en se soudant à la lèvre postérieure de l'entéropore, pour
clore cet orifice vers l'extérieur, et le convertir en un canal neurentérique.

NOTOCORDE. — La notocorde dérive du protendoderme. Ce feuillet lui
donne naissance au moment même où il produit, sur ses côtés, les deux
ébauches du feuillet moyen. La région génétique est, sous ce rapport,
une bande dorsale, longitudinale et médiane ; elle occupe l'espace compris entre les deux précédentes ébauches mésodermiques. — De même
que chez les Tuniciers, le protendoderme se subdivise en quatre parties :
l'une dorsale, impaire et médiane ; deux latérales, paires et symétriques ;
la dernière ventrale, impaire et médiane comme la première. La part
ventrale est la plus étendue ; après que les autres se sont séparées d'elle,
elle se referme autour de l'entéron, conserve sa disposition épithéliale
simple, et donne l'endoderme définitif, c'est-à-dire l'épithélium de l'intestin et de ses annexes. Les deux parties latérales sont les ébauches du
mésoderme. Enfin, la bande dorsale fournit la notocorde ; la situation
de celle-ci dans l'organisme est un effet de son origine ; quelle que soit
sa destinée, variable suivant les groupes de l'embranchement, la notocorde demeure en la place où elle a été façonnée. Elle est médiane, dorsale, longitudinale, située au-dessous du neuraxe, qu'elle soutient, et
au-dessus de l'intestin, que limite l'endoderme.
A son début, dans les développements dilatés, tels que ceux des
Acraniens et de plusieurs Amphibiens, l'ébauche de la notocorde est une
plaque cellulaire simple, longue et assez large. Cette plaque devient
indépendante, au moment où les ébauches mésodermiques acquièrent
elles-mêmes leur autonomie, et se séparent du protendoderme. Elle
s'incurve alors, et se ploie en une gouttière, dont la cavité est inférieure,
tournée en sens inverse de celle du neuraxe à son commencement ; cet
aspect a fait créer, pour la distinguer, le terme de *gouttière cordale*.
Celle-ci reste largement ouverte, et ne se ferme pas ; cependant, la notocorde se convertit en un bâtonnet cylindrique. Cette dernière forme est
atteinte par le propre resserrement de l'organe ; la notocorde se ramasse
sur elle-même, s'épaissit aux dépens de sa largeur, perd à mesure sa
disposition incurvée, et se convertit en un cordon cellulaire plein. — Ce
dernier aspect est acquis d'emblée, dans les embryogénies condensées,
et ne succède à aucune phase de gouttière cordale. La notocorde,
lorsqu'elle se délimite aux dépens du protendoderme, est déjà compacte.
Tout en se modifiant ainsi, l'ébauche de la notocorde augmente le

nombre de ses cellules ; elle s'enveloppe, et s'isole de ce qui l'entoure,

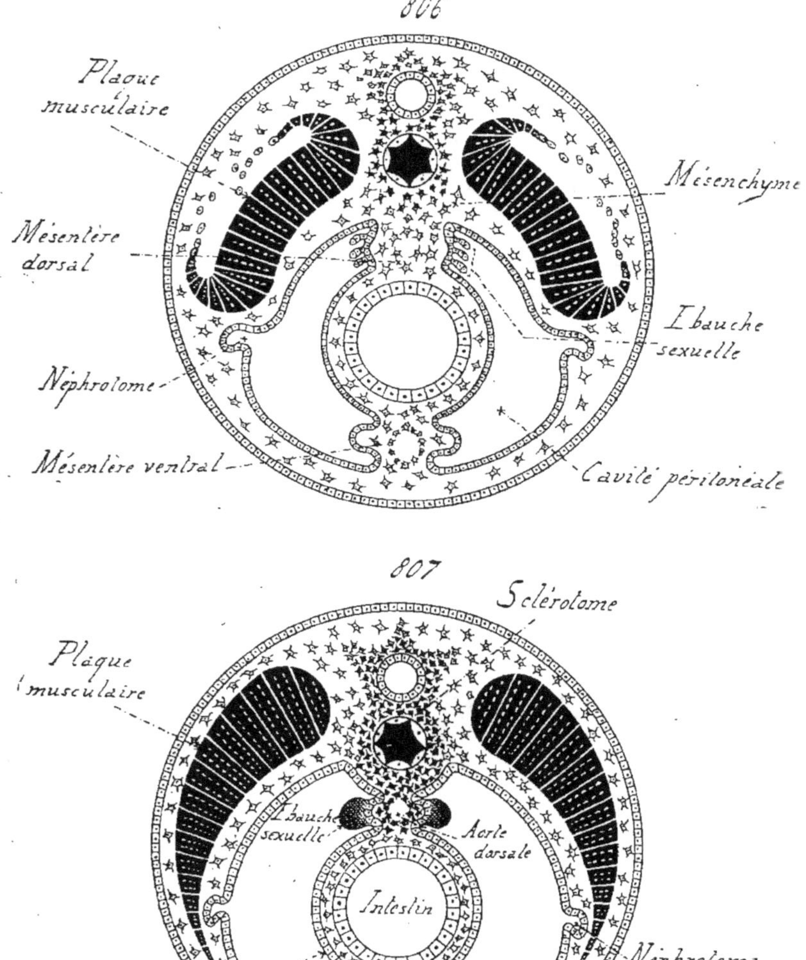

Fig. 806 et 807. — Phases essentielles du développement du mésoderme des Vertébrés (*coupes transversales semi-diagrammatiques ;* ces figures complètent les précédentes, numérotées de 802 à 805). — En 806, la somatopleure des myotomes disparaît, laissant seule la plaque musculaire issue de la splanchnopleure. — En 807, le mésoderme entier, avec sa part épithéliale et musculaire, et sa part mésenchymateuse, atteint sa disposition définitive, et engendre les ébauches des organes qui dérivent de lui.

par une mince membrane anhyste, homogène, dite l'*étui de la notocorde*. Ses éléments superficiels, situés en dedans de l'étui, s'appliquent sur la face interne de ce dernier, qu'ils tapissent à la manière d'un endothélium; ce sont eux, sans doute, qui produisent la substance de la membrane enveloppante. Les autres cellules, plus internes, grandissent beaucoup, et subissent une dégénérescence vacuolaire; la matière, dont leurs vacuoles sont emplies, est hyaline et transparente. Lorsque la notocorde est arrivée à sa période d'état, chacune de ses cellules, autres que les superficielles, contient une vacuole si grande, que son protoplasme et son noyau sont relégués sur sa périphérie, et réduits à une mince lamelle recourbée en croissant, tout comme il en est dans les éléments du tissu adipeux.

La notocorde existe seule chez les Acraniens. Celle des Craniotes est hâtivement entourée par le mésoderme mésenchymateux, par les éléments des sclérotomes, qui lui donnent une gaîne épaisse, et produisent à mesure les premières pièces du squelette, les corps vertébraux. Ceux-ci enveloppent la notocorde, qui passe au travers d'eux comme le lien au travers des grains d'un chapelet. — Dans l'évolution ultérieure, tantôt la notocorde est conservée, surtout dans les espaces laissés entre les corps vertébraux, et tantôt elle disparaît, ou n'est gardée qu'à l'état de vestiges fort réduits. L'étude de ces deux fins de la notocorde entre dans celle du développement du squelette.

Résumé. — Au moment où les deux feuillets blastodermiques primordiaux sont seuls représentés, et abstraction faite des altérations causées par les condensations du développement, l'organisme des embryons des Vertébrés est des plus simples ; il ne diffère pas de celui des embryons des Invertébrés, et se ramène à une gastrule. Le protectoderme entoure le protendoderme, qui limite, à son tour, une cavité centrale, l'entéron destiné à devenir l'intestin ; cette cavité communique avec le dehors par un entéropore postérieur et dorsal.

Lorsque les feuillets primordiaux ont engendré les feuillets définitifs, avec le neuraxe et la notocorde, l'organisme est devenu beaucoup plus complexe. Le corps, allongé, est limité, à sa surface, par l'ectoderme définitif. L'entéron, conservé dans la région centrale de l'économie, est entouré par l'endoderme définitif; son entéropore s'est fermé, et un procteon, avec un stomeon, lui permettent de s'ouvrir à l'extérieur par deux orifices de nouvelle formation, l'anus et la bouche. L'entéron, ainsi converti en intestin, est surmonté, sur la ligne médiane, par la notocorde, d'origine protendodermique; celle-ci supporte, de son côté, le neuraxe, de provenance protectodermique; ces deux derniers appareils s'étendent dans le corps entier, depuis son extrémité antérieure jusqu'à son extrémité postérieure, de manière à dépasser l'entéron en avant, et surtout en arrière. Souvent, une part de l'entéron se prolonge, au-dessous de la notocorde, derrière le niveau occupé par l'anus; cette

expansion, dite l'*intestin post-anal*, disparaît ensuite. Enfin, le mésoderme, d'abord localisé sur les deux côtés du protendoderme qui l'engendre, acquiert une importance considérable, et prépondérante, sous
le double rapport du nombre de ses éléments constitutifs, et des diverses
différenciations qu'ils subissent. Il se divise en un épithélio-mésoderme
et un mésenchyme. Le premier se partage à son tour en mésosomites,
segments disposés sur deux rangées symétriques, et en deux plaques
latérales; celles-ci donnent la cavité abdominale avec ses dépendances,
l'endothélium péritonéal, et les premières ébauches sexuelles ; ceux-là
fournissent la plus grande part de la musculature. Le second se répand
entre tous les organes, et leur constitue une gaîne commune, au sein
de laquelle ils sont plongés ; il produit tous les tissus conjonctifs du
corps, ceux qui servent vraiment de gangue unissante, comme ceux qui
constituent le squelette, et ceux qui président aux échanges nutritifs.

Tous les appareils de l'économie n'ont plus alors qu'à se façonner
aux dépens des ébauches, ainsi établies dans leur disposition propre
comme dans leurs rapports mutuels.

**II. Modifications introduites, dans le développement des
feuillets blastodermiques, par les condensations embryonnaires.** — Ces modifications sont de plusieurs sortes, et dissemblables
entre elles. Elles atteignent tous les feuillets, la notocorde, et le neuraxe,
et répondent, soit à des déplacements, soit même à des omissions. Elles
doivent être suivies, comme les données essentielles de ce développement, dans leurs diverses phases. Elles résultent, d'habitude, d'une
accumulation, dans l'œuf, d'abondants matériaux nutritifs.

Feuillets blastodermiques primordiaux. — *A*. Les changements, que
subit le protectoderme, sont relativement peu complexes. Les uns
tiennent à ses relations générales avec le protendoderme; elles se rapportent aux dispositions présentées par ce dernier, qu'il accompagne
dans son extension, en se bornant à le recouvrir. Les autres portent
sur sa structure particulière. — Dans les développements dilatés, le
protectoderme est constitué par une assise épithéliale simple, qui se
convertit tout entière en l'ectoderme définitif, tout en subvenant, dans
sa région dorsale, à la genèse du neuraxe. Il en est de même dans la
plupart des évolutions condensées; mais non dans celles, assez dilatées
encore, des Amphibiens et des Ganoïdes, ni dans celles des Téléostéens.
Souvent, chez ces derniers animaux, le protectoderme embryonnaire
se divise en deux assises cellulaires, emboîtées l'une dans l'autre; il
offre l'aspect d'une membrane épithéliale à deux couches. Les auteurs
ont nommé *lame épidermique* la rangée extérieure, et *lame nerveuse* la
rangée interne; celle-ci est, en effet, chargée de produire le neuraxe,
comme, du reste, tous les appareils d'origine ectodermique. Elle est la
véritable part génétique du protectoderme, et représente l'ectoderme

réel, l'autre étant presque inerte, et finissant par se détacher du corps. Ce phénomène répond, sans nul doute, à une multiplication hâtive du protectoderme, et à une différenciation rapide, des assises produites, en une couche cornée et une couche muqueuse, semblable à celle qui se manifeste plus tard, dans l'ectoderme parvenu à sa période d'état.

B. — Les modifications, présentées par le protendoderme, sont, de beaucoup, les plus considérables. Ce fait se conçoit aisément, d'après les nécessités de la nutrition embryonnaire. Ces dernières sont les causes directes des altérations subies par les phénomènes du développement; et ces altérations atteignent surtout le protendoderme, qui est le feuillet nutritif primordial.

Les Vertébrés offrent, à cet égard, sous le rapport des changements amenés dans l'origine et la nature des feuillets blastodermiques, une série des plus complètes, régulièrement graduée suivant la complexité croissante des modifications offertes. Les principales, parmi celles-ci, portent : sur la marche de la segmentation ovulaire; sur la forme du protendoderme; enfin sur celle de l'entéron et de son entéropore. Elles sont d'autant plus accentuées que l'on remonte des Acraniens aux Vertébrés supérieurs, et peuvent être groupés en cinq types essentiels : le type des Acraniens, qui est le plus simple; celui de la plupart des Cyclostomes, des Ganoïdes, et des Amphibiens; celui des Sélaciens, et, avec quelques modifications, des Téléostéens; celui des Sauropsidés, qui, sans doute, s'applique également aux Mammifères monotrèmes; enfin celui des Mammifères vivipares. — Dans le présent exposé, les particularités importantes seront seules indiquées, et avec brièveté, afin de montrer leur liaison; leur description plus complète est donnée dans les paragraphes suivants.

1° L'œuf des Acraniens est petit, pauvre en deutolécithe. Sa segmentation est totale, d'abord égale, ensuite quelque peu inégale. L'ovule

---

Fig. 808 à 812. — ÉTATS DIVERS, SUIVANT LA TENEUR DE L'OVULE EN DEUTOLÉCITHE, DES FEUILLETS BLASTODERMIQUES PRIMORDIAUX DES VERTÉBRÉS (*coupes longitudinales et médianes, demi-diagrammatiques,* d'embryons parvenus à la même phase, au moment où les feuillets primordiaux sont constitués. — En 808, feuillets primordiaux de l'*Amphioxus;* le protendoderme consiste en une assise cellulaire simple. — En 809, feuillets primordiaux des Cyclostomes, des Ganoïdes, et de beaucoup d'Amphibiens; le protendoderme, encore cellulaire, est pourtant plus épais que dans le cas précédent. — En 810, feuillets primordiaux des Sélaciens et des Téléostéens. Le protendoderme, encore plus épais, n'est cellulaire que dans sa région supérieure, où se façonne seulement l'embryon; la région inférieure, plus volumineuse, consiste pour la majeure part en un amas de vitellus nutritif; et compose une vésicule vitelline (zone para-embryonnaire). — En 811, feuillets primordiaux des Sauropsidés, disposés, en leur ensemble, comme dans le cas précédent. — En 812, feuillets primordiaux des Mammifères vivipares, disposés comme ceux des Sauropsidés, avec cette différence que le vitellus nutritif manque, laissant à sa place une cavité emplie d'un liquide (cavité para-vitelline).
Cette planche montre, d'une manière comparative, les principales des altérations amenées, par la présence du deutolécithe, dans la disposition des feuillets des Vertébrés.

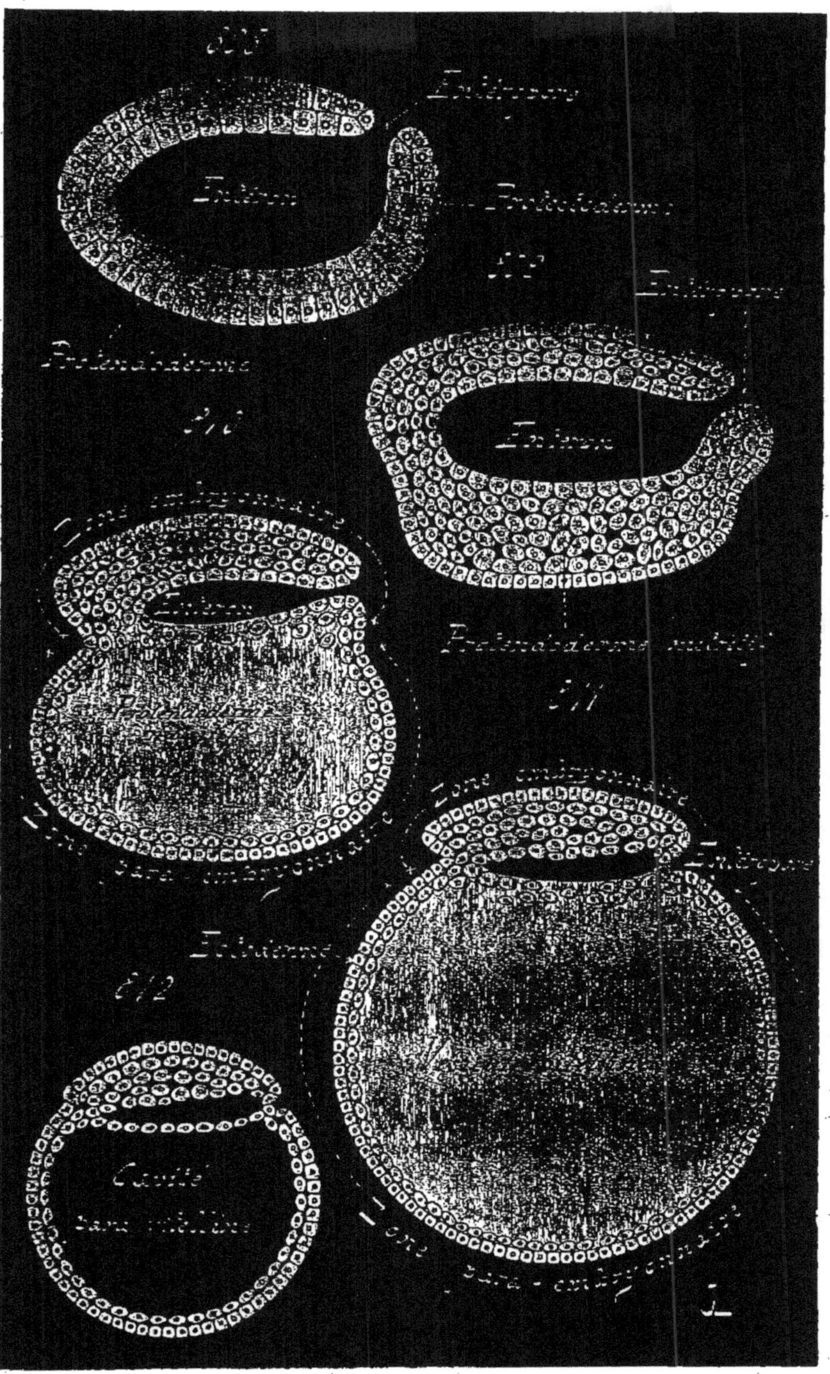

Ectoderme
Entoderme
Protoderme
Embryon
Protoderme mature
Zone embryonnaire
Zone para-embryonnaire
Ectoderme
Cavité sous-intestinale
Zone para-embryonnaire

segmenté se convertit en une morule, puis en une blastule simple, c'est-à-dire composée d'un blastoderme dont l'assise cellulaire est unique. La blastule se transforme en une gastrule par invagination ; l'entéropore est d'abord médian. La gastrule s'allonge ensuite d'une manière inégale ; l'entéron, ample et spacieux, entièrement limité par un protendoderme simple, suit cette extension. L'entéropore devient postérieur et dorsal ; il prend l'aspect d'une fente transversale, quelque peu recourbée en un croissant, dont la concavité serait tournée vers la région antérieure de l'organisme embryonnaire.

2° Les œufs de la plupart des Cyclostomes, des Ganoïdes, et des Amphibiens, sont encore petits ; mais ils contiennent une plus grande quantité de deutolécithe que ceux des Acraniens. Les matériaux ne sont pas également répartis dans l'ovule ; ils sont accumulés, de préférence, dans une région qu'il est permis de qualifier d'*inférieure*, car elle donne la zone ventrale du corps ; les auteurs la nommaient le *pôle végétatif*. — La segmentation est totale ; parfois égale au début, toujours inégale vers sa fin. L'inégalité est due à la dissemblance de taille des blastomères supérieurs et des blastomères inférieurs ; ceux-ci, mieux fournis en deutolécithe, sont plus gros que les autres. L'ovule segmenté se convertit en une blastule stratifiée ; les blastomères inférieurs sont, en effet, disposés sur plusieurs couches, et diminuent d'autant l'ampleur de la cavité blastocœlienne. — La blastule se transforme en une gastrule par invagination. L'invagination ne s'effectue pas au milieu du blastoderme supérieur de la blastule, mais sur son bord postérieur et dorsal, dans sa zone de jonction avec le blastoderme inférieur ; aussi, l'entéropore occupe-t-il d'emblée sa situation définitive, sans la devoir à une inégalité d'accroissement, consécutive à la gastrulation. A cause de sa position, l'invagination atteint à la fois la part du blastoderme supérieur, et celle du blastoderme inférieur, qui encadrent l'entéropore ; la première de ces deux régions s'enfonce plus rapidement que la seconde, sans doute à la faveur d'une activité génétique plus grande de ses éléments, nullement entravés dans leur multiplication par la présence de matériaux nutritifs. — Au moment où l'invagination est complète, la zone dorsale et l'extrémité supérieure du protendoderme sont constituées par une assise cellulaire simple ; celle-ci dérive tout entière du blastoderme supérieur. La zone ventrale du même feuillet est représentée par plusieurs rangées de grosses cellules à deutolécithe, issues du blastoderme inférieur ; elle tient, dans l'organisme embryonnaire, une place considérable. L'entéron est spacieux, moins cependant que celui des Acraniens, car son étendue est diminuée par l'ampleur du protendoderme ventral. L'entéropore est postérieur et dorsal ; dès son commencement, il offre l'aspect d'un croissant, à concavité antérieure ; sa lèvre antérieure présente parfois, en son milieu, une petite échancrure. Celle-ci est la première indication de la *ligne primitive* des jeunes embryons de Sauropsidés.

3° Le cas des Sélaciens et des Téléostéens est des plus importants, car il explique les phénomènes présentés par les Sauropsidés dans la genèse de leurs feuillets primordiaux; il permet de les rattacher à ceux du type précédent. — Les œufs sont volumineux, et riches en deutolécithe. La substance nutritive, beaucoup plus abondante que celle des embryons appartenant aux deux premiers types, est cependant située dans une même position; elle occupe la place du blastoderme inférieur des Ganoïdes et des Amphibiens. Mais, comme résultat de son volume et de son importance, elle est incapable de se segmenter, de se diviser en blastomères. La segmentation atteint seulement la partie supérieure de l'ovule, où le blastolécithe s'est ramassé, et dont l'étendue, au début du développement, est des plus restreintes.

En conséquence, l'œuf des Sélaciens est divisé en deux parts. — La première, fort grosse, est constituée par l'amas des matériaux nutritifs; elle ne se scinde pas en cellules, sauf en quelques régions, et sert à l'alimentation de l'embryon; aussi est-elle résorbée peu à peu. Homologue du blastoderme inférieur du second type, elle représente une *vésicule vitelline*, placée au-dessous de l'organisme embryonnaire. Beaucoup d'auteurs la désignent par l'expression de *vésicule ombilicale*; son identité complète avec les annexes similaires des autres animaux, et la nécessité de couper court à des confusions de noms, portent à préférer le premier terme pour tous les Vertébrés, et à l'employer d'une manière exclusive. — La seconde part est une *cicatricule*, posée sur le vitellus nutritif, et entièrement composée de blastolécithe. Cette cicatricule se segmente seule, pour donner l'organisme embryonnaire. Elle est donc une *part formative*, contrairement à la précédente, qui est une *part nutritive*.

La segmentation est partielle; elle atteint la cicatricule seule. Celle-ci se divise en plusieurs assises cellulaires superposées, dont l'externe représente le protectoderme; toutes les autres composent la première ébauche du protendoderme. L'ensemble de ces assises est, d'une manière stricte, l'homologue du blastoderme supérieur du second type; mais, comme il est seul à façonner le corps de l'embryon, à produire ses cellules constitutives, la majeure portion de l'homologue du blastoderme inférieur fonctionnant en qualité de vésicule vitelline et nutritive, le terme de blastoderme, sans aucun autre qualificatif, lui convient seul. — Dans la comparaison entre l'ovule segmenté du second type et son correspondant du troisième, le blastoderme supérieur de celui-là devient l'unique blastoderme de celui-ci, car le blastoderme inférieur de l'un s'est converti en la vésicule vitelline, au rôle exclusivement nutritif, de l'autre. Cette conversion s'effectue par l'accumulation, en quantité plus considérable, des matériaux deutolécithiques dans la zone qui correspond au blastoderme inférieur.

L'ovule segmenté des Sélaciens est une planule lécithique; un petit blastocœle se creuse cependant entre les premiers éléments du proten-

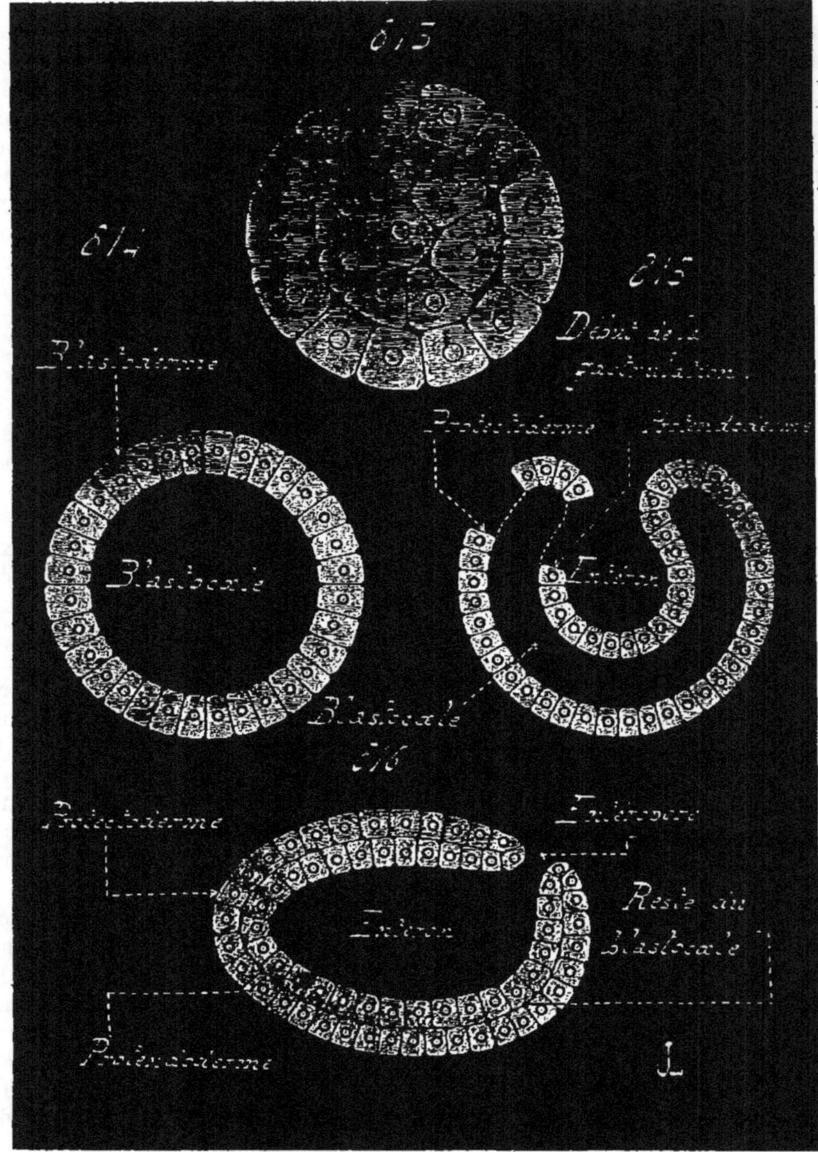

Fig. 813 à 816. — Développement des feuillets blastodermiques primordiaux chez les Acraniens (*coupes médianes et longitudinales, à demi diagrammatiques*). — En 813, morule. — En 814, blastule. — En 815, jeune gastrule (les cellules ont été enlevées par places pour faciliter la lecture de la légende). — En 816, gastrule allongée, dont l'entéropore est devenu supérieur et dorsal, semblable à celle de la figure 808.

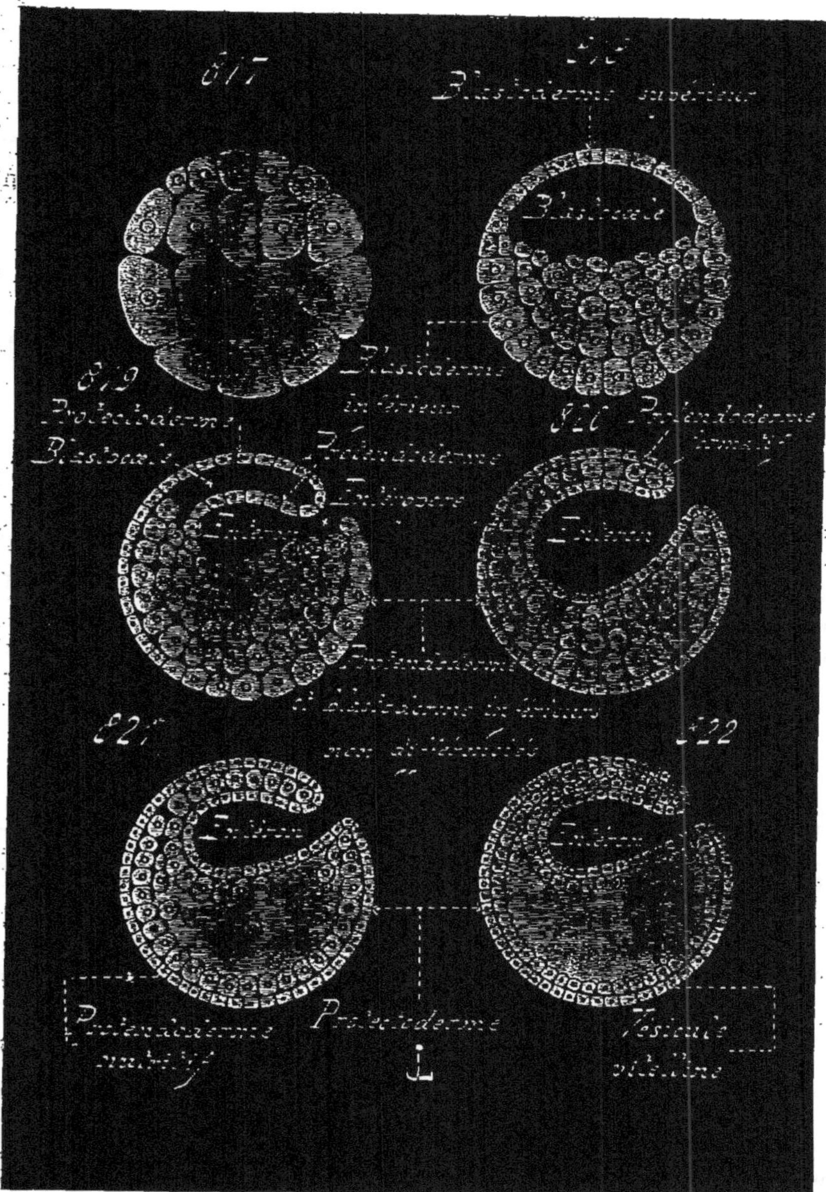

Fig. 817 à 822. — Développement des feuillets blastodermiques primordiaux chez la plupart des Cyclostomes, des Ganoïdes, et des Amphibiens (*coupes médianes et longitudinales, à demi diagrammatiques*). — En 817, morule. — En 818, blastule, avec son blastoderme supérieur simple, et son blastoderme inférieur stratifié. — En 819 et 820, début et fin de

doderme, mais disparaît d'une manière hâtive. — L'entéron, et le protendoderme qui le limite, sont produits en deux temps, et de deux
façons : mi-partie par invagination, mi-partie par un clivage sur place.
Une dépression gastrulaire se manifeste sur le bord postérieur du blastoderme, en une zone correspondante à celle où se trouve l'entéropore,
dans le second type. Cette dépression a pour effet de recourber sur elle-
même, et en dedans, cette région du bord blastodermique, en la faisant
pénétrer entre le blastoderme et la vésicule vitelline. Tandis que la partie
recourbée s'accole aux cellules blastodermiques avec lesquelles elle se
trouve en contact, elle s'écarte de la substance vitelline, et ménage un
vide entre cette dernière et elle-même; ce vide, à cause de son origine,
est strictement l'homologue de l'entéron engendré, par une dépression
gastrulaire, dans les deux premiers types. Seulement, la couche limitante de cet entéron n'est donnée que par l'un des bords du blastoderme,
et elle ne fournit pas le protendoderme entier.

L'assise la plus profonde du blastoderme repose sur la région supérieure de la vésicule vitelline, et se trouve en contact direct avec le
deutolécithe. Pendant que l'espace précédent, résultat d'une invagination, s'approfondit, cette assise se sépare du deutolécithe, au moyen d'un
véritable clivage, effectué sur place, et laisse un vide entre elle et lui.
Ce vide s'unit à l'espace invaginé, et tous deux, ainsi confondus, constituent désormais la cavité entérique. De son côté, l'assise blastodermique profonde se soude au rebord qui entoure l'invagination, et compose avec lui la moitié dorsale du protendoderme. L'entéron, de par sa
provenance, est d'abord limité en bas par le deutolécithe de la vésicule
vitelline; des cellules ne tardent pas à prendre naissance dans cette bande
vitelline limitante, et à fournir une rangée complète, qui se joint à la
précédente. La cavité entérique est alors circonscrite, de tous les côtés,
par une couche cellulaire. — L'entéropore, c'est-à-dire l'orifice extérieur
de la petite dépression gastrulaire, se trouve, dès son début, dans sa
situation postérieure, et offre de même son aspect de croissant. De ses
deux lèvres, l'antérieure seule est constituée, dès l'abord, par des
cellules; la postérieure est formée par du deutolécithe. Cette lèvre
postérieure devient cellulaire à son tour, lorsque s'ébauche la moitié
ventrale du protendoderme; et, vers cette époque, l'entéropore, avant
de disparaître, se convertit en un canal neurentérique.

En résumant les dispositions essentielles du troisième type, et les
comparant à celles du second, on aboutit aux données suivantes. —
Dans le second type, la segmentation, totale encore, aboutit à une planulation et à une gastrulation; cependant, le blastoderme inférieur est

la gastrulation, dans le cas où le protendoderme inférieur demeure cellulaire. — En 821
et 822, début et fin de la gastrulation, dans le cas où le protendoderme inférieur se
convertit par places en un amas nutritif, qui compose une petite vésicule vitelline.
Les figures 820 et 822 correspondent, sous une forme plus simplifiée, à la figure 809.

composé par l'assemblage de plusieurs assises cellulaires, alors que le blastoderme supérieur est simple. L'invagination gastrulaire s'effectue dans une région postérieure et dorsale, sur la ligne de jonction du blastoderme supérieur et du blastoderme inférieur. Aussi, la partie dorsale du protendoderme est-elle fournie par le premier, et la partie ventrale par le second; de même, la lèvre antérieure de l'entéropore est faite par le premier, et la lèvre postérieure par le second. — Par contre, dans le troisième type, tout ce qui correspond au blastoderme inférieur est transformé en une volumineuse vésicule vitelline. En conséquence, le blastoderme supérieur est la seule part cellulaire de l'embryon, la seule qui mérite le nom de blastoderme; au lieu de consister en une couche cellulaire simple, il se compose hâtivement de plusieurs assises superposées. La vésicule vitelline ne se segmentant jamais, elle demeure toujours distincte du blastoderme, représenté, à son début, avant toute scission, par une cicatricule d'étendue restreinte. L'invagination gastrulaire se produit encore, et s'effectue dans la même région que celle du second type, sur la ligne de jonction du blastoderme et de la vésicule vitelline, c'est-à-dire sur le bord et dans la zone postérieure du premier. Cette invagination est, par suite, limitée d'un côté par le blastoderme, de l'autre par le deutolécithe; de même, la lèvre antérieure de l'entéropore est constituée par le premier, et la lèvre postérieure par le second. Mais, contrairement à ce qu'il en est dans le second type, cette dépression ne donne pas tout l'entéron; la majeure part de ce dernier résulte d'un clivage, de l'apparition d'une fente entre le blastoderme profond et le vitellus auquel il s'accole.

La genèse tardive du protendoderme ventral est déjà indiquée par la lenteur que mettent à s'invaginer, dans le second type, les éléments du blastoderme inférieur.

En somme, dans le troisième type, le protendoderme est produit en deux fois; au lieu d'avoir une origine unique, comme dans les deux premiers cas, il dérive de deux ébauches. L'une de ces dernières est représentée par les assises cellulaires profondes du blastoderme, l'autre par le bord postérieur, replié sur lui-même, et comme invaginé, de ce même blastoderme. Celle-ci mérite, par suite, le nom d'*ébauche marginale*, et la première celui d'*ébauche centrale*. — Ces ébauches ne sont séparées, et distinctes, qu'en apparence; dans la réalité, elles composent un tout unique, car elles proviennent toutes deux du blastoderme, ou bien du blastolécithe épars à la surface de la vésicule vitelline, et concrété en cellules destinées à limiter la région ventrale de l'entéron. Elles répondent à deux zones actives de prolifération, dont l'une, la marginale, est un rappel héréditaire de la gastrulation, et dont l'autre,

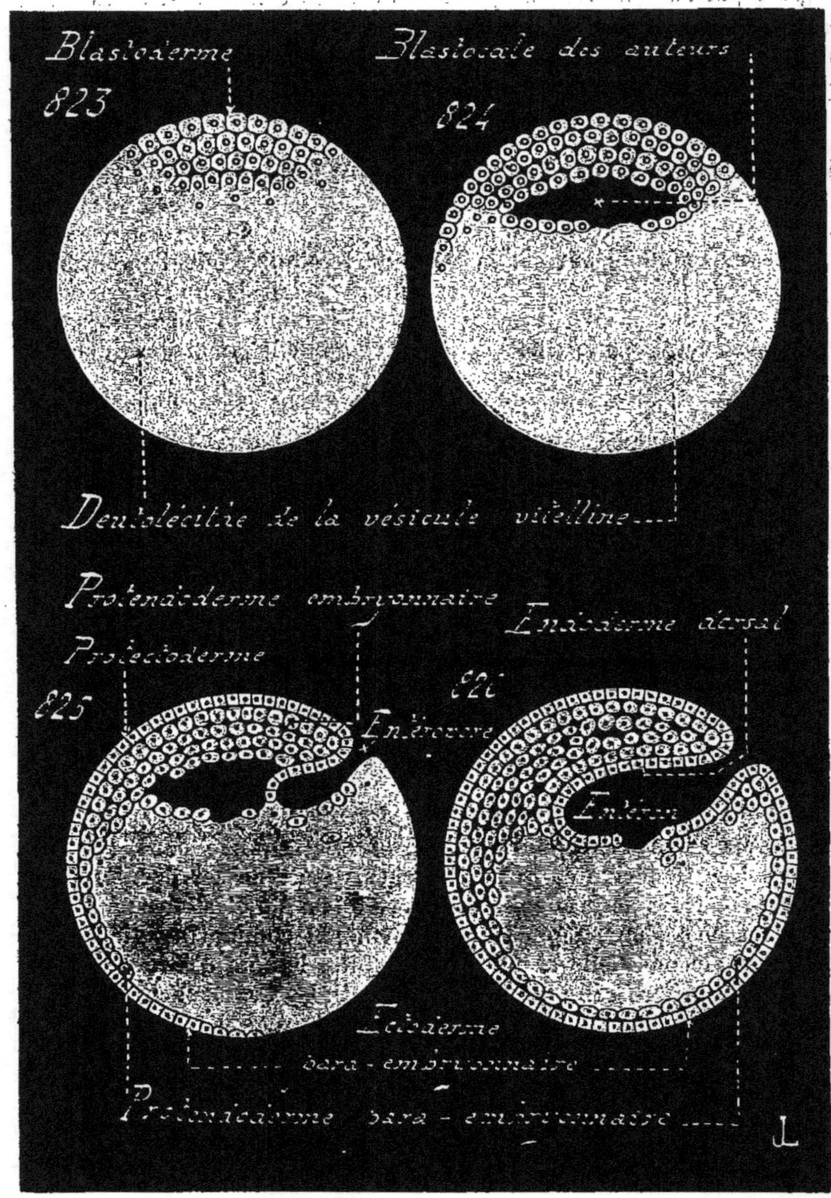

correspond à celle de la morule des cas précédents. — En 824, phase correspondante à celle de la blastule des cas précédents. — En 825, début de la gastrulation. — En 826, achèvement de la gastrulation; cette figure est, en plus simple, l'équivalent de la figure 810 du tableau général.

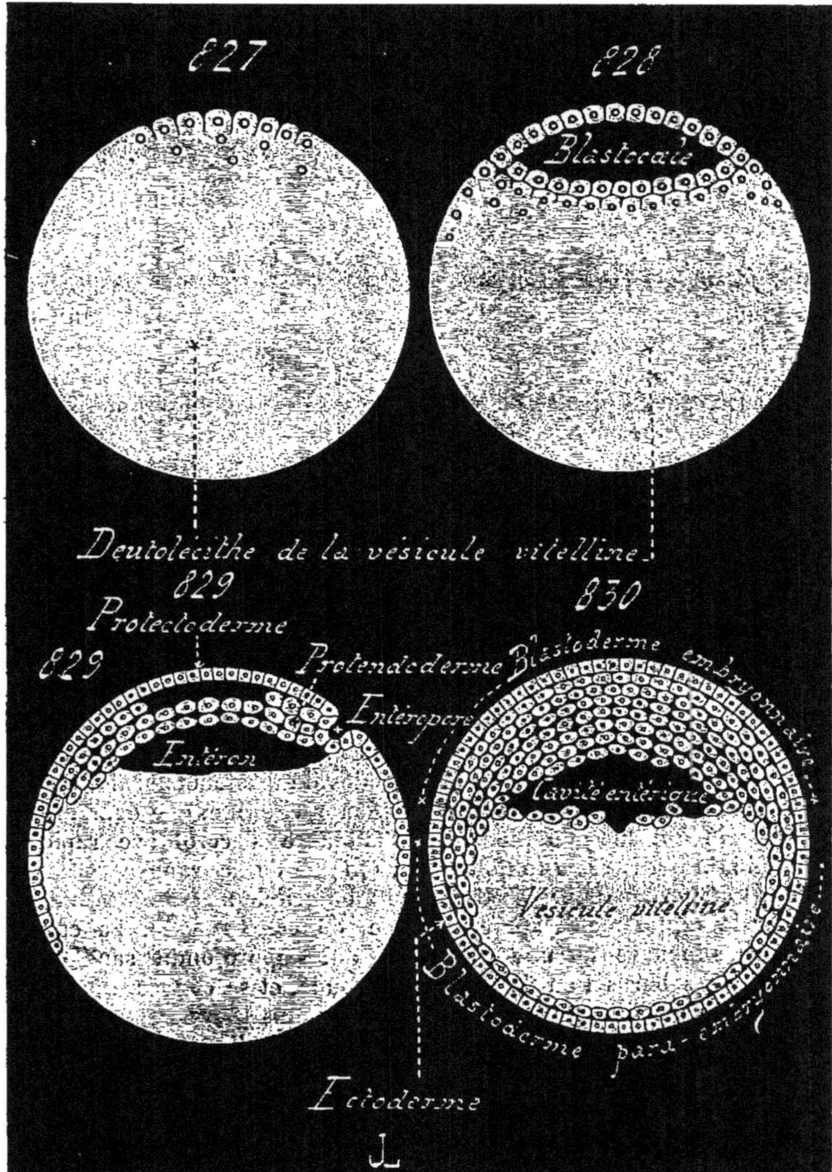

Fig. 827 à 830. — Développement des feuillets blastodermiques primordiaux chez les Sauropsidés (*coupes médianes et longitudinales, à demi diagrammatiques*). — En 827, début de la segmentation de la cicatricule. — En 828, phase correspondante à celle de la blastule des cas précédents. — En 829, indication très amoindrie d'une gastrulation. — En 830,

la centrale, résulte d'une genèse hâtive de blastomères nombreux. A ce titre, le troisième type est important, car il effectue un passage entre la gastrulation et la planulation; une part du protendoderme est engendrée suivant le premier de ces procédés, et l'autre part d'après le second.

4° En réduisant, et annihilant presque, la part protendodermique donnée par la gastrulation dans le troisième type, et ne laissant subsister que celle fournie par la planulation, par le clivage sur place, on obtient les particularités essentielles du quatrième type de formation des feuillets primordiaux. Celui-ci est offert par tous les Sauropsidés, et, sans doute, à en juger d'après la structure des œufs, par les Mammifères ovipares.

L'œuf, volumineux, est pourvu en abondance de matériaux nutritifs; la majeure partie du blastolécithe est, avant toute segmentation, rassemblée en une petite cicatricule. La disposition générale est semblable à celle que montrent les Sélaciens; aussi, les premières phases du développement amènent-elles les mêmes résultats. L'ensemble du deutolécithe donne une grosse vésicule vitelline, sur laquelle repose le blastoderme, issu de la cicatricule par la division répétée de celle-ci; l'ovule est converti en une planule lécithique, dont le blastoderme se compose de plusieurs assises cellulaires superposées. — Parmi ces dernières, la couche externe répond au protectoderme. Toutes les autres représentent le protendoderme; leur ensemble s'écarte quelque peu du deutolécithe, auquel elles s'accolaient, pour laisser entre eux un vide étroit; cette fente est l'homologue de l'entéron produit, dans le troisième type, par le clivage sur place. Elle ne parvient pas cependant à devenir une cavité spacieuse; limitée en haut par les cellules du protendoderme, en bas par le deutolécithe superficiel de la vésicule vitelline, elle demeure en cet état, pendant que le nombre des blastomères s'accroît avec rapidité. Le vitellus nutritif reste toujours peu éloigné de la rangée cellulaire profonde du protendoderme; et la cavité entérique n'arrive à se limiter que par le reploiement, sur elle-même, de cette rangée. La couche cellulaire s'incurve en une gouttière, qui s'approfondit sans cesse, rapproche ses bords l'un de l'autre, les soude, et se convertit par là en un canal; ce dernier, façonné par ce moyen dans la zone supérieure de la vésicule vitelline, est la première indication de l'intestin.

En résumé, le protendoderme et l'entéron sont produits sur place, suivant un procédé planulaire, et non par une invagination gastrulaire. Cependant, un souvenir de cette dernière, moins prononcé que celui du troisième type, demeure encore. Tout au début de la segmentation cica-

---

achèvement des feuillets primordiaux par une multiplication cellulaire faite sur place; la vésicule vitelline est, en réalité, plus volumineuse. Cette figure est, en plus simple, l'équivalent de la figuré 811 du tableau général.

triculaire, une petite dépression, peu profonde, en forme de croissant, prend naissance sur le bord postérieur de cette cicatricule ; la situation et l'aspect de cette dépression autorisent à la considérer, sans nul doute, comme l'homologue de l'entéropore des trois premiers types. La lèvre antérieure de l'enfoncement porte, en son milieu, une petite entaille, déjà indiquée dans le second cas. Cette dernière grandit, pendant que la dépression elle-même diminue d'ampleur ; elle s'allonge suivant l'axe de la cicatricule. Déjà connue des anciens auteurs, qui l'avaient nommée la *ligne primitive*, cette entaille disparaît, non pas en se comblant, mais en se trouvant prise dans l'ébauche du neuraxe, qui la convertit en canal neurentérique. — Le fond de la dépression s'ouvre, par un espace étroit, dans la fente creusée entre le blastoderme profond et le deutolécithe vitellin. Cette fente est la première indication de l'entéron ; ainsi se trouvent réalisées, par suite, des communications directes de l'entéron avec le dehors, par le moyen de l'entéropore, semblables à celles qui résultent d'une gastrulation véritable. Seulement, ces connexions sont déplacées dans le temps, et tardives ; de plus, elles n'ont aucun rapport avec la genèse réelle du protendoderme, façonné sur place ; elles répondent à un rappel héréditaire, fort amoindri.

. Bien que ce vestige de gastrulation se trouve des plus restreints, et que l'ébauche initiale du protendoderme soit directement faite aux dépens du blastoderme profond, la prolifération des éléments de ce feuillet est des plus actives autour des bords de cet entéropore. Les deux provenances, marginale et centrale, déjà signalées, dans le troisième type, en ce qui concerne le protendoderme, se retrouvent encore.

Dans le quatrième type, comme dans le troisième, la vésicule vitelline est enveloppée, peu à peu, par des membranes, que fournissent les deux feuillets primordiaux. Ces derniers, tout en proliférant dans la zone formative de l'embryon, et donnant l'organisme lui-même, s'accroissent par leurs bords ; ceux-ci grandissent, et, semblables à des lames minces, entourent complètement, par une progression constante, le deutolécithe.—Ces phénomènes sont de l'ordre de ceux qui caractérisent les planulations indirectes.

5° Jusqu'ici, les déplacements et les omissions, quoique considérables, n'ont d'autre but que de remplacer la gastrulation par une planulation indirecte. Les altérations sont plus grandes encore dans le cas des Mammifères vivipares. On aura une idée suffisamment exacte de leur nature, et de leurs effets, en se représentant la planule lécithique du quatrième type, la supposant privée de son deutolécithe, et produite d'une manière directe. Cette omission secondaire du vitellus nutritif, dont la place est occupée par un liquide à peu près privé de rôle alimentaire, concorde avec la présence d'un placenta, destiné à nourrir l'embryon ; il existe là, sans nul doute, un rapport manifeste de cause à résultat, la genèse d'un placenta ayant entraîné la réduction, puis la disparition, de tout le deutolécithe. Une nouvelle conséquence de ce phénomène est la petitesse des ovules, puisqu'un vitellus abondant n'est plus pour leur donner une taille considérable. Les œufs ressemblent à ceux des deux premiers types; cette diminution de volume est ici secondaire, non primitive, et se trouve connexe à une condensation du développement, plus accentuée encore que dans le quatrième cas.

Cette condensation a pour effet d'entraîner l'omission de l'une des particularités caractéristiques du troisième et du quatrième type : la possession, par l'embryon, d'une volumineuse vésicule vitelline. Elle détermine également la production directe, sur place, de l'enveloppe de cette vésicule, et d'une manière hâtive, dès la fin de la segmentation. Aussi est-il possible de distinguer encore entre une part formative et une part nutritive, bien que cette dernière soit petite. Emplie par un liquide faiblement nutritif, et destinée souvent à s'atrophier avec rapidité, elle est un rappel héréditaire, très amoindri, de la grosse vésicule vitelline des Sélaciens, des Sauropsidés, et des Mammifères ovipares. — Ces altérations supplémentaires mises à part, la genèse des feuillets primordiaux s'effectue, dans ses traits essentiels, comme chez les Vertébrés précédents. La principale des différences porte sur le nombre restreint des blastomères qui constituent, à leur début, les ébauches de ces feuillets. Cette diminution est, à son tour, une conséquence de la petitesse des ovules.

MÉSODERME. — Les altérations, introduites dans la genèse du feuillet moyen, découlent de celles présentées par le protendoderme. Le fait se conçoit aisément; le mésoderme étant une des parts du protendoderme, l'allure de celui-ci influe sur la disposition de celui-là. — Le feuillet primordial interne se divise en endoderme et mésoderme. Les changements amenés dans la structure du premier sont des plus minimes; ils se laissent pressentir d'après les considérations données sur le protendoderme lui-même. Les principaux portent sur la juxtaposition de cette assise avec une vésicule vitelline. Les résultats sont toujours les mêmes : l'endoderme se compose d'une couche épithéliale simple, disposée autour de l'entéron. Les modifications les plus considérables atteignent le mésoderme, soit à cause de sa grande importance dans l'organisme, soit à cause des différenciations qu'il subit.

Les ébauches mésodermiques des Acraniens sont au nombre de deux. Symétriques par rapport au plan médian du corps, elles se dégagent du protendoderme dans la région antérieure de ce dernier, c'est-à-dire dans la zone opposée à l'entéropore. Ces ébauches sont des entérocœles creux, dont les cavités s'ouvrent dans l'entéron. Elles grandissent, en amplifiant leur base d'insertion sur le protendoderme, et les rapprochant de l'entéropore; ce faisant, elles se divisent à mesure en mésosomites, qui deviennent indépendants. Lorsque ce double mouvement génétique atteint le niveau de l'entéropore, celui-ci est en voie de devenir le canal neurentérique; la zone qu'il occupe, soit l'extrémité postérieure du corps, s'allonge alors; les ébauches mésodermiques suivent cette extension, dépassent le niveau de l'entéropore, et continuent à se scinder en segments. — En somme, les ébauches mésodermiques sont des entérocœles émis par l'entéron; leurs premiers vestiges naissent en avant de l'entéropore, sur les côtés de l'entéron et de la notocorde; puis, elles sont encore le siège d'une multiplication active, lorsqu'elles parviennent au niveau de l'entéropore, et le dépassent.

Les développements plus condensés que l'évolution des Acraniens, ceux de la plupart des Amphibiens et des Ganoïdes, montrent déjà plusieurs altérations de ces phénomènes. Le protendoderme est, dès la fin de la gastrulation, composé par plusieurs assises cellulaires; aussi, les deux ébauches mésodermiques se délimitent-elles, sur place, aux dépens de ces assises. Elles consistent en deux masses de cellules, placées sur les côtés de l'entéron, de manière à occuper la position exacte de leurs similaires des Acraniens; d'autre part, les éléments protendodermiques, situés au niveau de l'entéropore, se multiplient avec activité, et se raccordent aux ébauches précédentes. Le double mouvement des Acraniens est ici converti en une double origine. — De plus, chacune des bandes mésodermiques se creuse d'une cavité; celle-ci est indépendante, dès l'abord, de l'entéron, et n'en provient pas; elle s'ouvre parfois dans l'intérieur de ce dernier, l'orifice de jonction étant d'une durée fugace, mais ne dérive pas de lui. Par un déplacement dans l'espace, les cavités entérocœliennes prennent naissance d'une manière directe, sans que l'entéron les émette à la façon de diverticules; un rappel de l'évolution dilatée se manifeste bien au moyen d'une ouverture temporaire, mais là se bornent les phénomènes. — Le mésoderme commence par régulariser sa disposition; tout en ayant une structure épithéliale, il se divise en mésosomites, en plaques latérales, et produit le mésenchyme. Il débute par être épithélial en entier; et c'est seulement après avoir possédé un tel aspect, qu'il se partage en épithélio-mésoderme et mésoderme mésenchymateux.

L'altération est plus grande encore chez les Sélaciens. Les ébauches du feuillet moyen sont compactes dès leur apparition, et se délimitent sur place, aux dépens des nombreuses cellules du protendoderme. La double origine, déjà indiquée dans le cas précédent, est plus nette encore. La notocorde étant façonnée dans la masse du protendoderme, et provenant d'une bande cellulaire médiane, les autres éléments du même feuillet prolifèrent, avec activité, sur la droite et sur la gauche de cette bande; ces éléments donnent une part du mésoderme, une première *ébauche centrale*. D'un autre côté, les cellules protendodermiques, voisines de l'entéropore, se multiplient en abondance; sauf celles qui doivent appartenir à l'endoderme, la majorité d'entre elles est employée à compléter le mésoderme; elles composent l'ébauche *marginale*. En rapportant ces faits à ceux donnés par le protendoderme

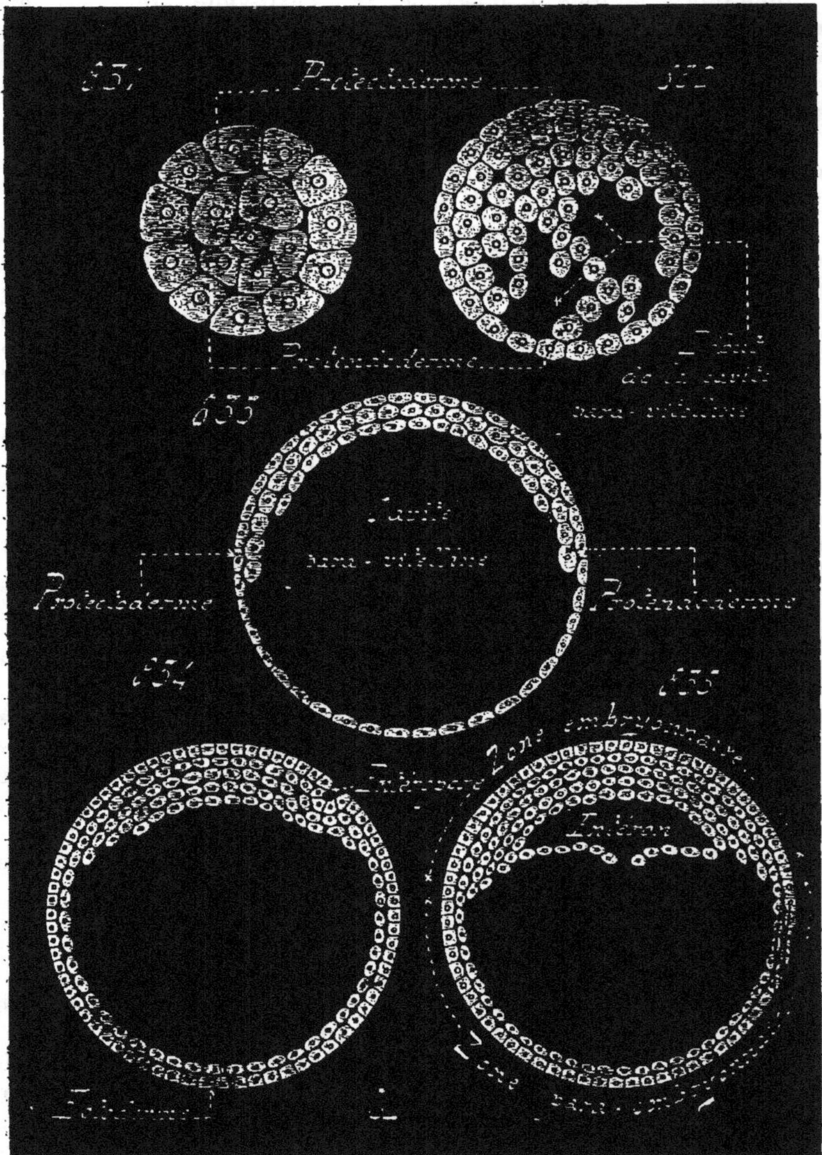

Fig. 831 à 835. — Développement des feuillets blastodermiques primordiaux chez les Mammifères vivipares (*coupes médianes et longitudinales, à demi diagrammatiques*). — En 831, début de la segmentation ovulaire. — En 832, achèvement de la segmentation, et genèse des ébauches de la cavité para-vitelline. — En 833, cavité para-vitelline parvenue à sa période d'état. — En 834 et 835, phases correspondantes à celles (des Sauropsidés) numé-

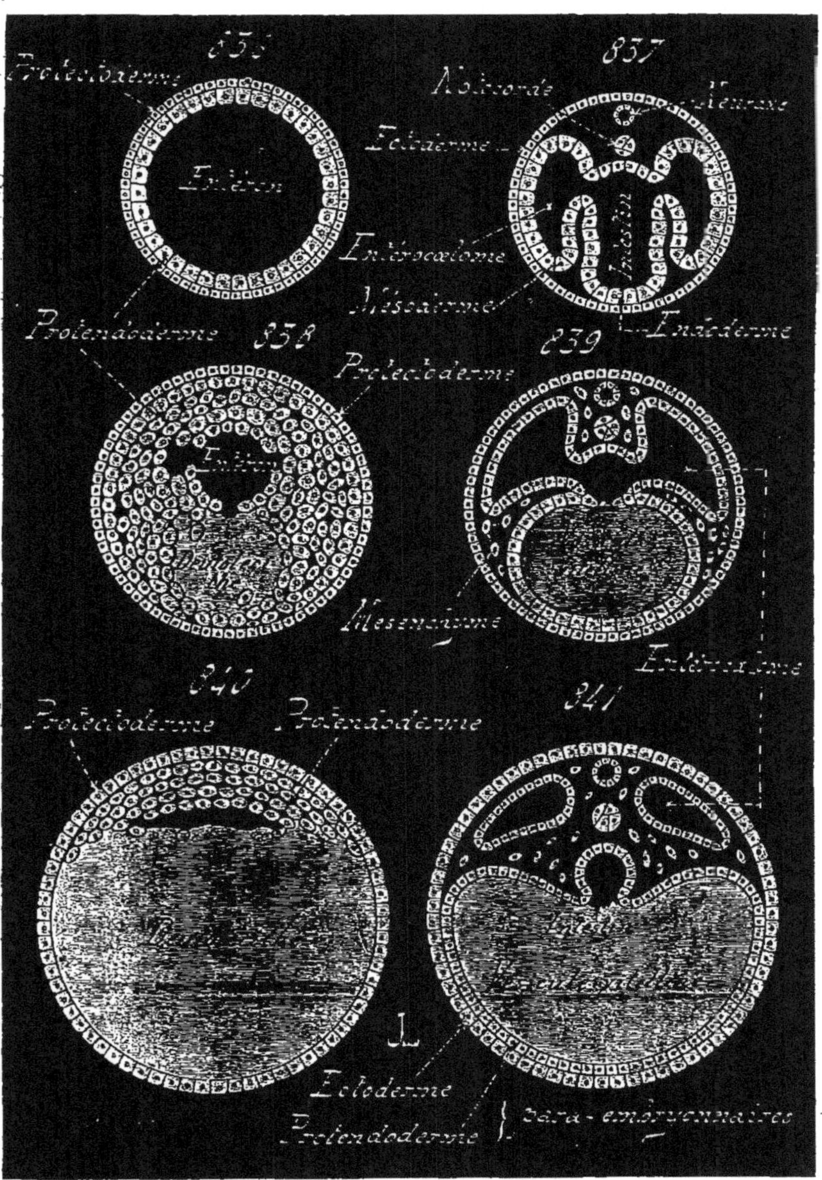

rotées 829 et 830; la différence essentielle porte sur l'absence de deutolécithe chez les Mammifères.

Fig. 836 à 841. — ÉTATS DIVERS, SUIVANT LA TENEUR DE L'OVULE EN DEUTOLÉCITHE, DES FEUILLETS BLASTODERMIQUES DÉFINITIFS DES VERTÉBRÉS (*coupes transversales, à demi diagrammatiques*).

dans sa genèse, se souvenant que ce feuillet est, dès son commencement, constitué par plusieurs assises superposées, il est aisé de comprendre la formation du mésoderme, car ce dernier dérive du proténdoderme presque entier, sauf la faible portion consacrée à fournir l'endoderme. Ces deux ébauches ont reçu d'autres noms; ainsi, Rabl désigne l'ébauche centrale par le terme de *mésoderme gastral*, et la marginale par celui de *mésoderme péristomal*. — Au moment même où le feuillet moyen se délimite, par l'isolement de la notocorde, et par la régularisation de la couche endodermique, il possède une structure épithéliale. Il ne tarde pas à se scinder en épithélio-mésoderme et mésenchyme; les premiers éléments mésenchymateux se séparent de lui, alors que les cavités de l'épithélio-mésoderme se creusent à peine. Celles-ci sont toujours indépendantes de l'entéron, et ne s'abouchent jamais avec lui.

Les modifications offertes, dans la genèse de leur mésoderme, par les embryons des Vertébrés amniotes, rappellent de près leurs similaires des Sélaciens. La condensation des phénomènes serait cependant un peu plus grande. Ainsi, les ébauches mésodermiques, dès leur délimitation sur place, sont divisées en épithélio-mésoderme et en mésenchyme. La plupart des cellules de ces ébauches se rassemblent en couches, qui deviennent régulières, et donnent les plaques latérales avec les mésosomites; mais d'autres éléments, laissés entre les précédentes et l'ectoderme, ou l'endoderme, demeurent épars, et contribuent, en se multipliant, à produire le mésenchyme. Ces faits sont mieux marqués chez les Sauropsidés que chez les Mammifères vivipares, à cause de la grande quantité des blastomères accumulés par la segmentation de leur cicatricule.

Neuraxe et notocorde. — *A.* Le neuraxe des Vertébrés dérive toujours de la *plaque médullaire* seule. Celle-ci est une bande ectodermique, médiane et longitudinale, placée sur la face dorsale de l'organisme embryonnaire, en avant de l'entéropore; ses cellules constitutives, en voie de prolifération active, sont cylindriques, allongées, et, par là, se distinguent nettement de leurs voisines, appartenant à l'ectoderme non modifié. Chez les Acraniens, la plaque médullaire s'incurve d'abord en une gouttière; celle-ci s'enfonce dans le corps, par le passage de l'ectoderme au-dessus d'elle, et se convertit en un canal, le neuraxe définitif. La particularité essentielle de cette genèse, l'incurvation de

---

elles se raccordent aux sections longitudinales, numérotées 808, 809, et 810, du tableau général des feuillets primordiaux). — En 836, feuillets primordiaux d'un Acranien, comme dans la figure 808. — En 837, feuillets définitifs du même. — En 838, feuillets primordiaux de la plupart des Cyclostomes, des Ganoïdes, et des Amphibiens, comme dans les figures 809, 820, et 822. — En 839, feuillets définitifs des mêmes, dans le cas où les entérocœles s'abouchent avec l'entéron, comme il en est chez le Triton par exemple. — En 840, feuillets primordiaux des Sélaciens, comme dans la figure 810. — En 841, feuillets définitifs des mêmes.

l'ébauche en un sillon qui se ferme, se retrouve dans le développement des Craniotes, sauf dans celui des Cyclostomes et des Téléostéens, mais avec quelques altérations. Dès son début, la courbure se manifeste déjà, en ce sens que les bords de la plaque sont quelque peu surélevés; ces bords sont nommés les *bourrelets médullaires*, ou les *replis médullaires*. Chacun de ces bords se compose d'une double rangée cellulaire, dont l'interne, tournée vers le milieu de la plaque, est constituée par des éléments de l'ébauche nerveuse, et dont l'externe consiste en de l'ectoderme non modifié. Les deux replis se rapprochent ensuite l'un de l'autre; ils s'affrontent, se soudent, et transforment la plaque en un canal clos. La fermeture ne s'accomplit pas en même temps sur toute la longueur du neuraxe; elle commence dans une région qui correspond sensiblement au futur cerveau moyen, et s'étend, de là, en avant et en arrière. Durant ce mouvement, la plaque, d'abord à peu près plane, se change en une gouttière, dite la *gouttière médullaire*, puis en un conduit cylindrique, le *canal médullaire*, ou neuraxe définitif.

Les phases diffèrent en ce qui concerne les Cyclostomes et les Téléostéens; l'incurvation fait défaut. La plaque médullaire prolifère activement, augmente le nombre de ses cellules, et se convertit en un cordon plein, cylindrique. Au fur et à mesure de cette multiplication, l'ectoderme non modifié s'avance au-dessus de lui, de manière à le recouvrir. Puis, lorsque le cordon est devenu interne, et couvert par l'ectoderme, il se creuse d'une cavité axiale, et offre l'aspect d'un canal; le résultat est donc semblable à celui du premier procécé. — Ce mode évolutif est une altération de son correspondant des Acraniens, altération causée par un double déplacement dans le temps et dans l'espace, par la substitution du type massif au type creux. Il suffit, pour obtenir les faits présents, de se reporter aux phénomènes mis en cause chez les Acraniens, en supprimant l'incurvation; sauf cette dernière, tous les autres phénomènes concordent.

L'extrémité postérieure du neuraxe s'abouché avec l'entéropore, quelle que soit la forme de ce dernier. L'ectoderme placé au-dessus de l'ébauche nerveuse s'unit, à celui qui recouvre cet orifice, pour le fermer; aussi la lumière du neuraxe se trouve-t-elle avoir des connexions directes avec la cavité entérique, ces relations étant assurées par l'entéropore. Ce dernier mérite donc le nom de *canal neurentérique*, qui lui a été donné. Ces rapports sont temporaires, et disparaissent rapidement.

B. — Pour les développements dilatés, dans ceux qui correspondent aux deux premiers types de la genèse des feuillets primordiaux (Acraniens, Cyclostomes, Ganoïdes, Amphibiens), l'ébauche de la notocorde commence souvent par s'incurver plus ou moins; elle devient la *gouttière cordale*. Puis, elle s'épaissit, fait disparaître le sillon dont elle s'était creusée, et se convertit en un cordon cylindrique, compact. — Ce dernier état est atteint d'emblée dans l'évolution embryonnaire des

Vertébrés autres que les précédents; la phase de la gouttière cordale est
omise. L'ébauche de la notocorde se délimite sur place dans le protendoderme; elle offre, dès l'abord, l'aspect d'un cordon plein. Elle se
façonne en sa position définitive, aux dépens des cellules protendodermiques situées suivant le futur axe longitudinal de l'embryon. Sa délimitation est très précoce. — Abstraction faite de l'assise la plus profonde (parmi les couches qui composent le protendoderme), dont le
rôle est surtout de subvenir à la genèse de l'endoderme définitif, les
éléments, placés sur la droite et sur la gauche de la jeune notocorde,
donnent les ébauches centrales du mésoderme. Le protendoderme se
différencie donc, sur place, en ses trois parties essentielles : la notocorde,
le mésoderme, et l'ectoderme.

§ 4. — Développement des feuillets blastodermiques chez les Acraniens.

Les principales des particularités de ce développement sont signalées
dans le précédent paragraphe. Il suffit de les rappeler ici, en les disposant suivant leur ordre dans le temps.

A. — L'ovule, privé de réserves nutritives, est très petit; il mesure,
en moyenne, de un dixième à deux dixièmes de millimètre de diamètre.
Sa segmentation, d'abord égale, ne tarde pas à devenir quelque peu
inégale; les plus gros des blastomères sont destinés à s'invaginer, dans
la gastrulation, pour fournir le protendoderme. L'œuf segmenté se
convertit d'abord en une morule, puis en une blastule pourvue d'un
ample blastocœle, enfin en une gastrule par invagination. En ce moment,
des cils vibratiles, dont les premiers apparaissent lors de la phase blastulaire, se développent sur le protectoderme. La larve se débarrasse de
la fine membrane qui l'enveloppait, devient libre, et nage au moyen de
ces appendices locomoteurs.

L'embryon s'accroît d'une manière inégale, de façon à faire perdre à
l'entéropore sa situation médiane, et à le rendre à la fois postérieur et
dorsal. L'invagination gastrulaire s'achève durant ce temps; elle est
assez profonde pour accoler exactement le protectoderme au protendoderme, en amenant la disparition complète de la cavité blastocœlienne.
— L'entéron, ample et spacieux, limité par le protendoderme, fournit
alors les ébauches du mésoderme, sous la forme de deux diverticules
entérocœliens. Ces derniers prennent naissance dans la région antérieure
de l'entéron, dans celle qui est opposée à l'entéropore, et sur ses côtés;
ils sont symétriques par rapport à lui, égaux, et suivent une évolution
identique.

D'abord petits, les entérocœles grandissent, en avançant vers l'entéropore leurs bases d'implantation, et laissant en place leurs zones déjà
formées. Ce faisant, ils se divisent en mésosomites, par la genèse de

cloisons transversales, qui sectionnent leur cavité. Ces deux mouvements sont synchrones, et connexes, au point que chacun des mésosomites, en se séparant de celui qui le précède, communique avec la cavité entérique, dont il paraît être un diverticule produit d'une manière indépendante. En réalité, cet aspect est le résultat de la juxtaposition précise de deux phénomènes, dont l'un porte sur l'amplification des entérocœles, et le second sur leur division en segments. Les orifices, par lesquels les mésosomites s'abouchent avec l'entéron, ne tardent pas à se fermer. — La paroi des entérocœles consiste en une assise épithéliale simple; leur cavité est ample, hâtivement distincte de l'entéron, dont elle est un diverticule; les cloisons de sectionnement sont des replis de la paroi, qui s'avancent dans la cavité, et la partagent en tronçons. Ces replis apparaissent, en premier lieu, sur le bord dorsal des entérocœles, et s'étendent de là vers le bord ventral.

Contrairement à ce qu'il en est chez les Craniotes, la division segmentaire atteint les ébauches mésodermiques entières, et n'en ménage aucune partie. Lorsque cette scission est terminée, le feuillet moyen est représenté par deux rangées parallèles et symétriques de mésosomites, disposées sur les côtés de l'entéron devenu l'intestin. Une larve, âgée de vingt-quatre heures, possède, en moyenne, dix-sept de ces segments dans chaque rangée; le chiffre définitif, offert par l'adulte, est de soixante-deux. — Tout d'abord, les mésosomites, séparés les uns des autres par des cloisons complètes, s'étendent transversalement de la région dorsale du corps à la région ventrale; chacun d'eux se scinde, par la suite, au moyen d'un plan horizontal, en deux parties, l'une supérieure, l'autre inférieure. La première se convertit en une plaque musculaire (myotome, ou myomère); sa cavité disparaît, et sa splanchnopleure s'épaissit, tout en se transformant en fibres musculaires. Toutes les plaques musculaires d'une même rangée restent séparées, et distinctes les unes des autres; leurs cloisons demeurent en place, et deviennent même plus denses. Le contraire se manifeste dans les parties inférieures des mésosomites; celles d'une même rangée s'unissent les unes aux autres, par la résorption de leurs cloisons séparatrices, et confondent leurs vides particuliers en un seul espace simple. Celui-ci, homologue de son similaire des plaques latérales offertes par les embryons des Craniotes, donne la cavité abdominale de l'adulte.

Le mésenchyme est moins abondant chez les Acraniens que chez les autres Vertébrés; des observations directes, et complètes, font encore défaut sur son origine, mais, à en juger d'après son aspect et sa disposition, sa provenance ne diffère pas de celle présentée par les Craniotes. Une part de ce mésenchyme entoure la notocorde à la façon d'une gaîne. Une autre, raccordée à la précédente, se dépose, dans la substance même des cloisons qui séparent les myotomes, entre les deux assises épithéliales dont ces cloisons sont formées; ces bandes, ainsi épaissies par l'appoint d'un tissu conjonctif d'origine mésenchymateuse, ont reçu le nom de *myocommes*. Enfin, de nouvelles couches de mésenchyme sont placées entre les mésosomites et l'ectoderme, ou l'endoderme.

B. — Pendant que le feuillet moyen se constitue, et se complète, le protendoderme donne naissance à la notocorde. Celle-ci se délimite aux dépens de la bande dorsale, placée en avant de l'entéropore, entre les bases d'implantation des deux entérocœles. Au moment où ces bases se resserrent, pour séparer de l'entéron les ébauches mésodermiques, la bande dorsale se trouve indépendante de ce fait, et isolée du feuillet dont elle dérive. Elle commence par s'incurver légèrement, sa concavité étant tournée en bas; elle en est alors à la phase de *gouttière cordale*. Puis, elle se ramasse sur elle-même, et se convertit en un cordon cylindrique, et compact : la notocorde définitive.

De son côté, le neuraxe s'ébauche, sur la face dorsale du corps, aux dépens du protectoderme, d'une façon connexe à la genèse de la notocorde. Toute une nouvelle bande, exactement située au-dessus de cette dernière, et la recouvrant, se délimite dans le protectoderme dorsal, en avant de l'entéropore; elle devient la *plaque médullaire*, encadrée, sur ses bords, par l'ectoderme non modifié. Cette plaque se courbe en un sillon, et se convertit en *gouttière médullaire ;* l'ectoderme, qui l'entoure, passe au-dessus d'elle, à la manière d'un pont. Puis, devenue interne, et toujours supérieure à la notocorde, la gouttière continue son mouvement d'incurvation, rapproche ses bords l'un de l'autre, et se transforme en un tube fermé, cylindrique : le neuraxe définitif. — Le pont ectodermique, et la paroi supérieure du tube, s'unissent, en arrière, à la lèvre postérieure de l'entéropore; d'autre part, la paroi inférieure du tube nerveux se continue avec la lèvre antérieure de ce dernier orifice ; en conséquence, la lumière du neuraxe se joint à celle de l'entéropore, et, par ce moyen, à la cavité de l'entéron. L'entéropore est la zone de communication entre le neuraxe et l'entéron; il est le *canal neurentérique*. Ce canal est de durée passagère ; il ne tarde pas à se clore. — Le tube médullaire est alors fermé en arrière, et terminé en cul-de-sac ; il grandit, de manière à dépasser le niveau de l'ancien entéropore, et à pénétrer dans la région postérieure du corps, qui prend alors naissance. De même, il se ferme en avant. A cause de son origine aux dépens d'une involution superficielle de l'ectoderme, sa lumière commence par s'ouvrir au dehors, dans son extrémité antérieure; cet orifice demeure pendant quelque temps, puis disparaît à son tour. Le neuraxe est alors clos sur toute son étendue.

C. — Lorsque le mésoderme et la notocorde se sont séparés du protendoderme, celui-ci, converti de ce fait en l'endoderme définitif, se trouve incomplet. Il a perdu toute sa paroi supérieure, et se borne à posséder ses parois latérales et ventrale. Il ne tarde pas à se refermer autour de la cavité entérique, par l'extension vers le haut de ses deux

côtés, qui se réunissent et se soudent. — L'entéron est alors une vésicule, destinée à fournir l'intestin. Il est clos, car l'entéropore, changé
en canal neurentérique, a perdu toute connexion avec le dehors. Deux
orifices de nouvelle formation, la bouche et l'anus, se percent ensuite.
— L'anus prend naissance, sur la face ventrale du corps, en sa position
définitive, c'est-à-dire un peu en avant de l'extrémité postérieure de
l'organisme; il est médian dès son apparition, et correspond à l'orifice
extérieur d'un court procteon, qui va s'aboucher avec la cavité intestinale. La bouche est également ventrale, mais antérieure ; sa première
ébauche est latérale (gauche), et ne devient médiane que par la suite.
Plusieurs auteurs se sont appuyés sur cette particularité pour admettre
que cet orifice est l'homologue d'une des fentes branchiales : la première
de toutes, détournée de son rôle afin de servir d'ouverture principale au
tube digestif. — Une telle opinion n'est guère acceptable; la bouche se
creuse au milieu d'une zone épaissie, et quelque peu déprimée, de
l'ectoderme ; cette zone est un vrai stomeon ; de telles dispositions génétiques font défaut aux vraies fentes branchiales. L'asymétrie première
de l'orifice buccal est, sans doute, le résultat de la production, par
l'extrémité antérieure de l'entéron, d'un certain nombre de diverticules,
qui repoussent la bouche sur un côté, pour la laisser devenir médiane
lorsqu'eux-mêmes régularisent leur disposition.

Il existe trois de ces diverticules, façonnés par l'embryon, soit un
peu avant la bouche, soit en même temps. — L'un d'entre eux est
médian et impair ; il donne l'organe nommé, par les auteurs, la *glande
en massue*, ou la *glande claviforme*. Pour la former, la paroi inférieure
de l'intestin se creuse, au niveau de la future bouche, d'un sillon dirigé
transversalement. Ce sillon se ferme, s'isole, se convertit en un canal
indépendant, et s'accroît par ses extrémités, de manière à embrasser la
moitié ventrale de l'intestin sur la droite et sur la gauche. L'extrémité
gauche va s'accoler à l'ectoderme, et s'ouvre au dehors, dans la région
même où la bouche va se percer, de façon à communiquer avec elle.
L'extrémité droite reste close, et devient la glande elle-même, dont le
rôle exact est inconnu. — Les deux autres diverticules sont pairs et
symétriques. Ils se dégagent de l'extrémité antérieure de l'entéron, à
une phase précoce du développement, alors que l'embryon possède seulement sept mésosomites, et en avant du premier de ceux-ci. Leur disposition initiale, leur allure, permettent presque de les considérer comme
deux mésosomites antérieurs, engendrés d'une manière indépendante.
L'un deux, celui de droite, se sépare de l'entéron, et, tout en conservant
sa cavité centrale, va occuper l'extrémité antérieure du corps. Le second,
celui de gauche, s'isole également, mais demeure en sa place, et s'ouvre

Fig. 842 à 853. — Segmentation et genèse des feuillets blastodermiques chez les Acraniens
(*contours extérieurs; et coupes, avec perspective, vues par la tranche*). — En 842, début
de la segmentation. — En 843 et 844, suite de la segmentation. — En 845, fin de la

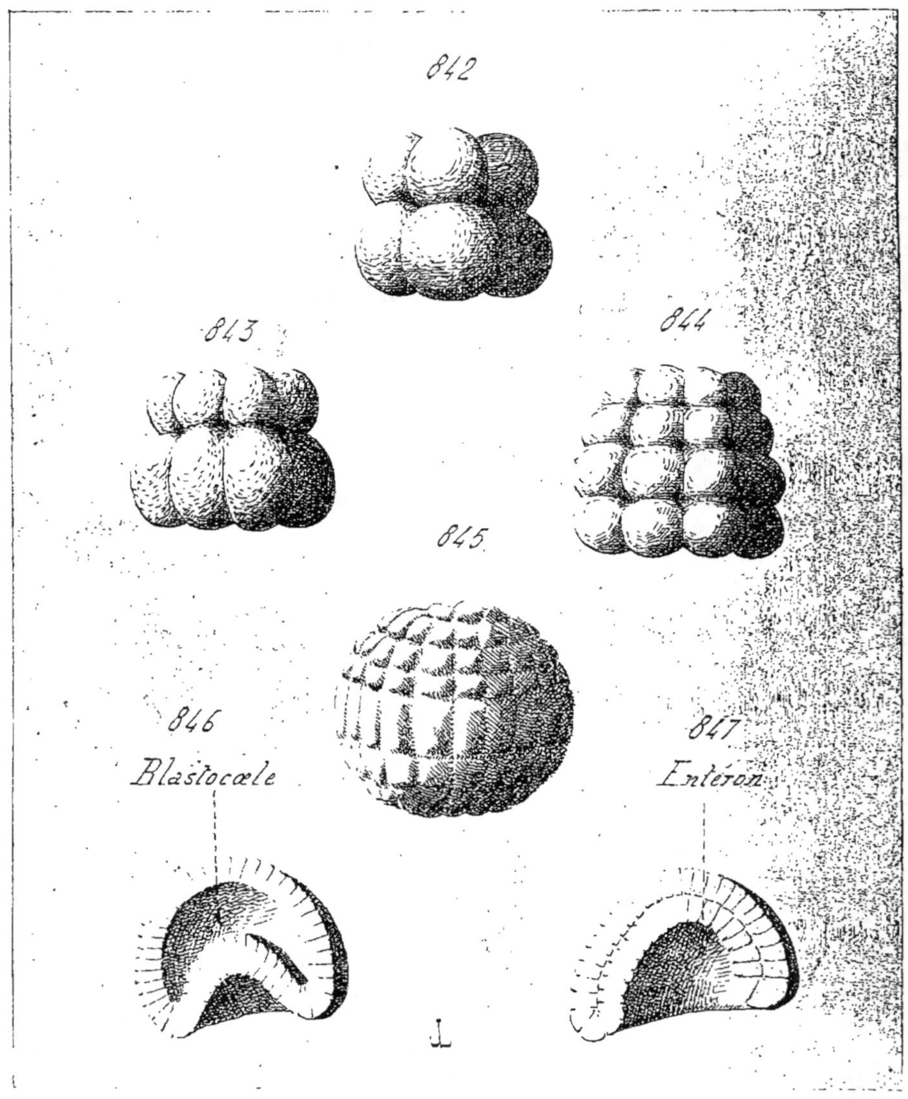

segmentation. — En 846, début de la gastrulation.   En 847, achèvement de la gastrulation. — En 848, la gastrule commence à s'allonger, pour rendre excentrique l'entéropore. — En 849, l'entéropore est devenu postérieur et dorsal. — En 850 et 851, le neuraxe prend naissance.   En 852, la notocorde et les entérocœles commencent à se délimiter. — En 853, le neuraxe, la notocorde, et les entérocœles, se sont dégagés des feuillets primordiaux.

Les figures 842 à 845 se rapportent à des contours extérieurs, les autres à des sections vues par leur tranche.   (D'après les recherches faites par Hatschek.) -   Voir en surplus les figures 808, 813 à 816, 836 et 837.

Protoderme
Protoderme
Entoron
Furche
Protodesme
Nevraxe
Protendoderme
Entoron
852
853
Mesoderme
1749
Interpore
850
Entoron
I

au dehors par un orifice situé sur le côté gauche de l'extrémité antérieure de l'animal.

La valeur exacte de ces diverticules n'est pas encore élucidée. Leur provenance, leur structure, empêchent de considérer chacun d'eux, soit comme l'homologue de l'hypophyse des embryons de Vertébrés craniotes, soit comme l'homologue de la glande neurale des Tuniciers. Par contre, ils rappellent de près, du moins à leur début, les diverticules que certains Entérocœlomiens dégagent de leur entéron pour les faire s'ouvrir au dehors ; en cela, ils se rapprochent du protentérocœle des Echinodermes, et du cœlome céphalique des Entéropneustes. Ces affinités premières disparaissent ensuite, à cause des différences considérables introduites dans leur évolution ultérieure. — Il est cependant nécessaire de se convaincre de l'existence de ces affinités. Ces dernières dénotent la réalité d'un phénomène commun aux jeunes embryons de la plupart des Entérocœlomiens : la présence d'orifices permettant à plusieurs des vésicules entérocœliennes, sinon à toutes, de communiquer avec le dehors.

En l'état des choses, tout ce qu'il est permis d'avancer au sujet des deux diverticules, pairs et symétriques, des Acraniens, consiste à les comparer, peut-être, aux premières ébauches rénales des embryons de Craniotes. Les faits acquis autorisent à considérer ces dernières, issues des mésosomites, comme répondant à un rappel atavique d'organes ouverts au dehors. Cette dernière disposition, indiquée chez les Craniotes par l'origine superficielle du canal où se rendent ces ébauches, serait complète et persistante chez les Acraniens.

§ 5. — Développement des feuillets blastodermiques chez les Cyclostomes.

Tout en étant encore dilaté, et comportant la présence d'une gastrulation, le développement des Cyclostomes est pourtant plus condensé que celui des Acraniens. Cette évolution n'est guère connue que d'après des études faites sur les Lamproies (*Pétromyzon*).

A. — L'œuf, assez volumineux, mesure environ un millimètre de diamètre ; il contient une certaine quantité de deutolécithe, qui s'accumule dans sa région inférieure, et cause plusieurs altérations. Les traits généraux du développement rappellent de près leurs similaires de la plupart des Ganoïdes, et des Amphibiens.

La segmentation est totale, et inégale d'emblée. Le deutolécithe, amassé dans la partie inférieure de l'œuf, rend plus volumineux que les autres les blastomères situés dans cette zone. La segmentation aboutit cependant à une blastulation ; seulement, la blastule contient un petit blastocœle, à cause du grand nombre et de la taille des segments produits. — La blastule est stratifiée. Son blastoderme est divisé en deux

régions semblables à deux cuvettes, aux parois épaisses, qui se souderaient par leurs bords en entourant la cavité blastocœlienne. La cuvette
supérieure, plus petite que l'autre, et de surface moindre que celle d'un
hémisphère, se compose de petits blastomères, privés de deutolécithe,
disposés sur deux ou trois rangées. La cuvette inférieure, de beaucoup
plus grande que l'hémisphère, est très épaisse, car sa paroi se trouve
constituée par l'assemblage de nombreux blastomères, pourvus de
deutolécithe, et volumineux. La quantité de ces éléments est telle, que
cette zone inférieure du blastoderme est à peu près pleine; le blastocœle,
relégué dans la cuvette supérieure, est, par là, rendu excentrique.

La gastrulation, asymétrique, intéresse surtout le blastoderme supérieur. La dépression se manifeste, à son début, dans une région postérieure et dorsale, en appliquant par avance l'orientation que possédera
bientôt l'organisme embryonnaire; son orifice extérieur, c'est-à-dire
l'entéropore, demeure en ce lieu, n'émigre pas, et occupe ainsi, de
prime abord, une situation qu'il atteint chez les Acraniens à la suite
d'un déplacement. L'entéropore est exactement, dans la région précédente, creusé sur la ligne de jonction du blastoderme supérieur et du
blastoderme inférieur. — Un peu avant que la gastrulation ne commence,
et pendant son début, le blastocœle s'amplifie, en laissant intact le blastoderme inférieur, et augmentant la surface du blastoderme supérieur,
aux dépens de l'épaisseur de sa paroi; aussi, cette dernière finit-elle par
être composée d'une seule couche cellulaire.

L'axe de l'invagination gastrulaire n'est pas dirigé vers le centre de
la blastule. Cette dépression, au fur et à mesure qu'elle s'enfonce dans
l'embryon, s'oriente obliquement, de manière à pénétrer dans le blastocœle excentrique, et à glisser sur le blastoderme inférieur. Parmi ses
cellules limitantes, les unes appartiennent à la zone supérieure du blastoderme, et les autres à la zone inférieure, puisque son ébauche se
façonne sur la ligne de contact de ces deux régions. Les éléments issus
du blastoderme supérieur n'ont qu'à se multiplier, en demeurant semblables à leurs générateurs, pour suivre l'accroissement de la dépression
invaginée; les cellules, données par le blastoderme inférieur, se segmentent activement, deviennent plus petites, et accompagnent également la
dépression pour lui former sa paroi ventrale, mais sont plus grosses
cependant que les éléments supérieurs. Sauf par leur taille un peu plus
restreinte, elles ne diffèrent pas des autres cellules du blastoderme inférieur, avec lesquelles elles sont en rapport direct.

La gastrule achevée appartient au type des gastrules stratifiées. La
disposition première de la blastule n'a pas changé; sauf le remplacement
de la cavité blastocœlienne, close et indépendante du dehors, par un
entéron gastrulaire, qui communique avec l'extérieur au moyen d'un
entéropore postérieur et dorsal. Les deux zones blastulaires, la cuvette
supérieure et la cuvette inférieure, sont conservées encore. La région
inférieure, un peu plus restreinte cependant, ressemble à un hémisphère

plein, composé de nombreux et volumineux blastomères, chargés de deutolécithe, et tassés les uns contre les autres. La cuvette supérieure est creuse, car elle contient l'entéron, la cavité de la dépression gastrulaire. Cette cavité est petite ; elle offre, à peu de chose près, l'aspect d'un tube, dont la paroi ventrale est formée par des cellules appartenant au blastoderme inférieur, la paroi dorsale, avec les côtés, par des éléments du blastoderme supérieur. — En somme, l'embryon entier se compose d'une cavité entérique, qu'entoure une paroi à l'épaisseur inégale. Cette épaisseur, réduite à ses limites les plus restreintes vers le sommet de l'hémisphère supérieur, grandit peu à peu sur les côtés de l'embryon, pour parvenir à son comble vers le sommet de l'hémisphère inférieur ; aussi l'entéron est-il excentrique, et placé dans la région dorsale de l'organisme.

Les deux feuillets primordiaux se délimitent pendant que la gastru-

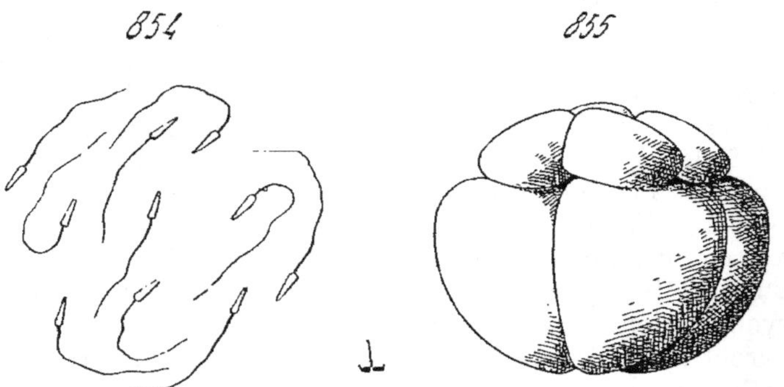

Fig. 854 et 855. — ÉLÉMENTS SEXUELS DES CYCLOSTOMES (*contours extérieurs*). — En 854, spermatozoïdes du *Petromyzon fluviatilis*. — En 855, ovule du même, au début de sa segmentation. — (D'après Arthur E. Shipley.)

lation s'effectue. — Leur délimitation est rapide dans la zone supérieure de l'embryon, et découle de la gastrulation elle-même. Cette zone, chez la blastule, se compose d'une seule assise cellulaire, qui se replie sur elle-même pour donner la paroi dorsale de l'entéron : la partie repliée est le protendoderme ; celle qui demeure en place devient le protectoderme. — Il n'en est pas de même dans les autres régions embryonnaires, où le procédé employé rappelle celui des planulations indirectes. A cause du grand nombre des blastomères accumulés, et disposés sur plusieurs rangs, dans l'hémisphère inférieur, les cellules qui limitent directement l'entéron, en bas et sur les côtés, ne représentent qu'une part restreinte du protendoderme ; tous les autres éléments inférieurs, nullement intéressés dans la dépression gastrulaire, composent un épais blastoderme encore indifférent, qui va se diviser en protectoderme et protendoderme.

La séparation mutuelle de ces deux feuillets commence sur les bords de l'hémisphère supérieur, et gagne peu à peu, de cette région marginale, le sommet de l'hémisphère inférieur, où elle s'achève. Cette séparation s'effectue par la segmentation rapide des blastomères superficiels;

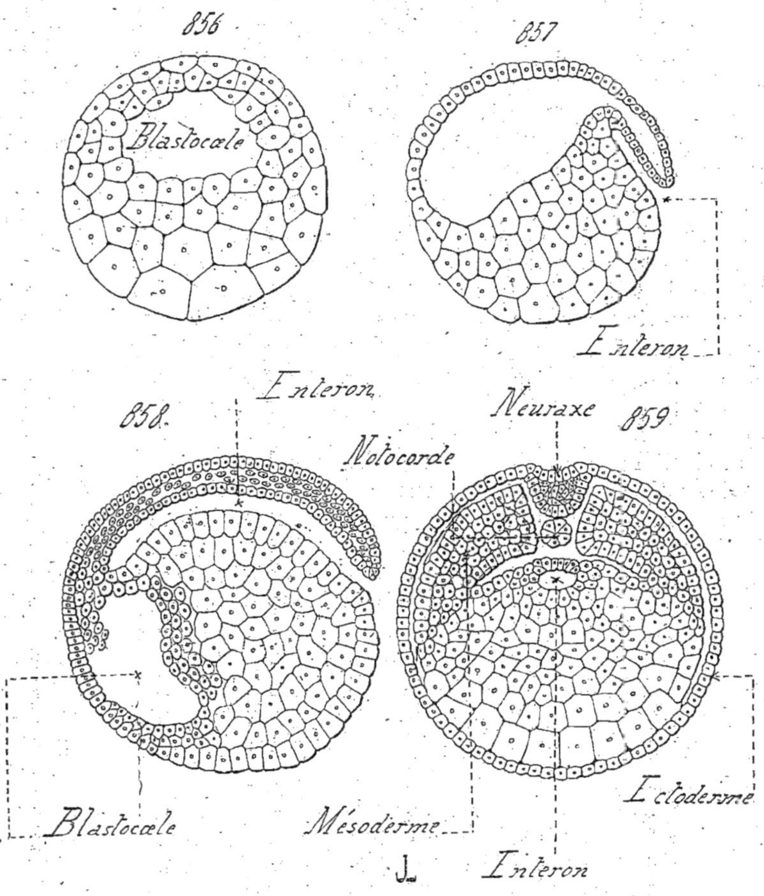

Fig. 856 à 859. — Développement des feuillets chez les Cyclostomes (*coupes médianes et longitudinales,* sauf celle du numéro 859, qui est *transversale;* d'après Balfour et Shipley sur le *Petromyzon fluviatilis*). — En 856, blastule. — En 857, début de la gastrulation. — En 858, achèvement de la gastrulation. — En 859, état plus avancé, montrant les ébauches de la notocorde, du neuraxe, et du mésoderme.
Ces dessins montrent, dans leur réalité, les phénomènes exprimés sous une forme diagrammatique dans les figures 817 à 820.

ceux-ci se partagent en petites cellules externes, et cellules intérieures plus volumineuses. Les premières régularisent leur forme, deviennent

semblables à celles du protectoderme supérieur, se joignent à elles, et
continuent ce feuillet sur la face ventrale du corps. Les autres se confondent avec les éléments plus profonds, et composent avec eux le protendoderme. — Cette délimitation n'est pas instantanée; elle est ménagée,
et s'effectue lentement, avec régularité, en procédant suivant la direction
déjà signalée. La lenteur est telle que la part protendodermique, située
dans la région dorsale de l'embryon, a déjà fourni les ébauches de la
notocorde avec celles du mésoderme, alors que la part ventrale ne s'est
pas encore désunie du protectoderme.

B. — Les deux feuillets blastodermiques primordiaux sont, dès lors,
distincts l'un de l'autre.

Le protectoderme consiste en une assise cellulaire simple, qui limite
la surface de l'embryon. Il donne naissance au neuraxe, sur la ligne
médiane dorsale du corps, et en avant de l'entéropore. Seulement, la
plaque médullaire ne s'incurve pas en une gouttière médullaire, destinée
à se convertir en un canal par l'accentuation de sa courbure; elle
s'épaissit, par l'augmentation du nombre de ses éléments, et devient un
cordon plein. Celui-ci se sépare du protectoderme qui l'engendre, et se
creuse ensuite d'une lumière axiale. D'après Calberla et Scott, cette
lumière ne serait pas tout à fait indépendante, à son début, du dehors;
elle offrirait l'aspect d'une fente, creusée dans la plaque médullaire
épaissie, qui cesserait hâtivement de communiquer avec l'extérieur. —
Après la genèse du neuraxe, le protectoderme persiste comme ectoderme
définitif.

Le protendoderme est beaucoup plus volumineux que le feuillet
externe; il se compose de tous les autres éléments embryonnaires, et
enveloppe l'entéron excentrique. Assez mince dans sa partie dorsale, où
il n'est formé que d'une seule assise cellulaire, il est plus épais sur les
côtés, et surtout dans la zone ventrale, où il comprend tous les blastomères deutolécithiques accumulés en cette région. — Une telle disposition le divise en deux parts : l'une formative, l'autre nutritive.

La part nutritive est représentée par les blastomères chargés de
deutolécithe, qui composent tout l'hémisphère inférieur de l'embryon,
abstraction faite de l'ectoderme environnant, destiné à les envelopper.
L'ensemble de ces éléments compose une véritable vésicule vitelline,
homologue de celle des autres Vertébrés, mais plus petite, et formée de
cellules distinctes, au lieu de consister en un volumineux amas de
vitellus non figuré. Ces éléments se résorbent peu à peu, à mesure que
l'embryon évolue, et subviennent aux nécessités de sa nutrition. Leur
masse diminue d'une manière connexe; lorsqu'ils sont résorbés, les
derniers d'entre eux, réduits à une couche simple, donnent la paroi
ventrale de l'entéron, et constituent ainsi la part ventrale de l'endoderme. Cette fin n'arrive qu'après l'éclosion de l'embryon, et même
après un certain temps de vie libre, c'est-à-dire dans le courant de la

troisième semaine, en ce qui concerne les Lamproies. Comme l'embryon s'accroît de préférence par son extrémité supérieure et antérieure, l'amas des cellules vitellines produit une grosse saillie sur la face ventrale de l'organisme, saillie qui devient postérieure à mesure qu'elle diminue de volume.

La part formative se localise aux éléments protendodermiques disposés sur les côtés et au-dessus de l'entéron; sa zone supérieure se compose d'une seule assise cellulaire; ses zones latérales consistent en plusieurs couches d'éléments tassés les uns contre les autres. — La zone supérieure donne la notocorde. Ses éléments prolifèrent avec activité, et ne tardent pas à fournir un cordon cellulaire plein, situé au-dessous du neuraxe. Le cordon est l'ébauche de la notocorde; cette ébauche offre d'abord la phase de gouttière cordale, puis passe à son état définitif de baguette cylindrique et compacte. — Les régions latérales engendrent le mésoderme, et aussi une rangée cellulaire qui, passant au-dessous de la notocorde après sa délimitation, ferme l'entéron en haut, et constitue la part dorsale de l'endoderme. Tous ces éléments latéraux se multiplient rapidement, et donnent deux bandes, dont l'une est placée sur la droite, et l'autre sur la gauche, de la cavité entérique. Les plus internes d'entre eux, qui limitent directement cette dernière, se disposent en une seule assise, destinée à fermer l'entéron sur les côtés, et, en se raccordant à la part dorsale ainsi qu'à la part ventrale de l'endoderme, à fournir les zones latérales du feuillet interne. Les autres éléments composent les deux ébauches mésodermiques. Chacune de celles-ci se creuse d'une cavité centrale, homologue de l'entérocœle des Acraniens, mais qui, contrairement à sa similaire de certains Amphibiens, paraît être toujours indépendante, et ne jamais se raccorder, d'une manière temporaire, à la cavité entérique. Puis, chaque ébauche, suivant le procédé habituel, fournit le mésenchyme, et se subdivise en une plaque latérale, surmontée d'une rangée de mésosomites.

Les phénomènes, relatifs à la genèse et au développement des feuillets primordiaux, y compris la formation de la plupart des mésosomites, s'effectuent pendant que l'embryon est encore enfermé dans sa coque. Ils durent de deux à trois semaines. L'éclosion a lieu ensuite.

§ 6. — Développement des feuillets blastodermiques chez les Ichthyopsidés.

Les feuillets blastodermiques des Ichthyopsidés se développent suivant deux procédés principaux, dont l'un se rapporte à une évolution assez dilatée, et l'autre à une embryogénie condensée. Le premier existe chez les Amphibiens et les Ganoïdes; il répond à une gastrulation, faite de sorte qu'une partie du protendoderme soit une réserve nutritive. En se représentant cette partie comme augmentée de volume, ayant perdu toute structure cellulaire, et convertie en une vésicule vitelline, on obtient le second mode; celui-ci est de règle chez les Sélaciens et les Téléostéens.

I. Développements dilatés. — Les évolutions de ce genre rappellent de fort près leur similaire des Cyclostomes; elles comportent de même une gastrulation asymétrique, et la division du protendoderme en une part formatrice et une part nutritive, les deux étant également composées de cellules. L'embryogénie des Amphibiens, du moins de ceux qui sont ovipares et déposent leurs œufs dans l'eau, est un peu plus dilatée que celle des Ganoïdes.

AMPHIBIENS. — *A*. Les seuls Amphibiens, dont le développement soit connu d'une manière à peu près complète, sont les Grenouilles et les Tritons. Ceux-ci appartiennent au groupe des animaux ovipares, qui pondent dans l'eau; sans doute, les phénomènes, offerts par eux, sont applicables aux embryons de leurs congénères ayant les mêmes habitudes. Les Amphibiens vivipares, ou qui placent leurs œufs, soit dans la terre humide, soit dans des cavités incubatrices dépendant des téguments, subissent une évolution condensée, dont les détails ne sont pas encore élucidés, mais qui paraît se raccorder, dans son ensemble, au second mode des Ichthyopsidés.

Le développement du Triton est plus dilaté que celui de la Grenouille; ce caractère est décelé par la simplicité première du protectoderme, par la petitesse relative de la zone nutritive du protendoderme, enfin par le fait que les premières ébauches des cavités entérocœliennes s'abouchent avec l'entéron. Sauf ces particularités, les données essentielles, relatives à la genèse des feuillets, concordent entre elles. Ces derniers sont, de tous points, semblables à leurs correspondants des Cyclostomes. Les altérations causées, dans l'embryogénie, par la présence de matériaux nutritifs, sont identiques, quelles que soient les classes mises en cause de ces Vertébrés inférieurs, pour une même quantité moyenne de ces matériaux.

Souvent, chez les Amphibiens, et il en est ainsi chez la Grenouille, le vitellus contient des granulations pigmentaires. Ces dernières sont toujours réparties d'une manière exclusive; elles s'accumulent dans le blastoderme supérieur, dans celui qui contient le moins de deutolécithe. — Toutes les phases, relatives à la délimitation des feuillets, et à la genèse des premières ébauches organiques, s'effectuent alors que l'embryon se trouve encore contenu dans sa membrane vitelline; l'éclosion a lieu ensuite.

La segmentation ovulaire, parfois égale à son début, finit toujours par être inégale. Elle aboutit à une blastule stratifiée, dont le blastocœle est excentrique. Le blastoderme est divisé en deux zones, en deux

hémisphères, l'un supérieur, l'autre inférieur. Celui-ci, composé de
cellules assez volumineuses, pourvues de nombreux granules deutolécithiques, est à peu près plein. Celui-là offre l'aspect d'un dôme, dont
les bords reposent sur l'hémisphère inférieur; la cavité, dont il est

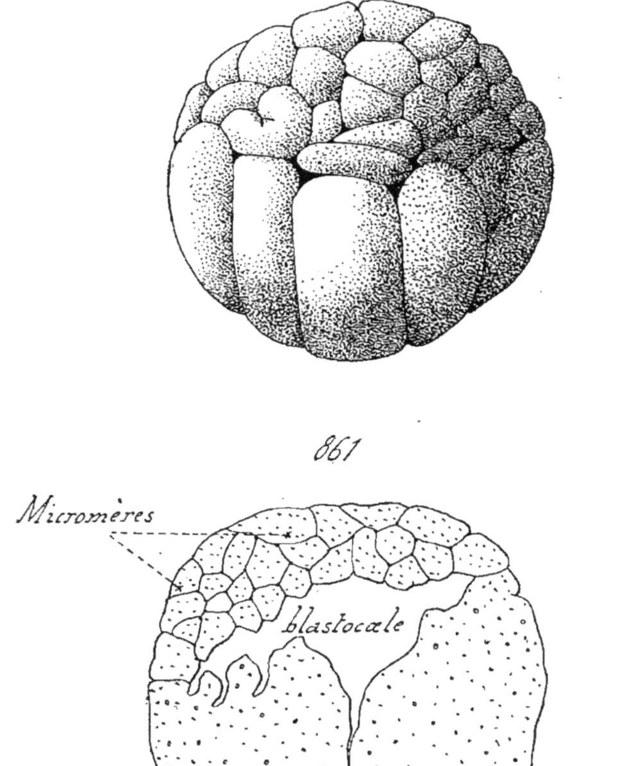

Fig. 860 et 861. — Segmentation ovulaire chez les Ganoïdes. — En 860, *contours extérieurs*
d'une jeune blastule. — En 861, coupe médiane de la même. — D'après les recherches
faites par Salensky sur un Sturionien, le Sterlet (*Acipenser ruthenus*).

creusé, répond au blastocœle; et sa paroi, assez mince, consiste en un
petit nombre d'assises cellulaires, deux à cinq en moyenne. — Les deux
zones sont à peu près d'égale surface chez le Triton; le blastocœle est

ample. Par contre, chez la Grenouille, la zone inférieure, c'est-à-dire la région nutritive de l'œuf, est d'étendue plus considérable; aussi le blastocœle est-il relativement petit.

La gastrulation, asymétrique, rappelle sa correspondante des Cyclostomes. Le mouvement d'invagination se double d'une différenciation, sur place, des cellules qui entourent l'entéron; il est surtout marqué dans la partie dépendante de la zone blastodermique supérieure, et l'est à peine dans celle issue de la zone inférieure; les éléments de cette dernière restent en leur position, et limitent la région ventrale de l'entéron, comme ils limitaient, dans la blastule, la région ventrale du blastocœle. — L'entéropore occupe d'emblée sa situation définitive. Postérieur et dorsal, il est placé sur la ligne de jonction du blastoderme supérieur et du blastoderme inférieur; sa lèvre supérieure est donnée par le premier, et sa lèvre inférieure par le second. Cette dernière, surtout chez la Grenouille, s'épaissit au point de boucher l'entéropore; cette occlusion, toute temporaire, ne tarde pas à cesser. La part épaissie a reçu d'Ecker le nom de *bouchon vitellin*, qui lui a été conservé.

Les feuillets primordiaux se délimitent, à mesure que la gastrulation s'effectue. Leur délimitation commence dans le blastoderme supérieur, et s'étend avec régularité, comme dans une planulation indirecte, au blastoderme inférieur. — Dans le premier, la part demeurée externe, et non intéressée dans l'invagination gastrulaire, représente le protectoderme; il se sépare, au moyen d'une basale, de la part interne et invaginée, c'est-à-dire du protendoderme. Puis, les éléments superficiels du blastoderme inférieur se multiplient avec activité; les plus externes d'entre eux se joignent aux cellules du protectoderme supérieur, deviennent semblables à elles, et s'isolent par une basale de leurs congénères plus profonds. Le protectoderme s'étend ainsi, avec régularité et d'un mouvement continu, depuis le blastoderme supérieur et les environs de l'entéropore, jusqu'au sommet du blastoderme inférieur. — Chez le Triton, le protectoderme est, à son début, composé d'une assise cellulaire. Celle-ci se dédouble bientôt en deux couches concentriques : l'une externe, la *lame épidermique* des auteurs; l'autre interne, la *lame nerveuse*. Ce dédoublement est atteint d'emblée chez la Grenouille; le protectoderme, dès son commencement, consiste en deux lames cellulaires emboîtées. — Le feuillet externe prend part, tout entier, à la genèse du neuraxe, qui s'effectue suivant le procédé de la gouttière médullaire; seulement, la couche interne joue le plus grand rôle dans la production de cet organe. Il en est de même pour tous les autres appareils issus du protectoderme; la couche interne est la principale intéressée.

Du moment où le protectoderme s'est constitué, le protendoderme, semblable de toutes manières à celui des embryons de Cyclostomes, consiste en une volumineuse masse cellulaire, disposée autour d'un entéron excentrique et supérieur; il est divisé, de même, en une part formatrice, et une part nutritive. — Celle-ci comprend tous les éléments de l'ancien blastoderme inférieur, sauf ceux, peu nombreux et superficiels, qui ont servi à façonner le feuillet externe; elle est résorbée peu à peu, sur place, ses dernières cellules étant employées à limiter la région ventrale de la cavité entérique, c'est-à-dire à donner l'endoderme ventral. — La part formatrice se multiplie activement, par contre, et se scinde en trois ébauches. L'une d'elles est donnée par les cellules placées au-dessus de la cavité entérique; se séparant de ses voisines, elle passe à l'état de gouttière cordale, et se convertit en notocorde définitive. L'autre est fournie par des éléments, qui s'assemblent en une couche épithéliale simple, destinée à circonscrire l'espace entérique sur ses côtés et en dessus; elle se rattache à l'endoderme ventral, et, constituant ainsi l'endoderme latéro-dorsal, elle contribue, aidée de la précédente, à limiter l'entéron devenu la cavité intestinale. Enfin, tous les autres éléments, de beaucoup les plus abondants, de la part formatrice, façonnent le mésoderme. Rassemblés en deux bandes, dont l'une est placée sur la droite de l'entéron, et l'autre sur la gauche, ils prolifèrent avec activité, et augmentent sans cesse en nombre. Chacune des bandes se subdivise en plaque latérale et rangée de mésosomites, tout en fournissant le mésenchyme. Avant que cette scission ne se produise, et pendant qu'elle s'effectue, le premier vestige de la cavité cœlomique se creuse dans son intérieur. Chez le Triton, d'après O. Hertwig, cette cavité s'ouvre dans l'entéron, pour devenir ensuite indépendante de lui. Une telle connexion est importante, en ce qu'elle sert de transition entre le développement dilaté des Acraniens et l'évolution condensée de la plupart des Craniotes; elle montre de quelle façon un double déplacement, dans le temps et dans l'espace, altère les procédés employés, au point de convertir, en une genèse indépendante, une production de diverticules entériques.

B. — Les Amphibiens vivipares, et ceux dont les œufs ne sont pas pondus dans l'eau, subissent un développement plus condensé que les précédents. Cette condensation est surtout accusée par la taille, plus grande encore que chez la Grenouille, de la part nutritive du protendoderme. Dans certains cas même, cette part se trouve convertie en une véritable vésicule vitelline, par l'union de toutes les cellules deutolécithiques qui la composent. Mais les phénomènes relatifs à la genèse, et à l'évolution des feuillets blastodermiques, ne sont pas encore élucidés d'une manière complète; les connaissances à cet égard se bornent à quelques observations, dont les mieux conduites touchent seulement à l'aspect extérieur des embryons, et sont exposées dans le chapitre traitant des formes embryonnaires des Vertébrés. Les faits acquis permettent, pourtant, de penser que les procédés employés, dans le développement des feuillets et des organes, se rapportent à leurs similaires des Sélaciens, ou des Sauropsidés, c'est-à-dire à ceux offerts par les

Vertébrés dont les embryons sont munis d'une abondante réserve nutritive.

Les recherches les plus approfondies ont été faites, par les frères Sarasin, sur un Gymnophione, l'*Epicrium glutinosum*. Les œufs de cet animal sont plus volumineux que ceux des autres Amphibiens; ils mesurent, en moyenne, huit à dix millimètres de longueur, sur deux ou trois de largeur; cette augmentation est due à la présence, en quantité plus considérable, de matériaux nutritifs, et à celle d'une enveloppe albumineuse. Ces œufs sont pondus dans la terre; la femelle, suivant les habitudes de ces êtres, se creuse un terrier, y dépose ses ovules, et s'enroule autour d'eux pour les couver. — Le vitellus est divisé en une petite cicatricule, formée de blastolécithe, et une grosse vésicule vitelline. La cicatricule se segmente seule, pour donner l'embryon entier; la vésicule vitelline sert à nourrir ce dernier durant son développement, et porte à cet effet, dans sa paroi, de nombreux vaisseaux sanguins destinés à déterminer sa résorption. — L'évolution embryonnaire des Gymnophiones diffère donc, et de beaucoup, de celle offerte par la majorité des autres Amphibiens; elle se raccorde au type des embryogénies condensées. La segmentation s'effectue alors que l'œuf est encore enfermé dans l'oviducte maternel; la fécondation est, par conséquent, interne.

C. — Une telle opposition est des plus importantes à constater. Dans l'ensemble d'un groupe de grande amplitude, d'un embranchement aux représentants nombreux, la condensation du développement embryonnaire est, dans la règle, l'apanage des êtres dont l'organisme est le plus complexe; en ce qui touche les Vertébrés, la comparaison des Acraniens aux Craniotes, ou celle des Cyclostomes à la plupart des Gnathostomes, ou encore celle de la majorité des Anamniotes aux Amniotes, prouve la réalité de cette donnée. — Mais la chose cesse d'être précise dans l'étendue des groupes de plus faible importance; car elle est subordonnée aux adaptations particulières de chacune des petites sections de ce groupe. Ainsi, parmi les Amphibiens, les Gymnophiones ont la structure la plus simple, les Urodèles et les Anoures l'organisme le plus complexe; et cependant, l'évolution embryonnaire des premiers est de beaucoup plus condensée que celle des seconds. Bien plus, parmi ceux-ci, la plupart subissent un développement dilaté, alors que certains autres, à la suite des circonstances spéciales dans lesquelles s'effectue la ponte, présentent des phénomènes génétiques plus condensés.

La condensation du développement paraît donc être le but unique, vers lequel tendent deux causes différentes. D'une part, la complexité organique : les êtres les plus élevés, dans une série naturelle, ont les embryons les mieux protégés, les mieux nourris au moyen d'aliments fournis par le générateur, et empruntés à sa propre substance. D'autre part, les adaptations particulières, au premier rang desquelles se trou-

vent les circonstances de la ponte : la ponte hors de l'eau concorde avec
la présence d'un vitellus nutritif abondant, ou avec celle d'un appareil
placentaire, destiné à alimenter l'embryon.

La notion de ces deux causes diverses, agissant ensemble pour
aboutir à un même but, permet de comprendre la répartition inégale,
opposée en apparence à la série de complexité organique, des développements condensés et des évolutions dilatées chez les Vertébrés. De
même que pour tous les animaux, l'ensemble de ces êtres, en suivant
les affinités naturelles, n'est pas disposé d'après une seule ligne, allant
des Acraniens aux Mammifères, mais bien en plusieurs branches divergentes, se rattachant à divers niveaux. Les groupes placés à ces niveaux
offrent, d'une manière constante, soit des embryogénies dilatées seules,
soit des évolutions dilatées et d'autres plus ou moins condensées; par
contre, les groupes, qui correspondent aux branches divergentes, présentent tous, et d'une façon exclusive, des développements condensés.

Ainsi, les Acraniens et les Cyclostomes, les moins élevés des Vertébrés, auxquels se rattachent les Gnathostomes, subissent une embryogénie dilatée. Au-dessus d'eux, les Ganoïdes se raccordent, d'une part
aux Téléostéens et aux Sélaciens, de l'autre, par les Dipneustes, aux
Amphibiens; aussi le développement embryonnaire des Ganoïdes est-il
plus dilaté que celui des Téléostéens et des Sélaciens. — De leur côté,
les Amphibiens, dernière survivance actuelle des Stégocéphales disparus,
correspondent au premier terme des Vertébrés terrestres. Leurs relations étroites avec les Ganoïdes, combinées avec des habitudes aquatiques,
permettent à la plupart d'entre eux de conserver une évolution dilatée;
alors que d'autres, vivant sur le sol, présentent des phénomènes génétiques plus condensés. Les Amniotes, pour lesquels la vie terrestre est
la règle, et la vie aquatique une exception secondaire, découlent de
cette seconde série, et offrent toujours un développement condensé.

La situation zoologique des Amphibiens, et la diversité de leurs
habitudes de ponte, expliquent les dissemblances de leurs procédés
embryonnaires. Parmi ces animaux, les uns font subir à leurs ovules
fécondés une segmentation totale, et les autres une segmentation partielle; les premiers montrent encore une gastrulation, et les seconds
une planulation indirecte. Bien que les Amphibiens soient, de tous les
Ichthyopsidés, les plus proches des Vertébrés amniotes, l'évolution de
certains d'entre eux, celle du Triton par exemple, est plus dilatée que
sa correspondante des Ganoïdes; et, comme correctif, l'embryogénie de
plusieurs autres est aussi condensée que celle des Sélaciens, ou que
celle des Reptiles et des Oiseaux.

Aussi, en s'en tenant à l'origine des feuillets embryonnaires, les
Amphibiens doivent-ils être étudiés les premiers, parmi les Anamniotes;
ils présentent, en effet, les procédés les plus divers, et montrent dans
quelle mesure ces derniers découlent, à la fois, de la position zoologique
et de l'adaptation particulière. — Les données, fournies par eux, per-

mettent de comprendre, d'autre part, la variété offerte, sur ce même
sujet, par les Ganoïdes. Ces derniers constituent également un groupe
de bifurcation, auquel se rattachent plusieurs classes ; et des considérations similaires leur sont applicables.

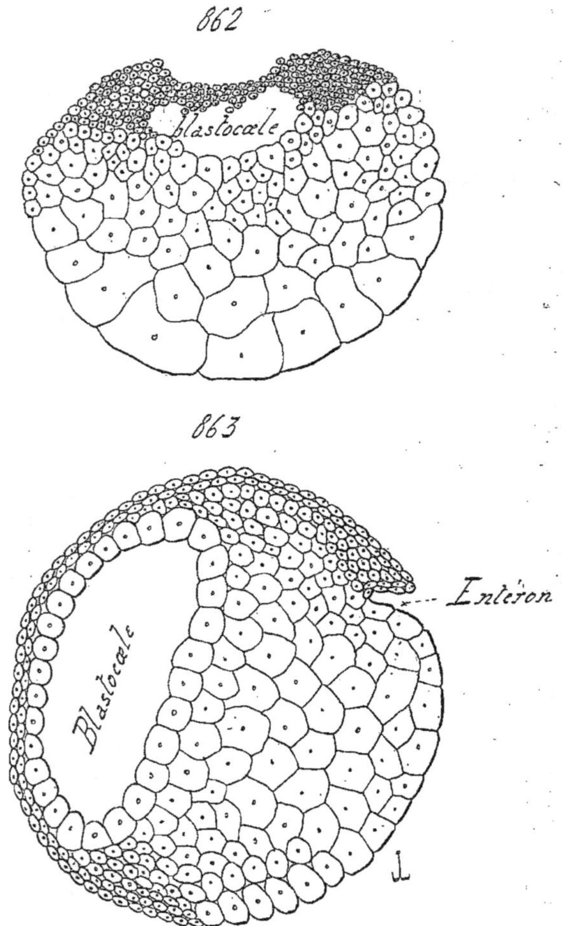

Fig. 862 à 864. — Délimitation des feuillets blastodermiques chez les Ganoïdes (*coupes
médianes*). — En 862, blastule. — En 863, début de la gastrulation. — En 864, gastrule.
— D'après les recherches faites par Salensky sur un Sturionien, le Sterlet (*Acipenser
ruthenus*). Ces figures font suite aux précédentes (860 et 861).

Ganoïdes. — Abstraction faite de leurs rapports avec les Dipneustes
et les Amphibiens, ces êtres se raccordent, en surplus, aux Sélaciens et
aux Téléostéens. Leurs affinités avec les premiers sont plus lointaines

qu'avec ceux-ci ; elles sont données par des représentants, disparus, de
leur classe. Leurs relations avec les Téléostéens sont plus étroites, et
sont même assurées par plusieurs des espèces actuelles. Or, le développement des Téléostéens est condensé. Aussi, les faits acquis sur l'embryogénie des Ganoïdes se rapportent-ils à deux types : l'un, caractéristique des Sturionides, correspond à une évolution dilatée, presque
semblable à celle des Cyclostomes, et à celle des Amphibiens dont la
ponte s'effectue dans l'eau ; l'autre, particulier aux Lépidostéides, les
plus proches des Téléostéens, est lié à une évolution plus condensée que
la précédente. Le second type effectue une transition entre le premier

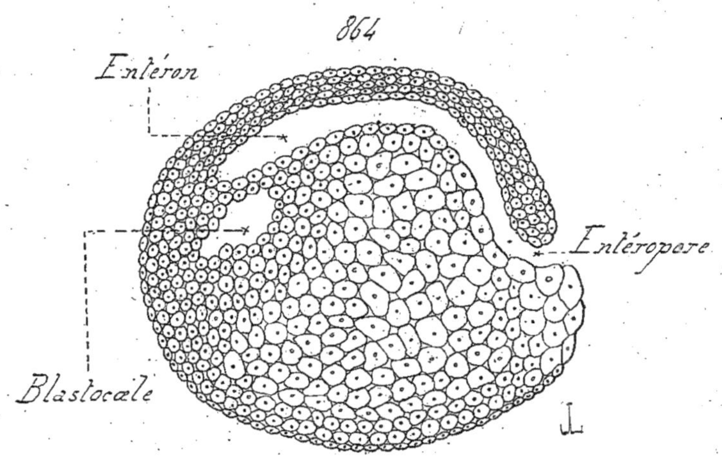

et le mode spécial aux Téléostéens ; il est situé presque à égale distance de l'un et de l'autre.

A. — Dans son ensemble, le développement des feuillets blastodermiques, et des organes primordiaux, se manifeste, chez les *Sturioniens*,
par les mêmes moyens que celui de la Grenouille. Il est seulement un
peu plus condensé, à la suite de la présence d'une plus grande quantité
de matériaux nutritifs. Les altérations seules ont ici quelque importance,
les autres procédés étant identiques à leurs correspondants des Amphibiens.

L'ovule mesure environ deux millimètres de diamètre. Sa segmentation est totale, et inégale d'emblée. L'ovule segmenté se convertit en
une blastule stratifiée, dont le blastoderme se divise en une volumineuse part nutritive, et une petite part formatrice. La première, homologue du blastoderme inférieur des Amphibiens, est pleine, composée
de cellules chargées de deutolécithe ; la seconde, homologue du blas-

toderme supérieur des mêmes animaux, présente l'aspect d'un dôme, reposant par ses bords sur la précédente. La cavité du dôme répond au blastocœle, relativement petit et étroit.

La gastrulation est asymétrique; ses diverses phases ne diffèrent pas de leurs similaires des Amphibiens, non plus que la situation de l'entéropore. Seulement, le blastoderme inférieur ne s'invagine pas, à vrai dire. La partie du blastoderme supérieur, placée au niveau de l'entéropore, se replie sur elle-même, en pénétrant dans le blastocœle, et glisse sur la face supérieure du blastoderme inférieur. Pendant que ce mouvement s'effectue, le repli laisse, entre cette dernière face et lui-même, un espace vide. Cet espace est la cavité entérique, l'ébauche de la future cavité intestinale; à cause de son origine, il est limité, en haut par la zone reployée du blastoderme supérieur, en bas par la face supérieure, laissée en place, du blastoderme inférieur. — Cette absence d'invagination, en ce qui touche ce dernier, s'accuse déjà, chez la Grenouille, par la lenteur que cette région met à s'invaginer, et par le peu de profondeur de la dépression qui dépend d'elle.

Dès la fin de la segmentation, le protectoderme est divisé en deux couches concentriques, du moins celui du blastoderme supérieur. Ce feuillet s'étend ensuite, d'une façon régulière, sur le blastoderme inférieur, d'après le mode des planulations indirectes : non pas en s'accroissant par ses propres forces, mais en s'ajoutant, avec régularité, de nouvelles cellules issues de la multiplication des éléments superficiels de ce blastoderme inférieur. — L'ébauche du neuraxe prend d'abord, et avec netteté, l'aspect de gouttière médullaire.

Le protendoderme de la gastrule, tout comme le blastoderme initial de la blastule, se trouve divisé en deux parts : l'une nutritive, l'autre formatrice. Toutes deux concourent à limiter un petit entéron excentrique; la première est située en bas, la seconde en haut et sur les côtés. La part nutritive est, toutes proportions gardées, plus volumineuse que sa correspondante de la Grenouille; aussi, les altérations causées par sa présence sont-elles plus considérables.

Chez la Grenouille, les cellules à deutolécithe demeurent distinctes; elles sont résorbées peu à peu, et les dernières d'entre elles donnent l'endoderme ventral. — Il n'en est plus de même chez les Sturioniens. Les cellules de la part nutritive s'unissent les unes avec les autres; elles se confondent, de manière à former une seule masse, entièrement composée de deutolécithe, et comparable à une vésicule vitelline. Cette vésicule n'est pas primitive, car elle ne préexiste pas à la segmentation; elle est secondaire, elle résulte d'une coalescence d'éléments nutritifs, mais elle n'en existe pas moins. De plus, comme ces cellules sont uniquement composées de granulations deutolécithiques, leur seul rôle est de servir à l'alimentation de l'embryon; il leur est impossible de fournir des éléments figurés, doués de capacité génétique, et destinés à façonner l'endoderme ventral. Ce dernier est produit par la zone formatrice.

Celle-ci s'étend par ses côtés, de manière à envelopper la masse nutritive, et à donner non seulement l'endoderme latéro-dorsal, mais encore
l'endoderme ventral. — L'amas vitellin est ainsi enfermé dans l'intestin
lui-même. Il est contenu dans cette partie de l'appareil, qui deviendra
l'estomac. Sa disposition est due à une exagération de l'état offert par
la Grenouille; son volume, plus grand que celui montré par ce dernier
animal, suffisant pour le convertir en une vésicule vitelline secondaire,
n'est pourtant pas assez considérable pour le transformer en une vésicule nutritive indépendante de l'intestin lui-même. Il est placé encore
dans la cavité intestinale, et reste accumulé le plus longtemps dans
l'intérieur de l'estomac. Les vésicules vitellines plus volumineuses,
annexées à l'intestin au lieu d'être situées dans sa cavité, sont situées,
par contre, chez les Vertébrés qui en possèdent, en arrière de l'estomac
et du foie.

La part formatrice du protendoderme prolifère activement. Elle provient du repli fourni par le blastoderme supérieur; elle enveloppe
l'entéron sur les côtés, et en haut. La base de l'entéron est d'abord
limitée par la zone nutritive; les bords de la région formatrice entourent
cette zone, comme il est dit plus haut, et donnent, à l'espace occupé
par elle, la valeur d'un annexe de la cavité entérique. Aussi, lorsque la
masse vitelline est résorbée, le vide, demeuré en sa place, fait-il partie de
la cavité entérique elle-même, ou plutôt de la cavité digestive, qui dérive
d'elle. — Les autres éléments, de beaucoup les plus nombreux, de la part
formatrice, produisent les mêmes organes que leurs similaires de la
Grenouille, et de la même façon : la notocorde, le mésoderme, et l'endoderme.

B. — Le développement des Lépidostées, plus condensé que celui
des Sturioniens, presque semblable à l'évolution des Téléostéens, a été
étudié par Agassiz, Balfour, et W. N. Parker. Bien que connu d'une
manière incomplète, les observations faites suffisent pour concevoir
l'importance, et la nature, des procédés employés.

L'œuf, plus gros que celui des Esturgeons, mesure, en moyenne,
trois millimètres de diamètre. La segmentation est totale, mais plus inégale encore que celle des ovules de Sturioniens. L'absence de blastocœle,
bien que non démontrée d'une façon suffisante, paraît probable; toute
phase blastulaire fait donc défaut, et l'œuf segmenté se convertit en une
planule. — Le blastoderme supérieur, sauf par la privation de blastocœle, rappelle celui des Esturgeons; il est seulement plus petit, par
rapport au blastoderme inférieur. Celui-ci, volumineux, se divise en un
petit nombre de gros blastomères, qui ne tardent pas à se confondre
et à s'unir en une vésicule vitelline. Cette coalescence est plus hâtive
que dans le cas précédent; elle porte, en outre, sur une moins grande
quantité d'éléments, puisque la segmentation atteint à peine cette partie
de l'ovule. — En somme, la genèse du blastoderme s'effectue d'après un

procédé intermédiaire à la segmentation totale et à la segmentation partielle.

Les phases de la délimitation des feuillets primordiaux n'ont pas été constatées. Pourtant, la ressemblance générale de cette évolution, avec celle des Téléostéens, autorise à penser que le mode suivi est identique à celui montré par ces derniers animaux : un léger reploiement, sur lui-même, du blastoderme supérieur, accompagné d'un clivage sur place.

Les éléments superficiels du blastoderme supérieur composent la première ébauche du protectoderme; celle-ci s'étend à la surface du blastoderme inférieur, sans doute d'après le moyen habituel, en empruntant à ce dernier le protoplasme nécessaire pour façonner ses cellules sup-

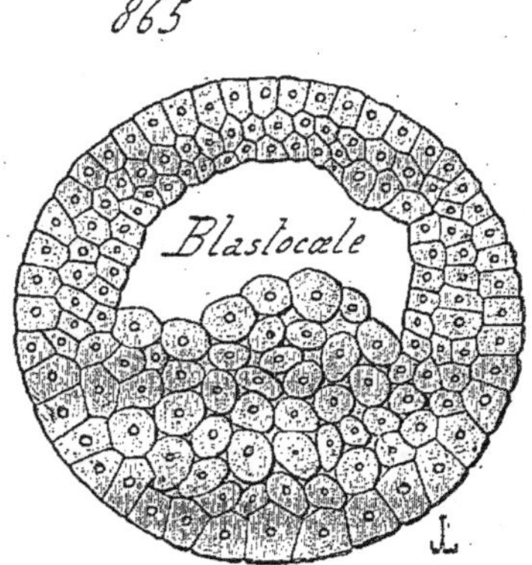

Fig. 865. — BLASTULE D'UN AMPHIBIEN URODÈLE (*coupe médiane*). Cette blastule est celle du Triton. D'après O. Hertwig.

plémentaires, et se bornant à leur fournir leurs noyaux. — Comme chez les Téléostéens, l'ébauche du neuraxe est massive; elle est produite par l'épaississement de la plaque médullaire, et non par son incurvation en gouttière.

Les altérations les plus grandes portent sur le protendoderme. Par un déplacement dans le temps, la division de ce dernier, en une zone formatrice et une zone nutritive, se manifeste dès le début de la segmentation ovulaire. La région nutritive est délimitée d'une façon très hâtive; elle se trouve composée par l'ensemble des gros blastomères, chargés de deutolécithe, qui constituent la majeure partie de l'œuf, et s'unissent en une vésicule vitelline. Celle-ci est trop grosse pour être placée dans la cavité entérique de l'embryon; elle se borne à lui être appendue. Elle forme un annexe volumineux, au-dessus duquel se délimitent les appareils du petit être, et dessine une saillie ventrale, d'amplitude considérable, qui diminue de taille à mesure que l'embryon augmente la sienne.

Cette vésicule, ainsi devenue un appendice embryonnaire, au lieu d'être renfermée dans l'intestin, s'ouvre dans ce dernier par un orifice, situé immédiatement en arrière de l'ébauche du foie.

La disposition, offerte par les Lépidostées, est une exagération de celle des Sturioniens, qui est, à son tour, une accentuation de celle de la Grenouille. En partant de l'état présenté par cette dernière, les altérations sont causées par un double déplacement dans le temps et dans l'espace : dans le temps, par la délimitation de plus en plus précoce de la zone nutritive du protendoderme ; dans l'espace, par l'augmentation

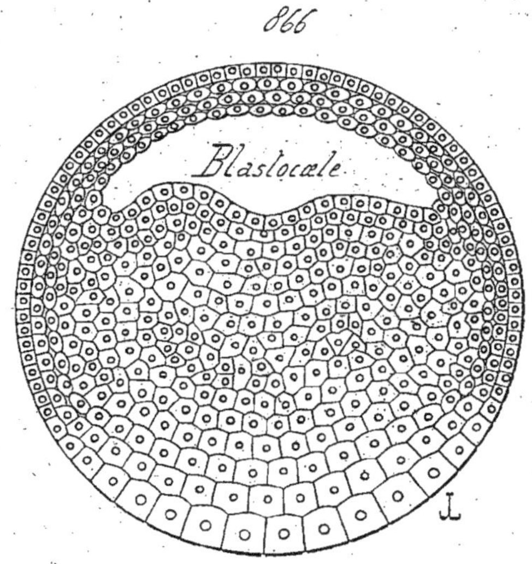

Fig. 866. — Blastule d'un Amphibien anoure (*coupe médiane*). — Cette blastule est celle de la Grenouille.

Pour cette figure, comme pour la précédente, les traits essentiels des phases ultérieures du développement sont donnés, d'une manière demi-diagrammatique, par les figures numérotées de 817 à 822 ; ils rappellent de près leurs correspondants des Ganoïdes Sturioniens (fig. 860 à 864).

du volume de cette zone. D'abord petite, interne, et constamment cellulaire chez la Grenouille ; elle devient plus grosse, interne encore, et non figurée vers sa fin, chez l'Esturgeon ; pour se trouver énorme, externe, et non figurée presque dès son début, chez le Lépidostée. — Si l'on suppose, dès lors, que cette absence de structure cellulaire, et que sa délimitation, soient plus précoces encore ; que cette zone nutritive constitue, avant toute segmentation, un amas vitellin ne se divisant jamais, et demeurant comme une vésicule annexée au corps de l'embryon, on obtiendra la disposition des Téléostéens et des Sélaciens. La vésicule

vitelline de ces derniers, comme celle des Amniotes du reste, est strictement l'homologue de la part nutritive du protendoderme, telle qu'elle se
montre dans les développements dilatés des autres Vertébrés; elle est
une région protendodermique, privée de structure cellulaire, et hâtivement délimitée, pour servir d'aliment à l'embryon; elle n'a pas d'autre
valeur. La série précédente le démontre d'une façon suffisante.

II. **Développements condensés.** — Dans ces évolutions, les
matériaux nutritifs de l'œuf sont accumulés en quantité considérable;
leur présence amène la division de ce dernier en deux parties, l'une
petite et seulement composée de blastolécithe, l'autre volumineuse et
surtout riche en deutolécithe. Aussi, avant toute segmentation, l'ovule se
trouve-t-il constitué par une grosse masse nutritive, sur laquelle repose
une petite cicatricule. Celle-ci se segmente seule, et donne la plupart
des éléments figurés de l'organisme. Celle-là ne subit aucune scission;
elle se borne, tout en servant de réserve alimentaire, à expulser de sa
masse les parcelles de blastolécithe qu'elle contient encore, et à les
employer, après leur conversion en cellules, soit à parachever l'endoderme, soit à se façonner une paroi enveloppante. — Les Poissons,
pourvus d'embryogénies condensées, sont les Téléostéens et les Sélaciens.
La répartition de ces développements est exclusive; tous les animaux,
compris dans ces deux classes, et connus sous ce rapport, se ressemblent
complètement, et ne diffèrent que par des détails d'une minime importance. La diversité si remarquable, propre aux évolutions dilatées,
n'existe point ici. (*Fig.* 823 *à* 826.)

Téléostéens. — *A.* L'ovule de ces animaux est petit, bien que muni
d'abondantes réserves nutritives. Une épaisse membrane vitelline, percée de nombreux canalicules étroits, dirigés suivant les rayons, l'enveloppe. Le blastolécithe est d'abord disposé autour du volumineux amas
deutolécithique, de manière à l'entourer, soit en totalité, soit, et plus
fréquemment, en partie. Au moment de la maturité, la majorité du vitellus évolutif se ramasse sur lui-même, et s'accumule en une petite cicatricule. Une ouverture, dite le *micropyle*, percée au niveau de cette dernière, à travers la membrane vitelline, permet aux spermatozoïdes de
parvenir jusqu'à elle; la cicatricule contient en effet, comme toujours,
le prénoyau femelle. — Cette partie de l'œuf est exactement séparée du
deutolécithe. Celui-ci doit composer la vésicule vitelline; il est permis
de donner à son ensemble, et par anticipation, ce nom pour le désigner.
La cicatricule repose sur une zone de sa surface, qu'il est permis d'indiquer par le terme de *zone cicatriculaire*. Cette dernière est constituée
par un mélange de deutolécithe et de blastolécithe. Aussi, à mesure que
la cicatricule se segmente, le vitellus évolutif, placé dans la zone cicatriculaire de la vésicule vitelline, se sépare-t-il du vitellus nutritif; il
s'organise en éléments figurés, auxquels les cellules de la cicatricule

fournissent des noyaux. Ces éléments s'ajoutent à ceux dont la cicatricule est déjà formée, et contribuent à donner une part du protendoderme. Une telle origine est aisée à comprendre, puisque la vésicule vitelline entière a la valeur d'une région protendodermique, délimitée d'une manière hâtive. — Le même mélange des deux vitellus, et la même séparation, existent encore à la surface de la vésicule vitelline, et jouent un grand rôle dans la production de la paroi de cette vésicule. Le blasto-lécithe, ainsi laissé dans la zone superficielle de l'amas nutritif, est un reste de celui qui, avant la maturation de l'ovule, enveloppait ce dernier.

La cicatricule se segmente seule, et se divise en petits blastomères semblables, disposés sur plusieurs couches. La totalité de ces éléments offre l'aspect d'une masse compacte, placée sur la zone cicatriculaire de la vésicule vitelline. Le blastocœle paraît manquer, du moins dans la plupart des cas; plusieurs auteurs ont, pourtant, signalé la présence, en une région de la cicatricule segmentée, d'une petite cavité, compa-rable à un blastocœle, et qui ne tarde pas à disparaître. Tout en se di-visant, la cicatricule s'annexe, dans sa région profonde, des cellules façonnées aux dépens de la zone cicatriculaire, suivant le procédé signalé déjà. Elle grandit ainsi, non seulement en épaisseur, mais encore en surface, et se convertit en un disque blastodermique, qui recouvre, à la manière d'une calotte, une part de plus en plus grande de la vésicule vitelline. Cependant, malgré cette extension, les organes des embryons s'ébauchent seulement aux dépens des blastomères situés dans la zone qu'occupait la cicatricule; les nouvelles portions produites, surajoutées au disque blastodermique, et qui enveloppent la vésicule vitelline, n'ont d'autre rôle que de fournir à cette dernière sa paroi.

Le vrai rudiment embryonnaire se borne, par suite, à la région de la cicatricule. La délimitation des feuillets s'effectue sur place, par un simple clivage. Parmi les assises cellulaires superposées, la plus exté-rieure régularise ses contours, se sépare ainsi des couches profondes, et constitue désormais le protectoderme ; les rangées internes, de leur côté, représentent le protendoderme. — Cependant, un rappel de gastrulation se manifeste encore. Sur le bord postérieur du disque, en une région qui, par sa situation, correspond à l'entéropore des embryogénies dilatées, le blastoderme prolifère plus activement qu'ailleurs. Cette multiplication a pour effet d'épaissir cette région, et de lui donner l'aspect d'un mamelon légèrement saillant; les auteurs désignent ce dernier par les termes de *protubérance caudale*, ou de *bourgeon caudal*. Ce mamelon est l'homo-logue des lèvres de l'entéropore, soudées l'une à l'autre de façon à ne laisser entre elles aucun espace vide. La prolifération, en cet endroit, est tellement active, et de délimitation précise, que les phénomènes se passent comme si le bord, tout en s'accroissant, se repliait sur lui-même, pour s'insinuer entre la partie blastodermique demeurée en place, et la zone cicatriculaire de la vésicule vitelline. La pénétration est assez

exacte pour ne laisser aucun vide entre les régions mises en présence.
En somme, ce fait est semblable à son correspondant du blastoderme
supérieur des Ganoïdes. — Les éléments de la protubérance caudale se
mélangent à leurs similaires du reste du blastoderme ; ils composent le
protendoderme. Ce feuillet est de même origine dans toute son étendue ;
sa capacité génétique est seulement plus grande au niveau de cette protubérance, par une persistance des phases propres aux évolutions dilatées.

Le protectoderme se subdivise ensuite, tout en s'étendant comme il
sera dit plus loin, en deux assises concentriques. Il donne le neuraxe,
placé sur la ligne médiane du blastoderme, en avant de la protubérance
caudale. D'après Henneguy, dont les observations ont porté sur l'embryon
de la Truite, la plaque médullaire commence, dans certains cas, par se
creuser d'un sillon étroit. Mais ce dernier, lorsqu'il existe, ne parvient
jamais à se convertir en une gouttière ample. La plaque s'épaissit, et se
transforme en un cordon plein, qui pénètre dans les tissus embryonnaires, et se sépare alors de l'ectoderme, reformé au-dessus de lui. Une
cavité se creuse ensuite dans ce cordon, et le parcourt en entier suivant
son axe. Cet espace s'unit plus tard à l'ébauche de l'entéron, et donne
ainsi, au-dessous de la protubérance caudale, un canal neurentérique, de
durée temporaire.

Le protendoderme se scinde, sur place, en notocorde, endoderme, et
mésoderme. Ce feuillet correspond strictement à la part formatrice du
protendoderme des évolutions dilatées. Composé par un grand nombre
de cellules semblables, groupées sur plusieurs rangées, ses éléments se
rassemblent en amas distincts, qui représentent autant d'ébauches particulières. — Les cellules, situées au-dessous du neuraxe, se réunissent,
et façonnent, sans subir aucun déplacement, l'ébauche de la notocorde.
— Les éléments placés sous cette dernière, entre elle et la zone cicatriculaire de la vésicule vitelline, produisent l'endoderme. Ceux-là sont,
tout d'abord, disposés en une assise simple, presque aussi large que
le blastoderme, étalée à la surface du vitellus. Leur rangée replie ses
côtés, les fait pénétrer entre elle-même et le deutolécithe, et les soude
finalement ; elle s'est ainsi transformée en une double couche. Une
cavité se creuse bientôt entre les deux plaques de cette couche ; elle
répond à l'entéron, et donne la cavité intestinale. Son ébauche se montre
en premier lieu, au-dessous et un peu en avant de la protubérance caudale ; elle s'élargit avec rapidité, et se convertit en une vésicule, qui
s'unit au neuraxe par l'entremise du canal neurentérique. Cet espace est
dit la *vésicule de Küpffer*, du nom du naturaliste qui l'a découvert ; des
discussions fréquentes ont eu lieu à son sujet ; autant qu'il est permis
de le penser d'après les faits acquis, et comme Balfour l'avait déjà présumé, elle est l'équivalent de la zone postérieure de la cavité entérique,
et se montre avant les autres régions de l'appareil dont elle fait partie.
— Enfin, les éléments, de beaucoup les plus nombreux, qui ne sont pas

utilisés dans la genèse de la notocorde et de l'endoderme, produisent le mésoderme. Certains d'entre eux se rassemblent en deux bandes, dont l'une est placée à droite, et l'autre à gauche, de la notocorde; chaque bande se creuse d'un espace vide, et se divise en mésosomites. Les plaques latérales se délimitent ensuite, en prenant avec précocité, tout comme les mésosomites, une disposition franchement épithéliale. Les cellules mésodermiques, placées autour de ces ébauches de l'épithélio-mésoderme, et comprises entre l'ectoderme d'une part, l'endoderme et la zone cicatriculaire (de la vésicule vitelline) d'autre part, se multiplient, et sont destinées à fournir le mésenchyme. Elles sont en plus grand nombre dans les régions, déjà signalées comme étant les principales zones de production de ce feuillet.

B. — A mesure que ces phénomènes s'effectuent, dans la région de l'ancienne cicatricule, le blastoderme s'étend autour de la vésicule vitelline, et l'enveloppe, en lui donnant une paroi. Cette extension progresse lentement, et avec régularité, depuis le bord de la cicatricule primitive, jusqu'à l'extrémité opposée de la vésicule vitelline. — Un tel accroissement n'est pas le fait du blastoderme entier; il atteint seulement, semble-t-il, l'ectoderme et le mésenchyme; les autres feuillets n'y sont pas intéressés. En outre, il ne s'effectue pas, dans la réalité, par l'amplification du blastoderme en surface, mais bien par l'adjonction régulièrement sériée, aux bords de ce dernier, de nouvelles cellules différenciées à la surface de la vésicule vitelline. Cette adjonction se produit suivant le procédé commun à toutes les planulations indirectes. Les zones superficielles de la vésicule contiennent du blastolécithe; celui-ci se concrète en cellules, auxquelles les éléments déjà formés procurent des noyaux. Cette différenciation commence sur le bord de la cicatricule, et progresse de là vers l'extrémité opposée. Les cellules engendrées sont disposées en un petit nombre de couches, qui se raccordent à l'ectoderme et au mésoderme mésenchymateux du blastoderme, de manière à faire partie de leur système.

La vésicule vitelline est ainsi pourvue d'une paroi propre, qui la suspend au corps de l'embryon. Celui-ci est façonné par le seul blastoderme, développé aux dépens de la cicatricule; aussi la paroi ne joue-t-elle aucun rôle génétique, et se réduit-elle à mesure que le deutolécithe est résorbé. — Cette vésicule constitue un annexe volumineux, appendu à la face ventrale de l'embryon; elle diminue d'amplitude, pendant que celui-ci grandit et perfectionne son organisme.

Contrairement à son homologue des Ganoïdes, la vésicule des Téléostéens, semblable en cela à sa correspondante des Sélaciens et des Amniotes, ne tarde pas à perdre toute connexion directe avec la cavité entérique. Au moment où l'endoderme replie ses bords, et les rapproche pour les unir, l'ensemble du deutolécithe est comme situé dans un vaste espace, annexé à l'entéron encore virtuel. Les connexions rappellent, à cet égard, celles montrées par les Lépidostées. Elles disparaissent rapidement, mais à des degrés variables suivant les types. — La fermeture de l'endoderme ne s'effectue pas, en même temps, sur toute l'étendue de ce feuillet; les régions, où les bords ne sont pas encore soudés, permettent à la cavité intestinale, déjà ébauchée, de communiquer directement avec son annexe, rempli de deutolécithe et composant une vésicule vitelline. L'orifice de communication est situé en arrière de l'ébauche du foie. Puis, cet orifice se ferme à son tour; la vésicule et l'intestin sont dès lors indépendants. En ce moment, des nombreux vaisseaux sanguins, raccordés à ceux du corps de l'embryon, se creusent dans la paroi vitelline. Le sang, contenu dans ces vaisseaux, sert à résorber le deutolécithe, et à porter, dans l'organisme lui-même, les matériaux nutritifs qu'il a puisés dans la vésicule.

Les données précédentes s'appliquent à la plupart des faits acquis. Dans la nature, les variations sont nombreuses, entre les divers embryons des Téléostéens, sous le rapport de la taille de la vésicule vitelline, pour un même âge moyen. En général, sa fermeture, du côté de l'intestin, est d'autant plus rapide qu'elle est elle-même plus grosse; sa résorption se trouve, par suite, d'autant plus lente. Certains d'entre eux ressemblent aux Lépidostées, alors que plusieurs autres sont pourvus d'un annexe nutritif beaucoup plus volumineux. Dans l'ensemble, au moment de l'éclosion du petit être, la vésicule vitelline, bien que diminuée, est encore assez grosse; elle disparaît par la suite.

SÉLACIENS. — Le développement de ces animaux rappelle beaucoup celui des Téléostéens; il en diffère par certaines particularités, très appréciables en tant que dispositions extérieures, mais, en réalité, d'une importance secondaire. La vésicule vitelline est plus grosse, relativement à la cicatricule; l'ectoderme se compose d'une seule couche cellulaire, et le neuraxe évolue suivant le type de la gouttière médullaire. — Les ressemblances fondamentales, établies entre l'embryogénie des Sélaciens et celle des Téléostéens, jointes à ce fait, que la plupart des ébauches organiques de ces derniers se façonnent suivant le mode massif, ont suggéré à Balfour la pensée suivante : les Téléostéens actuels sont issus d'ancêtres, dont les œufs étaient plus gros que les leurs, et qui se développaient d'après un procédé identique à celui des Sélaciens. Cette donnée subjective ne semble pas très acceptable, en raison des relations étroites qui unissent les Poissons osseux aux Ganoïdes, autant sous le rapport de la structure anatomique que sous celui des phénomènes embryonnaires. L'évolution des Téléostéens, et celle des Sélaciens, paraissent plutôt se rattacher à des altérations diverses d'un même développement primordial : celui des Ganoïdes franchement cartilagineux. Ces changements sont du même ordre, aboutissent presque aux mêmes résultats, mais offrent cependant quelques dissemblances.

L'œuf des Sélaciens ovipares est entouré de membranes épaisses, réparties en deux couches. L'interne d'entre elles est une assise albumineuse, qui entoure directement le vitellus ; l'externe est une coque cornée, destinée à protéger l'ensemble. Ces deux couches existent également autour des ovules des Sélaciens vivipares.; elles sont pourtant plus minces, surtout en ce qui touche la coque cornée, et disparaissent rapidement.

L'ovule est divisé en deux parties : la petite cicatricule, et la volumineuse vésicule vitelline. La première se compose seulement de blastolécithe. La seconde comprend tout le deutolécithe, auquel demeure mélangée une certaine quantité de vitellus évolutif. Celle-ci est surtout placée dans la zone cicatriculaire, et dans les régions superficielles de la vésicule; de même que la cicatricule, elle est chargée de donner des éléments figurés. Ces derniers sont destinés à fournir l'endoderme ventral, et la paroi de la vésicule vitelline; toutes les autres cellules de l'organisme proviennent de la cicatricule. — Les phénomènes sont donc semblables à ceux montrés par les Téléostéens, et à ceux qui se laissent pressentir, en supposant une condensation évolutive plus grande, d'après les développements dilatés des autres Ichthyopsidés.

La fécondation opérée, la cicatricule se segmente seule, et donne le blastoderme embryonnaire, homologue du blastoderme supérieur des développements dilatés. Celui-ci se compose de plusieurs assises cellulaires superposées, et se creuse d'une cavité blastocœlienne assez ample ; il repose sur la zone cicatriculaire de la vésicule vitelline. Puis, vers son bord postérieur, dans la région qui correspond à l'entéropore des embryogénies dilatées, et à la protubérance caudale des Téléostéens, la multiplication cellulaire devient plus active. Cette prolifération abondante se double d'un mouvement tel, que le bord paraît se replier en dedans; tout en agissant ainsi, ce dernier se soulève quelque peu au-dessus de la vésicule vitelline, de manière à laisser, entre elle et lui, un espace appréciable. — Cette invagination, qui atteint seulement le blastoderme, ne correspond pas tout à fait à une dépression qui se creuse; elle s'effectue surtout par une multiplication active, commençant sur le bord du blastoderme pour pénétrer plus profondément, avançant avec régularité dans ce sens, et se compliquant d'une délimitation plus parfaite entre le vitellus nutritif et les cellules issues de la cicatricule. D'autre part, elle ne s'étend pas très loin, et se borne à intéresser la région postérieure du blastoderme. Mais, malgré son allure spéciale et sa profondeur minime, elle est strictement l'homologue, par toutes ses qualités, de l'invagination gastrulaire des développements dilatés. L'impulsion déprimante n'existe plus guère, et se traduit par une prolifération cellulaire abondante, accompagnée d'un soulèvement des nouvelles parties produites; mais son influence existe encore. L'orifice de l'espace creusé, entre la vésicule vitelline et le bord blastodermique, est un entéropore véritable ; sa lèvre supérieure est donnée par le rebord, et se trouve cellulaire ; sa lèvre inférieure, fournie par la vésicule, est constituée par du vitellus nutritif. (*Fig.* 823 à 826.)

En ce moment de son évolution, l'œuf des Sélaciens est parvenu à un état, qu'il est permis d'assimiler à la phase gastrulaire des embryogénies dilatées. Il se compose d'un blastoderme à plusieurs assises cellulaires, dont la région postérieure limite, en haut et sur ses côtés, un petit espace libre. Ce dernier est l'entéron ; sa paroi ventrale est représentée par la zone supérieure (zone cicatriculaire) d'une volumineuse vésicule vitelline, sur laquelle le blastoderme est placé. L'entéron s'ouvre au dehors par un entéropore étendu, recourbé sur lui-même en un croissant. — La ressemblance générale avec une gastrule asymétrique de Cyclostome, d'Amphibien, ou de Ganoïde, est manifeste. Il suffit, dans celle-ci, de rendre plus épais le blastoderme supérieur, de diminuer l'espace laissé à l'entéron, et d'amplifier le blastoderme inférieur, tout en le convertissant en une vésicule vitelline, pour obtenir la phase actuelle de l'embryon des Sélaciens. Aussi, les phénomènes de la délimitation des feuillets concordent-ils dans les deux cas, sauf en ce qui concerne les altérations causées par la présence d'une abondante masse nutritive.

Par un avancement dans le temps, le protectoderme se différencie, aux dépens des blastomères superficiels de la cicatricule, dès les premières phases de la segmentation. Il est constitué par une seule assise cellulaire, et donne rapidement la gouttière médullaire. — Le protendoderme comprend tous les blastomères profonds, rangés sur plusieurs couches. Ceux d'entre eux, qui sont placés au-dessous du neuraxe, engendrent la notocorde. Les éléments, situés sous cette dernière, se rassemblent en une assise épithéliale, qui enveloppe l'entéron dans ses parties supérieures et latérales, et s'appuie par ses bords sur le vitellus de la vésicule : cette assise fournit l'endoderme latéral et dorsal. Enfin, toutes les autres cellules, de beaucoup les plus nombreuses, placées sur les côtés des ébauches de la notocorde et de l'endoderme, produisent le mésoderme ; celui-ci s'organise hâtivement en mésosomites, plaques latérales, et donne naissance au mésenchyme. — Ce protendoderme, issu de la cicatricule, est l'homologue de la part formatrice du protendoderme des embryogénies dilatées. Tout en se différenciant, il augmente le nombre de ses éléments constitutifs, par la multiplication incessante de ceux qui existent déjà. Les principales régions proliférantes sont au nombre de deux : l'une, *marginale* (*péristomale* de Rabl), répond aux lèvres de l'entéropore ; l'autre, *centrale* (*gastrale* de Rabl), aux côtés de la notocorde.

La vésicule vitelline contient une certaine quantité de blastolécithe, placée dans ses zones superficielles ; ce vitellus se concrète en cellules, auxquelles les éléments cicatriculaires les plus proches fournissent leurs noyaux. — Les cellules, ainsi façonnées dans la région située au-dessous

de l'entéron (zone cicatriculaire de la vésicule vitelline), limitent en bas
cette cavité, et donnent l'endoderme ventral; elles se soudent à l'endoderme latéro-dorsal déjà ébauché. — L'entéron est, dès lors, enveloppé
par une assise épithéliale, qui le sépare du deutolécithe vitellin. Cet
isolement n'est pas complet; l'endoderme ventral reste interrompu,
pendant un temps assez long, en un point, qui permet au vitellus de
passer directement en la cavité intestinale, dérivée de l'entéron. Cette
région de communication s'allonge même, à mesure que l'embryon
évolue, et forme un cordon creux, dit le *cordon vitellin*, ou le *cordon
ombilical*, au moyen duquel la vésicule vitelline se trouve suspendue à
la face ventrale du petit être. Ce cordon ne se ferme, et ne s'atrophie
ensuite, qu'au moment où la vésicule est presque vidée, et l'embryon
près d'éclore.

D'autre part, les cellules, produites aux dépens du blastolécithe
vitellin, dans les autres zones superficielles de la vésicule, s'ajoutent
aux bords du blastoderme issu de la cicatricule. Cette adjonction procède
avec régularité, en débutant par ces bords, et s'avançant à mesure
autour de la vésicule, pour l'entourer tout entière; la dernière zone
recouverte répond à la lèvre inférieure de l'entéropore. — Ces éléments,
disposés sur plusieurs couches, se raccordent à ceux du blastoderme
cicatriculaire, et composent de même un ectoderme, un mésoderme
mésenchymateux, et un endoderme. Celui-ci n'est guère développé que
dans le cordon vitellin. Le mésenchyme se creuse de vaisseaux sanguins,
qui s'unissent à ceux de l'embryon, et aident à la résorption du vitellus.
Une paroi vitelline complexe prend ainsi naissance.

Les diverses particularités offertes, par les embryons des Sélaciens,
en ce qui touche les éléments non engendrés par le blastolécithe initial
de la cicatricule, rappellent exactement leurs similaires des embryons
des Sauropsidés. Les mêmes considérations leur sont applicables.

§ 7. — Développement des feuillets blastodermiques chez les Sauropsidés.

I. **Considérations générales.** — Les observations, acquises sur
le développement des Reptiles, et sur celui des Oiseaux, sont aujourd'hui
fort nombreuses. Elles ne concernent pas tous les groupes secondaires
de ces classes, et touchent seulement à quelques-uns d'entre eux; mais
la structure uniforme des œufs, chez ces êtres, permet d'étendre à tous
les résultats donnés par quelques-uns. Dans la limite des connaissances
actuelles, ces résultats sont eux-mêmes identiques; sauf quelques variations de détails, d'importance fort minime. Les Sauropsidés paraissent
avoir une évolution embryonnaire semblable; ils ne montrent point la
diversité présentée par les Ichthyopsidés, ni celle, moindre cependant,
offerte par les Mammifères.

A. — Les œufs de ces animaux sont volumineux et complexes. L'ovule, après sa fécondation sur l'ovaire même, et sa chute, s'entoure, en parcourant l'oviducte, d'enveloppes épaisses, dont les unes servent à protéger le futur embryon, et les autres à l'alimenter. Ainsi revêtu de ces coques emboîtées, il est rejeté au dehors, sauf dans le cas des Reptiles vivipares, et se développe. Les annexes nutritifs sont absorbés, durant cette période, par l'embryon; puis, lorsque ce dernier est achevé, il brise les annexes protecteurs, les derniers qui existent encore, et se trouve libre. Les Reptiles vivipares subissent les mêmes phénomènes, avec la différence que ceux-ci se manifestent dans l'oviducte maternel, au lieu de s'effectuer dans les milieux extérieurs.

L'*ovule* seul, abstraction faite de ses enveloppes, et tel qu'il provient de l'ovaire, est entouré d'une fine membrane vitelline. Sa substance contient une quantité considérable de deutolécithe, aussi grande, en moyenne, que celle offerte par les Sélaciens; aussi, la structure est-elle semblable dans les deux cas. La majeure partie du blastolécithe est séparée du reste de l'ovule; celui-ci compose une volumineuse vésicule vitelline, et la première une petite cicatricule.

La cicatricule n'est formée que par du vitellus évolutif; elle renferme le prénoyau femelle. — La structure de la vésicule vitelline est plus complexe. Non seulement cette dernière contient tout le deutolécithe de l'œuf, mais encore elle comprend une certaine portion de blastolécithe, non employée dans la cicatricule. Cette portion complémentaire est située dans la région superficielle de la vésicule; une de ses parts, placée sous la cicatricule, constitue une *zone cicatriculaire;* le restant est disposé hors de la cicatricule, autour du deutolécithe entier. — La zone cicatriculaire, composée de vitellus nutritif uni à du blastolécithe, établit une transition entre la cicatricule, franchement évolutive, et la vésicule; assez épaisse, elle s'enfonce dans cette dernière, et, à cause de son aspect, de ses globules vitellins plus petits, les auteurs la désignent souvent par le terme de *vitellus blanc.* Sa richesse en deutolécithe augmente dans ses couches profondes, et, inversement, diminue vers ses régions périphériques, disposées sous la cicatricule, où le vitellus évolutif est plus abondant. Ces dernières sont destinées à fournir, à la cicatricule, un appoint considérable pour la genèse des cellules blastodermiques. Le blastolécithe, réparti dans la périphérie de la vésicule vitelline, y est plus intimement mélangé au deutolécithe. Sa séparation, d'avec ce dernier, est plus tardive et plus lente; elle a pour effet de permettre la production de la paroi vitelline.

La structure de cet ovule, ainsi constitué, rappelle essentiellement, dans ses grands traits, celle des Sélaciens; cette ressemblance facilite sa comparaison avec la disposition présentée par ceux des Ichthyopsidés qui subissent un développement dilaté. — La cicatricule, jointe aux régions superficielles de la zone cicatriculaire, correspond à cette partie ovulaire qui donne le blastoderme supérieur. Toutes les autres zones de l'œuf, de beaucoup les plus considérables, sont les homologues de la partie chargée de produire le blastoderme inférieur. Par une altération dans le temps et dans l'espace, le protendoderme nutritif de cette dernière se trouve converti, avant toute segmentation, en une masse compacte, nullement figurée, et destinée à alimenter l'embryon, sans se convertir en cellules; sauf sa zone superficielle, contenant une certaine quantité de blastolécithe, qui se transforme en éléments cellulaires, chargés de donner une paroi. — Cette organisation de l'ovule entraîne les mêmes conséquences que chez les Sélaciens. La cicatricule seule, complétée par les couches superficielles de la zone cicatriculaire, engendre le corps de l'embryon. La vésicule vitelline sert seulement à nourrir ce dernier; et sa paroi n'a d'autre rôle que de la limiter vers l'extérieur, sans fournir aucun élément à l'économie définitive. L'ovule est ainsi divisé en deux parts : l'une *formative*, ou *blastodermique*, ou *embryonnaire*; l'autre *nutritive*, ou *vitelline*, ou *para-embryonnaire*. La première se scinde complètement en cellules, qui se répartissent en trois feuillets, et engendrent le corps; c'est sur elle que porte le développement à son début. La seconde se concrète en cellules dans sa périphérie seule ; cette évolution commence sur les bords de la zone cicatriculaire, et, de là, s'étend peu à peu à toute la surface de la vésicule vitelline.

Les *enveloppes de l'ovule* sont groupées en trois couches distinctes : une *assise albumineuse* en dedans, une *membrane coquillère* au milieu, et une *coque* en dehors. — Celle-ci entoure l'œuf entier, et protège l'ensemble; son épaisseur varie, en moyenne, suivant les dimensions de l'œuf, et se trouve d'autant plus grande que le volume de ce dernier est plus considérable. Elle est encroûtée de calcaire; en général, la quantité de cette substance est plus petite chez les Reptiles que chez les Oiseaux, d'où une certaine élasticité des œufs de la plupart de ceux-là. — La membrane coquillère se compose de deux feuillets, constitués par une substance anhyste résistante, et dits, suivant leur situation mutuelle, l'un la *lame externe*, l'autre la *lame interne*. Au moment de leur dépôt, l'espace creusé entre ces lames est virtuel; il devient réel par la suite, car il se remplit d'air, infiltré à travers les pores dont la coque est creusée. Cet air augmente de volume à mesure que l'œuf, pondu au préalable, devient plus âgé; il s'accumule, de préférence, en l'une des extrémités de l'œuf; la place, qu'il y occupe, porte le nom de *chambre à air*. — L'albumine est, de beaucoup, l'enveloppe la plus épaisse : elle remplit l'espace considérable, laissé entre la lame interne de la membrane coquillère et la membrane vitelline. Elle contient, en deux régions diamétralement opposées, des tortillons d'une substance albumineuse très dense. La présence de ces tortillons, dits *chalazes*, est due au mouvement de rotation sur lui-même que subit l'ovule, en descendant l'oviducte, à mesure que les couches d'albumine se déposent autour de lui.

Les dispositions essentielles de cette structure existent, avec quelques variantes d'importance secondaire, chez tous les Sauropsidés. Les principales des altérations sont offertes par les Reptiles vivipares ; la coque, avec la membrane coquillère, sont réduites ; et l'enveloppe albumineuse se trouve également amoindrie. — Ces enveloppes sont anhystes, et ne contiennent aucun élément figuré. La coque et la membrane coquillère sont perméables à l'air ; elles endiguent l'albumine, diffluente, protègent l'embryon en l'isolant des milieux extérieurs, et permettent sa respiration en se laissant traverser par l'air du dehors. L'albumine est un aliment ; non seulement le petit être se nourrit aux dépens de sa vésicule vitelline, mais encore à ceux de son enveloppe albumineuse. Ce fait n'a guère été étudié, avec détail, que chez un petit nombre d'Oiseaux, le Poulet entre autres ; l'uniformité de structure de l'œuf, chez tous les Sauropsidés, permet d'admettre qu'il en est de même ailleurs.

B. — Une telle organisation de l'ovule est la cause d'altérations considérables dans le développement. La condensation évolutive est plus prononcée encore que chez les Sélaciens.

Les feuillets blastodermiques prennent naissance suivant le procédé planulaire indirect. Les premiers phénomènes embryogéniques aboutissent à la production d'une planule lécithique, dans laquelle l'espace occupé par le deutolécithe est fort grand. Cependant, malgré la présence exclusive de la planulation, un rappel du mode gastrulaire se manifeste encore, moins accentué que celui des Sélaciens, mais, pourtant, d'une netteté suffisante. — La cicatricule, complétée par une part de la zone cicatriculaire, se segmente ; elle se divise en plusieurs assises superposées de blastomères. Ces couches donnent sur place, en délimitant mieux leurs contours et se façonnant en ébauches distinctes, les feuillets blastodermiques. Ces faits concordent avec ceux propres aux planulations ; ils se terminent par un phénomène d'enveloppement progressif de la vésicule vitelline, au moyen de cellules qui lui composent une paroi. Les caractères essentiels des planules indirectes sont ainsi des mieux marqués.

Mais, en surplus, un retour de la gastrulation se produit, dans une zone homologue, par sa situation, de la région entéroporienne des gastrules vraies ; cette zone est, comme chez les Sélaciens, le bord pos-

---

Fig. 867 à 871. — SEGMENTATION OVULAIRE CHEZ LES SAUROPSIDÉS (*contours extérieurs et coupes médianes ;* d'après Mathias Duval sur le Poulet). — En 867, structure générale de l'œuf ; la petite cicatricule de blastolécithe repose sur un volumineux amas de vitellus nutritif (le jaune de l'œuf), qui deviendra la vésicule vitelline ; l'œuf est entouré par une coque calcaire, qu'un espace rempli d'albumine sépare du jaune. Cette figure (voir aussi la fig. 973 et les suivantes) exprime le contour général de l'œuf entier, en supposant la coque coupée, et l'albumine enlevée, pour laisser voir l'ovule, essentiellement composé du jaune et de la cicatricule ; les autres figures s'appliquent à des coupes médianes de la cicatricule seule et des régions avoisinantes, fort grossies, et prises à des phases de plus en plus avancées dans la segmentation. — En 868, début de la segmentation. —

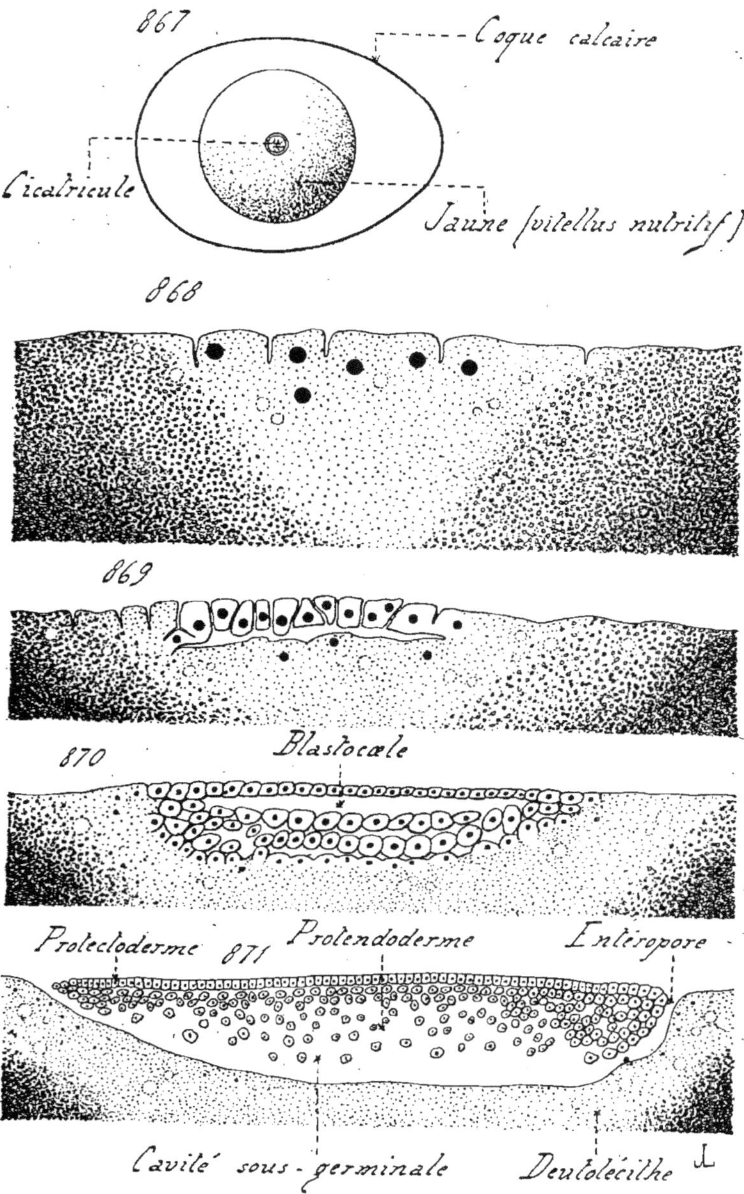

En 869, état plus âgé. — En 870, état correspondant à la phase blastulaire des développements dilatés des Vertébrés inférieurs. — En 871, état correspondant à la phase gastrulaire des développements dilatés des Vertébrés inférieurs; la cavité sous-germinale est l'homologue de l'entéron des gastrules.

térieur de la cicatricule. Ce bord, aux contours précis, est le siège d'une multiplication cellulaire intense, qui l'épaissit, et le convertit en un bourrelet saillant, recourbé sur lui-même en croissant. Ce *bourrelet en croissant*, ou *bourrelet blastodermique*, est l'homologue strict des lèvres soudées d'un entéropore; souvent même, il se creuse d'un sillon, qui correspond à la cavité de l'entéropore; et, dans tous les cas, il émet, par le milieu de sa face concave, une expansion en forme de gouttière, le *sillon primitif*, ou la *ligne primitive*, dont les bords subissent également une prolifération des plus actives. De son côté, le bourrelet, avec les régions cicatriculaires qui l'avoisinent, se soulèvent au-dessus de la partie sous-jacente de la vésicule vitelline, et laissent entre elle et eux un espace vide; ce dernier communique, par une fente mince, de durée minime, avec le sillon du bourrelet. Les connexions sont ici semblables, de tous points, à celles d'un entéron avec son entéropore. Ces relations sont fugaces; elles disparaissent par la suite; elles se montrent cependant avec toutes les qualités voulues dans le temps et dans l'espace, pour préciser les homologies. Le sillon primitif se ferme par le rapprochement de ses bords, et devient le canal neurentérique.

La ressemblance complète de ces régions avec la zone entéroporienne des gastrules s'affirme dans toutes les particularités fondamentales. La genèse, et le développement, du bourrelet en croissant, complètent, par une gastrulation, les phénomènes de la formation des feuillets suivant le mode planulaire. Cette gastrulation est amoindrie; elle est loin d'être aussi prononcée que son équivalente des développements dilatés; elle existe pourtant, et montre toute l'ampleur de la puissance héréditaire dans les phénomènes évolutifs, puisqu'elle se manifeste au sein d'une planulation des plus franches. Seulement, elle ne consiste pas en une invagination, ni en un reploiement du bord postérieur; elle s'effectue par une multiplication plus active dans la zone entéroporienne, semblable à celle produite dans la région similaire des gastrules, mais où les éléments nouveaux demeurent dans leur situation et ne se déplacent pas. Des deux impulsions qui agissent sur les gastrules, l'une multiplicatrice, et augmentant le chiffre des cellules du blastoderme, l'autre invaginante, et modifiant la disposition mutuelle des cellules pour les disposer autour d'une cavité entérique qui se creuse, la première persiste seule dans le développement des Sauropsidés. Et, lorsque tout le blastolécithe de la cicatricule s'est converti en blastomères, par le même moyen que le blastolécithe d'un ovule à l'évolution dilatée se transforme en morule et en blastule, la prolifération de ces blastomères est plus active dans une zone homologue de celle où se manifestent, chez la blastule de ces évolutions dilatées, l'impulsion de multiplication et celle d'invagination.

En comparant, d'après ces données, les premières phases du développement des Sauropsidés à leurs similaires des Ichthyopsidés dont l'embryogénie est dilatée, la division de la cicatricule en blastomères correspond à la genèse d'une morule et d'une blastule; parfois même, un petit blastocœle se creuse, et rend plus précise cette assimilation.

C. — Tout en subissant ces diverses phases, qui se surajoutent, et se complètent mutuellement, la cicatricule se divise en blastomères, et s'accroît. Elle grandit suivant toutes ses dimensions. Elle augmente son épaisseur, en empruntant du nouveau-blastolécithe, destiné à se convertir en cellules, à la zone cicatriculaire qui lui est sous-jacente. Elle s'amplifie en surface, aux dépens du vitellus évolutif, qui se dégage, autour d'elle, de la vésicule vitelline, et s'organise de même en cellules. La cicatricule ressemble à un disque, d'abord mince et étroit, posé sur une part restreinte de la vésicule vitelline, qui croît en surface et en épaisseur par un emprunt constant de nouvelle substance formatrice à la vésicule qui la porte. — Trois phénomènes se passent en même temps, et contribuent à donner son aspect à la cicatricule : la division de cette dernière en cellules, son amplification dans tous les sens, et, corollaire de celle-ci, l'emprunt du blastolécithe destiné également à se convertir en cellules. La cicatricule se transforme, par là, en blastoderme embryonnaire. Elle constitue la zone embryonnaire de l'œuf.

Celle-ci est plus large que la cicatricule initiale, dont elle est issue, et recouvre, à la façon d'une petite calotte, la zone cicatriculaire de la vésicule vitelline, avec les parties voisines. Son bord est diffus, n'offre pas de limites précises, et se confond avec la surface de la vésicule vitelline; sauf dans sa région postérieure, munie du bourrelet blastodermique, qui se soulève quelque peu au-dessus de cette surface, et offre un contour très net. La bande d'union, entre le bord de la cicatricule et les parties vitellines qui l'encadrent, est le siège d'une production incessante de cellules. Celles-ci s'ajoutent les unes aux autres, se disposent à la surface de la vésicule vitelline, et envahissent peu à peu cette dernière, par une extension progressive. L'ensemble de ces nouveaux éléments constitue le blastoderme vitellin, ou para-embryonnaire. Il est destiné à envelopper la vésicule vitelline, à lui fournir une paroi, mais ne prend aucune part à la genèse des appareils de l'économie. — Lorsque cette paroi est complète, après s'être ébauchée sur le bord de la zone embryonnaire, et avoir recouvert progressivement la vésicule vitelline, la totalité de l'embryon et de son annexe vitellin présente une disposition complexe. L'ébauche même de l'embryon consiste en un amas cellulaire, de faible volume à son début : la zone embryonnaire, placée à la surface de la vésicule vitelline. Celle-ci, de beaucoup plus grosse que la précédente, est entourée par une paroi, qui lui appartient en propre et représente la zone para-embryonnaire du blastoderme entier. Cette dernière est destinée à disparaître. Un balancement se manifeste, par la suite, entre les deux parties du petit être. La zone embryonnaire grandit sans cesse, tout en compliquant sa structure, et emprunte pour s'alimenter, à la vésicule vitelline, les matériaux nécessaires; celle-ci se réduit à mesure, et sa paroi, le blastoderme para-embryonnaire, s'atrophie d'une manière connexe. Finalement, au moment de l'éclosion, la vésicule vitelline est vidée, le blastoderme para-embryonnaire est également détruit; et le jeune animal consiste en un ensemble d'organes, issu de la zone embryonnaire seule, formée elle-même par la cicatricule et le blastolécithe qui l'avoisine immédiatement.

Ces phénomènes sont étroitement liés depuis leur début. La cicatricule se continue, par sa face profonde, avec le blastolécithe de la zone cicatriculaire; elle s'annexe ce dernier, au fur et à mesure qu'elle se divise; les parties annexées, auxquelles elle fournit des noyaux, se concrètent, à leur tour, en cellules. De même, ses bords reposent sur un coussinet de blastolécithe, appartenant à la vésicule vitelline, où les noyaux, qu'elle envoie, subissent des divisions répétées, et augmentent leur nombre. Ce coussinet, nommé le *bourrelet vitellin*, semblable à un épaississement annulaire, sur lequel s'appuient les bords de la cicatricule, se résout en cellules, que cette dernière s'annexe également. Tous ces phénomènes se suivent avec régularité, et ne sont point séparés; la cicatricule grandit dans tous les sens, et surtout en surface, s'étend du centre vers la périphérie en s'ajoutant du nouveau vitellus formatif; elle se scinde en cellules, avec ces zones surajoutées, suivant la même direction, c'est-à-dire du centre vers la périphérie. — Cette progression régulière existe aussi dans le développement du blastoderme para-embryonnaire. Du moment où la zone embryonnaire atteint sa largeur définitive, ses éléments s'arrangent, et se différencient, pour donner les ébauches des feuillets et des appareils; mais ses bords continuent à s'étaler, par un emprunt constant à la vésicule vitelline. Les nouvelles portions produites, dont la genèse détermine également la production d'un bourrelet vitellin, ne sont pas chargées d'engendrer les appareils de l'économie; elles sont destinées à fournir une paroi vitelline, qui disparaît après avoir joué son rôle, et ne passe pas à l'organisme définitif.

En somme, l'ovule entier des Sauropsidés comprend, avant toute segmentation, du blastolécithe et du deutolécithe. La quantité de ce dernier est considérable; le premier se sépare de lui, et s'amasse dans les parties superficielles de l'ovule; cette concentration est plus nette dans la région qui contient le noyau. Cette région est la cicatricule, qui se segmente la première. Tout en agissant ainsi, elle grandit en s'annexant le blastolécithe superficiel, lui fournissant des noyaux, et lui permettant ainsi de se résoudre en cellules. Cette annexion n'est pas indéterminée; elle procède avec régularité depuis les bords de la cicatricule primitive jusqu'à l'extrémité ovulaire opposée; elle a pour effet de recouvrir la surface entière du deutolécithe, par un ensemble d'assises cellulaires qui composent le blastoderme total. — La région de la cicatricule, accrue d'une partie du blastolécithe qui l'entoure, produit seule l'organisme définitif; elle donne la *zone embryonnaire* du blastoderme total. Seule, elle s'épaissit, augmente sans cesse le nombre de ses cellules, et se différencie.. — Le blastoderme restant n'est jamais formé que d'un chiffre restreint d'assises cellulaires; il ne se différencie pas, et se borne à entourer le deutolécithe, à lui fournir une paroi; il représente la *zone para-embryonnaire* du blastoderme total, et disparaît peu à peu, à mesure que la zone embryonnaire se perfectionne. Le deutolécithe et sa paroi constituent une vésicule vitelline, destinée à alimenter la zone embryonnaire, pendant qu'elle se développe pour devenir l'embryon.

D. — De nouveaux phénomènes compliquent encore l'évolution des Sauropsidés. Ces animaux appartiennent, parmi les Vertébrés, à la section des Allantoïdiens, dite encore section des Amniotes; en conséquence, chacun de leurs embryons possède un amnios et une vésicule allantoïde. — L'amnios est produit par des replis de la zone para-embryonnaire. Celle-ci, dans sa région proximale, qui s'unit immédiatement à la zone embryonnaire, se divise en deux lames par une sorte de clivage. La lame interne demeure accolée à la vésicule vitelline. La lame externe se soulève en quatre replis, qui s'amplifient, de manière à entourer l'embryon sur ses côtés, puis à passer au-dessus de lui, pour s'y réunir et s'y souder. L'ensemble de ces replis enveloppe l'embryon, et constitue l'amnios. La venue de ce dernier est précoce; ses premières ébauches apparaissent peu après la délimitation des feuillets. — La genèse de la vésicule allantoïde est un peu plus tardive. Cette vésicule est une dépendance de l'extrémité postérieure du corps embryonnaire; elle s'étend hors de ce dernier, pénètre dans la fente de clivage du blastoderme para-embryonnaire, et y grandit.

La présence de ces ébauches supplémentaires donne, aux jeunes embryons des Sauropsidés, une complexité considérable, telle que ceux des Sélaciens, privés à la fois d'amnios et d'allantoïde, n'en montrent point. Ces nouveaux organes ne passent pas à l'adulte; ils sont des annexes embryonnaires, dont il est permis de faire abstraction, puisqu'ils proviennent, d'une manière secondaire, du blastoderme déjà complet. Ils diffèrent en cela de la vésicule vitelline, qui correspond à un protendoderme non figuré, différencié d'une façon hâtive, et chargé d'alimenter le petit être. Leur étude appartient à celle des appendices de l'embryon.

II. **Feuillets primordiaux du blastoderme embryonnaire.** — Les recherches, effectuées sur le développement des Sauropsidés, sont des plus nombreuses; elles portent principalement sur les Oiseaux, le Poulet de préférence. La grande ressemblance des œufs de tous ces Vertébrés permet d'étendre, aux autres Sauropsidés, les résultats fournis par l'examen de ce dernier animal. — Cependant, malgré le chiffre excessif des études entreprises, les contestations ont été fréquentes sur divers points importants; la cause en est due à la condensation extrême de l'évolution, à la présence d'un vitellus abondant, qui rendent les observations des plus délicates et des plus difficiles, pour peu qu'on veuille les faire avec précision. En ces dernières années, M. Duval, rassemblant et complétant ses premières investigations sur l'embryogénie du Poulet, a publié un ouvrage devenu classique, prenant le petit être à son début, et le suivant dans toutes ses phases, jusqu'à son état parfait. Le nombre, la valeur, et la netteté, des résultats obtenus par cet auteur, font de son étude, en ce qui touche le développement des Vertébrés supérieurs, le guide le plus autorisé.

A. — La cicatricule, constituée par un petit amas de blastolécithe, renferme le noyau de l'œuf; elle est posée sur la vésicule vitelline. Elle se divise, tout en s'annexant le blastolécithe voisin, et donne le *blastoderme embryonnaire*, encore nommé, à cause de son aspect et de son rôle, le *disque germinatif*, ou le *disque blastodermique*. — L'orientation de ce dernier, même dès sa première indication, n'est pas indéterminée; elle est constante. En le supposant divisé en deux moitiés, de telle façon que l'une de ces moitiés donne la partie antérieure du corps de l'embryon, et l'autre la partie postérieure, la ligne de division est toujours perpendiculaire au grand axe de l'œuf entier, c'est-à-dire à l'axe longitudinal qui passe par le gros bout et le petit bout de ce dernier. La moitié, répondant à la future partie postérieure du corps, se trouve sur la gauche de ce grand axe, et l'autre sur la droite. En se représentant l'œuf placé devant soi, avec le gros bout à droite, et le petit à gauche, la moitié antérieure est située en avant, et la moitié postérieure en arrière, de l'axe longitudinal. — La multiplication cellulaire, et la différenciation des éléments formés, procèdent, dès le début des phases évolutives, avec une plus grande rapidité dans la moitié postérieure. Celle-ci est, en effet, chargée de produire cette région, homologue de l'extrémité postérieure, portant l'entéropore, des gastrules données par les développements dilatés.

Le noyau de l'œuf se segmente un certain nombre de fois; les parcelles nucléaires se répandent dans le protoplasme de la cicatricule, et se scindent à leur tour. D'une manière connexe, le protoplasme se partage en cellules, qui se concrètent autour de ces noyaux. Ces deux phénomènes continuent à s'effectuer; les parcelles nucléaires, encore libres, augmentent sans cesse en nombre, et le protoplasme environnant les entoure pour produire autant de cellules; d'autre part, les éléments, ainsi fournis, se multiplient, en surplus, par des scissions répétées. Un troisième phénomène intervient, synchrone aux deux premiers : la cicatricule grandit, en s'annexant le blastolécithe voisin, et lui procurant des noyaux. — Par ces trois impulsions génétiques, qui se manifestent en même temps, la cicatricule grandit dans tous les sens, et se convertit, à mesure, en blastomères. Ceux-ci s'arrangent en plusieurs assises superposées. Les noyaux, encore libres dans le protoplasme, sont souvent nommés des *mérocytes;* ils ne diffèrent des autres que par leur jeunesse plus grande, qui ne leur permet pas encore d'être placés au centre de cellules distinctes; ce dernier fait ne tarde pas à intervenir à leur égard.

Au moment où la cicatricule se trouve composée de deux assises de blastomères, une cavité étroite, semblable à une fente de clivage, se creuse entre ces deux couches. La rangée externe se soulève quelque peu, et forme un dôme très-surbaissé, qui s'appuie, par ses bords, sur le reste de la cicatricule. Cette cavité persiste pendant un temps assez long, et ne disparaît guère qu'à l'instant où le bourrelet postérieur s'ébauche à son tour. Cette durée, et cette situation, permettent d'assimiler cet espace à un blastocœle, notamment à celui possédé par les blastules stratifiées des Cyclostomes, des Ganoïdes, et des Amphibiens. Les relations sont semblables dans les deux cas. Aussi, malgré sa minime étendue, peut-on considérer cette cavité comme homologue d'un blastocœle, comme répondant à un rappel très amoindri de ce dernier, capable même de manquer chez certains Sauropsidés, à cause de son peu d'importance. Sa venue autorise à considérer la présente phase comme similaire de la blastule des embryogénies dilatées. De même que chez celle-ci, la rangée supérieure fait partie du protectoderme, et la rangée inférieure du protendoderme.

B. — Le nombre des assises de blastomères continue à augmenter; il atteint rapidement le chiffre de quatre et de cinq; l'ensemble constitue un blastoderme embryonnaire, déjà bien accusé. En ce moment, le bord postérieur de ce dernier s'épaissit, pour donner le bourrelet en croissant; et son assise profonde se soulève au-dessus du deutolécithe. Ce soulèvement débute dans la région postérieure du blastoderme, concordant ainsi avec la genèse du bourrelet, et s'avance jusque dans la région antérieure. Une telle connexion première avec le bourrelet, — qui correspond aux lèvres soudées d'un entéropore, — et le sens de l'extension, donnent à cet espace la valeur d'une cavité entérique, d'une dépression gastrulaire, produite sur place par un clivage, au lieu de provenir d'une invagination réelle. La poussée invaginante s'accuse encore dans la direction que suit le clivage; mais elle est à l'état d'indice. Cette cavité, nommée par les auteurs la *cavité sous-germinale*, s'avance dans la moitié antérieure du blastoderme, toujours placée entre celui-ci et le deutolécithe; elle s'élargit à mesure. Les blastomères les plus profonds se dissocient quelque peu les uns des autres, et, tout en augmentant leur nombre par des scissions répétées, demeurent comme suspendus dans sa région supérieure.

La cavité sous-germinale ne disparaît pas. Peu après sa formation, l'assise blastodermique la plus interne prend l'aspect d'une couche continue, semblable à une lame. Cette couche est l'endoderme définitif; elle limite en haut la cavité. Celle-ci grandit, et constitue un espace, rempli d'un liquide transparent, placé au-dessous de la majeure partie

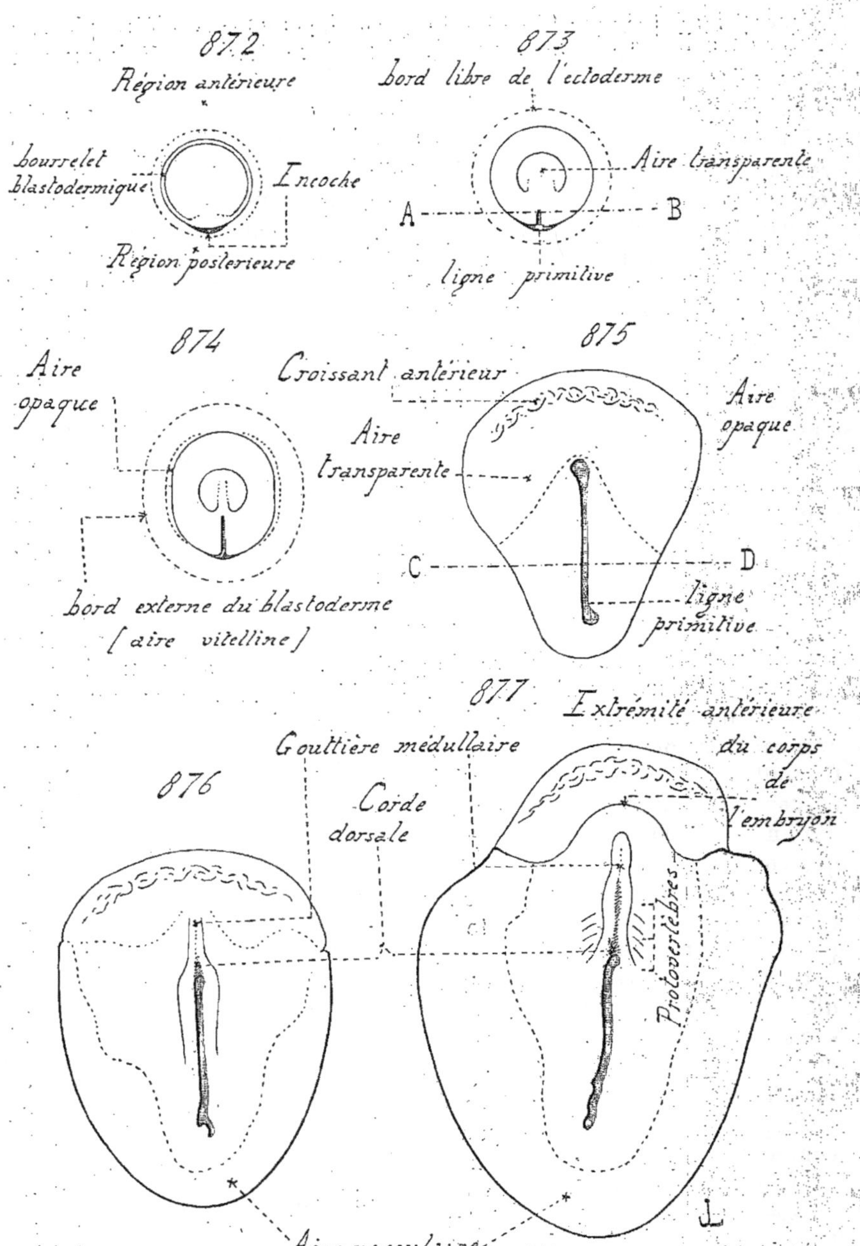

Fig. 872 à 883. — Délimitation des feuillets chez les embryons des Sauropsidés (*contours extérieurs*; d'après Mathias Duval sur le Poulet. Les figures 872 à 877 correspondent,

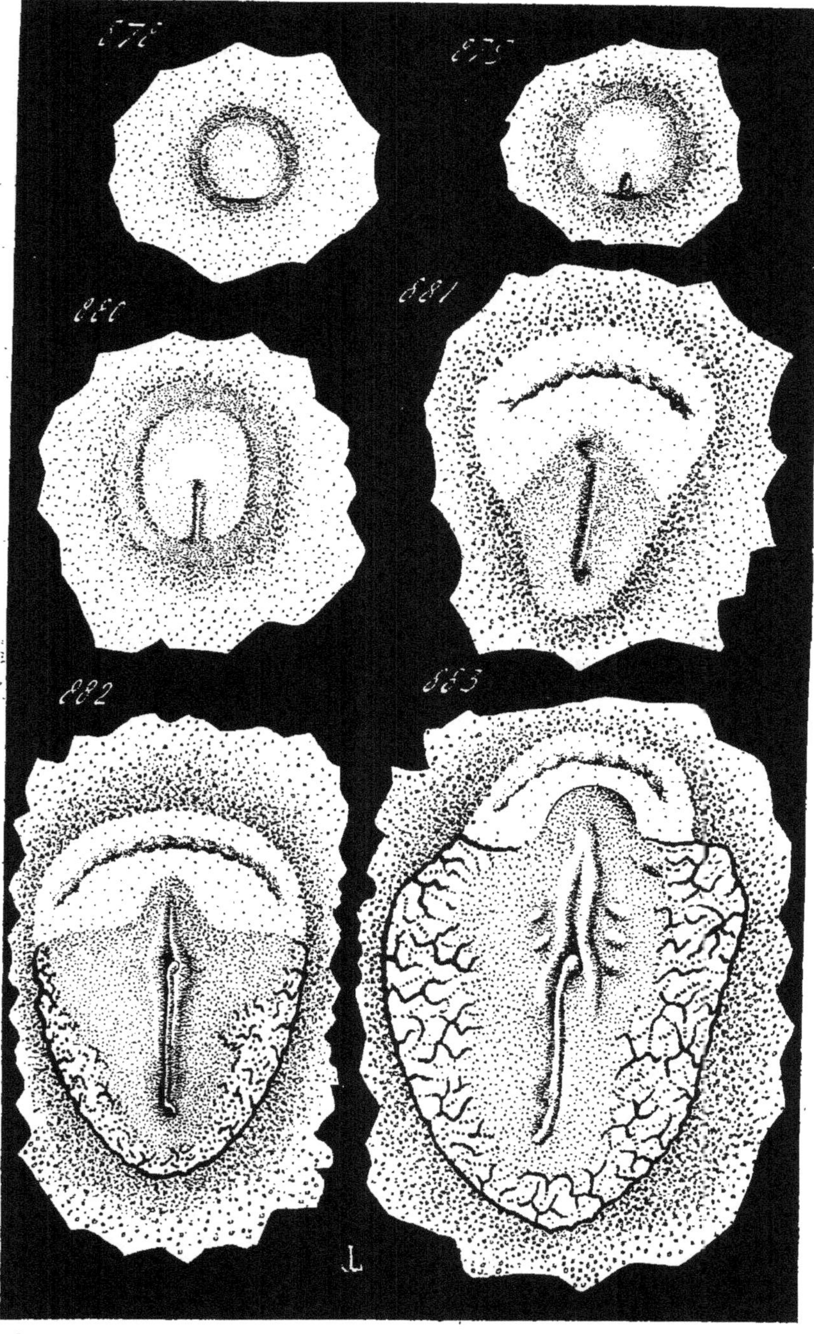
878
879
880
881
882
883

du jeune blastoderme embryonnaire ; cette dernière peut donc être aisément enlevée du vitellus, et tranche par sa transparence, lorsqu'on l'examine à la lumière transmise : d'où son nom d'*aire transparente*.

La cavité sous-germinale demeure ainsi, pendant que les feuillets définitifs se délimitent, et que s'ébauchent les premiers organes, avec les annexes de l'embryon. Elle augmente en surface, car elle accompagne l'endoderme dans son extension croissante; elle est plus large sous l'extrémité antérieure de la zone embryonnaire, que sous l'extrémité postérieure. Le deutolécithe, situé au-dessous d'elle, ne contient aucun noyau ; il se convertit progressivement en un liquide nutritif, qui remplit la cavité elle-même, pour être absorbé à mesure par les cellules endodermiques. Dans la suite, lorsque l'endoderme, semblable jusqu'alors à une lame plane ou faiblement concave, se replie sur lui-même pour se transformer en un canal digestif, il englobe, dans son mouvement, une part de la cavité sous-germinale, qui entre ainsi dans la constitution de l'intestin. — Cette cavité demeure localisée au-dessous du centre de la zone embryonnaire, n'atteint pas les bords de celle-ci, et ne parvient point dans la zone para-embryonnaire.

L'origine et la fin de cet espace précisent sa véritable nature. Ce vide, creusé sous le blastoderme, est l'homologue, comme l'a démontré M. Duval, de l'entéron des vraies gastrules. Il commence par communiquer, avec le dehors, au moyen d'un orifice entéroporien ; il est limité, d'un côté par le correspondant de l'endoderme formatif, de l'autre par celui de l'endoderme nutritif, des gastrules d'Amphibiens ; le liquide, dont il est rempli, sert à l'alimentation de l'embryon ; il persiste, au moins en partie, dans l'organisme définitif : son caractère de cavité entérique est, en somme, des mieux accusés. — Peut-être, cette cavité n'existe-t-elle pas, avec toutes ses particularités essentielles, chez tous les embryons des Sauropsidés ; elle paraît cependant ne jamais manquer, en n'ayant parfois qu'une étendue restreinte.

---

d'une façon plus simple, et diagrammatique, à celles numérotées de 878 à 883; ces dernières expriment les dispositions réelles, telles qu'elles se présentent lorsqu'on examine de face une cicatricule en voie de devenir un embryon ; la cicatricule est seule dessinée, avec une petite partie des régions para-embryonnaires qui l'entourent). — En 872 et 878, genèse de l'encoche postérieure, c'est-à-dire du bourrelet entéroporien, muni de son sillon en croissant ; la coupe, dessinée dans la figure 871, est menée suivant l'axe longitudinal d'une cicatricule parvenue à cet état. — En 873 et 879, début de la ligne primitive ; la coupe, dessinée dans la figure 884, est menée suivant le plan AB tracé sur ce dessin, c'est-à-dire par l'extrémité antérieure de la ligne primitive. — En 874 et 880, extension longitudinale de la ligne primitive, pendant que le sillon en croissant se raccourcit. — En 875 et 881, la ligne primitive existe seule ; le trait CD indique le plan de la coupe dessinée dans la figure 886. — En 876 et 882, le neuraxe, déjà ébauché, lors des phases précédentes, en avant de la ligne primitive, commence à prendre l'aspect de gouttière médullaire. — En 877 et 883, la gouttière médullaire s'allonge, et les extrémités postérieures des replis qui la bordent encadrent la ligne primitive pour la convertir en canal neurentérique ; les premiers mésosomites (protovertèbres) font leur apparition. Les phases suivantes de l'évolution embryonnaire sont exprimées par les figures numérotées de 973 à 985.

C. — Quoi qu'il en soit à cet égard, le moment où le blastoderme, composé d'un certain nombre d'assises superposées, est épaissi dans son bord postérieur par la présence du bourrelet en croissant, et séparé du vitellus par la cavité sous-germinale, se trouve être l'équivalent strict de celui où la phase gastrulaire se manifeste dans les développements dilatés. Les deux feuillets primordiaux, qui avaient déjà commencé à se délimiter, achèvent de se distinguer l'un de l'autre. — Leur délimitation s'effectue par clivage, par délamination. L'assise externe des blastomères, déjà séparée de l'assise plus profonde par le petit blastocœle de la phase blastulaire, achève de régulariser ses contours, et devient le protectoderme; il se compose de petites cellules cubiques, ou cylindriques, juxtaposées. La rangée profonde, accompagnée de toutes celles qui prennent naissance au-dessous d'elle, constitue le protendoderme. Ce feuillet est formé par plusieurs couches superposées, trois ou quatre en moyenne, de cellules arrondies, ou ovalaires, laissant entre elles des espaces vides, d'ampleur variable. Ces espaces se relient à la cavité sous-germinale.

Cette délimitation s'accompagne d'une multiplication intense; les deux phénomènes s'effectuent en même temps. La prolifération cellulaire est surtout active au niveau du bord postérieur du blastoderme, où elle a pour résultat de produire le *bourrelet en croissant*. Celui-ci, encore nommé *bourrelet blastodermique, bourrelet germinatif*, mériterait plutôt, à cause de son homologie, le terme de *bourrelet entéroporien*. Il se creuse, suivant sa longueur, d'une fente étroite, qui communique, durant un temps assez long, avec la cavité sous-germinale, et le divise en deux parts, homologues de la lèvre antérieure et de la lèvre postérieure d'un entéropore; de son côté, la fente répond à l'entéropore lui-même. — Par un fait, que montrent déjà les Amphibiens, mais plus accentué ici, la lèvre antérieure émet une expansion, qui s'avance perpendiculairement au bourrelet. Cette expansion est le *sillon primitif*, ou la *ligne primitive*; elle grandit, à mesure que le bourrelet s'efface; l'atrophie de ce dernier commence par ses deux extrémités. La cavité du sillon s'ouvre, en arrière, dans la fente du croissant; de même les replis, qui l'encadrent, se continuent avec la lèvre antérieure du bourrelet. La totalité de la ligne primitive est donc un diverticule, émis par ce bourrelet, et dirigé en avant, perpendiculairement à lui. — Ces particularités, et notamment celles touchant à la taille des fentes du bourrelet et du sillon, semblent plus prononcées chez les Reptiles que chez les Oiseaux; du moins, d'après les observations faites sur le développement des Sauriens et des Chéloniens.

La *région entéroporienne* des Sauropsidés, en désignant, par ce nom, l'ensemble de ces formations, comprend donc deux parties. La première, en tant qu'apparition, est le bourrelet; la seconde est la ligne primitive. Celle-là fournit celle-ci, et disparaît ensuite. Cette dernière s'allonge, jusqu'au moment où elle parvient, en moyenne, au niveau de la moitié antérieure du blastoderme. — La plaque médullaire commence, alors, à s'ébaucher dans cette moitié, et à se convertir en gouttière. Les replis médullaires, qui limitent la cavité de la gouttière, s'étendent en arrière, et s'annexent les replis de la ligne primitive. Celle-ci se ferme, et se transforme en canal neurentérique, qui disparaît également par la suite, après avoir communiqué, pendant un certain temps, soit avec la cavité sous-germinale, soit avec les petits espaces vides laissés entre les cellules du protendoderme postérieur.

La région entéroporienne est le siège d'une multiplication active. Celle-ci atteint surtout le protendoderme, car le protectoderme se borne à s'étaler, pour recouvrir les nouvelles parties produites; elle débute au niveau du bourrelet, pour continuer le long de la ligne primitive. Dans toutes ces zones, les éléments du protendoderme augmentent sans cesse en nombre, et avec rapidité, alors qu'ailleurs leur prolifération est beaucoup plus faible. — L'accroissement de ce feuillet s'effectue, de préférence, dans la région qui correspond à l'entéropore des gastrules; elle est moindre dans les autres parties du blastoderme.

De tels phénomènes permettent de comprendre les divergences établies entre les auteurs. Parmi ces derniers, les uns admettent que les feuillets primordiaux se délimitent au moyen d'une délamination, les autres avancent qu'ils prennent naissance par gastrulation. En réalité, les deux dispositions coexistent. — Dans une genèse gastrulaire, le blastoderme augmente le nombre de ses éléments, tout en invaginant une de ses parties; la zone qui s'invagine est le siège d'une multiplication plus intense que celle demeurant extérieure, puisqu'elle accroît sa surface dans de plus grandes proportions. La prolifération est inégale, bien que l'inégalité soit relativement peu marquée. Le blastoderme d'une gastrule subit ainsi deux impulsions, l'une d'invagination, l'autre de multiplication inégale. — Cette dernière seule existe dans le blastoderme des planules de Sauropsidés; l'invagination fait défaut. Le blastoderme se divise en plusieurs assises cellulaires superposées, grandit, et s'épaissit; seulement, cette prolifération est plus active dans des zones qui correspondent exactement aux régions soumises, chez les gastrules, à l'invagination. Les assises se délimitent, sur place, en protectoderme et protendoderme, par une délamination réelle; mais les éléments, intéressés dans cette délamination, sont produits, en plus grande abondance, dans une région, qui conserve ainsi l'une des impulsions gastrulaires. — La délamination planulaire et la gastrulation existent donc à la fois, cette dernière étant privée de son mouvement invaginant, et se bornant à la multiplication cellulaire plus active. En suivant, dans le précédent paragraphe, chez les Ichthyopsidés, la série croissante des altérations qui aboutissent aux particularités montrées par les Sauropsidés, on voit l'ampleur de l'impulsion invaginante se réduire peu à peu, et la délamination planulaire prendre, à mesure, une importance de plus en plus grande. Finalement, chez les Sauropsidés, le mouvement d'invagination ne se traduit que par la direction du clivage de la cavité sous-germinale; aucun déplacement, comparable à celui d'une dépression extérieure qui pénètre dans le corps, ne se manifeste. La gastrulation est seulement accusée par l'inégalité de la prolifération cellulaire, plus grande dans la région blastodermique qui devrait s'invaginer, et par l'apparition des fentes de la ligne primitive.

III. Feuillets définitifs du blastoderme embryonnaire. — *A.* — De suite après leur délimitation, et pendant qu'elle s'effectue, les feuillets primordiaux donnent les feuillets définitifs, avec les rudiments du neuraxe et de la notocorde. Le protectoderme engendre le neuraxe, et persiste comme ectoderme définitif. Le protendoderme se subdivise en bandelette notocordale, mésoderme, et endoderme. — Cette différenciation, qui aboutit à la production, sous la forme d'ébauches distinctes les unes des autres, des trois feuillets et de leurs annexes, ne se produit pas, en même temps, dans toute l'étendue de la zone embryonnaire; de plus, elle n'attend point, pour se manifester, que la multiplication des blastomères, dont le but est d'engendrer les feuillets primordiaux, soit achevée. Elle commence à se montrer dans la moitié postérieure de la zone embryonnaire, et gagne, de là, vers la moitié antérieure, en procédant du centre vers la périphérie. La moitié postérieure offre déjà des assises fort nettes, et de même le milieu de la moitié antérieure, alors que les bords de cette dernière sont encore composés de blastomères indifférents, n'ayant d'autre objet que d'augmenter leur nombre, et ne s'étant pas groupés en un protectoderme et un protendoderme. Une telle disposition les atteint ensuite; mais, pendant que le mouvement de différenciation parvient sur eux, la zone embryonnaire augmente sa surface, et les nouvelles régions marginales sont encore indifférentes à leur tour. La différenciation n'est donc pas simultanée; elle commence dans cette partie, de la zone embryonnaire, où la multiplication est la plus rapide, et procède de là, en irradiant vers les autres parties. Sa direction est, dans ce sens, la même que celle suivie par le mouvement de multiplication; celui-ci commence d'abord, et se montre en premier lieu; la différenciation se manifeste ensuite.

Une telle connexité, dans une même zone embryonnaire, de régions déjà complexes et d'autres simples encore, a empêché, pendant longtemps, de reconnaître avec précision les origines exactes des feuillets, du neuraxe, et de la notocorde. La difficulté, sous ce rapport, était augmentée par l'extrême ressemblance de la plupart des éléments entre eux. Aussi les divergences, entre les embryologistes, ont-elles été considérables. Dans ces dernières années seulement, les études faites sur ce sujet, et notamment celles de M. Duval, ont permis de saisir les phénomènes réels.

Le protectoderme se borne à engendrer le neuraxe; il ne prend aucune part à la production du mésoderme; sa contiguïté étroite avec les rudiments de ce dernier, en certaines parties, surtout vers les bords de la ligne primitive, est la cause des erreurs commises par plusieurs auteurs. Le protendoderme se divise en trois ébauches. Parmi ses éléments, ceux placés au-dessous du neuraxe se rassemblent en un cordon compact, qui est la notocorde. Les autres, de beaucoup les plus nombreux, sont groupés en plusieurs assises, dont la plus profonde recouvre la cavité sous-germinale. Celle-ci devient l'endoderme définitif. Celles-là composent le mésoderme ; leurs éléments sont répartis en deux groupes, dont l'un est placé à droite, et l'autre à gauche, de la notocorde ; chacun d'eux donne l'épithélio-mésoderme et le mésenchyme de la moitié correspondante du corps. — La genèse de toutes ces ébauches, c'est-à-dire la différenciation des feuillets primordiaux, commence dans la région entéroporienne, au niveau du bourrelet postérieur et de la ligne primitive, pour gagner les autres parties de la zone embryonnaire. C'est en appliquant d'une façon prématurée, à ces autres parties simples encore, les résultats déjà fournis par cette région, et se laissant tromper par la ressemblance des cellules entre elles, que beaucoup d'auteurs sont arrivés à des notions différentes de celles qui précèdent.

Le protectoderme consiste en une assise cellulaire simple, placée à la surface de la zone embryonnaire ; cette structure persiste dans l'ectoderme définitif. Il donne naissance au neuraxe. La première indication de ce dernier apparaît, en avant de l'extrémité antérieure de la ligne primitive, sous la forme d'une plaque, la *plaque médullaire*, constituée par plusieurs couches cellulaires superposées. Ces rangées supplémentaires proviennent de la multiplication rapide de l'unique assise première. La plaque ayant l'aspect d'un ovale, dont le grand axe est sur le prolongement de l'axe longitudinal de la ligne primitive, les couches sont plus nombreuses sur la région axiale même de la plaque, que sur ses bords ; la première comprend cinq à six de ces rangées, alors que les bords en ont deux seulement, et se confondent peu à peu avec l'ectoderme simple avoisinant. — Etant donnée son orientation par rapport à la ligne primi-

---

Fig. 884 à 888. — Délimitation des feuillets blastodermiques chez les embryons des Sauropsidés (*coupes transversales*; d'après Mathias Duval, sur le Poulet. Ces figures se rapportent aux précédentes, destinées à montrer les contours extérieurs ; par erreur, dans les figures numérotées 884, 885, et 886, l'expression *neuraxe* a été mise au lieu de *ligne primitive*). — En 884, coupe menée suivant AB de l'embryon représenté en 873 et 879 ; cette coupe passe par l'extrémité antérieure de la ligne primitive. — En 885, coupe semblable, mais faite dans un blastoderme quelque peu plus âgé, et plus étendu en surface. — En 886, coupe menée suivant CD, dans l'embryon représenté en 875 et 881 ; les trois feuillets sont délimités les uns des autres ; l'ectoderme est fort épais dans la ligne primitive. — En 887, coupe transversale passant par le neuraxe (gouttière médullaire) d'un embryon parvenu à la phase représentée en 877 et 883. La gouttière médullaire est encore largement ouverte, et limitée par des rebords, qui sont les replis médullaires ; au-dessous d'elle se trouve un amas cellulaire, qui n'est autre que la notocorde. — En 888, coupe semblable, mais faite dans un embryon quelque peu plus âgé, et destinée à montrer le début de la fermeture de la gouttière médullaire, et de sa conversion en un canal. — Le trait, qui parcourt toute la planche en passant par la ligne primitive et le neuraxe, indique le milieu de l'organisme embryonnaire.

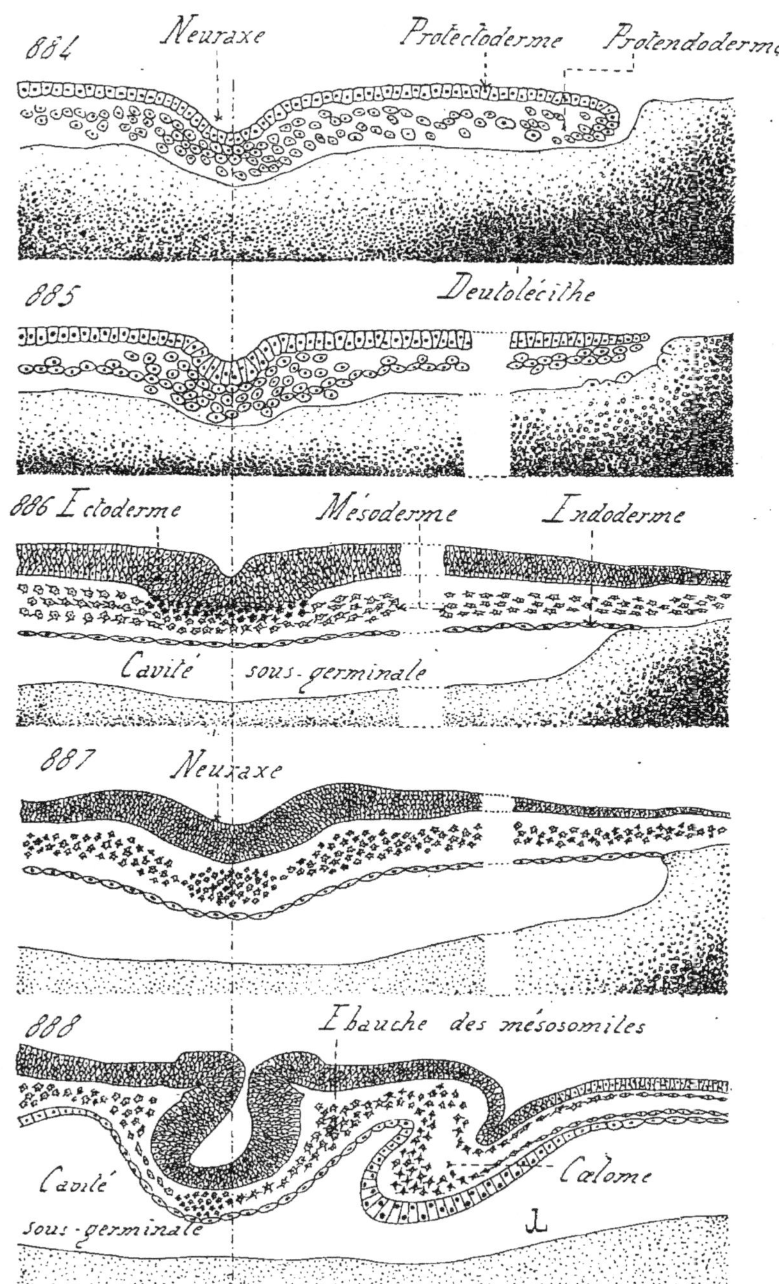
884
Neuraxe
Protectoderme
Protendoderme

885
Deutolécithe

886 Ectoderme
Mésoderme
Endoderme
Cavité sous-germinale

887 Neuraxe

888
Ébauche des mésosomites
Cavité
sous-germinale
Cœlome
L

tive, la plaque médullaire se trouve, comme cette dernière, perpendiculaire au plan du bourrelet postérieur; elle marque désormais l'axe longitudinal du corps. Elle se convertit en *gouttière médullaire*, par le soulèvement de ses bords au-dessus du niveau de la zone embryonnaire, et par la dépression de sa partie axiale. La gouttière se transforme, à son tour, en un canal, par l'amplification croissante de la dépression, et par l'affrontement, suivi de la soudure, des bords soulevés. L'ébauche du neuraxe est, dès lors, complète. Comme chez les autres Craniotes, la fermeture de la gouttière médullaire n'est pas simultanée sur toute l'étendue de cet organe. Elle commence dans la partie correspondante au futur cerveau moyen, et progresse, de là, en avant et en arrière. Elle n'est terminée, chez le Poulet, qu'au moment où douze mésosomites se sont délimités dans le mésoderme.

A cause de sa situation, le neuraxe contracte des rapports étroits avec la ligne primitive. Lorsqu'il en est à la phase de gouttière médullaire, ses bords, souvent nommés les *replis médullaires*, divergent quelque peu dans sa région postérieure, et embrassent l'extrémité antérieure de la ligne; la fente creusée dans cette dernière est encore ouverte. L'espace losangique, ainsi laissé entre les régions mises en présence, est dit le *sinus rhomboïdal*; cet espace n'a pas d'autre importance que celle venant de sa forme et de sa situation, et son nom n'implique aucune connexion avec les organes désignés, dans l'économie définitive, par une expression identique. Cette région postérieure du neuraxe s'allonge rapidement, en accompagnant l'accroissement du corps, qui s'effectue de préférence dans les zones placées à son niveau; ce faisant, elle se ferme, et se convertit en canal. A la suite de cette extension continue, la ligne primitive est sans cesse reportée plus loin, dans l'extrémité postérieure du corps; elle se ferme également, et devient un canal, dont la lumière se continue avec celle du neuraxe.

Ce conduit, issu de la ligne primitive, est l'homologue du *canal neurentérique* des embryogénies dilatées. Il provient, de même, de l'entéropore, ou d'une région qui lui correspond; et il s'abouche, en avant, avec le neuraxe. Seulement, il ne peut conduire dans une cavité entérique absente, ou presque absente; il se termine, par son extrémité postérieure, entre les éléments du protendoderme, d'ordinaire entre ceux qui vont composer, ou composent déjà, l'ébauche de la notocorde. — Le canal neurentérique se ferme ensuite, et se détruit. Mais avant que cette fin ne survienne, la cavité intestinale se délimite; et la lumière du canal s'abouche avec la partie, de cette cavité, qui correspond à l'intestin post-anal. Ces connexions sont des plus fugaces; le canal ne tarde pas à disparaître, et de même l'intestin post-anal, de façon à ne laisser, dans l'économie de l'adulte, aucune trace de ces relations embryonnaires. A ce qu'il semble d'après les recherches des auteurs, de tels rapports sont soumis à des variations nombreuses; sans doute en ce que le pouvoir héréditaire s'exerce, d'une manière inégale, sur un appareil destiné à s'atrophier.

B. — Le protendoderme consiste en plusieurs rangées de blastomères, cinq à six en moyenne, placées sous le protectoderme, entre
celui-ci et la cavité sous-germinale. Ces éléments ne sont pas tassés les
uns contre les autres; ils se trouvent séparés par des vides étroits, qui
communiquent entre eux et avec la cavité précédente; ils envoient,
dans ces espaces, des expansions pseudopodiques. Ils sont semblables
les uns aux autres, et se multiplient avec rapidité. Leur prolifération
est surtout active dans la région de la ligne primitive, et, dès l'apparition
du neuraxe, au niveau de ce dernier.

Les éléments les plus profonds du protendoderme, qui limitent directement la cavité sous-germinale, ne tardent pas à se distinguer des
autres; ils s'étalent, se touchent, s'accolent par leurs bords, et se disposent
en une couche continue, simple. Cette assise est l'endoderme définitif.
Sa première indication se montre dans la moitié postérieure de la zone
embryonnaire, au-dessous de la ligne primitive. Elle gagne en surface
dans tous les sens, soit par l'adjonction à ses bords de nouveaux
éléments du protendoderme, soit par la multiplication des cellules
qu'elle possède déjà. En définitive, elle constitue une lame, composée
d'une seule rangée d'éléments, étalée au-dessus de la cavité sous-
germinale.

Les autres cellules du protendoderme donnent la notocorde et le
mésoderme. — Celles qui, parmi elles, se trouvent placées sous l'ébauche
du neuraxe et sous la ligne primitive, rétractent leurs prolongements,
tout en augmentant leur nombre, et se tassent les unes contre les autres.
Elles ne tardent pas à constituer un cordon compact, cylindrique,
exactement posé au-dessous du neuraxe. Ce cordon est la notocorde.
Cette dernière a déjà revêtu ses caractères essentiels; elle n'a plus qu'à
s'accroître par ses propres moyens, puis à se différencier, après s'être
ainsi délimitée, sur place et en sa situation définitive, au sein du protendoderme.

Quelques-unes seulement des cellules du protendoderme sont
employées à façonner l'endoderme et la notocorde; les autres, de beaucoup les plus nombreuses, constituent, dès lors, le mésoderme. Ces dernières sont groupées en plusieurs assises, situées entre l'ectoderme et
l'endoderme; elles se trouvent, à la suite de la genèse de la notocorde,
réparties en deux groupes, dont l'un est à droite, et l'autre à gauche, de
cet organe. — Tout en accroissant, par des scissions répétées, son
volume total, le feuillet moyen se différencie, sur place, en épithélio-
mésoderme et mésenchyme. Par une condensation extrême de l'évolution, et au moyen d'un double déplacement dans le temps et dans
l'espace, toutes les parties, qui dérivent les unes des autres dans les
embryogénies dilatées, naissent également aux dépens des ébauches
mésodermiques. En chacun des deux groupes, plusieurs cellules régularisent leurs contours, deviennent cubiques, se rapprochent, et se
rassemblent en couches épithéliales; celles-ci constituent l'épithélio-

mésoderme, et donnent les mésosomites, avec les plaques latérales. Les autres cellules, placées en dehors des précédentes, contre l'ectoderme ou l'endoderme, conservent leur aspect primitif, l'exagèrent même, remplissent d'une substance fondamentale leurs vides de séparation, et composent le mésenchyme.

Ce dernier n'est donc pas un produit de l'épithélio-mésoderme, contrairement à ce qui se passe dans les évolutions dilatées. Il est, dès son début, indépendant de lui, et tous deux se délimitent à part dans l'ébauche totale du mésoderme. Cette indépendance est secondaire pourtant; elle est un des résultats de l'abondance des blastomères produits dans les embryogénies condensées; grâce à cette quantité considérable d'éléments accumulés, les premières cellules du mésenchyme sont distinctes de celles de l'épithélio-mésoderme. Cependant, les unes et les autres ont même origine; les éléments initiaux du feuillet moyen sont les homologues stricts de ceux qui composent l'épithélio-mésoderme des développements dilatés, et ces éléments engendrent les autres, y compris ceux du mésenchyme. La provenance de ce dernier, dans ses bases essentielles, n'est donc pas changée; l'altération, conséquence de la condensation extrême des phénomènes embryonnaires, porte sur les procédés employés, et sur eux seuls. Le mésenchyme, en définitive, est homologue à lui-même dans toute la série des Vertébrés.

La condensation du développement a pour second effet de donner, dès leur apparition, aux parties de l'épithélio-mésoderme, leurs dimensions relatives presque complètes. Elles n'ont plus qu'à suivre l'accroissement du corps. Les ébauches de ces parties se creusent de leur entérocœlome, et se convertissent rapidement en mésosomites ou plaques latérales. — Le premier mésosomite se délimite en avant de l'extrémité antérieure de la ligne primitive. Ses similaires se façonnent en arrière de lui. La région qu'ils occupent est donc la seule, ou peu s'en faut, à augmenter les dimensions de l'embryon suivant son axe longitudinal, car chacun des nouveaux mésosomites prend naissance entre son précédent et cette extrémité de la ligne primitive.

IV. **Blastoderme para-embryonnaire, ou vitellin.** — *A.* Ce blastoderme entoure le deutolécithe de la vésicule vitelline, et lui forme une paroi. Lorsqu'il est complet, il se compose des trois feuillets, disposés dans leur ordre d'habitude. Il est une dépendance du blastoderme embryonnaire; les bords de ce dernier, dans leur accroissement aux dépens du blastolécithe superficiel, dépassent la zone chargée de façonner l'organisme définitif, s'étendent autour de la vésicule vitelline, et l'enveloppent entièrement. — Une telle extension n'est pas simultanée; elle s'effectue lentement, et avec régularité, en partant du pourtour de la zone embryonnaire, et gagnant peu à peu, après avoir circonvenu le deutolécithe entier, la région opposée à cette dernière. Chez le Poulet, et afin de donner un exemple de la lenteur apportée, ce mouvement n'approche de sa fin que vers le septième jour de l'incubation, après avoir commencé dans le courant du premier jour. La progression régulière du blastoderme para-embryonnaire s'effectue suivant le type propre aux planulations indirectes. (*Fig.* 827 *à* 830, *et* 950 *à* 965.)

La région où ce blastoderme vient à se clore, où le deutolécithe est recouvert en dernier lieu, diffère de son équivalente des Sélaciens et des Téléostéens. Elle correspond, chez ceux-ci, à la lèvre postérieure de l'entéropore; alors qu'elle est, chez les Sauropsidés, diamétralement opposée à la zone embryonnaire. De plus, en ce qui touche ces derniers animaux, l'évolution comporte des phénomènes d'un ordre spécial, dus à la genèse d'annexes, tels que l'amnios et la vésicule allantoïde, dont les Ichthyopsidés sont privés. Il existe, sans doute, un rapport de cause à effet entre la présence, ou l'absence, de ces appendices, et le déplacement de la zone de fermeture. En effet, l'allantoïde des Sauropsidés, à peine ébauchée, se trouve située au niveau du bourrelet entéroporien. Sa venue, comme celle des replis amniotiques du reste, détermine la production, autour du deutolécithe voisin, de couches cellulaires nombreuses.

L'extension continue du blastoderme para-embryonnaire se manifeste aux dépens du blastolécithe superficiel de la vésicule vitelline. Ce blastolécithe se concrète en cellules, auxquelles les noyaux sont fournis par des éléments, déjà ébauchés avant elles. — Le vitellus évolutif se dégage du deutolécithe; il constitue une masse plasmique, où les noyaux se multiplient, et augmentent leur nombre. Le blastolécithe se dispose autour de plusieurs de ces noyaux, pour donner des cellules entières; les autres parcelles nucléaires continuent à se scinder, pour se rendre dans le nouveau vitellus évolutif, qui va se dégager dans la zone voisine. Ce double mouvement, d'isolement du blastolécithe, et de multiplication nucléaire connexe, gagne de proche en proche, avec régularité; il a pour effet d'entourer à mesure, de couches cellulaires distinctes, la vésicule vitelline. — Ce mouvement est la suite de celui qui, s'exerçant sur la cicatricule au début des phases évolutives, aboutit à la genèse des feuillets de la zone embryonnaire. Les noyaux, situés dans la région marginale de cette dernière, donnent ceux du blastoderme para-embryonnaire, et ils proviennent eux-mêmes du noyau de la cicatricule.

Les phénomènes se déroulent dans l'ordre suivant. La cicatricule se résout en cellules; son unique noyau se scinde à cet effet. La différenciation cellulaire n'est pas simultanée; elle progresse du centre vers la périphérie. Les bords sont constitués par une masse protoplasmique, non encore convertie en éléments figurés, et contenant des parcelles nucléaires, issues du noyau primordial. Ces bords s'étalent en surface, et se concrètent à mesure en cellules; ils s'étendent par l'annexion préalable, et constante, du blastolécithe superficiel. Ils commencent par envoyer des noyaux dans la bande de vitellus évolutif qui s'isole; puis, celle-ci se transforme en cellules, et, ce faisant, émet quelques-uns de ses corps nucléaires dans une nouvelle bande évolutive en voie de séparation. Celle-ci agit comme la précédente, et ainsi de suite, jusqu'au moment où le blastoderme para-embryonnaire est complet. — Les noyaux de ce dernier sont ainsi les descendants du noyau primitif de l'œuf fécondé, et ne naissent pas spontanément dans le vitellus. La bande de blastolécithe, encore simple, et non concrétée en cellules, offre l'aspect d'un syncytium plurinucléé. Elle se déplace sans cesse à la surface de la vésicule vitelline, se montrant en premier lieu dans la cicatricule, et s'étendant toujours plus loin, semblable à un anneau plastique qui s'élargit. C'est, en somme, à cette unique impulsion qu'aboutissent tous les mouvements précités. La bande est plus épaisse dans la zone embryonnaire, à cause de la plus grande quantité de blastolécithe destinée à la former, et à engendrer les éléments des feuillets de cette région. Les auteurs la désignent par plusieurs termes : *muraille germinative, bourrelet vitellin, rempart du germe*, etc. En définitive, elle est une *bande blastolécithique*, produite par un emprunt constant à la vésicule vitelline, et dont la substance se renouvelle sans cesse, en prenant à mesure une organisation cellulaire.

B. — Il suit de là que le blastoderme para-embryonnaire est une dépendance du blastoderme embryonnaire, dont il diffère par sa structure et par sa fin. Il se borne, en effet, à produire les trois feuillets, sans se modifier davantage, et à former la paroi de la vésicule vitelline, pour s'atrophier avec elle, lorsque s'achèvent les phases du développement. — Ses feuillets se raccordent à ceux qui façonnent l'embryon lui-même. L'ectoderme se compose d'une seule couche de cellules superficielles ; il se délimite le premier, aux dépens de la bande blastolécithique, et déborde ainsi, d'une manière très accusée, les feuillets sous-jacents. Le mésoderme se rattache à celui de l'embryon. Enfin, l'endoderme, directement en contact avec le deutolécithe, consiste en une assise épithéliale irrégulière, capable même de manquer par places, ou représentée par une couche protoplasmique, semée de noyaux. — Dans l'extension de l'ensemble, l'endoderme est en retrait sous le mésoderme, en retrait lui-même par rapport à l'ectoderme.

Pendant que s'effectue ce développement, le blastoderme embryonnaire se délimite d'autre part, et se circonscrit de façon à avoir des contours précis. L'extension totale du blastoderme entier est assimilable à celle d'une calotte, d'abord restreinte à la cicatricule, puis s'étalant en surface, de manière à coiffer une partie toujours plus grande de la vésicule vitelline. Au moment où cette extension a dépassé, d'une certaine quantité, les anciennes dimensions de la cicatricule, la zone embryonnaire se trouve constituée ; tout ce qui se forme ensuite, au delà de cette dernière, appartient à la zone para-embryonnaire, à la paroi de la vésicule vitelline. — Cette quantité est la même, à peu de chose près, chez tous les Sauropsidés. Le diamètre de la zone embryonnaire est égal, en moyenne, à trois ou quatre fois celui de la cicatricule. Cette zone s'accroît ensuite, pour son propre compte, dans toutes les dimensions, en longueur, largeur, comme en épaisseur ; elle n'a plus que des rapports de contiguïté, sans cesse plus restreints, avec la vésicule vitelline. Celle-ci s'entoure du blastoderme para-embryonnaire, et se réduit à mesure que la précédente se développe ; sa paroi se différencie bien en plusieurs régions, nommées par les auteurs l'*aire vitelline* et l'*aire opaque* (future *aire vasculaire*), mais elle ne joue aucun rôle dans le façonnement direct de l'organisme définitif.

La délimitation entre la zone embryonnaire, et la zone para-embryonnaire, se produit, dans son fait essentiel, par le même procédé que chez les Sélaciens : au moyen de plis creusés, autour de la première, de façon à la circonscrire. Elle est, cependant, rendue plus complexe par la genèse d'annexes spéciaux, les *replis amniotiques*. Au moment où la zone embryonnaire atteint sa taille d'état, et où la zone para-embryonnaire commence à prendre naissance au delà de la précédente, un sillon se creuse, dans l'ébauche de la seconde, tout autour de la première ; ce sillon est, au niveau des bords antérieur et postérieur du blastoderme embryonnaire, plus profond qu'ailleurs. Les parois du sillon se soulèvent en quatre replis, qui grandissent, et s'avancent au-dessus de la zone embryonnaire pour la recouvrir ; ces nouveaux appareils sont dits les replis amniotiques, car, par leur coalescence future, ils donnent l'*amnios*. Puis, et d'une manière corrélative, leurs bases d'insertion se resserrent de plus en plus, de manière à creuser davantage le sillon initial. La zone embryonnaire se trouve ainsi séparée, par un étranglement sans cesse plus profond, de la vésicule vitelline sur laquelle elle reposait au début, et que le blastoderme para-embryonnaire continue à envelopper. Finalement, elle n'est plus rattachée à la vésicule que par un pédicule étroit, le *cordon vitellin*.

Un tel étranglement a pour effet de diminuer l'étendue des lignes d'union entre les feuillets correspondants des deux zones. Elle a pour objet, comme second résultat, de faire perdre, aux feuillets de la zone embryonnaire, leur disposition de lames planes, ou faiblement concaves, pour les rendre cylindriques, et pour donner, du reste, une telle forme à l'ensemble de la zone embryonnaire. Ce reploiement atteint tous les feuillets. — L'endoderme se recourbe, tout en se soulevant au-dessus du deutolécithe, et circonscrit un espace libre, dérivé de la cavité sous-germinale, qui devient la cavité intestinale définitive. Tout en subissant une telle impulsion, il continue à maintenir ses rapports avec l'endoderme para-embryonnaire, mais par une bande unissante de plus en plus étroite. Lorsque cette bande est réduite au cordon vitellin, l'ébauche de cavité intestinale communique, par l'entremise de ce dernier, avec le deutolécithe que limite l'endoderme para-embryonnaire ; ce deutolécithe est absorbé pour subvenir aux besoins de la nutrition embryonnaire.

Plus tard, cette communication s'obstrue ; la cavité intestinale devient indépendante ; et la résorption du vitellus s'effectue au moyen des vaisseaux sanguins creusés dans le mésoderme de la paroi vitelline. — Le mésoderme embryonnaire se replie comme l'endoderme, de manière à entourer ce dernier ; de même l'ectoderme. Le cordon vitellin, à cause de son origine, se trouve constitué par des couches appartenant aux trois feuillets, et c'est par leur entremise que les assises de la zone embryonnaire se raccordent à ceux de la zone para-embryonnaire. (*Fig.* 950 à 985.)

§ 8. — Développement des feuillets blastodermiques chez les Mammifères.

I. Considérations générales. — A. Parmi les Mammifères, les uns sont ovipares, et les autres vivipares ; ceux-là se bornent aux seuls Monotrèmes ; ceux-ci comprennent, de beaucoup, la majorité des représentants de la classe. Parmi les Mammifères vivipares, les uns sont privés de placenta, alors que les embryons des autres sont pourvus d'un tel organe. Les premiers, dits *Implacentaires* de ce fait, ne se composent que des Marsupiaux. Les seconds, plus nombreux, sont nommés les *Mammifères Placentaires*. Ceux-ci, seuls, sont connus en ce qui touche le développement de leurs feuillets blastodermiques.

Les recherches, en ce sens, sont des plus délicates, à cause de la petitesse des ovules, et de la profondeur où ils se trouvent placés dans l'organisme maternel. Aussi, après beaucoup de controverses, les principales particularités de cette évolution n'ont-elles été élucidées que dans ces dernières années ; et plusieurs dispositions essentielles sont-elles ignorées encore, ou expliquées d'une manière insuffisante, surtout en ce qui concerne la différenciation du protendoderme. Les observations sur le développement des Monotrèmes, et sur celui des Implacentaires, étant à peu près nulles, les points de repère manquent pour comprendre, avec précision, les traits fondamentaux des phases offertes par les Placentaires. Il faut, de toute nécessité, procéder par induction dans les comparaisons, puisque les faits manquent, et passer outre à cette absence, pour établir les parallèles entre la genèse blastodermique des Placentaires et celle des autres Vertébrés. Ces comparaisons paraissent justes ; tout semble le prouver ; mais elles ne seront vraiment assises qu'au moment où l'embryogénie des Mammifères inférieurs sera connue. — Les principaux, des auteurs ayant traité cette question, sont Kölliker, His, Ed. van Beneden, et surtout M. Duval.

Les Mammifères ovipares pondent de gros œufs, identiques à ceux des Sauropsidés, et pourvus, de même, d'un deutolécithe abondant ; l'embryon s'ébauche aux dépens d'une cicatricule. Tout porte à penser, étant donnée une telle concordance, que les phases du développement

des feuillets rappellent, chez ces animaux, leurs similaires des Sauropsidés, du moins dans les plus importants de leurs caractères. En effet,
parmi les Vertébrés examinés sous ce rapport, les Sélaciens, les Sauropsidés, et les Mammifères ovipares, offrent des particularités identiques,
en ce qui touche la structure de leurs œufs. La genèse des feuillets
s'effectue d'une manière presque semblable chez les représentants des
deux premiers groupes; et cependant, les différences d'organisation
générale sont plus grandes, entre les Sélaciens et les Sauropsidés,
qu'entre ceux-ci et les Monotrèmes. Toutes les probabilités sont donc
en faveur de cette opinion, que le blastoderme des Mammifères ovipares
est produit de la même façon que celui des Oiseaux et des Reptiles.

L'évolution des feuillets, chez les Mammifères Implacentaires, est
totalement inconnue. L'absence de documents à cet égard est regrettable,
car ces animaux sont placés entre les Monotrèmes et les Placentaires,
et il serait important de savoir jusqu'à quel degré cette transition se
répercute sur les phases du développement. Pourtant, ces dernières
doivent se rapprocher, sans doute, de celles offertes par les vrais Placentaires. Les œufs des Marsupiaux sont petits, comme ceux de ces derniers, et privés de deutolécithe; les effets de cette privation sont, probablement, semblables dans les deux cas. — Le défaut de réserves alimentaires dans l'ovule est connexe au mode de nutrition de l'embryon.
Celui-ci commence par émettre des villosités, qui s'attachent aux parois
de l'utérus maternel, et lui permettent de puiser par osmose, dans les
tissus du générateur, une certaine quantité de substances nutritives.
Puis l'embryon, encore imparfait, est expulsé des voies sexuelles de la
mère, et placé, par cette dernière, dans la poche marsupiale qu'elle
porte au devant de l'abdomen; arrivé là, il se cramponne aux tétines
qui s'y trouvent, et, se nourrissant du lait exsudé par elles, complète
son organisme. Cette alimentation extra-ovulaire, quoique ne s'exerçant
pas au moyen d'un placenta, entraîne cependant des résultats semblables
à ceux qu'elle donne chez les Mammifères placentaires; du moins, tout
paraît le démontrer.

B. — Les embryons des Mammifères placentaires possèdent un placenta. A l'aide de cet organe, richement vascularisé, leur sang puise, dans
celui de l'utérus maternel, des matériaux alimentaires suffisants pour
permettre d'effectuer le développement entier. L'existence de cet
appareil de nutrition concorde avec l'absence de deutolécithe dans
l'ovule; ce dernier fait est sûrement une conséquence du premier, par
un rapport de cause à effet. — La privation de vitellus nutritif entraîne,
dans les phénomènes de l'évolution, des changements considérables.
Les Mammifères les plus simples sont les Monotrèmes, dont les œufs,
chargés de deutolécithe, rappellent ceux des Sauropsidés. Les dispositions, offertes par les Placentaires, découlent de celles présentées
par les Monotrèmes eux-mêmes; les œufs des premiers dérivent de

ceux des seconds, par la diminution croissante du deutolécithe, liée à la production d'un placenta. L'absence de vitellus nutritif n'est pas primitive, contrairement à ce qu'il en est chez les Vertébrés inférieurs, mais bien secondaire. Partant, de nouvelles modifications, consécutives au défaut de ce vitellus et entraînées par lui, s'ajoutent à celles existant déjà chez les Sauropsidés, et rendent extrême l'altération générale des phases évolutives. Celle-ci offre même plusieurs degrés de complexité, suivant les types de Placentaires, car il s'y ajoute diverses particularités tenant à la genèse du placenta, organe dont les Monotrèmes et les Sauropsidés sont privés, et à l'atrophie d'une part du blastoderme paraembryonnaire.

Tout d'abord, l'ovule est petit; son diamètre atteint rarement un millimètre. La segmentation est totale, et non partielle; elle est parfois égale, parfois inégale, mais, dans tous les cas, l'ovule se scinde en entier, et convertit toute sa masse en blastomères figurés. — Ces deux faits se conçoivent aisément. Du moment où l'ovule est privé de deutolécithe, ce dernier n'augmente plus, dans des proportions énormes, le volume total; l'œuf complet répond sensiblement à la seule cicatricule, augmentée du blastolécithe superficiel, des Sauropsidés. D'autre part, puisque le deutolécithe n'existe pas, l'ovule se compose seulement de vitellus évolutif, qui se résout en cellules, en blastomères, tout comme la vésicule et le blastolécithe superficiel du cas précédent.

Le blastoderme et ses feuillets primordiaux sont produits par la planulation directe. En une phase où la segmentation est déjà avancée, l'ovule se compose d'un amas de blastomères tassés les uns contre les autres; l'assise périphérique de ces derniers est le protectoderme, et l'ensemble des cellules internes constitue le protendoderme. — La substitution d'une planule directe à la planule indirecte des Sauropsidés, et sans doute des Monotrèmes, se conçoit de même, d'après l'absence du deutolécithe. Puisque ce dernier fait défaut, certains des éléments figurés n'ont pas à l'entourer progressivement, pour lui donner une paroi; tous les blastomères sont formés sur place, et serrés les uns contre les autres.

Survient ensuite un phénomène, qui consiste en un rappel héréditaire de la vésicule vitelline des Sauropsidés et des Monotrèmes. Des vides se creusent entre le protectoderme et le protendoderme; ces espaces s'unissent en une cavité qui grandit sans cesse, en séparant l'un de ces feuillets de l'autre, et de telle manière que le protendoderme demeure, non pas central, mais accolé à une portion du protectoderme. Ce mouvement est dû à cette particularité, que la cavité se trouve excentrique à son origine. La genèse de cette dernière a pour effet d'accroître de beaucoup les dimensions de l'ovule, et de lui donner l'aspect d'une vésicule creuse. La paroi de la vésicule est constituée par le protectoderme, portant, en une zone de sa face interne, l'amas des cellules du protendoderme; elle est ainsi plus épaisse en cette dernière que dans ses autres parties.

Cette région, où se trouvent assemblés les éléments du protendo-derme, donne seule l'organisme de l'embryon; elle est l'homologue strict de la *zone embryonnaire* des Sauropsidés, et mérite d'être désignée par le même terme. Les autres parties, réduites, à leur début, au seul pro-tectoderme, ne jouent aucun rôle dans la genèse des appareils de l'éco-nomie définitive; elles composent, en conséquence, une *zone para-embryonnaire*, ou *non-embryonnaire*, ou *vitelline*, comme leurs similaires des Sauropsidés. Enfin, la cavité de la vésicule, remplie d'un liquide hyalin, coagulable, dont les propriétés nutritives sont médiocres, répond à l'espace occupé, chez les Sauropsidés, par le deutolécithe. Cet espace est ici beaucoup plus étroit, et réduit à une cavité, privée de tout vitellus nutritif, contenant un liquide à la place; il est permis de lui donner le nom de *cavité para-vitelline*, pour indiquer, à la fois, son homologie et son caractère secondaire. Dans le cas où la zone para-embryonnaire ne se détruit pas, et ne s'atrophie que sur la fin du développement, elle constitue, avec la cavité para-vitelline qu'elle limite, une petite vésicule appendue à la face ventrale de l'embryon, dans la même situation que son homologue des Sauropsidés, et désignée, dès lors, par les mêmes noms : ceux de *vésicule vitelline*, ou de *vésicule ombilicale*.

Cette forme de planule est particulière aux Mammifères vivipares. Elle n'est pas une blastule, puisque les deux feuillets primordiaux sont déjà ébauchés, et distincts l'un de l'autre, au moment où les premiers vestiges de la cavité para-vitelline font leur apparition. L'expression de *blastocyte*, employée d'habitude pour la désigner, dénote seulement son aspect de vésicule génétique, et ne précise point sa véritable nature. Ce corps embryonnaire est, dans la réalité des faits, une planule creuse, une *cœloplanule*. — Cette cœloplanule, dont les Mammifères vivipares seuls montrent un exemple parmi les animaux, dérive secondairement d'une planule lécithique, par la perte du deutolécithe que contient cette dernière. Le vitellus disparu laisse à sa place une cavité, emplie par un liquide nullement nutritif; cette disparition est l'unique cause de l'allure spéciale offerte par la cœloplanule, aussi bien dans sa structure que dans son mode de développement. La cavité para-vitelline n'est en rien comparable à un blastocœle; elle répond à l'espace occupé par le deutolécithe des œufs des Sauropsidés et des Mammifères ovipares, lui-même homologue de la part nutritive du protendoderme des œufs des Ichthyopsidés. Cette cavité est une dépendance de l'entéron, très modifiée, dans ses rapports et sa disposition, par des phénomènes tenant à ses divers aspects dans la série des Vertébrés.

C. — Les altérations, présentées par les Mammifères vivipares dans les premières phases de leur embryogénie, ne se bornent pas à la pro-duction d'une cœloplanule. Elles portent, ensuite, sur la genèse des feuillets définitifs, et sur la fin de la zone para-embryonnaire.

Les faits relatifs à la formation des feuillets définitifs ne sont pas encore élucidés d'une manière complète. A en juger d'après les données acquises, ils se délimitent, dans leur ensemble, comme leurs correspondants des Sauropsidés, et par les mêmes procédés. Seulement, le nombre des blastomères, qui composent le protendoderme, est beaucoup plus restreint que chez ces derniers animaux ; ce feuillet se trouve constitué, au plus, par deux ou trois assises cellulaires. Une telle diminution du chiffre des éléments est une conséquence directe de la petitesse des ovules, déterminée à son tour par le défaut du deutolécithe. La privation du vitellus nutritif est, ici encore, la cause essentielle de l'altération apportée.

Chez certains Mammifères vivipares, et, semble-t-il, surtout chez ceux dont la taille est petite, et dont la durée de gestation est courte, le placenta prend naissance d'une façon précoce, et commence à s'ébaucher au moment même où la cœloplanule se constitue. Ainsi que M. Duval l'a démontré dans ses remarquables recherches, cette ébauche placentaire est produite par une région ectodermique de l'embryon. Celle-ci s'épaissit, dès lors, et acquiert un grand volume, l'accroissement étant le fait du feuillet externe seul. Une telle augmentation de masse donne, aux cœloplanules de ces animaux, un aspect que celles des autres Mammifères vivipares ne montrent pas ; il est dû à une altération supplémentaire, causée par la genèse hâtive de l'appareil nutritif embryonnaire.

La zone para-embryonnaire est de structure plus simple que son homologue des Sauropsidés. Bien qu'elle entoure une cavité privée de fonctions réelles, elle est beaucoup plus étendue que la zone embryonnaire, et constitue la majeure part de la surface de la cœloplanule. Sa paroi se compose du protectoderme, augmenté, par la suite, d'une assise protendodermique. — Contrairement à celle des Sauropsidés, cette zone est produite toute à la fois, et non par un enveloppement progressif ; elle est engendrée d'une manière directe, et non pas indirecte. Au moment où, la segmentation étant avancée, la planule se trouve encore compacte, la cavité para-vitelline se creuse et grandit, de façon à accroître la taille de l'ensemble, et à refouler le protendoderme dans la région qui devient la zone embryonnaire. Par le seul fait de cette apparition, et de cet agrandissement, le protectoderme demeure en place, et se borne à augmenter le nombre de ses éléments, pour suivre l'amplification générale de la planule. Toute la portion de ce feuillet, laissée à part de la zone embryonnaire, constitue la zone para-embryonnaire. Cette dernière est ainsi produite d'emblée, et occupe, dès son début, sa position définitive ; contrairement à celle des Sauropsidés, et sans doute aussi à celle des Mammifères ovipares, qui commence à se montrer sur les bords du blastoderme embryonnaire, et, de là, progresse régulièrement autour du deutolécithe pour l'envelopper et lui donner sa paroi.

La cavité para-vitelline, et la zone para-embryonnaire, qui la limite sur la plus grande partie de son étendue, occupent un espace considérable, par rapport à celui de la zone embryonnaire. Celle-ci constitue, en définitive, une petite masse cellulaire, se confondant par ses bords avec le blastoderme para-embryonnaire, et semblable à une calotte, de dimensions restreintes, appuyant sur le liquide dont la cavité de la cœloplanule est emplie. Cette calotte est le siège de proliférations fort actives, qui ont pour effet d'accroître son volume, son poids, et de la faire peser davantage sur ce liquide. Aussi, tout en se convertissant en embryon, elle s'enfonce dans la cavité para-vitelline. Cette pénétration est de profondeur variable d'après les types de Mammifères ; et, suivant le cas, les destinées de cet espace et de la zone para-embryonnaire sont différentes.

Chez la plupart des Mammifères, l'enfoncement n'est pas considérable. La zone para-embryonnaire, et la cavité para-vitelline, demeurent en leur place ; elles ne s'accroissent pas, ou grandissent fort peu, et, en somme, restent stationnaires. La zone embryonnaire augmente, par contre, ses dimensions d'une façon constante ; elle se convertit en embryon, enveloppé de son amnios, et pourvu de son placenta. Les parties extra-embryonnaires de la cœloplanule perdent peu à peu, par ce moyen, en demeurant passives et inertes, leur importance première. Elles ne tardent pas à constituer un annexe de taille minime, appendu à la face ventrale du fœtus ; elles forment une *vésicule vitelline*, privée de tout rôle, et n'ayant d'autre valeur que celle d'un rappel héréditaire de la volumineuse vésicule vitelline, vraiment fonctionnelle, des Sauropsidés et des Mammifères ovipares.

Les faits sont différents chez certains Rongeurs. La calotte embryonnaire, avec les régions avoisinantes de la zone para-embryonnaire, régions qu'il est permis de désigner, dans leur ensemble, par le terme de *bande proximale*, s'enfoncent profondément dans la cavité para-vitelline. Cette pénétration s'effectue à la manière d'une invagination ; la totalité de la zone embryonnaire, et de la bande proximale de la zone para-embryonnaire, s'invaginent dans la *bande distale* de cette dernière, et s'en enveloppent comme d'une cupule. — L'œuf se compose de deux parties : l'une invaginante, représentée par la bande distale de la zone para-embryonnaire ; l'autre invaginée, formée par la bande proximale de celle-ci, augmentée de la zone embryonnaire. Dans ce mouvement, et par le seul effet de son mécanisme, la partie invaginée tourne en dedans ce qui était superficiel, et en dehors ce qui était interne ; son protendoderme devient extérieur, par rapport au protectoderme. De plus, la bande distale se désorganise, et se détruit par la suite ; le petit embryon n'est constitué, désormais, que par la portion invaginée. Celle-ci, ayant en dehors, par le fait de son inflexion, ce qui devrait être interne, paraît avoir une disposition inverse de celle possédée par les embryons normaux des autres Mammifères.

Ce phénomène remarquable, connu depuis longtemps, n'a été expliqué que dans ces dernières années, par les études de Selenka, et surtout par celles de M. Duval. Une telle *inversion des feuillets blastodermiques* était une des principales objections, sinon la plus importante, à la notion de l'homologie des feuillets primordiaux, puisque les dérivés du protectoderme semblaient être internes par rapport à ceux du protendoderme. Les observations, complètes et précises, faites par M. Duval, ont élucidé cette difficulté. — L'inversion des feuillets n'a aucune signification, au sujet même de la valeur propre à ces feuillets ; elle est le résultat d'une invagination de la zone embryonnaire, et des parties avoisinantes, dans la cavité para-vitelline, suivie de la destruction des régions non invaginées. La cavité para-vitelline disparaît, par l'effet de cette atrophie. — Ce phénomène offre du reste, suivant les genres de Rongeurs, plusieurs degrés de complexité, découverts par M. Duval, dont l'importance mutuelle a été précisée par lui, et qui permettent de relier aux phases normales du développement les altérations les plus profondes.

De tous les Mammifères examinés à cet égard, les Rongeurs sont les seuls à offrir de telles particularités. Le placenta de ces animaux est condensé en un seul corps, qui prend naissance d'une manière précoce, à cause du peu de durée de la gestation. Contrairement à ce qu'il en est chez la plupart des autres représentants de la classe, la zone embryonnaire acquiert rapidement, dès la planulation, une masse considérable, qui pèse sur le liquide de la cavité para-vitelline. Sans doute, il existe dans ces phénomènes un rapport de cause à effet. L'inversion des feuillets est le résultat de l'invagination de la région embryonnaire, due elle-même à l'accroissement hâtif de cette zone.

D. — L'absence de vitellus nutritif dans l'ovule, et la présence d'un placenta destiné à le remplacer sous le rapport fonctionnel, sont les deux causes de toutes les altérations, si complexes, présentées par les Mammifères vivipares dans la genèse de leurs feuillets. Ces altérations s'ajoutent à celles déjà possédées par les Sauropsidés. Parmi elles, les unes sont communes à tous les représentants de la classe, et tiennent, soit à la segmentation et à la genèse de la cœloplanule, soit à la délimitation des feuillets ; les autres sont spéciales à quelques-uns, et consistent en une inversion des couches blastodermiques. Ces trois ordres de phénomènes offrent, à leur tour, des particularités importantes.

II. **Segmentation, et genèse de la cœloplanule.** — *A*. Les ovules des Mammifères vivipares sont très petits ; ceux de la Femme mesurent, en moyenne, depuis un quart jusqu'à un cinquième de millimètre de diamètre. Ces dimensions sont également celles de la plupart des Mammifères placentaires. — L'ovule, entouré par une fine membrane vitelline, est, en outre, doublé d'une couche anhyste, transparente, assez épaisse, la *zone pellucide* des auteurs, qui l'enveloppe à l'extérieur.

Cette membrane est exsudée par les cellules folliculaires adjacentes à l'ovule, alors que ce dernier se trouve encore en place dans l'ovogemme; elle est parcourue de fins canaux radiaires.

Au moment où, sur l'ovaire, un certain nombre d'ovules, variable suivant les types, est parvenu à maturité, toute la région sexuelle de la femelle est le siège d'une intense congestion sanguine. Les époques de poussée congestive, dont la cause est sans doute due à un réflexe amené par l'état de maturité des œufs, reviennent à des intervalles périodiques et précis. Sous l'influence de cet afflux sanguin, les glandes de l'utérus fonctionnent avec plus d'activité, l'épithélium de cet organe se desquame en majeure partie, et des hémorrhagies locales se manifestent; l'ensemble de ces produits, qui sortent de la cavité utérine, et parviennent au dehors, constitue les menstrues, et les excreta du rut. De même, et par l'effet de cette congestion, qui atteint également les vaisseaux ovariens, les ovogemmes (follicules de Graff), dont les ovules sont mûrs, se laissent remplir par une quantité considérable de serum ; ils sont ainsi distendus, jusqu'à dépasser les limites de leur élasticité, et crèvent finalement. L'ovule est alors mis en liberté, et rejeté sur la périphérie de l'ovaire.

Le pavillon de la trompe, quelque peu élargi à la suite de la congestion générale de l'appareil sexuel, s'applique plus exactement sur une portion plus large de la surface ovarienne. Les ovules sont saisis par lui, du moins ceux placés dans sa zone d'action, et parcourent le canal de la trompe, pour arriver dans l'utérus; les œufs, laissés en dehors du pavillon, ne tardent pas à s'atrophier et à périr, sauf le cas où des spermatozoïdes, arrivant jusqu'à eux, les fécondent, et permettent des gestations extra-utérines. Tout en suivant la trompe, les ovules s'entourent d'une couche albumineuse, assez mince, exsudée par l'épithélium qui tapisse le canal. Cette assise épithéliale, munie de cils vibratiles, chasse les ovules par leur moyen, et les fait parvenir dans la cavité utérine.

La fécondation s'effectue dans la région supérieure des trompes, la plus proche de l'ovaire, et parfois sur ce dernier organe lui-même. Ces zones sont, en effet, les seules où l'ovule ne soit pas entouré par la couche albumineuse, trop épaisse et trop dense, qui s'opposerait à la pénétration du spermatozoïde. — L'ovule, fécondé, se segmente tout en parcourant la trompe, et, arrivé dans la cavité utérine, dont la paroi est encore fortement congestionnée, il s'accole à une partie de cette paroi. Il demeure désormais en cette place, et y subit toutes les phases de son développement; sa présence détermine, dans les tissus de l'utérus, des modifications considérables, dont le but est, soit de lui donner des enveloppes, soit de lui fournir les matériaux nutritifs qui lui sont nécessaires (voir le chapitre XVII).

B. — La segmentation est totale. A cause de la difficulté des observations, les connaissances acquises sur un tel sujet, notamment en ce qui touche les premiers phénomènes de la division ovulaire, sont des plus rares. D'après Ed. van Beneden et Julin, qui ont étudié cette scission sur des Chéiroptères du genre *Vespertilio*, elle serait inégale à son début. Mais les faits ne tardent pas à se régulariser, car la plupart des

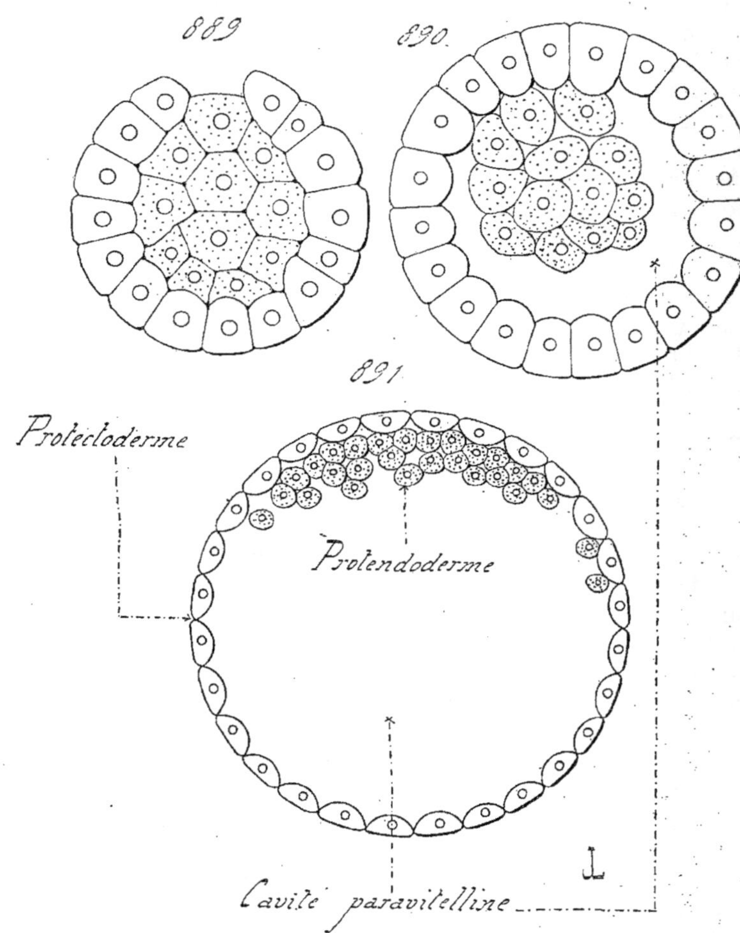

Fig. 889 à 891. — Segmentation ovulaire et délimitation des feuillets primordiaux chez les Mammifères (*coupes médianes*, suivant un diamètre). — En 889, planule directe. — En 890, début de la phase de cœloplanule, par l'apparition de la cavité para-vitelline. — En 891, cœloplanule parvenue à sa période d'état, et possédant ses deux feuillets primordiaux entièrement délimités.

D'après les recherches faites par Ed. van Beneden sur le Lapin. La suite de cette évolution est donnée, d'une façon diagrammatique, dans les figures numérotées de 901 à 909.

Fig. 892 à 894. — Délimitation des feuillets blastodermiques et des organes primordiaux chez les Mammifères (*contours extérieurs* d'après Mathias Duval, sur le Lapin. Ces

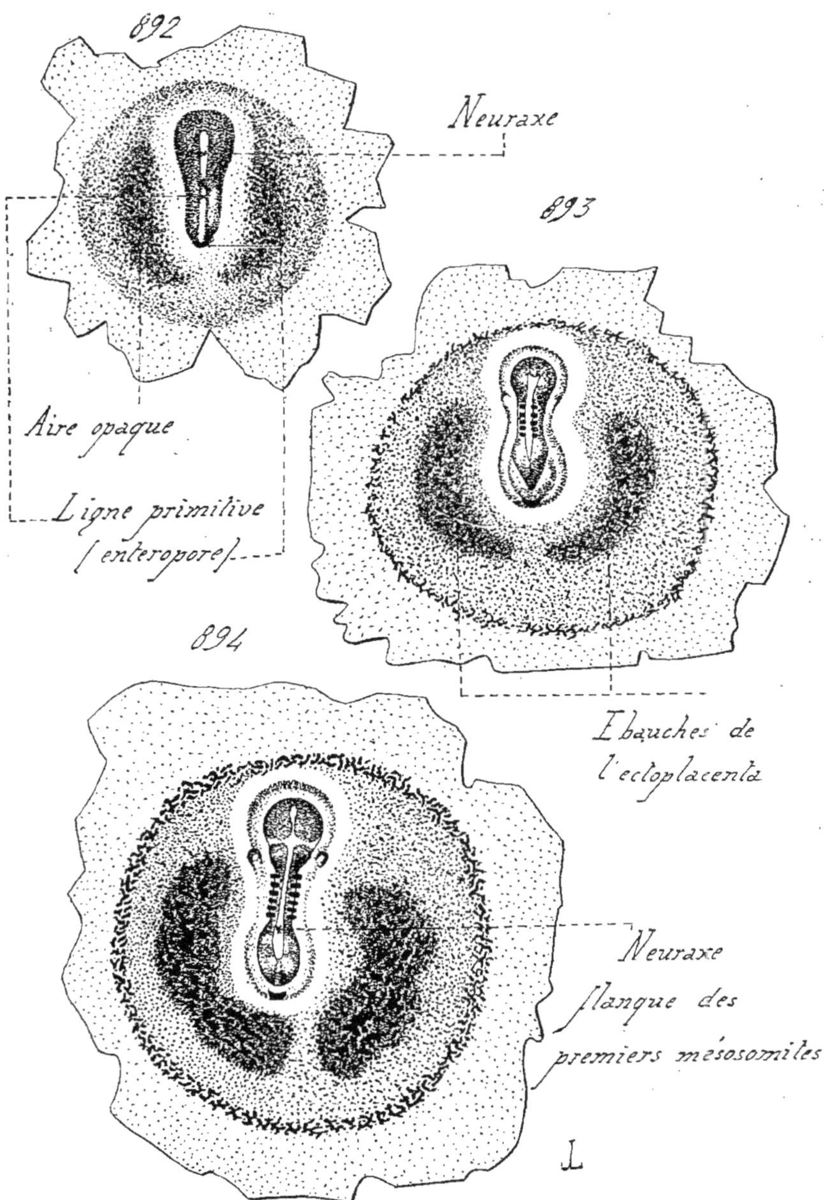

figures expriment les dispositions de la zone embryonnaire, vue en entier et de face;
elles se rapportent aux dessins numérotés de 872 à 883, qui montrent les phénomènes
correspondants des Sauropsidés. De la ressemblance générale des uns et des autres, il
est permis de conclure que les phases subies par les Mammifères rappellent de près

documents, donnés par les auteurs au sujet des phases dernières de la segmentation, montrent les blastomères égaux, ou presque égaux.

La segmentation, se produisant sur place, et par la division répétée des éléments, aboutit à une planulation directe. La planule se compose d'un petit nombre de blastomères, tassés en un amas compact. Les cellules périphériques deviennent cubiques, précisent leurs contours, et constituent une assise, séparée, par une ligne assez nette, des éléments internes. L'ensemble de ces derniers est le protendoderme; l'assise extérieure représente le protectoderme. Les phénomènes, propres aux planulations directes, se montrent ainsi dans leur intégrité, quoique s'exerçant sur un nombre restreint d'éléments. — Suivant Ed. van Beneden, le protectoderme de la planule serait, chez le Lapin et le Murin, interrompu sur un petit espace, qui ne tarde pas du reste à se combler; ce vide serait, pour cet auteur, le correspondant d'un entéropore. Les recherches, effectuées par d'autres naturalistes, montrent, par contre, qu'une ligne primitive, homologue de l'entéropore des autres Vertébrés, prend naissance dans la zone embryonnaire, en une phase plus avancée de l'évolution; l'interruption locale, observée par Ed. van Beneden, n'aurait, par conséquent, aucune valeur particulière.

La planule compacte se convertit en une cœloplanule. Ce phénomène s'effectue pendant que les blastomères se multiplient. Ces deux mouvements, le creusement d'une cavité centrale et l'augmentation du chiffre des cellules, se manifestent d'une manière parallèle, et se superposent, pour donner au corps embryonnaire sa structure finale de vésicule. — Les premiers vestiges de la cavité apparaissent entre le protectoderme et le protendoderme, non pas sur toute la surface de séparation de ces feuillets, mais sur une partie de cette dernière. La cavité, à son début, est en forme de cupule; elle grandit sans cesse, s'amplifie dans des proportions considérables, et accroît, d'une manière connexe, le volume de la planule. De son côté, le protectoderme, afin de suivre cette augmentation, multiplie ses cellules, tout en les laissant disposées sur une seule rangée. — L'état de cœloplanule est rapidement atteint. Par l'accroissement continu de la cavité, l'embryon devient une vésicule, dont la paroi est constituée par le protectoderme; le protendoderme compose une petite masse cellulaire, accolée à une région restreinte du protectoderme, et contre la face interne de cette dernière. Cette région est la zone embryonnaire; toutes les autres parties de la vésicule constituent la zone para-embryonnaire.

---

celles des Sauropsidés). — En 892, première apparition du neuraxe, en avant d'une ligne primitive à peu près semblable à celle du Poulet; cette phase est sensiblement équivalente à celle dessinée en 876 et 882. — En 893, état plus avancé; les premiers mésosomites prennent naissance, ainsi que les ébauches de l'ectoplacenta; un dernier vestige de la ligne primitive est encore présent dans la région postérieure (inférieure dans la figure) de l'embryon. — En 894, état plus avancé encore; l'embryon s'est agrandi, et les mésosomites sont devenus plus nombreux.

La disposition du protendoderme, au moment où l'état de cœloplanule fait son apparition, et pendant qu'il s'achève, n'est pas la même chez tous les Mammifères. Ce feuillet est formé, dans la planule du Lapin, par un certain nombre d'assises cellulaires ; il est réduit, dans celle du Rat, à une petite quantité d'éléments assez gros, rangés, dans la zone embryonnaire, sur une seule couche ; il consiste, chez les Chéiroptères, en un syncytium, en une masse cellulaire parsemée de noyaux. — Ces variations sont de valeur secondaire. Dans l'ensemble, le protendoderme, au moment où la cœloplanule arrive à sa période d'état, se compose d'un chiffre restreint de cellules, placées sous le protectoderme de la zone embryonnaire. Ce nombre est de beaucoup inférieur à celui présenté, dans la phase correspondante, par son homologue des Sauropsidés, et sans doute aussi des Mammifères ovipares. Comme les multiplications cellulaires ne cessent de s'effectuer, cette quantité augmente sans cesse, dans des proportions variables suivant l'importance du point de départ, et permet bientôt de subvenir à la genèse des feuillets définitifs.

III. **Feuillets définitifs.** — Au moment où s'achèvent les phases relatives à la genèse de la cœloplanule, l'œuf des Mammifères vivipares rappelle, dans ses traits essentiels, celui des Sauropsidés, en supposant complète la paroi vitelline de ce dernier. Il en diffère par sa taille plus petite, et surtout par l'absence de vitellus nutritif ; l'espace, occupé par ce dernier, est représenté par une ample cavité, la cavité para-vitelline, emplie d'un liquide. — La paroi de la cœloplanule est nettement divisée en deux parties : une petite zone embryonnaire, et une large zone para-embryonnaire. La première, dite encore *aire embryonnaire*, ou *tache embryonnaire*, comprend les deux feuillets primordiaux, le protectoderme et le protendoderme. La seconde, nommée par les auteurs *zone vitelline*, ou *aire non-embryonnaire*, se compose seulement du protectoderme, dont les éléments sont disposés sur une seule couche. L'évolution de ces deux parties est différente.

A. — Le protectoderme de la zone embryonnaire offre des aspects divers. — Dans le cas qui paraît le plus fréquent, où le placenta est d'origine tardive, il est constitué par une seule assise cellulaire, dont les éléments, soumis à une multiplication active, sont cubiques. Sans doute par l'effet de cette prolifération intense, l'assise est double par places, les cellules supplémentaires étant de forme aplatie ; l'ensemble de ces dernières est dit la *couche de Rauber*. A cause de sa nature, cette couche disparaît, comme comme l'ont montré Balfour et Heape, par l'intercalation de ses éléments entre les autres. — Lorsque le placenta est de genèse précoce, le protectoderme augmente rapidement d'épaisseur, et se compose de plusieurs rangées cellulaires superposées ; cette amplification a pour but la production du placenta lui-même, et celle des ébauches des replis amniotiques. Ainsi que l'ont démontré les

remarquables recherches faites par M. Duval, les premiers linéaments
de l'appareil nutritif embryonnaire sont fournis par le protectoderme ; et
ce feuillet subit, par suite, un accroissement rapide dans le cas où cet
organe est engendré d'une manière hâtive. Une telle particularité est
offerte par les Rongeurs aux feuillets invertis, comme le Cobaye, le Rat,
la Souris, etc.

Avant que la cœloplanule n'ait atteint toute son extension, le protendoderme comprend parfois plusieurs rangées cellulaires. Il finit
cependant par ne plus se composer que d'une couche, semblable à une
lame étalée sous le protectoderme de la zone embryonnaire, et accolée
à la face interne de ce feuillet. Cet état simple est, dans certains cas,
notamment dans ceux relatifs à une rapide genèse placentaire, produit
d'emblée. Les cellules protendodermiques ne sont pas serrées les unes
contre les autres ; elles émettent des prolongements pseudopodiques, qui
les relient, s'allongent ou se rétractent, et sont même capables de les
déplacer. Tout en agissant ainsi, elles augmentent en nombre par leur
propre multiplication ; leur couche gagne sans cesse en largeur, et
dépasse la zone embryonnaire, pour s'étendre au-dessous du protectoderme de la zone para-embryonnaire. — Les parties qui dépassent, et
appartiennent ainsi à cette dernière zone, sont simples, et composées
d'une seule assise de cellules. Celles qui demeurent dans la zone embryonnaire se dédoublent hâtivement en mésoderme et endoderme définitifs.

Les observations touchant la genèse du mésoderme sont encore peu
nombreuses. Les études des anciens auteurs, avec celles, plus récentes,
faites par Heape, et surtout par M. Duval dans ses travaux sur le placenta
des Rongeurs, autorisent à admettre que les phases sont semblables à celles
montrées par les Sauropsidés ; les seules différences importantes tiennent
au volume restreint, dans le cas des Mammifères vivipares, du feuillet
mis en cause. Un bourrelet en croissant se façonne dans la région postérieure de la zone embryonnaire, et se creuse même d'un étroit sillon.
Une ligne primitive, identique de tous points à sa correspondante des
Sauropsidés, fait son apparition en avant de ce bourrelet, et en arrière
de la future ébauche du neuraxe. Cette dernière est limitée par deux
replis médullaires, qui entourent l'extrémité adjacente de la ligne primitive. La forme et les relations des parties produites sont exactement
conservées en leur place ; tout porte à penser que les phénomènes,
effectués chez les Sauropsidés, se retrouvent, avec leurs qualités de
temps et de lieu, chez les Mammifères vivipares.

Fig. 895 à 900. — Phénomènes généraux de l'inversion des feuillets chez les Mammifères
(*coupes médianes et diagrammatiques;* d'après Mathias Duval. L'ectoderme est représenté par une bande noire, l'endoderme par une bande coupée de hachures). — En 895,
cœloplanule complète, prise au moment où l'endoderme achève de circonscrire la cavité
para-vitelline entière ; les replis amniotiques font leur apparition, et encadrent l'étroite
zone embryonnaire, au milieu de laquelle est le neuraxe. — En 896, début de la descente
de la zone embryonnaire dans la cavité para-vitelline ; les replis amniotiques grandissent. — En 897, achèvement de cette descente ; les replis amniotiques, devenus volu-

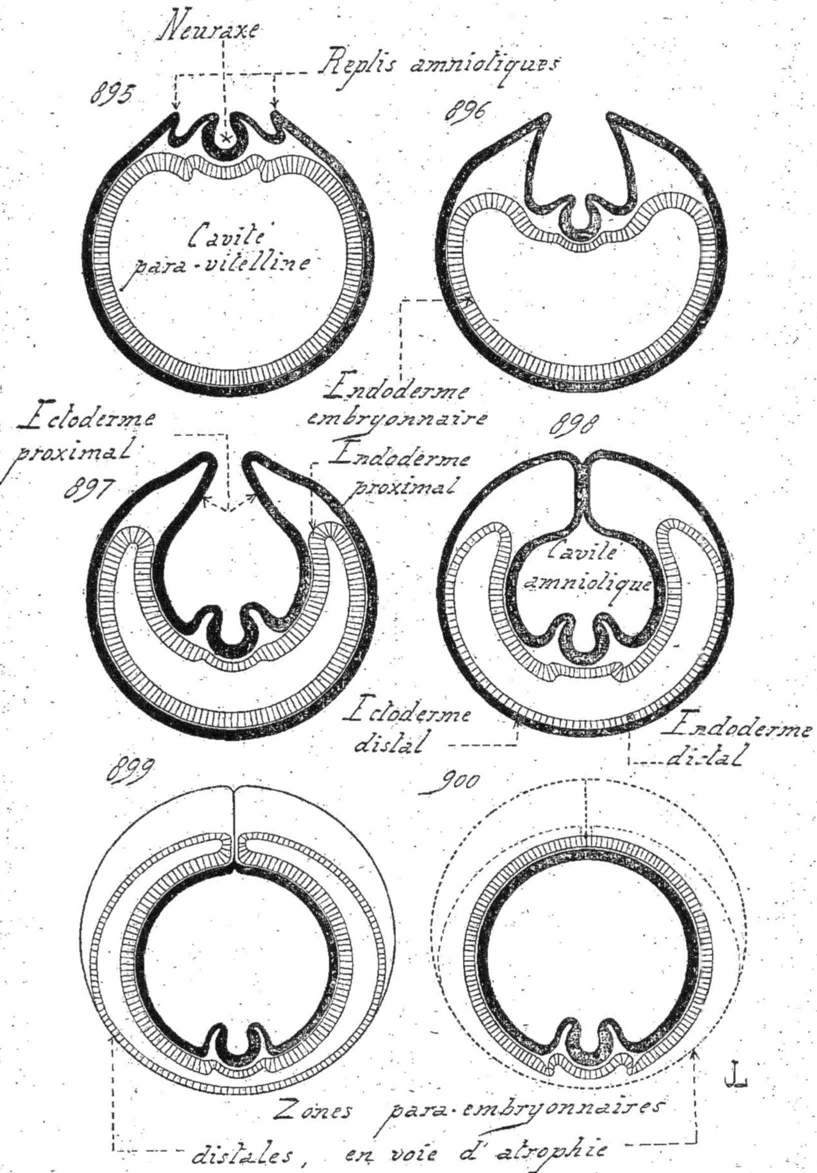

mineux, se rapprochent mutuellement. — En 898, les replis amniotiques s'unissent, de manière à circonscrire une cavité amniotique close. — En 899, l'ectoderme de la région demeurée extérieure (région distale) s'atrophie et disparaît. — En 900, cette disparition atteint également l'endoderme de la même région, de sorte que ce qui reste de l'œuf est limité à l'extérieur par de l'endoderme.

Les dissemblances tiennent à deux particularités. D'abord à ce que la zone embryonnaire, tout en produisant les feuillets définitifs, est suspendue au-dessus d'une cavité para-vitelline, au lieu d'être placée sur une cavité sous-germinale, relativement étroite, et creusée dans un volumineux amas de vitellus nutritif. La seconde différence est due à la structure du protendoderme qui, dans la zone embryonnaire, se compose, au moment où il va se différencier, d'une seule couche cellulaire. — Cette assise, par sa prolifération, ne tarde pas à devenir double. La rangée interne, tournée vers la cavité para-vitelline, représente l'endoderme définitif ; elle se rattache, par ses bords, au protendoderme de la zone para-embryonnaire. La seconde rangée, comprise entre la précédente et le protectoderme, est le mésoderme. Elle est le siège de multiplications actives, qui la divisent en deux et plusieurs couches, chargées de fournir les diverses parties du feuillet moyen. Cette différenciation commence dans la région postérieure du blastoderme, et continue sur les côtés de la ligne primitive. Une telle particularité contribue à affirmer l'opinion relative à la parfaite ressemblance entre les Sauropsidés, et les Mammifères vivipares, sous le rapport des phases principales de la genèse de leurs feuillets.

B. — Lorsque la cœloplanule achève de se constituer, la zone para-embryonnaire est, de ce fait, entière ; elle ne présente aucune solution de continuité, car elle a été formée d'une manière directe, par la persistance, en leur situation première, des blastomères périphériques. Ce procédé génétique est différent de celui montré par les Sauropsidés, dont la zone correspondante se façonne peu à peu, au lieu d'être complète dès l'abord. Un rappel de la disposition des Sauropsidés est pourtant offert par les Mammifères vivipares, en ce qui concerne le protendoderme ; il contribue, de son côté, à bien préciser cette donnée, que, sauf les altérations entraînées par l'absence de vitellus nutritif, l'évolution de ces derniers animaux est semblable, dans ses traits essentiels, à celle des premiers.

La paroi de la zone para-embryonnaire se compose, à son début, d'une seule assise de cellules, qui appartiennent au protectoderme. Parfois, quelques éléments protendodermiques sont situés en dedans d'elle ; mais, peu nombreux, ils ne constituent pas une couche continue. La totalité du protendoderme est allée se placer dans la zone embryonnaire. — Puis, à mesure que ce feuillet, par sa prolifération, se divise en plusieurs rangées cellulaires superposées, il s'accroît également par ses bords, de manière à dépasser les limites de la zone embryonnaire, et à s'avancer sous le protectoderme para-embryonnaire. L'extension, dans ce sens, continue progressivement, suivant le procédé des Sauropsidés, jusqu'au moment où ce dernier feuillet est, tout entier, doublé d'une seconde assise cellulaire, dépendance du protendoderme embryonnaire. Aussi, dans son amplification, celui-ci offre-t-il l'aspect d'une calotte, d'abord petite, qui s'accroît sans cesse par ses bords, en s'accolant à une partie toujours plus grande de la face interne du protectoderme, passe à l'état de calotte hémisphérique, et finit, en augmentant toujours, par atteindre celui de sphère complète. La région, où cet envahissement se termine, et où se rejoignent les extrémités de la calotte, est, comme chez les Sauropsidés, diamétralement opposée à la zone embryonnaire.

Ces phénomènes terminés, la cavité para-vitelline se trouve limitée par une paroi complexe, que composent des éléments appartenant aux deux feuillets primordiaux. Sauf le petit nombre des cellules constitutives, les dispositions sont identiques à celles des œufs des Sauropsidés. — Le protectoderme est formé de cellules aplaties, et non point cubiques, ou cylindriques, comme celles de son correspondant de la zone embryonnaire. Les éléments du protendoderme sont munis d'expansions pseudopodiques. — Dans le cas de cœloplanules invaginées, et de feuillets invertis, le protendoderme de la zone invaginée n'est séparé, que par un espace restreint, de celui de la zone invaginante ; cet espace n'est autre que la cavité para-vitelline, amoindrie par le fait même de la pénétration du blastoderme embryonnaire dans son intérieur. Les deux couches protendodermiques, mises en présence, envoient, à travers le vide étroit laissé entre elles, plusieurs de leurs expansions ; celles-ci s'anastomosent en un réseau, parfois assez serré. Cette disposition remarquable est d'importance très secondaire ; elle résulte du rapprochement produit par l'invagination, n'a pas d'autre valeur, et manque aux cœloplanules dont la cavité para-vitelline demeure ample.

Le protectoderme de la zone embryonnaire donne le neuraxe, et persiste comme ectoderme définitif ; le protendoderme fournit la notocorde, le mésoderme et l'endoderme. Le feuillet externe de la zone para-embryonnaire se rattache à l'ectoderme précédent, et le feuillet interne à l'endoderme ; aussi les termes, servant à désigner les couches auxquelles ils se raccordent, peuvent-ils leur être appliqués.

IV. **Inversion des feuillets.** — CONSIDÉRATIONS GÉNÉRALES. — *A.* Ce phénomène n'a été signalé que chez des Rongeurs. Découvert par Bischoff sur le Cobaye, il a été étudié, ensuite, par plusieurs auteurs, notamment par Reichert et par Kupffer. Ses diverses allures, et sa signification particulière, n'ont été suivies et expliquées que dans ces dernières années, grâce aux travaux de Selenka, et surtout à ceux de M. Duval.

L'inversion des feuillets se réduit, en somme, à l'invagination, accompagnée du retournement, d'une portion du blastoderme dans la cavité para-vitelline. L'embryon, et ses annexes, pénètrent dans cette dernière. De plus, la majeure part de la zone para-embryonnaire, au lieu de demeurer autour de cette cavité pour la limiter, se détruit ; dans certains cas même (Cobaye), cette disparition, des plus hâtives, s'effectue au moment où la cœloplanule achève de se constituer. Dans cette descente, compliquée de retournement, le protendoderme de la zone invaginée se

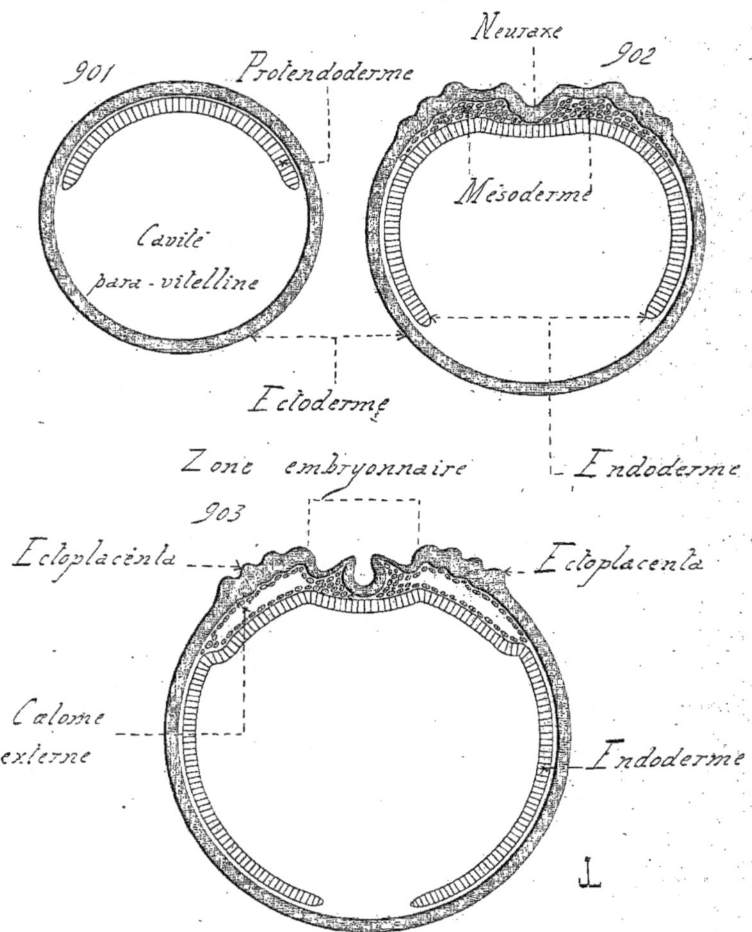

Fig. 901 à 905. — Inversion des feuillets blastodermiques chez le Lapin (*coupes médianes et diagrammatiques*; d'après Mathias Duval. — L'ectoderme est représenté par une bande noire, l'endoderme et le protendoderme par une bande coupée de hachures, le mésoderme par des petites cellules juxtaposées). — En 901, cœloplanule prise au moment où le protendoderme est encore localisé dans la zone embryonnaire; cette figure exprime, sous une forme diagrammatique, les phénomènes montrés dans leur réalité par la figure 891. — En 902, le protendoderme s'étend autour de la cavité para-vitelline, et produit le mésoderme dans la zone embryonnaire. — En 903, la zone embryonnaire précise ses contours; encadrée par les deux ébauches de l'ectoplacenta, elle porte le neuraxe en son milieu. La figure 893 exprime sensiblement la disposition générale d'un embryon parvenu à cette phase. — En 904, la zone embryonnaire, en fermant son neuraxe et produisant sa notocorde, continue à se compléter, pendant que les replis amniotiques

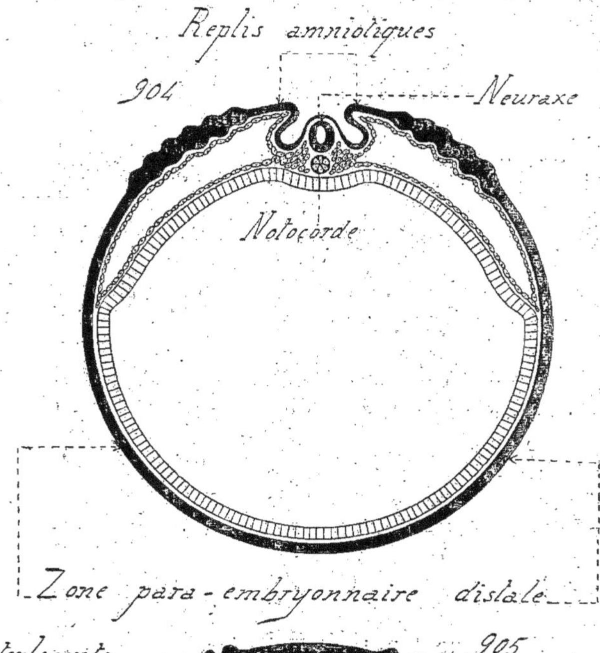

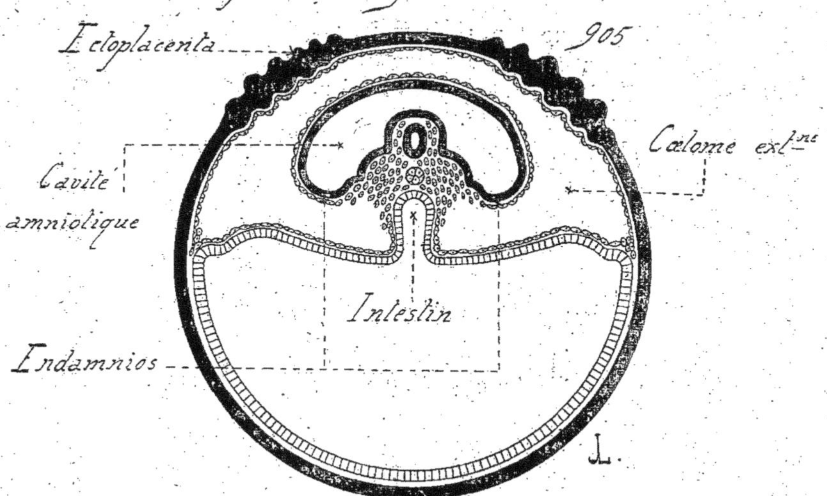

naissent sur ses bords, en dedans des ébauchés de l'ectoplacenta. — En 905, les replis amniotiques se sont unis entre eux, de façon à limiter une cavité amniotique autour de la zone embryonnaire; d'autre part celle-ci, en continuant à se différencier, descend dans la cavité para-vitelline. Cette figure résume les notions fournies par les dessins numérotés 897 et 898.

La suite de cette évolution est donnée par les figures 906 à 909. Les données relatives aux divers annexes embryonnaires (amnios, cœlome externe, etc.) sont expliquées dans les figures numérotées de 990 à 997.

trouve reporté en dehors du protectoderme. Les feuillets primordiaux occupent ainsi une situation inverse de celle qu'ils devraient avoir. Cette disposition nouvelle n'altère en rien leur valeur morphogénétique, et ne change nullement les relations mutuelles des organes qui proviennent d'eux; elle est due seulement à une genèse plus précoce des annexes de l'embryon, et à une hâte plus grande dans leur accroissement.

La cœloplanule des Rongeurs, tout en ébauchant les premiers linéaments des ébauches organiques, ou même avant de les engendrer, produit, autour de sa zone embryonnaire, l'amnios et le placenta. Contrairement à leurs correspondants des autres Mammifères, ces deux appendices naissent hâtivement, et s'amplifient avant tout autre appareil. La région, occupée par eux, grandit dans tous les sens, de manière à faire saillie, en même temps, hors de la surface de la cœloplanule, et dans la cavité para-vitelline de celle-ci. L'accroissement, suivant cette dernière direction, a pour effet de déprimer d'abord, et d'invaginer ensuite dans cette cavité, les parties intéressées dans ces phénomènes. Cette pénétration, toute passive, due à l'extension précoce des annexes, se double, par la seule action de son mécanisme, du retournement des régions mises en cause. — Les feuillets ont alors perdu leur disposition première, et sont invertis. Mais un tel changement n'atteint que leurs portions destinées à fournir les annexes, causes de tous ces phénomènes; et il a pour résultat de donner d'emblée, à ces annexes, leur structure définitive, que leurs similaires des autres Mammifères ne possèdent qu'après un certain nombre de modifications. Cette inversion répond, avant tout, à une condensation du développement, portant sur les appendices embryonnaires. Les autres parties du blastoderme, chargées de produire l'économie elle-même, et non ses annexes, se bornent à être déplacées, en pénétrant dans l'intérieur de la cavité para-vitelline, à perdre leur situation superficielle pour devenir internes, mais conservent leur organisation primitive.

L'inversion n'est pas la même chez tous les Rongeurs. Elle offre des degrés divers, dont les liaisons permettent de suivre la complexité des altérations présentées. Les caractères, propres à chacun de ces procédés, ont été décrits avec le plus grand soin par M. Duval. — Le cas le plus simple est celui du Lapin. La cœloplanule se constitue; sa zone embryonnaire se subdivise en feuillets, et produit le neuraxe. Les replis amniotiques prennent naissance autour de cette zone, grandissent, et l'enveloppent; leur face externe engendre le placenta. Ces annexes s'accroissent, acquièrent rapidement une grande importance, pendant que l'ébauche de l'embryon descend dans la cavité para-vitelline, entraînant avec elle la paroi profonde de ces mêmes annexes. Celle-ci, par l'effet de la descente, se retourne, et invertit ses feuillets; ce phénomène est tardif, relativement aux autres Rongeurs. En outre, la région para-embryonnaire, non intéressée dans l'invagination, demeure longtemps avant de se détruire. — L'abréviation est plus grande chez le Campagnol, le Rat et la Souris.

Pendant que la cœloplanule se délimite, et que le protendoderme s'étend
dans la zone para-embryonnaire, le protectoderme de la zone embryonnaire s'épaissit, pour donner les ébauches de l'amnios et du placenta.
Ces dernières sont de venue plus hâtive que dans le premier cas; elles
pénètrent, pour satisfaire à leur accroissement rapide, dans la cavité
para-vitelline, en retournant sur eux-mêmes les feuillets qui les constituent. Les premiers linéaments de l'amnios et du placenta sont d'abord
unis; ils se séparent bientôt l'un de l'autre, et, vers cette époque, la zone
non invaginée s'atrophie. — Enfin, l'altération est à son comble chez le
Cobaye. L'épaississement, chargé de former l'amnios et le placenta,
commence à prendre naissance au moment où la cavité para-vitelline
se creuse dans la cœloplanule; le déplacement, par précocité, de ce
phénomène génétique est des plus accentués. De plus, le protendoderme
ne s'étend pas dans la zone para-embryonnaire; celle-ci demeure constituée par la seule assise des cellules protectodermiques, qui se détruit
hâtivement, lorsque l'amnios et le placenta, encore composés de cellules
unies en une masse compacte, s'isolent de leur ébauche commune.

B. — Malgré leur diversité, les particularités les plus importantes,
de ces trois degrés de l'inversion, demeurent les mêmes, à peu de chose
près. — Le blastoderme entier de la cœloplanule des Mammifères peut
être considéré comme formé de trois parties : la zone embryonnaire, la
bande proximale de la zone para-embryonnaire, et la bande distale de
cette même zone. La première est d'étendue fort restreinte; elle comprend la portion du blastoderme chargée de façonner l'embryon; sa
surface, minime, ne dépasse pas de beaucoup les environs immédiats du
neuraxe. La seconde entoure la précédente, et va des bords de celle-ci
à ceux de la bande distale. Elle a pour objet de produire les annexes de
l'embryon, l'amnios et le placenta; aussi ses feuillets acquièrent-ils une
importance considérable, et son protendoderme se divise-t-il en endoderme et mésoderme, celui-ci étant destiné à subir des modifications
complexes. La bande distale de la zone para-embryonnaire ne possède
aucun rôle génétique. Elle est diamétralement opposée à la zone
embryonnaire, mais elle occupe une surface beaucoup plus grande, qui
atteint souvent, et dépasse parfois, celle d'un hémisphère. A cause de son
défaut de fonction, son protendoderme demeure souvent simple; cette
particularité la distingue, sous le rapport de la structure, de la bande
proximale.

Ces trois parties, malgré leur divergence d'organisation et de destinée,
sont unies les unes aux autres; toutes trois concourent à composer la
surface sphérique de la cœloplanule. Leurs dissemblances portent, en
majorité, sur leur protendoderme; leur protectoderme constitue un
revêtement superficiel, uniforme, à tout le corps planulaire. L'évolution,
subie par chacune d'elles dans l'inversion, est différente.

La zone embryonnaire perd sa situation extérieure, et pénètre dans

la cavité para-vitelline; elle s'enfonce à des profondeurs variables
suivant les types. Mais elle conserve sa disposition première; ses feuillets

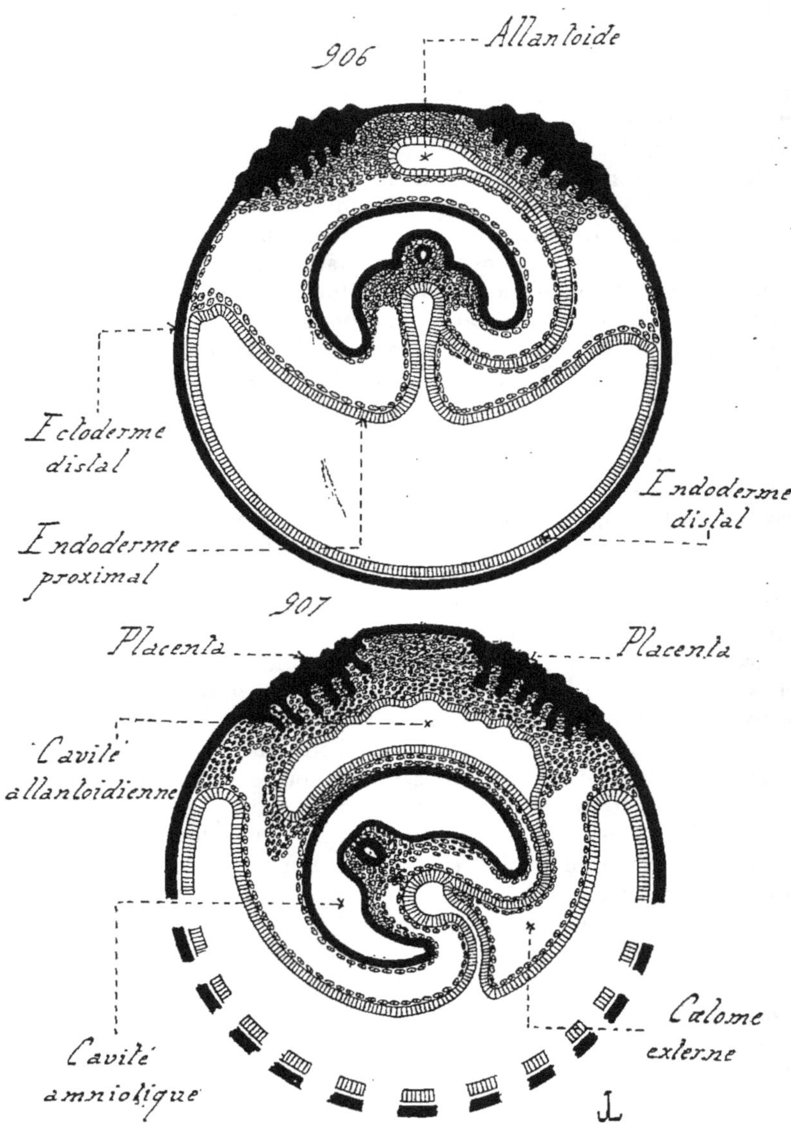

Fig. 906 à 909. — INVERSION DES FEUILLETS BLASTODERMIQUES CHEZ LE LAPIN (*coupes médianes
et diagrammatiques;* d'après Mathias Duval. Ces figures font suite aux précédentes,
numérotées de 901 à 905). — En 906, l'embryon continue à se perfectionner aux dépens
de la zone embryonnaire, et produit la vésicule allantoïde. — En 907, l'ectoderme et

demeurent en place, et ne subissent aucun changement. — Tel n'est pas le cas de la bande proximale de la zone para-embryonnaire, sur laquelle

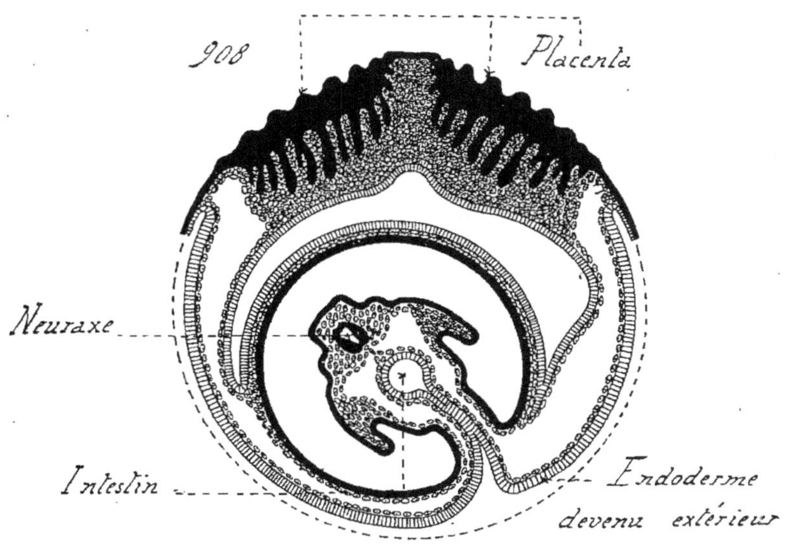

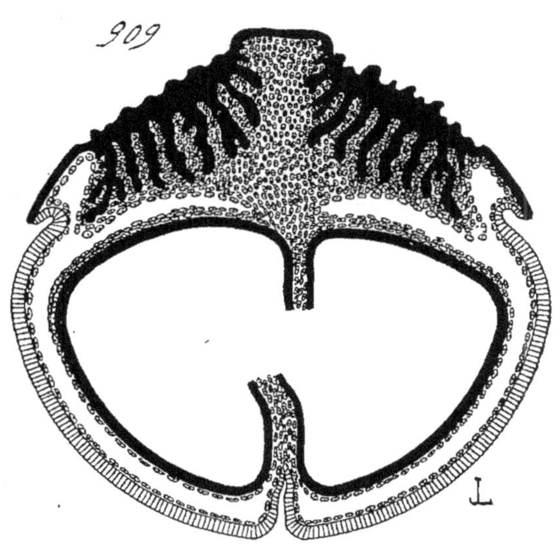

l'endoderme demeurés extérieurs (ectoderme distal et endoderme distal) commencent à s'atrophier. — En 908, cette atrophie s'achève. — En 909, à la suite de cette atrophie, l'embryon, qui n'est pas dessiné dans la figure, est entouré d'enveloppes, dont l'extérieure se trouve recouverte par une couche endodermique, sauf dans les régions placentaires.

porte la majeure part des effets de l'inversion. En accompagnant le mouvement de descente de la zone embryonnaire, elle se déprime et s'invagine; ce faisant, elle se retourne sur elle-même, et tourne son endoderme en dehors. Cet *endoderme proximal* se maintient toujours dans la même position par rapport à la cavité para-vitelline, et continue à se trouver en contact direct avec le liquide dont elle est emplie; seulement, au lieu de la recouvrir à la façon d'un dôme convexe, il est infléchi dans son intérieur. — Enfin, la bande distale, qui ne possède aucune fonction génétique, s'amincit peu à peu, et finit par se détruire. A son début, cette bande enveloppe toute la partie inférieure de la cavité para-vitelline, et l'isole des milieux environnants; après sa disparition, l'espace circonscrit par elle se trouve largement ouvert. Il demeure, cependant, aussi bien délimité qu'avant cette atrophie. En effet, à mesure que s'effectuent ces changements, la paroi de l'utérus maternel, à laquelle s'adosse la cœloplanule, s'hypertrophie parfois, et produit une membrane, la *caduque*, qui entoure cette dernière. Et, au moment où la bande distale cesse d'envelopper la cavité para-vitelline, la caduque prend sa place pour jouer le même rôle.

Inversion des feuillets chez le Lapin. — *A*. L'ovule de la Lapine, étant parvenu à la phase de cœloplanule, est sphérique; sa vaste cavité para-vitelline est limitée, sur sa plus grande étendue, par l'ectoderme; le protendoderme occupe un espace restreint, dans la zone embryonnaire. Ce dernier feuillet s'accroît suivant le mode habituel, et s'étale au-dessous de l'ectoderme, en prenant une surface toujours plus considérable; il possède bientôt l'aspect d'une calotte hémisphérique. Au moment où il dépasse cet état, il produit les premières cellules mésodermiques, et se divise par là en mésoderme et endoderme. — Cette différenciation n'atteint pas le protendoderme tout entier; elle se localise dans la zone embryonnaire et la bande proximale de la zone para-embryonnaire; l'ensemble de ces deux parties correspond à la région où le protendoderme est parvenu tout d'abord, et comprend presque tout l'hémisphère supérieur de la cœloplanule. L'hémisphère inférieur de cette dernière constitue, à elle seule, la bande distale de la zone para-embryonnaire. Le protendoderme s'y étend par la suite, et se place sous l'ectoderme, de manière à le doubler; mais il y demeure indivis, et conserve sa simplicité.

La zone embryonnaire est d'étendue restreinte. L'ébauche du neuraxe se creuse sur elle, et acquiert la forme de gouttière médullaire. Le mésoderme s'organise pour donner les mésosomites. Cette zone entière se circonscrit avec une assez grande netteté; elle façonne les diverses parties de l'embryon, pendant que sa voisine, la bande proximale de la zone para-embryonnaire, subit des modifications complexes, et engendre les annexes, l'amnios avec le placenta.

Cette bande proximale entoure la zone embryonnaire. Son mésoderme, tout autour de cette dernière, se creuse, dans sa totalité, d'une fente, qui ne tarde pas à s'amplifier, et à devenir une vaste cavité. Cette dernière, le *cœlome externe*, ou la *cavité pleuro-péritonéale*, des auteurs, s'étend depuis les bords de la zone embryonnaire jusqu'à ceux de la bande distale; elle occupe ainsi la masse entière de la bande proximale. Sa présence a pour effet de cliver cette dernière en deux lames : l'une externe ou supérieure, l'autre interne ou inférieure. Celle-ci repose directement sur la cavité para-vitelline (*cavité de la vésicule ombilicale*, des auteurs); elle se compose de l'endoderme en dedans, et d'une assise mésodermique en dehors. Celle-là forme la surface externe de la bande proximale, et recouvre la fente qui vient de se creuser; elle se compose de l'ectoderme en dehors, et d'une assise mésodermique en dedans. — Depuis la périphérie, la substance de la bande proximale se répartit ainsi en couches diverses : l'ectoderme; une première assise mésodermique (*lame fibro-cutanée* des auteurs); la cavité du cœlome externe; la seconde assise mésodermique (*lame fibro-intestinale* des auteurs); enfin, la cavité para-vitelline.

La lame externe de la bande proximale donne l'amnios et le placenta. — Les replis amniotiques, produits par elle, se soulèvent de manière à surplomber la zone embryonnaire; ils s'adossent au-dessus de cette dernière, s'unissent, et engendrent l'amnios. La *cavité amniotique*, laissée entre eux et l'embryon, s'accroît par le resserrement de leurs bases, de manière à envelopper le petit être, et, devenant indépendante avec ses parois, à l'accompagner dans ses déplacements. Les replis de l'amnios prennent naissance autour de la zone embryonnaire. — En dehors d'eux s'ébauchent les deux parties du placenta; une telle division, du rudiment placentaire en deux parts, est spéciale au Lapin. L'ectoderme et le mésoderme de cette région prolifèrent activement; la vésicule allantoïde, engendrée vers cette époque, parvient dans ces tissus, y distribue ses vaisseaux sanguins, et leur permet de produire le placenta. — La lame externe n'est pas toute employée à ces deux genèses. Une bandelette assez large, directement adjacente à la bande distale, demeure à l'écart de ces phénomènes; son ectoderme et son mésoderme restent sans proliférer beaucoup. Mathias Duval lui a donné le nom de *lame*, ou de bandelette, *inter-ombilico-placentaire*.

B. — Une telle activité génétique, manifestée dans la zone embryonnaire, et dans les parties de la bande proximale qui l'avoisinent, a pour effet d'amener une amplification considérable des régions mises en cause. L'ensemble de l'embryon, et de ses annexes, s'est accru pendant qu'elle s'effectuait, mais n'a pas perdu sa forme sphérique. Aussi, ces régions proliférantes grandissent-elles aux dépens de l'espace occupé par la cavité para-vitelline, et pénètrent-elles dans l'intérieur de cette dernière. Ce faisant, elles entraînent avec elles la lame interne de la bande proximale, la dépriment, et la retournent de dehors en dedans. Cette lame interne, à son début, possède l'aspect d'un dôme, qui recouvrirait la moitié supérieure de la cavité para-vitelline ; elle s'étend de la zone embryonnaire à la bande distale de la zone para-embryonnaire. A mesure que l'embryon, avec la lame externe de la bande à laquelle elle appartient elle-même, s'accroissent dans tous les sens, et s'enfoncent dans la cavité para-vitelline, elle s'infléchit avec eux. Elle commence, au début de sa dépression, par ressembler à un plancher horizontal, situé à peu près vers le milieu de l'œuf, et presque équatorial. Elle ne tarde pas à se déprimer davantage, et à devenir concave, de convexe qu'elle était à son commencement. La face interne, constituée par l'endoderme, se trouve alors extérieure. — Les feuillets qui composent cette lame interne sont ainsi invertis dans toute leur étendue ; la cause de cette inversion étant la descente de l'embryon, et de ses annexes, dans la cavité para-vitelline.

La bande distale de la zone embryonnaire, qui forme, à elle seule, tout l'hémisphère inférieur de la cœloplanule, demeure indemne ; elle ne participe à aucun de ces changements, et conserve sa situation première. Seulement, lorsque l'inversion est déjà bien marquée, au moment où la cavité para-vitelline se trouve réduite à une fente, laissée entre elle-même et la lame interne de la bande proximale, elle se détruit. Ses éléments se désagrègent, et s'atrophient. Sa disparition est complète, sauf une portion restreinte, laissée comme une collerette autour du bord de la bande proximale, dans la région où la lame externe de cette dernière se continue avec la lame interne ; cette collerette circulaire est nommée, par M. Duval, la *zone résiduelle*.

A la suite de l'inversion de la lame interne, et de l'atrophie de la bande distale, les dispositions générales des annexes embryonnaires sont changées du tout au tout, et très différentes de celles possédées par les autres Mammifères. L'embryon est bien, comme partout, placé dans une cavité, que limite l'amnios ; ce dernier est bien entouré, à son tour, sur une partie de sa surface, par le cœlome externe, et porte sur l'autre l'allantoïde avec son placenta. Mais, sauf l'espace occupé par ce dernier, la périphérie du corps embryonnaire est constituée par la lame interne seule, dont l'endoderme est tourné en dehors. La bande distale, avec son ectoderme et son somato-mésenchyme, ayant disparu, l'extérieur de l'œuf est circonscrit par une couche endodermique.

Cette structure finale, qui est le but atteint par l'inversion des feuillets, entraîne, de son côté, des conséquences spéciales dans les rapports mutuels des annexes entre eux. Chez le Lapin, un tel changement, dans les relations des appareils, est tardif. L'embryon commence à s'ébaucher, à produire son neuraxe et ses mésosomites, avant de descendre dans la cavité para-vitelline pour l'obstruer ; son placenta et son amnios, engendrés séparément, sont déjà complexes au moment où l'inversion, nécessitée par leur accroissement, s'effectue dans la lame interne. Les autres Rongeurs offrent, en ces phénomènes, une condensation beaucoup plus grande.

Inversion des feuillets chez le Campagnol, le Rat et la Souris. —
A. — La cœloplanule du *Campagnol*, de même que celle du Lapin, est
sphérique à son début; son protendoderme est également localisé dans
un espace restreint, qui correspond à la zone embryonnaire, augmentée
de la bande proximale d'une partie de la zone para-embryonnaire. De
même encore, le protendoderme s'amplifie, pour s'étaler dans la bande
proximale tout entière, et parvenir ensuite dans la bande distale. Seulement, par opposition avec le phénomène correspondant du Lapin,
dès les premières phases de cet accroissement du feuillet interne,
l'ectoderme de la zone embryonnaire, et celui de la bande proximale,
grandissent et s'épaississent dans des proportions considérables, pour
produire le placenta et l'amnios. Par une abréviation du développement, les ébauches de ces appendices apparaissent ici d'une manière
plus précoce, et n'attendent pas, pour ce faire, que le protendoderme
ait entouré toute la cavité para-vitelline. La région ectodermique
épaisse forme un corps compact, qui occupe l'un des pôles de la cœloplanule; son accroissement détermine celui de cette dernière, qui prend,
en augmentant de dimensions, un aspect ovalaire.

La masse ectodermique ne tarde pas à se creuser d'une cavité,
nommée par M. Duval, à cause de son origine, la *cavité ectodermique;*
l'expression de *cavité amnio-placentaire* pourrait également lui être
accordée, étant donnée sa fin. Cet espace, d'abord semblable à une
fente étroite, s'amplifie; il divise la substance de cette masse en deux
couches, l'une supérieure et externe, l'autre inférieure et interne. La
première recouvre la cavité ectodermique, à la façon d'un dôme. La
seconde, par l'effet de l'accroissement de l'espace qu'elle concourt à
limiter, s'infléchit, et s'invagine dans la cavité para-vitelline, placée
au-dessous d'elle. Elle repose sur le protendoderme. Celui-ci, au début
de ces modifications, était situé sous la couche interne; à la suite de
l'invagination de cette dernière, il la double, et entoure sa face externe.
Il se trouve, finalement, posé en dehors d'elle, puisque cette assise
interne, de convexe qu'elle était, devient concave; les objets, d'abord
placés sous elle, lui sont extérieurs par la suite. Entre temps, le protendoderme continue à s'étaler, et à revêtir une étendue toujours plus
grande, dans la bande distale de la cœloplanule, de la face interne de
l'ectoderme, jusqu'au moment où il circonscrit toute la cavité para-
vitelline.

La cœloplanule du Campagnol est alors convertie en un corps complexe, de forme ovalaire, qui contient deux espaces vides, indépendants
l'un de l'autre : la cavité ectodermique ou amnio-placentaire, et la cavité
para-vitelline. La première, limitée par des assises d'origine ectodermique, est interne par rapport à la seconde; sauf en sa partie supérieure,
qui est superficielle. La seconde, circonscrite par le protendoderme,
entoure la majeure portion de la précédente. Sa paroi extérieure est
l'équivalent strict de la bande distale de la cœloplanule du Lapin. Sa

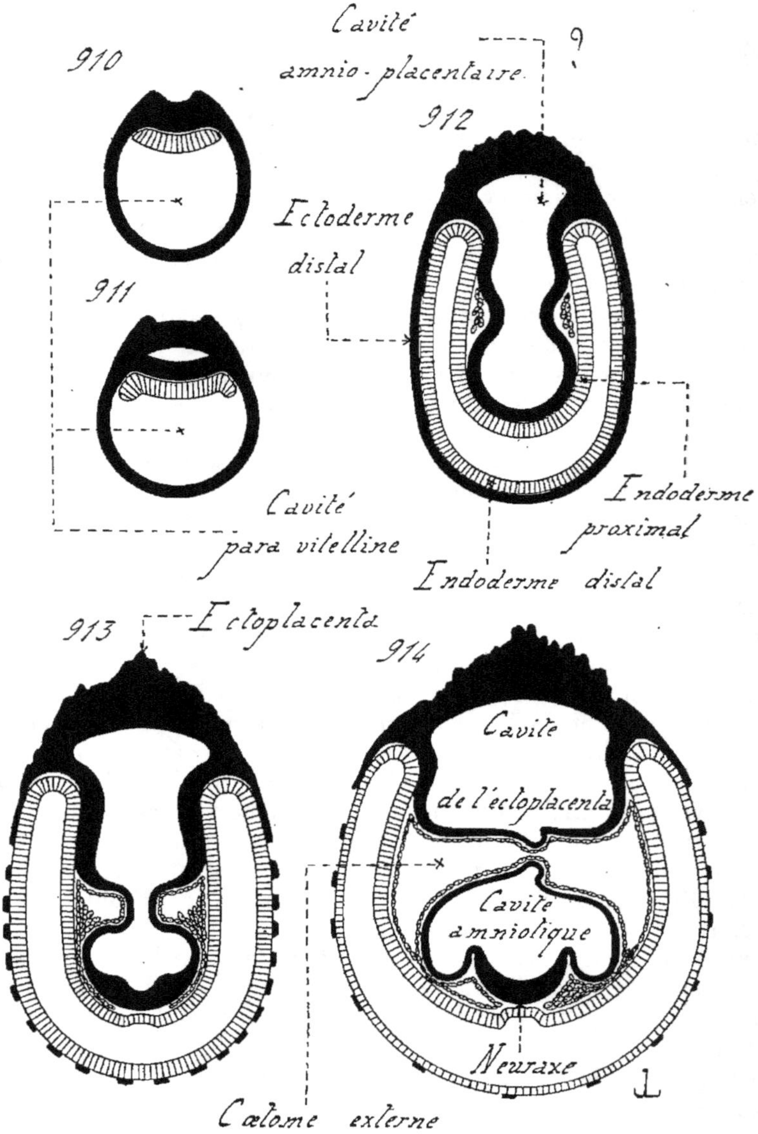

Fig. 910 à 916. — Inversion des feuillets blastodermiques chez le Campagnol (*coupes médianes et diagrammatiques;* d'après Mathias Duval. Ces figures sont exprimées de la même manière que les précédentes, numérotées de 901 à 909, qui se rapportent au Lapin). — En 910, jeune cœloplanule. — En 911, cœloplanule plus avancée, munie de son épaississement ectodermique supérieur. — En 912, phase plus âgée; la cavité, creusée dans cet épaississement et déjà ébauchée lors de l'état précédent, s'accroît dans des propor-

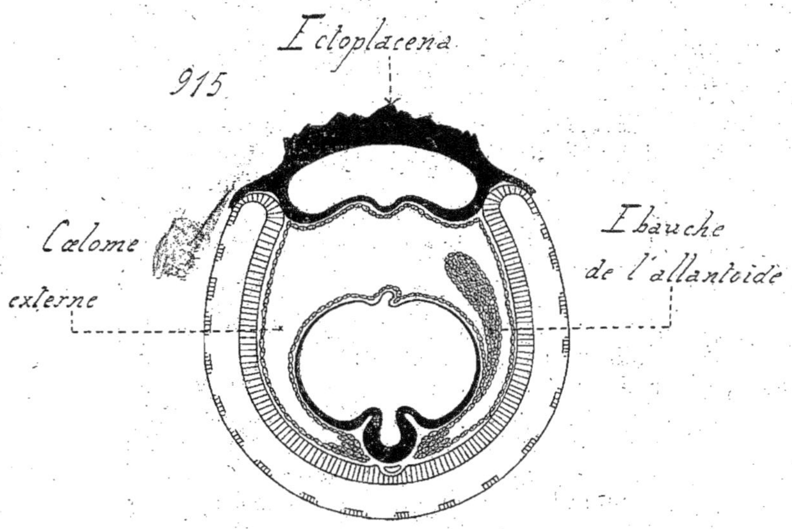

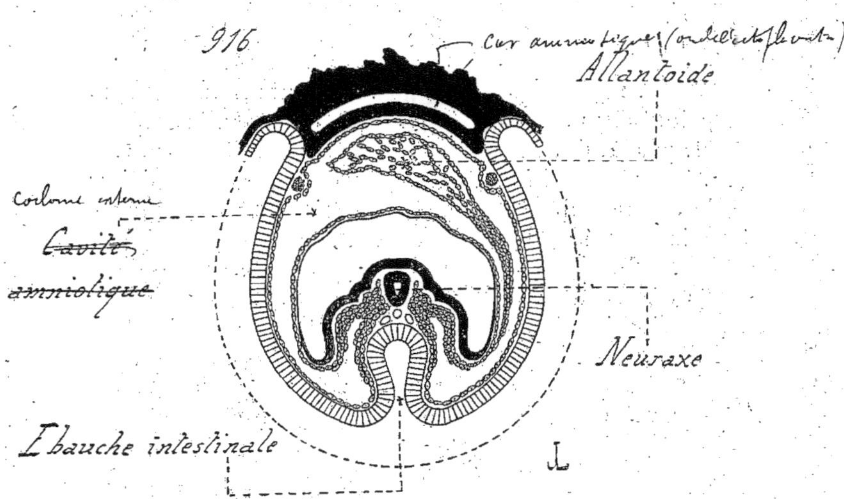

tions considérables. — En 913, cette cavité commence à se diviser en deux parts, et la zone embryonnaire s'ébauche au fond de l'interne d'entre elles (cavité amniotique); l'ectoderme distal disparaît en partie. — En 914, la cavité ectoplacentaire et la cavité amniotiques sont distinctes l'une de l'autre; le neuraxe prend naissance au fond de cette dernière; l'ectoderme distal a presque disparu. — En 915, pendant que les organes embryonnaires primordiaux font leur apparition, les derniers vestiges de l'ectoderme distal et l'endoderme distal achèvent de s'atrophier. — Aussi, en 916, l'enveloppe externe de l'embryon est-elle recouverte par une couche endodermique, sauf dans la région placentaire.

paroi interne, qui la sépare de la cavité ectodermique, est l'homologue de la lame interne de la bande proximale de la même cœloplanule, augmentée de la zone embryonnaire, de l'ébauche amniotique, et d'une part de l'ébauche placentaire. La couche supérieure, de la masse ectodermique primitive, conserve sa situation au-dessus de la cavité ectodermique, et donne l'autre part du placenta.

Le cœlome externe fait ensuite son apparition, à la manière d'une fente annulaire et transversale, placée, autour de la cavité ectodermique, vers le milieu de son étendue. En cette région, le protendoderme, qui double la face externe de l'ectoderme, se divise en endoderme et mésoderme ; le cœlome externe se creuse dans ce dernier, autour de l'ectoderme. Cette fente grandit, en resserrant, à son niveau, ce dernier feuillet, et le faisant pénétrer, à la façon d'un diaphragme, dans la cavité ectodermique. Ce resserrement s'accentue sans cesse, et a pour dernier effet de partager cette cavité en deux espaces désormais indépendants, l'un supérieur et l'autre inférieur. Le premier est la *cavité ectoplacentaire*, qui se comble ensuite ; le second est la *cavité amniotique*, qui persiste. Comme l'embryon se façonne dans la partie inférieure de la cavité ectodermique, ce deuxième espace se trouve placé au-dessus de lui, et s'accroît pour l'envelopper.

Le cœlome externe sépare l'amnios du placenta. Ces deux derniers appendices dérivent des parois de la cavité ectodermique ; celles-ci, en s'amplifiant, ont pénétré dans la cavité para-vitelline, pour l'obstruer en majeure partie. Tout en agissant ainsi, elles ont repoussé devant elles l'endoderme, dont elles se sont enveloppées à la manière d'une calotte. Ce feuillet est, par là, devenu extérieur à elles, comme à leurs dérivés, et les recouvre. — La disposition finale est semblable à celle du Lapin ; seulement, elle est produite plus rapidement, et avec une plus grande condensation des procédés employés. La cœloplanule du Lapin, avant toute pénétration, produit, autour de sa zone embryonnaire, les premiers linéaments de l'amnios et du placenta ; le tout s'enfonce ensuite dans la cavité para-vitelline, et se laisse entourer par l'endoderme qui limite cette dernière. Dans la cœloplanule du Campagnol, une région ectodermique commence par proliférer, et descend dans la cavité para-vitelline en se revêtant de l'endoderme ; l'embryon et ses appendices ne se façonnent qu'après la pénétration effectuée.

De même que chez le Lapin, la bande distale de la cœloplanule du Campagnol disparaît, en laissant seulement une étroite zone résiduelle. Cette atrophie est plus précoce que sa correspondante du Lapin.

B. — Les phénomènes présentés par le *Rat* et la *Souris*, dans l'inversion de leurs feuillets, rappellent leurs similaires du Campagnol. Ils en diffèrent, cependant, par deux dispositions, qui correspondent à une condensation évolutive encore plus grande, à une accentuation plus marquée des changements tendus vers l'inversion.

La masse ectodermique prend hâtivement naissance, et se creuse d'une cavité. Seulement, l'apparition de cette dernière est plus tardive que chez le Campagnol; les modifications ultérieures sont, pourtant, identiques. — La bande distale s'atrophie d'une façon plus précoce que sa correspondante du Campagnol. La disparition n'attend pas, pour se manifester, que les ébauches de l'amnios et du placenta soient séparées l'une de l'autre; elle commence à s'effectuer au moment où le proténdoderme de cette bande achève de se compléter, et où la cavité amnio-placentaire est encore indivise.

Le Rat et la Souris présentent ainsi une précocité, plus grande encore que le Campagnol, de l'inversion des feuillets. — Les premiers vestiges de ce phénomène sont offerts par le Lapin : l'embryon produit ses annexes, et s'enfonce ensuite dans la cavité de sa cœloplanule, de manière à rendre superficielle une partie de l'endoderme de cette dernière. Le Campagnol marque un degré de plus; les annexes embryonnaires sont plus précoces, et, par leur apparition, rendent l'inversion plus hâtive. Le fait est plus prononcé encore chez le Rat et la Souris. En ces trois cas, la bande distale de la cœloplanule, nullement intéressée dans la genèse de l'embryon comme dans celle de ses appendices, se détruit; son atrophie est d'autant plus rapide que l'inversion est elle-même plus avancée dans le temps. — Si l'on suppose cette accentuation, dont les étapes sont ainsi suivies par degrés, devenue telle, que la cavité amnio-placentaire ne se creuse plus, que le protendoderme ne s'étende pas dans la bande distale, et que l'ectoderme de cette dernière disparaisse peu après l'achèvement de la cœloplanule, on obtient les faits offerts par le Cobaye. La structure paradoxale en apparence, du jeune embryon de cet animal, se relie à celle présentée par les autres Rongeurs, et constitue le terme ultime d'une série d'altérations toujours plus profondes.

Inversion des feuillets chez le Cobaye. — Au moment même où la cœloplanule se constitue, chez cet animal, aux dépens de l'ovule segmenté, l'épaississement ectodermique prend naissance au-dessus du protendoderme, accumulé dans une région qui correspond à la zone embryonnaire augmentée de la bande proximale de la zone para-embryonnaire. Cet ectoderme épaissi est l'équivalent de celui du Campagnol, comme de celui du Rat; seulement, il est de venue plus hâtive encore. De plus, il s'accroît rapidement, sans se creuser d'une cavité amnio-placentaire. L'apparition de cette cavité était déjà bien retardée chez le Rat, par comparaison avec le Campagnol; ce retard se transforme, chez le Cobaye, en une omission complète.

La masse ectodermique s'accroît de manière à pénétrer dans la cavité para-vitelline. Elle repousse le protendoderme devant elle, et s'en coiffe; ce dernier feuillet devient, en conséquence, extérieur par rapport à cet amas cellulaire, issu de l'ectoderme. La cœloplanule entière grandit également, de façon à revêtir un aspect ovalaire, qui va en s'accentuant. Pendant que s'accomplit ce double mouvement d'amplification, dont l'un porte sur la totalité de la cœloplanule, et l'autre sur l'amas ectodermique contenu dans cette dernière, l'ectoderme de la bande distale s'atrophie, et disparaît. Sa fin est si hâtive, que le protendoderme ne s'accroît point pour le doubler en dedans ; elle survient, par une précocité extrême, dès les premières phases de l'évolution.

Tous ces phénomènes répondent à ceux offerts par les autres Rongeurs ; ils ne diffèrent d'eux que par leur plus grande accentuation, et leur production plus rapide. Sauf cette altération mieux marquée, ils sont du même ordre. Et ils ont pour résultat de donner au jeune embryon de Cobaye, dès son commencement, une structure inverse de celle qui existe d'ordinaire. Cet embryon, à cause de l'atrophie précoce de son ectoderme distal, qui circonscrivait la majeure partie de la cœloplanule, se trouve réduit à un amas ectodermique compact, qu'enveloppe, sauf en une calotte de minime étendue, l'assise protendodermique. Cette calotte n'est autre que la région, demeurée superficielle, où l'épaississement s'est manifesté tout d'abord ; elle est chargée de produire la presque totalité du placenta.

L'embryon grandit ensuite, en conservant sa forme ovalaire, et maintenant les dispositions désormais acquises. Le protendoderme reste extérieur. — L'organisme, avec sa notocorde et ses feuillets, s'ébauche dans l'extrémité diamétralement opposée à la calotte placentaire. Toutes les autres parties de l'œuf fournissent les annexes. La masse ectodermique se divise en deux moitiés, au moyen d'un étranglement suivi de scission. L'espace intermédiaire n'est autre que le cœlome externe, d'abord limité sur ses côtés par le protendoderme enveloppant, en haut et en bas par les moitiés précédentes ; il ne tarde pas à s'entourer d'une couche mésodermique, produite par le protendoderme, et qui grandit dans tous les sens pour le circonscrire. Ainsi que le fait remarquer M. Duval, l'abréviation évolutive est telle, chez le Cobaye, que la cavité du cœlome externe prend naissance avant ses propres parois, avant le mésoderme qui l'environne, contrairement aux phénomènes présentés ailleurs.

Le cœlome externe s'amplifie, et acquiert bientôt un volume plus grand que celui des autres parties. Comme cet accroissement est rapide, comme il est déjà considérable en un moment où le corps de l'embryon est à peine ébauché, l'œuf du Cobaye paraît correspondre, en cette

---

Fig. 917 à 923. — Inversion des feuillets blastodermiques chez le Cobaye (*coupes médianes et diagrammatiques*; d'après Mathias Duval. Ces figures sont exprimées de la même manière que les précédentes, numérotées de 901 à 916, qui se rapportent au Lapin et au Campagnol). — En 917, jeune cœloplanule. — En 918, l'épaississement ectodermique supérieur grandit, et se divise en deux masses, pendant que l'ectoderme distal commence à s'atrophier. — En 919, cette atrophie s'achève, sans qu'aucun endoderme distal prenne naissance. — En 920, l'épaississement ectodermique se divise en deux parts, dont la supérieure, chargée de donner l'ectoplacenta, se creuse d'une cavité. A la suite de la disparition hâtive de l'ectoderme distal, et de l'absence de genèse d'endoderme

phase, à une cœloplanule, à une vésicule creuse, dans laquelle les relations habituelles sont changées du tout au tout. Dans la réalité, cet

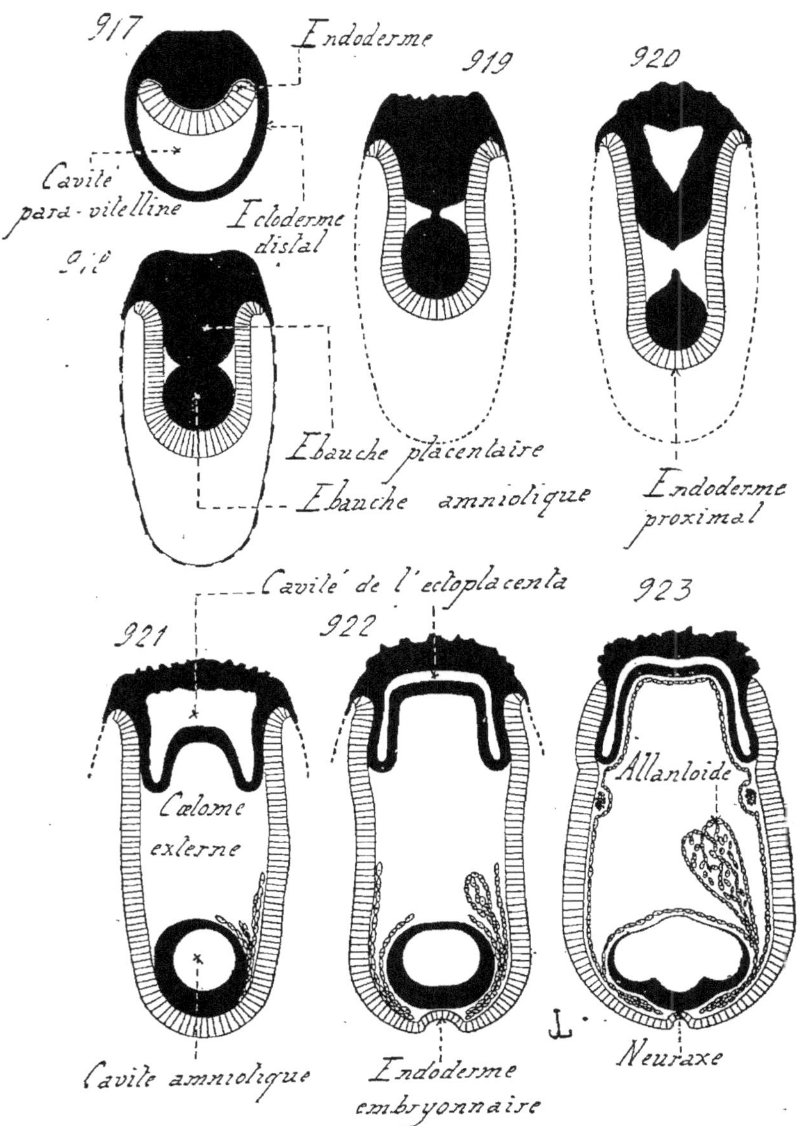

distal, l'ensemble de l'embryon est limité à l'intérieur par une couche endodermique. — En 921, 922, 923, cette disposition persiste, et demeure, pendant qu'apparaissent la cavité amniotique et les organes de l'embryon.

œuf n'est plus une cœloplanule ; il a dépassé cette phase, dont la durée se trouve des plus courtes, et il a été le siège d'altérations considérables, dont l'effet est de lui donner l'organisation qu'il possède. Ces altérations sont semblables à celles qui ressortent de l'inversion des feuillets des autres Rongeurs, mais avec une importance plus grande, et d'une venue plus hâtive. Leur résultat est de convertir l'œuf en une vésicule, limitée extérieurement par l'endoderme, portant le placenta sur l'une de ses extrémités, et sur l'autre la zone embryonnaire surmontée de l'amnios. Ces deux annexes, le placenta et l'amnios, dérivent respectivement des moitiés de la masse ectodermique, que le cœlome externe sépare l'une de l'autre.

En résumé, le Cobaye n'est point à part dans la série des Mammifères. Ses feuillets sont engendrés par les mêmes moyens que ceux des autres représentants de la classe, et produits par une cœloplanule. Seulement, ils sont soumis, au moment même de leur genèse, à un renversement que les autres Rongeurs montrent aussi, mais d'une façon plus tardive. Et les divers degrés offerts à cet égard, en partant du Lapin pour aboutir au Cobaye, permettent de rattacher ces phénomènes aux phases normales et habituelles : en les ramenant à des altérations, d'abord minimes et lentes à venir, puis, par leur accentuation toujours plus grande dans le même sens, importantes et précoces.

RÉSUMÉ

§ 1. CONSIDÉRATIONS GÉNÉRALES. — Les particularités essentielles, et vraiment caractéristiques des Vertébrés, sont données par leur notocorde et par leur feuillet moyen. La première s'étend dans le corps entier, et ne reste pas limitée à la queue. Le second se subdivise en un mésenchyme et un épithélio-mésoderme ; celui-ci est produit par deux ébauches, dont les régions dorsales se subdivisent en segments.

Ces animaux ne se reproduisent qu'au moyen de la fécondation. L'unisexualité est de règle ; l'hermaphroditisme est très rare.

Les variations sont très grandes en ce qui touche le développement des feuillets. — Dans ses traits essentiels, cette évolution comporte la genèse préalable des deux feuillets primordiaux. Le protectoderme donne le neuraxe, et persiste comme ectoderme définitif. Le protendoderme produit la notocorde, avec le feuillet moyen, et demeure ensuite comme endoderme. Les diverses complications de la structure sont dues, avant tout, au mésoderme. — Les altérations, souvent considérables, offertes par ce développement, tiennent, soit à la présence d'abondantes réserves nutritives, qui composent une *vésicule vitelline*, soit à celle d'annexes embryonnaires, tels que l'*amnios* et l'*allantoïde* des Sauropsidés et des Mammifères.

§ 2. DES ÉLÉMENTS SEXUELS. — Les Vertébrés ne sont capables de fécondation qu'après être parvenus à l'état adulte. Certains Amphibiens uro-

dèles possèdent seuls de la progenèse, en ce sens qu'ils sont susceptibles
de se reproduire dans le cours de leur dernière phase larvaire. La
minime différence, établie entre cette phase et l'état adulte, enlève à ce
phénomène beaucoup de son importance apparente.

L'hermaphroditisme vrai, portant sur les glandes sexuelles elles-
mêmes, est des plus rares. Les Cyclostomes de la famille des Myxinidés,
avec les Téléostéens appartenant aux familles des Serranidés et des Sparidés, le présentent seuls d'une manière à peu près habituelle, et capable
d'aboutir. Partout ailleurs, il est accidentel; de plus, les dispositions
organiques l'empêchent d'avoir un résultat quelconque. — L'hermaphroditisme apparent, qui n'atteint pas les glandes, vraiment unisexuées,
et touche seulement aux annexes reproducteurs, est plus fréquent, mais
toujours accidentel. Tous les groupes de Vertébrés peuvent l'offrir. Il
s'exerce sur les conduits sexuels, ou sur leur annexes immédiats, ou
sur les apanages de la sexualité.

L'origine des spermatozoïdes ne diffère pas, dans le fond des choses,
de celle des autres animaux. Ses diverses phases offrent des qualités
spéciales de forme, à cause de la disposition tubuleuse des testicules.
Les cytophores s'attachent à la paroi des tubes testiculaires, et s'allongent en bâtonnets, qui supportent des spermatocytes arrondis.

Les mêmes considérations sont applicables aux ovules, sauf quelques
dispositions particulières. Les ovogemmes sont engendrés par l'épithélium
germinatif, qui tapisse la surface de l'ovaire. Leurs éléments se différencient, d'une manière hâtive, en ovocytes volumineux, et cellules
folliculaires plus petites. A la suite d'un accroissement abondant et
inégal, ils pénètrent dans la trame ovarienne, sous la forme de cordons
pleins, qui sont morcelés par la prolifération du tissu conjonctif environnant. Chaque tronçon ne contient, en définitive, soit à la suite de
résorptions, soit d'une façon directe, qu'un seul ovocyte, entouré de son
follicule. L'ovocyte grandit, et se convertit en ovule par l'émission de
deux cellules polaires; après quoi il est expulsé. — L'ovogemme des
Mammifères se creuse d'une cavité centrale, et se transforme, par ce
moyen, en une vésicule, dite le follicule de Graff.

Dans l'ensemble, les Acraniens, les Cyclostomes, et les Ichthyopsidés,
sont ovipares, avec une fécondation extérieure; les Sauropsidés sont
ovipares, mais avec fécondation interne; et les Mammifères sont vivipares. Cette règle souffre cependant de nombreuses exceptions. Parmi
les Ichthyopsidés, la plupart des Sélaciens sont vivipares, avec plusieurs
Téléostéens et Amphibiens. De même, plusieurs Reptiles, appartenant
aux ordres des Sauriens et des Ophidiens, mettent au monde leurs
petits vivants. Enfin, les Mammifères monotrèmes sont ovipares; et,
parmi les autres représentants de la classe, les Didelphes font subir à
leurs petits une seconde gestation dans leur poche marsupiale.

§ 3. DES FEUILLETS BLASTODERMIQUES EN GÉNÉRAL, ET DE L'ORIGINE PREMIÈRE

DES ORGANES. — Les phases du développement des feuillets, et de la genèse des organes, sont semblables, quant au fond, chez tous les Vertébrés. Elles subissent pourtant, dans les procédés suivant lesquels elles se manifestent, des altérations souvent très grandes, tenant à des déplacements, ou à des omissions, et causées surtout par la présence de matériaux nutritifs.

I. Dans les développements dilatés, les feuillets primordiaux sont donnés par une gastrulation invaginante. Les principaux des phénomènes génétiques se rapportent ensuite à la formation, et à l'évolution, du mésoderme et de la notocorde.

Le mésoderme se dédouble en épithélio-mésoderme et mésenchyme. Il est engendré par deux entérocœles symétriques, qui grandissent, et pénètrent entre l'ectoderme et l'endoderme. Les parois de ces ébauches sont épithéliales. Tout en s'amplifiant, elles dégagent d'elles-mêmes plusieurs éléments, qui se portent hors d'elles de ce fait, s'accolent à l'ectoderme ou à l'endoderme, séparent ces feuillets des parois entérocœliennes, et composent le mésenchyme. Les assises restantes conservent leur disposition épithéliale, et constituent l'épithélio-mésoderme. — Ce dernier est la persistance directe des ébauches premières; celles-ci étant au nombre de deux, il est formé de deux parties symétriques, qui subissent une évolution identique. Chacune d'elles, chez les Acraniens, se divise, transversalement, en segments placés à la file; tous ces tronçons se scindent, par la suite, en deux moitiés superposées; les moitiés dorsales demeurent distinctes, alors que les moitiés ventrales s'unissent, pour reconstituer un ensemble simple. Il n'en est pas tout à fait ainsi chez les Craniotes, bien que le résultat ultime soit le même; la région dorsale, dans chacune des deux ébauches, se partage en segments séparés, qui s'isolent de la zone ventrale, demeurant indivise. Les deux zones ventrales, dites les plaques latérales, grandissent, et entourent l'entéron; elles donnent la cavité abdominale, avec ses dépendances. Les segments dorsaux sont les mésosomites; l'espace central disparaît dans chacun d'eux, alors que la plupart de leurs cellules se convertissent en fibres musculaires. — Les premiers éléments du mésenchyme proviennent des ébauches entérocœliennes; les autres dérivent, soit de la multiplication des précédents, soit d'un emprunt, hâtivement interrompu, fait à l'épithélio-mésoderme. Les composantes de cette part du feuillet moyen sont au nombre de deux : un somato-mésenchyme, et un splanchno-mésenchyme; tout comme l'épithélio-mésoderme comprend une somatopleure et une splanchnopleure. Les deux premiers accompagnent les deux autres dans leurs modifications, en les entourant d'une gangue, et les séparant de l'ectoderme et de l'endoderme. De plus, ils se creusent de cavités nombreuses, agencées en un appareil irrigateur double : le système sanguin et le système lymphatique.

Le développement du neuraxe est identique, dans ses traits essentiels, à celui de son homologue des Tuniciers. L'entéropore devient
postérieur et dorsal; une bande ectodermique, médiane et longitudinale,
la *plaque médullaire*, se délimite en avant de lui, et s'étend jusque sur
l'extrémité antérieure du corps. Ce faisant, elle ne reste point plane;
elle se ploie en un sillon, dit la *gouttière médullaire*, dont les bords se
rapprochent, et se soudent l'un à l'autre. Le sillon est alors converti en
un canal, au-dessus duquel l'ectoderme se reconstitue. Ce canal est le
neuraxe, chargé de produire les centres nerveux de l'organisme; il
s'ouvre, par son extrémité postérieure, dans l'entéropore. Celui-ci se
ferme vers le dehors, et constitue le *canal neurentérique*, qui unit la
cavité du neuraxe à celle de l'entéron.

La notocorde dérive du protendoderme, comme celle des Tuniciers;
elle est engendrée par une bande de cellules, qui se dégage de la zone
médiane et dorsale de ce feuillet, et se place au-dessous du neuraxe, de
manière à l'accompagner. Cette bande, devenue indépendante, se convertit en un cordon massif; cet état ultime est souvent précédé, dans les
évolutions dilatées, par une phase où la bande est ployée en une *gouttière cordale*. La notocorde s'enveloppe ensuite d'une membrane, nommée
l'*étui de la notocorde;* et la plupart de ses éléments se remplissent de
grosses vacuoles.

II. Les altérations, introduites dans le développement des feuillets,
sont de plusieurs ordres. Elles dépendent, en majorité, de l'abondance
du deutolécithe amassé dans l'ovule.

Les altérations du protectoderme sont peu nombreuses, et peu prononcées. La plus importante tient à sa division, chez les Amphibiens, les
Ganoïdes et les Téléostéens, en deux lames emboîtées.

Les changements subis par le protendoderme sont les plus considérables; ils se groupent en cinq types, sériés, suivant leur complexité,
depuis les Acraniens jusqu'aux Mammifères. Le premier type est celui
des Acraniens; le deutolécithe fait défaut. Le second est celui des Cyclostomes, des Amphibiens, et des Ganoïdes; le deutolécithe, plus abondant,
donne une grande épaisseur à la partie inférieure du blastoderme, mais
la laisse pourtant se convertir en cellules. Le troisième est celui des
Sélaciens et des Téléostéens; cette partie inférieure est devenue une
vésicule vitelline, nullement cellulaire. Le quatrième type est offert par
les Sauropsidés; une vésicule vitelline, semblable à celle des Sélaciens,
constitue la majeure part de l'ovule entier. Enfin, les Mammifères vivipares composent le cinquième type; la vésicule vitelline existe encore,
mais, à la suite de la possession d'un placenta par l'embryon, elle est
petite, et ne contient qu'un liquide privé de rôle nutritif. — Les procédés
génétiques des feuillets changent à mesure. Le protendoderme des Acraniens est produit par une gastrulation franche, et symétrique. Celui des
Cyclostomes, des Ganoïdes, des Amphibiens, dérive d'une gastrulation

asymétrique et d'amplitude restreinte. Celui des Sélaciens et des Téléostéens provient, mi-partie d'une gastrulation, mi-partie d'une planulation. Enfin, celui des Sauropsidés et des Mammifères est engendré par la voie planulaire, bien qu'un rappel héréditaire de la gastrulation se manifeste encore par le creusement d'un entéropore, et par une multiplication des blastomères plus active autour de ce dernier.

Les altérations, subies par le mésoderme, découlent de celles du protendoderme ; celui-là est, en effet, une partie de celui-ci. Les principales d'entre elles portent sur les communications établies entre la cavité entérique et les cavités cœlomiques. Ces connexions sont des plus nettes chez les Acraniens ; les ébauches mésodermiques sont des entérocœles, dont les cavités répondent à des diverticules de l'entéron. Elles s'atténuent chez les Cyclostomes, les Ganoïdes, et les Amphibiens ; les cavités cœlomiques se creusent, d'une manière indépendante, dans les ébauches du mésoderme, mais s'ouvrent encore, parfois et durant un laps de temps fort court, dans l'entéron. Elles font défaut aux autres Vertébrés.

La plus importante des altérations, introduites dans la genèse du neuraxe, est donnée par les Cyclostomes et les Téléostéens : cet organe prend naissance sous la forme d'un cordon plein.

§ 4. DÉVELOPPEMENT DES FEUILLETS BLASTODERMIQUES CHEZ LES ACRANIENS. — L'ovule segmenté donne une gastrule par invagination, dont l'entéropore devient postérieur et dorsal. L'embryon s'allonge ; il prend un aspect cylindrique, pendant que les deux entérocœles se dégagent de l'entéron, et se divisent à mesure en segments. Cette scission est complète ; seulement, les régions dorsales de tous les segments demeurent distinctes, et se convertissent en plaques musculaires, alors que les régions ventrales du même côté s'unissent entre elles, tout en se séparant des précédentes. Trois diverticules se dégagent de l'extrémité antérieure de l'entéron, et produisent des appareils, au rôle peu connu, dont deux s'ouvrent au dehors. L'évolution entière s'accomplit sans qu'il existe aucune réserve nutritive.

§ 5. DÉVELOPPEMENT DES FEUILLETS BLASTODERMIQUES CHEZ LES CYCLOSTOMES. — Ce développement n'est connu que chez les Lamproies, dont l'ovule renferme une certaine quantité de deutolécithe, suffisante pour entraîner des altérations évolutives. La segmentation est totale, mais inégale. La blastule est stratifiée ; son blastocœle est petit ; son blastoderme se divise en deux zones, l'une supérieure, aux parois minces, l'autre inférieure, aux parois épaisses et formées par les blastomères qui contiennent le vitellus nutritif. La gastrulation affecte surtout la zone supérieure ; l'entéropore est postérieur et dorsal d'emblée. La zone supérieure se déprime fortement pour fournir l'entéron, alors que le blastoderme inférieur ne s'infléchit pas, à vrai dire. La cavité entérique est petite ; située dans la partie supérieure de la gastrule, sa paroi inférieure est constituée par le volumineux amas des blastomères à deutolécithe.

Le protectoderme se façonne aux dépens des cellules superficielles de l'embryon ; sa délimitation commence dans la région supérieure de ce dernier, et gagne de proche en proche la zone inférieure. Le protendoderme, représenté par tous les autres éléments de la gastrule, comprend deux parts : l'une nutritive, l'autre formatrice. La première se compose de tous les blastomères à deutolécithe ; placés sous l'entéron, ils se résorbent peu à peu, et les derniers d'entre eux donnent l'endoderme ventral. La seconde consiste en une assise cellulaire, qui enveloppe l'entéron en haut et sur ses côtés ; elle prolifère activement, et fournit l'endoderme latéro-dorsal, la notocorde, et le mésoderme. Les cavités cœlomiques de ce dernier sont toujours indépendantes de l'entéron.

§ 6. DÉVELOPPEMENT DES FEUILLETS BLASTODERMIQUES CHEZ LES ICHTHYOPSIDÉS. — Ces derniers animaux possèdent des évolutions dilatées, et d'autres condensées. Les premières appartiennent à la majorité des Amphibiens, et aux Ganoïdes ; les secondes aux Téléostéens et aux Sélaciens.

Les Amphibiens ovipares, qui pondent leurs œufs dans l'eau, subissent un développement dilaté ; tels sont les Tritons et les Grenouilles. L'évolution des secondes est quelque peu plus condensée que celle des premiers ; elle rappelle de près celle des Cyclostomes, et comporte, de même, une division du protendoderme en une part formative et une part nutritive. Un phénomène important, offert par le Triton, consiste en la communication temporaire du cœlome naissant et de l'entéron. — Les Amphibiens vivipares, ou ceux dont les œufs ne sont pas pondus dans l'eau, possèdent une embryogénie condensée, qui, dans certains cas, rappelle celle des Téléostéens, ou celle des Sélaciens, et comporte de même la présence d'une vésicule vitelline. — Une telle diversité s'explique par la situation zoologique des Amphibiens, et par la nature de leurs adaptations.

Les Ganoïdes établissent une transition, en ce qui concerne la genèse des feuillets, du type présenté par les Amphibiens ovipares à celui des Téléostéens. Les Sturioniens offrent le mode le plus dilaté ; semblable à son correspondant de la Grenouille, il en diffère par une plus grande abondance de matériaux nutritifs. Aussi, la part nutritive du protendoderme est-elle plus volumineuse, et constitue-t-elle une petite vésicule vitelline, qui finit par se trouver située dans la cavité stomacale de l'embryon. Le deutolécithe est plus considérable encore dans l'ovule des Lépidostées. En conséquence, la part nutritive du protendoderme, qui le contient, se différencie hâtivement du reste de l'œuf, se divise à peine en quelques cellules énormes, qui ne tardent pas à s'unir, et se convertit en une vésicule vitelline assez grosse ; celle-ci, trop forte pour être contenue dans l'estomac de l'embryon, reste appendue à l'intestin, et forme un annexe embryonnaire. — La disposition des Lépidostées est une exagération de celle des Sturioniens, qui est, à son tour, une exagération de celle des Amphibiens et des Cyclostomes. Comme elle est presque semblable à celle des Téléostéens et des Sélaciens, elle permet de comprendre les rapports qui joignent les développements dilatés aux évolutions condensées : par une amplification de l'endoderme ventral, qui grossit démesurément en conservant le deutolécithe, perd toute structure cellulaire, et se différencie, dans l'œuf, d'une manière hâtive.

Dans les développements condensés, l'œuf est divisé en deux parties : une petite cicatricule, composée de blastolécithe, et un volumineux amas vitellin, constitué par du deutolécithe. Ce dernier est destiné à donner une vésicule vitelline, appendue au corps de l'embryon, et chargée de le nourrir ; la cicatricule, augmentée d'une certaine quantité de vitellus évolutif, encore éparse dans les régions superficielles de la précédente vésicule, donne seule l'organisme entier.

Chez les Téléostéens, la cicatricule se segmente, et produit plusieurs assises de blastomères ; l'ensemble de ces dernières est le disque blastodermique. Ce dernier s'épaissit dans sa région postérieure, au moyen d'une multiplication cellulaire plus intense, et engendre la protubérance caudale ; celle-ci est placée dans une région correspondante à celle occupée, dans les développements dilatés, par l'entéropore. Les feuillets se délimitent sur place, aux dépens des blastomères. La vésicule vitelline s'entoure d'une paroi, fournie par l'extension de la zone marginale du disque blastodermique. — L'évolution des Sélaciens rappelle celle des Téléostéens, sauf quelques différences, de valeur secondaire. L'extrémité postérieure du disque blastodermique ne se borne pas à s'épaissir ; elle se soulève au-dessus du deutolécithe sous-jacent, de manière à ménager, entre elle et lui, une petite cavité entérique. Un rappel de la gastrulation se manifeste ainsi dans cette évolution planulaire.

§ 7. Développement des feuillets blastodermiques chez les Sauropsidés. — Tous les Sauropsidés paraissent avoir un développement semblable, fort condensé. Leurs œufs sont complexes. L'ovule se compose d'une cicatricule et d'un volumineux amas vitellin ; il est entouré par une épaisse assise albumineuse, une membrane coquillère, et une coquille extérieure. La cicatricule, accrue par l'appoint d'une certaine quantité de blastolécithe mélangée au deutolécithe, donne seule l'organisme ; elle compose, par sa segmentation, la zone embryonnaire du blastoderme. Cette zone étend ses bords de manière à envelopper tout l'amas vitellin, et à lui fournir une paroi ; celle-ci est la zone para-embryonnaire du blastoderme, qui borne son rôle à entourer le vitellus nutritif, se réduit avec lui, et ne prend aucune part au façonnement de l'économie.

La cicatricule se divise en blastomères, qui se disposent sur plusieurs assises superposées. Au moment où ces dernières sont au nombre de deux, une petite cavité, homologue d'un blastocœle, se creuse entre elles, et disparaît ensuite. Puis, le chiffre des couches continue à

augmenter. Lorsqu'il atteint quatre ou cinq, l'ensemble de ces rangées,
qui constituent la zone embryonnaire, se soulève au-dessus du vitellus
sous-jacent, et laisse, entre eux, un espace, homologue de l'entéron
des gastrules de Vertébrés inférieurs, et nommé la cavité sous-germinale. D'autre part, la région postérieure de la zone embryonnaire
s'épaissit en un bourrelet, qui se perce d'une fente, homologue d'un
entéropore, allant s'aboucher avec la cavité précédente : un rappel de
gastrulation s'effectue par là dans ce développement planulaire. Puis, le
milieu du bourrelet émet une expansion, dirigée en avant, et creusée
d'un sillon : la ligne primitive, destinée à devenir, au moins en partie,
le canal neurentérique.

L'assise cellulaire extérieure de la zone embryonnaire constitue
l'ectoderme. Elle engendre le neuraxe suivant le procédé d'incurvation
en gouttière ; l'ébauche de cet appareil naît en avant de la ligne primitive. Toutes les autres couches de blastomères représentent le protendoderme. Les éléments, situés sous le neuraxe et la ligne primitive,
donnent la notocorde ; les autres produisent le mésoderme.

Pendant que la zone embryonnaire engendre les feuillets et les rudiments des organes, ses bords grandissent, et enveloppent le deutolécithe
par un mouvement régulier et progressif. Ces régions complémentaires
forment le blastoderme para-embryonnaire ; elles se séparent de la zone
embryonnaire au moyen de plis, d'où naît l'amnios. Ces plis s'enfoncent
de manière à rétrécir la bande d'union entre les deux zones, et à la
convertir en un cordon vitellin. Les phénomènes sont semblables à ceux
présentés par les Sélaciens, du moins dans leurs traits essentiels ; ils en
diffèrent par la genèse des annexes tels que l'amnios et l'allantoïde, et
par la situation du lieu où s'achève le blastoderme para-embryonnaire.
Cette région est, chez les Ichthyopsidés, placée au niveau de l'extrémité
postérieure de la zone embryonnaire, alors qu'elle se trouve reportée,
chez les Sauropsidés, dans la partie ovulaire diamétralement opposée à
cette zone.

§ 8. Développement des feuillets blastodermiques chez les Mammifères.
— Parmi ces animaux, les Monotrèmes sont ovipares, les Didelphes
vivipares et à double gestation, les Monodelphes vivipares et à gestation
simple ; en outre, les embryons des Didelphes sont privés de placenta,
alors que ceux des Monodelphes en possèdent un, d'où les termes
d'Implacentaires et de Placentaires souvent donnés à ces deux sections.
Le développement des Monodelphes est seul connu ; sans doute, en ce
qui touche les phénomènes de l'évolution des feuillets et des principaux
organes, celui des Didelphes lui ressemble, alors que celui des Monotrèmes se rapporte à son correspondant des Sauropsidés. Les phases de
la genèse des feuillets découlent, chez les Monodelphes, de celles qui
sont offertes par les Reptiles et les Oiseaux, et n'en diffèrent que par des
altérations complémentaires, dues à l'absence de tout deutolécithe.

L'ovule est fort petit. La segmentation, totale, aboutit à une planulation directe; le protectoderme et le protendoderme se délimitent sur
place dans la planule. Puis une cavité se creuse au sein de cette dernière,
entre les deux feuillets primordiaux, et convertit la planule en une
vésicule creuse, la cœloplanule; la paroi de cette vésicule est constituée
par le protectoderme; le protendoderme consiste en un groupe de cellules, ramassé contre la face interne d'une partie du feuillet extérieur.
Cette partie représente la zone embryonnaire de la cœloplanule; le reste
de la paroi vésiculaire compose la zone para-embryonnaire.

La zone embryonnaire donne, à elle seule, tout l'organisme de
l'embryon. Autant qu'il est permis d'en juger d'après les faits acquis, les
phases de la genèse des feuillets définitifs, et des organes, ressemblent
à leurs similaires des Sauropsidés, et s'accompagnent des mêmes phénomènes; sauf ces différences, qu'aucun deutolécithe n'existe ici, et que
le nombre des cellules du protendoderme est, à son début, des plus
restreints. Tout en agissant ainsi dans la zone embryonnaire, le protendoderme s'étend dans la zone para-embryonnaire, et double l'ectoderme
qui, jusqu'à ce moment, constituait à lui seul la paroi de cette dernière.

Chez la plupart des Rongeurs, la zone embryonnaire, avec les parties
avoisinantes de la zone para-embryonnaire, parties qu'il est permis de
désigner, dans leur ensemble, par le terme de bande proximale, descend
dans la cavité de la cœloplanule; à la suite de ce mouvement, les feuillets
de cette bande proximale se retournent de dehors en dedans, de manière
à acquérir une disposition inverse de l'arrangement normal. Ce fait est
désigné par l'expression d'*inversion des feuillets;* il se complique de
l'atrophie des régions para-embryonnaires demeurées en place, et non
intéressées dans ce phénomène; l'embryon est alors enveloppé par la
seule bande proximale retournée, dont l'endoderme est situé en dehors,
au lieu d'être en dedans. Cette inversion offre plusieurs degrés de complexité, et de précocité dans le temps, qui se groupent en une série, la
rattachant aux dispositions habituelles. Le Lapin présente le terme le
plus simple, le Cobaye le plus élevé; les états intermédiaires sont donnés
par le Rat, la Souris et le Campagnol.

EMBRANCHEMENT DES VERTÉBRÉS

———————

CHAPITRE XVII

LES FORMES ET LES ANNEXES DES EMBRYONS DES VERTÉBRÉS

§ 1. — Considérations générales.

I. Plan de l'organisme embryonnaire. — Les embryons des Vertébrés sont moins dissemblables, entre eux, que leurs correspondants des autres embranchements d'animaux. Ils offrent une unité d'allures générales, et de disposition organique, que les autres êtres ne présentent pas à un tel degré. Sous ce rapport, l'opposition entre les Vertébrés et les Trochozoaires, par exemple, ou les Arthropodes, ou même les Tuniciers, est des plus frappantes. — Une telle constance tient à deux causes. D'abord au maintien, sans destructions ni altérations trop grandes, du plan de structure qui s'établit dès les premières phases du développement : l'embryon produit une notocorde au-dessus de son intestin, son axe nerveux sur la notocorde, et conserve ces appareils en leur place, les compliquant parfois dans des proportions extrêmes, mais ne les amoindrissant pas. Ensuite à ce fait, que l'évolution procède avec régularité, en allant du simple au composé, sans comporter aucune stase trop longue.

Cependant, malgré cette unité fondamentale, des dissemblances se manifestent entre les embryons des divers types de Vertébrés. Les causes de ces différences sont multiples. Les unes tiennent à la complexité, plus ou moins grande, de l'économie définitive; les autres à la nature du développement, s'il est larvaire ou fœtal; les dernières à la présence, ou à l'absence, d'annexes propres à l'embryon, et, dans le cas de la présence, à la structure et à la disposition de ces appendices.

Les premières de ces causes se laissent aisément pressentir. Des Acraniens aux Amniotes, la divergence est grande, en ce qui touche l'organisme de l'adulte; et cette divergence exerce forcément une influence sur l'évolution. Les larves des premiers possèdent, en effet, des systèmes presque rudimentaires, eu égard à ceux des embryons des seconds. — D'autre part, les développements fœtaux comportent l'existence d'appendices nutritifs, et notamment d'une vésicule vitelline, dont sont privés les développements larvaires; ceux-ci offrent, à leur tour, dans la plupart des cas, plusieurs annexes adaptatifs, qui manquent aux premiers. Les relations avec le monde extérieur sont différentes; dans les uns, le petit être est conservé dans le corps maternel, ou enveloppé dans des coques fournies par ce dernier, de manière à se trouver isolé du dehors. Il n'en est pas ainsi pour les autres, où l'embryon est directement en rapport avec les milieux extérieurs, se déplace en eux, et y puise les matériaux nécessaires à son alimentation.

En somme, les principales dissemblances entre les embryons des Vertébrés, abstraction faite de la nature de l'évolution, et de la complexité variable de l'organisme définitif, tiennent à l'état de leurs annexes particuliers. De tous les animaux, les Vertébrés sont ceux qui portent le plus de ces appareils, propres à l'embryon, destinés à mieux assurer sa vie nutritive avec sa vie de relation, et à disparaître lorsque l'être passe à la phase adulte. Ces appendices, fort nombreux, sont d'importance variable; parmi eux, ceux qui possèdent la plus grande valeur, à cause de leur rôle ou de leur répartition, sont : la *vésicule vitelline*, l'*amnios*, et la *vésicule allantoïde*. La première est une réserve nutritive, composée de deutolécithe, qui assure l'alimentation de l'embryon pendant son développement. Le second est une membrane enveloppante, placée autour du petit être, et limitant un espace, la *cavité amniotique*, dans laquelle celui-ci est plongé, où il peut exécuter quelques mouvements de faible amplitude, sans nuire à ce qui l'entoure. La troisième est une expansion, émise par la région postérieure de l'intestin embryonnaire, qui s'étale en dehors de l'organisme fœtal. Son rôle est double; dans le cas d'oviparité, elle remplit surtout une fonction respiratoire; dans le cas de viviparité, elle constitue souvent un appareil, le *placenta*, chargé de permettre, dans sa substance et par osmose, des échanges nutritifs entre le sang de la mère et celui de l'embryon.

La répartition de ces appendices, en tant que série de quantité et de complexité, suit assez bien, et accompagne d'assez près, la classification naturelle des Vertébrés. Les Acraniens sont privés de tout annexe embryonnaire. La vésicule vitelline apparaît chez les Ichthyopsidés; mais elle existe seule, comme appareil de ce type, car l'amnios et l'allantoïde font toujours défaut. Ces derniers appendices se montrent seulement chez les plus élevés des Vertébrés, chez les Sauropsidés et les Mammifères; ceux-ci composent, de ce fait, le groupe des Amniotes ou des Allantoïdiens; ils portent, en surplus, la vésicule vitelline déjà possédée par les Ichthyopsidés. La complexité embryonnaire est, dès lors, fort grande, à la suite de la présence de ces organes complémentaires. Elle atteint son comble chez les Mammifères supérieurs, où la vésicule allantoïde se convertit en un placenta. — Les deux séries, celle de la répartition des appendices de l'embryon, et celle de la classification, se superposent donc avec une exactitude assez grande.

Mais cette juxtaposition n'est vraiment précise, qu'à la condition d'être prise dans son ensemble ; en réalité, les phénomènes sont plus complexes. Les Vertébrés supérieurs sont bien ceux qui portent le plus d'annexes embryonnaires, et les Vertébrés inférieurs ceux qui en ont le moins ; seulement, la distribution de ces appareils n'est pas exclusive. Elle est souvent altérée par des modifications particulières, et par ce fait que les appendices des embryons des Vertébrés ne se bornent pas à la vésicule vitelline, ni à l'allantoïde, ni à l'amnios. Il en est, parmi ces êtres, dont les annexes, soit de nutrition, soit de relation, n'appartiennent à aucun des trois précédents. D'un autre côté, tous les Ichthyopsidés et tous les Amniotes ne possèdent pas une vésicule vitelline développée à un égal degré, autant sous le rapport de la taille, que sous celui de la durée et de la complexité de structure. — A ce sujet, les variations et les dissemblances sont des plus grandes, parfois même entre des animaux fort voisins, car elles dépendent des adaptations spéciales aux embryons. Aussi, la série générale ne doit-elle être acceptée que dans son ensemble, comme liée à celle de la complexité organique, car elle n'exprime qu'une partie des phénomènes réels.

II. **Formes embryonnaires des Vertébrés.** — Développements larvaires. — Les évolutions embryonnaires avec larves manquent aux Amniotes ; elles sont le propre des Vertébrés inférieurs, mais n'existent pas chez tous. Les variations, sous ce rapport, sont données par les Ichthyopsidés. — Les Acraniens et les Cyclostomes subissent d'une façon constante des phases larvaires. Des états équivalents sont également possédés, chez les Ichthyopsidés, par les Ganoïdes et par beaucoup d'Amphibiens ; ils sont un peu moins accentués chez les Téléostéens, et manquent aux Sélaciens.

De son côté, le moment de l'éclosion des larves est sujet à diversité ; il est placé sous la dépendance stricte de la quantité du deutolécithe accumulé dans l'ovule, et varie comme cette dernière. Les jeunes Acraniens sont rejetés dans les milieux extérieurs dès les premières phases de leur évolution. Cette époque est quelque peu tardive dans le cas des Ganoïdes et des Amphibiens ; et se trouve l'être davantage en ce qui touche les Téléostéens. Le retard, dans cette série, est de plus en plus prononcé, jusqu'à atteindre l'omission de toute phase larvaire, et amener le développement fœtal, que présentent les Sélaciens avec plusieurs Amphibiens. — Le degré de complexité acquis par la larve, à l'instant où elle éclôt, est en rapport direct avec la situation de ce moment dans le temps : plus l'éclosion est tardive, plus l'organisme larvaire est complet.

Les larves des Vertébrés sont aisément reconnaissables. Leur privation de revêtement vibratile (sauf chez l'*Amphioxus*), leur structure élevée, et établie suivant un plan commun, leur corps allongé, leur donnent un aspect caractéristique. Elles sont toujours aquatiques, même celles appartenant à des générateurs dont l'habitat est terrestre, comme il en est pour divers Amphibiens. Elles n'offrent aucun phénomène de reproduction agame, ni, sauf le cas des Amblystomes, de progenèse sexuelle. Leurs appendices adaptatifs, lorsqu'ils existent, consistent en épines supplémentaires, ou en appareils nageurs, ou en disques adhésifs, et ne modifient pas de beaucoup leur allure générale; contrairement à ce qu'il en est chez beaucoup d'autres animaux, surtout chez les Trochozoaires, l'accroissement du corps procède suivant une même direction, et ne subit pas de trop grandes inégalités. Enfin, les stases sont rares, ou peu marquées; les plus considérables et les plus constantes sont celles des têtards des Amphibiens anoures, qui persistent sous leur forme pendant un temps assez long, alors que leur économie se complète, et subissent, pour passer à l'état adulte, une métamorphose relativement brusque.

En somme, les différences entre les larves et les adultes sont moins accentuées, chez les Vertébrés, que chez les Invertébrés. La plus prononcée d'entre elles, abstraction faite de celles données par la structure organique, tient à la présence, dans beaucoup de cas, d'une petite vésicule vitelline appendue à la face ventrale de l'embryon. Cette vésicule est composée par le deutolécithe non absorbé encore, au moment où l'éclosion se produit; sa taille est en fonction, et de la quantité initiale du deutolécithe amassé dans l'ovule, et de la date de la mise en liberté, et de l'âge de la larve depuis cette date. — Elle fait défaut aux Acraniens. Elle est fort réduite chez les Cyclostomes, et les Amphibiens à évolution larvaire, où elle disparaît peu après l'éclosion. Enfin, elle est plus volumineuse chez les Ganoïdes et surtout chez les Téléostéens, où sa durée est, en conséquence, plus grande. — La taille de cette vésicule est en relation avec le retard apporté dans l'éclosion des larves; elle est d'autant plus forte que ce retard est plus grand. La transition vers les Sélaciens, dont le développement est fœtal, et dont les embryons possèdent une grosse vésicule vitelline, s'accuse encore à ce sujet.

DÉVELOPPEMENTS FŒTAUX. — *A.* Cette sorte de développements est de règle chez les Amniotes. Les embryons de ces animaux sont rejetés, dans les milieux extérieurs, au moment où ils achèvent leur organisme. Parmi les Ichthyopsidés, les Sélaciens sont les seuls à montrer, d'une manière constante, de tels phénomènes. Les autres représentants du groupe subissent des évolutions larvaires, sauf quelques exceptions données par les Amphibiens, et par les Téléostéens. La majorité de ces derniers, au moment où ils éclosent, ont une structure tellement rudimentaire; qu'il est plutôt permis de les considérer comme des larves.

Les développements fœtaux, en tant que relations de l'embryon avec ce qui l'environne, appartiennent à deux types : celui des animaux ovipares, et celui des animaux vivipares (chapitre XVI, paragraphe 2, page 875). — Dans le premier cas, le petit être est situé hors de l'organisme maternel. Il n'est point libre cependant, ni entouré par les milieux extérieurs, contrairement à ce qu'il en est pour les larves; il se trouve enveloppé de membranes, et de coques, fournies par cet organisme, qui l'isolent du dehors. Il est obligé, lorsque son évolution est terminée, de se débarrasser, afin d'éclore, de ce qui lui reste de ces coques. — Dans le second type, l'embryon est contenu dans une partie du corps de son générateur, les voies sexuelles d'ordinaire. Son développement achevé, il quitte sa région incubatrice, et parvient dans le monde extérieur.

Les embryons, qui subissent de telles évolutions, sont caractérisés, d'une manière générale, par la possession de volumineux appendices. Ces derniers se rapportent, soit à la vésicule vitelline, soit à la vésicule allantoïde, soit aux deux en même temps. — Les Ichthyopsidés sont seulement pourvus d'un gros annexe vitellin, composé de deutolécithe, où ils puisent les matériaux nécessaires au façonnement de leur économie. Parmi les Amniotes, les Sauropsidés, avec les Mammifères ovipares, sont munis à la fois, et d'une vésicule vitelline qui leur sert de réserve nutrive, et d'une vésicule allantoïde, dont le principal rôle est de permettre la respiration embryonnaire. Enfin, les Mammifères vivipares ne possèdent qu'une vésicule vitelline réduite, et privée de toute fonction réelle; mais, en revanche, leur allantoïde acquiert, dans la plupart des cas, une grande importance, et se convertit en un placenta.

Les stases manquent aux développements fœtaux. L'embryon poursuit son évolution suivant une marche régulière, et complique sa forme générale, comme ses organes internes, sans aucun temps d'arrêt.

B. — A cause de l'opposition établie, entre les développements larvaires et les développements fœtaux, sous le rapport de la quantité du deutolécithe ovulaire, et de la taille de la vésicule vitelline, les embryons des deux types diffèrent, comme allure d'ensemble, dès leurs premières phases. Cette opposition n'est pas tranchée; des transitions nombreuses, qu'offrent parfois les représentants d'une même classe (Amphibiens par exemple), relient l'un des extrèmes à l'autre. Mais elle est juste en général.

Dans les développements larvaires francs, l'ovule contient peu de vitellus nutritif. Sa segmentation, totale, aboutit à un état gastrulaire assez net; les premières ébauches organiques sont creuses d'emblée, et non massives. Le deutolécithe, non employé dans ces phases initiales, est peu abondant; il constitue un annexe de taille restreinte, dont la résorption ne tarde pas à s'effectuer, précédant de beaucoup l'achèvement de l'économie. En somme, l'ovule tout entier est employé à façonner l'embryon; aucune partie, issue de lui, n'est destinée à disparaître sans passer à l'adulte.

Il n'en est pas de même dans les développements fœtaux. L'ovule, très volumineux à cause de l'abondance du deutolécithe, subit une segmentation partielle. La cicatricule se divise tout d'abord, donnant les premiers éléments du blastoderme; puis, cette couche blastodermique enveloppe, par une progression régulière, l'ovule entier. Mais tout ce blastoderme n'est pas employé à produire l'organisme; une seule de ses parties remplit ce rôle. Cette dernière, dite la *zone embryonnaire*, est composée de blastomères issus de la cicatricule, et des régions avoisinantes. Le reste du blastoderme constitue une *zone para-embryonnaire*, dont l'un des rôles est d'envelopper le deutolécithe, de fournir une paroi à la réserve nutritive. Cette paroi vitelline diminue à mesure que la réserve se résorbe; elle ne prend aucune action à la genèse de l'économie. — Contrairement à ce qu'il en est dans les évolutions larvaires, l'ovule n'est pas employé tout entier à engendrer les éléments du corps de l'embryon; une de ses parts, consacrée exclusivement à l'alimentation du petit être, est laissée en dehors de ce phénomène.

Les développements fœtaux ne se ressemblent pas à cet égard; ils diffèrent entre eux sous plusieurs rapports, bien que le résultat atteint soit toujours le même. — La segmentation est partielle chez tous les Vertébrés qui les présentent, sauf chez les Mammifères vivipares. L'ovule de ces derniers subit une segmentation totale; mais cependant les blastomères se disposent de manière à composer une zone embryonnaire et une zone para-embryonnaire. La fin est donc constante, si le procédé varie.

Une nouvelle dissemblance se manifeste parmi les cas relatifs à la segmentation partielle. — Le blastoderme prend toujours naissance, en premier lieu, dans la cicatricule, qui est une petite partie de l'ovule entier; il progresse, de là, autour des autres régions ovulaires, composées par le vitellus nutritif, de manière à les envelopper. Ce dernier commence donc par être à nu, ou, plus exactement, par être en contact direct avec les enveloppes ovulaires, pour se trouver séparé d'elles, par la suite, au moyen d'une couche blastodermique. La zone laissée à nu débute par être fort grande, et diminue de surface, à mesure que le blastoderme avance, semblable à une calotte, partant de la cicatricule, qui s'amplifierait de plus en plus. Cette zone est souvent dite le *blastopore vitellin;* ce terme est fautif, car elle n'a aucune connexion génétique avec le véritable blastopore, ou entéropore, de l'embryon. En progressant toujours, la calotte blastodermique finit par affronter ses bords, et les souder; l'enveloppement du deutolécithe est alors complet, par la fermeture de cette calotte. — La région de l'ovule, où cette occlusion s'accomplit, diffère des Ichthyopsidés aux Amniotes. Chez les premiers, elle est placée non loin de la cicatricule initiale, sur le bord même de la zone embryonnaire, et au niveau de la lèvre postérieure de l'entéropore, ou des formations homologues situées en ce point. Chez les seconds, la fermeture s'effectue dans une partie de l'ovule diamétralement opposée à la cicatricule, et, en conséquence, à la zone embryonnaire qui dérive d'elle ; la rencontre, et la soudure, des bords du blastoderme enveloppant, se manifestent fort loin du bourrelet en croissant, et de la ligne primitive, qui sont les homologues de l'entéropore.

Enfin, une dernière différence s'établit entre les Amniotes, et ceux des Ichthyopsidés qui sont pourvus d'une évolution fœtale. — Les embryons de ces derniers possèdent seulement, en fait d'annexes, leur volumineuse vésicule vitelline, entourée par le blastoderme para-embryonnaire ; ils sont directement en contact avec leurs coques ovulaires, ou les parois de leur cavité incubatrice. Il n'en est pas ainsi chez les Amniotes. La zone para-embryonnaire de leurs embryons se divise en deux bandes : l'une *proximale*, c'est-à-dire circonscrivant, à la manière d'un anneau, la zone embryonnaire ; l'autre *distale*, qui enveloppe le reste de l'ovule. Celle-ci rappelle la zone para-embryonnaire entière des Ichthyopsidés, et ne subit aucune modification spéciale. Par contre, la première se transforme et se complique, en produisant l'amnios, qui s'étend autour de l'être, et lui constitue une membrane protectrice ; de plus, elle se creuse d'une cavité, dans laquelle s'étale la vésicule allantoïde. — L'embryon des Amniotes est, par là, fort différent de celui des Ichthyopsidés. Non seulement, il porte un appendice, l'allantoïde, dont ce dernier est toujours privé ; mais encore il est enveloppé par des membranes amniotiques, qui manquent constamment ailleurs.

C. — L'embryon, dont le développement est fœtal, se trouve placé dans une cavité aux dimensions restreintes et fixes. A cause de l'accroissement qu'il subit, un moment survient où il est trop long pour cet espace ; il est alors obligé de se recourber sur lui-même. — Cette courbure ne s'effectue pas dans un même plan ; le petit être est, d'une façon plus ou moins prononcée, enroulé en spirale. Elle est surtout accentuée dans le cas où l'axe longitudinal du corps est de beaucoup plus grand que l'axe transversal, comme il en est chez les Sélaciens, et notamment chez les Ophidiens. Sa projection dépasse alors une circonférence complète, et la spirale décrit plusieurs tours. D'ordinaire, l'embryon se borne à être courbé en arc.

Cette involution est double ; elle se compose d'une *courbure somatique*, et d'une *flexion cranienne*. La première, générale, s'applique à l'organisme entier ; elle varie d'amplitude suivant les types, ou, plus exactement, suivant les dimensions que ces types présentent dans les trois sens. — La seconde est plus spéciale. Elle consiste dans le reploiement à angle droit, et parfois même à angle aigu, de la région préorale de la tête ; toute la partie, située en avant de la bouche, s'infléchit sur elle-même, et se replie vers la face ventrale du corps. La bouche est alors tournée en dedans ; l'extrémité antérieure du corps se trouve placée au niveau du cerveau moyen, au lieu de correspondre, comme elle le fera plus tard, et comme elle le faisait au début, au cerveau antérieur.

La flexion cranienne n'est point primitive ; elle est d'apparition relativement tardive. Elle se montre au moment où l'ébauche cérébrale est déjà complexe, divisée en ses zones principales, et où la notocorde est complète. En cet instant, la région préorale s'infléchit, comme si elle se pliait autour de l'extrémité antérieure de la notocorde ; au lieu de rester dirigée suivant l'axe longitudinal du corps, elle décrit sur cet axe un angle bien marqué. — Cette flexion manque aux développements larvaires. Ses premières indications se manifestent dans les embryogénies quelque peu condensées, où les éclosions ne sont pas précoces ; tels sont les Amphibiens, les Ganoïdes, les Téléostéens, chez lesquels elle s'efface hâtivement. Elle existe surtout dans les évolutions fœtales, chez les Sélaciens et les Amniotes, et demeure pendant un temps assez long.

Les causes de la flexion cranienne ne sont pas très connues ; elles sont multiples, sans doute. Son absence chez les larves, sa présence dans les développements fœtaux, et son accentuation d'autant plus grande que l'évolution est elle-même plus condensée, autorisent à penser qu'elle est une des formes de la courbure totale de l'embryon. Ce type de courbure est plus constant, mieux localisé et marqué, que l'autre ; mais tous deux sont des résultats du même ordre. — Sa localisation plus nette est, à son tour, l'effet probable de la marche générale de l'embryogénie. La notocorde, avec les ébauches squelettiques qui commencent à l'entourer, est un axe résistant, capable de donner au corps une rigidité assez forte ; et, comme elle ne s'étend pas jusque dans l'extrémité antérieure de l'économie, un point faible se trouve placé en avant d'elle. Par le simple accroissement inégal des parties, sans même qu'il existe des pressions extérieures susceptibles de déterminer une courbure, la région préorale est obligée de tourner autour de ce point faible, et de se ployer en dedans ; l'inégalité d'extension est la cause, purement mécanique, de cette flexion. Cette inégalité est le fait du cerveau moyen, qui grandit plus rapidement que le cerveau antérieur, et force, par ce moyen, toute la région placée à son niveau, et en avant de lui, de s'infléchir autour du point faible. — C'est à de tels phénomènes qu'il convient, sans doute, de rapporter la cause de la flexion cranienne, et de sa constance. La disposition se régularise par la suite. Les pièces du squelette céphalique prennent naissance, et soutiennent les tissus mous de la tête ; les autres parties de l'encéphale s'accroissent de leur côté ; et la flexion s'efface à mesure, pour disparaître complètement.

III. **Annexes embryonnaires.** — Ces annexes, particuliers à l'embryon, et ne parvenant pas à l'organisme adulte, sont nombreux chez les Vertébrés. Leur origine est fort diverse, comme leur structure.

Ils appartiennent à deux types principaux : les uns sont fournis par la mère, et les autres par l'embryon lui-même. Les premiers, les *annexes d'origine maternelle,* comprennent, de leur côté, deux groupes. Plusieurs d'entre eux sont produits par l'ovaire maternel, et font partie de la substance de l'ovule; ils seront dits *annexes d'origine ovulaire.* Les autres proviennent de régions autres que l'ovaire, et sont placés autour de l'ovule, ou bien autour de l'embryon qui dérive de ce dernier; ils seront nommés *annexes d'origine extra-ovulaire.* — Les *annexes d'origine embryonnaire* sont également fort divers; mais ils offrent ce caractère commun, d'être engendrés par l'économie de l'embryon, et de n'avoir aucune relation de provenance avec l'organisme de la mère.

ANNEXES D'ORIGINE EXTRA-OVULAIRE. — Les annexes de cette sorte n'existent guère que dans les développements fœtaux. Les évolutions larvaires en possèdent aussi; seulement, ils sont peu importants sous le rapport de la masse, sont quittés par l'embryon d'une manière hâtive, et ne peuvent, en conséquence, être considérés comme des appendices réels, d'une certaine durée.

Chez les Vertébrés ovipares, l'ovule est entouré par des membranes épaisses, de nature variable, et de fonctions différentes. Les unes servent à le protéger; elles consistent en *coques chorionnaires,* parfois incrustées de sels calcaires, et possédant, de ce fait, une grande dureté. Les autres concourent également à la protection de l'embryon, mais ils jouent, en surplus, un rôle nutritif. Telle est l'*albumine;* l'amas de cette substance isole le petit être du dehors, et diminue, pendant que l'évolution progresse, car il est absorbé à mesure pour les besoins de l'alimentation; parfois même, chez certains Sauropsidés (le Poulet, par exemple), un appareil, qui dépend de la vésicule allantoïde, est chargé d'assurer cette résorption.

Les embryons des Vertébrés vivipares possèdent souvent des annexes d'origine extra-ovulaire. Les parois des cavités incubatrices, formées, chez divers Amphibiens, sur diverses régions du corps des générateurs, appartiennent à cette série. Ces appendices sont surtout complexes chez les Mammifères. Le placenta de ces êtres, produit par l'allantoïde, est d'origine fœtale; mais il contient des vaisseaux, et du sang, de provenance maternelle. Le sang de la mère est chargé de donner, à celui du fœtus, les matériaux nécessaires pour entretenir la vitalité de l'économie. En outre, chez plusieurs des Mammifères vivipares, la paroi utérine de la mère s'hypertrophie, au contact de l'embryon, dans des proportions considérables; ces zones épaissies s'étendent, de manière à entourer ce dernier, soit en totalité, soit en partie, de membranes enveloppantes. Ces appendices, fournis par l'utérus maternel, et destinés à isoler l'ovule du côté de la cavité utérine, sont dits des *caduques;* leur nom est justifié par leur durée, car ils s'amincissent pendant que la gestation s'accomplit, et se détachent, pour être rejetés lors de la parturition.

ANNEXES D'ORIGINE OVULAIRE. — Ces annexes sont représentés par le deutolécithe accumulé dans l'ovule. Le vitellus nutritif est de provenance maternelle ; il s'amasse à mesure que l'ovule grandit dans l'ovaire, et atteint son volume total, au moment où ce dernier abandonne l'organe qui lui a donné naissance. Il se résorbe au cours des phases embryonnaires, et diminue d'une manière connexe au temps consacré à ces dernières. Aussi, dans le cas où il est peu abondant, il ne constitue aucun appendice bien net ; par contre, dans le cas contraire, il forme un annexe de grande taille, suspendu à la face ventrale de l'embryon, et d'une longue durée, à cause de ses dimensions excessives et de la lenteur de la résorption. Cet annexe est la *vésicule vitelline*, encore nommée, à cause de ses rapports, *vésicule ombilicale*.

La vésicule vitelline existe chez la plupart des larves à l'éclosion tardive ; parmi ces dernières, celles des Ganoïdes et des Amphibiens en offrent de fréquents exemples. Seulement, par l'effet de sa petite taille, elle disparaît hâtivement, et s'attache au corps de l'embryon par une large base. Une disposition semblable est offerte par les Téléostéens, avec cette différence que la vésicule est plus volumineuse ; sa grande taille est surtout appréciable au moment de l'éclosion. — L'annexe vitellin atteint des proportions considérables chez les Sélaciens et les Amniotes, sauf les Mammifères vivipares : c'est-à-dire chez les Vertébrés dont le développement est fœtal. Il constitue un corps sphérique, dont les dimensions diminuent à mesure que l'embryon évolue, et suspendu au corps de ce dernier par un long cordon, le *cordon vitellin*, ou *cordon ombilical*, beaucoup plus étroit qu'elle. La vésicule vitelline des Mammifères vivipares offre bien la même forme et les mêmes rapports, mais sous des dimensions moindres, par un balancement avec le placenta allantoïdien, que possèdent la plupart de ces animaux.

Les embryons des Sélaciens vivipares portent une vésicule vitelline. Celle-ci contracte parfois des adhérences avec la paroi de l'oviducte maternel ; les zones mises en contact s'hypertrophient, et leur ensemble constitue un véritable placenta, au moyen duquel des échanges nutritifs s'effectuent entre l'économie de la mère et celle du fœtus. Ce *placenta vitellin* possède, en somme, des fonctions identiques à celles de son similaire des Mammifères placentaires ; son origine seule est différente, puisqu'il dérive de la vésicule vitelline, au lieu d'être fourni par la vésicule allantoïde.

ANNEXES D'ORIGINE EMBRYONNAIRE. — Ces annexes, tout en ayant une provenance commune, sont les plus nombreux et les plus variés. Ils n'ont aucune relation génétique avec l'organisme du générateur ; l'embryon leur donne naissance aux dépens des appareils qu'il a déjà ébauchés. Les uns servent à la nutrition de l'animal, en prenant ce terme dans son sens le plus large, et lui faisant comprendre, non seulement l'alimentation réelle, mais encore l'absorption d'oxygène, la respiration. Les autres ont pour rôle d'assurer les relations de l'embryon avec ce qui l'entoure.

Les *annexes nutritifs*, de provenance embryonnaire, sont offerts par les Amniotes, et par les Amphibiens. — Ils consistent, chez ces derniers, en organes détournés de leurs fonctions habituelles, hypertrophiés dans des proportions souvent considérables, et attachés aux parois de l'appareil incubateur des générateurs. Ces annexes sont, suivant les types, tantôt des branchies (*Gymnophiones*), tantôt la queue (*Hylodes martinicensis*), tantôt des saillies tégumentaires de l'abdomen (*Rana opisthodon*), etc. Malgré leur diversité, ces appendices ont un rôle identique ; ils sont chargés de contracter des adhérences avec les parois de l'organe incubateur, et de permettre ainsi des échanges entre le sang de la mère et celui du fœtus. Ils jouent, en somme, un rôle placentaire.

Les annexes nutritifs des Amniotes sont moins variés ; ils sont représentés par la seule vésicule allantoïde. Cette dernière est un diverticule émis par la zone, de l'intestin postérieur, où aboutissent les conduits rénaux. Tout en conservant ses connexions avec sa région d'origine, cet appendice grandit hors du corps de l'embryon, et acquiert un volume considérable ; il est souvent creusé d'une cavité centrale, dans laquelle parvient l'urine. Lorsque le développement est achevé, la vésicule, déjà dégénérée en partie, disparaît, sauf sa zone d'attache à l'intestin ; celle-ci demeure dans l'économie définitive, et, conservant ses rapports initiaux, devient la vessie urinaire de l'adulte. — L'allantoïde des Amniotes ovipares se borne à s'étendre hors de l'embryon, et à se placer en dedans des membranes qui entourent ce dernier ; celles-ci se laissent traverser par l'air venant du dehors, et les nombreux vaisseaux sanguins, creusés dans sa paroi, puisent en cet air l'oxygène nécessaire à la respiration. Chez les Mammifères vivipares, appartenant à la section des Monodelphes, ou des Placentaires, la vésicule allantoïde s'accole, par une partie de sa surface, à la paroi de l'utérus maternel ; la zone d'attache s'épaissit, et constitue le placenta de ces animaux. Une telle formation n'existe pas chez les Didelphes, qui sont privés d'un placenta de provenance allantoïdienne. La parturition de ces animaux est très précoce ; l'embryon est rejeté encore imparfait, et il subit une seconde gestation dans la poche marsupiale de sa mère.

Les *annexes de relation*, d'origine embryonnaire, diffèrent des développements larvaires aux évolutions fœtales. — Dans les premiers, ils consistent en petits appendices, destinés à mieux assurer l'adaptation de la larve aux milieux qui l'entourent. Tels sont les appareils de protection et de défense, comme les épines, portées par les jeunes de plusieurs Téléostéens, qui tombent au moment où l'animal atteint sa taille définitive. Tels sont encore les disques adhésifs, placés sur l'extrémité antérieure de la tête, chez les larves des Ganoïdes. Les plus complexes des annexes de relation sont représentés par le bec corné, muni de dents, des têtards d'Amphibiens; ces appendices, propres à l'embryon, sont destinés à permettre son alimentation.

Les développements fœtaux de tous les Amniotes sont caractérisés par la présence d'un annexe de relation, l'*amnios*, produit par l'embryon. Cet annexe est destiné à entourer l'animal, et à limiter autour de lui une cavité remplie de liquide. Il se compose de deux membranes, séparées l'une de l'autre par un vaste espace, dont l'interne seule limite la cavité précédente, dite la cavité amniotique ; la vésicule allantoïde s'étend dans cet espace intermédiaire. — La membrane externe, reléguée ainsi en dehors de l'allantoïde, contracte souvent des adhérences, chez les Mammifères placentaires, soit avec les portions allantoïdiennes non utilisées dans la genèse du placenta, soit avec les caduques lorsqu'elles existent. Ces zones accolées entourent l'espace où l'allantoïde est placée, et occupent la périphérie de tout ce qui constitue l'organisme embryonnaire, appendices compris ; elles composent le *chorion embryonnaire* des auteurs. Ce nom leur est valu par leur situation extérieure, comparable à celle d'un chorion ovulaire par rapport à l'ovule.

Résumé. — Malgré leur nombre, et leur diversité comme origine et comme structure, les annexes embryonnaires des Vertébrés se laissent rapporter, en tant que fonctions, à deux types principaux. Dans l'un, ils consistent en organes de relation, surtout en membranes destinées à envelopper l'individu, et à l'isoler des milieux extérieurs : tels sont l'amnios, les chorions, les coques ovulaires. Dans l'autre, ils sont chargés d'assurer l'alimentation de l'être, et appartiennent à deux groupes, suivant que le développement s'effectue par oviparité, ou par viviparité. Dans le cas des évolutions ovipares, l'appendice nutritif principal est la vésicule vitelline, complétée par la couche albumineuse ; la vésicule allantoïde sert comme appareil de respiration. Dans les évolutions vivipares, la vésicule vitelline se trouve fort amoindrie, et remplacée, dans son rôle, par un placenta.

L'origine de ce dernier organe est des plus variables. Le placenta des Sélaciens est donné par la vésicule vitelline elle-même ; celui des Mammifères placentaires par la vésicule allantoïde ; enfin, les Amphibiens, dont le développement est condensé, possèdent des organes, de provenances différentes suivant les types, mais dont la fonction est toujours de permettre des échanges nutritifs entre la mère et le fœtus. Chacun de ces organes ne donne pas un placenta réel, délimité et circonscrit, mais le rôle existe pourtant. — Une telle genèse d'appareils placentaires, produits chez les représentants d'un aussi grand nombre de groupes, est un des caractères les plus frappants de l'embryogénie des Vertébrés. Elle ne se retrouve, à un pareil degré, dans aucun autre embranchement; des incubations existent bien, parfois, mais n'entraînent pas la formation d'un appareil spécial, destiné à relier la vie nutritive du descendant à celle de son générateur. Les seuls Invertébrés, pourvus d'un

placenta, sont les Péripates (Onychophores), et les Salpes (Tuniciers);
cette petite quantité d'êtres ainsi munis fait mieux ressortir encore la
prépondérance offerte, à cet égard, par les Vertébrés.

§ 2. — Formes embryonnaires des Acraniens et des Cyclostomes.

I. Acraniens. — Le développement de l'Amphioxus est larvaire en
entier. Par opposition aux autres Vertébrés, non seulement l'éclosion
est très hâtive, mais encore l'embryon est couvert de cils vibratiles,
durant une période assez longue; un tel revêtement fait toujours défaut
aux larves des Craniotes.

Au moment de sa mise en liberté, l'embryon atteint à peine la phase
gastrulaire. Son ectoderme porte des cils vibratiles, qui lui servent pour
se déplacer dans l'eau; sa forme est celle d'une sphère. Ce dernier aspect
ne tarde pas à se modifier; la larve devient, par la prédominance de
l'une des directions d'accroissement, suivant une progression régulière,
ovale d'abord, cylindrique ensuite. Tout en changeant ses contours,
elle conserve ses cils vibratiles, et façonne ses organes internes. —
Vers le début du deuxième jour, qui suit l'instant de la fécondation, les
deux extrémités du corps, arrondies jusque-là, s'effilent en pointe,
comme elles le sont chez l'adulte; la région postérieure produit la
nageoire caudale. La bouche et l'anus se percent vers cette époque, et
permettent à l'entéron, fermé à la suite de l'occlusion de l'entéropore
dans le courant du premier jour, de communiquer avec le dehors. Les
cils vibratiles commencent à disparaître; ceux qui persistent en dernier
lieu augmentent de longueur, et tombent ensuite. L'individu, après
leur chute, se meut en ondulant, et en agitant sa nageoire caudale; ce
mode de locomotion est désormais conservé.

La larve de l'*Amphioxus* acquiert ainsi sa structure définitive, par la
complication régulière et croissante de son organisme, menant toujours
une vie libre, et ne subissant pas de stase réelle.

II. Cyclostomes. — Le développement de la Lamproie est le seul
qui soit connu d'une manière complète. — Par rapport à l'*Amphioxus*,
la larve de cet animal éclôt d'une manière tardive, deux ou trois
semaines après la fécondation; aussi possède-t-elle, au moment de sa
mise en liberté, la plupart de ses ébauches organiques, et presque tous ses
mésosomites. La durée de la vie larvaire, fort longue, est de plusieurs
années; l'accroissement de l'individu s'effectue pendant cette période.
Puis l'animal, par une métamorphose brusque, passe à l'état adulte;
cette dernière phase persiste à peine pendant quelques mois, nécessaires pour amener la maturité des appareils sexuels, et la fécondation;
après quoi, la Lamproie meurt.

Les Cyclostomes sont presque les seuls des Vertébrés à offrir de tels phénomènes : une stase aussi longue de la larve, et une brièveté aussi grande de l'existence sous la forme adulte. Les faits rappellent de près leurs similaires des Insectes à métamorphoses : toute la vie nutritive de l'individu s'effectue alors qu'il est une larve; l'état adulte, relativement court, est seulement destiné à permettre la reproduction. — Les larves des Lamproies sont connues sous les noms d'*Ammocœtes*, de *Lamprillons*, ou de *Lamprisons*, lorsqu'elles sont encore petites. Elles possèdent, au moment de leur métamorphose en adulte, toutes leurs dimensions, et ne s'accroissent plus; la larve âgée est aussi grande que l'adulte, qui provient d'elle par sa transformation.

Métamorphoses de l'embryon avant son éclosion. — L'ovule contient une certaine quantité de vitellus nutritif, qui constitue une petite vésicule vitelline, attachée au corps de l'embryon par une large base. Cette vésicule est déjà résorbée, presque en entier, à l'époque de la mise en liberté. Sa forme est, à peu près, celle d'une sphère; comme sa résorption s'effectue d'une manière égale, cet aspect ne cesse d'exister, quelles que soient les variations de taille.

L'extrémité antérieure du corps de l'embryon se délimite la première; elle grandit rapidement, et se replie sur elle-même, autour de la vésicule vitelline, afin de pouvoir tenir dans l'espace restreint limité par la coque de l'œuf. La vésicule constitue un appendice volumineux, attaché à la région postérieure de l'organisme. Cette disposition diffère de celle que présentent les autres Vertébrés, dont l'annexe correspondant se trouve souvent placé à égale distance des deux extrémités du corps. — L'embryon continue à s'accroître, et la vésicule à diminuer, par un véritable balancement; puisque la seconde fournit au premier les matériaux nutritifs qui lui sont nécessaires. Finalement, lorsque approche l'instant de l'éclosion, la larve est allongée, et cylindrique; sa région postérieure, à cause de la présence du reste de l'appendice vitellin, est seulement plus épaisse que l'autre.

La larve est ensuite mise en liberté. Son corps est opaque, car la plupart de ses éléments contiennent des granules deutolécithiques, provenant de la vésicule vitelline. Celle-ci, par sa résorption continue, et qui, en ce moment, approche de sa fin, ne tarde pas à donner à l'extrémité postérieure sa forme définitive. — L'embryon est encore lourd, et peu mobile. Sa vivacité s'accroît à mesure que l'évolution progresse.

Métamorphoses de l'embryon en Ammocœte. — Depuis l'instant de l'éclosion, le changement de la larve en Ammocœte avance avec rapidité; il s'accomplit en trois ou quatre semaines. Arrive ensuite la période

---

Fig. 924 à 929. — FORMES EMBRYONNAIRES DES CYCLOSTOMES, d'après celles des Lamproies (*contours extérieurs*). — En 924, 925, et 926, phases préalables à l'éclosion. — En 927, jeune embryon au moment de l'éclosion. — En 928 et 929, Ammocœtes. — (Les figures numérotées de 924 à 927 sont dressées d'après les recherches faites par Owsjaniskoff.)

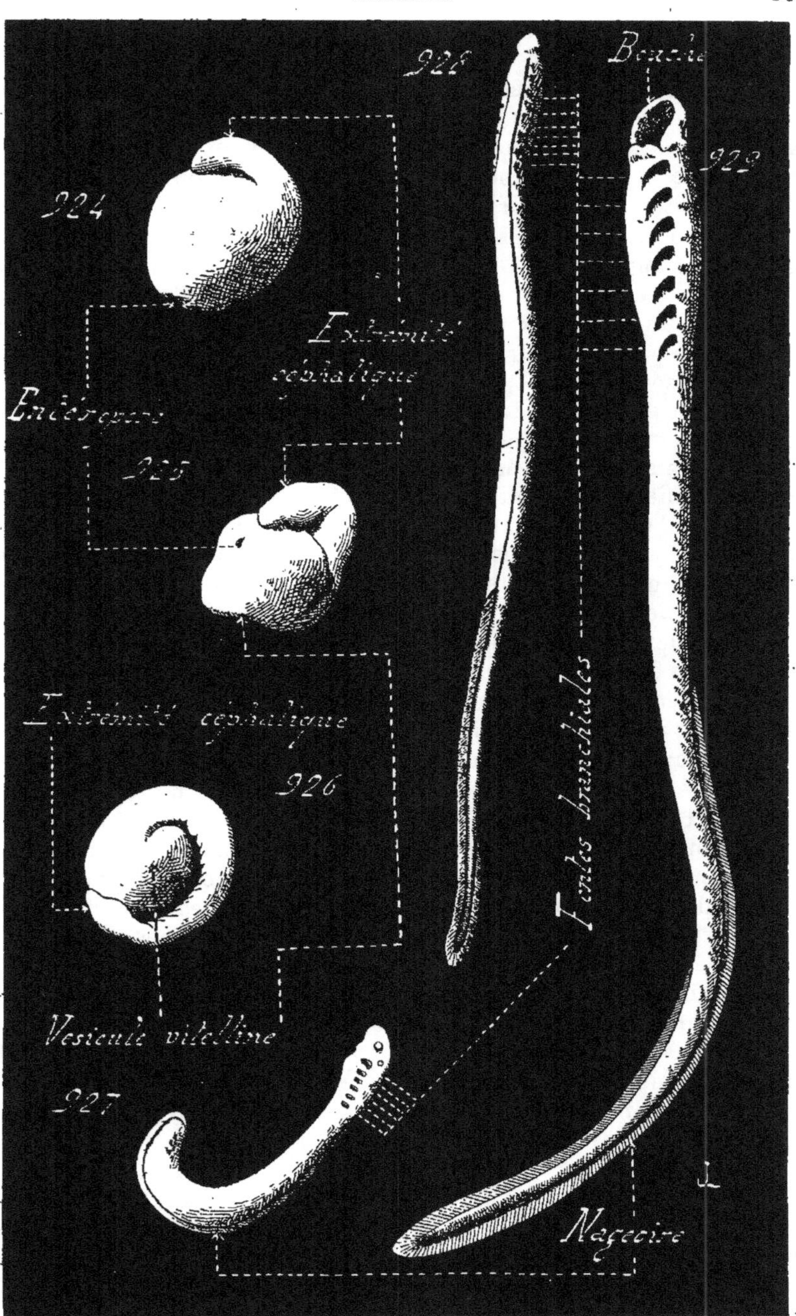
924
925
926
Extrémité céphalique
Entéropes
Extrémité céphalique
Vésicule vitelline
927
928
Bouche
929
Fentes branchiales
Nageoire

d'état, durant laquelle l'Ammocœte grandit, amplifie sa taille, sans modifier son organisme; celle-ci dure de trois à quatre années.

Le corps de la larve s'allonge, tout en conservant une forme cylindrique, et se bornant à s'effiler dans son extrémité postérieure. Une nageoire dorsale et une nageoire ventrale, également continues, s'étendent sur le corps, et se joignent l'une à l'autre en contournant cette extrémité. — Le stomeon, déjà ébauché, un peu avant l'éclosion, sur la face ventrale de l'individu, et un peu en arrière du bout antérieur de son organisme, s'approfondit, et se met en rapport avec l'entéron. La fossette olfactive, également ventrale, se creuse devant elle par une dépression des téguments. Deux petits yeux prennent naissance sur les côtés de la tête, de part et d'autre de la ligne médiane; seulement, ils demeurent cachés sous la peau, qui les recouvre à la manière d'un voile.

Les appareils continuent à se façonner, par une différenciation croissante, et leurs éléments absorbent les granules deutolécithiques qui leur viennent de la vésicule vitelline; aussi la larve perd-elle son opacité première. Le stomeon grandit, et se convertit en un ample vestibule, dont l'ouverture externe est la bouche. La lèvre supérieure de cet orifice s'amplifie dans des proportions considérables; cette extension a pour effet de donner, à la bouche, une forme en croissant, ou en fer à cheval, et de reporter la fossette olfactive sur la face dorsale de la tête. Des papilles, disposées sur une rangée circulaire, prennent naissance au fond du vestibule buccal. La région antérieure de l'entéron émet, par ses côtés, des diverticules, qui s'ouvrent au dehors, et deviennent les fentes branchiales.

Ces métamorphoses de l'aspect extérieur, accompagnées par le façonnement des appareils de l'économie, s'effectuent en un temps relativement court, quelques semaines à peine. Elles ont pour effet de convertir la larve en un petit Ammocœte. — Celui-ci se borne, ensuite, à compléter la structure propre aux cellules de ses organes, et à grandir, sans subir d'autres changements. Il vit dans les cours d'eau, où il s'enfonce dans la vase, et se nourrit de menus débris organiques, et de petites proies. Sa croissance est lente; elle dure trois années, en moyenne. Sa taille augmente dans des proportions extrêmes, car c'est sous cette forme d'Ammocœte que l'individu atteint ses dimensions définitives. Il passe ensuite à l'état adulte, sans les modifier de beaucoup. Les Lamproies adultes, du moins les représentants des grosses espèces (*Petromyzon marinus* et *P. fluviatilis*), mesurent, environ, de $0^m,50$ centimètres à 1 mètre de longueur.

Métamorphoses de l'Ammocœte en adulte. — Ces changements derniers sont assez brusques, et se passent en quelques semaines; ils atteignent l'embryon, non dans sa taille, mais dans sa disposition organique. Plusieurs de ses appareils se compliquent, alors que d'autres se simplifient. En somme, les systèmes de relation et de reproduction se perfectionnent, alors que ceux de la nutrition diminuent quelque peu d'importance. De tels phénomènes concordent avec ce fait, que la vie nutritive de l'individu s'accomplit durant la période larvaire.

Les lèvres de la bouche s'épaississent; par ce moyen, cet orifice perd sa forme en croissant, et devient circulaire; les dents prennent naissance sur toute la paroi du vestibule buccal. Les yeux abandonnent leur situation profonde, et se placent à fleur de peau; ils sont, dès lors, capables d'activité fonctionnelle. La nageoire dorsale grandit, et se divise en deux parts. — De leur côté, plusieurs des organes internes subissent des changements considérables. Le système des cartilages squelettiques de la tête, et des fentes branchiales, se complique; chacun des orifices extérieurs de ces dernières s'entoure d'une lèvre saillante. Le canal hépatique et la vésicule biliaire s'atrophient; le foie cesse de s'ouvrir, par suite, dans l'intestin. L'encéphale épaissit sa substance aux dépens de ses cavités ventriculaires; le péricarde se convertit en un sac clos, qui isole la cavité péricardique de la cavité générale. Les reins s'atrophient, et sont remplacés par de nouveaux tubes urinifères, produits par les uretères; ceux-ci, d'après Dohrn, cessent de s'ouvrir dans le rectum, et de former avec lui un cloaque commun. Enfin, les glandes sexuelles arrivent à maturité.

La métamorphose des Ammocœtes en Lamproies adultes s'effectue durant l'automne, et le commencement de l'hiver. Elle s'achève pendant la mauvaise saison, et la reproduction se fait peu après sa terminaison, au début du printemps. L'époque du frai passée, les Lamproies perdent de leur vivacité, et ne tardent pas à périr.

<h2 style="text-align:center">§ 3. — Formes et annexes embryonnaires
des Ichthyopsidés.</h2>

I. **Amphibiens.** — Ces animaux possèdent les deux sortes de développements, les évolutions fœtales et les évolutions larvaires, reliées en surplus par des intermédiaires, et non pas entièrement distinctes. Des trois ordres de la classe, les Urodèles et les Anoures sont les seuls, cependant, à montrer les deux types, avec les transitions qui les unissent; les Gymnophiones, du moins dans l'état présent des connaissances acquises, offrent un mode unique.

Considérations générales. — Dans le cas des évolutions larvaires, l'ovule renferme une petite quantité de deutolécithe; en conséquence, l'embryon est privé de vésicule vitelline, ou en porte une de taille restreinte, rapidement résorbée. Cependant, le vitellus nutritif est encore assez abondant pour permettre à l'individu de façonner ses feuillets, et les ébauches de ses organes, alors qu'il est encore contenu dans sa coque chorionnaire; l'éclosion est assez tardive. — Tantôt les évolutions fœtales s'accompagnent de la viviparité, et tantôt de l'oviparité. Quoi-

qu'il en soit, la masse du deutolécithe, répartie dans l'ovule, est suffisante pour donner à l'embryon une volumineuse vésicule vitelline,
dont la durée est longue, à cause de sa taille. En outre, la plupart de
ces embryons sont pourvus d'appareils destinés, soit à permettre leur
respiration, soit à effectuer des échanges nutritifs avec l'économie maternelle. Ces appareils ne sont pas nouveaux; ils correspondent à des
organes dont les larves des autres Amphibiens sont munies, mais
détournés de leur usage pour se prêter à d'autres fonctions; leur
structure se modifie, en rapport avec leur rôle. — Les intermédiaires,
entre les deux évolutions, sont caractérisés par les divers degrés qu'ils
montrent, dans les dimensions croissantes de la vésicule vitelline, et
dans le retard du moment de l'éclosion.

L'une des principales particularités du développement des Amphibiens
consiste en la possession de branchies. Le petit être commence par
avoir une respiration branchiale, que remplace ensuite la respiration
pulmonaire; cependant, certains de ces êtres (Pérennibranches) conservent, en partie, et durant leur vie entière, leurs premiers appareils
respiratoires. — Le développement de ces branchies est assez complexe.
Avant que l'éclosion ne se fasse, et que le stomeon ne se joigne à
l'entéron, l'extrémité antérieure de ce dernier émet, par ses côtés, un
certain nombre de diverticules symétriques, dont le chiffre varie entre
deux et cinq paires. Ces expansions s'ouvrent au dehors, soit au moment
de l'éclosion, soit par la suite, et deviennent les *fentes branchiales;* le
stomeon s'est alors joint à l'entéron, et ces fentes sont capables de
rejeter au dehors l'eau qui entre dans la cavité buccale; mais elles ne
sont pas les organes respiratoires réels. Ces derniers sont représentés
par des appendices volumineux, des saillies des téguments, produits,
sur les côtés de la tête, dans la région des fentes branchiales, et entre
ces dernières; étant donnée leur provenance, ces appendices, dits les
branchies externes, ont une surface constituée par un épithélium ectodermique. Les bases de toutes les branchies d'un même côté sont recouvertes par un repli de la peau, nommé *l'opercule*, comme son correspondant des Poissons; seulement, il diffère de ce dernier en ce qu'il est
mou, et privé de toute pièce squelettique. A cause de la position des
branchies externes par rapport aux fentes branchiales, l'opercule
recouvre ces dernières, puisqu'il s'appuie sur les bases des premières;
aussi, alors que les orifices internes des fentes sont distincts les uns des
autres, les orifices externes se trouvent cachés par l'opercule, et
s'ouvrent dans la cavité qu'il limite. Celle-ci ne communique avec le
dehors que par une ouverture; elle est dite la *cavité branchiale*.

Tous les Amphibiens présentent de tels phénomènes, et arrivent,
dans leur développement, à posséder un appareil respiratoire ainsi constitué. Des différences s'établissent entre eux par la suite, d'après les
degrés de leur organisation définitive. La série embryonnaire concorde
exactement avec la série anatomique; à cet égard, les Amphibiens

donnent un des principaux, parmi les moyens de démonstration de la loi embryologique relative à la concordance. — Les larves de ces êtres, dans la période où elles sont munies de branchies, portent également une queue, souvent garnie de nageoires médianes; elles se déplacent dans l'eau qu'elles habitent. Les Urodèles de la section des Pérennibranches ne poussent pas plus loin leur développement; ils conservent leur queue et leurs branchies externes, tout en réduisant ces dernières pourtant, et possédant aussi une respiration pulmonaire. Les Urodèles de la tribu des Dérotrèmes avancent davantage ; ils gardent leur queue, mais perdent leurs branchies externes; seulement, ils conservent en leur place l'opercule, et l'une des fentes branchiales (celle placée entre le troisième et le quatrième arc branchial). Ces animaux, qui composent, dans l'ordre des Urodèles, le sous-ordre des « Ichthyoïdes », ont, à cause de leur structure, une vie plutôt aquatique que terrestre. Les larves des autres Urodèles, appartenant à la série des Salamandrines, débutent par offrir la structure, et l'existence, des Pérennibranches ; elles passent ensuite à l'état de Dérotrème, par la chute de leurs branchies; puis elles ferment, en outre, leur cavité branchiale, mais conservent leur queue, et parviennent à l'état adulte, où la respiration est seulement pulmonaire. Enfin, les larves des Anoures subissent plusieurs phases successives, dont chacune correspond à l'un des types précédents, conservé dans son ordre; mais elles ne se bornent pas à perdre leurs branchies externes, et à clore leur cavité branchiale; leur queue s'atrophie en surplus, et manque à l'organisme définitif.

Les Amphibiens montrent une sériation régulière des étapes de leur développement, chacun de leurs groupes s'arrêtant à l'une des stations de la commune voie suivie. Les plus simples, les Pérennibranches, sont également ceux qui achèvent le plus tôt leur évolution embryonnaire ; ils conservent, d'une manière définitive, les organes que les larves des autres représentants de la classe portent également. Les plus élevés, les Anoures, vont plus loin que tous; ils passent par la phase de Pérennibranche, comme par les états intermédiaires, supérieurs à celle-ci; et ils perdent les appareils larvaires, temporaires chez eux, permanents ailleurs.

GYMNOPHIONES. — Les particularités essentielles du développement de ces êtres sont surtout connues, d'après les recherches faites par les frères Sarasin. L'ovule est riche en deutolécithe; aussi, l'embryon est-il pourvu d'une volumineuse vésicule vitelline, et passe-t-il, enfermé dans sa coque, par presque toutes les phases de son évolution. Cette vésicule, sphérique, est directement attachée à la face ventrale du corps, sans l'entremise d'un cordon; sa paroi est très vasculaire. L'embryon, dans son début, s'enroule autour d'elle. Elle diminue sans cesse, par l'effet de sa résorption constante, mais, à cause de sa taille, ne disparaît qu'assez tard, à peu près vers l'instant où l'individu mesure six à sept centimètres de longueur.

La vésicule vitelline sert seulement à alimenter l'embryon. Ce dernier, bien que renfermé dans sa coque ovulaire, respire au moyen de ses branchies externes, ou d'appendices qui leur correspondent sans doute; mais ces organes, au lieu de puiser l'oxygène dans l'eau, à la manière de leurs homologues des larves libres, le prennent dans l'air qui traverse les membranes des œufs. La mère pond, en effet, ces derniers dans la terre humide, et s'enroule autour d'eux pour mieux empêcher la dessiccation; mais, en somme, la respiration est plutôt aérienne. — Ces appareils diffèrent suivant les types. Ceux de l'*Epicrium glutinosum*, disposés par paires et rameux, rappellent, de tous points, les branchies externes des larves des autres Amphibiens. Ceux de la *Cecilia compressicauda* sont au nombre de deux, placés symétriquement de part et d'autre de la tête; ils consistent en grands lobes aplatis, plissés, richement vascularisés, qui s'appliquent, pour mieux remplir leur fonction, contre la coque ovulaire, et enveloppent, par suite, le corps presque entier à la façon d'un manteau.

Le développement est presque fœtal, étant donnée l'abondance du vitellus nutritif. Au moment de l'éclosion, l'organisme est achevé, ou peu s'en faut. Les appendices respiratoires tombent, soit un peu avant la mise en liberté des individus, soit un peu après. — Les jeunes rappellent les Urodèles de la tribu des Dérotrèmes; ils sont privés des branchies extérieures, mais possèdent encore une fente branchiale. Ils vivent dans l'eau, où ils se déplacent en ondulant. Puis la fente branchiale disparaît à son tour; les individus quittent l'eau, pour ramper sur le sol, et habiter la terre humide.

Urodèles. — Les Urodèles montrent, suivant les types, des évolutions larvaires et des évolutions fœtales. Celles-ci sont peu nombreuses; elles appartiennent à deux espèces de Salamandrines : la *Salamandra maculosa*, et surtout la *Salamandra atra*.

L'éclosion est assez tardive, dans le cas des développements larvaires. L'embryon, au moment de sa mise en liberté, porte trois paires de branchies externes, rameuses; il possède, en surplus, quatre paires de fentes branchiales, sauf chez les *Proteus* et les *Menobranchus*, où il ne s'en forme que deux. En arrière de la bouche, et sur la face ventrale du corps, sont placés deux appendices symétriques, dépendances des téguments, semblables à des disques épaissis, portés sur un pédoncule. Ces appareils sont les *ventouses* des auteurs; ceux des *Amblystoma punctatum* acquièrent, d'après Clarke, une longueur assez grande, deviennent presque cylindriques, et, à cause de leur rôle, ont été nommés des *balanciers*. La queue, munie d'une nageoire, est le principal organe locomoteur. Les membres antérieurs sont représentés par de petits moignons, situés en arrière des branchies; les membres postérieurs n'existent pas encore.

La larve, ainsi faite, se déplace dans l'eau, où elle respire avec ses branchies. Elle grossit, et acquiert lentement ses dimensions finales. Les membres postérieurs font leur apparition, en avant de la base de la queue; mais ils ne grandissent vraiment, et ne parviennent à leur taille d'état, qu'au moment où la larve est déjà grande. — Les métamorphoses, durant cette période de liberté, sont presque nulles chez les Pérennibranches et les Dérotrèmes; elles se bornent à la croissance de l'individu, à celle des membres, et à la réduction partielle des branchies. Elles sont plus complexes chez les Salamandrines, qui perdent leurs branchies externes et leurs fentes branchiales, et ferment en surplus leur cavité branchiale.

Un remarquable effet de l'exiguïté des métamorphoses, et des minimes différences établies entre la larve âgée et l'adulte des Urodèles, est la présence de la progenèse sexuelle. Parfois, les appareils sexuels arrivent à maturité dans l'organisme de larves dont la croissance est achevée, et auxquelles il ne reste plus, pour devenir adultes, qu'à subir l'atrophie, partielle ou totale, de leurs appendices branchiaux. — D'après les auteurs, une telle progenèse existe, mais à l'état accidentel, chez les Urodèles les plus élevés, chez les Salamandrines; quelques individus de *Triton tœniatus*, et de *Triton alpestris*, l'ont montrée. Elle est, par contre, presque habituelle chez plusieurs des Urodèles les plus simples, chez divers Pérennibranches, sans doute à cause de la petite dissemblance de structure qui sépare, des adultes, les larves dont la croissance est terminée. Tels sont les *Amblystoma*, dont les larves sexuées sont les *Siredon* (Axolotl); et probablement les *Batrachoseps*, dont les larves sexuées sont les *Menobranchus*. Sans doute, autant qu'il est permis de le présumer d'après les expériences faites par M. von Chauvin, la métamorphose est placée, au moins en partie, sous l'influence des conditions extérieures. Si les circonstances sont telles que l'individu puisse continuer à vivre dans l'eau, il garde ses caractères de larve, mûrit ses éléments sexuels, et se reproduit sous cette forme. Si, par contre, des circonstances opposées l'obligent à employer la respiration pulmonaire, ses poumons s'amplifient et achèvent de se développer, les branchies s'atrophient pour la plus grande part, la cavité branchiale se clôt presque entièrement, et les nageoires tombent; en somme, l'individu perd tout ce qui lui était utile pour la vie aquatique, et gagne, en revanche, tout ce qui lui est nécessaire pour permettre l'existence terrestre. Mais, quelle que soit l'adaptation, les glandes sexuelles se complètent au temps voulu, et accomplissent leur rôle, dans l'un ou l'autre cas.

Les *Salamandra maculosa* et *atra* sont vivipares; leur développement est fœtal, d'une manière complète, surtout en ce qui concerne la seconde espèce. Le deutolécithe est plus abondant que chez les autres Urodèles, et l'embryon porte une vésicule vitelline bien apparente. — La gestation est plus courte chez la *S. maculosa*. Les jeunes, au moment où ils sont rejetés hors de l'oviducte maternel, portent encore leurs branchies externes, très longues, et ramifiées. Ces appendices, produits hâtivement, existent déjà lorsque les petits sont contenus dans le corps de leur mère; appliqués contre la paroi de l'oviducte, ils permettent

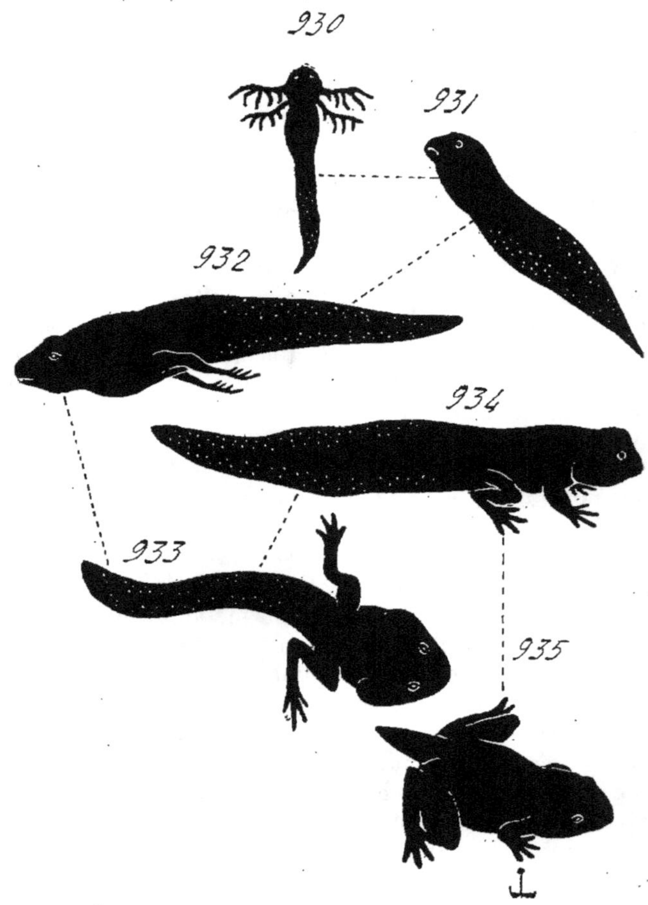

Fig. 930 à 935. — FORMES EMBRYONNAIRES DES AMPHIBIENS, d'après celles des Anoures du genre Grenouille (*silhouettes*). — En 930, jeune têtard muni de ses branchies externes. — En 931, ces dernières ont disparu. — En 932, les membres commencent à apparaître. — En 933, 934, et 935, l'organisme se perfectionne, et parvient à son état définitif, pendant que la queue s'atrophie.

Fig. 936 à 939. — FORMES EMBRYONNAIRES DES AMPHIBIENS, appartenant à des types divers (*contours extérieurs*). — En 936, larve de *Dactylethra capensis*, d'après les recherches faites par Parker. — En 937, larve d'un *Triton*, munie de ses houppes branchiales extérieures. — En 938, jeune *Salamandra atra*, encore munie de ses volumineuses branchies temporaires; d'après les recherches faites par M. von Chauvin. — En 939, embryon d'un Gymnophione, la *Cecilia compressicauda*; d'après les recherches faites par les frères Sarasin.

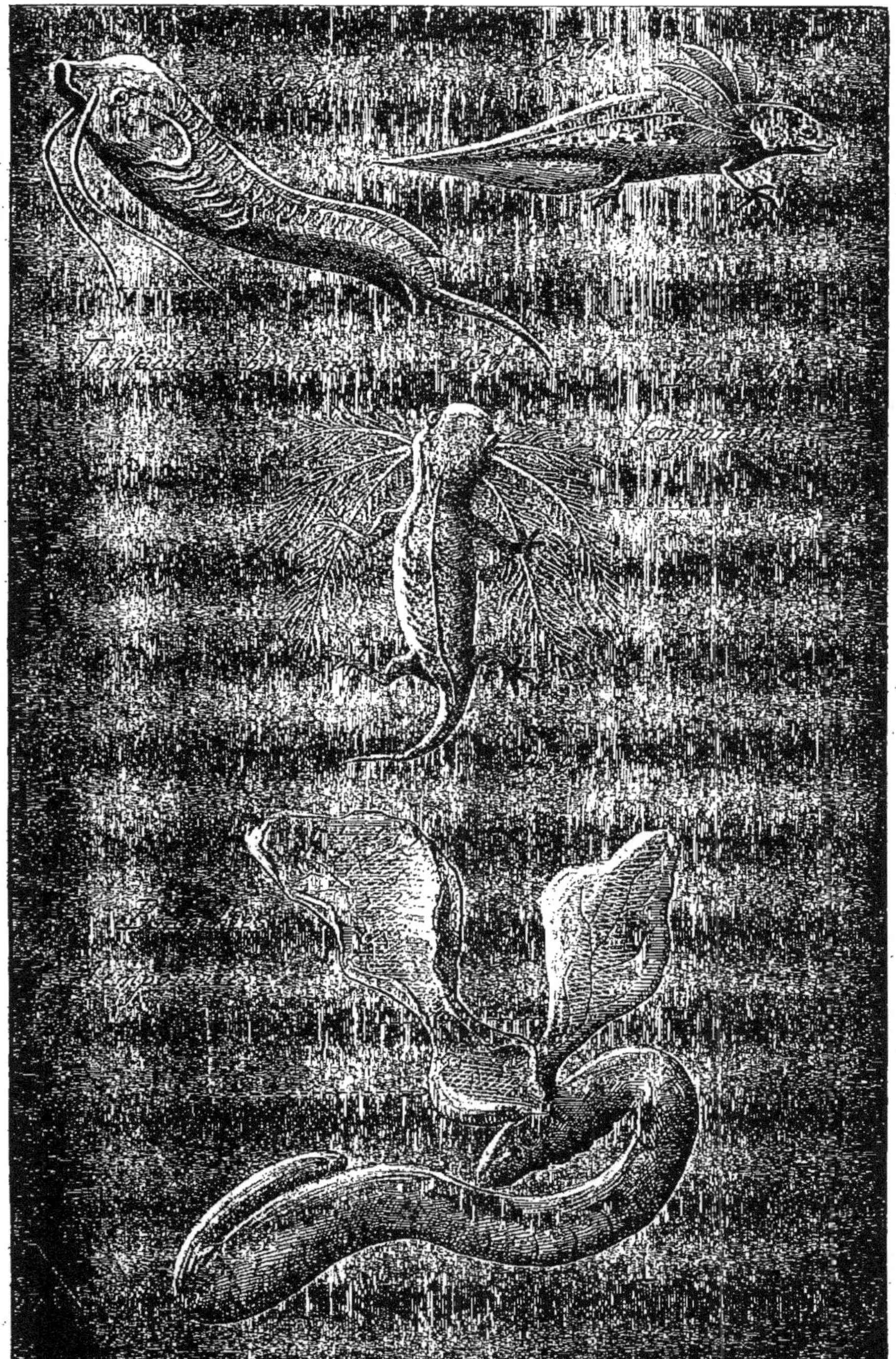

sans doute, à leur niveau et par osmose, des échanges nutritifs entre le sang du générateur et celui de l'embryon. Ce rôle est, sans doute, la raison de leur taille excessive, comparée à celle de leurs homologues des larves libres. — La gestation de la *S. atra* est complète. Les petits, à l'époque de leur mise en liberté, ont achevé leur organisme, et sont privés de branchies externes. Celles-ci existent cependant, aussi développées que leurs correspondantes de la *S. maculosa*; mais elles tombent avant la parturition. La longue durée de la gestation entraîne, pour l'embryon, la nécessité d'une alimentation abondante, à laquelle ne suffisent pas la vésicule vitelline, ni les échanges nutritifs. Aussi, de tous les œufs fécondés que contient l'organisme maternel, deux seulement se développent; les autres servent à nourrir ces derniers.

ANOURES. — Les Anoures offrent, comme les Urodèles, des développements dont les uns sont larvaires, et les autres fœtaux. Les premiers sont les plus fréquents; toutefois, les seconds sont pourtant plus communs que leurs similaires des Urodèles. — Les évolutions fœtales se ressemblent, à peu de chose près; les embryons sont pourvus d'une volumineuse vésicule vitelline, et d'appendices divers, qui leur servent, soit pour la respiration seule, dans le cas d'oviparité, soit, dans le cas de viviparité, pour des échanges, à la fois nutritifs et respiratoires, avec le sang du générateur. Les évolutions larvaires sont plus variées, et comportent des métamorphoses mieux accentuées. Ces changements sont de deux sortes; les uns se passent dans l'intérieur de la coque ovulaire, et précèdent l'éclosion; les autres s'effectuent chez la larve libre, et ont pour effet de la convertir en adulte. Les larves des Anoures sont souvent nommées des *têtards*; elles ne sont pas entièrement semblables, diffèrent quelque peu suivant les genres, et appartiennent à plusieurs types.

A. *Développement avant l'éclosion.* — Même dans les évolutions larvaires, le deutolécithe ovulaire est assez abondant pour constituer une petite vésicule vitelline. Celle-ci s'attache par une large base au corps de l'embryon, et n'est appréciable que par la forte saillie qu'elle détermine sous la face ventrale de ce dernier. Ce bombement s'atténue à mesure que le développement progresse; il existe encore, quoique peu accentué, au moment de l'éclosion, et ne tarde pas à disparaître ensuite.

L'organisme se façonne peu à peu dans ses contours extérieurs. Ses premiers linéaments se dessinent au-dessus de la vésicule nutritive, et s'amplifient au détriment de cette dernière. Le corps s'étend, et se divise en ses principales régions. Il se recourbe sur lui-même, car il s'accroît suivant son axe longitudinal, et se rétrécit suivant l'axe transversal; il devient rapidement trop long pour la cavité de la coque ovulaire, et se trouve obligé de se ployer; la courbure atteint surtout l'extrémité postérieure, la queue, de l'embryon. Ce dernier organe est placé en arrière de l'insertion de la vésicule vitelline sur le corps ; il grandit, et se munit de deux nageoires médianes, l'une dorsale et l'autre ventrale, qui se continuent en contournant sa pointe terminale.

Le stomeon et le procteon se creusent, par des dépressions de l'ecderme, et vont à la rencontre de l'entéron ; mais ils s'indiquent à peine, tant que l'éclosion n'est pas effectuée. En arrière de la bouche, et sur la face ventrale de l'organisme, l'ectoderme produit, en s'épaississant, deux plaques circulaires, les *disques adhésifs*, ou *ventouses*, des auteurs, homologues des appareils correspondants des larves d'Urodèles. — La région antérieure de l'entéron émet les cinq paires de diverticules, qui doivent se transformer en fentes branchiales ; ces expansions s'étendent de dedans en dehors, et ne s'ouvent pas encore à l'extérieur. Les branchies externes prennent naissance, sur les téguments, à leur niveau ; elles commencent à s'amplifier, et acquièrent un aspect rameux.

L'éclosion s'effectue vers cette époque. Le moment où elle intervient dans l'évolution n'est pas le même chez tous les types, et varie suivant un certain nombre de conditions, dont la première tient à la taille de la vésicule vitelline. Cet instant concorde, dans la plupart des développements larvaires, avec l'époque où les appareils branchiaux, déjà ébauchés, approchent de leur structure d'état. — Les jeunes larves sont d'abord engluées dans les débris de leurs coques ; elles s'en débarrassent en agitant leur queue, et se meuvent dans l'eau qui les entoure. Les fentes branchiales, dans leur progression de l'intérieur vers l'extérieur, finissent par déboucher au dehors, sauf la première (hyo-mandibulaire), et sont recouvertes par les bases des branchies externes, et par l'opercule, qui commence à se montrer. Les petits têtards se nourrissent, en premier lieu, aux dépens de ce qui leur reste de la vésicule vitelline ; mais le stomeon et le procteon ne tardent pas à s'ouvrir dans l'entéron, en donnant à l'appareil digestif son organisation complète d'un tube muni de deux orifices extérieurs, la bouche et l'anus. — La larve est capable, dès lors, de s'alimenter directement dans l'eau où elle nage ; elle est herbivore. Il ne lui reste qu'à grandir, et qu'à subir la deuxième série de ses métamorphoses, destinées à la conduire jusqu'à l'état parfait.

B. Métamorphoses postérieures à l'éclosion; transformation du têtard en adulte. — Cette série de métamorphoses comprend trois périodes principales, ainsi que les auteurs, et Dugès notamment, l'ont reconnu. Dans la première, consécutive à l'éclosion, la larve perd ses branchies externes, avec ses ventouses. Elle ne possède, dans le cours de la seconde, aucun appendice extérieur, sauf la queue ; sa bouche porte des annexes supplémentaires, qui consistent en lèvres couvertes de dents spéciales, et accompagnées d'un bec corné. Enfin, pendant la troisième période, le têtard des Anoures produit ses deux paires de membres, perd sa queue avec les précédents annexes buccaux, remplace la respiration branchiale par la respiration pulmonaire, et parvient à l'état adulte.

La première époque est surtout caractérisée par la substitution progressive des branchies internes aux branchies externes. Les deux opercules prennent naissance. Chacun d'eux recouvre les bases des branchies externes placées de son côté. Ces dernières diminuent de longueur, à mesure qu'il s'amplifie, et s'atrophient à partir de leur extrémité libre; leur disparition procède de telle manière, qu'elles paraissent rentrer dans le corps, en s'enfonçant sous l'opercule. — Celui-ci limite, vers le dehors, la cavité branchiale; l'orifice extérieur de cette cavité, circonscrit par le bord de l'opercule et par la région que cette lame recouvre, est désigné par le terme de *spiracle* (*spiraculum*). L'ouverture droite se ferme, chez les larves de la plupart des Anoures; la cavité branchiale correspondante va déboucher, par un conduit transversal, dans son homologue du côté gauche; celle-ci conserve seule son spiracle, dès lors impair et asymétrique. Des causes différentes aboutissent pourtant, chez les têtards de plusieurs autres genres (*Bombinator* par exemple), à un même résultat; les deux ouvertures se rapprochent l'une de l'autre, par leur déplacement sur la face ventrale du corps, et s'unissent en un spiracle commun : l'animal ne possède qu'un seul orifice branchial, comme dans le premier cas. Ces ouvertures ne demeurent distinctes, et indépendantes, que chez les têtards des *Dactylethra;* ceux-ci offrent, en surplus, d'autres particularités importantes.

Les branchies externes disparaissant, de nouveaux appendices respiratoires se forment à leur place; mais ils sont cachés sous l'opercule, et méritent vraiment, par suite, le nom de *branchies internes*, que les auteurs leur ont donné. Ces annexes branchiaux sont des saillies, richement vascularisées, des parois des fentes branchiales; ils paraissent correspondre à leurs similaires des Cyclostomes et des Sélaciens. Les uns sont insérés sur le bord extérieur des fentes branchiales; les autres sont plus profonds. — La larve respire, par leur moyen, à la manière des Poissons. Sa vie est aquatique; elle avale constamment de l'eau par la bouche, la fait pénétrer dans ses fentes branchiales, pour irriguer ses branchies et permettre les échanges gazeux, puis la rejette par son spiracle.

La première période est assez courte. La seconde est plus longue; la larve s'accroît beaucoup pendant qu'elle s'effectue. Le têtard est privé d'appendices latéraux; son organisme se compose d'un corps, globuleux ou ovalaire, que termine en arrière une longue et large queue, munie d'une ample nageoire médiane; il se meut, et se déplace avec activité, au moyen de cet organe. Son vitellus nutritif est complètement résorbé dès la première époque; aussi est-il obligé de se nourrir aux dépens de ce qui l'entoure. Il est herbivore. Il possède, à cet effet, une armature buccale complexe, qui lui est propre, et qui tombe au moment de sa transformation en adulte.

La cavité buccale est précédée par une vaste dépression des téguments, produite par l'amplification de la région extérieure du stomeon, et dite le *vestibule buccal*. Cette poche a la forme d'un entonnoir, aplati de haut en bas, dont le fond, ouvert dans la cavité buccale, porte le bec corné. — Celui-ci se compose de deux mandibules, épaisses et résistantes, l'une supérieure et l'autre inférieure, qui se ferment en se croisant. La substance de ces pièces se compose de cellules épidermiques, kératinisées, allongées en fuseau, qui s'intriquent les unes avec les autres. — Le vestibule est garni, sur son pourtour, de bourrelets munis de papilles ; ces bourrelets, nommés les lèvres *externes*, limitent le vaste orifice extérieur de cet appareil. Les parois du vestibule portent, en surplus, des replis saillants, placés en dedans des précédents, et désignés, en conséquence, par le terme de *lèvres internes*, ou de *lames pectinées ;* cette dernière expression leur vient de leur structure, car leur bord libre porte une, deux, ou trois rangées de dents, groupées comme celles d'un peigne. Chacune de ces dents est une cellule épidermique, grossie, kératinisée, dont le sommet libre se munit souvent de petites aspérités. La substance même de chaque lèvre interne se compose d'un amas local d'éléments épidermiques, au sein duquel se différencient les cellules destinées à se convertir en dents; ces dernières s'aplatissent, tout en grandissant, se superposent à la manière de disques, et s'étagent au-dessous de chacune des dents cornées. Celles qui, parmi ces dernières, viennent à tomber, sont remplacées par les éléments sur lesquels elles reposaient, et la substitution continue ainsi, au fur et à mesure des chutes.

Cet appareil est d'une grande importance pour le têtard, car il lui permet de saisir ses aliments, et de les déchirer en menues parcelles. Comme l'ont montré Ch. van Bambeke et Héron-Royer, il varie, dans ses dispositions, suivant les types.

La troisième période des changements comprend les métamorphoses finales, qui aboutissent à l'état adulte. — Le têtard donne naissance, presque en même temps, à ses deux paires de membres. Les antérieurs se façonnent sous les opercules, les postérieurs dans la zone d'union de la queue et du corps ; la situation cachée des premiers fait que les seconds sont seuls apparents, au début. Les dents, et le bec, du vestibule buccal, se détachent et tombent. La queue diminue de longueur, et s'atrophie peu à peu, par la destruction et la résorption phagocytaire des tissus qui la composent; les leucocytes sont les agents actifs de cette résorption. Les fentes branchiales se ferment; les branchies internes et l'opercule sont rejetés; les poumons, qui avaient déjà commencé à fonctionner, sont désormais les seuls organes chargés de la respiration. — L'animal parvient à l'état adulte, dans un laps de temps assez court. Sa métamorphose est accompagnée de changements considérables dans son économie; ceux-ci portent, en plus grand nombre, sur le tube digestif, qui se raccourcit pour se conformer en vue d'une alimentation carnivore, et sur l'appareil sanguin, qui se modifie d'une manière connexe à l'établissement de la respiration pulmonaire.

C. Diverses formes de têtards. — Les têtards des Anoures ne se ressemblent pas; ils diffèrent des uns aux autres sous plusieurs rapports, notamment en ce qui touche la taille, la coloration, et la disposition du vestibule buccal. Ces dissemblances, et surtout celles relatives à cette dernière particularité, sont suffisantes pour caractériser les espèces, et pour les distinguer, du moins dans un grand nombre de cas. — La forme générale, seule, ne varie guère; elle donne aux larves de la plupart des Anoures une allure spéciale, qui permet aisément de les reconnaître.

Cependant quelques-unes, fort peu nombreuses, de ces larves, offrent des caractères propres, qui les éloignent des autres. — Ainsi, le têtard du *Pseudis paradoxa* parvient à une taille considérable, égale à celle de l'adulte, et parfois même supérieure. L'accroissement, la vie nutritive, de l'individu, s'accomplissent en entier durant les phases larvaires; la ressemblance, sous ce rapport, avec les Cyclostomes, est frappante. — Mais l'altération la plus grande est celle d'un représentant de la tribu des Aglosses, le *Dactylethra*. Les larves de cet animal sont très différentes des têtards ordinaires. Leur corps, allongé, se termine, en avant, par une tête aplatie, et, en arrière, par une queue filiforme, que les nageoires recouvrent seulement en partie. Le vestibule buccal, privé de ses appendices cornés, porte, à chacun des deux angles de son orifice externe, un long filament. Les deux orifices branchiaux sont conservés en leur place. Enfin, l'opercule ne recouvre point les ébauches des membres antérieurs, qui sont à nu. Sans doute, les dispositions spéciales à cette larve, que Parker a étudiées, n'offrent aucune importance, en tant que rappel atavique; elles concordent, très probablement, avec des conditions d'existence, auxquelles les têtards des autres Anoures ne sont pas soumis.

D. Développements fœtaux. — Les évolutions fœtales des Amphibiens anoures ne sont pas établies sur un même plan. Elles diffèrent, entre elles, sous deux rapports principaux : d'abord, en ce qui touche l'abondance du vitellus nutritif, et, par suite, le moment de l'éclosion; en second lieu, suivant que le générateur est ovipare, ou vivipare. Au sujet de la quantité du deutolécithe, le volume de la vésicule vitelline, appendue au corps de l'embryon, est d'autant plus grand que cette réserve alimentaire est plus considérable. De plus, dans le cas d'oviparité, l'organisme fœtal porte des appendices vascularisés, qui lui servent comme appareil respiratoire; ces annexes correspondent à des organes, dont les larves sont bien munies, mais développés et accrus en vue de leur rôle. Si le générateur est vivipare, ces appendices existent

encore ; seulement, ils s'appliquent contre les parois de la cavité incubatrice, et, par osmose, absorbent à la fois l'oxygène du sang maternel,
et, sans doute, quelques matériaux nutritifs. Les différences entre
l'oviparité et la viviparité tiennent donc à ce fait même, qui dépend du
générateur, et non aux formes embryonnaires ; celles-ci sont souvent
semblables dans les deux cas.

L'évolution condensée et complète, dans laquelle les jeunes éclosent
à un état fort voisin de l'adulte, sinon avec un corps achevé, est assez
rare. La plupart des *Pipa* (vivipares), et surtout l'*Hylodes martinicensis*,
avec la *Rana opisthodon* (ovipares), sont presque les seuls à l'offrir ;
l'alimentation fœtale est suffisante pour permettre à l'embryon de terminer son organisme. — Partout ailleurs, l'éclosion précède quelque
peu la venue de l'état adulte ; les petits sont mis en liberté sous la forme
de têtards, encore munis d'une queue, et capables de vivre dans l'eau.

Les appendices vascularisés, destinés à permettre la respiration embryonnaire, sont divers. Les plus fréquents d'entre eux correspondent
aux branchies externes des larves ; ces organes demeurent plus longtemps
que chez ces dernières, et servent au fœtus pour absorber de l'oxygène,
soit à travers la coque de son œuf, soit à travers la paroi de la cavité
incubatrice qui le contient. Lorsque l'instant de l'éclosion approche, ces
annexes tombent, et le jeune s'en trouve privé. — Dans le cas où l'évolution fœtale est complète, ces branchies externes paraissent insuffisantes
pour la fonction qui leur est dévolue ; elles sont suppléées d'abord, et
remplacées ensuite, par des régions du corps, accrues dans leurs dimensions, et richement vascularisées. Cette région est la queue, chez les *Pipa*,
qui sont des vivipares ; il en est de même chez les *Hylodes martinicensis*,
bien que l'oviparité soit ici la règle. L'embryon des *Rana opisthodon*,
également ovipares, possède par contre, sur la face ventrale de son
corps et en vue d'un rôle analogue, neuf paires de replis des téguments,
au moyen desquels il respire, tout en étant enfermé dans sa coque.

II. Ganoïdes. — Les seuls Ganoïdes, dont le développement se trouve
connu, sont l'Esturgeon, le Lépidostée, et, d'une manière plus restreinte,
le Polyptère. Tous subissent une évolution larvaire. L'éclosion est assez
tardive ; elle s'effectue alors que la plupart des organes sont ébauchés.
Ce retard est dû à la présence, dans l'ovule, d'une assez grande quantité
de vitellus nutritif, plus considérable chez le Lépidostée que chez l'Esturgeon. Les métamorphoses larvaires consistent surtout en l'accroissement
du corps, accompagné du façonnement des appareils de l'économie. Les
appendices embryonnaires, peu nombreux, sont représentés par la vésicule vitelline, et par des branchies externes. La disposition de la première, et l'existence des secondes, rapprochent, à la fois, le développement des Ganoïdes de celui des Téléostéens et de celui des Amphibiens ;
comme, du reste, permettaient de le pressentir les affinités naturelles
de ces animaux.

Le vitellus nutritif est moins abondant dans l'ovule de l'Esturgeon que dans celui du Lépidostée; sa masse est, pourtant, assez volumineuse pour constituer une vésicule vitelline, sur laquelle se délimitent les premiers linéaments du corps de l'embryon. L'ébauche embryonnaire occupe, à peu de chose près, toute la surface de l'hémisphère supérieur de la vésicule, et s'étale sur elle, sans resserrer sa zone d'union en un cordon vitellin. Aussi certains organes, destinés à être reportés sur la face ventrale du corps, alors que la vésicule sera résorbée, se façonnent-ils à côté d'appareils dorsaux; tel est, notamment, le cœur, dont le rudiment prend naissance en avant de la tête. Un tel déplacement dans l'espace est la conséquence de la forme affectée par l'annexe nutritif; celui-ci constitue une épaisse saillie bombée, sur la face ventrale du corps, et repousse dans la région dorsale tous les systèmes qui doivent, plus tard, prendre sa place. — Avec les progrès de l'évolution, le corps augmente de taille, et la vésicule vitelline diminue de volume. La tête, et surtout la queue, dépassent cette dernière, en avant et en arrière; mais leurs limites, dans leurs lignes de jonction, sont encore confuses, car la vésicule s'insère toujours, sur le corps, par une large base. Au moment de l'éclosion, elle se présente encore comme un gros mamelon, en saillie sur la face ventrale de l'économie; l'embryon mesure alors six à sept millimètres de longueur, et ne la résorbe que dans le cours de sa vie libre.

Les phénomènes sont un peu dissemblables chez le Lépidostée, à cause de la plus grande taille de la vésicule vitelline. Par suite, le corps de l'embryon se distingue mieux d'elle, et l'embrasse en partie comme il en est chez les Téléostéens. L'instant de l'éclosion est, malgré ces dimensions plus fortes, presque pareil à celui de l'Esturgeon; seulement la vésicule vitelline est, au moment même de la mise en liberté des larves, un peu plus volumineuse.

Les larves fraîchement écloses sont très petites, par rapport à la taille qu'elles doivent acquérir; elles ont, à peine, quelques millimètres de longueur. Le début de leur croissance s'accompagne de quelques métamorphoses, moins prononcées pourtant que celles des Amphibiens, dont la présence caractérise une période qui succède immédiatement à l'éclosion, et qu'il est permis de nommer la *phase larvaire* des Ganoïdes. Ces changements accomplis, l'individu, bien qu'accru dans des proportions assez fortes, est encore de dimensions restreintes; il possède pourtant

---

Fig. 940 à 943. — FORMES EMBRYONNAIRES DES GANOÏDES (*contours extérieurs*). — En 940, larve d'un Esturgeon, peu après son éclosion. — En 941, jeune embryon de Lépidostée, non encore éclos, et à peine indiqué sur sa volumineuse vésicule vitelline. — En 942, embryon du même, plus avancé, pris à une époque à peine antérieure à l'éclosion. — En 943, larve du même, peu après son éclosion.
Les trois premières figures sont données d'après les recherches de Balfour; la dernière est dressée d'après les recherches de Parker.

940
Vésicule vitelline
941
942
Vésicule vitelline
943
Disque adhésif
Vésicule vitelline

toute l'organisation de l'adulte, dont il diffère seulement par la taille. Il est parvenu à l'état jeune; et n'a plus qu'à grandir, qu'à mûrir ses glandes sexuelles, pour devenir semblable à ses générateurs.

La larve libre est, à son début, munie d'une vésicule vitelline, qui diminue pendant que le corps grossit, et ne tarde pas à disparaître. Cet annexe, par sa privation de cordon, rappelle son homologue des Amphibiens et des Téléostéens; elle est intermédiaire, d'après sa taille, entre celle des premiers et celle des seconds, plus grande que celle-là et plus petite que celle-ci. — La queue est longue et large; elle porte, sur sa face dorsale et sa face ventrale, une nageoire médiane et continue, semblable à celle des têtards d'Amphibiens. Mais elle ne disparaît pas en entier; certaines de ses parties demeurent à leur place, pour donner les nageoires impaires, et postérieures, de l'adulte. La région dorsale de la bande de nageoire, située sur l'extrémité libre de la queue, s'atrophie, tandis que la zone ventrale persiste, et s'amplifie; aussi, la disposition hétérocerque se substitue-t-elle à l'homocerquie initiale.

La bouche, du moins celle des larves d'Esturgeons, porte des dents sur les mâchoires. Ces organes diffèrent de ceux des têtards d'Amphibiens, en ce qu'ils ont une origine semblable à celle des dents véritables, et sont produits, à la fois, par l'épiderme et le derme sous-jacent. Ils tombent, vers le quatrième mois consécutif à l'éclosion. — Des mamelons, groupés en une plaque circulaire, et médiane, se développent, en avant de la bouche, aux dépens de l'ectoderme. Ils sont surtout accusés chez les larves des Lépidostées, auxquelles ils servent pour s'attacher et adhérer aux corps étrangers. Leur présence dans l'organisme des autres Ganoïdes est encore sujette à contestations; bien que les jeunes Esturgeons portent, en la même situation, quatre saillies cylindriques, probablement homologues des appendices précédents, et destinées peut-être à devenir les barbillons de l'adulte. Cet annexe embryonnaire persiste pendant longtemps; les lèvres buccales des larves de Lépidostée s'allongent en deux mâchoires proéminentes, munies de dents, et les derniers vestiges de la plaque adhésive constituent une masse charnue, placée sur l'extrémité libre de la mandibule supérieure. — Plusieurs auteurs, Balfour entre autres, ont comparé cet appareil aux papilles adhésives des larves urodèles des Tuniciers. L'absence de tels annexes chez les embryons des Acraniens et ceux des Cyclostomes, jointe à l'inégalité de leur répartition chez les Ganoïdes eux-mêmes, créent une interruption dans la concordance, et empêchent d'accepter une telle homologie. L'existence d'appendices semblables sur le corps des têtards d'Amphibiens, mais situés en arrière de la bouche, non en avant, autorisent plutôt à admettre qu'il s'agit ici d'une analogie par convergence fonctionnelle.

Pendant que les fentes branchiales percent leurs orifices extérieurs, l'opercule prend naissance, sur chacun des côtés de la tête, en arrière de la fente hyo-mandibulaire, et s'étend au-dessus d'elles pour les recouvrir. Leurs ouvertures se garnissent de papilles vascularisées, disposées sur plusieurs rangées, qui, malgré leur petite taille, rappellent assez les branchies externes des têtards d'Amphibiens ; cette ressemblance est surtout le fait des larves de Polyptères, munies d'une paire de longs appendices branchiaux, produits par des saillies tégumentaires. — Les nageoires paires naissent après l'éclosion.

La larve parvient ensuite à l'état adulte, par un accroissement et un perfectionnement continus, progressifs, de tout son corps. Sauf la vésicule vitelline, résorbée en entier dans les trois ou quatre semaines consécutives à l'éclosion, les autres appendices qui lui sont propres ne sont pas très volumineux, et leur disparition ne modifie pas de beaucoup l'aspect général de l'économie.

III. **Téléostéens.** — La plupart des représentants de cette classe sont des animaux ovipares, dont la fécondation est extérieure. Malgré la petitesse des ovules, l'évolution est quasi fœtale, à cause de l'abondance du vitellus nutritif. Cependant l'éclosion, assez hâtive, s'effectue alors que l'organisme n'est pas encore complet ; aussi l'embryon, devenu libre, est-il pourvu d'une grosse vésicule vitelline, qui se résorbe pendant qu'il achève son économie. Cette période de liberté, durant laquelle le corps se termine, en s'alimentant de préférence aux dépens de son annexe vitellin, peut-être nommée la *phase larvaire* des Téléostéens. D'habitude, cette phase n'offre aucune métamorphose importante, si ce n'est la diminution progressive de la vésicule nutritive, et quelques changements apportés dans la disposition des nageoires. Pourtant, chez certains types, des modifications assez grandes, qui portent sur la présence d'appendices supplémentaires, ou sur des déviations organiques, s'introduisent dans ce développement ; elles varient d'un groupe à l'autre chez les êtres qui les présentent, et introduisent quelque diversité dans l'évolution uniforme de ces animaux. — Les Téléostéens vivipares, peu nombreux, sont à peine connus, en ce qui touche la présence et la situation des appendices destinés à assurer, soit la respiration, soit la nutrition, du fœtus.

Phénomènes généraux du développement. — Le corps de l'embryon s'ébauche sur l'hémisphère supérieur de la vésicule vitelline par un procédé semblable à celui des Ganoïdes. Il acquiert rapidement une forme cylindrique, et, à cause de sa longueur, s'enroule autour de la vésicule, qu'il embrasse, suivant une bande équatoriale, sur une grande étendue. — L'éclosion s'effectue d'une manière précoce, alors que l'annexe nutritif n'est pas encore résorbé. Les principales des ébauches organiques ont cependant pris naissance. La queue, volumineuse, munie d'une nageoire impaire et médiane continue, dépasse de beaucoup en arrière la zone d'insertion de la vésicule sur le corps, et sert à l'individu pour se déplacer. La tête, presque globuleuse, n'a pas encore revêtu son aspect définitif ; elle porte cependant des yeux volumineux, plus grands que ceux de l'adulte, par rapport à la taille de l'organisme. Les fentes branchiales sont percées, d'ordinaire, et l'opercule commence à les recouvrir. Ces fentes possèdent souvent des papilles, saillies développées sur leurs parois, et assez fortes pour proéminer au dehors, d'une quantité variable suivant les types. Ces appendices sont homologues, sans doute, de leurs similaires des Ganoïdes; ils se réduisent, à mesure que l'évolution progresse; ils correspondent aux premiers replis apparus sur la muqueuse branchiale, amplifiés dès l'abord dans des proportions excessives.

La larve se meut au moyen de sa queue. Celle-ci porte, sur sa ligne médiane, une nageoire ventrale et une autre dorsale, étendues depuis le niveau de la vésicule vitelline jusqu'à l'extrémité libre de cette queue; ces deux appareils locomoteurs contournent également cette extrémité, s'unissent l'un à l'autre, et donnent par là une nageoire continue. En somme, les faits rappellent leurs correspondants des Ganoïdes et des Amphibiens. — Pour fournir les nageoires de l'adulte, cette bande unique s'atrophie par places, et s'amplifie ailleurs. Entre autres, les dorsales et l'anale se constituent, et se délimitent, par l'accroissement de la zone qui leur correspond, et par la disparition des régions intermédiaires. La caudale n'est conservée en son allure initiale, avec cependant quelques hypertrophies complémentaires, que chez un petit nombre de types, par exemple la plupart des Gadidés et des Salmonidés. Elle subit, d'ordinaire, une transformation complexe. D'abord homogène, sa partie ventrale s'accroît seule, alors que la partie dorsale reste stationnaire; elle devient, dès lors, asymétrique, d'autant plus que l'amplification de la bande ventrale replie sur elle-même, et rejette en haut, l'extrémité de la notocorde, rectiligne jusque-là. Puis, cette zone ventrale continuant à grandir d'une manière égale, elle perd, par l'effet de son extension, sa position inférieure, pour se rendre terminale, et donner, à elle seule, une caudale symétrique.

En somme, la caudale des Téléostéens est homocerque dès son début. Elle devient hétérocerque, par l'augmentation de sa moitié ventrale, accompagnée du rejet vers le haut de l'extrémité de la notocorde. Puis, la moitié ventrale grandissant toujours, et d'une façon égale dans toutes ses parties, finit par occuper la région terminale du corps, et par constituer à elle seule la caudale symétrique de l'adulte : d'où retour de l'homocerquie, mais d'une manière apparente; car la disposition hétérocerque est conservée dans ses traits essentiels. En effet, l'extrémité notocordale déjetée garde son aspect, et s'entoure d'une pièce squelettique, qui constitue *l'urostyle* de l'organisme achevé. De son côté, la moitié dorsale de la caudale primitive s'atrophie presque complètement. — Le parallélisme établi, à cet égard, entre les Ganoïdes et les Téléostéens, est d'une grande importance, au sujet de leurs affinités naturelles. Tous deux, dans leurs phases embryonnaires, ont un même point de départ : une caudale homocerque, et continue. Tous deux subissent ensuite une modification semblable : la moitié dorsale de cette caudale s'atrophie, et la moitié ventrale s'amplifie. Seulement les Ganoïdes, et surtout les Sturioniens, en restent à cette phase hétérocerque; alors que les Téléostéens poussent plus loin leur évolution, en ramenant la disposition homocerque, par l'agrandissement plus considérable encore de la moitié ventrale, et le report de cette dernière dans une situation terminale.

Pendant que ces changements se produisent dans les nageoires, la vésicule vitelline se résorbe, le corps s'accroît, se complète, et prend son allure définitive. L'individu arrive alors à l'état parfait, et ne diffère de l'adulte que par sa taille exiguë.

PHÉNOMÈNES PARTICULIERS DU DÉVELOPPEMENT. — Malgré la grande ressemblance, entre tous les Téléostéens, des principales particularités de leur développement, il existe parmi eux une certaine diversité, due aux aspects variables présentés par la vésicule vitelline, par le corps dans son allure générale, par les nageoires, ou par l'existence de petits appendices supplémentaires, tels que des aiguillons. Ces altérations sont plus prononcées chez les uns que chez les autres.

Bien que la vésicule vitelline ne manque presque jamais, sa taille est pourtant sujette à variations. Tantôt, chez le Saumon par exemple, elle est relativement petite, et s'insère sur le corps par une large base; elle rappelle son homologue des Ganoïdes, et constitue un volumineux mamelon, faisant saillie sur la face ventrale de l'embryon. Ailleurs, elle est plus grande, toutes proportions gardées, presque sphérique, et s'attache à l'organisme par une bande étroite, qui correspond à un cordon vitellin. — Quoi qu'il en soit, la vésicule nutritive se résorbe, pendant que l'évolution continue. La résorption de ses matériaux alimentaires s'effectue, de préférence, par l'entremise des vaisseaux sanguins dont sa paroi est pourvue, car son ouverture dans l'intestin paraît se fermer précocement.

Certains Téléostéens possèdent, durant leur jeunesse, des épines, qui tombent ensuite, et dont l'adulte est, par conséquent, privé. Tels sont la plupart des Triglidés. Plusieurs des représentants de cette famille, les *Trigla*, les *Peristedion*, les *Trachinus*, passent par un état, qu'il serait permis de nommer la *phase scorpénoïde*, tellement leur ressemblance est grande avec les adultes d'un autre genre du groupe, le genre *Scorpœna*. — Ainsi, au moment où les jeunes *Peristedion cataphractus* mesurent à peine un ou deux centimètres de longueur, leur tête, globuleuse, est munie de fortes épines; les pectorales sont amples, et deux ou trois de leurs rayons supérieurs se prolongent en longs filaments. Puis, à mesure que l'individu s'accroît, la tête s'allonge, et produit les deux saillies antérieures qui lui sont particulières; les aiguillons, demeurant stationnaires, diminuent leur taille relative; les filaments des pectorales agissent de même; les téguments se revêtent de plaques résistantes; et l'animal parvient à l'état adulte.

Les métamorphoses portent, chez d'autres Téléostéens, sur les nageoires. Ainsi, parmi les Lophobranches, les jeunes *Nérophis* sont pourvus de pectorales très mobiles, qui disparaissent ensuite. Un autre

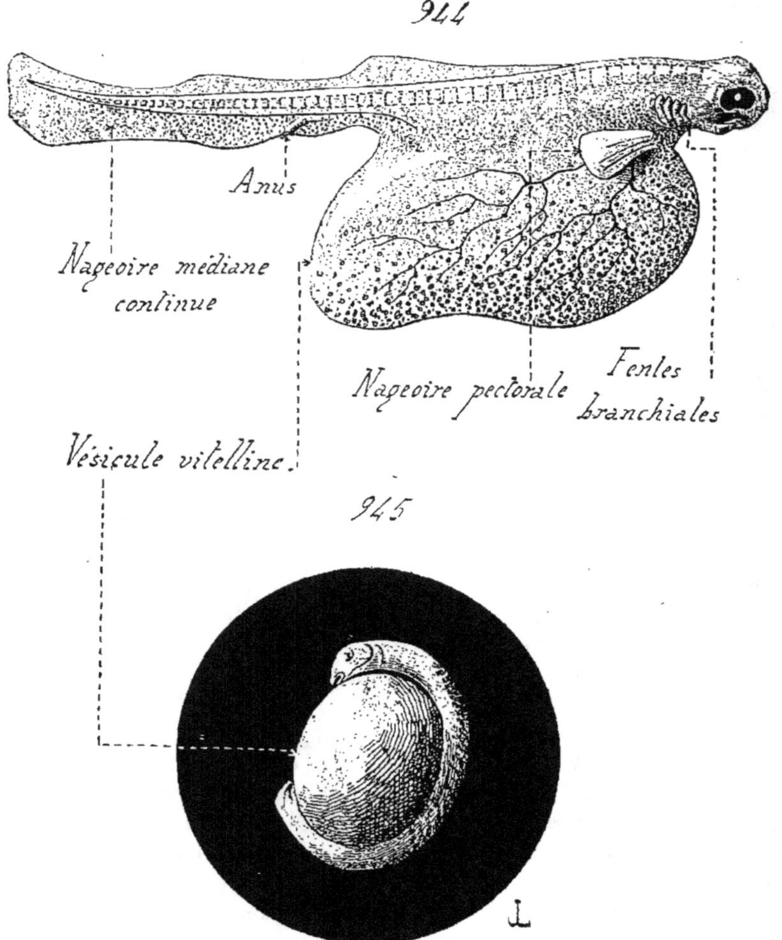

Fig. 944 et 945. — FORMES EMBRYONNAIRES DES TÉLÉOSTÉENS (*contours extérieurs*). — En 944, larve de Saumon, venant d'éclore; d'après les recherches faites par Z. Gerbe. — En 945, larve de Hareng, un peu avant son éclosion; d'après les recherches faites par Küpffer.

exemple est offert par les *Stromateus*, qui, jeunes, possèdent des ventrales, et, adultes, sont privés de nageoires de cette sorte, ou ne les ont représentées que par de petits replis. — Ailleurs, les changements atteignent, de préférence, l'allure générale du corps. L'un des exemples les mieux connus est, à cet égard, celui du Saumon. Après la résorption de sa vésicule vitelline, le jeune individu mesure, en moyenne, trois à quatre centimètres de longueur ; sa forme est, à peu près, celle d'une Truite ; son corps est gris, barré de bandes transversales plus foncées. Il grandit sous cet aspect, durant une année environ, puis, tout en ayant encore, comme les Truites, le vomer garni de dents, son opercule commence à rappeler celui des Saumons adultes, et sa couleur se modifie ; la région dorsale du corps devient d'un bleu métallique, et blanche la face ventrale. En cet état, les jeunes, qui vivaient dans les cours d'eau, descendent à la mer, et, lorsqu'ils remontent les rivières, deux ou trois mois après, leur allure a encore changé ; ils offrent les caractères de l'adulte, pas très prononcés encore, et ne les accentuent qu'après un autre voyage à la mer, suivi d'un retour dans l'eau douce.

Les changements, subis par les jeunes Téléostéens, sont plus complexes encore, dans le cas où ils atteignent, à la fois, la forme du corps et la disposition de plusieurs appendices. Les individus sont alors si différents des adultes, qu'on les avait placés autrefois dans des genres différents. Ainsi, le *Leptocephalus Morrisi* est le jeune du *Conger vulgaris ;* les *Hyoprorus* sont de jeunes *Nettastomus*. — Parfois, ces dissemblances sont fort grandes. Les petits *Dactylopterus* (Poissons volants) étaient placés dans le genre *Cephalacanthus ;* leurs nageoires pectorales sont beaucoup plus courtes que celles de l'adulte, et à peine divisées. Les larves des *Histiophorus* (Scomberidés) ont une tête globuleuse, une petite nageoire dorsale, et des aiguillons sur les opercules ; tout en grandissant, leurs mâchoires s'amplifient en un long museau, semblable à celui des *Xiphias* (Espadons), dont ils sont voisins, leur dorsale augmente ses dimensions, et leurs épines operculaires disparaissent. Par une métamorphose inverse, les *Rhynchichthys,* qui sont les jeunes des *Holocentrus* ou des *Myripristis,* sont munis d'un museau en forme de bec, et de nombreux aiguillons placés sur la tête ; ces appendices tombent ensuite, et le museau se raccourcit au point de devenir obtus.

Les métamorphoses les plus grandes, de toutes celles subies par les Téléostéens, se rapportent aux déviations organiques des Pleuronectides. Elles ont été observées par Steenstrup, et par Agassiz. — Les yeux sont d'abord symétriques, et situés de part et d'autre de la tête, chez les jeunes, dont le corps mesure deux à trois centimètres de longueur. Puis, l'un d'eux se reporte en haut, et pénètre, ce faisant, dans les téguments, de manière à parvenir au niveau de l'os frontal. Il s'enfonce alors dans la base de la nageoire dorsale, en arrière du frontal, et sort de l'autre côté, pour se placer non loin de son congénère. La nageoire dorsale le sépare de la face qu'il vient de quitter ; et les deux yeux restent voisins désormais. Suivant les genres, l'œil migrateur est, tantôt le droit, tantôt le gauche. — L'orbite, privé de son globe oculaire, se clôt entièrement. Les nerfs optiques sont assez longs pour se prêter à ce voyage. La circulation sanguine est fort active, durant les phases de ce traumatisme normal; divers vaisseaux céphaliques sont munis de renflements contractiles, nommés les *cœurs oculaires*. — La cause première de cette migration est, sans doute, l'adaptation propre à ces Poissons, qui vivent dans la vase, couchés sur un des côtés de leur corps. La face couchée est celle privée d'yeux; d'abord teintée, elle se décolore, et devient blanche, par l'atrophie des éléments pigmentés. Sans doute, cette disparition est due à un réflexe sympathique, causé lui-même par la perte de l'œil; Pouchet a montré qu'il est possible de décolorer une Truite sur un des côtés, par la perte de l'œil correspondant.

Développements vivipares. — Les changements subis par les embryons des Téléostéens vivipares sont encore peu connus. Ces êtres éclosent à l'état parfait. Sûrement, des connexions s'établissent, entre la paroi de la chambre incubatrice du générateur et le fœtus, afin de permettre à ce dernier de respirer et de s'alimenter; mais les procédés suivis sont ignorés, sauf, dans une faible mesure, en ce qui concerne les Syngnathidés, les Anableps, et les Blennides du genre *Zoarces*. — Chez ces derniers, l'ovaire de la femelle contient une cavité, où sont placés les embryons, et où parvient également un liquide, composé de lymphe et de sang extravasés, à la suite de la rupture des vaisseaux voisins. Les embryons avalent ce liquide, qui renferme de nombreux globules sanguins et lymphatiques, se nourrissent de lui, et respirent sans doute l'oxygène qu'il contient, grâce à la riche vascularisation de leur paroi intestinale. Chez les *Anableps* (famille des Cyprinodontidés), la vésicule vitelline porte des villosités vasculaires, qui effectuent les échanges entre le générateur et le fœtus. Chacun des embryons des Syngnathides est enfermé dans une loge particulière, dont les parois possèdent de nombreux vaisseaux sanguins; ceux-ci sont, sans nul doute, chargés de lui fournir les matériaux nécessaires pour entretenir son existence. Ces logettes à embryons se développent dans la cavité incubatrice du générateur mâle, qu'elles cloisonnent.

IV. **Sélaciens.** — Tous les Sélaciens subissent un développement fœtal; leurs embryons, munis d'une volumineuse vésicule vitelline, éclosent lorsque leur organisme est achevé, ou peu s'en faut. Seulement, l'évolution diffère, suivant les types, par le lieu où elle s'accomplit. Plusieurs des représentants de la classe sont ovipares, alors que les

Fig. 946 à 949. — Formes embryonnaires des Sélaciens (*contours extérieurs*). — En 946, jeune embryon de *Scyllium*, commençant à se délimiter sur sa vésicule vitelline. — En 947, embryon plus avancé de *Scyllium*, non loin d'éclore, montré en place dans la coque de son œuf, dont une partie a été ouverte et rabattue; d'après Moreau. — En 948, embryon avancé d'une *Torpedo marmorata*, encore muni de ses branchies transitoires et de son cordon vitellin (ou cordon ombilical); d'après Moreau. — En 949, embryon avancé d'un *Mustelus levis*, muni de son cordon et de son placenta, ce dernier étant accolé à la paroi de la cavité utérine; d'après J. Müller.

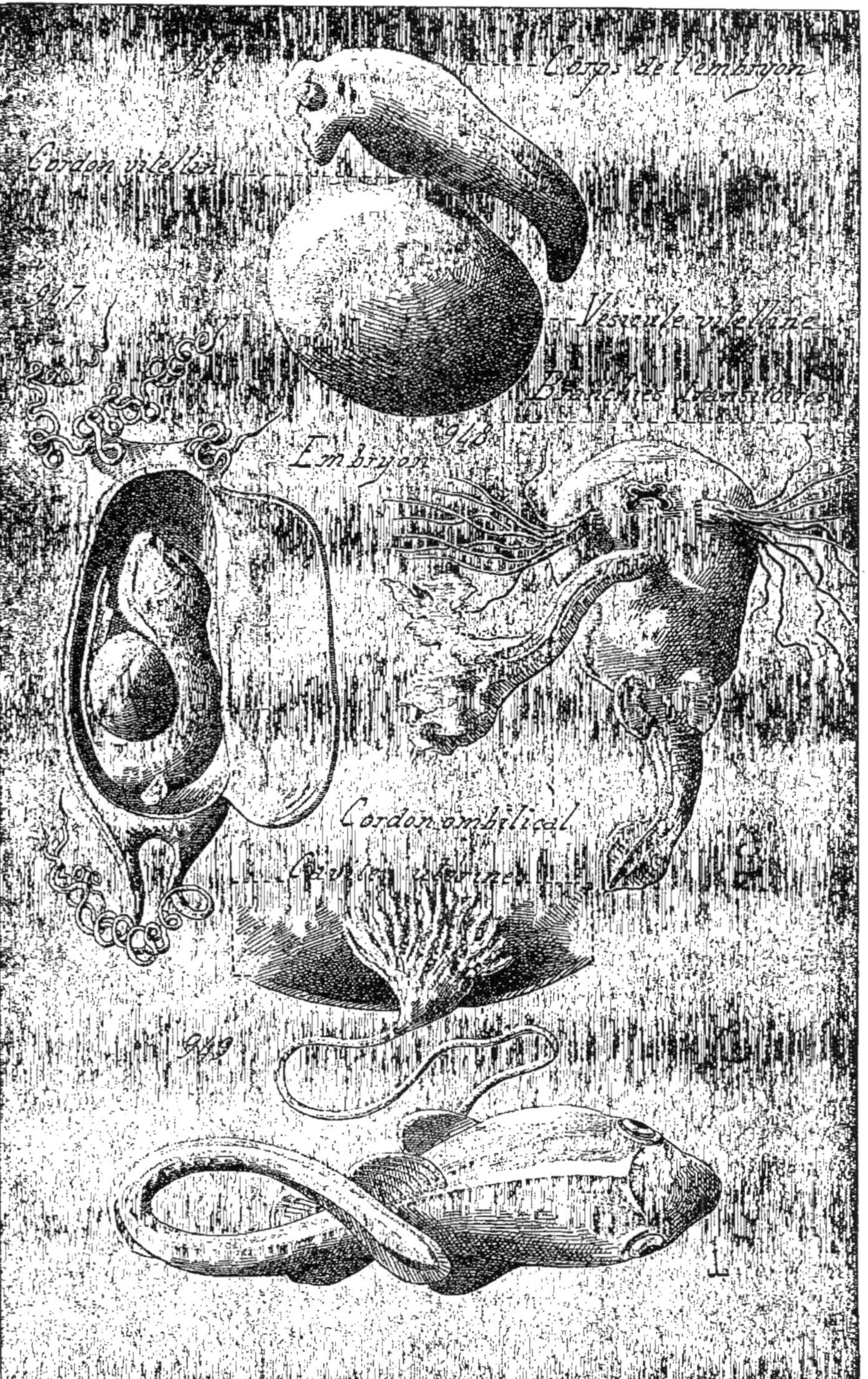
Corps de l'Embryon
Cordon vitellin
Vésicule vitelline
Embryon
Cordon ombilical
46
47
48
49

autres sont vivipares; les genres, pourvus de l'oviparité, se bornent aux *Scyllium*, *Pristiurus*, *Cestracion*, parmi les Squalidés, aux *Raja* parmi les Rajidés, et aux Holocéphales (*Chimœra*, *Callorhynchus*). Sauf cette dissemblance, les principales des particularités de l'embryogénie concordent dans les deux cas.

Le deutolécithe ovulaire constitue un amas considérable, au-dessus duquel se délimite l'embryon. Cet amas compose une grosse vésicule vitelline, d'abord attachée, par une large base, à la face ventrale du corps; la zone d'insertion se rétrécit ensuite, à mesure que le développement progresse, et s'allonge en même temps, pour donner un cordon d'union, le *cordon vitellin*, ou *cordon ombilical*. L'embryon se façonne, aux dépens du blastoderme embryonnaire, pendant que le blastoderme para-embryonnaire s'étend autour de la vésicule vitelline, et lui forme sa paroi. — Lorsque tous ces phénomènes, qui se manifestent à la fois, sont achevés, le fœtus des Sélaciens possède un corps, aux contours nettement limités, pourvu, sur sa face ventrale, d'une vésicule nutritive sphérique, suspendue à un cordon. Sauf par sa privation d'amnios et de vésicule allantoïde, il ressemble, de toute façon, à un embryon de Sauropsidé, d'Oiseau ou de Reptile. Cette structure répond à une accentuation, plus marquée, des phénomènes offerts par les autres Ichthyopsidés; la cause en est due à la présence, dans l'ovule, d'une plus grande quantité de vitellus nutritif.

La moitié postérieure du corps est entourée, comme sa correspondante des Ganoïdes, et des Téléostéens, par une nageoire continue, impaire et médiane. Les nageoires définitives de l'adulte se dégagent, de cet appendice initial, par les mêmes moyens que chez les deux types précédents; la queue conserve la disposition hétérocerque. — Toutes les fentes viscérales émettent des longs appendices, qui font saillie au dehors, et méritent, à cause de leur aspect et de leur provenance, le nom de *branchies externes*. La première des fentes viscérales (évent) n'en porte qu'une rangée; toutes les autres (fentes branchiales), sauf la dernière, qui en a seulement une, en possèdent deux séries. Ces branchies sont aussi grandes, sinon davantage, que leurs similaires des jeunes larves d'Amphibiens; elles diffèrent de ces dernières, pourtant, en ce qu'elles dépendent de la région profonde des fentes branchiales, et non de leur partie extérieure. Aussi, leur surface est-elle constituée par une assise épithéliale d'origine endodermique, et non pas ectodermique. Ces annexes, richement vascularisés, servent à la respiration embryonnaire; ils sont en plus petite quantité chez les Rajidés que chez les Squalidés; ils manquent, par balancement organique, aux fœtus munis de villosités placentaires sur leur vésicule vitelline. — Les branchies externes des Sélaciens sont spéciales aux embryons, et tombent quelque peu avant l'éclosion.

La vésicule vitelline diminue de volume, à mesure que l'évolution s'accomplit. La résorption du deutolécithe, qu'elle contient, s'effectue, tout d'abord, par la pénétration directe de ce dernier dans l'intestin. L'orifice de communication semble s'obstruer par la suite; les vaisseaux sanguins, creusés dans la paroi de la vésicule, remplissent, dès lors, le principal rôle dans ce phénomène. — Au début, alors qu'une moitié seulement de la vésicule est recouverte par sa paroi, l'embryon émet une *artère vitelline*, branche de l'aorte dorsale; celle-ci se partage en deux rameaux recourbés en crosse. Puis, la paroi augmentant sa surface, les deux crosses artérielles s'allongent, tout en convergeant l'une vers l'autre, et finissent par s'unir, en formant un cercle artériel, qui embrasse une calotte, de la vésicule vitelline, placée au-dessous de l'embryon. L'anneau artériel envoie, dans cette calotte, des branches nombreuses; celles-ci se jettent dans des ramuscules veineux, qui se rassemblent en une seule *veine vitelline*, allant s'ouvrir dans le cœur; cette veine, à son début, et à cause de sa position, affecte une forme annulaire, qui disparaît par la suite. Le cercle artériel s'élargit sans cesse, en se déplaçant dans la paroi vitelline, et irriguant une calotte toujours plus grande de cette dernière; en définitive, et continuant toujours son mouvement initial, il se ferme dans l'hémisphère opposé à celui où son ébauche a pris naissance. Il s'est alors converti en un tronc artériel, simple sur toute son étendue, et pourvu de branches nombreuses. La veine vitelline perd ensuite ses relations directes avec le cœur; elle s'ouvre dans la portion, de la veine sous-intestinale, qui doit devenir la veine porte.

Les embryons, dans le cas des développements ovipares, sont repliés sur eux-mêmes dans la cavité que limitent leurs coques, et se trouvent en contact avec elles. Les évolutions vivipares entraînent d'autres rapports, puisque les coques chorionnaires sont fort minces, et rapidement résorbées; le fœtus est situé dans la cavité de l'utérus maternel. — Une telle connexité est, chez certains types, la cause de dispositions destinées à mieux permettre les échanges nutritifs entre la mère et ses petits. La paroi utérine est, chez la plupart des Rajidés vivipares, le siège d'une intense congestion sanguine; elle s'hypertrophie, et produit de longs filaments enchevêtrés, richement vascularisés, parmi lesquels sont placés les embryons; la totalité de ces expansions est rejetée, avec les petits, au moment de la parturition. Divers Squalides, les *Carcharias* et le *Mustelus lœvis*, montrent le même phénomène, mais avec des applications différentes. La paroi de la vésicule vitelline de chaque embryon émet des expansions vasculaires, exactement semblables aux villosités des placentas cotylédonaires des Mammifères. Ces appendices vitellins pénètrent dans des dépressions correspondantes de la muqueuse utérine, et s'intriquent avec elles. Les échanges nutritifs, entre la mère et le fœtus, s'effectuent par leur intermédiaire. La seule dissemblance, qui distingue ce placenta de celui des Mammifères, porte sur l'origine; le premier provient de la vésicule vitelline, et le second de la vésicule allantoïde.

Quel que soit le mode évolutif, les jeunes, au moment de leur éclosion, ont terminé leur économie, et acquis leur forme définitive. Ils ne diffèrent des adultes que par leur taille plus restreinte, et par la possession de l'excédent vitellin, rapidement résorbé ensuite. — Les jeunes Rajidés sont les seuls à subir une sorte de métamorphose larvaire. Leur corps est allongé, lorsqu'ils naissent, et presque semblable à celui d'un Squalidé; il s'élargit ensuite, et s'aplatit. Ce changement d'aspect permet de bien concevoir les affinités naturelles qui unissent, entre eux, deux des trois ordres des Sélaciens.

§ 4. — Généralités sur les annexes embryonnaires des Amniotes.

I. **Considérations générales.** — De tous les Vertébrés inférieurs, les Sélaciens sont ceux qui se rapprochent le plus des Amniotes, en tant qu'allure de leur développement. Les embryons de ces animaux sont munis d'une vésicule vitelline, distincte du corps, et reliée à lui par un cordon étroit. — Le blastoderme de leurs ovules se divise en une *zone embryonnaire* et une *zone para-embryonnaire*. La première, située sur l'emplacement de la cicatricule initiale, donne seule l'organisme de l'embryon. La seconde compose la paroi vitelline; comme, tout en ne prenant aucune part au façonnement de l'économie, elle entre dans la constitution du petit être, l'expression « para-embryonnaire » est plus exacte que celle d' « *extra-embryonnaire* », dont les auteurs se servent parfois pour la désigner. La paroi vitelline contient des vaisseaux nombreux, unis à ceux de l'embryon, qui puisent, par osmose, les matériaux nutritifs dans la masse deutolécithique de la vésicule, et les transportent dans tous les appareils du corps.

Une telle division du blastoderme, en zone embryonnaire et zone para-embryonnaire, existe bien, chez les Amniotes, au début de l'évolution; seulement, les phénomènes se compliquent par la production de deux annexes, l'amnios et la vésicule allantoïde, dont les Sélaciens sont toujours privés. Le premier de ces appendices complémentaires est engendré par la zone para-embryonnaire, et le second par l'embryon. — La zone para-embryonnaire, qui embrasse de beaucoup la plus grande surface de l'œuf, se divise, tout en s'étendant, en deux parties : l'une *proximale*, qui entoure la zone embryonnaire à la façon d'une bande annulaire, assez étroite; l'autre *distale*, qui enchâsse le reste de l'œuf, et constitue une calotte, un peu plus grande qu'un hémisphère, diamétralement opposée à l'ensemble de la partie proximale et de la zone embryonnaire. Toutes ces délimitations sont superficielles, en ce sens qu'elles s'effectuent sur un blastoderme qui enveloppe l'œuf entier, ou plutôt le volumineux amas nutritif de l'œuf, et recouvre sa surface. La partie distale se borne à environner le deutolécithe; l'expression *aire vitelline*, souvent employée pour la désigner, est, par suite, des plus

justes. La première, ou proximale, est chargée de donner naissance à
des replis, qui grandissent, s'étendent, et se réunissent au-dessus de
l'embryon, de manière à circonscrire une cavité, dans laquelle celui-ci
est renfermé. Cet espace est la *cavité amniotique*; l'ensemble des replis
compose l'*amnios*; aussi, par opposition à la partie distale, peut-on donner le nom d'*aire amniotique* à la bande proximale.

Les replis amniotiques, et la paroi vitelline réelle, ne sont pas fournis
par toute l'épaisseur de l'aire amniotique et de l'aire vitelline. Ces deux
aires sont constituées par le blastoderme para-embryonnaire, composé à
son tour des trois feuillets, disposés dans leur ordre normal : l'ectoderme
en dehors, le mésoderme au milieu, et l'endoderme en dedans; celui-ci
touche directement au vitellus nutritif, ou au liquide qui le remplace
chez les Mammifères vivipares. — Le cœlome, qui se creuse dans l'épithélio-mésoderme de la zone embryonnaire, s'étend dans la zone para-
embryonnaire, et se perce également dans le mésoderme de cette dernière. La substance de cette zone se partage ainsi en deux *lames*, l'une
externe, l'autre *interne*, que sépare la cavité cœlomique extérieure à l'embryon; celle-ci est dite, à cause de sa situation, tantôt la *cavité pleuro-
péritonéale extra-embryonnaire*, tantôt, et plus simplement, le *cœlome
extra-embryonnaire*, ou, mieux, le *cœlome externe*. La lame interne,
seule, continue à envelopper le vitellus nutritif; la lame externe est distincte d'elle, car le cœlome externe s'étend entre toutes les deux, commençant par la région qui entoure directement la zone embryonnaire,
et pénétrant ensuite, par un vrai clivage, dans tout le feuillet moyen du
blastoderme para-embryonnaire. Cette cavité s'amplifie, lors des phases
ultérieures de l'évolution, et constitue un vaste espace, dans lequel se
trouve suspendue la vésicule vitelline, composée par le deutolécithe
qu'entoure la lame interne; elle se sépare, en même temps, du cœlome
vrai de l'embryon, et devient indépendante.

Les deux lames de l'aire vitelline (lame externe et lame interne de la
partie distale de la zone para-embryonnaire) ne subissent point de trop
grands changements. La lame interne se résorbe avec le deutolécithe
qu'elle enveloppe; la lame externe contracte des adhérences, de nature
variable, avec les milieux qui entourent l'œuf (membrane vitelline,
coques, paroi utérine et ses dépendances), et avec la vésicule allantoïde,
qui pénètre dans le cœlome externe. — Les lames de l'aire amniotique
(lame externe et lame interne de la partie proximale de la zone para-
embryonnaire) se modifient dans des proportions plus considérables. La
lame externe produit les replis amniotiques, et prend, de ce fait, un
grand accroissement. La lame interne complète, pour sa part, la paroi
de la vésicule vitelline dans la région voisine de l'embryon, et s'unit à
sa correspondante de la partie distale. Seulement, elle offre, de plus que
celle-ci, dans une période où le cœlome externe ne s'est encore creusé
que dans une zone restreinte du blastoderme para-embryonnaire, une
vascularisation abondante, qui lui a fait donner le nom d'*aire vasculaire*.

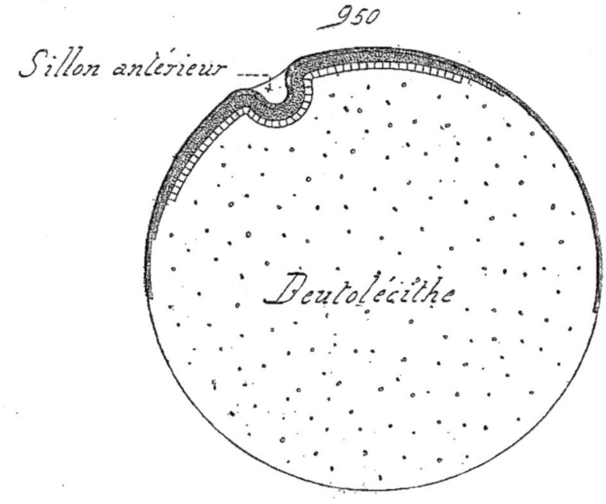

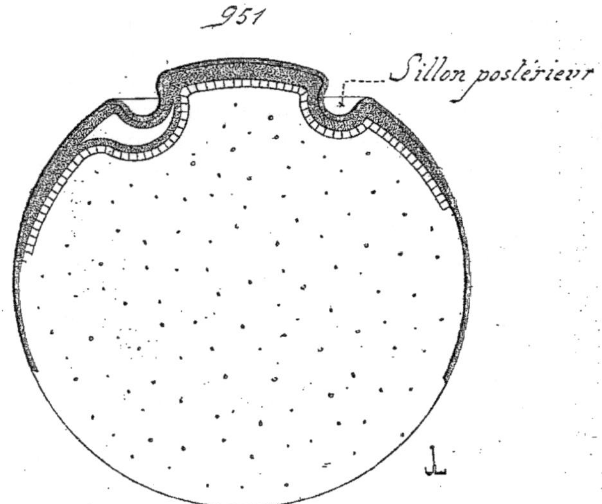

Fig. 950 à 953. — Développement général des annexes embryonnaires chez les Vertébrés amniotes, et notamment chez les Sauropsidés. — Tableau d'ensemble, allant de la fig. 950 à la fig. 972, dressé d'après l'embryon du Poulet, exprimé par des *coupes médianes et des contours extérieurs, à demi diagrammatiques;* l'ectoderme est en noir, l'endoderme en hachures, le mésoderme en pointillé sombre, le deutolécithe en pointillé clair; les cavités sont en blanc.
En 950, *coupe médiane,* prise au moment où les trois feuillets blastodermiques sont déli-

Plus tard, le cœlome externe s'amplifie, les vaisseaux se distribuent à toute la paroi vitelline, et l'aire vasculaire perd ses caractères particuliers.

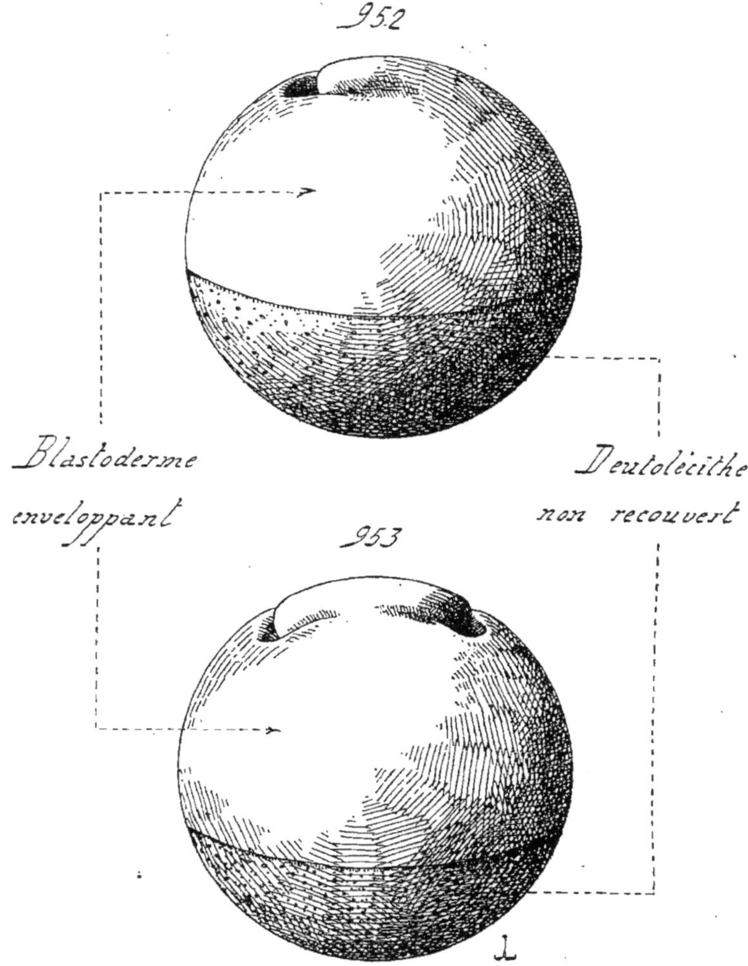

mités, et où le blastoderme lui-même entoure la moitié supérieure de l'amas du deutolécithe; le sillon antérieur (céphalique) commence à se creuser. — En 952, *contour extérieur* de la même phase. — En 951, *coupe médiane* d'un état plus avancé; le sillon postérieur (caudal) prend naissance. Ces deux sillons grandissent par leurs bords, et vont à la rencontre l'un de l'autre, en produisant les sillons marginaux; ils délimitent par là, et circonscrivent, une petite aire blastodermique, qui deviendra seule l'organisme définitif, et représente la *zone embryonnaire;* les régions blastodermiques, situées en dehors des sillons, qui grandissent autour du deutolécithe pour l'envelopper et composer la paroi vitelline, ne prennent aucune part à la genèse de l'organisme définitif, et composent la *zone para-embryonnaire.* — En 953, *contour extérieur* de la même phase.

Les faits sont encore rendus plus complexes par la présence de la vésicule allantoïde. Cette dernière est une dépendance de la région postérieure de l'intestin embryonnaire; d'abord semblable à un petit diverticule intestinal, elle ne tarde pas à prendre une extension toujours plus grande, et à pénétrer dans le cœlome externe. Elle s'accroît sans cesse, et finit souvent par emplir celui-ci, et par s'intercaler entre la lame externe et la lame interne.

Ces organes divers ne se suivent pas dans le temps; ils apparaissent à de faibles intervalles, et se développent ensuite d'une manière synchrone. Pendant que le blastoderme para-embryonnaire s'étale en surface, et donne l'aire vitelline, le cœlome externe se perce dans l'aire amniotique déjà formée, et l'allantoïde commence à prendre naissance. Les replis amniotiques se montrent ensuite, et s'amplifient, à mesure que le cœlome externe, avec l'allantoïde qu'il contient, s'étendent en dehors de l'embryon. — Finalement, celui-ci possède une disposition complexe, que les Vertébrés inférieurs ne montrent jamais. Le fœtus des Sélaciens est à nu dans ses coques; il se borne à porter une vésicule vitelline, également à nu. Le fœtus des Amniotes est enfermé dans une cavité amniotique, limitée par un amnios; il est pourvu d'une vésicule vitelline; et l'ensemble de l'embryon, de son amnios, et de son appendice nutritif, se trouve plongé dans une cavité, le cœlome externe, que limite en dehors la lame externe du blastoderme para-embryonnaire. Celle-ci, seule, est en contact direct avec les milieux extérieurs à l'ovule primordial. Cependant, tous ces annexes sont propres à l'embryon, et ne font point partie de l'organisme définitif; ils se flétrissent quelque peu avant l'éclosion, et leurs derniers vestiges tombent au moment de la mise en liberté.

Tous les Amniotes présentent ces phénomènes, cette genèse d'appendices compliqués, suivie de leur destruction. Les Mammifères vivipares montrent, pourtant, quelques altérations dans la marche des phases du développement; parmi ces changements, les uns tiennent à la production d'un placenta aux dépens de la vésicule allantoïde, les autres à des condensations évolutives. Les résultats sont cependant les mêmes, autant en ce qui touche la structure des appendices, que leur disposition mutuelle. Les différences portent sur les seuls procédés employés, et n'atteignent en rien l'homologie fondamentale de tous les annexes des embryons des Amniotes.

II. **Développement de l'amnios.** — Ce développement comprend plusieurs phases. Tout d'abord, la zone embryonnaire se délimite au moyen d'un sillon annulaire, et, se ployant sur elle-même, donne le corps de l'embryon. Pendant que s'effectue ce phénomène, le cœlome externe apparaît à son tour; puis les replis amniotiques prennent naissance, s'étendent, entourent la cavité amniotique, et parviennent ainsi à leur période d'état.

DÉLIMITATION DE LA ZONE EMBRYONNAIRE. — La zone blastodermique, qui doit constituer le corps de l'embryon, et façonner l'organisme définitif sans prendre aucune part à la genèse des annexes, se délimite du blastoderme restant, et composant la zone para-embryonnaire, au moyen d'une rainure circulaire. Ce sillon s'approfondit sans cesse, jusqu'à restreindre à un étroit cordon la bande d'union des deux zones, et isole ainsi toute la région destinée à devenir l'embryon lui-même.

La première indication de cette rainure se montre en une partie, qui correspond au bord antérieur de la zone embryonnaire; elle s'avance, de là, sur les côtés de cette dernière, et atteint ensuite son bord postérieur. Cette ébauche n'est pas tout à fait continue; dans la réalité, quatre sillons, nommés par His les *sillons marginaux*, se creusent d'une manière indépendante; le premier en date est antérieur, le dernier postérieur, et les intermédiaires sont latéraux. Mais le phénomène revient à la progression, signalée tout d'abord, d'une gouttière unique, car ces quatre sillons ne tardent pas à s'unir entre eux. — La rainure, complète, s'approfondit. La direction suivie par elle, dans ce mouvement, a pour résultat de donner à la zone embryonnaire la forme d'une calotte de faible épaisseur. La bande d'union, entre cette zone et le reste de l'ovule, devient de plus en plus étroite, à mesure que la gouttière s'enfonce davantage; elle se convertit en un cordon, le *cordon vitellin*.

La rainure pénètre, en son extension, dans le deutolécithe placé sous la zone embryonnaire. Elle ne se borne pas à entrer dans le vitellus, mais force, en surplus, cette dernière à se ployer sur elle-même, et à prendre l'aspect d'une cuvette, dont la concavité est ouverte du côté de ce vitellus. Ce ploiement s'accentue davantage et de toutes parts. En avant et en arrière, il a pour effet d'isoler les deux extrémités du fœtus; sur les côtés, il donne à l'ébauche embryonnaire l'aspect d'une gouttière, dont les bords se rapprochent l'un de l'autre. Le dedans de cette gouttière communique avec la vésicule vitelline; leur zone de jonction, d'abord fort large, se rétrécit sans cesse. Lorsque la courbure approche de son terme, cette région unissante consiste en un espace tubuleux, étroit, creusé, suivant son axe, dans le cordon vitellin. — La cavité de la gouttière devient la cavité intestinale de l'embryon; elle est en relation directe, au commencement des phases évolutives, et par l'entremise de cet espace, avec le deutolécithe dont la vésicule vitelline est emplie. La totalité de ces deux parties se présente comme un T majuscule, dans lequel la branche supérieure, horizontale, correspond à l'ébauche intestinale, et la branche inférieure, verticale, au cordon vitellin; la vésicule vitelline est suspendue, comme une grosse boule, à cette dernière. La moitié antérieure de la branche horizontale du T, tournée vers l'extrémité céphalique de l'embryon, est dite l'*intestin céphalique*, ou le *cul-de-sac antérieur de l'intestin*; l'autre moitié est nommée l'*intestin terminal*, l'*intestin postérieur*, ou le *cul-de-sac postérieur de l'intestin*. Chacune de ces moitiés débouche dans la branche verticale, dans le cordon, par un

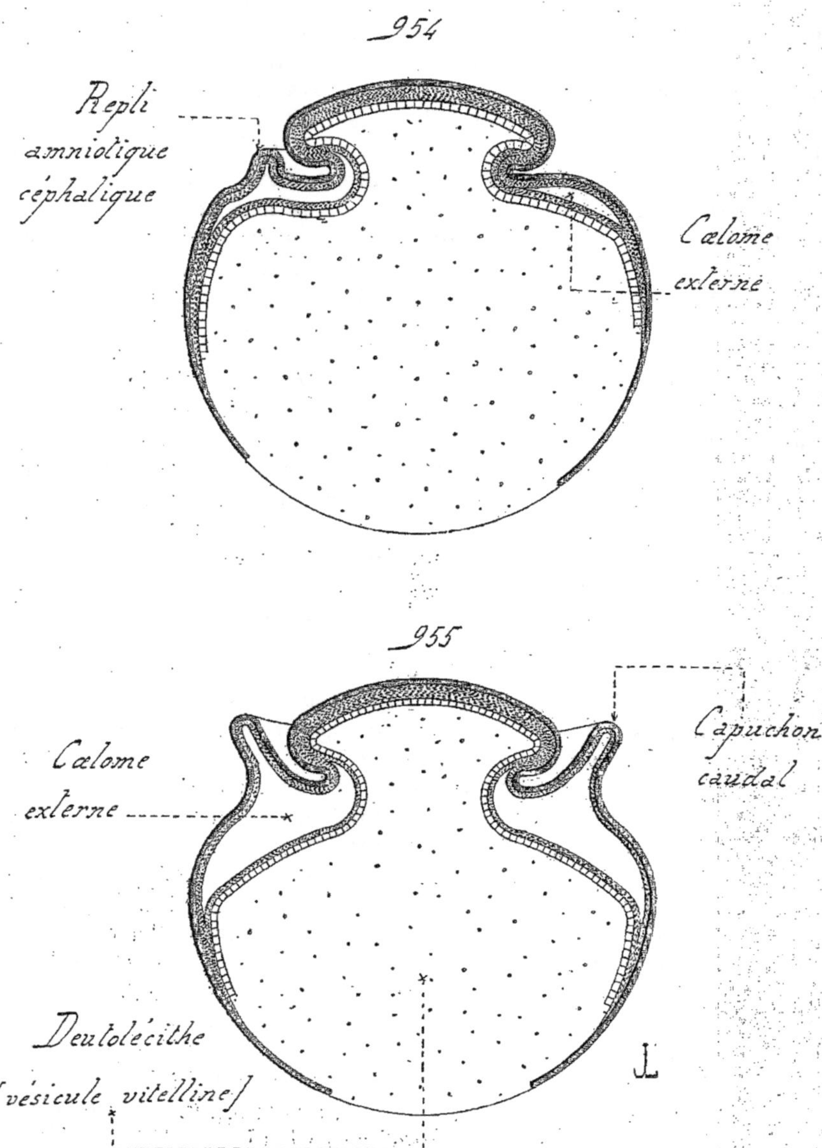

Fig. 954 à 957. — DÉVELOPPEMENT GÉNÉRAL DES ANNEXES EMBRYONNAIRES CHEZ LES VERTÉBRÉS AMNIOTES, et notamment chez les Sauropsidés. — Tableau d'ensemble, allant de la fig. 950 à la fig. 972, dressé d'après l'embryon du Poulet, exprimé par des *coupes médianes et des contours extérieurs; à demi diagrammatiques*. L'ectoderme est en noir, l'endoderme en hachures, le mésoderme en pointillé sombre, le deutolécithe en pointillé clair; les cavités sont en blanc.

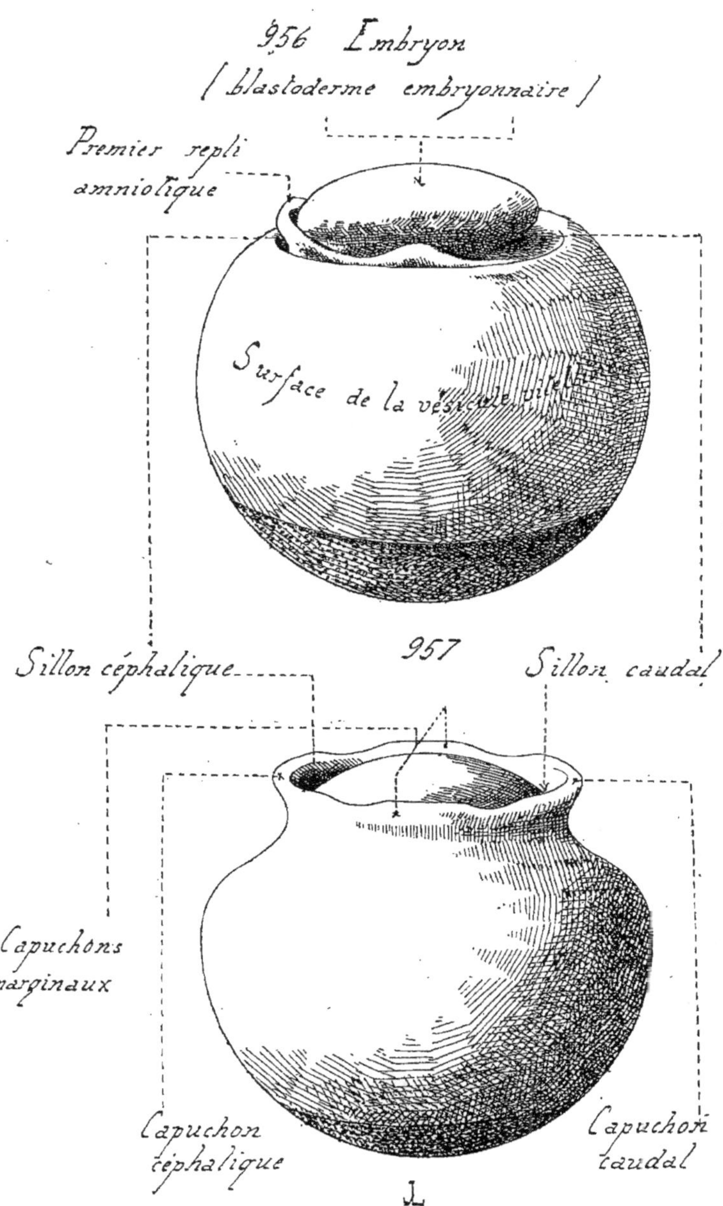

En 954, *coupe médiane*. Le cœlome externe, dont la première apparition s'est faite lors de la phase précédente (fig. 951), commence à s'amplifier; le repli amniotique antérieur (capuchon céphalique) prend naissance; le blastoderme de la zone para-embryonnaire continue à s'étendre autour du deutolécithe. — En 956, *contour extérieur* de la même

orifice spécial : celui de la première est l'*orifice intestinal antérieur* ; celui de la seconde est l'*orifice intestinal postérieur*.

Au moment où se terminent ces phénomènes, la zone embryonnaire a complètement changé d'aspect. Elle ressemblait, d'abord, à une petite calotte sphérique, jointe par ses bords à la zone para-embryonnaire, faisant partie de la surface d'une sphère, et placée sur la vésicule vitelline, dont elle limite une région. Elle s'est convertie, désormais, en un embryon cylindrique, aux contours arrêtés, et tout à fait distinct de la vésicule vitelline, à laquelle il se rattache seulement par un étroit cordon vitellin. Sa cavité intestinale communique, par l'intermédiaire de ce dernier, avec la cavité, emplie de deutolécithe, de la vésicule ; cet aliment est ainsi capable de pénétrer dans le tube digestif embryonnaire, et de remplir son rôle nutritif. Ces connexions cessent bientôt, par l'obturation de l'espace dont le cordon vitellin est creusé ; la résorption du deutolécithe est alors effectuée par les vaisseaux sanguins, qui parcourent la paroi vitelline.

Les phases de la délimitation de l'embryon des Amniotes rappellent leurs correspondantes des Sélaciens, et leur ressembleraient exactement, si elles existaient seules. Mais il n'en est pas ainsi ; dès la genèse des ébauches de la rainure marginale, le cœlome externe et l'amnios, faisant leur apparition, compliquent à l'excès les phénomènes. Aussi, bien que la séparation de l'embryon d'avec sa vésicule vitelline s'effectue par les mêmes moyens chez les Vertébrés supérieurs et les Sélaciens, les faits sont très modifiés par la production des annexes supplémentaires.

DÉVELOPPEMENT DU CŒLOME EXTERNE. — Le cœlome externe commence à apparaître, soit en même temps que la rainure marginale, soit un peu après elle ; ses premiers vestiges se creusent sous la rainure elle-même, tout autour de la zone embryonnaire, et en continuité avec l'ébauche cœlomique de cette dernière. Partant de cette région voisine de l'embryon, elle s'étend dans les autres parties du blastoderme para-embryonnaire, et le scinde en une lame interne et une lame externe. — Cette division débute, à cause même de la situation affectée par les rudiments primordiaux du cœlome externe, non loin de l'embryon. La bande amniotique de la paroi vitelline, proche de ce dernier, est déjà partagée en deux lames, alors que l'aire vitelline se trouve encore être simple. Le clivage l'atteint ensuite, pendant que les replis de l'amnios, développés aux dépens de celle-là, grandissent autour de l'embryon, et l'entourent.

---

phase. — En 955, *coupe médiane* d'un état plus avancé. Le cœlome externe s'est agrandi ; le repli amniotique postérieur (capuchon caudal) et les replis amniotiques latéraux (capuchons marginaux) se sont façonnés à leur tour, et unis au repli antérieur pour former une sorte de collerette qui entoure la zone embryonnaire. Le blastoderme de la zone para-embryonnaire, dans sa progression constante, entoure la majeure part du deutolécithe. — En 957, *contour extérieur* de la même phase.

Le blastoderme para-embryonnaire se compose, en allant de dehors
en dedans, des trois feuillets superposés : l'ectoderme, le mésoderme
et l'endoderme. Le mésoderme est, à son tour, constitué par du somato-
mésenchyme, et du splanchno-mésenchyme, placés de part et d'autre
d'une assise d'épithélio-mésoderme. Le cœlome externe est creusé dans
cette dernière ; aussi les deux lames sont-elles de constitutions dissemblables. — La lame externe comprend, de dehors en dedans, trois
couches : l'ectoderme, le somato-mésenchyme, et une rangée, externe
par rapport au cœlome, d'éléments issus de l'épithélio-mésoderme, soit
une somatopleure. La lame interne offre, à son tour, de dehors en dedans, trois autres couches : la splanchnopleure, le splanchno-mésenchyme, et l'endoderme. Le cœlome externe, qui sépare l'une de l'autre
les deux lames, est limité par la somatopleure en dehors, et par la
splanchnopleure en dedans ; il se trouve placé, eu égard aux couches
qui le circonscrivent, dans une situation exactement semblable à celle
du cœlome embryonnaire.

L'ectoderme de la lame externe couvre la surface de tous ces annexes ;
il se continue avec celui du cordon vitellin, issu lui-même de celui qui
formait le fond de la rainure marginale, et par là avec l'ectoderme de
l'embryon. Une telle liaison existe dans les autres assises, et le cordon
vitellin sert à toutes d'intermédiaire. L'espace, limité par la lame interne,
est la cavité même de la vésicule vitelline, occupée par le deutolécithe,
ou par un liquide tenant sa place, et directement unie à l'intestin de
l'embryon, — Aussi, malgré sa complexité, qui tient au clivage produit
dans sa paroi par le cœlome externe, l'ensemble de ces appendices est-il
identique, quant au fond, à l'annexe nutritif des jeunes Ichthyopsidés.
Il est une saillie, de forme particulière, et de structure compliquée, de
la face ventrale du corps, dans laquelle l'intestin émet un volumineux
diverticule, empli d'habitude par une substance nutritive, qui sert à
l'alimentation de l'embryon.

Les assises mésenchymateuses des deux lames contiennent des vaisseaux sanguins. Ceux-ci sont, cependant, plus nombreux dans la lame
interne, où ils servent à résorber le vitellus nutritif. — Vers le début
du développement, alors que le cœlome externe, dans sa progression, a
dépassé quelque peu l'aire amniotique, pour s'avancer dans l'aire vitelline et la cliver, les portions déjà formées de la lame interne offrent
l'aspect d'une calotte faiblement bombée, placée en dedans du cœlome
externe, étendue sur une partie du deutolécithe, et unie par son centre
au cordon vitellin. Grâce à ce dernier, qui sert toujours d'intermédiaire,
le système circulatoire de l'embryon s'abouche avec les vaisseaux qui
se creusent dans le splanchno-mésenchyme de cette calotte ; la quantité
des espaces sanguins est assez grande, et leur répartition assez régulière, pour mériter à cette dernière le nom d'*aire vasculaire*, que lui
donnent tous les auteurs. Les troncs d'origine de cette vascularisation

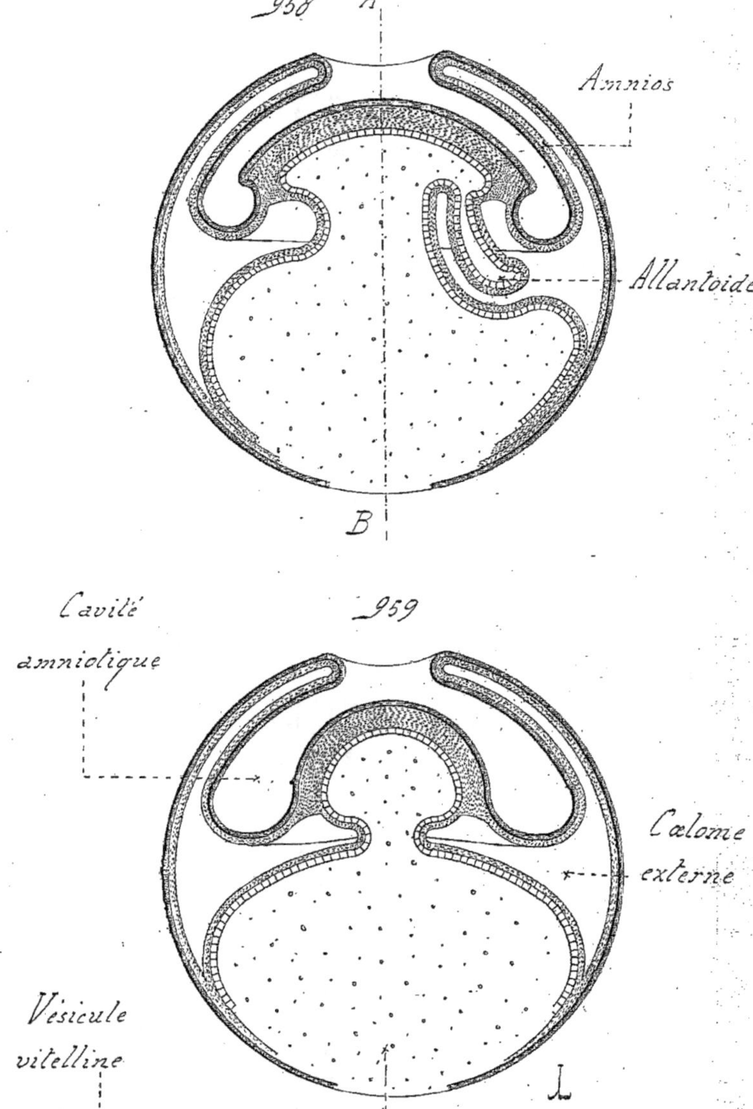

Fig. 958 à 960. — Développement général des annexes embryonnaires chez les Vertébrés amniotes, et notamment chez les Sauropsidés. — Tableau d'ensemble, allant de la fig. 950 à la fig. 972, dressé d'après l'embryon du Poulet, exprimé par des *coupes médianes et des contours extérieurs, à demi diagrammatiques.* L'ectoderme est en noir, l'endoderme en

sont dits les *vaisseaux vitellins*, ou *omphalo-mésentériques*. L'aorte dorsale de l'embryon émet deux artères (*artères vitellines, artères omphalo-mésentériques*), l'une droite, l'autre gauche, qui se distribuent à l'aire vasculaire. Le sang, après avoir circulé dans cette dernière, se rassemble dans deux veines, (*veines vitellines, veines omphalo-mésentériques*), l'une droite, l'autre gauche, qui se rendent au sinus veineux de l'embryon. En outre, le bord même de l'aire vasculaire, au moyen duquel celle-ci s'unit aux portions non encore clivées de la paroi vitelline, contient un sinus de forme circulaire, car il accompagne le bord et circonscrit l'aire

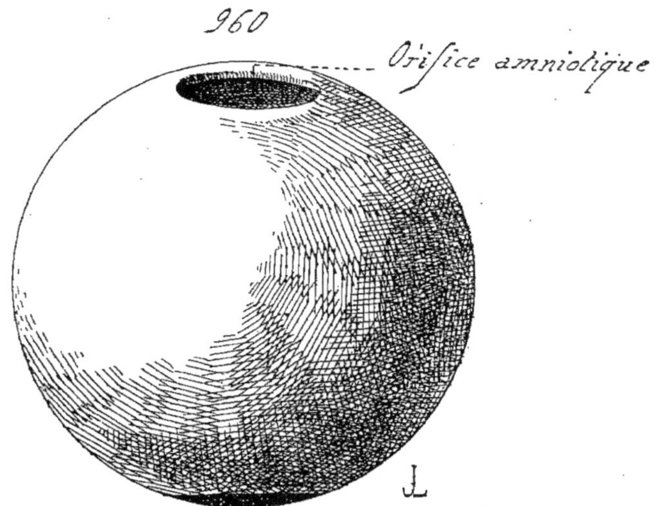

Fig. 960. — La légende accompagne les figures précédentes (958 et 959).

entière ; cet espace sanguin, nommé le *sinus terminal*, est interrompu en une région restreinte, où ses deux bouts se replient en dedans pour se raccorder aux veines vitellines.

Une telle circulation, fort active, existe ainsi, sauf quelques modifications spéciales, chez tous les embryons d'Amniotes, pris à une période où le cœlome externe est au début de son développement.

---

hachures, le mésoderme en pointillé sombre, le deutolécithe en pointillé clair; les cavités sont en blanc.

En 958, *coupe médiane passant par l'axe longitudinal de l'embryon;* les replis amniotiques, unis en une collerette, grandissent autour de la zone embryonnaire, qui commence à façonner l'embryon; le cœlome externe s'amplifie toujours, et la vésicule allantoïde prend naissance. — En 959, *coupe transversale* de la même phase, menée suivant la ligne AB tracée dans la figure 958. — En 960, *contour extérieur* de la même phase, quelque peu simplifié; les bords de l'orifice amniotique ne sont pas aussi réguliers dans la nature, et cet orifice lui-même est placé plus à droite, au-dessus de l'extrémité postérieure de l'embryon.

Cette cavité cœlomique s'étend toujours d'une manière progressive, et augmente sans cesse la surface de l'aire vasculaire. A mesure que celle-ci s'amplifie, son sinus terminal, toujours situé sur sa limite, se déplace, et s'éloigne du centre même de l'aire. Tout en agissant ainsi, il perd son caractère régulier, et se confond avec les autres vaisseaux voisins. Ceux-ci modifient également leurs dispositions premières, et irriguent un espace plus grand. Finalement, lorsque le cœlome externe a divisé en deux lames tout le blastoderme para-embryonnaire, toute la paroi vitelline primitive, la lame interne est complètement vascularisée. L'embryon ayant alors atteint une assez grande taille, les vaisseaux qu'elle contient ont perdu de leur importance première, par rapport à ceux du corps. Ils se rassemblent en deux troncs principaux, une artère vitelline et une veine vitelline, qui semblent être, et sont en réalité, de simples dépendances des vaisseaux mésentériques de l'organisme.

Le cœlome externe n'arrive à sa période d'état que d'une manière assez tardive, en un moment où l'amnios est complet, et où la vésicule allantoïde se trouve déjà volumineuse. Par sa présence, la paroi vitelline primordiale, le blastoderme para-embryonnaire, d'abord simple, est devenu double, divisé en deux lames concentriques, qu'il sépare l'une de l'autre. La lame interne, seule, compose la paroi vitelline définitive, et constitue, avec le deutolécithe qu'elle entoure, la vésicule vitelline vascularisée. La lame externe est située en dehors, et séparée d'elle par toute la largeur du cœlome externe, qu'occupe, soit en totalité, soit en partie, la vésicule allantoïde. — Ces deux lames sont, dès lors, entièrement distinctes; elles ne se raccordent l'une à l'autre que par leurs bases au niveau du cordon vitellin, par leurs premières régions produites. Le cœlome externe s'obture, en effet, dans l'étendue du cordon, afin de s'isoler du cœlome embryonnaire, et les lames se soudent l'une à l'autre. Leur épithélio-mésoderme y disparaît en surplus; de cette façon, et lorsque ces phénomènes sont accomplis, le feuillet moyen du cordon se compose du mésenchyme seul. Ce dernier, vers la ligne d'union du cordon et de la vésicule vitelline, se divise en deux assises, dont l'une se continue avec le splanchno-mésenchyme de la paroi vitelline (lame interne), et dont l'autre agit de même avec cette partie, de la lame externe, qui a donné l'amnios. — La lame externe subit, en effet, dans l'étendue de l'aire amniotique, des modifications complexes, dont la fin est la production d'un amnios.

Début de l'amnios. — Les premiers vestiges du cœlome externe apparaissent au niveau de la rainure marginale, qui sépare la zone embryonnaire de la zone para-embryonnaire. Comme ce cœlome a pour effet de diviser, par sa présence, le blastoderme para-embryonnaire en deux lames, et comme la rainure est un sillon de provenance superficielle, le fond de ce sillon se trouve constitué par la lame externe. Celle-ci produit les ébauches amniotiques. Ces dernières sont des bourrelets, dans l'intérieur desquels pénètre le cœlome externe, qui prennent naissance dans la rainure même, alors qu'elle est peu accentuée encore, un peu en avant du fond. Elles dépendent, en somme de la bande proximale, ou de l'aire amniotique, de la zone para-embryonnaire.

Ces bourrelets portent le nom de replis *amniotiques*. Ils sont au nombre de quatre, comme les ébauches de la rainure marginale, et placés de la même façon. L'un, *antérieur*, apparaît le premier; le second en date est le *postérieur;* les deux derniers, symétriques, sont *latéraux*. Ces replis grandissent en s'élevant au-dessus de leur base; dans leur extension, ils demeurent toujours creux, et contiennent des expansions du cœlome externe. — Etant donnée leur provenance, ils circonscrivent, avec la rainure marginale, la zone appelée à devenir l'embryon. Tout en s'amplifiant, ils se recourbent au-dessus de cette zone, à la manière de capuchons, pour la surplomber, et en définitive, par un accroissement constant, pour l'entourer. Lorsque leur taille est encore minime, leur aspect de capuchon est des plus nets; aussi portent-ils, chacun pour sa part, les noms de *capuchon antérieur* ou *céphalique*, de *capuchon postérieur* ou *caudal*, et de *capuchons latéraux*. Au fur et à mesure de leur agrandissement, ils enveloppent une surface toujours plus considérable de l'embryon, et terminent par le recouvrir à la manière d'un dôme continu. Pendant ce temps, la rainure marginale s'approfondit, entraînant leurs bases avec elle; de cette sorte, ils s'étalent sous l'embryon, comme au-dessus de lui, et arrivent jusqu'au cordon vitellin.

La plupart des auteurs décrivent ces phénomènes à la manière d'un affrontement des replis par leurs bords libres, suivi de leur soudure. Il n'en est pas ainsi dans la réalité. Tout en augmentant leurs dimensions, les replis se joignent par leurs bases, de façon à constituer un bourrelet unique, circulaire, qui entoure l'embryon comme une collerette. Cette dernière grandit, jusqu'à dépasser le niveau de l'embryon; puis, lorsque cette phase est atteinte, l'extension continue; mais l'ouverture de l'espace entouré par la collerette, et qui contient l'embryon lui-même, se rétrécit sans cesse. Une telle restriction devient de plus en plus prononcée, à mesure que le bourrelet s'amplifie; pour dernier terme, la collerette se convertit en un dôme fermé, qui surplombe le petit être; elle limite, entre elle et lui, une cavité close, la *cavité amniotique*. — Cet accroissement est inégal. Le bord libre de la collerette porte des saillies, plus longues les unes que les autres, qui correspondent aux quatre replis primordiaux. L'occlusion de l'ouverture circonscrite par ce bord libre, et dite l'*orifice amniotique*, débute en avant, et finit en arrière, au-dessus de l'extrémité postérieure de l'embryon. En cette région se ferme, d'une manière complète, cet orifice amniotique.

ACHÈVEMENT DE L'AMNIOS. — *A*. Les replis amniotiques sont des bourrelets creux, développés sur la lame externe, et à ses dépens; leur cavité est une expansion du cœlome externe. Tout en grandissant, et s'unissant pour donner la collerette, leur cavité persiste en sa place; aussi les ébauches amniotiques sont-elles constituées, en réalité, par deux membranes, qu'un espace vide, ouvert dans le cœlome externe, sépare l'une de l'autre. Cette structure ne disparaît pas, et se conserve jusqu'au moment où l'amnios est complet; lorsque cette phase survient, celui-ci se trouve composé de deux membranes concentriques, l'une interne, l'autre externe, et d'une cavité intercalée à ces dernières. Ces enveloppes sont distinctes, désormais, sur toute leur étendue, et restent complètement isolées. — La membrane interne, qui regarde directement l'embryon, est l'*amnios* véritable. La membrane externe a reçu divers noms; le plus employé est celui de *séreuse*, donné par von Baër; les principaux des autres sont ceux de *faux-amnios*, ou de *membrane subzonale*, surtout usités en ce qui concerne les Mammifères placentaires. Il serait plus simple de se servir des termes *examnios* et *endamnios*, déjà signalés au sujet des autres animaux (Plathelminthes et Insectes) munis d'enveloppes amniotiques. L'endamnios est interne, placé autour de l'embryon; l'examnios est la couche extérieure, séparée de la précédente par la cavité intercalaire; celle-ci dépend du cœlome externe, se continue avec lui, et peut, en conséquence, être désignée par la même expression.

L'examnios et l'endamnios proviennent également de la lame externe. Ils offrent donc une même structure; mais, à cause de leur mode de développement, leurs assises sont disposées dans un ordre inverse. La lame externe se compose de trois feuillets emboîtés, l'ectoderme, le somato-mésenchyme, et la somatopleure; celle-ci, constituée par une rangée de cellules épithéliales, limite, à son niveau, le cœlome externe. — L'examnios conserve la disposition de la lame externe; il présente de même, et de dehors en dedans, l'ectoderme d'abord, puis le somato-mésenchyme, enfin la somatopleure. Cet arrangement est changé dans l'endamnios (amnios véritable); celui-ci montre, de dehors en dedans, la somatopleure en premier lieu, ensuite le somato-mésenchyme, et enfin l'ectoderme. Ce dernier feuillet est interne dans l'endamnios, et tourné vers l'embryon; alors qu'il est extérieur dans l'examnios, et regarde le dehors. Le cœlome externe, étant placé entre les deux enveloppes amniotiques, est circonscrit de tous côtés par la somatopleure, comme dans le reste des appendices.

L'examnios et l'endamnios diffèrent, en sus, par leurs connexions.

Fig. 961 et 962. — DÉVELOPPEMENT GÉNÉRAL DES ANNEXES EMBRYONNAIRES CHEZ LES VERTÉBRÉS AMNIOTES, et notamment chez les Sauropsidés. — Tableau d'ensemble, allant de la fig. 950 à la fig. 972, dressé d'après l'embryon du Poulet, exprimé par des *coupes médianes et des contours extérieurs, à demi diagrammatiques*. L'ectoderme est en noir, l'endoderme en hachures, le mésoderme en pointillé sombre, le deutolécithe en pointillé clair; les cavités sont en blanc.

En 961, *coupe médiane passant par l'axe longitudinal de l'embryon;* l'amnios s'est fermé au-dessus de l'embryon, de manière à l'envelopper; le cœlome externe grandit sans cesse, avec l'allantoïde qui s'étend dans sa cavité. — En 962, *contour extérieur* de la

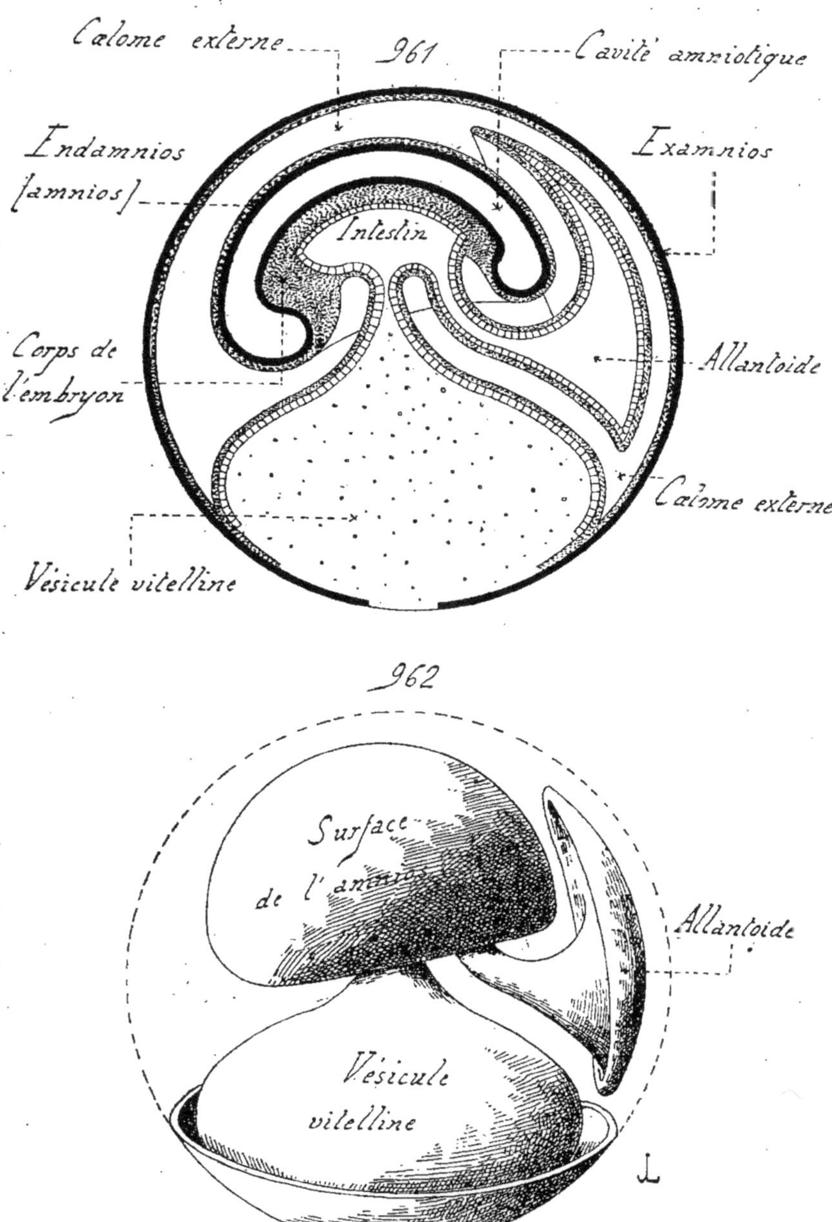

même phase, en supposant enlevée la majeure part de la lame extérieure des enveloppes embryonnaires, afin de montrer les appareils intérieurs.

— L'endamnios demeure attaché à la rainure marginale; au moment où celle-ci est devenue assez profonde pour convertir en un cordon vitellin la région unissant l'embryon à sa vésicule nutritive, l'endamnios, qui a suivi son extension, s'insère sur le cordon, dans le point même où celui-ci se soude à l'embryon. Cette ligne de contact, située sur la face ventrale de ce dernier, porte le nom d'*ombilic amniotique*, ou encore celui d'*ombilic abdominal;* elle est concentrique à la ligne de contact du cordon vitellin avec le corps, et extérieure par rapport à elle. Celle-ci est désignée par les termes d'*ombilic vitellin*, ou d'*ombilic intestinal*. Parfois, dans la suite du développement, l'endamnios ne se borne pas à s'insérer sur la bande de jonction de l'abdomen et du cordon vitellin; il s'étend sur ce dernier, et l'enveloppe à la manière d'une gaîne.

— L'examnios est indépendant de l'endamnios, et entièrement séparé de lui par le cœlome externe. Il se relie, par ses bords, à cette partie de la lame externe, de beaucoup la plus vaste, qui n'est point intéressée dans la genèse des replis amniotiques. Il se continue intimement avec elle, de façon à former par leur ensemble une seule et même membrane, placée autour de l'embryon, et de ses autres annexes. Cette membrane est la plus extérieure de toutes les productions embryonnaires; elle touche directement aux milieux dans lesquels était plongé l'ovule primordial. A cause de sa continuité parfaite, et de sa structure uniforme, les expressions *examnios*, ou *séreuse de von Baër*, peuvent lui être appliquées en entier.

Etant données leur provenance, et leur disposition originelle, les enveloppes de l'amnios circonscrivent deux cavités concentriques, séparées l'une de l'autre par l'endamnios, et ne communiquant pas entre elles. La plus extérieure est le cœlome externe, intercalé aux deux couches amniotiques. L'interne est la *cavité amniotique* elle-même, limitée par l'endamnios, dans laquelle l'embryon est situé. — Cette cavité est restreinte tout d'abord, au moment où l'amnios se complète et se ferme; elle s'amplifie par la suite, se remplit d'un liquide, le *liquide amniotique, l'eau de l'amnios*, et atteint des proportions considérables. Elle est limitée par l'ectoderme de toutes parts, puisque ce feuillet tapisse, à la fois, la superficie de l'embryon et la face interne de l'endamnios. Le liquide, qu'elle contient, a été surtout examiné, au sujet de sa composition, chez les Mammifères placentaires; ces derniers en possèdent un plus grand volume que les Amniotes ovipares. Il est constitué par de l'eau, tenant des matières solides en dissolution; la quantité de celles-ci, augmentant avec les progrès du développement, parvient, chez l'Homme, jusqu'à la proportion de 10 °/₀. Ces matériaux consistent, surtout, en chlorures (de sodium et de potassium), en urée, et en lactate de soude. Le liquide amniotique est ainsi chargé de substances de désassimilation, qui lui arrivent par osmose, et s'accumulent.

Par la distension de la cavité amniotique qu'il limite, l'endamnios, l'amnios véritable, s'amplifie sans cesse aux dépens du cœlome externe; celui-ci, d'une manière connexe, se rétrécit de plus en plus. Plusieurs des éléments de son somato-mésenchyme se convertissent en fibres musculaires, et se contractent lentement, à des intervalles presque réguliers; aussi l'amnios offre-t-il des zones de constriction, qui se déplacent, tantôt dans un sens, tantôt dans un autre. Finalement, lorsque le développement approche de sa fin, cette membrane commence à s'atrophier; elle se rompt ensuite, au moment de l'éclosion.

B. — Les phénomènes, relatifs à la genèse et à l'achèvement des annexes amniotiques, commencent à des intervalles distincts, quoique petits; ils s'effectuent, par la suite, d'une manière parallèle et synchrone. La rainure marginale se montre d'abord, puis le cœlome externe, et, en dernier lieu, la collerette amniotique. Mais la première de ces ébauches vient à peine de se constituer, que la seconde apparaît, et ensuite la troisième. Toutes trois se complètent, dès lors, en même temps, pendant que le blastoderme para-embryonnaire, ou seulement son protendoderme dans le cas des Mammifères vivipares, amplifie ses dimensions, et progresse à la surface de la région vitelline de l'œuf. En conséquence, il est nécessaire de se représenter, comme s'effectuant à la fois, toutes les phases évolutives précédentes, décrites séparément.

Au moment où ces phases s'achèvent, la disposition des annexes est devenue fort complexe : l'examnios, situé en dehors, entoure une vaste cavité, le cœlome externe, dans laquelle se trouve plongé l'embryon, muni de sa vésicule vitelline; l'embryon est, en outre, situé dans une seconde cavité supplémentaire, la cavité amniotique, pleine de liquide, et entourée par l'amnios. Cette complexité est rendue plus grande encore par la présence de la vésicule allantoïde, qui naît en même temps que l'amnios, ou peu après lui, et s'étend dans le cœlome externe.

III. **Développement de la vésicule allantoïde.** — La vésicule allantoïde apparaît, sauf les cas d'abréviation montrés par certains Mammifères à courte gestation, au moment où la collerette amniotique commence à s'élever pour surplomber l'embryon. Son premier rudiment est un diverticule, envoyé, par l'intestin postérieur de l'embryon (ou le cul-de-sac postérieur de l'intestin), dans le cœlome externe, déjà assez ample. La région digestive, ainsi chargée de produire l'allantoïde, reçoit les canaux excréteurs des reins (*canaux de Woolf* du mésonephros), et deviendra le cloaque, ou plutôt le fond du cloaque. — Dès son apparition, l'allantoïde grandit avec rapidité; elle s'avance dans le cœlome externe, et s'y amplifie. Son accroissement est parfois lié d'une façon tellement étroite à celui du cœlome, que ce dernier paraît se creuser devant elle, par la pression qu'elle exerce dans son mouvement d'exten-

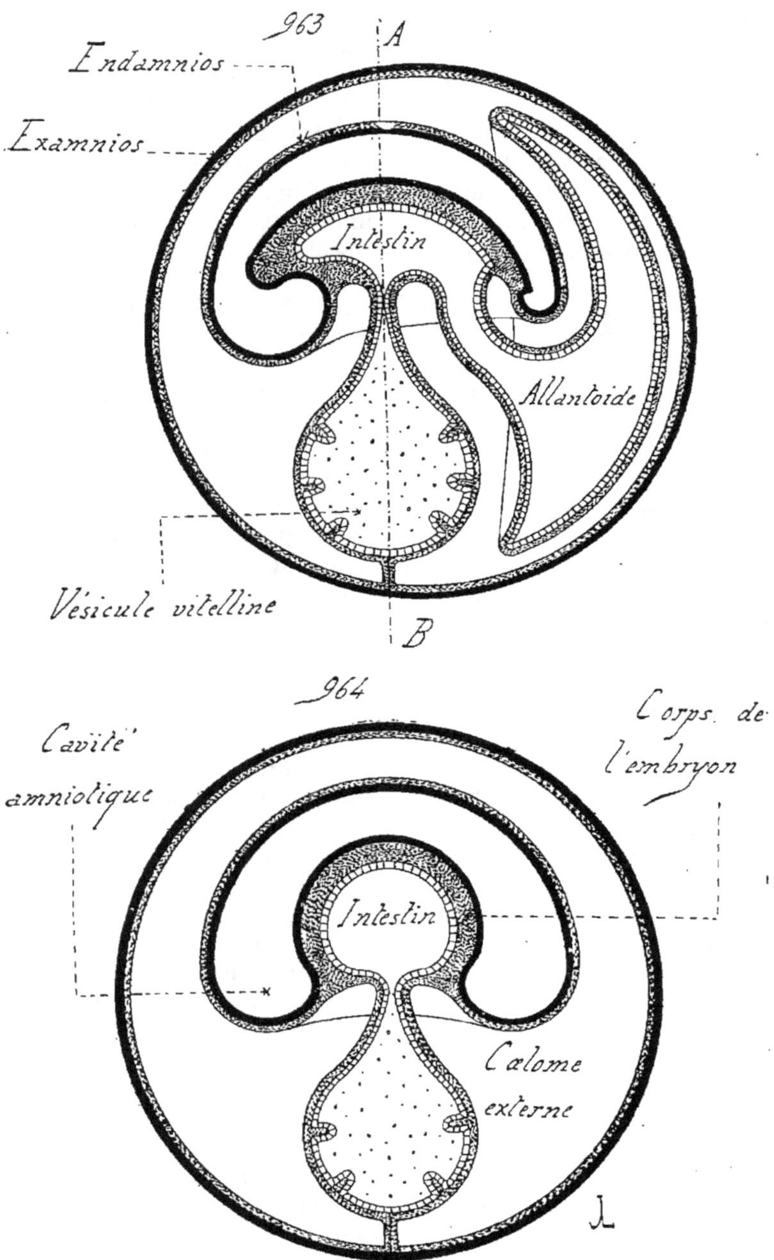

Fig. 963 et 964. — La légende accompagne la figure suivante (965).

sion. Ce faisant, elle se divise en deux parts : un pédoncule étroit, l'*ou-raque*, qui s'attache à l'intestin, et constitue la base de l'appendice ; et la *vésicule* elle-même, élargie, placée dans le cœlome externe. L'ensemble rappelle assez bien un champignon, au pied rétréci, et au large chapeau en dôme, moulé dans cette cavité du cœlome externe, qui entoure l'embryon avec sa vésicule vitelline.

L'ouraque est relativement court chez les Amniotes ovipares. — Il devient fort long, tout en demeurant étroit, chez les Mammifères pla-

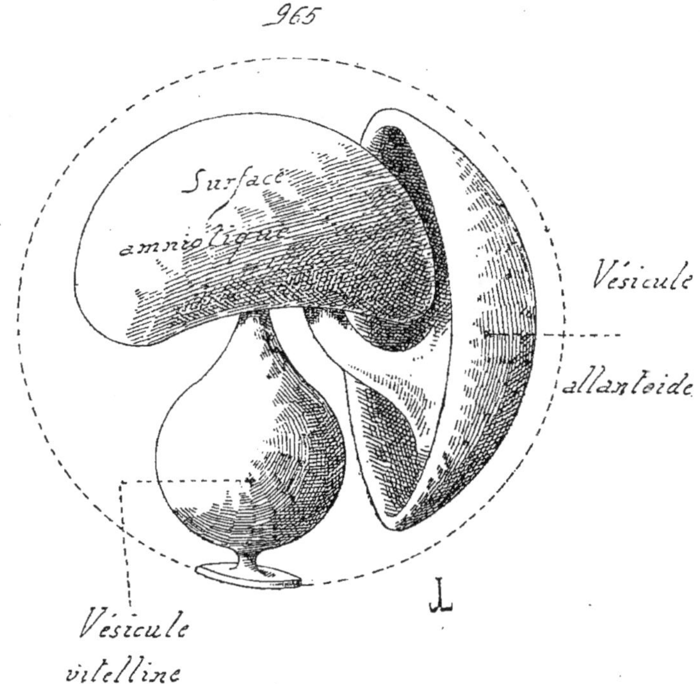

Fig. 963 à 965. — Développement général des annexes embryonnaires chez les Vertébrés amniotes, et notamment chez les Sauropsidés. — Tableau d'ensemble, allant de la fig. 950 à la fig. 972, dressé d'après l'embryon du Poulet, exprimé par des *coupes médianes et des contours extérieurs, à demi diagrammatiques*. L'ectoderme est en noir, l'endoderme en hachures, le mésoderme en pointillé sombre, le deutolécithe en pointillé clair ; les cavités sont en blanc.

En 965, *coupe médiane passant par l'axe longitudinal de l'embryon ;* le cœlome externe s'est amplifié au point d'entourer complètement l'amnios et presque toute la vésicule vitelline ; celle-ci a déjà beaucoup diminué de taille, et elle commence à s'isoler du côté de la cavité intestinale ; la vésicule allantoïde grandit, en s'étendant dans le cœlome externe. — En 964, *coupe transversale* de la même phase, menée suivant la ligne AB de la fig. 963, et complétant la fig. 959 pour expliquer le façonnement de l'intestin. — En 965, *contour extérieur* de la même phase, en supposant enlevée presque toute la lame extérieure des enveloppes embryonnaires, afin de montrer les appareils intérieurs ; cette lame est indiquée par un pointillé.

centaires. Il s'unit, à son début, au cordon vitellin, alors plus gros que lui ; il ne tarde pas à prendre la prédominance, au point que le cordon vitellin, et la vésicule vitelline elle-même, semblent être de petits annexes insérés sur lui. Son aspect lui vaut alors le nom de *cordon allantoïdien*, l'expression *ouraque* étant réservée pour désigner sa base seule, plongée dans les tissus de l'embryon, et destinée à persister sous la forme d'une bande fibreuse, après avoir produit la vessie urinaire ; le terme « ouraque » sert à indiquer cette bande. — Lorsque sont passées les premières phases du développement des appendices, et toujours dans le cas de la plupart des Mammifères placentaires, l'amnios s'étale sur le cordon vitellin et le cordon allantoïdien, pour les envelopper d'une gaîne commune. Cet ensemble complexe, qui comprend à la fois ces deux cordons, plus leur enveloppe amniotique, s'attache à la face ventrale de l'abdomen par l'ombilic, et tient l'embryon suspendu dans la cavité amniotique. Le terme de *cordon ombilical* est alors mérité par cet appareil, comme l'emploient, du reste, la plupart des auteurs ; mais à la condition de ne point s'en servir, au surplus, pour désigner le seul cordon vitellin primordial, afin de ne pas créer de confusion entre le tout et une de ses parties.

La vésicule allantoïde, et son pédoncule, ont même structure. Ils correspondent à une évagination de l'intestin postérieur, qui soulève, à son niveau, la paroi du corps. Celle-ci se compose, en cette région, et à cause de la présence du cœlome externe, de trois assises : l'endoderme en dedans, le splanchno-mésenchyme au milieu, et la splanchnopleure en dehors. Ces trois couches, seules, entrent dans la constitution de l'allantoïde. — A la suite de la disposition première, et de la direction de l'accroissement, la surface de la vésicule, directement en contact avec le liquide du cœlome externe, est formée par la splanchnopleure. Le splanchno-mésenchyme est situé en dedans de celle-ci ; et, tout à fait vers l'intérieur, limitant la cavité allantoïdienne, lorsqu'elle existe, se trouve l'endoderme. D'habitude, l'endoderme, et surtout la splanchnopleure, sont fort réduits ; le plus grand volume est acquis au mésenchyme, surtout en ce qui concerne les Mammifères placentaires, et aux nombreux vaisseaux sanguins creusés dans sa masse.

L'allantoïde, ainsi constituée, s'étend dans le cœlome externe, et, notamment chez les Amniotes ovipares, finit par l'envahir, par le remplir en entier ; elle enveloppe, à la fois, l'embryon entouré de son endamnios (amnios véritable), et la vésicule vitelline, tout en demeurant attachée au corps par un pédoncule étroit. La base de ce dernier traverse les tissus abdominaux, à la manière d'un tube perforant, pour aller se raccorder au cloaque. Le pédoncule comprend, ainsi, une part *intra-abdominale*, ou *proximale*, adhérente au cloaque, et une part *extra-abdominale*, ou *distale*, liée à la vésicule elle-même. — Au moment de l'éclosion de l'embryon, l'allantoïde subit des modifications, variables suivant les types, et encore incomplètement connues. Elle disparaît tout entière chez les Sauropsidés, après avoir présenté des phénomènes de dégénérescence, vers la fin des phases évolutives. Celle des Mammifères didelphes se rétracte, en diminuant de volume, mais conservant ses connexions générales, et rentre complètement dans la cavité abdominale du fœtus; elle est conservée, et devient la vessie urinaire de l'animal. Enfin, chez les Mammifères monodelphes, sans doute à cause de la transformation en un placenta de la plus grande part de la vésicule allantoïde, celle-ci, avec la zone extra-abdominale de son cordon, se détache, au moment de la parturition, du corps de l'embryon; elle est rejetée, et sa chute laisse, sur la face ventrale de l'individu, une cicatrice dite l'*ombilic*. La part intra-abdominale demeure seule, et garde ses connexions; sa base reste creuse, et se renfle, pour se convertir en la vessie urinaire de l'adulte; son sommet se change en un cordon plein, fibreux, le *ligament vésical moyen*, qui rattache à l'ombilic l'extrémité libre de la vessie. — En somme, l'allantoïde produit, dans tous les cas, la vessie urinaire des Mammifères vivipares, les seuls connus à cet égard; seulement, celle des Didelphes est conservée tout entière pour amener cette fin, alors que celle des Monodelphes n'emploie que sa base à cet usage, la plus grande partie d'elle-même servant à produire le placenta, organe strictement embryonnaire, et destiné à être rejeté.

La vésicule allantoïde n'offre pas le même aspect, chez tous les Amniotes, et ne joue pas le même rôle. — Celle des Sauropsidés, des Mammifères ovipares (Monotrèmes), et des Didelphes, est comparable à une poche remplie de liquide, dont les parois, à peu près lisses et unies, sont richement vascularisées. Cette abondance de vaisseaux permet à l'appareil de fonctionner, chez les Amniotes ovipares, comme un organe de respiration embryonnaire. Par un effet de la forme générale, la partie, tournée vers le dehors, de la paroi allantoïdienne, s'accole à l'examnios, et s'attache à lui pour former une seule membrane, le *chorion embryonnaire*, qui sépare la cavité de l'allantoïde des coques de l'œuf. L'air passe au travers de ces dernières, soit en parcourant les pores des coques solides, soit par osmose en ce qui concerne les liquides, et arrive au niveau de cette membrane. Le sang absorbe de l'oxygène, et se débarrasse de ses produits oxycarbonés. Comme les vaisseaux allantoïdiens sont rattachés à ceux de l'embryon, la circulation permet le renouvellement constant du sang, et, par ce moyen, la respiration du petit être, immobile dans son œuf. — En outre, l'allantoïde sert de vessie urinaire extérieure; le liquide, dont sa cavité se trouve emplie, est une véritable urine embryonnaire. Son pédoncule s'ouvre dans le cloaque, où débouchent également les uretères; l'urine, après avoir parcouru ces derniers, entre dans le canal du pédoncule, et va s'accumuler dans la cavité allantoïdienne. Le liquide de cette dernière est de couleur jaunâtre; il tient en dissolution des corps solides, dont les principaux sont des chlorures (de sodium et de potassium), de l'urée, des urates, et enfin de

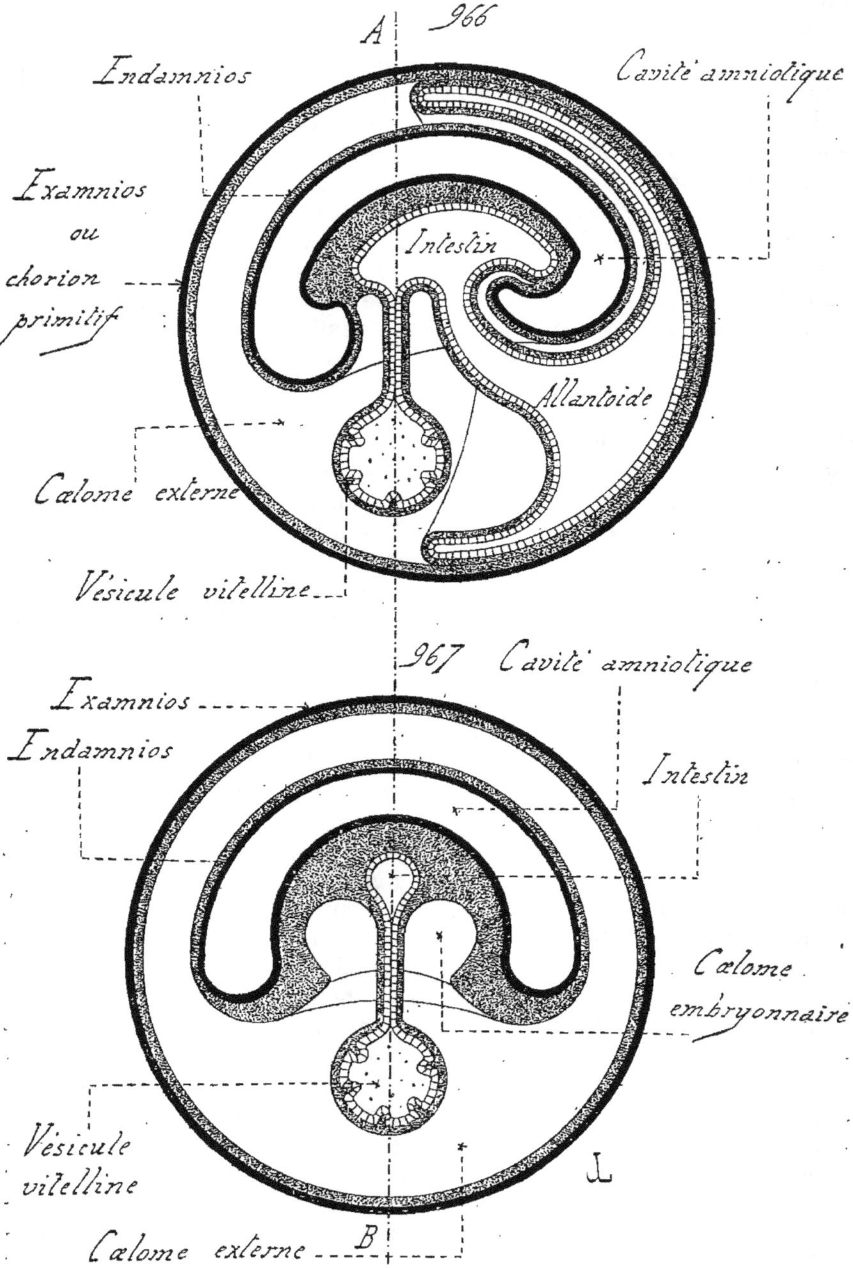

Fig. 966 et 967. — La légende accompagne la figure suivante (968).

l'allantoïne, substance dont la composition se rapproche de celle de l'urée. De même que pour le liquide amniotique, _a quantité de ces matériaux augmente avec les progrès du développement, et atteint 5 à 6 %.

L'allantoïde des Mammifères placentaires subit une évolution dif-

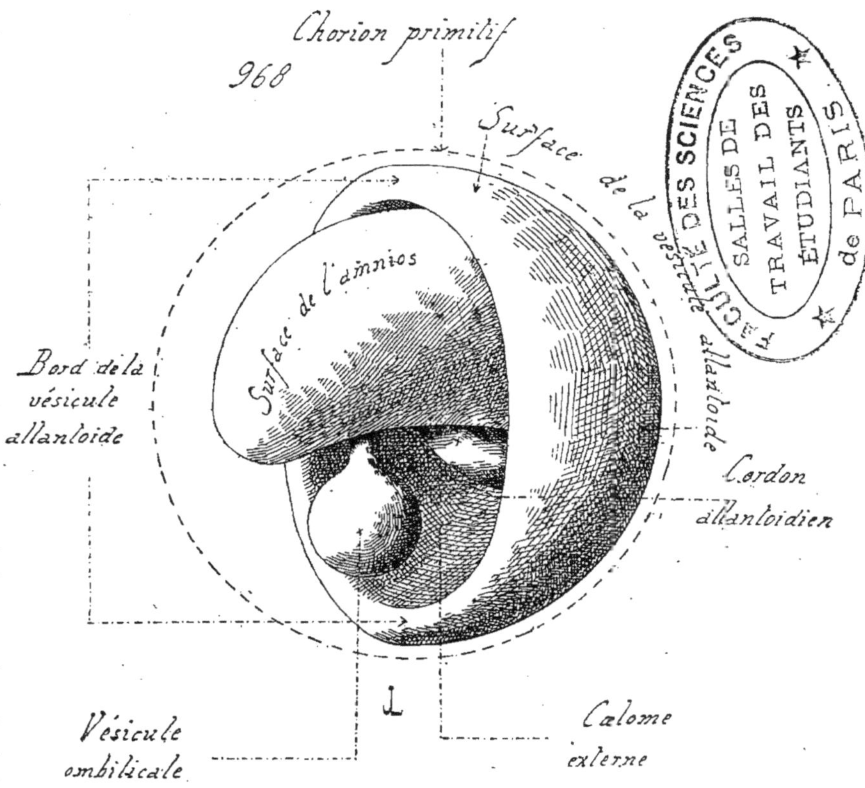

Fig. 966 à 968. — Développement général des annexes embryonnaires chez les Vertébrés amniotes, et notamment chez les Sauropsidés. — Tableau d'ensemble, allant de la fig. 950 à la fig. 972, dressé d'après l'embryon du Poulet, exprimé par des *coupes médianes et des contours extérieurs, à demi diagrammatiques*. L'ectoderme est en noir, l'endoderme en hachures, le mésoderme en pointillé sombre, le deutolécithe en pointillé clair; les cavités sont en blanc.

En 966, *coupe médiane passant par l'axe longitudinal de l'embryon;* le cœlome externe entoure complètement l'amnios et la vésicule vitelline; celle-ci, devenue restreinte, est toujours suspendue par son cordon vitellin (ou ombilical) au corps de l'embryon, mais sa cavité est séparée de celle de l'intestin; la vésicule allantoïde continue à s'étendre dans le cœlome externe. — En 967, *coupe transversale* de la même phase, passant par la partie de la ligne d'axe AB tracée dans la figure 966. — En 968, *contour extérieur* de la même phase, en supposant enlevée la lame extérieure des enveloppes embryonnaires, afin de montrer les appareils intérieurs; cette lame est indiquée par un pointillé.

férente. La portion de sa paroi, qui se soude à l'examnios pour donner le chorion embryonnaire, s'hypertrophie dans des proportions considérables, soit en totalité, soit en partie, et produit le *placenta* des embryons de ces animaux. Ainsi que l'ont démontré les récentes recherches de M. Duval, l'accroissement placentaire de l'allantoïde est précédé, dans ces mêmes régions, par un épaississement de l'ectoderme de l'examnios, ou du chorion embryonnaire, puisque celui-là est la couche extérieure de celui-ci. Ces zones épaissies constituent la formation désignée par cet auteur, à cause de sa provenance, sous le nom *d'ectoplacenta* ; elles représentent l'ébauche du placenta total, unissent le chorion à la paroi utérine, et permettent aux premiers échanges diffusifs de s'effectuer à leur niveau, en attendant que l'arrivée de la portion allantoïdienne, munie de ses vaisseaux sanguins, donne à ces échanges une intensité plus grande. — En général, lorsque le placenta est diffus, constitué par des villosités restreintes, et distinctes, la cavité allantoïdienne persiste, jusque vers la fin de la gestation ; elle se remplit d'urine embryonnaire, et fonctionne à la manière d'une vessie. Dans le cas où, par opposition, le placenta constitue un seul corps, dense et ramassé sur lui-même, la cavité allantoïdienne se clôt rapidement, du moins le plus souvent. Sa disparition est causée par l'accroissement énorme du mésenchyme de sa paroi, que parcourent les vaisseaux sanguins. L'obturation s'effectue, en dernier lieu, dans le pédoncule ; la fermeture de ce dernier s'achève, en moyenne, dans le courant du second tiers de la gestation (du quatrième au cinquième mois), chez l'Homme.

Dans le but de suffire à ses diverses fonctions, respiration seule, ou nutrition complète par l'entremise d'un placenta, la paroi de l'allantoïde contient de nombreux capillaires sanguins. Ces derniers sont les branches de troncs principaux, les *vaisseaux allantoïdiens*, qui longent le pédoncule, parcourent ainsi le cordon ombilical, et se raccordent au système circulatoire particulier de l'embryon. En ce qui touche les Mammifères, les termes de *vaisseaux ombilicaux*, ou de *vaisseaux placentaires*, sont souvent employés comme synonymes du nom précédent ; ce dernier est le meilleur, à cause de sa précision, qui empêche toute confusion possible, et devrait être seul usité. Les troncs vasculaires, et leurs branches, sont également placés dans le mésenchyme du cordon et de la vésicule. — Les artères allantoïdiennes sont au nombre de deux, l'une droite, l'autre gauche, et demeurent ainsi. Elles proviennent des iliaques primitives de l'embryon ; lorsque l'allantoïde disparaît, les bases de ces artères restent dans le corps, et constituent les hypogastriques, ou iliaques internes. — Les veines allantoïdiennes sont également, à leur début, au nombre de deux ; elles se rendent aux canaux de Cuvier, qui leur servent d'intermédiaires pour arriver au sinus veineux ; bien que l'espace à parcourir soit fort court, au point qu'elles s'attachent à ces canaux, dans la région même où ces derniers s'unissent au sinus veineux. Puis, la veine allantoïdienne droite ne tarde pas à s'atrophier ; ses branches particulières vont s'ouvrir dans sa correspondante de gauche. En outre, cette dernière avait émis, au préalable, une branche de communication avec cette partie, de la veine vitelline, où viennent aboutir les veines sus-hépatiques ; cette branche grossit, et acquiert la prépondérance, tandis que s'atrophie la part unie au canal de Cuvier. L'unique veine allantoïdienne a donc perdu ses connexions premières, et s'ouvre dans la vitelline. Plus tard, au moment de l'éclosion, la circulation allantoïdienne cesse, cette veine devient inutile, et se convertit en une bande fibreuse, annexée au foie, le *canal veineux d'Arantius* (ou *d'Aranzi*).

Lorsque l'endamnios, en s'accroissant, applique le cordon vitellin contre le cordon allantoïdien, et les enveloppe d'une gaîne commune, pour constituer avec eux un seul cordon ombilical, ce dernier contient deux sortes de vaisseaux : les uns vitellins, destinés à la vésicule vitelline ; les autres, allantoïdiens, qui se rendent à la vésicule allantoïde. La disposition de ces troncs vasculaires serait, en conséquence, assez complexe, si, dans ce cas, qui s'applique surtout aux Mammifères placentaires, les vaisseaux vitellins ne disparaissaient d'une façon précoce, pour ne laisser subsister que les vaisseaux allantoïdiens. Ceux-ci, au nombre de trois, deux artères et une veine, car l'atrophie de la veine droite est hâtive, sont les seuls qui parcourent le cordon ombilical, durant la majeure partie de la gestation.

IV. Nature des annexes embryonnaires des Amniotes. — La présence de l'amnios, et celle de l'allantoïde, sont liées à deux nécessités physiologiques. La première est celle de la suspension de l'embryon dans une cavité close, pleine de liquide. La seconde est celle de la respiration et de la nutrition ; le petit être, enfermé dans sa coque, ou dans l'utérus maternel, ne peut respirer avec ses poumons, ni s'alimenter avec son tube digestif ; l'allantoïde supplée, suivant le cas, à cette insuffisance, et permet aux deux fonctions de s'exercer.

Ces deux annexes, obéissant, dans leur genèse, à deux impulsions différentes, ne sont pas solidaires. Ils coexistent dans le développement embryonnaire de tous les Amniotes, évoluent d'une manière connexe, et affectent, entre eux, des relations étroites, mais ils sont indépendants quant au fond, quant à leurs causes productives.

La vésicule allantoïde est, chez les Amniotes les plus simples et les plus voisins des Vertébrés inférieurs, chez les Sauropsidés, un organe de respiration stricte. A cet égard, elle ne diffère pas de ses similaires fonctionnels, montrés par les embryons des Ichthyopsidés, et notamment par ceux des Amphibiens. Son rôle se complique par la production d'un placenta, chez les Mammifères monodelphes, mais ce complément ne modifie pas sa nature essentielle. — Les Amniotes, et les Amphibiens, se rattachent aux Vertébrés munis de nageoires,

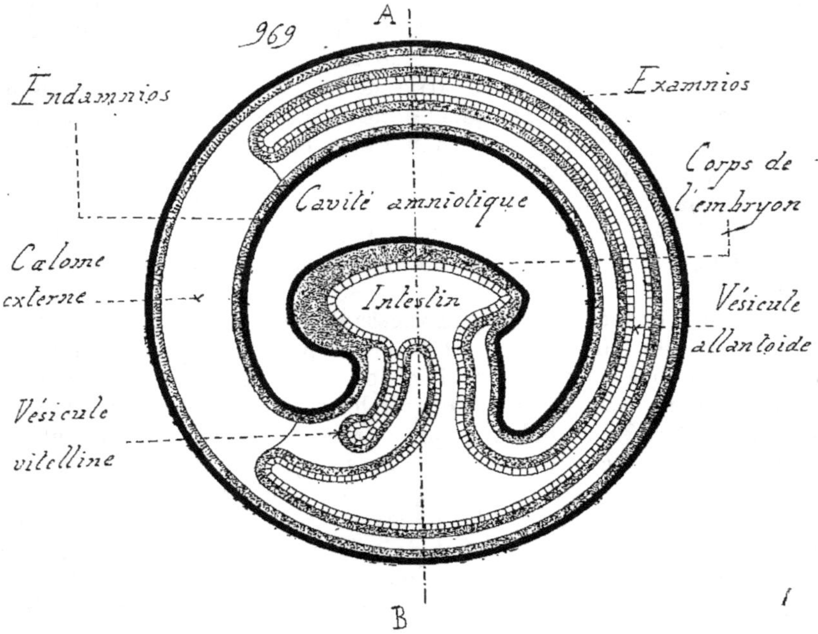

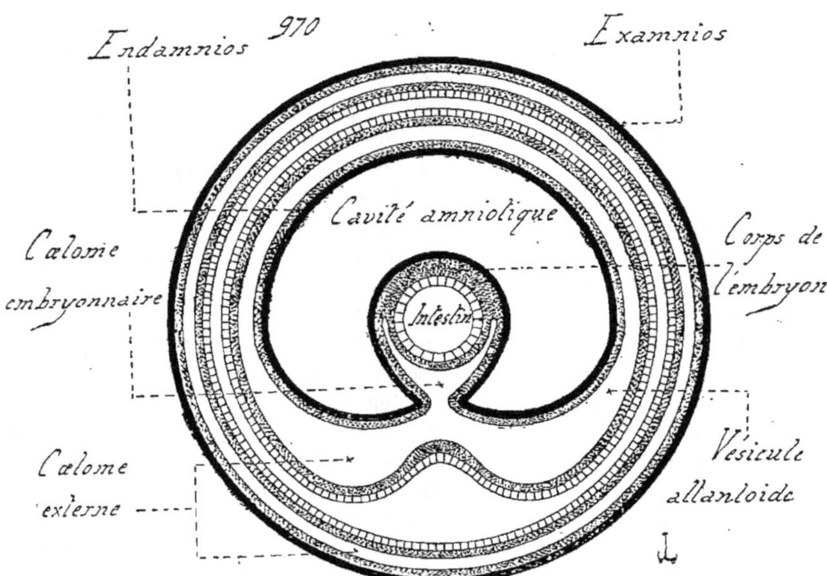

Fig. 969 et 970. — La légende accompagne la figure suivante (971).

par l'entremise des Stégocéphales disparus, si nombreux et si variés durant la période primaire; les Dipneustes et les Amphibiens actuels sont les derniers vestiges laissés par cette classe, autrefois si importante. Les embryons des Amphibiens offrent une grande diversité sous le rapport de leurs appendices respiratoires ; les uns possèdent, à

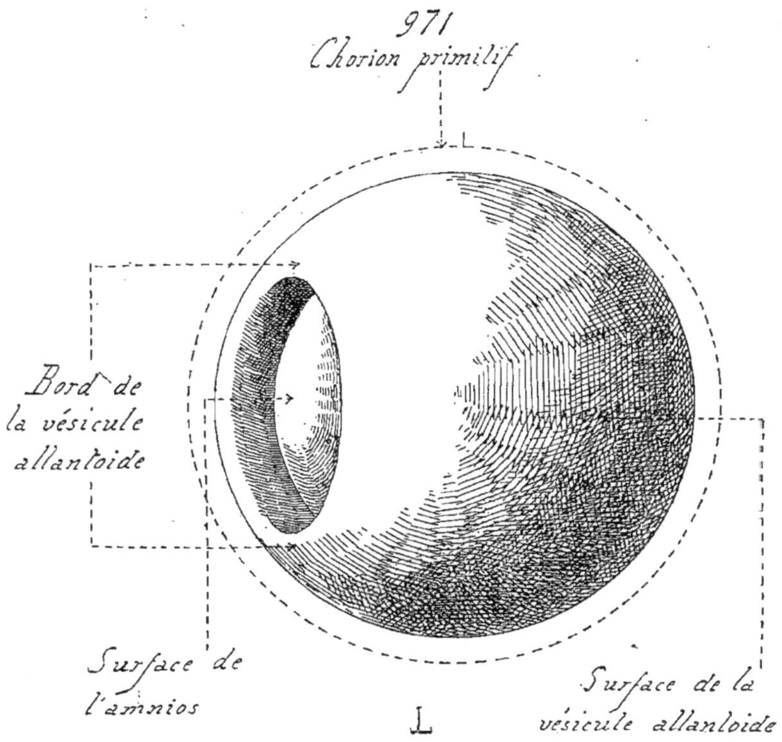

Fig. 969 à 971. — Développement général des annexes embryonnaires chez les Vertébrés amniotes, et notamment chez les Sauropsidés. — Tableau d'ensemble, allant de la fig. 950 à la fig. 972, dressé d'après l'embryon du Poulet, exprimé par des *coupes médianes et des contours extérieurs, à demi diagrammatiques*. L'ectoderme est en noir, l'endoderme en hachures, le mésoderme en pointillé sombre, le deutolécithe en pointillé clair; les cavités sont en blanc.
En 969, *coupe médiane passant par l'axe longitudinal de l'embryon;* la vésicule vitelline est devenue fort petite, et la vésicule allantoïde occupe le cœlome externe presque entier; en cette phase, l'évolution embryonnaire approche de sa fin. — En 970, *coupe transversale* de la même phase, passant par l'axe AB de la fig. 969. — En 971, *contour extérieur* de la même phase, en supposant enlevée la lame extérieure des enveloppes embryonnaires, afin de montrer les appareils intérieurs; cette lame est indiquée par un pointillé.

cet effet, des branchies, les autres une queue hypertrophiée, d'autres encore des plaques tégumentaires ventrales. Cette diversité existait, selon toutes probabilités, et plus prononcée encore, chez les Stégocé-

phales d'autrefois. Sans doute, les embryons de certains d'entre eux
produisaient, aux dépens des parois de leur cloaque, une expansion leur
servant d'appareil respiratoire; ceux de l'*Hylodes martinicensis* actuelle
amplifient leur queue, et ceux de la *Rana opisthodon* émettent des saillies
tégumentaires péri-cloacales, dans le même but. Cet appendice, dont la
notion d'ancienne présence, toute subjective, paraît exacte cependant,
d'après les données acquises, a été le point de départ de l'allantoïde des
Amniotès.

Cette vésicule existe, avec constance, chez les embryons de tous les
Amniotes actuels, et constitue leur unique organe de respiration; la
diversité, montrée à cet égard par les Amphibiens, et, sans doute, par
les Stégocéphales disparus, ne se retrouve pas.

La présence d'une enveloppe amniotique semble liée, par contre, à
une cause toute mécanique. — L'embryon, pour se développer d'une
façon complète, et ne pas nuire, ce faisant, à lui-même, ni à ce qui
l'entoure, doit être plongé dans un milieu liquide. Ce milieu est, en effet,
incapable de froisser les régions en voie d'extension; il constitue une
sorte de coussinet protecteur, permettant au petit être de faire les quelques mouvements qu'il exécute sur place; enfin, il facilite les échanges
diffusifs. Dans le cas des œufs pondus dans l'eau, la pénétration constante de cette dernière, à travers la coque, permet à l'enveloppe immédiate de l'embryon de se diluer; mais ce fait est impossible pour les
ovules déposés sur le sol, et, en définitive, plongés dans l'air, comme le
sont ceux des Sauropsidés. La nécessité d'une cavité pleine de liquide,
et contenant l'embryon, s'impose pourtant; aussi, cette cavité se délimite
par le plissement, et l'amplification, des portions appendiculaires les plus
voisines de l'embryon. Ce phénomène aboutit à la production d'un
amnios à double membrane. Très probablement, cet annexe s'est développé, tout d'abord, chez divers Stégocéphales, dont la disposition des
membres dénote une complète existence terrestre, et s'est conservé chez
les Sauropsidés, comme chez les Mammifères ovipares. Ces derniers
l'ont transmis aux Mammifères vivipares, quoique la nécessité de cet
organe se fasse sentir, à cause de la viviparité même, d'une façon moins
pressante.

La même cause amène, du reste, les mêmes effets chez d'autres animaux. Outre les Vertébrés amniotes, les êtres munis, avec une certaine
constance, d'enveloppes amniotiques, sont les Plathelminthes et les
Insectes. — Bien que les œufs de plusieurs des premiers (Téniadés) soient
terrestres, les Platodes méritent d'être placés à part; leur amnios atteint,
en effet, toute son ampleur chez diverses Némertines, alors que plusieurs des autres représentants de la classe sont privés d'un appendice
similaire : la répartition est loin d'être uniforme. En outre, les Plathelminthes les plus différenciés, ceux dont les adaptations sont les plus
complexes, les Trématodes, et surtout les Cestodes, possèdent un am-

nios; mais ce dernier, très réduit, tombe d'une manière hâtive, dès les premières phases du développement. En somme, cet appareil protecteur est loin de posséder, toutes proportions gardées, la valeur fonctionnelle de son analogue des Amniotes. — Il n'en est pas tout à fait de même chez les Insectes. L'amnios de ces animaux, produit dès le commencement des phases embryonnaires, se développe avec rapidité; et ne se désorganise qu'au moment où l'éclosion approche. Il ne manque presque jamais, et ne subit des phénomènes de destruction, du moins en l'état

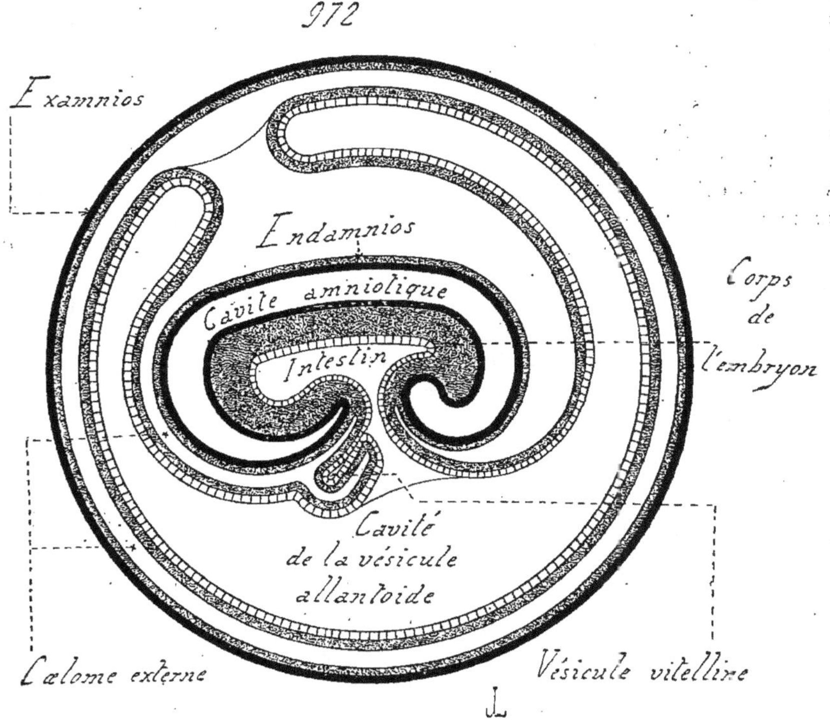

Fig. 972. — Développement général des annexes embryonnaires chez les Vertébrés amniotes, et notamment chez les Sauropsidés. — Cette figure termine le tableau d'ensemble, commencé par la fig. 950, dressé d'après l'embryon du Poulet, exprimé par des *coupes médianes et par des contours extérieurs, à demi diagrammatiques*. L'ectoderme est en noir, l'endoderme en hachures, le mésoderme en pointillé sombre; les cavités sont en blanc. — Cette figure représente une *coupe médiane passant par l'axe longitudinal de l'embryon*, vers la fin du développement de ce dernier; la vésicule vitelline n'est plus qu'un vestige, et la vésicule allantoïde, parvenue au comble de son accroissement, commence à se flétrir.

En ce qui concerne plus spécialement les Mammifères, les figures 990 à 997 complètent les données fournies par le présent tableau d'ensemble. Quant aux dispositions réelles des annexes embryonnaires des Sauropsidés, elles sont indiquées, d'après le Poulet, par les figures suivantes, numérotées de 973 à 985.

présent de nos connaissances, que dans le cas des Insectes aquatiques, dont les œufs sont pondus dans l'eau. Des vestiges de cet appendice paraissent exister chez les Myriapodes, et même chez divers Arachnides. Or ces êtres déposent, d'une manière uniforme, et sauf quelques rares exceptions, leurs œufs dans le sol, ou sur la terre. La relation de cause à effet semble vraiment identique à sa correspondante des Amniotes; ces œufs, plongés dans l'air, doivent produire une enveloppe amniotique, destinée à limiter, autour de l'embryon, une cavité remplie de liquide. Les quelques autres animaux, Nématodes, Annelés, et Gastéropodes pulmonés, dont les œufs ne sont point placés dans l'eau, suppléent à cette absence par le moyen d'un chorion imperméable, ou peu perméable, empêchant de s'évaporer le liquide déposé, au préalable, dans le vitellus par le générateur, et par la rapidité de l'évolution; en outre, ces œufs sont pondus dans la terre humide, ou dans un milieu contenant une dose suffisante d'humidité.

La nécessité d'une gaîne liquide autour de tout organe doué de mouvements est telle, que l'économie en produit, d'une manière constante, pour entourer les appareils mobiles et contractiles. Les procédés mis en œuvre sont des plus divers; mais le résultat est identique. Les muscles glissent dans des fourreaux conjonctifs, véritables éponges imbibées de lymphe. Les vaisseaux sanguins sont enveloppés d'une gaîne lymphatique. Le cœur est plongé dans une cavité péricardique; les poumons sont placés dans une cavité pleurale. L'intestin de tous les animaux, dès qu'il acquiert une certaine complexité, portant à la fois sur la structure comme sur les fonctions, et nécessitant des contractions péristaltiques, devient indépendant de ce qui l'entoure, et se trouve situé dans une cavité péritonéale. — Cette cause générale exerce son effet sur l'organisme embryonnaire tout entier, également mobile; elle a pour résultat la genèse d'une cavité amniotique, que limite l'amnios.

La présence de l'amnios, chez les Vertébrés, est donc liée à une nécessité physiologique, distincte de celle qui a pour effet la production de l'allantoïde. Ces deux besoins se sont manifestés, cependant, et d'une manière parallèle, chez les mêmes animaux; ils ont amené le développement connexe des deux appendices correspondants, et ont permis leurs relations mutuelles. — En ce qui touche plutôt l'amnios, la complexité extrême de l'organisme, beaucoup plus grande que chez les Insectes, a été l'une des causes, sinon l'unique cause, du creusement du cœlome externe. La résorption de l'abondant deutolécithe nécessite l'emploi de vaisseaux sanguins; la loi d'économie exerçant ici son influence, la paroi vitelline ne détache qu'une partie d'elle-même pour façonner l'amnios, et maintient le vitellus nutritif réuni en un seul amas localisé. La portion détachée se sépare, par clivage, de celle qui demeure comme paroi vitelline; ce clivage n'est autre que le creusement du cœlome externe. Celui-ci s'amplifie par la suite, et s'étend beaucoup plus loin que la base de l'amnios. L'agrandissement, dans ce sens, est dû, sans doute, à la vésicule allantoïde; celle-ci pénètre dans le cœlome, s'y étale, et y prend une extension considérable.

§ 5. — Formes et annexes embryonnaires des Sauropsidés.

I. Considérations générales. — L'oviparité est la règle, dans le développement des Sauropsidés. La femelle pond des œufs fécondés, entourés de coques épaisses, dans l'intérieur desquelles se développent les jeunes. L'ovule se segmente pendant qu'il parcourt l'oviducte, et s'entoure, à mesure, de ses diverses coques. L'embryon, parvenu à son état définitif, brise celles de ces dernières qui restent encore autour de lui, et arrive dans les milieux extérieurs. — Les Sauropsidés vivipares, peu nombreux, appartiennent tous à la classe des Reptiles. Les phases de leur évolution ne diffèrent point de celles montrées par leurs congénères, car la viviparité de ces êtres se borne à la conservation, par la femelle, de ses œufs dans son oviducte; au lieu de les pondre, celle-ci les garde dans ses voies sexuelles, où ils se développent comme s'ils avaient été rejetés. Chez les Vipères, les mieux connues à cet égard, la femelle expulse ses œufs au moment où les embryons ont achevé leur organisme; de suite après la ponte, ceux-ci percent leur coque, et deviennent libres. Ils ressemblent en tout à leur générateur, sauf par la taille, encore petite; ils portent, appendus à leur face ventrale, les derniers vestiges de leur vésicule vitelline, qui tombent, détachés par les premiers mouvements de reptation.

L'identité complète des œufs de tous les Sauropsidés porte à croire que les dispositions de forme, affectées par les embryons et par leurs annexes, sont semblables, du moins dans leurs traits essentiels. L'un quelconque d'entre eux peut être choisi comme type : les modifications, subies par lui, sont, à peu de chose près, celles de tous les autres. Le Poulet est, sous ce rapport, l'être le mieux étudié et le plus connu; son exemple servira de base, toutes proportions gardées dans le temps et dans l'espace.

Fig. 973 à 979. — Formes successives des annexes de l'embryon du Poulet (*contours extérieurs*, d'après Mathias Duval; la coque calcaire est supposée ouverte, et l'albumine enlevée, pour laisser voir l'embryon et ses appendices; la coque calcaire est représentée dans la fig. 973, alors qu'elle est seulement indiquée par son contour dans les autres dessins). — En 973, œuf fraîchement pondu, avec sa petite cicatricule reposant sur le jaune (vésicule vitelline). — En 974, œuf vers la 26ᵉ heure après la ponte. — En 975, œuf au quatrième jour; l'embryon est vu de face. — En 977, œuf au même jour; l'embryon est vu de profil. — En 976, œuf au cinquième jour; l'embryon est vu de face. — En 978, œuf au sixième jour; l'embryon est vu de face. — En 979, embryon au septième jour, vu de côté.

Ces dessins complètent les figures numérotées 867 et 872 à 883. Les dispositions réelles qu'ils expriment sont expliquées dans les figures précédentes (tableau d'ensemble allant de 950 à 972), et dans les figures suivantes (980 à 985). Ces dernières montrent l'embryon entouré de toutes ses enveloppes, alors que les premières s'appliquent seulement aux appendices embryonnaires stricts.

Cicatricule
273
Vésicule
vitelline
Vésicule
971

Aire vasculaire
976
Vésicule vitelline
Sinus terminal
Vésicule vitelline
977
Aire vitelline
978
Ombilic ombilical
Vésicule allantoïde
979
Amnios
Embryon
Aire vasculaire
Vésicule allantoïde
Ombilic
Aire vitelline

II. **Phases embryonnaires du Poulet, choisi comme type.**

— Phases antérieures a l'éclosion. — *A.*(La cicatricule se segmente, et donne les premiers rudiments du blastoderme. Celui-ci, comparable à une petite calotte, s'accroît par ses bords, et s'amplifie sans cesse, en recouvrant à mesure le deutolécithe de la vésicule vitelline, et s'insinuant entre ce dernier et la membrane vitelline. La cavité sous-germinale se creuse au-dessous de sa portion centrale, entre cette dernière et le vitellus. La présence de cet espace a pour effet de diviser le blastoderme en deux parts : l'une centrale, qui se sépare avec facilité du deutolécithe, puisqu'elle est isolée de lui au moyen de la cavité sous-germinale ; l'autre attachée au vitellus nutritif. La première est nommée, par les auteurs, l'*aire transparente*, ou l'*aire pellucide*, du blastoderme ; la seconde est dite l'*aire opaque*) Ces expressions sont dues à l'aspect différent présenté par ces aires, lorsqu'on les enlève de l'œuf, pour les examiner dans la lumière réfléchie, par transparence ; la première laisse passer les rayons lumineux, alors qu'il n'en est pas de même pour la seconde, à laquelle adhèrent des granules vitellins.(L'aire pellucide correspond sensiblement à la zone embryonnaire ; sa position centrale l'empêche de grandir en surface, puisque le blastoderme s'accroît par ses bords seuls. ↳L'aire opaque, par contre, s'amplifie, à cause de sa situation marginale) elle compose la zone para-embryonnaire/ —(Toutes ces transformations s'effectuent durant le premier jour de la ponte. Le blastoderme, par son extension, s'est converti en une calotte, dont la largeur est, à peu près, la moitié de celle d'un hémisphère. Ses parties centrales se sont déjà différenciées, ont produit les trois feuillets, et ont engendré la ligne primitive, avec les ébauches du neuraxe.)

Dans le courant du second jour, le blastoderme progresse d'une manière suffisante pour recouvrir, environ, un hémisphère de la vésicule vitelline. L'embryon continue à se façonner dans l'aire transparente ; l'extrémité antérieure de son neuraxe s'élargit et donne les vésicules cérébrales ; les mésosomites sont déjà nombreux. L'aire opaque, c'est-à-dire la zone para-embryonnaire en voie d'extension, se divise en deux parties : l'*aire vasculaire*, et l'*aire vitelline*. La première entoure directement le corps de l'embryon ; limitée, sur sa périphérie, par le sinus terminal, qui marque sa ligne d'union avec l'aire vitelline, son nom lui est mérité par les nombreux vaisseaux sanguins dont elle est creusée. La seconde constitue les bords même, toujours en voie d'extension progressive, du blastoderme para-embryonnaire ; elle est privée de vaisseaux, mais l'aire vasculaire augmente à ses dépens, par l'irrigation d'un territoire toujours plus vaste du blastoderme qui la compose. — La rainure marginale, et les replis amniotiques, font leur apparition. Le cœlome externe se perce sous ces derniers, placés dans cette région, de l'aire vasculaire, qui touche directement à l'embryon. La bande amniotique, ou proximale, chargée d'engendrer les enveloppes de l'amnios, ne correspond donc pas à toute l'aire vasculaire, mais seulement à une partie de cette dernière. L'ovule entier, toujours entouré par sa membrane vitelline, est situé au centre de ses coques; celles-ci n'ont encore subi aucune modification.

Les régions, déjà ébauchées, augmentent leur masse pendant le troisième jour. La zone embryonnaire commence à s'incurver en gouttière, pour se délimiter de sa vésicule vitelline. Le cœlome externe grandit, et contient déjà la vésicule allantoïde, encore petite, qui prend alors naissance. La collerette amniotique s'amplifie, et recouvre la majeure partie de l'embryon. Enfin, l'aire vitelline, c'est-à-dire cette bande, du blastoderme para-embryonnaire, qui s'étend à la surface du deutolécithe, s'avance dans l'hémisphère opposé à celui qui porte l'embryon sur son sommet. L'aire vasculaire, toujours circonscrite par son sinus terminal, s'élargit aux dépens de l'aire vitelline. — Ces divers phénomènes d'accroissement continuent à s'effectuer durant le quatrième et le cinquième jour de l'incubation, sans trop modifier les relations mutuelles des parties déjà produites.

La complexité devient plus grande vers le sixième jour. L'embryon, déjà volumineux, a délimité les principales régions de son corps; l'amnios s'est refermé au-dessus de lui, et l'enveloppe complètement; le cordon vitellin, étroit, le sépare nettement de sa vésicule vitelline, encore beaucoup plus grosse que lui. L'aire vasculaire, fort large, embrasse presque tout l'hémisphère supérieur de la vésicule nutritive; son sinus terminal commence à perdre de sa netteté. Le cœlome externe, placé en dehors d'elle, a donc clivé le blastoderme para-embryonnaire sur toute l'étendue de cet hémisphère; la vésicule allantoïde, plus ample, s'avance dans sa cavité, et proémine surtout autour de l'amnios, de façon à former une calotte recouvrant ce dernier. L'aire vitelline est parvenue à recouvrir la presque totalité du deutolécithe; mais elle ne se ferme pas, et laisse, dans la région diamétralement opposée à l'embryon, un espace assez large, où le deutolécithe reste à nu. Cet espace est l'*ombilic ombilical* de M. Duval; à son niveau, le vitellus nutritif n'est séparé de la coque la plus interne, soit de la couche albumineuse, que par la minime épaisseur de la membrane vitelline. — L'assise d'albumine est encore entière; seulement la chambre à air, creusée entre les deux lames de la membrane coquillère, s'est amplifiée, à la suite de la pénétration, au travers des pores dont la coque calcaire est percée, d'une certaine quantité d'air venant du dehors.

B. — A dater du septième jour de l'incubation, l'embryon, toujours entouré de son amnios, s'accroît avec rapidité, et se différencie à mesure, au détriment de sa vésicule vitelline, qui diminue de taille. L'allantoïde agit de même vis-à-vis de l'albumine; elle s'amplifie dans des proportions énormes, pendant que la quantité de cette dernière se restreint; la première absorbe la seconde, et la fait ainsi servir à la nutrition de l'embryon. — Cette absorption est facilitée par la genèse

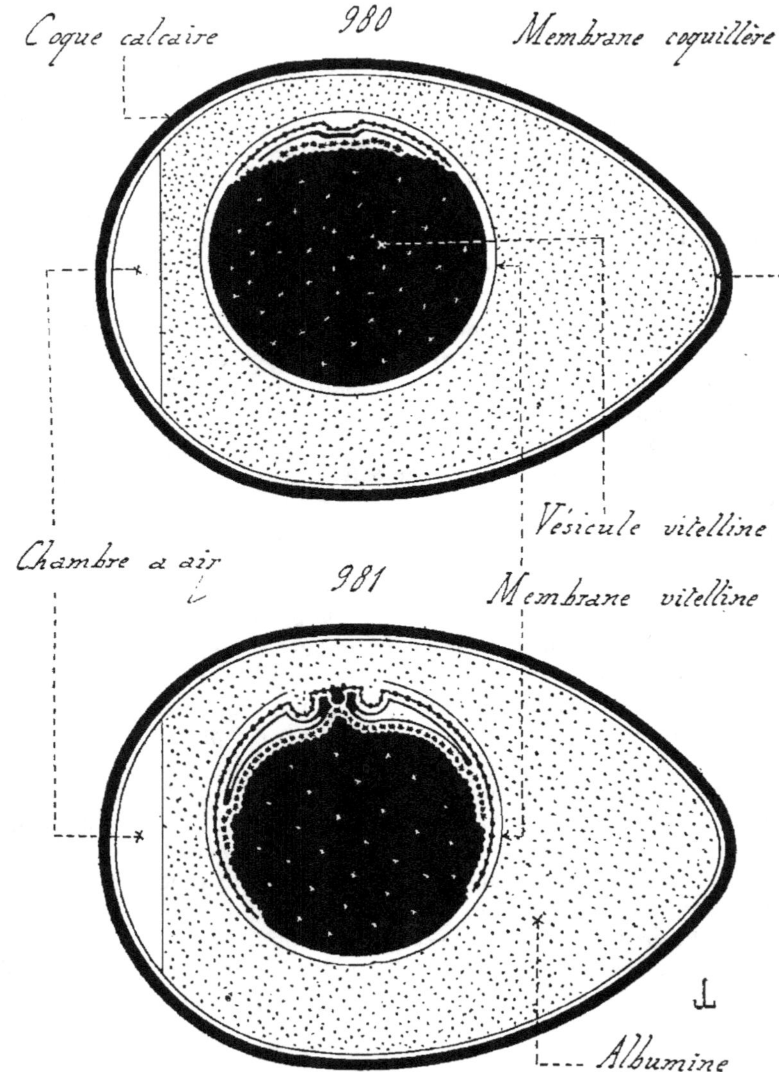

Fig. 980 et 981. — Dispositions successives des annexes et des enveloppes de l'embryon du Poulet (*coupes médianes et longitudinales de l'œuf entier, à demi diagrammatiques*, conformes aux figures similaires données par Mathias Duval). L'ectoderme est indiqué par une ligne noueuse, l'endoderme par une ligne de points étoilés; le mésoderme est en noir, le deutolécithe en noir ponctué de blanc, l'albumine en blanc ponctué de noir. — En 980, état de l'œuf vers la fin du premier jour de la ponte. — En 981, état de l'œuf vers le début du troisième jour. — La suite de ce développement est exprimée par les figures suivantes, numérotées de 982 à 985.

d'un appareil remarquable, bien connu depuis les recherches faites
par M. Duval, et nommé, par cet auteur, le *sac placentoïde*. Cet organe
est un bourrelet circulaire, produit par les bords de l'allantoïde en
voie d'extension, qui soulève à son niveau l'examnios, et le fait s'avancer
dans la masse albumineuse ; la paroi de ce bourrelet émet des villosités
vasculaires, qui pénètrent également dans cette dernière, et augmentent
l'étendue des surfaces de contact. Le sac placentoïde effectue sa première
apparition vers le neuvième jour du développement ; il précise ses contours, et se délimite, à mesure que s'accroît l'allantoïde, dont il est la
partie marginale, et que diminue l'albumine, sans cesse absorbée par
lui. Il occupe, dans l'œuf, la région diamétralement opposée à l'embryon, et se trouve séparé de lui par toute l'épaisseur de la vésicule
vitelline. L'ombilic ombilical, qui se vascularise à son tour vers la fin
de l'incubation, car la paroi vitelline finit par le recouvrir, sert à attacher
le sac placentoïde, situé autour de l'amas albumineux, à la vésicule
vitelline elle-même.

La présence d'un tel appareil dénote la facilité avec laquelle l'allantoïde acquiert, à cause de sa vascularisation abondante, des fonctions
de nutrition par osmose. Cet organe sert à l'alimentation de l'embryon,
tout comme le placenta des Mammifères monodelphes ; il est engendré,
de même, par la vésicule allantoïde. Seulement, au lieu d'établir des
relations directes entre le fœtus et l'un des organes de la mère, il
effectue ces rapports entre l'embryon et un produit d'origine maternelle,
déposé par le générateur autour de l'ovule qu'il pond. L'homologie
entre ces deux organes, placenta et sac placentoïde, considérés en eux-
mêmes, abstraction faite de leurs dispositions dans l'espace, semble
être indiscutable ; elle est incomplète pourtant, car le second n'est pas
précédé, dans son évolution, et contrairement à ce qu'il en est pour
le premier, par la genèse d'un ectoplacenta, formation spéciale aux
Mammifères, et développée aux dépens de l'ectoderme du chorion.

L'embryon grandit sans cesse aux dépens de sa vésicule vitelline,
qui diminue à mesure, et perd sa forme sphérique, pour prendre des
contours irréguliers ; le cordon vitellin, très étroit, la sépare nettement
de l'organisme. Les appareils se perfectionnent sans discontinuer, donnant à l'aspect extérieur une disposition plus précise, et plus proche de
celle de l'adulte. — L'aire vasculaire s'amplifie, au point d'envahir la
paroi vitelline entière, atteignant en dernier lieu l'ombilic ombilical ;
toute cette paroi se trouve munie de vaisseaux sanguins, de sorte qu'il
n'existe plus de différence entre une véritable aire vasculaire, et une
aire vitelline non vascularisée. Elle émet en surplus, et sur sa face
interne, des villosités, qui pénètrent dans le deutolécithe, et amplifient
la surface d'absorption. Le cœlome externe entoure, d'une façon complète, et sauf dans la région où le sac placentoïde s'attache à la vésicule
vitelline, l'ensemble de l'embryon et de ses deux annexes amniotique
et nutritif. — L'allantoïde emplit toute la cavité du cœlome. Sa paroi

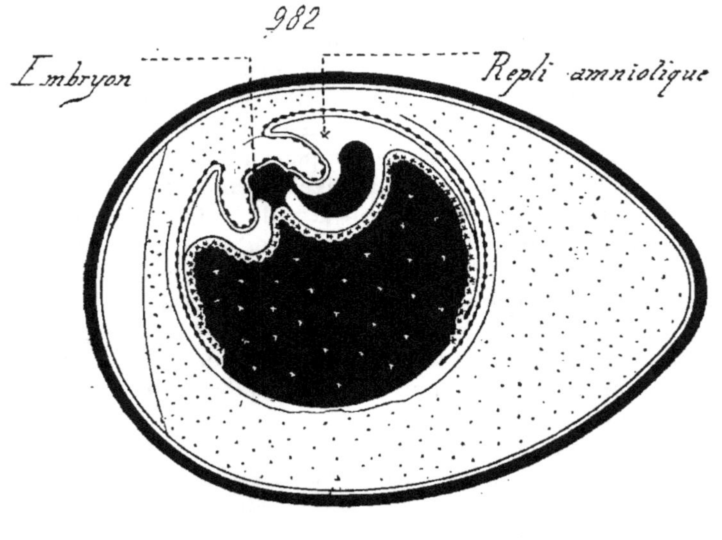

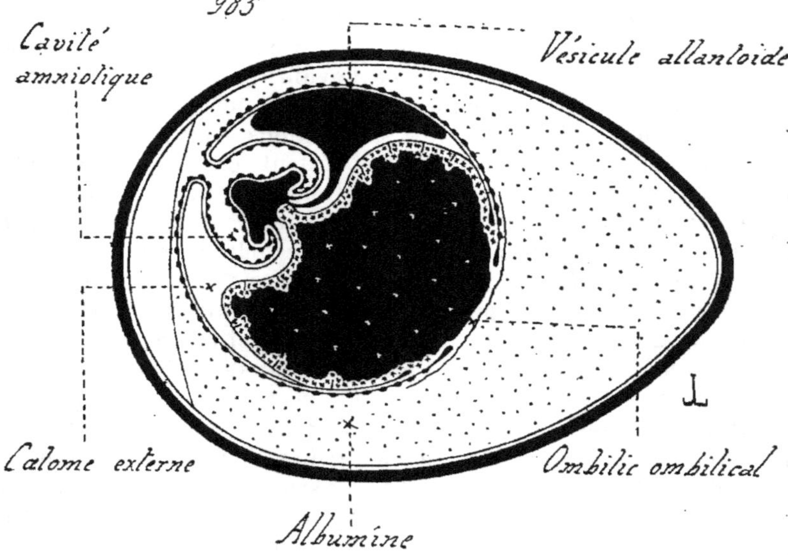

Fig. 982 à 985. — Dispositions successives des annexes et des enveloppes de l'embryon du Poulet (*coupes médianes et longitudinales de l'œuf entier, à demi diagrammatiques*, conformes aux figures similaires données par Mathias Duval). L'ectoderme est indiqué par une ligne noueuse, l'endoderme par une ligne de points étoilés; le deutolécithe (vésicule vitelline) est en noir ponctué de blanc, l'albumine en blanc ponctué de noir; le mésoderme et la vésicule allantoïde sont en noir.

Ces figures font suite aux précédentes (980 et 981). — En 982, état de l'œuf au début du

interne s'applique contre l'amnios et la vésicule vitelline. Ses bords
se rejoignent, de manière à englober l'albumine restante, et à donner

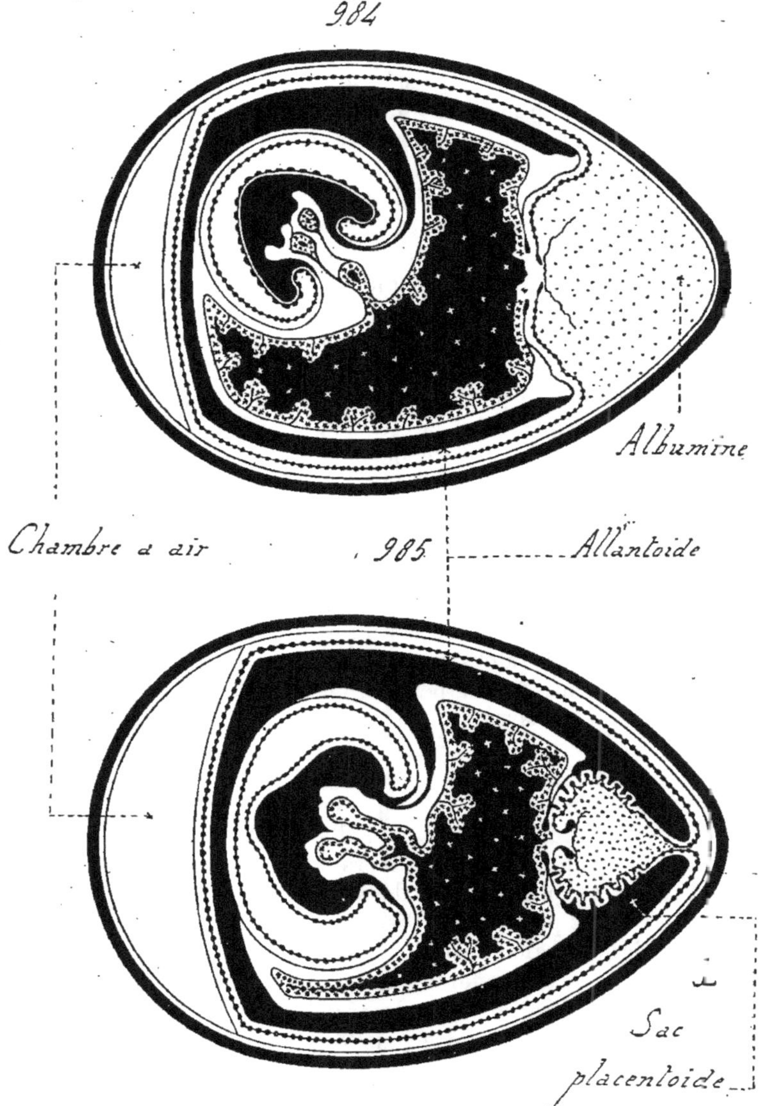

4e jour consécutif à la ponte. — En 983, état de l'œuf au 6e jour. — En 984, état de l'œuf
au 9e jour. — En 985, état de l'œuf au 16e jour. — (Ces figures complètent les dessins
numérotés de 973 à 979; elles résument, en les appliquant strictement au Poulet, les
notions indiquées dans le tableau d'ensemble allant de la figure 950 à la figure 972.)

au sac placentoïde des contours arrêtés. Sa paroi externe s'applique contre l'examnios, et se soude à lui.

Ces phénomènes s'effectuent, par l'amplification des parties, et leur différenciation connexe, depuis le septième jour de l'incubation jusqu'au dix-huitième, et au dix-neuvième. Le moment de l'éclosion approche dès lors. — La structure de l'œuf est bien changée. En dedans de la coque se trouve la membrane coquillère, limitant entre ses deux lames, et vers le gros bout, une chambre à air fort ample. A la suite de la résorption de l'albumine, prise comme aliment par l'embryon, cette membrane entoure directement l'examnios soudé à la paroi externe de l'allantoïde; il est donc loisible à cette dernière de puiser, au niveau de la chambre à air, l'oxygène nécessaire à la respiration. La vésicule allantoïde est elle-même fort volumineuse; son aspect est celui d'une poche fermée, limitant une cavité interne, dont la substance se trouverait creusée d'un vaste espace rempli de liquide; elle porte le sac placentoïde dans sa région diamétralement opposée à la chambre à air, dans celle qui répond au petit bout de l'œuf. La cavité qu'elle circonscrit est le cœlome externe; celui-ci est virtuel en beaucoup de ses parties, à cause de l'application étroite de ce qu'il contient contre ce qui le limite; ses espaces réels, semblables à des fentes d'aspect irrégulier, sont remplis de liquide. Cette cavité renferme l'embryon, alors fort gros, plongé dans sa cavité amniotique entourée par l'amnios, et muni de sa vésicule vitelline, devenue petite, aux parois plissées, et comparable à un sac aplati contre la face ventrale. Cette vésicule, comme l'allantoïde, s'attache à celle-ci par un pédicule court et étroit.

L'embryon possède alors un organisme complet, ou peu s'en faut. Les annexes, parvenus à leur période d'état, n'ont plus qu'à se détruire. Le petit être se débarrasse d'eux, brise sa coque, et apparaît au dehors.

PHÉNOMÈNES DE L'ÉCLOSION. — Lorsque le moment de l'éclosion approche, le liquide de l'amnios, et celui de l'allantoïde, diminuent de quantité, sans doute par évaporation au travers de la coque calcaire. Les parois de ces annexes se plissent, se dessèchent quelque peu, et se désorganisent. — Chez la plupart des Oiseaux, la vésicule vitelline se rétracte, tout en restreignant sans cesse sa masse, dans la cavité abdominale de l'embryon. La rétraction opérée, tantôt le cordon s'atrophie le premier, laissant la vésicule libre parmi les circonvolutions intestinales (Colombins, par exemple); tantôt il demeure plus longtemps (Poulet). Dans les deux cas, il joue le rôle d'un corps étranger, que des vascularisations entourent pour le résorber par phagocytose; ce qui ne tarde pas à être fait. Il ne paraît point en être ainsi chez les Reptiles; les jeunes éclosent, encore munis des derniers vestiges de leur vésicule vitelline, appendus à l'extérieur du corps, et dont ils se débarrassent de suite, en la détachant, et la laissant tomber; la cicatrice de chute disparaît, et ne laisse aucune trace persistante.

L'embryon est l'agent actif dans l'éclosion : il brise lui-même sa coque, pour paraître dans les milieux extérieurs. La plupart des Reptiles possèdent, à cet effet, une dent spéciale, placée sur l'intermaxillaire, qui tombe peu après la mise en liberté de l'individu. Les Oiseaux se servent de leur bec dans le même but; l'extrémité de ce dernier est parfois muni d'une saillie, dure et épaisse, qui facilite l'opération, et disparaît ensuite. — Au moment de l'éclosion, l'allantoïde et l'amnios sont déjà bien diminués, et desséchés; la plupart de leurs vaisseaux ont disparu. Les derniers restes de ces appendices s'atrophient alors, et l'organisme se trouve réduit à lui-même, par la perte de tous ses annexes, autrefois si volumineux et si importants.

La plupart des Reptiles, et divers Oiseaux, sont déjà capables de se mouvoir, et de s'alimenter, dès leur mise en liberté; ils ne diffèrent des adultes que par leur taille plus restreinte, et par leurs organes sexuels encore peu développés. Un grand nombre d'Oiseaux présentent d'autres phénomènes; leur revêtement de plumes, très incomplet, les empêche à la fois de se déplacer, et de se nourrir par eux-mêmes. Plusieurs semaines sont souvent nécessaires pour que les appareils locomoteurs arrivent à l'état parfait; les parents fournissent eux-mêmes, à leurs descendants, et durant toute cette période, les soins et les aliments nécessaires. Les Colombins se servent même, à cet effet, d'une sécrétion nutritive, produite par leur jabot, qu'ils dégurgitent dans le bec de leurs petits.

§ 6. — Formes et annexes embryonnaires des Mammifères.

I. **Considérations générales.** — *A.* Le développement des Mammifères s'effectue suivant des procédés divers. Parmi ces animaux, les uns sont ovipares, et les autres vivipares; ceux-ci comprennent, à leur tour, des êtres variés, en ce sens que les embryons de plusieurs d'entre eux sont privés d'un placenta, alors que ceux des autres possèdent toujours un tel appendice. Les premiers sont les Monotrèmes, les seconds les Didelphes, et les derniers les Monodelphes. L'absence d'un placenta chez les Monotrèmes et les Didelphes leur vaut souvent d'être désignés sous le nom commun d'*Implacentaires*, par opposition au terme de *Placentaires*, employé pour qualifier les Monodelphes.

Le défaut de relations nutritives, entre la mère et ses descendants, est complet chez les Monotrèmes. — Ces rapports commencent à s'établir dans la série des Didelphes, tout en ne s'accompagnant point de la présence d'un placenta. Les embryons, munis de leur vésicule vitelline et de leur allantoïde, demeurent pendant quelque temps dans l'oviducte maternel, et adhèrent aux parois de ce dernier par celles de leurs appendices. Des échanges de nutrition se manifestent par ce moyen ; ils cessent bientôt, par l'expulsion des jeunes, faite avant que leur organisme soit terminé ; la gestation oviductaire est courte. Les petits sont recueillis par la mère, et placés dans sa poche marsupiale, où ils s'achèvent. L'existence de deux incubations successives, dont la première s'accomplit dans les voies sexuelles du générateur femelle, et la seconde dans sa cavité marsupiale, justifie le nom de Didelphes, accordé à ces animaux. — Enfin, les relations nutritives de la mère et du fœtus atteignent leur comble chez les Monodelphes. Une seule gestation se présente, effectuée toute entière dans les conduits sexuels, pourvus, à cet effet, d'un utérus, souvent dit la matrice. La vésicule allantoïde donne un placenta, chargé de présider aux échanges de l'alimentation générale. Les descendants ont presque entièrement édifié leur structure, au moment où ils sont rejetés dans les milieux extérieurs.

Les connaissances, acquises sur le développement de ces trois groupes de Mammifères, sont des plus inégales. Elles se bornent, en ce qui touche les Monotrèmes, à la constatation de leur oviparité, et à la présomption de leur ressemblance, sous ce rapport, avec les Sauropsidés. Elles sont un peu plus grandes au sujet des Didelphes ; elles consistent en quelques données sur la disposition des annexes. Elles ne sont guère complètes que pour les Monodelphes. Aussi ces derniers sont-ils presque les seuls visés dans le présent paragraphe.

B. — L'ovule, converti en une cœloplanule, s'accole à la paroi de l'utérus maternel. Celle-ci s'hypertrophie à son contact, et, sans doute, des échanges nutritifs s'établissent déjà entre elle et l'embryon. Parfois, cette amplification a pour effet d'amener la production de bourrelets, qui s'élargissent en membranes minces. Celles-ci s'étendent, soit autour de l'ovule, pour l'envelopper en totalité ou en partie, soit sur la paroi utérine elle-même. Façonnées dès les premières phases de l'évolution, et ne provenant en rien du fœtus, puisqu'elles dépendent de la matrice, elles commencent par posséder une certaine épaisseur, puis s'amincissent, et se dessèchent ; finalement, elles sont expulsées avec les petits, lors de la parturition. Cette terminaison leur a valu le nom de *caduques*. Ces annexes doivent être pris pour des formations utérines, maternelles, dont la genèse a, comme cause, l'hypertrophie des parois de la matrice au contact de l'ovule, et, comme résultat, l'accroissement des surfaces de contact entre ces parois et l'embryon. Une telle extension est destinée à permettre l'augmentation des échanges nutritifs, car, en ce moment, le placenta n'a pas encore pris naissance.

La cœloplanule, tout en grandissant, se divise en ses deux parties, la zone embryonnaire et la zone para-embryonnaire. La première se délimite de la seconde, et se sépare d'elle de plus en plus. Celle-ci, d'abord constituée par une seule assise ectodermique, placée autour de la cavité para-vitelline, se complique bientôt ; elle se double d'une couche protendodermique, qui, au moins sur une bande adjacente à l'embryon, s'épaissit, puis se partage en un mésoderme et un endoderme. De son côté, la cavité para-vitelline, tout en augmentant ses dimensions dans tous les sens, de façon à rendre plus considérable la taille de la cœloplanule, se remplit d'un liquide épais, semblable à de l'albumine, et probablement doué de propriétés nutritives. Ce liquide se dépose, sans doute, à la suite des premiers échanges diffusifs, établis entre l'utérus et l'embryon.

Le cœlome externe fait alors son apparition selon le mode habituel. Il s'étend de plus en plus, d'une manière progressive, dans la paroi complexe qui limite la cavité para-vitelline, et répond à la zone para-embryonnaire primitive accrue de la couche protendodermique. Il divise cette paroi en une lame externe, et une lame interne. — La première engendre, autour de la zone embryonnaire, les replis amniotiques; ceux-ci s'amplifient, se raccordent par leurs bases, surplombent l'embryon, et l'enveloppent de deux membranes. Parmi celles-ci, l'interne est l'endamnios, l'amnios véritable, qui circonscrit, autour de l'embryon, la cavité amniotique; l'externe est l'examnios, la séreuse de von Baër, qui se continue exactement, par ses bords, avec la lame externe dont elle provient. — La première, la lame interne, demeure autour de la cavité para-vitelline; elle compose, avec elle, la vésicule vitelline des Mammifères vivipares, de beaucoup plus petite que son homologue des Mammifères ovipares et des Sauropsidés, car elle ne contient aucun deutolécithe. Cette vésicule ne tarde pas à être complètement séparée de la lame externe. Elle représente, dès lors, un appendice de taille restreinte, libre dans le cœlome externe, et suspendu, par un court cordon vitellin, à la face ventrale de l'embryon. Elle ne s'accroît plus désormais, alors que tout ce qui l'entoure grandit sans cesse; ses dimensions relatives s'atténuent, jusqu'au moment où elle n'est plus qu'un élément minime, accolé au cordon allantoïdien.

La lame externe de la zone para-embryonnaire, dès l'instant où s'achève l'amnios, constitue, à cause de sa liaison avec l'examnios, une membrane complète, placée autour du cœlome externe, et le limitant vers le dehors. Elle est la partie la plus extérieure de tout l'organisme embryonnaire, et se trouve directement en rapport avec la paroi utérine. Elle représente une poche sphérique, qui contient, dans sa cavité, le corps de l'embryon avec ses appendices. Son union avec la membrane externe des replis amniotiques lui vaut d'être désignée par les mêmes expressions. — Cette lame est l'une des enveloppes embryonnaires. L'ensemble de ces dernières est qualifié, par les auteurs, du nom de *chorion.* La nature et la structure de ce chorion varient, à la fois, suivant les divers types de Mammifères, et, pour un même fœtus, suivant son âge; mais l'examnios, la séreuse de von Baër, constitue l'une de ses couches les plus importantes, autant sous le rapport de la disposition que sous celui du rôle joué.

La vésicule allantoïde prend naissance, à mesure que s'ébauchent et s'étendent l'amnios avec le cœlome externe. Elle pénètre dans cette cavité, qui s'amplifie, et s'y agrandit à son tour. Sa paroi externe s'applique contre l'examnios, et s'unit à lui, pour constituer une seule et même couche. — Une partie de cette dernière, lorsque la soudure est accomplie, prend alors un accroissement énorme, et donne le *placenta*. La genèse de cet annexe est précédée par celle de l'*ectoplacenta*, région épaissie de l'ectoderme de l'examnios, qui s'accole à la paroi utérine. Celle-ci perd son épithélium ; l'ectoplacenta émet des expansions, qui pénètrent dans son derme, dont les vaisseaux s'hypertrophient, et qui enveloppent ces derniers d'une gaîne ; le sang maternel, coutenu dans ces espaces vasculaires, abandonne aisément, par ce moyen, aux villosités ectoplacentaires, les substances nutritives qu'il renferme. Puis l'allantoïde, avec son mésenchyme richement vascularisé, double, à son tour, l'ectoplacenta, pour composer avec lui le placenta définitif. Celui-ci possède les vaisseaux allantoïdiens ; il augmente leur nombre, et les fait pénétrer dans les expansions de l'ectoplacenta. Les parois de ces derniers se résorbent, au point de n'être plus que de minces lamelles, interposées aux canaux sanguins de l'utérus et à ceux de l'annexe nutritif. Les premiers dépendent de l'organisme maternel, et les seconds de l'économie fœtale ; les échanges nutritifs sont désormais, grâce à cette disposition finale, parvenus à leur période d'état.

Le placenta n'offre pas le même aspect chez tous les Mammifères. Sa structure la plus simple est celle où il consiste en saillies, éparses sur l'allantoïde, et soulevant l'examnios à leur niveau ; on le qualifie, dans ce cas, par l'expression *diffus*. — Ailleurs, il est un organe unique, tout en présentant des formes variables. — Une partie de l'allantoïde l'engendre seule ; les autres régions de la vésicule s'atrophient d'habitude, dans le cours du développement. A la suite de cette diminution de l'allantoïde, la cavité amniotique prend un accroissement considérable, en diminuant d'autant l'espace occupé par le cœlome externe. Elle s'amplifie, refoulant devant elle l'amnios (endamnios) qui la limite, et l'appliquant, à la fois, sur le cordon allantoïdien, sur les derniers vestiges de la vésicule vitelline et de son cordon, contre la face interne du placenta, de l'allantoïde, et de l'examnios. Les rapports primitifs sont alors changés, par la restriction et la disparition du cœlome externe ; l'examnios, avec les annexes nutritifs qu'il supporte, étant accolé à l'endamnios, tous deux se trouvent composer une même membrane ; celle-ci limite la cavité amniotique, la seule qui existe alors autour de l'embryon. Ces changements sont des plus nets dans le cas de la placentation discoïdale des Primates supérieurs et de l'Homme.

C. — La série de ces phénomènes, qui aboutit, en somme, à la production d'un placenta, et à l'établissement, entre la mère et le fœtus, d'échanges nutritifs de plus en plus intenses, s'effectue d'une manière

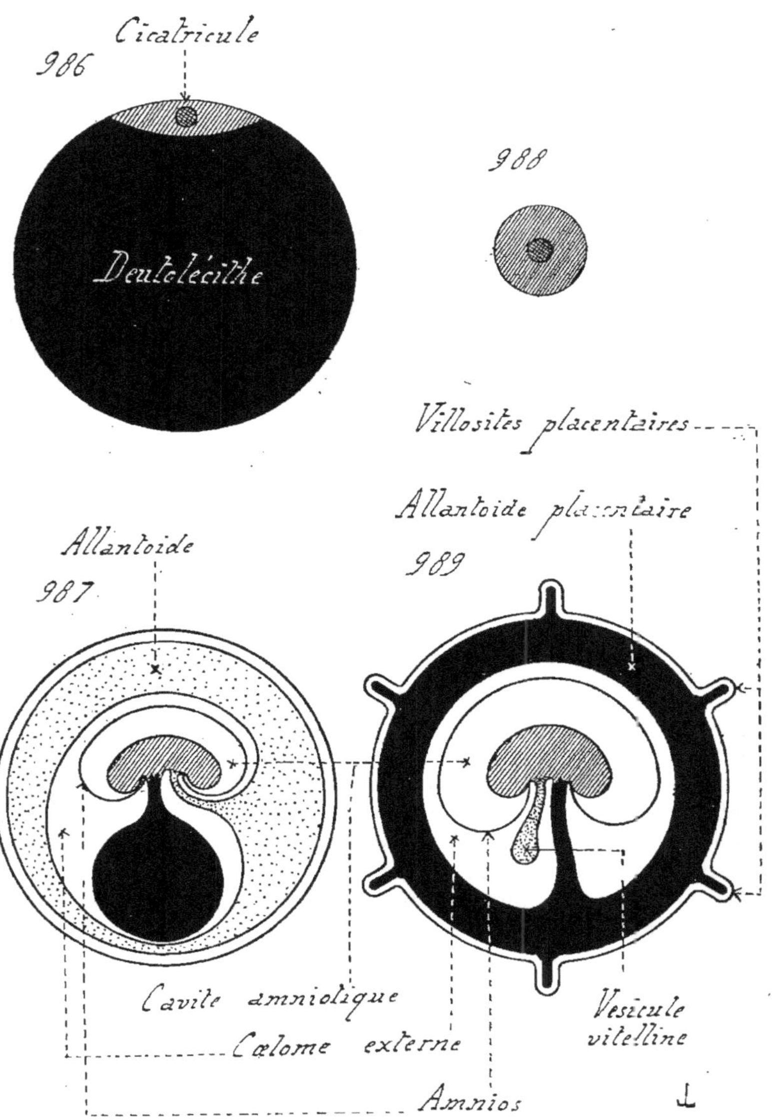

Fig. 986 à 989. — Opposition des Mammifères vivipares aux Sauropsidés en ce qui concerne leurs ovules et leurs annexes embryonnaires (*diagrammes;* les annexes nutritifs sont en noir). — En 986, ovule des Sauropsidés, muni de son volumineux amas de deutolécithe. — En 987, embryon des Sauropsidés, pourvu de sa grosse vésicule vitelline (en noir), et d'une vésicule allantoïde servant surtout à la respiration embryonnaire. — En 988, ovule des Mammifères vivipares, petit, et privé de deutolécithe. — En 989, embryon des Mammifères vivipares, portant une vésicule vitelline très restreinte, et une vésicule allantoïde chargée de donner le placenta, c'est-à-dire l'organe de la nutrition embryonnaire.

parallèle à l'accroissement des parties. Afin de se la représenter en son entier, il est nécessaire de la considérer comme liée à une amplification générale, et progressive. Cette dernière cesse pourtant, à des intervalles divers suivant les éléments mise en cause. — Elle s'arrête, en premier lieu, pour la vésicule vitelline. Elle continue en ce qui regarde le cœlome externe, et le placenta, puis s'interrompt lorsque ce dernier organe parvient à sa période d'état. Elle ne demeure avec constance, et jusqu'au bout, que pour l'embryon lui-même. Celui-ci grandit d'une façon régulière et constante, jusqu'au moment où, ayant atteint sa taille définitive, il est expulsé de l'utérus maternel.

Ces modifications ne sont pas, au surplus, exactement semblables chez tous les Mammifères. Elles sont altérées, dans certains cas, par des déplacements, ou même par des omissions. Ces changements sont connus d'après ceux que possèdent les Rongeurs; ils paraissent liés à une grande brièveté du temps consacré à la gestation, et à la nécessité corrélative d'édifications rapides. Ils atteignent surtout les enveloppes embryonnaires, et l'amnios. Les premières se détruisent en majeure partie, dès les phases initiales, en déterminant le phénomène connu sous le nom d'*inversion des feuillets*. Le second se différencie sur place, par le creusement de la cavité qu'il renferme, sans présenter aucun des états consacrés à la production des replis amniotiques, et à leur extension. Ces changements offrent l'empreinte d'une abréviation manifeste.

D. — Ces faits établissent, dans la marche de l'embryogénie, sur ce qui touche la forme et la disposition des annexes, une différence considérable entre les Mammifères placentaires et les Sauropsidés. Sans doute, les Monotrèmes doivent être rangés à côté de ces derniers. Quant aux Didelphes, ils établissent une transition entre les deux extrêmes, par la grande taille relative de leur vésicule vitelline, et par leur privation de placenta.

Les Sauropsidés sont ovipares. Leurs œufs, expulsés de suite après la fécondation, doivent être assez gros pour contenir l'embryon avec tous ses annexes; aussi possèdent-ils une taille considérable. Ces œufs, limités par une coque inextensible, conservent les mêmes dimensions, depuis le début du développement jusqu'à sa fin. Le petit être, enfermé dans cette coque, se nourrit aux dépens de sa vésicule vitelline, qui représente la principale masse alimentaire, et respire au moyen de sa vésicule allantoïde; en conséquence, ces deux appendices sont volumineux, et ne perdent guère de leur importance, surtout en ce qui touche la première, que vers la fin de l'évolution.

Les Mammifères placentaires sont vivipares. Leurs œufs, conservés dans l'utérus maternel, et privés de matériaux nutritifs, sont très petits. Ils subissent une amplification extrême, que n'entrave aucune coque extérieure. Le fœtus, accolé aux parois utérines, se nourrit à leurs dépens;

tout d'abord, par la seule diffusion de liquides entre les surfaces mises
en contact; il produit ensuite un placenta, destiné à rendre cet échange
alimentaire plus précis et plus complet. La vésicule vitelline est petite
d'emblée, à cause de la privation de tout deutolécithe. L'allantoïde
grandit, afin de donner le placenta; mais sa région placentaire acquiert
seule, du moins dans la plupart des cas, une certaine prépondérance.
Finalement, les uniques annexes embryonnaires, vraiment développés,
sont l'amnios et le placenta.

De telles différences sont considérables. Leur cause est la substitution
de la viviparité à l'oviparité. Les coques externes, la couche albumineuse
manquent de ce fait; l'ovule, privé de deutolécithe, est très petit; sa
vésicule vitelline joue un rôle des plus restreints; et seuls, l'amnios,
destiné à circonscrire la cavité amniotique, et le placenta, d'origine
allantoïdienne, acquièrent de l'importance.

II. **Caduques.** — *A*. Les caduques sont des zones hypertrophiées
de la muqueuse utérine. Elles naissent au moment où l'ovule fécondé
arrive dans l'utérus, et s'accole à une partie de sa paroi; elles s'amplifient durant les premières phases de l'évolution; puis elles s'amincissent,
et se réduisent à de minces lamelles rejetées lors la parturition. L'épaississement, destiné à les produire, atteint surtout le derme de la muqueuse
avec les glandes qu'il contient; l'épithélium vibratile s'exfolie et disparaît.

Tous les Mammifères placentaires ne sont pas également pourvus de
caduques. Ces formations appartiennent surtout à ceux dont le placenta
est ramassé en un corps compact; elles atteignent un développement
extrême chez les Primates supérieurs et chez l'Homme. — Leur répartition inégale a fait diviser les Monodelphes en deux séries, dont l'une
est dite des *Adécidués*, et l'autre des *Décidués*. La première comprend
ceux dont les embryons sont privés de caduques; et la seconde ceux
qui entrent dans le cas contraire. Cette division n'est tranchée, et précise, qu'à la condition de regarder seulement les extrêmes. Dans la
réalité, des transitions nombreuses relient les Mammifères dépourvus
de caduques à ceux qui en possèdent. Tous ces animaux peuvent être
considérés comme décidus, car leur muqueuse utérine s'hypertrophie
toujours, dans la première période de la gestation, et se desquame par
places. Seulement, l'amplification est minime, et confuse, chez plusieurs
d'entre eux; alors qu'ailleurs elle se trouve plus considérable, tout en
ayant pour effet de donner des membranes aux limites assez précises.

Les Mammifères munis de caduques réelles, quoique développées à
des degrés divers, sont les Carnivores, les Pinnipèdes, les Rongeurs,
les Insectivores, les Chéiroptères, et les Primates supérieurs; cette répartition est prise dans l'ensemble. — Chez les autres Mammifères, la paroi
utérine s'hypertrophie durant le rut; elle double, et triple même son
épaisseur. Ses glandes s'amplifient; et des éléments embryonnaires

nombreux, parmi lesquels sont des cellules de grande taille, apparaissent dans son derme. L'épithélium se desquame, et tombe. Ces phénomènes

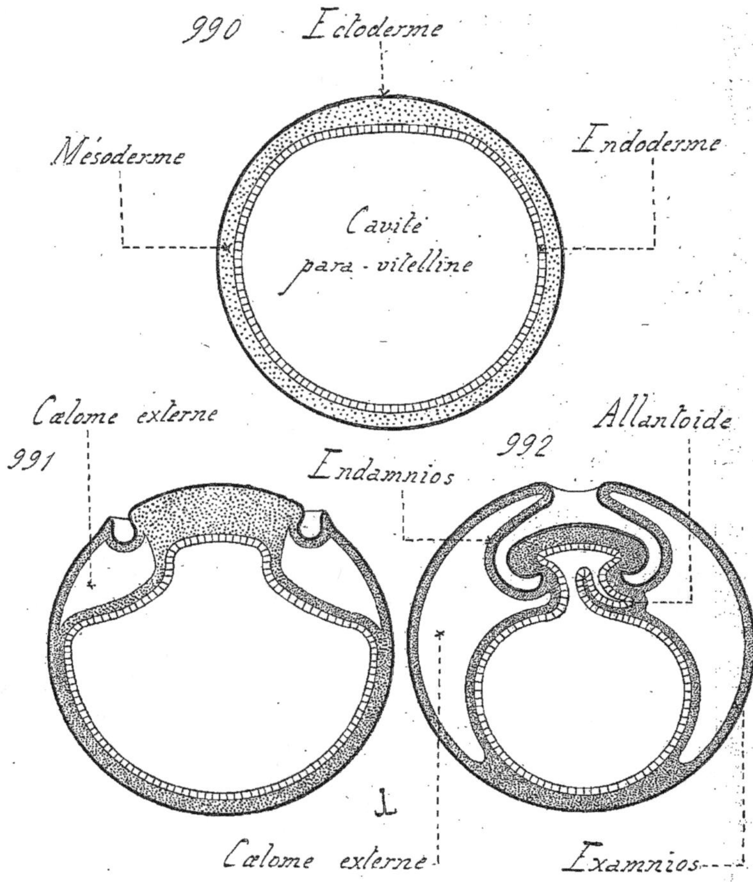

Fig. 990 à 992. — DÉVELOPPEMENT DES ANNEXES EMBRYONNAIRES DES MAMMIFÈRES VIVIPARES (*coupes à demi diagrammatiques*). Ces figures sont dressées suivant le plan de celles du tableau d'ensemble, allant de la figure 950 à 972, qu'elles complètent en ce qui concerne les Mammifères vivipares : l'ectoderme est en noir, l'endoderme en hachures, le mésoderme en pointillé ; les cavités sont en blanc. La suite de ce développement est donnée par les figures 993 et 994 en ce qui regarde les Mammifères vivipares, et par les figures 995 à 997 en ce qui touche plus spécialement les Mammifères monodelphes et placentaires. En 990, phase de cœloplanule, au moment où les trois feuillets se sont délimités autour de la cavité para-vitelline ; dans la réalité, la région inférieure de la figure (zone distale du blastoderme para-embryonnaire), ne possède du mésoderme que dans les phases ultérieures, lors du clivage du cœlome externe. — En 991, phase correspondant à celle de la figure 951 du tableau général ; le cœlome externe et les replis amniotiques font leur apparition. — En 992, phase correspondant à celle de la figure 958 du tableau général ; le cœlome externe et les replis amniotiques s'amplifient.

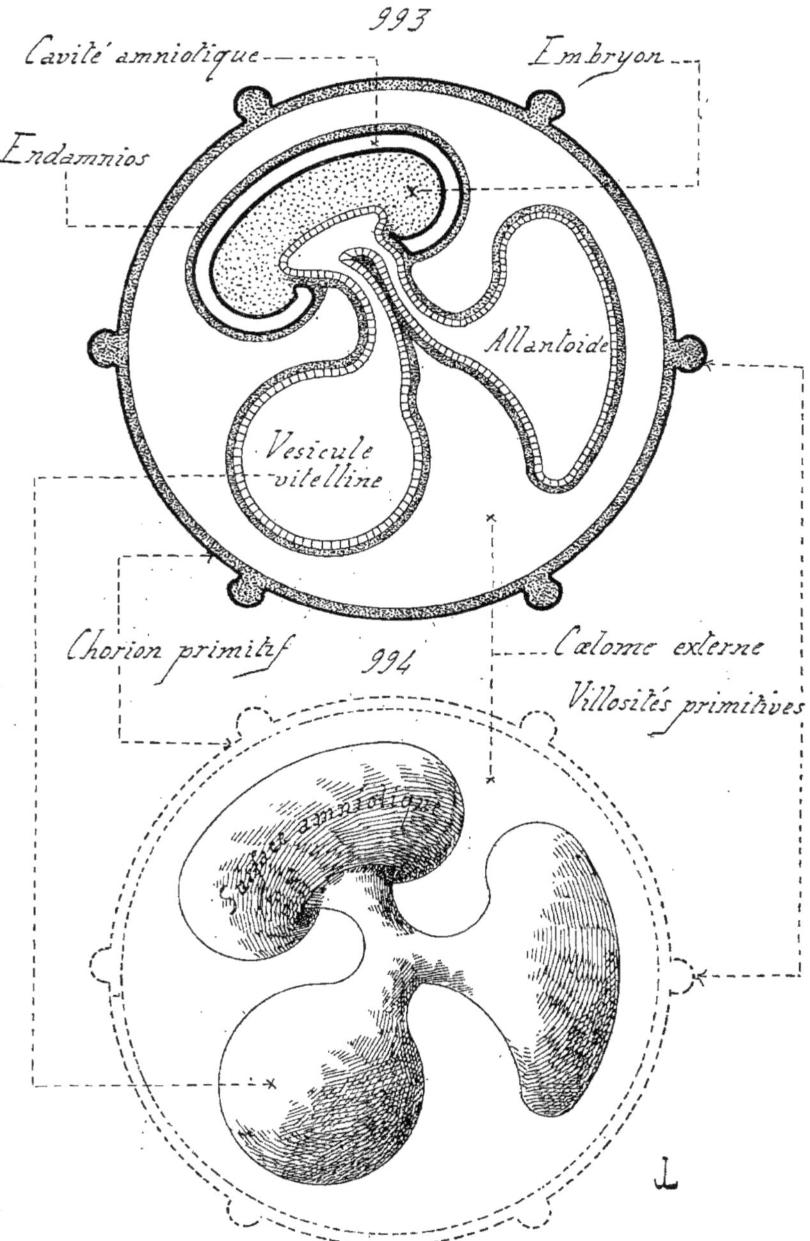

Fig. 993 et 994. — Développement des annexes embryonnaires des Mammifères vivipares (*coupes*

cessent ensuite; mais ils persistent dans la région où l'ovule, et plus tard le placenta, s'accolent à la matrice. Ces régions demeurent épaissies; les villosités placentaires pénètrent dans le derme richement vascularisé, et y absorbent les sucs nutritifs apportés par le sang maternel.

L'hypertrophie, dans la zone de contact de l'embryon et de l'utérus, atteint des proportions un peu plus grandes chez les Carnivores et les Pinnipèdes. La boursouflure de la muqueuse est telle, que celle-ci forme une sorte de cupule, enchâssant l'ovule fécondé. Cette cupule devient plus profonde chez les Rongeurs et les Insectivores; celle des Chéiroptères entoure l'œuf presque tout entier; et enfin, celle des Primates supérieurs l'enveloppe à la façon d'une capsule complète, accolée au chorion de l'embryon. Cette membrane, engendrée par la muqueuse utérine, à la suite de son hypertrophie, est dite la *caduque réfléchie*. — Jusqu'ici, l'épaississement s'atténue dans les régions de la matrice auxquelles ne s'accolent point d'ovules; il se conserve seulement dans les zones de contact avec les embryons. Il n'en est pas de même chez les Primates supérieurs, où l'hypertrophie s'étend à la paroi utérine tout entière. Elle a pour résultat la présence d'une lame, rejetée au moment de la parturition, au-dessous de laquelle la muqueuse se régénère; cette lame est nommée la *caduque vraie*.

Les auteurs admettent, en outre, la présence d'une troisième caduque, la *sérotine*, encore dite *inter-utéro-placentaire*. Celle-ci serait placée dans la région d'union du placenta avec la matrice; elle aurait pour objet d'engendrer cette part de l'annexe placentaire nommée le *placenta maternel*. — Les remarquables recherches, faites récemment par M. Duval sur les Rongeurs, montrent que le placenta maternel n'existe, à vrai dire, pas, du moins chez ces derniers animaux; mais la constance des caractères de cet appendice, dans la série entière des Monodelphes, autorise à étendre à tous ce qui est connu chez quelques-uns. La seule partie du placenta, qui soit de provenance maternelle, est le sang que les vaisseaux utérins fournissent à cet organe; tous les tissus solides dérivent de l'économie embryonnaire. L'ectoplacenta pénètre dans le derme de la muqueuse utérine, et le détruit pour englober, et endiguer, ses vaisseaux sanguins. Il est donc bien difficile, dans ce cas, de parler de placenta maternel comme de caduque sérotine; le mieux serait de ne plus employer ces deux termes, afin d'éviter des assimilations et des comparaisons inexactes.

à demi diagrammatiques). Ces figures font suite aux précédentes, numérotées de 990 à 992, et les mêmes considérations leur sont applicables. — En 993, les replis amniotiques se sont soudés pour délimiter la cavité amniotique, et le cœlome externe s'est étendu dans l'œuf entier; cette phase correspond à celle de la figure 963 du tableau général. L'examnios (séreuse de von Baër, chorion primitif) émet des expansions superficielles (villosités primitives, villosités non vasculaires), privées de vaisseaux sanguins. — En 994, *contours extérieurs* des annexes embryonnaires, en supposant le chorion primitif enlevé.

B. — Le développement, et l'évolution, des caduques ont été surtout suivis chez l'Homme. Les notions fournies, à cet égard, sur les autres Mammifères, et notamment sur les Rongeurs, dénotent une grande constance dans les procédés. Il est donc permis de prendre comme types les données acquises sur l'Homme, en tenant compte, pour les appliquer aux autres Monodelphes, des qualités différentes dans le temps et dans l'espace. C'est, en effet, chez l'Homme, que les caduques sont le plus complexes.

La *caduque vraie*, particulière à l'Homme et aux Primates supérieurs, est une hypertrophie locale, sur place, de toute la muqueuse utérine. Dans son évolution, elle passe par deux phases : l'une de progression, l'autre de régression. La première s'étend du premier au cinquième mois de la grossesse ; la seconde va de cette dernière époque jusqu'à la parturition. — La phase de progression commence à l'arrivée, dans la matrice, de l'ovule fécondé. L'épithélium vibratile de la muqueuse utérine s'exfolie, et disparaît. Le derme s'épaissit dans des proportions considérables ; ses cellules conjonctives se multiplient. Plusieurs d'entre elles s'amplifient à l'excès, et atteignent des dimensions extrêmes ; on les nomme les *cellules géantes* de la caduque. Les glandes utérines accompagnent cet accroissement, en s'allongeant dans le derme entier ; leur extrémité profonde s'élargit, devient variqueuse, et se reploie sur elle-même, de façon à occuper un plus grand espace qu'à l'état normal. Ce phénomène a pour résultat de diviser la caduque en deux assises : l'une adjacente à la musculature de la paroi utérine, creusée en tous sens par ses bases glandulaires, est dite la *couche spongieuse*; l'autre, périphérique, en rapport direct avec la cavité de l'utérus, est nommée, par opposition, la *couche compacte*, car ses portions glandulaires sont étroites, à peu près linéaires, et de faible volume par suite. Les cellules de ces glandes, cylindriques dès l'abord, se raccourcissent, et s'aplatissent même, sauf dans le fond de ces dernières. — La caduque vraie mesure environ, au moment où elle atteint toute son amplitude, sept à huit millimètres d'épaisseur ; elle diminue alors, jusqu'à posséder seulement un millimètre, vers le septième et le huitième mois de la gestation. Les pores, au moyen desquels les glandes s'ouvraient dans la cavité utérine, se ferment, et disparaissent. Les portions glandulaires de la couche spongieuse diminuent, et s'aplatissent, de manière à posséder l'aspect de cavités lenticulaires, toutes parallèles.

La caduque, ainsi diminuée, demeure en place jusqu'à l'époque de la parturition. Elle est alors rejetée, en même temps que l'embryon, laissant à nu la musculature utérine, recouverte seulement par la région la plus profonde du derme, qui n'a pas été prise dans ce développement. Cette zone, fort mince, contient les culs-de-sac terminaux des glandes utérines, encore munis de leurs cellules cylindriques. Le tissu conjonctif, interposé à ces derniers, prolifère pour composer un nouveau derme. Les culs-de-sac s'allongent, et constituent de nouvelles glandes ; leur épithélium s'étend autour de leurs orifices pour donner celui de la muqueuse; celle-ci est, par ce moyen, refaite à nouveau. D'après Ch. Robin, la nouvelle muqueuse s'ébauche avant la parturition; son épithélium proviendrait dans ce cas, au moins en partie, du tissu conjonctif sous-jacent. Ainsi que M. Duval l'a démontré, au sujet des Rongeurs, en ce qui concerne la régénération de la paroi après le décollement du placenta, ce fait n'a rien que de normal, puisque l'épithélium et le derme de la muqueuse utérine sont également d'origine mésodermique.

La *caduque réfléchie*, de répartition plus grande que la caduque vraie, est, à son début, un bourrelet annulaire de la muqueuse utérine; cette saillie s'accroît, de façon à entourer l'embryon sur une étendue variable. Aussi, son origine étant semblable à celle de la caduque vraie, son organisation est-elle identique. Les différences principales portent sur les glandes, qui subissent un élargissement égal dans presque toutes leurs parties, et s'allongent dans le sens de l'accroissement pris par la membrane qui les contient; elles ont la forme de cavités lenticulaires, fort aplaties. — La caduque réfléchie contient des cellules géantes. Dans le cas des Rongeurs, ainsi que l'ont démontré les recherches faites par M. Duval, ces éléments proviennent de l'embryon; ils se détachent de l'ectoderme du chorion, contribuent à constituer la caduque, où ils s'accumulent en grand nombre, et s'amplifient dans des proportions énormes. Ils revêtent des aspects divers, en se moulant sur ce qui les entoure; leur protoplasme passe à l'état aréolaire; et leurs noyaux s'hypertrophient de leur côté. — L'atrophie de cette caduque est, chez l'Homme, plus précoce que celle de la précédente; elle commence vers le second mois de la gestation, et débute dans son pôle diamétralement opposé au placenta. Les phases de cette régression ne diffèrent pas de celles présentées par la caduque vraie.

Lorsque les deux caduques coexistent, elles ne deviennent pas indépendantes. En continuant toujours à prendre l'Homme pour exemple, la caduque réfléchie, à cause de sa situation comme enveloppe de tout l'organisme embryonnaire, qu'elle emboîte à la façon d'une capsule, est obligée de suivre l'accroissement pris par ce dernier; elle s'élargit à mesure, demeurant toujours en sa place. Elle entoure le fœtus muni de ses appendices, et se trouve directement plongée dans la cavité même de l'utérus; celle-ci la sépare de la caduque vraie, qui recouvre la paroi utérine, partout où le placenta ne s'attache pas à cette dernière. L'amplification est telle, vers le cinquième mois de la grossesse, que la cavité de la matrice, aux dépens de qui elle s'effectue, disparaît complètement; l'embryon, pourvu de ses annexes, remplit tout l'espace limité par la paroi utérine. La caduque réfléchie s'accole à la caduque vraie; toutes deux s'unissent en une seule membrane, qui persiste ainsi, sans plus se modifier, jusqu'à la fin de la grossesse; à ce moment, l'épaisseur totale de leur ensemble atteint à peine un millimètre. — Lors de la parturition, cette unique caduque dernière est entraînée avec le placenta. La scission entre elle, et les portions persistantes des parois sexuelles, s'établit au niveau même du col; la muqueuse de ce dernier reste en place. (*Fig.* 1014.)

III. **Chorion.** — *A.* Les auteurs désignent par l'expression de *chorion embryonnaire*, ou plus brièvement de *chorion*, la membrane qui entoure l'ensemble de l'embryon et des annexes directement attachés à son corps. Comme la disposition de ces annexes varie d'un groupe de Mammifères à l'autre; comme, d'autre part, elle change, pour le même embryon, dans le cours de sa gestation; il s'ensuit que ce terme n'a aucune signification exacte, si ce n'est celle d'enveloppe extérieure. Il est nécessaire, afin de préciser, d'employer des adjectifs, destinés à enserrer le sens du mot dans des limites déterminées.

L'ovule, au moment où il parvient dans la matrice, est encore revêtu de sa zone pellucide. Celle-ci a été dite, parfois, le *chorion primaire* ou le *prochorion*. — Lorsque la phase de cœloplanule est dépassée, le cœlome externe fait son apparition, et détermine, par son extension, combinée avec celle de l'amnios, le clivage de la zone para-embryonnaire en l'examnios (ou la séreuse de von Baër) et la paroi vitelline. L'examnios passe alors à l'état de chorion, puisqu'il est extérieur par rapport à toutes les autres parties issues de l'ovule, et puisqu'il les enveloppe. Il mérite le nom de *chorion primitif*. Sa structure est celle de l'examnios qui le constitue à lui seul; elle comprend un ectoderme extérieur, un somato-mésenchyme sous-jacent, et une somatopleure interne. Parfois, dans le cas où il existe une caduque réfléchie autour du chorion primitif, ce dernier se soulève par places, afin d'augmenter les surfaces de contact, et, par suite, les espaces d'absorption nutritive; il produit des expansions, courtes et coniques, nommées les *villosités choriales primitives*, ou encore les *villosités non vasculaires*, à cause de leur privation de vaisseaux sanguins. L'embryon humain, vers la seconde et la troisième semaine de son développement, commence à porter un grand nombre de ces villosités, qui lui donnent un aspect tomenteux.

L'allantoïde fait ensuite son apparition, et progresse dans le cœlome externe. Sa paroi extérieure s'applique contre l'examnios, s'accole à lui, et augmente, par son appoint, la complexité du chorion. Ce dernier se compose, à la fois, de l'examnios et de la paroi externe de l'allantoïde, soudés en une seule membrane; afin de le distinguer du précédent, le terme d'*allanto-chorion* sert à le désigner. — La présence de l'allantoïde dans le chorion a pour effet de donner à ce dernier des vaisseaux sanguins, qui lui manquaient jusqu'alors; l'allantoïde est, en effet, richement vascularisée. Dans toutes les régions où parvient celle-ci, où se forme, en conséquence, un allanto-chorion, ce dernier émet des villosités, qui contiennent des capillaires sanguins. Ces appendices sont nommés, afin de les séparer des précédents, les *villosités choriales définitives*, ou les *villosités vasculaires*; elles en diffèrent par le rôle que joue l'allantoïde dans leur genèse, et par leur possession de vaisseaux san-

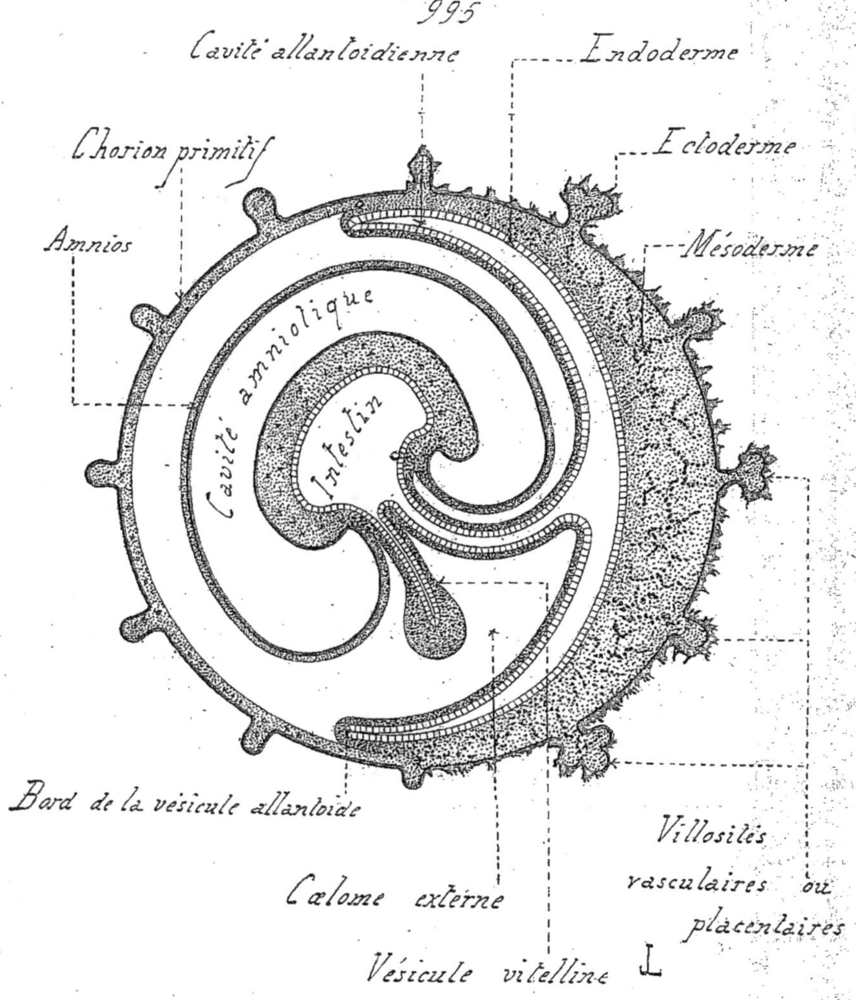

Fig. 995. — DÉVELOPPEMENT GÉNÉRAL DU PLACENTA DES MAMMIFÈRES (*coupe suivant un diamètre, à demi diagrammatique*). Cette figure complète, en ce qui concerne les Placentaires, les dessins précédents, numérotés de 990 à 994; les feuillets embryonnaires sont indiqués de la même façon. — Cet état correspond sensiblement à celui de la figure 969 du tableau général. La vésicule vitelline est devenue fort petite, alors que la vésicule allantoïde, reliée au corps de l'embryon par le cordon allantoïdien, s'est amplifiée; ce faisant, elle s'unit à une part du chorion primitif. Les villosités de cette région épaississent leur ectoderme superficiel (ectoplacenta), puis se laissent pénétrer par les vaisseaux allantoïdiens; elles deviennent alors plus volumineuses (villosités vasculaires), et donnent le placenta. Les vaisseaux allantoïdiens sont indiqués par des lignes d'un pointillé plus gros.

guins. Ceux-ci sont des branches des vaisseaux allantoïdiens (vaisseaux
ombilicaux). Dans le cas où le chorion primitif porte des villosités, l'allantoïde, en s'attachant au premier, envoie des rameaux vasculaires
dans les secondes ; celles-ci sont conservées, passent à l'état de villosités
définitives, et augmentent leurs dimensions.

Tous les Mammifères placentaires sont munis, dans leur développe-

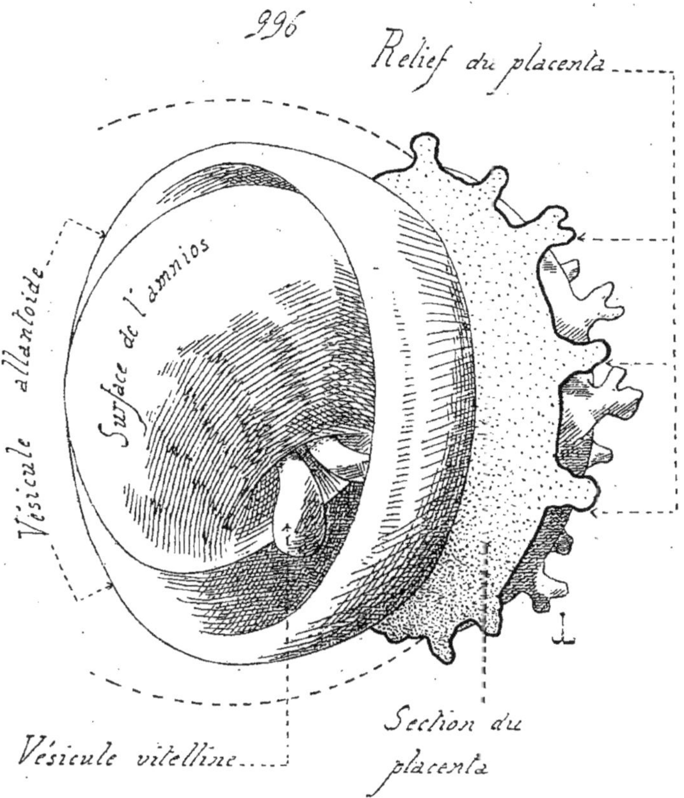

Fig. 996. — *Contour extérieur* de l'état précédent, en supposant le chorion primitif enlevé,
ainsi qu'une moitié du placenta, afin de laisser voir les appareils internes.

ment, de villosités vasculaires, qui recouvrent le chorion partout où se
trouve l'allantoïde. Cette constance avait porté Kölliker à nommer ces
animaux des Mammifères *choriens* (ou *choriata*), pour les distinguer des
Didelphes et des Monotrèmes, dont le chorion demeure lisse (Mammifères *achoriens*, ou *achoria*). Cette différence est une partie de la dissemblance générale établie entre les Mammifères entièrement vivipares,
dont les nécessités de nutrition embryonnaire sont très intenses, et les

Mammifères incomplètement vivipares, ou les ovipares. — Les villosités vasculaires s'atténuent progressivement, par la suite, dans toutes les zones où le placenta ne prend pas naissance. Par contre, dans les régions où l'allantoïde engendre l'appareil placentaire, où l'allanto-chorion se convertit en un placenta, ces villosités augmentent sans cesse de taille et de complexité, et composent elles-mêmes cet appendice nutritif. Dans le cas où le placenta se trouve diffus, et réparti sur la surface presque entière de l'allanto-chorion, les villosités sont conservées en majeure part. Mais lorsqu'une bande restreinte de l'allanto-chorion donne seule le placenta, alors ramassé en un corps compact, l'opposition, entre les zones où les villosités s'atténuent, et celles où elles se développent davantage pour engendrer cet organe, est des plus nettes. La région de diminution devient à peu près lisse; elle porte le nom de *chorion lisse* (*chorion læve*); l'autre accentue son aspect initial, et mérite le terme de *chorion touffu* (*chorion frondosum*), qui sert à la désigner.

Dans ce dernier cas, qui correspond à la présence d'un placenta dense et compact, les régions allantoïdiennes, non employées dans le façonnement de cet appendice, se réduisent à une mince lame, placée sous l'examnios et unie à lui; l'allanto-chorion, dans toute sa portion non placentaire, et lisse, constitue par là une membrane peu épaisse. La cavité amniotique grandit alors à l'excès, repoussant l'endamnios (amnios vrai) devant elle, et l'appliquant contre l'allanto-chorion. Ce dernier acquiert, de ce fait, une complexité extrême, puisque l'amnios s'ajoute à lui, et se soude à sa substance. Ce nouvel état, consécutif au précédent, peut être caractérisé par le terme d'*amnio-chorion*, servant à désigner la membrane enveloppante. — L'amnio-chorion manque à la plupart des Mammifères placentaires, car l'amnios prend rarement un accroissement tel, qu'il s'accole, en faisant disparaître tout le cœlome externe, au chorion existant déjà. Il est, par contre, bien développé chez l'Homme, et, sans doute, chez les Primates supérieurs. Lorsque tous les annexes sont complets, l'amnio-chorion est la seule enveloppe de l'œuf; il entoure directement la cavité amniotique, le seul restant de tous les espaces délimités autour de l'embryon. Cette enveloppe est elle-même doublée en dehors par une lame, résultat de la soudure de la caduque vraie avec la caduque réfléchie. La complexité de la membrane, destinée à circonscrire la cavité amniotique, où se trouve plongé le fœtus, est alors des plus grandes. Cette membrane se compose, de dehors en dedans : de la caduque vraie, de la caduque réfléchie, de l'examnios, de l'allantoïde non placentaire, enfin de l'endamnios. Malgré son origine multiple, elle constitue un tout simple, qui va en s'amincissant à mesure que le développement progresse ; seule, elle sépare l'embryon des milieux environnants, et se crève au moment de la parturition.

B. — Les dispositions précédentes s'appliquent aux cas où toutes les parties issues de l'ovule sont conservées en leur place. Il n'en est pas ainsi chez les Rongeurs, qui présentent une inversion des feuillets, soit tardive, soit précoce. Ainsi que l'a démontré M. Duval, les embryons de ces animaux ne possèdent point de chorion semblable à celui des autres Mammifères. Les seules régions, pourvues d'une structure comparable, sont celles où se trouve le placenta, petit et discoïde; partout ailleurs, les enveloppes sont d'une autre nature. Le chorion primitif de ces êtres se détruit en majeure partie, ou même, dans certains cas, ne prend pas naissance. Les zones blastodermiques qui subsistent s'incurvent autour de l'embryon, de manière à reporter leur endoderme vers le dehors. La membrane extérieure est ainsi tapissée par l'endoderme, et formée par une petite part seulement de la cœloplanule; elle correspond à une portion restreinte du chorion normal, amplifiée à l'excès pour jouer son rôle d'enveloppe, et dont les assises sont orientées dans un sens inverse (Voir au chapitre XVI, page 991).

Ce fait aboutit à un résultat des plus remarquables. Tous les Mammifères placentaires, sauf ceux en cause, restreignent les dimensions de leur vésicule vitelline, qui s'atrophie peu à peu. A la suite de la destruction précoce du chorion primitif, ou même de son défaut d'apparition, une partie de la paroi vitelline persiste chez les Rongeurs aux feuillets invertis, et donne l'enveloppe extérieure de l'embryon, en se repliant sur elle-même. Aussi cette dernière est-elle vascularisée, dans toutes les régions où ne se trouve pas le placenta, par les vaisseaux vitellins (omphalo-mésentériques). Les vaisseaux allantoïdiens (ombilicaux) se rendent au placenta seul, et n'irriguent pas la membrane extérieure.

IV. **Vésicule vitelline**. — Cet appendice se comporte de manières différentes des Didelphes aux Monodelphes, et, parmi ces derniers, de ceux dont la disposition est normale à ceux dont les feuillets sont invertis.

La vésicule vitelline des Didelphes reste volumineuse, pendant toute la durée de la gestation. Richement vascularisée par les vaisseaux vitellins, elle est plongée dans le cœlome externe, et s'y amplifie, tandis que l'allantoïde de ces animaux demeure petite. Elle s'accole à l'examnios, et le double, en agissant comme l'allantoïde des Monodelphes vis-à-vis de la même membrane; les régions d'union sont souvent nommées, par les auteurs, le *chorion vitellin*, ou le *vitello-chorion*. La zone de contact émet des villosités, qui s'attachent à la paroi de l'utérus maternel, et y puisent des sucs nutritifs. Ces villosités sont petites et éparses, à la manière de celles qui composent le placenta diffus de certains Monodelphes; seulement leur provenance diffère, car elles dépendent de la vésicule vitelline, et non de l'allantoïde. — Cette disposition correspond au premier degré de la viviparité, de la nutrition utérine, des Mammifères. Souvent, chez les *Phascolarctos* par exemple, et à cause de l'importance de son rôle, la vésicule vitelline prend un accroissement énorme;

elle grandit dans le cœlome externe, et entoure presque tout l'embryon, alors que l'allantoïde reste petite.

Chez les Monodelphes, la vésicule vitelline est d'abord volumineuse; puis, comme le rôle nutritif est joué par l'allantoïde, elle se restreint, et diminue de dimensions. A son début, la cœloplanule de ces animaux se compose de la cavité para-vitelline, que surmonte l'embryon accompagné de ses ébauches amniotiques, et que limite, partout ailleurs, la zone para-embryonnaire, encore constituée par l'ectoderme seul. Cette phase est commune aux embryons de tous ces animaux; les différences viennent, suivant que les états ultérieurs comportent la persistance des feuillets dans leur situation acquise, ou bien leur inversion.

Dans le premier cas, l'ectoderme de la zone para-embryonnaire est conservé en sa place; il se double de mésoderme et d'endoderme; le cœlome externe se creuse, et divise l'ensemble en deux lames. La lame externe, l'examnios, représente le chorion primitif; la lame interne continue à circonscrire la cavité para-vitelline, et à composer avec elle la vésicule vitelline. L'embryon grandit; son cœlome externe s'amplifie; l'annexe vitellin suit, tout d'abord, cet accroissement, mais dans des proportions beaucoup moindres, et ne tarde pas à s'arrêter dans cette voie. Alors que toutes les autres parties de l'embryon augmentent leurs dimensions, il demeure avec la même taille, et paraît, par conséquent, se rapetisser à mesure. Finalement, il n'est plus qu'un appendice de minime importance, attaché à l'embryon, et privé de tout rôle. — A son début, les vaisseaux vitellins (omphalo-mésentériques) se développent dans sa paroi; ils s'atrophient, pendant que la vésicule se rétrécit. Le canal de son cordon d'attache se comble. La face interne de sa paroi se couvre, dès l'abord, de petites saillies vasculaires, rappelant celles des Sauropsidés, mais privées de toute fonction, et disparaissant d'une manière hâtive. L'endoderme, qui la limite en dedans, se desquame; ses cellules tombent dans la cavité de la vésicule, où elles se résolvent en granulations. Cette dernière, fort restreinte, contient un liquide, tenant en dissolution des sels alcalins. — En somme, par tous ses détails, l'évolution de la vésicule vitelline est une régression constante, depuis le moment où le cœlome externe la sépare de l'examnios.

Les phénomènes changent dans le cas de l'inversion des feuillets. La zone para-embryonnaire de la cœloplanule s'atrophie, soit d'une manière précoce, soit d'une manière tardive. Elle ne persiste que dans une région adjacente à l'embryon, où elle se complique, et produit le cœlome externe, l'amnios et le placenta. A la suite de cette perte, la cavité para-vitelline disparaît également, et d'emblée, puisque la paroi, qui la circonscrivait, n'existe plus. Alors l'embryon, entouré de son amnios, se sépare de son placenta, et ne lui reste attaché que par le cordon allantoïdien, et par une membrane périphérique allant se raccorder aux bords de cet appendice nutritif. Cette membrane, produite peu à peu par l'éloignement progressif de l'embryon et du placenta, est le résultat de l'étirement d'une partie, de la zone para-embryonnaire conservée, non employée dans la genèse de ce dernier, ni dans celle de l'amnios. Cette partie, tout en grandissant, se retourne sur elle-même, et porte son endoderme vers le dehors. Ainsi établie, elle conserve cette disposition, et forme l'enveloppe extérieure de l'embryon muni de ses appendices. — Par comparaison avec les autres Mammifères monodelphes, la vésicule vitelline disparaît d'une façon précoce, et rapidement; sauf une partie, qui demeure pour façonner, en se retournant sur elle-même, la membrane destinée à limiter, et à isoler de la cavité utérine, l'espace occupé par le fœtus et ses annexes.

V. Cœlome externe. — Le cœlome externe varie d'aspect, suivant l'extension prise par l'allantoïde, et par l'amnios. Ces deux appendices s'amplifient, en effet, aux dépens de sa cavité, et la diminuent d'autant qu'ils sont eux-mêmes plus grands. Les deux extrêmes en pareil cas, sont offerts par les Didelphes d'une part, et les Monodelphes au placenta discoïde d'autre part. L'allantoïde et l'amnios des premiers demeurent restreints; seule, la vésicule vitelline acquiert une certaine prépondérance; aussi le cœlome externe reste assez vaste, et forme une large cavité où se trouvent plongés tous les annexes. Par contre, chez les seconds, et surtout chez l'Homme, l'amnios, distendu par la cavité amniotique, acquiert des proportions considérables; il s'attache à la région non placentaire de l'allantoïde, qui s'accole elle-même au chorion primitif, de manière à entraîner la disparition de tout le cœlome externe. Celui-ci, d'abord présent, est ainsi comblé par l'accroissement exagéré de ce qu'il contient, et ne se creuse plus à nouveau.

A cause de sa situation entre le chorion primitif et l'amnios, les auteurs désignent souvent cet annexe, dans le cas de sa persistance, par le terme de *cavité amnio-choriale*. Dans ce même cas, et surtout chez les Ruminants, des cellules, appartenant aux parois mésodermiques qui le limitent, se détachent de ces dernières, et tombent dans le cœlome externe. Elles y constituent un tissu mésenchymateux embryonnaire, composé de cellules étoilées, plongées dans une abondante substance fondamentale; Dastre l'a nommé le tissu *inter-annexiel*.

VI. Amnios. — *A*. Sauf dans le cas relatif à l'inversion précoce des feuillets blastodermiques, l'amnios des Mammifères est engendré suivant les procédés habituels : quatre replis s'élèvent autour de l'embryon, et s'unissent en une collerette, qui, grandissant toujours, et rétrécissant à mesure son orifice, finit par entourer complètement le petit être. Ce phénomène existe encore lorsque l'inversion des feuillets est tardive, comme il en est chez le Lapin; les replis amniotiques prennent naissance en dedans des ébauches ectoplacentaires, entre ces dernières et la zone embryonnaire. — Mais il ne se retrouve plus si l'inversion est précoce, ainsi que le Campagnol, le Rat, le Cobaye, en

offrent des exemples. Les rudiments de l'amnios et du placenta, déjà
fort proches l'un de l'autre chez le Lapin, ne constituent qu'un seul
corps, formé par un épaississement local de l'ectoderme de la cœloplanule. Cette zone ectodermique grandit, et, ce faisant, se divise en
deux parts : l'une supérieure et externe, l'autre inférieure et interne,
adjacente à l'embryon. La première représente l'ectoplacenta, qui se
modifie suivant ses tendances spéciales. La seconde est l'amnios. Celle-ci
se creuse d'une cavité, soit lorsqu'elle est encore confondue avec la précédente (Campagnol, Rat), soit isolément (Cobaye). En ce moment de
son évolution, elle est une vésicule sphérique, creuse, à la paroi composée seulement de cellules ectodermiques, qui repose sur l'embryon.
Le protendoderme voisin ne tarde pas à lui fournir des éléments mésodermiques, qui complètent l'organisation de cette paroi ; de plus, la vésicule entière se déprime, et s'étend autour de l'embryon, de manière à
l'envelopper, et à acquérir ainsi sa disposition finale. L'amnios est alors
constitué suivant un mode bien différent du procédé habituel, et qui
dérive de lui par une abréviation, dont le Lapin montre les premiers
linéaments. Entre temps, l'allantoïde s'était étendue, en contournant
l'amnios et s'attachant à sa paroi, pour aller retrouver l'ectoplacenta,
et le convertir en un placenta définitif. (Voir au chapitre XVI, pages 1001
à 1008.)

De telles connexions, fort dissemblables des rapports habituels, ont
été précisées dans tous leurs détails, au sujet des Rongeurs, par M. Duval.
Sans doute, des relations équivalentes existent chez l'embryon humain.
— Les auteurs, et notamment His, ont signalé la présence, dans ce dernier cas, et tout au début de la gestation, vers la troisième semaine,
d'une expansion qui relie le corps de l'embryon au chorion primitif. Cet
appendice, nommé le *pédicule abdominal*, se compose d'un prolongement
de l'amnios, déjà développé à cette époque, auquel s'attache le rudiment
de l'allantoïde, entouré par une gaîne conjonctive renfermant les vaisseaux allantoïdiens. Ce pédoncule manque à tous les Mammifères dont
l'amnios se façonne suivant les procédés normaux, puisque l'allantoïde
s'étend directement dans le cœlome externe, et ne s'attache pas, du
moins dès son début, à la paroi amniotique. Par contre, chez les Rongeurs dont l'inversion est précoce, et dont l'amnios se délimite directement contre l'embryon, sans aucune genèse de replis, l'allantoïde
adhère à ce dernier pour s'avancer vers l'ectoplacenta. Les relations
sont identiques à celles montrées par l'Homme, y compris l'existence
d'un prolongement amniotique, qui se manifeste au moment où les deux
ébauches, de l'amnios et du placenta, se séparent l'une de l'autre.

Le pédicule abdominal de l'embryon humain est donc une formation semblable à celle des Rongeurs précédents, mais qui ne s'accompagne point d'une inversion des feuillets embryonnaires. Si l'on rapproche de cette particularité le fait relatif à la genèse rapide de l'amnios,
déjà présent, d'après Coste, vers la fin de la seconde semaine du déve-

loppement, on en vient à penser que, peut-être, cet appendice prend naissance d'une manière directe, sans aucune genèse préalable de replis. Ce n'est là qu'une hypothèse; car les premières phases de l'évolution

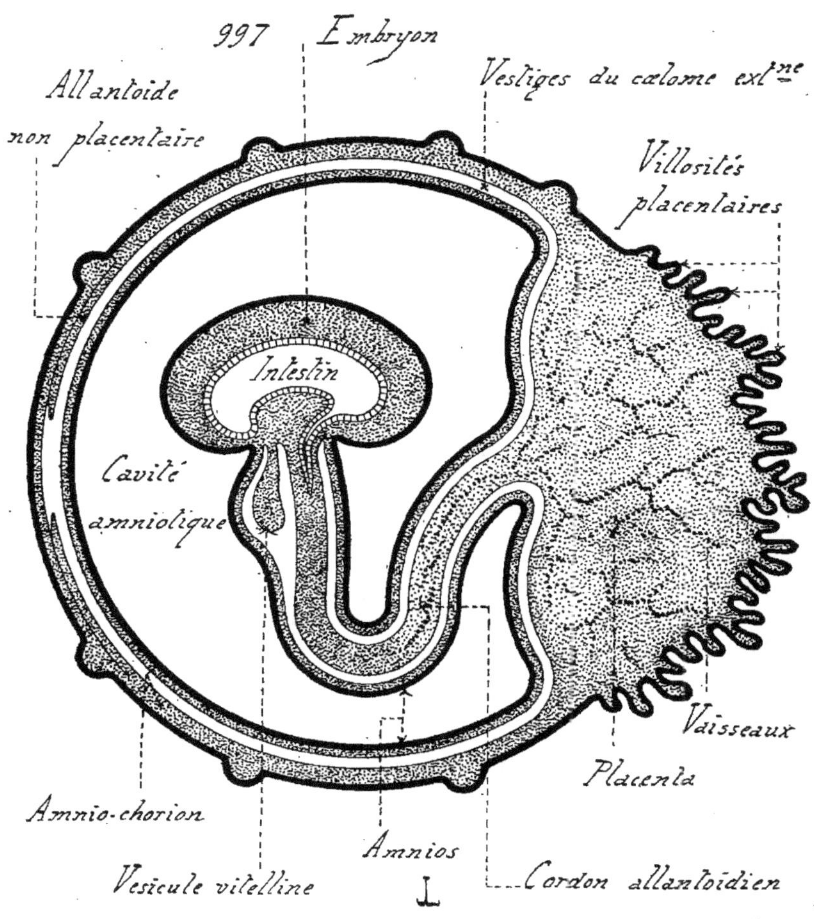

Fig. 997. — Développement général du placenta des Mammifères (*coupe suivant un diamètre, à demi diagrammatique*). Cette figure complète les précédentes, numérotées 995 et 996, en ce qui concerne plus spécialement les placentas discoïdaux. Elle est exprimée de la même façon que la figure 995, et que les figures 990 à 994 : l'ectoderme est en noir, l'endoderme en hachures, le mésoderme en pointillé; les cavités sont en blanc.

Le placenta, devenu très épais, s'est ramassé en un disque. Il n'est fourni que par une portion de l'allantoïde, l'autre portion s'étendant sous le chorion primitif presque entier; de plus, la cavité amniotique s'amplifie à l'excès, appliquant l'amnios contre la face interne de l'allantoïde non placentaire, contre celle du placenta, et contre le cordon allantoïdien. La vésicule vitelline est fort réduite; l'ensemble de ses vestiges, et du cordon allantoïdien, engaîné par l'amnios, compose le cordon ombilical, ou cordon placentaire.

embryonnaire de l'Homme sont à peine connues; les notions précédentes leur donnent pourtant un certain appui.

B. — L'amnios, ou, pour employer un terme plus précis, l'endamnios, c'est-à-dire la membrane interne de tout l'appareil amniotique, ne prend pas un accroissement égal chez tous les Mammifères placentaires; par suite, ses connexions varient d'un type à l'autre. Dans tous les cas, il est une membrane continue, destinée à circonscrire, sur toute son étendue, la cavité amniotique, où se trouve plongé l'embryon. Ses rapports dépendent de l'extension prise par cette cavité; comme il est entouré lui-même par le cœlome externe, l'amplification de celle-là s'effectue au détriment de celui-ci. — D'ordinaire, l'agrandissement de l'amnios est assez restreint, pour laisser subsister une partie du cœlome externe; ce dernier demeure intercalé, sous la forme d'une fente remplie de liquide, à la paroi amniotique et au chorion. Par contre, dans certains cas, et surtout chez l'Homme, l'accroissement est tel, que l'amnios fait disparaître toutes traces du cœlome externe, et s'accole au chorion, pour constituer avec lui un amnio-chorion. Les rapports sont alors bien différents des premiers, puisque la paroi amniotique fait partie du chorion général, et revêt, en outre, la surface de tous les autres appendices, placenta et cordon ombilical. A la suite de l'atrophie du cœlome, la cavité amniotique, fort vaste, est la seule qui persiste autour de l'embryon.

La paroi amniotique est recouverte en dedans, du côté de la cavité qu'elle limite, par un épithélium de provenance ectodermique; ce dernier est simple, et pavimenteux, plus rarement cylindrique. Parfois, il prolifère par places, et produit des petites saillies, dites les *caroncules amniotiques* lorsqu'elles sont indivises, et les *villosités amniotiques* dans le cas où elles sont ramifiées. — Le liquide amniotique, l'*eau de l'amnios*, augmente sans cesse de quantité pendant les deux premiers tiers de la gestation, et diminue ensuite, sans doute d'une manière connexe à l'accroissement du fœtus. En ce qui concerne l'Homme, il mesure un litre environ vers le cinquième et le sixième mois de la grossesse, et un demi-litre seulement vers la fin de la gestation.

VII. Vésicule allantoïde. — La disposition de la vésicule allantoïde des Mammifères vivipares dépend de celle du placenta qu'elle fournit.

Cet appendice est petit, chez les Didelphes. Les relations nutritives, établies entre les embryons de ces animaux et l'utérus maternel, sont effectuées par la vésicule vitelline. L'allantoïde n'y prend aucune part; aussi demeure-t-elle restreinte, et séparée du chorion par le cœlome externe.

Il n'en est point ainsi chez les Monodelphes. Les connexions nutritives sont données par l'allantoïde, qui se soude et s'accole au chorion,

sur un espace d'étendue variable, mais toujours assez grand, et forme
avec lui un allanto-chorion. Les vaisseaux allantoïdiens se ramifient en
abondance dans ce dernier, et vascularisent les villosités qu'il possède.
Celles-ci, recouvertes par l'ectoderme du chorion, qui prolifère plus ou
moins, pénètrent dans l'épaisseur de la muqueuse utérine, et y puisent
les matériaux nécessaires à l'alimentation de l'embryon. Elles constituent le placenta.

Dans le cas où les villosités placentaires sont réparties sur un vaste
espace, l'allantoïde offre l'aspect d'une vésicule remplie de liquide. Sa
paroi s'épaissit bien, afin de supporter les annexes nutritifs avec leurs
vaisseaux, mais pas au point de faire disparaître toute cavité interne.
La même disposition existe lorsque l'allanto-chorion entier se convertit
en un placenta simple, comme il en est chez les Rongeurs; l'allanto-chorion n'est alors qu'une partie assez restreinte du chorion total. — Mais
il n'en est plus de même lorsqu'une zone seule de l'allanto-chorion
donne un placenta compact, ainsi que le fait se présente pour l'Homme.
L'allantoïde s'étend contre le chorion primitif, et le double complètement, de façon à le transformer tout entier en allanto-chorion. Une région
seulement de ce dernier s'hypertrophie, se vascularise abondamment, et
se change en un placenta dense et ramassé; toutes les autres portions
allantoïdiennes diminuent, et se restreignent à une lame mince. Aucune
cavité n'existe dans ce cas; toute la substance de l'allantoïde est composée de tissus solides. L'amnios, en s'étendant, s'applique contre la
portion non placentaire de l'allanto-chorion, et se soude à elle. La lame
allantoïdienne, ainsi prise, et intercalée à l'amnios et au chorion primitif,
a reçu divers noms; elle est la *membrane intermédiaire* de Bischoff, le
magma réticulé de Velpeau, la *membrane limite* de Jungbluth, la *membrane lamineuse* de Joulin, etc.

VIII. **Cordon ombilical.** — Cet appendice se compose du cordon
vitellin et du cordon allantoïdien, ou placentaire, soudés l'un à l'autre,
et parfois revêtus, sur une étendue variable, d'une gaîne donnée par
l'amnios. — Au début, le cordon vitellin, volumineux par rapport aux
autres annexes, existe seul. Il porte la vésicule vitelline, suspendue dans
le cœlome externe; il renferme, dans sa paroi, les vaisseaux vitellins,
ou omphalo-mésentériques. Puis, l'allantoïde prend naissance, et s'accroît extrêmement, ainsi que son pédicule, alors que la vésicule vitelline demeure stationnaire, son cordon également, et que leurs vaisseaux
s'atrophient. Le pédoncule de l'allantoïde grossit sans cesse, et devient
très épais; il se convertit en un cordon, qui contient les vaisseaux allantoïdiens (encore nommés ombilicaux, ou placentaires) dans sa substance. L'annexe vitellin entier se soude à lui, et tous deux composent
ensemble le cordon ombilical. Seulement, la part de beaucoup la plus
grande, dans la constitution de ce dernier, est réservée au cordon allantoïdien. Les vaisseaux vitellins ayant disparu, les seuls rameaux vascu-

laires, qui parcourent l'appendice ombilical, sont les deux artères et la veine allantoïdiennes, chargées d'irriguer le placenta.

Les choses en restent là chez la plupart des Mammifères placentaires. Elles se compliquent davantage, lorsque l'amnios s'étend à l'excès pour former un amnio-chorion ; il recouvre également le cordon ombilical, par le fait même de son amplification, et l'enveloppe d'une gaîne. Chez l'Homme, cette gaîne va depuis l'insertion abdominale du cordon jusqu'à l'insertion placentaire ; elle est complète et continue. Les zones mésodermiques, appartenant à la paroi de l'amnios et à celle du cordon, se soudent en un seul corps ; elles se convertissent en un mésenchyme à la substance fondamentale abondante, du type des tissus muqueux, et dont l'ensemble a reçu le nom de *gélatine de Warthon*. A la suite de l'oblitération des canaux qui parcouraient le cordon vitellin et le cordon allantoïdien, et de la destruction de leurs parois épithéliales, le cordon ombilical achevé se compose, seulement, de la gaîne amniotique, des vaisseaux allantoïdiens, et du mésenchyme. La surface de la gaîne est revêtue par un épithélium stratifié, de provenance ectodermique, puisqu'il n'est autre que celui de l'amnios.

IX. **Placenta.** — Le placenta des Mammifères est toujours, lorsqu'il existe, de provenance allantoïdienne. Il correspond à une partie de la paroi de l'allantoïde, qui s'accole au chorion primitif, et s'épaissit ; cet allanto-chorion émet, soit par toute sa surface, soit par une zone restreinte de cette dernière, des villosités, qui s'attachent à la paroi de l'utérus maternel. Ces expansions composent le placenta ; leur aspect est très divers ; mais elles offrent ce caractère commun de dépendre de l'allantoïde, et d'être abondamment irriguées par les vaisseaux allantoïdiens. Aussi, ces derniers sont-ils souvent désignés sous le nom de vaisseaux placentaires, dans le cas particulier des Mammifères pourvus d'un placenta. Cet organe manque aux Monotrèmes et aux Didelphes.

Fig. 998 à 1000. — Développement du placenta du Lapin (*coupes*, dressées d'après les recherches faites par Mathias Duval). — Ces dessins sont groupés en un tableau d'ensemble, allant de la figure 998 à la figure 1009. Ils correspondent aux dessins diagrammatiques, numérotés de 901 à 909 ; mais ils expriment, en surplus, les dispositions réelles et les connexions avec les tissus maternels. Dans les coupes grossies, les édifications de provenance ectoplacentaire sont à fond noir, et les tissus maternels à fond blanc.

En 998, ovule en place dans la cavité utérine, et accolé aux deux lobes utérins (ou cotylédons utérins), dont le derme de la muqueuse est hypertrophié. — En 999, coupe grossie de l'embryon et d'une partie de sa région placentaire ; cet état correspond à celui de la fig. 904. L'ectoderme de la région placentaire s'hypertrophie, et envoie des expansions dans les tissus des lobes utérins. — En 1000, portion très grossie de la figure précédente, comprise dans le cercle qui y est tracé. Les tissus des lobes utérins contiennent des vaisseaux sanguins, et des glandes ; celles-ci sont représentées en pointillé. L'ectoderme hypertrophié de la région placentaire n'est autre que l'ectoplacenta, divisé en une couche plasmodiale et une couche cellulaire. Au-dessous de l'ectoplacenta se trouve une première assise cellulaire (la somatopleure), puis un vide (le cœlome externe), puis une nouvelle assise cellulaire double, dont la rangée supérieure est la splanchnopleure, et la rangée inférieure l'endoderme.

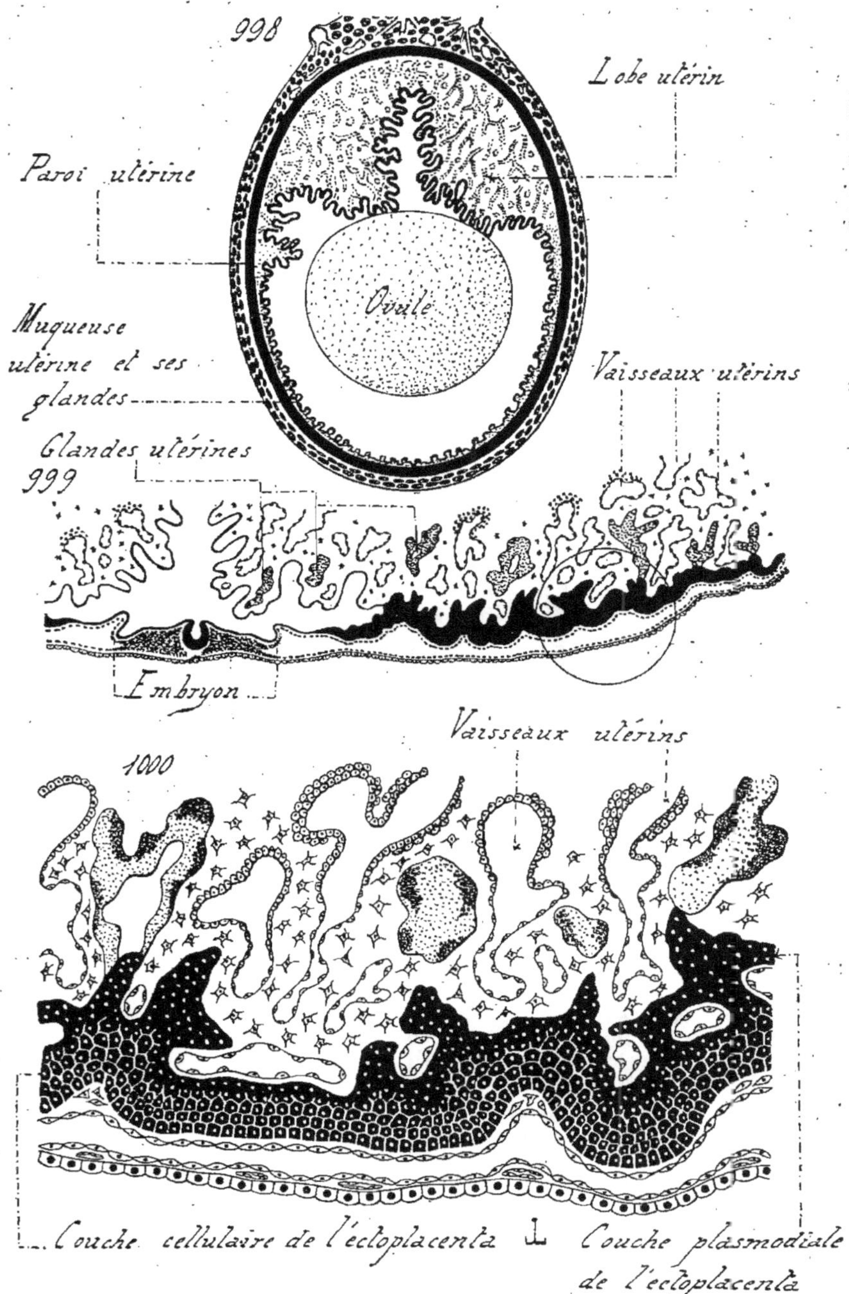
998
Lobe utérin
Paroi utérine
Ovule
Muqueuse utérine et ses glandes
Vaisseaux utérins
Glandes utérines
999
Embryon
Vaisseaux utérins
1000
Couche cellulaire de l'ectoplacenta
Couche plasmodiale de l'ectoplacenta

On admettait, jusqu'à ces dernières années, que le placenta se composait de deux parties : l'une d'origine embryonnaire, l'autre d'origine maternelle ; la première était dite le *placenta fœtal*, et la seconde le *placenta maternel*. Les notions récemment acquises ont démontré que cet appendice est, tout entier, produit par l'embryon ; l'utérus de la mère se borne à fournir le sang qui pénètre dans la trame placentaire, et ne donne aucun tissu solide. — Le chorion primitif commence par façonner, dans la région chargée d'engendrer le placenta, et par un épaissis-

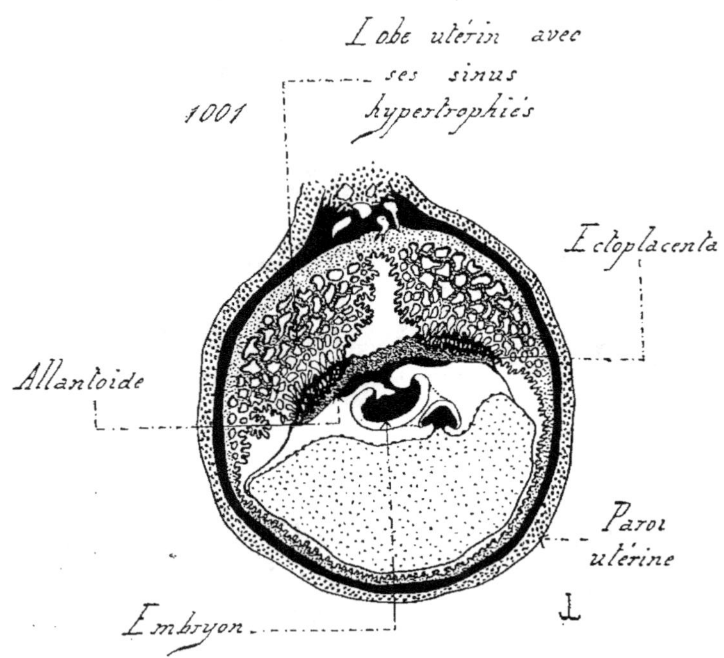

Fig. 1001. — Développement du placenta du Lapin (*coupe d'ensemble* d'un utérus gravide, d'après les recherches faites par Mathias Duval). Cette figure fait partie du tableau d'ensemble allant de la fig. 998 à la fig. 1009 ; les considérations, exposées au sujet des fig. 998 à 1000, leur sont applicables. — Cet état correspond à celui de la figure 906 ; la substance de l'ectoplacenta se subdivise en colonnes, et la vésicule allantoïde commence à la pénétrer pour la vasculariser.

Fig. 1002 et 1003. — Développement du placenta du Lapin (*coupes très grossies*, d'après les recherches faites par Mathias Duval). Ces figures font partie du tableau d'ensemble allant de la fig. 998 à la fig. 1009 ; les considérations, exprimées au sujet des fig. 998 à 1000, leur sont applicables. — En 1003, portion grossie de l'ectoplacenta de la figure précédente (fig. 1001) ; la substance de l'ectoplacenta se divise en colonnes, et endigue les sinus de la paroi utérine ; d'autre part, elle commence à être pénétrée par la vésicule allantoïde, qui lui apporte des vaisseaux sanguins (remaniement). — En 1002, portion grossie d'un ectoplacenta un peu plus avancé. Par la pénétration toujours plus grande de la vésicule allantoïde, l'ectoplacenta se change en placenta définitif, et se résout, par sa subdivision croissante, en un réseau tubuleux.

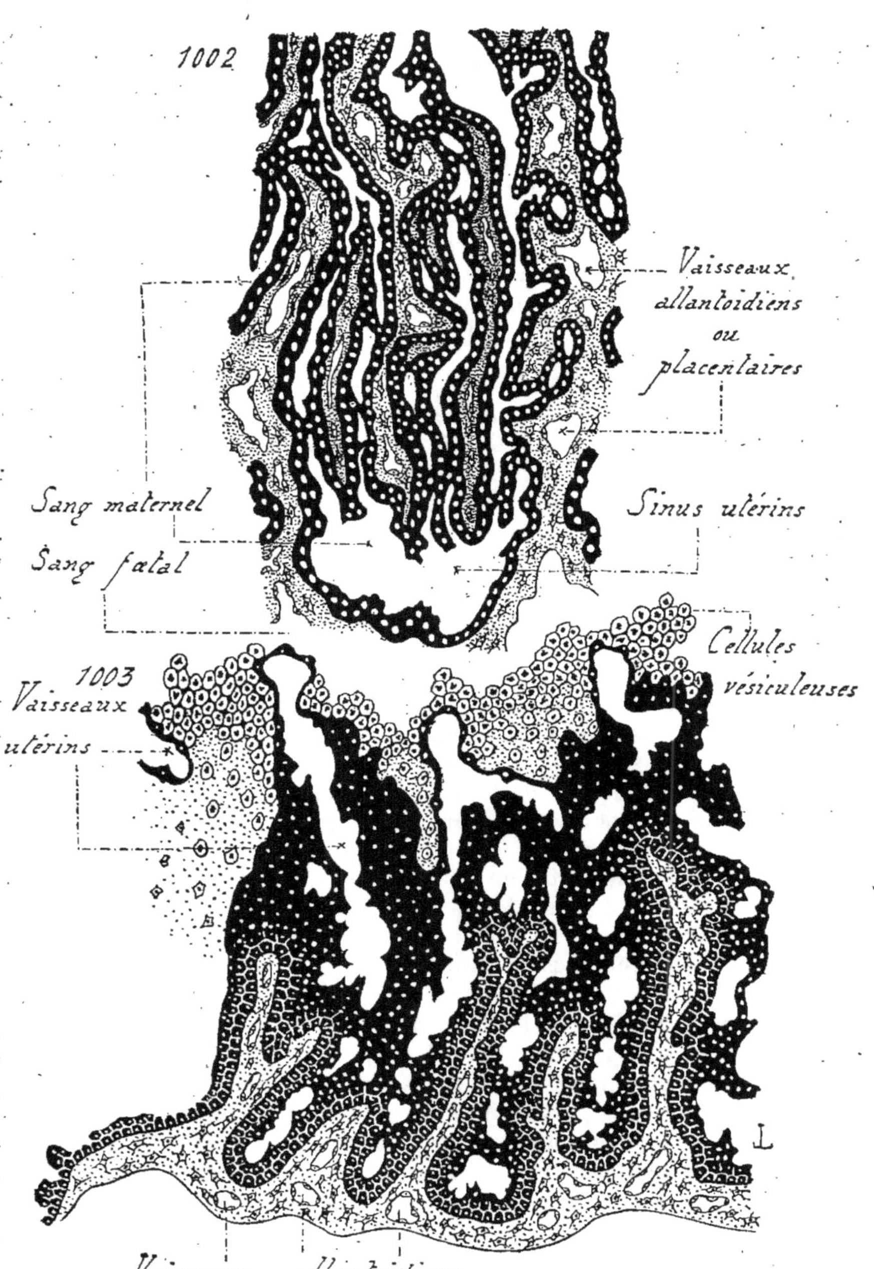
1002
Vaisseaux allantoïdiens ou placentaires
Sang maternel
Sang fœtal
Sinus utérins
Cellules vésiculeuses
1003
Vaisseaux utérins
Vaisseaux allantoïdiens

sement de son ectoderme, un corps nommé l'*ectoplacenta*. Cette ébauche
de la formation placentaire se lie intimement à la muqueuse utérine,
y pénètre au moyen de ses villosités, et effectue les premiers échanges
nutritifs entre la mère et le fœtus. Puis, l'allantoïde s'accole à l'ectoplacenta, lui procure des vaisseaux sanguins, qui pénètrent dans ses
villosités, le remanie de cette façon, en lui donnant une complexité plus
grande, et compose avec lui le placenta définitif. Cet appareil est, par
ce moyen, produit en entier par l'organisme embryonnaire; et, sauf le
sang de la paroi utérine, il ne contient aucune part maternelle. L'erreur, qui avait conduit à admettre l'existence d'un placenta maternel,
venait d'une observation inexacte : on croyait que l'ectoplacenta, à cause
de ses connexions étroites, et précoces, avec la muqueuse de l'utérus,
était engendré par elle.

Ces notions nouvelles, sur le développement du placenta, constituent
l'une des plus importantes découvertes de l'embryologie moderne, et la
plus remarquable. Dues tout entières à Mathias Duval, elles montrent
la constante uniformité de la nutrition placentaire chez tous les animaux;
l'organisme maternel se borne à fournir le sang, ou peu s'en faut, les
édifications de tissus solides étant données par l'économie de l'embryon.
Les recherches, effectuées par M. Duval, ont porté sur les Rongeurs. De
récentes études, faites sur d'autres Mammifères, sur des Chéiroptères,
des Insectivores, des Carnivores, par Ed. van Beneden, Hubrecht, Masius,
les ont confirmées.

Développement du placenta. — Bien que les phases du développement
de l'appareil placentaire ne soient pas encore connues chez tous les
Mammifères, il est permis de penser qu'elles se correspondent; la constance de la structure, et de la situation générale, de cet organe, autorisent à le croire. La diversité porte sur la quantité des phénomènes évolutifs, non sur leur qualité; l'ectoplacenta est plus ou moins épais, les
adhérences à la paroi utérine sont plus ou moins profondes et étroites,
mais les faits essentiels sont homologues partout. — Aussi, est-il utile,
afin de mieux préciser, de choisir un type quelconque, et de l'examiner
en détail; sauf quelques variantes, d'importance fort secondaire, cet
exemple s'étend aux autres placentas.

Le type, adopté dans la description suivante, est le Lapin, auquel
M. Duval a consacré une étude des plus complètes. Cet animal offre
une particularité intéressante, en ce sens que l'ébauche de son placenta
se compose de deux parties, qui se raccordent par la suite, tout en gardant une certaine autonomie. Les phases se ressemblent dans les deux
zones. — Ces phases se succèdent en quatre temps. Tout d'abord, l'ectoplacenta se façonne, et s'attache à la paroi utérine : c'est la *période de
formation*. Puis, l'allantoïde vient ajouter son appoint, apporte ses vaisseaux, et complique la structure totale : c'est la *période de remaniement*. Dans une troisième *période, d'achèvement*, le placenta se complète,

et arrive à sa structure d'état. Enfin, au moment de la parturition, de la *période de décollement*, il se détache de la paroi utérine, qui se restaure, après la chute de l'appendice lié à elle jusque-là.

1° *Période de formation de l'ectoplacenta.* — Pendant le rut, et avant que l'ovule fécondé ne s'accole à la paroi de la corne utérine, celle-ci subit des modifications préalables, destinées à préparer son adhérence prochaine au placenta. La muqueuse s'épaissit en deux zones, symétriques par rapport à la région mésométrique. Ces zones constituent deux bourrelets volumineux, qui s'avancent en une forte saillie dans la cavité de la matrice ; ils sont dits les *lobes cotylédonaires*. Le sillon, connexe à la région mésométrique, qui les sépare l'un de l'autre, est le sillon *inter-cotylédonaire*. Chacun de ces lobes s'adapte à l'une des deux parties du placenta, et se comporte comme son congénère. Il se compose, comme la muqueuse dont il provient, d'un épithélium, et d'un derme sous-jacent. L'épithélium se convertit en un syncytium, parsemé de noyaux, accumulés de préférence dans sa zone profonde ; un tel changement gagne, de proche en proche, les parois des glandes dont les lobes sont creusés. Les capillaires du derme s'élargissent ; le tissu conjonctif environnant les entoure de cellules, disposées sur plusieurs couches, qui perdent leurs expansions étoilées, et s'arrondissent.

Lorsque s'achève cette préparation de l'organisme maternel, vers la fin du septième jour de la gestation, la cœloplanule embryonnaire donne naissance à son ectoplacenta. Son ectoderme s'épaissit, par la multiplication abondante de ses cellules, en ses deux régions, accolées aux lobes cotylédonaires, qui encadrent les ébauches amniotiques. L'épithélium utérin disparaît alors ; l'ectoderme de l'embryon touche directement au tissu conjonctif du derme, et se soude à lui. Il continue à proliférer, et avance dans ce derme, en suivant de préférence les parois des cavités glandulaires, qui lui ouvrent, pour ainsi dire, une voie de pénétration ; il enveloppe, de cette façon, les capillaires superficiels de la muqueuse. — Ce faisant, il se divise en deux couches. L'une, adjacente à l'embryon, est composée de cellules aux contours distincts ; l'autre, accolée à l'utérus maternel, constituée par un syncytium où ne se reconnaît aucune membrane cellulaire, est la partie envahissante. M. Duval nomme cette dernière la *couche plasmodiale*, et *couche cellulaire* la première. Ed. van Beneden emploie, dans ses études sur les Chéiroptères, et pour désigner les assises correspondantes, les termes de *plasmodiblaste* et de *cytoblaste*. Ces deux bandes prolifèrent sans cesse, en augmentant la quantité de leurs éléments constitutifs : la couche plasmodiale, par la division directe de ses noyaux ; la couche cellulaire, par une karyokinèse réelle.

La pénétration de la couche plasmodiale s'accentue constamment ; cette assise émet des bandes d'avancée, qui commencent par tapisser les parois des cavités glandulaires, en se substituant à leur épithélium, et finissent par emplir les cavités elles-mêmes. Cet envahissement inégal, plus accentué par places, donne à l'ensemble de cette couche l'aspect d'une lame, pourvue d'un grand nombre de villosités rameuses, qui entrent toujours plus profondément dans le derme des lobes cotylédonaires. — La couche plasmodiale arrive ainsi au niveau des capillaires superficiels de ces derniers. Elle commence par les entourer, puis, l'endothélium vasculaire disparaissant, elle prend sa place. Une telle substitution a pour effet de mettre, dans cette région, le sang maternel en contact direct avec l'édification placentaire de l'embryon, sans aucune interposition de tissu d'autre sorte. Il se produit en ce cas, pour employer l'expression imagée due à M. Duval, une *hémorrhagie maternelle, endiguée par le placenta embryonnaire.*

L'ectoplacenta est achevé dès lors. L'allantoïde s'était développée, et agrandie, sur ces entrefaites; elle s'attache à ce dernier, lui donne des vaisseaux sanguins, branches de ses propres vaisseaux allantoïdiens (ou ombilicaux), le remanie, et fournit, avec lui, le placenta définitif.

2° *Période de remaniement.* — *A.* L'annexe placentaire, ainsi complété par l'appoint que lui fournit l'allantoïde munie de ses vaisseaux, complique à l'excès sa structure. Le résultat, auquel tendent les nouveaux phénomènes évolutifs, est l'amplification extrême, au moyen de subdivisions et de ramifications fort nombreuses, des surfaces de contact entre le sang maternel et le placenta. Lorsque ce but est atteint, ce dernier appareil consiste en un lacis de capillaires, groupés en lobules, et plongés dans de vastes espaces sanguins de la paroi utérine. Pour ce faire, à mesure que les vaisseaux allantoïdiens pénètrent dans l'ectoplacenta pour le vasculariser, celui-ci avance davantage ses villosités dans l'épaisseur de l'utérus, et les partage en un réseau de tubes, qui se subdivisent eux-mêmes en abondants canalicules, placés côte à côte.

Les villosités de l'ectoplacenta offrent l'aspect de colonnes aux contours sinueux, encastrées dans la muqueuse utérine, où elles entourent directement les cavités des capillaires maternels; aussi M. Duval les nomme-t-il les *lobes colonnaires.* Toutes s'attachent, comme à une base commune, à cette partie de la paroi embryonnaire qui les porte; l'allantoïde, avec son tissu conjonctif semé de vaisseaux, s'attache à cette partie, et envoie des expansions vasculaires dans tous les lobes. — Les échanges nutritifs, entre la mère et le fœtus, ont dès lors changé de

---

Fig. 1004 et 1005. — DÉVELOPPEMENT DU PLACENTA DU LAPIN (*coupes,* d'après les recherches faites par Mathias Duval). Ces figures font partie du tableau d'ensemble, allant de la figure 998 à la figure 1009 ; les considérations, exprimées au sujet des figures 998 à 1000, leur sont applicables. — En 1004, portion d'une coupe d'ensemble de l'utérus gravide; cet état correspond à celui de la figure 907. Le réseau tubulaire du placenta est achevé. — En 1005, portion grossie de la coupe précédente, montrant, de haut en bas, toutes les couches qui composent la paroi utérine et le placenta intriqués. Les espaces, laissés en blanc dans la figure entière, sont des vaisseaux sanguins; il faut se les représenter comme formant un réseau continu dans toute l'épaisseur de ces tissus.

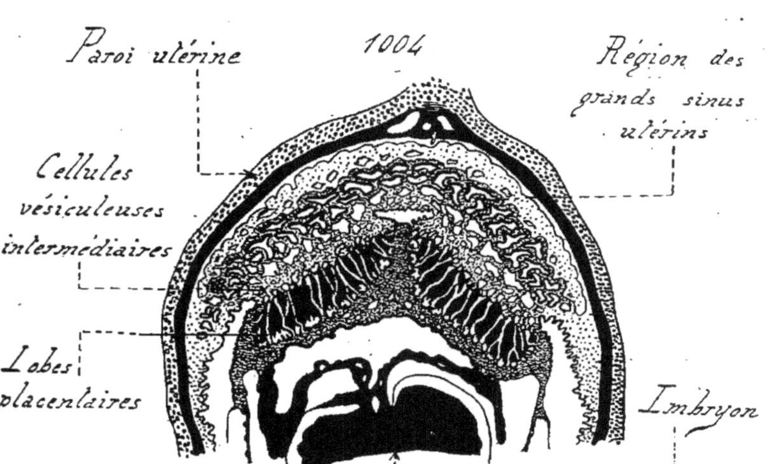
Paroi utérine
1004
Région des grands sinus utérins
Cellules vésiculeuses intermédiaires
Lobes placentaires
Embryon

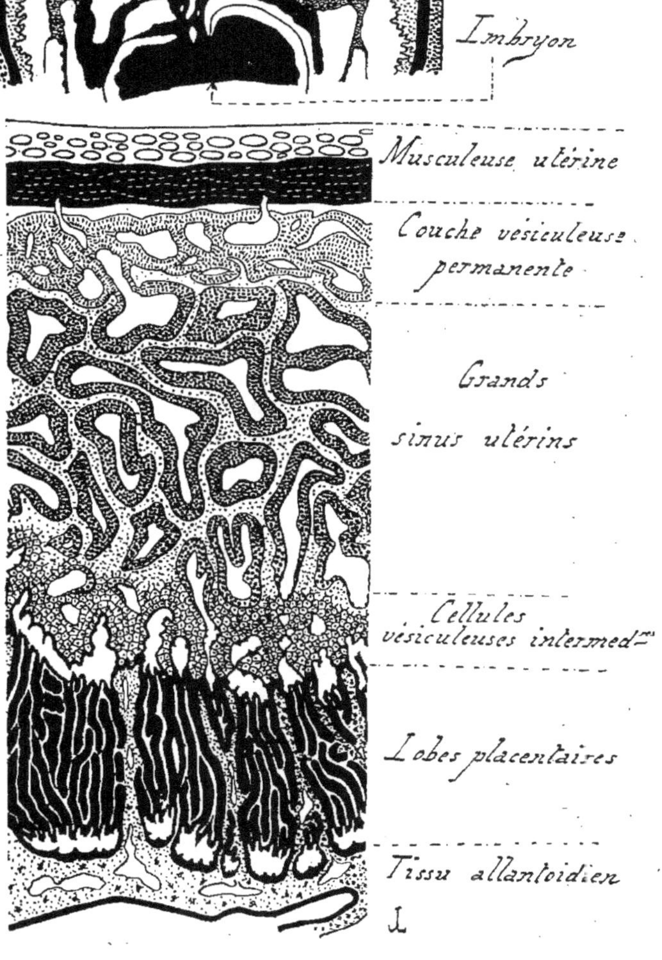
1005
Musculeuse utérine
Couche vésiculeuse permanente
Grands sinus utérins
Cellules vésiculeuses intermed.
Lobes placentaires
Tissu allantoidien

nature. Au début, avant la venue de l'allantoïde, les villosités étaient
baignées par le sang maternel, qui leur fournissait les matériaux
d'alimentation; mais ces derniers étaient obligés de parcourir, par diffusion de cellule à cellule, toute la masse de l'ectoplacenta pour arriver
jusqu'à l'embryon. Les choses changent dès lors. Les lobes colonnaires
étant vascularisés, les substances nutritives passent dans le sang que
contiennent ces lobes, d'où les vaisseaux allantoïdiens les transportent,
avec plus de rapidité et de facilité, dans le corps de l'embryon. La nutrition est ainsi plus aisée.

A mesure que les expansions allantoïdiennes pénètrent dans les
lobes colonnaires, pour en former l'axe, ceux-ci s'avancent toujours plus
profondément dans le derme utérin, et englobent un plus grand nombre
de ses vaisseaux. Tout en agissant ainsi, chacun d'eux se subdivise en
canalicules allongés, et anastomosés dans tous les sens au travers des
cavités sanguines maternelles; il se convertit en un réseau, ou un com-
plexus, de tubes enchevêtrés. Chaque tube contient, en son axe, une
assise conjonctive, de provenance allantoïdienne, renfermant des capillaires sanguins; sa surface se compose d'une bande plasmodiale, semée
de noyaux, issue de l'ectoplacenta, et directement baignée par le sang
utérin. L'échange nutritif s'établit entre ce dernier, et le sang des capillaires du tube, au travers de la bande superficielle. En comparant cette
évolution à celle d'une glande, la villosité ectoplacentaire, se partageant en tubes, rappelle un lobe se divisant en lobules. Chacun de ces
lobules se scinde, à son tour, par un émiettement de l'ensemble, toujours destiné à amplifier les surfaces de contact, en un réseau de canalicules.

A cet effet, la bande plasmodiale de chaque tube augmente, par la
division directe, le nombre de ses noyaux, et s'épaissit. L'hypertrophie,
inégale, a pour effet de produire des expansions, qui s'avancent entre
les tubes d'un même lobe, et s'anastomosent en un réseau. Les capillaires axiaux du tube entrent dans ces appendices, et les vascularisent;
mais ils y pénètrent seuls, sans être accompagnés par le tissu conjonctif qui les entoure dans le tube lui-même. Ces expansions s'agencent en
une trame serrée, dont les divers éléments, plongés dans le sang maternel, n'ont, pour toute paroi, qu'une mince bande plasmodiale, au travers
de laquelle les échanges nutritifs sont des plus aisés.

Le lobe colonnaire acquiert ainsi une disposition complexe. D'abord
simple, il commence par se scinder en lobules, dont les parois, encore
épaisses, comprennent, à la fois, une bande plasmodiale et une assise
conjonctive. Il continue ensuite ce mouvement de division, et partage
chacun de ses lobules en un réseau d'expansions cylindriques, de
canalicules, dont la paroi, fort mince, se compose seulement d'une
étroite bande plasmodiale. Ces divers éléments renferment tous des
capillaires sanguins, branches des vaisseaux allantoïdiens, et sont à nu
dans le sang de l'utérus maternel. Au moyen de cette différenciation

croissante, les surfaces de contact entre les deux organes, celle de l'utérus et celle du placenta, augmentent à l'excès leur étendue; et les parois, qui séparent le sang de l'un de celui de l'autre, deviennent de plus en plus minces.

B. — Pendant que s'effectuent ces phénomènes, relatifs à la différenciation sur place, les lobes placentaires, ou plutôt leur extrémité de pénétration, avancent toujours plus loin dans la muqueuse utérine, dans la saillie cotylédonaire de cette muqueuse. Aussi cette dernière se modifie-t-elle d'une manière connexe à cette progression constante. — Constituée, à son début, par du tissu conjonctif semé de vaisseaux, ces derniers s'amplifient dans des proportions extrêmes, et passent à l'état de sinus, nommés les *sinus utérins*, ou *les lacs sanguins utérins*. Les cellules conjonctives se multiplient, et deviennent globuleuses; leur nombre augmente, au point de les tasser les unes contre les autres, par une diminution corrélative de la substance fondamentale; leur protoplasme se remplit d'enclaves liquides. En cet état, et à cause de ce dernier fait, elles sont dites les *cellules vésiculeuses*. Puis, à mesure que le placenta s'avance et se complète, ces éléments se détruisent.

Ces changements ne se produisent pas d'une manière semblable dans toute l'épaisseur de la paroi utérine. La musculature demeure indemne. La couche conjonctive, directement placée en dedans des muscles, convertit bien ses éléments en cellules vésiculeuses, mais ses vaisseaux restent intacts et petits. C'est à son niveau que se décolle le placenta; aussi, a-t-elle été nommée, par M. Duval, la *couche vésiculeuse protectrice*, ou la *couche vésiculeuse permanente*. — En dedans de cette dernière se trouve une région épaisse, dont tous les vaisseaux se convertissent en vastes sinus sanguins. Les cellules vésiculeuses composent, tout d'abord, une épaisse paroi à ces poches sanguines; puis elles se détruisent, lorsque les sommets pénétrants des lobes placentaires arrivent à leur niveau. L'assise plasmodiale de ces expansions fait disparaître ces éléments, et se substitue à eux pour endiguer les sinus. Tout en avançant, ils entraînent également l'atrophie des autres cellules vésiculeuses, placées entre ces cavités vasculaires; mais, dans toute cette région, les lobes placentaires ne se divisent pas en lobules, ni en canalicules. — Enfin, en dedans de la précédente, est située la zone où le placenta s'est différencié en un lacis complexe de tubes et de canalicules.

L'envahissement de la muqueuse utérine, par l'édification placentaire, approche alors de son terme. Les deux saillies, produites par cette muqueuse, sont pénétrées par les tissus du placenta, qui se substituent à leur propre substance, tout en conservant leurs cavités sanguines, qu'ils entourent et circonscrivent. Les parties les plus profondes de ces tissus se bornent à produire ce dernier phénomène, à limiter des vaisseaux maternels, sans modifier leur nature; ils gardent leur structure plasmodiale, et ne la changent pas ; leur rôle nutritif est forcément minime. Par contre, dans leurs zones basilaires, vascularisées par l'allantoïde, les tissus placentaires se subdivisent en un réseau complexe de tubes et de canalicules, destiné à permettre des échanges nutritifs des plus intenses entre le sang de la mère et celui du fœtus.

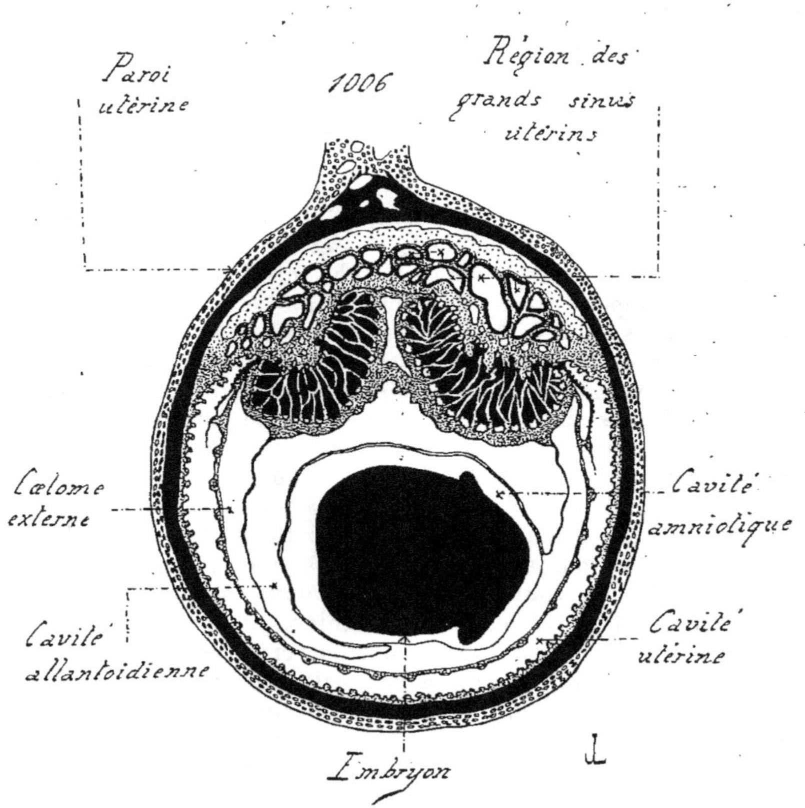

Fig. 1006. — Développement du placenta du Lapin (*coupe d'ensemble* d'un utérus gravide, d'après les recherches faites par Mathias Duval). — Cette figure fait partie du tableau d'ensemble, allant de la fig. 998 à la fig. 1009. L'état, qu'elle représente, correspond à celui de la figure 909 ; le placenta parvient à sa période d'achèvement.

Fig. 1007 et 1008. — Développement du placenta du Lapin (*coupes*, d'après les recherches faites par Mathias Duval). — Ces figures font partie du tableau d'ensemble allant de la fig. 998 à la fig. 1009 ; les considérations, exprimées au sujet des fig. 998 à 1000, leur sont applicables.

En 1007, portion d'une coupe d'utérus gravide, vers la fin de la gestation ; la comparaison avec la fig. 1006 permet d'apprécier les modifications survenues dans la couche protectrice, et dans celle des grands sinus utérins. — En 1008, portion grossie d'un placenta et de la couche utérine adjacente, vers la même époque ; la comparaison avec la fig. 1005 permet de bien saisir les détails de ces changements ; les espaces laissés en blanc sont des vaisseaux sanguins.

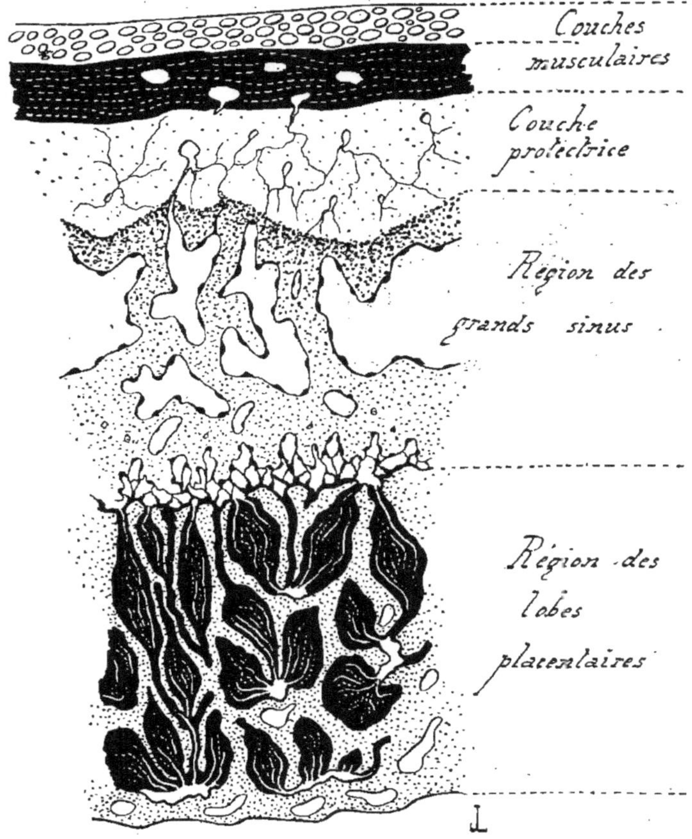

1007
Couche protectrice où s'effectue le décollement
Placenta
1008
Couches musculaires
Couche protectrice
Région des grands sinus
Région des lobes placentaires

3° *Période d'achèvement.* — Le placenta a peu à faire, dès lors, pour parvenir à sa structure d'état. Les modifications supplémentaires se produisent, en même temps, dans ce qui reste des tissus utérins, et dans les tissus du placenta.

En ce qui concerne la couche vésiculeuse protectrice de la paroi utérine, ses éléments acquièrent, avec netteté, le caractère de cellules vésiculeuses, et ses vaisseaux sanguins demeurent petits. Ces derniers relient les rameaux vasculaires, qui traversent la musculature de la matrice, aux gros sinus endigués par le placenta; ainsi que le fait remarquer M. Duval, ils composent une sorte de filtre, interposé sur le trajet de la circulation maternelle. Cette disposition est en rapport avec la venue prochaine du décollement placentaire, qui s'effectue au niveau de cette assise, c'est-à-dire dans la région même où les vaisseaux sanguins, étant les plus petits, l'hémorrhagie résultant de la rupture se trouve plus restreinte. — Partout ailleurs, et en dedans de cette couche, les tissus utérins, constitués par les cellules vésiculeuses, se détruisent. Les sinus, creusés en eux, s'élargissent de ce fait, et s'unissent en un petit nombre de grandes poches sanguines. La couche plasmodiale du placenta remplace les tissus utérins disparus, et, tout en ayant un volume moindre, entoure ces poches; par un fait remarquable, elle se convertit, à mesure, en cellules, qui se tassent autour des sinus, et se disposent en bandes épithéliales stratifiées.

En dedans de cette zone se trouve la région occupée par le placenta différencié et subdivisé. Au début de la période d'achèvement, cet appareil se compose, en somme, d'un réseau très complexe, formé de fins canalicules. Les modifications qu'il subit consistent en l'amincissement, puis en la disparition, de la mince assise plasmodiale de ces derniers. Chaque canalicule est alors réduit à son capillaire sanguin, puisque sa couche superficielle s'est atrophiée. Tous ces capillaires sont plongés dans le sang des lacunes utérines, où se trouvaient placés les canalicules eux-mêmes. Lorsque ce phénomène est terminé, le placenta consiste en un assemblage de lobes, composés de lobules, et composés eux-mêmes de capillaires, directement suspendus dans le sang maternel. — Le mince endothélium de ces capillaires est alors la seule barrière opposée aux échanges nutritifs; ceux-ci s'effectuent aisément, par osmose, à travers son épaisseur. Et, afin de rendre ces échanges plus complets, le sang fœtal circule, dans ces capillaires, en sens inverse de la direction suivie, dans les lacunes qui les entourent, par le sang maternel.

4° *Décollement du placenta.* — Lorsque tout ce développement est terminé, les tissus solides de l'ancienne muqueuse utérine n'existent plus, du moins dans les régions où s'attache le placenta. Seules, ses cavités sanguines demeurent, en s'amplifiant; et son ancienne substance se trouve remplacée par les tissus placentaires, qui endiguent ces espaces. Le placenta s'est substitué à la muqueuse, et n'est séparé de la musculature utérine que par la couche vésiculeuse protectrice. Ses contours se sont nettement délimités; sa base d'insertion sur l'utérus se rétrécit et se précise.

Au moment de la parturition, les cellules vésiculeuses de l'assise protectrice se détruisent par places. La substance de cette dernière devient lâche, peu cohérente; et, finalement, les contractions de la musculature utérine la détachent d'une façon complète. Comme le placenta adhère à la matrice par l'entremise de cette assise, il se trouve libre de ce fait, et tombe dans la cavité de l'utérus, d'où il est expulsé. — Les vaisseaux de la couche protectrice étant petits, l'hémorrhagie, occasionnée par la rupture, est restreinte; elle se trouve, dans les conditions présentes, réduite le plus qu'il est possible.

Le placenta décollé, la musculature utérine se présente presque à nu dans toute la zone de rupture; elle est recouverte par une mince couche conjonctive, dernier vestige de l'assise protectrice. La cicatrisation se produit fort vite; d'après des expériences faites par Straus et Sanchez-Toledo, des microbes pathogènes, introduits dans la cavité utérine de suite après la parturition, ne provoquent aucune infection. Ce fait dénote une obturation très rapide des vaisseaux rompus. — La muqueuse se régénère ensuite, de façon à se remettre dans sa structure normale, et complète. Ce fait s'effectue suivant deux procédés, selon que la surface mise à nu est petite, ou selon qu'elle occupe une vaste étendue.

Le Lapin offre un exemple du premier cas. L'utérus se distend, durant la gestation, par la présence des embryons et de leurs annexes dans sa cavité; sa paroi s'amincit en conséquence. Il revient sur lui-même au moment de la parturition; sa paroi reprend son épaisseur normale. Ce phénomène, tout mécanique, a pour effet de restreindre de beaucoup la surface laissée à vif par le décollement. La plaie mesure à peine deux ou trois millimètres de diamètre, alors qu'elle aurait présenté, dans le même sens, deux ou trois centimètres, si les choses étaient restées en l'état. Puis la muqueuse, plissée sur elle-même autour de l'insertion du placenta, étale ses plis, et recouvre complètement le petit espace dénudé.

Le Rat et la Souris donnent un exemple du second procédé. La couche vésiculeuse protectrice manque à ces animaux; elle est remplacée par une lame, composée de cellules géantes, accolée à la musculature utérine, et produite par la région plasmodiale du placenta; cette assise, engendrée par l'embryon, diffère, par son origine, de sa similaire du Lapin, puisque celle-ci est de provenance maternelle. Le rôle joué est le même; cette lame se détache, et, par l'effet de son décollement, sépare le placenta de la paroi utérine. — Comme la couche de séparation n'appartient pas à cette dernière, et comme elle est assez ample, la cicatrice laissée par sa chute est fort étendue. Le retour de l'utérus à ses dimensions normales n'est pas suffisant pour l'annihiler; cette contraction a pour seul effet de réduire le diamètre des vaisseaux sanguins

mis à nu, et d'arrêter l'hémorrhagie consécutive à la chute du placenta.
La mince bande de tissu conjonctif, dernier reste de la muqueuse utérine primitive, interposée à la lame précédente et à la musculature,
demeure à vif, privée de tout revêtement épithélial. Ce dernier est alors
engendré par le tissu conjonctif lui-même, dont plusieurs éléments se
portent à sa surface, se multiplient, et se disposent en une couche épithéliale complète. — Une telle origine paraît extraordinaire, car, dans
la règle, les épithéliums et les assises conjonctives n'ont que des relations de contiguïté, et sont indépendants sous tous les autres rapports.
Elle n'a, en réalité, rien que de normal, comme le fait observer

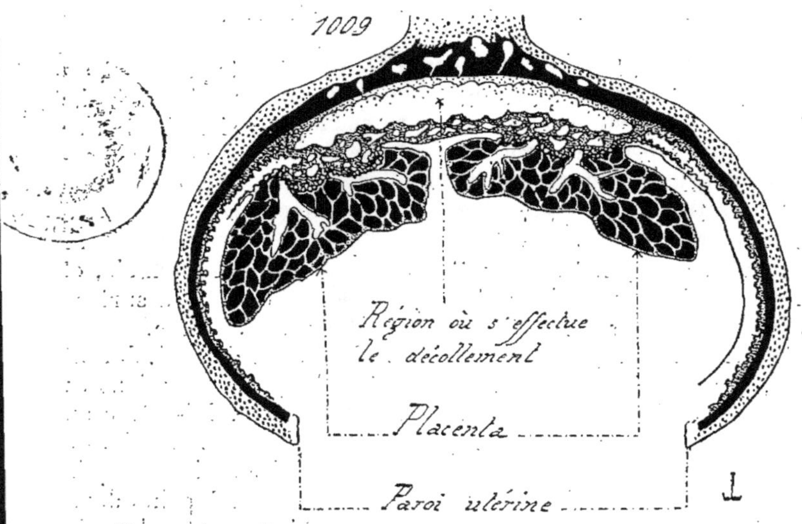

Fig. 1009. — Décollement du placenta du Lapin (portion d'une *coupe d'ensemble* d'utérus au
moment de la parturition, d'après les recherches faites par Mathias Duval). — Cette figure
termine le tableau d'ensemble, qui commence à la fig. 998. La comparaison avec la
fig. 1007 permet de concevoir le mécanisme de ce décollement.

M. Duval; puisque l'épithélium utérin est de provenance mésodermique,
comme le tissu conjonctif sur lequel il repose. Ce phénomène est identique à celui donné par les appareils irrigateurs, dont les endothéliums
sont fournis, ou réparés, par les tissus conjonctifs environnants, car
tous ont même origine essentielle, et appartiennent également au feuillet
moyen.

Fig. 1010 à 1013. — Formes diverses du placenta des Mammifères (*contours extérieurs, à demi
diagrammatiques*, en ce sens que les dessins représentent la surface du chorion, munie
du placenta, et que cette surface est uniformément ramenée à celle de la sphère). — En
1010, placenta diffus. — En 1011, placenta cotylédonaire. — En 1012, placenta zonaire. —
En 1013, placenta discoïdal.

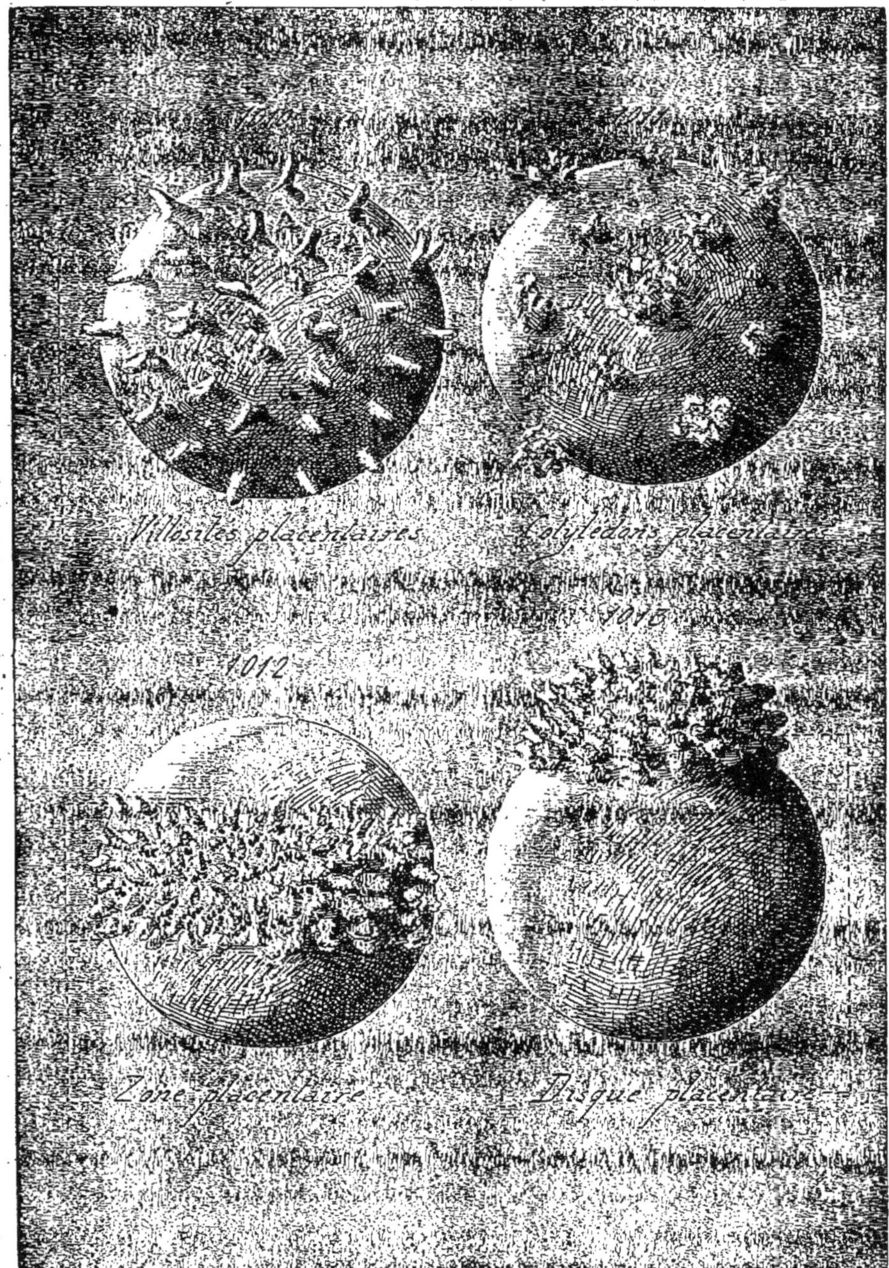
Villosités placentaires
Cotylédons placentaires
1012
1013
Zone placentaire
Disque placentaire

FORMES PLACENTAIRES. — Les diverses formes de placentas, offertes par les Mammifères, sont bien connues, grâce aux recherches de nombreux auteurs, d'A. Milne-Edwards et de Türner entre autres. La présence d'un type déterminé de cet appareil est parfois caractéristique d'un ordre; mais le fait n'est pas toujours vrai. Ainsi, les Edentés présentent, ou peu s'en faut, à cet égard, tous les aspects principaux. En outre, la ressemblance, sous ce rapport, n'est pas une raison pour admettre un rapprochement entre les ordres. Les Proboscidiens et les Carnivores possèdent des placentas à peu près semblables; de même les Rongeurs et les Primates, bien que les allures générales et les connexions de cet appendice soient fort différentes.

On a l'habitude d'admettre quatre types de *placentation*, c'est-à-dire quatre dispositions distinctes dans la *manière d'être du placenta :* la placentation diffuse, la placentation cotylédonaire, la placentation zonaire, et la placentation discoïdale. En réalité, il en existe cinq, car la dernière se présente suivant deux modes, selon que l'allantoïde entière est employée à donner le placenta, ou selon qu'une partie seulement de sa surface sert à cet effet.

La placentation diffuse est celle dans laquelle l'allanto-chorion porte, sur toute son étendue, des villosités simples, courtes, pénétrant dans des cavités correspondantes de la paroi utérine, et s'en détachant aisément lors de la parturition. Il s'établit seulement des relations de contact entre les villosités vasculaires du chorion et les cavités de la paroi utérine; les capillaires de cette dernière conservent leurs dimensions normales, et demeurent plongés dans le dérme de la muqueuse, qui n'est pas détruit. Ce type est le plus simple de tous; il existe chez quelques Edentés (les Pangolins, par exemple), les Cétacés, les Sirénides, les Ongulés imparidigités, les Paridigités bunodontes, les Paridigités sélénodontes appartenant aux familles des Tragulidés et des Camélidés, et les Lémuriens.

La placentation cotylédonaire est un progrès sur la précédente. Les villosités vasculaires sont plus grandes, et rameuses; elles se groupent en amas volumineux, nommés les *cotylédons*. Ces derniers pénètrent dans des cavités correspondantes de la paroi utérine; celle-ci s'hypertrophie autour d'eux, pour rendre l'union plus intime, mais elle demeure entière cependant, ne subit qu'une desquamation de son épithélium, et conserve presque à ses vaisseaux leur taille habituelle. La plupart des Paridigités sélénodontes appartiennent à ce type. D'après Türner, les Girafes et le *Cervus mexicanus* effectuent un passage de la placentation diffuse à la placentation cotylédonaire, car ils possèdent, à la fois, des courtes villosités et des cotylédons.

La placentation zonaire rappelle la précédente, avec cette différence que les cotylédons, plus nombreux et plus petits, sont répartis sur une bande équatoriale, et dessinent une zone autour du chorion, laissant les deux pôles entièrement lisses. Les rapports avec la muqueuse utérine sont, à leur tour, plus étroits; les villosités placentaires pénètrent dans l'épaisseur du derme superficiel de cette dernière, et y entourent des capillaires élargis, convertis en sinus. Les Carnivores, les Pinnipèdes, les Proboscidiens, les Hyraciens, et quelques Édentés (l'Oryctérope, par exemple), sont pourvus de cette sorte de placenta.

La placentation discoïdale est l'expression la plus parfaite, et la plus complexe, de ces dispositions nutritives. Le placenta est un corps épais, arrondi comme un disque, volumineux, et composé par l'assemblage de toutes les villosités vasculaires. Il commence par s'accoler à la paroi utérine; puis, à mesure qu'il grandit, il pénètre dans la muqueuse de cette dernière, se substitue à ses tissus solides, et endigue ses vaisseaux sanguins, alors fort élargis; ses villosités deviennent à leur tour très rameuses. La couche envahissante, qui précède les édifications fonctionnelles du placenta, et détruit la muqueuse à mesure qu'elle pénètre, est une lame plasmodiale. — Ce type comprend deux formes, qui n'ont entre elles aucun rapport, si ce n'est par la ressemblance générale des organes achevés : la *placentation pan-discoïdale*, et la *placentation méro-discoïdale*. La première est autonome; l'allanto-chorion, peu étendu, se convertit tout entier en placenta; elle existe chez les Rongeurs, les Chéiroptères, et les Insectivores. La seconde se rattache à la placentation diffuse des Lémuriens, par le rassemblement de toutes les villosités dans un espace restreint de l'allanto-chorion; celui-ci est fort ample, mais il ne porte le placenta que sur une calotte de sa surface, le reste demeurant lisse, et privé de toute fonction. En outre, les villosités sont très rameuses, et, à en juger d'après l'aspect final, se comportent avec la muqueuse utérine comme leurs similaires des Rongeurs. Les Primates sont les seuls à offrir ce mode de placentation.

X. Répartition des annexes dans la série des Mammifères.
A. — La disposition des annexes embryonnaires des Monotrèmes n'est guère connue. Sans doute, à en juger d'après celle de l'œuf, elle doit rappeler sa correspondante des Sauropsidés : la vésicule vitelline est grande, remplie d'un deutolécithe qui sert à la nutrition du petit être, et qui se résorbe au fur et à mesure du développement de ce dernier. Partout ailleurs, c'est-à-dire chez tous les Mammifères vivipares, la vésicule vitelline, plus petite relativement, ne contient aucun deutolécithe.

Les Marsupiaux effectuent un passage des Monotrèmes aux Mammifères placentaires. De même que ces derniers, ils sont vivipares, et privés de deutolécithe dans leurs œufs; mais, comme les premiers, ils ne produisent point de placenta aux dépens de l'allantoïde. Cette vésicule s'avance dans le cœlome externe, où elle demeure suspendue, se vascularise vers la fin de la première gestation, mais ne s'attache point au chorion primitif pour donner un allanto-chorion muni de villosités vasculaires. La vésicule vitelline est ample; elle adhère à une partie du

chorion primitif, sans paraître s'y souder intimement, et envoie des
expansions dans quelques courtes villosités qui prennent naissance sur
cette dernière. Ces villosités s'attachent à la muqueuse des voies
sexuelles de la femelle; les expansions de provenance vitelline, con-
tenues dans leur intérieur, sont vascularisées par les vaisseaux vitellins
(ou omphalo-mésentériques), et des échanges nutritifs s'établissent à
leur niveau. Seulement, ces connexions sont de faible durée; l'embryon
est précocement expulsé, pour subir sa seconde gestation dans la poche
marsupiale de sa mère, où il se nourrit du lait que lui procurent les
tétines.

Les Monodelphes se détachent des Marsupiaux par la persistance de la
première gestation, qui existe jusqu'au moment où l'organisme fœtal
s'achève, et demeure seule de ce fait. Les relations nutritives effectuées
dans l'utérus sont plus intenses, par suite; la vésicule vitelline, insuffisante pour les donner, à cause de sa faible vascularisation, est suppléée
par la vésicule allantoïde. Celle-ci s'accole à une partie du chorion primitif, le convertit en allanto-chorion; et celui-ci produit des villosités
placentaires, qui s'attachent à la paroi utérine. — Des Marsupiaux partent deux séries de Monodelphes. Dans l'une, l'allantoïde ne devient guère
plus grande que chez les premiers; l'allanto-chorion ne constitue qu'une
portion restreinte du chorion total, et se modifie tout entier en un
placenta. Dans l'autre, l'allantoïde s'amplifie à l'excès, et double presque
tout le chorion primitif, sinon en entier; l'allanto-chorion est, en conséquence, fort étendu, et plusieurs zones de sa surface, réparties de
manières diverses, composent seules l'appareil placentaire. Ces deux
séries paraissent converger vers les Marsupiaux, par l'intermédiaire des
Édentés et des Cétacés, bien que ceux-ci inclinent plutôt vers la seconde.
La première renferme les Rongeurs, les Insectivores, et les Chéiroptères;
la seconde comprend les autres Mammifères placentaires.

B. — Chez les représentants de la première série, et sauf le cas
relatif à l'inversion des feuillets, la vésicule vitelline est, au début de la
gestation, grande et ample; elle conserve des dimensions assez fortes,
et demeure parfois attachée, en partie, au chorion, le cœlome externe
ne s'étendant pas au point de l'isoler complètement. La vésicule allantoïde va s'attacher à la calotte, du chorion primitif, opposée à l'appendice
vitellin; l'allanto-chorion, d'étendue restreinte, est situé, en conséquence,
au-dessus de l'embryon et de son amnios. L'allanto-chorion entier donne
le placenta, sans que, d'habitude, disparaisse la cavité allantoïdienne; ce
placenta, étant donnée son origine, est pan-discoïdal. Le cœlome externe
est conservé, et ne disparaît pas. — En comparant cette disposition à
celle des Marsupiaux, la ressemblance est frappante, du moins dans les
connexions générales; la seule différence porte sur l'allantoïde, qui se
soude au chorion et produit un placenta, mais en conservant la même
allure, et n'augmentant pas sa taille.

La muqueuse utérine façonne souvent une caduque réfléchie. Cette enveloppe s'étend assez, d'ordinaire, pour entourer la moitié ou les trois quarts du chorion.

Dans le cas de l'inversion des feuillets, la majeure part du chorion primitif, et de la vésicule vitelline, s'atrophient. L'embryon s'enveloppe de ce qui lui reste de la paroi de cette dernière, en retournant les feuillets sur eux-mêmes, et les disposant dans un ordre inverse (page 991).

C. — Tous les autres Monodelphes sont remarquables par la grande extension que prend leur vésicule allantoïde. Cet appendice progresse dans le cœlome, et s'attache à la majeure partie du chorion primitif, ou à ce chorion entier, pour le convertir en allanto-chorion. Avant que l'allantoïde n'agisse ainsi, le chorion primitif porte des villosités non vasculaires, du moins dans la majorité des cas; l'annexe allantoïdien, en s'ajoutant à lui, fournit des vaisseaux à ces expansions, et les convertit en villosités vasculaires. Celles-ci se disposent alors de manières diverses, suivant les types de placentation. La cavité allantoïdienne se rétrécit durant ces phénomènes, et, parfois, disparaît complètement. La vésicule vitelline est de petite taille. A cause de l'extrême amplification acquise par l'allantoïde, le cœlome externe est diminué; il s'obture même en entier dans le cas où, comme chez les Primates, et surtout chez l'Homme, la cavité amniotique prend un grand accroissement.

Les Edentés sont remarquables en ce qu'ils possèdent la plupart des types de placentations. Ils offrent, à cet égard, les indications des divers états, qui se trouvent fixés, et constants, chez les autres Placentaires; ce fait est en rapport avec leurs affinités naturelles, qui les placent à la base des Mammifères monodelphes. — La placentation des Pangolins est diffuse. Par une diminution de la région fonctionnelle, le placenta des Tamanoirs offre l'aspect d'une vaste calotte, ou d'un dôme. Par une diminution semblable, mais exercée dans un autre sens, celui des Oryctéropes, et celui du *Bradypus novem-cinctus*, sont zonaires. Enfin, par la restriction, plus grande encore, du placenta en dôme, on arrive à la placentation discoïdale des Paresseux et de la plupart des Tatous; cette dernière concorde avec la présence d'une caduque réfléchie.

La plupart des Mammifères dont la placentation est diffuse, ou cotylédonaire, et notamment les Cétacés, les Sirénides, et les Ongulés, offrent presque une disposition identique, sauf les diversités introduites par les différences de la forme placentaire. Leur utérus est bicorne, ou bipartite; les annexes embryonnaires s'établissent suivant cet aspect, et s'allongent dans les deux parties, l'embryon, entouré de son amnios, demeurant central. Dans le cas, fréquent, où la portée se compose de plusieurs fœtus, les chorions, mis en contact, se soudent souvent les uns aux autres. Parfois, les deux cornes allantoïdiennes, plus longues que celles du chorion primitif, trouent ces dernières, les traversent, et font saillie dans la cavité utérine; on les nomme les *diverticules de l'al-*

lantoïde. Les extrémités du chorion, et de l'allantoïde, sont privées de villosités placentaires.

En restreignant les annexes précédents, de manière à leur donner un aspect arrondi, et laissant les pôles dépourvus d'expansions placentaires, on obtient la disposition offerte par les Carnivores et les Pinnipèdes, dont le placenta est zonaire. Les premières villosités vasculaires se développent sur un espace restreint, de manière à simuler un placenta discoïdal; puis elles augmentent en nombre, et occupent une plus grande étendue. A son début, la zone placentaire tient la moitié, ou même davantage, de la surface du chorion; elle diminue de largeur à mesure que la gestation avance, et ne mesure plus, vers le moment de la parturition, que le tiers, ou la moitié, de ses dimensions premières. Une caduque réfléchie, dont la présence est connexe à cette diminution de la région placentaire comme étendue, se développe aux dépens de la muqueuse utérine, et enchâsse le chorion. Cette membrane, assez petite chez le Chien, est plus grande chez le Chat, et plus ample encore, d'après Türner, chez un Pinnipède, l'*Halichœrus gryphus*. — La vésicule vitelline des Carnivores, bien que séparée du chorion, demeure assez volumineuse pendant toute la durée de la gestation.

Les Proboscidiens possèdent un placenta zonaire; seulement, les deux pôles de leur chorion, lisses chez les Carnivores, portent une touffe de villosités. — Les Hyraciens sont également pourvus d'une placentation zonaire, semblable à celle du Chat; avec cette différence que leur vésicule vitelline diminue de taille rapidement, et s'atrophie, d'après Türner, d'une manière précoce.

Les Lémuriens sont remarquables en ce qu'ils offrent, d'une façon permanente, des dispositions temporaires chez les Primates. Leur vésicule vitelline se restreint rapidement et s'atrophie, pendant que leur chorion primitif émet des villosités non vasculaires. Puis la vésicule allantoïde grandit, et s'étend au-dessous de ce chorion entier, pour le convertir en allanto-chorion; elle envoie des vaisseaux dans les villosités précédentes, qui demeurent en leur place, et composent ainsi un placenta diffus. Les choses en restent là; la cavité allantoïdienne persiste; et il ne se produit aucune caduque.

Les Primates, et l'Homme, passent par un premier état, identique à celui des Lémuriens, et donnent ensuite leur placenta méro-discoïdal. La vésicule allantoïde s'étale sous tout le chorion primitif, et le change en un allanto-chorion, muni de villosités vasculaires. Puis, quelques-unes de ces dernières, groupées en une calotte, grandissent seules; elles constituent le chorion touffu (*chorion frondosum*) des auteurs, et façonnent un placenta massif, et compact. Les autres villosités s'atténuent; l'espace occupé par elles est le chorion lisse (*chorion læve*), qui est bien une partie de l'allanto-chorion général, mais privée de tout rôle. La cavité allantoïdienne disparaît d'une manière complète. En relation avec l'allure massive et condensée de l'organe placentaire, des caduques, l'une

vraie, l'autre réfléchie, prennent naissance aux dépens de la muqueuse
utérine. Enfin, la cavité amniotique s'amplifie à l'excès, en restreignant

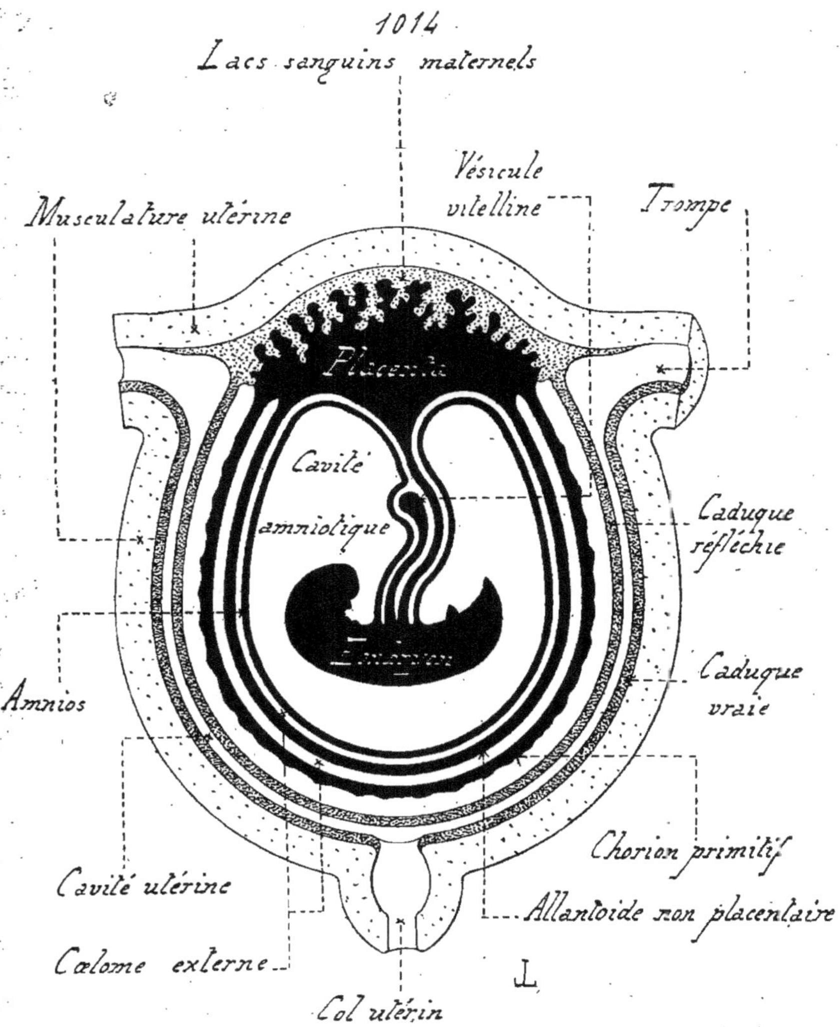

Fig. 1014. — Disposition des annexes de l'embryon humain, vers la fin du premier tiers de la
gestation, au moment où tous ces annexes sont encore présents et distincts (*coupe
d'ensemble* de l'utérus gravide, médiane et longitudinale, passant par les trompes et par
le col). L'embryon, et les appendices qui proviennent de lui, sont en noir; les tissus
maternels en pointillé, plus clair pour la paroi utérine, plus sombre pour les annexes
(caduques) engendrés par elle; les cavités sont en blanc. Cette coupe est quelque peu
diagrammatique, en ce sens que les enveloppes embryonnaires sont, dans la réalité, plus
minces et plus proches les unes des autres.

et annihilant le cœlome externe; l'amnios vient alors s'appliquer contre la face interne de l'allanto-chorion, et le convertit en un amnio-chorion. — Les enveloppes embryonnaires, tout en étant plus nombreuses qu'ailleurs, paraissent avoir une structure plus simple, car elles sont soudées les unes aux autres. Ainsi, chez l'Homme, l'embryon, dans la seconde moitié de la gestation, est plongé dans la seule cavité amniotique. Celle-ci est limitée par une enveloppe, qui se compose de cinq lames, autrefois distinctes, et désormais unies : la caduque vraie, la caduque réfléchie, le chorion primitif, la paroi allantoïdienne, et la paroi amniotique.

En somme, sous le rapport de la disposition de leurs annexes embryonnaires, les Mammifères monodelphes se répartissent en trois séries, qui convergent également vers les Edentés et vers les Didelphes. La première contient les Rongeurs, les Insectivores, et les Chéiroptères; la seconde renferme tous les groupes, sauf les Lémuriens, dont la placentation est diffuse, cotylédonaire, ou zonaire; la troisième commence aux Lémuriens, et finit aux Primates. Ces trois séries paraissent concorder avec celles que fournissent les affinités naturelles, décelées par les progrès récents de l'anatomie comparée et de la paléontologie.

RÉSUMÉ

§ 1. CONSIDÉRATIONS GÉNÉRALES. — Les embryons des Vertébrés sont plus semblables entre eux que ceux des autres animaux. Leur allure commune est donnée par la présence constante d'une notocorde et d'un neuraxe. Leurs différences tiennent, soit à la complexité variable de l'organisme adulte, soit à la nature du développement, soit à la présence, ou à l'absence, d'annexes embryonnaires.

Les développements larvaires appartiennent en propre aux Vertébrés inférieurs, mais n'existent pas chez tous; ils manquent aux Amniotes. Les larves des Vertébrés sont reconnaissables à leur structure complexe, et au plan de leur économie; elles portent souvent une petite vésicule vitelline, qui se résorbe d'une manière précoce. — Les développements fœtaux sont spéciaux aux Amniotes, et à plusieurs Vertébrés inférieurs, tels que les Sélaciens et divers Amphibiens; tantôt ils concordent avec une oviparité du générateur, tantôt avec une viviparité. Les embryons, soumis à une telle évolution, possèdent presque toujours une volumineuse vésicule vitelline, constituée par un amas considérable de vitellus nutritif; ceux des Amniotes portent, en surplus, une enveloppe protectrice dite l'amnios, et un appendice, la vésicule allantoïde, émané de la région postérieure de l'intestin. Ces embryons, isolés des milieux extérieurs, se recourbent plus ou moins sur eux-mêmes, dans les cavités qui les abritent; une des formes de cette courbure est la flexion cranienne, par laquelle l'extrémité antérieure de la tête se replie vers la face ventrale du corps.

Les annexes embryonnaires des Vertébrés ne se bornent pas à la vésicule vitelline, la vésicule allantoïde, et l'amnios ; ils sont en réalité plus nombreux et plus variés. Ils consistent : soit en annexes d'origine extra-ovulaire, les coques et l'albumine des ovipares, les caduques de certains Mammifères vivipares ; soit en annexes d'origine ovulaire, la vésicule vitelline ; soit en annexes d'origine embryonnaire, dont les uns, fort divers, servent à la nutrition générale, comme la vésicule allantoïde, et dont les autres, également variés, sont plutôt des appendices de relation, comme l'amnios. Une des particularités caractéristiques du développement des Vertébrés est la production fréquente d'un placenta, aux dépens de quelques-uns de ces annexes.

§ 2. FORMES EMBRYONNAIRES DES ACRANIENS ET DES CYCLOSTOMES. — Les Acraniens subissent un développement larvaire des plus francs. L'embryon est mis en liberté dès le début de la phase gastrulaire, et ne cesse de mener une vie libre. — Les Cyclostomes possèdent aussi une évolution larvaire, moins complète cependant ; l'ovule contient une certaine quantité de deutolécithe, qui retarde l'instant de l'éclosion. La durée de la vie larvaire est fort longue, car l'individu accomplit, sous cette forme, tout son développement nutritif. Puis l'animal passe à l'état adulte, sans amplifier sa taille, mûrit rapidement ses éléments sexuels, et meurt peu après la fécondation opérée.

§ 3. FORMES ET ANNEXES EMBRYONNAIRES DES ICHTHYOPSIDÉS. — Parmi les Amphibiens, les uns, plus nombreux, subissent une évolution larvaire, et les autres un développement fœtal. Les larves des premiers sont dites souvent des têtards ; les ovules, dont elles proviennent, contiennent peu de deutolécithe. Les têtards, au moment de leur éclosion, sont munis de branchies extérieures, qui leur servent d'appareils respira-toires, et qui se détruisent par la suite, d'une quantité variable selon la structure de l'organisme adulte ; les membres font leur apparition dans le cours de la vie larvaire. — Les Gymnophionés possèdent un développement fœtal. Tous les Urodèles, sauf deux espèces de Salamandres, offrent, par contre, une évolution larvaire. Il en est de même pour la majorité des Anoures ; les têtards de ces derniers subissent des métamorphoses assez complexes, dont les principales phases portent sur les branchies et sur la bouche. Dans le cas des développements fœtaux, le deutolécithe, amassé en quantité considérable, constitue une vésicule vitelline ; et, de plus, certaines des régions du corps, variables suivant les types, se modifient en vue d'effectuer des échanges nutritifs.

Les Ganoïdes présentent une évolution larvaire : seulement l'éclosion est tardive, car l'œuf contient une assez grande masse de vitellus nutritif, qui alimente l'embryon durant les premières phases de son évolution. L'embryon libre parvient à l'état adulte, sans subir de trop grands changements ; les principales modifications portent sur la vésicule vitelline, qui se résorbe, sur la disposition des nageoires, et sur l'aspect d'un disque adhésif, placé en avant de la bouche.

Les œufs des Téléostéens, bien que petits, contiennent assez de vitellus nutritif pour que l'embryon ébauche ses principaux appareils avant toute éclosion; lorsque ce phénomène intervient, l'excédent du vitellus compose une vésicule vitelline, attachée, par une large base, à la face ventrale du corps. Les métamorphoses, subies ensuite par l'individu, portent sur la résorption de cette vésicule, sur l'accroissement du corps, sur le perfectionnement des systèmes organiques, et sur la disposition des nageoires. Ces changements sont rendus plus complexes dans le cas de possession, par l'embryon, d'appendices supplémentaires, tels que nageoires ou aiguillons, qui s'atrophient au moment du passage à l'état adulte; ils sont surtout considérables chez les Pleuronectes, dont les deux yeux se placent sur le même côté de la tête. Quelques Téléostéens sont vivipares; les phases de leur développement sont encore peu connues.

Tous les Sélaciens présentent un développement fœtal. Leurs œufs, volumineux, contiennent une grande quantité de deutolécithe; celui-ci constitue une vésicule vitelline, attachée au corps de l'embryon par un long cordon vitellin, et destinée à alimenter l'individu pendant toute son évolution. L'embryon s'ébauche au-dessus de sa vésicule vitelline, et perfectionne son organisme d'une manière progressive, sans subir de trop grands changements; les principaux de ces derniers portent sur la disposition des nageoires, et sur la genèse, suivie de l'atrophie, de longues branchies externes. Certains Sélaciens sont ovipares; la plupart sont vivipares, l'incubation ayant lieu dans les voies sexuelles de la mère. Parfois, en ce dernier cas, la vésicule vitelline produit un placenta.

§ 4. GÉNÉRALITÉS SUR LES ANNEXES EMBRYONNAIRES DES AMNIOTES. — Ces annexes, qui ne manquent jamais, consistent en une vésicule vitelline, une vésicule allantoïde, et un amnios. L'œuf des Amniotes est divisé en deux parties : une zone embryonnaire, et une zone para-embryonnaire. La première, à elle seule, donne l'embryon entier; celui-ci produit, à son tour, et à ses dépens, la vésicule allantoïde. La région proximale de la seconde fournit l'amnios, la région distale composant la vésicule vitelline avec sa paroi.

La zone embryonnaire se délimite de la zone para-embryonnaire au moyen d'un étranglement, qui va en s'approfondissant; les ébauches de cette constriction sont les sillons marginaux. La région étranglée devient, en s'allongeant, le cordon vitellin, qui unit la vésicule vitelline au corps de l'embryon. — Cette constriction se manifeste aux dépens de la bande proximale de la zone para-embryonnaire. La substance de cette bande se divise en deux lames, par le creusement d'une cavité, dite le cœlome externe, au sein de son mésoderme. Cette cavité s'étend dans toute la bande proximale, parvient en sus dans la bande distale, et clive le blastoderme de la zone para-embryonnaire en deux couches distinctes, la lame externe et la lame interne. La première limite, vers le dehors, l'ensemble de l'embryon et de ses appendices; la seconde constitue la paroi définitive de la vésicule vitelline. — L'amnios est produit par la portion de lame externe intéressée dans la genèse des sillons marginaux. Cette région se soulève en quatre replis creux, dont la cavité communique avec le cœlome externe; ces replis grandissent, et s'unissent en une collerette placée autour de l'embryon. Cette dernière s'amplifie, restreint son orifice, le ferme, et se convertit en une double membrane qui enveloppe l'embryon. La membrane externe est l'examnios, continu avec la lame externe dont elle provient; la membrane interne est l'endamnios, ou l'amnios réel, qui circonscrit la cavité amniotique, dans laquelle se trouve plongé l'embryon.

L'allantoïde est un diverticule émis par l'intestin postérieur; sa cavité communique avec les uretères. Ce diverticule parvient dans le cœlome externe, et s'y amplifie, enveloppant, d'une part, le corps de l'embryon avec son amnios et sa vésicule vitelline, tapissant, d'autre part, la lame externe. Cet appendice fonctionne comme vessie urinaire, et joue, en outre, un rôle important dans la nutrition et la respiration du petit être; à cet effet, sa paroi est richement vascularisée. Au moment de la parturition, une partie, au moins, de la vésicule allantoïde est conservée dans le but de composer la vessie urinaire de l'adulte, lorsqu'il en existe une.

La présence d'un amnios paraît liée à la nécessité de maintenir l'embryon plongé dans un milieu liquide. Celle de l'allantoïde se raccorde au besoin d'assurer la nutrition de l'embryon, immobilisé dans ses enveloppes, et incapable de se déplacer.

§ 5. FORMES ET ANNEXES EMBRYONNAIRES DES SAUROPSIDÉS. — Tous les Sauropsidés sont ovipares; la viviparité de certains d'entre eux se borne à la conservation des œufs dans les voies sexuelles de la femelle. La constance de structure des ovules autorise à penser que les changements, subis par l'embryon dans ses coques, sont à peu près les mêmes pour tous ces animaux.

A cause de l'abondance du deutolécithe, la vésicule vitelline est volumineuse; elle perd de sa taille dans le cours du développement, à mesure que grossit l'embryon, alimenté par le vitellus qu'elle contient. La vésicule allantoïde s'étend dans le cœlome externe, et l'envahit en entier; sa riche vascularisation lui permet de fonctionner comme appareil respiratoire, et d'absorber l'air qui pénètre au travers des coques ovulaires. De plus, elle joue un rôle considérable dans la nutrition de l'embryon; une partie de sa substance se convertit en un organe, le sac placentoïde, destiné à résorber l'albumine.

Un peu avant l'éclosion, tous les annexes, amnios, vésicules vitelline et allantoïdienne, commencent à se dessécher et à s'atrophier. Le petit être brise alors les coques qui l'enveloppent, et se débarrasse des derniers vestiges de ses appendices

§ 6. Formes et annexes embryonnaires des Mammifères. — Le développement des Monotrèmes rappelle, sans doute, celui des Sauropsidés. Les autres Mammifères sont vivipares; seulement, la vésicule allantoïde des Didelphes demeure simple, comme son homologue des Reptiles et des Oiseaux, alors que celle des Monodelphes produit un placenta, organe de provenance embryonnaire, destiné à s'unir à la paroi utérine de la mère pour puiser dans ses vaisseaux sanguins les matériaux nutritifs nécessaires à l'alimentation.

Parfois, chez certains Monodelphes, la paroi utérine s'hypertrophie dans le cours de la gestation. Ces régions hypertrophiées sont dites les caduques; elles commencent par s'épaissir, pour s'amincir ensuite, s'atrophier en partie, et se trouver rejetées au moment de la parturition. Ces membranes sont au nombre de deux; la caduque vraie, et la caduque réfléchie. La première répond à une hypertrophie sur place de toute la muqueuse utérine; la seconde à une boursouflure locale, développée au contact de l'embryon, et accrue de manière à entourer ce dernier, soit en totalité, soit en partie. La caduque vraie n'existe guère que chez les Primates supérieurs. La caduque réfléchie est plus fréquente; les Primates la possèdent, et même plusieurs autres ordres de Mammifères.

Lorsque tous les annexes de l'embryon sont constitués, leur partie extérieure constitue une membrane superficielle, dite le chorion, qui entoure tous les autres éléments embryonnaires. Le chorion varie de nature suivant les ordres de Mammifères, et suivant l'âge du fœtus. Constitué, à son début, par la seule lame externe unie à l'examnios, il s'augmente plus tard, au moins sur une zone de son étendue, de l'allantoïde, qui s'attache à sa face interne; il se convertit ainsi en un allanto-chorion. Parfois, chez les Primates supérieurs notamment, l'amnios va se souder à lui, et le transformer en un amnio-chorion. Dans le cas des Rongeurs aux feuillets invertis, le chorion est donné par une portion de la zone para-embryonnaire primitive, qui s'amplifie en se retournant sur elle-même.

Contrairement à celle des Sauropsidés, la vésicule vitelline des Mammifères autres que les Monotrèmes ne contient jamais de deutolécithe. Celle des Didelphes demeure assez ample, et fonctionne même comme appareil de nutrition, en établissant des échanges nutritifs entre sa paroi et celle de l'oviducte maternel. La vésicule vitelline des Monodelphes ne joue aucun rôle, et diminue rapidement d'importance, alors que les autres annexes grandissent sans cesse.

Le cœlome externe contient la vésicule allantoïde, et l'embryon entouré de son amnios. Il disparaît lorsque ce dernier prend un accroissement considérable. Il persiste dans le cas contraire, et se remplit parfois d'un tissu conjonctif particulier, le tissu inter-annexiel.

L'amnios est, d'ordinaire, produit suivant les procédés habituels : au moyen de replis. Il se forme sur place, chez la plupart des Rongeurs aux feuillets invertis, aux dépens d'un épaississement ectodermique, lié à l'ébauche du placenta. Ce dernier mode génétique existe peut-être chez l'Homme, à en juger d'après l'adhérence précoce établie entre l'amnios et la jeune vésicule allantoïde. Lorsque l'amnios s'amplifie au point de faire disparaître le cœlome externe, la cavité amniotique est le seul espace, rempli de liquide, qui soit placé autour de l'embryon.

L'allantoïde des Didelphes reste petite, et simple; celle des Monodelphes donne le placenta. La cavité demeure dans le cas où l'appendice placentaire est divisé en un certain nombre d'éléments distincts; elle disparaît lorsque cet annexe est ramassé sur lui-même : du moins dans la règle.

Le cordon ombilical se compose des deux pédicules soudés de la vésicule vitelline et de la vésicule allantoïde; celui de cette dernière est de beaucoup le plus volumineux. Si l'amnios prend un grand accroissement, il recouvre ce cordon entier, et l'enveloppe comme d'une gaîne.

Les Mammifères monodelphes sont les seuls à posséder un placenta; ce dernier provient de l'allantoïde. Le chorion primitif commence par émettre des villosités, dont l'ectoderme s'épaissit, et pénètre dans la muqueuse utérine; puis la vésicule allantoïde se soude à ce chorion, le convertit en allanto-chorion, et envoie des vaisseaux sanguins dans les villosités; des échanges nutritifs s'établissent alors, par diffusion, entre le sang embryonnaire de ces derniers et le sang maternel de la paroi utérine. — La première ébauche de l'organe placentaire est l'ectoplacenta, saillie ectodermique produite par le chorion. L'ectoplacenta s'attache à la muqueuse de l'utérus, dont l'épithélium disparaît, et envoie des expansions plasmodiales dans le derme de cette muqueuse; le derme se détruit pendant que les expansions avancent, et ne laisse subsister que ses vaisseaux. Ceux-ci s'amplifient, et sont endigués par les éléments de l'ectoplacenta. L'allantoïde s'unit alors au chorion, et remanie l'ectoplacenta en lui fournissant des vaisseaux sanguins; elle le convertit en placenta définitif. Les zones profondes de l'ectoplacenta demeurent à part de ce phénomène, et se bornent à circonscrire les vaisseaux les plus proches de la musculature utérine; mais non les zones superficielles. Celles-ci, pénétrées par les vaisseaux allantoïdiens, se résolvent en un lacis de canalicules vasculaires, contenus dans les espaces sanguins de l'utérus. Lorsque le placenta s'achève, cette division canaliculaire est poussée à l'extrême, amplifiant de beaucoup les surfaces de contact; et, de plus, la substance des canalicules s'atrophie, laissant les capillaires allantoïdiens suspendus à nu dans les canaux sanguins de la paroi utérine. Le placenta est alors arrivé à sa période d'état. Au moment de la parturition, il se décolle, non loin de la musculature de l'utérus; la paroi de ce dernier organe se reconstitue alors, par ses propres moyens. En somme, le placenta est tout entier de provenance embryonnaire; la matrice se borne à lui fournir les espaces sanguins où se ramifient les villosités allantoïdiennes. — Les placentas des Monodelphes ne sont pas semblables les uns aux autres; ils appartiennent à cinq types. Le placenta diffus est constitué par des villosités courtes et éparses ; le placenta cotylédonaire, par des villosités ramifiées et réunies en plusieurs groupes, dits cotylédons; le placenta zonaire, par des villosités disposées sur une bande équatoriale du chorion ; le placenta pan-discoïdal, par une masse compacte de villosités occupant tout l'allanto-chorion ; enfin, le placenta méro-discoïdal, par un amas dense et serré de villosités, placées sur une partie seulement de l'allanto-chorion.

Les annexes embryonnaires des Monotrèmes sont arrangés, sans doute, comme leurs similaires des Sauropsidés. Ceux des Didelphes comprennent un amnios, une vésicule vitelline assez volumineuse, et une petite vésicule allantoïde non placentaire. Ceux des Monodelphes se répartissent, par leur disposition, en deux séries, également rattachées aux Didelphes. — La première série renferme les Rongeurs, les Insectivores, et les Chéiroptères; l'allure générale est celle des Didelphes, avec cette différence que l'allantoïde, demeurant petite, se convertit toute entière en un placenta pan-discoïdal. — Dans la seconde série, qui contient tous les autres Monodelphes, la vésicule allantoïde devient fort grande, et produit un allanto-chorion très étendu, dont plusieurs régions, variables suivant les types de placentation, portent les villosités placentaires.

TABLES ALPHABÉTIQUES

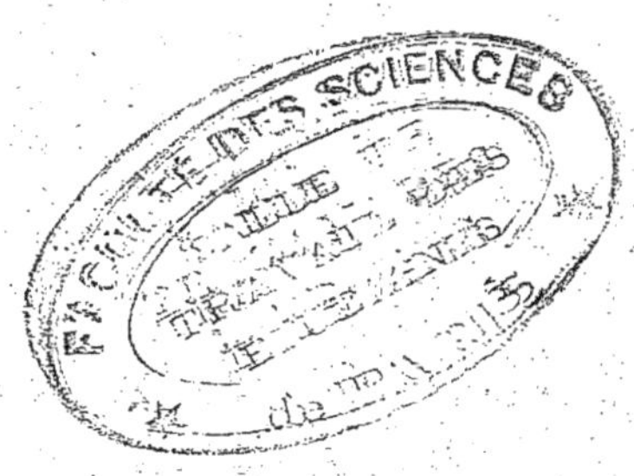

Ces tables sont au nombre de deux : l'une d'elles contient les noms de genres, l'autre renferme les termes techniques. Les principaux auteurs sont signalés à leur place, soit dans le texte, soit dans l'explication des figures; il a été inutile de donner la liste de leurs mémoires, publiée tout au long dans plusieurs Recueils périodiques et Revues bibliographiques : la *Bibliotheca zoologica* de Taschenberg, les *Jahresberichte über die Fortschritte der Anatomie und Physiologie*, le *Zoologischer Anzeiger*, le *Zoologischer Jahresbericht*, etc. — L'impression de ce volume ayant commencé dans le cours du premier semestre de l'année 1893, les travaux d'embryologie, parus depuis ce moment, n'ont pu être indiqués. Les principaux d'entre eux se rapportent aux Vertébrés et aux Arthropodes; ils confirment, par leur ensemble, les notions exprimées dans cet ouvrage. Une exception doit être faite en faveur de l'important mémoire, écrit par Kaiser, inséré dans la *Bibliotheca zoologica* de Chun et Leckkart (1893), et relatif à la structure et au développement des Acanthocéphales. Ce naturaliste étudie ces êtres avec détail, et je regrette d'avoir connu trop tard son œuvre, qui m'aurait permis de compléter les données exposées dans les pages 330-333.

L. R.

TABLE ALPHABÉTIQUE

DES TERMES TECHNIQUES

A

Abactinale (face), 717.
Abdominal (pédicule), 1118.
Aboral (sac; Echinodermes), 736.
Acanthophore (larve), 316.
Actinale (face), 718.
Actinopolype (ou Anthopolype), 187, 228.

Actinotroque (larve), 411, 412, 415.
Actinula (larve), 142.
Adhésif (organe; Trochozoaires), 414.
Alima (larve), 500.
Allanto-chorion, 1111.
Allantoïde (vésicule), 996, 1002, 1075.
— (diverticule de l'), 1141.
Allantoïdien (cordon), 1078.

Prénervienne (glande), 815.
Prévertèbre, 885.
Primitif (sillon), 956, 965.
Primitive (gouttière; Arthropodes), 571.
— (gouttière, ligne; Vertébrés), 913, 956, 965.
— (vésicule; Tuniciers), 834.
Proboscidien (individu), 58.
Proboscidienne (glande), 766.
Procardique (cylindre), 825, 834.
Procéphalique (lobe; Arthropodes), 506, 515.
Prochorion, 1111.
Proglottis, 321.
Proligère (cumulus; disque), 873.
— (vésicule), 320, 322.
Prosome (Echinodermes), 688.
— (Trochozoaires), 398, 403.
Protentérocœle, 637, 655.
Prothydrula (larve), 140.
Protocérébral (lobe), 552.
Protocérébron, 546.
Protohydra, 164.
Protonéphridie, 433.
Protonymphon (larve), 504.
Protosepte, 180, 246.
Protospore, 25.
Protovertèbre, 885.
Protozoé (larve), 500, 503.
Proximal (Ectoderme, endoderme), 995.
Pseudofilaire, 35.
Pseudo-gastrula, 86.
Pseudo-navicelle, 25.
Pseudo-nymphe, 529.
Pseudovaire, 585.
Psorospermie, 25.
Pupe (Arthropodes), 494, 509, 518.
— (Echinodermes), 697, 734.
Pyriforme (organe; Trochozoaires), 444.
— (phase; Hydrozoaires), 140.

R

Racines (Crustacés), 495.
Radiale (plaque), 735.
Radiole, 675.
Raphé cardiaque, 827.
— postérieur, 818.
— ventral, 818.
Rauber (couche de), 987.
Rédie, 311, 312.
Rempart du germe, 974.
Résiduelle (zone), 1000.
Rétinule, 561.
Rétro-pharyngien (sillon), 818.
Rhabdome, 561.
Rhabdomère, 561.
Rhagon, 102.
Rhombogène, 71.
Rhopalie, 174.
Ronde (cellule; Vertébrés), 869.
Rosette, 743.

Rosette (cellule en), 90.
Rotation (mouvement de), 408.

S

Sac oral (Echinodermes), 737.
Sarcosome, 269.
Scarabéoïde (larve), 525.
Schizopode (phase de), 501.
Sclérotome, 893.
Scolex, 314, 317.
Scorpénoïde (phase), 1051.
Scyphistome, 210.
Scyphopolype, 187, 210.
Scyphula (larve), 185, 207.
Secondaire (vésicule), 321, 322.
Segment primordial, 885.
Séreuse amniotique (Arthropodes), 486.
— de von Baër, 1072.
Sérotine (caduque), 1108.
Sertoli (cellule de), 869.
Sexuelle (indifférence), 868.
Sinus rhomboïdal, 970.
— terminal, 1069.
Siphonula (larve), 142.
Soie (Trochozoaires), 424.
Somatique (courbure), 1023.
Sous-ambulacraire (cavité), 680.
Sous-germinale (cavité), 961.
Sous-tentaculaire (cavité), 740.
Soutien (cellule de), 869.
Spermatophore (Trochozoaires), 868.
Spermatozoïde vermiforme, 368.
Spiracle, 1042.
Spongieux (organe), 736.
Sporadin, 28.
Spore, 4, 60.
Sporocyste, 311, 312.
Sporoducte, 30.
Sporophore, 124.
Sporosac, 124.
Sporulaire (paroi), 4, 60.
Statoblaste, 443.
Stoloniale (cloison; Tuniciers), 832.
Strobile (Plathelminthes), 322.
— (Scyphozoaires), 219.
Strobilisation monodiscale, 219.
— polydiscale, 219.
Sub-zonale (membrane), 1072.
Suçoir (Crustacés), 495.
Support dorsal (Tuniciers), 851.
Système (Tuniciers), 837.

T

Téloblaste, 395.
Tentaculaire (canal), 682.
— zone, 688.
Terminale (plaque), 721.
Testa (couche du), 773.
Têtard (larve), 1040.
Tétracanthe (embryon), 316.

FIN DE LA TABLE ALPHABÉTIQUE DES MATIÈRES

TABLE ALPHABÉTIQUE

FIN DE LA TABLE ALPHABÉTIQUE DES NOMS DE GENRES

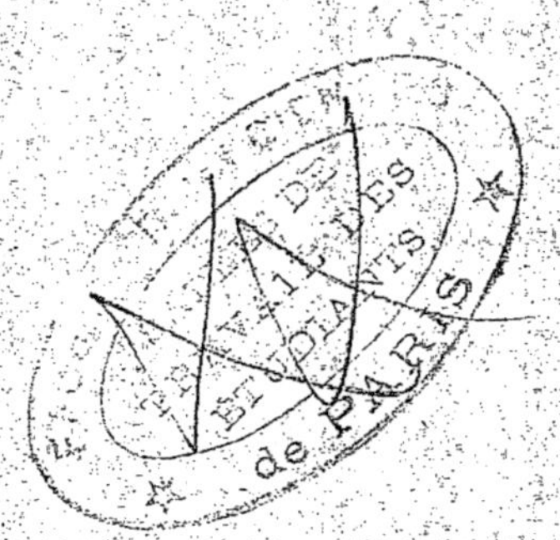